S. Seeber   J. Schütte (Hrsg.)

Therapiekonzepte Onkologie

D1722689

S. Seeber J. Schütte (Hrsg.)

Therapiekonzepte Onkologie

Dritte, vollständig überarbeitete
und erweiterte Auflage

Mit 73 Abbildungen und 279 Tabellen

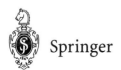

Springer

Prof. Dr. med. Siegfried Seeber
Priv. Doz. Dr. med. Jochen Schütte

Innere Klinik und Poliklinik (Tumorforschung)
Westdeutsches Tumorzentrum Essen
Universitätsklinikum Essen
Hufelandstraße 55
45122 Essen

ISBN 3-540-63821-0 Springer-Verlag Berlin Heidelberg New York

ISBN 3-540-58586-9 2. Aufl. Springer-Verlag Berlin Heidelberg New York

Die Deutsche Bibliothek – CIP-Einheitsaufnahme

Therapiekonzepte Onkologie / S. Seeber ; J. Schütte (Hrsg.). –
3., vollst. überarb. und erw. Aufl. – Berlin ; Heidelberg ; New York ;
Barcelona ; Budapest ; Hongkong ; London ; Mailand ; Paris ;
Santa Clara ; Singapur ; Tokio : Springer, 1998
    ISBN 3-540-63821-0

Einbandgestaltung: de'blik, Berlin
Satz: Fotosatz-Service Köhler OHG, Würzburg
SPIN 10567517   9/3134-5 4 3 2 1 0 – Gedruckt auf säurefreiem Papier

Vorwort zur dritten Auflage *

In den vergangenen 3 Jahren seit Erscheinen der 2. Auflage dieses Buches waren zahlreiche Neuerungen in der onkologischen Therapie zu verzeichnen. Diese beinhalten u. a. die Einführung und klinische Validierung neuer Zytostatika sowie die Ausweitung möglicher Indikationen für eine Hochdosischemotherapie. Bei den häufigsten soliden Tumorerkrankungen, den Bronchialkarzinomen, Mammakarzinomen und kolorektalen Karzinomen, wurden neue oder modifizierte Konzepte für die adjuvante, kurative oder palliative Therapie etabliert. Ähnliches ist auch bei zahlreichen anderen soliden Tumorerkrankungen sowie hämatologischen Neoplasien zu verzeichnen. Diese Entwicklungen gaben Anlaß zu einer kritischen Zwischenbilanz, die durch eine vollständige Aktualisierung dieses Buches realisiert wurde.

Die interdisziplinäre, inhaltliche und formelle Konzeption des Buches wurde auch in der 3. Auflage weitgehend unverändert beibehalten. Die wiederum zahlreichen tabellarischen Übersichten über aktuelle Studienergebnisse sollen dem Leser ermöglichen, im Text dargestellte etablierte „Therapiestandards" nachzuvollziehen, kritisch zu bewerten und – falls solche „Standards" nicht existieren – den individuellen Erfordernissen angepaßte onkologische Therapiekonzepte zu verstehen oder mitzuentwickeln. Soweit sachlich vertretbar, wurde erneut in allen Kapiteln versucht, Therapiealgorithmen graphisch darzustellen, um einen raschen Überblick über die aktuellen Behandlungskonzepte zu ermöglichen. Entsprechend der zunehmenden Bedeutung der peripheren Blutstammzelltransplantation im Rahmen von Hochdosistherapien auch bei hämatologischen Erkrankungen wurde das ehemalige Kapitel zur „Allogenen und autologen Knochenmarktransplantation bei hämatologischen Neopla-

---

* Dieses Buch ist Herrn Prof. Dr. C. G. Schmidt, emer. Direktor der Inneren Klinik und Poliklinik (Tumorforschung), Universitätsklinikum Essen, zum 75. Geburtstag gewidmet.

sien" nunmehr in das Gesamtkapitel zu Hochdosistherapiekonzepten integriert. Koinzident mit der Überarbeitung des Buches wurden die aktualisierten TNM-Klassifikationen und Stadieneinteilungen der UICC publiziert, so daß diese in die vorliegende Buchauflage integriert werden konnten. Dasselbe betrifft auch die erst kürzlich veröffentlichten neuen Richtlinien zur Betäubungsmittelverordnung sowie die aktuellen Empfehlungen der St. Gallen-Konferenz 1998 zur Therapie des Mammakarzinoms, die ebenfalls noch kurzfristig in die Neuauflage dieses Buches aufgenommen werden konnten.

Unverändert gilt, daß dies Buch vorrangig aktuelle interdisziplinäre Behandlungskonzepte vermitteln soll und sich nicht als Lehrbuch oder unmittelbare praktische Handlungsanleitung für den onkologisch Unerfahrenen versteht. Individuelle Therapiekonzepte sollten im Zweifelsfall immer mit einem erfahrenen onkologischen Zentrum abgesprochen werden, um den Patienten jedwede kurative Chance bzw. eine optimale Palliativ-/Supportivtherapie und Lebensqualität zu ermöglichen. Es sei wiederholt darauf hingewiesen, daß möglichst viele Patienten im Rahmen kontrollierter klinischer Studien behandelt werden sollten, da diese nicht nur dem wissenschaftlichen Fortschritt sondern oft auch der individuellen Behandlungsqualität der Patienten dienen.

Trotz wiederum größter Sorgfalt seitens der Autoren und Herausgeber bei der Revision der Manuskripte können Fehler in den Angaben zu Dosierungen und Applikationsweisen der spezifischen Therapiemodalitäten nicht ausgeschlossen werden. Bei Unkenntnis der Originalliteratur sollten diese Angaben im Zweifelsfall mithilfe der entsprechenden Referenzen oder nach Rücksprache mit den Autoren geprüft werden.

Unser herzlicher Dank gilt allen Autoren dieses Buches, die durch ihre erheblichen Bemühungen die kurzfristige Aktualisierung dieses Buches ermöglicht und sich somit der Qualitätssicherung onkologischer Therapieverfahren zum Wohl Ihrer Patienten/-innen sowie der Weiterbildung jüngerer Kollegen/-innen verpflichtet haben. Zu danken ist ferner allen Kollegen/-innen, die durch konstruktive Kritik zu einer inhaltlichen Verbesserung dieses Buchs beigetragen haben. Abschließend möchten wir allen danken, die an der Konzeption und Realisierung dieses Buchs mitgewirkt haben, vorrangig den Mitarbeitern des Springer-Verlags, Frau M. Schrimpf, Frau Leuchtenberger, Frau Schmitt und Herrn Gösling, sowie Frau G. Cönenberg für ihre Mitarbeit bei der editoriellen Organisation.

Essen, im Mai 1998   *S. Seeber, J. Schütte*

Vorwort zur zweiten Auflage

Bereits weniger als 2 Jahre nach Erscheinen der Erstauflage wurde die Neuauflage dieses Buches erforderlich, was unserer Intention entsprechend eine rasche Aktualisierung ermöglicht hat. Neben einer grundsätzlichen Überarbeitung aller Beiträge wurden die Kapitel zu den häufigsten soliden Tumoren sowie den hämatologischen Systemerkrankungen inhaltlich erweitert. Ferner wurden Beiträge neu aufgenommen, in denen die Prinzipien der Strahlenbehandlung, der Hochdosistherapie, der regionalen Therapieverfahren sowie verschiedener supportiver Behandlungsmaßnahmen dargestellt werden. Ebenso wie für alle übrigen Kapitel dieses Buches gilt auch für diese Beiträge, daß sie vorrangig der aktuellen Orientierung über die Thematik dienen sollen. Soweit es inhaltlich möglich erschien, enthalten die Beiträge wiederum jeweils ein Flußdiagramm, das die wichtigsten Leitfäden des aktuellen interdisziplinären Therapiekonzepts zur raschen Übersicht darstellt. Die in den jeweiligen Kapiteln aufgeführten Therapien stellen eine Selektion seitens der Autoren dar und erheben nicht den Anspruch auf Vollständigkeit. Auf einen noch größeren inhaltlichen Umfang des Buches mit sog. „Lehrbuchcharakter" wurde erneut verzichtet, da bereits ausgezeichnete Standardwerke, u. a. auch im amerikanischen Sprachraum, existieren und dies eine rasche Auflagenfolge und Aktualisierung des Buches verhindert hätte.

Für zahlreiche Tumorentitäten gilt unverändert, daß sich kein eindeutiges „Standardtherapie"-Verfahren definieren läßt. Dies betrifft nicht nur seltene Tumorentitäten, für die infolge zumeist zu geringer Patientenzahlen in entsprechenden Therapiestudien mangelhafte oder widersprüchliche Behandlungsergebnisse vorliegen; dies gilt teilweise auch für häufige Tumorentitäten, bei denen neuere Studien zu neoadjuvanten, multimodalen oder Hochdosistherapiekonzepten in den vergangenen Jahren zu Ergebnissen geführt haben, die die bisher etablierten Behandlungsformen infrage stellen. Zur umfassenden und raschen Klärung solcher Fragen bedarf es der Therapie und Betreuung möglichst vieler Patienten im Rahmen kontrollierter, klinischer Studien, die den Betroffenen zumeist gleichzeitig eine hohe Therapiequalität gewährleisten. Sowohl für kurative als auch für palliative Behandlungskonzepte gilt, daß Entscheidungen über aktuelle und individuelle Therapiedetails im Zweifelsfall immer in konsiliarischer Absprache mit oder von onkologisch-hämatologischen Zentren getroffen werden sollten.

Trotz wiederum größtmöglicher Sorgfalt bei der Durchsicht der Manuskripte der 2. Auflage seitens der Autoren und Herausgeber können Fehler in den Angaben zu Dosierungen und Applikationsweisen nicht ausgeschlossen werden. Bei Unkenntnis der entsprechenden Literatur sollten diese Angaben ggfs. immer mit Hilfe der entsprechenden Referenzen oder in Absprache mit den Autoren überprüft werden.

Unser herzlicher Dank gilt allen Autoren, die an der ersten und zweiten Auflage dieses Buches mitgewirkt und zu seiner Akzeptanz beigetragen haben. Besonders verpflichtet sind wir auch allen Kolleginnen und Kollegen, die durch ihre konstruktive Kritik an einer inhaltlichen oder strukturellen Verbesserung der Neuauflage mitgewirkt haben. Abschließend möchten wir Herrn Dr. R. Eisenbarth, Herrn Dr. Dr. V. Gebhardt vom Springer-Verlag für die konstruktive Kooperation sowie Frau G. Cönenberg für ihre Mithilfe bei der editoriellen Organisation herzlich danken.

Essen, im April 1995   *S. Seeber, J. Schütte*

Vorwort zur ersten Auflage

Dies Buch soll denjenigen Kollegen/-innen, die mit der Betreuung von Tumorpatienten befaßt sind, einen kurzen Überblick über aktuelle Therapiekonzepte internistischer Onkologie ermöglichen. Noch immer kursieren leider zahlreiche „Schemata"- und „Protokoll"-Sammlungen, die einer fachgerechten Behandlung der Patienten abträglich sind. Hauptanliegen dieses Buches ist es, dem Leser zu ermöglichen, kurative und palliative Therapieansätze erkennen und unterscheiden zu können, damit bei Patienten/-innen, bei denen ein kuratives Behandlungskonzept möglich erscheint, Heilungschancen nicht versäumt werden und diese frühzeitig in onkologischen Fachabteilungen vorgestellt bzw. in enger Absprache mit diesen behandelt werden können. Neue Medikamente sowie teilweise intensivierte Therapieverfahren (z. B. Hochdosistherapien mit nachfolgender peripherer Stammzell- oder Knochenmarkrefusion oder neoadjuvante Therapiekonzepte) scheinen heute möglicherweise bei einzelnen Patientengruppen kurative Chancen zu eröffnen, die vor einigen Jahren noch nicht existierten. Die Indikationsstellung hierzu sollte rechtzeitig nach Diagnosestellung in onkologischen Fachabteilungen geprüft werden. Von ebenso großer Bedeutung ist aber auch die Beachtung aktueller, therapiebezogener Qualitätsstandards in der palliativen Behandlungssituation. Eine nicht selten fälschlich gut gemeinte nihilistische Einstellung zur Therapie beruht häufig auf mangelnder Fachkenntnis und Erfahrung. Ebenso wichtig ist aber auch die Fähigkeit erkennen zu können, in welcher Situation eine unnötige „Überbehandlung" vermeidbar ist. Nur so kann den Patienten/-innen ein maximaler Gewinn an Lebenszeit und Lebensqualität gesichert werden.

Um den beabsichtigten Taschenbuchcharakter dieses Buches zu realisieren, wurde bewußt auf die gesonderte Darstellung einzelner, spezieller Themen (z. B. regionale Chemotherapieverfahren, Knochenmarktransplantation, periphere Stammzellseparation, etc.) verzichtet, da Indikationsstellung und Durchführung solcher Verfahren grundsätzlich in entsprechenden onkologischen Fachabteilungen erfolgen. Auch wurde bewußt auf die Darstellung allgemeiner supportiver Therapiemaßnahmen (z.B. antimikrobielle Therapie, Blutzellersatzverfahren, antiemetische Therapie) sowie symptombezogener Behandlungsverfahren (z.B. Schmerztherapie, Behandlung von tumor- oder therapieinduzierten Komplikationen) verzichtet, da dies sowohl den geplanten Umfang wie auch die Intention dieses Buches überschritten hätte. Hierzu wird auf aktuelle Fachliteratur bzw. die konsiliarische Beratung und Fortbildung durch onkologische Zentren verwiesen.

Die in den jeweiligen Kapiteln aufgeführten Therapien stellen eine Selektion seitens der Autoren dar und erheben nicht den Anspruch auf Vollständigkeit. Trotz großer Sorgfalt bei der Durchsicht der Manuskripte seitens der Autoren und Herausgeber können Fehler in den Angaben zu Dosierungen und Applikationsweisen nicht ausgeschlossen werden. Bei Unkenntnis der entsprechenden Literatur sollten diese Angaben im Zweifelsfall immer mit Hilfe der entsprechenden Referenzen überprüft werden.

Unser Dank gilt allen, die an der Realisierung dieses Buches beteiligt waren: den Autoren, Herrn Dr. R. Eisenbarth, der an der Konzeption dieses Buches wesentlich mitgewirkt hat, den verantwortlichen Mitarbeitern des Springer-Verlags, besonders Herrn Dr. Dr. V. Gebhardt, den Kollegen/-innen unserer Klinik für die Übersetzung englischsprachiger Manuskripte sowie Frau G. Cönenberg für ihre ausgezeichnete organisatorische Mithilfe an diesem Buch.

Essen, September 1993   *S. Seeber, J. Schütte*

Inhaltsverzeichnis

Allgemeines

Therapeutische Konzepte
Hämatologische bzw. lymphatische Erkrankungen

Solide Tumoren

Supportivmaßnahmen

Autorenverzeichnis

R. Ackermann, Prof. Dr.
Urologische Klinik der Heinrich-Heine-Universität
Moorenstr. 5, 40225 Düsseldorf

Tel.: 0211/811-8111, Fax: 0211/811-8676

J. Atzpodien, Priv.-Doz. Dr.
Med. Hochschule Hannover, Abt. Hämatolgie/Onkologie
Konstanty-Gutschow-Str. 8, 30623 Hannover

Tel.: 0511/532-4067, Fax: 0511/532-3202

M. Bamberg, Prof. Dr.
Universitäts-Strahlenklinik, Universität Tübingen
Hoppe-Seyler-Str. 3, 72076 Tübingen

Tel.: 07071-298-2166, Fax: 07071-298-5894

G. Bastert, Prof. Dr. Dr. h.c.
Universitätsklinikum Heidelberg, Frauenklinik
Voßstr. 9, 69115 Heidelberg

Tel.: 06221-56-7901, Fax: 06221-56-4328

D. Beelen, Priv.-Doz. Dr.
Klinik und Poliklinik für Knochenmarktransplantation, Universitätsklinikum Essen
Hufelandstr. 55, 45122 Essen

Tel.: 0201-723-3636, Fax: 0201-723-5961

F. Berthold, Prof. Dr.
Universitäts-Kinderklinik
Joseph-Stelzmann-Str. 9, 50931 Köln

Tel.: 0221-478-4380, Fax: 0221-478-4689

A. Bex, Dr.
Klinik und Poliklinik für Urologie, Universitätsklinikum Essen
Hufelandstr. 55, 45122 Essen

Tel.: 0201-723-3211, Fax: 0201-723-5902

S. Bielack, Dr. med.
Universitäts-Kinderklinik, Abtlg. für pädiatrische Hämatologie/Onkologie,
Universitäts-Krankenhaus Eppendorf
Martinistr. 5, 20246 Hamburg

Tel.: 040-4717-3796, Fax: 040-4717-4601

G.H. Blijham, Prof. Dr.
Dept. of Internal Medicine, Section of Medical Oncology,
University Hospital Utrecht
Heidelberglaan 100, NL-3584 CX Utrecht

Tel.: 0031-30-2506266, Fax: 0031-30-2518328

J.J. Body, Prof. Dr.
Institut Jules Bordet, Dept. of Medicine, Supportive Care Clinic, Bone Diseases
Clinic and Laboratory of Endocrinology/Breast Cancer Research
1, Rue Héger-Bordet, B-1000 Brussels, Belgien

Tel.: 0032-2-537-3286, Fax: 0032-2-539-1276

G. Brittinger, Prof. Dr.
Zentrum für Innere Medizin, Abteilung für Hämatologie,
Universitätsklinikum Essen
Hufelandstr. 55, 45122 Essen

Tel.: 0201-723-2413, Fax: 0201-723-5928

J. Buer, Dr.
Med. Hochschule Hannover, Abt. Hämatolgie/Onkologie
Konstanty-Gutschow-Str. 8, 30623 Hannover

Tel.: 0511/532-4067, Fax: 0511/532-3202

S.D. Costa, Priv.-Doz. Dr.
Zentrum für Frauenheilkunde und Geburtshilfe der J.W. Goethe-Universität
Theodor-Stern-Kai 7, 60590 Frankfurt

Tel.: 069-6301-4527, Fax: 069-6301-7034

V. Diehl, Prof. Dr.
Klinik I für Innere Medizin der Universität zu Köln
Joseph-Stelzmann-Str. 9, 50924 Köln

Tel.: 0221-478-6032, Fax: 0221-478-6311

P. Drings, Prof. Dr.
Thorax-Klinik der LVA Baden Heidelberg-Rohrbach,
Abt. für Innere Medizin – Onkologie
Amalienstr. 5, 69126 Heidelberg

Tel.: 06221-396257, Fax: 06221-396541

M. Engelhard, Dr.
Radiologisches Zentrum, Abteilung für Strahlentherapie,
Universitätsklinikum Essen
Hufelandstr. 55, 45122 Essen

Tel.: 0201-723-2321, Fax: 0201-723-5960

B. Eriksson, Prof. Dr.
Section for Endocrine Oncology, Department of Internal Medicine,
University Hospital Uppsala
S-75185 Uppsala, Sweden

Tel.: 0046-18-663000, Fax: 0046-18-510133

U. Fink, Prof. Dr.
Chirurgische Universitätsklinik, Abtlg. Chirurgische Onkologie,
Klinikum rechts der Isar der Technischen Universität München
Ismaninger Str. 22, 81675 München

Tel.: 089-4140-2095, Fax: 089-4140-4822

M. Freund, Prof. Dr.
Abt. Hämatologie und Onkologie, Klinik und Poliklinik für Innere Medizin,
Universität Rostock
Ernst-Heydemann-Str. 6, 18055 Rostock

Tel.: 0381-494-7420, Fax: 0381-494-7422

C. Garbe, Prof. Dr.
Eberhard-Karls-Universität Tübingen, Universitäts-Hautklinik,
Sektion für Dermatologische Onkologie
Liebermeisterstr. 25, 72076 Tübingen

Tel.: 07071-298-7110, Fax: 07071-2951 87

F. Giles, Prof. Dr.
Leukemia Section, University of Texas, MD Anderson Cancer Center
1515 Holcombe Blvd., Box 61, Houston, TX 77030, USA

Tel.: 001-713-792-7026, Fax: 001-713-794-4297

N. Gökbuget, Dr.
Medizinische Klinik III, Zentrum für Innere Medizin,
Klinikum der Johann-Wolfgang-Goethe-Universität
Theodor-Stern-Kai 7, 60590 Frankfurt

Tel.: 069-6301-5194(-7368), Fax: 069-6301-7326

H.H. Hansen, Prof. Dr.
Dept. of Medical Oncology 5074, The Finsen Institute, Rigshospitalet
9 Blegdamsvej, DK 2100 Copenhagen, Dänemark

Tel.: 0045-3545-4090, Fax: 0045-3545-6966

A. Harstrick, Dr.
Innere Klinik und Poliklinik (Tumorforschung),
Universitätsklinikum Essen
Hufelandstr. 55, 45122 Essen

Tel.: 0201-723-3100, Fax: 0201-723-5924

K. Havemann, Prof. Dr.
Zentrum für Innere Medizin, Klinikum der Philipps-Universität Marburg
Baldingerstraße, 35043 Marburg

Tel.: 06421-28-6273, Fax: 06421-28-2700

W. Havers, Prof. Dr.
Universitätsklinikum Essen, Abt. für Pädiatrische Hämatologie und Onkologie,
Zentrum für Kinderheilkunde
Hufelandstr. 55, 45122 Essen

Tel.: 0201-723-2453, Fax: 0201-723-5942

J. Hense, Dr.
Innere Klinik und Poliklinik (Tumorforschung),
Universitätsklinikum Essen
Hufelandstr. 55, 45122 Essen

Tel.: 0201-723-2048, Fax: 0201-723-5924

P. Heußner, Dr.
Abt. Hämatologie und Onkologie, Klinik und Poliklinik für Innere Medizin,
Universität Rostock
Ernst-Heydemann-Str. 6, 18055 Rostock

Tel.: 0381-494-7420, Fax: 0381-494-7422

W. Hiddemann, Prof. Dr.
Zentrum Innere Medizin, Medizinische Klinik und Poliklinik,
Abtlg. Hämatologie/Onkologie, Georg-August-Universität Göttingen
Robert-Koch-Str. 40, 37075 Göttingen

Tel.: 0551-39-8535, Fax: 0551-39-2914

D. Hoelzer, Prof. Dr.
Medizinische Klinik III, Zentrum für Innere Medizin,
Klinikum der Johann-Wolfgang-Goethe-Universität
Theodor-Stern-Kai 7, 60590 Frankfurt

Tel.: 069-6301-5194(-7368), Fax: 069-6301-7326

A. Hoque, M.B.B.S., Ph.D.
Dept. of Gastrointestinal Medical Oncology and Digestive Diseases,
The University of Texas, M.D. Anderson Cancer Center
1515 Holcombe Boulevard, Box 78, Houston, TX 77030, USA

Tel.: 001-713-792-2828, Fax: 001-713-745-1163

D.V. Jones, Jr., M.D.
Dept. of Gastrointestinal Medical Oncology and Digestive Diseases,
The University of Texas, M.D. Anderson Cancer Center
1515 Holcombe Boulevard, Box 78, Houston, TX 77030, USA

Tel.: 001-713-792-2828, Fax: 001-713-745-1163

H. Jürgens, Prof. Dr.
Westfälische Wilhelms-Universität Münster, Klinik und Poliklinik
für Kinderheilkunde, Abtlg. Pädiatrische Hämatologie/Onkologie
Albert-Schweitzer-Str. 33, 48149 Münster

Tel.: 0251-83-47742, Fax: 0251-83-47828

U. Klaassen, Dr.
Innere Klinik und Poliklinik (Tumorforschung),
Universitätsklinikum Essen
Hufelandstr. 55, 45122 Essen

Tel.: 0201-723-2012, Fax: 0201-723-5736

M. Kloke, Dr.
Innere Klinik und Poliklinik (Tumorforschung),
Universitätsklinikum Essen
Hufelandstr. 55, 45122 Essen

Tel.: 0201-723-3312, Fax: 0201-723-5924

O. Kloke, Priv.-Doz. Dr.
Innere Klinik und Poliklinik (Tumorforschung),
Universitätsklinikum Essen
Hufelandstr. 55, 45122 Essen

Tel.: 0201-723-3312, Fax: 0201-723-5924

S. Kolkenbrock, Dr.
Innere Klinik und Poliklinik (Tumorforschung),
Universitätsklinikum Essen
Hufelandstr. 55, 45122 Essen

Tel.: 0201-723-2048, Fax: 0201-723-5924

Ch. Kollmansberger, Dr.
Medizinische Universitätsklinik, Abtlg. Hämatologie/Onkologie,
Eberhard-Karls-Universität Tübingen
Otfried-Müller-Str. 10, 72076 Tübingen

Tel.: 07071-298-2711, Fax: 07071-293198

A. Krarup-Hansen, MD, PhD
Dept. of Medical Oncology, The Finsen Institute, Rigshospitalet
9 Blegdamsvej, DK-2100 Copenhagen, Dänemark

Tel.: 0045-3545-4090, Fax: 0045-3545-6966

P. Krauseneck, Prof. Dr.
Nervenklinik Bamberg, Neurologische Klinik
St. Getreustr. 14–18, 96049 Bamberg

Tel.: 0951-954-1201, Fax: 0951-52722

B. Lathan, Priv.-Doz. Dr.
Praxis für Hämatologie/Onkologie
Westenhellweg 95–101, 44137 Dortmund

Tel.: 0231-9140920, Fax: 0231-164633

A. Lübbe, Priv.-Doz. Dr. Dr.
Cecilien-Klinik
Lindenstr. 26, 33175 Bad Lippspringe

Tel.: 05252-951341, Fax: 05252-951342

P. S. Mitrou, Prof. Dr.
Zentrum für Innere Medizin, Abteilung für Hämatologie,
Klinikum der Johann-Wolfgang-Goethe-Universität
Theodor-Stern-Kai 7, 60596 Frankfurt

Tel.: 069-6301-5338, Fax: 069-6301-7373

B. Müller, Dr.
Neuroonkologie, Klinik Bavaria
An der Wolfsschlucht 1–2, 01731 Kreischa

Tel.: 035206-62953, Fax: 035206-62954

N. Niederle, Prof. Dr.
Medizinische Klinik III, Klinikum Leverkusen
Dhünnberg 60, 51375 Leverkusen

Tel.: 0214-13-2672, Fax: 0214-13-2198

M. R. Nowrousian, Prof. Dr.
Innere Klinik und Poliklinik (Tumorforschung),
Universitätsklinikum Essen
Hufelandstr. 55, 45122 Essen

Tel.: 0201-723-3127, Fax: 0201-723-5984

K. Öberg, Prof. Dr.
Section for Endocrine Oncology, Department of Internal Medicine,
University Hospital Uppsala
S-75185 Uppsala, Sweden

Tel.: 0046-18-663000, Fax: 0046-18-510133

T. Otto, Priv.-Doz. Dr.
Klinik und Poliklinik für Urologie, Universitätsklinikum Essen
Hufelandstr. 55, 45122 Essen

Tel.: 0201-723-3211, Fax: 0201-723-5902

Y.Z. Patt, M.D.
Dept. of Gastrointestinal Medical Oncology and Digestive Diseases,
The University of Texas, M.D. Anderson Cancer Center
1515 Holcombe Boulevard, Box 78, Houston, TX 77030, USA

Tel.: 001-713-792-2828, Fax: 001-713-745-1163

M. Probst-Kepper, Dr.
Med. Hochschule Hannover, Abt. Hämatolgie/Onkologie
Konstanty-Gutschow-Str. 8, 30623 Hannover

Tel.: 0511/532-4067, Fax: 0511/532-3202

C.J.A. Punt, MD, PhD
University Hospital Nijmegen, Dept. of Internal Medicine, Division of Medical
Oncology 550
Geert Grooteplein 8, NL-6500 HB Nijmegen, Niederlande

Tel.: 0031-24-361-5215, Fax: 0031-24-354-0788

Ch. Reiners, Prof. Dr.
Klinik für Nuklearmedizin, Universität Würzburg
Josef-Schneider-Str. 2, 97080 Würzburg

Tel.: 0931-201-5868, Fax: 0931-201-2247

H. Riess, Prof. Dr.
Virchow-Klinikum, Humboldt-Universität Berlin, Abteilung für Innere Medizin
und Poliklinik, Schwerpunkt Hämatologie/Onkologie
Augustenburger Platz 1, 13353 Berlin

Tel.: 030-450-53112, Fax: 030-450-53901

H. Rübben, Prof. Dr.
Klinik und Poliklinik für Urologie, Universitätsklinikum Essen
Hufelandstr. 55, 45122 Essen

Tel.: 0201-723-3211, Fax: 0201-723-5902

H. Sack, Prof. Dr.
Radiologisches Zentrum, Abteilung für Strahlentherapie,
Universitätsklinikum Essen
Hufelandstr. 55, 45122 Essen

Tel.: 0201-723-2321, Fax: 0201-723-5960

U. W. Schaefer, Prof. Dr.
Klinik und Poliklinik für Knochenmarktransplantation, Universitätsklinikum Essen
Hufelandstr. 55, 45122 Essen

Tel.: 02 01-7 23-36 36, Fax: 02 01-7 23-59 61

M. E. Scheulen, Prof. Dr.
Innere Klinik und Poliklinik (Tumorforschung),
Universitätsklinikum Essen
Hufelandstr. 55, 45122 Essen

Tel.: 02 01-7 23-31 52, Fax: 02 01-7 23-37 90

M. Schmidt, Prof. Dr.
Medizinische. Universitätsklinik Würzburg, Abt. Pneumologie
Josef-Schneider-Str. 2, 97080 Würzburg

Tel.: 09 31-2 01-31 67, Fax: 09 31-2 01-22 54

J. Schmitz-Dräger, Prof. Dr.
Urologische Klinik der Heinrich-Heine-Universität
Moorenstr. 5, 40225 Düsseldorf

Tel.: 02 11/8 11-81 11, Fax: 02 11/8 11-86 76

J. Schröder, Dr.
Innere Klinik und Poliklinik (Tumorforschung),
Universitätsklinikum Essen
Hufelandstr. 55, 45122 Essen

Tel.: 02 01-7 23-20 44, Fax: 02 01-7 23-59 25

J. Schütte, Priv.-Doz. Dr.
Innere Klinik und Poliklinik (Tumorforschung),
Universitätsklinikum Essen
Hufelandstr. 55, 45122 Essen

Tel.: 02 01-7 23-20 24, Fax: 02 01-7 23-59 25

S. Seeber, Prof. Dr.
Innere Klinik und Poliklinik (Tumorforschung),
Universitätsklinikum Essen
Hufelandstr. 55, 45122 Essen

Tel.: 02 01-7 23-20 01, Fax: 02 01-7 23-59 24

M. Sieber, Dr.
Klinik I für Innere Medizin der Universität zu Köln
Joseph-Stelzmann-Str. 9, 50924 Köln

Tel.: 02 21-4 78-60 32, Fax: 02 21-4 78-63 11

M. Stahl, Dr.
Kliniken Essen-Mitte, Evang. Huyssens-Stiftung, Abtlg. Innere Medizin/Onkologie
Henricistr. 92, 45136 Essen

Tel.: 0201-174-1251, Fax: 0201-174-1255

D. Strohmeyer, Dr.
Urologische Klinik der Heinrich-Heine-Universität
Moorenstr. 5, 40225 Düsseldorf

Tel.: 0211/811-8111, Fax: 0211/811-8676

R. Stupp, Dr.
Zentrum für Onkologie, Universitätsspital CHUV - BH 06
Rue du Bugnon 46, CH-1011 Lausanne, Schweiz

Tel.: 0041-21-314-0168, Fax: 0041-21-314-0167

M. Stuschke, Prof. Dr.
Klinik und Poliklinik für Strahlentherapie, Universitätsklinikum Charite,
Strahlenklinik
Schumannstr. 20-21, 10117 Berlin

Tel.: 030-2802-2679, Fax: 030-2802-8306

G. Trenn, Priv.-Doz. Dr.
Krankenhaus Maria Hilf, Medizinische Klinik
Viersener Str. 450, 41063 Mönchengladbach

Tel.: 02161-8921

E.E. Vokes, Prof. Dr.
Dept. of Medicine and Radiation Oncology, Section of Hematology/Oncology,
University of Chicago Medical Center
5841 S. Maryland Ave., MC 2115, Chicago, IL 60637-14070, USA

Tel.: 001-312-702-9306, Fax: 001-312-702-0963

M. Wannenmacher, Prof. Dr. Dr.
Universitäts-Strahlenklinik Heidelberg
Im Neuenheimer Feld 400, 69120 Heidelberg

Tel.: 06221-56-0, Fax: 06221-56-5353

B. Weidmann, Dr.
Medizinische Klinik III, Klinikum Leverkusen
Dhünnberg 60, 51375 Leverkusen

Tel.: 0214-13-2672, Fax: 0214-13-2198

L. Weißbach, Prof. Dr.
Krankenhaus Am Urban, Abteilung für Urologie
Dieffenbachstr. 1, 10967 Berlin

Tel.: 030-697-2290, Fax: 030-697-2378

M. Wießler, Prof. Dr.
Abt. 0330/Molekulare Toxikologie, Deutsches Krebsforschungszentrum
Im Neuenheimer Feld 280, 69120 Heidelberg

Tel.: 06221-42-3311, Fax: 06221-42-3375

H. Wilke, Prof. Dr.
Kliniken Essen-Mitte, Evang. Huyssens-Stiftung, Abtlg. Innere Medizin/Onkologie,
Henricistr. 92, 45136 Essen

Tel.: 0201-174-1251, Fax: 0201-174-1255

K. Winkler, Prof. Dr.
Universitäts-Kinderklinik, Abtlg. für pädiatrische Hämatologie/Onkologie
Universitäts-Krankenhaus Eppendorf
Martinistr. 5, 20246 Hamburg

Tel.: 040-4717-3796, Fax: 040-4717-4601

M. Wolf, Priv.-Doz. Dr.
Zentrum für Innere Medizin, Klinikum der Philipps-Universität Marburg
Baldingerstraße, 35043 Marburg

Tel.: 06421-28-6273, Fax: 06421-28-2700

Allgemeines

Allgemeine Definitionen

J. Schütte

1 Grundzüge der TNM-Klassifikation maligner Tumoren*

1.1 Allgemeines

Die gesamte UICC-Klassifikation (Kriterien, Schreibweise, Stadiengruppierung) stimmt mit derjenigen des „American Joint Committee on Cancer" (AJCC), 5. Auflage, überein.

Es werden zwei Klassifikationen beschrieben:

- **Klinische Klassifikation** (prätherapeutisch; cTNM): sie basiert auf prätherapeutisch erhobenen Befunden durch klinische Untersuchung, bildgebende Verfahren, Endoskopie, Biopsie, chirurgischer Exploration, u.a. Verfahren.
- **Pathologische Klassifikation** (postoperativ; pTNM): Die pathologische Beurteilung des Primärtumors (pT) erfordert eine Resektion des Primärtumors oder Biopsien, die zur Bestimmung der höchsten pT-Kategorie erforderlich sind. Die pathologische Beurteilung der regionären Lymphknoten (pN) erfordert die Entfernung von Lymphknoten in einem Ausmaß, das die Aussage über das Fehlen regionärer Lymphknotenmetastasen verläßlich macht und andererseits zur Bestimmung der höchsten pN-Kategorie ausreicht. Die pathologische Feststellung von Fernmetastasen (pM) erfordert die mikroskopische Untersuchung.

Bestehen Zweifel hinsichtlich der korrekten Zuordnung zur T-, N-, oder M-Kategorie, soll die niedrigere gewählt werden.

---

* Nach: TNM-Klassifikation maligner Tumoren, 5. Auflage, 1997 (Hrsg.: Ch. Wittekind und G. Wagner), Springer-Verlag.

Im Fall multipler simultaner Tumoren in einem Organ soll der Tumor mit der höchsten T-Kategorie klassifiziert und die Multiplizität oder die Anzahl der Tumoren in Klammern angegeben werden, z.B. T3(m) oder T3(4). Bei bilateralen Tumoren paariger Organe wird jeder Tumor für sich klassifiziert.

1.2 Klinische Klassifikation:

T – Primärtumor

TX   Primärtumor kann nicht beurteilt werden
T0   kein Anhalt für Primärtumor
Tis   Carcinoma in situ
T1-4 zunehmende Größe und/oder lokale Ausdehnung des Primärtumors

N – Regionäre Lymphknoten

NX   Regionäre Lymphknoten können nicht beurteilt werden
N0   keine regionären Lymphknoten
N1-3 Zunehmender Befall regionärer Lymphknoten

Anm.: Die direkte Ausbreitung des Primärtumors in Lymphknoten wird als Lymphknotenmetastase klassifiziert. Metastasen in anderen als den regionären werden als Fernmetastasen klassifiziert.

M – Fernmetastasen

MX   Fernmetastasen können nicht beurteilt werden
M0   keine Fernmetastasen
M1   Fernmetastasen

M1 kann folgendermaßen spezifiziert werden:

Lunge	PUL	Knochenmark	MAR
Knochen	OSS	Pleura	PLE
Leber	HEP	Peritoneum	PER
Hirn	BRA	Nebenniere	ADR
Lymphknoten	LYM	HAUT	SKI
Andere Organe	OTH		

1.3 Pathologische Klassifikation (pTNM)

pT – Primärtumor

TX   Primärtumor kann histologisch nicht beurteilt werden
T0   kein histologischer Anhalt für Primärtumor
Tis Carcinoma in situ
T1-4 zunehmende Größe und/oder lokale Ausdehnung des Primärtumors bei histologischer Untersuchung

pN – Regionäre Lymphknoten

NX   Regionäre Lymphknoten können histologisch nicht beurteilt werden
N0   histologisch keine regionären Lymphknoten
N1-3 Zunehmender Befall regionärer Lymphknoten bei histologischer Untersuchung

Anm.: Die direkte Ausbreitung des Primärtumors in Lymphknoten wird als Lymphknotenmetastase klassifiziert. Metastasen in anderen als den regionären werden als Fernmetastasen klassifiziert. Ein makroskopisch erkennbares metastatisches Knötchen im Bindegewebe eines Lymphabflußgebietes, das größer als 3 mm ist ohne histologischen Anhalt für Reste eines Lymphknotens, wird in der pN-Kategorie als regionäre Lymphknotenmetastase klassifiziert. Eine mikroskopische Absiedlung bis 3 mm Größe wird in der pT-Kategorie als diskontinuierliche Ausbreitung klassifiziert.

M – Fernmetastasen

MX Fernmetastasen können mikroskopisch nicht beurteilt werden
M0 Mikroskopisch keine Fernmetastasen
M1 Mikroskopisch Fernmetastasen

G – Histopathologisches Grading

GX Differenzierungsgrad kann nicht bestimmt werden
G1 gut differenziert
G2 mäßig differenziert

G3   schlecht differenziert
G4   undifferenziert

Anm.: Grad 3 und 4 werden in machen Fällen zu G3-4 (schlecht differenziert/undifferenziert) zusammengefaßt

1.4 Zusätzliche Kennzeichen

y-Symbol

Wenn die Klassifikation während oder nach initialer multimodaler Therapie erfolgt, werden die TNM oder pTNM-Kategorien durch das Präfix „y" gekennzeichnet (z. B. yT2N1M0 oder ypT3pN1pM0).

r-Symbol

Rezidivtumoren nach krankheitsfreiem Intervall werden durch das Präfix „r" gekennzeichnet (z. B. rT3N1M0 oder rpT2pN0pMX).

a-Symbol

Das Symbol „a" kennzeichnet Fälle, in denen die Klassifikation anhand einer Autopsie erfolgte.

m-Symbol

Das Suffix „m" (in Klammern gesetzt) kennzeichnet multiple Primärtumoren in einem anatomischen Bezirk (siehe auch 1.1)

1.5 Fakultative Deskriptoren

L – Lymphgefäßinvasion

LX   Lymphgefäßinvasion kann nicht beurteilt werden
L0   keine Lymphgefäßinvasion
L1   Lymphgefäßinvasion

V – Veneninvasion

VX   Veneninvasion kann nicht beurteilt werden
V0   keine Veneninvasion
V1   Mikroskopische Veneninvasion
V2   Makroskopische Veneninvasion

Anm.: Makroskopischer Befall einer Venenwand (ohne intraluminalen Tumor) wird als V2 klassifiziert.

C – Faktor

Der C-Faktor („Certainty") kennzeichnet die von den verwendeten diagnostischen Methoden abhängige Zuverlässigkeit der Klassifikation aus. Seine Verwendung ist fakultativ.

C1   Aussage aufgrund diagnostischer Standardmethoden, z.B. Inspektion, Palpation und Standardröntgenaufnahmen, intraluminale Endoskopie bei bestimmten Organen.
C2   Aussage aufgrund spezieller diagnostischer Maßnahmen, z.B. bildgebende Verfahren: Röntgenaufnahmen in speziellen Projektionen, Schichtaufnahmen, Computertomographie, Sonographie, Lymphographie, Angiographie, nuklearmedizinische Untersuchungen, Kernspintomographie; Endoskopie, Biopsie und Zytologie.
C3   Aussage aufgrund chirurgischer Exploration einschließlich Biopsie und zytologischer Untersuchung.
C4   Aussage nach definitiver chirurgischer Behandlung und pathologischer Untersuchung des Tumorresektats.
C5   Aussage aufgrund einer Autopsie.

Der C-Faktor wird hinter die Kategorien T, N und M gesetzt (z.B. T2C2, N2C1, M0C2).

Die klinische TNM-Klassifikation entspricht den Faktoren C1, C2 und C3; die pathologische Klassifikation im allgemeinen der C4-Kategorie.

1.6 Residualtumor (R-)Klassifikation

Die R-Klassifikation kennzeichnet das Fehlen oder Vorhandensein von Residualtumor nach Behandlung. Ihre Verwendung ist fakultativ, für die prognostische Bedeutung allerdings essentiell und sollte daher angewendet werden.

RX   Vorhandensein von Residualtumor kann nicht beurteilt werden
R0   kein Residualtumor
R1   Mikroskopischer Residualtumor
R2   Makroskopischer Residualtumor

2 Tumordefinitionen/Remissionskriterien

2.1 Solide Tumoren

2.1.1 Meßbare Erkrankung

Hierzu zählt jede in mindestens 2 Dimensionen meßbare Tumormanifestation. Die Tumorgröße wird bestimmt durch Multiplikation des größten Längsdurchmessers mit dem darauf senkrecht stehenden Durchmesser. Bei mehreren Läsionen gilt die Summe der Werte aller Einzelläsionen.

Eine Ausnahme stellt die Organvergrößerung infolge diffuser Metastasierung dar. Bei Lebervergrößerung wird die Summe der Abstände des Leberunterrandes bis zum unteren Rippenbogen (in der rechten und/oder linken Medioklavikularlinie) und bis zum Xiphoid angegeben.

2.1.2 Nicht meßbare, aber beurteilbare Erkrankung

Hierzu zählen alle Tumormanifestationen, die nicht in 2 Ebenen meßbar sind: Lymphangiosis und Pleuritis carcinomatosa; Peritonealkarzinose; diffuse kutane Tumorinfiltrationen; intraabdominelle, nicht meßbare Tumoren; diffuse zerebrale oder spinale Metastasierung; Meningeosis carcinomatosa; diffuse ossäre Metastasierung.

2.1.3 Bewertung des Therapieerfolges (nach WHO)[1]

Die Bewertung einer tumorspezifischen Therapie sollte objektive und subjektive Parameter berücksichtigen. Zu den objektiven Parametern zählen:

1. das Ausmaß der Tumorrückbildung,
2. die Remissionsdauer,
3. die Überlebenszeit,
4. die Toxizität.

---

[1] WHO handbook for reporting results of cancer treatment, No. 48 (1979), WHO Offset Publication, Geneva.

Subjektive Parameter sind beispielsweise der Rückgang tumorbedingter Schmerzen, Besserung des Allgemeinbefindens, etc. Darüber hinaus erfolgt zunehmend häufig eine Bestimmung der Lebensqualität, für die bisher allerdings noch keine allgemeingültigen Parameter/Meßinstrumente bestehen.

Eine objektive Beurteilung des Behandlungserfolges soll vor jedem Therapiezyklus, spätestens nach jedem 2. Therapiekurs, d.h. alle 6−8 Wochen durch alle vor Therapiebeginn durchgeführten Untersuchungsmethoden, mit denen ein Tumor nachgewiesen wurde, erfolgen.

2.1.3.1 Meßbare Tumorerkrankung

Komplette Remission (CR)

Vollständige Rückbildung aller meßbaren bzw. nicht meßbaren, aber evaluablen Tumorbefunde, dokumentiert durch 2 mindestens 4 Wochen auseinanderliegende Kontrolluntersuchungen.

„No evidence of disease" (NED)

Durch zusätzliche chirurgische Maßnahmen nach Chemotherapie erzielte vollständige Tumorfreiheit für mindestens 4 Wochen.

Partielle Remission (PR)

Größenabnahme der Summe der Flächenmaße (Produkt der zwei größten Tumordurchmesser) aller meßbaren Tumorbefunde (oder $\geq 50\%$ Größenreduktion bei linearer Messung eindimensional meßbarer Läsionen) um $\geq 50\%$ für mindestens 4 Wochen, ohne Neuauftreten von Tumormanifestationen und ohne Progression irgendeines Tumorbefundes.

„No Change" (NC)[2]

Keine Größenänderung („stable disease") der Tumorparameter für mindestens 4 Wochen, oder Tumorreduktion um weniger als 50%, oder Größenzunahme um $\leq 25\%$.

---

[2] Für Phase I–II-Studien wird der „No change"(NC)-Status gelegentlich noch unterteilt in:
   (a) *„Minor Response" (MR):* Tumorrückbildung $> 25\%$ und $< 50\%$ des Ausgangsbefundes, d.h. die Kriterien einer partiellen Remission nicht erfüllend; und
   (b) *„Stable disease" (SD):* Tumorrückbildung $< 25\%$, gleichbleibender Befund oder Progression $\leq 25\%$.

Progression („progressive disease", PD)

Auftreten neuer Tumorläsionen oder mehr als 25%ige Größenzunahme der Tumordimensionen in einem oder mehreren Herden.

2.1.3.2 Nicht meßbare, aber evaluierbare Erkrankung

Komplette Remission (CR)

Vollständige Rückbildung aller nicht meßbaren, aber evaluablen Tumorbefunde, dokumentiert durch 2 mindestens 4 Wochen auseinanderliegende Kontrolluntersuchungen.

Partielle Remission (PR)

Größenabnahme sämtlicher evaluablen Tumorbefunde um $\geq 50\%$ für mindestens 4 Wochen, ohne Neuauftreten von Tumormanifestationen und ohne Progression irgendeines Tumorbefundes.

„No Change" (NC)[2]

Keine Größenänderung („stable disease") der Tumorparameter für mindestens 4 Wochen, oder Tumorreduktion um weniger als 50%, oder Größenzunahme um $\leq 25\%$.

Progression („progressive disease", PD)

Auftreten neuer Tumorläsionen oder mehr als 25%ige Größenzunahme der bestehenden Tumorläsionen.

Skelettmetastasen[3]

Komplette Remission (CR)

Vollständige Rückbildung aller ossären Tumorbefunde, dokumentiert durch 2 mindestens 4 Wochen auseinanderliegende röntgenologische und/oder szintigraphische Kontrolluntersuchungen.

---

[3] Alleinige diagnostische Erfassung von Skelettmetastasen durch Szintigraphie nicht ausreichend. Abheilung einer pathologischen Fraktur als Beurteilungskriterium nicht ausreichend.

Partielle Remission (PR)

Größenabnahme osteolytischer Herde, Rekalzifikation osteolytischer Läsionen, röntgenologische Dichteabnahme osteoblastischer Läsionen für mindestens 4 Wochen.

„No Change" (NC)

Unveränderter Befund für mindestens 4 Wochen, frühestens feststellbar 8 Wochen nach Therapiebeginn.

Progression („progressive disease", PD)

Auftreten neuer Läsionen oder Größenzunahme der bestehenden Tumorläsionen.

Bewertung des Gesamterfolgs

Bei Bestehen mehrerer Tumorläsionen soll das Ansprechen getrennt angegeben werden. Bei diskordantem Ansprechen der Tumorherde entscheidet das schlechteste Ansprechen eines Parameters: die $> 25\%$ige Größenzunahme eines Herdes läßt das Gesamtansprechen trotz CR oder PR anderer Herde als Progression einstufen. Bei NC einer nicht meßbaren Manifestation und CR einer anderen, meßbaren Manifestation ergibt sich insgesamt eine PR, beläßt aber eine PR bei PR. Bei ausschließlich meßbarer Erkrankung entscheidet die Summe der Flächenmaße der Einzelläsionen.

Die Summe der relativen Häufigkeiten der kompletten (CR) und partiellen Remissionen (PR) ergibt die sog. Ansprechrate („response rate"/„remisson rate"). Bei Phase I–II-Studien mit Unterteilung von „No Change" in MR und SD wird die *Gesamtansprechrate* (CR + PR + MR) unterschieden von der *Rate objektiver Remissionen* (CR + PR).

2.1.4 Dauer des Therapieerfolges (UICC)

Die *Dauer einer kompletten Remission* (CR) wird üblicherweise vom Zeitpunkt des Nachweises der CR bis zum Zeitpunkt des Nachweises der Progression angegeben.

Die *Dauer einer partiellen Remission* (PR) wird in der Regel als Gesamtansprechdauer angegeben und vom Zeitpunkt des Therapiebeginns bis zum Zeitpunkt des Nachweises der Progression berechnet.

Als *progressionsfreies Intervall* („progression-free interval", „time to progression") wird die Zeitdauer vom Therapiebeginn bis zum Nachweis der Progression gewertet. Hierzu zählen Patienten mit CR, PR und NC.

Das *krankheitsfreie Überleben* („disease-free survival", „relapse-free survival") wird berechnet vom Zeitpunkt der CR (des „NED") bis zum Auftreten des Rezidivs.

Das *Gesamtüberleben* (aller Patienten) wird in der Regel berechnet vom Therapiebeginn bis zum Tod.

2.1.5 Tumorrezidive

Die Lokalisation der Tumorrezidive bzw. der Tumorprogression soll möglichst genau dokumentiert werden. Zum Nachweis eines Tumorrezidivs sollte mindestens eine der nachfolgenden Bedingungen erfüllt sein: Auftreten alter oder neuer Läsionen; histologischer, zytologischer oder autoptischer Rezidivnachweis.

2.1.6 Therapiebeurteilung bei Prostatakarzinomen
(United States National Prostatic Cancer Project, US-NPCP) [4, 5]

Komplette Remission (alle der folgenden Kriterien erfüllt)

1. Tumormasse nicht mehr nachweisbar. Keine neuen Läsionen.
2. Normalisierung der sauren Phosphatase.
3. Normalisierung (Rekalzifikation) osteolytischer Läsionen.
4. Osteoblastische Metastasen knochenszintigraphisch nicht mehr nachweisbar.
5. Normalisierung einer vorbestehenden metastatischen Hepatomegalie und Normalisierung erhöhter Leberwerte.
6. Keine signifikante tumorbedingte Gewichtsabnahme ($> 10\%$), Veränderung der Symptomatik oder des Allgemeinzustandes.
7. Kontrolle aller Regressionen durch 3 unabhängige Gutachter.

---

[4] Slack NH & Murphy GP: Urol Clin North Am 11, 337–342 (1984).

[5] Die Beurteilungskriterien der NPCP und der EORTC sind weitgehend identisch. Bei der US-NPCP wird „Stable disease" jedoch als „objektive Remission" gewertet und in die Rate des Gesamtansprechens einbezogen. Hierdurch sind die Ansprechraten höher als nach EORTC-Kriterien.

Partielle Remission
(jedes der folgenden Kriterien allein und/oder Kriterien 5–7 zusammen)

1. Rekalzifikation von ≥ 1 cm jeder osteolytischen Läsion.
2. Eine Reduktion ≥ 50 % in der Zahl von Anreicherungen im Knochenszintigramm.
3. Abnahme ≥ 50 % der Größe jeder meßbaren Metastase.
4. Bei metastatischer Hepatomegalie ≥ 30 % Reduktion der Lebergröße und aller vor Therapie veränderter Leberparameter.
5. Kein Auftreten neuer Tumorherde.
6. Saure Phosphatase normalisiert.
7. Keine signifikante tumorbedingte Gewichtsabnahme (> 10 %), Veränderung der Symptomatik oder des Allgemeinzustandes.

„No change" (alle der folgenden Kriterien)

1. Kein Auftreten einer neuen Läsion und keine meßbare Größenzunahme > 25 % im Durchmesser bestehender Läsionen.
2. Abnahme einer zuvor erhöhten alkalischen Phosphatase (muß nicht normalisiert sein).
3. Keine Größenzunahme osteolytischer Herde.
4. Osteoblastische Läsionen im Knochenszintigramm unverändert.
5. Keine Zunahme > 30 % in der Lebergröße oder der Leberwerte.
6. Keine signifikante tumorbedingte Gewichtsabnahme (> 10 %), Veränderung der Symptomatik oder des Allgemeinzustandes.

Progression (jedes der folgenden Kriterien)

1. Signifikante tumorbedingte Gewichtsabnahme (> 10 %), Veränderung der Symptomatik oder des Allgemeinzustandes.
2. Neuauftreten von Läsionen im Knochenszintigramm oder -röntgen oder in Weichteilgeweben.
3. Größenzunahme meßbarer Läsionen > 25 % im Durchmesser.
4. Auftreten einer tumorbedingten (nicht therapiebedingten) Anämie.
5. Ureterobstruktion.

Anmerkung: Ein Anstieg der sauren oder alkalischen Phosphatase allein ist noch kein hinreichendes Kriterium für eine Progression. Diese Werte sollten nur in Verbindung mit den übrigen Kriterien verwendet werden. Bezgl. Sensitivität und Spezifität des hier nicht aufgeführten Prostataspezifischen Antigens (PSA) siehe Kap. Prostatakarzinom.

2.2 Hämatologische Erkrankungen

2.2.1 Remissionsbeurteilung akuter Leukämien

Tabelle 1. Remissionsbeurteilung akuter Leukämien[a]

Parameter	CR		PR	MR	No Response
Knochen-mark (M)[b]	M0	M1	M2	M3	M4
ALL:					
% Blasten	keine leukä-mischen Blasten	<5%	5–25%	26–50%	>50%
% Blasten + Lymphozyten		0–40%	41–70%	>70%	>70%
AML:					
% Blasten	keine leukä-mischen Blasten	≤5%	6–25%	26–50%	>50%
% Blasten + Promyelozyten		≤10%	11–30%	31–55%	>55%
Erythropoese	>15%	>15%	>10%	–	–
Granulopoese	>25%	>25%	>15%	–	–
Peripheres Blutbild (H)	H0	H1	H2	H3	H4
% Blasten	0%	0%	<5%	5–20%	>20%
Thrombozyten/µl	>200000	100000–199000	50000-99000	25000-49000	<25000
Granulozyten/µl	>1500–2000		>1000	>500	<500
Hämoglobin: ♂	>14 g%	>12 g%	>9 g%	7–9 g%	<7 g%
♀	>13 g%	>11 g%	>9 g%	7–9 g%	<7 g%

[a] UICC Technical Reports 56, 79–80 (1981)
CALGB Kriterien: Blood 32, 507–522 (1968); Cancer Chemoth Rep 55, 269–275 (1971).

[b] Die Beurteilung des Knochenmarks setzt eine normale Zellularität (2[+] nach CALGB) voraus. Die Unterscheidung zwischen M0 und M1 sollte nicht erfolgen. Eine CR liegt nur vor, wenn die Blastenzahl <5% (ALL) bzw. ≤5% (AML) beträgt und keine leukämischen Blasten mehr nachweisbar sind. Bei einer CR sollten die Leukozyten im peripheren Blutbild >3000/µl, die Granulozyten >2000/µl, die Thrombozyten >100000/µl, das Hämoglobin >12 g% betragen. Der Liquor sollte normal sein.

Tabelle 1 (Fortsetzung)

Parameter	CR		PR	MR	No Response
Körperliche Befunde (P)	P0	P1	P2	P3	P4
Leber	Normal (+ Biopsie)	Normal	< 5 cm $\downarrow$ Rippenbogen	> 5 cm $\downarrow$	Unterhalb des Nabels
Milz	Normal (+ Biopsie)	Normal	< 2 cm $\downarrow$ Rippenbogen	> 2 cm $\downarrow$	Unterhalb des Nabels
Lymphknoten	Normal (+ Biopsie)	Normal	< 2 cm	2–5 cm	> 5 cm
Blutungen	Keine	Keine	Gering	Mäßig	Stark
Infektion	Keine	Keine	Gering	Mäßig	Stark
Symptome (S)	S0	S1	S2	S3	S4
Organsymptome	Keine	Keine	Gering	Mäßig	Stark
Allgemein-zustand	Normale Aktivität		$> 50\%$	$< 50\%$	bettlägrig
Krankheits-status	α	A	B	C	D
	„Rating" 0 in allen Kategorien	„Rating" 1 in ≥ 1 Kategorie	„Rating" 2 in ≥ 1 Kategorie	„Rating" 3 in ≥ 1 Kategorie	„Rating" 4 in ≥ 1 Kategorie

Definition des Therapieansprechens

CRα: Komplette Remission, kein Hinweis auf Krankheitsaktivität, Status α.
CR: Komplette Remission, Status A.
PR: Partielle Remission, Status B.
MI: Geringe Verbesserung, Status M2 oder besser, aber nicht Status B.
NR: Keine Verbesserung.
PD: Verschlechterung des Ausgangsbefundes.

3 Toxizitätsbeurteilung

Bei der Beurteilung der Toxizität einer antineoplastischen Therapie sollte zwischen akuter/subakuter Toxizität sowie chronischer Toxizität bzw. toxischen Langzeiteffekten unterschieden werden. Für die Beurteilung der akuten und subakuten Toxizität sind die Beurteilungskriterien der WHO sowie des NCI, USA, geeignet, da sie einen internationalen Vergleich der Daten ermöglichen. Die CTC-Skala des NCI, USA, weist gegenüber der Einteilung nach WHO zusätzliche Toxizitätsparameter auf und wird daher zunehmend häufig angewendet. In beiden Beurteilungsskalen werden die Nebenwirkungen der Therapie in 5 Schweregrade unterteilt: 0 = keine; 1 = mild; 2 = mäßig; 3 = ausgeprägt; 4 = lebensbedrohlich.

Für die Beurteilung der chronischen Toxizität bzw. der toxischen Langzeiteffekte steht kein einheitlicher Beurteilungsmaßstab zur Verfügung. Die WHO- und die CTC (NCI, USA)-Skalen sind nur bedingt anwendbar. Angegeben werden sollten:

1. das betroffene Organsystem, 2. Art der Toxizität; 3. zeitlicher Zusammenhang mit der antineoplastischen Therapie; 4. Ausmaß der Symptome; 5. Auswirkungen auf den Allgemeinzustand des Patienten: 6. erforderliche Therapie und 7. Therapieansprechen.

Therapiebezogene Todesfälle sollten ausführlich dokumentiert und bei der Beurteilung der Therapieresultate berichtet werden.

Tabelle 2. Toxizitätsbewertung nach WHO[a]

Nebenwirkungen	Grad 0 (Keine)	Grad 1 (Gering)	Grad 2 (Mäßig)	Grad 3 (Ausgeprägt)	Grad 4 (Lebensbedrohlich)
Hämoglobin (g/dl)	$\geq 11{,}0$	$9{,}5–10{,}9$	$8{,}0–9{,}4$	$6{,}5–7{,}9$	$<6{,}5$
Leukozyten ($\cdot$ 10^9/l)	$\geq 4{,}0$	$3{,}0–3{,}9$	$2{,}0–2{,}9$	$1{,}0–1{,}9$	$<1{,}0$
Granulozyten ($\cdot$ 10^9/l)	$\geq 2{,}0$	$1{,}5–1{,}9$	$1{,}0–1{,}4$	$0{,}5–0{,}9$	$<0{,}5$
Thrombozyten ($\cdot$ 10^9/l)	≥ 100	$75–99$	$50–74$	$25–49$	<25
Übelkeit/Erbrechen	Kein(e)	Übelkeit	Gelegentliches Erbrechen	Therapiebedürftiges Erbrechen	Schwerst behandelbares Erbrechen
Stomatitis	Keine	Wundgefühl, Rötung	Erythem, Geschwüre, feste Kost möglich	Geschwüre, nur flüssige Kost	Perorale Ernährung unmöglich
Diarrhoe	Keine	Vorübergehend bis zu 2 Tagen	Tolerierbar, länger als 2 Tage	Intolerabel, Therapie notwendig	Hämorrhagische Dehydratation
Obstipation	Keine	Leicht	Mäßig	Geblähtes Abdomen/Subileus	Ileus
Bilirubin	$\leq 1{,}25 \cdot N^b$	$1{,}26–2{,}5 \cdot N^b$	$2{,}6–5 \cdot N^b$	$5{,}1–10 \cdot N^b$	$>10 \cdot N^b$
SGOT/SGPT	$\leq 1{,}25 \cdot N^b$	$1{,}26–2{,}5 \cdot N^b$	$2{,}6–5 \cdot N^b$	$5{,}1–10 \cdot N^b$	$>10 \cdot N^b$
Alkalische Phosphatase	$\leq 1{,}25 \cdot N^b$	$1{,}26–2{,}5 \cdot N^b$	$2{,}6–5 \cdot N^b$	$5{,}1–10 \cdot N^b$	$>10 \cdot N^b$
Kreatinin oder Harnstoff-N	$\leq 1{,}25 \cdot N^b$	$1{,}26–2{,}5 \cdot N^b$	$2{,}6–5 \cdot N^b$	$5{,}1–10 \cdot N^b$	$>10 \cdot N^b$
Proteinurie	Keine/unverändert	$<0{,}3$ g% <3 g/l	$0{,}3–1{,}0$ g% $3–10$ g/l	$>1{,}0$ g% >10 g/l	Nephrotisches Syndrom

	Keine/unverändert	Mikrohämaturie	Makrohämaturie	Makrohämaturie mit Gerinseln	Obstruktive Uropathie
Hämaturie	Keine/unverändert	Mikrohämaturie	Makrohämaturie	Makrohämaturie mit Gerinseln	Obstruktive Uropathie
Lunge	Unverändert	Leichte Symptome	Belastungsdyspnoe	Ruhedyspnoe	Vollständige Bettruhe notwendig
Fieber (medikamentös induziert)	Ohne	<38°C	38°C–40°C	>40°C	Mit Hypotonie
Allergie	Keine	Ödeme	Bronchospasmen, keine parenterale Therapie	Bronchospasmen, parenterale Therapie notwendig	Anaphylaxie
Hautreaktionen	Keine/unverändert	Erythem	Trockene Schuppung, Blasen, Juckreiz	Feuchte Schuppung, Ulzerationen	Exfoliative Dermatitis, Nekrosen, chirurgische Therapie erforderlich
Phlebitis	Keine	Lokal an Injektionsort	Ausgedehnt, schwer	Nekrosen	–
Haarausfall	Keiner	Minimal	Mäßig, fleckförmig	Vollständig, aber reversibel	Irreversibel
Infektion (Lokalisation angeben)	Keine	Gering	Mäßig	Stark	Schwere Infekte mit Hypotonie
Blutungen	Keine	Petechien	Geringer Blutverlust	Starker Blutverlust	Blutungen mit Kreislauffolgen
Augen/Konjunktivitis	Keine	Gering	Mäßig	Stark	Unerträglich
Ototoxizität	Keine/unverändert	Geringer Hörverlust	Mäßiger Hörverlust	Starker Hörverlust	Kompletter Hörverlust

Tabelle 2 (Fortsetzung)

Neben-wirkungen	Grad 0 (Keine)	Grad 1 (Gering)	Grad 2 (Mäßig)	Grad 3 (Ausgeprägt)	Grad 4 (Lebensbedrohlich)
Herzfunktion	Normal/unverändert	Asymptomatisch, aber abnorme Zeichen	Vorübergehende symtomatische Dysfunktion, keine Therapie notwendig	Symptomatische Dysfunktion mit Ansprechen auf Therapie	Symptomatische Dysfunktion ohne Therapieansprechen
Herzrhythmus	Normal/unverändert	Sinustachykardie >110/min i.Ruhe	Monotope VES, Arrhythmie	Multifokale VES	Ventrikuläre Tachykardie
Perikarditis	Keine	Asymptomatischer Erguß	Symptomatisch, keine Therapie nötig	Tamponade, Punktion notwendig	Tamponade, chirurgische Intervention nötig
Neurotoxizität					
– *zentral/Bewußtsein*	Klar	Vorübergehend lethargisch	Somnolenz <50% (tagsüber)	Somnolenz >50% (tagsüber)	Koma
– *peripher*	Keine	Parästhesien +/- verminderte Sehnenreflexe	schwere Parästhesien +/- leichte Schwäche	Unerträgliche Parästhesien +/- deutliche Schwäche	Paralyse
– *Extrapyramidale Symptome*	Keine	Nystagmus, Dysdiadochokinese	Ataxie ≤4 Tage	Ataxie >4 Tage	Krämpfe, Koma

[a] WHO Handbook for reporting results of cancer treatment, No. 48 (1979), WHO Offset Publications, Geneva.

[b] N = Obergrenze des Normalwertbereichs.

Tabelle 3. Toxizitätsbewertung des National Cancer Instituts, NIH, Bethesda, USA. „Common Toxicity Criteria" (CTC) [a]

Toxizität	Grad 0	Grad 1	Grad 2	Grad 3	Grad 4
Leukozyten (· 10^9/l)	≥4,0	3,0–3,9	2,0–2,9	1,0–1,9	<1,0
Thrombozyten (· 10^9/l)	NW[b]	75–normal	50–74,9	25–49,9	<25
Hämoglobin (g/dl)	NW[b]	10,0–normal	8,0–10,0	6,5–7,9	<6,5
Granulozyten (· 10^9/l)	≥2,0	1,5–1,9	1,0–1,4	0,5–0,9	<0,5
Lymphozyten (· 10^9/l)	≥2,0	1,5–1,9	1,0–1,4	0,5–0,9	<0,5
Blutungen (klinisch)	Keine	Gering, keine Transfusionen	Mäßig, 1–2 Konserven/Episode	Ausgeprägt, 3–4 Konserven/Episode	Massiv, >4 Konserven/Episode
Infektion	Keine	Gering	Mäßig	Ausgeprägt	Lebensbedrohlich
Übelkeit	Keine	Fast normale Nahrungszufuhr möglich	Nahrungszufuhr erheblich reduziert	Keine nennenswerte Nahrungsaufnahme	–
Erbrechen	Kein	1 Episode/24 h	2–5 Episoden/24 h	6–10 Episoden/24 h	>10 Episoden/24 h parent. Ernährung nötig
Diarrhoe	Keine	>2–3 Stühle/Tag als vorher	≥4–6 Stühle/Tag, nächtlicher Stuhlg., mäßige Tenesmen	≥7–9 Stühle/Tag, Inkontinenz, starke Tenesmen	≥10 Stühle/Tag, blutige Diarrhö, parent. Infus. erforderlich

[a] Investigator's Handbook. A Manual for Participants in Clinical Trials of Investigational Agents. Cancer Therapy Evaluation Program, Division of Cancer Treatment, National Cancer Institute, Bethesda, MD 20892, USA (October 1993).
[b] NW = Normalwert.

Tabelle 3 (Fortsetzung)

Toxizität	Grad 0	Grad 1	Grad 2	Grad 3	Grad 4
Stomatitis	Keine	Schmerzlose Ulzera, Erythem	Schmerzhaftes Erythem, Ödem oder Ulzera, Essen möglich	schmerzhaftes Erythem, Ödem oder Ulzera, Essen nicht möglich	Parenterale oder enterale Ernährung erforderlich
Bilirubin	NW[b]	–	$<1{,}5 \cdot$ NW[b]	$1{,}5{-}3{,}0 \cdot$ NW[b]	$>3 \cdot$ NW[b]
SGOT/SGPT	NW[b]	$\leq 2{,}5 \cdot$ NW[b]	$2{,}6{-}5{,}0 \cdot$ NW[b]	$5{,}1{-}20 \cdot$ NW[b]	$>20 \cdot$ NW[b]
alkalische Phosphatase oder 5′-Nukleotidase	NW[b]	$\leq 2{,}5 \cdot$ NW[b]	$2{,}6{-}5 \cdot$ NW[b]	$5{,}1{-}20 \cdot$ NW[b]	$>20 \cdot$ NW[b]
Leber (klinisch)	Normal	–	–	Präkoma	Hepatisches Koma
Kreatinin	NW[b]	$<1{,}5 \cdot$ NW[b]	$1{,}5{-}3{,}0 \cdot$ NW[b]	$3{,}1{-}6{,}0 \cdot$ NW[b]	$>6 \cdot$ NW[b]
Proteinurie	Keine/unverändert	$<0{,}3$ g% oder <3 g/l	$0{,}3{-}1{,}0$ g% oder $3{-}10$ g/l	$>1{,}0$ g% oder >10 g/l	Nephrotisches Syndrom
Hämaturie	Keine	Mikrohämaturie	Makrohämaturie ohne Gerinnsel	Makrohämaturie mit Gerinnseln	Transfusionsbedürftigkeit
Haarausfall	Keiner	Minimal	Ausgeprägt oder komplett	–	–
Lunge	Keine/unverändert	Asymptomatisch, Veränderungen der Funktionsparameter	Geringe Belastungsdyspnoe	Ausgeprägte Belastungsdyspnoe	Ruhedyspnoe
Herzrhythmus	Normal/unverändert	Asymptomatisch, transient, keine Therapie erforderlich	Wiederholt oder persistierend, keine Therapie erforderlich	Antiarrhythmische Therapie notwendig	„Monitoring" erforderlich, Hypotension, ventr. Tachykardie, Kammerflimmern

Herzfunktion	Normal/ unverändert	Asymptomatisch, Reduktion der Ruhe-EF <20% des Ausgangswertes	Asymptomatisch, Reduktion der Ruhe-EF >20% des Ausgangswertes	Mäßige Herzinsuffizienz, nicht therapierefraktär	Ausgeprägte oder schwere Herzinsuffizienz
Kardiale Ischämie	Keine	Unspezifische T-Wellenabflachung	Asymptomatisch, ischämie-typische ST- oder T-Wellenveränderungen	Angina pectoris ohne Hinweis auf Infarkt	Akuter Myokardinfarkt
Perikarditis	Keine	Asymptomatischer Erguß, keine Intervention notwendig	Perikarditis (Reiben, Schmerzen, EKG-Veränderungen)	Symptomatischer Erguß, Drainage erforderlich	Tamponade, dringende Intervention notwendig
Arterielle Hypertonie	Keine/ unverändert	Asymptomatisch, transienter Anstieg >20 mm Hg (diast) oder >150/100, falls zuvor normal. Keine Therapie notwendig	Wiederholter oder permanenter Anstieg >20 mm Hg (diast) oder >150/100, falls zuvor normal. Keine Therapie notwendig	Therapie erforderlich	Hypertensive Krise
Arterielle Hypotonie	Keine/ unverändert	Veränderungen ohne Therapieindikation (inklusive orthostat. Hypotonie)	Flüssigkeitszufuhr oder andere Therapie notwendig, keine Hospitalisation	Stationäre Therapie notwendig, Reversion 48 h nach Absetzen des Medikaments	Stationäre Therapie notwendig für >48 h nach Absetzen des Medikaments
Neurotoxizität – sensorisch	Keine/ unverändert	Geringe Parästhesien, Abschwächung der tiefen Sehnenreflexe	Mäßige objektive sensorische Defizite, mäßig Parästhesien	Ausgeprägte objektive sensorische Defizite oder Parästhesien mit Funktionseinschränkungen	–

Tabelle 3 (Fortsetzung)

Toxizität	Grad 0	Grad 1	Grad 2	Grad 3	Grad 4
Neurotoxizität – motorisch	Keine/ unverändert	Subjektive Schwäche ohne objektiven Befund	Mäßige objektive Schwäche ohne signifikante Funktionseinschränkung	Objektive Schwäche mit Funktionseinschränkung	Paralyse
Neurotoxizität – kortikal	Keine	Geringe Somnolenz oder Agitation	Mäßige Somnolenz oder Agitation	Ausgeprägte Somnolenz, Agitation, Konfusion, Desorientiertheit oder Halluzinationen	Koma, Krämpfe, toxische Psychose
Neurotoxizität – zerebellär	Keine	Geringe Diskoordination, Dysdiadochokinese	Intentionstremor, Dysmetrie, verwaschene Sprache, Nystagmus	Lokomotorische Ataxie	Zerebelläre Nekrose
Neurotoxizität – Stimmung/Psyche	Unverändert	Geringe Angst oder Depression	Mäßige Angst oder Depression	Ausgeprägte Angst oder Depression	Suizidale Absichten
Neurotoxizität – Kopfschmerzen	Keine	Gering	Mäßig oder transient ausgeprägt	Anhaltend und ausgeprägt	–
Neurotoxizität – Obstipation	Keine/ unverändert	Gering	Mäßig	Ausgeprägt	Ileus > 96 h
Neurotoxizität – Ototoxizität	Keine/ unverändert	Asymptomatische Einschränkung bei der Audiometrie	Tinnitus	Hörverlust, durch Hörgerät korrigierbar	Taubheit, nicht korrigierbar

Neurotoxizität – Sehvermögen	Unverändert	—	—	Symptomatischer subtotaler Sehverlust	Blindheit
Hauttoxizität	Keine/ unverändert	Vereinzelte makulöse oder Eruptionen oder asymptomatisches Erythem	Vereinzelte makulöse oder papulöse Eruptionen oder Erythem mit Juckreiz oder anderen Symptomen	Generalisiertes symptomatisches makulöses, papulöses oder vesikuläres Exanthem	Exfoliative oder ulzerierende Dermatitis
Allergie	Keine	Transientes Erythem, medik. Fieber <38°C	Urticaria, medik. Fieber ≥38°C, geringer Bronchospasmus	Serumkrankheit, Bronchospasmen mit parent. Therapienotwendigkeit	Anaphylaxie
Fieber (ohne Infektionsnachweis)	Kein	37,1–38°C	38,1–40°C	>40°C ≤24 h	>40°C für >24 h oder mit Hypotonie
Lokale Toxizität	Keine	Schmerzen	Schmerzen und Schwellung, mit Entzündung oder Phlebitis	Ulzeration	Plastisch-chirurgische Therapie notwendig
Gewichtsverlust/ -zunahme	<5,0%	5,0–9,9%	10,0–19,9%	>20%	—
Hyperglykämie	<116	116–160	161–250	251–500	>500 oder Ketoazidose
Hypoglykämie	>64	55–64	40–54	30–39	<30
Amylase	NW^b	<1,5 · NW^b	1,5–2,0 · NW^b	2,1–5,0 · NW^b	>5,1 · NW^b
Hyperkalzämie	<10,6	10,6–11,5	11,6–12,5	12,6–13,5	≥13,5
Hypokalzämie	>8,4	8,4–7,8	7,7–7,0	6,9–6,1	≤6,0
Hypomagnesiämie	>1,4	1,4–1,2	1,1–0,9	0,8–0,6	≤0,5

Tabelle 3 (Fortsetzung)

Toxizität	Grad 0	Grad 1	Grad 2	Grad 3	Grad 4
Fibrinogen	NW[b]	0,99–0,75 · NW[b]	0,74–0,50 · NW[b]	0,49–0,25 · NW[b]	≤0,24 · NW[b]
Prothrombinzeit	NW[b]	1,01–1,25 · NW[b]	1,26–1,50 · NW[b]	1,51–2,00 · NW[b]	>2,00 · NW[b]
Partielle Thrombo-plastinzeit	NW[b]	1,01–1,66 · NW[b]	1,67–2,33 · NW[b]	2,34–3,00 · NW[b]	>3,00 · NW[b]

[b] Normalwert

Zusätzliche Toxizitätskriterien für Studien mit autologer Knochenmark- oder peripherer Stammzelltransfusion

Grad 1: Neutropenie und/oder Thrombozytopenie, aber Neutrophile nie < 500/µl und Thrombozyten nie < 10000/µl.

Grad 2: Neutrophile < 500/µl und/oder Thrombozyten < 10000/µl für eine Dauer von bis zu 4 Wochen.

Grad 3: Neutrophile < 500/µl und/oder Thrombozyten < 10000/µl für eine Dauer von 4–8 Wochen.

Grad 4: Neutrophile < 500/µ und/oder Thrombozyten < 10000/µl für mehr als 8 Wochen Dauer.

Grad 5: Tod infolge bakterieller oder Pilzinfektionen oder Blutungen assoziiert mit Neutrophilen < 500/µl oder Thrombozyten < 10000/µl mehr als 8 Wochen nach Transplantation.

Alle übrigen, nichthämatologischen Toxizitäten werden entsprechend der CTC-Skala (s. o.) bewertet.

4 Beurteilung des Allgemeinzustandes

Tabelle 4. Beurteilung des Allgemeinzustandes von Tumorpatienten

Grad	nach WHO (Zubrod, ECOG, AJCC)	Index	nach Karnofsky
0	Normale körperliche Aktivität; keine besondere Pflege erforderlich	100%	Normale Aktivität; keine Beschwerden; keine manifeste Tumorerkrankung
		90%	Normale Leistungsfähigkeit; minimale Krankheitssymptome
1	Gering eingeschränkte körperliche Aktivität; leichte Arbeit möglich; nicht bettlägerig	80%	Normale Aktivität nur mit Anstrengung; geringe Krankheitssymptome
		70%	Unfähig zu normaler Aktivität oder Arbeit; versorgt sich selbständig
2	Arbeitsunfähig; meist selbständige Lebensführung; Pflege und Unterstützung notwendig; weniger als 50% bettlägerig	60%	Gelegentliche Unterstützung notwendig, aber noch weitgehende Selbstversorgung möglich
		50%	Ständige Unterstützung und Pflege, häufige ärztliche Hilfe notwendig
3	Keine Selbstversorgung möglich; kontinuierliche Pflege oder Hospitalisierung erforderlich; mehr als 50% der Tageszeit bettlägerig	40%	Überwiegend bettlägerig; spezielle Pflege erforderlich
		30%	Dauernd bettlägerig; geschulte Pflege notwendig
4	100% krankheitsbedingt bettlägerig	20%	Schwerkrank; Hospitalisierung notwendig; aktive supportive Therapie erforderlich
		10%	Moribund

5 Lebensqualität

Objektive Beurteilungsparameter, wie beispielsweise die Remissionsraten, umfassen insbesondere bei palliativen Therapiekonzepten den Nutzen einer Behandlung nur unvollständig. Die Lebensqualität der behandelten Patienten sollte daher bei der Gesamtbeurteilung einer Therapie stärkere Berücksichtigung finden. Allgemeingültige Parameter/Meßinstrumente zur Erfassung der Lebensqualität existieren nicht. Sie haben sich u.a. an der Tumorentität, dem Alter der Patienten und deren Behandlung zu orientieren. Beurteilungsdimensionen der Lebensqualität, die häufig erfaßt werden, beziehen sich beispielsweise auf:

- den körperlichen Zustand des Patienten (Schmerzen, etc.),
- Toxizität der Therapie,
- körperliche Integrität (mutilierende Operationen) und Mobilität,
- psychologische Faktoren (Angst, Depression, etc.),
- zwischenmenschliche Faktoren (Familie, Sexualität, etc.),
- geistige/metaphysische Faktoren,
- finanzielle Faktoren,
- persönliche Faktoren (Hobbies, Ambitionen, etc.),
- soziokulturelle Faktoren.

Die Messung dieser Dimensionen kann erfolgen mittels strukturierter Interviews oder häufig mittels Selbstbewertung durch den Patienten und/oder Angehörige und medizinisches Personal. Hierzu werden oft verwendet: (a) kontinuierliche linear-analoge Skalen, (b) kategorische Skalen, (c) Standard Skalen (z. B. Karnofsky Index), (d) Tageskarten („diary cards"), (e) Selbstbeurteilungs-Fragebögen. Hieraus wurden zahlreiche Systeme zur Bestimmung der Lebensqualität entwickelt. Beispiele sind: Ability Index [Iszak FC et al. J Chronic Dis 32:661–666 (1971)], FLIC [Functional Living Index-Cancer; Finkelstein D et al. Am J Clin Oncol 11:630–633 (1988)], Cancer Rehabilitation Evaluation System [CARES; Ganz P et al. Quality of Life Res 1:19–29 (1992)], ASCA [Anamnestic Comparative Self-Assessment Scale; Yates JW et al. Cancer 45:2220–2224 (1980)], FACT [Functional Assessment of Cancer Therapy; Cella DF et al. Proc Am Soc Clin Oncol 9:307 (1990)], EORTC-QLQ [EORTC-Quality of Live Questionnaire; Aaronson NK et al. Recent Results in Cancer Research 111:231–249 (1988); EORTC-QLQ-C30; Aaronson N et al. J Natl Cancer Inst 85:365–376 (1993)].

Literatur

Aaronson NK and Beckmann J (Hrsg): (1987) The Quality of Life of Cancer Patients. Monograph Series of the European Organization for Research on Treatment of Cancer (EORTC), Vol. 17. Raven Press, New York

Moinpur C et al. (1989) Quality if life endpoints in cancer clinical trials: Review and recommendations. J Natl Cancer Inst 81:485–495

Osoba D (1992) The quality of life committee of the clinical trials group of the National Cancer Institute of Canada. Organization and functions. Quality of Life Res 1:203–211

Nayfield S, Hailey B (Hrsg): (1991) Quality of life assessment in cancer clinical trials. Bethesda, MD: Division of Cancer Prevention and Control, NCI

Cella D, Tulsky D (1990) Measuring quality of life today: Methodological aspects. Oncology 4:29–38

Osoba D et al. (1991) A practical guide for selecting quality of life measures in clinical trials and practice. In: Effect of Cancer on Quality of Life (Hrsg: Osaba D). CRC Press, Boston, S 89–104

6 Nomogramme zur Berechnung der Körperoberfläche

Nomogramm zur Ermittlung der Körperoberfläche bei Erwachsenen[6]

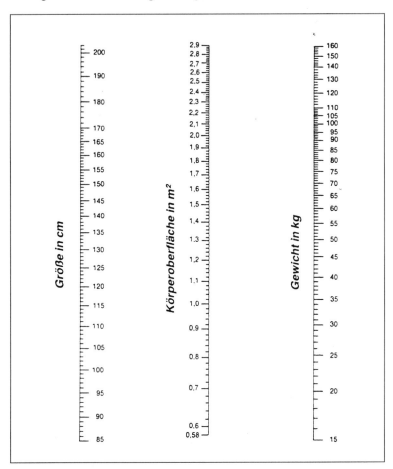

Körpergröße und Körpergewicht werden durch eine Gerade verbunden.
Der Schnittpunkt mit der mittleren Skala ergibt die Körperoberfläche.

---

[6] nach C Leitner (Hrsg), Geigy Scientific Tables (8th ed), Basel, Switzerland, Ciba-Geigy, 1981, Vol. 1, S 226.

Nomogramm zur Ermittlung der Körperoberfläche bei Kindern [7]

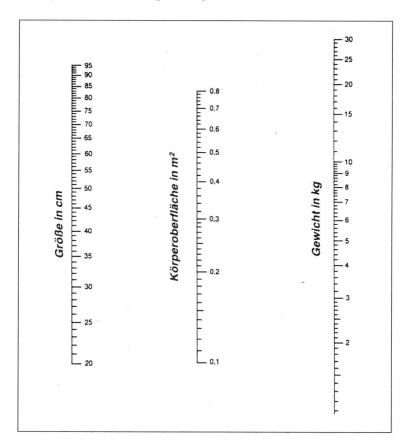

Körpergröße und Körpergewicht werden durch eine Gerade verbunden.
Der Schnittpunkt mit der mittleren Skala ergibt die Körperoberfläche.

[7] nach C Leitner (Hrsg), Geigy Scientific Tables (8th ed), Basel, Switzerland, Ciba-Geigy, 1981, Vol. 1, S 226.

7 Statistik tumorbedingter Todesursachen in Deutschland (1995)[8]

Im Jahr 1995 verstarben in Deutschland insgesamt 218597 Personen
(110731 Männer; 107866 Frauen) an den Folgen einer Tumorerkrankung,
entsprechend 24,7% (Männer: 27%; Frauen: 23%) aller Todesursachen.
Der Anteil von Todesursachen durch sog. solide Tumorerkrankungen
betrug ca. 93%, derjenige durch bösartige Erkrankungen des lymphatischen und hämatopoietischen Systems ca. 7% aller tumorbedingten
Todesursachen. In der nachfolgenden Tabelle sind die häufigsten Todesursachen (entsprechend der ICD/9-Klassifizierung) aufgeführt. Unverändert bemerkenswert ist die hohe Zahl von Todesfällen infolge von Tumoren
mit mangelhaft bzw. nicht näher bezeichnetem Sitz (alle Formen: ca. 10%
solider Tumoren; nur ICD-Nr. 199: ca. 5% solider Tumoren).

Tabelle 5. Todesfälle pro Tumorentität

Tumor	ICD-Nr.	Anzahl
Gesamt		
1. Bronchialkarzinom	162	37147
2. Kolorektale Karzinome	153, 154	30321
– Colon	*153*	*21232*
– Rekto-Sigmoid	154	*9089*
3. Mammakarzinom	174, 175	18807
4. Magenkarzinom	151	15389
5. Prostatakarzinom	185	11868
6. Pankreaskarzinom	157	11149
7. Maligne Lymphome	200–203	*8620*
– M. Hodgkin	*201*	*590*
– NHL	*200, 202*	*5083*
– Plasmozytom/Immunprolif. Erkrg.	*203*	*2947*
8. Urothelkarzinome	188, 189.1–.9	7587
– Harnblasenkarzinom	*188*	*6444*
– Nierenbecken	*189.1*	*224*
– sonstige und n.n. bez. Harnorgane	*189.2–.9*	*919*
9. HNO-Karzinome	160, 161, 140–149	6662
– Larynx	*161*	*1567*
– Mundhöhle	*142–145*	*1380*
– Rachen	*146–149*	*2013*

---

[8] Statistisches Bundesamt, Wiesbaden; Fachserie 12, Reihe 4, 1995.

Tabelle 5 (Fortsetzung)

	Tumor	ICD-Nr.	Anzahl
10.	Leukämien	204–208	6 548
	– lymphatisch	204	2 066
	– – akute lymphatische L.	204.0	390
	– – chronische lymphatische L.	204.1	1 597
	– myeloisch	205–207	3 279
	– – akut	205.0, 6.0, 7.0, 7.2	1 677
	– – chronisch	205.1, 6.1, 7.1	1 400
	– Leukämie nicht näher bezeichneter Zellart	208	1 203
11.	Ovarialtumoren	183	6 113
12.	Nierenkarzinom	189.0	5 469
13.	Uteruskarzinome	179, 180, 182	5 146
	– Uterus (nicht näher lokalisiert)	179	1 649
	– Zervix	180	2 207
	– Corpus	182	1 290
14.	Gallenblasen-/extrahep. Gallenwegskarzinom	156	4 947
15.	Maligne Hirntumoren	191	4 930
16.	Leber-/intrahep. Gallenwegskarzinom	155	4 895
17.	Ösophaguskarzinom	150	4 073
18.	Malignes Melanom	172	2 029
19.	Pleuratumoren	163	1 027
20.	Bindegewebs-/Weichteiltumoren	171	1 006
21.	Schilddrüsenkarzinom	193	984
22.	Knochen-/Gelenkknorpeltumoren	170	519
23.	Sonstige Hauttumoren	173	456
24.	Gutartige Tumoren	210–229	377
25.	Hodentumoren	186	245
26.	Peniskarzinom und sonstige männl. Geschlechtsorgane	187	148
27.	Tumoren mit unbekanntem oder nicht näher bezeichnetem Ursprungsorgan bzw. biologischem Verhalten		19 703
	– Bösartige Neubildung ohne nähere Bezeichnung des Sitzes	199	11 047
	– Bösartige Neubildung sonstigen und mangelhaft bez. Sitzes	195	1 251
	– Neubildungen unsicheren Verhaltens	235–238	2 549
	– Neubildung unbekannten Charakters	239	2 715
	– – Verdauungsorgane	239.0	595
	– – Atmungsorgane	239.1	173
	– – Harn-/Geschlechtsorgane	239.4–.5	225
	– – Gehirn	239.6	849
	– – übrige	239.2/3/7–9	873
	– Bösartige Neubildung des Bauchfells und des Retroperitonealraums	158	538
	– Bösartige Neubildung sonstigen und mangelhaft bez. Sitzes der Verdauungsorgane und des Bauchfells	159	1 603

Tabelle 5 (Fortsetzung)

Tumor	ICD-Nr.	Anzahl
Männer		
1. Bronchialkarzinom		28 887
2. Kolorektale Karzinome		13 355
– *Colon*		*8 955*
– *Recto-Sigmoid*		*4 400*
3. Prostatakarzinom		11 868
4. Magenkarzinom		7 887
5. Pankreaskarzinom		5 132
6. Tumoren unklaren Ursprungs (CUP)[a]		5 070
7. Harnblasenkarzinom		4 215
8. Maligne Lymphome (alle Subtypen)		4 204
– *M. Hodgkin*		*307*
– *NHL*		*2 549*
– *Plasmozytom/Immunprolif. Erkrankung*		*1 348*
9. HNO-Karzinome		3 697
– *Larynxkarzinom*		*1 567*
– *Mundhöhle*		*1 013*
– *Rachen*		*2 013*
10. Leukämien (alle Subtypen)		3 223
11. Nierenzellkarzinom		3 146
12. Ösophaguskarzinom		3 123
13. Leber-/intrahep. Gallengangskarzinom		2 928
14. Maligne Hirntumoren		2 580
15. Gallenblasen-/extrahepatisches Gallenwegskarzinom		1 382
16. Malignes Melanom		1 050
17. Maligne Pleuratumoren		693
18. Weichteilsarkome		483
19. Schilddrüsenkarzinom		332
20. Knochen-/Gelenkknorpeltumoren		266
21. Hodentumoren		245
Frauen		
1. Mammakarzinom		18 674
2. Kolorektale Karzinome		16 966
– *Colon*		*12 277*
– *Recto-Sigmoid*		*4 689*
3. Bronchialkarzinom		8 260
4. Magenkarzinom		7 502
5. Ovarialtumoren		6 113
6. Pankreaskarzinom		6 017
7. Tumoren unklaren Ursprungs (CUP)[a]		5 977
8. Uteruskarzinome (Subtypen s. o.)		5 836

[a] „Carcinoma of unknown primary", nur ICD-Nr: 199.

Tabelle 5 (Fortsetzung)

	Tumor	ICD-Nr.	Anzahl
9.	Maligne Lymphome (alle Subtypen)		4416
	– *M. Hodgkin*		*283*
	– *NHL*		*2534*
	– *Plasmozytom/Immunprolif. Erkrankung*		*1599*
10.	Gallenblasen-/extrahepatisches Gallenwegs- karzinom		3565
11.	Leukämien (alle Subtypen)		3325
12.	Maligne Hirntumoren		2350
13.	Nierenkarzinome		2323
13.	Harnblasenkarzinom		2229
14.	Leber-/intrahepatisches Gallengangskarzinom		1967
16.	HNO-Karzinome		1280
	– *Larynxkarzinom*		*221*
	– *Mundhöhle*		*367*
	– *Rachen*		*398*
17.	Malignes Melanom		979
17.	Ösophaguskarzinom		950
18.	Schilddrüsenkarzinom		652
19.	Weichteilsarkome		523
20.	Maligne Pleuratumoren		334
21.	Knochen-/Gelenkknorpeltumoren		253

8 Abkürzungen

Tabelle 6. Abkürzungen von Zytostatika, Hormonen und BRM's

Substanz	Abkürzung	Substanz	Abkürzung
Aclarubicin/	ACM	Ifosfamid	IFS
Aclacinomycin		Interferon-α	IFN-α
Actinomycin D	Act-D	Interferon-β	IFN-β
Adriamycin/Doxorubicin	ADM	Interferon-γ	IFN-γ
Aminoglutethimid	AGT	Interleukin-2	IL-2
Amsacrin	m-AMSA	Irinotecan	CPT-11
Asparaginase	ASP	Leuprolid	LEU
Azacytidin	ACT	Lomustin/CCNU	CCNU
Bleomycin	BLM	Medroxyprogesteron-	MPA
Buserelin	BUS	azetat	
Busulfan	BSN	Megestrolazetat	MGA
Calciumfolinat	CF	Melphalan	MLP
Camptothecin	CAMP	Mercaptopurin	6-MP
Carboplatin	CBP	Methotrexat	MTX
Carmustin/BCNU	BCNU	Methyl-GAG	Me-GAG
Chlorambucil	CAB	Miltefosin	MILT
2-Chlorodeoxyadenosin	2-CDA	Mithramycin	MTM
Cisplatin	DDP	Mitomycin	MIM
Cyclophosphamid	CPM	Mitotane/o'p'-DDD	op-DDD
Cyproteronacetat	CPA	Mitoxantron	MOX
Cytosin-Arabinosid	ARA-C	Mustargen/HN$_2$	HN$_2$
Dacarbazin	DTIC	Nilutamid	NIL
Daunorubicin	DNM	Nimustin/ACNU	ACNU
Dexamethason	DEX	Paclitaxel	TAX
Diäthylstilböstrol	DES	Prednimustin	PDM
Docetaxel	TXT	Prednison	PRED
4-Epi-Adriamycin	Epi-ADM	Prednisolon	PDL
Estramustinphosphat	EMP	Procarbazin	PROC
Etoposid/VP16-213	ETP (VP16)	Raltitrexed	TOM
Floxuridin	FUdR	Semustin/Methyl-CCNU	Me-CCNU
Fludarabin	FLUD	Streptozotocin	SPT
5-Fluorouracil	5-FU	Tamoxifen	TAM
Flutamid	FLT	Teniposid/VM 26	TNP (VM 26)
Ftorafur	FTF	Thioguanin	6-TG
G-CSF	G-CSF	Thiotepa	TTP
Gemcitabin	GEM	Trofosfamid	TRO
GM-CSF	GM-CSF	Vinblastin	VBL
Goserelin	GOS	Vincristin	VCR
Hexamethylmelamin	HMM	Vindesin	VDS
Hydroxyurea	HU	Vinorelbin	VRB
Idarubicin	IDA		

Tabelle 6 (Fortsetzung)

Substanz	Abkürzung	Substanz	Abkürzung
Anderweitige Abkürzungen (in Tabellen)		alle 4 Wochen	q 4 Wo
Radiotherapie	RT	wöchentlich	q Wo [/Wo]
(„radiotherapy")		2mal täglich	2mal/T [q12 h]
Gray	Gy	intravenös	i. v.
		intraarteriell	i. a.
diverse Histologien	div.	peroral	p. o.
siehe oben	s. o.	subkutan	s. c.
nicht angegeben	na	intrathekal	i.th.
nicht signifikant	n.s.	Dauerinfusion	DI
Minuten	min	24-Stunden-Dauer-	
Stunden	h [Std]	infusion	24-h-DI
Tag 1	T 1	Mega-Units	MU
Tage 1−3	T 1−3	$(1 \cdot 10^6 \text{ Units})$	
Wochen	Wo	versus	vs
Monate	Mo		

Antineoplastisch wirksame Substanzen

M. E. Scheulen und M. Wießler

I. Allgemeiner Teil

1 Wirkungsmechanismen

Da die DNA als Informationsspeicher für die Funktion der Zelle von zentraler Bedeutung ist, war es naheliegend, die DNA als Angriffspunkt für Krebschemotherapeutika auszuwählen. Folgerichtig wurden zuerst direkt an die DNA bindende Substanzen wie Mustargen, Busulfan, Chlorambucil, Melphalan und Thiotepa zur Behandlung von Tumoren eingesetzt. Sie gehören alle zur Klasse der bifunktionellen Alkylanzien, die eine kovalente Verknüpfung von Basen der DNA innerhalb eines Stranges („intrastrand cross-link") oder zwischen den Strängen („interstrand cross-link") bewirken. Die hohe Reaktivität dieser Verbindungen, die erhebliche Nebenwirkungen der Therapie mit sich brachte, führte zur Entwicklung der Oxazaphosphorine Cyclophosphamid und Ifosfamid, die Transportformen eines „prodrug" darstellen. Diese Verbindungen benötigen zur Entfaltung ihrer therapeutischen Aktivität die enzymatische Aktivierung durch cytochrom-P-450-abhängige Monooxygenasen. Während Cyclophosphamid und Ifosfamid noch zu den bifunktionellen Alkylanzien zu zählen sind, werden Procarbazin und Dacarbazin den monofunktionellen Alkylanzien zugeordnet, die ebenfalls erst nach enzymatischer Hydroxylierung therapeutisch wirksam sind. Zu diesem einfachen Alkylierungstyp werden auch die direkt wirkenden Nitrosoharnstoffe gerechnet, die auf Grund ihres lipophilen Charakters interessante therapeutische Eigenschaften haben. Zu den bifunktionellen Alkylanzien sind auch die Platinkomplexe und Mitomycine zu zählen, deren Fähigkeit, „cross-links" auszubilden, experimentell belegt ist. So folgerichtig die Entwicklung der Alkylanzien verlaufen ist, wird bei kritischer Betrachtung dennoch klar, daß die Spezifität dieser Therapeutika bisher nicht entscheidend verbessert werden konnte.

Das zunehmende Verständnis des Nukleinsäurestoffwechsels in den 50er und 60er Jahren führte zur Entwicklung des Konzepts der Antimetaboliten. Durch Abwandlung der chemischen Strukturen der Pyrimidin- und Purinbausteine der RNA bzw. DNA erschien es aussichtsreich, die Synthesewege zum Aufbau von RNA und DNA zu blockieren. Nach Einbau der abgewandelten Basen in Nukleinsäuren ist deren Funktion als Matrix nicht mehr gewährleistet. So hemmen 6-Mercaptopurin und 6-Thioguanin die De-novo-Purinsynthese, 5-Fluorouracil die Thymidylatsynthase und Methotrexat die Dihydrofolat-Reduktase bei der Bereitstellung von C_1-Fragmenten für die Methylierung der DNA und ihrer Bausteine. Cytosinarabinosid hemmt die DNA-Polymerase α und Hydroxyharnstoff die Reduktion der Ribo- zu den Desoxyribonukleosiden.

Die Identifizierung der biochemischen Angriffspunkte der Antimetaboliten hat zur Entwicklung von spezifischen Enzyminhibitoren wie z.B. Tomudex als Hemmstoff der Thymidylatsynthase geführt.

Neben der Einführung der Alkylanzien und Antimetaboliten wurde durch Entwicklung leistungsfähiger Screening-Methoden eine Reihe von Naturstoffen, wie die Vinca-Alkaloide, die Anthrazykline, die Epipodophyllotoxine, die Taxane und eine Reihe von Antibiotika gefunden, die auf Grund ihrer therapeutischen Eigenschaften Eingang in die Klinik gefunden haben. Details über ihre Wirkungsmechanismen wurden und werden erst nach und nach im Zuge der modernen Entwicklung von Molekularbiologie und Biochemie erkannt.

Eine Reihe von natürlich vorkommenden Antibiotika haben sich ebenso wie ihre partialsynthetischen Analoga als therapeutisch interessante Verbindungen erwiesen. Darunter befinden sich Vertreter der Peptidantibiotika, wie Bleomycin, Vertreter der Anthrachinone, wie die Anthrazykline, Mitoxantron und Actinomycin D. Mitomycin C ist durch seine kovalente Bindung an DNA eher als Alkylans einzustufen. Ihnen gemeinsam ist die Bindung an die DNA, die sequenzspezifisch sein kann. Durch unterschiedliche Mechanismen werden radikalinduzierte DNA-Strangbrüche ausgelöst, die z.T. durch Hemmung der Topoisomerasen nicht mehr repariert werden. Die Camptothecin-Derivate Irinotecan und Topotecan bewirken über eine Komplexbildung mit der Topoisomerase I und der DNA DNA-Strangbrüche. Es kommt auch zur Hemmung der DNA- bzw. RNA-Polymerasen. Die Verbindungen dieser Klasse reagieren zellzyklusspezifisch.

Einige der genannten Naturstoffe binden an Tubulin, den monomeren Baustein der Mikrotubuli, wobei ihre Wirkungsmechanismen unter-

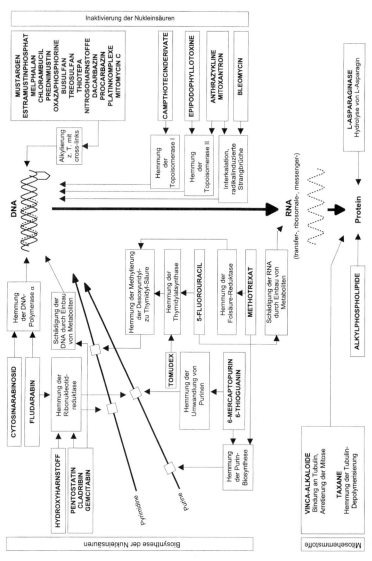

Abb. 1. Wirkungsmechanismen der Zytostatika

schiedlich sind. Während die Vinca-Alkaloide die Polymerisation zu den Mikrotubuli unterbinden, beschleunigen die Taxane einerseits den Aufbau der Mikrotubuli, andererseits inhibieren sie deren Depolymerisierung. Die Epipodophyllotoxine dagegen binden zwar an Tubulin, ihre therapeutische Wirkung beruht aber auf einer Hemmung der Topoisomerase II. Durch Bildung eines ternären Komplexes aus Enzym, DNA und Therapeutikum („cleavable complex") kann das Enzym die Doppelstrangbrüche, die es selbst ausgelöst hat, nicht mehr reparieren.

Die Wirkungsmechanismen der Zytostatika sind in Abb. 1 dargestellt.

2 Klinische Pharmakologie

Die Erhebung von pharmakologischen Daten der antineoplastischen Chemotherapeutika hat in der klinischen Forschung einen hohen Stellenwert. Gerade hier ist es notwendig, möglichst hohe Dosen einzusetzen, um den gewünschten pharmakodynamischen Effekt zu erzielen, da wegen der geringen Unterschiede zwischen normalen und Tumorzellen und der hohen Reaktivität der meisten Zytostatika eine Reihe von Nebenwirkungen ausgelöst werden können (geringe therapeutische Breite). Der Analyse der pharmakokinetischen Daten kommt daher eine wichtige Funktion zu, da nur die genaue Kenntnis von Resorption, Verteilung, Metabolismus und Elimination eine optimale Dosierung zur Erzielung der maximalen pharmakodynamischen Wirkung bei möglichst geringen Nebenwirkungen erlaubt.

Auch die Art der Applikation entscheidet über die Bioverfügbarkeit und damit über die therapeutische Effizienz.

Die Bioverfügbarkeit ist bei oraler Applikation von einer Reihe von Faktoren, wie Stabilität, Lipidlöslichkeit und Molekülgröße der Substanz und dem Vorhandensein spezifischer Transportsysteme abhängig. Ebenso muß der „first pass"-Effekt berücksichtigt werden, der bei oraler Applikation zu einer metabolischen Inaktivierung in der Leber führen kann, so daß eine systemische Verteilung nicht mehr gewährleistet ist. Für wasserlösliche Verbindungen ist die intravenöse Applikation die Methode der Wahl.

Neben der Applikation ist die Festlegung des Verabreichungsmodus eindeutig durch die Pharmakokinetik bestimmt. Bolusinjektionen kommen v. a. für die direkt wirksamen Alkylanzien in Frage, wobei einem steilen Anstieg ein ebenso schneller Abfall der Serumkonzentrationen folgt. Alle Substanzen, deren Wirkungsmechanismus vom Zellzyklus unabhängig ist und die an die DNA binden, können so verabreicht werden. Dagegen sollten alle Therapeutika, deren Wirkungsmechanismus von der

S-Phase des Zellzyklus abhängig ist, wie Antimetaboliten und Methotrexat möglichst per Dauerinfusion appliziert werden, um einen konstanten Serumspiegel über längere Zeit aufrechtzuerhalten.

Geeignete analytische Nachweismethoden für die Therapeutika und ihre Metaboliten bilden die Grundlage zur Erarbeitung der pharmakokinetischen und pharmakodynamischen Parameter. Während der Zugang zur Herstellung von monoklonalen Antikörpern bei einigen Zytostatika zur Etablierung von Immunassays geführt hat, bieten heute die hochauflösende Flüssigkeitschromatographie (HPLC) und die Gaschromatographie (GC) die Möglichkeit, auch reaktive Verbindungen im Plasma, Urin und anderen Körperflüssigkeiten oftmals ohne Aufarbeitung bis in den Nanogrammbereich empfindlich nachzuweisen. Für hochreaktive Verbindungen stehen dabei geeignete Derivatisierungsverfahren zur Verfügung.

2.1 Zusammenhang zwischen Pharmakokinetik und Pharmakodynamik

Die antineoplastische Chemotherapie unterscheidet sich aus pharmakologischer Sicht von der Pharmakotherapie in den meisten anderen internistischen Bereichen dadurch, daß hier a) kein Rezeptor vorliegt und b) biochemische Resistenzmechanismen von großer Bedeutung sind, so daß die pharmakodynamische Wirkung meistens nur unzureichend mit pharmakokinetischen Parametern korreliert.

In Abb. 2 ist der Zusammenhang zwischen Pharmakokinetik und Pharmakodynamik mit den Einflußgrößen für Pharmaka allgemein und für Zytostatika speziell dargestellt. Das pharmakologische Korrelat für die Dosisintensität, die als verabreichte Dosis pro Zeit in mg/m²/Woche angegeben wird, ist die Fläche unter der Konzentrations-Zeit-Kurve (AUC) im Plasma. Hier haben bei onkologischen Patienten häufig vorkommende Funktionseinschränkungen insbesondere von Leber und Nieren sowie Mukositis, Diarrhö, Pleuraerguß oder Aszites Einfluß. Der Zusammenhang zwischen Plasma- und Tumorkonzentration wird speziell durch die Tumorvaskularisierung und die intrazelluläre Aufnahme bestimmt, die durch Resistenzmechanismen beeinflußt sein kann. Außerdem kann die Eiweißbindung im Plasma z.B. durch Paraproteine individuell verändert sein. Letzlich wird die Korrelation zwischen der Konzentration im Tumor und der Intensität des pharmakodynamischen Effekts bei onkologischen Patienten individuell durch eine Reihe von Einflußgrößen beeinträchtigt, wobei neben der Tumorentität andere Resistenzmechanismen, die Tumorzellheterogenität und die am

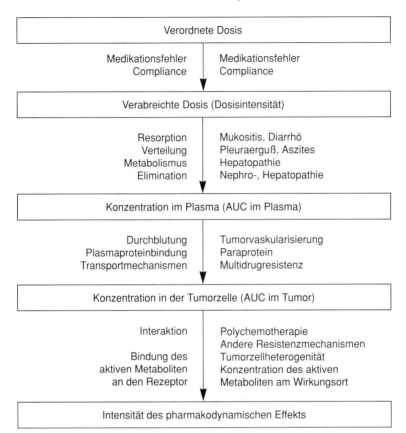

Abb. 2. Zusammenhang zwischen Pharmakokinetik und Pharmakodynamik mit Einflußgrößen allgemein für Pharmaka (*links*) und speziell für Zytostatika (*rechts*) [13]

Wirkungsort vorliegende Konzentration des aktiven Metaboliten zu berücksichtigen sind.

Insgesamt ergibt sich ganz allgemein für die antineoplastische Chemotherapie nur für ausgewählte Zytostatika bei bestimmten Tumorentitäten eine Korrelation zwischen pharmakokinetischen Parametern und der pharmakodynamischen Antitumorwirkung (Tabelle 1). Im Gegensatz dazu ist aufgrund der Plasmakonzentration und besser noch der AUC der meisten Zytostatika im Plasma eine Voraussage der nach WHO oder NCI, USA (CTC-Kriterien), quantifizierten Nebenwirkungen (s. Kap. „Allge-

Tabelle 1. Korrelation zwischen pharmakokinetischen Parametern und therapeutischem Ansprechen [13]

Zytostatikum	Pharmakokinetischer Parameter	Maligne Erkrankung
Cyclophosphamid	AUC	Mammakarzinom
Carboplatin	AUC	Hodenkarzinom, Ovarialkarzinom
Cytosinarabinosid	intrazelluläres ara-CTP	AML
Methotrexat	Clearance intrazelluläre MTX-Poly-glutamate	ALL
5-Fluorouracil	AUC	Gastrointestinale Tumoren, HNO-Tumoren
Epirubicin	AUC	HNO-Tumoren
Idarubicin	intrazelluläres Idarubicinol	AML
Etoposid	c_{ss}	Bronchialkarzinom
Teniposid	c_{ss}	Pädiatrische solide Tumoren

c_{ss} = Gleichgewichtskonzentration während Dauerinfusion.

meine Definitionen, S. 3–37) möglich [5, 10] (Tabelle 2). Für klinische Phase-I-Studien sind klinisch-pharmakologische Untersuchungen deswegen zur Ermittlung der Nebenwirkungen und der maximal tolerablen Dosis in den GCP-Richtlinien vorgeschrieben.

Aber auch bei der Hochdosis-Chemotherapie, die bisher von der Konditionierungsbehandlung vor Knochenmarktransplantation abgesehen v. a. mit Methotrexat, 5-Fluorouracil und Cytosinarabinoid durchgeführt worden ist, sind begleitende Untersuchungen der Pharmakokinetik unerläßlich. Dementsprechend sind sie auch als „drug monitoring" bei der gegenwärtig noch kontrollierten klinischen Studien vorbehaltenen Hochdosischemotherapie mit Retransfusion peripherer Knochenmarkstammzellen durchzuführen (s. Kap. Hochdosistherapiekonzepte, S. 88 ff.).

2.2 Resistenzmechanismen

Die Chemotherapieresistenz maligner Tumoren ist das Hauptproblem der internistischen Onkologie. Die Ursache der Resistenz kann auf dem

Tabelle 2. Korrelation zwischen pharmakokinetischen Parametern und Nebenwirkungen [13]

Zytostatikum	Pharmakokinetischer Parameter	Nebenwirkungen
Cyclophosphamid	Acroleinbildung	Urotoxizität
Busulfan	AUC	„venooclusive disease"
Cisplatin	AUC, ppc	Nephrotoxizität
Carboplatin	AUC	Myelosuppression
Methotrexat	48h-Plasmaspiegel	Myelosuppression
5-Fluorouracil	c_{ss}	Myelosuppression, Mukositis
Doxorubicin	ppc AUC	Kardiotoxizität Myelosuppression, Mukositis
Epirubicin	AUC	Mukositis
Etoposid	AUC, c_{ss}	Myelosuppression
Vincristin	AUC	Neurotoxizität
Vinblastin	c_{ss}	Myelosuppression

c_{ss} = Gleichgewichtskonzentration während Dauerinfusion,
ppc = maximale Konzentration im Plasma.

unterschiedlichen Proliferationsverhalten der Tumorzellen beruhen (zellkinetische Resistenz), das durch Unterschiede im Anteil der Zellen in der G_0-Phase, der Wachstumsfraktion und der Verdopplungszeit der Gesamtpopulation beschrieben werden kann [15]. Daneben wird die klinische Bedeutung einer Reihe inzwischen in *In-vitro*-Modellen charakterisierter pharmakologischer und biochemischer Resistenzmechanismen derzeit untersucht. Außerdem werden Resistenzmodulatoren, die sich *in vitro* als wirksam erwiesen haben, teilweise in klinischen Phase-I/II-Studien untersucht.

Neben Resistenzmechanismen, die in einer Verringerung der metabolischen Aktivierung, Zunahme der Inaktivierung, strukturellen Veränderungen oder Aktivitätserhöhung der Target-Moleküle bestehen und im speziellen Teil für die verschiedenen Zytostatika, insbesondere für die Antimetaboliten aufgeführt sind, sind die klassische Multidrugresistenz (MDR), die topoisomerase-II-abhängige atypische Multidrugresistenz, die durch reduziertes Glutathion (GSH) oder durch GSH-Transferase(n) vermittelte Resistenz und die durch erhöhte DNA-Reparatur bedingte Chemotherapieresistenz zu nennen (Tabelle 3).

Tabelle 3. Mechanismen der Zytostatikaresistenz und Modulatoren [13]

Resistenz-mechanismus	Zytostatikagruppen *Zytostatika*	Modulator
Multidrugresistenz		
– MDR, Pgp (klassische MDR)	Anthrazykline Vinca-Alkaloide Epipodophyllotoxin-derivate *Mitoxantron* Taxane Camptothecin-Derivate?	Kalziumantagonisten Cyclosporin A Tamoxifen u. a.
– Topoisomerase II (atypische MDR)	Anthrazykline Epipodophyllotoxin-derivate *Mitoxantron* *Amsacrin*	
GSH (Metallothionein)	Alkylanzien Platinkomplexe Anthrazykline	Buthioninsulfoximin
GSH-Transferase(n)	Alkylanzien Platinkomplexe Anthrazykline	Etacrynsäure
DNA-Reparatur	Alkylanzien Platinkomplexe Antibiotika	Aphidicolin Novobiocin Pentoxifyllin

Am besten charakterisiert ist die klassische Multidrugresistenz, die durch Expression eines durch das MDR_1-Gen kodierten 170 kDa Membranproteins, das P-Glykoprotein (Pgp) charakterisiert ist. Die Funktion des P-Glykoproteins besteht in einem ATP-abhängigen Export einer Reihe von Xenobiotika aus der Zelle, die als gemeinsame Strukturmerkmale ein aromatisches oder heteroaromatisches Ringsystem haben. Zu diesen Substanzen gehören die in Tabelle 3 aufgeführten Zytostatika oder Zytostatikagruppen. P-Glykoprotein kommt primär in einer Reihe von Tumoren und normalen Geweben (Nebennierenrinde, proximaler Nierentubulus, Kapillarendothel, Gallengangepithel und möglicherweise Knochenmarkstammzelle) vor und kann sekundär durch MDR-abhängige Zytostatika induziert werden.

Eine Modulation der Multidrugresistenz ist *in vitro* durch eine Reihe von Substanzen möglich, zu denen Verapamil, Cyclosporin und Tamoxifen gehören. Obwohl klinisch für eine Wirkung ausreichende Modulatorkonzentrationen im Plasma erreicht werden, sind die derzeit vorliegenden klinischen Ergebnisse dieses neuen Therapieprinzips der Überwindung der MDR bisher wenig überzeugend. Ursachen dafür können darin bestehen, daß

1. die Zytostatikaresistenz multifaktoriell bedingt ist,
2. es neben dem P-Glykoprotein als Produkt des MDR_1-Gens andere Membranpumpen für die MDR-abhängigen Zytostatika gibt, wie z.B. das „multidrug resistance related protein" (MRP),
3. die MDR-Expression nur ein Epiphänomen im Rahmen verschiedener genotypischer Veränderungen maligner Zellen zu höherer Aggressivität ist, oder
4. erst die Koexpression von MDR und anderen Genprodukten für die klinische Ausprägung der Chemotherapieresistenz verantwortlich ist.

Die bisher untersuchten MDR-Modulatoren beeinflussen die Pharmakokinetik der Zytostatika. Durch Hemmung ihrer biliären und möglicherweise auch renalen Elimination kommt es zu einer erhöhten Retention im Plasma mit Zunahme der Myelosuppression, so daß eine Dosisreduktion erforderlich ist. Zusätzlich ist eine Zunahme der Myelosuppression durch Modulation der MDR in Knochenmarkstammzellen nicht ausgeschlossen.

3 Hormontherapie

Einige Karzinome (Prostata-, Mamma-, Corpus-, Nieren-, Pankreas-Ca) sind hormonabhängig, so daß ihr Wachstum sich durch Entzug oder Zufuhr von Hormonen hemmen läßt. Die Hormonabhängigkeit wird molekularbiologisch über Hormonrezeptoren vermittelt, die inzwischen für Östrogen, Progesteron, Testosteron, Prolaktin und Kortison nachgewiesen worden sind. In der Tumorzelle erfolgt die Bindung des Hormons an den zytoplasmatischen Rezeptor. Der Hormonrezeptorkomplex beeinflußt die Transkription von Genen durch spezifische Bindung an regulatorische Genabschnitte der DNA im Zellkern. Neben diesem direkten, rezeptorvermittelten Mechanismus gibt es wahrscheinlich auch direkte, rezeptorunabhängige Wirkungsmechanismen der Steroidhormone und ihrer Antagonisten. Außerdem haben einige Hormone eine indirekte Wirkung durch Beeinflussung des hypothalamisch/hypophysären Regelkreises.

Entsprechend der Abhängigkeit des Wachstums bestimmter Karzinome von Hormonen, kann zu ihrer Behandlung eine additive Hormontherapie (Gabe von Östrogenen, Gestagenen, Androgenen oder Kortikosteriden) oder eine ablative Hormontherapie durchgeführt werden. Hierfür kommen neben der Hormonablation durch chirurgische Maßnahmen (Ovarektomie, Orchidektomie, Adrenalektomie oder Hypophysektomie) oder Bestrahlung (Radiomenolyse) die Gabe von Medikamenten mit ablativer (LHRH-Agonisten), kompetitiver (Antiöstrogene, Antigestagene, Antiandrogene) oder inhibierender hormoneller Wirkung (Aromataseinhibitoren) als medikamentöse Therapien in Frage.

II. Spezieller Teil

Im folgenden sind die einzelnen Substanzklassen mit Untergruppen und Einzelsubstanzen nach

WM Wirkungsmechanismus, **PHA** Pharmakologie, **DOS** Dosierung, **NW** Nebenwirkungen, **WW** Wechselwirkungen und **RES** Resistenzmechanismen aufgeführt.

Dabei gelten für die Einzelsubstanzen immer auch die höhergeordneten Beschreibungen für die entsprechenden Untergruppen und Substanzklassen.

Dosierung und Verabreichungsform sind exemplarisch für die konventionelle monotherapeutische Behandlung von nicht chemo- und strahlentherapeutisch vorbehandelten Patienten mit malignen Erkrankungen ohne Einschränkung von Knochenmark-, Nieren- und Leberfunktion und ohne Pleuraerguß oder Aszites angegeben. Sie bedürfen der individuellen Anpassung, sobald diese Bedingungen nicht erfüllt sind, und insbesondere im Rahmen einer zytostatischen Kombinationsbehandlung. *Es gibt kein auf alle Patienten und Behandlungssituationen anwendbares „Schema" für Dosierung und Dosisreduktion.* Empfehlungen zur Dosisreduktion bei eingeschränkter Knochenmark-, Leber- und Nierenfunktion sind unter III in den Tabellen 4–6 (S. 85–86) gegeben. Hierbei muß insbesondere bei bestehender Myelosuppression die Notwendigkeit der Fortsetzung der Chemotherapie möglicherweise in Verbindung mit supportiven Behandlungsmaßnahmen zur Aufrechterhaltung der Dosisintensität individuell abgewogen werden, um eine kurative Behandlungsintention nicht zu gefährden.

1 Antimetaboliten

1.1 Antifolate

1.1.1 Methotrexat

WM 1. Hemmung der Dihydrofolatreduktase mit Depletion reduzierter Folate.
2. Hemmung der Purin- und Thymidylatbiosynthese durch Methotrexatpolyglutamate.

PHA Bioverfügbarkeit 25–95 %, terminale $t_{1/2}$ im Plasma 8–10 h, Metabolismus zu Polyglutamaten in normalem und malignem Gewebe, Inaktivierung durch 7-Hydroxylierung in der Leber, vorwiegend renale Elimination der Ausgangsverbindung.

DOS 20–40 mg/m² i. v., q7–14d; oder 4–6 mg/m²d p. o., d1–3, q7–14d. Dosismodifikation bei eingeschränkter Nierenfunktion (s. III, Tabelle 6, S. 86), bei Pleuraerguß oder Aszites und bei eingeschränkter Leberfunktion (s. III, Tabelle 5, S. 86). Hochdosistherapie mit bis zu 12 000 mg/m² mit forcierter Diurese, Alkalisierung des Urins, Leucovorin-Rescue und Kontrolle der Methotrexatplasmaspiegel (*Cave:* Erfahrenen onkologischen Zentren vorbehalten!).

NW Myelosuppression ++, Übelkeit/Erbrechen +, allergische Reaktion +, Alopezie +, Mukositis/Stomatitis ++, Anorexie ++, Hepatotoxizität ++, Kardiotoxizität + in Form einer Angina pectoris (sehr selten auch Myokardinfarkte), Pulmotoxizität (+), Nephrotoxizität ++ (bei inadäquater Hochdosistherapie) (*Cave:* Dosisreduktion bei Niereninsuffizienz, Pleuraerguß oder Aszites!), Neurotoxizität +, Dermatotoxizität ++.

WW Leucovorin ist Antidot bei der Hochdosistherapie.
Allopurinol führt über eine Erhöhung der intrazellulären Purinspiegel zu einer Wirkungsverminderung.
Nichtsteroidale Antirheumatika erhöhen die Toxizität durch Verringerung der renalen Clearance.
L-Asparaginase blockiert Wirkung und Nebenwirkungen.
Verstärkung der Wirkung von Cytosinarabinosid durch Erhöhung der intrazellulären Bildung von ara-CTP und dessen Einbau in die DNA.

Vorbehandlung mit Methotrexat führt zu einer Wirkungsverstärkung von 5-Fluorouracil.

Die gleichzeitige Gabe von Methotrexat und Insulin kann zu einer Zunahme der Toxizität und einer gesteigerten hypoglykämischen Wirkung führen.

Cave: Wirkungsverstärkung oraler Antikoagulanzien durch verminderten Abbau der Cumarinderivate!

RES   1. Verminderte zelluläre Aufnahme durch Veränderung der Carriersysteme,
      2. Verringerung der Polyglutamylierung durch Abnahme der Aktivität der Folylpolyglutamatsynthetase,
      3. Veränderte Dihydrofolatreduktase mit geringerer Affinität für Methotrexat,
      4. Amplifikation des Gens der Dihydrofolatreduktase,
      5. Umgehung der Hemmung der Thymidin-*de-novo*-Synthese durch vermehrte Nutzung von exogenem Thymidin über den Thymidin-Salvage-Pathway.

1.2 Purinantagonisten und -analoga

1.2.1 6-Mercaptopurin

WM   Hemmung der *De-novo*-Purinsynthese durch Ribonukleotidderivate von 6-MP. Einbau in DNA und RNA (?).

PHA   Bioverfügbarkeit 16%, terminale $t_{1/2}$ im Plasma 1–3 h bei hoher interindividueller Variabilität der Resorption, intrazelluläre Aktivierung zu den Nukleotidderivaten Thio-IMP und Thio-GMP, Inaktivierung durch Oxidation zu 6-Thioharnsäure durch Xanthinoxidase, vorwiegend biliäre Elimination.

DOS   100 mg/m^2/Tag p.o. als Dauertherapie unter Kontrolle.

NW   Myelosuppression +, Übelkeit/Erbrechen +, Mukositis/Stomatitis ++, Diarrhö/Anorexie ++, Hepatotoxizität +, *Cave:* Möglicherweise teratogen!

WW   *Cave:* Wirkungsverstärkung durch Allopurinol (Dosisreduktion von 6-Mercaptopurin auf 25% bei Gabe von 300 mg Allopurinol erforderlich)!

RES 1. Verringerung der Aktivität der HGPRT mit geringerer Aktivierung (*in vitro*).

2. Zunahme der Aktivität der membrangebundenen alkalischen Phosphatase mit erhöhter Inaktivierung (*in vitro*).

1.2.2 6-Thioguanin

WM Hemmung der *De-novo*-Purinsynthese durch Ribonukleotidderivate von 6-TG. Einbau in DNA und RNA (?).

PHA Bioverfügbarkeit 14−46%, terminale $t_{1/2}$ im Plasma 0,5−4 h bei unvollständiger Resorption mit hoher interindividueller Variabilität, Aktivierung zu Ribo- und Desoxyribonukleotidderivaten, vorwiegend renale Elimination der Metaboliten.

DOS 2mal 80 mg/m²/Tag p.o., d1−5, q14−21d; oder 80 mg/m²/Tag p.o. als Dauertherapie unter Kontrolle.

NW Myelosuppression ++, Übelkeit/Erbrechen +, Mukositis/Stomatitis ++, Diarrhö/Anorexie ++, Hepatotoxizität +, *Cave:* Möglicherweise teratogen!

RES 1. Verringerung der Aktivität der HGPRT mit geringerer Aktivierung (*in vitro*).

2. Zunahme der Aktivität der membrangebundenen alkalischen Phosphatase mit erhöhter Inaktivierung (*in vitro*).

1.2.3 2'-Desoxycoformycin (Pentostatin)

WM Hemmung der Adenosindesaminase mit Akkumulation von Adeninnukleotidderivaten wie Desoxyadenosin und dATP, das zu einer Hemmung der Ribonukleotidreduktase führt und die DNA durch Einbau schädigt.

PHA Plasmaproteinbindung <5%, terminale $t_{1/2}$ im Plasma 2,5−6 h, intrazelluläre Metabolisierung zu Nukleotiden, vorwiegend renale Elimination.

DOS 4 mg/m² als 30min-i.v.-Infusion, q14d. Dosismodifikation bei eingeschränkter Nierenfunktion (s. III, Tabelle 6, S. 85).

NW Immunsuppression +++, (*Cave:* Aids-ähnliche Symptomatik, Infektionen mit opportunistischen Erregern), Myelosuppression +, ZNS-Toxizität ++, Nephrotoxizität + (adäquate Hydratation erforderlich!), Übelkeit/Erbrechen +, Konjunktivitis +, Muskel- und Gelenkschmerzen +.

WW Verringerung des Metabolismus von adenosinanalogen Antimetaboliten.

RES Amplifikation des Gens der Adenosindesaminase.

1.2.4 2-Fluoro-ara-AMP (Fludarabinphosphat)

WM Hemmung der DNA-Polymerase α und Ribonukleotidreduktase durch den aktiven Metaboliten 2-Fluoro-ara-ATP.

PHA Rasche Dephosphorylierung zum membrangängigen Fludarabin (terminale $t_{1/2}$ im Plasma 10–30 h), intrazelluläre Aktivierung zu 2-Fluoro-ara-ATP (intrazelluläre $t_{1/2}$ 15 h), 60 % renale Elimination, dabei 24 % als Fludarabin.

DOS 25 mg/m^2/Tag i. v., d1–5, q21–28d.

NW Immunsuppression +++ (*Cave:* Aids-ähnliche Symptomatik, Infektionen mit opportunistischen Erregern!), Myelosuppression ++, ZNS-Toxizität +(*Cave:* Progressive Enzephalopathie!), „Übelkeit/Erbrechen +, Mukositis/Stomatitis +, Diarrhö/Anorexie +, Transaminasenerhöhung +.

WW Verstärkung der Wirkung von Cytosinarabinosid durch Erhöhung von intrazellulärer Bildung von ara-CTP und dessen Einbau in die DNA.

1.2.5 2-Chloro-2'-Desoxyadenosin (Cladribine)

WM Hemmung der DNA-Synthese und -Reparatur und Induktion von DNA-Strangbrüchen durch den aktiven Metaboliten 2-Chloro-2'-Desoxy-ATP. Hemmung der Ribonukleotidreduktase.

PHA Terminale $t_{1/2}$ im Plasma ca. 7 h, keine Inaktivierung durch die Adenosindesaminase, intrazelluläre Metabolisierung zu 2-Chloro-2'-Desoxy-ATP.

DOS 0,14 mg/kgKG/Tag als 2-h-i.v. Infusion, d1−5, oder 0,1 mg/kgKG/ Tag als 24-h-i.v. Infusion, d1−7, q28d.

NW Immunsuppression +++ (*Cave:* Aids-ähnliche Symptomatik, Infektionen mit opportunistischen Erregern!), Myelosuppression +++, Nephrotoxizität ++.

1.3 Pyrimidinantagonisten und -analoga

1.3.1 5-Fluorouracil

WM 1. Hemmung der Thymidylatsynthase, dem Schlüsselenzym der Thymidin-*de-novo*-Synthese, durch FdUMP.
2. Hemmung der Prozessierung und Funktion der RNA durch Einbau von FUTP.
Anmerkung: Welcher WM dominiert, ist von der enzymatischen Ausstattung der Tumorzelle und vom Applikationsmodus abhängig.

PHA Primäre $t_{1/2}$ im Plasma 6−20 min bei nichtlinearer Pharmakokinetik mit Abnahme der Gesamtclearance bei Dosiserhöhung, ca. 20% Metabolisierung über FdUrd zu FdUMP (Hemmung der Thymidylatsynthase) bzw. über FUrd zu FUTP (Einbau in RNA). Elimination durch Reduktion zu Dihydrofluorouracil in Leber und Darmmukosa zu 90%, renale Elimination von unverändertem 5-FU < 5%.
Anmerkung: Die direkte klinische Anwendung von FUdR oder dem als Depotform von 5-FU wirkenden Ftorafur ist der von 5-FU nicht eindeutig überlegen.

DOS 500−600 mg/m^2 i.v., q7d; oder 500−600 mg/m^2/Tag i.v., d1−5, q21−28d; oder 2000−2600 mg/m^2/Tag als 24-h-i.v.-Infusion, q7d (*Cave:* Infusionsdauer einhalten!). Dosismodifikation bei Hyperbilirubinämie (s. III, Tabelle 5, S. 86).

NW Myelosuppression ++, Übelkeit/Erbrechen ++, Mukositis/Stomatitis ++, Diarrhö/Anorexie ++, Dermatotoxizität +, Angina pectoris + (*Cave:* In Einzelfällen Myokardinfarkte beschrieben!), Hand-Fuß-Syndrom ++ (besonders bei Langzeitinfusion).

WW 1. Leucovorin erhöht die intrazelluläre Konzentration an reduzierten Folaten und führt über eine Stabilisierung des ternären Komplexes der Thymidylatsyntase mit FdUMP zu einer Zunahme der Inhibition und Wirkungsverstärkung.

2. Methotrexat bewirkt in Abhängigkeit vom Timing eine wechselseitige Antagonisierung oder eine Wirkungsverstärkung durch Erhöhung des Einbaus von FUTP in die RNA.
3. Thymidin hemmt die Umwandlung von 5-FU zu DHFU und führt zu einer Verlängerung der $t_{1/2}$ von 5-FU.
4. Interferone steigern die Toxizität von 5-FU (*Cave:* Dosisreduktion erforderlich!).

RES 1. Veränderte Thymidylatsynthase mit geringerer Affinität für FdUMP.
2. Verringerung der Bindung von FdUMP an die Thymidylatsyntase wegen niedriger Folatspiegel.
3. *De-novo*-Synthese von Thymidylatsynthase nach vorangegangener 5-FU-Exposition.
4. Verringerung der Aktivitäten der Enzyme, die zur Bildung von FUMP führen (Uridinphosphorylase und -kinase bzw. Orotatphosphoribosyltransferase).
5. Umgehung der Hemmung der Thymidin-*de-novo*-Synthese durch vermehrte Nutzung von exogenem Thymidin über den Thymidin-Salvage-Pathway.
6. Zunahme der Konzentration kompetierender Substrate, wie z. B. dUMP.
7. Verminderung des Einbaus FUTP in die RNA.
8. Zunahme des Katabolismus durch die Dihydropyrimidindehydrogenase.
9. Zunahme alternativer Metabolisierungswege (Thymidinkinase).

1.3.2 Capecitabine

Anmerkung: Das Fluoropyrimidincarbamat Capecitabine ist ein Prodrug von 5-Fluorouracil. Seine enzymatische Aktivierung zu 5-Fluorouracil erfolgt in drei Schritten durch hepatische Carboxylesterase, Cytidindesaminase und preferentiell intratumorale Thymidinphosphorylase.

PHA Bioverfügbarkeit $> 70\%$, terminale $t_{1/2}$ im Plasma ca. 1 h, $> 70\%$ renale Elimination der Metaboliten.

DOS 1250 mg/m² bid p.o., d1–14, q21d.

NW   Übelkeit/Erbrechen ++, Hand-Fuß-Syndrom ++, Mukositis/Stomatitis ++, Diarrhö ++.

1.3.3 Cytosinarabinosid (Cytarabin)

WM   Hemmung der DNA-Polymerase α bei Einbau in die DNA.

PHA   Terminale $t_{1/2}$ im Plasma 2 h, intrazelluläre Phosphorylierung zum aktiven Metaboliten ara-CTP, Inaktivierung durch Desaminierung zu araU in Plasma, Leber und anderen Geweben.

DOS 2×100 mg/m^2/Tag i.v. oder 200 mg/m^2/Tag als 24-h-i.v.-Infusion, d1–7, q21–28d. Hochdosistherapie der AML mit bis zu 3000 mg/m^2 alle 12 h, d1–6. Niedrigdosierte Therapie mit 20 mg/m^2 s.c. alle 12 h.

NW   Myelosuppression +++, Übelkeit/Erbrechen ++, Mukositis/Stomatitis +++, Konjunktivitis ++ (bei Hochdosistherapie), zerebrale und zerebellare Dysfunktion + (*Cave:* Bei älteren Patienten +++!), Leberzellnekrose +.

WW   Verschiedene Zytostatika (Methotrexat, Fludarabin, Hydroxyharnstoff, Mitoxantron) führen über eine Zunahme der intrazellulären Bildung von ara-CTP und dessen Einbau in die DNA zu einer Wirkungsverstärkung.

RES   1. Verringerung der intrazellulären Aufnahme durch erleichterte Diffusion (kann durch Hochdosistherapie überwunden werden).
       2. Verringerung der Aktivierung zu ara-CTP durch Desoxycytidinkinasemangel.
       3. Zunahme der Inaktivierung durch Steigerung der Aktivität der Desoxycytidindesaminase.
       4. Hoher CTP- oder dCTP-Pool.

1.3.4 2′,2′-Difluorodesoxycytidin (Gemcitabin)

WM   1. Hemmung der Ribonukleotidreduktase,
       2. Einbau in die DNA mit maskiertem Kettenabbruch,
       3. Deaktivierung der Cytidindesaminase.

PHA Terminale $t_{1/2}$ im Plasma 3 h, intrazelluläre Aktivierung zu dFdCTP (intrazelluläre $t_{1/2}$ 5−7 h), Abbau über dFdUMP zu dFdU, das vorwiegend biliär eliminiert wird.

DOS 800−1250 mg/m²/Tag als 30-min-i. v.-Infusion, d1, 8, 15, q28d.

NW Myelosuppression ++, grippeähnliche Symptome ++ (Gabe von Paracetamol, Indometazin), Ödeme +, Mukositis/Stomatitis +, Hepatotoxizität +, Übelkeit/Erbrechen +.

1.4 Ribonukleotidreduktase-Inhibitoren

1.4.1 Hydroxyharnstoff

WM Hemmung der Ribonukleotidreduktase.

PHA Terminale $t_{1/2}$ im Plasma ca. 4 h, rasche Verteilung, vorwiegend renale Elimination bei hoher Variabilität.

DOS 800−1600 mg/m²/Tag p. o. als Dauertherapie unter Kontrolle; oder 2500−4000 mg/m²/Tag p. o., d1−3, q14−21d. Dosismodifikation bei eingeschränkter Nierenfunktion (s. III, Tabelle 6, S. 86).

NW Myelosuppression +++, Übelkeit/Erbrechen +, Alopezie +, dermatologische Veränderungen +.

WW Schwindel und Schläfrigkeit können durch Antiemetika, Antihistaminika, Antitussiva, trizyklische Antidepressiva und Äthanol verstärkt werden (*Cave:* Eingeschränkte Fahrtüchtigkeit!).
Verstärkung der Wirkung von Cytosinarabinosid durch Erhöhung von intrazellulärer Bildung von ara-CTP und dessen Einbau in die DNA.
Verstärkung der Wirkung ionisierender Strahlen.

RES Veränderungen der Ribonukleotidreduktase mit geringerer Affinität für Hydroxyharnstoff.

2 Antibiotika

2.1.1 Actinomycin D

WM Hemmung der RNA- und Proteinsynthese.

PHA Terminale $t_{1/2}$ im Plasma 36 h, kein Metabolismus, Elimination zu 6–30 % renal und 5–11 % biliär.

DOS 0,6 mg/m^2/Tag i. v., d1–5, q21–35d.

NW Myelosuppression ++ (verzögert), Übelkeit/Erbrechen ++, lokale Gewebeschädigung +++ (*Cave:* Streng intravenöse Applikation!), Alopezie +, Mukositis/Stomatitis ++, Diarrhö/Anorexie +, Dermatotoxizität ++.

WW *Cave:* Kombination mit Radiotherapie (Memoryreaktion)!

RES Gesteigerte DNA-Reparatur.

2.2 Anthrazykline

WM Interkalation in DNA, DNA-Strangbrüche durch enzymatisches Redoxcycling mit Bildung reaktiver Sauerstoffradikale oder Hemmung der Topoisomerase II.

PHA Intravenöse Verabreichung, Hauptmetabolisierung durch enzymatische Reduktion der Ketogruppe in der Leber (Aldoketoreduktase), daneben Aglykonbildung durch Abspaltung der glykosidisch gebundenen Pentose, Plasmaproteinbindung ca. 75 %, hohe Gewebebindung mit langer Retention proportional zum DNA-Gehalt, vorwiegend biliäre Elimination (60–80 %), enterohepatischer Kreislauf.

NW Myelosuppression ++; Übelkeit/Erbrechen ++; Alopezie +++; Mukositis/Stomatitis ++. Akute Kardiotoxizität (selten, *Cave:* keine rasche Bolusverabreichung!) und kumulative Kardiotoxizität +++ in Form einer dilatativen Kardiomyopathie mit den Risikofaktoren kardiale Vorerkrankung, Alter <15 und >60 Jahre, Bolusinjektion hoher Einzeldosen, Mediastinalbestrahlung und Kombination mit anderen kardiotoxischen Substanzen, Überschreitung der für die einzelnen Anthrazykline genannten statistisch ermittelten kumulativen Grenzdosen, wenn keine individuelle Überwachung der linksventrikulären Kontraktilität durch Bestimmung der Ejektionsfraktion mit Herzbinnenraumszintigraphie oder Echokardiographie erfolgt; lokale Gewebeschädigung +++ (*Cave:* streng intravenöse Applikation!).

WW *Cave:* Kombination mit Radiotherapie (Memoryreaktion und Zunahme der Kardiotoxizität bei Mediastinalbestrahlung)!
Cave: Kumulative Kardiotoxizität der Anthrazykline untereinander und mit anderen potentiell kardiotoxischen Substanzen (Mitoxantron, Mitomycin C, Actinomycin D)!

RES 1. Klassische Multidrugresistenz.
2. Topoisomerase-II-vermittelte atypische Multidrugresistenz.
3. GSH-vermittelte Resistenz.
4. Gesteigerte DNA-Reparatur.

2.2.1 Daunorubicin

PHA Terminale $t_{1/2}$ im Plasma 21 h, Hauptmetabolit Daunorubicinol (terminale $t_{1/2}$ 27 h) nur gering zytotoxisch wirksam.

NW Erhöhtes Kardiotoxizitätsrisiko bei einer kumulativen Grenzdosis von 700–800 mg/m^2.

DOS 45–60 mg/m^2/Tag i.v., d1–3, bei der Induktionsbehandlung der AML. Dosismodifikation bei eingeschränkter Leberfunktion (s. III, Tabelle 5, S. 85).

2.2.2 Doxorubicin

PHA Terminale $t_{1/2}$ im Plasma 27 h, Hauptmetabolit Doxorubicinol (terminale $t_{1/2}$ 31 h) nur gering zytotoxisch wirksam.

NW Erhöhtes Kardiotoxizitätsrisiko bei einer kumulativen Grenzdosis von 500–550 mg/m^2.

DOS 45–60 mg/m^2 i.v., q21–28d oder 10–15 mg/m^2 i.v., q7d. Dosismodifikation bei eingeschränkter Leberfunktion (s. III, Tabelle 5, S. 85).

2.2.3 Epirubicin

PHA Terminale $t_{1/2}$ im Plasma 29 h, Hauptmetabolit Epirubicinol (terminale $t_{1/2}$ 26 h) nur gering zytotoxisch wirksam, im Gegensatz zu den anderen Anthrazyklinen Glucuronidierung von Epirubicin und Epirubicinol an der 4′-Hydroxygruppe.

NW Erhöhtes Kardiotoxizitätsrisiko bei einer kumulativen Grenzdosis von 900–1000 mg/m².

DOS 60–80 mg/m² i. v., q21–28d; oder 15–20 mg/m² i. v., q7d. Dosismodifikation bei eingeschränkter Leberfunktion (s. III, Tabelle 5, S. 86).

2.2.4 Idarubicin

PHA Perorale Verabreichung möglich, Bioverfügbarkeit 30–40 %, terminale $t_{1/2}$ im Plasma 21 h, Hauptmetabolit Idarubicinol (terminale $t_{1/2}$ 58 h) vergleichbar zytotoxisch wirksam wie Idarubicin ($AUC_{Idarubicinol}/AUC_{Idarubicin}$ ca. 2,5).

NW Keine gesicherten Daten zur kumulativen Grenzdosis für ein erhöhtes Kardiotoxizitätsrisiko.

DOS 10–12 mg/m² i. v. oder 35–50 mg/m² p. o., q21–28d; 10–12 mg/m²/Tag i. v., d1–3, bei der Induktionsbehandlung der AML. Dosismodifikation bei eingeschränkter Leberfunktion (s. III, Tabelle 5, S. 86).

RES Idarubicin – nicht jedoch Idarubicinol – unterliegt nur eingeschränkt der Multidrugresistenz.

2.3.1 Mitoxantron

WM Interkalation in DNA, topoisomerase-II-vermittelte DNA-Strangbrüche.

PHA Terminale $t_{1/2}$ im Plasma 23–42 h, hohe Gewebebindung mit langer Retention in Leber > Knochenmark > Herz > Lungen > Nieren, Leberfunktionsstörung $t_{1/2}$ > 60 h, hepatische Metabolisierung durch Oxidation der Seitenketten zu Anthrazendionmono- und -dicarbonsäure und Glucuronidierung, ca. 30 % der verabreichten Dosis werden ausgeschieden, davon 1/3 renal und 2/3 biliär.

DOS $10-12 \text{ mg/m}^2$ i. v., q21–28d; 10 mg/m^2/Tag i. v., d1–5, bei AML. Dosismodifikation bei eingeschränkter Leberfunktion (s. III, Tabelle 5, S. 86).

NW Myelosuppression ++; Übelkeit/Erbrechen ++; lokale Gewebeschädigung ++ (*Cave:* streng intravenöse Applikation!), Mukositis/Stomatitis +, kumulative Kardiotoxizität +++ mit einem erhöhten Risiko bei einer Grenzdosis von ca. 140 mg/m^2, Hepatotoxizität +.

WW Verstärkung der Wirkung von Cytosinarabinosid durch Erhöhung von intrazellulärer Bildung von ara-CTP und dessen Einbau in die DNA.
Cave: Kumulative Kardiotoxizität mit Anthrazyklinen beachten!
Cave: Kombination mit Radiotherapie (Memoryreaktion) und Zunahme der Kardiotoxizität bei Mediastinalbestrahlung)!

RES 1. Klassische Multidrugresistenz.
2. Topoisomerase-II-vermittelte atypische Multidrugresistenz.
3. Gesteigerte DNA-Reparatur.

2.4.1 Bleomycin

WM DNA-Strangbrüche durch reaktive Sauerstoffradikale.

PHA Terminale $t_{1/2}$ im Plasma 2–4 h, Aktivierung durch Cytochrom P-450, Degradierung durch Hydrolase in vielen Geweben, 45–70 % renale Elimination innerhalb der ersten 24 h.

DOS $10-15 \text{ mg/m}^2$ i. v., i. m. oder s. c., q7d; oder $10-15 \text{ mg/m}^2$/Tag als 24-h-i. v.-Infusion, d1–5, q21–28d. Dosismodifikation bei eingeschränkter Nierenfunktion (s. III, Tabelle 6, S. 86).

NW Übelkeit/Erbrechen +, allergische Reaktion bis hin zur Anaphylaxie ++ (*Cave:* Testdosis!), Mukositis/Stomatitis ++, akute (allergisch bedingte?) Pulmotoxizität (ca. 5–10 %) und kumulativ bedingte Pulmotoxizität +++ in Form einer Pneumonitis/Lungenfibrose mit den Risikofaktoren Gesamtdosis ≥ 300 mg, Alter < 15 und > 60 Jahre, Mediastinalbestrahlung, Niereninsuffizienz und Sauerstoffbeatmung, Dermatotoxizität ++ mit Raynaud-Syndrom +.

WW   *Cave:* Kombination mit Radiotherapie (Memoryreaktion und Verstärkung der Pulmotoxizität bei Mediastinalbestrahlung)!
Cave: Beatmung mit hohen Sauerstoffkonzentrationen führt über die vermehrte Bildung reaktiver Sauerstoffradikale zu einer Zunahme der Pulmotoxizität!
Die Kombination mit Cisplatin kann zu erhöhter Nephro- und Pulmotoxizität führen.

RES   1. Gesteigerte DNA-Reparatur.
2. Vermehrte Degradierung durch Bleomycinhydrolase.

2.5.1 Mitomycin C

WM   Alkylierung der DNA.

PHA   Terminale $t_{1/2}$ im Plasma 25–90 min, hepatische Metabolisierung, renale Elimination 1–20%.

DOS   10–20 mg/m^2 i. v., q42–56d.

NW   Myelosuppression +++ (verzögert), Übelkeit/Erbrechen ++, lokale Gewebeschädigung +++ (*Cave:* streng intravenöse Applikation!), Mukositis/Stomatitis +, Pulmotoxizität + (2–10%), kumulative Nephrotoxizität + in Form eines hämolytisch-urämischen Syndroms ($\leq$ 2% bei Gesamtdosen von < 50 mg/m^2 und bis zu 30% bei Gesamtdosen von $\geq$ 70 mg/m^2).

WW   *Cave:* Die Kombination mit Vinca-Alkaloiden kann zu einer vermutlich allergisch bedingten Alveolitis führen (Therapie mit Glukokortikoiden und Bronchodilatoren)!

RES   1. Gesteigerte DNA-Reparatur.
2. Verringerung der metabolischen Aktivierung (DT-Diaphorase?).
3. Klassische Multidrugresistenz?

2.6 Camptothecin-Derivate

WM   Hemmung der Topoisomerase I durch Stabilisierung ihres Komplexes mit DNA und Substanz, Folge sind DNA-Strangbrüche.

2.6.1 Irinotecan (CPT-11)

PHA   Plasmaproteinbildung 40 %, terminale $t_{1/2}$ im Plasma 14 h, Gleichgewicht zwischen aktiver Lacton-Form und inaktiver Dihydroxycarboxyl-Form, enzymatische Aktivierung zu 7-Ethyl-10-Hydroxy-Camptothecin (SN-38) ($t_{1/2}$ im Plasma 14 h, Plasmaproteinbindung 95 %), Glucuronidierung von SN-38, jeweils 25 % renale und biliäre Elimination der Ausgansverbindung.

DOS   350 mg/m^2 als 90-min-i.v.-Infusion, q21d.

NW   Myelosuppression ++, Diarrhö/Anorexie ++ (z.T. verzögert nach 5–30 Tagen, *Cave:* Patienteninformation, Gabe von Loperamid 2 mg alle 2 h nach erstem flüssigem Stuhl (keine prophylaktische Gabe), nach 48 h Hospitalisierung zum Flüssigkeits- und Elektrolytersatz erforderlich!), „frühes cholinerges Syndrom" ++ (Abdominalkrämpfe, vermehrter Speichel- und Tränenfluß, Akkomodationsstörungen, akute Diarrhö, Bradykardie, Gabe von Atropin 0,25 mg s.c., später als Prophylaxe), Übelkeit/Erbrechen ++, Mukositis/Stomatitis +, Alopezie ++, Asthenie ++.

RES   1. Mutation der Topoisomerase I.
2. Verringerung der Aktivität der Carboxyesterase mit geringerer Aktivierung zu SN-38.

2.6.2 Topotecan

PHA   Terminale $t_{1/2}$ im Plasma 90–180 min, Gleichgewicht zwischen aktiver Lacton-Form und inaktiver Dihydroxycarboxyl-Form, vorwiegend renale Elimination.

DOS   1,5 mg/m^2/Tag als 30-min-i.v.-Infusion, d1–5, q21d.

NW   Myelosuppression ++, Übelkeit/Erbrechen +, Mukositis/Stomatitis +, Alopezie +.

RES   1. Mutation der Topoisomerase I.
2. Klassische Multidrugresistenz (*in vitro*).

3 Alkylanzien

WM   Alkylierung von DNA, RNA und Proteinen, wobei die Reaktion mit der DNA als essentiell angesehen wird. Es werden direkt wirksame Alkylanzien (Nitrosoharnstoffe, Busulfan usw.) von solchen unterschieden, die einer enzymatischen Aktivierung durch cytochrom-P-450 abhängige Enzymsysteme bedürfen (Oxazaphosphorine, Procarbazin usw.). Die dabei entstehenden reaktiven Metaboliten reagieren dann wie alle anderen je nach Abgangsgruppe nach S_N1 oder S_N2 mit nukleophilen Zentren der DNA, wobei es auch zu „cross-linking" kommen kann. Die Wirkung der Alkylanzien ist unabhängig vom Zellzyklus.

PHA   Die zelluläre Aufnahme der Alkylanzien erfolgt durch passive Diffusion und nicht über aktiven Transport (Ausnahme Melphalan), Hauptreaktion *in vivo* ist die spontane Hydrolyse, daher sind für die reaktivsten Vertreter auch keine pharmakokinetischen Daten zugänglich.

NW   Bedingt durch die hohe Reaktivität ihrer Metaboliten zeigen sie eine Reihe von Nebenwirkungen auf schnell proliferierende Gewebe: Myelosuppression, Lungenfibrose, Alopezie und Infertilität. *Cave:* Nahezu alle Verbindungen wirken karzinogen und teratogen!

WW   Wirkungsverstärkung durch Cytosinarabinosid über Hemmung der DNA-Reparatur.

RES   1. Zunahme der Detoxifikation im Zytosol durch
   a) Erhöhung der intrazellulären Spiegel an Sulfhydrylverbindungen (reduziertes Glutathion oder Metallothionein) und/oder
   b) Erhöhung der Aktivität der Glutathion-S-Transferasen.
2. Gesteigerte Reparatur von DNA-Addukten durch
   a) Erhöhung der Aktivität der O^6-Alkyltransferase oder
   b) Zunahme der Exzisionsreparatur.
3. Erhöhte Toleranz definierter DNA-Sequenzen.

3.1.1 Mustargen

PHA   Wegen der hohen Reaktivität mit einem chemischen $t_{1/2} < 2$ min *in vitro* keine pharmakokinetischen Daten verfügbar.

DOS   6 mg/m² i.v., q7d.

NW   Myelosuppression +++, Übelkeit/Erbrechen +++, lokale Gewebeschädigung +++ (*Cave:* streng intravenöse Applikation!), Alopezie ++, Anorexie +++.

RES   Neben den alkylanzientypischen Resistenzmechanismen ist eine
membranvermittelte Resistenz (verminderte zelluläre Aufnahme)
beschrieben.

3.2.1 Estramustinphosphat

Anmerkung: Estramustinphosphat ist eine Kombination von Östradiol und Nor-Mustargen (vergleichbar 3.1.1 s. S. 63).

PHA   Bioverfügbarkeit ca. 75%, die Resorption wird durch Milchprodukte und kalziumreiche Kost gehemmt, Metabolisierung nach
Dephosphorylierung im Gastrointestinaltrakt, der Leber und
phosphatasereichen Geweben wie Prostata zum 17-Keto-Analogon
Estramustin, Spaltung der Carbamidbindung und Ausscheidung
des Östrogen- und Alkylansanteils, vorwiegend biliäre Elimination
mit enterohepatischem Kreislauf.

DOS   480–550 mg/m²/d p.o., d1–28 (*Cave:* Nicht zusammen mit Milch-
produkten oder anderen kalziumreichen Nahrungsmitteln einnehmen!); 150–200 mg/m²/Tag i.v., d1–21.

NW   Myelosuppression +, Übelkeit/Erbrechen ++, lokale Gewebeschädigung ++ (*Cave:* streng intravenöse Applikation!), allergische
Reaktion +, östrogene Nebenwirkungen wie Gynäkomastie, Flüssigkeitsretention, kardiovaskuläre Nebenwirkungen ++ (*Cave:*
Vorsicht bei eingeschränkter Herz- oder Leberfunktion, Ulkus-
krankheit, Hyperkalzämie und Diabetes mellitus!), Libido- und
Potenzverlust ++.

3.3.1 Melphalan

PHA   Interindividuell variable Bioverfügbarkeit 30–100%, terminale $t_{1/2}$
im Plasma 1,5 h, Hydrolyse zu inaktiven dechlorierten Produkten,
biliäre (20–50%) und renale (10–90%) Elimination.

DOS 8 – 10 mg/m^2/Tag p.o., d1 – 4, q28d; oder 15 mg/m^2 i.v., q21 – 28d.

NW Myelosuppression +++ (verzögert), Übelkeit/Erbrechen ++, allergische Reaktion ++, Alopezie +, Diarrhö +, Dermatotoxizität +.

WW Antazida führen über eine Verminderung der Resorption zu einer Wirkungsabschwächung.

RES Neben den alkylanzientypischen Resistenzmechanismen ist eine membranvermittelte Resistenz (verminderte zelluläre Aufnahme) beschrieben.

3.4.1 Chlorambucil

WM Alkylierung der DNA nach S$_N$2, Affinität zu Thiolgruppen in Proteinen.

PHA Bioverfügbarkeit 50 %, t$_{1/2}$ im Plasma 1,5 h, metabolischer Abbau zu aktiver Phenylessigsäure und inaktiven Hydrolyseprodukten.

DOS 3 – 6 mg/m^2/Tag p.o., d1 – 14, q28d.

NW Myelosuppression ++, Übelkeit/Erbrechen +, Alopezie +, Mukositis/Stomatitis +, kumulative Pulmotoxizität in Form einer Pneumonitis/Lungenfibrose (Gesamtdosis > 2000 mg).

WW Wirkungsverstärkung durch Barbiturate, Retinol und Phenylbutazon.
Synergistische Wirkung mit Prednison.

3.5.1 Prednimustin

Anmerkung: Prednimustin, der Prednisolonester von Chlorambucil, verhält sich pharmakologisch als Prodrug von Chlorambucil (vgl. 3.4.1).

DOS 40 mg/m^2/Tag p.o. als Dauertherapie unter Kontrolle; oder 60 – 100 mg/m^2/Tag p.o., d1 – 5, q21 – 28d.

NW Myelosuppression ++, Übelkeit/Erbrechen +, allergische Reaktionen +, *Cave:* Veränderung der Glukosetoleranz!

3.6 Oxazaphosphorine

WM   Die geringere Basizität des N-Atoms in der Lostgruppe bedingt deren größere Hydrolysestabilität. Aktivierung durch das Cytochrom-P-450-System erforderlich. Alkylierung und „cross-linking" der DNA.

PHA   Nach enzymatischer Hydroxylierung Ringöffnung und Bildung des aktiven Metaboliten unter Abspaltung von Acrolein, bei fraktionierter Gabe der Oxazaphosphorine über mehrere Tage tritt eine Abnahme der $t_{1/2}$ für die Elimination aus dem Plasma ein, als deren Ursache eine Autoinduktion des Cytochrom-P-450-Systems diskutiert wird.

3.6.1 Cyclophosphamid

WM   Reaktion von N-Lost-Phosphorsäurediamid mit der DNA als bifunktionelles Alkylans mit „cross-linking".

PHA   Bioverfügbarkeit 100%, $t_{1/2}$ im Plasma ca. 7 h, $t_{1/2}$ für die Aktivierung zu 4-Hydroxy-Cyclophosphamid bzw. dem tautomeren Aldophosphamid in der Leber 3–10 h (First-pass-Effekt bei peroraler Verabreichung), spontaner Zerfall zu N-Lost-Phosphorsäurediamid ($t_{1/2}$ 8,7 h) und Acrolein, renale Elimination als inaktive Oxidationsprodukte Ketocyclophosphamid und ringgeöffnete Carbonsäure, enzymatische Dechlorierung der Seitenkette nur von untergeordneter Bedeutung.

DOS   750–1200 mg/m² i.v., q21–28d; oder 50–100 mg/m²/Tag p.o., d1–14, q21–28d. Dosismodifikation bei eingeschränkter Leber- (s. III, Tabelle 5, S. 86) oder Nierenfunktion (s. III, Tabelle 6, S. 86).

NW   Myelosuppression ++, Übelkeit/Erbrechen ++ (verzögert), allergische Reaktion +, Alopezie +++, Mukositis/Stomatitis +, Anorexie +, Kardiotoxizität ++ (bei Hochdosistherapie), Nephrotoxizität ++ (bei Hochdosistherapie), Urotoxizität in Form einer hämorrhagischen Zystitis + (bei Hochdosis- oder Langzeittherapie bzw. nach Radiatio im Bereich des kleinen Beckens oder vorangegangener Zystitis), Neurotoxizität in Form einer akuten Enzephalopathie + (bei Hochdosistherapie), Dermatotoxizität +, Syndrom der inadäquaten ADH-Sekretion (SIADH) +.

WW   Allopurinol kann zu einer Verstärkung der Myelosuppression führen.
Bei insulinabhängigen Diabetikern kann es zu akuten Hypoglyk-ämien kommen.

3.6.2 Ifosfamid

WM   Reaktion von N-Lost-Isophosphorsäurediamid mit der DNA als bifunktionelles Alkylans mit „cross-linking".

PHA   Bioverfügbarkeit 100 %, terminale $t_{1/2}$ im Plasma ca. 7 h bei Gabe von 1600 – 2400 mg/m² (bei höheren Dosen von 5000 mg/m² mög-licherweise längere $t_{1/2}$ von 13 – 14 h als Ausdruck einer nichtlinea-ren Pharmakokinetik), Hydroxylierung langsamer als bei Cyclo-phosphamid, enzymatische Seitenkettenoxidation bis zu 50 %. Die besonders bei p.o.-Verabreichung erhöhte Bildung von Chlorace-taldehyd wird als Ursache der ausgeprägten zentralnervösen Nebenwirkungen diskutiert. Vorwiegend renale Elimination.

DOS   1500 – 2000 mg/m²/d i.v., d1 – 5, q21 – 28d. Dosismodifikation bei eingeschränkter Leber- (s. III, Tabelle 5, S. 86) oder Nierenfunktion (s. III, Tabelle 6, S. 86). Obligate begleitende uroprotektive Pro-phylaxe mit Mesna in einer Dosis von 20 % der Ifosfamid-Dosis in mg/m² i.v. jeweils mit der Ifosfamid-Gabe und 4 und 8 h danach nach vorheriger Blasenentleerung.

NW   Myelosuppression ++, Übelkeit/Erbrechen ++ (verzögert), Alope-zie +++, Urotoxizität +++ in Form einer hämorrhagischen Zystitis (*Cave:* Prophylaktische Gabe von Mesna obligat), Neurotoxizität in Form einer akuten Enzephalopathie + oder Psychose ++ (*Cave:* Niedriges Bicarbonat ist Risikofaktor!), Mukositis/Stomatitis +, Dermatotoxizität +.

3.6.3 Trofosfamid

WM   Alkylierung der DNA durch Trofosfamid-Mustard, N-Lost-Iso-phosphorsäurediamid und N-Lost-Phosphorsäurediamid.

PHA   Bioverfügbarkeit ca. 100 %, terminale $t_{1/2}$ im Plasma 2,2 h, Seiten-kettenoxidation mit Bildung von Ifosfamid > Cyclophosphamid. 4-Hydroxylierung (First-pass-Effekt), wobei 4-Hydroxy-Trofos-famid und seine Metaboliten stärker lipophil sind als die analogen

Ifosfamid- und Cyclophosphamidverbindungen, vorwiegend renale Elimination von 5–15% der Muttersubstanz neben 2- und 3-Dechlorethyl-Ifosfamid.

DOS 150–200 mg/m^2/Tag p. o. (Initialtherapie), 25–100 mg/m^2/Tag p. o. (Erhaltungstherapie).

NW Myelosuppression ++, Übelkeit/Erbrechen + (verzögert), Alopezie +, Urotoxizität + in Form einer hämorrhagischen Zystitis (bei Hochdosis- oder Langzeittherapie bzw. nach Radiatio im Bereich des kleinen Beckens oder vorangegangener Zystitis).

3.7.1 Bendamustin

PHA Biphasische Plasmaelimination mit $t_{1/2\alpha}$ von 9 min und $t_{1/2\beta}$ von 29 min, Plasmaproteinbindung ≥90%, hepatische Metabolisierung, vorwiegend renale Elimination.

DOS 50 mg/m^2/Tag als 30-min-i. v.-Infusion, d1–5, q21–28d.

NW Myelosuppression ++, Übelkeit/Erbrechen ++.

3.8.1 Busulfan

WM Alkylierung der DNA (N^7-Position von Guanin), aber auch Reaktion mit Thiolgruppen von Proteinen. Abstand von 4 C-Atomen zwischen den Sulfonatgruppen zeigt ein Maximum der therapeutischen Wirksamkeit.

PHA Hohe Bioverfügbarkeit, terminale $t_{1/2}$ im Plasma 2–3 h, hepatische Metabolisierung und renale Elimination als Methansulfonsäure.

DOS 2–6 mg/m^2/Tag p. o. als Dauertherapie unter Kontrolle.

NW Myelosuppression +++, kumulative Pulmotoxizität ++ in Form einer Pneumonitis/Lungenfibrose (im Mittel bei 3000 mg, Schwellendosis ca. 500 mg), „venoocclusive disease" ++ (bei Hochdosistherapie, s. Tabelle 1, S. 90), Dermatotoxizität ++.

WW *Cave:* Kombination mit Radiotherapie (verstärkte Hautreaktion)! *Cave:* Beatmung mit hohen Sauerstoffkonzentrationen führt über die vermehrte Bildung reaktiver Sauerstoffradikale zu einer Zunahme der Pulmotoxizität!

3.9.1 Treosulfan

PHA Bioverfügbarkeit 50–100 %, terminale $t_{1/2}$ im Plasma 1,5 h, nicht-enzymatische Aktivierung zum Mono- und Diepoxid ($t_{1/2}$ ca. 2 h *in vitro*), ca. 20 % renale Elimination der Ausgangsverbindung.

DOS 5000–8000 mg/m² i. v., q21–28d; 1500 mg/Tag p. o., d1–7, q28d, oder 750–1000 mg/Tag p. o., d1–28, q56d.

NW Myelosuppression ++, Übelkeit/Erbrechen +, allergisches Exanthem +, Alopezie +.

3.10.1 Thiotepa

WM Alkylierung nukleophiler Zentren in DNA, RNA und Proteinen und Ringöffnung der Aziridinringe. Die Reaktion ist protonenkatalysiert und erfolgt leichter bei niedrigem pH.

PHA Biphasische Plasmaelimination mit $t_{1/2\alpha}$ von 7,7 min und $t_{1/2\beta}$ von 2 h, cytochrom-P-450-abhängige Aktivierung zu Aziridin und Phosphatidylethanolamin in der Leber und Desulfurierung zum weniger wirksamen Tepa ($t_{1/2}$ im Plasma 17 h), renale Elimination.

DOS 12–16 mg/m² i. v., q7d.

NW Myelosuppression ++, Übelkeit/Erbrechen +, Alopezie +, Mukositis/Stomatitis +, Hepatotoxizität +.

3.11 Nitrosoharnstoffe

WM Alkylierung der DNA, Bildung von DNA-DNA- und DNA-Protein-cross-links. Die Alkylierung ist für die therapeutische Aktivität verantwortlich, nicht die Carbamoylierung.

PHA Als lipophile Substanzen membrangängig. Überwindung der Blut-Hirn-Schranke, nur kurze $t_{1/2}$ *in vivo*, spontaner Zerfall zu Isozyanat und Diazohydroxid, vorwiegend renale Elimination der Metaboliten.

NW Myelosuppression +++, (*Cave:* verzögert!), Übelkeit/Erbrechen ++, Hepatotoxizität +, kumulative Nephrotoxizität ++ (7–25 % bei Gesamtdosen von > 1200 mg/m²), Mukositis/Stomatitis +.

3.11.1 Carmustin (BCNU)

PHA Biphasische Elimination mit $t_{1/2\alpha}$ von 6 min und $t_{1/2\beta}$ von 1–2 h, Redistribution von BCNU aus einem tiefen Kompartiment ins Plasma.

DOS 100 mg/m²/Tag i.v., d1+2, q42–56d.

NW Lokale Gewebeschädigung ++, (*Cave:* streng intravenöse Applikation!), kumulative Pulmotoxizität ++ in Form einer Pneumonitis/Lungenfibrose (10–30%, bis ca. 50% bei einer Gesamtdosis > 1500 mg/m²), Alopezie +.

WW Wirkungsverstärkung durch H_2-Antagonisten, Verapamil und Metronidazol.

3.11.2 Lomustin (CCNU)

PHA Neben dem basenkatalysierten Zerfall cytochrom-P-450-abhängige enzymatische Hydroxylierung des Cyclohexanrings.

DOS 100–130 mg/m² p.o., q42d.

NW Lungenfibrose ++, Alopezie +.

WW Verstärkung der Myelosuppression durch Cimetidin, Chlorpromazin und Theophyllin.

3.11.3 Nimustin (ACNU)

PHA Biphasische Elimination mit $t_{1/2\alpha}$ von ca. 1,5 min und $t_{1/2\beta}$ von 30 min.

DOS 90–100 mg/m² i.v., q42d.

NW Im Gegensatz zu den anderen Nitrosoharnstoffen keine Pneumonitis/Lungenfibrose beschrieben.

3.12.1 Dacarbazin (DTIC)

WM Metabolische Aktivierung notwendig, Methylierung der DNA, Hemmung von DNA-, RNA- und Proteinsynthese.

PHA Cytochrom-P-450 vermittelte N-Demethylierung zu MTIC, Zerfall in AIC und Methyldiazonium (DNA-Alkylierung), Plasmaproteinbindung 20%, $t_{1/2\alpha}$ 19 min, $t_{1/2\beta}$ 5 h, etwa 50% des DTIC werden unverändert renal eliminiert, geringe ZNS-Gängigkeit.

DOS   100–200 mg/m^2/Tag i.v., d1–5, q21–28d; oder 375 mg/m^2 i.v., q14–21d.

NW   Myelosuppression ++ (verzögert), Übelkeit/Erbrechen +++, Mukositis/Stomatitis +.

WW   *Cave:* Substanz ist lichtempfindlich (Bildung von 2-Azahypoxanthin)!

3.13.1 Procarbazin

WM   Passive Diffusion in die Zelle, cytochrom-P-450-abhängige Aktivierung, Methylierung der DNA, Hemmung von DNA-, RNA- und Proteinsynthese.

PHA   Rasche Resorption nach oraler Verabreichung, $t_{1/2}$ im Plasma 7 min, Metabolisierung hauptsächlich in der Leber, Oxidation zu Azo- und Azoxyprocarbazin durch Cytochrom P-450 oder Monoaminoxidase, Hauptmetabolit im Urin ist N-Isopropylterephthalsäureamid.

DOS   100 mg/m^2/Tag p.o., d1–14, q21–28d.

NW   Myelosuppression ++, Übelkeit/Erbrechen ++, allergische Reaktion +, Alopezie +, Mukositis/Stomatitis +, Dermatotoxizität +, interstitielle Pneumonitis +.

WW   *Cave:* Wechselwirkung mit Alkohol (Antabusähnliche Reaktion)!
      Cave: Wechselwirkung mit tyraminhaltigen Nahrungsmitteln (Käse, Rotwein etc.), trizyklischen Antidepressiva (Amitriptylin, Imipramin) und Sympathicomimetica durch Hemmung der Monoaminoxidase!

3.14 Platinkomplexe

WM   Kovalente Bindung der Aquokomplexe an DNA und Proteine mit Vernetzung der DNA („inter-" und „intrastrand cross-links") vornehmlich an Guanin und Adenin und DNA-Protein-cross-links.

WW   Systemische Inaktivierung durch Thiosulfat und evtl. auch Diethyldithiocarbamat i.v.

3.14.1 Cisplatin

PHA Plasmaproteinbindung >90% nach 4 h, terminale $t_{1/2}$ im Plasma 5,4 d, innerhalb von 24 h sind 28% der applizierten Dosis über die Nieren ausgeschieden.

DOS 20 mg/m²/Tag i.v., d1–5, q21–28 d; oder 80–120 mg/m² i.v., q21–28 d. Dosismodifikation bei eingeschränkter Nierenfunktion (s. III, Tabelle 6, S. 86) und Pleuraerguß oder Aszites.

NW Myelosuppression +, Übelkeit/Erbrechen +++, Alopezie (+), Diarrhö/Anorexie ++, Mukositis/Stomatitis +, Nephrotoxizität +++ (*Cave:* Forcierte Diurese obligat!), Neurotoxizität ++ (in Form einer peripheren Polyneuropathie und Ototoxizität), Elektrolytstörungen (Hypomagnesiämie).

WW *Cave:* Vermeidung der Anwendung von Cisplatin in Verbindung mit anderen potentiell nephrotoxischen Substanzen (Aminoglykoside, Zephalosporine, Amphotericin B etc.)!

RES Neben den alkylanzientypischen Resistenzmechanismen ist eine membranvermittelte Resistenz (verminderte zelluläre Aufnahme) beschrieben.

3.14.2 Carboplatin

PHA Plasmaproteinbindung 30% nach 4 h und 90% nach 24 h, terminale $t_{1/2}$ im Plasma 5,8 d, innerhalb von 24 h werden 77% der applizierten Dosis über die Nieren ausgeschieden.

DOS 300–400 mg/m² i.v., q21–28 d oder Berechnung der Gesamtdosis in mg nach Calvert et al. (1989) [2]):

$$\text{Dosis} = \text{AUC} \cdot (\text{GFR} + 25),$$

wobei AUC die Fläche unter der Konzentrations-Zeit-Kurve in mg/ml min und GFR die glomeruläre Filtrationsrate in ml/min ist und für die Monotherapie mit Carboplatin eine AUC zwischen 5 und 7 mg/ml min angestrebt werden sollte (*Cave:* Die für eine Polychemotherapie adäquate AUC ist <5 mg/ml min und hängt von der myelosuppressiven Wirkung der anderen Zytostatika ab!).

NW   Myelosuppression +++, Übelkeit/Erbrechen ++, Alopezie (+), Mukositis/Stomatitis +, Neurotoxizität + in Form einer peripheren Polyneuropathie und Ototoxizität, Elektrolytstörungen ++ (Hypomagnesiämie).

4 Mitosehemmstoffe

WM   Bindung an Tubulin ist allen Substanzen gemein.

4.1 Vinca-Alkaloide

WM   Bindung an dieselbe Bindungsstelle im Tubulin unter Inhibition der Ausbildung der mitotischen Spindel, Akkumulation von Zellen in der Mitose.

PHA   Zelluläre Aufnahme durch einen sättigbaren energieunabhängigen Prozeß, hepatische Metabolisierung mit vorwiegend biliärer Elimination (70%), nur ca. 15% werden renal ausgeschieden.

NW   Übelkeit/Erbrechen +, lokale Gewebeschädigung +++ (*Cave:* Streng intravenöse Applikation!), allergische Reaktion +, Neurotoxizität +++ in Form einer peripheren Polyneuropathie (Vincristin > Vindesin > Vinblastin).

WW   *Cave:* Vinca-Alkaloide können in Verbindung mit Mitomycin zu einer vermutlich allergisch bedingten Alveolitis führen (Therapie mit Glukokortikoiden und Bronchodilatoren)!

RES   1. Klassische Multidrugresistenz.
       2. Mutationen im Tubulin, die eine geringere Bindung von Vinca-Alkaloiden bewirken.

4.1.1 Vincristin

PHA   Terminale $t_{1/2}$ im Plasma 85 h.

DOS   1,5–2,0 mg i.v., q7d. Dosismodifikation bei eingeschränkter Leberfunktion (s. III, Tabelle 5, S. 86).

NW   Alopezie ++, Mukositis/Stomatitis +, Vincristin wirkt im Gegensatz zu den anderen Vinca-Alkaloiden nicht myelosuppressiv.

4.1.2 Vinblastin

PHA   Terminale $t_{1/2}$ im Plasma 25 h.

DOS   4–8 mg/m^2 i.v., q7–14d. Dosismodifikation bei eingeschränkter Leberfunktion (s. III, Tabelle 5, S. 86).

NW   Myelosuppression ++, paralytischer Ileus ++ als besondere Ausprägung der Neurotoxizität, Alopezie ++, Mukositis/Stomatitis ++.

4.1.3 Vindesin

PHA   Terminale $t_{1/2}$ im Plasma 24 h.

DOS   2–3 mg/m^2 i.v., q7d. Dosismodifikation bei eingeschränkter Leberfunktion (s. III, Tabelle 5, S. 86).

NW   Myelosuppression ++, Alopezie ++, Mukositis/Stomatitis ++.

4.1.4 Vinorelbin

PHA   Terminale $t_{1/2}$ im Plasma 28–44 h.

DOS   30 mg/m^2 als 153-min-i.v.-Infusion, q7d.

NW   Myelosuppression ++, paralytischer Ileus ++ als besondere Ausprägung der Neurotoxizität, Thrombophlebitis + (Nachspülen mit physiologischer NaCl-Lösung), Mukositis/Stomatitis +, Alopezie (+).

4.2 Epipodophyllotoxinderivate

WM   Bindung an Colchicinbindungsstelle im Tubulin, die verschieden von der Vinca-Alkaloidbindungsstelle ist. Hemmung der Bildung von Mikrotubuli für die Wirkung nicht entscheidend. Durch Stabilisierung des Komplexes zwischen Topoisomerase II, DNA und Substanz wird der Religierungsschritt blockiert, Folge sind DNA-Strangbrüche.

NW   Myelosuppression ++, Übelkeit/Erbrechen ++, Diarrhö +, allergische Reaktion ++, Alopezie ++, Mukositis/Stomatitis ++, Infertilität +.

RES 1. Topoisomerase-II-vermittelte atypische Multidrugresistenz.
2. Klassische Multidrugresistenz.
3. GSH-vermittelte Resistenz.

4.2.1 Etoposid (VP16)

PHA Plasmaproteinbindung 97%, terminale $t_{1/2}$ im Plasma 8 h, hepatische Metabolisierung zum cis-Lacton und zur Hydroxycarbonsäure unter Öffnung des Lactonringes, Abspaltung des Glukoserests und Glucuronidbildung (8–17%), 40% werden unverändert renal eliminiert.

DOS 100–200 mg/m²/Tag i.v., d1–5, q21–28d oder 2mal 50 mg/Tag p.o., d1–10, q21–28d. Dosismodifikation bei eingeschränkter Leber- (s. III, Tabelle 5, S. 86) oder Nierenfunktion (s. III, Tabelle 6, S. 86).

NW *Cave:* Etoposid wirkt leukämogen!

4.2.2 Etoposidphosphat

Anmerkung: Etoposidphosphat ist ein wasserlösliches Prodrug von Etoposid, das enzymatisch im Blut durch die alkalische Phosphatase in Etoposid umgewandelt wird.

DOS Intravenöse Verabreichung wie Etoposid, wobei 113,6 mg Etoposidphosphat 100 mg Etoposid entsprechen.

4.2.3 Teniposid (VM26)

PHA Intravenöse Verabreichung, Plasmaproteinbindung > 97%, terminale $t_{1/2}$ im Plasma 9 h, Metabolismus hauptsächlich in der Leber, 10–20% werden im Urin unverändert ausgeschieden, 30–35% als Metaboliten.

DOS 20–30 mg/m²/Tag i.v., d1–5, q14–21d. Dosismodifikation, bei eingeschränkter Leber- (s. III, Tabelle 5, S. 85) oder Nierenfunktion (s. III, Tabelle 6, S. 86).

4.3 Taxane

WM Bindung an Tubulin, Inhibierung der Tubulindepolymerisation mit mitotischem Arrest, Wechselwirkung anderer tubulinbindender Substanzen wird nicht gestört.

NW   Myelosuppression ++, Übelkeit/Erbrechen +, allergische Reaktion bis hin zur Anaphylaxie +++ (*Cave:* Prophylaktische Gabe von Clemastin, Cimetidin und hochdosiertem Dexamethason obligat!), Alopezie +++, Mukositis/Stomatitis +, myalgieforme Beschwerden ++.

RES   Klassische Multidrugresistenz.

4.3.1 Paclitaxel (Taxol)

PHA   Wegen geringer Wasserlöslichkeit Applikation in Cremophor/Ethanol-Mischung, hohe Proteinbindung, $t_{1/2\alpha}$ 29 min, $t_{1/2\beta}$ 5 h; 5 % werden unverändert im Urin ausgeschieden, Cytochrom P-450 abhängige Hydroxylierung.

DOS   175 mg/m^2 als 3 h-i.v.-Infusion, q21–28d. Obligate begleitende Prophylaxe anaphylaktischer Reaktionen:

12 und 6 Std. vor Therapie:	je 20 mg Dexamethason p.o.
1–2 Std. vor Paclitaxel:	2 mg Clemastin i.v. +
	300 mg Cimetidin i.v.
	(oder 50 mg Ranitidin i.v.)

NW   Neurotoxizität in Form von peripherer Polyneuropathie +.

4.3.2 Docetaxel (Taxotere)

PHA   Plasmaproteinbindung > 90 %, terminale $t_{1/2}$ im Plasma 12 h, < 9 % werden unverändert im Urin ausgeschieden, Cytochrom P-450-abhängige Hydroxylierung.

DOS   100 mg/m^2 als 1 h-i.v.-Infusion, q21–28d. Obligate begleitende Prophylaxe von anaphylaktischen Reaktionen und Flüssigkeitsretention:
Dexamethason 2×8 mg p.o. über 3 Tage, beginnend 1 Tag vor Docetaxel-Gabe (Tag –1 bis +1)

NW   Diuretikarefraktäre Flüssigkeitsretention ++ in Abhängigkeit von der Gesamtdosis (Grenzdosis 400 mg/m^2), Dermatotoxizität bis hin zu Epidermiolyse ++.

5 Thymidylatsynthase – Inhibitoren

5.1.1 Tomudex

WM   Hemmung der Thymidylatsynthase.

PHA Terminale $t_{1/2}$ im Plasma 168 h, rasche intrazelluläre Aufnahme durch den Carrier für reduzierte Folate, intrazellulärer Metabolismus zu Polyglutamaten, vorwiegend renale Elimination der Ausgangsverbindung.

DOS 3 mg/m² als 15 min-i.v.-Infusion, q14d. Dosismodifikation bei eingeschränkter Nierenfunktion (s. III, Tabelle 6, S. 86).

NW   Myelosuppression +, Übelkeit/Erbrechen ++, Diarrhö ++, Asthenie ++, Muskositis +, asymptomatische reversible Transaminasenerhöhung +.

RES 1. Verminderte zelluläre Aufnahme durch Veränderung des Carriers.
         2. Verringerung der Polyglutamylierung durch Abnahme der Aktivität der Folylpolyglutamat-Synthase.
         3. Amplifikation des Gens der Thymidylatsynthase.

6 Andere Substanzen

6.1.1 L-Asparaginase

WM   Hemmung der Proteinsynthese durch enzymatische Hydrolyse der essentiellen Aminosäure L-Asparagin zu L-Asparaginsäure.

PHA Terminale $t_{1/2}$ im Plasma 14–22 h, metabolischer Abbau.

DOS 1000–20000 I.E./m²/Tag i.v. oder i.m., d1–14. Vor Therapiebeginn Testdosis von 0,2 I.E./kg KG. Regelmäßig Antikörperbestimmung im Serum.

NW   Hemmung der Proteinsynthese mit Abnahme der vitamin-K-abhängigen Gerinnungsfaktoren, Antithrombin III und Protein C und hämorrhagischer Diathese ++ (Fibrinogen-Kontrolle), Hypoalbuminämie + und Hyperglykämie ++, Hypersensitivitätsreaktion mit Anaphylaxie + und Serumkrankheit + (*Cave:* Testdosis!), zerebrale Dysfunktion +, Transaminasenerhöhung + (*Cave:* Vorsicht bei eingeschränkter Leberfunktion, Pankreatitis und Diabetes mellitus!).

WW L-Asparaginase hemmt Wirkung und Nebenwirkungen von Methotrexat.

L-Asparaginase kann eine diabetische Stoffwechsellage begünstigen.

RES Zunahme der Aktivität der L-Asparaginsynthetase in Tumorzellen.

6.2.1 Miltefosin

WM Interaktion mit dem Metabolismus von Phosphoinositol, Hemmung membranständiger Enzyme (Proteinkinase C, Na^+-, K^+-ATPase), Hemmung der zellulären Aufnahme von Myoinositol und Cholin.

PHA Keine meßbaren Plasmaspiegel nach topischer Applikation, unspezifische Bindung an die zelluläre Plasmamembran in der äußeren Hautschicht, sehr langsamer Abbau zu Phosphocholin, das auf Diacylglyzerin übertragen wird, und Hexadecanol.

DOS Lokale Anwendung mit $1-2 \cdot 1-2$ gtt/10cm²/Tag (max. 5 ml/Tag).

NW Hautreizungen in Form von Juckreiz, Rötung, Spannungsgefühl, Austrocknung und Schuppenbildung sowie schmerzhaftem Brennen im Bereich offener, nässender Tumorabsiedlungen.

7 Hormone

7.1 Östrogene

7.1.1 Diethylstilböstroldiphosphat (Fosfestrol)

WM 1. Reduktion der hypophysären Sekretion von LH mit konsekutiver Verminderung der Testosteronproduktion,
2. Anstieg von Prolaktin und Sexualhormonbindungsglobulinen im Plasma mit Verschiebung zugunsten des gebundenen, inaktiven Testosterons,
3. direkte Hemmung der testikulären Androgenbildung.

PHA Bioaktivierung von Diethylstilböstroldiphosphat ($t_{1/2}$ im Plasma 5 min) durch saure Phosphatasen über das Monophosphat ($t_{1/2}$ 30 min) zum Diethylstilböstrol, das dem enterohepatischen

Kreislauf unterliegt und daraus innerhalb von 24 h ausgeschieden wird. Bildung der Konjugate Diethylstilböstrolmonoglucuronid, -monosulfat- und -glukuronidsulfat, die renal eliminiert werden.

DOS 1200 mg/Tag i.v., d1–10, dann 3mal 120–240 mg/Tag p.o., d11–30, gefolgt von 2mal 120 mg/Tag p.o. als Dauertherapie.

NW Schmerzhafte Gynäkomastie ++ (ggf. Mamillenbestrahlung), Flüssigkeitsretention +, kardiovaskuläre Nebenwirkungen +, periphere Ödeme +, Thromboembolien +, Übelkeit/Erbrechen +.

7.2 Gestagene

WM Unbekannt, diskutiert werden:
1. direkte zytotoxische Effekte,
2. Veränderungen der Hormonspiegel mit Abnahme von Gonadotropinen, Kortisol, Dehydroepiandrostendion und Östradiol,
3. Abnahme der Östrogenrezeptoren,
4. androgene Eigenschaften,
5. Produktion von Wachstumshemmfaktoren,
6. Hemmung von östrogeninduzierten Proteinen,
7. Modulation anderer Mitogene.

PHA Geringe und interindividuell stark variable Bioverfügbarkeit durch geringe Absorption und First-pass-Metabolismus, intensive Metabolisierung.

NW Appetitsteigerung mit Gewichtszunahme mit oder ohne Flüssigkeitsretention ++ (*Cave:* Kontraindikation bei vorbestehender Herzinsuffizienz, arterieller Hypertonie, diabetischer Stoffwechsellage!), Amenorrhö ++, Hitzewallungen ++, Impotenz ++, ZNS-Nebenwirkungen (Nervosität, Schlaflosigkeit, Schläfrigkeit, Verwirrtheit, Depression) +, Alopezie +, Thromboembolien + (*Cave:* Kontraindikation bei entsprechender Anamnese!), lokale Irritation und Glutäalabszeß + (bei i.m.-Gabe).

WW Erhöhung der Plasmakonzentration der Cumarinderivate. Erniedrigung der Konzentration von N-Demethyltamoxifen. Der Metabolismus von Tamoxifen wird durch Aminoglutethimid gesteigert.

7.2.1 Medroxyprogesteronacetat

PHA Plasmaproteinbindung 95%, terminale $t_{1/2}$ im Plasma ca. 60 h, renale Elimination 25–50%, biliäre Elimination ca. 8%.

DOS 200–600 mg/Tag p. o. als Dauertherapie oder 1000 mg i. m., q7d.

7.2.2 Megestrolacetat

PHA Terminale $t_{1/2}$ im Plasma 4–14 h, renale Elimination 56–78% (12% als unveränderte Ausgangsverbindung), biliäre Elimination 8–30%.

DOS 40–320 mg/Tag p. o. als Dauertherapie.

7.3 Antiöstrogene

WM 1. Kompetitive Bindung am Östrogenrezeptor.
2. Hemmung der durch Östrogen stimulierten Synthese von Progesteron-Rezeptoren und 52K Protein und der DNA-Polymerase.
3. Blockierung der Zellen in der G_1-Phase.

PHA Bioverfügbarkeit ca. 30%, terminale $t_{1/2}$ im Plasma 4–14 d, Gleichgewichtskonzentrationen werden im Plasma erst nach 4–16 Wochen erreicht, Plasmaproteinbindung ≥99%, hohe Gewebekonzentration mit Nachweis mehrere Monate nach Beendigung der Therapie, Hauptmetabolisierung durch N-Demethylierung zur N-Demethyl- und N-Didemethylverbindung, daneben 4-Hydroxylierung. Vorwiegend biliäre Elimination der konjugierten hydroxylierten Metaboliten bei enterohepatischem Kreislauf.

NW Amenorrhö ++, Hitzewallungen ++, Übelkeit/Erbrechen +, Ödeme +, Vaginalblutung +, Pruritus vulvae +, Thromboembolien (+).

7.3.1 Tamoxifen

DOS 20 mg/Tag p. o. als Dauertherapie.

NW Retinopathie + (bei Langzeittherapie und höherer Dosierung). *Cave:* Um einen Faktor von ca. 3 erhöhte Inzidenz von Endometriumkarzinomen bei Langzeittherapie!

WW   Verzögerung der Metabolisierung von Cumarinderivaten, Digitoxin und von Tamoxifen selber durch Hemmung der mikrosomalen mischfunktionellen Oxidasen. Reduktion der Plasmaspiegel von Tamoxifen und N-Demethyltamoxifen durch Aminoglutethimid. Erniedrigung der Konzentration von N-Demethyltamoxifen durch Gestagene. Verstärkung einer durch chronische Allopurinol-Therapie bedingten Hepatotoxizität.

7.3.2 Droloxifen (3-Hydroxy-Tamoxifen)

Anmerkung: Im Vergleich zu Tamoxifen keine Östrogenrestaktivität, wesentlich größere Affinität zum Östrogenrezeptor und höhere Antiöstrogenaktivität.

DOS   40 mg/Tag p. o. als Dauertherapie.

7.3.3 Toremifen (Chlortamoxifen)

Anmerkung: Im Vergleich zu Tamoxifen keine Östrogenrestaktivität, wesentlich größere Affinität zum Östrogenrezeptor und höhere Antiöstrogenaktivität.

DOS   60 mg/Tag p. o. als Dauertherapie bei der Primärtherapie, 240 mg/Tag p. o. als Dauertherapie bei der Sekundärtherapie.
Anmerkung: Bei initialer Verabreichung von 240 mg/Tag p. o. werden im Plasma schon nach 2 Wochen Gleichgewichtskonzentrationen erreicht.

7.4 Aromatasehemmer

WM   Hemmung der Metabolisierung von Androstendion zu Östron bzw. Testosteron zu Östradiol durch die Aromatase in Fett-, Leber-, Muskel- und Tumorgewebe.

7.4.1 Aminoglutethimid

PHA   Bioverfügbarkeit $\geq 75\%$, terminale $t_{1/2}$ im Plasma ca. 15 h bei einmaliger Gabe und ca. 7 h bei Therapie > 2 Wochen durch Autoinduktion seiner Metabolisierung, Plasmaproteinbindung ca. 25%,

Hauptmetabolit ist N-Acetylaminoglutethimid (ca. 20 % Wirksamkeit von Aminoglutethimid), daneben N-Formylaminoglutethimid, p-Nitroglutethimid und Hydroxyaminoglutethimid, nahezu vollständige renale Elimination von 50 % unveränderter Ausgangsverbindung und 50 % Metaboliten.

DOS Einschleichend bis 2mal 250 mg/Tag p. o. als Dauertherapie (*Cave:* Zusätzliche Gabe von 2mal 25 mg/d Kortisonazetat p. o. während der initialen 6 Wochen, wenn keine regelmäßigen Kontrollen des Kortisols im Serum durchgeführt werden!).

NW Einschläfernde Wirkung (Müdigkeit, Benommenheit, Ataxie) ++ (Tachyphylaxie), fieberhaftes Exanthem ++ (Tachyphylaxie), Übelkeit/Erbrechen +, Myelosuppression +.

WW Eine potente Induktion der mikrosomalen mischfunktionellen Oxidasen durch Aminoglutethimid führt zu einer rascheren Metabolisierung von Dexamethason, Digitoxin, Theophyllin, Cumarinderivaten, Tamoxifen und Medroxyprogesteronacetat.

7.4.2 Formestan (4-Hydroxyandrostendion)

PHA Terminale $t_{1/2}$ im Plasma ca. 8d (bedingt durch langsame Absorption von der Injektionsstelle), Plasmaproteinbindung ca. 85 %, Glukuronidierung in der Leber, vorwiegend renale Elimination, dabei < 1 % als unveränderter Ausgangsverbindung im Urin.

DOS 250 mg i. m., q14d.

NW Hitzewallungen +, Obstipation +, Pruritus +, Übelkeit/Erbrechen +, Alopezie +, Sedierung +, lokale Schmerzen an der Einstichstelle +.

7.4.3 Anastrozol

PHA Bioverfügbarkeit nahezu 100 %, terminale $t_{1/2}$ im Plasma ca. 2d, Plasmaproteinbindung ca. 40 %, Metabolisierung in der Leber, vorwiegend renale Elimination, dabei < 10 % als unveränderte Ausgansverbindung im Urin.

DOS 1 mg/Tag p. o. als Dauertherapie.

NW Hitzewallungen +, Obstipation +, Übelkeit/Erbrechen +, Diarrhö +, Anorexie +, Kopfschmerz +, periphere Ödeme +.

7.4.4 Letrozol

PHA Bioverfügbarkeit nahezu 100%, terminale $t_{1/2}$ im Plasma ca. 2d, Plasmaproteinbindung ca. 60%, Metabolisierung in der Leber, vorwiegend renale Elimination, dabei ca. 6% als unveränderte Ausgangsverbindung im Urin.

DOS 2,5 mg/Tag p.o. als Dauertherapie.

NW Hitzewallungen +, Übelkeit/Erbrechen +, Kopfschmerz +, periphere Ödeme +.

7.5 Antiandrogene

7.5.1 Cyproteronacetat

WM Hemmung der Gonadotropinsekretion.

PHA Bioverfügbarkeit 60%, terminale $t_{1/2}$ im Plasma 3 h, Metabolisierung zum 15β-Hydroxyderivat mit geringerer Aktivität, renale Elimination von 6%.

DOS Ohne Orchidektomie: 2- bis 3mal 100 mg/Tag p.o. als Dauertherapie oder 300 mg i.m., q7d; nach Orchidektomie: 2mal 50 mg/Tag p.o. als Dauertherapie oder 300 mg i.m., q14d.

NW Gynäkomastie ++ (ggf. Mamillenbestrahlung), Galaktorrhö +, Libidoverlust +, Hemmung der Spermatogenese +, Müdigkeit und Depression + (nur initial), Hepatotoxizität +.

7.5.2 Flutamid

WM 1. Kompetitive Bindung am Androgenrezeptor (2-Hydroxyflutamid > Flutamid).
2. Hemmung der DNA-Synthese in der Prostata.

PHA Bioverfügbarkeit nahezu 100%, Hauptmetabolisierung zum wirksameren 2-Hydroxyflutamid, das im Plasma eine $t_{1/2}$ von 4–6 h hat, Plasmaproteinbindung 95%, vorwiegend renale Elimination.

DOS 3mal 250 mg/Tag p.o. als Dauertherapie.
Anmerkung: Bei Kombination mit einem LHRH-Agonisten zunächst 3 Tage lang Flutamidmonotherapie.

NW   Mastopathie +, Gynäkomastie + (ggf. Mamillenbestrahlung), Hitzewallungen +, Libidoverlust +, Impotenz (+), Hepatotoxizität +.

7.6 LHRH-Agonisten

WM   1. Hemmung der Gonadotropinsekretion durch Downregulierung der hypophysären LHRH-Rezeptoren mit medikamentöser Kastration bei Männern und prämenopausalen Frauen.
2. Direkte Hemmung der Steroidsynthese durch Blockade der 17,20-Desmolase und 17α-Hydroxylase.

PHA   Zunahme der Resistenz gegen Abbau durch Peptidasen mit Verlängerung der $t_{1/2}$ und Zunahme der Affinität für die LHRH-Rezeptoren durch Substitutionen an den Positionen 6 und 10 des Dekapeptids LHRH, enzymatischer Abbau durch Pyroglutamataminopeptidase und Endopeptidase, Ausscheidung in Urin > Stuhl, der Anteil der unveränderten Ausgangsverbindungen im Urin variiert zwischen 10 und 66 %.

DOS   Bei täglicher intranasaler oder s. c.-Verabreichung starke Schwankungen der Konzentration im Plasma möglich. Konstantere Plasmaspiegel bei s. c.-Implantation des in einer polymeren Matrix verteilten Wirkstoffs mit langsamer Freisetzung und Verhinderung eines raschen enzymatischen Abbaus alle 4 Wochen.

NW   Hitzewallungen ++, Impotenz ++, Libidoverlust ++, Gynäkomastie +, Amenorrhö ++ (4–8 Wochen nach Therapiebeginn), Depression +, Abnahme der Knochendichte +, lokale Irritation +, periphere Ödeme +.
Cave: In der Initialphase Erhöhung der Testosteron- bzw. Östrogenspiegel mit entsprechender Symptomatik (Knochenschmerzen, Harnabflußbehinderung, Lymphödem) und akuter Exazerbation der malignen Grunderkrankung möglich (zusätzliche Gabe eines Antiandrogens oder Antiöstrogens)!

7.6.1 Buserelin

PHA   Terminale $t_{1/2}$ im Plasma 60–80 min bei s. c.-Verabreichung.

DOS   3mal 0,5 mg/Tag s. c., d1–7, gefolgt von 6mal 0,2 mg/Tag als Spray intranasal ab d8 als Dauertherapie.

7.6.2 Goserelin

PHA Terminale $t_{1/2}$ im Plasma 4–5 h bei s.c.-Verabreichung.

DOS 3,6 mg als Implantat s.c., q28d.

7.6.3 Leuprolerin

PHA Terminale $t_{1/2}$ im Plasma 3,6 h bei s.c.-Verabreichung.

DOS 3,75 mg als Retardmikrokapseln s.c., q28d; oder 1 mg/Tag s.c. als Dauertherapie.

7.6.4 Triptorelin

PHA Terminale $t_{1/2}$ im Plasma ca. 50 min bei s.c.-Verabreichung.

DOS 3,75 mg als Retardmikrokapseln s.c., q28d oder 0,478 mg/Tag s.c., d1–7, gefolgt von 0,096 mg/Tag s.c. als Dauertherapie.

III. Dosismodifikation

In den Tabellen 4–6 werden Dosismodifikationen für eingeschränkte Knochenmark-, Leber- und Nierenfunktion empfohlen.

Tabelle 4. Dosismodifikation von Zytostatika bei eingeschränkter Knochenmarkfunktion [9]

WHO-Grad	Leukozyten/µl	Thrombozyten/µl	Dosis
0	≥ 3500	≥ 100 000	100 %
1	2500–3400	75 000–99 000	Verzögerung um 1 Woche
2	< 2500	< 75 000	Abwarten bis Grad 1 erreicht

Tabelle 5. Dosismodifikation von Zytostatika bei eingeschränkter Leberfunktion

Zytostatika	Serumbilirubin [mg/dl] SGOT [U/l]	Verabreichung in % der Normaldosis bei			
		< 1,5 und < 60	1,5–3,0 oder 60–180	3,1–5,0 oder > 180	> 5,0
5-Fluorouracil		100	100	100	–
Oxazaphosphorine		100	100	75	–
Methotrexat		100	100	75	–
Mitoxantron		100	100	75	–
Anthrazykline		100	50	25	–
Vinca-Alkaloide		100	50	–	–
Epipodophyllo-toxinderivate		100	50	–	–

Tabelle 6. Dosismodifikation von Zytostatika bei eingeschränkter Nierenfunktion [7a]

Zytostatikum	Verabreichung in % der Normaldosis bei einer Kreatinin-Clearance von			
	> 70	60	45 ml/min	30
Cisplatin	100	75	50	–
Carboplatin	100	nach Calvert-Formel		
Ifosfamid	100	80	75	70
Melphalan (i. v.)	100	85	75	70
Nitrosoharnstoffe	100	75	70	–
Hydroxyharnstoffe	100	85	80	75
Cytosinarabinosid (1000–3000 mg/m²)	100	60	50	–
Methotrexat (niedrigdosiert)	100	65	50	–
Pentostatin	100	70	60	–
Fludarabin	100	80	75	65
Etoposid	100	85	80	75
Topotecan	100	80	75	70
Bleomycin	100	70	60	–
Dacarbazin	100	80	75	70
Topotecan	100	50	50	–

Diese Empfehlungen sind nur als Orientierungshilfen zu verstehen (s. II, Seite 42–43). Hierbei muß insbesondere bei bestehender Myelosuppression die Notwendigkeit der Fortsetzung der Chemotherapie möglicherweise in Verbindung mit supportiven Behandlungsmaßnahmen zur Aufrechterhaltung der Dosisintensität individuell abgewogen werden, um eine kurative Behandlungsintention nicht zu gefährden.

Literatur

1. Armitage JO, Antman KH (eds) (1992) High-Dose Cancer Therapy. Pharmacology, Hematopoietins, Stem Cells, Baltimore: Williams & Wilkins
2. Calvert AH, Newell DR, Gumbrell LA, O'Reilly S, Burnell M, Boxall FE, Siddik ZH, Judson IR, Gore ME, Wiltshaw E (1989) Carboplatin dosage: prospective evaluation of a simple formula based on renal function. J Clin Oncol 7:1748–1756
3. Chabner BA, Longo DL (eds) (1996) Cancer Chemotherapy: Principles and Practice. Philadelphia: Lippincott-Raven 2nd Ed
4. Cheson BD (1992) New antimetabolites in the treatment of human malignancies. Semin Oncol 19:695–706
5. Desoize B, Robert J (1994) Individual dose adaptation of anticancer drugs. Eur J Cancer 30A:844–851
6. DeVita VT Jr, Hellman S, Rosenberg SA (eds) (1993) Cancer. Principles & Practice of Oncology. 4th Ed. Philadelphia: Lippincott
7. Illiger HJ, Herdrich K (1987) Arzneimittelinteraktionen bei der Therapie maligner Erkrankungen. München: Zuckschwerdt
7a. Kintzel PE, Dorr RT (1995) Anticancer drug renal toxicity and elimination: dosing guidelines for altered renal function. Cancer Treatm Rev 21:33–64
8. Krakoff IH (1991) Cancer chemotherapeutic and biologic agents. Ca 41:264–278
9. Perry M (ed) (1992) Toxicity of Chemotherapy. Baltimore: Williams & Wilkins
10. Powis G (1985) Anticancer drug pharmacodynamics. Cancer Chemother Pharmacol 14:177–183
11. Reynolds EF (ed) (1993) Martindale. The Extra Pharmacopoeia 30th ed. London, Pharmaceutical Press
12. Scheulen ME (1990) Vermeidung und Behandlung zytostatikabedingter Nebenwirkungen der Krebstherapie. In: Aulbert E, Niederle N (Hrsg): Die Lebensqualität des chronisch Krebskranken; S 71–92. Stuttgart: Thieme
13. Scheulen ME (1996) Cytotoxic chemotherapy of patients with malignant diseases: state of the art and new directions with emphasis on clinical pharmacology. In: Kuhlmann J, Klotz U (eds): Clinical Pharmacology and Oncology. Clinical Pharmacology 14:1–44. München: Zuckschwerdt
14. Schmoll H-J, Peters H-D, Fink U (Hrsg) (1986) Kompendium Internistische Onkologie. Springer, Berlin
15. Shackney SE, McCormack GW, Cuchural GJ Jr (1978) Growth rate patterns of solid tumors and their relation to responsiveness to therapy. An analytical review. Ann Intern Med 89:107–121
16. Workman P, Graham MA (eds) (1993) Pharmacokinetics and Cancer Chemotherapy. Cancer Surv vol 17. Plainview NY: Cold Spring Harbor Laboratory Press

Hochdosistherapiekonzepte

1 Pharmakologische Grundlagen der Hochdosis-chemotherapie

M. E. Scheulen

Die Erhöhung der Dosis von Zytostatika ist die erste Maßnahme, um ihre antineoplastische Wirkung zu verbessern. Sie ist über die konventionell verabreichbare Dosis hinaus durch einen Blutstammzellsupport durch Retransfusion peripherer Blutstammzellen (PBSCT) erfolgversprechend möglich für Zytostatika, die

1. in konventioneller Dosierung wirksam sind,
2. auch im höheren Dosisbereich eine kontinuierlich steile Dosiswirkungskurve haben, und
3. weder alleine noch
4. in Kombination mit anderen Zytostatika in ihrer Dosierung durch andere Nebenwirkungen limitiert sind als durch die Myelotoxizität.

Gleichzeitig muß auch für die Patienten, die für eine Hochdosischemotherapie mit PBSCT in Frage kommen, eine Reihe von Voraussetzungen erfüllt sein, die eine solche intensive Behandlung im Vergleich zur konventionellen Chemotherapie notwenig erscheinen lassen, und mit dem Anspruch eines kurativen Therapiekonzepts aussichtsreich und unter Berücksichtigung des Allgemeinzustands des Patienten durchführbar sind.

Dazu gehören im Hinblick auf den Tumor

5. ein prognostisch ungünstiges Erkrankungsstadium bei potentiell kurativ wirksamer Chemotherapie,
6. bestehender Chemosensitivität und
7. geringem Tumorvolumen.

Der Patient muß dabei

8. in hinreichendem Allgemeinzustand und Alter ohne Funktionsein-
schränkung von Leber und Nieren sein, wobei

9. prätherapeutisch genügend periphere Blutstammzellen für einen ausreichenden Blutstammzellsupport gesammelt worden sein müssen,

10. die möglichst nicht oder nur in geringem Maße mit Tumorzellen kontaminiert sind.

Diese Auflistung von Forderungen sowohl an die zu verwendenden
Zytostatika als auch an die Patienten und malignen Erkrankungen veran-
schaulicht, daß es sich bei der Indikationsstellung für eine Hochdosis-
Chemotherapie mit PBSCT um einen sehr komplexen Vorgang handelt,
der eine äußerst sorgfältige Abwägung der prognostischen Faktoren und
Risikofaktoren erfordert.

1.1 Zytostatika

Zur Beantwortung der Frage, welche Zytostatika am besten im Rahmen
einer Hochdosischemotherapie mit PBSCT Verwendung finden, sind ihre
Toxizitäts- und Wirkungsspektren unter Dosiseskalation vergleichend zu
betrachten (Tab. 1). Dabei sind drei verschiedene Gruppen voneinander
zu unterscheiden.

Die erste Gruppe enthält die Antimetaboliten Methotrexat, Cytosin-
arabinosid und 5-Fluorouracil, bei denen schon vor der Etablierung der
PBSCT eine Hochdosischemotherapie möglich war, da bei ihnen keine
Dosislimitierung durch myelosuppressive Nebenwirkungen besteht.

Die zweite Gruppe umfaßt Zytostatika, deren dosislimitierende Nebenwirkung nicht das Knochenmark, sondern andere Organe wie z.B. Niere,
Nervensystem, Schleimhaut oder Herz betrifft. Zu dieser Gruppe gehören
die Vinca-Alkaloide, die Anthrazykline und Cisplatin, bei denen die
PBSCT zu keiner oder nur zu einer relativ geringen Dosiseskalation
beiträgt.

Bei den Zytostatika der dritten Gruppe, deren dosislimitierende Toxizität in einer Myelosuppression besteht, ermöglicht die PBSCT im Gegensatz dazu eine deutliche Dosissteigerung. Dies trifft in erster Linie für die
Alkylanzien, aber auch für die Epipodophyllotoxin-Derivate, Mitoxantron
und die Taxane zu. Durch PBSCT kann bei diesen Zytostatika – von den
extremen Beispielen Thiotepa und Busulfan abgesehen – die verabreichte
Dosis um einen Faktor von etwa 5 im Vergleich zur konventionellen Therapie gesteigert werden. Eine weitere Dosissteigerung ist hierbei wegen

Tabelle 1. Dosiseskalation von Zytostatika bei Transplantation peripherer Blutstamm-zellen [5]

Zytostatikum	Dosis (mg/m²)		Faktor Toxizität	Dosislimitierende
	Normal[a]	Hoch		
Carmustin (BCNU)	200	750	3,8	Leber Lunge
Thiotepa	30	900	30	Schleimhaut ZNS
Busulfan	24	640	27	Venoocclusive Disease
Melphalan	40	180	4,5	Schleimhaut
Cyclophosphamid	2000	8000	4	Herz
Ifosfamid	5000	18000	3,6	Niere ZNS
Cisplatin	100	200	2	Niere Nerven
Carboplatin	400	2000	5	Nerven Niere
Etoposid	500	3500	7	Schleimhaut
Mitoxantron	14	90	6,4	Schleimhaut
Doxorubicin	120	180	1,5	Schleimhaut
Paclitaxel	175	750	4,3	Nerven
Vincristin	1,4	1,4	1	Nerven
Methotrexat	12000	12000	1	Schleimhaut Niere
5-Fluorouracil	5000	5000	1	Schleimhaut
Cytosinarabinosid	24000	24000	1	Schleimhaut

[a] Durchschnittliche Gesamtdosis pro Zyklus bei maximaler konventiioneller Therapie.

anderer Nebenwirkungen, die dann dosislimitierend werden und in Ta-belle 1 aufgelistet sind, nicht möglich.

Dosiswirkungskurve: Aufgrund umfassender *In-vitro*-Untersuchungen [1] kann im Gegensatz zu Methotrexat, Vincristin und Cytosinarabinosid für die meisten Alkylanzien einschließlich der Platinderivate wie bei der Radiotherapie von einer dosisabhängigen Zellabtötung über mehrere Logarithmen („log cell kill") ausgegangen werden.

Zytostatikaresistenz: Ein weiterer Vorteil der Alkylanzien besteht offensichtlich darin, daß eine Resistenz gegen sie, selbst unter hohem Selektionsdruck *in vitro*, wesentlich schwieriger zu erzeugen ist als die Resistenz gegen Antimetaboliten oder die Multidrug-Resistenz gegen Anthrazykline und Vinca-Alkaloide [1]. Dabei haben umfangreiche Untersuchungen an Zellinien mit Resistenz gegen verschiedene Alkylanzien gezeigt, daß es zu keiner wesentlichen Ausprägung einer Kreuzresistenz kommt [2].

Kombinierte Hochdosis-Chemotherapie: Wenn man davon ausgeht, daß für die bei geringem Tumorvolumen mögliche kurative Wirkung einer Hochdosischemotherapie ein „log cell kill" von etwa acht erforderlich ist, würde das bei Anwendung eines Zytostatikums unter den Voraussetzungen eines „log cell kills" von 0,5 bei konventioneller Dosierung und einer kontinuierlich linearen Dosiswirkungsbeziehung eine Dosissteigerung um den Faktor 16 bedeuten. Wesentlich günstiger ist deswegen die kombinierte Anwendung mehrerer Zytostatika in hoher Dosierung. Für die kombinierte Anwendung von drei Zytostatika ist unter denselben Bedingungen jeweils nur eine Dosissteigerung um einen Faktor von etwa fünf im Vergleich zur konventionellen Dosierung erforderlich und klinisch erreichbar (Tabelle 1).

Unter diesen Gesichtspunkten kommen besonders die Alkylanzien wegen ihrer fehlenden Kreuzresistenz für eine kombinierte Hochdosischemotherapie in Betracht. Dabei sind additive Nebenwirkungen zu berücksichtigen, zu denen vor allem Schleimhauttoxizität und „venoocclusive disease" gehören. Experimentelle Untersuchungen der Kombination von Alkylanzien sind bis auf den Befund einer additiven Wirkung von Cyclophosphamid und Melphalan [4] spärlich. Ebenso gibt es ganz allgemein nahezu keine pharmakologischen Untersuchungen der Interaktion von Zytostatika bei hochdosierter Anwendung.

Insgesamt erscheinen die Alkylanzien unter Berücksichtigung der Dosiswirkungsbeziehung, der aus toxikologischer Sicht durch PBSCT möglichen Dosiserhöhung und der fehlenden zellulären Resistenz für eine Hochdosischemotherapie am besten geeignet, wobei sich ihre Kombinierbarkeit bei additiver Wirkung als weiterer Vorteil abzeichnet. An zweiter Stelle sind die Epipodophyllotoxine und mit Einschränkung Mitoxantron und die Taxane zu nennen.

1.2 Spezifische Organprotektion

Die Entwicklung spezifischer organprotektiver Begleitmaßnahmen ist für die Antagonisierung der nichthämatologischen Nebenwirkungen von großer Bedeutung, um weitere Zytostatika in Hochdosischemotherapie-protokolle mit PBSCT integrieren zu können und die dosislimitierend werdenden Nebenwirkungen zu vermindern, wobei insbesondere die Schleimhauttoxizität ein gravierendes Problem darstellt (Tabelle 1). Hier sind Dexrazoxan (ICRF-187) zur Reduktion der Kardiotoxizität von Anthrazyklinen und Amifostin (WR-2721) zur Nephro- und Neuropro-tektion zu nennen. Dabei muß sichergestellt sein, daß mit der Anwendung dieser Substanzen keine Protektion der Tumorzellen verbunden ist. Es ist vorstellbar, daß die begleitende Verabreichung wirksamer Organprotek-tiva im Rahmen der Hochdosischemotherapie mit PBSCT zu einer weite-ren Verbesserung dieser Therapieform beiträgt.

1.3 Klinische Pharmakologie

Betrachtet man den Zusammenhang zwischen verordneter Dosis und pharmakodynamischem Effekt (s. Kap. „Antineoplastisch wirksame Sub-stanzen", Abb. 2, S. 43), so ergibt sich eine Reihe von individuellen Ein-flußgrößen, die auch für die Hochdosischemotherapie mit PBSCT zutrifft, wobei allgemein die Fläche unter der Konzentrations-Zeit-Kurve im Plasma (AUC) als pharmakologisches Korrelat der Dosisintensität zu betrachten ist. Tabelle 2 veranschaulicht an einigen Beispielen die große interindividuelle Variabilität der AUC von Zytostatika im Plasma bei kon-stanter auf Körpergröße oder -gewicht bezogener Hochdosischemothe-rapie mit PBSCT mit Faktoren von zwei bis acht. Bezieht man die Wir-kung der Hochdosischemotherapie mit einem Zytostatikum nicht auf die verabreichte Dosis sondern auf die AUC im Plasma und berücksichtigt diese Variabilität in Form einer Gauß-Verteilung, so ergibt sich für Pa-tienten mit niedrigerer AUC eine deutliche Abnahme des therapeutischen Effekts und für Patienten mit hoher AUC eine signifikante Zunahme der dosislimitierenden Toxizität. So konnte beispielsweise für Busulfan ein signifikanten Zusammenhang zwischen der AUC im Plasma und der Ent-wicklung einer „venooclusive disease" nachgewiesen werden [3]. Dieses Beispiel belegt in besonderem Maße die Notwendigkeit begleitender kli-nisch-pharmakologischer Untersuchungen bei der Hochdosischemothe-rapie, die im Idealfall zur Dosissteuerung eingesetzt werden sollten, wie sie

Tabelle 2. Interindividuelle Variabilität der Fläche unter Konzentration-Zeit-Kurve (AUC) im Plasma von Zytostatika bei der Hochdosistherapie [5]

Zytostatikum	Dosis (µgh/ml)	AUC	Faktor
Carmustin (BCNU)	600 mg/m^2	2,0 – 170	85
Thiotepa	3 × 200 mg/m^2	24 – 59	2,5
– TEPA		5,9 – 21	3,6
Busulfan	16 × 1 mg/kg	2,5 – 21	8,4
	16 × 1 mg/kg	4,1 – 10	2,4
	16 × 1 mg/kg	4,5 – 12	2,7
Cyclophosphamid	2 × 60 mg/kg	770 – 4700	6,1
– N-Lost-Phosphor-säurediamid		92 – 260	2,8
Ifosfamid	16000 mg/m^2	1700 – 5600	3,3
Carboplatin	1600 mg/m^2	240 – 540	2,2
	3 × 500 mg/m^2	290 – 680	2,3
– freies Platin	3 × 500 mg/m^2	300 – 420	1,4
	1600 mg/m^2	140 – 690	4,9
Etoposid	30 mg/kg	530 – 1400	2,6
	30 mg/kg	630 – 2400	3,8
	1200 mg/m^2	790 – 1200	1,5
Mitoxantron	25 mg/m^2	0,86 – 1,7	2,0
	90 mg/m^2	2,2 – 8,1	3,7
	3 × 20 mg/m^2	0,62 – 2,8	4,5

schon bei Therapieprotokollen mit hochdosiertem Methotrexat verbindlich vorgeschrieben waren, um die durch eine verzögerte Elimination von Methotrexat bedingte Zunahme der Nebenwirkungen wirksam durch eine Intensivierung des Leucovorin-Rescues zu verhindern.

Auswirkungen der hohen interindividuellen Variabilität der Pharmakokinetik der Zytostatika auf die Pharmakodynamik der Hochdosischemotherapie können gravierend sein. Einerseits ist es bei erniedrigter AUC möglich, daß die durch Dosiseskalation angestrebte Steigerung der Antitumorwirkung kompromittiert wird, andererseits besteht bei erhöhter AUC die Gefahr, daß toxische Nebenwirkungen lebensbedrohlich gesteigert werden. Mary Relling vom St. Jude Children's Hospital in Memphis hat deswegen die Durchführung von Hochdosischemotherapien mit PBSCT ohne begleitende klinisch-pharmakologische Untersuchungen treffend als „fixed-dose roulette" bezeichnet.

Unabhängig davon besteht eine weitere wichtige Aufgabe der individuellen Untersuchung der Pharmakokinetik von Zytostatika im Rahmen der Hochdosischemotherapie mit PBSCT darin, sicherzustellen, daß die Plasmaspiegel der Zytostatika zum Zeitpunkt der PBSCT unter einen kritischen nichttoxischen Wert abgefallen sind.

Grundsätzlich gibt es zwei Möglichkeiten, die Zytostatika in einem Hochdosischemotherapieprotokoll mit PBSCT auf Grund von klinisch-pharmakologischen Begleituntersuchungen in der optimalen individuellen Dosis zu verabreichen, die zu einer angestrebten definierten AUC im Plasma führt. Entweder man ermittelt diese durch eine der Hochdosis-Chemotherapie vorausgehende Verabreichung einer Testdosis im Rahmen einer konventionellen Chemotherapie [6] oder man fraktioniert die Dosen der einzelnen Zytostatika der Hochdosischemotherapie auf mehrere aufeinanderfolgende Tage und korrigiert die Gesamtdosis entsprechend den aktuell ermittelten pharmakokinetischen Parametern.

Literatur

1. Frei E III, Antman K, Teicher B, Eder P, Schnipper L (1989) Bone marrow auto-transplantation for solid tumors - prospects. J Clin Oncol 7:515–526
2. Frei E III, Holden SA, Gonin R, Waxman DJ, Teicher BA (1993) Antitumor alkylating agents: in vitro cross-resistance and collateral sensitivity studies. Cancer Chemother Pharmacol 33:113–122
3. Grochow LB, Jones RJ, Brundrett RB, Braine HG, Chen TL, Saral R, Santos GW, Colvin OM (1989) Pharmacokinetics of busulfan: correlation with veno-occlusive disease in patients undergoing bone marrow transplantation. Cancer Chemother Pharmacol 25:55–61
4. Schabel FM Jr, Griswold DP Jr, Corbett TH, Laster WR Jr (1984) Increasing the therapeutic response rates to anticancer drugs by applying the basic principles of pharmacology. Cancer 54:1160–1167
5. Scheulen ME (1996) Cytotoxic chemotherapy of patients with malignant diseases: state of the art and new directions with emphasis on clinical pharmacology. In: Kuhlmann J, Klotz U (eds) Clinical Pharmacology and Oncology. Clinical Pharmacology 14:1–44, München: Zuckschwerdt
6. Tranchand B, Ploin YD, Minuit MP, Sapet C, Biron P, Philip T, Ardiet C (1989) High-dose melphalan dosage adjustment: possibility of using a test-dose. Cancer Chemother Pharmacol 23:95–100

2 Gewinnung, Qualitätssicherung und Lagerung von Blutstammzellpräparaten

D. W. Beelen

Definitionsgemäß werden unter dem Begriff „periphere Blutstammzellen" aus peripherem Blut gewonnene hämatopoetische Vorläuferzellen zusammengefaßt, die in ausreichender Menge in der Lage sind, nach myeloablativer Vorbehandlung des Empfängers eine adäquate und dauerhafte Rekonstitution der Blutzellbildung zu gewährleisten [1]. Unter physiologischen Bedingungen beträgt der Anteil durch die Expression des CD34-Membranproteins charakterisierten hämatopoetischen Vorläuferzellen ca. 1 ‰ – 2 ‰ der mononukleären Zellfraktion des peripheren Blutes [2].

Zur Gewinnung ausreichender Mengen von Patienten-eigenen Blutstammzellen wird im Anschluß an die antineoplastische Primär- oder Sekundärtherapie eine myelosuppressive Therapie in Kombination mit hämatopoietischen Wachstumsfaktoren (insbesondere granulocyte-colony stimulating factor [G-CSF]) durchgeführt („Mobilisationstherapie"), die in der hämatologischen Erholungsphase eine bis zu 500-fache Vermehrung der durch den CD34$^+$-Phänotyp charakterisierten Zellen bewirken kann. Diese Zellfraktion besteht zu über 90 % aus determinierten Vorläuferzellen, enthält in geringem Prozentsatz aber auch Zellen, die phänotypisch und funktionell pluripotenten hämatopoetischen Zellen entsprechen (Übersicht bei 3). Die Mobilisation allogener peripherer Blutstammzellen erfolgt ganz überwiegend durch eine 4- bis 5-tägige Behandlung des Spenders mit G-CSF. Die Anwendung von hämatopoetischen Wachstumsfaktoren bei gesunden Spendern ist gegenwärtig jedoch nur im Rahmen klinischer Prüfungen gemäß dem Arzneimittelgesetz zulässig [1, 4].

Die Gewinnung, Qualitätssicherung und Lagerung von Blutstammzellpräparaten unterliegen Richtlinien, Verordnungen und Gesetzen, auf die an dieser Stelle ausdrücklich hingewiesen sei und deren Inhalte den Publikationen des wissenschaftlichen Beirates der Bundesärztekammer, der Deutschen Gesellschaft für Transfusionsmedizin und Immunhämatologie, der Deutschen Gesellschaft für Hämatologie und Onkologie sowie dem Arzneimittelgesetz (AMG) und Medizinproduktegesetz (MPG) zu entnehmen sind [1, 4–9]. Die klinische Anwendung von Blutstammzellen im Rahmen der Hochdosistherapie ist akkreditierten und zertifizierten Behandlungszentren vorbehalten [1].

Wichtige Aspekte der verschiedenen Verfahrensschritte sollen nachfolgend ohne Anspruch auf Vollständigkeit zusammengefaßt dargestellt werden.

2.1 Mobilisationstherapie

Die im Rahmen der Mobilisationstherapie angewandten Zytostatika oder Zytostatikakombinationen sollten bei der zugrundeliegenden malignen Erkrankung hochwirksam sein, jedoch auf toti- und pluripotente hämatopoetische Stammzellen möglichst wenig toxisch wirken. Die umfangreichsten Erfahrungen liegen mit Cyclophosphamid in einem Dosisbereich zwischen 3 und 7 g/m^2 vor. Verbreitete Zytostatikakombinationen sind Cyclophosphamid (Ifosfamid) und Etoposid allein oder in Verbindung mit Anthrazyklinen bzw. Platinderivaten, wobei sich die Auswahl der Substanzen vorrangig an ihrer Wirksamkeit auf die maligne Erkrankung orientieren muß. Bei intensiv zytostatisch vorbehandelten oder großfeldrig bestrahlten Patienten kann die Effektivität der Mobilisationstherapie erheblich eingeschränkt sein. Aufgrund der Heterogenität der klinischen Indikationen zur Hochdosistherapie und des überwiegend präliminären Charakters der verfügbaren klinischen Studienergebnisse können gegenwärtig keine verbindlichen Leitlinien für die Auswahl der Zytostatika und ihre Dosierung im Rahmen der Mobilisationstherapie gegeben werden.

Die Ausschwemmung CD34$^+$-Zellen nach einer zytostatischen Mobilisationstherapie kann durch die nachfolgende Applikation eines hämatopoetischen Wachstumsfaktors erheblich gesteigert werden. G-CSF wird für diese Indikation in einem Dosisbereich zwischen 150 $\mu g/m^2$ (Lenograstim) bzw. 1×5 $\mu g/kg$ 2×12 $\mu g/kg$ Körpergewicht (Filgrastim) tgl. s.c. appliziert und scheint die postzytostatische Mobilisation effektiver und konsistenter zu unterstützen als granulocyte-macrophage colony stimulating factor (GM-CSF) (Übersicht bei 10). Für die Kombination des Zytokins Interleukin 3 (IL-3) mit G- und GM-CSF konnten synergistische Wirkungen auf die Blutstammzellmobilisation nachgewiesen werden.

Alternativ zur zytostatischen Mobilisationstherapie wird auch die ausschließlich Zytokin-induzierte Mobilisation für die Hochdosistherapie mit autologem Blutstammzellersatz in jüngerer Zeit geprüft. Dieses Vorgehen bietet prinzipielle Vorteile aufgrund einer genauen Planbarkeit des Stammzellapherese-Zeitpunktes und des sehr geringen Therapierisikos

bei Vermeidung der Myelosuppression. Zur Gewinnung allogener Blut-
stammzellprodukte kann die Zytokin-induzierte Mobilisation als etabliert
betrachtet werden [11].

2.2 Blutstammzellapherese

Zur Entnahme und Anreicherung von Blutstammzellen werden konventionelle, vorwiegend im kontinuierlichen Flußverfahren arbeitende Blut-
zellseparatoren eingesetzt. Zur Anlage des extrakorporalen Kreislaufes
sind bei entsprechenden Voraussetzungen peripher-venöse Punktionen
(präferentiell der Antekubitalvenen) zentral-venösen Kathetern vorzuziehen, um die nicht unerheblichen, mit der Katheterimplantation und
Nutzung verbundenen Risiken zu vermeiden. Neben der schriftlich dokumentierten Aufklärung über die Risiken der Zytapherese und ggfs.
der Katheteranlage muß die Indikation zur Stammzellentnahme und
Apheresetauglichkeit vor jeder Apherese-Serie geprüft werden (Details
bei 1).

Bei zytostatischer Mobilisationstherapie tritt die maximale Ausschwemmung hämatopoetischer Vorläuferzellen in der dem Nadir folgenden Phase des Leukozytenanstiegs auf. Um eine effektive und risikoarme
Durchführung der Stammzellapherese zu gewährleisten, sollten mindestens folgende Blutzellkonzentrationen zum Zeitpunkt der Stammzellapherese vorliegen: Leukozyten $>1000/\mu l$, CD34$^+$Zellen $>10/\mu l$,
Thrombozyten $>50\,000/\mu l$ (Erwachsene) bzw. 30 000 (Kinder [1].

Während der Zytapherese ist eine Antikoagulation erforderlich, die
durch Zumischung von Acid-Citrat-Dextrose-A (ACD-A) Lösung im Verhältnis von 1:12 zum Vollblut in der Entnahmeleitung erreicht wird.
Generell sollte das infundierte ACD-A Volumen 4 ml/kg/h (entsprechend
ca. 80 mg/kg/h Citrat) zur Vermeidung schwerer Hypokalzämien nicht
überschreiten. Zur Durchführung großvolumiger Zytapheresen, bei
denen das Körperblutvolumen mehr als 3- bis 4-fach prozessiert wird,
kann durch zusätzliche Antikoagulation mit 20 bis 30 IE/kg/h Heparin-
lösung die ACD-A Zumischung auf ein Verhältnis von 1:24 reduziert
werden [12].

Aufgrund ihres Gravitationsverhaltens werden Blutstammzellen in
der durch Zentrifugation im Zellseparator gebildeten, vorwiegend aus
Lymphozyten und Monozyten bestehenden mononukleären Zellfraktion
nahezu vollständig angereichert. In Abhängigkeit von der Kapazität des

venösen Zuganges liegt die Flußrate in der Entnahmeleitung im Bereich von 60 ml/min bis 120 ml/min, woraus sich für erwachsene Patienten (Körperblutvolumen ca. 3 l bis 6 l) durchschnittliche Separationszeiten von ca. 2 h bis 6 h ergeben, sofern das prozessierte Volumen das 4-fache des Körperblutvolumens nicht überschreitet. Die Flußrate in der Sammelleitung sollte relativ konstant im Bereich von 0,3 ml/min bis 1,0 ml/min liegen.

2.3 Qualitätssicherung

Da Blutstammzellen über ihre Fähigkeit zur hämatologischen Rekonstitution definiert werden, müssen für Qualitätsanalysen von Stammzellpräparaten Surrogatmarker herangezogen werden, die mit dieser funktionellen Eigenschaft eng korreliert sind. Hierfür hat sich die durchflußzytometrische Quantifizierung von Zellen, die das CD34-Membranprotein exprimieren weitgehend durchgesetzt. Eine Expression von CD34-Molekülen findet sich ausschließlich auf hämatopoetischen sowie endothelialen Zellen. Durch den zusätzlichen Nachweis reifungsspezifischer Membranproteine hämatopoetischer Zellen mithilfe der Multiparameter-Durchflußzytometrie erlaubt die Analyse von CD34$^+$-Zellen auch eine indirekte Quantifizierung von *in vitro* Kolonie-bildenden Zellen (colony forming units [CFU]) unterschiedlicher Reifungsstufen (Übersicht bei 3, 13). Zusammen mit ihrer schnellen und reproduzierbaren Durchführbarkeit ist die durchflußzytometrische Quantifizierung CD34$^+$-Zellen daher gegenwärtig die Methode der Wahl zur Qualitätsanalyse des Gehaltes an Blutstammzellen in den Zytapheresepräparaten. Gemäß nationalen und internationalen Richtlinien wird für einen effektiven autologen Stammzellersatz nach einer Hochdosistherapie eine Mindestanzahl von 2×10^6 CD34$^+$-Zellen/kg Körpergewicht des Patienten als erforderlich erachtet [1]. Die entsprechende Mindestanzahl bei einer allogenen Transplantation von Blutstammzellen beträgt 4×10^6 CD34$^+$-Zellen/kg Körpergewicht des Empfängers. Die erforderlichen Untersuchungen zur Qualitätssicherung von Blutstammzellpräparaten sind in Tabelle 1 zusammengefaßt aufgeführt.

Die Herstellungsvorschriften für zelluläre Blutprodukte gemäß GMP und AMG und ihre Kennzeichnungspflicht gemäß § 10 AMG müssen zur Qualitätssicherung von Blutstammzellpräparaten eingehalten werden [4–8].

Tabelle 1. Untersuchungen zur Qualitätssicherung von Blutstammzellpräparaten

1. Zellgehalt
   A. Leukozyten mit Differenzierung
   B. Erythrozyten
   C. Thrombozyten
   D. CD34$^+$-Zellen
   E. Zellkulturell nachgewiesene
      Progenitorzellen (CFU)[a]
2. Sterilitätsprüfung
   Mikrobiologische Kulturen
3. Viabilitätsprüfung
   Farbstoffexklusion
4. Volumen
5. Tumorzellkontamination[a]

[a] nicht obligat vorgeschrieben.

2.4 Kryokonservierung und Lagerung

Für eine Lagerungsdauer von mehr als 72 h ist die Kryokonservierung von Blutstammzellpräparaten in gasförmigem oder flüssigem Stickstoff vorgeschrieben [1]. Als kryoprotektive Substanz wird vorwiegend Dimethylsulfoxid (DMSO) in einer Menge von 10 % (v/v) dem Zytapheresepräparat zugefügt. Alternativ kann eine Lösung aus 5 % DMSO, 6 % Hydroxyäthylstärke (HAES) und 4 % Humanalbumin zur Kryokonservierung eingesetzt werden [14]. Zum Einfrieren von Stammzellpräparaten finden heute ganz überwiegend Gefrierautomaten Verwendung, die programmgesteuert definierte Kühlraten gewährleisten. Ein besonders kritischer Punkt des Einfriervorgangs ist die Phase der Freisetzung der Kristallisationswärme (Transitionsphase), da eine Wiedererwärmung zu einem Vitalitätsverlust der Zellen aufgrund osmotischer und toxischer Schädigungen führen kann. Durch eine höhere Kühlrate zu Beginn der Freisetzung der Kristallisationswärme („over-cooling") kann ein Temperaturanstieg verhindert und die Transitionsphase kurz gehalten werden. Die Lagerung des tiefgefrorenen Transplantates erfolgt in der gasförmigen oder flüssigen Phase von Stickstoff bei konstanten Temperaturen < –120 °C, wobei die Temperaturkontrolle und Überwachung der Lagerung regelmäßig dokumentiert werden muß. Vor der Hochdosistherapie sollte die Zellvitalität des Blutstammzellpräparates anhand einer zeitgleich eingefrorenen Referenzampulle überprüft werden.

Der Auftauvorgang muß zur Vermeidung der Rekristallisation möglichst kurz gehalten werden, was durch Einbringen der Einfrierbeutel in ein auf 40 °C erwärmtes Wasserbad erreicht wird. Obwohl DMSO nach entsprechender Prämedikation (Antihistaminikum, Glukokortikosteroid, Hydratation und Harnalkalisierung) relativ nebenwirkungsarm mitinfundiert werden kann, können durch Auswaschen der Substanz über schrittweise Verdünnungsstufen eine größere osmotische Stabilität der Zellsuspension erreicht und die direkten zytotoxischen Effekte von DMSO vermindert werden. Die maximal tolerable Dosis von DMSO beim Menschen ist nicht bekannt. Aufgrund tierexperimenteller Untersuchungen sollte jedoch eine Dosis von 1 g DMSO/kg Körpergewicht nicht überschritten werden.

Literatur

1. Wissenschaftlicher Beirat der Bundesärztekammer (1997) Richtlinien zur Transplantation peripherer Blutstammzellen. Deutsches Ärzteblatt 94:C-1177–1185
2. Bender JG, Unverzagt K, Walker DE et al. (1994) Phenotypic analysis and characterization of CD34$^+$ cells from normal human bone marrow, cord blood, peripheral blood, and mobilized peripheral blood from patients undergoing autologous stem cell transplantation. Clinical Immunology and Immunopathology 70:10–18
3. Gunji Y, Suda T (1995) Characterization and enrichment of human hematopoietic stem cells. In: Levitt D, Mertelsmann R (Hrsg.): Hematopoietic Stem Cells: Biology and Therapeutic Applications. Marcel Dekker, New York, 1–25
4. Gesetz über den Verkehr mit Arzneimitteln (Arzneimittelgesetz) 1994 Bundesgesundheitsblatt I:2017ff
5. Empfehlungen der Ständigen Hämapheresekommission der Deutschen Gesellschaft für Transfusionsmedizin und Immunhämatologie (1994) Durchführung präparativer zellulärer Hämapheresen zur Gewinnung von Blutbestandteilkonserven. Infusionstherapie 21:222–231
6. Wissenschaftlicher Beirat der Bundesärztekammer: Richtlinien zur Blutgruppenbestimmung und Bluttransfusion (Hämotherapie). 6. überarbeitete Fassung, Deutscher Ärzteverlag Köln
7. Wiesneth M, Kubanek B (1996) Richtlinien und Qualitätssicherung für die Herstellung von autologen und allogenen Blutstammzellpräparaten. Journal of Laboratory Medicine 20:397–400
8. Richtlinien der Kommission zur Festlegung der Grundsätze und Leitlinien der Guten Herstellungspraxis (GMP) für zur Anwendung beim Menschen bestimmte Arzneimittel (91/356/EWG) vom 13.06.91
9. Medizinproduktegesetz (MPG) vom 2.8.1994. Bundesgesundheitsblatt I 1994: 1963ff

10. Janssen WE, Elfenbein GJ (1995) Mobilization of peripheral blood stem cells: are all regimens created equal? In: Levitt D, Mertelsmann R (Hrsg.): Hematopoietic Stem Cells: Biology and Therapeutic Applications. Marcel Dekker, New York. 404–419

11. Anderlini P, Körbling M, Dale D et al. (1997) Allogeneic blood stem cell transplantation: considerations for donors. Blood 90:903–908

12. Malachowski ME, Comenzo RL, Hillyer CD et al. (1992) Large-volume leukapheresis for peripheral blood stem cell collection in patients with hematologic malignancies. Transfusion 32:732–735

13. Serke S, Sauberlich S, Huhn D (1991) Multiparameter flow-cytometrical quantitation of circulating CD34+cells: correlation to the quantitation of circulating haemopoietic progenitor cells by in vitro colony-assay. British Journal of Haematology 77:453–459

14. Rowley SD (1992) Hematopoietic stem cell cryopreservation. A review of current techniques. Journal of Hematotherapy 1:233–250

3 Stammzellgestützte Hochdosistherapie bei soliden Tumoren

A. Harstrick

Trotz deutlicher Fortschritte in der Chemotherapie von soliden Tumoren, die durch die Neuentwicklung von Kombinations-Chemotherapie-Protokollen und die Neueinführung weiterer aktiver Substanzen in den letzten Jahren erzielt werden konnten, bleibt die Chemotherapie für die Mehrzahl der Patienten mit fortgeschrittenen soliden Tumorleiden palliativ. Zwar induzieren moderne Chemotherapieprotokolle bei einer Anzahl von soliden Tumoren, so z. B. kleinzelligen Bronchialkarzinomen oder Mammakarzinomen deutliche Tumorrückbildungen bis hin zur klinisch kompletten Remission; in der Regel rezidivieren allerdings die meisten Patienten nach relativ kurzer Zeit und es entwickelt sich eine sekundäre Chemotherapieresistenz auf die initial erfolgreich eingesetzten zytostatischen Substanzen. Diese klinischen Erfahrungen zeigen, daß bei diesen Tumorentitäten zunächst eine Sensibilität der Tumorzellen auf die gegebene Chemotherapie besteht; allerdings scheinen die verwendeten Dosierungen bei der Mehrzahl der Patienten nicht in der Lage zu sein, die Tumorzellpopulation komplett abzutöten. Unter konventionellen Therapiebedingungen sind einer weiteren Dosiseskalation der wirksamen Substanzen enge Grenzen gesetzt, die durch die therapiebedingten Nebenwirkungen vorgegeben werden. Für zahlreiche Substanzen besteht die dosislimitierende Nebenwirkung in der Supression der Hämatopoese. Die Entnahme von hämatopoetischen Vorläuferzellen, deren temporäre Lagerung außerhalb des Körpers und die Retransfusion nach erfolgter Chemotherapie erlauben es, Therapiestrategien zu entwickeln, die weitgehend unabhängig von den hämatologischen Nebenwirkungen der verwendeten Substanzen sind. Als mögliche Quellen der hämatopoetischen Rekonstitution kommen sowohl autologe Knochenmarkstammzellen als auch periphere Blutvorläuferzellen in Frage; aufgrund der einfacheren Gewinnung sowie der verkürzten Zeit bis zur hämatopoetischen Rekonstitution haben in den letzten Jahren die peripheren Blutvorläuferzellen die autologen Knochenmarkstammzellen in dieser Indikation praktisch vollständig verdrängt.

Im folgenden Kapitel soll ein Überblick über die theoretischen Grundlagen der Hochdosis-Chemotherapie bei Patienten mit soliden Tumoren, die Pharmakologie der verwendeten Substanzen sowie die Biologie, Asservierung und Qualitätssicherung von hämatopoetischen Blutvorläuferzellen gegeben werden. Hierbei werden unter „Hochdosis-Chemotherapie-Protokollen" nur solche Therapiemaßnahmen verstanden, die ohne die Zuhilfenahme von hämatopoetischen Stammzellen mit einem nicht akzeptablen Letalitäts- und Morbilitätsrisiko eingehen würden. Diese Definition ist auch in den Richtlinien der Bundesärztekammer für die Verwendung peripherer Blutvorläuferzellen festgelegt [1; siehe auch Kapitel 2, S. 95 ff.].

3.1 Tumorassoziierte Grundlagen

Das Ziel der Hochdosis-Chemotherapie ist die vollständige Vernichtung des malignen Zellklons. Die Erfolgswahrscheinlichkeit ist von seiten des Tumors hierbei determiniert durch die absolute Anzahl an Tumorzellen sowie durch die individuelle Empfindlichkeit der Tumorzellen auf eine Chemotherapie. Nimmt man an, daß alle Tumorzellen bei einem Patienten über eine einheitliche Empfindlichkeit gegenüber Chemotherapie verfügen, so wird die Wahrscheinlichkeit, mit der eine gegebene Chemotherapie zur Heilung führt, ausschließlich durch die Tumormasse determiniert. Dementsprechend haben kurativ intentionierte Therapieverfahren wie eine Hochdosistherapie die besten Erfolgschancen, wenn sie bei Patienten mit limitierter Tumormasse zum Einsatz kommen. Neben der Tumormasse ist die Empfindlichkeit der Tumorzellen auf Chemotherapie ein weiterer entscheidender Parameter [2]. Je steiler hierbei der Verlauf der Dosiswirkbeziehung ist, desto wahrscheinlicher ist es, daß mit einer Chemotherapie eine komplette Eradikation der Tumorzellen erreicht werden kann. Klinisch ist es praktisch unmöglich, die individuelle Steigung der Dosiswirkbeziehung für einen Patienten zu ermitteln. Allerdings erlaubt das Ansprechen der Tumorerkrankung auf eine konventionell dosierte Chemotherapie eine relativ gute Einschätzung über die wahrscheinliche Beziehung zwischen Zytostatikadosis und Wirksamkeit. Mittlerweile haben zahlreiche klinische Untersuchungen gezeigt, daß eine Hochdosis-Chemotherapie nur in wenigen Ausnahmefällen – wenn überhaupt – kurativ bei Patienten sein kann, deren Tumorleiden auf eine konventionell dosierte Chemotherapie nicht anspricht. Daher sollte eine Hochdosis-Chemotherapie generell nicht als Ultima ratio bei chemotherapierefraktären Patienten eingesetzt werden [3].

3.2 Patientenassoziierte Prognosefaktoren

Hämatopoetische Stammzellen vermindern ausschließlich die hämatologischen Nebenwirkungen der Chemotherapie; die organbezogenen
Nebenwirkungen sind von diesem Therapieverfahren unbeeinflußt. Im
Gegensatz zur konventionellen Chemotherapie, bei der eine Dosisintensivierung der verwendeten Substanzen sehr häufig durch die hämatologischen Nebenwirkungen begrenzt wird, stehen bei Hochdosistherapien vor
allem organbezogene Nebenwirkungen der Zytostatika im Vordergrund.
Es ist zu beachten, daß die Dosisempfehlungen für die meisten Hochdosis-
Chemotherapie-Protokolle so gewählt wurden, daß die organbezogenen
Nebenwirkungen für Patienten ohne wesentliche Einschränkung von kritischen Organfunktionen gerade noch mit einer akzeptablen, therapiebedingten Morbidität und Mortalität toleriert werden können. Patienten,
die tumorbedingt oder tumorunabhängig signifikante Einschränkungen
ihrer Organfunktionen, so z. B. der Lungenfunktion, der Herzfunktion,
der Leber- oder Nierenfunktion aufweisen, sollten einer Hochdosis-Chemotherapie nicht zugeführt werden, da hier mit einem überproportio-
nalen Anstieg der therapiebedingten Komplikationsrate, vor allem der
therapiebedingten Letalität, zu rechnen ist. Für eine Hochdosis-Chemotherapie geeignete Patienten lassen sich hierbei häufig besser durch die
individuelle Beurteilung der Organfunktionen identifizieren als durch die
Definition eines maximal zugelassenen Alters. Eine Hochdosistherapie
kann durchaus auch bei älteren Patienten durchgeführt werden, wenn diese in klinisch gutem Zustand sind und keine signifikanten Einschränkungen der Organfunktionen aufweisen. Obligat ist zu fordern, daß Patienten
vor dem Einschluß in Hochdosis-Chemotherapie-Protokolle einer detai-
lierten allgemein internistischen Untersuchung einsch. Lungen- und
Herzfunktionsdiagnostik zugeführt werden.

3.3 Hochdosistherapie bei soliden Tumoren – spezielle Indikationen

Eine Hochdosischemotherapie mit Retransfusion autologer Knochenmarks-
oder Blutstammzellen ist weiterhin bei allen soliden Tumoren experimentiell
und sollte daher nur im Rahmen von kontrollierten klinischen Studien
durchgeführt werden. Zwar deuten sich bei einigen Tumorerkrankungen,
vor allem bei bestimmten Untergruppen des Mammakarzinoms, des Ho-
denkarzinoms sowie möglicherweise beim Ovarialkarzinom Vorteile für die
Hochdosis-Chemotherapie im Vergleich zur konventionell dosierten Thera-

pie an; für alle Tumorentitäten fehlt allerdings bislang der Nachweis durch prospektiv randomisierte Studien. Im folgenden soll ein kurzer Überblick über mögliche Indikationen gegeben werden; die detaillierte Indikationsstellung ist den jeweiligen, tumorspezifischen Unterkapiteln zu entnehmen.

3.3.1 Mammakarzinom

Für das lokal fortgeschrittene sowie für das metastasierte Mammakarzinom existieren zahlreiche publizierte Phase II-Studien. Für das metastasierte Mammakarzinom ist darüber hinaus eine randomisierte Phase III-Studie mit allerdings geringer Patientenzahl veröffentlicht worden.

3.3.1.1 Lokal fortgeschrittenes Mammakarzinom

Vor allem die Arbeitsgruppe um Peters hat über ausgesprochen vielversprechende Daten bei prämenopausalen Patientinnen mit lokal fortgeschrittenem Mammakarzinom, definiert ausgedehnter Lymphknotenbefall (≥ 10 axilläre Lymphknoten) berichtet. In einer retrospektiven Vergleichsstudie schienen Patientinnen, die nach Ablatio mammae einer Hochdosis-Chemotherapie zugeführt wurden, eine deutlich bessere Prognose zu haben, als vergleichbare Patientinnen, die mit einer anthrazyklinhaltigen, konventionell dosierten Chemotherapie behandelt wurden [4]. Diese Daten sind allerdings bislang nicht in einer prospektiv randomisierten Studie bestätigt worden. Zur Zeit existieren in Deutschland mindestens drei aktivierte, prospektiv randomisierte Phase III-Studien, in denen eine hochdosierte Chemotherapie bei Patientinnen mit lokal fortgeschrittenen Tumorstadien II und III (≥ 10 befallene axilläre Lymphknoten) im Vergleich zu einer konventionell dosierten Chemotherapie untersucht werden. Entsprechende Patientinnen sollten unbedingt in eine der laufenden Studien eingebracht werden; eine Hochdosis-Chemotherapie außerhalb einer kontrollierten Studie ist zum gegenwärtigen Zeitpunkt nicht gerechtfertigt.

3.3.1.2 Metastasiertes Mammakarzinom

Auch für Patientinnen mit metastasiertem Mammakarzinom existieren zahlreiche Phase II-Studien. Übereinstimmend konnten diese Studien zeigen, daß Patientinnen, die auf eine konventionell dosierte Chemotherapie nicht ansprechen auch von einer Hochdosis-Chemotherapie nicht profitieren. Patientinnen mit chemotherapiesensibler Erkrankung, die früh-zeitig einer Hochdosis-Chemotherapie zugeführt werden, erreichen in 30–50% der Fälle klinisch eine komplette Remission [5–8]. Übereinstim-mend zeigen die Studien, daß ein gewisser Prozentsatz von Patientinnen (ca. 10–15%) in eine anhaltende Remission gebracht werden kann, mög-licherweise ist ein Teil dieser Patientinnen geheilt. In einer randomisierten Studie an 90 Patientinnen mit metastasiertem Mammakarzinom konnten Bezwoda und Mitarbeiter zeigen, daß die mediane Überlebenszeit für Patientinnen, die eine Hochdosistherapie erhalten haben, signifikant besser ist, als für Patientinnen, die mit einer konventionell dosierten Che-motherapie behandelt wurden [9]. Allerdings weist diese Studie einige Probleme auf, so daß sie nur eingeschränkt interpretierbar ist. Die Patien-tenzahl war relativ klein; die Überlebenszeit der Patientinnen in der mit konventionell dosierter Chemotherapie behandelten Gruppe erscheint mit 11 Monaten außergewöhnlich kurz und es bestand ein Ungleich-gewicht hinsichtlich wichtiger Risikofaktoren. So erhielten Patientinnen, die mit Hochdosistherapie behandelt worden waren, häufiger eine anti-hormonelle Erhaltungstherapie mit Tamoxifen. Wie für das lokal fort-geschrittene Mammakarzinom gilt auch für das metastasierte Mamma-karzinom die Forderung, daß Patientinnen nur im Rahmen kontrollierter Phase III-Studien behandelt werden dürfen. Auch für diese Indikation sind in Deutschland mindestens zwei Studien aktiviert.

3.3.2 Hodenkarzinom

3.3.2.1 Rezidiviertes Hodenkarzinom

Für Patienten im *zweiten* Rezidiv nach cisplatinhaltiger Vortherapie er-scheint eine hochdosierte Chemotherapie die einzige kurative Therapieop-tion darzustellen. Auch für Patienten im ersten Rezidiv nach cisplatinhalti-ger Vortherapie deuten die bisher publizierten Daten darauf hin, daß eine Hochdosistherapie in der Rezidivsituation der konventionell dosierten, auf Cisplatin und Ifosfamid basierenden Therapie überlegen ist [10–12].

3.3.2.2 Primärtherapie des weit fortgeschrittenen Hodenkarzinoms

Der Einsatz von Hochdosistherapie bei Patienten mit weit fortgeschritte-ner, nicht chemotherapeutisch vorbehandelter Erkrankung, ist nach wie vor experimentell und darf nur im Rahmen von Studien durchgeführt werden. In Deutschland ist eine multizentrische Studie aktiviert, die den

Einsatz der primären Hochdosistherapie bei dieser Patientengruppe untersucht; erste Daten weisen auf eine Besserung der Prognose im Vergleich zu konventionell dosierter Standardtherapie hin.

3.3.3 Ovarialkarzinom

Für das lokal fortgeschrittene Ovarialkarzinom liegen ebenfalls einige ermutigende Phase II-Studien vor. In Deutschland sind die Vorbereitungen für eine randomisierte Phase III-Studie abgeschlossen, bei der eine hochdosierte Chemotherapie im Vergleich zu konventionell dosierter, cisplatinhaltiger Standardtherapie untersucht werden soll. Ggfs. sind entsprechende Patientinnen im Rahmen der Studie zu behandeln.

3.4 Weitere Indikationen

Es existieren einige präliminäre Daten für eine hochdosierte Chemotherapie bei Patienten mit kleinzelligen Bronchialkarzinomen und Patienten mit Sarkomen. Bislang zeigen diese Daten im retrospektiven Vergleich keine signifikante Verbesserung gegenüber einer konventionell dosierten Standardtherapie. Vor einer abschließenden Einschätzung, inwieweit eine Hochdosistherapie für Untergruppen von Patienten mit diesen Erkrankungen eine Prognoseverbesserung erbringen kann, müssen weitere, derzeit laufende klinische Studien abgewartet werden.

Literatur

1. Wissenschaftlicher Beirat der Bundesärztekammer (1997) Richtlinien zur Transplantation peripherer Blutstammzellen. Deutsches Ärzteblatt 94:C-1177–1185
2. Norton L, Simon R (1977) Tumor size, sensitivity to therapy, and the design of treatment schedules. Cancer Treat Rep 61:1307–1317
3. Ayash L, Wheeler C, Fairclough D et al. (1995) Prognostic factors for prolonged progression-free survival with high-dose chemotherapy with autologous stem-cell support for advanced breast cancer. J Clin Oncol 13:2043–9
4. Peters W, Ross M Vredenburgh J et al. (1993) High-dose chemotherapy and autologous bone marrow support as consolidation after standard-dose adjuvant therapy for high risk primary breast cancer. J Clin Oncol 11:1132–1143
5. Bearman SL, Shpall EJ, Jones RB et al. (1996) High-dose chemotherapy with autologous hematopoietic progenitor cell support for metastatic and high-risk-primary breast cancer. Sem Oncol 23 (Suppl 2):60–7

6. Ayash LJ, Elias A, Wheeler C et al. (1994) Double dose-intensive chemotherapy with autologues marrow and periphal-blood progenitor-cell support for metastatic breast cancer: a feasibility study. J Clin Oncol 12:37–44
7. Antmann K, Ayash L, Elias A et al. (1992) A phase II study of high dose cyclophosphamide, thiotepa, and carboplatin with autologous marrow support in women with measurable advanced breast cancer responding to standard dose therapy. J Clin Oncol 10:102–110
8. Peters WP, Shpall EJ, Jones RB et al. (1993) High-dose combination alkylating agents with bone marrow transplantation as initial treatment for metastatic breast cancer. J Clin Oncol 11:1132–1143
9. Bezwoda PJ, Seymour L, Dansey RD (1995) High-dose chemotherapy with hematopoietic rescue as primary treatment for metastatic breast cancer: a randomized trial. J Clin Oncol 13:2483–2489
10. Nichols C, Tricot G, Williams SD et al. (1989) Dose-intensive chemotherapy in refractory germ cell cancer: a phase I/II trial of high dose carboplatin and etoposide with autologous bone marrow transplantation. J Clin Oncol 7:932–939
11. Brown E, Nichols C, Turns M et al. (1994) Early salvage therapy for germ cell cancer using high dose chemotherapy with autologous bone marrow support. Cancer 73:1716–1720
12. Siegert W, Beyer J, Strohmeyer I et al. (1994) High-dose treatment with carboplatin, etoposide, and ifosfamide followed by autologous stem cell transplantation in relapsed or refractory germ cell cancer – A phase I/II study. J Clin Oncol 12:1223–1231

4 Hochdosistherapie bei hämatologischen Neoplasien

D. W. Beelen und U. W. Schaefer

I. Rationale

Für das Konzept der hochdosierten antineoplastischen Therapie maligner hämatologischer Systemkrankheiten sprechen vor allem folgende Gründe:

1. Unter *in vitro* Bedingungen und in experimentellen *in vivo* Systemen besitzen Zytostatika (insbesondere alkylierende Substanzen) und Radiotherapie steil verlaufende Dosis-Wirkungs-Beziehungen bei einer Vielzahl neoplastischer Zellarten der blutbildenden Organe.
2. Die bei „konventionell" dosierter antineoplastischer Therapie Dosis-limitierende Hämatotoxizität wird als therapeutische Wirkung nutzbar, weil durch die Übertragung Patienten-eigener oder allogener hämatopoetischer Stammzellen nach einer Hochdosistherapie (HDT) die Regeneration der physiologischen Hämatopoese sichergestellt werden kann.

Die erfolgreiche klinische Anwendung der allogenen Knochenmarktransplantation (KMT) bei der Behandlung leukämischer Erkrankungen hat die in den letzten Jahren zu beobachtende rasante Entwicklung und Verbreitung von Studien zur HDT in vielen Bereichen der Tumortherapie maßgeblich stimuliert. Bei leukämischen Erkrankungen ist das Knochenmark meist Herkunftsorgan des malignen Zellklons, während bei soliden Tumoren oder malignen Lymphomen häufig nur ein okkulter und sekundärer Knochenmarkbefall besteht. Daraus leitet sich ab, daß das Knochenmark bei leukämischen Erkrankungen als primäres Zielorgan der HDT zu betrachten ist. Die Übertragung („Transplantation") hämatopoetischer Stammzellen ermöglicht dabei eine Eskalation über die bei „konventioneller" Therapie Dosis-limitierende Hämatotoxizität hinaus, so daß die Grenzen der Therapieintensivierung ausschließlich durch toxische Wirkungen auf nicht-hämatopoetische Organe determiniert werden.

II. Quellen hämatopoetischer Stammzellen

Die allogene Transplantation von Knochenmark gewebsverträglicher Spender muß als definitive Organersatz-Therapie mit den resultierenden Konse-

Tabelle 1. Quellen hämatopoetischer Stammzellen im Rahmen der Hochdosistherapie hämatologischer Neoplasien

Herkunft	Verfahren
HLA-A,B,DR[a] identische oder partiell identische Familienspender	Knochenmark † *Peripheres Blut ‡*
HLA-A,B,DR identische nicht verwandte Spender	Knochenmark ‡ *Peripheres Blut ‡* *Nabelschnurblut ‡* *Fötale Leber ‡*
Patient	Knochenmark † Peripheres Blut †

[a] Genorte des humanes Leukozyten-Systems A.
† etablierte Verfahren.
‡ *Verfahren, die in klinischen Studien geprüft werden.*

quenzen der obligat notwendigen immunsuppressiven Prophylaxe und Therapie immunologischer Komplikationen von Verfahren der Stammzell-Transplantation mit Patienten-eigenen (autologen) hämatopoetischen Stammzellen abgegrenzt werden. Die Modalität der Stammzell-Transplantation hängt bei hämatologischen Neoplasien von der Indikation zur HDT sowie der Verfügbarkeit gewebsverträglicher Spender ab. Im Indikationsbereich zur HDT mit autologem Stammzellersatz werden inzwischen vorwiegend periphere Blutstammzellen (PBSCT) eingesetzt (Tabelle 1).

III. Indikationen und klinische Resultate

1 Vorbemerkungen

Die myeloablative HDT bei hämatologischen Neoplasien bedarf einer strengen, differenzierten Indikationsstellung und muß spezialisierten Behandlungszentren vorbehalten bleiben, an denen die gesamte medizinische Infrastruktur (Hämatologie/Onkologie, Strahlentherapie, Transfusionsmedizin, Immunologie und Immunhämatologie, Mikrobiologie und Virologie etc.) für ihre Durchführung sowie die Behandlung ihrer Komplikationen verfügbar ist [1]. Grundsätzlich ist die Indikation zur HDT im Rahmen der Therapiekonzepte hämatologischer Neoplasien nur mit

Hochdosistherapiekonzepte 111

Tabelle 2. Gesicherte oder im Rahmen klinischer Studien geprüfte Indikationen zur Hochdosistherapie mit allogener/autologer Stammzell-Transplantation

Diagnose Krankheitsstadium	allogene Spender		autolog
	HLA-ident. Geschwister	HLA-ident. Unverwandte	
Akute myeloische Leukämie (AML)			
1. partielle Remission oder Persistenz nach Induktionstherapie	●	△	–
1. Vollremission	●	–	○
Beginnendes 1. Rezidiv	●	△	–
2. Vollremission	●	△	▲
Fortgeschrittenere Stadien	●	△	▲
Myelodysplastische Syndrome (MDS)			
Refraktäre Anämie (RA) oder RA mit Ringsideroblasten (RARS)	△	–	–
Refraktäre Anämie mit Blastenexzess (RAEB) oder in leukäm. Transformation (RAEB-T)	○	△	○
Chron. myelo-monozytäre Leukämie (CMML) oder sekundäre akute myeloische Leukämie	●	●	○
Akute lymphatische Leukämie (ALL)			
1. partielle Remission oder Persistenz nach Induktionstherapie	●	△	–
1. Vollremission „Hochrisiko"	○	○	○
1. Vollremission „Standardrisiko"	–	–	–
Beginnendes 1. Rezidiv	●	△	–
2. Vollremission	●	△	○
Fortgeschrittenere Stadien	●	△	–
Chronische myeloische Leukämie (CML)			
1. chronische Phase	●	●	△
Akzelerationsphase	●	●	–
2. chronische Phase	●	●	△
Blastenkrise	▲	▲	–
Myeloproliferative Syndrome			
Osteomyelofibrose/sklerose	▲	▲	–
chronische myelo-megakaryozytäre Myelose	▲	▲	–

● Gesicherte Indikation.
○ Indikation im Rahmen von Phase-III-Studien.
△ Indikation im Rahmen von Phase-I–II-Studien.
▲ Kasuistische Indikation.

Tabelle 2 (Fortsetzung)

Diagnose Krankheitsstadium	allogene Spender		autolog
	HLA-ident. Geschwister	HLA-ident. Unverwandte	
Hochmaligne Non-Hodgkin-Lymphome			
1. partielle oder Vollremission „Hochrisiko"	▲	–	○
„sensitive relapse" oder 2. Vollremission	▲	▲	○
(unabhängig von Prognosefaktoren)			
Fortgeschrittenere Krankheitsstadien	▲	▲	△
Niedrigmaligne Non-Hodgkin-Lymphome			
1. partielle oder Vollremission	–	–	○
„sensitive relapse" oder 2. Vollremission	▲	▲	○
Fortgeschrittenere Krankheitsstadien	▲	▲	△
Hodgkin-Lymphome			
1. partielle Remission, früher „sensitiver relapse"	▲	–	○
Spätrezidiv oder 2. Vollremission	▲	▲	○
Fortgeschrittenere Krankheitsstadien	▲	▲	△
Multiples Myelom (MM)			
Stadium I	–	–	–
Stadium II–III und progressives Myelom	▲	▲	●

kurativer Intention zu vertreten. Neben Krankheits-spezifischen prognostischen Faktoren sind auch psychische und soziale Aspekte bei der Indikationsstellung zu berücksichtigen, da sie für die erfolgreiche Rehabilitation von maßgeblicher Bedeutung sein können.

Einen Überblick über die gegenwärtig akzeptierten oder in klinischen Studien geprüften Indikationen zur HDT bei hämatologischen Neoplasien verschafft Tabelle 2. Als obere Altersgrenze für diese Therapiemaßnahme werden bei autologem Stammzellersatz das 65. bis 70. Lebensjahr und bei allogener Transplantation das 55. bis 60. Lebensjahr betrachtet, wobei individuelle Einschränkungen dieser Altersgrenzen unter bestimmten Gesichtspunkten (Begleitkrankheiten, Organfunktionseinschränkungen, immunologische Risiken in Abhängigkeit von der Spendersituation etc.) erfolgen müssen. Es muß betont werden, daß die HDT mit autologem Stammzellersatz bei hämatologischen Neoplasien gegenwärtig generell nur im Rahmen klinischer Studienprotokolle zulässig ist. Für die allogene Transplantation bestehen hingegen bereits fest umrissene und allgemein akzeptierte Indikationsbereiche (Tabelle 2).

Bezüglich der Indikationsstellung zur HDT sei ausdrücklich auch auf die in anderen Kapiteln dargestellten Therapiekonzepte für hämatologische Neoplasien hingewiesen.

2 Akute myeloische Leukämie

2.1 Allogene Stammzelltransplantation

2.1.1 Erste Vollremission

Die allogene Transplantation von Knochenmark nach einer radiochemotherapeutischen Konditionierungstherapie ist bei erwachsenen Patienten gegenwärtig zweifelsfrei die wirksamste Remissions-erhaltende Therapiemaßnahme. Vergleichende Studien mit konventioneller Postremissions-Chemotherapie sind in Tabelle 3 zusammenfassend dargestellt. Abgesehen von der für die akute Promyelozytenleukämie (APL) charakteristischen Translokation t(15;17) bzw. ihres molekulargenetisches Korrelates PML/RAR-α konnten bislang keine allgemeinverbindlichen und auch in verschiedenen AML-Therapiestudien studienübergreifend akzeptierten günstigen prognostischen Faktoren identifiziert werden, die bei Diagnosestellung oder im Therapieverlauf eine verläßliche Abschätzung des individuellen Rezidivrisikos erlauben [2]. Es ist aber zu erwarten, daß mithilfe quantitativer molekulargenetischer Methoden zum Nachweis minimaler Resterkrankung bei Patienten in hämatologischer CR eine Krankheitspersistenz oder ein drohendes Rezidiv zukünftig frühzeitig nachgewiesen werden können. Diese Methoden werden somit dazu beitragen, die Indikation zur Durchführung einer allogenen KMT auch bei Patienten in CR abzusichern.

Mit Ausnahme der APL in molekulargenetisch definierter Remission ergibt sich gegenwärtig für die Indikationsstellung, daß bei erwachsenen Patienten, die über einen genotypisch HLA-identischen Geschwisterspender oder einen phänotypisch bzw. partiell HLA-identischen Spender (maximal eine Differenz im Bereich der MHC-Klasse-I- oder -II-Genorte in *graft-versus-host*-Richtung) im erweiterten Familienkreis verfügen, eine KMT nach Erreichen der 1. CR durchgeführt werden sollte. Weitere Voraussetzungen sind ein Lebensalter unter 60 Jahren und fehlende Kontraindikationen (z.B. floride oder nicht ausgeheilte Infektionen, Begleitkrankheiten mit erhöhtem Risiko Transplantations-assoziierter

Tabelle 3. Ergebnisse der allogenen Knochenmarktransplantation im Vergleich zur Postremissions-Chemotherapie bei akuter myeloischer Leukämie in 1. Vollremission

Autor [Referenz] Studiengruppe/ Zentrum	Studiendesign	Behandlung	Beobachtungszeit (Monate)	Patientenzahl	Rezidivwahrscheinlichkeit	Krankheitsfreies Überleben
Appelbaum et al. [4] Seattle	prospektiver Vergleich (intent-to-treat) Pat.-Alter 17–50 J	Pat. mit Spender KMT durchgeführt Konsolidierung o. Erhaltung	> 60 – 120 > 60 – 120 > 60 – 120	43 33 43	– – –	37 % (10 J) 45 % (10 J) 19 % (10 J)
Büchner et al. [5] AMLCG	prospektiver Vergleich (matched-pair) Pat.-Alter < 60 J	KMT Konsolidierung u. zyklische Erhaltung	– –	45 45	– –	65 ± 17 % (5 J) 49 ± 17 % (5 J)
Cassileth et al. [6] ECOG	prospektiver Vergleich (intent-to-treat) Pat.-Alter < 41 J	KMT Konsolidierung Erhaltung	> 12 – 72 > 12 – 72 > 12 – 72	54 30 21	– – –	42 ± 13 (6 J) 30 ± 17 (6 J) 14 ± 15 (6 J)
Ferrant er al. [7] Louvain, Brüssel	prospektiver Vergleich (intent-to-treat) Pat.-Alter 1–57 J	Pat. mit Spender KMT durchgeführt Konsolidierung	4 – 48 4 – 48 4 – 48	24 20 43	41 ± 12 % (4 J) 33 ± 10 % (4 J) 78 ± 22 % (4 J)	53 ± 19 % (4 J) 64 ± 21 % (4 J) 5 ± 4 % (4 J)
Gratwohl et al. [8] EBMT	prospektiver Vergleich (intent-to-treat) Pat.-Alter 17–56 J	Pat. mit Spender KMT durchgeführt Pat. ohne Spender	24 – 48 24 – 48 24 – 48	66 48 81	– –	44 % (4 J) 50 % (4 J) 21 % (4 J)
Reiffers et al. [9] BGMT	prospektiver Vergleich (intent-to-treat) Pat.-Alter 15–55 J	Pat. mit Spender Pat. ohne Spender	12 – 96 12 – 96	60 125	20 % (3 J) 52 % (3 J)	58 % (3 J) 35 % (3 J)
Zittoun et al. [10] EORTC-Gimema	prospektiver Vergleich (intent-to-treat) Pat.-Alter 10–45 J	KMT Konsolidierung	– –	168 126	– –	55 ± 4 % (6 J) 30 ± 4 % (6 J)
Link et al. [11] SHG-AML	prospektiver Vergleich Pat.-Alter 6–50 J	KMT Konsolidierung	– 84 – 84	62 123	– –	72 % (6 J) 38 % (6 J)
Ravindranath et al. [12] POG	prospektiver Vergleich pädiatrische Pat.	KMT Konsolidierung	– –	89 117	– –	52 % (5 J) 36 % (5 J)

Komplikationen). Eine zwingende Indikation ergibt sich unter den entsprechenden Voraussetzungen in der 1. CR bei Patienten mit *de novo* AML und prognostischen Faktoren, die ein erhöhtes Rezidivrisiko bei konventioneller Postremissions-Therapie erwarten lassen sowie bei Patienten mit sekundärer AML, die sich z.B. als Zweiterkrankung nach erfolgreicher Behandlung eines Tumorleidens entwickelt hat oder aus einem myelodysplastischen Syndrom hervorgegangen ist.

Aufgrund der günstigeren Resultate der Chemotherapie im Kindesalter sollten nur Patienten mit ungünstigen prognostischen Faktoren in 1. CR der AML allogen transplantiert werden. Nach Analysen der kooperativen AML-BFM-Studien-83 und -87 war insbesondere ein verzögertes Ansprechen auf die Induktionstherapie mit einem hohen Rezidivrisiko assoziiert [3]. Bei kindlichen Patienten mit hohem Rezidivrisiko wird im Rahmen der AML-BFM-93-Studie die Indikation zur allogenen KMT nach einer frühen Therapie-intensivierten Postremissions-Chemotherapie gestellt (Tabelle 3).

Die allogene KMT sollte nach Möglichkeit innerhalb von 2 bis 3 Monaten nach Erreichen der 1. CR durchgeführt werden, um das Risiko eines Rezidivs vor der KMT zu vermindern. Kann aus logistischen Gründen innerhalb dieses Zeitraums die KMT nicht durchgeführt werden, sollte mit einer Konsolidierungs-Chemotherapie überbrückend behandelt werden. Beträgt die Dauer der 1. CR mehr als 6 Monate, ist aufgrund des Verhältnisses zwischen der Heilungschance durch alleinige Chemotherapie und den Transplantations-assoziierten Risiken keine Indikation zur allogenen KMT in 1. CR mehr gegeben.

2.1.2 Andere Krankheitsstadien

Da Patienten mit AML bei Versagen der Induktionschemotherapie und im Falle eines Rezidivs durch chemotherapeutische Maßnahmen nur in Ausnahmefällen heilbar sind, ergeben sich sowohl bei Erwachsenen als auch bei Kindern in folgenden Krankheitssituationen unumstrittene und zwingende Indikationen zur allogenen KMT:

1. Versagen der Induktionstherapie mit residueller oder primär refraktärer Erkrankung.
2. Beginnendes 1. Rezidiv.
3. Zweite und konsekutive CR.

Das hohe antileukämische Potential der allogenen KMT wird eindrucksvoll durch die Tatsache belegt, daß bei ca. 90% der Patienten mit einer

Tabelle 4. Ergebnisse der allogenen Knochenmarktransplantation bei akuter myeloischer Leukämie in fortgeschrittenen Stadien (Erwachsene)

Autor [Referenz] Studiengruppe/ Zentrum	Krankheitsstadium	Patientenzahl	5-Jahres-Rezidivwahrscheinlichkeit	5-Jahres-krankheitsfreies Überleben
Clift et al. [14] Seattle	unbehandeltes 1. Rezidiv	54	$36 \pm 20\%$	$30 \pm 13\%$
	resistentes 1. Rezidiv	29	$56 \pm 26\%$	$21 \pm 14\%$
	2. Vollremission	49	$37 \pm 20\%$	$28 \pm 13\%$
Ehninger et al. [15] DAG-KMT	2. Vollremission	61	–	25%
	fortgeschrittenere Stadien	75	–	10%
Gale et al. [16] IBMTR	2. Vollremission	229	50%	25%
	fortgeschrittenere Stadien	321	70%	15%
Gratwohl et al. [17] EBMT	2. Vollremission u. fortgeschrittenere Stadien	149	50%	25%

Krankheitspersistenz nach der Induktionschemotherapie noch eine Vollremission durch die KMT induziert werden konnte und daß ca. 20% dieser Patienten nach 3 bis 5 Jahren krankheitsfrei überlebten [13]. Ferner hat sich gezeigt, daß die 5-Jahres-krankheitsfreien Überlebenswahrscheinlichkeit nach Durchführung der allogenen KMT im beginnenden 1. Rezidiv oder in 2. CR mit jeweils 25%–30% identisch sind. In noch weiter fortgeschrittenen Krankheitsstadien erreichen noch ca. 10% der Patienten durch die allogene KMT krankheitsfreies Langzeitüberleben (Tabelle 4).

Bei Patienten ohne gewebsverträglichen familiären Spender besteht gegenwärtig die Indikation zur allogenen KMT mit einem nicht verwandten HLA-identischen Spender aufgrund der höheren Transplantations-assoziierten Komplikationsrate auch unabhängig von prognostischen Faktoren erst nach einem Rezidiv der AML. Nach den bislang publizierten präliminären Analysen überlebten nur 30% bis 40% der in 1. oder 2. CR transplantierten jüngeren Patienten nach 2 Jahren krankheitsfrei [18]. Eine Bewertung des Stellenwertes der allogenen KMT mit nicht verwandten Spendern im Behandlungskonzept der AML ist aber aufgrund der relativ geringen Zahl bislang behandelter Patienten und der kurzen Nachbeobachtungszeiten derzeit noch nicht möglich.

2.2 Autologe Stammzelltransplantation

2.2.1 Erste Vollremission

Die hochdosierte Radiochemotherapie mit nachfolgender Retransfusion Patienten-eigener, in Remission gewonnener und kryokonservierter Knochenmark- oder Blutstammzellen wird gegenwärtig im Rahmen kontrollierter Therapiestudien als konsolidierende Therapiemaßnahme der AML bei Patienten ohne geeignete Knochenmarkspender in 1. CR geprüft. In den bislang publizierten prospektiven randomisierten Studien, die den Stellenwert der autologen KMT in 1. CR im Vergleich zu anderen Remissions-erhaltenden Chemotherapiekonzepten untersuchten, konnte bislang kein positiver Einfluß auf die Remissionsdauer oder die Rate anhaltender Remissionen nachgewiesen werden (Übersicht bei 19). Eine *matched-pair* Analyse der AMLCG-Studie ergab für die Konsolidierung durch autologe KMT im Vergleich zur prolongierten zyklischen Erhaltungstherapie über 3 Jahre ein vergleichbares krankheitsfreies Überleben. Ein bedeutsames Argument für die HDT mit autologer KMT/PBSCT könnte sich aber dahingehend ergeben, daß man Patienten die Belastungen der über 3 Jahre monatlich vorgesehenen zyklischen Erhaltungs-Chemotherapie in Anbetracht der vergleichbaren antileukämischen Wirksamkeit und therapiebedingten Risiken ersparen kann. In einer retrospektiven europäischen Analyse fanden sich Hinweise darauf, daß die Behandlungsergebnisse der autologen KMT in 1. CR maßgeblich durch das Zeitintervall zwischen Remissionseintritt und der Durchführung der HDT beeinflußt werden. Die Rezidivraten reichten von ca. 65 % bei der Durchführung innerhalb von 3 Monaten nach Remissionseintritt bis ca. 35 % bei Remissionsdauern von mehr als 6 Monaten [20]. Diese Unterschiede lassen sich wahrscheinlich durch Einflüsse der Patientenselektion mit Ausschluß von Frührezidiven bei protrahierter Durchführung der autologen KMT erklären. Inwieweit Ansätze, durch eine *ex vivo* Behandlung des autologen Knochenmarks den Gehalt an klonogenen Leukämiezellen mittels aktivierter Cyclophosphamid-Derivate oder durch monoklonale Antikörper zu reduzieren, Einfluß auf die Rezidivhäufigkeit haben, wird gegenwärtig kontrovers beurteilt. In der angesprochenen retrospektiven Analyse ergab sich für Patienten, die *ex vivo* behandeltes Knochenmark erhielten, nur dann ein marginaler Vorteil hinsichtlich des krankheitsfreien Überlebens, wenn sie innerhalb von 6 Monaten nach Erreichen der CR behandelt wurden und eine Ganzkörperbestrahlung Bestandteil der HDT war [19, 20]. Untersuchungen bei Patienten mit krankheitsspezifischen molekulargenetischen Markern werden zukünftig darüber Aufschluß geben, welche Bedeutung kontaminierenden leukämischen Zellen in autologen Stammzellpräparaten oder aber nach HDT persistierenden leukämischen Zellen für die Rezidiventstehung zukommt. Zieht man die Rezidivraten nach KMT mit eineiigen Zwillingsspendern als Modell für leukämiezellfreie autologe Stammzellpräparate heran, liegt der Analogieschluß nahe, daß Rezidive nach einer HDT in erster Linie durch residuelle leukämische Zellen im Patienten bedingt sind.

Die Indikation für eine intensivierte Postremissionstherapie in Form einer HDT mit autologer KMT/PBSCT ist bei Patienten ohne geeignete Spender in der 1. CR der AML gegenwärtig nur im Rahmen klinischer Phase-III-Studien zulässig, in denen dieses Therapiekonzept mit anderen Ansätzen der Konsolidierungs- und Erhaltungstherapie prospektiv verglichen wird. Ein entsprechendes Studienkonzept wird gegenwärtig im Rahmen der deutschen AMLCG-Studie geprüft.

2.2.2 Andere Krankheitsstadien

Nach HDT und autologer KMT erreichen 10%–20% der in 2. CR behandelten Patienten krankheitsfreies Langzeitüberleben, so daß in Anbetracht der bei konventionellem Vorgehen frustranen Therapieresultate die Indikation zur HDT bei Patienten ohne Spender gestellt werden kann. Auch in konsekutiven Remissionen kann in Einzelfällen die Indikation zur HDT gerechtfertigt sein.

3 Myelodysplastische Syndrome

3.1 Allogene Stammzelltransplantation

Für die heterogene Krankheitsgruppe der primären oder sekundären (MDS) ist die allogene KMT gegenwärtig das einzige kurative Therapiekonzept. Aufgrund der Altersverteilung der MDS kann jedoch nur ein geringer Anteil betroffener Patienten dieser Therapiemodalität zugeführt werden. Ähnlich der Situation bei der Polychemotherapie von MDS in leukämischer Transformation (RAEB-T, CMML) sind auch die Ergebnisse der allogenen KMT im Vergleich zu den bei primärer AML zu erzielenden Resultaten ungünstiger. In einer aktuellen retrospektiven Analyse europäischer Transplantationszentren betrug das 4-Jahres-krankheitsfreie Überleben für alle Patienten mit MDS oder sekundärer AML nach allogener KMT mit gewebsidentischen familiären Spendern ca. 40 % [21]. In der Subgruppe der Patienten, die aufgrund eines MDS der Subtypen RA oder RARS allogen transplantiert wurden, konnte ein 4-Jahres-Überleben im Bereich von 50 % erzielt werden.

Die ersten Erfahrungen mit nicht verwandten Spendern bei Patienten mit MDS ergaben Überlebenswahrscheinlichkeiten nach einer 2-jährigen Beobachtungszeit zwischen 15 % und 20 %, wobei diese Resultate z. T. durch eine Selektion von Patienten mit ungünstigen prognostischen Faktoren zu erklären sind [18].

Die Indikationsstellung zur allogenen KMT hat bei Patienten mit MDS die Prognose in Abhängigkeit vom morphologischen Subtyp, dem Lebensalter und anderen prognostischen Faktoren (Zytogenetik, medulläre Blasteninfiltrationsrate, Ausmaß der Granulozytopenie und/oder Thrombozytopenie, LDH-Erhöhung, ggf. DNS-Aneuploidie u. a.) zu berücksichtigen, obgleich den genannten Faktoren im Einzelfall nur eine begrenzte prädiktive Wertigkeit zukommt. Bei morphologischen Subtypen ohne nachweisbare leukämische Transformation (RA, RARS), deren Prognose *quoad vitam* unter alleiniger supportiver Therapie im Bereich von 20 bis 80 Monaten angegeben wird, hängt die Indikationsstellung maßgeblich von der Einschätzung der vitalen Gefährdung durch eine begleitend bestehende Granulozytopenie und/oder Thrombozytopenie ab. Im Zweifelsfall kann eine Verlaufsbeobachtung der Infekt- oder Blutungsneigung die Indikationsstellung erhärten. Bei allen morphologischen Subtypen mit leukämischer Transformation (RAEB, RAEB-T, CMML) ist eine Indikation zur allogenen KMT grundsätzlich gegeben. Im Einzelfall ist zu erwägen, durch eine vorgeschaltete Chemotherapie eine hämatologische Remission zu induzieren, um das kurative Potential der allogenen KMT zu verbessern. Nutzen und Risiko dieser vorgeschalteten Therapiemaßnahme müssen jedoch angesichts der hohen Rate therapiebedingter letaler Komplikationen im Rahmen der Polychemotherapie von MDS sorgfältig abgewogen werden. Bei jüngeren Patienten mit leukämisch transformierten MDS ist aber aufgrund der ansonsten hohen Rezidivraten eine Induktionschemotherapie vor allogener KMT generell empfehlenswert.

Da die günstigsten Transplantationsresultate bei Patienten ohne leukämische Transformation dokumentiert wurden, muß zukünftig auch geprüft werden, ob in dieser Patientengruppe eine abwartende Haltung bis zur leukämischen Transformation zu rechtfertigen ist.

Besonders problematisch ist die Indikationsstellung zur allogenen KMT bei Patienten, die ein sekundäres MDS nach erfolgreicher Chemo- und/oder Strahlentherapie einer malignen Erkrankung entwickelten. Dieses Problem gewinnt aufgrund der wachsenden Zahl kurativ behandelter Tumorpatienten zukünftig zweifelsfrei an Bedeutung. Ist davon auszugehen, daß die maligne Primärerkrankung tatsächlich geheilt wurde, ist die Indikation zur allogenen KMT in Anbetracht der extrem ungünstigen Prognose sekundärer MDS zu stellen.

Eine begleitende ausgeprägte Markfibrose oder massive Splenomegalie, die häufiger bei der CMML nachzuweisen ist, müssen ggfs. bei der Indikationsstellung zur allogenen KMT berücksichtigt werden.

3.2 Autologe Stammzelltransplantation

Bei Patienten mit leukämisch transformierten MDS ohne geeignete familiäre oder nicht verwandte Spender wird gegenwärtig die Indikation zur HDT mit autologer KMT/PBSCT im Rahmen von Phase-II-Studien nach Erreichen einer hämatologischen CR geprüft [22]. Der Stellenwert dieses Therapieansatzes kann gegenwärtig noch nicht bewertet werden.

4 Akute lymphatische Leukämie

4.1 Allogene Stammzelltransplantation

4.1.1 Erste Vollremission

Die Ergebnisse der allogenen KMT mit histokompatiblen Familienspendern bei Patienten mit ALL müssen vor dem Hintergrund der biologischen Heterogenität dieses Krankheitsbildes und seiner im Wandel befindlichen prognostischen Faktoren betrachtet werden. Bei Erwachsenen liegen die publizierten 5-Jahres-krankheitsfreien Überlebenswahrscheinlichkeiten nach allogener KMT in 1. CR zwischen 20% und 60% (Tabelle 5). Die ausgeprägte Variabilität dieser Resultate ist einerseits Folge der unterschiedlichen Therapieintensität vor allogener KMT, darüberhinaus aber auch auf Einflüsse der Patientenselektion auf der Basis prognostischer Faktoren zurückzuführen. Insgesamt sind die Ergebnisse

Tabelle 5. Ergebnisse der allogenen Knochenmarktransplantation bei akuter lymphatischer Leukämie

Autor [Referenz] Studiengruppe/ Zentrum	Krankheitsstadium	Patientenzahl	5-Jahres-Rezidivwahrscheinlichkeit	5-Jahreskrankheitsfreies Überleben
Doney et al. [26] Seattle	1. Vollremission	41	50%	21%
	2. Vollremission	48	65%	15%
	1. und konsekutives Rezidiv	103	70%	12%
Ehninger et al. [15] DAG-KMT	1. Vollremission	33	–	56%
	2. Vollremission	28	–	41%
	fortgeschrittenere Stadien	40	–	32%
Gale et al. [16] IBMTR	1. Vollremission	243	30 ± 10%	39 ± 10%
	2. Vollremission[a]	592	60%	15%
	fortgeschrittenere Stadien[a]	281	75%	10%
Gratwohl et al. [27] EBMT	1. Vollremission[a]	260	25%	50%
	2. Vollremission u. fortgeschrittenere Stadien[a]	360	50%	30%
Horowitz et al. [28] IBMTR(ALL-BMFT	1. Vollremission (Chemotherapie)	484	59 ± 5%	38 ± 5%
	1. Vollremission (KMT)	251	26 ± 7%	44 ± 7%
Arnold et al. [29] ALL-BMFT	1. Vollremission („Hochrisiko")	83	34%	45%
	2.–3. Vollremission	73	60%	17%
	Manifestes Rezidiv	63	74%	19%

[a] adulte und pädiatrische Patienten.

der allogenen KMT in 1. CR der ALL bei Erwachsenen unbefriedigend [23]. Auch in prognostisch ungünstigen Patientengruppen konnte in retrospektiven Analysen bislang kein signifikanter Vorteil der allogenen KMT im Vergleich zur Postremissions-Chemotherapie nachgewiesen werden. Die publizierten retrospektiven Untersuchungen bei Erwachsenen mit t(9;22)- oder BCR/ABL-positiver ALL deuten jedoch darauf hin, daß durch die allogene KMT in 1. CR trotz der mitgeteilten inakzeptabel hohen Rezidivraten das Rückfallrisiko im Vergleich zur Chemotherapie geringer ist [24].

In 1. CR wird von der deutschen ALL-Studie 05/93 des Erwachsenen die Indikation zur allogenen KMT mit Familien- oder nicht verwandtem Spender bei Vorliegen einer der folgenden prognostischen Faktoren empfohlen [25].

1. Initale Leukozytenzahl ($> 30 \times 10^9$/L) bei ALL mit B-Liniendifferenzierung (prä-prä-B, common-, oder B-ALL),
2. verzögertes Erreichen einer CR (> 4 Wochen) unabhängig vom immunologischen Subtyp und Karyotyp,
3. t(9; 22)- oder BCR/ABL-positive ALL, t(4;11)-positive ALL,
4. prä-prä-B-ALL,
5. persistierende B-ALL nach 2–3 Chemotherapie-Blöcken.

Im Kindesalter ist die Indikation zur allogenen KMT in 1. CR aufgrund der insgesamt günstigeren Ergebnisse der Chemotherapie bei Nichterreichen einer CR am Tag 33 der Induktionstherapie, bei Patienten mit t(9; 22)-BCR-ABL-positiver oder t(4; 11)-positiver ALL zu stellen. Eine weitere Indikation ergibt sich bei inadäquatem initialen Steroid-Ansprechen in Verbindung mit mindestens einem weiteren prognostisch ungünstigen Merkmal (T-ALL, pro-B-ALL, Koexpression myeloischer Marker auf ≥ 20% der Blasten, Leukozytenzahl > 100000/mm³) [3].

4.1.2 Andere Krankheitsstadien

Bei Durchführung der allogenen KMT in 2. CR wurden krankheitsfreie Überlebenswahrscheinlichkeiten zwischen 20% und 40%, und in weiter fortgeschrittenen Stadien zwischen 10% und 30% publiziert (Tabelle 5). Diese Resultate rechtfertigen, die allogene KMT für Erwachsene mit histokompatiblem Spender auch unabhängig von prognostischen Faktoren nach der 1. CR als Therapie der Wahl zu betrachten.

Nach Analysen der pädiatrischen ALL-BFM Studiegruppe führt die allogene KMT mit Geschwisterspendern zu einem signifikanten Vorteil bezüglich des krankheitsfreien Überlebens, wenn als Indikation ein Knochenmarkrezidiv (unabhängig vom Immunphänotyp) innerhalb von 18 Monaten nach Diagnosestellung oder ein Rezidiv einer T- oder B-ALL (unabhängig von der Rezidivlokalisation und dem Rezidivzeitpunkt) vorlag und die KMT in 2. CR durchgeführt wurde. Auch unter Einschluß von Kindern mit sehr frühem Rezidiv wurde für diese Patientengruppe, die unter konventioneller Chemotherapie kaum eine Heilungschance hat, eine krankheitsfreie Überlebenswahrscheinlichkeit von ca. 50% mitgeteilt [30].

Die Indikation zur allogenen KMT bei ALL ergibt sich im Erwachsenenalter grundsätzlich für alle Patienten bis zum 55. Lebensjahr nach Auftreten eines Rezidivs unter Berücksichtigung der o.g. Kontraindikationen, wenn ein histokompatibler verwandter oder nicht verwandter Spender zur Verfügung steht.

Im Kindesalter besteht eine anerkannte Indikation zur allogenen KMT bei Frührezidiven innerhalb von 18 Monaten nach Diagnosestellung oder Rezidiven einer T- oder B-ALL. Für Kinder mit isoliertem extramedullärem Rezidiv, z.B. des Hodens oder des ZNS, oder medullärem Spätrezidiv einer Non-B- und Non-T-ALL ist die Auffassung bezüglich der Indikation zur allogenen KMT gegenwärtig nicht einhellig.

4.2 Autologe Stammzelltransplantation

Der Stellenwert der HDT mit autologer KMT oder PBSCT im Therapiekonzept der ALL läßt sich aufgrund der bislang publizierten Studien nicht klar festlegen. Bei Patienten ohne HLA-identische Spender wird die Indikationen zur HDT im Rahmen der deutschen ALL-Therapiestudien bei Erwachsenen und Kindern entsprechend den Indikationen zur allogenen KMT vorwiegend bei „Hochrisiko"-Patienten in 1. CR und bei „Standardrisiko"-Patienten in 2. CR geprüft. Bei der ALL stehen – im Gegensatz zur AML – Verfahren zur selektiven *ex vivo* Elimination von residuellen Leukämiezellen aus Knochenmark- oder Blutstammzellpräparaten durch differenzierungsspezifische monoklonale Antikörper zur Verfügung. Die Effektivität des „purging" kann nachfolgend durch die Amplifikation Leukämieklon-spezifischer DNA oder RNA, z.B. im Falle der BCR/ABL-positiven ALL überprüft werden [31]. Derartige Studien werden dazu beitragen, den Einfluß einer Leukämiezell-Kontamination der Transplantate, die mit konventionellen diagnostischen Verfahren nicht nachweisbar ist, auf das Rezidivrisiko zu klären.

5 Chronische myeloische Leukämie

5.1 Allogene Stammzelltransplantation

5.1.1 Chronische Phase

Gegenwärtig bleibt die allogene KMT die einzige Therapieform, die bei dem überwiegenden Anteil behandelter Patienten zu anhaltenden hämatologischen und zytogenetischen Remissionen führt. Nur durch diese Therapieform ist gegenwärtig eine dauerhafte Elimination leukämischer Zellen unter die Sensitivitätsgrenze molekulargenetischer Methoden zu erreichen, die zum Nachweis des BCR/ABL-Hybridgens oder seiner Genprodukte eingesetzt werden. Bei den längsten Beobachtungszeiten transplantierter Patienten von mehr als 15 Jahren erscheint es berechtigt, diese Remissionen Heilungen gleichzusetzten. Die von größeren Transplantationszentren publizierten Langzeitergebnisse von Patienten in 1. chronischer Phase belegen, daß die Überlebenswahrscheinlichkeit selbst nach 10-jähriger Beobachtungszeit ein Plateau im Bereich von 50 % aufweist (Tabelle 6).

Es konnten eine Reihe von Faktoren identifiziert werden, welche die Transplantationsresultate von Patienten in 1. chronischer Phase maßgeblich beeinflussen: Jüngere Patienten, bei denen die KMT innerhalb eines Jahres nach Diagnosestellung durchgeführt wird, erreichen aufgrund einer verminderten Häufigkeit toxischer und immunologischer Transplantationskomplikationen eine 3-Jahreskrankheitsfreie Überlebenswahrscheinlichkeit im Bereich von 70 % bis 90 % [32]. Ein längeres Zeitintervall zwischen Diagnosestellung und KMT (> 2 Jahre) erhöht offenbar nicht das Rezidivrisiko, sondern die Transplantations-assoziierte Sterblichkeit, was als Folge der kumulativen Toxizität einer prolongierten zytoreduktiven Therapie vor KMT interpretiert werden muß. Dieser ungünstige Einfluß konnte insbesondere für die Busulfan-Vorbehandlung dokumentiert werden, die mit einem erhöhten Risiko tödlicher pulmonaler Komplikationen nach allogener KMT assoziiert ist. Beträgt die Dauer der chronischen Phase vor KMT über zwei Jahre, ist zwischen dem 30. und 50. Lebensjahr keine Abhängigkeit der Häufigkeit Transplantations-assoziierte Komplikationen vom Patientenalter mehr nachzuweisen, wenn andere prognostische Faktoren berücksichtigt werden [33]. Der früher angenommene ungünstige Einfluß einer fortgeschrittenen Knochenmarkfibrose auf die hämatopoietische Rekonstitution nach KMT konnte in aktuelleren Analysen nicht bestätigt werden.

Es zeichnet sich in den letzten Jahren zweifelsfrei ab, daß die dargestellten Resultat der allogenen KMT mit genotypisch HLA-identischen Spendern in 1. chronischer Phase der CML aufgrund neuer Ansätze zur Prävention und Therapie Transplantations-assoziierter Komplikationen verbessert werden können [34].

Eine signifikante Verminderung der Häufigkeit und Schwere der akuten *graft-versus-host* (GvH)-Krankheit und eine daraus resultierende Verbesserung der Transplantationsergebnisse gelang durch die Einführung

Tabelle 6. Ergebnisse der allogenen Knochenmarktransplantation mit HLA-identischen Geschwisterspendern bei chronischer myeloischer Leukämie

Autor [Referenz] Studiengruppe/Zentrum	Krankheitsstadium	Patientenzahl	Rezidivwahrscheinlichkeit	Überlebenswahrscheinlichkeit
Beelen et al. [37] Essen	chronische Phase Akzeleration 2. chronische Phase	106 10 15	$23 \pm 14\%$ (10 J) $38 \pm 34\%$ (10 J) $58 \pm 36\%$ (5 J)	$50 \pm 5\%$ (10 J)[a] $30 \pm 14\%$ (10 J) $24 \pm 12\%$ (5 J)
Ehninger et al. [15] DAG-KBT	chronische Phase Akzeleration manifeste Blastenkrise	187 37 11	– – –	59% (6 J) 33% (6 J) 0%
Goldmann et al. [38] und McGlave et al. [32] IBMTR	chronische Phase: T-Zelldepletion keine T-Zelldepletion	87 200	$52 \pm 12\%$ (4 J) $9 \pm 4\%$ (4 J)	$62 \pm 11\%$ (3 J) $58 \pm 8\%$ (3 J)
Gratwohl [39] EBMT	chronische Phase: T-Zelldepletion keine T-Zelldepletion Akzeleration Blastenkrise	281 666 206 41	$65 \pm 10\%$ (8 J) $21 \pm 6\%$ (8 J) 56% (5 J) 55% (2 J)	$21 \pm 6\%$ (8 J)[a] $44 \pm 6\%$ (8 J)[a] 22% (5 J)[a] 17% (2 J)[a]
Marks et al. [40] Hammersmith, London	chronische Phase: T-Zelldepletion MTX/CSA	51 50	61% 6%	25% (5 J)[a] 69% (5 J)[a]
McGlave et al. [32] IBMTR	chronische Phase Akzeleration Blastenkrise 2. chronische Phase	956 392 188 50	$13 \pm 15\%$ (4 J) $55 \pm 24\%$ (4 J) $41 \pm 39\%$ (4 J) –	$53 \pm 4\%$ (6 J) $32 \pm 8\%$ (6 J) $16 \pm 6\%$ (6 J) $25 \pm 23\%$ (3 J)
Thomas et al. [41] Seattle	chronische Phase	190	24% (10 J)	65% (10 J)

[a] Krankheitsfreies Überleben.

einer kombinierten immunpharmakologischen Prophylaxe mit Methotrexat sowie Ciclosporin, die bei Patienten mit CML inzwischen die Standardbehandlung zur Vorbeugung der akuten GvHD ist. Als besonders nachteilig hat sich hingegen die zur Prophylaxe einer akuten GvHD eingeführte *ex vivo* Elimination von Spender-T-Lymphozyten aus dem Transplantat erwiesen, da durch diese Maßnahme das Rezidivrisiko, das bei der Transplantation von unmanipuliertem Knochenmark 15 %–25 % beträgt, auf bis zu 75 % ansteigt (Tabelle 6). Der Einfluß der T-Zelldepletion auf das Rezidivrisiko gilt als klinisches Indiz für die Bedeutung von Immunmechanismen hinsichtlich des antileukämischen Effektes der allogenen KMT. Darüberhinaus ist die T-Zelldepletion mit einem erhöhten Risiko primärer oder sekundärer Transplantatabstoßungen assoziiert.

Da die allogene KMT derzeit die einzige kurative Therapie der CML darstellt, hat die Transplantation von Knochenmark nicht verwandter Spender bereits in der 1. chronischen Phase weltweit breite Akzeptanz gefunden. Aufgrund der rasch anwachsenden Zahl registrierter freiwilliger Spender (weltweit über 3 Millionen) kann inzwischen für ca. 70 % der Patienten ohne geeignete familiäre Spender ein phänotypisch HLA-identischer nicht verwandter Spender im internationalen Verbund identifiziert werden. Für die im Vergleich zur KMT mit familiären Spendern ungünstiger erscheinenden Resultate der Fremdspender-KMT ist in erster Linie eine gesteigerte Häufigkeit und Schwere akuter und chronischer Transplantat-gegen-Wirt-Krankheiten ursächlich [35]. Diese ersten publizierten Resultate müssen jedoch unter dem Vorbehalt betrachtet werden, daß für diesen Therapieansatz zunächst in erster Linie Patienten mit ungünstigen prognostischen Faktoren selektioniert wurden. Fortschritte bei der Histokompatibilitätstestung und Spenderauswahl in Verbindung mit der weiter anwachsenden Zahl verfügbarer Spender sowie erkennbaren Fortschritten bei der Prophylaxe und Therapie Transplantations-assoziierte Komplikationen lassen die Erwartung berechtigt erscheinen, daß die Ergebnisse der KMT mit nicht verwandten Spendern ebenfalls in naher Zukunft verbessert werden können.

Die Indikation zur allogenen KMT mit familiären histokompatiblen Spendern ist bei Patienten mit neu diagnostizierter CML in der 1. chronischen Phase bis zum 55. Lebensjahr uneingeschränkt gegeben. Jedoch kann ein Therapieversuch mit IFN-α ± Hydroxycarbamid bei behandlungsbedürftigen Patienten, die grundsätzlich für eine allogene KMT qualifizieren, vorgeschaltet werden, der bei partiellem oder komplettem zytogenetischen Ansprechen bis zum Wirkungsverlust fortgeführt werden sollte. Im Falle eines geringen oder fehlenden zytogenetischen Anspre-

chens innerhalb von 12 Monaten (Ph'-positive Knochenmarkzellen
>50%) sollte die allogene KMT frühestmöglicht angeschlossen werden.
Alternativ kann, sofern erforderlich, eine zytoreduktive Therapie mit Hydroxycarbamid allein überbrückend durchgeführt werden. Die Therapie
mit Busulfan ist hingegen auch aufgrund des erhöhten Risikos Transplantations-assoziierter toxischer Komplikationen als obsolet zu betrachten [36].

Eine allogene KMT mit nicht verwandten phänotypisch HLA-identischen Spendern wird bei Patienten bis zum 55. Lebensjahr auch in
1. chronischer Phase breit akzeptiert. Wegen der höheren Therapierisiken
ist es jedoch gängige Praxis, Patienten mit primärem Nichtansprechen auf
die IFN-α-Therapie innerhalb eines 12-monatigen Behandlungszeit-
raumes oder bei Wirkungsverlust nach mehr als 12-monatiger Behandlungsdauer dieser Therapiemodalität zuzuführen. Eine KMT mit nicht
verwandtem Spender empfiehlt sich bei allen Patienten mit bereits mehr-
jährigem Verlauf der chronischen Phase und insbesondere bei ersten
Anzeichen einer Krankheitsprogredienz (schlechteres Therapieansprechen, Auftreten zusätzlicher struktureller oder numerischer zytogenetischer Anomalien etc.).

5.1.2 Andere Krankheitsstadien

In der Akzelerationsphase der CML ist das krankheitsfreie Überleben nach
allogener KMT mit HLA-kompatiblen familiären Spendern sowohl aufgrund einer Zunahme letaler Therapiekomplikationen als auch durch
höhere Rezidivraten im Vergleich zur 1. chronischen Phase ungünstiger.
In der manifesten akuten Transformationsphase überleben nur 5% bis
10% der Patienten nach allogener KMT anhaltend krankheitsfrei. Kann
hingegen durch eine Polychemotherapie der akuten Transformationsphase eine zweite chronische Phase induziert werden, verbessert sich
die krankheitsfreie Überlebenswahrscheinlichkeit nach KMT auf ca. 25%
(Tabelle 6).

Die Indikationsstellung zur allogenen KMT mit familiärem oder nicht
verwandten Spender ist in der Akzelerations- oder 2. chronischen Phase
der CML eindeutig gegeben. In der manifesten akuten Transformationsphase wird die Indikation zur allogenen KMT als *ultima ratio* Therapie
aufgrund der sehr ungünstigen Resultate von zahlreichen Behandlungszentren insbesondere bei ausschließlicher Verfügbarkeit eines nicht verwandten Spenders abgelehnt, da das Spenderrisiko im Verhältnis zu der
geringen Therapiechance als inakzeptabel hoch erachtet wird.

5.2 Autologe Stammzelltransplantation

Bei Patienten ohne Spender werden gegenwärtig unterschiedliche Ansätze der autologen KMT/PBSCT untersucht. Neuere Konzepte versuchen, durch hochdosierte Polychemotherapie oder durch IFN-α das Wachstum von residueller physiologischer Hämatopoese *in vivo* zu begünstigen, um anschließend Knochenmark- oder periphere Blutstammzellen mit einem reduzierten Gehalt an Ph'-positiven Zellen zu gewinnen. Vielversprechende Resultate hinsichtlich der Gewinnung Ph'-negativer peripherer Blutstammzellen wurden insbesondere für Patienten in früher 1. chronischer Phase berichtet [42]. Mithilfe von Langzeitkulturtechniken wird ferner versucht, das unterschiedliche Proliferationsverhalten physiologischer und leukämischer Zellen zur selektiven Anreicherung der normalen Hämatopoese zu nutzen. Es konnte inzwischen nachgewiesen werden, daß aus Knochenmark von Patienten in chronischer Phase zytogenetisch normale Vorläuferzellen *in vitro* gewonnen und expandiert werden können [43]. Nach hochdodierter Radiochemotherapie und Übertragung dieser Zellen konnten vereinzelt langanhaltende komplette oder partielle zytogenetische Remissionen dokumentiert werden. Auch eine Erhaltungstherapie mit IFN-α nach autologer KMT/PBSCT wird gegenwärtig geprüft. Inwieweit diese zweifelsohne interessanten Entwicklungen letztlich zu kurativen Therapiekonzepten der CML führen, läßt sich derzeit noch nicht absehen. Auf der Basis der Transplantationsresultate mit monozygoten Zwillingsspendern bei CML in 1. chronischer Phase ist jedoch zu erwarten, daß günstigenfalls 30% bis 50% der mit autologer KMT/PBSCT behandelten Patienten infolge der inkompletten antileukämischen Wirkung der verfügbaren HDT-Protokolle und der fehlenden *graft-versus-leukemia* Wirkung autologer Transplantate langfristig krankheitsfrei bleiben.

6 Myeloproliferative Syndrome
(außer chronische myeloische Leukämie)

6.1 Allogene Stammzelltransplantation

Polycythaemia rubra vera und essentielle Thrombozythämie stellen aufgrund der intermediär günstigen Prognose keine Indikation für die allogene KMT dar. In Einzelfällen kann jedoch insbesondere bei jüngeren

Patienten vor dem Auftreten sekundärer Organkomplikationen die Indikation erwogen werden, sofern ein genotypisch HLA-identischer Geschwisterspender verfügbar ist.

Hingegen ist die allogene KMT bei Patienten mit Ph'-negativer CML aufgrund ihrer ungünstigen Prognose zweifelsfrei indiziert. Die idiopathische Osteomyelofibrose ist durch allogene KMT prinzipiell heilbar, wobei jedoch bislang nur kasuistische klinische Erfahrungen vorliegen. Bei der heterogenen Gruppe der chronischen mischzelligen Myelosen oder agnogenen myeloischen Metaplasien ist die Indikation auf der Basis prognostischer Parameter (diffuse oder fokale Hyperplasie der Megakaryopoese, Ausmaß der Myelofibrose, Blastenanteil etc.) im Einzelfall zu prüfen.

7 Hochmaligne Non-Hodgkin-Lymphome

7.1 Allogene Stammzelltransplantation

Die allogene KMT spielt bei Patienten mit hochmalignen Non-Hodgkin-Lymphomen eine untergeordnete Rolle. Erwartungsgemäß zeichnet sich ab, daß die therapiebedingte Mortalität nach allogener KMT höher und die Rezidivraten tendentiell niedriger sind als nach autologer KMT/ PBSCT, ohne daß gegenwärtig für eine dieser Vorgehensweisen ein eindeutiger Vorteil bezüglich des krankheitsfreien Überlebens zu erkennen ist (Übersicht bei 44). Ein hypothetischer Vorteil der allogenen KMT könnte – ähnlich wie bei leukämischen Erkrankungen – in einer immunologischen Antitumorwirkung des allogenen Transplantates im Sinne eines *graft-versus-lymphoma* (GvL) Effektes bestehen. Im Falle der Verfügbarkeit eines histokompatiblen Spenders in der Familie können in Einzelfällen ausgedehnte Knochenmarkinfiltrationen im Rahmen der Lymphomerkrankung oder ein sehr hohes Rezidivrisiko Argumente für eine allogene KMT als konsolidierende Postremissions-Therapie sein. Gleichsinnig muß zukünftig die Indikation zur KMT mit nicht verwandten Spendern bei Patienten mit prognostisch besonders ungünstigen hochmalignen NHL geprüft werden.

7.2 Autologe Stammzelltransplantation

Faßt man die Erfahrungen aus der großen Zahl publizierter Studien zur HDT bei hochmalignen („aggressiven") NHL, läßt sich feststellen, daß die

erzielten Therapieresultate im wesentlichen vom Ausmaß der vorausgegangenen zytotoxischen Therapie, dem Ansprechen („sensitive relapse")
oder Nicht-Ansprechen („refractory relapse") auf konventionelle Chemotherapie im Krankheitsrezidiv, dem Vorliegen von Begleiterkrankungen
sowie dem Allgemeinzustand betroffener Patienten abhängen. Bei fehlendem Ansprechen auf konventionelle Chemotherapie und stark reduziertem Allgemeinzustand sind die Häufigkeit therapiebedingter
Komplikationen und die Rezidivraten inakzeptabel hoch, so daß die
Durchführung der HDT als *ultima ratio* in therapierefraktären Endstadien
hochmaligner NHL inzwischen weitgehend abgelehnt wird. Eine höhere
therapeutische Wirksamkeit der HDT mit autologem Stammzellersatz im
Vergleich zur konventionellen Chemotherapie bei rezidivierten Chemo-
therapie-sensitiven hochmalignen NHL wird gegenwärtig durch eine prospektive randomisierte Studie (PARMA-Studie) unterstützt, in der ein
signifikanter Vorteil der HDT bezüglich des Gesamt- und krankheitsfreien
Überlebens nach 5 Jahren nachgewiesen wurde [45]. Dieses Studienergeb-
nis bedarf aber aus formalen und inhaltlichen Gründen der Überprüfung
durch weitere Studien. Zunehmend werden HDT-Protokolle in das Ge-
samtkonzept von Therapiestudien integriert, und zwar vorwiegend als
konsolidierende Maßnahme der 1. CR bei Patienten mit hohem bzw.
hoch-intermediärem Rezidivrisiko gemäß dem Internationalen Prognostischen Index oder bei Chemotherapie-sensitivem Krankheitsrezidiv.

Da die hämatopoetische Regeneration nach autologer PBSCT im Vergleich zur autologen KMT bei Patienten mit NHL beschleunigt verläuft,
werden in den aktuellen Therapiestudien vorwiegend Blutstammzellen
zur Unterstützung der HDT eingesetzt werden. Bislang konnte jedoch
nicht überzeugend dargestellt werden, daß durch die PBSCT die Therapieresultate im Vergleich zur KMT bezüglich wesentlicher Studienendpunkte (Therapie-assoziierte Morbidität und Mortalität, Gesamtüberleben und krankheitsfreies Überleben) verbessert werden [46]. Der nach
PBSCT geringere Bedarf an supportiven Therapiemaßnahmen führt allerdings zu dokumentierten Einsparungen bei den Therapiekosten und
bietet daher auch gesundheitsökonomische Vorteile.

Da mit den verfügbaren HDT-Protokollen Krankheitsrezidive weiterhin Hauptursache des Therapieversagens bei hochmalignen NHL bleiben,
zielen aktuelle Bestrebungen zur Therapieoptimierung auf eine Steigerung der Therapieintensität durch höhere Zytostatika-Dosen und
die Applikation sequentieller, mit PBSC unterstützter HDT-Zyklen ab.
Dieses Konzept wird gegenwärtig im Rahmen der kooperativen deutschen
NHL-R_1-Studie bei rezidivierten hochmalignen NHL geprüft. Darüberhin-

aus wird in der Primärtherapie in einer Phase-II-Studie der Einfluß einer Therapieintensivierung durch sequentielle HDT in zeitlich verkürzter Abfolge auf Remissionsraten und Langzeitüberleben von Patienten mit Hochrisiko-Faktoren untersucht (Studienleitung: K. Havemann, Marburg und N. Schmitz, Kiel) [47].

8 Niedrigmaligne Non-Hodgkin-Lymphome

8.1 Allogene Stammzelltransplantation

Die HDT mit allogener KMT ist als Therapieoption für jüngere Patienten mit rezidivierten niedrigmalignen NHL in Erwägung zu ziehen, wenn ein histokompatibler verwandter oder nicht verwandter Spender verfügbar ist. Dies gilt auch für die chronische lymphatische Leukämie (CLL) der *Binet*-Stadien B und C. Bei der Indikationsstellung ist zu berücksichtigen, daß die allogene KMT bei fortgeschrittener CLL nach den gegenwärtig publizierten Resultaten mit einer hohen Therapie-bedingten Mortalität ($\sim 45\%$) belastet ist [48].

Aufgrund der relativ geringen Anzahl behandelter und Langzeit-beobachteter Patienten kann gegenwärtig noch nicht abgeschätzt werden, ob der kurative Therapieanspruch der allogenen KMT für die unterschiedlichen Entitäten niedrigmaligner NHL gerechtfertigt ist. Die Indikation zur allogenen KMT bleibt daher gegenwärtig Patienten mit rezidivierten oder refraktären Lymphomen in disseminierten Ausbreitungsstadien vorbehalten, bei denen die Annahme hinreichend begründet erscheint, daß durch eine HDT in Verbindung mit der putativen *GvL*-Wirkung allogener Transplantate eine kurative Therapieoption besteht.

8.2 Autologe Stammzelltransplantation

Die konventionelle Radiochemotherapie primär disseminierter niedrigmaligner NHL hat ausschließlich palliativen Charakter. Vor diesem Hintergrund wird in aktuellen klinischen Studien geprüft, ob durch eine HDT mit autologem Stammzellersatz als intensivierter konsolidierender Therapiemaßnahme bei primär respondierenden Patienten Langzeitremissionen bzw. definitive Heilung zuu erzielen sind. Aufgrund der ausgeprägten Radiosensitivität niedrigmaligner NHL wird in den aktuellen Studienkonzepten für Patienten in disseminierten Ausbreitungsstadien eine Ganzkörperbestrahlung als essentielles Therapieelement der HDT betrachtet. Die Deutsche Studiengruppe zur Behandlung niedrigmaligner Lymphome vergleicht bei Patienten mit disseminiertem follikulären Keimzentrums-Lymphom (zentroblastisch-zentrozytisches NHL der Kiel-Klassifikation), die auf die Primärtherapie partiell oder komplett ansprechen, eine myeloablative Radiochemotherapie mit zwei Zyklen einer konventionell dosierten Chemotherapie und nachfolgender Interferon-α Erhaltungstherapie [49].

In nicht kontrollierten Phase-II-Studien erbrachte die HDT beim prognostisch ungünstigeren disseminierten Mantelzell-Lymphom (zentrozytisches NHL der Kiel-Klassifikation) als konsolidierende Therapiemaßnahme nach erfolgreicher Primärtherapie vielversprechende Resultate, die derzeit in einer nationalen prospektiven randomisierten Studie überprüft werden [50].

Bei Patienten mit CLL der *Binet*-Stadien B und C stellt die HDT mit autologer KMT/PBSCT insbesondere nach Erreichen einer partiellen oder kompletten hämatologischen Remission eine prüfenswerte Therapieoption dar. Erste vorläufige Ergebnisse von Phase-II-Studien deuten daraufhin, daß eine HDT bei jüngeren Patienten (< 60 Jahre) mit einem geringen Risiko lebensbedrohlicher Nebenwirkungen durchführbar ist, zu kompletten Remissionen extramedullärer Krankheitsmanifestationen und zur Reduktion medullärer Lymphominfiltrationen unter die Nachweisgrenze molekulargenetischer Techniken, die zum Nachweis von minimaler Resterkrankung eingesetzt wurden, führen kann [51]. Angesichts der sehr kurzen Nachbeobachtungszeiten kann jedoch noch nicht abgeschätzt werden, ob dieser Therapieansatz lebensverlängernd wirkt oder ein kuratives Konzept für Patienten mit CLL darstellt.

9 Hodgkin-Lymphome

9.1 Allogene Stammzelltransplantation

Die allogene Transplantation spielt bei Patienten mit Hodgkin-Lymphomen eine sehr untergeordnete Rolle. Bei ausgewählten Patienten mit wiederholt rezidivierter oder refraktärer disseminierter Erkrankung, die von einer HDT mit autologem Stammzellersatz erwartungsgemäß nicht profitieren, kann diese Therapiemodalität erwogen werden, sofern ein gewebsverträglicher Spender verfügbar ist.

9.2 Autologe Stammzelltransplantation

Die kurative Wirkung konventioneller radiochemotherapeutischer Maßnahmen ist bei Hodgkin-Lymphomen im Vergleich zu den Therapieresultaten bei NHL insbesondere in lokalisierten, aber auch in disseminierten Ausbreitungsstadien hoch. Patienten in frühen Stadien erleiden nach adäquater lokaler Radiotherapie selten ein Rezidiv. Im Falle eines Rezidivs lassen sich bei dieser Patientengruppe mit konventionellen Therapiemaßnahmen noch langfristige Remissionen bzw. Heilungen erzielen, so daß sich die Indikation zur HDT nur in Ausnahmefällen stellt. Im Kindesalter können selbst Patienten mit initial fortgeschrittenen Stadien von Hodgkin-Lymphomen durch konventionelle Radiochemotherapie auch nach einem Krankheitsrezidiv in hohem Prozentsatz geheilt werden. Tritt hingegen bei erwachsenen Patienten mit initial disseminierten Stadien ein Rezidiv auf, ist die Heilungschance mit konventioneller Therapie insbesondere dann gering, wenn das Rezidiv innerhalb der ersten 12 Monate nach Remissionseintritt festgestellt wird und eine B-Symptomatik besteht. Der Vorhersagewert der bislang identifizierten prognostischen Faktoren für ein Krankheitsrezidiv nach erfolgreicher Primärtherapie fortgeschrittener Stadien liegt gegenwärtig unter 50%. Da selbst in initial fortgeschrittenen Stadien über die Hälfte der Patienten anhaltend krankheitsfrei bleibt und darüberhinaus Patienten mit sehr hohem Rezidivrisiko nicht mit ausreichender Sicherheit identifiziert werden können, wird die HDT nicht im Rahmen der Primärtherapie intermediärer oder fortgeschrittener Hodgkin-Lymphome, sondern ganz überwiegend im Krankheitsrezidiv untersucht. Nach den bislang vorliegenden Ergebnissen nicht-vergleichender Studien erreichen ca. 20% bis 60% der Patienten nach dem ersten Rezidiv eines Hodgkin-Lymphoms im intermediären oder fortgeschrittenen Stadium durch eine HDT anhaltende Remissionen. Metaanalysen dieser Studien legen nahe, daß das Ansprechen auf eine konventionelle Rezidivtherapie, der Allgemeinzustand des Patienten sowie ein früherer Knochenmarkbefall für die Wirksamkeit der Hochdosistherapie maßgeblich sind (Übersicht bei 52). Es liegen zwar auch vereinzelte Berichte über den Einsatz der HDT in der Primärtherapie von Hodgkin-Lymphomen vor. Aus den genannten Gründen ist die HDT im Rahmen der Primärtherapie jedoch selbst bei Vorliegen ungünstiger prognostischer Faktoren gegenwärtig nicht zu rechtfertigen.

Der Stellenwert der Stammzell-unterstützten HDT muß daher bei erwachsenen Patienten zunächst im Vergleich zur konventionellen Rezidivtherapie geprüft werden. Durch die im Februar 1993 von der deutschen

Hodgkin-Studiengruppe eröffnete HDR1-Studie (HDR1-Studie) wird daher eine dosisintensivierte Rezidivchemotherapie mit einer HDT und autologer PBSCT prospektiv randomisiert verglichen. Die HD9-Studie vergleicht in der Primärtherapie disseminierter Hodgkin-Lymphome eine Dosis-intensivierte, mit Wachstumsfaktoren unterstützte Chemotherapie (BEACOPP-Protokoll) mit dem gleichen Protokoll in Basisdosierung und mit dem Therapiestandard (4 Doppelzyklen COPP-ABVD). Die Resultate dieser Studie sollten auch Rückschlüsse auf den potentiellen Nutzen einer Stammzell-unterstützten HDT in der Primärbehandlung fortgeschrittener Hodgkin-Lymphome ermöglichen.

10 Multiples Myelom

10.1 Allogene Stammzelltransplantation

In einer retrospektiven europäischen Analyse von 162 Patienten, die vorwiegend in fortgeschrittenen Stadien des MM mit einer allogenen KMT HLA-identischer Geschwisterspender behandelt wurden, betrug der Anteil kompletter Remissionen 44 %. Bei ausschließlicher Berücksichtigung respondierender Patienten erhöhte sich die CR-Rate auf 60 %. Die Transplantations-assoziierte Frühmortalität war mit 40 % ungewöhnlich hoch, was auf den relativ hohen Anteil von Patienten zurückzuführen ist, die zum Zeitpunkt der KMT bereits erheblich zytotoxisch vorbelastet waren. Für das gesamte Patientenkollektiv lag die Überlebenswahrscheinlichkeit in hämatologischer Remission bzw. mit minimaler serologischer Resterkrankung nach 7- bis 10-jähriger Beobachtungszeit bei 25 % [53]. Als prognostisch günstige Faktoren für das Gesamt- und krankheitsfreie Überleben nach allogener KMT erwiesen sich ein frühes Krankheitsstadium und normale β_2-Mikroglobulin-Konzentrationen bei Diagnosestellung, ein komplettes Ansprechen auf die Primärtherapie, die Durchführung der KMT nach erfolgreicher Primärtherapie und ein weibliches Patientengeschlecht [54].

Ähnlich der *GvL*-Wirkung besitzen allogene Transplantate auch beim MM eine immunologische Antitumor-Wirkung. Diese, als *graft-versus-myeloma (GvM)*-Wirkung bezeichnete Eigenschaft ist durch ausschließliche Übertragung von Spenderlymphozyten erfolgreich zu behandelnde Myelomrezidive nach allogener KMT indirekt zu belegen [55]. Auch die bislang vorliegenden vergleichenden Analysen zwischen autologer und allogener KMT unterstützen aufgrund der geringeren Rezidivraten allogen transplantierter Patienten die klinische Bedeutung der *GvM*-Wirkung für die Eradikation residueller Myelomzellen nach HDT: In einer weiteren retrospektiven europäischen Analyse hatten Patienten nach autologer KMT aufgrund der geringeren Therapie-bedingten Frühmortalität innerhalb der ersten 2 Jahre zwar einen signifikanten Überlebensvorteil, der jedoch bei längerer Nachbeobachtungszeit durch die geringere Rezidivrate allogen transplantierter Patienten ausgeglichen wurde [56].

Trotz der relativ ungünstigen Gesamtresultate ist bei jüngeren Patienten in fortgeschrittenen Stadien des MM die Indikation zur allogenen KMT als derzeit einziger kurativer Therapieoption zu vertreten, wenn ein HLA-identischer Geschwisterspender verfügbar ist. Die KMT mit nicht verwandten Spender bleibt gegenwärtig Patienten ohne Familienspender vorbehalten, die nach HDT mit autologer KMT/PBSCT rezidivieren. Bei Patienten, die auf die Primärtherapie des MM komplett oder partiell ansprechen, bleibt zu prüfen, ob eine allogene KMT oder eine durch autologe KMT/PBSCT unterstützte HDT langfristig zu besseren Resultaten führt.

10.2 Autologe Stammzelltransplantation

Historische Vergleiche und Resultate einer prospektiven randomisierten Studie sprechen dafür, daß in primär fortgeschrittenen Stadien eine nach 3 bis 6 Induktionschemotherapie-Zyklen durchgeführte, mit autologer KMT unterstützte HDT der konventionellen Chemotherapie des MM bezüglich der Ansprech- und kompletten Remissionsraten sowie des Gesamt- und krankheitsfreien Überlebens überlegen ist [57]. Trotz dieses beeindruckenden therapeutischen Fortschrittes, der aufgrund methodischer Kritik an dem Studienkonzept jedoch nicht völlig unumstritten ist, finden sich bislang keine Anhaltspunkte dafür, daß die mit autologer KMT/PBSCT unterstützte HDT kurative Wirkung beim MM besitzt (Übersicht bei 58). Ferner ergeben sich gegenwärtig offene Frgen bezüglich des Zeitpunktes der Durchführung (im Rahmen der Primärtherapie oder bei Persistenz/Rezidiv), der Bedeutung verschiedener Therapieelemente (z.B. 140 mg/m^2 oder 200 mg/m^2 Melphalan, Kombinationen mit Ganzkörperbestrahlung und anderen Zytostatika), der weiteren Therapieintensivierung („double autografts"), des Stellenwertes einer IFN-α Erhaltungstherapie nach HDT, der Bedeutung verschiedener Myelomzelldepletions-Techniken („purging") und der Identifikation prognostischer

Faktoren für eine Risiko-adaptierte Anwendung der HDT (chromosomale Aberrationen, primäres Therapieansprechen, β_2-Mikroglobulin-Konzentrationen etc.). Als etabliert ist hingegen die Anwendung autologer Blutstammzell-Präparate statt Knochenmarkzellen bei Patienten mit MM zu betrachten, da aus peripherem Blut zu gewinnenden Stammzellmengen auch für sequentielle HDT-Konzepte ausreichen und Vorteile bezüglich der hämatologischen Regenerationszeiten nach HDT bieten [59]. Ein positiver Einfluß der PBSCT auf die HDT-Resultate konnte allerdings auch bei Patienten mit MM bislang nicht überzeugend dargestellt werden.

Literatur

1. Wissenschaftlicher Beirat der Bundesärztekammer (1997) Richtlinien zur Transplantation peripherer Blutstammzellen. Deutsches Ärzteblatt 94:C-1177–1185
2. Jurcic JG, Miller WH, De Blasio Jr A et al. (1996) Prognostic significance of minimal residual disease and PML/RAR-α isoform type: long-term follow-up in acute promyelocytic leukemia (APL). Blood 88:635a, Abstr 2529
3. Creutzig U, Schrappe M (1996) Akute Leukämien im Kindesalter. Klassifikation-Diagnose-Therapie-Prognose. Internist 37:982–993
4. Appelbaum FR, Fisher LD, Thomas ED et al. (1988) Chemotherapie v marrow transplantation for adults with acute nonlymphocytic leukemia: a five year follow up. Blood 72:179–184
5. Büchner T, Hiddemann W, Wörmann B et al. (1995) Allogeneic bone marrow transplantation versus prolonged chemotherapy after intensive induction in patients with acute myeloid leukemia (AML): a study by AMLCG. Proc ASCO 13:336
6. Cassileth PA, Lynch E, Hines JD et al. (1992) Varying intensity of postremission therapy in acute myeloid leukemia. Blood 79:1924–1930
7. Ferrant A, Doyen C, Delannoy A et al. (1991) Allogeneic or autologous bone marrow transplantation for acute non lymphocytic leukemia in first remission. Bone Marrow Transplant 7:303–309
8. Gratwohl A, Ljungman P, de Witte T et al. (1992) Bone marrow transplantation for acute myeloid leukemia: the EBMT experience. A prospective analysis from HLA typing. The EMBT Leukemia Working Party. Leukemia 6 (Suppl 2):110–113
9. Reiffers J, Stoppa AM, Rigal Huguet F et al. (1991) Allogeneic versus autologous bone marow transplantation versus chemotherapy for treatment of acute myeloid leukemia in first complete remission (BGM 84 and BGMT 87 studies). The BGMT Group. Bone Marrow Transplant 7 (Suppl 2):36
10. Zittoun R, Mandelli F, Willemze R et al. (1995) Autologous or allogeneic bone marrow transplantation compared with intensive chemotherapy in acute myelogenous leukemia. N Engl J Med 332:217–223
11. Link H, Ehninger G, Schönrock-Nabulsi et al. (1996) Allogeneic bone marrow transplantation compared with high-dose Ara-C postremission therapy in acute myeloid leukemia. Blood 88 (Suppl 1):684a, Abstr 2723

12. Ravindranath Y, Yeager AM, Chang MN et al. (1996) Autologous bone marrow transplantation versus intensive consolidation chemotherapy for acute myeloid leukemia in childhood. N Engl J Med 334:1428–1434

13. Biggs JC, Horowitz MM, Gale RP et al. (1992) Bone marrow transplants may cure patients with acute leukemia never achieving remission with chemotherapy. Blood 80:1090–1093

14. Clift RA, Buckner CD, Thomas ED et al. (1987) The treatment of acute non lymphoblastic leukemia by allogeneic marrow transplantation. Bone Marrow Transplant 2:243–258

15. Ehninger G, Schuler U, Schaefer UW (1991) Fortschritte der Knochenmarktransplantation in der Bundesrepublik Deutschland. Dtsch Ärztebl 88:B1005–1009

16. Gale RP, Horowitz MM, Bortin MM (1989) IBMTR analysis of bone marrow transplants in acute leukaemia. Advisory Committee of the International Bone Marrow Transplant Registry (IBMTR). Bone Marrow Transplant 4(Suppl 3): 83–84

17. Gratwohl A, Ljungman P, de Witte T et al. (1992) Bone marrow transplantation for acute myeloid leukemia: the EBMT experience. A prospective analysis from HLA typing. The EMBT Leukemia Working Party. Leukemia 6(Suppl 2):110–113

18. Kernan NA, Bartsch G, Ash RC et al. (1993) Analysis of 462 transplantations from unrelated donors facilitated by the National Marrow Donor Program. N Engl J Med 328:593–602

19. Gorin N (1995) High-dose therapy for acute myelocytic leukemia. In: Armitage JO, Antman KH (Hrsg.): High-Dose Cancer Therapy: Pharmacology, Hematopoietins, Stem cells, Williams & Wilkins, Baltimore, 635–678

20. Gorin NC, Labopin M, Meloni G et al. (1991) Autologous bone marrow transplantation for acute myeloblastic leukemia in Europe: further evidence of the role of marrow purging by mafosfamide. European Cooperative Group for Bone Marrow Transplantation (EBMT). Leukemia 5:896–904

21. Runde V, De Witte T, Aul C et al. (1997) Myelodysplastic syndromes or leukemia following MDS treated with allogeneic bone marrow transplantation: a survey of the working party on chronic leukemia of the European Cooperative Group for Blood and Marrow Transplantation. In: Büchner T, Hiddemann W, Wörmann B, Schellong G, Ritter J, Creutzig U (Hrsg.): Acute Leukemias VI. Prognostic Factors and Treatment Strategies. Springer, Berlin Heidelberg, 929–933

22. Wattel E, Solary E, Caillot D et al. (1996) Prospective study of autologous bone marrow (ABMT) or peripheral blood stem cell (ABSCT) transplantation after intensive chemotherapy in myelodysplastic syndromes. Blood 88(Suppl 1):130a, Abstr 507

23. Dicke KA, Hoelzer D, Gorin NC et al. (1993) The role of bone marrow transplantation in adult acute lymphocytic leukemia. Ann Oncol 4:581–5909

24. Barrett AJ, Horowitz MM, Ash RC et al. (1992) Bone marrow transplantation for Philadelphia-Chromosome positive acute lymphoblastic leukemia. Blood 79:3067–3070

25. Hoelzer D, Gökbuget N, Arnold R et al. (1996) Akute lymphatische Leukämie des Erwachsenen. Diagnostik, Risikogruppen und Therapie. Internist 37:994–1007

26. Doney K, Fisher LD, Appelbaum FR et al. (1991) Treatment of adult acute lymphoblastic leukemia with allogeneic bone marrow transplantation. Multivariate analysis of factors affecting acute graft-versus-host disease, relapse, and relapse-free-survival. Bone Marrow Transplant 7:453–459

27. Gratwohl A, Hermans J, Barrett AJ et al. (1990) Allogeneic bone marrow transplantation for leukemia in Europe: Regiona differences. Report from the leukemia working party of the European Group for Bone Marrow Transplantation. Bone Marrow Transplant 5:159–162

28. Horowitz MM, Messerer D, Hoelzer D et al. (1991) Chemotherapy compared with bone marrow transplantation for adults with acute lymphoblastic leukemia in first remission. Ann Intern Med 115:13–18

29. Arnold R, Bunjes D, Einsele H et al. (1996) Long-term results of BMT in high risk adult ALL patients treated in the German ALL studies. Blood 88(Suppl 1):614a, Abstr. 2446

30. Dopfer R, Henze G, Bender-Götze C et al. (1991) Allogeneic bone marrow transplantation for childhood acute lymphoblastic leukemia in second remission after intensive primary and relapse therapy according to the BFM- and CoALL protocols: Results of the German Cooperative Study. Blood 78:2780–2784

31. Martin H, Atta J, Zumpe P et al. (1995) Purging of peripheral blood stem cells yields BCR-ABL negative autografts in patients with BCR-ABL-positive acute lymphoblastic leukemia. Exp Hematol 23:1612–1618

32. McGlave P (1990) Bone marrow transplants in chronic myelogenous leukemia: an overview of determinants of survival. Semin Hematol 27(Suppl 4):23–30

33. Ringden O, Horowitz MM, Gale RP et al. (1993) Outcome after allogeneic bone marrow transplant for leukemia in older adults. JAMA 270:57–60

34. Bortin MM, Horowitz MM, Mrsic M, Rimm AA, Sobocinski KA (1991) Progress in bone marrow transplantation for leukemia: a preliminary report from the Advisory Committee of the International Bone Marrow Transplant Registry. Transplant Proc 23(Pt 1):61–62

35. McGlave P, Bartsch G, Anasetti C et al. (1993) Unrelated donor marrow transplantation therapy for chronic myelogenous leukemia: initial experience of the National Marrow Donor Program. Blood 81:543–550

36. Goldman JM, Szydlo R, Horowitz MM et al. (1993) Choice of pretransplant treatment and timing of transplants for chronic myelogenous leukemia in chronic phase. Blood 82:2235–2238

37. Beelen DW, Graeven U, Sayer HG et al. (1993) Improved results of allogeneic marrow transplantation for chronic phase chronic myeloid leukemia. Ann Hematol 67(Suppl):24

38. Goldman JM, Gale RP, Horowitz MM et al. (1988) Bone marrow transplantation for chronic myelogenous leukemia in chronic phase. Increased risk for relapse associated with T-cell depletion. Ann Intern Med 108:806–814

39. Gratwohl A, Hermans J, Niederwieser D et al. (1993) Bone marrow transplantation for chronic myeloid leukemia: long-term results. Bone Marrow Transplant 12:509–516

40. Marks DI, Hughes TP, Szydlo R et al. (1992) HLA-identical sibling donor bone marrow transplantation for chronic myeloid leukaemia in first chronic phase: influence of GVHD prophylaxis on outcome. Br J Haematol 81:383–390

41. Thomas ED, Clift RA (1989) Indications for marrow transplantation in chronic myelogenous leukemia. Blood 73:861–864

42. Hughes TP, Grigg A, Szer J et al. (1996) Mobilization of predominantly Ph-negative blood progenitors using cyclophosphamide and lenograstim in early chronic phase CML: correlation with Sokal prognostic index and hematological control premobilisation. Blood 88:235a, Abstr 927

43. Barnett MJ, Eaves CJ, Phillips GL et al. (1994) Autografting with cultured marrow in chronic myeloid leukemia. Results of a pilot study. Blood 84:724–732

44. Press O, Fisher R, Dalla-Favera R (1996) Aggressive Non-Hodgkin's Lymphomas. In: Schechter P, McArthur JR (Hrsg.): Hematology 1996 – The Education Program of the American Society of Hematology, 48–61

45. Philip T, Guglielmi C, Hagenbeek A et al. (1995) Autologous bone marrow transplantation as compared with salvage chemotherapy in relapsese of chemotherapy-sensitive Non-Hodgkin's lymphoma. N Engl J Med 333:1540–1545

46. Schmitz N, Linch DC, Goldstone AH et al. (1996) Randomized trial of figrastim-mobilised peripheral blood progenitor cell transplantation versus autologous bone marrow transplantation in lymphoma patients. Lancet 347:353–357

47. Kaiser U, Trümper L, Pfreundschuh M, Havemann K (1997) Behandlung aggressiver Non-Hodgkin-Lymphome. Internist 38:135–142

48. Michallet M, Archimbaud E, Bandini E et al. (1996) HLA-identical sibling bone marrow transplantation in younger patients with chronic lymphocytic leukemia. Ann Int Med 124:311–315

49. Hiddemann W, Unterhalt M, Sack H (1997) Aktueller Stand in der Therapie von follikulären Keimzentrumslymphomen und Mantelzell-Lymphomen. Internist 38:122–134

50. Haas R, Brittinger G, Meusers P et al. (1996) Myeloablative therapy with blood stem cell transplantation is effective in mantle cell lymphoma. Leukemia 10: 1975–1979

51. Dreger P, Kuse R, von Neuhoff P et al. (1996) Early stem cell transplantation for chronic lymphocytic leukemia. Blood 88:125a, Abstr 487

52. Vose JM, Phillips GL, Armitage JO (1995) Autologous bone marrow transplantation for Hodgkin's disease. In: Armitage JO, Antman KH (Hrsg.): High-Dose Cancer Therapy: Pharmacology, Hematopoietins, Stem cells, Williams & Wilkins, Baltimore, 744–756

53. Gahrton G, Tura S, Ljungman P et al. (1991) Allogeneic bone marrow transplantation in multiple myeloma. N Engl J Med 325:1267–1272

54. Gahrton G, Tura S, Ljungman P et al. (1995) Prognostic factors in allogeneic bone marrow transplantation for multiple myeloma. J Clin Oncol 13:1312–1322

55. Verdonck LF, Lokhorst HM, Dekker AW et al. (1996) Graft-versus-myeloma effect in two cases. Lancet 347:800–802

56. Björkstrand B, Ljungman P, Svensson H et al. (1996) Allogenic bone marrow transplantation versus autologous stem cell transplantation in multiple myeloma: a retrospective case-matched study from the European Group of Blood and Marrow Transplantation. Blood 88:4711–4718

57. Attal M, Harousseau JL, Stoppa AM et al. (1996) A prospective, randomized trial of autologous bone marrow transplantation and chemotherapy in multiple myeloma. N Engl J Med 335:91–97

58. Vesole DH, Jagannath S, Tricot G, Barlogie B (1995) Intensive therapy with hematopoietic stem cell transplantation for the treatment of multiple myeloma. In: Armitage JO, Antman KH (Hrsg.): High-Dose Cancer Therapy: Pharmacology, Hematopoietins, Stem cells, Williams & Wilkins, Baltimore, 728–743

59. Harousseau JL, Attal M, Divine M et al. (1995) Comparison of autologous bone marrow transplantation and peripheral blood stem cell transplantation after first remission induction treatment in multiple myeloma. Bone Marrow Transpl 15:963–969

Prinzipien der Strahlentherapie

H. Sack

I. Strahlenarten und Geräte

Die später nach ihm genannten Strahlen entdeckte Wilhelm Conrad Röntgen am 8. November 1895 in Würzburg. Sie werden in einer elektrischen Entladungsröhre (Röntgenröhre) erzeugt. Bis in die 60er Jahre stellten sie die wesentliche Möglichkeit dar, ionisierende Strahlen zu erzeugen und für die medizinische Anwendung nutzbar zu machen. Die Begrenzung liegt in der geringen Eindringtiefe der Strahlen, deren Dosismaximum in der Haut auftritt und die zur Tiefe rasch an Dosis verlieren. Heute werden die klassischen Röntgenstrahlen (*„Orthovoltröntgentherapie"*) nur noch für auf und in der Haut gelegene Tumoren eingesetzt. Die während des letzten Krieges entwickelten Kernreaktoren schufen in den 50er Jahren die Möglichkeit, künstliche radioaktive Isotope in größeren Mengen herzustellen. Der Prototyp der in der Medizin verwendeten Radionuklide war das Kobalt-60, das die Röntgentiefentherapie ablöste. Mit den *Telekobalt-Bestrahlungsgeräten* ist es möglich, eine größere Dosis in der Tiefe des Körpers zu erhalten und die Haut durch den Aufbaueffekt zu schonen. Telekobaltgeräte bieten heute nicht mehr die optimalen Voraussetzungen für eine hoch dosierte Strahlentherapie, sie werden bevorzugt wohnortnah und für palliative Indikationen eingesetzt.

Die Möglichkeit, Röntgenstrahlen mit einer Energie von mehr als 1 Million Volt zu erzeugen, bieten heute Teilchenbeschleuniger, die technisch fast ausschließlich als *Linearbeschleuniger* konstruiert und genutzt werden. Linearbeschleuniger liefern eine Strahlung mit Energien zwischen 3 und 40 MeV. Ihre wesentlichen Vorteile beruhen auf der hohen Dosisleistung, die kurze Bestrahlungszeiten bei großen Abständen (meist 100 cm) erlaubt und den möglichen großen Feldern. Neben den Röntgenstrahlen (Photonen) hoher Energie geben Beschleuniger auch *Elektronen* ab. Im

Gegensatz zu Photonen sind Elektronen Korpuskularstrahlen, die sich nicht in ihrer Wirkung auf Tumoren unterscheiden, sondern methodische Unterschiede besitzen, die für die Herstellung einer günstigen Dosisverteilung genutzt werden können. Das *Zyklotron* ist ein Beschleuniger, mit dem schwere Teilchen (Neutronen, Protonen, schwere Ionen) erzeugt werden können.

Linearbeschleuniger garantieren heute für viele Indikationen die besten technischen Möglichkeiten, die notwendige hohe Dosis am Tumor unter optimaler Schonung des umgebenden gesunden Gewebes zu applizieren. Ihr Einsatz ist an zahlreiche strenge gesetzliche Bedingungen geknüpft, die ein hohes Maß an Sicherheit und Zuverlässigkeit garantieren.

In der Frühzeit der Radiologie wurde empirisch-biologisch dosiert und in den 20er Jahren die „Erythemdosis" benutzt, die die Rötung der Haut als Maß für die Strahlenmenge definierte. Heute können wir physikalisch exakt von einer *Dosis* sprechen, wir messen die absorbierte Energie in Joule pro kg. Die 1937 festgelegte Einheit Röntgen (R) ist seit 1977 mit der 2. Änderungsverordnung zum Einheitengesetz durch das Gray (Gy) abgelöst worden.

II. Biologische Grundlagen

Das Ziel der Strahlenbehandlung maligner Tumoren ist die Zerstörung der Tumorzellen unter weitgehender Schonung von gesunden Geweben und Organen. Dieses Ziel ist einfach zu erreichen, wenn die Tumorvernichtungsdosis kleiner als die Dosis ist, die zur Schädigung von gesundem Gewebe führt. Dies ist normalerweise nicht der Fall. Die Wahrscheinlichkeit der Tumorzerstörung nimmt mit steigender Dosis zu, Erfolg oder Mißerfolg hängen von dem Tod der letzten klonogenen Zelle ab. Der Zelltod tritt vielfach erst mehr oder weniger lang nach der letzten Strahlendosis ein, Zellen können noch mehrere Teilungen durchlaufen, bevor sie letal enden. Der klinische Behandlungserfolg ist auch gegeben, wenn weitere Zellteilungen gehemmt werden und der Zelltod später eintritt. Die Höhe der für eine Tumorvernichtung notwendigen Dosis ist von der Größe des Tumors (Zahl der klonogenen Zellen), der Histologie (Strahlensensibilität), der zeitlichen Dosisverteilung (Reparatur von subletalen Strahlenschäden) und der Sauerstoffversorgung der Tumorzellen abhängig (Tabelle 1). Dabei gibt es keine feste Beziehung zwischen den Größen;

Tabelle 1. Typische Strahlendosen, die zur Zerstörung eines malignen Tumors erforderlich sind

Seminom	20–30 Gy
Plattenepithelkarzinom < 1 cm	60–65 Gy
Plattenepithelkarzinom > 4 cm	80 Gy oder höher
Hautkarzinom 1 Fraktion	24 Gy
Hautkarzinom 30 Fraktionen	60 Gy

ein Tumor kann strahlensensibel und inkurabel oder umgekehrt sein. Nach Fletcher (1980) hat keine Aussage der Strahlentherapie mehr geschadet als die von Bergonié und Tribondeau, nach der ein Tumor strahlenresistent ist, wenn er gut differenziert ist und wenig Mitosen aufweist. Die daraus abgeleitete Folgerung, daß undifferenzierte Tumoren mit hoher mitotischer Aktivität für die Strahlenbehandlung geeignet und differenzierte nicht geeignet sind, ist unhaltbar und entspricht nicht den klinischen Erfahrungen.

Im gesunden Gewebe wird eine große Zahl von Veränderungen durch die Strahlenbehandlung verursacht. Ihr Ausmaß ist von der Gesamtdosis, der Fraktionierung (Höhe der Einzeldosis, Abstand der Einzeldosen und Dauer der Strahlenbehandlung) und dem bestrahlten Volumen abhängig. Man unterscheidet (akute) Nebenwirkungen (erste 6 Monate), subakute Nebenwirkungen (zweite 6 Monate) und Spätfolgen (chronische Nebenwirkungen). Nebenwirkungen sind bei adäquater Begleitbehandlung reversibel, sie können durch eine 2. Noxe (Infektion, Traumatisierung) erneut aufflammen (subakute N.). Gesunde Gewebe haben eine ausgeprägte, gewöhnlich bessere Fähigkeit als Tumorzellen, sich von subletalen Straleneinwirkungen zu erholen. Das Ausmaß und die Häufigkeit von Spätfolgen sind unabhängig von der Schwere der akuten Nebenwirkungen. Neben direkten Schädigungen des Parenchyms werden Spätfolgen durch Strahlenwirkungen auf Kapillaren und ernährendes Gewebe hervorgerufen. Nach Rubin et al. (1975) hat es sich eingebürgert, die Wahrscheinlichkeit von radiogenen Spätfolgen zu klassifizieren. Demnach ist die Toleranzdosis für gesunde Gewebe und Organe TD 5/5 als die Dosis definiert, bei der nicht mehr als 5% Spätfolgen innerhalb von 5 Jahren nach der Behandlung verursacht werden, die TD 50/5 mit 50%.

Durch die fraktionierte und auch die protrahierte Strahlenbehandlung werden Phänomene hervorgerufen (4 „R"), die kurz charakterisiert werden sollen, weil sie für das Verständnis der Strahlenwirkung auf Gewebe und Tumoren von großer Bedeutung sind.

Die *Erholung* (Reparatur) ist die Fähigkeit einer Zelle, sich vom subletalen Strahlenschaden zu erholen und die Möglichkeit der Proliferation zu behalten. Bei einer fraktionierten Strahlenbehandlung kommt sie besonders zur Geltung, der biologische Effekt ist deshalb wesentlich kleiner als der einer „Einschlagbestrahlung". Die Verhinderung oder Reduzierung der Erholungsvorgänge kann andererseits die Wirkung einer fraktionierten Bestrahlung verstärken. Dies nutzt die klinische Strahlentherapie durch Änderung der Strahlenqualität (Neutronen), Einsatz der Hyperthermie oder von Zytostatika („simultane Radiochemotherapie").

Die *Repopulierung* von fraktioniert bestrahlten Tumoren führt zu einer Zellvermehrung und einem Tumorwachstum unter der Strahlenbehandlung. In bestrahltem Gewebe kann es zunächst zu einer Hemmung der Proliferation kommen. Nach einer gewissen Zeit wird das System jedoch stimuliert, die Mitoserate und die DNS-Synthese werden erhöht und die Zellerneuerung verstärkt. Auf dieser Beobachtung beruht die Technik des „*concomitant boost*". Nach einer Behandlungszeit von ca. 3 Wochen kommt es zur Repopulierung und Bildung neuer Tumorzellen. Zu diesem Zeitpunkt wird eine 2. tägliche Strahlendosis auf ein verkleinertes Volumen verabreicht. Die Beobachtung unterstreicht die auch aus zahlreichen anderen Berichten bekannte Feststellung, daß eine Unterbrechung der Strahlenbehandlung schädlich ist.

In jedem Tumor gibt es eine Zahl von Zellen, die unter hypoxischen Bedingungen leben. Die Zahl dieser Zellen ist von der Größe des Tumors und seiner Gefäßarchitektur abhängig. Die hypoxischen Zellen sind strahlenresistenter und überleben deshalb nach einer Strahlenexpositon häufiger. Durch eine fraktionierte Strahlenbehandlung werden bevorzugt die euoxischen Zellen abgetötet. Der Tumor schrumpft, damit nimmt der Abstand der hypoxischen Zellen zu den Kapillaren ab, sie werden besser mit Sauerstoff versorgt. Die Zahl der hypoxischen Zellen wird geringer, eine Wirkung, die *Reoxygenierung* genannt wird. Durch den Effekt der Fraktionierung kann es so gelingen, auch strahlenresistente hypoxische Tumorzellen vulnerabel zu machen. Dies ist aber nicht bei allen Tumoren der Fall. Die Strahlentherapie setzt deshalb Behandlungsmodalitäten ein, die auch hypoxische Tumorzellen zerstören können. Hierzu gehören die Hyperthermie, die Neutronen und die Gabe von Substanzen, die spezifisch hypoxische Zellen sensibilisieren (z. B. Misonidazol).

Die Strahlenempfindlichkeit von Zellen ändert sich im Laufe des Zellzyklus, eine erhöhte Sensibilität wird während der Mitose und in der G2-Phase beobachtet. Zellen in den sensiblen Phasen des Zellzyklus werden bevorzugt durch eine Strahleneinwirkung abgetötet, dadurch kommt es zu einer Anreicherung der resistenteren Zyklusphasen und zu einer Teilsynchronisation. Proliferierende Tumorzellen haben ausgeprägte Unterschiede in der Länge ihres Zellzyklus. Diese Unterschiede führen zu einer raschen *Redistribution* von teilsynchronisierten zu einer Mischung von mehr asynchronen Zellen. So wird nach einer fraktionierten Bestrahlung in einem bestimmten Abstand nach der Strahlenexposition eine größere Zahl von Tumorzellen in strahlensensiblen Teilungsphasen angetroffen als unmittelbar danach. Wegen der unterschiedlichen Strahlenempfindlichkeit im Zellzyklus ist überlegt worden, eine Synchronisation der Tumorzellen durch Zytostatika herbeizuführen und sie dann während ihrer sensiblen Phase zu bestrahlen. Dies konnte jedoch in der Praxis nicht erreicht werden.

III. Zeitliche Dosisverteilung

Die verschiedenen Fraktionierungsschemata, die in der klinischen Strahlentherapie benutzt werden, dienen dem Ziel, das *therapeutische Verhältnis* zu verbessern. Unter diesem versteht man den Quotienten aus der Wahrscheinlichkeit der Tumorkontrolle (Tumorzerstörung) zur Wahrscheinlichkeit größerer Komplikationen (Spätfolgen). Die zeitliche Dosisverteilung beruht eng auf den 4 „R" der ionisierenden Strahlen, die kurz vorgestellt wurden. Daraus ergeben sich Überlegungen zur Höhe der Gesamtdosis, der Höhe der Einzeldosis, der Zahl der Fraktionen und der Zeit. Moss et al. (1989) beschreiben folgende Vorteile einer Dosisfraktionierung:

- Verminderung der Zahl der hypoxischen Zellen durch Zelltod und Reoxygenierung.
- Verminderung der absoluten Tumorzellzahl durch die ersten Fraktionen und die Abtötung der besser oxygenierten Zellen. Wenn die Menge des verfügbaren Sauerstoffs konstant bleibt und weniger Tumorzellen anwesend sind, steigt die Sauerstoffmenge für die verbleibenden Zellen.
- Blutgefäße, die durch einen wachsenden Tumor komprimiert wurden, werden durch einen schrumpfenden Tumor entlastet, die Sauerstoffversorgung wird besser. Mit jeder Fraktion wird der Abstand geringer, den der Sauerstoff durch das Gewebe perfundieren muß.

- Die Fraktionierung nutzt den Unterschied in der Erholung zwischen Normalgeweben und Tumor. Die durch die Strahlen induzierte Redistribution von Zellen innerhalb des Zellzyklus führt zur Sensibilisierung rasch proliferierender Tumorzellen.
- Die akuten Wirkungen der einzelnen Strahlendosen auf gesundes Gewebe werden durch die Fraktionierung vermindert. Die Verträglichkeit der Strahlenbehandlung wird für den Patienten verbessert.

Die Standardfraktionierung hat sich in der Strahlentherapie hin zu 5 Fraktionen wöchentlich entwickelt, ohne daß es hierfür eine solide biologische Grundlage gibt. Unter optimalen Bedingungen sollte die Fraktionierung der Wachstumskinetik des Tumors und entsprechend den klinischen Erfahrungen individuell angepaßt werden. Hiervon sind wir in der Praxis weit entfernt, da wir hierzu nicht über die Ergebnisse von klinischen Studien verfügen. Die Fraktionierung schont gesundes Gewebe durch die Erholung vom subletalen Strahlenschaden zwischen den Fraktionen und die Repopulierung. Sie verstärkt die Schädigung des Tumors durch Reoxygenierung und Redistribution.

Die *Höhe der Einzeldosis* und die Gesamtdosis haben die größte Bedeutung für das Ausmaß der Spätfolgen im gesunden Gewebe. Die Gesamtbehandlungszeit hat hierauf nur wenig Einfluß. Mit wachsender Einzeldosis wird die Toleranz des gesunden Gewebes geringer, die verträgliche Gesamtdosis (TD 5/5) nimmt rasch ab. Im Gegensatz dazu sind die Höhe der Einzeldosis, der Gesamtdosis und die Behandlungszeit für das Ausmaß der akuten Nebenwirkungen bedeutsam.

Die *akzelerierte Strahlenbehandlung* verwendet mehrere Fraktionen täglich mit geringerer Höhe der Einzeldosis, die Gesamtbehandlungszeit wird verkürzt. Sie ist theoretisch bei rasch wachsenden Tumoren mit einer großen Wachstumsfraktion und einer Erholung innerhalb kurzer Zeit wirksamer. Die Nebenwirkungen begrenzen die Möglichkeiten der Akzeleration, die Spätfolgen bleiben gleich. In randomisierten EORTC-Studien wurde bei Kopf-Hals-Tumoren nachgewiesen, daß um 15 % bessere Behandlungsergebnisse möglich sind.

Die *hyperfraktionierte Strahlenbehandlung* verwendet eine größere Zahl von kleineren täglichen Fraktionen, die Gesamtdosis muß bei gleicher Gesamtbehandlungszeit wegen der niedrigeren Einzeldosis größer als bei der Standardfraktionierung sein. Ihr wesentliches Ziel ist die Reduzierung der Spätfolgen bei gleicher oder besserer Wirkung auf den Tumor und gleichen oder gering verstärkten akuten Nebenwirkungen. In randomisierten EORTC- und amerikanischen Studien wurde ebenfalls bei HNO-

Tumoren gezeigt, daß um 15 % bessere Behandlungsergebnisse erreichbar sind.

Der *Abstand* zwischen 2 oder mehr täglichen Fraktionen hat sich als der kritische Faktor für modifizierte Fraktionierungen herausgestellt. Zu beachten ist, daß die Erholung vom subletalen Strahlenschaden im gesunden Gewebe nach der ersten Fraktion abgeschlossen ist, bevor die 2. Fraktion gegeben wird. Als Mindestabstand gelten heute 6 h, bei langsam reagierenden Geweben (Rückenmark) auch mehr.

IV. Räumliche Dosisverteilung

Das Ziel der klinischen Strahlentherapie, einen Tumor zu zerstören und das gesunde Gewebe weitgehend zu schonen, wird neben den kurz skizzierten strahlenbiologischen Faktoren wesentlich durch eine optimale räumliche Dosisverteilung erreicht. Die Hauptprobleme der Strahlentherapie mit Orthovolt- und Telekobaltgeräten lassen sich heute weitgehend vermeiden. Die volle Dosis soll im Zielvolumen und nicht auf der Haut oder im subkutanen Gewebe erreicht werden, die Strahlenbelastung des gesunden Gewebes soll möglichst begrenzt bleiben. Dazu sind Mehrfeldertechniken oder Bewegungsbestrahlungen normalerweise erforderlich, aber auch die Kombination einer perkutanen (externen) Strahlenbehandlung mit einer (internen) Brachytherapie. Für die kurative Strahlenbehandlung sind Linearbeschleuniger mit Photonen und Elektronen unterschiedlicher Energie ebenso Voraussetzung wie die Verfügbarkeit der Brachytherapie und einer Bestrahlungsplanung mit Simulator, CT, MRT und Planungsrechner.

Die exakte Tumorlokalisation ist die Voraussetzung für die Erstellung eines Bestrahlungsplans. Die Computertomographie und die Kernspintomographie können die Grenzen des Tumors und der gesunden Risikoorgane zeigen, ebenso die Körperoberfläche und die Lage und Grenzen von inneren Organen sowie die Dichte der verschiedenen Gewebe. Der Planungsrechner erlaubt dann dem Medizinphysiker, Dosisverteilungen unter verschiedenen Bedingungen zu berechnen, um eine möglichst ideale Dosisverteilung zu erreichen. Die moderne Bestrahlungsplanung geht über diese einfachen Bedingungen seit wenigen Jahren weit hinaus. Sie wird gern mit dem Namen *3dimensionale Bestrahlungsplanung* umschrieben, sie umfaßt zusätzlich alle technischen Hilfsmittel wie:

- exakte 3dimensionale Abgrenzung des Tumors,
- exakte 3dimensionale Darstellung der normalen Gewebe,
- Beschreibung und Abgrenzung des Zielvolumens,
- Simulation der Strahlenbehandlung mit bildlicher Dokumentation,
- Planung und Entwurf von Hilfsmitteln (Blöcke, Kompensatoren),
- rechnergestützte 3dimensionale Berechnung und Optimierung der Dosisverteilung,
- Immobilisierung des Patienten,
- Kontrolle der täglichen Einstellung und Strahlenbehandlung.

Der Aufwand für eine 3dimensionale Bestrahlungsplanung ist groß und nicht für jede Strahlenbehandlung möglich, aber auch nicht notwendig. Ihr Nutzen soll lediglich an einem Merkmal beschrieben werden, dem sog. „beam's eye-view". Mit diesem werden die Umrisse des Patienten, des Tumors und des Zielvolumens so dargestellt, als ob das Auge des Beobachters an der Stelle der Strahlenquelle lokalisiert ist und er entlang der Achse des Strahlenbündels schaut. Diese Betrachtung eröffnet völlig neue Möglichkeiten, wenn auch die Eintrittspforten der Bestrahlungsfelder nicht 2- sondern 3dimensional angeordnet sind. Mit seiner Hilfe lassen sich Abschirmblöcke für gesunde Gewebe maßschneidern und die Strahlenbelastung von Risikoorganen räumlich exakt darstellen.

V. Brachytherapie

Die Brachytherapie wurde rasch nach der Entdeckung des natürlichen Radiumisotops Radium-226 durch Marie Curie 1898 in der Behandlung maligner Tumoren eingeführt. Unter Brachytherapie versteht man die Verwendung von radioaktiven Strahlenquellen, die Kontakt zum Tumor haben. Sie stehen insofern im Gegensatz zur Teletherapie, bei der die Strahlenquelle (Fokus des Beschleunigers) in einem Abstand zum Zielvolumen angeordnet ist. Der Strahlenschutz ist das entscheidende Problem der Brachytherapie mit Radium. Strahlenbelastungen für das Personal treten schon beim Be- und Entladen der Applikatoren auf, weiterhin beim Legen des Applikators und während der Liegezeit bei der Pflege des Patienten. Das Legen der radioaktiven strahlenden Quellen geschieht aus Gründen des Strahlenschutzes für den Operateur rasch. Dadurch kann die Lage des Applikators nicht so sorgfältig erfolgen und kontrolliert werden wie unter Bedingungen ohne Strahlenexposition.

1960 wurde die erste *Afterloadingeinheit* durch Henschke vorgestellt. Mit dieser wird zunächst ein leerer Applikator in das Gewebe oder den Hohlraum eingeführt und fixiert. Der Applikator ist über ein Kabel mit einem strahlengeschützten Aufbewahrungsbehälter verbunden, in dem die radioaktiven Quellen bereitgehalten werden. Diese werden nach sorgfältiger Positionierung und Lagekontrolle des Applikators automatisch vorgefahren, wenn das Personal den Behandlungsraum verlassen hat. Die Strahlenbelastung des Personals läßt sich mit diesen Geräten vollständig vermeiden. Für den Patienten wird die Qualität der Behandlung durch das sorgfältige Einbringen des Applikators und dessen Lagekontrolle deutlich verbessert. Das Radium-226 wurde durch künstliche Radioisotope ersetzt, bevorzugt werden heute Iridium-192, Cäsium-137 und Jod-125 eingesetzt. Die Afterloadingtherapie kann mit niedriger, mittlerer oder hoher Dosisleistung erfolgen, die größten Erfahrungen aus den letzten Jahrzehnten wurden mit der niedrigen (Frankreich) und der mittleren (Deutschland) Dosisleistung gemacht.

Die klinische Anwendung der Brachytherapie kann *intrakavitär* oder *interstitiell* erfolgen. Unter einer intrakavitären Applikation versteht man die Einlage eines Applikators in einen natürlichen oder künstlichen Hohlraum. Das klassische Beispiel hierfür ist die gynäkologische Brachytherapie, bei der der Applikator intravaginal oder intrauterin liegt und Kontakt zur Tumoroberfläche hat. Bei der interstitiellen Anwendung werden Drähte oder Sonden in geometrischer Anordnung durch den Tumor geführt („Spickung"). Die Vor- und Nachteile der Brachytherapie sind durch die Bedingungen der Dosisverteilung gegeben. Aus dem geringen Abstand zwischen Strahlenquelle und Tumor resultiert ein steiler Dosisabfall, so daß beispielsweise in 0,5 cm Abstand von der Strahlenquelle nur noch rund 50 %, in 1 cm rund 25 % der Kontaktdosis wirksam werden. Der Vorteil ist die Schonung der gesunden Umgebung vor Strahlen, er erlaubt eine höhere Dosis im Tumor und dadurch eine sicherere Tumorvernichtung. So sind Strahlenbehandlungen mit hoher Dosis im Tumor möglich, die ohne operative Tumorentfernung kurativ sind. Der steile Dosisabfall ist aber immer dann von Nachteil, wenn der Tumor nicht homogen bestrahlt werden kann. Die Indikation der Brachytherapie ist also normalerweise bei kleinen, langsam wachsenden Tumoren gegeben oder als Boost-(Spitzen-)dosis nach Verkleinerung des Tumors durch die perkutane Strahlenbehandlung.

VI. Neue Möglichkeiten

Die derzeit eingesetzten weitergehenden Möglichkeiten der Strahlenbehandlung maligner Tumoren können hier nur stichwortartig erwähnt werden.

Neutronen sind indirekt ionisierende Teilchenstrahlen. Ihre biologischen Eigenschaften unterscheiden sich in mehrerlei Hinsicht von Photonen. Sie wirken auch auf schlecht mit Sauerstoff versorgte Tumoren. Die Tumoren zeigen nur eine geringe oder keine Erholung vom subletalen Strahlenschaden, die Strahlensensibilität innerhalb des Zellzyklus ist nur gering unterschiedlich. Die Indikationen für Neutronen haben sich in den letzten Jahren geändert. Derzeit werden sie wegen ihrer größeren relativen biologischen Wirksamkeit bei langsam wachsenden Tumoren eingesetzt. Ein größerer Nutzen wurde in der Behandlung von Speicheldrüsentumoren, Prostatakarzinomen und differenzierten Sarkomen gezeigt.

Der Vorteil von *Protonen* beruht auf ihrer vorzüglichen physikalischen Dosisverteilung, die einen steilen Dosisabfall zur Umgebung aufweist und deshalb eine hohe Dosis lokalisiert im Tumor ermöglicht. Ihre Einsatzgebiete sind maligne Melanome der Aderhaut und differenzierte Tumoren an der Schädelbasis und in der Nachbarschaft zum Hirnstamm und Rückenmark.

Die *regionale Hyperthermie* wird in Verbindung mit der Strahlentherapie („Thermo-Radiotherapie") eingesetzt, um die Wirkung der Strahlen auf den Tumor zu erhöhen. Eine Überwärmung kann mit Hilfe von Mikrowellen oder Ultraschall erzeugt werden. Oberhalb einer Temperatur von $42,5-43\,°C$ tötet die Wärme Zellen direkt ab, unterhalb dieses Grenzbereichs wird eine Strahlensensibilisierung durch Verhinderung der Reparatur des subletalen Strahlenschadens erreicht. Besonders empfindlich gegenüber einer Überwärmung sind Zellen mit niedrigem pH und reduzierter Versorgung mit Sauerstoff und Glukose, Bedingungen, die eine erhöhte Resistenz gegenüber Strahlen verursachen. Deshalb ergänzen sich die Modalitäten ideal. Die Erzeugung einer gleichmäßigen Wärmeverteilung und die Temperaturmessung sind die limitierenden Faktoren in der Klinik. Die höchste Wirksamkeit wird bei gleichzeitiger Applikation der Hyperthermie und der Strahlen erreicht, was klinisch nur bei der Brachytherapie gelingt. Zahlreiche klinische Studien haben gezeigt, daß mit der Thermoradiotherapie mehr vollständige und partielle Remissionen möglich sind als mit der Strahlentherapie allein. Indikationen sind große inoperable Tumoren am Hals und im Becken, Rezidive des Mammakarzinoms und malignen Melanoms.

Auch die *simultane Radio-Chemotherapie* wird mit dem Ziel eingesetzt, die Wirkung der Strahlen auf den Tumor selektiv zu erhöhen, indem sie die Erholung vom subletalen Strahlenschaden durch Beeinflussung des DNS-Stoffwechsels verhindert oder verzögert. Die simultan am häufigsten eingesetzten Substanzen sind 5-Fluorouracil, Cisplatin und Doxorubicin. Durch die Applikation der Zytostatika mit einer „kontinuierlichen Infusion" wird die Dauer der Wirkung auf Tumorzellen erhöht und die systemische Toxizität herabgesetzt, weil Dosisspitzen wie nach Bolusapplikation nicht auftreten. Die meisten klinischen Erfahrungen wurden bei fortgeschrittenen Tumoren des Magen-Darm-Trakts, des HNO-Bereichs und der Harnblase gemacht. Obwohl die Ergebnisse kontrollierter klinischer Studien meist nicht vorliegen, sind deutliche Verbesserungen der Ergebnisse im Hinblick auf die Überlebenszeit und die lokalrezidivfreie Überlebenszeit erreicht worden. Dies gilt insbesondere für Analhöhlenkarzinome, Rektumkarzinome und lokal fortgeschrittene Kopf-Hals-Tumoren, in geringerem Maße auch für Ösophagus- und Harnblasenkarzinome.

Die *intraoperative Strahlentherapie* macht sich den Vorteil zunutze, eine hohe Dosis auf den Tumor unter optimaler Schonung des gesunden Gewebes geben zu können. Die Strahlen werden intraoperativ mit Hilfe eines Beschleunigers oder mit der interstitiellen Strahlentherapie appliziert. Das Zielvolumen ist unmittelbar sichtbar und kann unter den Bedingungen einer Narkose optimal eingestellt und bestrahlt werden. Da das gesunde Gewebe geschont werden kann, ist es möglich, eine hohe Einzeldosis auf den Resttumor oder das Tumorbett zu geben. Diese Dosis muß in der Regel als Dosisspitze („Boostdosis") durch eine nachfolgende perkutane Strahlenbehandlung auf ein größeres Zielvolumen ergänzt werden, in dem die potentiellen Tumorausbreitungsgebiete zusätzlich erfaßt werden und die Dosis im Tumorbereich erhöht wird. Indikationen für die intraoperative Strahlentherapie sind bestimmte Tumoren des Pankreas, der Gallenwege, des Magens und des Rektums. Weniger eingesetzt wurde die IROT bei gynäkologischen und urologischen Tumoren, obwohl diese häufig lokal rezidivieren und operativ nicht sicher und vollständig entfernt werden können.

Literatur

Fletcher GH (ed) (1980) Textbook of radiotherapy. 3rd ed Lea & Febiger, Philadelphia

Hall EJ (1994) Radiobiology for the radiologist. 4th ed Lippincott, Philadelphia

Moss WT, Cox JD (eds) (1983) Radiation oncology. 6th ed Mosby, St. Louis

Rubin P, Cooper R, Phillips TL (eds) (1975) Radiation biology and radiation pathology syllabus. Am Coll Radiology, Chicago

Sack H, Thesen N (1998) Bestrahlungsplanung. 2. Aufl. Thieme, Stuttgart

Scherer E, Sack H (1989) Strahlentherapie – Eine Einführung in die radiologische Onkologie. 4. Aufl. Thieme, Stuttgart

Scherer E, Sack H (Hrsg) (1995) Strahlentherapie. 4. Aufl. Springer, Berlin

Therapeutische Konzepte

Hämatologische bzw.
lymphatische Erkrankungen

Myelodysplastische Syndrome

W. Hiddemann

I. Definition

Heterogene Gruppe von Erkrankungen mit den gemeinsamen Charakteristika einer monoklonalen Hämatopoese mit normo- oder hyperzellulärem Knochenmark und peripherer Zytopenie einer oder mehrerer hämatopoetischer Zellreihen aufgrund einer Störung von Proliferation und Differenzierung pluripotenter Stammzellen.

II. Epidemiologie

Häufigkeit: 2–3 % aller neoplastischen Erkrankungen;

Inzidenz: 1–2/100 000 pro Jahr, steigende Inzidenz im höheren Lebensalter, im Alter > 70 Jahre Inzidenz 20–40/100 000 pro Jahr [1].

III. Ätiologie und Pathogenese

Die Ätiologie der MDS ist weitgehend ungeklärt. Neuere Befunde weisen auf eine wesentliche Bedeutung eines Defektes von DNA-Reparaturmechanismen hin, der primär angelegt oder erworben sein kann und über eine erhöhte genetische Instabilität die schrittweise maligne Transformation pluripotenter hämatopoetischer Stammzellen begünstigt. An diesem Ablauf sind die mit steigendem Lebensalter zunehmende Häufigkeit spontaner Genmutationen, aber auch exogene Faktoren beteiligt, die die Art der resultierenden Aberration und damit auch den weiteren Krankheitsverlauf entscheidend beeinflussen. Bekannte auslösende Noxen stellen organische Lösungsmittel wie Benzol, Toluol u.a., aber auch Zytostatika wie Alkylanzien und Epipodophyllotoxine und ionisierende Strahlen dar. Durch diese Substanzen bedingte MDS werden als sekundäre MDS bezeichnet und von primären MDS unterschieden, für die eine Ursache nicht erkennbar ist [2, 3, 4].

Bei mehr als der Hälfte aller MDS-Patienten sind zytogenetische Anomalien nachweisbar, die vorwiegend die Chromosomen 5, 7 und 8 betreffen [3, 5]. Die Tatsache, daß auf Chromosom 5 und insbesondere auf seinem häufig betroffenen langen Arm Gene lokalisiert sind, die für Wachstumsfaktoren wie GM-CSF, M-CSF, IL 3, IL 4, IL 5 und den M-CSF Rezeptor kodieren, läßt vermuten, daß eine Dysregulation von Wachstumsfaktoren wesentlich an der Pathogenese von MDS beteiligt ist. Obwohl sowohl die autokrine Produktion von Zytokinen als auch eine erhöhte Sensitivität von MDS-Zellen für Wachstumsfaktoren nachgewiesen werden konnte, ist die pathogenetische Bedeutung dieser Veränderungen jedoch bislang nicht geklärt.

Offen bleibt zur Zeit auch, welcher Stellenwert der Aktivierung von Onkogenen bzw. der Inaktivierung von Tumorsuppressorgenen in der Pathogenese der MDS zukommt. Bei ca. 1/3 der Fälle sind Punktmutationen von ras-Onkogenen sowie Punktmutationen und Deletionen von fms und eine Inaktivierung von p53 vorhanden. Der Nachweis dieser Veränderungen ist jedoch nicht eindeutig mit dem Krankheitsverlauf und dem Risiko der Transformation in eine akute Leukämie assoziiert, so daß vermutet werden kann, daß weniger eine spezifische Aberration als vielmehr die Akkumulation genetischer Defekte verlaufsbestimmend wirkt.

Die molekularen und zytogenetischen Untersuchungen zeigen, daß die maligne Transformation von MDS auf der Ebene früher pluripotenter Stammzellen stattfindet und eine Störung von Proliferation und Differenzierung hämatopoetischer Zellen bewirkt. Diese kann die einzelnen Zellreihen der Erythropoese, Granulopoese, Megakaryopoese, aber auch der B-Zellen und sehr selten der T-Zellen der Lymphopoese in unterschiedlicher Ausprägung beeinflussen und damit die klinische Symptomatik mit Anämie, Granulozytopenie, Lymphozytopenie und Thrombozytopenie bestimmen. Neben der Ausprägung der Hämozytopenie werden Krankheitsverlauf und Prognose entscheidend von der Neigung zur weiteren Malignisierung mit Übergang in eine akute myeloische Leukämie bestimmt.

Tabelle 1. Myelodysplastische Syndrome: Häufigkeitsverteilung und Prognose (nach [8])

Subtyp	Häufigkeit (%)	Maligne Transformation (%)	Mittlere Überlebenszeit (Monate)
RA	20–30	11 (0–20)	37 (19–64)
RARS	20–30	5 (0–15)	49 (21–76)
RAEB	20–25	23 (11–50)	9 (7–15)
RAEB-t	10–20	48 (11–75)	6 (5–12)
CMML	15–20	20 (3–55)	22 (8–60)

IV. Klassifikation

Die mikroskopische Beurteilung von Knochenmark- und Blutausstrichen ist Grundlage der FAB-Klassifikation, nach der 5 Untergruppen von MDS unterschieden werden [6, 7]:

- *refraktäre Anämie (RA):*
  im Knochenmark Hyperplasie der Erythropoese mit Zeichen der Dyserythropoese; im Blut normochrome, normo- oder makrozytäre Anämie, selten auch Granulo- und Thrombozytopenie,
- *refraktäre Anämie mit Ringsideroblasten (RARS):*
  wie RA, zusätzlich Nachweis von Ringsideroblasten mittels Eisenfärbung im Knochenmark (≥ 15 % aller kernhaltigen Zellen),
- *refraktäre Anämie mit Exzeß von Blasten (RAEB):*
  hyperzelluläres Knochenmark mit 5–20 % Blasten und Zeichen der Dysgranulopoese und Dysmegakaryopoese,
- *refraktäre Anämie mit Exzeß von Blasten in Transformation (RAEB-t):*
  wie RAEB mit Blastenanteil von 20–30 % im Knochenmark und/oder > 5 % im Blut;
- *chronische myelomonozytäre Leukämie (CMML):*
  Dysplasien aller Zellreihen im Knochenmark, Vermehrung monozytärer Zellformen > 1000/mm³ im Blut.
  (Zur Häufigkeitsverteilung der Subtypen s. Tabelle 1).

Tabelle 2. Myelodysplastische Syndrome – Risikogruppen (nach [26])

Parameter	Punktzahl				
	0	0,5	1	1,5	2
Blastenzahl im KM (%)	0–4	5–10	–	11–20	21–29
Anzahl der Zytopenien[a]	0–1	2–3	–	–	–
Zytogenetische Risikogruppe[b]	niedrig	intermediär	hoch	–	–
Risikogruppe	Score			mediane Überlebenszeit	
Niedrigrisiko I	0			5,7	
Intermediärrisiko I	0,5–1			3,5 Jahre	
Intermediärrisiko II	1,5–2			1,2 Jahre	
Hochrisiko	>2			0,4 Jahre	

[a] Thrombozyten < 100000/µl, Hb < 10 g/dl, Neutrophile < 1500/µl.
[b] Niedrigrisiko: Normal, 5q-, 20q-, -Y.
  Hochrisiko: komplexe Aberrationen (≥3 Anomalien), Chr. 7-Aberrationen.
  Intermediärrisiko: alle anderen Aberrationen.

V. Risikofaktoren und Prognose

Die Prognose des Krankheitsverlaufs ist abhängig vom Risiko der Transformation in eine akute Leukämie (Tabelle 1). Dieses ist durch Risikoscores wie den Düsseldorf- oder Bournemouth-Score oder den vor kurzem etablierten internationalen Konsensus-Score abschätzbar; Wesentliche Indikatoren sind dabei der Blastenanteil im Knochenmark, die Anzahl der betroffenen Zellreihen und zytogenetische Aberrationen (Tabelle 2) [1, 9, 10, 11].

VI. Klinische Symptomatik

Etwa die Hälfte aller Patienten weist zum Zeitpunkt der Diagnosestellung Symptome infolge der Zytopenien auf:

- Abgeschlagenheit und Müdigkeit (Anämie),
- vermehrte Infektanfälligkeit (Granulozytopenie),
- gesteigerte Blutungsneigung (Thrombozytopenie).

Die Anämie ist in der Regel normo- oder makrozytär mit zusätzlicher Aniso- und Poikilozytose, die Granulopoese ist durch eine Linksverschiebung, gestörte Segmentierung und das Auftreten von Pseudo-Pelger-Zellen charakterisiert.

Bei der CMML können auch eine Gingivahyperplasie und Hautinfiltrate sowie eine Hepato- oder Splenomegalie beobachtet werden.

VII. Diagnostik und Differentialdiagnosen

Die initiale Diagnostik dient der Sicherung der Diagnose und Festlegung des FAB-Subtyps sowie der Erhebung prognostisch relevanter Daten. Sie umfaßt folgende Parameter:

- morphologische Untersuchung von peripherem Blut und Knochenmarkaspirat mit ergänzender Eisenfärbung und Zytochemie,
- Immunphänotypisierung,
- Zytogenetik,
- Molekulargenetik,
- Stammzell-Assay.

Differentialdiagnostisch sind andere Ursachen einer Hämozytopenie abzugrenzen:

- akute Leukämien,
- aplastische Anämie,
- paroxysmale nächtliche Hämoglobinurie,
- myeloproliferative Erkrankungen,
- Vitamin B12- oder Folsäuremangel,
- medikamententoxischer Schaden.

VIII. Allgemeine Behandlungsstrategie (s. Abb. 1)

Trotz vielfältiger klinischer und experimenteller Ansätze und Studien sind die therapeutischen Möglichkeiten bei MDS eingeschränkt und haben in der Regel nur palliativen Charakter. Eine Ausnahme stellt die kleine Gruppe von Patienten dar, die aufgrund des Lebensalters und der Verfügbarkeit eines HLA-identischen Familienspenders einer potentiell kurativen allogenen Knochenmarktransplantation zugeführt werden kann. Bei der Mehrzahl der Fälle beschränken sich die Behandlungsoptionen auf Blutzellersatz ggf. ergänzt durch hämatopoetische Wachstumsfaktoren und bei progredientem Verlauf und Übergang in eine akute Leukämie auf eine intensive oder bei Kontraindikationen eine niedrigdosierte zytostatische Therapie. Der Einsatz dieser Maßnahmen erfolgt in Abhängigkeit von MDS-Subtyp, Lebensalter und prognostischen Faktoren.

IX. Spezielle Behandlungsstrategien (s. Abb. 1)

1 Blutzellersatz

- Transfusion von Erythrozyten und/oder Thrombozyten in Abhängigkeit vom Grad der Zytopenie und der klinischen Symptomatik; grundsätzlich möglichst zurückhaltend wegen Gefahr der Eisenüberladung bzw. Antikörperinduktion.

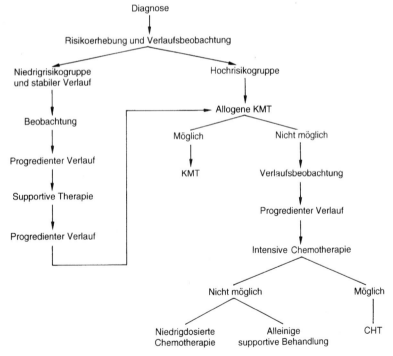

Abb. 1. Behandlungsstrategie des myelodysplastischen Syndroms

2 Hämatopoetische Wachstumfaktoren

- G-CSF oder GM-CSF bei schwerer Granulozytopenie und infektiösen Komplikationen, Anstieg der Granulozytenzahl in 75–90% der Fälle mit konsekutiver Senkung der Rate infektiöser Komplikationen [12]; wegen der Gefahr der Beschleunigung des Übergangs in akute myeloische Leukämie Einsatz nur bei < 10% Blasten im Knochenmark;
- Erythropoietin bei schwerer Anämie, in ca. 20–40% der Fälle Anstieg von Erythrozytenzahl und Hämoglobinkonzentration unabhängig vom Erythropoietinausgangswert.
- Interleukin-3 und Interleukin-6 z.Z. in Erprobung im Rahmen kontrollierter Phase-I/II-Studien (Tabelle 3).

Tabelle 3. Myelodysplastische Syndrome: hämatopoetische Wachstumsfaktoren (nach [8, 13])

Faktor	Patienten-zahl	Anstieg (%) von		
		Granulozyten	Retikulozyten	Thrombozyten
G-CSF	97	90	12	5
GM-CSF	267	77	20	6
Interleukin-3	56	59	25	34
Erythropoietin	212	–	22	–

3 Zytostatische Therapie

Bei Patienten mit ungünstiger Prognose und Übergang in akute myeloische Leukämie vorzugsweise intensive Kombinationschemotherapie, Rate kompletter Remissionen 13–56%, Remissionsdauer 8–10 Monate, rezidivfreies Überleben nach 2 Jahren 2–10% (Tabelle 4).

Unter Therapie mit niedrigdosiertem Cytosin-Arabinosid komplette Remissionen in ca. 15–20% der Fälle, keine Verlängerung der Überlebenszeit im Vergleich zu alleiniger supportiver Therapie [18, 20].

Tabelle 4. Myelodysplastische Syndrome: Intensive Chemotherapie

Autoren	Therapieschema	n	Komplette Remission (%)
Mertelsmann et al. [14]	DAT	45	51
Armitage et al. [15]	DA (3+7)	20	15
Tricot et al. [16]	Hd-AraC, D	15	53
Fenaux et al. [17]	Rub, A	20	50
Aul et al. [18]	TAD	16	56
Büchner et al. [19]	TAD	30	55
De Witte et al. [27]	AI	50	54
Bernstein et al. [28]	DA (3+7)	33	79
Aul et al. [29]	TAD, AI TAD-TAD	90	61

D Daunorubicin, *A* Cytosin-Arabinosid, *T* 6-Thioguanin, *Hd-AraC* Hochdosis-Cytosin-Arabinosid, *Rub* Rubidazon, *I* Idarubicin.

4 Allogene Knochenmarktransplantation

Therapie der ersten Wahl bei Patienten mit Hochrisiko-myelodysplastischen-Syndromen und Alter < 50–55 Jahre, rezidivfreies Überleben nach 3 Jahren 40–50% [20–23].

5 Perspektiven

Neue Perspektiven zeichen sich durch den Einsatz myeloprotektiver Substanzen wie insbesondere von Amifostin und Retinoide ab [24]. Interessante Ergebnisse wurden auch durch die Kombination von Ciprofloxacin mit Pentoxiphyllin und Dexamethason erzielt, die zu einer Reduktion des apoptotischen Zelluntergangs im Knochenmark führen soll [25].

Literatur

1. Aul C, Gattermann N, Schneider W (1992) Age – related incidence and other epidemiological aspects of myelodysplastic syndromes. Brit J Haemat 82:358–367
2. Crane M, Keating MJ (1991) Exposure history in acute nonlymphocytic leukemia patients with a priori preleukemic condition. Cancer 67:2211–2214
3. Pedersen-Bjergaard J (1992) Radiotherapy- and chemotherapy-induced myelodysplasia and acute myeloid leukemia. A review. Leukemia Res 16:61–65

4. Ratain MJ, Rowley JD (1992) Therapy-related acute myeloid leukemia secondary to inhibitors of toposiomerase II: from the bedside to the target genes. Ann Oncol 3:107–111

5. Mecucci C, van den Berghe H (1992) Cytogenetics. Hematol Oncol Clin North Am 6:523–541

6. Bennett JM, Catovsky D, Daniel MT, Flandrin G, Galton DAG, Gralnick HR, Sultan C (1982) French-American-British (FAB) cooperative group. Proposals for the classification of myelodysplastic syndromes. Br J Haemat: 189–199

7. Goasguen JE, Bennett JM (1992) Classification and morphologic features of the myelodysplastic syndromes. Sem Oncol 19:4–13

8. Wörmann B (1993) Myelodysplastisches Syndrom und sekundäre Leukämie. Internist 34:518–525

9. Mufti GJ (1992) A guide to risk assessment in the primary myelodysplastic syndrome. Hematology/Oncology Clinics of North America 6:587–606

10. List AF, Garewal HS, Sandberg AA (1990) The myelodysplastic syndromes: biology and implications for management. J Clin Oncol 8:1424–1441

11. Morel P, Hebbar M, Lai JL, Duhamel A, Preudhomme C, Wattel E, Bauters F, Fenaux P (1993) Cytogenetic analysis has strong independent prognostic value in de novo myelodysplastic syndromes and can be incorporated in a new scoring system: a report on 408 cases. Leukemia 7:1315–1323

12. Vadhan Raj S, Keating M, LeMaistre A, Hittelman WN, McCredie K, Trujillo JM, Broxmeyer HE, Henney C, Gutterman JH (1987) Effects of recombinant human granulocyte – macrophage colony-stimulating factor in patients with myelodysplastic syndromes. N Engl J Med 317:1545–1552

13. Schuster MW (1993) Will cytokines alter the treatment of myelodysplastic syndrome? Am J Med Sciences 305:72–78

14. Mertelsmann R, Thaler H, To L et al. (1980) Morphological classification, response to therapy, and survival in 263 adult patients with acute nonlymphoblastic leukemia. Blood 56:773–781

15. Armitage JO, Dick FR, Needleman SW, Burns CP (1981) Effect of chemotherapy for the dysmyelopoietic syndrome, Cancer Treat Rep 65:601–605

16. Tricot G, Boogaerts MA (1986) The role of aggressive chemotherapy in the treatment of the myelodysplastic syndromes. Br J Haemat 63:477–483

17. Fenaux P, Lai L, Jouet JP, Pollet JP, Bauters F (1988) Aggressive chemotherapy in adult primary myelodysplastic syndromes. Blut 57:297–302

18. Aul C, Schneider W (1989) The role of low-dose cytosine arabinoside and aggressive chemotherapy in advanced myelodysplastic syndromes. Cancer 64:1812–1818

19. Büchner T, Hiddemann W, Blasius S et al. (1990) The role of chemotherapy intensity and duration. Two studies of the AMLCG. In: Büchner T, Schellong G, Hiddemann W, Ritter J (eds) Acute Leukemias II. Springer Verlag, Heidelberg Berlin: 261–266

20. Cheson BD (1992) Chemotherapy and bone marrow transplantation for myelodysplastic syndromes. Sem Oncol 19:85–94

21. Appelbaum FR, Barrall J, Storb R et al. (1990) Bone marrow transplantation for patients with myelodysplasia. Ann Int Med 112:590–597

22. de Witte T, Zwaan F, Hermans J, Vernant J, Kolb H, Vossen J, Lönnqvist B, Beelen D, Ferrant A, Gmür J, Liu Yin J, Troussard X, Chan J, van Lint M, Gratwohl A for the Working Party on Leukaemia (1990) Allogeneic bone marrow transplantation

for secondary leukaemia and myelodysplastic syndrome: a survey by the Leukaemia Working Party of the European Bone Marrow Transplantatioin Group (EBMTG). Br J Haemat 74:151–155

23. Ratanatharathorn V, Karanes C, Uberti J, Lum LG, de Planque MM, Schultz KR, Cronin S, Dan ME, Mohamed A, Hussein M, Sensenbrenner LL (1993) Busulfan-based regimens and allogeneic bone marrow transplantation in patients with myelodysplastic syndromes. Blood 81:2194–2199

24. List AF, Heaton R, Glinsmann-Gibson B, Brasfield F, Crook L, Taetle R, Kurman M (1997) A phase I/II clinical trial of amifostine in patients with myelodysplastic syndrome (MDS): promotion of multilineage hematopoieses. Proc Am Soc Clin Oncol 16:7a

25. Raza A, Gezer S, Venugopal P, Kaizer H, Hines C, Thomas R, Alvi S, Mundle S, Shetty V, Borok R, Loew J, Reza S, Robin EL, Rifkin SD, Alston D, Hernandez B, Shah R, Hsu WT, Dar S, Gregory SA (1997) Hematopoietic and cytogenetic responses to novel anti-cytokine therapy in myelodysplastic syndromes (MDS). Proc Am Soc Clin Oncol 16:7a

26. Greenberg P, Cox C, LeBeau MM, Fenaux P, Morel P, Sanz G, Sanz M, Vallespi T, Hamblin T, Oscier D, Ohyashiki K, Toyama K, Aul C, Mufti G, Bennett J (1997) International scoring systems for evaluating prognosis in myelodysplastic syndromes. Blood 89:2079–2088

27. De Witte T, Suciu S, Peetermans M, Fenaux P, Strijckmans P, Hayat M, Jaksic B, Selleslag D, Zittoun R, Dardenne M, Solbu G, Zwierzina H, Muus P (1995) Intensive chemotherapy for poor prognosis myelodysplasia (MDS) and secondary acute myeloid leukemia (sAML) following MDS of more than 6 months duration. A pilot study by the Leukemia Cooperative Group of the European Organisation for Research and Treatment in Cancer (EORTC-LCG). Leukemia 9:1805–1811

28. Bernstein SH, Brunetto VL, Davey FR, Wurster-Hill D, Mayer RJ, Stone RM, Schiffer CA, Bloomfield CD (1996) Acute myeloid leukemia-type chemotherapy for newly diagnosed patients without antecedent cytopenias having myelodysplastic syndrome as defined by French-American-British criteria: a Cancer and Leukemia Group B study. J Clin Oncol 14:2486–2494

29. Aul C, Runde V, Germing U, Burk M, Heyll A, Hildebrandt B, Willers R (1995) Remission rates, survival and prognostic factors in 90 patients with advanced MDS treated with intensive chemotherapy. Ann Hematol 70 (Suppl 2):A138

Akute myeloische Leukämie

W. Hiddemann

I. Definition

Maligne Erkrankung hämatopoetischer Stammzellen überwiegend der myeloischen bzw. myelomonozytären Reihe mit teilweisem oder völligem Verlust der Fähigkeit zur Differenzierung bei erhaltener Proliferationskapazität.

II. Epidemiologie

Häufigkeit: 2–4% aller malignen Tumoren;

Inzidenz: 2–3/100000 pro Jahr;
Steigende Häufigkeit in höherem Lebensalter, Inzidenz ab 65 Jahren ca. 15–17/100000 pro Jahr.

III. Ätiologie und Pathogenese

Die Ätiologie der akuten myeloischen Leukämie (AML) ist weitgehend ungeklärt. Ein kleinerer Teil der Fälle ist mit einer genetischen Prädisposition assoziiert oder durch eine vorausgegangene Exposition mit kanzerogenen Noxen bedingt, wie insbesondere zytostatischen Substanzen aus der Gruppe der Alkylanzien und Topoisomerase-II-Inhibitoren, aber auch organischen Lösungsmitteln wie Benzene oder Toluol und ionisierenden Strahlen. Die dadurch induzierten Leukämien werden als sekundäre

Leukämien bezeichnet und entwickeln sich meistens über das Zwischen-stadium eines myelodysplastischen Syndroms. Sie sind durch bestimmte zytogenetische Aberrationen charakterisiert wie den kompletten oder par-tiellen Verlust von Chromosom 5 oder 7 oder Anomalien auf dem langen Arm von Chromosom 11 [1].

Auch bei de-novo-AML sind in der Mehrzahl der Fälle Chromo-somenanomalien nachweisbar. Sie bestehen überwiegend in balanzierten Translokationen, die für Transkriptionsfaktoren kodierende Gene invol-vieren. Die damit einhergehende Deregulation zentraler Steuerungs-elemente von Zellwachstum und Differenzierung führt zu Ausbildung definierter Subtypen und ist die Grundlage einer erweiterten biologischen Klassifikation (Tabelle 1) [2, 6]. Zytogenetische Anomalien sind darüber-hinaus von prognostischer Relevanz und Grundlage Risiko-adaptierter Therapiestrategien.

Pathogenetisch liegt der AML die maligne Transformation hämato-poetischer Stammzellen zugrunde, die mit einem völligen oder teilweisen Verlust der Differenzierungsfähigkeit bei erhaltener Proliferations- und Teilungskapazität verbunden ist. Durch progrediente Akkumulation leukämischer Blasten kommt es zur Verdrängung und Suppression der normalen Blutbildung und zu einer hämatopoetischen Insuffizienz mit Anämie, Granulozytopenie und Thrombozytopenie, die das klinische Krankheitsbild bestimmt.

IV. Klassifikation

Trotz der zunehmenden Identifikation genetischer und molekularer Charakteristika basiert die derzeit noch gebräuchliche Klassifikation akuter myeloischer Leukämie auf der morphologischen Beurteilung von Knochenmarkaspirat und Differentialblutbild. Sie wird ergänzt durch zytochemische Spezialfärbungen. Anhand dieser Kriterien werden die nach einem Konsensus einer französisch-amerikanisch-britischen (FAB)-Arbeitsgruppe definierten Subgruppen M0 bis M7 unterschieden [3, 4] (Tabelle 1 und 3).

Eine Überarbeitung dieser Einteilung, die auch zytogenetische und molekulare Merkmale einschließt, befindet sich zur Zeit durch die World Health Organization in Vorbereitung.

Tabelle 1. Morphologische Klassifikation der akuten myeloischen Leukämie entsprechend den Kriterien der französich-amerikanisch-britischen (FAB)-Gruppe und ihre Assoziation mit spezifischen Chromosomenaberrationen und weiteren Merkmalen. (Nach [5 und 6])

FAB-Subtyp	Morphologie	Zytogenetik	Weitere Merkmale
M0	Blastär-undifferenziert	t(3; 21) (q26; q22)	Myeloische Immunmarker
M1	Myeloblastär-undifferenziert		
M2	Myeloblastär-differenziert	t(8; 21) (q22; q22)	Auer-Stäbchen
M3	Promyelozytär-hypergranulär	t(15; 17) (q22; q11−12)	Auer-Stäbchen
M3 variant	Promyelozytär-mikrogranulär	t(15; 17) (q22; q11−12)	
M4	Myelomonozytär		
M4 Eo	Myelomonozytär mit Eosinophilie	t/inv (16), (p13; q22)	Abnorme Eosinophile
M5a	Monoblastär	t(9; 11) (p21−22; q23), andere Translokationen (11) (q23)	
M5b	Promonozytär-monozytär		
M6	Erythroblastär-myeloblastär		
M7	Megakaryoblastär		Plättchenspezifische Immunmarker

V. Risikofaktoren und Prognose

Neben einer vorausgegangenen hämatologischen Erkrankung (sekundäre AML) und höherem Lebensalter, die beide mit einer niedrigeren Remissionsrate und einer kürzeren Remissionsdauer und Überlebenszeit assoziiert sind, stellen Chromosomenaberrationen den wichtigsten prognostischen Faktor für die Langzeitprognose dar (Tabelle 2) [5, 7, 8]. Sie werden damit zunehmend zur Grundlage einer risikoadaptierten Thera-

Tabelle 2. Zytogenetik und Prognose der AML

Günstige Prognose	Intermediäre Prognose	Ungünstige Prognose
t(8; 21)	normaler Karyotyp	$-5, 5q-$
inv/t(16)	andere Aberrationen	$-7, 7q-$
t(15; 17)		Komplexe Anomalien

piestrategie, deren praktische Umsetzung zur Zeit jedoch noch durch die aufwendige und diffizile Methodik limitiert ist.

VI. Klinische Symptomatik

Die klinische Symptomatik ist unspezifisch und durch das Ausmaß der hämatopoetischen Insuffizienz geprägt:

- Abgeschlagenheit und Müdigkeit, Blässe von Haut- und Schleimhäuten (Anämie),
- vermehrte Infektanfälligkeit (Granulozytopenie),
- gesteigerte Blutungsneigung, meist in Form von Petechien und Ekchymosen (Thrombozytopenie),
- bei Beteiligung der monozytären Reihe gelegentlich Gingivahyperplasie und ZNS-Beteiligung (< 10% aller AML Fälle).

VII. Diagnostik und Differentialdiagnosen

Die initiale Diagnostik dient der Sicherung der Diagnose und Festlegung des FAB-Subtyps sowie der Ermittlung prognostisch-relevanter Daten. Sie umfaßt folgende Untersuchungen:

- morphologische Untersuchung von Knochenmarkaspirat und peripherem Blut mit ergänzenden zytochemischen Spezialfärbungen (Tabelle 3),
- Zytogenetik,
- Immunphänotypisierung,
- Molekularbiologie.

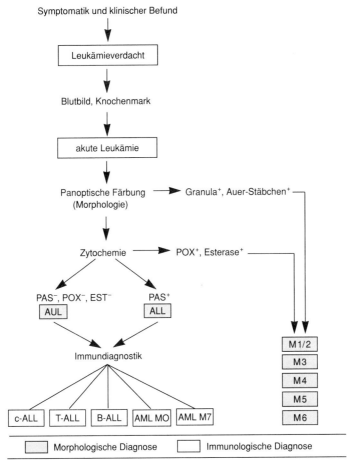

Abb. 1. Diagnostikstufen bei akuten Leukämien

Differentialdiagnostisch sind folgende Erkrankungen abzugrenzen:

- akute lymphatische Leukämie,
- myelodysplastische Syndrome (Blastenanteil < 30 %),
- aplastische Anämie,
- Vitamin-B-12 oder Folsäuremangel,
- paroxysmale nächtliche Hämoglobinurie,
- Knochenmarkkarzinose solider Tumoren,
- medikamenten-toxischer Schaden.

Tabelle 3. Subklassifikation der akuten Leukämien nach Morphologie und Zytochemie

FAB-Klassifikation	Panopt. Färbung		Zytochemie		
	Granula	Auer-Stäbchen	PAS	POX	EST
M1, M2	+	+	−	+	+
M3	++	++	−	++	+
M4	+	(+)	−	+	++
M5	−	−	−	−	++
M6	(+)	−	−	(+)	−
L1*, L3*	−	−	+	−	−
L2*	−	−	−	−	−

* akute lymphatische Leukämien.

VIII. Allgemeine Behandlungsstrategie

Die Therapie akuter myeloischer Leukämie umfaßt zwei Hauptphasen: die Phase der Induktionstherpie, die auf das Erreichen einer kompletten Remission abzielt, und die Phase der Therapie in Remission, die das Ziel der endgültigen Heilung verfolgt.

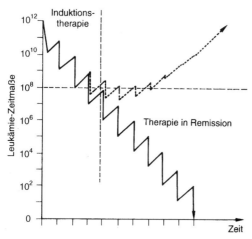

Abb. 2. Behandlungsstrategie der akuten myeloischen Leukämie

Induktionstherapie: Initiale Therapie mit dem Ziel der Vollremission
- Reduktion der Leukämiezellpopulation bis unter die Nachweisgrenze.
- Regeneration der normalen Hämatopoese mit Normalisierung von Blutbild und Knochenmark.

Therapie in Remission: Postremissionstherapie mit dem Ziel der endgültigen Elimination nach Induktionstherapie noch vorhandener Leukämiezellen
- Konsolidierung als intensive Chemotherapie oder hochdosierte myeloablative Chemo-Strahlen-Therapie mit nachfolgender Blutstammzelltransplantation.
- Erhaltungschemotherapie über mehrere Jahre.

IX. Spezielle Behandlungsstrategien

1 Induktionstherapie

Prinzip: intensive, aplasiogene Kombinationstherapie.

Grundlage: Kombination von Cytosin-Arabinosid meist in konventioneller ($100-200$ mg/m^2/Tag) oder hoher ($1{,}0$ g/m^2 oder $3{,}0$ g/m^2) Dosierung mit Anthrazyklinen, Anthrazyklinderivaten oder Anthrachinonabkömmlingen, z. T. ergänzt durch 6-Thioguanin (z. B. TAD) oder Etoposid (z. B. DAV).

Bei Patienten < 60 Jahren wird durch Doppelinduktion, d. h. die rasche Aufeinanderfolge von zwei Induktionskursen, eine hohe Remissionsrate und Verbesserung der Langzeitprognose und des kurativen Potentials erreicht. Dabei scheint die Applikation von Cytosin-Arabinosid in hohen Dosen insbesondere für Patienten mit ungünstigem Karyotyp und sekundärer Leukämien vorteilhaft (Tabellen 4 und 5).

Auch bei älteren Patienten, d. h. im Alter > 60 Jahren, ist die intensive Induktionstherapie Behandlung der ersten Wahl. Das Prinzip der Doppelinduktion wird gegenwärtig geprüft [5, 24, 25, 26].

Bei Kontraindikationen gegen intensive Therapie wird eine Behandlung mit niedrigdosiertem Cytosin-Arabinosid [25] oder der Kombination von oral gegebenem Etoposid, 6-Thioguanin, Idarubicin (ETI) gegeben [22].

Tabelle 4. Akute myeloische Leukämie – Induktionstherapie (multizentrische Therapiestudien)

Quelle	Therapie-schema	n	Therapieresultate (%)		
			CR	NR	ED
AMLCG 1985 [9]	TAD	576	65	21	14
EORTC 1986 [10]	AVAd	295	64	21	15
BMRC 1986 [11]	DAT	1044	66	17	17
CALGB 1987 [12]	DA (3+7)	668	56	19	25
CALGB 1991 [14]	DA (3+7)	326	61	15	24
ECOG 1992 [15]	DAT	924	68	18	14
EORTC/GIMEMA 1992 [16]	DA (3+7)	423	61	15	24
SECSG 1992 [17]	DA	113	58	19	23
	IA	105	71	11	18
CALGB 1992 [18]	DA (3+7)	1088	64	31	5
AMLCG 1994 [19]	TAD-TAD	360	65	23	12
	TAD-HAM	365	71	20	9
ALSG 1996 [20]	HADE	149	71	K.A.	K.A.
	ADE	152	74	K.A.	K.A.
SWOG 1996 [21]	HAD	172	50	33	17
	DA (3+7)	493	56	36	8

D Daunorubicin, *A* Cytosin-Arabinosid, *T* 6-Thioguanin, *HA* Hochdosis Cytosin Arabinosid, *M* Mitoxantron, *V* Vincristin, *Ad* Adriamycin, *I* Idarubicin, *E* Etoposid, *CR* Komplette Remission, *NR* Non-Response, *ED* Frühtodesfall innerhalb von 6 Wochen nach Therapiebeginn, *K.A.* keine Angabe.

Tabelle 5. Akute myeloische Leukämie – Konsolidierungstherapie

Quelle	Therapieschema	n	Therapieresultate	
			DFS	(Zeitraum)
CALGB 1992 [18]	HD-AraC	187	44%	3 Jahre
	400 mg/m^2 AraC	206	38%	3 Jahre
	100 mg/m^2 AraC	203	24%	3 Jahre
ECOG 1992 [23]	HD-AraC/ AMSA	99	27%	4 Jahre
FLG 1993 [23]	2 Zyklen	73	35%	4 Jahre
	6 Zyklen	66	35%	4 Jahre
AMLCG 1997 [5, 19]	Doppelinduktion TAD Konsolidierung und Erhaltung	665	33%	5 Jahre

TAD Thioguanin, Cytosin-Arabinosid, Daunorubicin, *AraC* Cytosin-Arabinosid, *HD-AraC* Hoch-Dosis-Cytosin-Arabinosid, *AMSA* Amsacrin, *DFS* Krankheitsfreies Überleben.

Akute Promyelozytenleukämie (FAB M3)

Bei akuter Promyelozytenleukämie (FAB M3) erfolgt eine Therapie mit ALL-trans Retinolsäure (ATRA) simultan mit oder gefolgt von zytostatischer Therapie mit TAD oder DA [27, 28, 29, 30].

2 Postremissionstherapie

2.1 Konsolidierungschemotherapie

Grundlage: Cytosin-Arabinosid in mittelhoher bis hoher Dosierung als Mono- oder Kombinationstherapie mit Anthrazyklinen, Anthrachinonen oder Etoposid (Tabelle 5).

2.2 Erhaltungschemotherapie

Eindeutige Verlängerung von Remissionsdauer und Überlebenszeit durch zyklische Erhaltungstherapie über 3 Jahre nach TAD-Induktion und TAD-Konsolidierung [7]; z.Z. erfolgt eine erneute Überprüfung dieses Konzepts auf der Grundlage einer dosis-intensivierten Induktion und Konsolidierung.

Eine übersichtsmäßige Zusammenstellung in Tabelle 6 verdeutlicht, daß die Intensivierung der Chemotherapie in allen Behandlungsphasen zu einer graduellen Steigerung der Langzeitremissionsrate geführt hat. Derzeit liegt das rezidivfreie Überleben bei etwa 25–30%, in einigen Studien sogar darüber.

2.3 Knochenmarktransplantation

2.3.1 Allogene Knochenmarktransplantation

Nach aktuellen Ergebnissen ist die Redizidivrate nach allogener Knochenmarktransplantation im Vergleich zur Postremissionschemotherapie eindeutig niedriger; auch das krankheitsfreie Überleben ist signifikant verbessert (Tabelle 7).

Die allogene Knochenmarktransplantation ist derzeit daher die Postremissionstherapie der ersten Wahl bei Patienten < 50 Jahren mit HLA-

Tabelle 6. Akute myeloische Leukämie – Postremissionstherapie: Therapieintensität und Langzeitresultate

Studie	Induktion	Konsolidierung	Erhaltung	CR-Rate	5 Jahre CR	
CALGB 87	++		+	56%	12%	
CALGB 91	++		+	61%	10%	
ECOG 92	++		+	68%	16%	12–14%
CALGB 81	++		++	53%	22%	
AMLCG 85	++	++		59%	6%	
SECSG 84	++	++	+	66%	10%	
EDATC 86	++	++	+	64%	17%	18–20%
ECOG 92	++	+++		68%	27%	
AMLCG 85	++	++	++	59%	25%	
BMRC 86	++	++	++	67%	18%	
GIMEMA 92	++	++	++	68%	24%	
SECSG 92	++	++	++	71%	19%	25–30%
CALGB 94	++	+++	–	64%	21–39%	
AMLCG 97	+++	++	++	67%	33%	
ALSG 96	+++	++	–	72%	23–41%	
SWOG 96	+++	++	–	54%	16–28%	

Tabelle 7. Akute myeloische Leukämie – Allogene Knochenmarktransplantation versus Chemotherapie in erster Remission

Quelle	Krankheitsfreies Überleben				
	allogene KMT		Chemotherapie		Zeitraum
	n	DFS (%)	n	DFS (%)	
AMLCG 1993 [5]	41	60	41	46	5 Jahre
ECOG 1992 [23]	54	42	29	30	4 Jahre
IBMTR 1993 [32]	330	54	165	40	3 Jahre
Archimbaud et al. 1994 [33]	27	41	31	27	7 Jahre
Schiller et al. 1992 [34]	28	45	54	38	5 Jahre
EORTC 1995 [36]	144	55	104	30	5 Jahre

kompatiblem blutsverwandtem Spender. Ob der Einsatz der Knochenmarktransplantation bei Patienten mit progostisch günstigem Karyotyp erst im Rezidiv oder in 2. Remission erfolgen sollte, ist Gegenstand aktueller Studien.

2.3.2 Autologe Knochenmark- oder Blutstammzelltransplantation

Die autologe Knochemarktransplantation erscheint gegenüber intensivierten zytostatischen Therapieprotokollen nicht vorteilhaft. Die autologe Blutstammzelltransplatation eröffnet dagegen die Perspektive der wiederholten intensivierten Postremissionstherapie und ist Gegenstand vergleichender Studien [37].

3 Supportivtherapie

Die Krankheits- und Therapie-assoziierte schwere Panzytopenie ist mit dem hohen Risiko von Infektionen und Blutungen assoziiert. Die effektive antileukämische Therapie bedarf daher ergänzender supportiver Maßnahmen zur Prophylaxe bzw. Behandlung derartiger Komplikationen.

3.1 Blutzellersatz

Neben der Substitution von Erythrozyten zur symptomatischen Therapie der Anämie ist die Gabe von Thrombozytenkonzentraten zur Prophylaxe von Blutungskomplikationen erforderlich. Sie sollten per Zellseparationsverfahren gewonnen werden und möglichst HLA-kompatibel sein, um die Induktion von Antikörpern zu vermeiden oder zu verzögern. Thrombozytenkonzentrate sind bei Thrombozytenzahlen $< 20\,000/mm^3$ oder bei Blutungsmanifestationen (Petechien) indiziert.

3.2 Antimikrobielle Therapie

Zur Prophylaxe infektiöser Komplikationen wird im allgemeinen eine orale antimikrobielle Kombinationstherapie mit nicht oder nur partiell resorbierbaren Substanzen verwendet. Meist gebräuchlich ist die Kombination von Amphothericin B-Suspension mit Cotrimoxazol und Colistinsulfat. Die Wirksamkeit einer prophylaktischen systemischen antimikrobiellen Therapie mit Antimykotika oder Antibiotika ist nicht belegt und sollte daher nur in klinischen Studien erfolgen.

Beim Auftreten infektiöser Komplikationen ist eine sofortige breit angelegte antimikrobielle Interventionstherapie indiziert. Als Standard wird dazu die Kombination eines Aminoglykosids mit einem Penicillinderivat oder Cephalosporin der dritten Generation angesehen. Der Einsatz neuer, hocheffektiver Substanzen aus der Gruppe der Carbapeneme und Cephalosporine der vierten Generation wird derzeit vergleichend geprüft. Bei Versagen der initialen antimikrobiellen Therapie ist die Umstellung der antibiotischen Therapie sowie die Gabe systemischer antimykotischer Substanzen indiziert.

3.3 Hämatopoetische Wachstumsfaktoren

In mehreren Phasen II und III Studien konnte übereinstimment gezeigt werden, daß die posttherapeutische Gabe von G-CSF oder GM-CSF unmittelbar nach Ende der Induktionstherapie zu einer signifikanten Verkürzung der Dauer der kritischen Granulozytopenie um 5–7 Tage und eine Senkung der infektions-bedingten Mortalität führt [38, 39]. Aus diesem Grunde erscheint die Gabe dieser Faktoren zumindest bei Patienten mit hohem Infektions-Risiko indiziert.

4 Perspektiven der Therapie

Neben der Definition prognostischer Subgruppen und der Entwicklung risikoadaptierter Therapiekonzepte bietet die weitere Intensivierung der Postremissionstherapie unter Einsatz der peripheren Blutstammzelltransplantation eine vielversprechende Perspektive. Darüberhinaus werden Ansätze zur Überwindung der mdr 1-vermittelten Resistenz und zur Sensibilisierung leukämischer Blasten durch hämatopoetische Wachstumsfaktoren geprüft.

Literatur

1. Pedersen-Bjergaard J, Philip P, Larsen SO et al. (1993) Therapy-related myelodysplasia and acute myeloid leukemia. Cytogenetic characteristics of 115 consecutive cases and risk in seven cohorts of patients treated intensively for malignant diseases in the Copenhagen Series. Leukemia 7:1975–1986
2. Cline MJ (1994) The molecular basis of leukemia. N Engl J Med 330:328–336

3. Bennett JM, Catovsky D, Daniel MT et al. (1985) Proposed revised criteria of the classification of acute myeloid leukemia. Ann Intern Med 103:626–629
4. Cheson BD, Cassileth PA, Head DR et al. (1990) Report of the National Cancer Institute sponsored workshop on definitions of diagnosis and response on acute myeloid leukemia. J Clin Oncol 8:813–819
5. Büchner T (1993) Akute myeloische Leukämie. Internist 37:1008–1012
6. von Schilling C, Duyster J, Herrmann F (1996) Fortschritte im Verständnis der Leukämieentstehung. Internist 37:971–981
7. Groupe Français de Cytogénétique Hématologique (GFCH) (1994) Acute leukemia treated with intensive chemotherapy in patients with a history of previous chemo- and/or radiotherapy: prognostic significance of karyotype and preceding myelodysplastic syndrome. Leukemia 8:87–91
8. Swansbury GJ, Lawler SD, Alimena G et al. (1994) Long-term suvival in acute myelogenous leukemia: A second follow-up of the Fourth International Workshop on chromosomes in leukemia. Cancer Genet Cytogenet 73:1–7
9. Büchner T, Urbanitz D, Hiddemann W et al. (1985) Intensified induction and consolidation with or without maintenance chemotherapy for acute myeloid leukemia (AML): Two multicenter studies of the German AML Cooperative Group. J Clin Oncol 3:1583–1589
10. Hayat M, Jehn U, Willemze R et al. (1986) A randomized comparison of maintenance treatment with androgens, immunotherapy and chemotherapy in adult acute myelogenous leukemia. A Leukemia-Lymphoma Group Trial of the EORTC. Cancer 58:617–623
11. Rees JKH, Gray RG, Swirsky D, Hayhoe FGJ (1986) Principal results of the Medical Research Council's 8th acute myeloid leukemia trial. Lancet II:1236–1241
12. Preisler H, Davis RB, Kirshner J et al. (1987) Comparison of three remission induction regimes and two postinducton strategies for the treatment of acute nonlymphocytic leukemia: A Cancer and Leukemia Group B Study. Blood 69:1441–1449
13. Hansen OP, Pedersen-Bjergaard J, Ellegaard J et al. (1991) Aclarubicin plus cytosine arabinoside versus daunorubicin plus cytosine arabinoside in previously untreated patients with acute myeloid leukemia: a Danish national phase III trial. Leukemia 5:510–516
14. Dillman RO, Davis RB, Green MR et al. (1991) A comparative study of two different doses of cytarabine for acute myeloid leukemia: A phase II trial of Cancer and Leukemia Group B. Blood 78:2520–2526
15. Cassileth PA, Andersen JW, Bennet JM et al. (1992) Escalating the intensity of postremission therapy improves the outcome in acute myeloid leukemia: the ECOG experience. Leukemia: 116–119
16. Zittoun R, Liso V, Mandelli F et al. (1992) Intensive consolidation chemotherapy versus standard consolidation maintenance in acute myeloid leukemia (AML) in first remission. A EORTC/GIMEMA phase III trial (AML8 B). Leukemia 6:76–77
17. Vogler WR, Velez-Garcia E, Weiner RS et al. (1992) A phase III trial comparing idarubicin and daunorubicin combination with cytarabine in acute myelogenous leukemia: a South-Eastern Cancer Study Group Study. J Clin Oncol 10:103–1111
18. Mayer RJ, Davis RB, Schiffer CA, Berg DT, Powell BL, Schulman P, Omura GA, Moore JO, McIntyre OR and Frei E 3rd, for the Cancer and Leukemia Group B (1994) Intensive postremission chemotherapy in adults with acute myeloid leukemia. N Engl J Med 331:896–900

19. Büchner T (1997) Intensified therapy of AML – the role of the HAM combination. In: Acute Leukemias VII: Experimental Approaches and novel Therapies: Hiddemann W, Büchner T, Wörmann B, Ritter J, Creutzig U, Keating M, Plunkett W (Eds.) Springer-Verlag, im Druck

20. Bishop JF, Matthews JP, Graham AY et al. (1996) A randomized study of high-dose cytarabine in induction in acute myeloid leukemia. Blood 87:1710–1717

21. Weick JK, Kopecky KJ, Appelbaum FR et al. (1996) A randomized investigation of high-dose versus standard-dose cytosine arabinoside with daunorubicin in patients with previously untreated acute myeloid leukemia: a southwest oncology group study. Blood 88:2841–2851

22. Ruutu T (1997) Oral chemotherapy for AML. In: Acute Leukemias VII: Experimental Approaches and Novel Therapies: Hiddemann W, Büchner T, Wörmann B, Ritter J, Creutzig U, Keating M, Plunkett W (Eds) Springer-Verlag, im Druck

23. Cassileth PA, Lynch E, Hines JD et al. (1992) Varying intensity of postremission therapy in acute myeloid leukemia. Blood 79:1924–1930

24. Büchner T, Hiddemann W, Wörmann B et al. (1994) Chemotherapy intensity and long-term outcome in AML. In: Büchner T et al. (eds): Acute Leukemias IV:513–518

25. Heinemann V, Jehn U (1991) Acute myeloid leukemia in the elderly: biological features and search for adequate treatment. Ann Hematol 63:179–188

26. Auerbach M (1994) Acute myeloid leukemia in patients more than 50 years of age: special considerations in diagnosis, treatment and prognosis. Am J Med 96:180–185

27. Huang Mel Ye YC, Chen SR (1988) Use of all-trans retinoic acid in the treatment of acute promyelocytic leukemia. Blood 72:567–572

28. Castaigne S, Chomienne C, Daniel MT (1990) All-trans retinoic acid as a differentiation therapy for acute promyelocytic leukemia. Blood 76:1704–1709

29. Warrell RP, Frankel SR, Miller WH et al. (1991) Differentiation therapy for acute promyelocytic leukemia with tretinoin (all-trans-retinoic acid). N Engl J Med 324:1385–1393

30. Degos L (1994) Is acute promyelocytic leukemia a curable disease? Treatment strategy for a long-term survival. Leukemia 8:911–913

31. Elonen E, Almquist A, Hännlein A et al. (1993) Intensive chemotherapy of adult AML: A randomized trial between 4 and 8 cycles. Blood 82, Suppl 1, 328a

32. Gale RP, Büchner T, Horowith MM, Zhang MJ (1993) Chemotherapy versus bone marrow transplantation for adults with acute myelogenous leukemia (AML) in first remission. Blood 82, Suppl 1:168a

33. Archimbaud E, Thomas X, Michallet M et al. (1994) Prospective genetically randomized comparison between intensive postinduction chemotherapy and bone marrow transplantation in adults with newly diagnosed acute myeloid leukemia. J Clin Oncol 12:262–267

34. Schiller GJ, Nimer SD, Territo MC, Ho WG, Champlin RE, Gajewski JL (1992) Bone marrow transplantation versus high-dose cytarabine-based consolidation chemotherapy for acute myelogenous leukemia in first remission. J Clin Oncol 10:41–46

35. Büchner T, Hiddemann W, Koenigsmann M et al. (1991) Recombinant human granulocyte-macrophage colony-stimulating factor after chemotherapy in patients with acute myeloid leukemia at higher age or after relapse. Blood 78:1190–1197

36. Zittoun RA, Mandelli F, Willemze R et al. (1994) Autologous or allogeneic bone marrow transplantation compared with intensive chemotherapy in acute myelogenous leukemia. N Engl J Med 332:217–223

37. Reiffers J, Stoppa AM, Attal M et al. (1996) Allogeneic vs. autologous stem cell transplantation vs. chemotherapy in patients with acute myeloid leukemia in first remission: the BGMT 87 study. Leukemia 10:1874–1882
38. Ohno R, Tomonaga M, Kobayashi T et al. (1990) Effect of granulocyte colony-stimulating factor after intensive induction therapy in relapsed or refractory acute leukemia. N Engl J Med 323:871–877
39. Rowe JM, Andersen J, Mazza JJ et al. (1993) Phase III randomized placebo-controlled study of granulocyte-macrophage-colony stimulating factor (GM-CSF) in adult patients (55–70 years) with acute myelogenous leukemia (AML). A study of the Eastern Cooperative Oncology Group (ECOG). Blood 82, Suppl 1, 329a

Akute lymphatische Leukämie

D. Hoelzer und N. Gökbuget

I. Epidemiologie

1. Inzidenz/Häufigkeit/Prädisposition

Die Inzidenz der akuten lymphatischen Leukämie (ALL) liegt bei 1.1–1.4/100000 mit einem ersten Gipfel im Alter unter 5 Jahren (5,3/100000/Jahr). Im Alter über 50 Jahren steigt sie erneut an und erreicht einen zweiten Gipfel bei über 80jährigen (2,3/100000/Jahr). Die Inzidenz ist bei Männern höher als bei Frauen (1.4:1.0) [1].

Eine Reihe von Faktoren wurde beschrieben, die mit einer erhöhten Inzidenz der ALL verbunden sind. Dies gilt insbesondere für die kindliche ALL. Dazu gehören bestimmte *zytogenetische Aberrationen*. Am stärksten ist dieser Zusammenhang bei der Trisomie 21 (20-fach höheres Risiko). Eine erhöhte Inzidenz findet sich auch bei verschiedenen seltenen hereditären Erkrankungen, wie Fanconi's Anämie, Bloom-Syndrom, Neurofibromatose etc. Auch die Ergebnisse von Zwillingsstudien mit einem höheren Risiko für monozygote Zwillinge geben Hinweise auf mögliche genetische oder pränatale Faktoren.

Die Bedeutung von Expositionsfaktoren wurde vorwiegend für die AML nachgewiesen. Dazu gehören Strahlentherapie, bestimmte chemischen Agenzien am Arbeitsplatz (z. B. Benzol), vorangegangenen Zytostatika-Therapien. Fraglich ist die Bedeutung einer erhöhten Exposition gegenüber Pestiziden und Herbiziden in ländlichen Regionen.

Bei bestimmten selteneren Formen akuter Leukämien und lymphoblastischer Lymphome, dem afrikanischen Burkitt-Lymphom (EBV) und der endemischen Form der T-Zell-Leukämie/Lymphom (HTLV-1) ist ein ätiologischer Zusammenhang mit einer *Virusinfektion* vorhanden.

2. Lokalisation

Bei der ALL handelt es sich um eine primär disseminierte Erkrankung, bei der neben dem Knochenmark alle Organe befallen sein können. Am häufigsten ist dabei der Befall von Leber, Milz und Lymphknoten. Klinisch bedeutsam ist der Befall des ZNS (7%) und des Mediastinums (14%), der die Einleitung spezieller Therapiemaßnahmen nötig macht. Seltener kommt ein Leukämiebefall von Pleura, Hoden u.a. vor. Für die Subgruppen der ALL ergeben sich z.T. signifikante Unterschiede im Hinblick auf das Befallsmuster (Tabelle 4).

3. Ätiologie

Man geht davon aus, daß eine einzelne hämatopoetische Stammzelle der lymphatischen Reihe maligne transformiert ist und den Ausgangspunkt für die Entwicklung eines leukämischen Klons darstellt. Die klonalen Merkmale der Leukämiezellen, die durch ein einzigartiges Muster von Oberflächenmarkern sowie molekular- und zytogenetischen Aberrationen charakterisiert sind, unterstützen diese Hypothese. Die maligne Entartung kann auf verschiedenen Ebenen der lymphatischen Reifung stattfinden, was das jeweils charakteristische Muster der Expression intrazytoplasmatischer und membranständiger Antigene der Subgruppen der ALL erklärt.

Im Rahmen eines multifaktoriellen Geschehens kommt es zur Aktivierung von Onkogenen bzw. zur Deaktivierung von Anti-Onkogenen und zur nachfolgenden Proliferation der leukämischen Blasten bzw. der Hemmung ihres natürlichen Zelltodes (Apoptose). Häufig werden dabei im Rahmen chromosomaler Translokationen Onkogene in den Bereich der Immunglobulin bzw. T-Zell-Rezeptorgene verlagert und dadurch aktiviert. Chromosomale Aberrationen sind in diesen Regionen besonders häufig, da die entsprechenden Gene im Rahmen der physiologischen Entwicklung des Immunsystems rearrangiert werden und damit auch besonders anfällig für Aberrationen sind. Ein Beispiel ist die für die B-ALL typische Translokation t(8; 14) mit Verlagerung des c-MYC-Onkogens in die Region der Immunglobulin-Gene (IgH). Man nimmt an, daß das Onkogen dort anfällig für somatische Mutationen ist, die zu einer Aktivierung führen [2].

II. Pathologie und Stadieneinteilung

Die unkontrollierte Expansion von undifferenzierten lymphatischen Zellen (Blasten) führt zu einer zunehmenden Suppression der normalen Knochenmarksfunktion. Die Diagnose einer ALL basiert auf dem Nachweis leukämischer Blasten in Blut oder Knochenmark. Im peripheren Blut finden sich bei 90% der Patienten Blasten sowie vereinzelte normale segmentkernige Granulozyten ohne andere Vorstufen (Hiatus leucaemicus). Ein nicht unerheblicher Teil der Patienten weist jedoch normale Leukozytenzahlen im peripheren Blut auf. Eine Knochenmarkpunktion ist daher obligat und zeigt im typischen Fall eine dichte Infiltration mit Blasten (uniformes Bild) mit einer weitgehenden Verdrängung der normalen Hämatopoese. Bei 80–90% der Patienten liegt der Blastenanteil im Knochenmark über 50%. Die Abgrenzung einer ALL vom lymphoblastischen Lymphom erfolgt arbiträr bei einem Infiltrationsgrad des Knochenmarks von über 25%.

1 Staging/Klassifikation

1.1 Morphologie

Die morphologische und zytochemische Beurteilung dient v.a. der primären Abgrenzung der lymphatischen von der myeloischen Leukämie. Typische ALL-Blasten sind runde Zellen mit leicht basophilem Zytoplasma, dichtem Chromatin und deutlich sichtbaren Nucleoli. Im Gegensatz zur AML ist das Zytoplasma nicht granuliert und es finden sich keine Auerstäbchen. Leitmerkmal ist die positive PAS-Reaktion, die jedoch eine AML nicht ausschließt.

Die ALL kann morphologisch nach der French-American-British (FAB)-Klassifkation [3] in die Gruppen L1, L2 und L3 eingeteilt werden. Eine klinische Bedeutung hat dabei nur die L3-Morphologie, da diese in Verbindung mit dem immunologischen Nachweis von Oberflächenantigenen die Diagnose einer in Prognose und Verlauf unterschiedlichen B-ALL erlaubt, für die ein eigenständiges Therapiekonzept zur Anwendung kommt.

1.2 Immunophänotypisierung

Die Immunphänotypisierung ist zwingend erforderlich und erlaubt über die Bestätigung der morphologischen Diagnose hinaus die Feststellung von Kriterien für die Definition klinisch und prognostisch wichtiger Subgruppen. Das charakteristische Muster der membranständigen und cytoplasmatischen Antigene ermöglicht die Unterscheidung zwischen Zellen der B- und der T-Zell-Reihe sowie die weitere Unterteilung gemäß der Reifungsstufen. Die *B-Linien-ALL*, die bei 75% der erwachsenen ALL-Patienten vorliegt, wird unterteilt in die unreife prä-prä-B-ALL, common(c)-ALL, prä-B-ALL und reife B-ALL. Bei der *T-Linien-ALL* ist vor allem die Unterscheidung von unreifer prä-T-ALL und reifer T-ALL von Bedeutung (Tabelle 1).

Durch die Einführung zusätzlicher Marker bei der immunologischen Diagnostik ist die Diagnose einer Null-ALL selten geworden. In den meisten Fällen liegt eine prä-prä-B-ALL vor. Zunehmend werden ALL-Blasten mit gleichzeitig exprimierten myeloischen Markern (My$^+$ ALL) nachgewiesen. Eine solche myeloische Koexpression ist besonders häufig bei lymphatischen Blasten früher Reifungsstadien nachweisbar (prä-prä-B- und prä-T-ALL).

Sie ist nicht zu verwechseln mit dem in seltenen Fällen vorkommenden parallelen Auftreten zweier leukämischer Blastenpopulationen der myeloischen und lymphatischen Reihe (bi-lineage) oder von Blasten, die in signifikanter Größenordnung gleichzeitig linienspezifische myeloische und lymphatische Marker exprimieren (bi-phänotypisch). Im Rahmen der EGIL-Klassifikation, die zu einer Vereinheitlichung der immunologischen Charakterisierung beitragen soll (Tabelle 1), wurde der Versuch unternommen, eine Definition dieser mixed-Leukämien nach einem Score-System vorzunehmen [6].

1.3 Zytogenetik

Klonale numerische oder strukturelle zytogenetische Aberrationen finden sich bei bis zu 68–85% der ALL-Patienten [7, 8]. Die zytogenetische Diagnostik kann durch den Nachweis bestimmter, typischer Aberrationen, z.B. t(8;14) bei der B-ALL die Diagnose erhärten. Sie ist darüber hinaus obligatorisch für den Nachweis eigenständiger Prognosefaktoren.

Die häufigsten strukturellen Aberrationen stellen mit 22% bzw. 4% die Translokationen t(9; 22) sowie t(4; 11) dar [9]. Das bei der Translokation

Tabelle 1. Immunologische, morphologische, zyto- und molekulargenetische Klassifikation der ALL

GMALL [4,5] Bezeichnung	Immunphänotypisierung Charakt. Marker	Inzidenz	EGIL [6] Bezeichnung	Morphologie	Zytogenetik Charakt. Aberrationen	Inzidenz[c]	Molekularer Marker [2]
B-Linien-ALL ● B-Vorläufer-ALL	CD19+, cyCD22+	76%	**B-lineage-ALL**[a]	L1/L2			
– prä-prä-B-ALL	–[d]	11%	– pro-B-ALL (B-I)		t(4;11)	~4%	ALL1, AF4
– c-ALL	CD10+	52%	– common ALL (B-II)		t(9;22)	~20%	BCR, ABL
					6q	~4–6%	
					9p	~5–15%	
					12p	~4–5%	
– prä-B-ALL	cyIgM	9%	– pre-B-ALL (B-III)		t(1;19)	~2–3%	PBX1, E2A
					t(9;22)	~20%	BCR, ABL
					6q	~4–6%	
● B-ALL	SIgM	4%	– mature B-ALL (B-IV)	L3	t(8;14)	~3–6%	CMYC
					t(8;22)		CMYC
					t(2;8)		CMYC
T-Linien-ALL ● prä-T-ALL	CD7, CD3 –[e]	24% 6%	**T-lineage-ALL** – pro-T-ALL (T-I)	L1/L2			
● T-ALL	CD1a/3 +/–	18%	– pre-T-ALL (T-II)[b]		t(11;14)	~3%	RBTN1/Ttg2
			– cortical T-ALL (T-III)		t(10;14)		HOX11
			– mature T-ALL (T-IV)		6q	~4–6%	
					12p	~4–5%	

a zusätzlicher Nachweis von CD79a.
b weitere Unterteilung anhand der Marker CD2, CD5, CD8, CD1a, sCD3; derzeit noch ohne klinische Bedeutung.
c Inzidenz bezogen auf ALL des Erwachsenen; gepoolte Daten aus der Literatur.
d keine weiteren B-Zell-Differenzierungsmarker.
e keine weiteren T-Zell-Differenzierungsmarker.

t(9; 22) entstehende Philadelphia-Chromosom (Ph') ist der derzeit wichtigste unabhängige Risikofaktor bei der ALL und findet sich fast ausschließlich bei Patienten mit B-Linien-ALL. Die Inzidenz nimmt mit dem Alter zu.

Bei der kindlichen ALL wurde eine günstige Prognose für Patienten mit hyperdiploidem Chromosomensatz (> 50) nachgewiesen. Weitere Aberrationen sind selten und eine prognostische Bedeutung konnte aufgrund der kleinen Fallzahl noch nicht schlüssig nachgewiesen werden.

1.4 Molekulargenetik

Die molekulargenetische Untersuchung des Knochenmark-Punktats bietet eine Alternative zum zytogenetischen Nachweis bestimmter Aberrationen und darüber hinaus die Möglichkeit einer quantitativen Messung und Verlaufsbeobachtung. Hierbei müssen hohe Qualitätsansprüche an das durchführende Labor gestellt werden, insbesondere um falsch positive Resultate z. B. durch Verunreinigungen zu vermeiden.

Das molekulargenetisch nachweisbare Korrelat des Philadelphia-Chromosoms entsteht durch einen Bruch des Chromosoms 22 in der Breakpoint Cluster Region (Bcr). Durch die Translokation t(9; 22) entsteht ein Fusionsgen (**bcr-abl**) (m-bcr in ca. 70 % der Fälle und M-bcr, das dem bei der CML vorkommenden Fusionsgen entspricht in ca. 30 %). Der Anteil der bcr-abl positiven Patienten liegt bei der c- ALL bei etwa 40 % [10]. Ein prognostischer Unterschied zwischen beiden Bruchpunkten konnte nicht aufgezeigt werden.

Für den Nachweis der t(4; 11) Translokation, die ebenfalls prognostisch bedeutsam ist, wird der molekulargenetische Nachweis des ALL1-AF4-Fusionsgens (auch als HRX-FEL bezeichnet eingesetzt [11]).

Ein Screening für beide Fusionsproteine gehört zum diagnostischen Standardprogramm bei der ALL.

2 Prognose/Stadieneinteilung

Mit Hilfe intensiver Kombinations-Chemotherapie konnten in den vergangenen 20 Jahren die Therapieergebnisse bei der ALL deutlich verbessert werden [12]. Derzeit können bei etwa 30–40 % der Patienten (Tabelle 2) langfristige Remissionen erreicht werden [13, 14]. Die z.T. erheblichen Unterschiede der Ergebnisse verschiedener Studiengruppen ergeben sich nicht nur aus den eingesetzten Therapieschemata sondern

Tabelle 2. Ergebnisse mit intensiver Chemotherapie in großen (> 100/Pat.) multizentrischen Studien der ALL des Erwachsenen

| Referenz | Therapie | | | n = eval. Pat. a = Altersmed. | % CR | Leukämiefreies Überleben M = Median (Monate) P = Probability/ Jahre |
	Induktion	Konsolidation	Erhaltung			
Clarkson 1990 [15]	V, P, [D, A, AD, C]	V, A, AC, TG, D, P, M, C, IdAC, BCNU	M, V, C, BCNU, TG, MP, HU, D, P, AD, DT	n = 199; a = 25	82	M = 28 P = 33 %/18 Jahre
Kantarjian 1990 [16]	V, AD, DX, C	M, A, AD, HdAC, V, P	MP, M, D, V, C, BCNU, VP	n = 109; a = 30	84	M = 22 P = 34 %/5 Jahre
Llu.-Gonalons 1991 [17]	V, P, D, A, C, AC, MP	AD, V, DX, A, AC, C, MP	M, MP, V, P	n = 145; a = 29	78	M = 28 P = 34 %/6 Jahre
Tomonaga 1991 [18]	V, P, AD, A, C	VP, M + andere	M, MP, A + andere	n = 117; a = 38	81	M = 30 P = 30 %/ 4 Jahre
Linker 1991 [19]	V, P, A, D	V, P, A, D, IdM, VM, AC	M, MP	n = 109;	88	P = 42 %/5 Jahre
Ellison 1991 [20]	V, P, A, D	MP, M, [AC, D]	MP, M, V, P	n = 277; a = 33	64	M = 21 P = 29 %/9 Jahre
Cuttner 1991 [21]	V, P, Mi/D, HdM	V, P, Mi/D, HdM, AC, MP, A		n = 164; a = 32	64	M = 11 P = 18 %/3 Jahre
Bassan 1992 [22]	V, P, A, AD, [HdC, HdAC]		MP, M, C	n = 212; a = 27	71	M = 23 P = 32 %/10 Jahre
Stryckmans 1992 [23]	V, P, AD, [HdAC]	A, HdC, [MTG, AC]	MP, M, PV, AD, BCNU, C	n = 106; a = 27	74	M = 32 P = 40 %/8 Jahre

Studie						
Hoelzer 1993 [24]	V, P, A, D, C, AC, M, MP	V, DX, AD, AC, C, TG	MP, M	n = 368; a = 25	74	M = 24, P = 35%/10 Jahre
Hoelzer 1993 [24]	V, P, A, D, C, AC, M, MP	V, DX, AD, AC, C, TG,VM, AC	MP, M	n = 569; a = 28	75	M = 27, P = 39/7 Jahre
Durrant 1993 [25]	V, P, A, (MP, M)/D		MP, M, V, P	n = 266;	68	P = 22%/8 Jahre
Fiere 1993 [26]	V, P, D/R, C, [amsa, AC]	D/R, AC, A	MP, M, V, C, P, D/R, DT, BCNU	n = 562; a = 33	76	M = 19, P = 17%/5 Jahre
Kantarjian 1995 [27]	V, C, DX, AD	M, A, AD, HdAC, IdM, V, MP, P, (AD, V, AC, P)/ (C, BCNU, VP)	wiederholt	n = 217;	76	P = 23%/3 Jahre
Kantarjian 1995 [27]	V, C, DX, AD, HdM, HdAC	V, C, DX, AD, HdM, HdAC	MP, M, V, P	n = 128; a = 38	91	P = 47%/3 Jahre
Larson 1995 [28]	V, P, A, D, C	C, MP, AC, V, A, M, AD, DX, TG	MP, M, V, P	n = 197; a = 32	85	M = 32, P = 30%/5 Jahre
Mandelli 1996 [29]	V, P, A, D	V, IdM, IdAC, P, VM, AC	MP, M, V, P [A, AC, VM, IdAC]	n = 358; a = 31	79	M = 20, P = 25%/10 Jahre
Mandelli 1996 [30]	V, P, A, D, C [HdAC, Mi]	V, HdM, IdAC, DX, VM	MP, M, V, P [AC, Mi, VM, HdAC, HdM, DX]	n = 767; a = 28	82	M = 28, P = 34%/6 Jahre
Dekker 1997 [31]	V, P, D, A	HdAC, amsa, Mi, VP		n = 130; a = 35	73	P = 22%/5 Jahre[a]

[ ] mit oder ohne; / entweder oder; *A* Asparaginase; *AC* Cytosin-Arabinosid; *HdAC* Hochdosis-AC; *IdAC* mittelhochdosiertes AC; *AD* Adriamycin; *BCNU* Carmustin; *C* Cyclophosphamid; *D* Daunorubicin; *DT* Dactinomycin; *DX* Dexamethason; *M* Methotrexat; *HdM* Hochdosis M; *Mi* Mitoxantron; *MP* 6-Mercaptopurin; *P* Prednison; *R* Rubidazon; *TG* Thioguanin; *V* Vincristin; *VM* Teniposid; *VP* Etoposid; *VD* Vindesin.

auch aus Ein- und Ausschlußkriterien, z.B. Altersbegrenzungen und dem Anteil von Patienten, die eine Knochenmarktransplantation erhalten haben. Für die einzelnen Subgruppen der ALL bestehen signifkant unterschiedliche Überlebensraten, die zwischen < 10 % für die Ph/bcr-abl-positive ALL und 40–50 % für B-ALL und T-ALL rangieren.

Eine Stadieneinteilung ist bei der ALL nicht möglich, da es sich stets um eine disseminierte Erkrankung handelt. Das Risiko von Komplikationen nimmt jedoch mit fortschreitender Erkrankung zu. Dies verdeutlicht die prognostisch ungünstige Bedeutung hoher Leukozytenzahlen bei der B-Vorläufer und B-ALL sowie des massiven Organbefalls bei der B-ALL. Untersuchungen an großen Patientenzahlen im Rahmen multizentrischer Studien haben die Definition von Untergruppen mit speziellen klinischen und prognostischen Merkmalen ermöglicht [13, 32]:

- Gruppen mit speziellen biologischen und klinischen Merkmalen wie B- oder T-ALL.
- Risikogruppen innerhalb der B-Vorläufer-ALL.
- Patienten über 50 Jahre.

2.1 B-Vorläufer- ALL

Innerhalb der Gruppe der B-Vorläufer-ALL lassen sich unter Berücksichtigung bekannter Risikofaktoren Niedrig- und Hochrisiko-Patienten identifizieren. Diese Einteilung bildet die Grundlage für die Entscheidung über die notwendige Therapieintensität und insbesondere über die Indikation für eine Knochenmarktransplantation (KMT) in erster Vollremission.

Die Überlebensraten für die *B-Vorläufer-ALL* liegen derzeit bei 30–40 %. Die kaum verbesserten Ergebnisse sind auf die ungünstigere Alterstruktur der B-Vorläufer-ALL und zu einem großen Teil auf die unverändert schlechte Prognose der Untergruppe der *Ph/bcr-abl-positiven ALL* zurückzuführen. Mit Hilfe intensiver Chemotherapie konnte die CR-Rate für diese Gruppe zwar auf über 70 % angehoben werden. Das Langzeitüberleben mit Chemotherapie liegt jedoch unter 10 % [33, 34]. Es unterscheidet sich damit signifikant vom Überleben Ph/bcr-abl-negativer Patienten. Über 70 % der Patienten rezidivieren bereits im ersten Therapiejahr. Die einzige kurative Option stellt derzeit eine KMT in erster Vollremission dar. Für allogene KMT bei Ph/bcr-abl positiver ALL liegen die Überlebensraten bei 40 %, für autologe KMT bei 25–30 %. Zum Stellenwert der Fremdspender-KMT liegen für Erwachsene kaum Daten vor. Dennoch ist anzunehmen, daß die Ergebnisse zumindest bei jüngeren Patienten (< 40 Jahre) günstiger als die der Chemotherapie sind. Wegen der hohen Rezidivdynamik ist die frühzeitige Planung und Durchführung der KMT von entscheidender Bedeutung.

Die Behandlung der *prä-prä-B-ALL* (früher Null-ALL) nach Hoch-Risiko-Therapie- Protokollen wurde aufgrund der früher schlechten Prognose dieser Subgruppe eingeführt. Bei etwa 50 % der Patienten liegt gleichzeitig eine Translokation t(4; 11) vor, die ebenfalls als prognostisch ungünstig einzuschätzen ist. Mit intensiver Chemotherapie, insbesondere mit Hochdosis-Cytosin-Arabinosid konnte eine deutliche Verbesserung der Therapieergebnisse mit Überlebensraten von über 50 % erreicht werden. Vergleichbare Ergebnisse werden mit allogener KMT erzielt [35].

Die prognostische Bedeutung der myeloischen Koexpression (*My+-ALL*) ist noch nicht abschließend geklärt. Sowohl bei Kindern als auch bei Erwachsenen deuten die Ergebnisse jedoch darauf hin, daß bei intensiver Chemotherapie die früher postulierte ungünstige Prognose der My+ ALL nicht mehr nachgewiesen werden kann [36].

Neben den genannten immunphänotypischen und zytogenetischen Risikofaktoren stellen hohe *Leukozyten*zahlen (> 30 000/µl) ebenso wie das späte Erreichen der *CR* (> 4 Wochen) unabhängige prognostisch ungünstige Faktoren bei der B-Linien-ALL dar. Das Vorliegen *eines* Risikofaktors (Tabelle 3) reicht für die Einstufung in die Hochrisiko-Gruppe aus. Eine Ausnahme bildet dabei nur das Alter über 50 Jahren, da bei älteren Patienten eine Intensivierung im Rahmen der Hochrisiko-Therapie nicht durchführbar ist (Abb. 1).

2.2 B-ALL

Die reifzellige *B-ALL* zeigt eine rasche Progredienz und häufig große Tumormasse mit erhöhter Inzidenz von ZNS- (12 %) und Organbefall (34 %) [32]. Die Therapieergebnisse, die mit Standard-Therapien früher unter 10 % lagen wurden substantiell verbessert mit Überlebensraten von derzeit über 50 %. Dies gelang nach der Übernahme spezieller, der hohen Wachstums-Dynamik dieser Erkrankung angepaßter Therapieschemata aus der Pädiatrie, mit rascher Abfolge kurzer, intensiver Chemotherapieblöcke [37] (siehe 3.7).

Gegenstand der Forschung ist derzeit die Definition von Risikogruppen innerhalb der B-ALL und die Frage, inwieweit durch eine Erhöhung der

Tabelle 3. Merkmale für Hochrisiko-Patienten innerhalb der B-Vorläufer-ALL in den GMALL-Studien

Immunologie	prä-prä-B-ALL, prä-B-ALL?
Zytogenetik	t(9; 22); t(4; 11)
Molekulargenetik	bcr-abl +; ALL1-AF4
WBC	> 30000/µl
Zeit bis CR	> 4 Wochen
Alter	> 50 Jahre

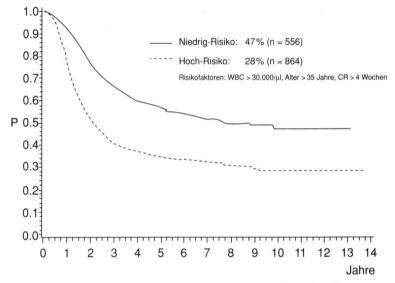

Abb. 1. Ergebnisse der GMALL-Studien 01/81–04/89 bei Hoch- und Niedrig-Risiko-Patienten – Überleben der CR-Patienten

Methotrexat-Dosis eine weitere Verbesserung der Überlebensraten erreicht und die prophylaktische ZNS-Bestrahlung ersetzt werden kann.

2.3 T-ALL

Charakteristische Merkmale der T-ALL sind jüngeres Alter (75% unter 50 Jahre), männliche Prädominanz, häufiger ZNS-Befall (8%) und das Vorliegen von z.T. ausgedehnten Mediastinal-Tumoren (62%) [32].

Die Prognose von Patienten mit *T-ALL* konnte ebenfalls deutlich verbessert werden. Die Remissionsrate liegt zwischen 80–85% und das krankheitsfreie Überleben bei 40–50%. Als wesentliche Substanzen für den Therapieerfolg haben sich Cytosin-Arabinosid und Cyclophosphamid erwiesen [38, 32].

Die prognostische Bedeutung der unreifen *prä-T-ALL* ist bisher noch nicht eindeutig geklärt. Es gibt einige Hinweise auf einen ungünstigeren Verlauf, der möglicherweise auch auf das höhere mediane Alter dieser Patienten im Vergleich zu Patienten mit reifer T-ALL zurückzuführen ist. Im Rahmen der GMALL-Studie wird derzeit untersucht, ob eine weitere Verbesserung der Therapieergebnisse durch den verstärkten Einsatz von Cytosin-Arabinosid als Hochdosis-Therapie und in Kombination mit Cyclophosphamid erreicht werden kann.

2.4 Alter

Die Langzeit-Prognose von Patienten, die älter als 50 Jahre sind, ist noch immer deutlich schlechter als bei jüngeren Patienten. Dies ist zum einen auf die höhere therapiebedingte Mortalität und Toxizität bei den häufig multimorbiden Patienten zurückzuführen. Auch bei Patienten ohne objektivierbare Vorerkrankungen ist die Chemotherapie häufig schlechter verträglich und mit einer erhöhten Rate von Nebenwirkungen, z. B. Hepatotoxizität, verbunden. Zum anderen kommen prognostisch ungünstigere Subgruppen, wie die Ph'/bcr-abl-positive ALL (44% bei Patienten über 50 Jahren) in höherem Alter häufiger vor [39]. Die Remissionsraten liegen auch aufgrund der erhöhten Rate von Frühtodesfällen bei 60%. Mit einer mäßig intensiven Therapie ist es möglich, bei 25% der Patienten längerdauernde Remissionen zu erreichen [40].

Da die Inzidenz der ALL mit zunehmendem Alter steigt, wird im Rahmen der GMALL-Studie derzeit ein Pilotprotokoll für über 65jährige ALL-Patienten untersucht, das bei drastischer Reduzierung von Therapietoxizität und Krankenhausaufenthaltsdauer eine kurative Option oder zumindest eine Verbesserung der Lebensqualität zum Ziel hat.

III. Diagnostik/Klassifikation

Die unspezifischen Symptome der ALL können zu Fehldiagnosen und Therapieverzögerungen führen. Eine rasche Diagnosefindung ist jedoch anzustreben, da sich die Prognose mit zunehmender Tumormasse verschlechtert und die Gefahr sekundärer Komplikationen, wie Infektionen und Blutungen zunimmt. Von großer Bedeutung ist die baldmöglichste Einleitung der supportiven Therapie und die Zuordnung zu spezifischen Therapiestrategien.

Die für Diagnosestellung und Klassifikation unverzichtbaren Spezialuntersuchungen – Morphologie/Zytochemie, Immunphänotypisierung, Zyto-/Molekulargenetik – wurden unter II ausführlich dargestellt (Abb. 2, S. 193).

Die Diagnostik sollte daher nur an hämatologischen Zentren erfolgen, die Zugang zu allen Spezialuntersuchungen haben, die für die Risikostratifikation unverzichtbar sind.

1 Klinische Symptomatik und körperlicher Untersuchungsbefund

Die klinische Symptomatik der ALL ist zunächst meist durch eine uncharakteristische Verschlechterung des Allgemeinbefindens gekennzeichnet, die innerhalb kurzer Zeit zu einem schweren Krankheitszustand führt. Die Beschwerden sind weitgehend auf die Verdrängung der normalen Knochenmarksfunktion mit Anämie (Blässe, Atemnot, Müdigkeit, Tachykardie), Neutropenie (Fieber und Infekte vorwiegend bakterieller Genese) und Thrombopenie (Petechien, Hämatome, Blutungen) zurückzuführen. Zusätzliche Symptome können mit einem Organbefall – Hepatomegalie, Splenomegalie, Mediastinaltumor, Pleurabefall, ZNS-Befall etc. – in Zusammenhang stehen (Tabelle 4).

2 Allgemeine Diagnostik

Im Blutbild findet sich bei 60% der Patienten eine Leukozytose. Normale Leukozytenzahlen liegen bei 14%, eine Leukopenie bei 27% der Patienten vor. Leukämische Blasten im Blut sind bei 90% der Patienten vorhanden

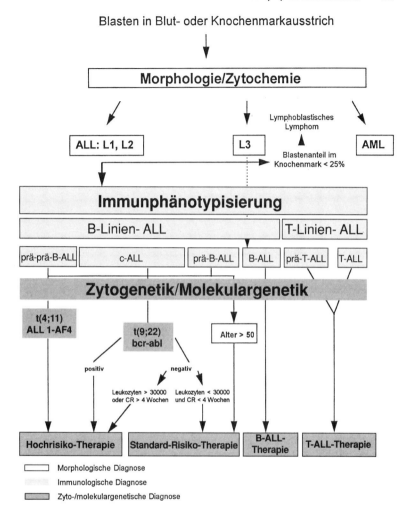

Abb. 2. Diagnostik, Differentialdiagnostik und Therapiestratifikation der ALL nach dem GMALL-Protokoll 05/93

Tabelle 4. Symptome und klinische Zeichen der ALL des Erwachsenen (n = 938)

Symptom	Prozent
Infektionen/Fieber	36
Blutungen	33
Lymphknotenschwellungen	57
Splenomegalie	56
Hepatomegalie	47
Mediastinaltumor	14 [a]
ZNS-Befall	7
Befall anderer Organe	9 [b]

[a] Vermehrt bei T-ALL.
[b] Massiver abdominaler Organbefall häufig bei B-ALL.

(Tabelle 5). Das Fehlen von Blasten im peripheren Blut schließt die Diagnose einer ALL nicht aus. Die zusätzliche Untersuchung des Knochenmarkausstriches ist unbedingt erforderlich. Bei Punctio sicca muß eine Stanzbiopsie des Knochenmarks durchgeführt werden. Auch Blasten aus dem peripheren Blut oder Punktate aus befallenen Organen z. B. Lymphknoten können zur Diagnosefindung herangezogen werden.

Bei der Mehrzahl der Patienten findet sich bereits vor Therapiebeginn eine Erhöhung der LDH und der Harnsäure-Werte als Folge des hohen Zell-Umsatzes. Auch hepatische (Gerinnungsstörungen, Cholestase) oder renale Funktionsstörungen können im Rahmen einer leukämischen In-

Tabelle 5. Initiale Blutbildveränderungen bei der ALL (n = 1273) [25]

Parameter		Prozent
Leukozyten	> 10 000	59
	5000 – 10 000	14
	< 5000	27
Blasten im PB		92
Thrombozyten	< 25 000	30
	25 000 – 150 000	55
	> 150 000	15
Hb	< 8 g/dl	28
	8 – 12 g/dl	51
	> 12 g/dl	21

filtration vorhanden sein. Der Nachweis eines initialen ZNS-Befalls wird nach Ausschluß anderer Ursachen aufgrund eindeutiger ZNS-Symptome oder durch den positiven Befund der Liquorzytologie bzw. des cranialen CT erbracht. Ein ZNS-Befall liegt bei Nachweis einer erhöhten Zellzahl im Liquor ($>5/\mu L$) und eindeutigem Nachweis von Blasten vor. Problematisch kann die Abgrenzung bei niedriger Zellzahl aber eindeutig nachweisbaren Blasten oder bei blutiger Kontamination des Liquorpunktats sein.

Checkliste Diagnostik

Labordiagnostik

- Blutbild, Differentialblutbild, Thrombozyten, Retikulozyten.
- Periphere Blutausstriche und Knochenmarkaspiration (Bei Punctio sicca Stanzbiopsie) für
  - Zytologie/Morphologie,
  - Immunologie,
  - Zytogenetik,
  - Molekulargenetik,
- Elektrolyte, LDH, Harnstoff, Kreatinin, Harnsäure, Immunglobuline, Bilirubin, Protein, Glukose, Leberwerte, AP, Amylase.
- Gerinnungsstatus.
- Schwangerschaftstest.
- Untersuchung des Augenhintergrunds.
- HLA-A, B, C, DR-Typisierung (Patient und Familienangehörige).
- Liquorzytologie.
- Urin-Status und Sediment.
- Bakteriologische und mykologische Untersuchungen von Sputum, Rachen-, Naseneingang, Mund-, Anal- und Vaginalabstrich, Stuhl und Urin.
- Virustiter (fakultativ): HIV, HTLV, Herpes simplex, Herpes zoster, Zytomegalie, EBV, Hepatitis, Influenza, Parainfluenza, Adenovirus.
- Candida- und Aspergillus-Titer.
- Toxoplasmose-, Legionella-, Mykoplasmen-Titer.

Apparative Diagnostik

- Röntgen: – Thorax in 2 Ebenen (ggf. CT des Thorax bei Verdacht auf Mediastinaltumor; obligat bei T-ALL).
  – NNH, Zahstatus.
  – Schädel-CT bei Verdacht auf ZNS-Befall.
- EKG; UKG bei älteren Patienten oder kardialer Vorerkrankung.
- Oberbauchsonographie; abdominales CT insbesondere bei B-ALL.

Ziel der weiteren Diagnostik (s. oben) ist neben der Klassifikation der ALL die Feststellung von

- Risikofaktoren,
- Art und Umfang des Organbefalls,
- Grunderkrankungen,
- Infektionen und Blutungsneigung,
- Familienspendern für die KMT.

IV. Behandlungsstrategie

Die Behandlung der ALL basiert auf einer intensiven Chemotherapie mit alternierenden Zytostatika-Kombinationen, die in mehreren Blöcken verabreicht werden. Ergänzt wird die systemische Chemotherapie durch intrathekale ZNS-Prophylaxe sowie ggf. Bestrahlung oder Knochenmarktransplantation. Nach der Induktionstherapie und dem Erreichen einer kompletten Remission folgen Intensivierungsphasen (Konsolidation) und eine Erhaltungstherapie, die sich über insgesamt $2-2^{1}/_{2}$ Jahre erstreckt. Seit 1980 wird in Deutschland die Mehrzahl erwachsener ALL-Patienten im Rahmen der bisher fünf konsekutiven multizentrischen GMALL-Studien (German ALL Study Group) behandelt. Abbildung 3 zeigt eine Übersicht über das Behandlungskonzept der Standard-Risiko-Gruppe im ersten Jahr der Therapie.

Die Behandlung der ALL sollte nur an spezialisierten hämatologischen Zentren durchgeführt werden, die über umfassende Erfahrungen im Umgang mit komplexen Chemotherapie-Schemata, den damit verbundenen Komplikationen und der supportiven Therapie verfügen.

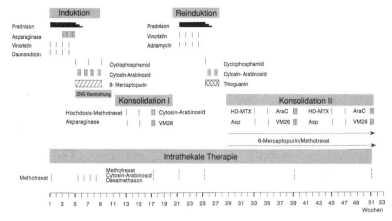

Abb. 3. Beispiel für Therapieschema bei ALL. Behandlung der Standard-Risiko-Patienten in der multizentrischen intensivierten Therapiestudie der ALL des Erwachsenen 05/93 im 1. Jahr

1 Chirurgische Therapiemaßnahmen

Gelegentlich wird beim Vorliegen großer abdomineller Tumormassen, wie bei der B-ALL, die Diagnose nach einem chirurgischen Eingriff gestellt. Darüber hinaus haben chirurgische Therapiemaßnahmen bei der ALL keine Bedeutung, da auch große Lymphome auf Chemotherapie in der Regel rasch ansprechen. In einzelnen Fällen kann die operative Resektion von Rest-Lymphomen notwendig sein, um die Frage zu klären, ob es sich dabei um vitales Tumorgewebe handelt.

2 Strahlentherapie

2.1 ZNS-Bestrahlung

Die *prophylaktische* ZNS-Bestrahlung ist derzeit Bestandteil der Standard-Therapie der ALL, da sie in Kombination mit der intrathekalen Prophylaxe zu einer deutlichen Reduktion der ZNS-Rezidiv-Rate geführt hat (siehe 3.6). Nach Erreichen einer CR erhalten die Patienten eine fraktionierte Schädel-Bestrahlung mit einer Gesamtdosis von 24 Gy (Einzeldosen von 2 Gy an 5 Tagen in der Woche). Spätfolgen der ZNS-Bestrahlung sind bei Erwachsenen im Gegensatz zu Kindern nur in Einzelfällen beschrieben.

Bei *initialem ZNS-Befall* wird das Bestrahlungsfeld auf ZNS und Neuroaxis (24 Gy) ausgedehnt. Bei Durchführung dieses Therapiekonzepts liegt für Patienten mit initialem ZNS-Befall kein erhöhtes Risiko eines ZNS-Rezidivs vor. Bei Neuroachsen-Bestrahlung muß allerdings wegen des ausgedehnteren im Bestrahlungsfeld befindlichen hämatopoetischen Gewebes mit einer verstärkten Hämatotoxizität gerechnet werden.

2.2 Bestrahlung anderer Organe

In seltenen Fällen ist eine notfallmäßige Bestrahlung bereits vor Beginn der Chemotherapie erforderlich so z.B. bei großen Mediastinal-Tumoren mit oberer Einflußstauung oder bei Rückenmarksbefall mit Querschnittssymptomatik.

Für die Untergruppe der T-ALL mit einem Mediastinal-Tumor wird der Stellenwert einer Bestrahlung des Mediastinums bei Resttumor nach Induktionsphase I in der GMALL-Studie 05/93 derzeit überprüft, nachdem in den vorangegangenen Studien eine prophylaktische Mediastinal-Bestrahlung Bestandteil der Studientherapie war. Bei abdominalen Resttumoren kann in Einzelfällen ebenfalls eine Bestrahlung diskutiert werden.

3 Chemotherapie

3.1 Induktionstherapie

Ziel der Induktionstherapie und Voraussetzung für ein Langzeitüberleben ist das rasche Erreichen einer kompletten Remission (CR) mit folgenden Merkmalen:

- < 5 % Blasten im Knochenmark,
- Organbefall nicht nachweisbar,
- Rekonstitution der Hämatopoiese mit mindestens 15 % Erythro- und 25 % Granulopoese.

Die Induktionstherapie für B-Vorläufer- und T-ALL unterscheidet sich von der B-ALL-Therapie, die unter 3.7. besprochen wird. Standardmedikamente bei der ALL sind *Vincristin* und *Prednison*, die in Kombination mit einem Anthrazyklin-Derivat – *Adriamycin* oder *Daunorubicin* – verabreicht werden. Bei Patienten mit hohen peripheren Leukozytenwerten (> 30000/µl) und/oder großer Tumormasse werden im Rahmen einer Vorphase-Therapie zunächst nur Vincristin und Prednison zur schonenden Zytoreduktion eingesetzt.

Die Zugabe weiterer Medikamente – Asparaginase, Cyclophosphamid, Cytosin-Arabinosid, 6-MP, MTX u. a. – führt zu keiner zusätzlichen Erhöhung der Remissionsrate, trägt aber wahrscheinlich zur Verbesserung der Remissionsqualität und -dauer bei.

Bei 70–85% der Patienten (Tabelle 2) kann mit Standard-Induktionstherapien eine CR induziert werden. 10%–15% der Patienten zählen zu den Therapieversagern, bei denen die Erkrankung progredient verläuft oder nur eine partielle Remission (PR) mit teilweiser Regeneration der normalen Blutbildung und einem verbleibenden Blastenanteil im Knochenmark von unter 25% erreicht werden kann. Ihre Prognose ist sehr ungünstig (Überlebensraten < 10%). Mit einer Salvagetherapie z. B. Hochdosis-Chemotherapie kann der Versuch unternommen werden zumindest eine gute PR mit dem Ziel einer sofortigen Knochenmarktransplantation zu erreichen.

Die therapie- bzw. erkrankungsbedingte Mortalität während der Induktionstherapie liegt altersabhängig bei 3–20%. Die häufigsten Todesursachen während der Phase der Knochenmarkdepression sind Infektionen (zunehmend Pilz-Infektionen) und Blutungen. Komplikationen (Gerinnungsstörungen, Hepatotoxizität) ergeben sich häufig auch unter Therapie mit Asparaginase, die aber gleichzeitig eine besondere therapeutische Wirksamkeit hat. Zwischen den in Deutschland verfügbaren Asparaginase-Präparaten (Erwinia- und E. coli-Asparaginase) bestehen signifikante pharmakokinetische Unterschiede, vor allem im Hinblick auf die Halbwertszeit (länger bei E. coli-Asparaginase), die bei der Dosierung berücksichtigt werden müssen. Weiterhin ist eine engmaschige Überwachung der Gerinnungsparameter und ggf. frühzeitige Substitution oder Abbruch der Asparaginase- Therapie erforderlich.

Zur weiteren Verbesserung der CR-Rate und der Langzeitergebnisse wird die Einführung von Hochdosis-Chemotherapie (Hochdosis-Cytosin-Arabinosid) anstelle der Induktionsphase II bei Hochrisiko-Patienten in der GMALL- Studie 05/93 untersucht.

Bei Behandlung nach dem GMALL-Protokoll werden derzeit bei über 80% der Patienten komplette Remissionen erreicht. Die Induktionstherapie beinhaltet Prednison, Vincristin, Daunorubicin und Asparaginase in der Phase I sowie Cyclophosphamid, Cytosin-Arabinosid und 6-Mercaptopurin in der Phase II und erstreckt sich über 8 Wochen. In Abhängigkeit von Granulozyten- und Thrombozytenwerten muß während der Phase II häufig eine Regenerationspause eingehalten werden. Der Einsatz von G-CSF parallel zur Phase II der Induktionstherapie kann zur Verkürzung von Neutropeniedauer und Therapieunterbrechungen beitragen (siehe 4).

3.2 Konsolidationstherapie

Nach Einhaltung einer ausreichend langen Pause für die hämatologische Rekonstitution muß die Chemotherapie auch nach Erreichen einer kompletten Remission fortgesetzt werden. Der statistisch eindeutige Nachweis der Notwendigkeit einer Konsolidationstherapie in randomisierten Studien konnte zwar bisher nicht erbracht werden. Dennoch zeigt die Mehrzahl der veröffentlichen Ergebnisse ein höheres Langzeit-Überleben mit Konsolidationstherapie (Tabelle 2).

Für die Konsolidationstherapie bestehen unterschiedliche Konzepte (Tabelle 2):

- Kurze, intensive Chemotherapieblöcke mit nicht kreuzresistenten Kombinationen bereits verabreichter oder neuer Zytostatika z.T. in höherer Dosierung (Idarubicin, Cytosin-Arabinosid, VM26, VP16, Amsacrin, Mitoxantron, Methotrexat).
- Wiederholung initial wirksamer Kombinationen (Reinduktionstherapie in den GMALL-Studien) in gleicher oder leicht modifizierter Zusammensetzung.

Die Intensität der Konsolidierungstherapie sollte dem Rezidiv-Risiko angepaßt sein. Dabei ist der Nachweis der Wirksamkeit einzelner Elemente wegen der komplexen Struktur der Chemotherapie-Schemata nahezu unmöglich. Im Rahmen der GMALL-Studie werden derzeit alternierende Konsolidationsblöcke mit Hochdosis-Cytosin-Arabinosid/Mitoxantron, Hochdosis-Methotrexat/Asparaginase, VM26/Cytosin-Arabinosid sowie Cyclophospamid/Cytosin-Arabinosid geprüft. Die Zusammensetzung und Intensität der Konsolidationsschemata ist den Risikogruppen angepaßt.

3.3 Knochenmarktransplantation

Das Langzeitüberleben nach *allogener KMT* liegt nach gepoolten Ergebnissen aus der Literatur bei 45 % (21–66 %). Bei einer niedrigen Rezidivrate (30 %) ist die transplantationsassoziierte Mortalität (33 %), die mit dem Alter zunimmt, das Hauptproblem. Die Überlebensraten nach *autologer KMT* liegen bei 42 % (15–75 %). Hier steht die relativ hohe Rezidivrate (50 %) bei besserer Verträglichkeit im Vordergrund.

Bei Erwachsenen liegen derzeit kaum Ergebnisse der *Fremdspender*-Transplantation vor. Die transplantationsassoziierte Mortalität ist hoch. Problematisch ist auch die evtl. langwierige Spender-Suche, die zu Therapieverzögerungen führt. Es ist daher wichtig, die Konsolidationstherapie auch während der Wartezeit fortzusetzen. Eine Fremdspender-KMT kann derzeit nur bei jüngeren Patienten empfohlen werden, die mit Chemotherapie keine kurative Chance haben, z.B. Ph/bcr-abl-positive ALL oder Rezidivpatienten.

Die Indikationsstellung für eine KMT in erster Remission wird international unterschiedlich gehandhabt. In einigen Studien wird derzeit eine allogene KMT in erster Remission unabhängig von Prognosefaktoren bei allen Patienten mit Familienspender durchgeführt. Für die verbleibenden Patienten werden die Ergebnisse autologer KMT im Vergleich zu Chemotherapie randomisiert untersucht. Andere Studiengruppen orientieren sich bei der Indikationsstellung für die KMT an Risikofaktoren.

Die Vorteile der KMT – kurze Therapiedauer, günstiges Langzeitüberleben in einigen Studien – müssen mit den Nachteilen – transplantationsassoziierte Mortalität und Spätkomplikationen – abgewogen werden. Der direkte Vergleich von Ergebnissen der Chemotherapie mit KMT-Ergebnissen ist wegen verschiedener Einflußfaktoren z.B. Alter, Wartezeit nur schwierig durchführbar [41].

Im Rahmen der GMALL-Studie wird die Indikation für eine KMT in Erstremission daher in Abhängigkeit von der Risikogruppe gestellt. Eine allogene KMT ist nur bei Hochrisiko-Patienten indiziert, da Patienten mit Niedrig-Risiko-, T- oder B-ALL auch mit Chemotherapie Ergebnisse erreichen, die denen der KMT vergleichbar sind. Eine autologe KMT oder Fremdspender-KMT in erster Remission ist nur bei Ph/bcr-abl-positiver ALL vorgesehen. Wegen häufig bestehender Prämorbidität und der hohen Komplikationsrate sind Patienten über 50 Jahre für eine allogene KMT nur in Ausnahmefällen geeignet. Bei der autologen KMT kann die Altersgrenze insbesondere bei Hochrisiko-Patienten in Abhängigkeit vom individuellen Zustand des Patienten ausgeweitet werden (Tabelle 6).

Tabelle 6. Indikationen für KMT bei ALL in der GMALL-Studiengruppe

KMT	Allogen Familienspender	Allogen, oder[a] Fremdspender	Autolog KMT od. PBSCT
Altersgrenze	~ 50 Jahre	~ 40 Jahre	~ 55 Jahre
• Standard-Risiko		CR ≥ 2	
• T-ALL		beginnendes Rezidiv[b]	
• Hoch-Risiko			
Ph/bcr-abl neg	CR 1	CR ≥ 2 beginnendes Rezidiv[b]	
Ph/bcr-abl pos	CR 1	CR 1	
• B-ALL		Späte CR > 2 Blöcke CR ≥ 2 beginnendes Rezidiv	

[a] Auch bei Therapieversagern nach Induktionstherapie und späterer CR bzw. PR durch Salvage-Therapie.

[b] Entscheidung in Abhängigkeit von Alter, individuellem Zustand und Spendersituation.

3.4 Erhaltungstherapie

Die Erhaltungstherapie (Tabelle 7) beinhaltet meist eine niedrigdosierte, milde Chemotherapie, die z.T. über mehrere Jahre hinweg durchgeführt wird. Standard ist derzeit eine Kombination von Methotrexat und 6-Mercaptopurin, die ambulant verabreicht werden kann. Die Dosierung muß dabei entsprechend der regelmäßig kontrollierten Leukozyten- und Thrombozytenwerte und ggf. auftretender Toxizität z.B. Hepatotoxizität angepaßt werden.

Einige Studien haben gezeigt, daß der Verzicht auf eine Erhaltungstherapie selbst bei intensiver Konsolidierung zu ungünstigeren Ergebnissen führt. Die Notwendigkeit von Intensivierungen, sowie Dauer und Intensität der Erhaltungstherapie für die einzelnen Subtypen der ALL ist jedoch noch unklar. In der GMALL-Studie wird derzeit die randomisierte

Tabelle 7. Erhaltungstherapie bei ALL

60 mg/m²	6-Mercaptopurin	p.o.	täglich
20 mg/m²	Methotrexat	i.v.	wöchentlich

Prüfung einer konventionellen im Vergleich mit einer intensivierten Erhaltungstherapie durchgeführt.

3.5 Supportive Therapie

Bereits vor der Diagnosestellung müssen supportive Therapiemaßnahmen eingeleitet werden. Auch die Fortentwicklung der Supportivtherapie hat in den vergangenen Jahren zur Verbesserung der Prognose der ALL beigetragen. Im Vordergrund der pflegerischen und therapeutischen Maßnahmen steht die Prophylaxe und Behandlung von Infektionen.

Supportive Therapie bei ALL

Gewährleistung der Ausscheidungsfunktionen

- Ausreichende Hydrierung des Patienten, wenn notwendig auch durch parenterale Flüssigkeitszufuhr $\Rightarrow$ Urinausscheidung 100 ml/Stunde.
- Gleichzeitig Gabe von Allopurinol (bei hoher Leukozytenzahl und Organomegalie erhöhte Dosis).

Blutungen

- Substitution mit Thromboytenkonzentraten bei manifesten Blutungen o. Thrombozytenzahlen $< 20000/\mu l$.
- Engmaschige Kontrollen des Gerinnungsstatus (Fibrinogen, ATIII, etc.) während der Asparaginase-Therapie (wenn nötig Substitution mit Frischplasma oder Faktoren).

Anämie

- Substitution mit Erythrozytenkonzentraten bei Hb < 8 g/dl.

Infektionen

- Antimikrobielle Prophylaxe in Abhängigkeit von der zu erwartenden Granulopenie-Dauer.
- Intensive Überwachung, schnelle Durchführung der Diagnostik bei Infektionsverdacht.
- Bei Fieber frühzeitig Breitbandantibiotika und Antimykotika auch bei negativer Blutkultur.
- Modifikation der antimikrobiellen Therapie bei therapierefraktärem Fieber nach Stufenschema; frühzeitige antimykotische Therapie bei Verdacht auf Systemmykose.

Allgemeine pflegerische und ärztliche Maßnahmen

- Mundhygiene, Desinfektion der Anogenital-Region, Isolation, sterile Nahrung, Vermeidung von Zimmerpflanzen, Luftbefeuchtern, i. m. oder s. c. Injektionen etc.
- Konjunktivitis-Prophylaxe unter Hochdosis-Cytosin-Arabinosid.
- Mukositis-Prophylaxe unter Hochdosis- Methotrexat.
- Regelmäßige Untersuchungen im Hinblick auf mögliche Organtoxizität einzelner Zytostatika z. B. Kardiotoxizität (Adriamycin), ZNS-Toxizität (Cytosin-Arabinosid, Methotrexat) etc.

3.6 ZNS-Befall und -Prophylaxe

Auch bei Patienten ohne ZNS-Befall muß eine prophylaktische Therapie durchgeführt werden, da davon auszugehen ist, daß die systemisch verabreichten Zytostatika im Liquor keine ausreichenden Spiegel erreichen. Nach Einführung einer spezifischen ZNS-Prophylaxe konnte die Rate der ZNS-Rezidive von über 30% auf weniger als 10% reduziert werden [42, 43, 44]. Dies führte auch zu einer Verbesserung der Gesamtergebnisse, da ZNS-Rezidive im allgemeinen von Knochenmarkrezidiven gefolgt werden und eine sehr ungünstige Prognose haben.

Für die Prophylaxe von ZNS-Rezidiven stehen folgende Therapiemodalitäten zur Verfügung:

- ZNS-Bestrahlung.
- Intrathekale Zytostatika-Gabe (Cytosin-Arabinosid, Methotrexat und ein Steroid als Einzelsubstanzen oder in Kombination) auch während der Erhaltungstherapie.
- Systemische Hochdosis-Chemotherapie mit liquorgängigen Substanzen (Cytosin-Arabinosid, Methotrexat).

In den meisten Studien werden ebenso wie in den GMALL-Studien Kombinationen der genannten Maßnahmen eingesetzt. In der GMALL-Studie wird derzeit geprüft, ob für einzelne Subgruppen, z.B. Hochrisiko-Patienten und B-ALL, die ZNS-Bestrahlung durch hochdosierte, systemische Chemotherapie in Kombination mit wiederholten Gaben einer intrathekalen Dreifach-Kombination – ersetzt werden kann, um kumulative Toxizität durch parallele Bestrahlung und Hochdosis-Chemotherapie zu vermeiden.

3.7 Therapie der B-ALL

Aufgrund der biologischen Merkmale der B-ALL (siehe 2.2) hat sich ein vollkommen eigenständiges Therapiekonzept als erfolgreich erwiesen. Wegen der meist großen Tumormasse, die mit der Gefahr eines Tumorlyse-Syndroms einhergeht, wird für alle Patienten mit einer Vorphasetherapie (Cyclophosphamid, Prednison) zunächst eine schonende Zytoreduktion eingeleitet. Die Patienten erhalten dann 6 einwöchige, intensive Chemotherapieblöcke über einen Zeitraum von maximal 6 Monaten. Hauptbestandteil ist hochdosiertes Methotrexat mit einem an den MTX-Spiegel angepaßten Leukovorin-Rescue und fraktioniertes hochdosiertes Cyclo- bzw. Ifosfamid. In Kombination werden weitere konventionelle Zytostatika (Vincristin, VM26, Cytosin-Arabinosid, Dexamethason, Adriamycin) und eine intrathekale ZNS-Prophylaxe eingesetzt. Eine langdauernde Erhaltungstherapie ist nicht erforderlich [37, 45].

3.8 Therapie des Rezidivs

Die Mehrzahl der Rezidive der ALL geht vom Knochenmark (> 80%) aus und tritt im ersten und zweiten Jahr der Therapie auf. Seltener kommt es zu extramedullären Rezidiven z.B. ZNS, Lymphknoten etc. die meist innerhalb kurzer Zeit von einem Knochenmarkrezidiv gefolgt werden. Es gibt jedoch, insbesondere bei der B-Vorläufer-ALL auch Spätrezidive mehr als 5 Jahre nach Erstmanifestation. Neben dem Alter stellt die kurze Dauer der ersten Remission (< 18 Monate) den wichtigsten Risikofaktor für Rezidiv-Patienten dar.

Mit Hilfe intensiver Therapieschemata gelingt die erneute Induktion einer kompletten Remission bei 50–60% der Patienten. Die Langzeit-Überlebensraten mit Chemotherapie liegen jedoch bei nur 13% [46, 47]. Die Patienten sollten daher einer Knochenmarktransplantation zugeführt werden. Patienten mit Familienspender erhalten eine allogene KMT, wobei Überlebensraten von 29% erreicht werden; bei jüngeren Patienten ohne Familienspender sollte der Versuch eine Fremdspender-KMT unternommen werden, wenn diese kurzfristig durchführbar ist. Alle anderen Patienten werden wenn möglich einer autologen KMT zugeführt. Hier liegen die Überlebensraten bei 22%. Auch eine Transplantation in guter Teilremission oder im beginnenden Rezidiv kann erwogen werden. Wegen der kurzen Dauer der zweiten Remission ist die zügige

Abwicklung der logistischen Vorbereitungen von entscheidender Bedeutung.

4 Hämatopoetische Wachstumsfaktoren

Teil der klinischen Praxis ist bereits heute der Einsatz rekombinanter hämatopoietischer Wachstumsfaktoren, wie G-CSF im Anschluß oder während intensiver Chemotherapiezyklen [48]. Dabei gibt es keine Hinweise auf eine Stimulation leukämischer Blasten. Durch die prophylaktische Applikation von G-CSF läßt sich die Neutropenie-Dauer verkürzen. Weiterhin sinkt die Zahl von Fieberepisoden und Infektionen. Insgesamt wird eine bessere Durchführbarkeit der Chemotherapieprotokolle erreicht [49, 50]. Über eine mögliche Reduzierung der Mortalität und eine Verbesserung der Langzeit-Prognose durch höhere Dosis-Intensität liegen noch keine Daten vor.

5 Neue Therapieansätze

5.1 Risikogruppenadaptierte Therapie

Die zunehmende Einsicht in die biologischen und klinischen Merkmale definierter Subgruppen der ALL ermöglicht die Entwicklung differenzierter risikogruppenadaptierter Therapiekonzepte. Sie können zu einer Verbesserung der Therapieergebnisse führen. Dies belegen die Erfahrungen mit spezifischen Schemata für B- und T-ALL. Ziel ist dabei die am Einzelfall ausgerichtete Steuerung der Therapieintensität und der notwendigen Therapieformen (Strahlentherapie, Art und Dosis von Zytostatika-Kombinationen, KMT-Indikationen; s. Tabelle 8).

Im Rahmen der GMALL-Studie 05/93 wird eine risikogruppenadaptierte Therapie derzeit für vier Therapiearme – Standard-Risiko, Mediastinaltumor/T-ALL-, Hochrisiko- und B-ALL – untersucht.

5.2 Hochdosischemotherapie

Der Einsatz hochdosierter Chemotherapie zur Überwindung von Zytostatika-Resistenz und zur Erreichung therapeutisch wirksamer Spiegel im ZNS

Tabelle 8. Mögliche Bestandteile der Risikogruppenadaptierten Therapie

Risikogruppe	Charakteristika	Bedeutsame Therapieelemente	Überlebensraten
T-ALL	Mediastinal-Befall ZNS-Befall Hohe Leukozytenzahlen	• Cyclophosphamid • Cytosin-Arabinosid • ZNS-Bestrahlung • Mediastinal-Bestrahlung (?)	40–50%
B-Vorläufer ALL	Spätrezidive bis zu 7 Jahre Höheres Alter Standard- und Hochrisiko	• Hochrisiko: HDARAC, HDMTX und KMT in 1.CR • Standard-Risiko: HDMTX und langdauernde event. intensivierte Erhaltungstherapie • Ältere Patienten: Mäßig intensive Chemotherapie	20–30% 40% 20%
	Ph/bcr-abl-positive ALL	• Konventionelle Therapieformen nicht wirksam • KMT in 1. CR: allogen, autolog od. Fremdspender • Periphere Stammzelltransplantation • Neue Purging-Techniken • Erhaltungstherapie nach KMT • Kausale Therapieansätze	10%
B-ALL	Rapide Progression ZNS- und Organbefall	• Kurze, intensive Therapiezyklen in schneller Folge • HDMTX • Fraktioniertes Cyclophosphamid und Ifosfamid • Keine Erhaltungstherapie	50%

HDMTX = Hochdosis-Methotrexat; HDARAC = Hochdosis-Cytosin-Arabinosid.

wird derzeit im Rahmen von Studien untersucht. Die größten Erfahrungen bestehen bisher mit Hochdosis-Cytosin-Arabinosid (HDARAC) [51] sowie Hochdosis-Methotrexat (HDMTX) [52] in verschiedenen Kombinationen. Es gibt Hinweise auf eine besondere Wirksamkeit von HDARAC bei Ph/Bcr-abl positiver ALL sowie anderen Hochrisiko-Patienten. HDMTX ist besonders wirksam bei B-ALL [37]. Durch Gabe als 24-Stunden-Infusion und verzögerten Leukovorin-Rescue wird die Wirsamkeit verstärkt. In pädiatrischen Studien wurde weiterhin eine hohe Effektivität bei Niedrig- Risiko- B- Linien ALL gezeigt. In der GMALL-Studie 05/93 wird diese Fragestellung derzeit ebenfalls untersucht. Die supportive Therapie mit Wachstumsfaktoren nach Hochdosis-Chemotherapie- Elementen insbesondere HDARAC trägt zu einer verbesserten Durchführbarkeit bei.

5.3 „Minimal Residual Disease"

Der konventionelle zytomorphologische Nachweis von Blasten erreicht eine Nachweisgrenze von $1-5\%$. Bei einem Blastenanteil unterhalb dieser Nachweisgrenze wird eine komplette Remission angenommen. Es ist jedoch davon auszugehen, daß bei einem erheblichen Anteil der Patienten noch residuelle Blasten in der Größenordnung von 10^9-10^{10} vorhanden sind, die sog. Minimal Residual Disease (MRD), die häufig Ausgangspunkt für Rezidive ist. Ziel der Konsolidations- und Erhaltungstherapie ist die kontinuierliche Reduzierung der residuellen Blasten, wobei eine Kontrolle des Therapieerfolgs mit konventionellen Methoden nicht möglich ist.

Neue hochsensitive molekulargenetische Methoden erlauben einen Nachweis der MRD (1 Leukämiezellen in 10^4-10^6 normalen Zellen) sowohl qualitativ als auch quantitativ. Zielstrukturen dieser PCR-Methoden (Polymerase Chain Reaction) sind u.a.:

- Fusionsgene, die bei charakteristischen Translokationen entstehen z.B. bcr-abl, ALL1-AF4.
- Klonale, individuelle einmalige Rearrangements der Immunglobulin-Rezeptorgene (IgH) oder T-Zell-Rezeptorgene (TCR).

Das bcr-abl-Fusionstranskript kann häufig auch nach intensiver Therapie und sogar Knochenmark-Transplantation nachgewiesen werden [53]. Dieser Befund ist kongruent mit der ungünstigen Prognose dieser Subgruppe. Demgegenüber konnte bei Patienten mit t(4; 11)-Translokation ein Verschwinden des ALL1-AF4-Rearrangements bei intensiver Chemotherapie nachgewiesen werden. Dies geht einher mit einer verbesserten Prognose der t(4; 11)-positiven ALL [54].

Im Gegensatz zu Fusionsgenen, die nur bei einem begrenzten Teil der Patienten (10–50%) als Zielstrukturen des MRD-Nachweises dienen können, gelingt es, IgH und TCR-Rearrangements bei 90% der ALL-Patienten nachzuweisen [55]. Bei Diagnosestellung muß eine Gensonde für das bei jedem Patienten individuell charakteristische Rearrangement erstellt werden, die dann bei der Verlaufskontrolle zu späteren Zeitpunkten eingesetzt wird.

Beim Nachweis der MRD werden mehrere Ziele verfolgt:

- Neu-Definition der kompletten Remission.
- Identifikation von Patienten mit hohem Rezidivrisiko.
- Evaluation einzelnder Therapieelemente.

In zahlreichen Studien konnte gezeigt werden, daß die Rezidivrate bei MRD-positiven (55%) Patienten deutlich höher als bei MRD-negativen (24%) Patienten ist [55]. Auch das quantitative Niveau der MRD nach Ende der Induktionstherapie hat eine prognostische Bedeutung [56]. Daraus könnten sich in der Zukunft erhebliche Konsequenzen für eine Individualisierung der Therapie ergeben. Bei anhaltender MRD-Positivität oder Anstieg des MRD-Niveaus könnte eine Therapieintensivierung z.B. KMT indiziert sein. Umgekehrt ist bei Patienten mit anhaltend negativem MRD-Befund möglicherweise eine Beendigung der Therapie gerechtfertigt. In prospektiven Verlaufsuntersuchungen muß jedoch die prognostische Bedeutung des MRD-Verlaufs bei der ALL des Erwachsenen noch schlüssig nachgewiesen werden.

Praktische Bedeutung hat der MRD-Nachweis bereits bei der Kontrolle von Purging-Methoden für die autologe KMT (siehe 5.5)

5.4 „Multi Drug Resistance"

Der bekannteste Mechanismus für die Chemotherapie-Resistenz ist die erhöhte Expression des MDR1-Gens bzw. seines Genprodukts, dem p-Glykoprotein. Bei Rezidiv-Patienten wurde eine erhöhte Expression des p-Glykoproteins nachgewiesen, was mit einer erhöhten Chemotherapie-Resistenz im Rezidiv einhergeht [57]. Es gibt auch Hinweise auf eine erhöhte Rate von Therapieversagern und Rezidiven bei Patienten mit MDR1-Expression bei Diagnosestellung im Vergleich zu MDR1-negativen Patienten [58] Obwohl zahlreiche Studien die Antagonisierung des p-Glykoproteins z. B. mit Cyclosporin A oder Verapamil zum Ziel hatten, liegen überzeugende Ergebnisse bei ALL-Patienten noch nicht vor.

5.5 Neue Verfahren der Knochenmarktransplantation

Bei der *allogenen KMT* ist ein erheblicher Teil der Morbidität auf akute und chronische Graft-versus-Host-Disease (GvHD) zurückzuführen. Eine verbesserte supportive Therapie und GvHD-Prophylaxe sowie neue Transplantationsverfahren z. B. T-Zell-Depletion mit einer verminderten GvHD-Inzidenz stehen daher im Vordergrund. Hierbei muß allerdings berücksichtigt werden, daß bei Suppression der GvHD möglicherweise mit einer erhöhten Rezidivrate zu rechnen ist, da der Graft-versus-Leukemia-Effekt (GvL) dann ebenfalls supprimiert wird.

Hauptproblem bei der *autologen KMT* ist die hohe Rezidivrate, die meist auf residuelle Blasten im autologen Transplantat zurückzuführen ist. Bei der Ph/bcr-abl-positiven ALL konnte gezeigt werden, daß der Anteil residueller Blasten durch Purging mit immunomagnetischen Beads substantiell gesenkt werden kann (um 2 log). Bei einem Transplantat peripherer Stammzellen findet sich ebenfalls ein deutlich reduzierter Anteil (2–3 log niedriger als im Knochenmark) residueller Blasten. Nur bei peripheren Stammzelltransplantaten konnte bei der Nachweisgrenze der PCR ein Verschwinden der Blasten nach Purging gezeigt werden [53]. Weiterhin ist bei peripherer Stammzelltransplantation mit einer schnelleren Regeneration der Hämatopoese und damit Verkürzung der Aplasie-Dauer zu rechnen. Bei Patienten mit intensiver Chemotherapie ist allerdings die Gewinnung eines ausreichenden Stammzelltransplantats häufig problematisch. Die ex-vivo-Expansion von Stammzellen wird daher derzeit erforscht.

Gegenstand der Forschung ist weiterhin die Durchführung einer Erhaltungstherapie nach autologer KMT z.B. konventioneller Erhaltung mit Methotrexat und 6-Mercaptopurin oder mit biologischen Response-Modifiern z.B. α-Interferon oder Interleukin-2, die physiologische Mechanismen zur Suppression residueller Blasten stimulieren können.

5.6 Kausale Therapieansätze bei der Ph/bcr-abl-positiven ALL

Die zunehmende Einsicht in molekulare Mechanismen der Entstehung und Progression der Ph/bcr-abl-positiven ALL [59] eröffnet neue Ansatzpunkte einer kausalen Therapie. Diese basieren auf eine spezifischen Hemmung des bcr-abl-Gens bzw. seines Genprodukts z.B. durch Antisense-Oligonucleotide, Ribozyme oder Thyrosin-Kinase-Inhibitoren. Erste Anwendungsmöglichkeiten ergeben sich beim ex-vivo-Purging autologer Knochenmark- oder Stammzelltransplantate, wobei durch Messung der MRD effektive Kontrollmethoden zur Verfügung stehen.

6 Nachsorge

Während der gesamten Dauer der Erhaltungstherapie und auch danach sind in regelmäßigen Abständen Kontrollen der Blut- und Knochenmark-Befunde erforderlich. Infekte und verstärkte Blutungsneigung müssen immer als möglicher Hinweis auf ein Rezidiv gesehen werden.

Spätfolgen der Therapie sind bei Erwachsenen zwar seltener als bei Kindern. Dennoch muß die Möglichkeit bei der Nachsorge berücksichtigt werden. Mögliche Spätfolgen sind aseptische Knochennekrosen, Störungen der Knochenmarksfunktion (myelodysplastische Syndrome), Schädigungen des zentralen und peripheren Nervensystems (Leukenzephalopathie), Infertilität sowie Sekundärneoplasien (sekundäre AML).

7 Kontaktadressen

GMALL-Therapiestudie für die ALL des Erwachsenen
Prof. Dr. D. Hoelzer
Klinikum der J.W. Goethe-Universität
Zentrum der Inneren Medizin
Abt. f. Hämatologie
Theodor-Stern-Kai 7
60590 Frankfurt a.M.

KMT-Koordination im Rahmen der GMALL-Studie
Frau Prof. Dr. Arnold
Universitätsklinikum Charité
Med. Klinik und Poliklinik
Schumannstr. 20–21
10117 Berlin

Rezidivstudie für die ALL des Erwachsenen
Prof. Dr. M. Freund
Abteilung Hämatologie/Onkologie
Klinik und Poliklinik für Innere Medizin
Universität Rostock
Ernst-Heydemann-Str. 6
18055 Rostock

Literatur

1. Hernández JA, Land KJ, McKenna RW (1995) Leukemias, Myeloma, and Other lymphoreticular neoplasms. Cancer 75:381
2. Rabbitts TH (1994) Chromosomal translocations in human cancer. Nature 372:143
3. Bennett JM, Catovsky D, Daniel MT et al. (1976) Proposals for the Classification of the Acute Leukemias. Br J Heaematol 33:451
4. Ludwig WD, Thiel E (1993) Diagnostik der akuten Leukämien mit morphologischen, immunologischen und zytogenetischen Verfahren. Internist 34:498–510
5. Ludwig WD, Raghavachar A, Thiel E (1994) Immunophenotypic classification of acute lymphoblastic leukemia. Baillière's Clinical Haematology 7(2):235
6. Bene MC, Castoldi G, Knapp W et al. (1995) European Group for the Immunological Characterization of Leukemias (EGIL) Proposals for the immunological classification of acute leukemias. Leukemia 9:1783
7. The Groupe Francais de Cytogénétique Hématologique (1996) Cytogenetic Abnormalities in adult acute lymphoblastic leukemia: Correlations with hematologic findings and outcome. A collaborative study of the Groupe Francais de Cytogénetique Hématologique. Blood 87(8):3135
8. Secker-Walker LM, Prentice HG, Durrant J et al. Cytogenetics adds independent prognostic informationin adults with acute lymphoblastic leukaemia on MRC trial UKALL XA
9. Rieder H, Ludwig WD, Gassmann W et al. (1993) Chromosomal abnormalities in adult acute lymphoblastic leukemia: Results of the German ALL/AUL Study Group. Recent Res Cancer Res 131:133
10. Maurer J, Janssen JWG, Thiel E et al. (1991) Detection of chimeric bcr-abl genes in acute lymphoblastic leukemia by the polymerase chain reaction. Lancet 337:1055
11. Griesinger F, Elfers H, Ludwig WD et al. (1994) Detection of HRX-FEL fusion transcripts in pre-pre-B-ALL with and without cytogenetic demonstration of t(4; 11). Leukemia 8:542
12. Hoelzer D (1993) Acute lymphoblastic leukemia – progress in children, less in adults. New Engl J Med 329:1343
13. Hoelzer D (1994) Therapy and prognostic factors in adult acute lymphoblastic leukemia. Baillière's Clinical Haematology 7(2):299
14. Laport GF, Larson RA (1997) Treatment of adult acute lymphoblastic leukemia. Sem Oncol 24(1):70

15. Clarkson B, Gaynor J, Little C et al. (1990) Importance of long-term follow-up in evaluating treatment regimens for adults with acute lymphoblastic leukemia. Haematol Blood Trans 33:397

16. Kantarjian HM, Walters RS, Keating MJ et al. (1998) results of the vincristine, doxorubicin and dexamethasone regimen in adults with standard- and high-risk acute lymphocytic leukemia. Blood 72(5):1784

17. Lluesma-Gonalons M, Pavlovsky S, Santarelli MT et al. (1991) Improved results of an intensifed therapy in adult acute lymphocytic leukemia. Ann Oncol 2:33

18. Tomonaga M, Omine M, Morishima Y, et al. (1991) Individualized induction therapy followed by intensive consolidation and maintenance including asparaginase in adult ALL: JALSG-ALL 87 study. Haematologica 76(Suppl. 4):68

19. Linker CA, Levitt LJ, O'Donnell M et al. (1991) Treatment of adult acute lymphoblastic lukemia with intensive cyclical chemotherapy: a follow-up report. Blood 78:2814

20. Ellison RR, Mick R, Cuttner J et al. (1991) The effects of postinduction intensification treatment with cytarabine and daunorubicin in adult acute lymphocytic leukemia: a prospective randomized clinical trial by Cancer and Leukemia Group B. J Clin Oncol 9:2002

21. Cuttner J, Mick R, Budman DR et al. (1991) Phase III trial of brief intensive treatment of adult acute lymphocytic leukemia comparing daunorubicin and mitoxantrone: A CALGB study. Leukemia 5:425

22. Bassan R (1992) Reinforced HEAV'D Therapy for adult acute lymphoblastic leukemia: Improved results and revised prognostic criteria. Hematol Oncol 11:169

23. Stryckmans P, de Witt T, Marie JP et al. (1992) Therapy of adult ALL: overview of 2 successive EORTC studies (ALL-2 & ALL-3). Leukemia 6(Suppl. 2):199

24. Hoelzer D, Thiel E, Ludwig WD et al. (1993) Follow-up of the first two successive German multicentre trials for adult ALL (01/81 and 02/84). Leukemia 7(Suppl. 2):130

25. Durrant IJ (1993) Results of Medical Research Council trial UKALL IX in acute lymphoblastic leukaemia in adults: report from the Medical Research Council Working Party on Adult Leukaemia. Br J Haematol 85:84

26. Fiere D, Lepage E, Sebban C et al. (1993) Adult acute lymphoblastic leukemia: a multicenric randomized trial testing bone marrow transplantation as postremission therapy. J Clin Oncol 11(10):1990

27. Kantarjian H, O'Brien S, Beran M et al. (1995) Update of the hyper-CVAD program in newly diagnosed adult acute lymphoblastic leukemia (ALL). Blood 86(Suppl. 1):173a

28. Larson RA, Dodge RK, Burns CP et al. (1995) A five-drug remission induction regimen with intensive consolidation for adults with acute lymphoblastic leukemia: Cancer and Leukemia Group B study 8811. Blood 85:2025

29. Mandelli F, Annino L, Vegna ML et al. (1996) Adult acute lymphoblastic leukemia (ALL): Results of the Gimema ALL 0288 trial. Br J Hematol 93:144

30. Mandelli F, Annino L, Rotoli B, for the GIMEMA Cooperative Group (1996) The Gimema ALL 0183 trial: analysis of 10-year follow-up. Br J Hematol 92:663

31. Dekker AW, van't Veer MB, Sizoo W, et al. (1997) Intensive Postremission chemotherapy without maitenance therapy in adults with acute lymphoblastic leukemia. J Clin Oncol 15:476

32. Hoelzer D, Gökbuget N, Arnold R et al. (1996) Akute lymphatische Leukämie des Erwachsenen. Diagnostik, Risikogruppen und Therapie. Internist 37: 994

33. Götz G, Weh HJ, Walter TA et al. (1992) Clinical and prognostic significance of the Philadelphia chromosome in adult patients with acute lymphoblastic leukemia. Ann Hematol 64:97

34. Westbrook CA, Hooberman AL, Spino C et al. (1992) Clinical significance of the bcr-abl fusion gene in adult acute lymphoblastic leukemia: A Cancer and Leukemia Group B (CALGB) study. Blood 80:2983

35. Hoelzer D (1997) Treatment of Ph+ and t(4; 11) ALL. Ann Hematol 74(S1)

36. Ludwig WD, Harbott J, Rieder H et al. (1994) Incidence, biologic features and treatment outcome of myeloid-antigen-positive acute lymphoblastic leukemia (My+ ALL). In: Büchner et al., ed. Acute Leukemias IV. Prognostic factors. Springer-Verlag, Berlin, Heidelberg

37. Hoelzer D, Ludwig WD, Thiel E, et al. (1996) Improved outcome in adult B-cell acute lymphoblastic leukemia. Blood 87:495

38. Hoelzer D, Thiel E, Löffler H et al. (1990) Intensified chemotherapy and mediastinal irradiation in adult T-cell acute lymphoblastic leukemia. In: Acute lymphoblastic leukemia. Alan R. Liss Inc 221

39. Secker-Walker LM, Craig JM, Hawkins JM et al. (1991) Philadelphia positive acute lymphoblastic leukemia in adults: age distribution, bcr breakpoint and prognostic significance. Leukemia 5:196

40. Hoelzer D (1993) Aggressive chemotherapy of ALL in elderly patients. Hematol Oncol 11(Suppl. 1):12

41. Zhang M-J, Hoelzer D, Horowitz MM et al. (1995) for the acute lymphoblastic leukemia working committee Long term follow-up of adults with acute lymphoblastic leukemia in first remission treated with cheomtherapy or bone marrow transplantation: Ann Intern Med 123, 428–431

42. Bleyer WA (1990) Central nervous system leukemia. In: Henderson ES, Lister TA, eds, Philadelphia: WB Saunders Company, 733

43. Blaney SM, Balis FM; Poplack DG (1991) Current pharmacological treatment approaches to central nervous system leukemia. Drugs 41:702

44. Kantarjian HM, Walters RS, Smith TL et al. (1988) Identification of risk groups for development of central nervous system leukemia in adults with acute lymphocytic leukemia. Blood 72(5):1784

45. Reiter A (1994) Therapie of B-cell acute lymphoblastic leukaemia in childhood: The BFM experience. Baillière's Clinical Haematology 7(2):321

46. Freund M, Heil G, Arnold R et al. (1994) Treatment of relapsed or refractory adult acute lymphocytic leukemia. Ann Hematol 68(Suppl. 1):10a

47. Freund M, Diedrich H, Ganser A et al. (1992) Treatment of relapsed or refractory adult acute lymphocytic leukemia. Cancer 69:709

48. Ottmann OG, Hoelzer D (1996) Do G-CSF and GM-CSF contribute to the management of acute lymphoblastic leukemia? Leukemia 10 (Suppl.2): 52

49. Welte K, Reiter A, Mempel K et al. (1996) A randomized phase-III-study of the efficacy of granulocyte colony-stimulating factor in children with high-risk acute lymphoblastic leukemia. Blood 87(8): 3143

50. Ottmann OG, Hoelzer D, Gracien E et al. (1995) Concomittant granulocyte colony-stimulating factor and induction chemoradiotherapy in adult acute lymphoblastic leukemia: a randomised phase II trial. Blood 84:444

51. Hoelzer D (1991) High-dose chemotherapy in adult acute lymphoblastic leuke-
    mia. Sem Hematol 28 (3; Suppl. 4) : 84
52. Gökbuget N, Hoelzer (1996) High-dose methotrexate in the treatment of adult
    acute lymphoblastic leukemia. Ann Hematol 72 : 194
53. Atta J, Martin H, Bruecher J et al. (1996) Residual leukemia and immunomagne-
    tic bead purging in patients with bcr-abl-postive acute lymphoblastic leukemia.
    Bone Marrow Transplant 18 : 541
54. Janssen JWG, Ludwig WD, Borkhardt A et al. (1994) Pre-pre B acute lymphoblastic
    leukemia: High frequency of alternatively spliced ALL1-AF4 transcripts and absence
    of minimal residual disease during complete remission. Blood 84 : 3835
55. Campana D, Pui CH (1995) Detection of minimal residual disease in acute leuke-
    mia: methodological advances and clinical significance. Blood 85 : 1416
56. Brisco MJ, Hughes E, Nesti SH et al. (1996) Relationship between minimal residual
    disease and outcome in acute acute lymphoblastic leukemia. Blood 87 : 5251
57. List A (1993) Multidrug resistance: clinical relevance in acute leukemia. Oncology 7 : 23
58. Goasguen JE, Dossol JM, Fardel O et al. (1993) Expression of the multidrug resis-
    tance associated P-glycoproteinj (P170) in 59 cases of de novo acute lymphoblastic
    leukemia: prognostic implications. Blood 81 : 2394
59. Butturini A, Arlinghaus RB, Gale RP (1996) BCR/ABL and leukemia. Leuk Res
    20 (6) : 523

Myeloproliferative Erkrankungen

N. Niederle und B. Weidmann

Zu den myeloproliferativen Erkrankungen (MPE) werden gezählt:
- die chronische myeloische Leukämie (CML),
- die Polycythaemia rubra vera (PCV),
- die essentielle oder idiopathische Thrombocythaemie (ET),
- die idiopathische Myelofibrose (IM).

I. Epidemiologie

Inzidenz: alle MPE 1–3/ 100000/Jahr,
CML 1/100000, PCV 0,5–0,8/100000, ET 0,1/100000,
IM 0,4–0,6/100000.

Ätiologie: weitgehend ungeklärt; nach Strahlenexposition (Atombomben, Morbus Bechterew) erhöhtes Risiko.

Prognose: mediane Überlebenszeiten zwischen etwa 4 Jahren bei CML und mehr als 10 Jahren bei ET.

II. Pathogenese/Pathologie

Klonale Transformation am ehesten auf der Ebene der pluripotenten Stammzellen führt zu vermehrter Proliferation und Akkumulation hämatopoietischer Zellen. Die einzelnen Krankheitsbilder ergeben sich aus der Dominanz eines Zelltyps – besonders in der Krankheitsfrühphase bestehen daher oftmals fließende Übergänge zwischen den einzelnen Entitäten.

Anfangs finden sich regelmäßig ein hyperzelluläres Knochenmark sowie eine unterschiedlich ausgeprägte Vermehrung und Ausreifung der einzelnen Zellinien im Blut. Weiterhin besteht eine Reaktivierung der extramedullären Blutbildung, besonders in Leber und Milz (Hepatosplenomegalie). Im Krankheitsverlauf kann eine mehr oder weniger starke Myelofibrose auftreten, was zur Verstärkung der – eher ineffektiven – extramedullären Blutbildung führt.

In der terminalen Phase – vorzugsweise bei CML – ist der Übergang in eine sogenannte Blastenkrise mit klinischen und hämatologischen Symptomen ähnlich denen einer akuten Leukämie häufig. Diese kann myeloblastär (ca. 60%), lymphoblastär (ca. 30%) bzw. myelo-lymphoblastär (ca. 10%) oder sehr selten megakaryoblastär bzw. erythroblastär determiniert sein.

III. Allgemeine Diagnostik

Ziel ist die Abgrenzung der MPE untereinander sowie von anderen Krankheitsbildern mit Leukozytose, Polyglobulie und/oder Thrombozytose (vgl. Tabelle 1) durch Anamnese, klinische Untersuchung, Rö-Thorax, Abdomensonographie, Differentialblutbild, Retikulozytenzahl, LDH, Harnsäure, Kreatinin, alkalische Leukozytenphosphatase (ALP), Vitamin B12, Zyto- und Molekulargenetik [15], Beckenkammbiopsie mit Zytologie und Histologie einschließlich Faserfärbung.

IV. Generelle Behandlungsstrategie

Grundsätzlich nur palliativer Behandlungsansatz mit Ausnahme der allogenen Transplantation von Knochenmark (KMT) oder peripheren Stammzellen (PSCT), z. Zt. vorzugsweise bei der CML.

Allgemeine Therapiemaßnahmen bei:

- Hyperurikämie, vor allem während Einleitung einer zytoreduktiven Therapie, *Allopurinol* (100–600 mg/die).
- Thromboembolischen oder mikroangiopathischen Komplikationen Versuch mit Thrombozytenaggregationshemmern (*ASS* 100–300 mg/die oder evtl. *Dipyridamol* 3 × 75 mg/die); der klinische Effekt ist jedoch nicht gesichert und eine Verstärkung der Blutungsneigung ist neben anderen unerwünschten Wirkungen möglich [46].
- Juckreiz, insbesondere bei PCV, Antihistaminika.

Tabelle 1. Differentialdiagnose der myeloproliferativen Erkrankungen

	CML	PCV	ET	IM
Blut				
Leukozytose	+++	n/+	n/(+)	++/n/–
Linksverschiebung	+++	n/(+)	n/(+)	++
	Basophilie			Rote Vorstufen
	Eosinophilie			
Hämoglobin/Ery	n/–	++	n	n/–
Thrombozyten	n bis ++	n bis ++	+++	+/n/–
ALP-Index	–	n/+	n	n/+
LDH	++	+	n/+	++
Vitamin B12	++	+	n	n/–
Knochenmark				
Granulozytopoiese	+++	+	n	++/n/–
Erythrozytopoiese	n/–	++	n	(+)/n/–
Megakaryozytopoiese	++/n	+	+++	++/n/–
	Pseudo-			
	Gaucher-Z.			
Fibrose	n/++	n/+	n/+	+ bis +++
Speichereisen	–	– –	n	n/+
Ph¹-Chromosom	90–95%	0	0	0
BCR/ABL-Rearr.	>95%	0	0	0
Splenomegalie	++	n/+	n/+	+++
Myeloische Metaplasie	++	n/+	n/(+)	+++

V. Einzelne Krankheitsbilder

1. Chronische myeloische Leukämie (CML)

1.1 Spezielle Diagnostik (s. auch Tabelle 1)

Blut: Leukozytose bis > 500 000/µl, Linksverschiebung (alle Reifungsstufen), fakultativ Basophilie, Eosinophilie, Thrombozytose (ca. 50%) und/oder Anämie;

Erniedrigt: ALP-Index bei ≥ 80% (Normalisierung bei Remission, infektiösen Komplikationen oder Akzeleration möglich);

Erhöht: Vitamin B12, LDH, Harnsäure;

Im Blastenschub: zytochemische und immunzytologische Differenzierung.

Knochenmark: Vermehrung der Granulozytopoiese, oft auch der Mega-karyozytopoiese, Linksverschiebung („Myelozytenmark"), evtl. Faser-vermehrung, ggf. Pseudo-Gaucher-Zellen (>20%).

Genetik: Philadelphia-Chromosom (ca. 90–95%) (bei unbehandelten Ph[1]-positiven Patienten Nachweis in 100% der Metaphasen);

BCR/ABL-Rearrangement (Southern-Blot oder PCR) auch bei ca. 50% der Ph[1]-negativen Patienten.

1.2 Stadieneinteilung

Chronische Phase: Anteil der Blasten im Knochenmark unter 5%, ALP ver-mindert; fakultativ Einschränkung der Leistungsfähigkeit, allgemeines Krankheitsgefühl, Gewichtsverlust, Nachtschweiß, Splenomegalie.

Akzeleration: Anstieg des Blastenanteils in Blut und Knochenmark, die Kriterien der Blastenkrise sind aber noch nicht erfüllt; zunehmendes Krankheitsgefühl, progrediente Splenomegalie, nichtinfektiöses Fieber möglich.

Blastenkrise: Anstieg der Blasten und Promyelozyten auf wenigstens 30% im Blut oder 50% im Knochenmark.

Auftreten zusätzlicher Chromosomenveränderungen (zweites Phila-delphia-Chromosom, Trisomie 8, Isochromosom 17); Normalisierung der ALP, Basophilie; nichtinfektiöses Fieber, Verschlechterung des Allgemein-zustandes, rasch progrediente Splenomegalie.

Anmerkung: Nicht alle Patienten durchlaufen eine klar abgrenzbare Phase der Krankheitsakzeleration. Bei einem kleinen Teil der Patienten (10–15%) entwickelt sich keine Blastenkrise, sondern eine terminale Myelo-fibrose. Zunehmend setzt sich die Stadieneinteilung nach den IBMTR-Kriterien durch (Tab. 2).

Tabelle 2. Stadieneinteilung der CML nach den Kriterien des „International Bone Marrow Transplant Registry" (IBMTR)

- Chronische Phase
  - keine wesentlichen Beschwerden, kein Kriterium für Akzeleration.
- Akzeleration
  - sekundäre Therapieresistenz gegen HU und BSN,
  - Leukozytenverdoppelungszeit < 5 Tage,
  - > 10 % Blasten in Blut oder Knochenmark,
  - > 20 % Blasten und Promyelozyten in Blut oder Knochenmark,
  - > 20 % Basophile und Eosinophile im Blut,
  - Anämie oder Thrombozytopenie trotz Therapie mit HU oder BSN,
  - persistierende Thrombozytose,
  - zusätzliche Chromosomenanomalien,
  - progrediente Splenomegalie,
  - Auftreten einer Myelofibrose oder von Chloromen.
- Blastenschub
  - > 30 % Blasten in Blut oder Knochenmark.

1.3 Therapie (s. auch Abb. 1)

1.3.1 Therapieindikationen in chronischer Phase:

- Symptome (allgemeines Krankheitsgefühl, Leistungsminderung, Gewichtsverlust, Beschwerden durch Hepato- oder Splenomegalie, Anämie, Thrombozytopenie) oder
- Leukozytenzahlen > ca. 50 000 – 100 000/µl,
- bei jüngeren Patienten möglichst frühzeitiger Therapiebeginn!

1.3.1.1 Jüngere Patienten (< 60 Jahre)

- *α-Interferon:* 4 – 5 Mill. E/m²/Tag s.c., kontinuierliche Applikation (50 – 70 % hämatologische, 5 – 10 % komplette zyto- und molekulargenetische Remissionen bei etwa 50 % zytogenetischem Ansprechen (s. Tabelle 3). 3 bis 6 Monate bis zur hämatologischen, ca. 6 – 12 Monate bis zur zytogenetischen Remission) [23, 28, 37, 38, 45, 47, 49]. Niedrigere Dosen führen zu schlechteren Remissionsraten [1, 16]. Die Kombination von α-IFN mit γ-IFN ist bei nicht vorbehandelten Patienten der alleinigen Gabe von α-IFN nicht überlegen [36]. α-IFN ist – abgesehen von der allogenen KMT bzw. PSCT mit verwandtem Spender – in vielen Situationen (Abb. 1) als Therapie der ersten Wahl vor HU und BSN anzusehen, da wahrscheinlich günstigster Langzeitverlauf ([48],

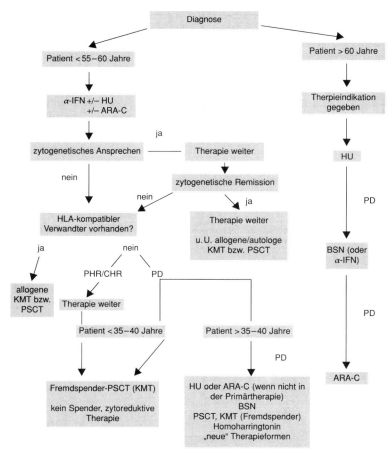

Abb 1. Therapiestrategie bei CML in chronischer Phase (PD: Progression bzw. Nichtansprechen; CHR/PHR: komplette/partielle hämatologische Remission)

vgl. Tabelle 4). Bei großer Zellmasse und Organomegalie initiale Kombination mit HU oder ARA-C möglich. Die Kombination α-IFN/ARA-C ist möglicherweise der alleinigen α-IFN-Therapie überlegen [21a].

- *Bei Refraktärität oder* Kontraindikationen gegen α-IFN (immer Beachtung der nicht unerheblichen Nebenwirkungen!) *Hydroxycarbamid*, in zweiter Linie Busulfan (s.u.). Außerdem können Kombinationen von Hydroxycarbamid/α-IFN oder niedrig dosiertem ARA-C/α-IFN appliziert werden [26, 27].

Tabelle 3. Remissionskriterien für die chronische myeloische Leukämie

---

- Komplette hämatologische Remission:
  - normale periphere Leukozytenzahlen ($< 9000/\mu l$),
  - normales Differentialblutbild,
  - Rückbildung aller klinischen Symptome einschließlich der Organomegalie.
- Partielle hämatologische Remission:
  - Rückgang der Leukozytenzahlen um mehr als 50%, Leukozyten $< 20000/\mu l$,
  - bei Normalisierung der Leukozytenzahlen pathologisches Differentialblutbild oder persistierende Organomegalie.
- Komplette zytogenetische Remission:
  - Elimination des Ph[1]-Chromosoms in allen analysierbaren Metaphasen.
- Partielle zytogenetische Remission:
  - Ph[1]-Chromosom nur noch in 5–34% der analysierbaren Metaphasen.
- Minimale zytogenetische Remission (zytogenetisches Ansprechen):
  - Ph[1]-Chromosom noch in 35–95% der analysierbaren Metaphasen.
- Kein zytogenetisches Ansprechen:
  - Ph[1]-Chromosom noch in 100% der analysierbaren Metaphasen.

Tabelle 4. CML-Behandlungsergebnisse in chronischer Phase (randomisierte Studien)

Quelle	Therapie	CHR %	CCR %	Überleben
Deutsche CML-Studiengruppe 1993 [22], n = 441	BSN 0,1 mg/kg/d (Dosisreduktion nach Leukozytenzahl)		0	45,4 Mo. (Median)
	vs. HU 40 mg/kg/d (Dosisreduktion nach Leukozytenzahl) (Crossover bei Versagen)		0,5	58,2 Mo. (Median)
Deutsche CML-Studiengruppe 1994 [23], n = 513	IFN α_{2a}/α_{2b} 5 Mio. E/m²/d, Anpassung nach Ansprechen	30,8	7,2	59% 5 J.
	vs. BSN 0,1 mg/kg/d (Reduktion und Pausen nach Leukozytenzahl)	22,6	0	32% 5 J.
	vs. HU 40 mg/kg/d (Reduktion nach Leukozytenzahl) (Crossover bei Versagen)	38,7	0,8	44% 5 J.

Tabelle 4 (Fortsetzung)

Quelle	Therapie	CHR %	CCR %	Überleben
Italian Cooperative Study Group 1994 [48] n = 322	IFN-α_{2a} 3 Mio. E/d (Steigerung auf ≥ 9 Mio E/d) (zusätzliche Chemotherapie bei Versagen) vs.	62[1]	8	50 % 6 J.
	HU (individuelle Dos., bei 10 % der Patienten Ersatz durch BSN)	53[1]	0	29 % 6 J.
Kouseisho Leukemia Study Group 1995 [38] n = 159	IFN α_{2a} 9 Mio. E/d für 4 Wo., dann Anpassung nach Leukozytenzahl, max. 18 Mio. E/d vs.	38,8	8,8	54 % 5 J.
	BSN 6 mg/d initial, Anpassung nach Leuko-zytenzahl	54,4	2,5	32 % 5 J.
UK Medical Research Council 1995 [2] n = 587	Induktion: BSN oder BSN + 6-TG oder HU, Dosierung individuell			
	Erhaltungsphase: IFN α_{1n} 3 Mio E/d für 3 Wochen, Anpassung nach Leukozytenzahl bis 12 Mio E/d vs.	26[2]	6	52 % 5 J.
	BSN oder BSN + 6-TG oder HU (Dosierung individuell)	k. A.	0	34 % 5 J.
French Chronic Myeloid Leukemia Study Group 1997 [21a] n = 721	Induktion: HU ≤ 50 mg/kg/d, α-IFN 5 Mio E/m²/d, jeweils Anpassung an Blut-bild, HU nur bis zur CHR			
	Erhaltungsphase: α-IFN 5 Mio E/m²/d, Anpassung an Blutbild vs.	55	9	79,1 % 5 J.
	nach 2 Wochen Induktion zusätzlich ARA-C 20 mg/m² s. c. 1 ×/d über 10 Tage, Wiederholung monatlich, Dosisreduktion nach Blut-bild, Steigerung bei unzu-reichendem Ansprechen, ARA-C nur bis zur CCR	66	15	85,7 % 5 J.

[1] CHR + PHR, Beurteilung nach 8 Monaten; [2] eigene Remissionskriterien.
(CCR: komplette zytogenetische Remission, CHR: komplette hämatologische Remission, PHR: partielle hämatologische Remission).

- *allogene KMT* (bzw. *PSCT*) bei geeigneten Patienten (siehe auch „Hoch-dosistherapiekonzepte", Kapitel 4, S. 109 ff):
  KMT bei gegebenen Voraussetzungen früh in der chronischen Phase; Altersgrenze in letzter Zeit steigend [3, 11, 19].
  4-Jahres-Überleben bei Transplantation in chronischer Phase 56 ± 8%, in Akzeleration 28 ± 9%, in Blastenkrise 16 ± 11%, Plateau nach ca. 2 Jahren [7]; in den letzten Jahren eher bessere Ergebnisse (71,8 ± 8,1% Überlebenswahrscheinlichkeit nach 40 Monaten) [43]; Donor-Leuko-zyten im Rezidiv nach KMT [13, 29].
- autologe KMT bzw. autologe PSCT (Asservation von Material mög-lichst nach medikamentös induzierter Remission) [9, 31].

1.3.1.2 Ältere Patienten

- *Hydroxycarbamid:* 1–5 g/Tag p.o., zunächst kontinuierlich (gute Steu-erbarkeit durch kurze Halbwertszeit und raschen Wirkungseintritt) [6]. HU ist dem BSN schon wegen dieser Vorteile vorzuziehen. Die primäre Gabe von HU scheint aber auch die Prognose zu verbessern ([22], vgl. Tabelle 4).
  Nur bei Versagen
- *Busulfan:* 4–6 mg/m^2/Tag p.o. für 10–20 Tage, halbe Dosis bei Abfall der Leukozyten um 50%, Absetzen unter ca. 20000/µl; (cave: lang-anhaltende Aplasien wegen verzögerten Wirkungseintritts und langer Halbwertszeit)

Leukapherese bei sehr hohen Leukozytenzahlen und Leukostase-Syndrom oder bei schwangeren Patientinnen.

Milzbestrahlung (0,2–0,5 Gy/Tag, Gesamtdosis primär höchstens 2–5 Gy) heute nur noch bei ausgesprochener Symptomatik durch Splenomegalie (cave: teilweise ausgeprägte Aplasien).

Experimentell
- Homoharringtonin, 2-Chlorodeoxyadenosin [42], Antisense-Strategien.

1.3.2 Akzeleration/Blastenkrise

Bei Akzeleration bzw. in der Blastenkrise häufig Refraktärität gegen die primäre Medikation; dann z.B. Therapieversuch mit 6-TG 80–160 mg/m^2

Tabelle 5. Behandlungsmöglichkeiten in Akzeleration/Blastenkrise [24, 32]

VDS	3 mg/m²	i.v.	Tage 1, 2
PRD	60 mg/m²	p.o.	Tage 1–3
Wiederholung alle 1(–2) Wochen			
ETP (VP16)	100 mg/m²	1-Std.-Inf.	
ARA-C	2 × 500 mg/m²	1-Std.-Inf.	alle 12 Std.
CBP	150 mg/m²	24-Std.-Inf.	
jeweils Tage 1–3, 8–10; bei Ansprechen evtl. autologe oder allogene KMT			

p.o. 3–10 Tage oder ARA-C 50–100 mg/m² als Infusion 1–5 Tage, bzw. Tabelle 5 [24, 32].

Bei jüngeren Patienten in der Blastenkrise evtl. Behandlung ähnlich einer AML oder ALL; komplette Remissionen bzw. Überführungen in eine zweite chronische Phase vorzugsweise bei lymphatischen Blastenkrisen (mediane Überlebenszeit 6–8 Monate vs. 2–4 Monate bei myeloischen Blastenkrisen); stets sollte bei diesen Patienten auch die Möglichkeit einer allogenen Knochenmarktransplantation auch mit nicht-verwandtem Spender geprüft werden.

1.4 Prognose

Mediane Überlebenszeiten 50–60 Monate für Ph¹-positive Patienten, ca. 15 Monate für Ph¹-negative.

2 Polycythaemia rubra vera (PCV)

2.1 Spezielle Diagnostik (s. auch Tabellen 1 und 6)

Tabelle 6. Polycythaemia vera – Diagnosekriterien (Polycythaemia-vera-Study-Group) [33]

A1	vermehrte rote Zellmasse (Männer > 36 ml/kg, Frauen > 32 ml/kg),
A2	arterielle Sauerstoffsättigung normal (> 92 %),
A3	Splenomegalie;
B1	Thrombozytose > 400 000/µl,
B2	Leukozytose > 12 000/µl (ohne Fieber oder Infektion),
B3	ALP-Index > 100 (ohne Fieber oder Infektion),
B4	Vitamin B12-Spiegel > 900 pg/ml oder freie Vitamin B12-Bindungskapazität > 2200 pg/ml.

Die Diagnose einer PCV erfordert die Kriterien A1 + A2 + A3 oder die Kombination von A1 + A2 und zwei Kriterien der B-Gruppe.

Blut: Leukozytose (selten über 30 000/µl) mit geringer Linksverschiebung, Erythrozytose (> 6,0 × 10^6/µl), oft mit Hypochromasie und Mikrozytose, Hämoglobin ≥ 18 g/dl, Hämatokrit 50–70 % (Zentrifugenbestimmung, sonst Unterschätzung des Wertes), fakultativ Thrombozytose, grenzwertige bis leicht erhöhte Retikulozytenzahl.

Erythropoietinspiegel im Serum meist vermindert.

Verminderung des Serum-Eisens und des Ferritins.

Knochenmark: Hyperzellularität mit Überwiegen der Erythropoiese, Erythropoiese/Leukopoiese-Verhältnis ≥ 1, evtl. Faservermehrung, Verminderung des Speichereisens.

Lungenfunktion, Blutgasanalyse mit O_2-Sättigung meist normal (cave: bei gleichzeitiger Erkrankung von Herz oder Lunge pathologische Werte)

ggf. nuklearmedizinische Bestimmung der Erythrozytenmasse

2.2 Therapie (vgl. Abb. 2)

2.2.1 Therapieindikationen

Hämatokrit > 50 % oder symptomatische Splenomegalie, Thrombozytose (> 1 500 000/µl), Mikroangiopathien (Erythromelalgie), thromboembolische Komplikationen, Hämorrhagien.

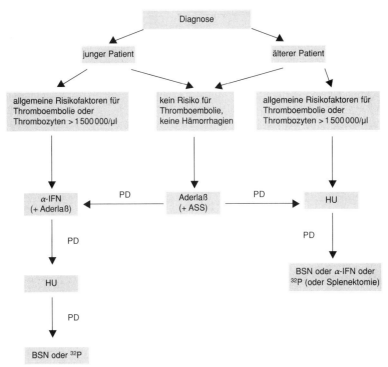

Abb. 2. Therapiestrategie der PCV (PD: Progression bzw. Nichtansprechen)

2.2.2 Jüngere Patienten ohne Risikofaktoren für thromboembolische Komplikationen

Aderlaß: 2–3 mal 350–500 ml pro Woche – ggf. unter Volumenersatz – bis Hämatokrit < 45–50 %; danach im Abstand von 4–8 Wochen oder sogar in größeren Zeitabständen. Keine Behandlung des entstehenden Eisenmangels wegen unkontrollierter Stimulation der Erythropoiese (cave Thrombose). Bei schwieriger Einstellung kombiniert mit myelosuppressiver Therapie (insbesondere HU oder α-IFN).

2.2.3 Ältere Patienten mit Neigung zu thromboembolischen Komplikationen

Zytoreduktive Therapie, heute vorzugsweise *Hydroxycarbamid* (ca. 20 mg/kg/die) wegen des geringen karzinogenen Potentials. Auch *α-IFN* (3 Mill. E/Tag s. c., zunächst über 5 Monate) scheint der alleinigen Aderlaßbehandlung überlegen zu sein [10, 41] und kann auch bei vorbehandelten Patienten noch wirksam sein. Erst danach *Radiophosphor* (^{32}P, 111–185 MBq i.v.) oder Alkylantien (z.B. *Busulfan* in geringerer Dosierung als bei der CML, z.B. 1–2 mg/m^2/Tag, wegen des verzögerten Wirkungseintrittes bei einer Erythrozyten-Überlebenszeit von 120 Tagen keinesfalls kontinuierlich). Unter Alkylantien sowie ^{32}P muß mit signifikant mehr Zweitneoplasien (10–15%) gerechnet werden [5, 14, 21, 25].

2.3 Prognose

Mittlere Überlebenszeit mit Therapie 9–12 Jahre, vorzugsweise bestimmt durch thromboembolische Komplikationen, sekundäre Myelofibrose bei 20–25% der Patienten und Übergang in akute Leukämien [35].

3 Essentielle Thrombozythaemie (ET)

3.1 Spezielle Diagnostik (s. auch Tabellen 1 und 7)

Blut: fakultativ Leukozytose (selten bis über 20000/µl), geringe Linksverschiebung, normale Erythrozytenzahl, normales Hb, Thrombozytose (meist > 1000000/µl), Anisozytose der Thrombozyten, Aggregate, Makrothrombozyten, Megakaryozytenfragmente.

Knochenmark: Hyperplasie vor allem der Megakaryopoiese, aber auch der Granulopoiese und/oder Erythropoiese, überwiegend normale Ausreifung der Megakaryozyten, jedoch Vorkommen von Reifungsstörungen und Nestbildung, manchmal Faservermehrung.

Blutungszeit, Thrombozytenfunktionstests (Thrombasthenie).

Tabelle 7. Diagnosekriterien für die essentielle Thrombozythaemie (Polycythaemia-vera-Study-Group) [34]

- Thrombozytenzahl > 600000/µl,
- Hb ≤ 13 g/dl oder normale Erythrozytenmasse (Männer < 36 ml/kg, Frauen < 32 ml/kg),
- färbbares Markeisen oder negativer Eisenversuch (< 1 g/dl Hämoglobinanhebung nach 1 Monat Eisentherapie),
- kein Philadelphia-Chromosom,
- keine Kollagenfibrose des Knochenmarkes oder Fibrose in < $^1/_3$ des Biopsieareals,
- Fehlen einer ausgeprägten Splenomegalie oder einer leukoerythroblastischen Reaktion,
- kein Grund für eine reaktive Thrombozytose.

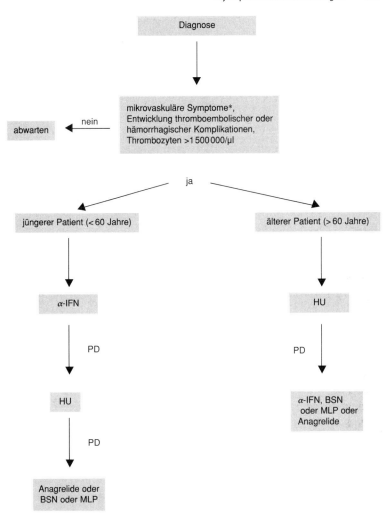

PD: Progression bzw. Nichtansprechen
*: symptomatische Gabe von ASS bei mikrovaskulären Symptomen wie
Erythromelalgie und Thrombozytenzahlen < 1 500 000/µl

Abb. 3. Therapiestrategie der ET

3.2 Therapie (vgl. Abb. 3)

3.2.1 Therapieindikationen

Thromboembolische, mikrovaskuläre (akral oder zerebral) oder hämorrhagische Komplikationen, Thrombozytenzahlen über etwa 1 500 000/µl [4, 20].

3.2.2 Patienten < 60 Jahre

α-Interferon 2–10 Mill. E s.c. tgl.: 60% hämatologische Remissionen, 40% partielle hämatologische Remissionen durch Suppression der Megakaryozytopoiese und der Plättchenüberlebenszeit, Wirkungseintritt nach Tagen bis Wochen [17, 18, 30, 39], alternativ *Anagrelide, HU.*

3.2.3 Patienten > 60 Jahre oder Versagen auf α-IFN

Hydroxycarbamid 10–20 mg/kg/die [12], eventuell alternativ *Busulfan* 1–2 mg/m²/Tag bzw. *Melphalan* 10–15 mg/Tag über 4 Tage p.o., Einstellung der Thrombozytenzahlen auf ca. 400 000–600 000/µl; neuere Alternative *Anagrelide* (in den USA zugelassen) ca. 1–4 mg/Tag (cave kardiovaskuläre Nebenwirkungen) [44].

Bei Mikrozirkulationsstörungen (Raynaud-Symptomatik) ohne hämorrhagische Diathese bzw. Erythromelalgie Versuch mit *Acetylsalicylsäure* in niedrigen Dosen (100 mg/die, wegen Blutungsgefahr nicht bei Thrombozyten > 1 500 000/µl).

Thrombozytapherese bei lebensbedrohlichen Blutungen oder Thromboembolien und sehr hohen Thrombozytenzahlen, gleichzeitig Einleitung einer Behandlung mit HU oder Anagrelide.

3.3 Prognose

Mittlere Überlebenszeit 12–15 Jahre, bestimmt hauptsächlich durch thromboembolische und in geringerem Ausmaß hämorrhagische Komplikationen; besonders bei der ET sollte wegen der langen Überlebenszeiten bei jüngeren Patienten eine Therapie mit möglichst geringem leukämogenen Potential gewählt werden.

4 Idiopathische Myelofibrose (IM)

4.1 Spezielle Diagnostik (s. auch Tabelle 1)

Blut: normale bis deutlich erhöhte Leukozytenzahl, später Leukozytopenie, Linksverschiebung (buntes Bild). Anfangs normale oder leicht erhöhte Werte für Erythrozyten und Hb, später Anämie, Anisozytose und Poikilozytose mit Tränentropfenformen, Auftreten roter Vorstufen („leukoerythroblastisches Blutbild"). Anfangs oft Thrombozytose, später Thrombozytopenie; ALP oft deutlich erhöht.

Knochenmark: zunächst meist Panhyperplasie, vor allem auch Vermehrung von teils in Gruppen liegenden Megakaryozyten; im Verlauf peritrabekuläre Adipozytose, hypozelluläres Knochenmark mit Fibrose („punctio sicca") – deswegen Jamshidi-Punktion.

4.2 Therapie

Therapieindikationen

Zunehmende Anämie und/oder Thrombozytopenie oder ausgeprägte Splenomegalie-Symptomatik.

Bei Anämie im Rahmen einer Myelofibrose *Erythrozytentransfusionen*, bei gleichzeitiger Hämolyse zusätzlich Prednisolon 50–100 mg/Tag über ca. 3 Wochen mit anschließender Dosisreduktion und niedrigdosierter Dauertherapie. Bei refraktärem peripherem Verbrauch Splenektomie nach Untersuchung der Erythrozytenüberlebenszeit. Versuch mit *Androgenen* (z.B. Metenolon 2–5 mg/kg/die) oder mit *Erythropoietin* bei insgesamt geringer Erfolgswahrscheinlichkeit (Spiegelbestimmung vor Therapie).

Thrombozytentransfusionen bei lebensbedrohlichen Blutungen oder schwerer Thrombozytopenie; möglichst Einzelspender-Hochkonzentrate zur Vermeidung einer HLA-Sensibilisierung. Versuchsweise *Tranexamsäure* 3 × 500–3 × 1000 mg/die p.o. mit dem Ziel einer Reduktion des Thrombozytenbedarfs.

Bei erhöhten Thrombozytenzahlen (insbesondere im hyperproliferativen Frühstadium) kann eine Therapie mit *α-Interferonen* oder *Hydroxyurea* wie bei ET notwendig werden. Die Rolle einer Behandlung mit Kombinationen aus mehreren Zytokinen und Hormonen ist noch nicht abschließend geklärt [8, 40].

Bei ausgeprägtem Hypersplenie-Syndrom versuchsweise *Busulfan* (1–2 mg/m²/Tag), *Vindesin* (3–5 mg/m² wöchentlich) oder *Milzbestrahlung* (in der Regel allenfalls passager wirksam – cave Hämatopoiese!). Besser ist die *Splenektomie* nach Abwägung der – in der Regel geringen – Bedeutung der splenogenen Hämatopoiese (cave: relevantes Operationsrisiko, progrediente Hepatomegalie durch Stimulation anderer extramedullärer Blutbildungsherde) und Bestimmung der Thrombozyten- bzw. Erythrozyten-Überlebenszeit.

4.3 Prognose

Mediane Überlebenszeit 2–7 Jahre, bestimmt hauptsächlich durch die myeloische Insuffizienz.

Literatur

1. Alimena G, Morra E, Lazzarino M, Liberati AM, Montefusco E, Inverardi D, Bernasconi P, Mancini M, Donti E, Grignani F, Bernasconi C, Dianzani F, Mandelli F (1988) Interferon alpha-2b as therapy for Ph¹-positive chronic myelogenous leukemia. A study of 82 patients treated with intermittent or daily administration. Blood 72:642–647
2. Allan NC, Richards SM, Shepherd PCA on behalf of the UK Medical Research Council's Working Parties for Therapeutic Trials in Adult Leukemia (1995) UK Medical Research Council randomised, multicentre trial of interferon-αn1 for chronic myeloid leukaemia: improved survival irrespective of cytogenetic response. Lancet 345:1392–1397
3. Armitage JO (1994) Bone marrow transplantation. N Engl J Med 330:827–838
4. Aulitzky WE, Griesshammer M, Heimpel H, Huhn D (1996) Chronische myeloproliferative Erkrankungen. Dtsch med Wschr 121:600–604
5. Berk PD, Goldberg JD, Donovan PB et al. (1986) Therapeutic recommendations in polycythaemia vera based on Polycythaemia Vera Study Group protocols. Sem Hematol 23:132–143
6. Bolin RW, Robinson WA, Sutherland J, Hamman RF (1982) Busulfan versus hydroxyurea in long-term therapy of chronic myelogenous leukemia. Cancer 50:1683–1687
7. Bortin MM, Horowitz MM, Gale RP (1988) Current status of bone marrow transplantation in humans. Report from the International Bone Marrow Transplant Registry. Nat Immun Cell Growth Regul 7:334–350
8. Bourantes KL, Tsiara S, Christou L, Repousis P, Konstantinidou P, Bai M, Seferiadis K (1996) Combination therapy with recombinant human erythropoietin, interferon-alpha-2b and granulocyte-macrophage colony-stimulating factor in idiopathic myelofibrosis. Acta Haematol 96:79–82
9. Butturini A, Keating A, Goldman J, Gale RP (1990) Autotransplants in chronic myelogenous leukemia: strategies and results. Lancet 335:1255–58

10. Cimino R, Rametta V, Matera C, Mele G, Mettivier V, Ferrara F (1993) Recombinant interferon alpha-2b in the treatment of polycythemia vera. Am J Hematol 44:155–157

11. Clift RA, Appelbaum FR, Thomas ED (1993) Treatment of chronic myeloid leukemia by marrow transplantation. Blood 82:1954–1956

12. Cortelazzo S, Finazzi G, Ruggeri M, Vestri O, Galli M, Rofeghiero F, Barbui T (1995) Hydroxyurea for patients with essential thrombocythemia and a high risk of thrombosis. N Engl J Med 332:1132–1136

13. Drobyski WR, Keever CA, Roth MS, Koethe S, Hanson G, McFadden P, Gottschall JL, Ash RC, van Tuinen P, Horowitz MM, Flomenberg N (1993) Salvage immunotherapy using donor leukocyte infusions as treatment for relapsed chronic myelogenous leukemia after allogeneic bone marrow transplantation: efficacy and toxicity of a defined T-cell dose. Blood 82:2310–2318

14. Ellis JT, Peterson P, Geller SA, Rappaport H (1986) Studies of the bone marrow in polycythaemia vera and the evolution of myelofibrosis and second hematologic malignancies. Sem Hematol 23:144–145

15. Fonatsch C, Gradl G (1988) Cytogenetic findings in myeloproliferative disorders. In: Huhn D, Hellriegel KP, Niederle N (eds) Chronic myelocytic leukemia and interferon: pathophysiological, clinical, and therapeutic aspects. Springer-Verlag, Berlin, Heidelberg, New York, 1–18

16. Freund M, v. Wussow P, Diedrich H, Link H, Wilke H, Buchholz F, LeBlanc S, Fonatsch C, Deicher H, Poliwoda H (1989) Recombinant human interferon alpha-2b in chronic myelogenous leukaemia: dose dependency of response and frequency of neutralizing anti-interferon antibodies. Br J Haematol 72:350–356

17. Giles FJ, Singer CRJ, Gray AG, Yong KL, Brozovic M, Davies SC, Grant IR, Hoffbrand AV, Machin SJ, Mehta AB, Richards JDM, Thomas MJG, Venutas S, Goldstone AH (1988) Alpha-interferon therapy for essential thrombocythaemia. Lancet 2:70–72

18. Gisslinger H, Ludwig H, Linkesch W, Chott A, Fritz E, Radaszkiewicz TH (1989) Long-term interferon therapy for thrombocytosis in myeloproliferative diseases. Lancet 1:634–637

19. Goldman JM, Szydlo R, Horowitz MM, Gale RP, Ash RC, Atkinson K, Dicke KA, Gluckman E, Herzig RH, Marmont A, Masaoka T, McGlave PB, Messner H, O'Reilly RJ, Reiffers J, Rimm AA, Speck B, Veum-Stone JA, Wingard JR, Zwaan FE, Bortin MM (1993) Choice of pretransplant treatment and timing of transplants for chronic myelogenous leukemia in chronic phase. Blood 82:2235–2238

20. Grieshammer M, Seifried E, Heimpel H (1993) Essentielle Thrombozythämie. Klinische Bedeutung, Diagnostik und Therapie. Dtsch med Wschr 118:1412–1417

21. Gruppo Italiano Studio Policitemia (1995) Polycythemia vera: the natural history of 1213 patients followed for 20 years. Ann Intern Med 123:656–64

21. a Guilhot F, Chastang C, Michallet M, Guerci A, Harousseau JL, Maloisel F, Bouabdallah R, Guyotat D, Cheron N, Nicolini F, Abgrall JF, Tanzer J, for the French Chronic Myeloid Leukemia Study Group (1997) Interferon alfa-2b combined with cytarabine versus interferon alone in chronic myelogenous leukemia. N Engl J Med 337:223–229

22. Hehlmann R, Heimpel H, Hasford J, Kolb HJ, Pralle H, Hossfeld DK, Queißer W, Löffler H, Heinze B, Georgii A, v. Wussow P, Bartram C, Grießhammer M, Bergmann L, Essers U, Falge C, Hochhaus A, Queißer U, Sick C, Meyer P, Schmitz N, Verpoort K, Eimermacher H, Walther F, Westerhausen M, Kleeberg UR, Heilein A,

Käbisch A, Barz C, Zimmermann R, Meuret G, Tichelli A, Berdel WE, Kanz L, Anger B, Tigges FJ, Schmid L, Brockhaus W, Zankovich R, Schäfer U, Weißenfels I, Mainzer K, Tobler A, Perker M, Hohnloser J, Messemer D, Thiele J, Buhr T, Ansari H, and the German CML Study Group (1993) Randomized comparison of busulfan and hydroxyurea in chronic myelogenous leukemia: prolongation of survival by hydroxyurea. Blood 82:398–407

23. Hehlmann R, Heimpel H, Hasford J, Kolb HJ, Pralle H, Hossfeld DK, Queißer W, Löffler H, Hochhaus A, Heinze B, Georgii A, Bartram CR, Grießhammer M, Bergmann L, Essers U, Falge C, Queißer U, Meyer P, Schmitz N, Eimermacher H, Walther F, Fett W, Kleeberg UR, Käbisch A, Nerl C, Zimmermann R, Meuret G, Tichelli A, Kanz L, Tigges FJ, Schmid L, Brockhaus W, Tobler A, Reiter A, Perker M, Emmerich B, Verpoort K, Zankovich R, v. Wussow P, Prümmer O, Thiele J, Buhr T, Carbonelli F, Ansari H and the German CML Study Group (1994) Randomized comparison of interferon-α with busulfan and hydroxyurea in chronic myelogenous leukemia. Blood 84:4064–4077

24. Hellriegel KP (1981) Therapie der Blastenkrise der chronischen myeloischen Leukämie. Ergebnisse einer Phase II-Studie mit Vindesin. Folia Haematol (Leipzig) 108:699–704

25. Higuchi T, Okada S, Mori H, Niikura H, Omine M, Terada H (1995) Leukemic transformation of polycythemia vera and essential thrombocythemia possibly associated with an alkylating agent. Cancer 75:471–477

26. Kantarjian M, Deisseroth A, Kurzrock R, Estrov Z, Talpaz M (1993) Chronic myelogenous leukemia: a concise update. Blood 82:691–703

27. Kantarjian HM, Keating MJ, Estey EH, O'Brien S, Pierce S, Beran M, Koller C, Feldman E, Talpaz M (1992) Treatment of advanced stages of Philadelphia chromosome-positive chronic myelogenous leukemia with interferon-α and low-dose cytarabine. J Clin Oncol 10:772–778

28. Kloke O, Niederle N, Opalka B, Harwig I, Seeber S, Becher R (1996) Prognostic impact of interferon alpha-induced cytogenetic remission in chronic myelogenous leukaemia: long-term follow-up. Eur J Haematol 56:78–81

29. Kolb HJ, Mittermüller J, Clemm CH, Holler E, Ledderose G, Brehn G, Heim M, Wilmanns W (1990) Donor leukocyte transfusions for treatment of recurrent chronic myelogenous leukemia in marrow transplant patients. Blood 76:2462–2465

30. May D, Wandl UB, Niederle N (1989) Treatment of essential thrombocythaemia with interferon alpha-2b. Lancet 1:96

31. McGlave PB, De Fabritiis P, Deisseroth A, Goldman J, Barnett M, Reiffers J, Simonsson B, Carella A, Aeppli D (1994) Autologous transplants for chronic myelogenous leukemia: results from eight transplant groups. Lancet 343:1486–1488

32. Montefusco E, Petti MC, Alimena G, Latagliata R, Celesti F, Capria S, Amadori S, Avvisti G, Mandelli F (1997) Etposide, intermediate-dose cytarabine and carboplatin (VAC): A combination therapy for the blastic phase of chronic myelogenous leukemia. Ann Oncol 8:175–179

33. Murphy S (1983) Polycythemia vera. In: Williams WJ, Beutler E, Erslev AJ, Lichtman MA (eds) Hematology. 3rd ed, 185–196. McGraw-Hill, New York

34. Murphy S, Iland H, Rosenthal D, Laszlo J (1986) Essential thrombocythemia: an interim report from the Polycythemia Vera Study Group. Sem Hematol 23:177–182

35. Najean Y, Rain JD (1997) Treatment of polycythemia vera: use of ^{32}P alone or in combination with maintenance therapy using hydroxurea in 461 patients greater than 65 years of age. Blood 89:2319–2327

36. Niederle N, Kloke O, Wandl UB, Becher R, Moritz Th, Opalka B (1993) Long-term treatment of chronic myelogenous leukemia with different interferons: results from three studies. Leuk Lymph 9:111–119

37. Niederle N, Moritz T, Kloke O, Wandl U, May D, Becher R, Franz T, Opalka B, Schmidt CG (1991) Interferon alfa-2b in acute- and chronic-phase chronic myelogenous leukemia: initial response and long-term results in 54 patients. Eur J Cancer 27 (Suppl. 4):S7–S14

38. Ohnishi K, Ohno R, Tomonaga M, Kamada N, Onozawa K, Kuramoto A, Dohy H, Mizoguchi H, Miyawaki S, Tsubaki K, Miura Y, Omine M, Kobayashi T, Naoe T, Ohshima T, Hirashima K, Ohtake S, Takahashi I, Morishima Y, Naito K, Asou N, Tanimoto M, Sakuma A, Yamada K and the Kuoseido Leukemia Study Group (1995) A randomized trial comparing interferon-α with busulfan for newly diagnosed chronic myelogenous leukemia in chronic phase. Blood 86:906–916

39. Rametta V, Ferrara F, Marottoli V, Matera C, Mettivier V, Cimino R (1994) Recombinant interferon alpha-2b as treatment of essential thrombocythaemia. Acta Haematol 91:126–129

40. Sacchi S (1995) The role of alpha-interferon in essential thrombocythemia, polycythaemia vera and myelofibrosis with myeloid metaplasia (MMM): a concise update. Leuk Lymphoma 19:13–20

41. Sacchi S, Leoni P, Liberati M, Riccardi A, Tabilio A, Tartoni P, Messora C, Vecchi A, Bensi L, Rupoli S, Ucci G, Falzetti F, Grignani F, Martelli MF (1994) A prospective comparison between treatment with phlebotomy alone and with interferon-alpha in patients with polycythemia vera. Ann Hematol 68:247–250

42. Saven A, Piro LD, Lemon RH, Figueroa ML, Kosty M, Ellison DJ, Beutler E (1994) Complete hematologic remissions in chronic-phase, Philadelphia-chromosome-positive, chronic myelogenous leukemia after 2-chlorodeoxyadenosine. Cancer 73:2953–2963

43. Schmitz N (1990) Allogene Knochenmarktransplantation bei chronischer myeloischer Leukämie. Ergebnisse HLA-identischer Transplantationen in der Bundesrepublik Deutschland. Dtsch med Wschr 115:923–929

44. Spencer CM, Brogden RN (1994) Anagrelide. A review of its pharmacodynamic and pharmacokinetic properties, and therapeutic potential in the treatment of thrombocythaemia. Drugs 47:809–822

45. Talpaz M, Kantarjian HM, McCredie K, Trujillo JM, Keating MJ, Gutterman JU (1986) Hematologic remission and cytogenetic improvement induced by recombinant human interferon alpha in chronic myelogenous leukemia. N Engl J Med 314:1065–1069

46. Tartaglia ED, Goldberg JD, Berk PD, Wasserman LR (1986) Adverse effects of antiaggregating platelet therapy in the treatment of polycythaemia vera. Semin Hematol 23:172–176

47. Thaler J, Kühr T, Gastl G, Huber H, Duba C, Kemmler G, Gattringer C, Fluckinger T, Niederwieser D, Seewann H, Abbrederis K, Lang A, Gadner H, Fereberger W, Schiller I, Hausmaninger H, Weitgasser R, Michlmayr G, Fridrik M, Huber C (1991) Rekombinantes Interferon α-2c bei Ph-positiver chronischer myeloischer Leukämie. Dtsch med Wschr 116:721–728

48. The Italian Cooperative Study Group on Chronic Myeloid Leukemia (1994) Interferon alfa-2a as compared with conventional chemotherapy for the treatment of chronic myeloid leukemia. N Engl J Med 330:820–825

49. Weidmann B, Niederle N (1996) Ergebnisse der Interferontherapie bei myeloproliferativen Syndromen. In: Niederle N, Bergmann L, Ganser A (Hrsg.): Zytokine. Präklinik und Klinik. Gustav Fischer-Verlag, Jena, Stuttgart, Lübeck, Ulm, 70–95

Morbus Hodgkin

M. Sieber, B. Lathan und V. Diehl

I. Epidemiologie [1, 2]

Inzidenz: Frauen ca. 2,4/100000 pro Jahr,
Männer ca. 3,1/100000 pro Jahr.

Lokalisation: ca. 54% rein supradiaphragmal, ca. 6% rein infradiaphragmal, ca. 40% supra- und infradiaphragmal.

Besonderheiten: ca. 35% Milzbefall, ca. 4% Leberbeteiligung, ca. 4% Knochenmarkinfiltrationen.

Ätiologie: Neue molekularbiologische Untersuchungen sprechen dafür, daß die Hodgkin-Lymphome klonal proliferierende B-Zellneoplasien sind. Die hohe Nachweisrate des Epstein-Barr-Virus (EBV) spricht für eine ätiologisch bedeutsame Rolle, wahrscheinlich bei der malignen Zelltransformation.

II. Pathologie und Stadieneinteilung

Auch heute noch wird die histologische Einteilung nach der Rye-Klassifikation vorgenommen. Diese basiert ausschließlich auf morphologischen Kriterien, wobei zwischen 4 Subtypen unterschieden wird:

Subtyp	Häufigkeit
lymphozytenreich	ca. 3%,
nodulär-sklerosierend	ca. 70%,
mischzellig	ca. 25%,
lymphozytenarm	ca. 2%.

Die therapeutische Strategie bei Hodgkin-Lymphomen ist in erster Linie vom Ausbreitungsgrad der Erkrankung abhängig. Daher ist eine exakte Stadieneinteilung Voraussetzung. Es wird zwischen der klinischen Stadieneinteilung (cS) und einer nach diagnostischer Laparotomie durchgeführten pathologischen Stadieneinteilung (pS) unterschieden.

Stadieneinteilung nach Ann-Arbor (1971 [40])

1. Klinische Stadieneinteilung (cS)

Das klinische Staging gilt zwar als unvollständig, ist jedoch leicht anwendbar und reproduzierbar. Hierbei sind bestimmend: Anamnese, klinische Untersuchung, bildgebende Verfahren, Blutuntersuchung sowie das Ergebnis der Erstbiopsie. Die Knochenmarkpunktion muß in einem klinisch oder radiologisch nicht befallenen Knochenbereich durchgeführt werden.

Leberbefall

Klinischer Anhalt für einen Leberbefall ist gegeben, wenn entweder eine Vergrößerung der Leber, wenigstens ein pathologischer Wert der alkalischen Phosphatase im Blutserum, und 2 verschiedene pathologische Leberfunktionstest oder ein pathologischer Leberbefund in einem bildgebenden Verfahren und ein pathologischer Leberfunktionstest vorliegen.

Milzbefall

Klinischer Anhalt für einen Milzbefall ist gegeben bei palpabler Milzvergrößerung, bestätigt durch bildgebende Verfahren.

Lymphatische und extralymphatische Erkrankung

Lymphatische Gewebe sind:

- Lymphknoten
- Milz
- Thymus
- Waldeyer-Rachenring
- Appendix
- Peyer-Plaques

Die Lymphknoten sind in Regionen zusammengefaßt; es können eine oder mehrere befallen sein. Die Milz wird mit S, extralymphatische Organe oder Bezirke werden mit E gekennzeichnet.

Lungenbeteiligung beschränkt auf einen Lungenlappen oder eine perihiläre Ausdehnung mit homolateraler Lymphadenopathie oder einseitiger Pleuraerguß mit oder ohne Lungenbeteiligung, jedoch mit hilärer Lymphadenopathie, werden als *lokalisierte* extralymphatische Erkrankungen angesehen.

Leberbeteiligung gilt stets als *diffuse* extralymphatische Erkrankung.

2. Pathologische Stadieneinteilung (pS)

Die pathologisch-anatomische Stadieneinteilung (pS) stützt sich auf zusätzliche Daten und ist deshalb genauer. Sie sollte, wann immer möglich, angewendet werden. Die Symbole für die untersuchten Gewebe und Organe sind je nach dem histopathologischen Untersuchungsergebnis mit – (minus) oder + (plus) zu kennzeichnen.

Histopathologischer Befund

Dieser wird durch Notationen, die die untersuchten Gewebe anzeigen, klassifiziert.

Die nachfolgenden Kurzbezeichnungen sind bei Fernmetastasen (oder M1-Kategorien) aller durch das TNM-System klassifizierter Regionen gebräuchlich. Um jedoch mit der Ann-Arbor-Klassifikation konform zu sein, sind nachstehend auch die in diesem System verwendeten Initialen angegeben.

Lunge	PUL oder L	Knochenmark	MAR oder M
Knochen	OSS oder O	Pleura	PLE oder P
Leber	HEP oder H	Peritoneum	PER
Hirn	BRA	Nebenniere	ADR
Lymphknoten	LYM oder N	Haut	SKI oder D
Andere Organe	OTH		

Pathologische Stadien (pS)

Die Definitionen der 4 pathologischen Stadien folgen denselben Kriterien wie bei den klinischen Stadien, jedoch unter Berücksichtigung der zusätzlichen Information, die nach Laparotomie erhalten wird. Splenektomie, Leberbiopsie, Lymphknotenbiopsie und Knochenmarkbiopsie sind zur Festlegung des pathologischen Stadiums erforderlich. Die Resultate dieser Biopsien werden durch die o. g. Notationen gekennzeichnet.

3. A- und B-Kategorien der Allgemeinsymptome

Jedes Stadium soll entsprechend dem Fehlen oder Vorhandensein definierter Allgemeinsymptome in A oder B unterteilt werden. Als Allgemeinsymptome gelten:

1. Unerklärbarer Gewichstverlust von mehr als 10 % des üblichen Körpergewichts in den vorangegangenen 6 Monaten.
2. Ungeklärtes Fieber über 38 °C.
3. Nachtschweiß.

4. Stadieneinteilung

Stadium I:	Befall einer einzelnen Lymphknotenregion (I) oder lokalisierter Befall eines einzelnen extralymphatischen Organs oder Bezirks (I E);
Stadium II:	Befall von 2 oder mehr Lymphknotenregionen auf der gleichen Zwerchfellseite (II) oder lokalisierter Befall eines einzelnen extralymphatischen Organs oder Bezirks und seines (seiner) regionären Lymphknoten mit oder ohne Befall anderer Lymphknotenregionen auf der gleichen Zwerchfellseite (II E);

Anmerkung: Die Anzahl der befallenen Lymphknotenregionen sollte angegeben werden (z. B. II 3).

Stadium III:	Befall von Lymphknotenregionen auf beiden Seiten des Zwerchfells (III), ggf. zusätzlich lokalisierter Befall eines extralymphatischen Organs oder Bezirks (III E) oder gleichzeitiger Befall der Milz (III S) oder gleichzeitiger Befall von beiden (III E + S);
Stadium III$_1$:	Subphrenische Lokalisation, beschränkt auf Milz, zöliakale und/oder portale Lymphknoten allein oder gemeinsam;
Stadium III$_2$:	Subphrenische Lokalisation mit Beteiligung paraaortaler, mesenterialer, iliakaler und/oder inguinaler Lymphknoten allein oder gemeinsam;
Stadium IV:	Disseminierter (multifokaler) Befall eines oder mehrerer extralymphatischer Organe mit oder ohne gleichzeitigen Lymphknotenbefall; oder isolierter Befall eines extralymphatischen Organs mit Befall entfernter (nichtregionärer) Lymphknoten.

III. Diagnostik

Diagnosestellung ausschließlich histologisch, d.h. Entnahme einer ausreichend großen Gewebeprobe, wenn möglich immer Lymphknoten.

Obligate Staginguntersuchung

- Anamnese (B-Symptome, frühere virale Infekte),
- physikalische Untersuchung,
- Labordiagnostik (Serum, BB, BSG),
- Röntgenthorax,
- CT-Thorax,
- Sonographie + CT-Abdomen,
- Knochenmarkbiopsie,
- Leberbiopsie,
- Skelettszintigraphie,
- EKG, Echokardiogramm, Lungenfunktion,
- Hormonstatus (T3, T4, TSH, FSH, LH).

Besonderheit: Staginglaparotomie

Die diagnostische Laparotomie mit Splenektomie deckt bei 20–30 % der Patienten im Stadium CS I und II einen Befall unterhalb des Zwerchfells auf, der mit bildgebenden Verfahren nicht nachweisbar ist. Allerdings wird die diagnostische Strategie der Laparotomie mit Splenektomie zunehmend verlassen, nachdem gezeigt wurde, daß dieses Vorgehen keinen prognostischen Vorteil erbringt [3]. Die Deutsche Hodgkin-Lymphom-Studiengruppe verzichtet auf die obligate Durchführung der diagnostischen Laparotomie auch bei den limitierten Stadien, die einer reinen Strahlentherapie zugeführt werden.

IV. Behandlungstrategie (s. Abb. 1 und 2)

Anmerkung: Die Einschlußkriterien und Behandlungsregime variieren weltweit und sind überdies Gegenstand zahlreicher klinischer Studien. Um detaillierte Behandlungsstrategien angeben zu können, werden im folgenden die aktuellen Protokolle der Deutschen Hodgkin-Lymphom-Studiengruppe veranschaulicht. *Cave: Patienten, die nicht an diesen Studien*

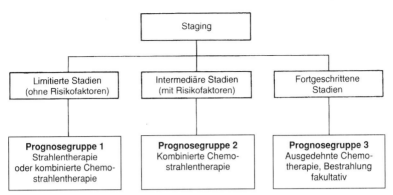

Abb. 1. Morbus Hodgkin: Behandlungsstrategie

teilnehmen, dürfen nur gemäß den jeweiligen Studienarmen A als „Standard"-Therapie behandelt werden!

Die Therapie ist grundsätzlich kurativ ausgerichtet. Hierzu stehen Bestrahlung, Chemotherapie oder die Kombination beider Modalitäten zur Verfügung. Mit Ausnahme der Behandlung seltener Komplikationen sind chirurgische Maßnahmen ausschließlich auf die Diagnostik beschränkt.

Einsatz und Ausmaß der Strahlentherapie und Chemotherapie ist abhängig vom Stadium nach Ann-Arbor.

Junge Männer vor (ausgedehnter) Chemotherapie wegen der Gefahr einer (dosisabhängigen) dauerhaften Infertilität auf die Möglichkeit einer prätherapeutischen Samenasservierung hinweisen.

1 Strahlentherapie

1.1 Indikation

In Großfeldtechnik *(„extended field")* entweder allein (limitierte Stadien) oder in Kombination mit Chemotherapie (mittlere Stadien).

Prinzip: Bestrahlung befallener sowie zusätzlich der benachbarten, klinisch unauffälligen Lymphknotenareale.

Konsolidierend bei Resttumoren nach Chemotherapie oder adjuvant bei primär großer Tumormasse (bulk) in CR nach Chemotherapie.

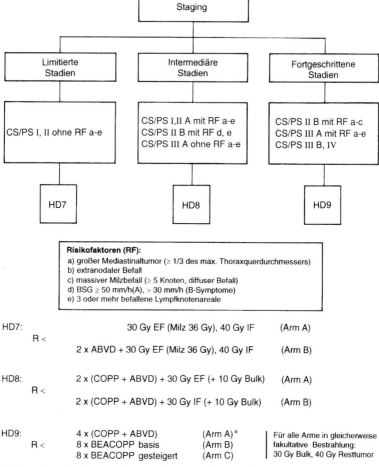

Abb. 2. Strategie der Deutschen Hodgkin-Lymphom-Studiengruppe (*RF* Risikofaktor, *R* Randomisierung, *EF* Extended Field, *IF* Involved Field).
* Arm A seit September 1996 geschlossen

Prinzip: Bestrahlung nur der Lymphknotenareale mit klinisch manifestem Befall *(„involved field")*.

Technisches Vorgehen: Ultraharte Photonen aus Linearbeschleunigern und Gammastrahlen von Kobalt 60. Ausschließlich Verwendung von Megavoltgeräten. Ausschließlich Verwendung der Großfeldtechnik nach Kaplan [4] unter Verwendung von Individualblenden, keine additive Einzelfeldtechnik.

„Extended-field-Bestrahlung" der befallenen Lymphknotenregionen unter Miterfassung aller anatomisch oder funktionell angrenzenden klinisch nicht befallenen Regionen. *Supradiaphragmaler Befall:* Mantelfeld + Paraaortalfeld einschließlich der gesamten Milz, wenn keine Splenektomie erfolgte (Ausnahme: hochzervikaler Befall, hier ausschließlich Mantelfeld). *Infradiaphragmaler Befall:* Umgekehrtes Y-Feld + T-Feld (Mantelfeld ohne hochzervikale und axilläre Lymphknoten).

„Involved-field-Bestrahlung" ausschließlich der befallenen Lymphknotenregion (z. B. zervikal, axillär, mediastinal etc.).

Dosierung: Standarddosis bis 40 Gy in 4 Wochen bei 1,8–2,0 Gy pro Fraktion.

2 Chemotherapie

Prinzip: Polychemotherapie. Die wirksamsten Substanzen sind Cyclophosphamid (bzw. Mustargen), Adriamycin oder andere Anthrazykline, Vincristin, Vinblastin, Etoposid, Procarbazin sowie Glucocorticosteroide. Die therapeutische Wirksamkeit von Dacarbazin ist umstritten. Aufgrund hoher Toxizität nur in Rezidivtherapien: Nitrosoharnstoffe (CCNU, BCNU), Cytosin-Arabinosid.

2.1 Indikation

Grundsätzlich kurativ. Immer als Polychemotherapie. Die am häufigsten in der Primärtherapie verwendeten Schemata sind MOPP bzw. COPP und ABVD. MOPP bzw. COPP sollte nicht mehr alleine zur Anwendung kommen, da die Hinzunahme von Anthrazyklinen (z. B. in ABVD) die Ergebnisse verbessern kann [5]. Das am weitesten verbreitete Standardschema ist MOPP bzw. COPP alternierend mit ABVD. Das schnell alternierende MOPP/ABV-Hybridschema erbrachte keine weitere Verbesserung der Therapieergebnisse [6, 7]. In Deutschland konnte sich das BEACOPP-Schema in den fortgeschrittenen Stadien durchsetzen, nachdem gezeigt wurde, daß es dem alternierendem COPP + ABVD zumindest gleichwertig ist [8].

2.1.1 Chemo- und Radiotherapie bei mittleren Stadien

In der Regel zuerst Chemotherapie, dann Bestrahlung. Als Standard-therapie in Deutschland kann nach den Empfehlungen der Deutschen Hodgkin-Studiengruppe [9] gelten:

2 Doppelzyklen COPP + ABVD mit anschließender Bestrahlung (30 Gy EF + 10 Gy bulk).

2.1.2 Therapie bei fortgeschrittenen Stadien

Fortgeschrittene Stadien mit häufig disseminiertem Organbefall werden chemotherapeutisch mit kurativer Zielrichtung behandelt. Eine sich an die Chemotherapie anschließende Bestrahlung zumeist in involved field-Technik hat konsolidierenden oder adjuvanten Charakter. Als Stan-dardtherapie in Deutschland werden 4 Doppelzyklen COPP alternierend mit ABVD oder 8 Zyklen BEACOPP angesehen [8].

2.1.3 Nachsorge

Untersuchungen: Körperlicher Status, Laborstatus, Röntgen-Thorax in 2 Ebenen, Abdomensonographie. Alle weitergehenden Untersuchungen nur bei klinischem Verdacht.

Frequenz:

im 1. und 2. Jahr alle 3 Monate,
im 3. und 4. Jahr alle 4 Monate,
ab 5. Jahr: alle 6 Monate.

Langzeittoxizität:

Erfassung möglicher therapieinduzierter Langzeitnebenwirkungen, ins-besondere: Sekundärneoplasien, Infertilität, Organdysfunktionen (Herz, Lunge, Niere), psychosoziale Folgen. *Cave:* erhöhtes Risiko für schwere bakterielle Septikämien nach Splenektomie!

Die Rate an Sekundärneoplasien ist abhängig von der vorausgegangenen Therapie des Hodgkin-Lymphoms. Dabei ist die Chemotherapie verstärkt mit Leukämie und eine ausgedehnte Strahlentherapie mit einer höheren Rate solider Tumoren assoziiert. Nach heutigem Wissen kumuliert die Rate der Zweittumoren 15 Jahre nach Therapieende auf ca. 15 %.

3 *Prognose* [10]

Limitierte Stadien (PS/CS I, II ohne Risikofaktoren): ca. 90 % Überleben nach 10 Jahren.

Mittlere Stadien (CS I, II mit Risikofaktoren sowie CS IIIA): ca. 80 % Überleben nach 5 Jahren.

Fortgeschrittene Stadien (III B, IV): Ungünstigere Prognose mit 5-Jahres-Überleben von 65 %.

4 *Rezidive* [11, 12]

- *Nach alleiniger Strahlentherapie (initial limitierte Stadien):* Chemotherapie mit einem in der Primärtherapie eingesetzten Schema, z.B. 4mal COPP + ABVD oder 8mal BEACOPP, Prognose sehr günstig.
- *Nach Chemotherapie:* bei rein nodalem Rezidiv Möglichkeit einer kurativ ausgerichteten Strahlentherapie. Prognose insbesondere bei Spätrezidiven nicht ungünstig.

Bei nicht ausschließlich nodalen Rezidiven oder Vorbestrahlung: Rezidivchemotherapie, zumeist Nitrosoharnstoff und Etoposid enthaltend. Insbesondere Frührezidive nach primärer Chemotherapie weisen eine ungünstige Prognose mit nur geringen Heilungschancen auf. Hier mögliche Indikation zur Hochdosischemotherapie mit autologer Knochenmarktransplantation/peripherer Stammzelltransplantation (s. Tabellen 4 u. 5).

5 Therapieschemata

5.1 Induktionstherapie (Tabellen 1 und 3)

Die nachfolgend aufgeführten wichtigsten Chemotherapieschemata zur Induktionstherapie sind chronologisch aufgeführt; dies stellt keine Rangordnung bzgl. der Effektivität dar.

MOPP wird zunehmend weniger eingesetzt, da Mustargen eine offensichtlich hohe leukämogene Potenz besitzt. Hier weist COPP Vorteile bei gleicher Wirksamkeit auf. Alkylanzien aber auch Procarbazin können insbesondere bei Männern dosisabhängig zu einer Infertilität führen. Dieses Risiko sowie das Risiko von Zweitneoplasien scheint bei ABVD geringer zu sein. Hier jedoch möglicherweise zusätzlich andere Langzeittoxizitäten des

Tabelle 1. Therapieschemata Induktionstherapie

MOPP De Vita 1970 [13]				
Mustargen	6	mg/m²	i.v.	Tag 1, 8
Vincristin	1,4	mg/m²ᵃ	i.v.	Tag 1, 8
Procarbazin	100	mg/m²	p.o.	Tag 1–14
Prednison	40	mg/m²	p.o.	Tag 1–14
Wiederholung Tag 29 ᵃ Max. 2 mg				
COPP Morgenfeld 1972 [14]				
Cyclophosphamid	650	mg/m²	i.v.	Tag 1, 8
Vincristin	1,4	mg/m²ᵃ	i.v.	Tag 1, 8
Procarbazin	100	mg/m²	p.o.	Tag 1–14
Prednison	40	mg/m²	p.o.	Tag 1–14
Wiederholung Tag 29 ᵃ Max. 2 mg				
ABVD Bonadonna 1975 [15]				
Adriamycin	25	mg/m²	i.v.	Tag 1, 15
Bleomycin	10	mg/m²	i.v.	Tag 1, 15
Vinblastin	6	mg/m²	i.v.	Tag 1, 15
Dacarbazin	375	mg/m²	i.v.	Tag 1, 15
Wiederholung Tag 29				

Tabelle 1 (Fortsetzung)

COPP + ABVD
DHSG [9]

Cyclophosphamid	650	mg/m²	i.v.	Tag 1, 8
Vincristin	1,4	mg/m²ª	i.v.	Tag 1, 8
Procarbazin	100	mg/m²	p.o.	Tag 1–14
Prednison	40	mg/m²	p.o.	Tag 1–14
Adriamycin	25	mg/m²	i.v.	Tag 29, 43
Bleomycin	10	mg/m²	i.v.	Tag 29, 43
Vinblastin	6	mg/m²	i.v.	Tag 29, 43
Dacarbazin	375	mg/m²	i.v	Tag 29, 43

Wiederholung Tag 57
ª Max. 2 mg

MOPP/ABV/Hybrid
Klimo, Connors 1985 [7]

Mustargen	6	mg/m²	i.v.	Tag 1
Vincristin	1,4	mg/m²ª	i.v.	Tag 1
Procarbazin	100	mg/m²	p.o.	Tag 1–7
Prednison	40	mg/m²	p.o.	Tag 1–14
Adriamycin	35	mg/m²	i.v.	Tag 8
Bleomycin	10	mg/m²	i.v.	Tag 8
Vinblastin	6	mg/m²	i.v.	Tag 8

Wiederholung Tag 29
ª Max. 2 mg

BEACOPP – basis
DHSG [16]

Cyclophosphamid	650	mg/m²	i.v.	Tag 1
Adriamycin	25	mg/m²	i.v.	Tag 1
Etoposid	100	mg/m²	i.v.	Tag 1–3
Procarbazin	100	mg/m²	p.o.	Tag 1–7
Prednison	40	mg/m²	p.o.	Tag 1–14
Vincristin	1,4	mg/m²ª	i.v.	Tag 8
Bleomycin	10	mg/m²	i.v.	Tag 8

Wiederholung Tag 22
ª Max. 2 mg

BEACOPP – gesteigert
DHSG [16]

Cyclophosphamid	1250	mg/m²	i.v.	Tag 1
Adriamycin	35	mg/m²	i.v.	Tag 1
Etoposid	200	mg/m²	i.v.	Tag 1–3
Procarbazin	100	mg/m²	p.o.	Tag 1–7
Prednison	40	mg/m²	p.o.	Tag 1–14
Vincristin	1,4	mg/m²ª	i.v.	Tag 8
Bleomycin	10	mg/m²	i.v.	Tag 8
G-CSF	5	µg/kg	s.c.	ab Tag 8

Wiederholung Tag 22
ª Max. 2 mg

Herzens und der Lunge. Die zusätzliche Anwendung einer Strahlentherapie erhöht die Toxizitätsraten, insbesondere auch den Anteil von Sekundärneoplasien.

Als Standardtherapie kann ABVD oder COPP + ABVD (alternierend) für alle Patienten empfohlen werden, die einer Chemotherapie bedürfen. BEACOPP ist ein neueres Schema der Deutschen Hodgkin-Studiengruppe. Es wird zur Zeit in einer basisdosierten und dosiseskalierten Variante gegen COPP + ABVD randomisiert geprüft. In einer ersten Analyse konnte gezeigt werden, daß BEACOPP dem COPP + ABVD bzgl. Effektivität zumindest gleichwertig ist.

MOPP/ABV-Hybrid und COPP/ABV/IMEP konnten sich nicht durchsetzen.

Tabelle 2. Therapieschemata Rezidivtherapie

DexaBEAM DHSG [12]				
Dexamethason	3×8 mg	p.o.		Tag $1-10$
BCNU	60 mg/m^2	i.v.		Tag 2
Etoposid	250 mg/m^2	i.v.		Tag 4, 5, 6, 7
Ara-C	100 mg/m^2	i.v.	q 12 h	Tag 4, 5, 6, 7
Melphalan	20 mg/m^2	i.v.		Tag 3
G-CSF	5 µg/kg	s.c.	ab	Tag 8
Wiederholung nach BB-Erholung (Studienprotokoll!)				
CEVD DHSG 1982 [17]				
CCNU	80 mg/m^2	p.o.		Tag 1
Etoposid	80 mg/m^2	i.v.		Tag $1-5$; $22-26$
oder	120 mg/m^2	p.o.		
Vindesin	3 mg/m^2	i.v.		Tag 1, 22
Dexamethason	3 mg/m^2	p.o.		Tag $1-8$
	$1,5$ mg/m^2	p.o.		Tag $9-26$
Wiederholung Tag 43				
CEP Santoro 1992 [18]				
CCNU	80 mg/m^2	p.o.		Tag 1
Etoposid	100 mg/m^2	p.o.		Tag $1-5$
Prednimustin	60 mg/m^2	p.o.		Tag $1-5$
Wiederholung Tag 29				

Tabelle 3. Therapie der Hodgkin-Lymphome: Ergebnisse randomisierter Studien

Quelle	Stadien	Therapie	Patienten	% CR	% FFP (Jahre)	% Überleben (Jahre)
Rosenberg, 1985 Stanford [19]	PS IA, IIA	IF-RT vs. STNI/TNI	28 35	– –	32 (15) 80	79 (15) 80
Carde, 1988 EORTC H5 [20]	PS I, II Favorable[a]	Mantelfeld-RT vs. STNI	100 98	99 99	73 (6) 71	96 (6) 89
Dühmke, 1996 GHSG HD4 [21]	PS I, II ohne RF	EF-RT 40 Gy vs. EF-RT 30 Gy + 10 Gy IF	170 175	98 98	70 (5) 81	93 (5) 98
Rosenberg, 1985 Stanford [19]	PS IA, IIA	STNI vs. IF-RT + MOPP	35 36	– –	66 (9) 83	91 (9) 84
Horning, 1988 Stanford [22]	PS I, II, IIIA	STNI/TNI vs. IF-RT + VBM	35 32	100 100	70 (5) 95	97 (5) 100
Longo, 1991 NCI [23]	PS I, II, IIIA1	STNI vs. MOPP	51 55	96 96	60 (10) 86	76 (10) 92
Biti, 1992 Rom [24]	PS I, IIA	EF vs. MOPP	45 44	100 91	76 (8) 64	93 (8) 56
Carde, 1993 EORTC H6 [3]	CS I, II Favorable[b]	keine Lap und STNI vs. Lap und STNI (Lap –) oder CMT (Lap +)	128 134	98 99	78 (6) 83	93 (6) 89

Tabelle 3 (Fortsetzung)

Quelle	Stadien	Therapie	Patienten	% CR	% FFP (Jahre)	% Überleben (Jahre)
Carde, 1997 EORTC H7 [25]	CS I, II Favorable[b]	STNI vs. EBVP + IF-RT	165 / 168	– / –	81 / 90 (5)	95 / 98 (5)
Tesch, 1996 GHSG HD5 [26]	CS/PS I, II mit RF[c], IIIA	COPP/ABVD + EF vs. COPP/ABV/IMEP + EF	486 / 482	91 / 92	82 / 80 (5)	91 / 90 (5)
Bonadonna, 1986 Mailand [27]	CS/PS IV	MOPP vs. MOPP/ABVD	43 / 45	74 / 89	36 / 65 (8)	64 / 84 (8)
Longo, 1991 NCI [28]	CS/PS III, IV	MOPP vs. MOPP/CABS	66 / 59	91 / 92	65 / 72 (12)	68 / 54 (12)
Canellos, 1992 CALGB [5]	CS/PS IIIA2, IIIB, IV	MOPP vs. MOPP/ABVD vs. ABVD	123 / 123 / 115	67 / 83 / 82	50 / 65 / 61 (5)	66 / 75 / 73 (5)
Connors, 1997 NCI Canada [7]	CS/PS IIIB, IV	MOPP/ABV hybrid vs. MOPP/ABVD	153 / 148	80 / 76	71 / 67 (5)	81 / 83 (5)
Tesch, 1996 GHSG HD6 [26]	CS/PS IIIB, IV	COPP/ABVD vs. COPP/ABV/IMEP	295 / 296	76 / 74	61 / 58 (5)	78 / 79 (5)

Studie	Stadium	Therapie	n			
Duggan, 1997 CALGB [29]	CS/PS III, IV	ABVD	856	71	65	87 (3)
		vs.				
		MOPP/ABV		73	67	85
Diehl, 1997 GHSG HD9 [8]	CS/PS IIB, IIIA mit RF, IIIB, IV	COPP/ABVD	182	83	74	—
		vs.				
		BEACOPP basis	185	92^d	85^d (2)	—
		vs.				
		BEACOPP gesteigert	138			

IF-RT = „Involved Field"-Radiotherapie.

EF-RT = „Extended Field"-Radiotherapie.

Lap = diagnostische Laparotomie mit Splenektomie.

CMT = kombinierte Behandlungsmodalität.

FFP = „freedom from progression".

[a] Favorable = Alter ≤ 40, BSG ≤ 70, NS- oder LP-Subtyp, kein mediastinaler Befall bei Stadium II.

[b] Favorable = ≤ 2 Lymphknotenareale, kein großer Mediastinaltumor, BSG < 50 mm bei A, < 30 mm bei B.

[c] RF = Risikofaktoren = großer Mediastinaltumor, extranodaler Befall, massiver Milzbefall, BSG ≥ 50 mm bei A, ≥ 30 mm bei B, 3 oder mehr befallene Lymphknotenareale.

[d] Therapieergebnisse für BEACOPP basis und gesteigert gepoolt.

Tabelle 4. Konventionelle Salvagechemotherapie nach Versagen der Standardchemotherapie

Quelle	Schema	Medikamente	Dosis (mg/m²)	Route	Tag	Anzahl Patienten	% CR	Mittlere Remissions- dauer (Monate)
Santoro, 1986 [18]	CEP	CCNU Etoposid Prednimustin	80 100 60	p.o. p.o. p.o.	1 1–5 1–5	58	40	15
Tseng, 1987 [30]	CEM	CCNU Etoposid Methotrexat	100 100 30	p.o. p.o. p.o.	1 1–3 1, 8, 21, 28	32	13	>33
Pfreundschuh, 1987 [17]	CEVD	CCNU Etoposid Vindesin Dexamethason	80 120 3 3 1,5	p.o. p.o. i.v. p.o. p.o.	1 1–5, 22–26 1, 22 1–8 9–26	32	44	>10
Hagemeister, 1987 [31]	MIME	Methyl-GAG Ifosfamid Methotrexat Etoposid	500 1000 30 100	i.v. i.v. i.v. i.v.	1–14 1–5 3 1–3	47	23	–
Longo, 1990 [32]	EVAP	Etoposid Vinblastin Ara-C Cisplatin	120 4 30 40	i.v. i.v. i.v. i.v.	1, 8, 15 1, 8, 15 1, 8, 15 1, 8, 15	27	33	6
Pfreundschuh, 1994 [12]	Dexa-BEAM	Dexamethason BCNU Melphalan Etoposid Ara-C	3×8 (abs.) 60 20 75 2×100	p.o. i.v. i.v. i.v. i.v.	1–10 2 3 4–7 4–7	55	31	7

5.2 Rezidivtherapie (Tabellen 2, 4 u. 5)

DexaBEAM ist ein aggressives Therapieschema, das zu einer Aplasie führt. Sein Einsatz kann nur in Zentren erfolgen, die ausreichend Möglichkeiten und auch Erfahrung mit den erforderlichen supportiven Maßnahmen haben, hier insbesondere Thrombozytenersatz.

Ob mit Dexa-BEAM bessere Langzeitergebnisse erzielt werden als mit den vergleichsweise milderen Schemata CEVD und CEP, kann derzeit noch nicht beantwortet werden.

Desweiteren ist der Stellenwert einer Hochdosistherapie mit autologer Stammzelltransplantation nicht geklärt. Hierzu hat die Deutsche Hodgkin-Studiengruppe 1993 die HDR1-Studie eröffnet. Einschlußkriterien: Patienten im ersten Frührezidiv nach jeder initalen Chemotherapie, sowie Patienten im ersten Spätrezidiv (> 1 Jahr), sofern diese primär eine

Tabelle 5. Hochdosischemotherapie und autologe Stammzelltransplantation nach Versagen der Standardchemotherapie

Quelle	Schema	Anzahl Patienten	% therapie-bedingter Todesfälle	% CR	% Krank-heitsfrei	Mittlere Nach-beobach-tungszeit (Monate)
Gribben, 1989 [33]	BEAM	44	5	50	45	22
Jagannath, 1989 [34]	CBV	61	7	47	38	34
Philips, 1989 [35]	C + TBI	26	23	69	27	46
Wheeler, 1990 [36]	CBV	30	17	33	47	7
Reece, 1991 [31]	CBV	56	21	80	48	42
Schmitz, 1993 [38]	CBV oder BEAM	51	21	60	45	12
Reece, 1994 [39]	CBV ± P	58	7	–	64	27

TBI = total body irradiation.
C = Cyclophosphamid, *B* = BCNU, *V* = Etoposid, *M* = Melphalan, *A* = Ara-C, *P* = Cisplatin.

Polychemotherapie mit einem 7–8 Substanzen enthaltenden Schema hatten, sowie alle Patienten mit 2. oder späteren Rezidiv. Voraussetzung für alle: Kein kurativer Ansatz durch Strahlentherapie.

Literatur

1. Correa P, O'Connor GT (1971) Epidemiologic patterns of Hodgkin's disease. Int J Cancer 8:192–201
2. Glaser SL (1990) Hodgkin's disease in black populations. A review of the epidemiologic literature. Sem Oncol 6:643–659
3. Carde P, Hagenbeek A, Hayat M et al. (1993) Clinical staging versus laparotomy and combined modality with MOPP versus ABVD in early-stage Hodgkin's disease: The H6 twin randomized trials from the European Organization for Research and Treatment of Cancer Lymphoma Cooperative Group. J Clin Oncol 11:2258–2272
4. Kaplan MS (1980) Hodgkin's disease. Cambridge, Harvard University Press
5. Canellos GP, Anderson JR, Propert KJ et al. (1992) Chemotherapy of advanced Hodgkins's disease with MOPP, ABVD, or MOPP alternating with ABVD. N Engl J Med 327:1478–1484
6. Viviani S, Bonadonna G, Santoro A et al. (1996) Alternating versus hybrid MOPP and ABVD combinations in advanded Hodgkin's disease: Ten-year results. J Clin Oncol 14:1421–1430
7. Connors JM, Klimo P, Adams G et al. (1997) Treatment of advanced Hodgkin's disease with chemotherapy – comparison of MOPP/ABV hybrid regimen with alternating courses of MOPP and ABVD: A report from the National Cancer Institute of Canada Clinical Trials Group. J Clin Oncol 15:1638–1645
8. Diehl V, Tesch H, Lathan B et al. (1997) BEACOPP, a new intensified regimen, is at least equally effective compared with COPP/ABVD in patients with advanced stage Hodgkin's lymphoma. Proc A Soc Clin Oncol 16:7a (Abstr. 5)
9. Diehl V, Pfreundschuh M, Löffler M et al. (1990) Cooperative trials of Hodgkin's lymphoma in the Federal Republic of Germany. J Cancer Res Clin Oncol 116:106–108
10. Lathan B, Pfreundschuh M, Löffler M et al. (1993) Therapiestrategien des Morbus Hodgkin. Internist 34:146–154
11. Longo DL, Duffey PL, Young RC et al. (1992) Conventional-dose salvage combination chemotherapy in patients relapsing with Hodgkin's disease after combination chemotherapy: The low probability for cure. J Clin Oncol 10:210–228
12. Pfreundschuh MG, Rueffer U, Lathan B et al. (1984) Dexa-BEAM in patients with Hodgkin's disease refractory to multidrug chemotherapy regimens: A trial of the German Hodgkin's Disease Study Group. J Clin Oncol 12:580–586
13. DeVita VT (1979) Comination chemotherapy in the treatment of advanced Hodgkin's disease. Ann Intern Med 73:881–895
14. Morgenfeld M (1972) Treatment of malignant lymphoma with cyclophosphamide, vincristine, procarbazine and prednisone combination. XIV Internat Congr Hematolog Sao Paulo (abstr. 578)

15. Bonadonna G (1975) Combination chemotherapy of Hodgkin's disease with adriamycin, bleomycin, vinblastin and imidazole carboxamide versus MOPP. Cancer 36:252–259

16. Diehl V, Sieber M, Rüffer U et al. (1997) BEACOPP: An intensified chemotherapy regimen in advanced Hodgkin's disease. Ann Oncol 8:143–148

17. Pfreundschuh MG, Schoppe WD, Fuchs R et al. (1987) Lomustine, etoposide, vindesine, and dexamethasone (CEVD) in Hodgkin's lymphoma refractory to cyclophosphamide, vincristine, procarbazine, and prednisone (COPP) and Doxorubicin, Bleomycin, vinblastine, and dacarbazine (ABVD): A trial of the German Hodgkin Study Group. Cancer Treat Rep 71:1203–1207

18. Santoro A, Viviani SS, Valagussa P et al. (1986) CCNU, etoposide, and prednimustine (CEP) in refractory Hodgkin's disease. Semin Oncol 13:23–26

19. Rosenberg SA, Kaplan HS (1985) The evolution and summary results of the Stanford randomized clinical trials of the management of Hodgkin's disease. Oncol Biol Phys 11:5–22

20. Carde P, Burgers J, Henry-Amar M et al. (1988) Clinical stages I and II Hodgkin's disease: A specifically tailored therapy according to prognostic factors. J Clin Oncol 6:239–252

21. Dühmke E, Diehl V, Loeffler M et al. (1996) Randomized trial with early-stage Hodgkin's disease testing 30 Gy vs. 40 Gy extended field radiotherapy alone. Int J Radiation Oncology Biol Phys 36:305–310

22. Horning SJ, Hoppe RT, Hancock SL et al. (1988) Vinblastine, bleomycine, and methotrexate: An effecitve adjuvant in favorable Hodgkin's disease. J Clin Oncol 6:1822–1831

23. Longo DL, Glatstein E, Duffey PL et al. (1991) Radiation therapy versus combination chemotherapy in the treatment of early-stage Hodgkin's disease: Seven-year results of a prospective randomized trial. J Clin Oncol 9:906–917

24. Biti GP, Cimino G, Cartoni C et al. (1992) Extended-field radiotherapy is superior to MOPP chemotherapy for the treatment of pathologic stage I–IIA Hodgkin's disease: Eight-year update of an italian prospective randomized study. J Clin Oncol 10:378–382

25. Carde P, Noordijk EM, Hagenbeek A et al. (1997) Superiority of EBVP chemotherapy in combination with involvedl field irradiation (EBVP/IF) over subtotal nodal irradiation (STNI) in favorable clinical stage (CS) I–II Hodgkin's disease: the EORTC – GPMC H7F randomized trial. Proc A Soc Clin Oncol 16:13a (Abstr. 44)

26. Tesch H, Brosteanu O, Hasenclever D et al. (1996) Comparison of COPP/ABVD and COPP/ABV/IMEP in the treatment of Hodgkin's disease. Results of HD5 and HD6 studies of the German Hodgkin Study Group. Ann Oncol 7(Suppl. 3):50 (Abstr. 170)

27. Bonadonna G, Valagussa P, Santoro A (1986) Alternating non-cross-resistant combination chemotherapy or MOPP in stage IV Hodgkin's disease. Ann Intern Med 104:739–746

28. Longo DL, Duffey PL, DeVita VT et al. (1991) Treatment of advanced-stage Hodgkin's disease: Alternating noncrossresistant MOPP/CABS is not superior to MOPP. J Clin Oncol 9:1409–1420

29. Duggan D, Petroni G, Johnson J et al. (1997) MOPP/ABV versus ABVD for advanced Hodgkin's disease – preliminary report of CALGB 8952 (with SWOG, ECOG, NCIC). Proc A Soc Clin Oncol 16:12a (Abstr. 43)

30. Tseng A, Jacobs C, Coleman CN et al. (1987) Third-line chemotherapy for resistant Hodgkin's disease with lomustine, etoposide, and methotrexate. Cancer Treat Rep 71:475–478

31. Hagemeister FB, Tannir N, McLauglin P et al. (1987) MIME chemotherapy (methyl-GAG, ifosfamide, methotrexate, etoposide) as treatment for recurrent Hodgkin's disease. J Clin Oncol 5:556–561

32. Longo DL (1990) The use of chemotherapy in the treatment of Hodgkin's disease. Semin Oncol 17:716–735

33. Gribben GJ, Linch DC, Singer CRJ et al. (1989) Successful treatment of refractory Hodgkin's disease by high-dose chemotherapy and autologous bone marrow transplantation. Blood 73:340–344

34. Jagannath S, Armitage JO, Dicke KA et al. (1989) Prognostic factors for response and survival after high-dose cyclophosphamide, carmustine, and etoposide with autologous bone marrow transplantation for relapsed Hodgkin's disease. J Clin Oncol 7:179–185

35. Philips GL, Wolff SN, Herzig RH et al. (1989) Treatment of progressive Hodgkin's disease with intensive chemoradiotherpy and autologous bone marrow transplantation. Blood 73:2086–2092

36. Wheeler C, Antin JH, Churchill WH et al. (1990) Cyclophosphamide, carmustine, and etoposide with autologous bone marrow transplantation in refractory Hodgkin's disease and non-Hodgkin's lymphoma: A dose-finding study. J Clin Oncol 8:648–656

37. Reece DE, Barnett MJ, Connors JM et al. (1991) Intensive chemotherapy with cyclophosphamide, carmustine, and etoposide followed by autologous bone marrow transplantation for relapsed Hodgkin's disease. J Clin Oncol 9:1871–1879

38. Schmitz N, Glass B, Dreger P et al. (1993) High-dose chemotherapy and hematopoietic stem cell rescue in patients with relapsed Hodgkin's disease. Ann Hematol 66:251–256

39. Reece DE, Connors JM, Spinelli JJ et al. (1994) Intensive therapy with Cyclophosphamide, carmustine, etoposide ± cisplatin, and autologous bone marrow transplantation for Hodgkin's disease in first relapse after combination chemotherapy. Blood 83:1193–1199

Non-Hodgkin-Lymphome niedriger Malignität

M. Freund und P. Heußner

I. Epidemiologie

Häufigkeit: Mortalität 2,1/100000 männliche Einwohner und Jahr, 1,3/100000 weibliche Einwohner und Jahr [1]. Niedrigmaligne Non-Hodgkin-Lymphome sind mit einem Verhältnis von 1,7:1 häufiger als die hochmalignen Non-Hodgkin-Lymphome. Vorkommen fast nur nach dem 20. Lebensjahr mit Altersgipfel im 7. Lebensjahrzehnt.

Lokalisationen: Nodal, extranodal, systemischer Befall. Systemische Manifestation mit Knochenmarkbefall ist häufig.

Ätiologie: Translokationen unter Beteiligung spezifischer Gene sind für einige niedrigmaligne Non-Hodgkin-Lymphome identifiziert: *bcl-1* bei Mantelzell-Lymphomen, *bcl-2* bei zentroblastisch-zentrozytischem NHL. Infektion mit HTLV-1 ist bei adulten T-Neoplasien aus dem südostasiatischen Raum [2] ätiologisch wichtig. Weitere Risikofaktoren: Immundefekte und Immunsuppression [3], HIV-Infektion [4], chronisch entzündliche Erkrankungen [5], Strahlenexposition.

II. Pathologie und Stadieneinteilung der Non-Hodgkin-Lymphome niedriger Malignität im Allgemeinen

1. Pathologie

Gebräuchlichste histologische Klassifikation in Mitteleuropa ist nach wie vor die auf zytologischen Kriterien beruhende Kiel-Klassifikation [6]. Demgegenüber war in den USA die Klassifikation von Rappaport [7] am breitesten akzeptiert. Sie beruhte auf der Bewertung von globalen Merkmalen wie nodales oder diffuses Wachstum, Zellgröße und Differenzierung. Die manglende Transformierbarkeit beider Klassifikationssysteme war ein entscheidender Hemmschuh für den Vergleich von Therapieergebnissen. Ein Versuch, 1982 mit der Working Formulation [8] eine international akzeptierte Klassifikation zu schaffen, scheiterte.

Mit Fortschritten in Immunologie, Genetik und Molekularbiologie wurden in der 2. Hälfte der 90er Jahre Schwächen der Kiel-Klassifikation deutlich. Außerdem ist die klinisch wichtige Entität der Lymphome des Mukosa-assoziierten lymphatischen Gewebes (MALT) überhaupt nicht erfaßt.

Basierend auf morphologischen, immunologischen und genetischen Befunden wurde daher eine biologisch orientierte Klassifikation geschaffen (Revidierte Europäisch-Amerikanische Klassifikation Lymphoider Neoplasien – R.E.A.L.) [9]. Die R.E.A.L.-Klassifikation baut auf der Kiel-Klassifikation auf und erfreut sich zunehmender internationaler Akzeptanz.

Die Kiel-Klassifikation (s. S. 259) sieht eine Unterteilung in niedrigmaligne und hochmaligne Lymphome vor. Für den Kliniker zunächst ungewohnt verzichtet die R.E.A.L.-Klassifikation auf die Zusammenfassung nach Malignität, da biologisch einheitliche Lymphome einen unterschiedlichen Malignitätsgrad haben können (Grading). Die Klassifikation unterteilt in T- und B-Neoplasien sowie in Vorläufer- und periphere Neoplasien. Auf S. 260–262 ist die R.E.A.L.-Klassifikation der Kiel-Klassifikation gegenübergestellt.

Aktualisierte Kiel-Klassifikation der Non-Hodgkin-Lymphome [6]

B-Zell-Lymphome	T-Zell-Lymphome
Lymphome von niedrigem Malignitätsgrad	

Lymphozytisch
  Chronische lymphatische Leukämie
 	
  Prolymphozytenleukäme
  Haarzelleukämie
	Lymphozytisch
	  Chronische lymphatische
	  Leukämie
	  Prolymphozytenleukäme

	Kleinzellig zerebriform
	  Mycosis fungoides,
	  Sézary-Syndrom

Lymphoplasmazytisch/zytoid (Immunocytom)	Lymphoepitheloid

Plasmazytisch	Angioimmunoblastisch
	  (Angioimmunoblastische
	  Lymphadenopathie,
	  Lymphogranulomatosis X)

Zentroblastisch-zentrozytisch
  folliculär ± diffus
  diffus
	T-Zonen-Lymphom

Zentrozytisch	Pleomorph, kleinzellig (HTLV I ±)
Lymphome von hohem Malignitätsgrad	

Zentroblastisch	Pleomorph, mittelgroß-
	  zellig und großzellig
	  (HTLV I ±)

Immunoblastisch	Immunoblastisch (HTLV I ±)
Großzellig anaplastisch (Ki-1 +)	Großzellig-anaplastisch (Ki-1 +)
Burkitt-Lymphom	
Lymphoblastisch	Lymphoblastisch

B-Zell-Neoplasien nach: Revidierte Europäisch-Amerikanische Klassifikation
Lymphoider Neoplasien (R.E.A.L.) im Vergleich zur Kiel-Klassifikation [9]

R.E.A.L.-Klassifikation 1994 B-Zell-Neoplasien	Kiel-Klassifikation 1988 B-Zell-Neoplasien

I B-Vorläufer-Neoplasien:
    Vorläufer-B-lymphoblastisches
    Lymphom/Leukämie
	B-lymphoblastisch

II Periphere B-Zell-Neoplasien:
    1. B-Zell-chronische lymphatische
       Leukämie (B-CLL)/Prolympho-
       zytenleukämie (B-PLL)/klein-
       zelliges lymphozytisches
       Lymphom
	B-lymphozytisch, CLL
	    B-lymphozytisch, Pro-
	    lymphozytenleukämie
	    lymphoplasmazytoides
	    Immunozytom

2. Lymphoplasmazytoides
        Lymphom/Immunozytom
	Lymphoplasmazytisches
	    Lymphom

3. Mantelzellymphom	*zentrozytisch*
	    zentroblastisch, zentro-
	    zytoider Subtyp

4. Follikuläres Keimzentrum-
        lymphom
        Provisorische zytologische
        Graduierung:
        I (kleinzellig),
        II (gemischt klein- und
        großzellig),
        III (großzellig).
        Provisorischer Subtyp:
        diffus, vorwiegend klein-
        zellig
	zentroblastisch-zentrozytisch
	
	    zentroblastisch
	    zentroblastisch-
	    zentrozytisch, diffus

5. Marginalzonen-B-Zell-Lymphom
        Extranodal (Niedrigmali-
        gnes B-Zell-Lymphom vom
        MALT-Typ ± monozytoide
        B-Zellen).
        Provisorischer Subtyp: nodal
        (± monozytoide B-Zellen)
	monozytoid, einschl.
	    Marginalzonen-NHL
	    Immunozytom

B-Zell-Neoplasien	B-Zell-Neoplasien
6. *Provisorische Entität:* Marginal-zonen-B-Zell-Lymphom der Milz (± villöse Lymphozyten)	–
7. Haarzelleukämie	Haarzelleukämie
8. Plasmozytom/Myelom	plasmozytisch
9. Diffuses großzelliges B-Zell-lymphom*	***zentroblastisch*** (monomorphe, polymorphe und multi-lobulierte Subtypen ***B-Immunoblastisch*** B-Zell großzellig anaplastisch (Ki-1+)
Subtyp: Primär mediastinales (thymisches) großzelliges B-Zell-Lymphom	–
10. Burkitt-Lymphom	Burkitt-Lymphom
11. *Provisorische Entität:* Hoch-malignes B-Zell-Lymphom, Burkitt-ähnlich*	–

* Diese Kategorien enthalten wahrscheinlich mehr als eine Entität.

T-Zell-Neoplasien nach: Revidierte Europäisch-Amerikanische Klassifikation Lymphoider Neoplasien (R.E.A.L.) im Vergleich zur Kiel-Klassifikation [9]

R.E.A.L.-Klassifikation 1994 T-Zell- und putative NK-Zell Neoplasien	Kiel-Klassifikation 1988 T-Zell Neoplasien
I T-Vorläufer-Neoplasien: Vorläufer-T-lymphoblastisches Lymphom/Leukämie	T-lymphoblastisch
II Periphere T-Zell- und NK-Zell Neoplasien: 1. T-Zell-CLL/Prolymphozyten-leukämie	***T-lymphocytisch, CLL*** T-lymphozytisch, Prolym-phozytenleukämie
2. Large granular lymphocyte (LGL) Leukämie – T-Zell-Typ – NK-Zell-Typ	T-lymphocytisch, CLL

R.E.A.L.-Klassifikation 1994 T-Zell- und putative NK-Zell Neoplasien	Kiel-Klassifikation 1988 T-Zell Neoplasien
3. Mykosis fungoides/Sézary-Syndrom	***Kleinzellig cerebriform*** (Mycosis fungoides, Sezary Syndrom)
4. Periphere T-Zell-Lymphome, nicht spezifiziert (enthalten wahrscheinlich mehr als eine Entität) *Provisorische zytologische Kategorien:* mittelgroßzellig, gemischt mittelgroß- und großzellig, großzellig, lymphoepitheloid-zellig	T-Zonen-Lymphom Lymphoepitheloid pleomorph, kleinzellig, T-Zell-Typ ***pleomorphes, mittelgroßzelliges und großzelliges T-Zell-NHL*** T-immunoblastisch
Provisorischer Subtyp: Hepato-splenisches gamma-delta T-Zell-Lymphom *Provisorischer Subtyp:* subcutanes pannikulitisches T-Zell-Lymphom	–
5. Angioimmunoblastisches T-Zell-Lymphom (AILD)	angioimmunoblastisch (AILD, LGX)
6. Angiozentrisches Lymphom	–
7. Intestinales T-Zell-Lymphom (± Enteropathie)	–
8. Adultes T-Zell-Lymphom/ Leukämie	pleomorphes kleinzelliges T-NHL, HTLV-1+ ***pleomorphes mittelgroß-zelliges und großzelliges T-NHL, HTLV-1+***
9. Anaplastisches großzelliges Lymphom (CD30 +), T- und Null-Zell-Typen	Großzellig anaplastisches (Ki-1+) NHL
10. *Provisorische Entität:* anaplastisches großzelliges Lymphom, Hodgkin-ähnlich	–

Der Vorteil einer Einbeziehung von immunologischen Kriterien zur Klassifikation wird besonders in der Differentialdiagnose einiger wichtiger B-Zell-Neoplasien deutlich (Tabelle 1). Als Leit-Reaktionen dienen Positivität für Oberflächen-Immunglobulin und CD19. Mit den weiteren dargestellten Markern läßt sich eine Differentialdiagnose treffen.

Tabelle 1. Immunologische Differentialdiagnose niedrigmaligner B-Zell-Lymphome modifiziert nach der R.E.A.L.-Klassifikation 1994

Lymphom	SIg	CIg	CD19	CD5	CD10	CD23	CD43*	Chromosomale Abberation, beteiligte Gene
B-CLL/ kleinzelliges lymphozytisches Lymphom	+	–/+	+	+	–	+	+	Trisomie 12 (30%) NA
Lymphoplasma- cytoides NHL	+	+	+	–	+/–	–	+	NA
Mantelzell- Lymphom	+	–	+	+	–/+	–	+	t(11;14)(q13;q32) bcl-1/IgH
Folikuläres Keimzentrums- lymphom	+	–	+	–	+/–	–/+	–	t(14;18)(q32;q31) IgH/bcl-2
Marginalzonen- lymphom	+	+ 40%	+	–	–	–/+	–/+	Trisomie 3 (extranodal) NA

Abkürzungen: +, 90% positiv, +/–, > 50% positiv; –/+ < 50% positiv, –, < 10% positiv.
* Die Positivität kann je nach Antikörper variieren; *NA* nicht bekannt; *SIg*, Oberflächen-Immunglobulin; *CIg*, cytoplasmatisches Immunglobulin.

2. Stadieneinteilung

Die Stadieneinteilung maligner Lymphome erfolgt modifiziert nach Ann Arbor (siehe auch S. 237–239). Für verschiedene Lymphomentitäten sind allerdings spezielle Stadieneinteilungen oder Einteilungen nach Risikogruppen von Bedeutung (Beispiel CLL, s. S. 289).

Modifizierte Ann-Arbor-Stadieneinteilung der NHL nach Musshoff [10] (siehe auch S. 237–239)

Primär nodales Stadium	*Primär extranodales Stadium*

Stadium I

Befall einer Lymphknotenregion	Befall eines extralymphatischen Organs oder Gewebes (I_E)

Stadium II_1

Befall von benachbarten Lymphknotenregionen ober- oder unterhalb des Zwerchfells (II_1) oder einer Lymphknotenregion mit lokalisiertem Übergang auf ein benachbartes Organ oder Gewebe (II_{1E})	Befall eines extralymphatischen Organs einschließlich der regionalen Lymphknoten (II_1) oder eines weiteren benachbarten extralymphatischen Organs (II_{1E}) oberhalb oder unterhalb des Zwerchfells

Stadium II_2

Befall von 2 nicht benachbarten oder mehr als 2 benachbarten Lymphknotenregionen ober- oder unterhalb des Zwerchfells (II_2) einschließlich eines lokalisierten Befalls eines extralymphatischen Organs oder Gewebes (II_{2E})	Befall eines extralymphatischen Organs oder Lymphknotenbefall, der über die regionalen Lymphknoten hinausgeht und auch einen weiteren lokalisierten Organbefall einschließen kann (II_{2E})

Stadium III

Befall von Lymphknotenregionen ober- und unterhalb des Zwerchfells einschließlich eines lokalisierten Befalls eines extralymphatischen Organs oder Gewebes (III_E) oder der Milz (III_S) oder beides (III_{SE})	Befall eines extralymphatischen Organs und Lymphknotenbefall (III) ober- und unterhalb des Zwerchfells einschließlich eines weiteren lokalisierten extralymphatischen Organs oder Gewebes (III_E) oder der Milz (III_S) oder beides (III_{SE})

IV

Lymphknotenbefall mit diffusem oder disseminiertem Befall extralymphatischer Organe und Gewebe	Diffuser oder disseminierter Organbefall mit oder ohne Lymphknotenbefall

Definition: Das lymphatische System umfaßt: Lymphknoten, Milz, Thymus, Waldeyer-Rachenring, Appendix und Peyer-Plaques.

Zusatzbezeichung „A" oder „B": bei Vorhandensein von mindestens einem der nachfolgenden Symptome erhält jedes Stadium die Zusatzbezeichnung B:

1. ungeklärter Gewichtsverlust über 10 % des Ausgangsgewichts innerhalb der letzten 6 Monate,
2. Fieber unklarer Genese über 38 °C,
3. Nachtschweiß.

Bei Fehlen dieser „B"-Symptome wird die Bezeichnung „A" angefügt.

Klinische Stadieneinteilung (CS): beruht auf der Anamnese, der körperlichen Untersuchung, den Laboratoriumsbefunden, den Ergebnissen der bildgebenden Verfahren, sowie den Ergebnissen der Knochenmark- und Leberbiopsie.

Pathologische Stadieneinteilung (PS): beruht auf den Ergebnissen invasiver (chirurgischer) Methoden wie der explorativen Laparatomie mit Biopsie von Lymphknoten und Splenektomie. Sie ist nur in wenigen Fällen sinnvoll.

III. Allgemeine diagnostische Maßnahmen

Die allgemeinen diagnostischen Maßnahmen umfassen bei jedem niedrigmalignen Lymphom: *Anamnese* und *klinische Untersuchung, Biopsie eines Lymphknotens* oder einer extranodalen Manifestation, Asservierung von Material für konventionelle Histologie (Formalin-Fixierung) und Immunhistologie. Wesentliche immunhistologische Untersuchungen sind heute am konventionell fixierten Material möglich. Für spezielle Fragestellungen ist frisches Material, bzw. in Stickstoff eingefrorenes Material erforderlich. Sinnvoll ist die Herstellung von 12 Abklatschzytologien von den Schnittflächen des Biopsats. Zytologische Präparate sind für eine Primärdiagnose nicht ausreichend. *Laborprogramm:* großes Blutbild mit Retikuozyten, Gerinnungswerte, Enzymstatus inklusive LDH, Hämolyseparameter (Bilirubin und Haptoglobin), Immunglobuline quantitativ, Immunelektrophorese, Urin-Untersuchung auf Bence-Jones Protein.

Jamshidi-Knochenmarkbiopsie und *Knochenmarkaspiration:* Durchführung der Biopsie beidseits bei Entscheidung über eine anschließende Strahlentherapie. *Röntgenaufnahme des Thorax* in 2 Ebenen, *Computertomographie des Thorax, des Abdomens und Beckens. Gastroskopie* bei Verdacht auf gastrointestinalen Befall oder MALT-Lymphom (nicht bei CLL). *Sonographie* der Halslymphknoten bei speziellen Fragestellungen.

Schrittweises Vorgehen: Mit möglichst wenig eingreifenden Untersuchungen ein disseminiertes Stadium III oder IV nachweisen oder ausschließen. Eingreifende Untersuchungen nur bei Patienten, die im Falle eines begrenzten Befalls für eine lokale Therapiemaßnahme (Strahlentherapie) in Frage kommen.

Bei Rezidiven niedrigmaligner NHL sind Lymphknoten-Rebiopsien oder -Zytologien sinnvoll, da es bei einem erheblichen Anteil der Patienten zu einer sekundär hoch malignen Entwicklung, bzw. einer Änderung des Grading mit Konsequenzen für die Behandlung kommen kann [11].

IV. Generelles zur Behandlungsstrategie

1 Chirurgische Therapiemaßnahmen

In der Regel nicht indiziert. Ausnahme: Operation von lokalisierten niedrigmalignen Lymphomen des Gastrointestinaltrakts.

2 Strahlentherapie

Die Strahlentherapie hat eine kurative Potenz bei niedrig-malignen NHL im Stadium I oder II sowie in limitierten Stadien III. Es können durch lokale Bestrahlung mit 40 Gy langfristige Remissionen bei 60–90 % der Patienten erzielt werden [12, 13].

Weitere Indikationen für die Strahlentherapie: ZNS-Befall oder palliative Reduktion von Tumormassen.

3 Chemotherapie

Die Chemotherapie nimmt im Gesamttherapiekonzept die überragende Rolle ein. Es ist ein breites Spektrum von altbekannten und neuen Substanzen wirksam [14].

Die Chemotherapie hat bei niedrig-malignen NHL in den meisten Fällen keine kurative Potenz. Durch konventionelle Chemotherapie erzielte Remissionen sind nur selten komplett und halten nicht an [12, 15]. Auf der anderen Seite haben niedrig-maligne NHL im fortgeschrittenen Stadium oft einen günstigen Spontanverlauf. In einer Studie konnte im Vergleich zu einem abwartenden symptomorientierten Vorgehen kein Einfluß einer frühen zytostatischen Therapie auf die Prognose gezeigt werden (80 % Überleben nach 5 Jahren in beiden Patientengruppen) [16]. Daten aus Stanford zeigen keine Abhängigkeit der Prognose von Zeitpunkt und Art der Behandlung innerhalb von 30 Jahren [17].

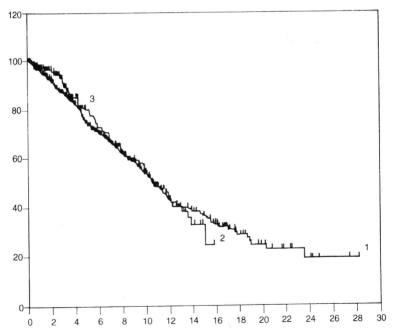

Abb. 1. Überleben von 1021 Patienten mit niedrig-malignen NHL an der Stanford-Universität in 3 Zeiträumen (1: 1960–1975; 2: 1976–1986; 3: 1987–1992)

Eine gesicherte und allgemein akzeptierte Therapieindikation ist daher nur bei Progression mit Auftreten von störenden Tumormassen, Allgemeinsymptomatik, Anämie oder Thrombopenie gegeben. Als Regel gilt der Therapiebeginn mit wenig eingreifenden Schemata (s. unten).

Standardschemata zur Behandlung niedrigmaligner NHL

Knospe-Schema [18]:
CAB 0,4 mg/kg* oder 18 mg/m² po d1
PRED p.o. 75 mg d1, 50 mg d2, 25 mg d3
Wiederholung Tag 15

* Dosissteigerung des Chlorambucil jeweils um 0,1 mg/kg oder 5 mg/m² pro Zyklus bis Wirkungseintritt oder Toxizität erreicht ist.

Chlorambucildauertherapie nach Lister [19] und Price [20]:
CAB 10 mg p.o. tgl. Woche 1−6, 9−10, 13−14, 17−18

COP nach Bagley [21]:
CPM 400 mg/m² i.v. Tag 1−5
VCR 1,4 mg/m² (maximal 2,0 mg) i.v. d1
PRED 100 mg/m² p.o. d1−5
Wiederholung alle 3 Wochen

Alternatives COP-Schema nach Cavallin-Stahl [22]
CPM 800 mg/m² i.v. d1
VCR 1,4 mg (2 mg max.) i.v. d1
PRED 3mal 25 mg p.o. d1−5
Wiederholung alle 3 Wochen

MCP-Schema nach Bernard [23]
MOX 8 mg/m² i.V. d1+2
CAB 3 × 3 mg/m² p.o. d1−5
PRED 25 mg/m² p.o. d1−5
Wiederholung alle 4 Wochen

In den letzten Jahren wurden einige neue Substanzen in die Therapie niedrig-maligner NHL eingeführt, allen voran Fludarabin. Ob die besseren Remissionsraten von Fludarabin-Kombinationen zu einer langfristigen Prognoseverbesserung beitragen werden, bleibt noch in Studien zu klären.

Hochdosischemotherapie, allogene oder autologe Knochenmarktransplantation, periphere Blutstammzelltransplantation (PBSCT) sind nach wie vor experimentelle Ansätze. Sie werden in Studien zur Konsolidierungsbehandlung bei primärer oder sekundärer Therapie weiter untersucht.

4 Zytokine und monoklonale Antikörper

Interferon-α ist bei follikulären Keimzentrumslymphomen und Mantelzell-Lymphomen vor allem in der Erhaltungstherapie wirksam. Kürzlich wurde ein humanisierter monoklonaler anti-CD20 Antikörper erfolgreich in die Therapie eingeführt (IDEC C2B8; Retuximab) [24]. Der Effekt dieser Therapiemodalitäten auf das Langzeitüberleben muß jedoch nach wie vor noch weiter über Studien abgesichert werden.

5 Behandlung von Autoimmunphänomenen

Hämolyse ist eine häufige, Immunthrombozytopenie eine weniger häufige Komplikation niedrig-maligner NHL, insbesondere der CLL. Therapieoptionen: Prednisolon 2 mg/kg tgl. p. o. für 2 Wochen, danach schrittweise Reduktion. Bei Resistenz: Chemotherapie oder Intensivierung der Immunsuppression mit Cyclophosphamid (Gabe von 50–150 mg tgl. oder intermittierende Gabe von 650 mg/m^2 i. v. alle 4 Wochen) oder Azathioprin. Akute, schwer beherrschbare hämolytische Schübe können mit Plasmapheresen behandelt werden. Seltene Manifestationen von Autoimmunphänomenen: „pure red cell aplasia" und amegakaryozytische Thrombopenie.

6 Supportive Therapie

In fortgeschrittenen Krankheitsstadien liegen häufig ein Antikörper-Mangelsyndrom sowie ein T-Zell-Defekt vor. Als Folge manifestieren sich Infektionen in den Atemwegen (Bronchitis, Pneumonien, Nasennebenhöhlenaffektionen). Neben einer adäquaten antibiotischen Therapie ist die Substitution von intravenösen Immunglobulinen bei manifestem Antikörper-Mangelsyndrom und klinischer Infektionsneigung erforderlich.

V. Spezielle Krankheitsbilder

In der Folge wird auf einzelne Entitäten eingegangen. Wenn nicht anders aufgeführt, gelten die oben angeführten allgemeinen Prinzipien.

1 Zentroblastisch-zentrozytische NHL (Follikuläres Keimzentrumlymphom)

Etwa 14–20 % aller NHL [12].

1.1 Stadieneinteilung

Über die Stadieneinteilung nach Ann Arbor hinaus scheinen verschiedene Risikofaktoren eine prognostische Bedeutung zu haben: Hohe LDH, erhöhtes β-Mikroglobulin, massive extranodale Manifestationen und schlechter Allgemeinzustand [25].

1.2 Diagnostische Maßnahmen

Etwa 60 % der Patienten befinden sich bei der Diagnosestellung im Stadium IV, meist mit Knochenmarkbeteiligung. Bei gesichertem Stadium IV kann auf die Durchführung von CT-Untersuchungen zu Gunsten einer Thorax-Aufnahme in 2 Ebenen und einer Abdomen-Sonographie verzichtet werden. Ist ein limitiertes Stadium III vorhanden, eröffnet sich die Möglichkeit einer kurativen Bestrahlung. In diesen Fällen ist die Absicherung der Stadieneinteilung durch Leber- und Milzbiopsie sinnvoll.

1.3 Behandlungsstrategie

Abbildung 2 gibt eine Überblick über die Behandlungsmöglichkeiten bei zentroblastisch-zentrozytischem NHL.

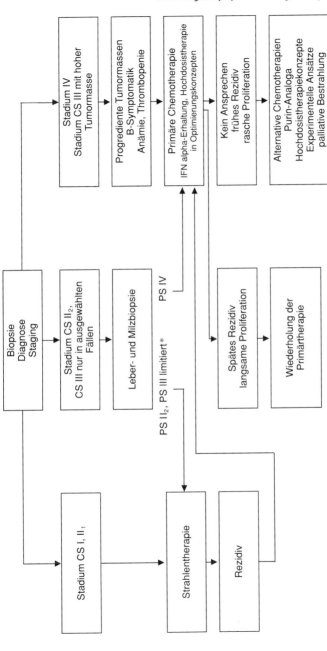

* PS III limitiert: 4 oder weniger Regionen betroffen, dabei auf einer Seite des Zwerchfells eine Region betroffen, kein Bulk >10 cm; nicht durch Laparotomie gesichert.

Abb. 2. Behandlungsstrategie für Patienten mit zentroblastisch-zentrozytischen NHL

1.3.1 Strahlentherapie

In den Stadien I–III mit nodalem Befall hat die Strahlentherapie eine kurative Potenz. Rezidivfreies Überleben bei 5 Jahren von 70–80% sind im Stadium PS I und PS II zu erwarten [26–29]. Im Stadium III sollte ein sehr kritisches Staging mit beidseitiger Knochenmarkbiopsie und mit Leber-Milz-Biopsie erfolgen, um Patienten mit unerkanntem Stadium IV nicht unnötig einer total nodalen Bestrahlung zuzuführen. Nach Literaturdaten läßt sich im Stadium III mit total-nodaler Bestrahlung bei 40–60% der Patienten mit zentroblastisch-zentrozytischen NHL eine langfristige Rezidivfreiheit erreichen [12, 30–34]. Dies gilt allerdings nur bei niedriger Tumormasse bzw. limitiertem Stadium III.

Bestrahlungsdosis 40 Gy bei kleinen Lymphknoten, 30 Gy bei adjuvanter Bestrahlung. Im Bereich massiven Befalls sind Strahlendosen über 40 Gy zu empfehlen. Bei Befall mesenterialer Lymphknoten Durchführung eines abdominalen Bades. Das Ausmaß der Bestrahlung (extended field, optimiertes involved field) wird zur Zeit in einer Studie kontrolliert überprüft, die wegen der Bedeutung unbedingt unterstützt werden sollte (Studienleiter Prof. Sack, Essen). Eine additive Chemotherapie nach Strahlentherapie ist bei niedrig-malignen NHL nicht von Nutzen [35].

1.3.2 Chemotherapie

Im Stadium IV und III mit ausgedehnter Tumormasse ist die Chemotherapie die primäre Therapiemaßnahme. Bisherige Studien sind ohne Überlebensvorteil für eine frühzeitige Therapie gegenüber Beginn der Therapie bei Krankheitsprogression [16]. Daher sollte die Therapie erst bei progressiver Erkrankung, B-Symptomen, Beeinträchtigung der Hämatopoese mit Granulozyten < 1500/µl, Thrombozyten <100000/µl, oder Hb < 10 g/dl, oder Vorliegen einer großen Tumormasse begonnen werden. Therapieziel ist eine gute partielle Remission. Komplette Remissionen sind nicht dauerhaft.

Der Einfluß aggressiver Therapieschemata gegenüber milden Therapieansätzen wurde in einer randomisierten vergleichenden Studie des NCl untersucht. Dabei erhielt die eine Patientengruppe eine aggressive Chemotherapie ProMACE-MOPP und total nodale Bestrahlung. Die andere Patientengruppe wurde erst bei Progress mit Bestrahlung behandelt. Das Überleben beider Patientengruppen war nach 5 Jahren gleich, wenn auch mehr Patienten aus der ersten Gruppe krankheitsfrei blieben

[36]. Insgesamt ist ein Vorteil für eine aggressive Chemotherapie nicht erwiesen [37]. Dennoch ist in den letzten Jahren eine Tendenz zur Verwendung intensiver Chemotherapieschemata zu verzeichnen.

1.3.2.1 Primäre Chemotherapie

Intermittierende Gaben von Chlorambucil und Prednisolon [18] oder eine Dauertherapie mit den o.g. Substanzen waren früher verbreitet. Heute wird das COP-Schema [21] breit angewandt. Die Kombination von Prednimustin und Mitoxantron (PmM) wurde randomisiert gegen die Standard-Chemotherapie COP mit einem Trend zu günstigeren Remissionsergebnissen für PmM untersucht. Prednimustin steht nicht mehr zur Verfügung. Es kann statt dessen eine Kombination von Mitoxantron, Chlorambucil und Prednison (MCP-Schema) gegeben werden. Bemerkenswert gut sind die Ergebnisse mit einer Monotherapie mit Fludarabin (Tabelle 2).

Therapieziel: gute partielle Remission. Dauerhafte komplette Remissionen sind durch Standard-Therapieschemata nicht zu erzielen. Die Therapie wird bis zum maximalen Ansprechen + 2 Therapiezyklen zur Konsolidation, jedoch nicht länger als über 8 Therapiekurse fortgesetzt. Der Wert einer Erhaltungschemotherapie ist nicht bewiesen.

1.3.2.2 Rezidivchemotherapie

Fast alle Patienten im disseminierten Stadium erleiden ein Rezidiv nach der primären Chemotherapie. Bei längerem Intervall bis zum Progress ist die Wiederholung des initialen Therapieschemas ausssichtsreich (Tabellen 2 und 3).

Bei kurzem Intervall bis zum Progress oder bei refraktärer Erkrankung, alternative Therapieschemata mit belegter Aktivität: Anthrazyklin-Monotherapie oder anthrazyklinhaltige Schemata, sowie die Purin-Analoga Fludarabin oder 2-Chlorodeoxyadenosin und deren Kombinationen. Auch mit einer protrahierten niedrig-dosierten Gabe von Etoposid wurden günstige Ergebnisse berichtet.

Tabelle 2. Primärtherapie für niedrigmaligne NHL vom zentrozytisch-zentroblastischen und lymphoplasmazytoiden Typ

Quelle	Therapieplan	n = aw. Patienten / H = Histologie / V = Vortherapie	Therapieresultate in % (n) CR	PR	CR+PR	Bemerkungen[a]
Bagley 1972 [21]	**COP** CPM 400 mg/m² i.v./p.o. d1–5 VCR 1,4 mg/m² (2 mg max.) i.v. d1 PRED 100 mg/m² p.o. d1–5 q 4 Wo	n = 35 H = Fortgeschrittene Lymphosarkome	57 (20)	34 (12)	**91** (32)	ÜL (1J.): 79%
Lister 1978 [19]	**COP vs. CAB**	n = 66 H = Rappaport; N-PDL, N-M, D-PDL, D-WDL				mKfÜl: 13 Mo
	COP CPM 400 mg/m² p.o. d1–5 VCR 1,4 mg/m² i.v. d1 (max. 2 mg) PRED 100 mg/m² p.o. d1–5 q 21d×6 vs.	n = 35	37 (13)	46 (16)	**83** (29)	
	CAB 10 mg/Tag p.o. kontinuierlich 6 Wo + d1–15 q 28d×3	n = 31	13 (4)	61 (19)	**74** (23)	

Cavallin-Stahl 1986 [22]	**COP vs. PDM** **COP** CPM 800 mg/m² i.v. d1 VCR 1,4 mg/m² (2 mg max.) i.v. d1 PRED 25 mg 3×/d, p.o. d1–5 q 3 Wo × 12	n = 111 H = niedrig maligne, Rappaport[a]; N-LPD, N-M, D-LP, WD	32 (36)	34 (38)	66 (74)	mRFÜ: 30 Mo mÜL: 42 Mo für beide Therapiearme Nach Reklassifikation: 10 hochmaligne NHL
	vs. **PDM** PDM 150 mg <1,8 m², p.o. d1–5 200 mg >1,8 m², p.o. d1–5 q 2 Wo × 12, nach CR: jeden 3. Zyklus q 4 Wo für 2 Jahre	n = 106	40 (42)	23 (24)	63 (66)	12 hoch maligne NHL
Heim 1987 [38]	**COP vs. CEP** **COP** CPM 650 mg/m² i.v. d1 VCR 1,4 mg/m² (2 mg max.) i.v. d1 PRED 40 mg/m² p.o. d1–5 q 3 Wo × 6	n = 45 H = niedrig maligne n = 22	18 (4)	23 (5)	41 (9)	mRD: 11 Mo
	vs. **COP** CPM 650 mg/m² i.v. d1 VDS 3 mg/m² i.v. d1 PRED 40 mg/m² p.o. d1–5 q 3 Wo × 6	n = 23	22 (5)	48 (11)	70 (16)	mRD: 15 Mo Weniger Neurotoxizität bei VDS

Tabelle 2 (Fortsetzung)

Quelle	Therapieplan	n = aw. Patienten H = Histologie V = Vortherapie	Therapieresultate in % (n) CR	Therapieresultate in % (n) PR	Therapieresultate in % (n) CR + PR	Bemerkungen[a]
Unterhalt 1996 [39]	**COP vs. PmM** **COP** CPM 400 mg/m² p.o. d1–5 VCR 1,4 mg (2 mg max.) i.v. d1 PRED 100 mg/m² p.o. d1–5 q 3 Wo × 6–8	n = 82 H = NHL zentroblastisch-zentrozytisch (follikuläres Keim-zentrum-Lymphom)	21 (17)	62 (51	**82** (68)	
	vs. **PmM** PDM 100 mg/m² p.o. d1–5 MOX 8 mg/m² i.v. d1+2 q 4 Wo × 6–8 (in beiden Armen randomisiert Erhaltung mit IFN-alpha)	n = 85	38 (32)	47 (40)	**84** (72)	
Dana 1993 [37]	**CHOP** CPM 750 mg/m² i.v. d1 ADM 50 mg/m² i.v. d1 VCR 1,4 mg (2 mg max.) i.v. d1 PRED 100 mg p.o. d1–5 q 3 Wo × 6–8	n = 415	15 (64)	n.a.	n.a.	Ül (5 J.): 35%
Nissen 1990 [103]	MOX 5 mg/m² d1–3 q 22d	n = 21 H = Niedrigmaligne NHL ohne Vortherapie	43 (9)	57 (12)	**100** (21)	Rezidivfrei nach 4 J.: 10 Pat.

Zinzani 1993 [155]	FAMP 25 mg/m² i.v. d1–5 q 4 Wo	n = 8 H = Niedrigmaligne	38 (3)	38 (3)	75 (6)	
Pigaditou 1993 [113]	FAMP 25 mg/m² i.v. d1–5 q 3–4 Wo	n = 16 H = cb/cc, lplz, periph. T-NHL, lcᶜ	38 (6)	31 (5)	69 (11)	
Belanger 1997 [43]	FAMP 25 mg/m² i.v. d1–5, q 4 Wo max. 9×	n = 54 H = follikuläres Keim-zentrumslymphom V = 0	37 (20)	28 (14)	65 (34)	ÜL (4 Jahre): 57% mKfÜl: 13,6 Mo
Canfield 1994 [14]	2-CDA 0,1 mg/kg 24 h i.v. d1–7 q 4 Wo ×6	n = 9 v = Nicht vorbehandelt	22 (2)	44 (4)	67 (6)	

aw auswertbare Patienten; *CR* komplette Remission; *PR* partielle Remission; *MR* minimale Remission; *KfÜL* Krankheitsfreies Überleben; *med* Median; *Ül* Überleben; *RD* Remissionsdauer; *2-CDA* 2-Chlorodeoxyadenosin; *FAMP* Fludarabin.

ᵃ *D-PDL* diffuse poorly differentiatd lymphocytic; *D-LP* diffuse lymphocytic poorly differentiated; *D-WDL* diffuse well differentiated lymphocytic; *N-PDL* nodular poorly differentiated lymphocytic; *N-M* nodular mixed; *N-PDL* nodular poorly differentiated lymphocytic; *WD* well differentiated.
N-LPD nodular lymphocytic poorly differentiated; *WD* well differentiated.

Tabelle 3. Therapie für rezidivierende niedrigmaligne NHL vom zentroblastisch-zentrozytischen sowie vom lymphoplasmazytoiden Typ

Quelle	Therapieplan	n = aw. Patienten H = Histologie V = Vortherapie	Therapieresultate in % (n)			Bemerkungen[a]
			CR	PR	CR+PR	
Foss Abrahamson 1987 [45]	**MOX** 14 mg/m² i.v. q 3 Wo	n = 17 (18) H = Niedrigmaligne n = 15 (15) H = Intermediär	6 (1) 13 (2)	59 (10) 13 (2)	65 (11) 27 (4)	
Ho 1989 [46]	**NOAC** MOX 10 mg/m² i.v. d2+3 ARA-C 3000 mg/m² 2×/i.v. d1 (12 h Abstand) q 3 Wo×1–3	n = 13 H/V = niedrigmaligne NHL; Kiel, Working Formulation; mit Vortherapie	8 (1)	38 (5)	46 (6)	mKfÜL: 17 Mo
Landys 1988 [47]	**PmM** PDM 100 mg/m² p.o. d1–5 MOX 8 mg/m² i.v. d1+2 q 4 Wo	n = 13 H/V = niedrig maligne mit und ohne Vortherapie	100 (13)		100 (13)	mRD: 28 Mo
Hiddemann 1990 [48]	**PmM** PDM 100 mg/m² p.o. d1–5 MOX 8 mg/m² i.v. d1+2 q 4 Wo×6 + für Patienten mit Ansprechen: Konsolidation mit PmM, 2 × + IFN-α 5 MU s.c. 3×/Wo	n = 17 H/V = niedrig maligne mit Vortherapie n = 12	24 (4)	47 (8)	71 (12)	mRD: 14,5 Mo 3 Pat. mit Progress Remisson länger als für PDM allein

	Schema	n / H/V				Bemerkungen
Leiby 1987 [49]	**FAMP** 20 mg/m² i.v. dann 30 mg/m² DI, d1–2, q 3–4 Wo	n = 10 H/V = Niedrigmaligne mit Vortherapie	10 (1)	50 (5)	**60** (6)	
Kantarjian 1989 [50]	**FAMP** 30 mg/m² i.v. d1–5 q 4 Wo × 2–9	n = 11 H = Lymphome mit Makroglobulinämie		45 (5)		mRD: 12 Mo mÜL: 11,3 Mo
Hochster 1990 [51]	**FAMP** 18 mg/m² i.v. d1–5, q 4 Wo	n = 22	18 (4)	27 (6)	**45** (10)	
Whelan 1991 [52]	**FAMP** 25 mg/m² i.v. d1–5, q 4 Wo	n = 34	18 (6)	21 (7)	**38** (13)	
Zinzani 1993 [41]	**FAMP** 25 mg/m² i.v. d1–5, q 4 Wo	n = 13 H = niedrig maligne	– (–)	62 (8)	**62** (8)	
Hiddemann 1993 [53]	**FAMP** 25 mg/m² i.v. d1–5, q 4–5 Wo	n = 38 H = 17 cb/cc, 3 cc, 23 lplz, 1 periph. T-NHL, 1 lc[a]	8 (3)	18 (7)	**26** (10)	2 MR
Pigaditou 1993 [42]	**FAMP** 25 mg/m² i.v. d1–5, q 3–4 Wo	n = 11 H = cb/cc, cc, lplz, periph. T-NHL, lc[a]	9 (1)	36 (4)	**45** (5)	
McLaughlin 1994 [54]	**FND** FAMP 25 mg/m² i.v. d1–3 MOX 10 mg/m² i.v. d1 DEX 20 mg p.o. d1–5 q 4 Wo × 8	n = 51 H = niedrigmaligne; rezidiviert	47 (24)	47 (24)	**94** (48)	mKfÜL: 21 Mo (CR) 9 Mo (PR)

Tabelle 3 (Fortsetzung)

Quelle	Therapieplan			CR	PR	CR+PR	Bemerkungen[a]
				Therapieresultate in % (n)			
Lazzarino 1997 [55]	FluCyD FAMP 25 mg/m² i.v. d1–3 CPM 350 mg/m² i.v. d1–3 DEX 20 mg/m² i.v. d1–3 q 4 Wo × 8 (max.)	n = H =	22 Follikuläres Keimzentrumslymphom: 12, lymphozytisch: 7, lymphoplasmozytoid: 4, Mantelzell-NHL 3 Rezidiviert und refraktär	27 (6)	41 (9)	68 (15)	
Khan 1994 [56]	2-CDA 0,14 mg/kg 2 h i.v. d1–5 q 4 Wo	n = V =	17 (19) Vorbehandelt	12 (2)	24 (4)	35 (6)	
Greco 1990 [57]	VP16 50 mg/m² p.o. d1–21 wdh. mit Erholung des Blutbildes	n = H/V =	23 12 niedr. mal., vortherap., 9 intermed./hoch-mal., vortherap.	– (–)	48 (11)	48 (11)	
Maloney 1997 [24]	IDEC-C2B8 375 mg/m² i.v. d1, 8, 15, 22	n = H = V =	37 niedrigmaligne Working Formation A–D rezidiviert	17 (3)	39 (14)	54 (20)	mKfÜL: 10,5 Mo

aw auswertbare Patienten; *CR* komplette Remission; *PR* partielle Remission; *KfÜL* Krankheitsfreies Überleben; *Ül* Überleben; *RD* Remissionsdauer; *2-CDA* 2-Chlorodeoxyadenosin; *FAMP* FAMP.
[a] nach Kiel-Klassifikation: *cc* zentrozytisch; *cb/cc* zentroblastisch-zentrozytisch; *lc* lymphozytisch; *lplz* lymphoplasmazytoides Immunozytom.

1.3.3 Hochdosischemotherapie und Knochenmarktransplantation

Es liegen eine Reihe Daten zur autologen Knochenmark- und Blutstammzelltransplantation mit vorausgehender Hochdosistherapie bei follikulären Keimzentrumslymphomen vor [58–62]. Es handelt sich um Phase II-Studien bzw. um Daten aus den Transplantationsregistern. Naturgemäß ist die Selektion der Patienten ungewiß. Immerhin scheint ein Subkollektiv langfristig von einer Hochdosistherapie mit Transplantation zu profitieren. Dies gilt auch nach einem ersten Rezidiv [63]. Der Einfluß dieser Therapiemodalität auf anhaltende Krankheitsfreiheit und Überleben wird zur Zeit in Studien weiter untersucht.

Die allogene Knochenmark- oder Blutstammzelltransplantation hat bei Patienten mit follikulären Keimzentrumslymphomen zwar potentielle Vorteile (graft-versus-lymphoma-Effekt, Tumorfreiheit des Transplantats), doch wird sie wegen der deutlichen transplantationsbedingten Mortalität (durch GvH und assoziierte Komplikationen) selten eingesetzt.

1.3.4 Interferon-α und monoklonale Antikörper

Es liegen bisher wenig Untersuchungen vor, in denen der Effekt von Interferon-α exklusiv bei zentroblastisch-zentrozytischen Non-Hodgkin-Lymphomen (Keimzentrumslymphomen) untersucht wird. Aufgrund der Häufigkeiten kann jedoch geschlossen werden, daß die Mehrzahl der Patienten in den Studien der Literatur dieser Entität zuzuordnen sind. Bei Patienten mit Vorbehandlung ist Interferon-α mit einer Ansprechrate von etwa 40% aktiv [64]. Die in den Studien verwendeten Dosen sind unterschiedlich. Eine Dosis-Wirkungs Beziehung ist nicht klar belegt. Die Standard-Dosis beträgt $3 \times 3–5$ Mio.E/m^2 s.c. pro Woche.

In fünf vergleichenden Studien bei niedrig-malignen NHL wurde Chemotherapie mit IFN-α kombiniert [20, 65–68]. Ein besseres Ansprechen wurde in einer Studie beobachtet [67]; in zwei eine Verlängerung des progressionsfreien Überlebens [67, 69] und in einer Studie eine Verlängerung der Gesamtüberlebenszeit [67]. Die Kombination führte in mehreren Studien zu einer verstärkten Knochenmarkdepression.

IFN-α wurde in vier vergleichenden Studien als Erhaltungstherapie gegeben [20, 65, 69, 70]. Eine Verlängerung des progressionsfreien Überlebens wurde in zwei Studien gefunden [69, 70], eine Verlängerung des Überlebens in einer weiteren [20]. Einen Überblick gibt Tabelle 4.

Tabelle 4. Vergleichende Studien zur Kombination von IFN-α und Chemotherapie und Einsatz von IFN-α zur Erhaltungstherapie nach Chemotherapie bei nicht vorbehandelten niedrigmalignen NHL

Quelle	Therapieplan	n = aw. Patienten H = Histologie	Therapieresultate in % (n)			Bemerkungen[a]
			CR	PR	CR + PR	
Chisesi 1991 [65]	**CAB** 10 mg p.o. d1–21 q 4 Wo × 6 ± Erhaltung: IFN-α 2b 5 MU/m² s.c.3×/Wo d1–21 q 4 Wo × 6 vs.	n = 29 H = niedrigmaligne	34 (10)	28 (8)	62 (18)	Vermehrte Toxizität der Kombination CAB + IFN-α
	CAB 5 mg p.o. d1–21 **IFN-α** 2b 5 MU/m² s.c. 3×/Wo d1–21 q 4 Wo × 6 ± Erhaltung: IFN (s.o.)	n = 34 H = niedrigmaligne	23 (8)	41 (23)	65 (22)	Kein signifikanter Unterschied bei Ansprechen und Überleben
Price 1991 [20]	**CAB** 10 mg p.o. tgl. Wo 1–6, 9–10, 13–14, 17–18 Erhaltung bei PR oder CR: IFN-α 2 MU/m² s.c. 3×/Wo für 6 Mo vs.	n = 59 H = niedrigmaligne, follikulär	25 (15)	61 (36)	86 (51)	Signifikant längere ÜLZ bei Patienten mit IFN-Erhaltung

Price 1991 [20]	**CAB** (s.o.) **IFN-α** 2 MU/m² s.c. 3×/Wo Erhaltung bei PR oder CR: IFN-α 2 MU/m² s.c. 3×/Wo für 6 Mo	n = 49 H = niedrigmaligne, follikulär	16 (8)	61 (30)	**78** (38)	Mehr Zytopenien bei CAB+INF-α (16 vs. 62%). Kein Unterschied im Ansprechen
Hagenbeek EORTC 1992 [69]	**COP** CPM 300 mg/m² p.o. d1–5 VCR 1,4 mg/m² i.v. d1 PRED 40 mg/m² p.o. d1–5 + Rt Erhaltung: IFN-α 2a 3 MU s.c. 3×/Wo für 1 Jahr	n = 248 H = niedrigmaligne „Working formulation" B, C	44 (108)	36 (91)	**80** (199)	mPfÜl: 86 Wo
		n = 115				*(PfÜl: p = 0,02 ÜlZ: n.s.)*
	vs. *Beobachtung*	n = 115				mPfÜl: 135 Wo
Smalley ECOG 1992 [66]	**COPA** CPM 600 mg/m² i.v. d1 VCR 1,2 mg/m² i.v. d1 PRED 100 mg/m² p.o. d1–5 ADM 50 mg/m² i.v. d1 q 4 Wo 8–10×	n = 127	29 (37)	57 (72)	86 (109)	Rezidiv nach 2 J.: 61% Überleben nach 2 J.: 79%
	randomisiert zusätzlich IFN-α 2a 6 MU/m² i.m. d22–26	n = 122	32 (39)	54 (66)	86 (105)	*PfÜl: signifikant verlängert durch die Kombination IFN-α + Chemotherapie* Rezidiv nach 2 J.: 38% Überleben nach 2 J.: 87%

Tabelle 4 (Fortsetzung)

Quelle	Therapieplan	n = aw. Patienten H = Histologie	Therapieresultate in % (n)			Bemerkungen[a]
			CR	PR	CR+PR	
Mc Laughlin 1993 [70]	**CHOP-Bleo** CPM 750 mg/m² i.v. d1 ADM 50 mg/m² i.v. d1 VCR 2 mg i.v. d1 PRED 100 mg p.o. d1–5 BLM 15 U/m² i.v. d1 q 3 Wo für 1 Jahr Erhaltung: IFN-α 3 MU/m² s.c. tgl. für 24 Mo vs.	n = 127 H = niedrigmaligne, Stadium IV	64 (81)	32 (41)	**96** (122)	PfÜl nach 5 J.: 48% ÜL nach 5 J.: 73% *PfÜl signifikant länger mit IFN-α*
	CHOP-Bleo ohne IFN-Erhaltung (historische Kontrolle)	n = 96				PfÜl nach 5 J.: 28% ÜL nach 5 J.: 63%
Solal-Celigny GELF 1993 [67]	**CHVP** CPM 600 mg/m² i.v. d1 ADM 25 mg/m² i.v. d1 VM26 60 mg/m² i.v. d1 PRED 40 mg/m² p.o. d1–5 q 4 Wo × 6, danach q 8 Wo × 6 vs.	n = 119 H = niedrigmaligne, follikulär	13 (15)	45 (54)	**58** (69)	mPfÜl: 19 Mo ÜL nach 3 J.: 69% *(Unterschiede PfÜl und ÜL statistisch signifikant)*
	CHVP plus **IFN-α** 2b 5 Mio. IE/m² 3 × Wo s.c.	n = 123	25 (25)	55 (68)	76 (93)	mPfÜl: 34 Mo ÜL: nach 3 J.: 86%

Peterson CALGB 1993 [68]	**CPM** 100 mg/m² p.o. tgl. Therapie bis 3 Mo nach Erreichen einer PR/CR vs.	n = 293	47 (138)	42 (123)	**89** (261)	PfÜl bei 3 J.: 47% Granulozyten <1000:29%
	CPM 100 mg/m² p.o. tgl. **IFN**-α 2b 2 MU/m² 3×/Wo s.c.	n = 288	45 (130)	39 (112)	**84** (242)	PfÜl bei 3 J.: 46% Granulozyten <1000:57%
Hidde-mann 1997 [71]	**COP** CPM 400 mg/m² p.o. d1–5 VCR 1,4 mg (2 mg max.) i.v. d1 PRED 100 mg/m² p.o. d1–5 q 3 Wo. ×6–8 vs. **PmM** PDM 100 mg/m² p.o. d1–5 MOX 8 mg/m² i.v. d1+2 q 4 Wo. ×6–8 Gefolgt von IFN-α 5 MU 3×/Woche s.c.	n = 412 H = NHL zentroblastisch-zentrozytisch n = 69				Ereignisfreies Überleben bei 4 J.: 50%
	vs.					*(Unterschied signifikant; kein Unterschied bei Gesamtüberleben)*
	Beobachtung	n = 71				Ereignisfreies Überleben bei 4 J.: 28%

aw auswertbare Patienten; *CR* komplette Remission; *PR* partielle Remission; *MR* minimale Remission; *KfÜL* Krankheitsfreies Überleben; *PfÜL* Progressionsfreies Überleben; *Ül* Überleben; *med* Median; *Ül* Überleben; *RD* Remissionsdauer.

IFN-α kann bei niedrigmalignen NHL als Erhaltungstherapie empfohlen werden, wenn auch ein Effekt auf das Überleben nicht eindeutig gezeigt ist.

Die Ergebnisse der Therapie mit dem chimären monoklonalen Anti-CD20 Antikörper IDEC-C2B8 sind in Tabelle 3 wiedergegeben. Die Therapie führt zu einer langdauernden B-Zell Depletion und hat ermutigende Ansprechquoten bei massiv vorbehandelten Patienten. Die Wirksamkeit in der Kombination mit Chemotherapie wird weiter nachgewiesen werden müssen.

2 Zentrozytische NHL (Mantelzell-NHL)

Etwa 2,5–4% aller NHL in den USA, 7–9% in den europäischen Kollektiven [72]. Der Verlauf ist innerhalb der Gruppe der niedrig-malignen NHL am ungünstigsten.

2.1 Diagnostische Maßnahmen

Es gelten die allgemeinen oben aufgeführten Maßnahmen. Eine initiale Knochenmarkbeteiligung besteht in 75–87% der Fälle [72].

2.2 Behandlungsstrategie

Einen Überblick über die Behandlungsstrategie gibt Abb. 3.

2.2.1 Strahlentherapie

Stadium I und II: lokale Strahlentherapie. Pallative Strahlentherapie zur Behandlung lokaler Tumormassen. Echte Stadien III mit geringer Tumormasse dürften extrem selten sein. Hier käme auch eine Bestrahlungstherapie in Frage. Systematische Erfahrungen auf der Grundlage größerer Patientenzahlen existieren jedoch nicht.

2.2.2 Chemotherapie

Wegen des aggressiveren Verlaufs der zentrozytischen NHL sollte in den disseminierten Stadien nicht abgewartet, sondern die Therapie nach Diagnosestellung eingeleitet werden.

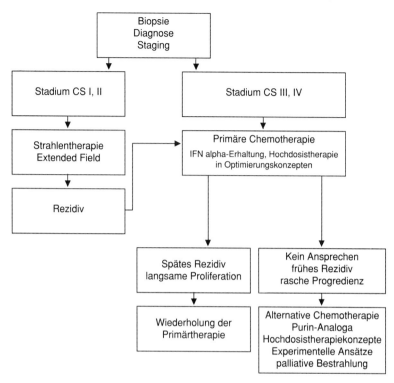

Abb. 3. Behandlungsstrategie für Patienten mit zentrozytischen NHL

2.2.2.1 Primäre Chemotherapie

In einer randomisierten Therapiestudie erwies sich CHOP einer Therapie mit COP nicht überlegen [73]. In einer weiteren randomisierten Studie wurde durch die *Deutsche Studiengruppe zur Behandlung niedrigmaligner Lymphome* eine Kombination von Prednimustin und Mitoxantron gegen COP untersucht, wobei die Rate an kompletten Remissionen durch PmM zwar höher, das Überleben der Patienten aber gleich war [39]. In der gleichen Studie zeigte sich ein Ansprechen von Patienten mit zentrozytischem NHL auf eine Interferon-Erhaltungstherapie [71]. Die Remissionsdauer war allerdings nur tendenziell verlängert. Erfahrungen mit Purin-Analoga liegen nur in geringen Fallzahlen vor und sind enttäuschend. Die EORTC beobachtete in einer retrospektiven Analyse einen leichten Vorteil für anthrazyklinhaltige Therapieschemata [74].

Insgesamt können die bei den zentroblastisch-zentrozytischen NHL üblichen Therapieschemata angewendet werden. Es sind bei disseminierten Stadien mit einer konventionellen Chemotherapie für die überwiegende Mehrzahl der Patienten keine dauerhaften Remissionen zu erzielen.

2.2.2.2 Rezidivchemotherapie

Es existieren keine systematischen Erfahrungen. Die Rezidivtherapie wird wie bei den zentroblastisch-zentrozytischen NHL durchgeführt.

2.2.3 Hochdosischemotherapie und Knochenmarktransplantation

Die Erfahrungen mit einer Hochdosistherapie und autologen hämatopoetischen Transplantationen sind bisher ebenfalls begrenzt. Dennoch wird man angesichts der schlechten Prognose diese Therapiemodalität anbieten [75]. Die Fragestellung wird zur Zeit auch randomisiert von der *Deutschen Studiengruppe zur Behandlung niedrigmaligner Lymphome* zusammen mit anderen Studiengruppen im Rahmen der EORTC untersucht. Eine allogene Transplantation ist für Patienten mit Geschwisterspendern eine gute Alternative.

3 Chronische lymphatische Leukämie

Häufigste Entität innerhalb der NHL mit 15–20%. Medianes Erkrankungsalter: 65 Jahre. Männer doppelt so häufig betroffen wie Frauen [12, 76].

3.1 Besonderheiten in der Pathologie

Aufgrund der Morphologie Unterscheidung zwischen CLL und der Prolymphozytenleukämie. Durch Immunphänotypisierung Differenzierung der B-CLL (95%) und der seltenen T-CLL (5%) mit ungünstiger Prognose. Selten sekundär maligne Transformation zum Richter-Syndrom [77].

3.2 Stadieneinteilung und Beurteilung der Remission

Bei der CLL liegt durch die Knochenmarkbeteiligung immer ein Stadium IV nach Ann-Arbor vor. Die Stadieneinteilungen nach Binet [78, 79] oder Rai [80, 81] erlauben Aussagen zur Prognose und Therapieindikation.

Stadieneinteilung der CLL nach Binet (1977)

Stadium	Anteil	Merkmale	Med. Überleben
A	52%	Hb > 10 g/dl und Thrombozyten > 100 000/µl < 3 Regionen beteiligt	kein Unterschied zur Normalbevölkerung
B	34%	Hb > 10 g/dl und Thrombozyten > 100 000/µl ≥ 3 Regionen beteiligt	6 Jahre
C	14%	Hb < 10 g/dl und/oder Thrombozyten < 100 000/µl	2 Jahre

Zervikale, axilläre oder inguinale Lymphknoten (gleichgültig, ob unilateral oder bilateral), Milz und Leber zählen als eine „Region".

Modifizierte Stadieneinteilung der CLL nach Rai (1987)

Rai-Stadium	3-Stadien Staging	Merkmale	Med. Überleben
0	Niedriges Risiko	Lymphozytose > 10 000/µl + KM-Lympho > 40%	> 10 Jahre
I	Intermediär	Lymphozytose (s. o.) + Lymphknoten	7 Jahre
II		Lymphozytose (s. o.) + Milz ± Hepatomegalie ± Lymphknoten	
III	Hochrisiko	Lymphozytose (s. o.) + Anämie < 11 g/dl ± Organomegalie	1,5 Jahre
IV		Lymphozytose (s. o.) + Thrombopenie < 100 000/µl	

Neben der Stadieneinteilung sind weitere wesentliche Risikofaktoren für die B-CLL berichtet. So läßt das Muster der Knochenmarkbeteiligung eine prognostische Aussage zu [82, 83].

Art der Knochenmarkinfiltration und Prognose bei CLL (Frisch und Bartl, 1988)

KM-Infiltration	Med. Überleben
Nodulär	90 Monate
Interstitiell	46 Monate
Diffus	28 Monate

Innerhalb des frühen Stadiums der CLL (Binet A) existiert eine Subgruppe von Patienten, deren Prognose sich nicht von der Normalbevölkerung unterscheidet und die nicht therapiert werden sollte [84, 85]. Die Definition dieser „Smoldering"-CLL kann allerdings aufgrund der Studiendaten noch nicht einheitlich festgelegt werden. Merkmale sind: Hb > 12 g/dl (7,5 mmol/l), Lymphozytenzahl < 30 000/µl, Lymphozytenverdopplungszeit > 12 Monate. Weitere Merkmale sind eine niedrige Serum-Thymidinkinase-Aktivität oder ein normales β2-Mikroglobulin.

Die *Remissionsbeurteilung* ist bei der CLL problematisch. Für praktische Belange reicht die Beurteilung entsprechend dem Binet-Stadium. Im Rahmen von Therapiestudien werden Remissionskriterien nach einem Konsensus des NCI angewendet (S. 291).

3.3 Diagnostische Maßnahmen

Die Quantifizierung kleinerer Lymphknoten ist bei CLL von untergeordneter Bedeutung. Konventionelle Thoraxröntgenbilder und Abdomen-Sonographie sind ausreichend.

Definition der Remission bei der CLL [18]

	CR[a]	PR[b]	PD
Lymphknoten	Keine	≥ 50 % Rückbildung	≥ 50 % Progress, neue LK
Leber/Milz	Nicht tastbar	≥ 50 % Rückbildung	≥ 50 % Progress, erneut tastbar
Allgemein-symptome	Keine	–	–
Neutrophile	≥ 1500/µl	≥ 1500/µl oder ≥ 50 % Anstieg vom Ausgangswert	–[c]
Thrombozyten	> 100 000/µl	> 100 000/µl oder ≥ 50 % Anstieg vom Ausgangswert	–[c]
Hämoglobin (ohne Transfusion)	> 11,0 g/dl	> 11,0 g/dl oder > 50 % Anstieg vom Ausgangswert	–[c]
Lymphozyten	≤ 4000/µl	≥ 50 % Abfall	≥ 50 % Anstieg
Knochenmark	< 30 % Lympho-zyten	–	–

[a] Komplette Remission (CR): Erfüllung *aller* Kriterien für > 2 Monate, nach deren Ablauf eine Knochenmarkaspiration erforderlich ist, um die CR zu dokumentieren.

[b] Partielle Remission (PR): Erfüllung des oben definierten Abfalls der peripheren Lymphozyten, Rückbildung entweder von Lymphknoten, und oder Hepatosplenomegalie und einen der anderen oben aufgeführten Parameter für > 2 Monate.

[c] Ohne andere Zeichen der Progression sollte der Abfall des Hämoglobin ≥ 2 g/dl oder ein Abfall der Thrombozyten ≥ 50 % und/oder ein entsprechender Abfall der Neutrophilen nicht dazu führen, daß ein Patient aus einer Studie oder einem Behandlungsprogramm entfernt wird.

3.4 Behandlungsstrategie (Abb. 4)

3.4.1 Strahlentherapie

Palliativ zur Reduktion beeinträchtigender Tumormassen sinnvoll.

3.4.2 Chemotherapie

Im Stadium C nach Binet ist die Chemotherapie indiziert. Ein Überlebensvorteil für Patienten unter Therapie konte bei den Stadien A und B nicht gezeigt werden [87–89]. Die Therapie dieser frühen Stadien wird in Studien untersucht (Deutsche CLL-Studiengruppe; Zentrale Prof. Dr. Emmerich, München).

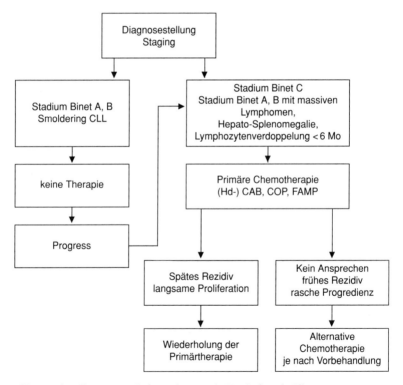

Abb. 4. Behandlungsstrategie für Patienten mit CLL (B-lymphoid)

Tabelle 5. Therapie der CLL

Quelle	Therapieplan	n = aw. Patienten H = Histologie V = Vortherapie	Therapieresultate in % (n) CR	PR	CR + PR	Bemerkungen[a]
Knospe 1974 [18]	**CAB**[a] 0,4 mg/kg p.o. d1 **PRED** 75 mg p.o. d1, 50 mg d2, 25 mg d3 whd. d15 [a] Dosis-Eskalation: 0,1 mg/kg bis zur Toxizität oder bis zum Effekt	n = 8 V = ohne Vortherapie/keine Krankheitsaktivität n = 31 V = ohne Vortherapie/mit Krankheitsaktivität	– (–) 3 (1)	63 (5) 35 (11)	**63** (5) **39** (12)	
Jaksic 1997 [90]	*HD-CAB vs. CHOP (Binet)* **HD-CAB** 15 mg p.o. tgl. max. 6 Mo, danach Erhaltungstherapie CAB 15 mg p.o. an 2 Tagen/Wo vs. **CHOP** CPM 300 mg/m² p.o. d1–5 ADM 25 mg/m² i.v. d1 VCR 1 mg/m² i.v. d1 PRED 40 mg/m² p.o. d1–5 q 4 Wo. × 6 und q 3 Mo × 6	n = 228 V = 0 (hohe Tumormasse, Lymphozyten-verdoppelungszeit < 6 Mo und/oder hämatopoetische Insuffizienz			89,5 75	mÜL: 68 Mo *p < 0,05* mÜL: 47 Mo

Tabelle 5 (Fortsetzung)

Quelle	Therapieplan	n = aw. Patienten H = Histologie V = Vortherapie	Therapieresultate in % (n)			Bemerkungen[a]
			CR	PR	CR+PR	
Liepmann 1978 [91]	**COP** CPM 400 mg/m² p.o. d1–5 VCR 1,4 mg/m² i.v. d1 (max. 2 mg) PRED 100 mg/m² p.o. d1–5 q 21d×6	n = 36	44 (16)	28 (10)	**72** (26)	mÜL: 35 Mo
Montserrat 1985 [92]	**COP vs. CAB/PRED** **COP** CPM 600 mg/m² i.v. d6 VCR 1 mg/m² i.v. d6 PRED 60 mg/m² p.o. d1–5 q 15d×5 vs. **CAB/PRED** CAB 0,4 mg/kg p.o. d6 PRED 60 mg/m² p.o. d1–5 q 15d×5	n = 96 n = 45 n = 51	2 (1) 8 (4)	16 (7) 22 (11)	**18** (8) **29** (15)	mÜL: 20 Mo (alle) mÜL: 19 Mo mÜL: 23 Mo
French COOP GR. 1989 [88]	**CHOP vs. COP** **CHOP** CPM 300 mg/m² p.o. d1–5 ADM 25 mg/m² i.v. d1 VCR 1 mg/m² i.v. d1 PRED 40 mg/m² p.o. d1–5 vs.	n = 62 (Binet-Stadium C) n = 30				93% ÜL bei 1 J. 77% ÜL bei 2 J.

French COOP Gr. 1989 [88]	**COP** CPM 300 mg/m² p.o. d1–5 VCR 1 mg/m² i.v. d1 PRED 40 mg/m² p.o. d1–5 q 4 Wo × 6 und q 3 Mo × 6	n = 30	66 % ÜL bei 1 J. 44 % ÜL bei 2 J.
French COOP Gr. 1990 [87]	**COP vs. CAB** **COP** CPM 300 mg/m² p.o. d1–5 VCR 1 mg/m² i.v. d1 PRED 40 mg/m² p.o. d1–5 vs. **CAB** CAB 0,1 mg/kg p.o. tgl. fortlaufend	n = 224 (Binet-Stadium B) n = 110 n = 114	83 % ÜL bei 2 J. in beiden Gruppen
French COOP Gr. 1990 [89]	**CAB vs. Beobachtung** **CAB** CAB 0,1 mg/kg p.o. tgl. fortlaufend vs. Beobachtung	n = 445 (Binet-Stadium A) n = 224 n = 231	92 % ÜL bei 2 J. in beiden Gruppen

Tabelle 5 (Fortsetzung)

Quelle	Therapieplan	n = aw. Patienten H = Histologie V = Vortherapie	Therapieresultate in % (n)			Bemerkungen[a]
			CR	PR	CR+PR	
French COOP Gr. 1993 [93]	**COP** CPM 300 mg/m² p.o. d1–5 VCR 1 mg/m² i.v. d1 PRED 40 mg/m² p.o. d1–5	n = 47; Binet-Stadium B	11 (5)	64 (30)	74 (35)	
		n = 24; Binet-Stadium C	8 (2)	15 (54)	63 (15)	
	vs.					
	CAP CPM 750 mg/m² i.v. d1 ADM 50 mg/m² i.v. d1 PRED 40 mg/m² p.o. d1–5	n = 57; Binet-Stadium B	7 (4)	65 (37)	72 (41)	Bisher keine statistisch signifikanten Unterschiede
		n = 19; Binet-Stadium C	5 (1)	79 (15)	84 (16)	
	vs.					
	FAMP FAMP 25 mg/m² i.v. d1–5	n = 47; Binet-Stadium B	19 (9)	75 (35)	94 (44)	
		n = 22; Binet-Stadium C	14 (3)	50 (11)	79 (14)	
	Alle Therapien q 4 Wo ×6, danach q 3 Mo ×6					

			CR %	PR %	
Keating 1993 [94]	FAMP 30 mg/m² i.v. d1–3 q 4 Wo	n = 35 (keine Vortherapie)	74[b] (26)	5 (2)	80 (28)
		n = 52 (mit Vortherapie)	12 (5)	33 (17)	44 (23)
O'Brien 1993 [95]	FAMP 30 mg/m² i.v. d1–5 PRED 30 mg/m² p.o. d1–5 q 4 Wo	n = 95 V = keine Vortherapie	66 (63)	17 (16)	83 (79)
Zinzani 1993 [41]	FAMP 25 mg/m² i.v. d1–5 q 4 Wo	n = 95 V = keine Vortherapie	17 (63)	50 (3)	67 (4)

aw auswertbare Patienten; *CR* komplette Remission; *PR* partielle Remission; *KfÜL* Krankheitsfreies Überleben; *med* Median; *ÜL* Überleben; *RD* Remissionsdauer; *FAMP* Fludarabin.
[b] CR: einschließlich Patienten mit residualen lymphozytären Infiltraten im Knochenmark.

Als weitere Indikationen zur Chemotherapie werden von einigen Autoren massive Lymphome oder massive Hepatosplenomeglie angesehen, sowie Lymphozytenverdoppelungszeiten unter 6 Monaten. Eine alleinige massive Lymphozytose, auch über 100 000/µl, ist keine Therapieindaktion.

3.4.2.1 Primäre Chemotherapie

Behandlungsindikationen: Stadium C nach Binet, Hyperleukozytose mit Leukostasesymptomatik, massive Zunahme von Lymphomen oder beeinträchtigende Splenomegalie.

Therapieoptionen: kontinuierliche oder intermittierende Gabe von Chlorambucil ± Steroide [18], Gabe von COP oder Fludarabin. Die Therapie mit anthrazyklinhaltigen Schemata ist in den letzten Jahren kritisch diskutiert worden. Bemerkenswert gute und dem CHOP-Schema von Binet überlegene Ergebnisse bringt die Therapie mit hochdosiertem Chlorambucil [90].

Durchführung der Therapie bis zum maximalen Ansprechen + Konsolidierung. Therapieziel: Rückführung der Erkrankung in ein niedrigeres Stadium. Komplette Remissionen sind durch bisherige konventionelle Therapieschemata nicht zu erwarten. Ein Vorteil von Erhaltungstherapien ist nicht belegt [88].

3.4.2.2 Rezidivchemotherapie

Bei längerem Intervall bis zum Progreß Wiederholung des initialen Therapieschemas. Bei kurzem Intervall oder bei refraktärer Erkrankung sind alternative Therapieschemata angezeigt.

Dabei bieten sich je nach Vorbehandlung der Patienten Anthrazykline als Monotherapie oder als Kombination an. Fludarabin ist bei rezidivierter CLL aktiv, wobei Patienten mit Rai-Stadium III und IV und schlechtem Allgemeinzustand allerdings schlechter ansprechen [95]. Zu beachten ist die erhebliche Inzidenz opportunistischer Infektionen (Pneumocystis, Mykobakterien, Pilzinfektionen) auf Grundlage der Immundefizienz durch die Grunderkrankung, die durch die Myelosuppression und T-Zell-Toxizität der Substanz [96] verstärkt werden kann. Die Kombination von Fludarabin mit Steroiden verbessert das Ansprechen, ist jedoch mit erhöhtem Risiko von Infektionen belastet. Auch andere Purin-Analoga sind wirksam, vor allem 2-Chlorodeoxyadenosin.

3.4.3 Hochdosischemotherapie und Knochenmarktransplantation

In den letzten Jahren wird zunehmend über eine autologe Blutstammzelltransplantation bei CLL nachgedacht. Erste Erfahrungen sind ermutigend

Tabelle 6. Rezidivtherapie bei CLL

Quelle	Therapieplan		Therapieresultate in % (n)			Bemerkungen[a]
			CR	PR	CR + PR	
Knospe 1974 [18]	CAB* 0,4 mg/kg p.o. d1 PRED 75 mg p.o. d2, 50 mg d2, 25 mg d3 wdh. d15 * Dosiseskalation: 0,1 mg/kg bis zur Toxizität oder bis zum Effekt	n = 14 V = Mit Vortherapie/Krankheitsaktivität/mit Ansprechen auf Alkylanzien n = 9 V = Mit Vortherapie/Krankheitsaktivität/refraktär	– (–) – (–)	43 (6) 11 (1)	43 (6) 11 (1)	
Pedersen-Bjergard 1980 [97]	PDM 80 mg tgl. p.o. oder 200 mg d1–5	n = 14 V = vortherapierte CLL	– (–)	43 (6)	43 (6)	
Friedenberg 1993 [98]	VAD (modifiziert) VCR 1,6 mg/m² Infusion 96 h ADM 36 mg/m² Infusion 96 h DEX 40 mg p.o. d1–4 q 3 Wo	n = 33 V = vortherapierte CLL Rezidiviert oder Refraktär	– (–)	21 (7)	21 (7)	
Robertson 1993 [99]	Ara-C 3 g/m² i.v. 2 h q12 h 1–4mal, q 4 Wo	n = 27 V = CLL mit Vortherapie	7 (2)	19 (5)	26 (7)	

n = aw. Patienten
H = Histologie
V = Vortherapie
S = Stadium

Tabelle 6. Rezidivtherapie bei CLL

Quelle	Therapieplan	Patienten	Therapieresultate in % (n)			Bemerkungen[a]
			CR	PR	CR+PR	
Hidde-mann 1991 [100]	FAMP 25 mg/m² i.v. d1–5, q 4 Wo	n = 20 V = Mit Vortherapie	20 (4)	35 (7)	55 (11)	
Bergmann 1993 [101]	FAMP 25 mg/m² i.v. d1–5, q 4 Wo	n = 18 V/H = Mit Vortherapie; 16 B-CLL, 2 T-CLL	– (–)	67 (12)	67 (12)	6 tödliche Infektionen Kein Ansprechen bei T-CLL
Keating 1993 [94]	FAMP 25–30 mg/m² i.v. d1–5, q 3–4 Wo	n = 68 V = Mit Vortherapie	39[a] (29)	28 (19)	67 (48)	
Robertson 1992 [102]	FAMP 30 mg/m² i.v. d1–3	n = 79 V = mit Vortherapie S = 7 RAI 0, 9 I/II, 43 III/IV n = 52 Vorbehandelt mit FAMP	10 (8) 12 (6)	35 (28) 33 (17)	46 (36) 44 (23)	
Zinzani 1993 [41]	FAMP 25 mg/m² i.v. d1–5, q 4 Wo	n = 35 V = Vorbehandelt	– (–)	37 (13)	37 (13)	

n = aw. Patienten
H = Histologie
V = Vortherapie

Puccio 1991 [103]	FAMP 20 mg/m² i.v. dann 30 mg/m² DI d1–2; q 4 Wo	n = 42 V = Vorbehandelt	– (–)	52 (22)	52 (22)	10 tödliche Infektionen
Kemena 1993 [104]	FAMP 30 mg/m² i.v. 1×/Wo	n = 46 V = Vorbehandelt	33 (15)	20 (9)	52 (24)	Infektionen ähnlich dem 5-Tage-Schema
O'Brien 1993 [95]	FAMP 30 mg/m² i.v. d1–5 PRED 30 mg/m² p.o. d1–5 q 4 Wo	n = 169 V = vorbehandelt	22 (37)	9 (15)	31 (52)	
Piro 1988 [105]	2-CDA 0,05–0,1 mg/kg DI d1–7	n = 18	– –	22 (4)	22 (4)	2–15 Mo Ansprechen
Juliusson 1993 [106]	2-CDA 0,12 mg/kg i.v. 2 h d1–5, q 4 Wo	n = 18 V = vortherapiert	39 (7)	28 (5)	67 (12)	

aw auswertbare Patienten; *CR* komplette Remission; *PR* partielle Remission; *FAMP* Fludarabin; *2-CDA* 2-Chlorodeoxyadenosin.

[a] CR: einschließlich Patienten mit residualen lymphozytären Infiltraten im Knochenmark.

[107]. Es wurden Patienten mit längerfristiger Krankheitsfreiheit beobachtet. Der Ansatz wird zur Zeit im Rahmen einer multizentrischen Studie weiter untersucht. Längerfristige Krankheitsfreiheit kann auch nach allogener KMT erreicht werden [108, 109]. Bei fortgeschrittener CLL, Lebensalter unter 50 Jahre und Vorhandensein eines HLA-identen Geschwisterspender sollte an diese Option gedacht werden.

3.4.4 Zytokine

Die CLL im frühen Stadium spricht auf Interferon-α an. Es können keine kompletten Remissionen erreicht werden. Nach allen Daten bringt die Behandlung für die Patienten keinen Vorteil.

4 Prolymphozytenleukämie

Seltene Variante der CLL mit T- oder B-lymphoider Differenzierung. Zytologisch lymphoide Zellen mit auffallendem Nucleolus. Charakteristisch sind bei B-Prolymphozytenleukämie hohe Leukozytenzahlen und eine große Milz. Die Prognose ist ungünstig mit einer medianen Überlebenszeit von 34 Monaten [110]. Besonders schlecht ist die Prognose der T-PLL [111].

4.1 Chemotherapie

Anthrazyklinhaltige Schemata (CHOP) sollen überlegen sein, wobei jedoch nur kasuistische Erfahrungen vorliegen [112–114].

Neuerdings wurden in einigen Studien Purin-Analoga gegeben. Mit Fludarabin 25 mg/m^2 i.v. d1–5 wurde eine Ansprechrate von 35% berichtet [115]. In einer anderen Studie wurde Deoxycoformycin 4 mg/m^2 i.v. 1×/Wo für 3 Wochen, danach 3× alle 2 Wochen und bei Ansprechen 1×/Monat für maximal 6 Monate gegeben. Sieben von 14 Patienten mit B-PLL (50%) und 2 von 6 mit T-PLL sprachen mit einer partiellen Remission an [116]. In einer anderen Studie wurde 2-CDA in einer Dosis von 0,1 mg/kg KG als 24 h-Dauerinfusion oder 0,14 mg/kg KG i.V. über 2 Stunden Tag 1–5 mit einer Wiederholung alle 28 bis 35 Tage gegeben [117]. Von 8 Patienten mit B-PLL sprachen 5 mit einer kompletten und 3 mit einer partiellen Remission an. Insgesamt erscheint die Therapie der PLL mit Purinanaloga als eine interessante Alternative.

5 Lymphoplasmazytoides Immunozytom, Morbus Waldenström

Die Inzidenz des lymphoplasmazytoiden Immunozytoms muß neu evaluiert werden. Nach der R.E.A.L.-Klassifikation sind die meisten nach Kiel-Klassifikation diagnostizierten NHL in Wirklichkeit chronische lymphatische Leukämien. Hierfür sprechen immunologische und molekularbiologische Argumente. Vorkommen im hohen Lebensalter, Männer häufiger betroffen als Frauen.

5.1 Diagnostische Maßnahmen

Immunelektrophorese, Immunfixation, Test auf Bence-Jones-Protein im Urin. Bei etwa 40% der Patienten liegt ein Paraprotein, häufig vom Typ IgM vor [118].

5.2 Behandlungsstrategie (Abb. 5)

5.2.1 Strahlentherapie

Kurative lokale Bestrahlung im Stadium I und II. Palliative Bestrahlung bei Symptomen. Palliative Milzbestrahlung in Einzelfällen.

5.2.2 Chemotherapie

In disseminierten Stadien Chemotherapie. Indikationen: Progression mit Ausbildung von beeinträchtigenden Tumormassen, Hyperviskositätssyndrom oder andere durch das Paraprotein bedingte Probleme, Anämie oder Thrombopenie. Therapieziel ist eine gute partielle Remission. Dauerhafte komplette Remissionen sind nicht zu erzielen.

5.2.2.1 Primäre Chemotherapie

Die Standardtherapie besteht in wenig belastenden Therapieschemata wie Chlorambucil + Prednison oder COP. Weitere Therapieschemata analog der Therapie bei zentroblastisch-zentrozytischen NHL.

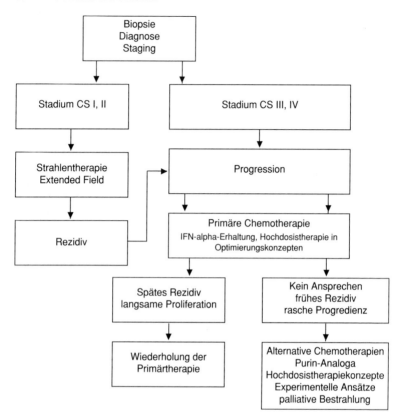

Abb. 5. Behandlungsstrategie für Patienten mit lymphoplasmazytoiden NHL

5.2.2.2 Rezidivchemotherapie

Die generellen Prinzipien für die Rezidivtherapie entsprechen denjenigen bei zentroblastisch-zentrozytischen NHL. Fludarabin scheint bei lymphoplasmazytoiden Immunozytomen mit Makroglobulinämie besonders aktiv zu sein [50, 94]. Auch eine Bolus-Applikation von 2-Chlorodeoxadenosin hat offensichtlich einen guten Effekt [119].

5.2.3 Zytokine

Es existieren keine systematischen Erfahrungen.

5.2.4 Therapie von Komplikationen durch Paraproteinämie

Hyperviskositätssyndrom, Kryoglobulinämie, Gerinnungsstörungen durch Hemmkörperbildung: Einleitung einer zytostatischen Therapie, ggf. Plasmapherese.

6 Haarzelleukämie

Seltenes, langsam progredientes NHL. Verlauf: Panzytopenie durch Knochenmarkinfiltration, Splenomegalie. Leukämischer Verlauf nicht obligat.

6.1 Besonderheiten in der Pathologie

Morphologie: haarförmige Zytoplasma-Ausläufer, meist ovalärer, zentralständiger Kern. Zytochemie: Nachweis tartratresistenter saurer Phosphatase. Immunologisch B-Zell-Marker, sowie FMC7+ und CD103+. Charakteristischer histologischer Befund im Knochenmark mit Vermehrung argyrophiler Fasern.

6.2 Stadieneinteilung

Ohne klinische Bedeutung.

6.3 Diagnostische Maßnahmen

Knochenmarkbiopsie und -aspiration, Anfertigen eines Leukozytenkonzentrats. Zytochemie auf tartratresistente saure Phosphatase.

Lymphknotenbeteiligungen kommen vor, haben jedoch keine größere klinische Bedeutung: Thorax-Aufnahme in 2 Ebenen und Sonographie des Abdomens sind ausreichend.

6.4 Behandlungsstrategie (Abb. 6)

Behandlungsindikation bei Auftreten von Anämie, Thrombopenie oder Granulopenie. Strahlentherapie ist bei der Haarzelleukämie in der Regel nicht indiziert.

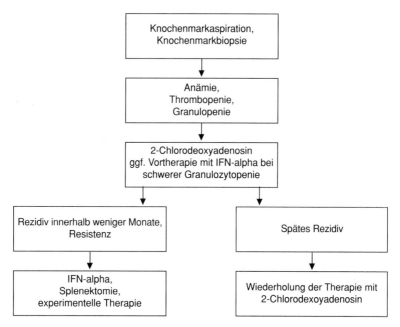

Abb. 6. Behandlungsstrategie für Patienten mit Haarzelleukämie

6.4.1 *Zytokine* (Tabelle 6)

Interferon-α ist in der Therapie nach wie vor gut etabliert. Alternativ wird bereits häufig 2-Chlorodeoxyadenosin eingesetzt.

Bei der Therapie mit IFN-α ist das Therapieziel die Normalisierung der Blutbildwerte. Ansprechen der Mehrzahl der Patienten bei schon geringen Dosen, jedoch Restinfiltrate im Knochenmark nachweisbar [120]. Minimal erforderliche Dosis: etwa 1 Mio. E/Tag. Nach Beendigung einer Interferontherapie praktisch immer Rezidive, daher Dauertherapie erforderlich.

6.4.2 *Chirurgische Therapiemaßnahmen*

Die früher durchgeführte Splenektomie ist heute obsolet.

Tabelle 6. Therapie der Haarzellleukämie mit Interferon-α

Quelle	Therapieplan	n = aw. Patienten H = Histologie V = Vortherapie	Therapieresultate in % (n) CR	PR	CR + PR	MR	Bemerkungen[a]
Quesada 1984 [121]	**IFN-α** 3 Mio. IE i.m. tgl.	n = 7 V = 5 mit, 2 ohne Vortherapie	29 (2)	71 (5)	100 (7)		Ansprechen >6- > 10 Mo
Golomb 1988 [122]	**IFN-α** 2 Mio. IE/m² s.c. tgl., selten Dosis Eskalation	n = 193			22 (43)	125	
Golomb 1988 [123]	**IFN-α** 2 Mio. IE/m² s.c. tgl. für 12 Mo, danach Behandlungsende vs. weitere Behandlung für 6 Mo	n = 90 n = 42 n = 39					11 Rezidive 7 Rezidive
Smith II 1991 [124]	**IFN-α** 3 Mio. IE/m² s.c. tgl. für 6 Mo Dosiseskalation bei Patienten ohne Ansprechen	n = 53	2 (1)	74 (39)	75 (40)	3	ÜL bei 6 J.: 83%

Tabelle 6 (Fortsetzung)

Quelle	Therapieplan	n = aw. Patienten H = Histologie V = Vortherapie	Therapieresultate in % (n)				Bemerkungen[a]
			CR	PR	CR + PR	MR	
Nielsen 1992 [120]	**IFN-α** 2 b 2 Mio. IE/m² s.c. 3 ×/Wo für 24 Mo, danach 0,5–2 Mio. IE/m² für 12 Mo	n = 36				36	Ansprechen bei allen Patienten mit kontinuierlicher Verbesserung, kein Progress
Thompson 1989 [125]	**IFN-α** 0,2 Mio. IE/m² s.c. 3 ×/Wo	n = 17 V = 4 mit, 13 ohne Vortherapie		6 (1)	6 (1)	6	7 der 8 Non-Responder hatten eine Remission auf IFN-α 2 Mio. IE/m² s.c. 3 ×/Wo
Moormeier 1989 [126]	**IFN-α** 0,2 Mio. IE/m² s.c. 3 ×/Wo für 6–12 Mo	n = 22 V = einige mit Vortherapie	5 (1)	5 (1)	9 (2)	8	zu geringe Dosis

aw auswertbare Patienten; *CR* komplette Remission; *PR* partielle Remission; *MR* minimale Remission; *ÜL* Überleben.

6.4.3 *Chemotherapie* (Tab. 7)

Wirksam sind 2-Chlorodeoxyadenosin (2-CDA) und Deoxycoformycin (DFC). Durch eine einmalige Behandlung mit 2-CDA lassen sich mit nur einem Therapiekurs bei fast allen Patienten komplette Remissionen erzielen. Rezidive wurden bisher nur in Einzelfällen beobachtet. Allerdings immunzytochemisch bei etwa 20 % der Patienten residuale Haarzellen im Knochenmark [127].

Auch unter DFC werden weit mehr komplette Remissionen erzielt als mit IFN-α [128]. Ein Überlebensvorteil konnte jedoch nicht gezeigt werden und in einer Arbeit wurde eine Persistenz von minimal residualer Erkrankung bei allen untersuchten Patienten gezeigt [129]. Patienten mit Resistenz auf DFC sprechen unter 2-CDA-Therapie an [130]. Die zuerst angewandten 2-CDA-Therapien bestanden in einer Dauerinfusion über 7 Tage. Neuere Daten lassen bezweifeln, daß eine Dauerinfusion wirklich notwendig ist [131]. Angesichts der guten Erfolge der 2-CDA-Dauerinfusion wird man allerdings erst auf der Grundlage weiterer Erfahrungen eine Änderung der Therapiestrategie empfehlen können.

Nachteil der Substanzen ist die T-Zell-Toxizität und Knochenmarkdepression mit Risiko für nachfolgende opportunistische Infektionen. Auch nach nur einem Therapiekurs mit 2-CDA wurde eine erhebliche Reduktion der CD4+ Lymphozyten nachgewiesen [132]. Bei der Anwendung von Purin-Analoga sollte der Patient im Anschluß an die Therapie sorgfältig überwacht werden.

Tabelle 7. Chemotherapie bei Haarzellleukämie

Quelle	Therapieplan	n = aw. Patienten H = Histologie V = Vortherapie	CR	PR	CR + PR	Bemerkungen[a]
			Therapieresultate in % (n)			
Spiers 1987 [133]	**Deoxycoformycin** 5 mg/m² 2–3×/Wo q 4 Wo i.v.	n = 27	59 (16)	37 (10)	**96** (26)	
Kraut 1989 [134]	**Deoxycoformycin** 2–4 mg/m² q 2 Wo i.v.	n = 23 V = 5 mit IFN-α; 12 mit Splenektomie	87 (20)		**87** (20)	
Johnston 1988 [135]	**Deoxycoformycin** 2–4 mg/m² 3×/Wo i.v. q 8 Wo	n = 28	89 (25)	11 (3)	**100** (28)	
Ho 1989 [136]	**Deoxycoformycin** 4 mg/m² q Wo ×3, danach 4 mg/m² q 2 Wo i.v.	n = 33 V = Resistent auf IFN-α	33 (11)	45 (15)	**79** (26)	

Studie	Therapie	n				Bemerkungen
Grever 1992 [128]	IFN-α 3 × 3 Mio. IE s.c. 3 ×/Wo für 6 Mo "Wenn kein Effekt oder Progression: cross over"	n = 156	11 (17)	26 (41)	37 (58)	1 Todesfall unter Therapie; jedoch mehr Rezidive bei 12 Mo
	vs. Deoxycoformycin 4 mg/m² q 2 Wo für 6 Mo "Wenn kein Effekt der Progression: cross over"	n = 155	68 (106)	8 (12)	76 (118)	4 Todesfälle unter Therapie; jedoch weniger Rezidive bei 12 Mo
Piro 1992 [137]	2-CDA 0,1 mg/kg DI d1–7 ×1	n = 148	85 (126)	12 (18)	97 (144)	Nur 2 Rezidive
		V/n = 69 keine Vorbehandlung	84 (58)	14 (10)	99 (68)	
		V/n = 27 Splenektomie	85 (23)	4 (1)	89 (24)	
		V/n = 26 IFN-α	88 (23)	12 (3)	100 (26)	
		V/n = 22 Splenektomie + IFN-α	86 (19)	14 (3)	100 (22)	

Tabelle 7 (Fortsetzung)

Quelle	Therapieplan	n = aw. Patienten H = Histologie V = Vortherapie	Therapieresultate in % (n)			Bemerkungen[a]
			CR	PR	CR+PR	
Lauria 1994 [132]	2-CDA 0,1 mg/kg DI d1−7×1	n = 22	77 (17)	23 (5)	**100** (22)	
Savon 1994 [130]	2-CDA 0,1 mg/kg DI d1−7×1	n = 5 V = vortherapiert mit Deoxycoformycin	80 (4)	− (−)	**80** (4)	1 Rezidiv
Rae- maekers 1996 [131]	2-CDA 0,1 mg/kg i.v. (2 h) d1−5×1	n = 23 V = ohne: 16; 7 IFN-α und/oder Splenektomie	57 (13)	26 (6)	**91** (21)	kein Progress unter Therapie

aw auswertbare Patienten; *CR* komplette Remission; *PR* partielle Remission; *2-CDA* 2-Chlorodeoxyadenosin.

7 Mycosis fungoides und Sézary-Syndrom

Die Mycosis fungoides und das Sézary-Syndrom sind kutane niedrig-maligne T-Zell Lymphome. Beim Sézary-Syndrom ist ein leukämischer Verlauf offensichtlich, bei der Mycosis fungoides kann sie mit Hilfe feinerer diagnostischer Techniken in einem hohen Prozentsatz nachgewiesen werden [138].

TNM-Klassifikation der Mycosis fungoides

Haut	
T_1	Begrenzte Plaques ($< 10\%$ der Körperoberfläche)
T_2	Generalisierte Plaques
T_3	Hauttumoren
T_4	Generalisierte Erythrodermie
Lymphknoten	
N_0	Keine Lymphadenopathie, histologisch negativ
N_1	Lymphadenopathie, histologisch jedoch negativ
N_2	Keine Lymphadenopathie, histologisch positiv
N_3	Lymphadenopathie, histologisch positiv
Viscerale Organe	
M_0	Keine Organbeteiligung
M_1	Organbeteiligung

Stadieneinteilung der Mycosis fungoides [139]

Stadium I:	Begrenzte (IA) oder generalisierte Plaques (IB) ohne Lymphadenopathie oder histologische Beteiligung der Lymphknoten oder visceraler Organe ($T_1N_0M_0$ oder $T_2N_0M_0$)
Stadium II:	Begrenzte oder generalisierte Plaques mit Lymphadenopathie (IIA) oder Hauttumoren mit oder ohne Lymphadenopathie (IIB); ohne histologische Beteiligung von Lymphknoten oder visceralen Organen ($T_{1-2}N_1M_0$, $T_2N_{0-1}M_0$)
Stadium III:	Generalisierte Erythrodermie mit oder ohne Lymphadenopathie; ohne histologische Beteiligung von Lymphknoten oder visceralen Organen ($T_4N_{0-1}M_0$)
Stadium IV:	Histologische Beteiligung von Lymphknoten (IVA) ($T_{1-4}N_{2-3}M_0$) oder visceralen Organen (IVB) ($T_{1-4}N_{0-3}M_1$) mit einer beliebigen Hautläsion und mit oder ohne Lymphadenopathie

Leukämischer Verlauf sollte als fehlend (B_0) oder vorhanden (B_1) dokumentiert werden, geht jedoch nicht in die Festlegung des endgültigen Stadiums ein.

7.2 Diagnostische Maßnahmen

Hautbiopsie. Immunhistologie.

7.3 Behandlungsstrategie

In den frühen Stadien der Mycosis fungoides spielt die lokale Therapie die wesentliche Rolle. Im Stadium IV kann eine systemische Chemotherapie palliativ eingesetzt werden.

7.3.1 Strahlentherapie

Die lokale Bestrahlung oder die Ganzhautbestrahlung (mit schnellen Elektronen) hat eine kurative Potenz für lokalisierte oder auf die Haut begrenzte Stadien der Mycosis fungoides. Krankheitsfreie Überlebensraten von 50% im Stadium T1.

7.3.2 Chemotherapie im Erythem- und Plaquestadium

Lokale Chemotherapie ohne kurative Potenz durch systemische Gabe von 8-Methoxypsoralen mit Aktivierung durch UVA-Licht. Nebenwirkungen gering bei guter Effektivität, allerdings mit Risiko sekundärer Neoplasien der Haut. In den USA ist die lokale Chemotherapie mit wässriger Stickstofflost-Lösung verbreitet.

Bei systemischer Beteiligung kann eine palliative Chemotherapie analog der Therapie der niedrigmalignen NHL vorgenommen werden. Günstiges Ansprechen, allerdings rasche Rezidive. Alternativ sind auch die Purin-Analoga Fludarabin, 2-Chlorodeoxyadenosin und Deoxcoformycin mit Ansprechquoten von 35–50% aktiv. Allerdings halten Remissionen nur kurz an. Gegebenenfalls kommt auch eine Kombination der Chemotherapie mit Elektronenbestrahlung in Frage [140–142]. Wirksam ist auch eine Therapie mit 13-*cis*-Retinolsäure.

7.3.3 Zytokine

IFN-α ist bei den kutanen T-Zell Lymphomen wirksam [143–145]. In einer Studie wird ein Ansprechen auf IFN-α 2a bei 90% der Patienten berichtet. Die mediane Remissionsdauer betrug 28 Monate [146]. Gegebenenfalls ist die Kombination mit anderen Therapiemaßnahmen sinnvoll.

8 Angioimmunoblastische Lymphadenopathie (AILD), Lymphogranulomatosis X

Relativ häufiges niedrigmalignes T-Zell-Lymphom. Der maligne Zellklon bewirkt durch Zytokine eine Stimulation der B-Zell-Reihe und eine ausgeprägte Allgemeinsymptomatik [147, 148].

8.1 Besonderheiten in der Pathologie

Aufgehobene Lymphknotenstruktur mit Infiltration von Lymphozyten, Immunoblasten, Plasmazellen und Histiozyten zusammen mit auffälliger Vaskularisierung mit baumförmig auffächernden postkapillären Venolen.

8.2 Diagnostische Maßnahmen

Schwierige Differentialdiagnose gegenüber reaktiven Lymphknotenschwellungen wegen Tendenz zur Spontanregression einzelner Lymphome bei begleitender B-Symptomatik. Klonalitätsstudien mit immunologischen oder molekularbiologischen Methoden sind hilfreich.

8.3 Behandlungsstrategie

8.3.1 Strahlentherapie

Palliativ Bestrahlung großer Lymphknotenpakete.

8.3.2 Chemotherapie

Mit einer milden Prednisontherapie können langdauernde Remissionen erzielt werden [21, 149]. Bei dem in der Mehrzahl der Fälle vorliegenden aggressiven Verlauf ist eine Polychemotherapie mit einem der für hochmaligne NHL üblichen Schemata indiziert [149] (z. B. s. Tabelle 8).

8.3.3 Zytokine

Interferon-α wurde in einer Reihe von Einzelfällen und in einer größeren Therapieserie mit Erfolg eingesetzt [150] und führt möglicherweise durch Suppression der Zytokinproduktion in den Lymphomzellen zum Sistieren der Allgemeinsymptomatik.

Tabelle 8. Chemotherapie bei angioimmunoblastischer Lymphadenopathie

Quelle	Therapieplan	n = aw. Patienten H = Histologie V = Vortherapie	Therapieresultate in % (n)			Bemerkungen[a]
			CR	PR	CR+PR	
Siegert 1992 [130]	**PRED 2 mg/kg 4–8 Wo p.o. als Primärtherapie**	n = 28	29 (8)	57 (16)	**86** (24)	3 Pat. in klinischer CR
	Bei Rezidiv, Refraktärität oder Progression: **COP/BLAM/IMVP16** CPM 400 mg/m² i.v. d1 VCR 1,0 mg/m² (max. 2 mg) i.v. d1 PRED 40 mg/m² p.o. d1–10 BLM 15 mg/m² i.v. d14 ADM 40 mg/m² i.v. d1 PROC 100 mg/m² p.o. d1–10 wdh. d22 × 3, wenn PR: Umstellung, CR: 5 Kurse danach IMVP16 IFO 1000 mg/m² i.v. d1–5 MTX 30 mg/m² i.v. d3, 10 VP16 100 mg/m² i.v. d1–3 wdh. d22 × 2, wenn CR nach COP-BLAM 3, wdh. d22 × 4, wenn PR nach COP-BLAM 3	V_n = 18 Rezidiviert/refraktär auf PRED	56 (10)	28 (5)	**83** (15)	6 Pat. in klinischer CR
		V_n = 11 Primärchemotherapie	64 (7)	27 (3)	**91** (10)	4 Pat. in klinischer CR

a Abkürzungen siehe Tabelle 2.

9 Niedrigmaligne Mukosa-assoziierte Lymphome (MALT[1]), (extranodales Marginalzonenlymphom) des Magens

Extranodale Lymphome machen insgesamt einen Anteil von 25–40% der Lymphome aus. Davon sind die gastrointestinalen Lymphome mit etwa 40% die größte Gruppe. Die häufigste Lokalisation von primär gastrointestinalen Lymphomen ist der Magen (75%). Histologisch handelt es sich zu rund 40% je um hochmaligne und niedrigmaligne Lymphome. 20% sind hochmaligne Lymphome mit niedrigmalignen Anteilen (P. Koch, Münster, unveröffentlicht).

Generell ist die Bedeutung der gastrointestinalen Lymphome als eigene biologische Gruppe erst in den letzten Jahren erkannt worden. Um weitere Informationen über Biologie und Therapie zu erhalten, sollten Studien auf diesem Gebiet unbedingt unterstützt werden (Multicenterstudie gastrointestinale Lymphome, Studienzentrale Dr. P. Koch, Universität Münster).

Klinische Kriterien für primär gastrointestinale MALT-Lymphome [151]

1. Fehlen palpabler peripherer Lymphome
2. Fehlen mediastinaler Lymphome im Thoraxbild
3. Unauffälliges weißes Blutbild
4. Vorherrschende Magen-Darm-Läsion bei lediglich regionärer Lymphknotenbeteiligung
5. Kein offensichtlicher Befall von Leber und Milz

9.1 Besonderheiten in der Pathologie

Beobachtungen legen den Schluß nahe, daß MALT-Lymphome im frühen Stadium Antigenkontakt zur Proliferation brauchen. Hierbei scheint eine Infektion mit Helicobacter pylori eine wesentliche Rolle zu spielen [152, 153].

9.2 Stadieneinteilung

Nach Ann Arbor.

---

[1] „mucosa-associated lymphoid tissue".

9.3 Diagnostische Maßnahmen

Zusätzlich zur üblichen Diagnostik: Gastroskopie, Dünndarm-Kontrast-darstellung, Koloskopie. Bei der Gastroskopie unbedingt Diagnostik auf Helicobacter pylori.

Die Sonographie eignet sich sehr gut zur Verlaufsbeurteilung [154]. Besonders gut geeignet ist die endoskopische Sonographie [155].

9.4 Behandlungsstrategie (Abb. 7)

In frühen Stadien niedrig-maligner MALT-Lymphome kann als erster Therapieansatz eine Eradikation von Helicobacter pylori sinnvoll sein, um den proliferativen Reiz des Antigens zu entfernen. Unklar ist allerdings, ob die erzielten Remissionen haltbar sind. Es sind sorgfältige Nachkontrollen angezeigt.

Niedrig-maligne MALT-Lymphome neigen erst spät zur Generalisation, wodurch lokale Therapiekonzepte Bedeutung erlangen. Allgemein gute Prognose, insbesondere bei Lokalisation im Magen [156].

9.4.1 Eradikation von Helicobacter pylori

Nach Eradikation einer Infektion mit Helicobacter pylori wurden Regressionen von niedrig-malignen MALT-Lymphomen im Stadium I beobachtet [157–159]. Es kann daher eine alleinige antibiotische Therapie gegen Helicobacter versucht werden, wenn die Kontrollen entsprechend engmaschig erfolgen.

Eradikationsschemata sind z.B. Omeprazol 2×20 mg p.o. vor den Mahlzeiten Tag 1–7, Amoxicillin 2×1000 mg p.o. nach den Mahlzeiten Tag 1–7, Clarithromycin 2×500 mg p.o. nach den Mahlzeiten Tag 1–7 + Gabe von Omeprazol 1×20 mg p.o. vor der Mahlzeit Tag 8–28.

Alternative: Omeprazol 2×20 mg p.o. vor den Mahlzeiten Tag 1–7, Wismuth 4×120 mg p.o. vor den Mahlzeiten Tag 4–10, Tetrazyklin 4×500 mg p.o. nach den Mahlzeiten Tag 4–10, Metronidazol 3×400 mg p.o. nach den Mahlzeiten Tag 4–10 + Gabe von Omeprazol 1×20 mg p.o. vor der Mahlzeit Tag 8–42.

9.4.2 Chirurgische Therapiemaßnahmen

Retrospektive Untersuchungen sprechen für eine primäre Resektion. Langfristige Remissionen und Heilung wurden beschrieben [160, 161].

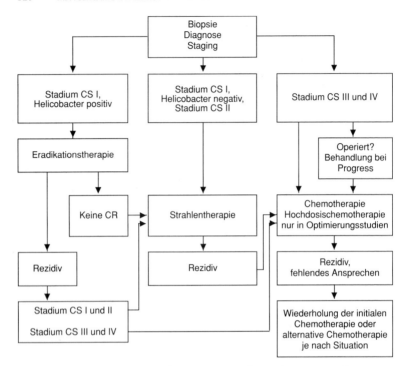

Abb. 7. Behandlungsstrategie für Patienten mit niedrig-malignem NHL des Magens (nach P. Koch)

Neuere Auswertungen zeigen eine äquivalente Effektivität der Strahlentherapie im Stadium I und II_1. Nach wie vor hat die Resektion den Vorteil des pathologischen Staging, stellt jedoch den größeren Eingriff dar und ist mit Langzeitnebenwirkungen belastet.

9.4.3 Strahlentherapie

In frühen Studien erfolgte häufig eine adjuvante Strahlentherapie [162], bzw. wurde die Strahlentherapie in Kombination mit Chemotherapie eingesetzt [163, 164]. Mit einer kombinierten Strahlen/Chemotherapie wurde in einer größeren Untersuchung bei 113 Patienten eine Überlebensrate von 86% nach 10 Jahren beschrieben [165]. Diese Ergebnisse sind durch Beobachtungen aus laufenden Studien bestätigt. Rezidive sind selten;

wenn sie auftreten, dann jedoch mit bis zu 50% außerhalb des Strahlenfeldes bzw. extraabdominell [166, 167].

Wenn auch keine vergleichenden Studien vorliegen, spricht nach neueren Auswertungen vieles für den Einsatz der Strahlentherapie als konsolidierendes lokales Therapieelement. Dies gilt vor allem für niedrig maligne MALT-Lymphome des Magens im Stadium I mit Infiltration über die Submukosa hinaus oder im Stadium II.

9.4.4 Chemotherapie

Systemische Behandlung niedrig-maligner MALT-Lymphome entsprechend zentroblastisch-zentrozytischen NHL, z. B. mit COP oder MCP.

Literatur

1. Becker N, Frentzel-Beyme R, Wagner G (1984) Krebsatlas der Bundesrepublik Deutschland. Ed. 2nd Springer Verlag, Berlin Heidelberg New York Tokyo
2. Broder S, Bunn PA, Jaffe ES, Blattner W, Gallo RC, Wong-Staal F, Waldmann TA, DeVita VT (1984) T-cell lymphoproliferative syndrome associated with human T-cell leukemia/lymphoma virus. Ann Intern Med 100:543–557
3. Kinlen LJ, Sheil AGR, Peto J, Doll R (1979) Collaborative United Kingdom-Australasian study of cancer in patients treated with immunosuppressive drugs. Br Med J 7:146
4. Levine AM (1987) Non-Hodgkin's lymphomas and other malignancies in the acquired immune deficiency syndrome. Semin Oncol 14 (Suppl 3):34–39
5. Isonaki HA, Hakuhuen T, Joutseulahti U (1978) Excess risk of lymphoma, leukemia, and myeloma in patients with rheumatoid arthritis. J Chron Dis 31:691
6. Lennert K, Feller A (1990) Histopathologie der Non-Hodgkin-Lymphome (nach der aktualisierten Kiel-Klassifikation). Ed. 2nd Springer Verlag, Berlin
7. Rappaport H (1966) Tumors of the hematopoietic system. Armed Forces Institute of Pathology, Washington, DC
8. Non-Hodgkin's Lymphoma Pathologic Classification Project (1982) National Cancer Institute sponsored study of classification of non-Hodgkin's lymphomas. Summary and description of a working formulation for clinical usage. Cancer 49:2112–2135
9. Harris NL, Jaffe ES, Stein H, Banks PM, Chan JKC, Cleary ML, Delsol G, De Wolf-Peeters C, Falini B, Gatter KC, Grogan TM, Isaacson PG, Knowles DM, Mason DY, Müller-Hermelink HK, Pileri SA, Piris MA, Ralfkiaer E, Warnke RA (1994) A revised European-American classification of lymphoid neoplasms: a proposal from the International Lymphoma Study Group. Blood 84:1361–1392
10. Musshoff K, Schmidt-Vollmer H (1975) Prognosis of Non-Hodgkin's lymphomas with special emphasis on the staging classification. Z Krebsforsch 83:323–341

11. Garvin AJ, Simon RM, Osborne CK, Merill J, Young RC, Berard CW (1993) An autopsy study of histologic progression in non-Hodgkin's lymphoma: 192 cases from the National Cancer Institute. Cancer 52:393

12. Brittinger G, Bartels H, Common H, Dühmke E, Engelhard M, Fulle HH, Gunzer U, Gyenes T, Heinz R, König E, Meusers P, Pralle H, Theml H, Zwingers T, Musshoff K, Stacher A, Brücher H, Herrmann F, Ludwig WD, Pribilla W, Burger-Schüler A, Löhr GW, Gremmel H, Oertel J, Gerhartz H, Köppen KM, Boll I, Huhn D, Binder T, Schoengen A, Nowicki L, Pees HW, Scheurlen PG, Leopold H, Wannenmacher M, Schmidt M, Löffler H, Michlmayr G, Thiel E, Zettel R, Rühl U, Wilke HJ, Schwarze EW, Stein H, Feller AC, Lennert K (1984) Clinical and prognostic relevance of the Kiel-classification of non-Hodgkin's lymphomas: Results of a prosective multicenter study by the Kiel Lymphoma Study Group. Hematol Oncol 2:269–306

13. Hoppe RT (1985) The role of radiation therapy in the management of non-Hodgkin's lymphomas. Cancer 55:2176–2183

14. Cheson BD (1993) New chemotherapeutic agents for the treatment of low-grade non-Hodgkin's lymphomas. Semin Oncol 20 (Suppl 5): 96–110

15. Cheson BD, Wittes RE, Friedman MA (1986) Low grade non-Hodgkin's lymphomas revisited. Cancer Treat Rep 70:1051–1054

16. Portlock CS, Rosenberg SA (1979) No initial therapy for stage III and IV non-Hodgkin's lymphoma of favourable histologic types. Ann Intern Med 90:10–13

17. Horning SJ (1993) Natural history of and therapy for the indolent non-Hodgkin's lymphomas. Semin Oncol 20:75–88

18. Knospe WH (1974) Bi-weekly chlorambucil treatment of CLL. Cancer 33:555–562

19. Lister TA, Cullen MH, Beard MEJ, Brearley RL, Whitehouse JMA, Wrigley PFM, Stansfeld AG, Sutcliffe SBJ, Malpas JS, Crowther D (1978) Comparison of combined and single-agent chemotherapy in non-Hodgkin's lymphoma of favourable type. Br Med J 1:533

20. Price CG, Rohatiner AZ, Steward W, Deakin D, Bailey N, Norton A, Blackledge G, Crowther D, Lister TA (1991) Interferon alfa-2b in addition to chlorambucil in the treatment of follicular lymphoma: preliminary results of a randomized trial in progress. Eur J Cancer 27 Suppl 4:S34–S36

21. Bagley CM, DeVita VT, Berard CW, Canellos GP (1972) Advanced lympho-sarcoma: Intensive cyclical combination chemotherapy with cyclophosphamide, vincristine, and prednisolone. Ann Intern Med 76:227–234

22. Cavallin-Stahl E, Möller TR (1986) Prednimustine v cyclophophamide-vincris-tine-prednisolone in the treatment of non-Hodgkin's lymphoma with favorable histopathology: results of a national cancer care program in Sweden. Semin Oncol 13:19–22

23. Bernard T, Johnson SA, Prentice AG, Jones L, Phillips MJ, Newland AC (1994) Mitoxantrone, chlorambucil and prednisolone in the treatment of non-Hodgkin's lymphoma. Leuk Lymphoma 15:481–485

24. Maloney DG, Grillo-López AJ, White CA, Bodkin D, Schilder RJ, Neidhart JA, Jana-kiraman N, Foon KA, Liles TM, Dallaire BK, Wey K, Royston I, DAvis T, Levy R (1997) IDEC-C2B8 (Rituximab) anti-CD20 monoclonal antibody therapy in patients with relapsed low-grade non-Hodgkin's lymphoma. Blood 90:2188–2195

25. Coiffier B, Bastion Y, Berger F, Felman P, Bryon PA (1993) Prognostic factors in follicular lymphomas. Semin Oncol 20 (Suppl 5): 89–95

26. Gospodarowicz MK, Bush RS, Brown TC, Chua T (1984) Prognostic factors in nodular lymphomas. Int J Radiat Oncol Biol Phys 10:489–497

27. Levitt SH, Bloomfield CD, Lee CKK, Nesbitt ME, McKenna RW (1976) Extended field radiotherapy in non-Hodgkin's lymphomas. Radiology 118:457–459

28. Glatstein E, Donaldson SS, Rosenberg SA, Kaplan HS (1977) Combined modality therapy in malignant lymphoma. Cancer Treat Rep 61:11199–11207

29. Parayani SB, Hoppe RT, Cox RS, Colby TV, Rosenberg SA, Kaplan HS (1983) Analysis of non-Hodgkin's lymphomas with nodular and favourable histologies, stages I and II. Cancer 52:2300–2307

30. Brittinger G, Bartels H, Common H, Dühmke E, Engelhard M, Fülle HH, Gunzer U, Gyenes T, Heinz R, König E, Meusers P, Pralle H, Theml H, Zwingers T, Musshoff K, Stacher A, Brücher H, Herrmann F, Ludwig WD, Pribilla W, Burger-Schüler A, Löhr GW, Gremmel H, Oertel J, Gerhartz H, Köppen KM, Boll I, Huhn D, Binder T, Schoengen A, Nowicki L, Pees HW, Scheurlen PG, Leopold H, Wannenmacher M, Schmidt M, Löffler H, Michlmayr G, Thiel E, Zettel R, Rühl U, Wilke HJ, Schwarze EW, Stein H, Feller AC, Lennert K (1986) Klinische und prognostische Relevanz der Kiel-Klassifikation der Non-Hodgkin Lymphome. Onkologie 9: 118–125

31. Rosenberg SA (1985) The low grade Non-Hodgkin's lymphomas. Challenges and opportunities. J Clin Oncol 3:299–310

32. Glatstein E, Fuks Z, Goffinet DR et al. (1976) Non-Hodgkin's lymphoma of stage III extent. Is total lymphoid irradiation appropriate treatment? Cancer 37:2806

33. Parayani SB, Hoppe RT, Cox RS, Colby TV, Kaplan HS (1984) The role of radiation therapy in the management of stage III follicular lymphoma. J Clin Oncol 2:841

34. Hoederath A, Sack H (1997) Strahlentherapie als kuratives Therapiekonzept für nodale zentroblastisch-zentrozytische Non-Hodgkin-Lymphome in lokalisierten Stadien. In: Höffkes H-G, Uppenkamp M (eds) Maligne Lymphome. Biologie, Klassifikation und Klinik. Springer Verlag, Berlin, Heidelberg, New York pp 110–116

35. Yahalom J, Varsos G, Fuks Z, Myers J, Clarkson BD, Straus DJ (1993) Adjuvant cyclophosphamide, doxorubicin, vincristine, and prednisone chemotherapy after radiation therapy in stage I low-grade and intermediate-grade non-Hodgkin lymphoma. Results of a prospective randomized study. Cancer 71:2342–2350

36. Young RC, Longo DL, Glatstein E, Ihde DC, Jaffe ES, DeVita VT Jr (1988) The treatment of indolent lymphomas: watchful waiting v aggressive combined modality treatment. Semin Hematol 25:11–16

37. Dana BW, Dahlberg S, Nathwani BN, Chase E, Coltman C, Miller TP, Fisher RI (1993) Long-term follow-up of patients with low-grade malignant lymphomas treated with doxorubicin-based chemotherapy or chemoimmunotherapy. J Clin Oncol 11:644–651

38. Heim ME, Fritze D, Ho AD, Mebes W, Abel U (1987) Phase-III-Studie zur Chemotherapie niedrig-maligner Non-Hodgkin-Lymphome: Vergleich einer Vincristin- mit einer Vindesin-Kombinations-Chemotherapie. Onkologie 10, 345–348

39. Unterhalt M, Herrmann R, Tiemann M, Parwaresch R, Stein H, Trümper L, Nahler M, Reuss-Borst M, Tirier C, Neubauer A, Freund M, Kreuser E-D, Dietzfelbinger H, Bodenstein H, Engert A, Stauder R, Eimermacher H, Landys K, Hiddemann W, for the German Low Grade Lymphoma Study Group (1996) Prednimustine, mitoxantrone (PmM) versus cyclophosphamide, vincristine, prednisone (COP) for the treatment of advanced low grade non Hodgkin Lymphoma. Leukemia 10:836–843

40. Nissen NI, Hansen SW (1990) High activity of daily-schedule mitoxantrone in newly diagnosed low-grade non-Hodgkin's lymphomas: a 5-year follow-up. Semin Oncol 17:10–12

41. Zinzani PL, Lauria F, Rondelli D, Benefenati D, Raspadori D, Bocchia M, Bendandi M, Gozzetti A, Zaja F, Fanin R et al. (1993) Fludarabine: an active agent in the treatment of previously-treated and untreated low-grade non-Hodgkin's lymphoma. Ann Oncol 4:575–578

42. Pigaditou A, Rohatiner AZ, Whelan JS, Johnson PW, Ganjoo RK, Rossi A, Norton AJ, Amess J, Lim J, Lister TA (1993) Fludarabine in low-grade lymphoma. Semin Oncol 20:24–27

43. Belanger C, Solal-Céligny P, Neidhardt EM, Brice P, Brousse N, Caspard H, Haioun C, Bosly A, Tilly H, Bordessoule D, Sebban C, Harousseau JL, Morel P, Leporrier M, GELA (1997) Fludarabine manophosphate as first-line therapy for patients with advanded follicular lymphoma: updated analysis of and salvage treatment results from the Groupe d'Etude des Lymphomes de L'Adulte (GELA) trial. Blood 90(Suppl. 1)344a

44. Canfield V, Baughman C, Vose J, Nichols C (1994) A phase II trial of 2-chlorodeoxyadenosine (2-CDA) in previously untreated patients with low grade non-Hodgkin's lymphoma (NHL). Proc Am Soc Clin Oncol 13:381

45. Foss-Abrahamsen A, Lenner P, Hedenus M, Landys K, Noppa H (1987) Mitoxantrone in the treatment of patients with non-Hodgkin's Lymphoma. Cancer Treat Rep 71:1209–1212

46. Ho AD, del Valle F, Rückle H, Schwammborn J, Schlimok G, Hiddemann W, Meusers P, Thiel E, Dörken B, Hunstein W (1989) Mitoxantrone and high-dose cytarabine as salvage therapy for refractory non-Hodgkin's lymphoma. Cancer 64:1388–1392

47. Landys KE (1988) Mitoxatrone in combination with prednimustine in treatment of unfavourable non-Hodgkin's lymphoma. Invest New Drugs 6:105–113

48. Hiddemann W, Unterhalt M, Koch P, Nahler M, van de Loo J (1990) Treatment of low-grade non-Hodgkin's lymphoma by cytoreductive chemotherapy with prednimustine/mitoxantrone followed by interferon alpha-2b maintenance: results of a clinical phase II study. Semin Oncol 17:20–23

49. Leiby JM, Snider KM, Kraut EH et al. (1987) A phase II trial of 9-β-D-arabinofuranosyl-2-fluoroadenine 5'monophosphate in non-Hodgkin's lymphoma: Prospective comparison of response with deoxycytidine kinase activity. Cancer Res 47:2719–2722

50. Kantarjian HM, Alexanian R, Koller CA, Kurzrock R, Keating MJ (1990) Fludarabine therapy in macroglobulinemic lymphoma. Blood 75:1928–1931

51. Hochster H, Cassileth P (1990) Fludarabine phosphate therapy of non-Hodgkin's lymphoma. Semin Oncol 17:63–65

52. Whelan JS, Davis CL, Rule S, Ransson M, Smith OP, Mehta AB, Catovsky D, Rohatiner AZ, Lister TA (1991) Fludarabine phosphate for the treatment of low grade lymphoid malignancy. Br J Cancer 64:120–123

53. Hiddemann W, Unterhalt M, Pott C, Wörmann B, Sandford D, Freund M, Engert A, Gassmann W, Holtkamp W, Seufert M, Hellriegel K, Knauf B, Emmerich B, Kanz L, Koch P (1993) Fludarabine single-agent therapy for relapsed low-grade non-Hodgkin's lymphomas: a phase II study of the German low-grade non-Hodgkin's lymphoma study group. Semin Oncol 20:28–31

54. McLaughlin P, Hagemeister FB, Romaguera JE, Sarris AH, Pate O, Younes A, Swan F, Keating M, Cabanillas F (1996) Fludarabine, mitoxantrone, and dexamethasone: an effective new regimen for indolent lymphoma. J Clin Oncol 14:1262–1268

55. Lazzarino M, Orlandi E, Montillo M, Tedeschi A, Pagnucco G, Astori C, Crugnola M, Gargantini L, Corso A, Brusamolino E, Morra E, Bernasconi C (1997) Fludarabine, cyclophosphamide and dexamethasone (FluCyD) for the treatment of advanced low-grade non-Hodgkin's lymphomas. Blood 90 (Suppl. 1)344a

56. Khan A, Schiller G, Levine A, Harvey L, Lee M, Espina B, Boswell W, Enny C, Nathwani B (1994) 2′-Chloro-2′-deoxyadenosine (2-CDA), an active agent in the treatment of advanced relapsed or refractory low to intermediate grade non-Hodgkin's lymphoma. Proc Am Soc Clin Oncol 13:386

57. Greco FA, Johnson DH, Hainsworth JD (1991) Chronic oral etoposide. Cancer 67:303–309

58. Gribben JG, Freedman AS, Neuberg D, Roy DC, Blake KW, Woo SD, Grossbard ML, Rabinowe SN, Coral F, Freeman GJ, Ritz J, Nadler LM (1991) Immunologic purging of marrow assessed by PCR before autologous bone marrow transplantation for B-cell lymphoma. N Engl J Med 325:1525–1533

59. Freedman AS, Nadler LM (1993) Which patients with relapsed non-Hodgkin's lymphoma benefit from high-dose therapy and hematopoietic stem-cell transplantation? [editorial; comment]. J Clin Oncol 11:1841–1843

60. Armitage JO (1993) Bone marrow transplantation for indolent lymphomas. Semin Oncol 20:136–142

61. Haas R, Moos M, Mohle R, Dohner H, Witt B, Goldschmidt H, Murea S, Flentje M, Wannenmacher M, Hunstein W (1996) High-dose therapy with peripheral blood progenitor cell transplantation in low-grade non-Hodgkin's lymphoma. Bone Marrow Transplant 17:149–155

62. Bastion Y, Brice P, Sonet A, Salles G, Morolleau JP, Gisselbrecht C, Coiffier B (1994) Autologous peripheral blood stem cell transplantation (PBSCT) in 40 patients with advanced follicular lymphoma. Proc Am Soc Clin Oncol 13:371

63. Schouten IC, Raemaekers JJ, Kluin-Nelemans HC, van Kamp H, Mellink WA, van't Veer MB (1996) High-dose therapy followed by bone marrow transplantation for relapsed follicular non-Hodgkin'sg lymphoma. Dutch HOVON Group. Ann Hematol 73:273–277

64. Freund M, Hanauske A-R (1990) Interferon alpha in der Therapie der Non-Hodgkin-Lymphome. Onkologie 13:424–428

65. Chisesi T, Congiu M, Contu A, Coser P, Moretti L, Porcellini A, Rancan L, Salvagno L, Santini G, Vinante O (1991) Randomized study of chlorambucil (CB) compared to interferon (α-2b) combined with CB in low-grade non-Hodgkin's lymphoma: an interim report of a randomized study. Eur J Cancer 27(Suppl. 4): S31–33

66. Smalley RV, Andersen JW, Hawkins MJ, Bhide V, O'Connell MJ, Oken M, Borden E (1992) Interferon alfa combined with cytotoxic chemotherapy for patients with non-Hodgkin's lymphoma. N Engl J Med 327:1336–1341

67. Solal-Celigny P, Lepage E, Brousse N, Reyes F, Haioun C, Leporrier M, Peuchmaur M, Bosly A, Parlier Y, Brice P, Coiffier B, Gisselbrecht C, for the Groupe D'Etude des Lymphomes de L'Adulte (1993) Recombinant interferon alfa-2b combined with a regimen containing doxorubicin in patients with advanced follicular lymphoma. N Engl J Med 329:1608–1614

68. Peterson BA, Petroni G, Oken MM, Ozer H (1993) Cyclophosphamide versus cyclophosphamide plus interferon alfa-2b in follicular low grade lymphomas: a preliminary report of an intergroup trial (CALGB 8691 and EST 7486). Proc Am Soc Clin Oncol 12:366

69. Hagenbeek A, Carde P, Sommer P, Thomas J, de Bock R, Raemackers J, van Hoof A, Van Glabbeke M, Meerwaldt JH (1992) Maintenance of remission with human recombinant alpha-2 interferon (Roferon A) in patients with stages III and IV low grade malignant non-Hodgkin's lymphoma. Results from a prospective, randomized phase III clinical trial in 331 patients. Blood 80 (Suppl I): 74a

70. McLaughlin P, Cabanillas F, Hagemeister FB, Swan F Jr, Romaguera JE, Taylor S, Rodriguez MA, Velasquez WS, Redman JR, Gutterman JU (1993) CHOP-Bleo plus interferon for stage IV low-grade lymphoma. Ann Oncol 4:205–211

71. Hiddemann W, Unterhalt M, Herrmann R, Tiemann M, Parwaresch R, Stein H, Trümper L, Nahler M, Reuss-Borst M, Tirier C, Neubauer A, Freund M, Kreuser E-D, Dietzfelbinger H, Bodenstein H, Engert A, Stauder R, Eimermacher H, Landys K (1997) Therapie der zentroblastisch-zentrozytischen und zentrozytischen Lymphome in fortgeschrittenen Stadien – Ergebnisse der Deutschen Studiengruppe zur Behandlung niedrigmaligner Lymphome. In: Höffkes HG, Uppenkamp M (eds) Maligne Lymphome. Biologie, Klassifikation und Klinik. Springer Verlag, Berlin, Heidelberg, New York, pp 117–125

72. Meusers P, Hense J, Brittinger G (1997) Mantelzell- (zentrozytisches) Lymphom. In: Höffkes H-G, Uppenkamp M (eds) Maligne Lymphome. Biologie, Klassifikation und Klinik. Springer Verlag, Berlin, Heidelberg, New York, pp 126–137

73. Meusers P, Barthels H, Binder T, Engelhard M, Fülle HH, Gunzer U, Havemann K, König E, König HJ, Kuse R, Löffler H, Ludwig WD, Pezzuto A, Pralle H, Schoppe WD, Theml H, Zurborn KH, Zwingers T, Lennert K, Brittinger G (1986) Zur Therapie des zentrozytischen Lymphoms – Ergebnisse einer multizentrischen prospektiven randomisierten Studie (COP v s. CHOP-Schema). Klin Wschr 64 Suppl V: 105

74. Teodorovic I, Pittaluga S, Kluin-Nelemans JC, Meerwaldt JH, Hagenbeek A, Van Glabbeke M, Somers R, Bijnens L, Noorijk EM, Peeters CD (1995) Efficacy of four different regimens in 64 mantle-cell lymphoma cases: clinicopathologic comparison with 498 other non-Hodgkin's lymphoma subtypes. European Organization for the Research and Treatment of Cancer Lymphoma Cooperative Group. J Clin Oncol 13:2819–2826

75. Dreger P, von Neuhoff N, Kuse R, Sonnen R, Glass B, Uharek L, Bartels H, Löffler H, Schmitz N (1997) Sequential high-dose therapy and autologous stem cell transplantation for treatment of mantle cell lymphoma. Ann Oncol 8:401–403

76. Gale RP, Foon KA (1987) Biology of chronic lymphocytic leukemia. Semin Hematol 24:209–229

77. Robertson LE, Pugh W, O'Brien S, Kantarjian H, Hirsch-Ginsberg C, Cork A, McLaughlin P, Cabanillas F, Keating MJ (1993) Richter's syndrome: a report on 39 patients. J Clin Oncol 11:1985–1989

78. French COOP Group on CLL (1986) Effectiveness of „CHOP" regimen on advanced untreated chronic lymphocytic leukemia. Lancet i:1346–1349

79. Binet JL, Leporrier M, Dighiero G et al. (1977) A clinical staging system for chronic lymphocytic leukemia. Prognostic significance. Cancer 40:855–864

80. Rai KR, Sawitsky A, Cronkite EP, Chanana AD, Levy RN, Pasternack BS (1974) Clinical staging of chronic lymphocytic leukemia. Blood 43:789–795
81. Rai KR, Montserrat E (1987) Prognostic factors in chronic lymphocytic leukemia. Semin Hematol 24:252–256
82. Frisch B, Bartl R (1988) Histologic classification and staging of chronic lymphocytic leukemia. A retrospective and prospective study of 503 cases. Acta Haematol 79:140–152
83. Bernhards J, Döhler U, Freund M, Rastetter J, Georgii A (1988) Die Bedeutung der Histopathologie des Knochenmarks für die Lebenserwartung von Patienten mit chronischer lymphatischer Leukämie. Med Klin 83:637–642
84. French COOP Group an CLL (1990) Natural history of stage a chronic lymphocytic leukaemia untreated patients. Br J Haematol 76:45–57
85. Montserrat E, Gomis F, Vallespi T, Rios A, Romera A, Soler J, Alcala A, Morey M, Ferran C, Diaz-Mediavilla J (1991) Presenting features and prognosis of chronic lymphocytic leukemia in younger adults [see comments]. Blood 78:1545–1551
86. Cheson BD, Bennett JM, Rai KR, Grever MR, Kay NE, Schiffer CA, Oken MM, Keating MJ, Boldt DH, Kempin SJ, Foon KA (1988) Guidelines for clinical protocols for chronic lymphocytic leukemia: Recommendations of the National Cancer Institute-sponsored Working Group. Am J Hematol 29:152–163
87. French COOP Group on CLL (1990) A randomized clinical trial of chlorambucil versus COP in stage B chronic lymphocytic leukemia. Blood 75:1422–1425
88. French COOP Group on CLL (1989) Long-term results of the CHOP regimen in stage C chronic lymphocytic leukemia. Br J Haematol 73:334–340
89. French COOP Group on CLL (1990) Effects of chlorambucil and therapeutic decision in initial forms of chronic lymphocytic leukemia (stage A): results of a randomized clinical trial in 612 patients. Blood 75:1414–1421
90. Jaksic B, Brugiatelli M, Krc I, Losonczi H, Holowiecki J, Planinc-Peraica A, Kusec R, Morabito F, Iacopino P, Lutz D (1997) High dose chlorambucil versus Binet's modified cyclophosphamide, doxorubicin, vincristine, and prednisone regimen in the treatment of patients with advanced B-cell chronic lymphocytic leukemia. Results of an international multicenter randomized trial. International Society for Chemo-Immunotherapy, Vienna. Cancer 79:2107–2114
91. Liepman M, Votaw ML (1978) The treatment of chronic lymphocytic leukemia with COP chemotherapy. Cancer 41:1664–1669
92. Montserrat E, Alcalá A, Parody R, Dominga A, Garciá-Conde J, Bueno J, Ferrán C, Sanz MA, Giralt M, Rubio D, Antón I, Estapé J, Rozman C (1985) Treatment of chronic lymphocytic leukemia in advanced stages. A randomized trial comparing chlorambucil plus prednisone versus cyclophosphamide, vincristine and prednisone. Cancer 56:2369–2375
93. French COOP Group on CLL (1993) Comparison of fludarabine, cyclophosphamide/doxorubicin/prednisone, andcyclophosphamide/doxorubicin/vincristine/prednisone in advanced forms of chronic lymphocytic leukemia: preliminary results of a controlled clinical trial. Semin Oncol 20:21–23
94. Keating MJ, O'Brien S, Plunkett W, Robertson LE, Gandhi V, Estey E, Dimopoulos M, Cabanillas F, Kemena A, Kantarjian H (1994) Fludarabine phosphate: a new active agent in hematologic malignancies. Semin Hematol 31:28–39

95. O'Brien S, Kantarjian H, Beran M, Smith T, Koller C, Estey E, Robertson LE, Lerner S, Keating M (1993) Results of fludarabine and prednisone therapy in 264 patients with chronic lymphocytic leukemia with multivariate analysis-derived prognostic model for response to treatment. Blood 82:1695–1700

96. Wijermans PW, Gerrits WB, Haak HL (1993) Severe immunodeficiency in patients treated with fludarabine monophosphate. Eur J Haematol 50:292–296

97. Pedersen-Bjergard J, Mork Hansen J, Geisler CH, Nissen NI (1980) Clinical trial of prednimustine, Leo-1031 (NSC-134087), in patients with non-Hodgkin's lymphomata and chronic lymphocytic leukemia previously treated with steroids and alkylating agents. Acta Med Scand 207:215

98. Friedenberg WR, Anderson J, Wolf BC, Cassileth PA, Oken MM (1993) Modified vincristine, doxorubicin, and dexamethasone regimen in the treatment of resistant or relapsed chronic lymphocytic leukemia. An Eastern Cooperative Oncology Group study. Cancer 71:2983–2989

99. Robertson LE, Hall R, Keating MJ, Estey E, Kantarjian HM, McLaughlin P, Hagemeister FB, Plunkett W (1993) High-dose cytosine arabinoside in chronic lymphocytic leukemia: a clinical and pharmacologic analysis. Leuk Lymphoma 10:43–48

100. Hiddemann W, Rottmann R, Wörmann B, Thiel E, Essinck M, Ottensweiler C, Freund M, Büchner T, van de Loo J (1991) Treatment of advanced chronic lymphocytic leukemia by fludarabine. Results of a clinical phase-II study. Ann Hematol 63:1–4

101. Bergmann L, Fenchel K, Jahn B, Mitrou PS, Hoelzer D (1993) Immunosuppressive effects and clinical response of fludarabine in refractory chronic lymphocytic leukemia. Ann Oncol 4:371–375

102. Robertson LE, O'Brien S, Koller C, Beran M, Feldman E, Kantarjian H, Hagemeister F, Andreeff M, Lerner S, Plunkett W, Keating MJ (1992) A three-day schedule of fludarabine in chronic lymphocytic leukemia (CLL). Blood 80 (Suppl 1):47a

103. Pussio CA, Mittelman A, Lichtman SM et al. (1991) A loading dose/continuous infusion schedule of fludarabine phosphate in chronic lymphocytic leukemia. J Clin Oncol 9:1562–1569

104. Kemena A, O'Brien S, Kantarjian H, Robertson L, Koller C, Beran M, Estey E, Plunkett W, Lerner S, Keating MJ (1993) Phase II clinical trial of fludarabine in chronic lymphocytic leukemia on a weekly low-dose schedule. Leuk Lymphoma 10:187–193

105. Piro LD, Carrera CJ, Beutler E, Carson DA (1988) 2-Chlorodeoxyadenosine: An effective new agent for the treatment of chronic lymphocytic leukemia. Blood 72:1069–1073

106. Juliusson G, Liliemark J (1993) High complete remission rate from 2-chloro-2'-deoxyadenosine in previously treated patients with B-cell chronic lymphocytic leukemia: response predicted by rapid decrease of blood lymphocyte count. J Clin Oncol 11:679–689

107. Dreger P, Schmitz N (1997) The role of stem cell transplantation in the treatment of chronic lymphocytic leukemia. Leukemia 11 Suppl. 2:S42–45

108. Khouri IF, Keating MJ, Vriesendorp HM, Reading CL, Przepiorka D, Huh YO, Andersson BS, van Besien KW, Mehra RC, Giralt SA et al. (1994) Autologous and allogeneic bone marrow transplantation for chronic lymphocytic leukemia: preliminary results. J Clin Oncol 12:748–758

109. Zinzani PL, Lauria F, Rondelli D, Benefenati D, Raspadori D, Bocchia M, Gozzetti A, Cavo M, Cirio TM, Zaja F et al. (1993) Fludarabine in patients with advanced and/or resistant B-chronic lymphocytic leukemia. Eur J Haematol 51:93–97

110. Catovsky D (1982) Prolymphocytic leukemia. Nouv Rev Fr Hematol 24:343–347

111. Volk JR, Kjieldsberg CR, Eyre HJ, Marty J (1983) T-cell prolymphocytic leukemia. Clinical and immunological characterization. Cancer 52:2049–2054

112. Taylor HG, Butler WM, Rhoads J, Karscher DS, Detrick-Hooks B (1982) Prolymphocytic leukemia: treatment with combination chemotherapy to include doxorubicin. Cancer 49:1524–1529

113. Sibbald R, Catovsky D (1979) Complete remission in prolymphocytic leukaemia with the combination chemotherapy. Br J Haematol 42:488–490

114. König E, Meusers P, Brittinger G (1979) Efficacy of doxorubicin in prolymphocytic leukemia. Br J Haematol 42:487–488

115. Kantarjian HM, Redman JR, Keating MJ (1990) Fludarabine phosphate therapy in other lymphoid malignancies. Semin Oncol 17:66–70

116. Döhner H, Ho AD, Thaler J, Stryckmans P, Sonneveld P, De Witte T, Lechner K, Lauria F, Bödewaldt-Radzun S, Suciu S, Solbu G, Witt B, Hunstein W, Zittoun R (1993) Pentostatin in prolymphocytic leukemia: phase II trial of the European Organization for Research and Treatment of Cancer Leukemia Cooperative Study Group. J Natl Cancer Inst 85:658–662

117. Saven A, Lee T, Schlutz M, Jacobs A, Ellison D, Longmire R, Piro L (1997) Major activity of cladribine in patients with de novo B-cell prolymphocytic leukemia. J Clin Oncol 15:37–43

118. Steinke B, Waller HD (1987) Zur klinischen Relevanz von Laborparametern bei malignen Non-Hodgkin-Lymphomen – eine retrospektive Analyse. Lab Med 11:69–74

119. Liu E, Burian C, Miller W, Saven A (1997) Bolus administation of cladribine in the treatment of Waldenström macroblobulinemia (WM). Blood 90(Suppl. 1):345a

120. Nielsen B, Braide I (1992) Three years' continuous low-dose interferon-alpa treatment of hairy-cell leukemia: Evaluation of response and maintenance dose. Eur J Haematol 49:174–179

121. Quesada JR, Reuben J, Manning JT, Hersh EM, Gutterman JU (1984) Alpha interferon for induction of remission in hairy-cell leukemia. N Engl J Med 310:15–18

122. Golomb HM, Fefer A, Golde DW, Ozer H, Portlock C, Silber R, Rappeport J, Ratain MJ, Thompson J, Bonnem E, Spiegel R, Tensen L, Burke JS, Vardiman JW (1988) Report of a multi-institutional study of 193 patients with hairy cell leukemia treated with interferon-alfa2b. Semin Oncol 15 (Suppl 5):7–9

123. Golomb HM, Ratain MJ, Fefer A, Thompson J, Golde DW, Ozer H, Portlock C, Silber R, Rappeport J, Bonnem E, Spiegel R, Tensen L, Burke JS, Vardiman JW (1988) Randomized study of the duration of treatment with interferon α-2B in patients with hairy cell leukemia. J Natl Cancer Inst 80:369–373

124. Smith II JW, Longo DL, Urba WJ, Clark JW, Watson T, Beveridge J, Conlon KC, Sznol M, Creekmore SP, Alvord WG, Lawrence JB, Steis RG (1991) Prolonged, continuous treatment of hairy cell leukemia patients with recombinant interferon-α2a. Blood 78:1664–1671

125. Thompson JA, Kidd P, Rubin E, Fefer A (1989) Very low dose α-2b interferon for the treatment of hairy cell leukemia. Blood 73:1440–1443

126. Moormeier JA, Ratain MJ, Westbrook CA, Vardiman JW, Daly KM, Golomb HM (1989) Low-dose interferon α-2b in the treatment of hairy cell leukemia. JNCI 81:1172–1174

127. Hakimian D, Tallman MS, Kiley C, Peterson L (1993) Detection of minimal residual disease by immunostaining of bone marrow biopsies after 2-chlorodeoxyadenosine for hairy cell leukemia. Blood 82:1798–1802

128. Grever M, Kopecky K, Head D, Cassileth P, Golomb H, Habermann T, Rai K, Eisenhauer E, Cheson B (1992) A randomized comparison of deoxycoformicin (DCF) versus α-2a interferon (IFN) in previously untreated patients with hairy cell leukemia (HCL): An NCI-sponsored Intergroup Study (SWOG, ECOG, CALGB, NCIC CTG). Proc Am Soc Clin Oncol 1164:264

129. Thaler J, Grunewald K, Gattringer C, Ho AD, Weyrer K, Dietze O, Stauder R, Fluckinger T, Lang A, Huber H (1993) Long-term follow-up of patients with hairy cell leukaemia trated with pentostatin: lymphocyte subpopulations and residual bone marrow infiltration. Br J Haematol 84:75–82

130. Saven A, Piro LD (1993) Complete remissions in hairy cell leukemia with 2-chlorodeoxyadenosine after failure with 2′-deoxycoformycin. Ann Intern Med 119:278–283

131. Raemaekers JM, van't Veer MB, Bogman JM (1996) Successful ambulatory treatment of patients with hairy-cell leukemia using one cycle of the purine analog cladribine, „Hemato-oncologic volwassen Nederland" (HOVON) Study Group]. Ned Tijdschr Geneeskd 140:1600–1604

132. Lauria F, Rondelli D, Raspadori D, Benfenati D, Tura S (1994) Rapid restoration of natural killer activity following treatment with 2-chlorodeoxyadenosine in 22 patients with hairy-cell leukemia. Eur J Haematol 52:16–20

133. Spiers ASD, Moore De, Cassileth PA, Harrington DP, Cummings FJ, Neiman RS, Bennett JM, O'Connell MJ (1987) Remissions in hairy-cell leukemia with pentostatin (2′-deoxycoformicin). N Engl J Med 316:825–830

134. Kraut EH, Bouroncle BA, Grever MR (1989) Pentostatin in the treatment of advanced hairy cell leukemia. J Clin Oncol 7:168–172

135. Johnston JB, Eisenhauer E, Corbett WEN, Scott JG, Zaentz SD (1988) Efficacy of 2′-dexycoformycin in hairy-cell leukemia: A study of the National Cancer Institute and of Canada Clinical Trials Group. JNCI 80:765–769

136. Ho AD, Thaler J, Mandelli F, Lauria F, Zittoun R, Willemze R, McVie G, Marmont AM, Prümmer O, Stryckmans P, Witt B, Suciu S, Solbu G, De Witte T, Bödewadt-Radzun S (1989) Response to pentostatin in hairy-cell leukemia refractory to interferon-alpha. J Clin Oncol 7:1533–1538

137. Piro LD, Saven A, Ellison E, Thurston D, Carrera CJ, Carson DA, Beutler E (1992) Prolonged complete remissons following 2-chlorodeoxyadenosine (2-CDA) in hairy cell leukemia (HCL). Proc Am Soc Clin Oncol 11:258

138. Bunn PA, Huberman MS, Whang-Peng J, Schechter GP, Guccion JG, Matthews MJ, Gaszar AF, Dunnick NR, Fischmann AB, Ihde DC, Cohen MH, Fossieck B, Minna JD (1980) Prospective staging evaluation of patients with cutaneous T-cell lymphomas. Ann Intern Med 93:223–230

139. DeVita VT, Hellman S, Rosenberg SA (1989) Cancer. Principles and practice of oncology. Ed. 3rd J.B. Lippincott, Philadelphia

140. Winkler CF, Sausville EA, Ihde DC, Fischmann AB, Schechter GP, Kumar PP, Nibhanubdi JR, Minna JD, Mauch RW, Eddy UL et al. (1986) Combined modality treatment of cutaneous T cell lymphomas: Results of 6 year follow-up. J Clin Oncol 4:1094

141. Griem ML, Tokas RP, Petras V et al. (1979) Combined therapy for patients with mycosis fungoides. Cancer Treat Rep 63:655

142. Braverman JM, Yager NB, Chen M, Cadman EC, Hait WN, Maynard T (1987) Combined total body electron beam irradiation and chemotherapy for mycosis fungoides. J Am Acad Dermatol 16:45

143. Bunn PA, Ihde DC, Foon KA (1986) The role of recombinant interferon α-2a in the therapy of cutaneous T-cell lymphomas. Cancer 57:1689–1695

144. Covelli A, Papa G, Vegna ML, Coppola G, De Pità O, Puddu P, Simoni R, Criscuolo D (1989) Recombinant α-2a interferon (IFN) as initial therapy in mycosis fungoides (MF): Results of a 3-year follow-up. Proc Am Soc Clin Oncol 8:251

145. Foss F, Fischmann A, Schechter G, Ihde B, Breneman D, Breneman J, Anderson M, Eddy J, Sausville E (1989) Phase II trial of pentostatin and interferon α-2a in advanced mycosis fungoides/Sézary syndrome (MF/SS). Proc Am Soc Clin Oncol 8:276

146. Kuzel TM, Roenigk Jr. HH, Samuelson E, Herrmann JJ, Hurria A, Rademaker AW, Rosen ST (1995) Effectiveness of interferon α-2a combined with phototherapy for mycosis fungoides and the Sézary syndrome. J Clin Oncol 13:257–263

147. Watanabe S, Sato Y, Shimoyama M, Minato K, Shimosato Y (1986) Immunoblastic lymphadenopathy, angioimmunoblastic lymphadenopathy, and IBL-like T-cell lymphomas. A spectrum of T-cell neoplasia. Cancer 58:2224–2232

148. Levey IL (1987) Angioimmunoblastic lymphadenopathy: Comprehensive review: Cancer Invest 5:633–647

149. Siegert W, Agthe Ae, Grieser H, Schwerdtfeger R, Brittinger G, Engelhard M, Kuse R, Tiemann M, Lennert K, Huhn D (1992) Treatment of angioimmunoblastic lymphadenopathy (AILD)-type T-cell lymphoma using prednisone with or without the COP/BLAM/IMVP-16 regimen. Ann Intern Med 117:364–370

150. Siegert W, Nerl C, Meuthen I, Zahn T, Brack N, Lennert K, Huhn D (1991) Recombinant human interferon-alpha in the treatment of angioimmunoblastic lymphadenopathy: results in 12 patients. Leukemia 5:892–895

151. Dawson IMP, Cornes JS, Morson BC (1961) Primary malignant lymphoid tumors of the intestinal tract. Br J Surg 49:80–89

152. Parsonet J et al. (1994) Helicobacter pylori infection and gastric lymphoma. N Engl J Med 330:1267–1271

153. Okazaki K et al. (1994) Gene rearrangements, helicobacter pylori, and gastric MALT lymphoma. Lancet 343:1636

154. Francica G, Cozzolino G, Morante R, Martinelli G, Cigolari S, Dionisio M, Romano V, Schiavone M, Sperandeo M, Cacciatore L (1990) Gastric lymphoma: diagnosis and follow-up of chemotherapy-induced changes using real-time ultrasonography: a report of three cases. Eur J Radiol 11:68–72

155. Taal BG, Den Hartog Jager FCA, Burgers JMV, Van Heerde P, Tio TL (1989) Primary non-Hodgkin's lymphoma of the stomach: Changing aspects and therapeutic choices. Eur J Cancer Clin Oncol 25:439–450

156. Franssila KO, Jaser N, Sivula A (1993) Gastrointestinal non-Hodgkin's lymphoma. A population-based clinicopathological study of 111 adult cases with a follow-up of 10–15 years. APMIS 101:631–641

157. Wotherspoon AC, Doglioni C, Diss TC, Pan L, Moschini A, de Boni M, Isaacson PG (1993) Regression of primary low-grade B-cell gastric lymphoma of mucosa-associated lymphoid tissue type after eradication of Helicobacter pylori. Lancet 342:575–577

158. Stolte M, Eidt S (1993) Healing gastric MALT lymphomas by eradicating H pylori? Lancet 342:568

159. Horstmann M, Erttmann R, Winkler K (1994) Relapse of MALT lymphoma associated with helicobacter pylori after antibiotic treatment. Lancet 343: 1098–1099

160. Fleming ID, Mitchell S, Dilawari RA (1982) The role of surgery in the management of gastric lymphoma. Cancer 49:1135–1141

161. Feil W, Wenzel E, Radaskiewicz T, Schiessel R (1987) Das Non-Hodgkin-Lymphom des Magens: Chirurgische Therapie und Prognose. Wien Klin Wochenschr 99:426–430

162. Dragosics B, Bauer P, Radaszkiewicz T (1985) Primary gastrointestinal non-Hodgkin's lymphomas. A retrospective clinicopathologic study of 150 cases. Cancer 55:1060–1073

163. Gospodarowicz MK, Bush RS, Brown TC, Chua T (1983) Curability of gastrointestinal lymphoma with combined surgery and radiation. Int J Radiat Oncol Biol Phys 9:3–9

164. Chung HC, Roh JK, Koh EH, Kim JH, Hahn JS, Park IS, Min JS, Lee KS, Suh CO, Loh JJK, Kim BS (1990) Comparison of adjuvant radiotherapy and chemotherapy following surgery in stage IE and IIE primary gastrointestinal tract non-Hodgkin's lymphoma. Yonsei Med J 31:144–155

165. Tondini C, Giardini R, Bozzetti F, Valagussa P, Santoro A, Bertulli R, Balzarotti M, Rocca A, Lombardi F, Ferreri AJ et al. (1993) Combined modality treatment for primary gastrointestinal non-Hodgkin's lymphoma: the Milan Cancer Institute experience [see comments]. Ann Oncol 4:831–837

166. Shiu MH, Karas M, Nisce L, Burton L, Filips D, Liebermann P (1982) Management of primary gastric lymphoma. Ann Surg 195:196–202

167. Maor MH, Velasquez WS, Fuller LM, Silvermintz KB (1990) Stomach conservation in stages IE and IIE gastric non-Hodgkin's lymphoma [see comments]. J Clin Oncol 8:266–271

Hochmaligne Non-Hodgkin-Lymphome

M. Engelhard, G. Trenn und G. Brittinger

I. Epidemiologie

1 Häufigkeit und Inzidenz

Hochmaligne Non-Hodgkin-Lymphome (NHL) sind mit einem Anteil von ca. 2–3% an der Gesamtzahl seltene maligne Erkrankungen, deren jährliche Inzidenzrate aber stetig zunimmt und sich z.B. in den USA von 1950–1989 von 6,9 auf 13,7 pro 100000 Einwohner etwa verdoppelte. Die Ursachen dieser Entwicklung, die auch in Westeuropa zu beobachten ist, sind noch unbekannt [11, 106] und allein durch die seit Ende der achtziger Jahre entdeckten HIV-assoziierten NHL nicht zu erklären.

Nach der Kiel-Klassifikation beträgt der Anteil der hochmalignen Lymphome an der Gesamtzahl der NHL etwa 30%, wobei sich rund zwei Drittel der Erkrankungen zwischen dem 5. und 8. Lebensjahrzehnt entwickeln [2, 45].

2 Geschlechts- und Rassenverteilung

Weltweit besteht bei NHL ein höheres Erkrankungsrisiko für Männer als für Frauen, während der Anstieg der Inzidenzraten geschlechtsunabhängig ist. Evident sind dagegen deutliche Rassenunterschiede mit einer geringeren Inzidenzrate für Schwarze, Chinesen und Japaner im Vergleich zu Nordamerikanern und Europäern [11].

3 Ätiologie und Prädisposition

Folgende Faktoren implizieren ein erhöhtes Erkrankungsrisiko:

- Kongenitale und erworbene Immundefizienzsyndrome (Kollagenosen, T- und B-Zell-Defizienzsyndrome, HIV-Infektion), vorausgegangene immunsuppressive Therapie [20, 106];
- Exposition gegenüber Pestiziden (z.B. 2,4-Dichlorphenoxyessigsäure, Organophosphate) und Fungiziden [77, 106, 113];
- einige Virusinfektionen (EBV, HTLV-1) [45, 50, 79];
- M. Hodgkin (insbesondere nach kombinierter Radio- und Chemotherapie [34]);
- Helicobacter-pylori-Infektionen für die Entstehung von Magen-, insbesondere MALT-Lymphomen [70].

4 Lokalisation

Die Mehrzahl der hochmalignen NHL entsteht primär nodal, 20–30% sind dagegen primär extranodalen Ursprungs [2, 11, 49, 106]. Bei 50–60% der Patienten besteht initial eine extralymphatische Manifestation [28, 93]. Bei extranodalem Befall sind vorrangig das Knochenmark (15–20%) oder der Gastrointestinaltrakt betroffen (15%) [2, 11, 93]. Die sehr seltene Primärmanifestation des zentralen Nervensystems (ZNS) (ca. 2%) zeigte im letzten Jahrzehnt prozentual die größte jährliche Zuwachsrate [11].

Zum Zeitpunkt der Diagnosestellung ist die Erkrankung bei etwa 30% der Patienten noch lokoregional begrenzt (Stadium I und II). Bei ca. 40–45% der Patienten liegt dagegen bereits ein fortgeschrittenes oder generalisiertes Krankheitsbild im Stadium IV vor. Eine ausgedehnte Lymphommanifestation („bulky disease", Durchmesser ≥ 10 cm) wird bei 20–25% der Patienten gefunden [2, 49, 69, 93].

II. Pathologie, Stadieneinteilung und Prognose

1 Pathologie

In der Kiel-Klassifikation wurden die hochmalignen NHL morphologisch und immunhistologisch charakterisiert [45, 88], wobei diese biologische

Definition sich auch als klinisch relevant erwiesen hat [1]. International, vor allem im außereuropäischen Raum, fand vorrangig die „Working Formulation" (WF) Anwendung, die auf der Analyse klinischer Verlaufsdaten beruht und u. a. Gruppen von intermediärem und hohem Malignitätsgrad unterscheidet [94]. Mit der REAL-Klassifikation der NHL (s. auch Kapitel „Non-Hodgkin-Lymphome niedriger Malignität") wurde kürzlich eine Neuordnung der NHL vorgelegt [32], die die B- und T-Zell-Lymphome nicht mehr in niedrig- und hochmaligne gruppiert, sondern sie nach ihrer Abstammung von Vorläuferzellen („Precursor B-/T-cell neoplasms") oder reifen peripheren Funktionszellen („Peripheral B-/T-cell neoplasms") gliedert. Die REAL-Klassifikation hat inzwischen weltweit großes Interesse gefunden und ist hinsichtlich ihrer klinischen Relevanz auch bereits evaluiert worden [6, 17, 73]. Einen Vergleich der Ergebnisse internationaler Therapiestudien erlaubt die Gegenüberstellung der korrespondierenden Entitäten (Tabelle 1). Bei der Interpretation klinischer Daten zu den hochmalignen NHL muß dabei jedoch beachtet werden, daß die diagnostischen Kriterien zur Charakterisierung der NHL-Entitäten in den drei Klassifikationen nicht identisch sind. So ist es zu erklären, daß im Vergleich zur Kiel-Klassifikation die WF einige Entitäten nicht identifiziert. In der REAL-Klassifikation werden zwar einige Entitäten als eigenständig hervorgehoben (z.B. das primäre mediastinale B-Zell-Lymphpom), dagegen jedoch drei Hauptentitäten hochmaligner B-Zell-Lymphome (centroblastisches, immunoblastisches und großzellig-anaplastisches B-Zell-Lymphom) in einer gemeinsamen Kategorie des „diffusen großzelligen B-Zell-Lymphoms" zusammengefaßt. Ähnliches gilt für die einheitliche REAL-Kategorie „peripherer T-Zell-Lymphome, nicht näher spezifiziert", die mehrere in der Kiel-Klassifikation differenzierte Entitäten umfaßt. Bei den peripheren T-Zell-Lymphomen ist noch nicht einschätzbar, ob diese Vereinfachung auch den klinischen Eigenschaften dieser seltenen Entitäten gerecht wird. Das centroblastische, immunoblastische und großzellige anaplastische B-Zell-Lymphom sind dagegen durch signifikante klinisch-prognostische Unterschiede gekennzeichnet [17], sodaß die Zusammenfassung in eine gemeinsame Kategorie im Hinblick auf klinisch-therapeutische Entscheidungen als problematisch gelten muß.

Einen Überblick über die Häufigkeit der hochmalignen Lymphomentitäten und Immunphänotypen gibt die Analyse des Jahreseingangs 1983 des Kieler Lymphknotenregisters [45]. Danach liegt bei nodalen hochmalignen NHL die Inzidenz des B-Zell-Subtyps bei 64 % und des T-Zell-Subtyps bei 23 %, während sich bei 13 % weder B- noch T-Zell-Marker

Tabelle 1. Hauptentitäten hochmaligner Non-Hodgkin-Lymphome der Kiel-Klassifikation und korrespondierende Lymphome der REAL-Klassifikation (**A**), intermediäre und hochmaligne NHL der Working Formulation (**B**)

A Kiel-Klassifikation [45]	REAL Klassifikation [32]
Lymphom Entität	*Lymphoma entity*
B-Zell Subtyp	
Zentroblastisch	
Immunoblastisch	Diffuse large B-cell
Großzellig anaplastisch (Ki-1+)	
Burkitt	Burkitt's
Lymphoblastisch	Precursor B-lymphoblastic
Großzelliges sklerosierendes Lymphom des Mediastinums[a]	Primary mediastinal large B-cell
T-Zell Subtyp	
Pleomorph, mittel-/großzellig	Peripheral T-cell, unspecified[b]
Immunoblastisch	
Großzellig anaplastisch (Ki-1+)	Anaplastic large-cell, T and null-cell types
Lymphoblastisch	Precursor T-lymphoblastic
B Working Formulation [94]	*Kiel-Klassifikation: Entsprechende Entitäten hochmaligner NHL [45, 88]*
Intermediate grade	
D Follicular, predominantly large cell	
E Diffuse, small cleaved cells	
F Diffuse, mixed, small and large cell	
G Diffuse, large cell	Centroblastisch[c]
High grade	
H Large cell, immunoblastic	Immunoblastisch Periphere T-Zellenlymphome
I Lymphoblastic	Lymphoblastisch
J Small noncleaved cell	Burkitt

[a] Eingeordnet unter den seltenen Varianten hochmaligner NHL.
[b] Diese Kategorie umfaßt auch einige Entitäten niedrigmaligner NHL der Kiel-Klassifikation: Lennert-, T-Zonen und pleomorph kleinzellige Lymphome.
[c] Die Gruppe G der „diffusen, großzelligen" Lymphome der Working Formulation umfaßt neben dem hochmalignen centroblastischen Lymphom auch zwei niedrigmaligne NHL der Kiel-Klassifikation: das großzellig, diffuse centroblastisch-centrozytische sowie das großzellig centrozytische Lymphom.

nachweisen ließen. Ähnliche Verteilungen ergeben sich auch bei Patienten-kollektiven in den USA [12]. Innerhalb der hochmalignen B-NHL über-wiegt das centroblastische Lymphom (ca. 50–55 %) im Vergleich zu den weniger häufigen immunoblastischen (16–25 %), lymphoblastischen (4–10 %) und großzellig anaplastischen Ki-1+ (5–8 %) Lymphomen. Zu den seltenen Varianten zählen das hochmaligne MALT-Lymphom, das großzellige sklerosierende B-Zell-NHL des Mediastinums und das T-Zell-reiche B-Zell-Lymphom und das Burkitt-Lymphom. Ein kleiner Anteil hochmaligner NHL läßt sich trotz umfassender Untersuchungen nicht näher klassifizieren. Bei den hochmalignen T-Zell-NHL ist das großzellige, pleomorphe T-Zell-Lymphom die häufigste Entität (30–50 %) vor den ent-sprechenden Subtypen der lymphoblastischen, großzellig anaplastischen Ki-1+ und immunoblastischen NHL. Nur etwa 5–10 % der immuno-blastischen Lymphome exprimieren den T-Zell-Subtyp im Gegensatz zu der Mehrheit der großzelligen anaplastischen Ki-1+ Lymphome [2, 37, 45, 115].

2 Stadieneinteilung

Die Stadieneinteilung erfolgt nach der Ann-Arbor Klassifikation. Zu den Details wird auf die Darstellung der niedrigmalignen NHL sowie des M. Hodgkin verwiesen (s. Kapitel „Non-Hodgkin-Lymphome niedriger Malignität" und „Morbus Hodgkin").

3 Prognostische Risikofaktoren

Zahlreiche Studien haben bewiesen, daß die Prognose des einzelnen Patienten ganz entscheidend bestimmt wird durch eine Reihe initialer Parameter. Durch eine internationale Metaanalyse [93], welche 3273 Pa-tienten aus 16 Therapiestudien einschloß, konnte eine Gruppe von Fakto-ren identifiziert werden, die unabhängig voneinander und annähernd gleichwertig die Remissionsrate, das Rezidivrisiko und die Überlebens-wahrscheinlichkeit relevant beeinflussen. Dazu zählen:

- das Alter (≤ 60 vs. > 60 Jahre)
- der Allgemeinzustand (ECOG-Klassifizierung ≤ 1 vs. ≥ 2),
- die Serum-LDH (normal vs. erhöht),
- das Stadium (I oder II vs. III oder IV) sowie
- die Anzahl der Regionen mit extranodalem Befall (≤ 1 vs. ≥ 2).

In Abhängigkeit von der Zahl der initial vorliegenden Risikofaktoren wurden vier Prognosegruppen mit niedrigem, niedrig bis mittelgradigem, mittelgradig bis hohem und hohem Risiko ermittelt, die den Internationalen Index darstellen (Tabelle 2). Bei getrennter Analyse der Altersgruppen (≤ 60 vs. > 60 Jahre, altersadaptierter Internationaler Index) präzisiert sich diese Risikoabstufung dahingehend, daß bereits das Vorliegen von nur einem dieser Parameter prognostisch relevant ist. Tabelle 2 illustriert die Bedeutung dieser Einteilung für die Remissions- und 5-Jahres-Überlebensraten der einzelnen Gruppen. Im Vergleich zu den jüngeren Patienten ergibt sich für die > 60jährigen bei ähnlichen Remissionsraten in allen Risikogruppen eine deutlich schlechtere Langzeitprognose.

Unter standardisierten Therapiebedingungen haben in der Gruppe der hochmalignen B-Zell-NHL die centroblastischen Lymphome eine höhere Überlebenswahrscheinlichkeit als die lymphoblastischen und immunoblastischen Lymphome; das primäre mediastinale und die unklassifizierbar hochmalignen B-NHL nehmen eine Zwischenposition ein [17, 18]. Beim großzellig anaplastischen K1+-Lymphom ist der B-Zell-Subtyp mit einem höheren Altersmedian und einer signifikant schlechteren Prognose assoziiert als der T-Zell-Subtyp. Eine sichere Einschätzung der selteneren hochmalignen MALT-Lymphome im Vergleich zu den übrigen B-Zell-Entitäten ist noch nicht möglich, wobei zumindest bei der primären Magenmanifestation im Frühstadium ein günstiger Verlauf erwartet werden darf [15, 21,40]. Die Prognose der T-Zell-Lymphome ist insgesamt

Tabelle 2. Prognostische Relevanz der initialen Risikogruppen bei hochmalignen NHL nach dem altersadaptierten „International Index" [93]. Patientenkollektiv der Metaanalyse (n = 2031); zu den Definitionen s. Text

Risiko-gruppe	Anzahl der Risikofaktoren	Vollremissionsrate Alter (Jahre)		Überlebensrate 5 Jahre Alter (Jahre)	
		≤ 60	> 60	≤ 60	> 60
Niedrig	0	92 %	91 %	83 %	56 %
Niedrig bis mittelgradig	1	78 %	71 %	69 %	44 %
Mittelgradig bis hoch	2	57 %	56 %	46 %	37 %
Hoch	3	46 %	36 %	32 %	21 %

etwas ungünstiger. Bei gering erniedrigten Remissionsraten besteht vor allem ein erhöhtes Rezidivrisiko, wobei die Überlebenswahrscheinlichkeit nicht in gleichem Maße beeinträchtigt wird.

Als biologische Merkmale hochmaligner NHL konnte eine Reihe von Faktoren identifiziert werden, die u.a. die Tumor-relevante Immunkompetenz des Patienten sowie die Regulation der Tumorproliferation, die Ausbreitungstendenz, die Chemosensitivität bzw. -resistenz und damit die Prognose potentiell beeinflussen. Dazu zählen z.B. die Expression von Determinanten des Histokompatibilitätskomplexes (HLA-DR), von Adhaesionsmolekülen (CD44) und eine Reihe chromosomaler Aberrationen [80, 83]. Letztere weisen sogar eine gewisse Assoziation mit der histologischen Entität auf. Dazu zählen die Translokation des c-myc-Gens auf Chromosom 14 [t(8; 14) (q24; q32)] als typisch für das Burkitt-Lymphom und einige variante Translokationen [t(2; 8) (p12; q24), t(8; 22) (q24; q11)] zusätzlich für das lymphoblastische Lymphom. Die für follikuläre Lymphome charakteristische Translokation t(14; 18) (q32; q21), die zur Überexpression des die Apoptose regulierenden bcl-2-Genproduktes führt, ist auch bei 30% der centroblastischen, aber niemals bei immunoblastischen Lymphomen nachweisbar. Die Translokation t(2; 5) (23; q35) ist kennzeichnend für das großzellig anaplastische Ki-1+(CD30+)-Lymphom vom T-Zell- und fehlt beim B-Zell-Subtyp.

Erste Ergebnisse zur Korrelation der molekulargenetischen Merkmale hochmaligner NHL [43, 50] mit der Überlebenswahrscheinlichkeit [67, 112] berechtigen zu der Annahme, daß diese Determinanten zukünftig zu einem differenzierteren Risikoprofil beitragen werden.

III. Diagnostik

Voraussetzung für eine adäquate Therapieentscheidung bei hochmalignen NHL sind die zweifelsfreie Sicherung der Diagnose durch die qualifizierte Beurteilung einer ausreichenden Tumorbiopsie, eine genaue Kenntnis über den Ausbreitungsgrad sowie über die Funktion einzelner Organe bzw. Organsysteme.

Eine Quantifizierung des Allgemeinzustandes ermöglichen die Kategorien des Karnofsky-Index. Als praktikabler hat sich die Einteilung der Eastern Cooperative Oncology Group (ECOG) erwiesen: Der Patient ist symptomfrei (Gruppe 0), unbeeinträchtigt trotz der Anwesenheit von Symptomen (Gruppe 1), nur zeitweise (Gruppe 2) oder überwiegend bettlägerig (Gruppe 3) oder gänzlich bettlägerig und pflegebedürftig (Gruppe 4).

Obligate Ausbreitungsdiagnostik

- Anamnese (B-Symptomatik) und klinische Untersuchung (Lymphknotenstatus);
- Laboratoriumsuntersuchungen: BKS, Blut- und Differentialblutbild, Retikulozyten, Gerinnungsstatus mit Fibrinogen, alkalische Phosphatase, LDH, Kreatinin, Harnsäure, Eisen, Ferritin, Gesamteiweiß und Elektrophorese, quantitative Immunglobuline und Serum-Immun-Elektrophorese, Coombsteste, Antikörperbestimmungen gegen HIV, CMV, EBV, Blutgruppe, Blutzuckernüchternwert, Harnstatus;
- Bildgebende Untersuchungen: Röntgen-Thoraxaufnahme, Abdomen-Sonographie, Computertomographie des Halses, des Thorax und Abdomens, ergänzt durch gezielte Umgebungsuntersuchungen der befallenen Regionen, Computertomographie/Kernspintomographie des Schädels oder der Wirbelsäule;
- Ösophago-Gastro-Duodenoskopie, HNO-fachärztlicher Spiegelbefund;
- Zusatzuntersuchungen symptomorientiert sowie in Abhängigkeit von der Manifestation: z.B. bei gastrointestinalem Befall Magen-Dünndarmpassage, evtl. Coloskopie oder Röntgen-Kontrasteinlauf des Colons, bei großzellig anaplastischen Ki-1+ Lymphomen Knochenszintigramm;
- Knochenmarkzytologie und -biopsie beidseits; bei lymphoblastischen und Burkitt-Lymphomen unbedingt Liquorpunktion, bei den übrigen hochmalignen NHL auch empfohlen im Stadium IV bei Knochenmarkbefall, ansonsten nur bei neurologischer Symtomatik;
- Untersuchungen einzelner Organfunktionen: Elektrokardiogramm und Echokardiographie, evtl. Herzbinnenraumszintigraphie, Lungenfunktion.

IV. Behandlungsstrategie (Abb. 1)

Die Behandlung hochmaligner Non-Hodgkin-Lymphome erfolgt grundsätzlich in kurativer Intention. Lediglich bei schweren Begleiterkrankungen stehen palliative Therapiekonzepte im Vordergrund. Hohes Alter alleine schließt ein aggressives therapeutisches Vorgehen mit kura-

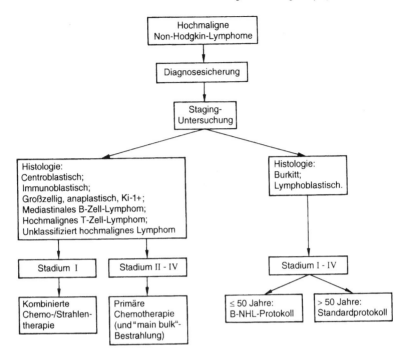

Abb. 1. Behandlungsstrategien bei hochmalignen Non-Hodgkin-Lymphomen. (Zu den Altersgrenzen bei der Therapie der lymphoblastischen und Burkitt-Lymphome s. Text)

tiver Absicht nicht aus, auch wenn die Heilungschancen deutlich unter denen jüngerer Patienten (≤ 60 Jahre) liegen.

Im Vordergrund der Behandlungsmodalitäten stehen die Chemo- und die Strahlentherapie. Aufgrund der bekannten und nahezu regelmäßig zu erwartenden Komplikationen, der notwendigen Verfügbarkeit geeigneter Supportivmaßnahmen sowie der besonderen technischen Voraussetzungen für die Durchführung einer Strahlentherapie sollte die Therapie hochmaligner NHL nur in geeigneten Zentren erfolgen. Da die optimalen Therapiestrategien, insbesondere für die unterschiedlichen Risikogruppen bei weitem noch nicht definitiv ermittelt werden konnten, ist die Behandlung im Rahmen multizentrischer Studien oder zumindest in enger Anlehnung an deren Protokolle dringend zu empfehlen.

1 Chirurgische Interventionen

In der Behandlung hochmaligner NHL sind begrenzte chirurgische Eingriffe, d.h. ausreichende Tumorbiopsien zur Diagnosesicherung, unabdingbar. Gelegentlich erfordert dies auch eine Probelaparotomie, wie z.B. bei ausschließlich intraabdominellem oder retroperitonealem Befall. Eine regelrechte Staging-Laparotomie, welche neben den zahlreichen Biopsaten auch eine Splenektomie implizieren würde, wird aufgrund der damit verbundenen Frühkomplikationen und Spätrisiken nicht mehr empfohlen, zumal die Chemotherapie oder kombinierte Radio-/Chemotherapie gute Behandlungsergebnisse bietet.

Zum Vorgehen bei den primären Magenlymphomen s. IV 3.4.

Im Rahmen von Entlastungsinterventionen oder Notfall-Laparotomien bei Erstsymptomatik des hochmalignen NHL oder bei gastrointestinalen Blutungen oder Perforationen während der Chemotherapie sollte der Eingriff jeweils so begrenzt wie möglich durchgeführt werden.

Lediglich beim Burkitt-Lymphom ist die chirurgische Tumormassenreduktion ("debulking") in Erwägung zu ziehen, wobei im Einzelfall die Indikation sorgfältig geprüft werden muß [114].

2 Strahlentherapie

Hochmaligne NHL zeichnen sich durch eine hohe Strahlensensibilität aus, wobei der Einsatz dieser Behandlungsmodalität vom Ausbreitungsstadium sowie der vorliegenden histologischen Entität abhängig ist.

2.1 Stadium I/IE

Bei der Behandlung streng begrenzter hochmaligner NHL durch alleinige Strahlentherapie hatte sich früh gezeigt, daß stabile Remissionen und damit eine hohe Heilungschance nur im pathologisch, d.h. durch Staging-Laparotomie gesicherten Stadium I/IE erreicht werden konnten, während andernfalls ein erhebliches Risiko letztlich letaler Rezidive bestand. Die Langzeitergebnisse einer prospektiven Studie zur primären Radiotherapie maligner NHL in frühen Stadien stehen noch aus [74].

Unter Vermeidung der Risiken einer Staging-Laparotomie können inzwischen im nur klinisch definierten Ausbreitungsstadium I/IE gleich gute Ergebnisse durch die Kombination einer initialen Chemotherapie (evtl.

in reduzierter Zykluszahl) mit einer nachfolgenden Bestrahlung erzielt werden [8, 35, 97]. Dieses Vorgehen ist dem in umgekehrter Reihenfolge [63] vorzuziehen. Darüberhinaus kann bei diesem Vorgehen die Bestrahlung als „involved-field"-Radiatio, meist mit einer Zielvolumendosis von 40 Gy, evtl. ergänzt durch einen „Boost" von 10 Gy, durchgeführt werden.

Inwieweit auch in einem limitierten Ausbreitungsstadium eine alleinige, intensive Chemotherapie (z.B. bei Patienten mit Risikofaktoren) dem o.g. kombinierten Behandlungskonzept überlegen ist, wäre noch durch systematische Studien zu ermitteln.

2.2 Stadium II – IV

Bei den Stadien II, III und IV ist die remissionsstabilisierende Wirkung einer ergänzenden Strahlentherapie nach Abschluß der Chemotherapie letztlich nicht zweifelsfrei geklärt. So war sowohl in retrospektiven Analysen als auch in prospektiven randomisierten Studien [18, 66] ein relevanter Einfluß der adjuvanten Strahlentherapie auf das rezidivfreie Krankheitsintervall oder das Langzeitüberleben nicht sicher zu belegen. Die Beobachtung, daß radiologisch nachweisbare Residuen nach Abschluß der Chemotherapie auch ohne Nachbestrahlung keinen zusätzlichen Risikofaktor für ein Rezidiv darstellen [3], bedarf sicher noch der Bestätigung.

Während die adjuvante Bestrahlung außerhalb Europas zurückhaltend eingesetzt wird, ist sie in Europa häufig in die Behandlungskonzepte integriert. Sie wird vorwiegend als „involved field"- oder „main bulk"-Bestrahlung mit 36 Gy appliziert ([41], sowie Protokoll der Konsensusstudie zur Therapie hochmaligner NHL). Als additive Strahlentherapie bei einer Chemotherapie-induzierten Teilremission erfolgt hingegen eine „involved-field"-Bestrahlung mit 30–40 Gy und zusätzlicher Aufsättigung residueller Tumormanifestationen um weitere 10 Gy.

2.3 Lymphoblastische und Burkitt-Lymphome; Behandlung des ZNS-Befalls

Bei lymphoblastischen und Burkitt-Lymphomen ist die prophylaktische Schädelbestrahlung aufgrund des hohen Risikos eines ZNS-Rezidivs bei einem Teil der Patienten fester Bestandteil des Therapieplanes (s. u.). Bei Nachweis einer zerebralen Mitbeteiligung bei hochmalignen NHL erfolgt eine Bestrahlung des Hirnschädels mit einer Zielvolumendosis von in der Regel 30 Gy, bei lymphoblastischen und Burkitt-Lymphomen nur mit 24 Gy, aber u. U. auch unter Einschluß der gesamten Neuroachse in Ergänzung zu einer intrathekalen Chemotherapie.

3 Chemotherapie

3.1 Induktionstherapie bei Patienten ohne erhöhtes Risiko
(Tabellen 3 und 4)

Durch konsequenten Einsatz einer Polychemotherapie ausreichender Intensität besteht auch in den fortgeschrittenen Stadien II–IV hochmaligner NHL eine kurative Chance, die es zu nutzen gilt. Ausgehend von dem ersten und inzwischen weltweit erprobten Anthrazyklin-haltigen Kombinationsschema CHOP [53] können bei 50–60% aller Patienten Vollremissionen erreicht werden, von denen jedoch nur etwa zwei Drittel stabil sind. Die Langzeitüberlebens- und damit Heilungsrate liegt somit bislang zwischen etwa 30 bis knapp 50% [23, 60, 93, 111].

In den letzten Jahren sind daher zahlreiche Modifikationen der Polychemotherapie entwickelt worden (Zusammenfassung in [75]) mit dem Ziel, die Wirksamkeit der Zytostatikakombinationen bei tolerabler Toxizität zu erhöhen. Tabelle 3 zeigt eine Auswahl dieser Schemata unter Berücksichtigung systematischer Gesichtspunkte:

- Ergänzung einer etablierten Kombination durch einzelne Zytostatika [41, 55];
- Ermittlung der Wirksamkeit multipler Zytostatika [18, 48, 81];
- Erprobung einer wöchentlichen Zytostatikagabe in wechselnder Kombination [9, 104, 105] im Gegensatz zur gebräuchlichen zyklischen Applikation einer fixen [13, 53, 81] oder bereits zeitlich gestaffelten Zytostatikakombination [48];
- Prüfung des sequentiellen [5, 18, 64] oder alternierenden Einsatzes zweier Schemata im Therapieverlauf [4, 41, 89];
- Bestimmung der Wirksamkeit einer Dosisintensitätserhöhung einzelner Wirkstoffe [48];
- Vergleich zweier Chemotherapiekombinationen [41, 48, 86].

Diese Therapieschemata schienen initial zumeist zu einer Erhöhung der Vollremissionsquoten und der Überlebenswahrscheinlichkeit beizutragen. Allerdings ergaben sich in den randomisierten Vergleichen alternativer Schemata [23, 28, 47, 55, 86] nur selten auch klinisch relevante Unterschiede.

Zur Klärung der Frage, inwieweit tatsächlich ein therapeutischer Fortschritt erreicht worden sein könnte, wurde inzwischen in mehreren randomisierten Phase III-Studien das Chemotherapieschema der ersten Generation (CHOP) mit den neueren Protokollen verglichen. Wie die Remissions- und Überlebensraten zeigen (Tabelle 4), war jedoch für die neueren Zytostatikakombinationen, sogar beim Vergleich der Schemata innerhalb der einzelnen Risikogruppen nur vereinzelt eine prognostische Überlegenheit nachweisbar [23, 28, 47, 60, 111].

Angesichts dieser Ergebnisse und aufgrund der guten Verträglichkeit des CHOP-Schemas muß es vorerst weiterhin als Standardtherapie für die Behandlung hochmaligner NHL angesehen werden. Darüberhinaus muß bei der Behandlungsplanung für den einzelnen Patienten unbedingt der initialen Risikokonstellation Rechnung getragen werden. Dieses Konzept eines Risiko-adaptierten Vorgehens ist bereits langjährig verwirklicht z. B. bei der Behandlung der lymphoblastischen und Burkitt-Lymphome, für die wegen ihres aggressiven Wachstums besondere Therapiepläne in Anlehnung an die Behandlung der akuten lymphatischen Leukämien entwickelt wurden (s. u.). Ebenso stehen modifizierte Therapieansätze für ältere Patienten sowie für jüngere Hochrisikopatienten zur Verfügung.

3.2 Induktionstherapie bei Patienten > 65 Jahre (Tabelle 5)

In multivariaten Analysen wurde das Alter als ein unabhängiger Risikoparameter identifiziert und eine verminderte Überlebensrate für ältere Patienten ermittelt, obwohl die erreichbaren Remissionsraten zwischen Patienten von ≤ 60 und von > 60 Jahren nicht differieren müssen [14, 30, 85, 93, 103]. Dabei wird die Überlebenschance sicher durch eine schlechtere Verträglichkeit der Chemotherapie, eine erhöhte objektive Toxizität, aber u. U. durch bereits initiale Dosisreduzierungen negativ beeinflußt [14].

Ältere Patienten ohne vorbestehende Organschäden sollten daher durchaus mit kurativer Intention zeit- und dosisgerecht mit einem Anthrazyklin-haltigen Schema begrenzter Toxizität (z. B. CHOP) [30] behandelt werden, evtl. unter Einbeziehung hämatopoetischer Wachstumsfaktoren. Tabelle 5 gibt eine Übersicht über die Effektivität einer Auswahl

Tabelle 3. Auswahl von Therapieschemata zur Behandlung hochmaligner Non-Hodgkin-Lymphome. (n.a.: nicht angegeben)

Autor	Therapie	n: auswert. Pat. M: med. Alter v: vorbehandelt S: Stadium
McKelvey et al. [53] 1996	**CHOP** CPM 750 mg/m² i.v. T1 ADM 50 mg/m² i.v. T1 VCR 1,4 mg/m² i.v. T1 PRED 100 mg p.o. T1−5 q2−3 Wo ×6 − n.a.	n: 204 M: 53 Jahre v: 34% S: III + IV
Coiffier et al. [5] 1989	**LNH 84- Protokoll** CPM 1200 mg/m² i.v. T1 ADM 75 mg/m² i.v. T1 VDS 2 mg/m² i.v. T1 + 5 BLEO 10 mg i.v. T1 + 5 PRED 60 mg/m² p.o. T1−5 MTX 12 mg i.th. T3 q2 Wo × 3−4 *gefolgt von Konsolidierung* *± Intensivierung nach 6 Wo*	n: 737 M: 50 Jahre v: 0 S: I–IV
Shipp et al. [82] 1990	**m-BACOD** MTX 200 mg/m² i.v. T8, 15 Folinsäure 10 mg/m² q6 h ×8 BLM 4 mg/m² i.v. T1 ADM 45 mg/m² i.v. T1 CPM 600 mg/m² i.v. VCR 1 mg/m² i.v. T1 DEX 6 mg/m² p.o. T1−5 q3 Wo × 10	n: 134 M: 49 Jahre v: 0 S: II–IV
Engelhard et al. [17, 18] 1991, 1997	**COP-BLAM/IMVP-16** CPM 400 mg/m² i.v. T1 VCR 2 mg i.v. T1 PRED 50 mg/m² p.o. T1−10 BLM 15 mg/m² i.v. T14 ADM 40 mg/m² i.v. T1 PROC 100 mg/m² p.o. T1−10 q3 Wo ×5 bzw. ×3 *Gefolgt* von **IMVP-16** IFO 1000 mg/m² i.v. T1−5 MTX 30 mg/m² i.v. T3, 10 VP-16 100 mg/m² i.v. T1−3 q3 Wo ×2 bzw. ×4−5	n: 592 M: 56 Jahre v: 0 S: II–IV

Mittlere Nachbeob.	Therapieresultate (%)		Überlebens-rate (%)	Bemerkung
	CR	PR		
n. a.	71	21	1 Jahr: 81	Niedrig- und hoch-malinge Lymphome. Erhaltungstherapie mit COAP bzw. COP
23 Monate	75	9	3 Jahre: 57	Intermediär-[a] und hochmaligne NHL. Therapiebedingte Mortalität: 8% in der Induktions-phase, 5% in der Konsolidierungsphase. Kein Einfluß der späten Intensivierung auf CR-Rate und ÜLZ. Keine konsolidierende Bestrahlung
3,6 Jahre	61	22	1 Jahr: 80,3 3 Jahre: 63,4 5 Jahre: 60,2	Intermediär-[a] und hochmaligne NHL. Kein Unterschied bei retrospektivem Ver-gleich mit Ergebnissen, die mit dem M-BACOD-Protokoll erreicht wur-den. 2 therapiebeding-te Todesfälle
3,5 Jahre	53	n. a.	3 Jahre: 54	Hochmaligne Lymphome. Bei „main bulk"-Befall zusätzlich Bestrahlung

Tabelle 3 (Fortsetzung)

Autor	Therapie	n: auswert. Pat. M: med. Alter v: vorbehandelt S: Stadium
Weick et al. [105] 1991	**MACOP-B** MTX 400 mg/m² i.v. Wo 2, 6, 10 + Folinsäure 15 mg p.o. q6 h ×8 ADM 50 mg/m² i.v. Wo 1, 3, 5, 7, 9, 11 CPM 350 mg/m² i.v. Wo 1, 3, 5, 7, 9, 11 VCR 1,4 mg/m² i.v. Wo 2, 4, 6, 8, 10, 12 BLM 10 mg/m² i.v. Wo 4, 8, 12 PRED 75 mg p.o. Wo 1–12	n: 109 M: 53, 5 Jahre v: 0 S: II–IV
Longo et al. [48] 1991	**Pro-MACE-MOPP** CPM 650 mg/m² i.v. T1 ADM 25 mg/m² i.v. T1 VP-16 120 mg/m² i.v. T1 PRED 60 mg/m² p.o. T1–15 HN₂ 6 mg/m² i.v. T8 VCR 1,4 mg/m² i.v. T8 PROC 100 mg/m² i.v. p.o. T8–15 MTX 500 mg/m² i.v. T15 Leucovorin 50 mg/m² p.o. q4 Wo ×6 *randomisiert vs.* **ProMACE-CytaBOM** CPM 650 mg/m² i.v. T1 ADM 25 mg/m² i.v. T1 VP-16 120 mg/m² i.v. T1 PRED 60 mg/m² p.o. T1–15 ARA-C 300 mg/m² i.v. T8 BLM 5 mg/m² i.v. T8 VCR 1,4 mg/m² i.v. T8 MTX 120 mg/m² i.v. T8 Folinsäure 25 mg/m² p.o. q6 h ×4, 24 h nach MTX q3 Wo × 6	n: 99 M: 46 Jahre v: 0 S: II–IV n: 94 M: 47 Jahre v: 0 S: II–IV

Mittlere Nachbeob.	Therapieresultate (%)		Überlebens-rate (%)	Bemerkung
	CR	PR		
3 Jahre und 10 Monate	50	33	4 Jahre: 51	Intermediär-[a] und hochmaligne NHL, 51% schwere Toxizität, 5 Todesfälle
5 Jahre	74	n.a.	5 Jahre: 53	Intermediär-[a] und hochmaligne NHL. Pro-MACE-CytaBOM 6 Todesfälle durch Pneumocystis-carinii-Infektionen
	p < 0,05		*p < 0,05*	
5 Jahre	69	n.a.	5 Jahre: 86	Dosisintensität von ADM 42% und von CPM 43% höher in ProMACE-CytaBOM als in ProMACE-MOPP

Tabelle 3 (Fortsetzung)

Autor	Therapie	n: auswert. Pat. M: med. Alter v: vorbehandelt S: Stadium
Dhaliwal et al. [13] 1993	**CHOP-M** ADM 50 mg/m² i.v. T1 CPM 1000 mg/m² i.v. T1 VCR 1,4 mg/m² T1 PDL 100 mg/m² p.o. T1−5 MTX 300 mg/m² i.v. T9 Folinsäure 15 mg p.o. q6 h ×8 MTX 12.5 mg i.th. q3 Wo ×6	n: 110 M: 54 Jahre v. 0 S: IE −IV
Somers et al. [86] 1994	**CHVmP-VB** ADA 50 mg/m² i.v. T1 VM26 60 mg/m² i.v. T1 CPM 600 mg/m² i.v. T1 PRED 40 mg/m² p.o. T1−5 VCR 2 mg i.v. T15 BLM 10 mg i.v. T15 q3 Wo ×8 *randomisiert vs.* **ProMACE-MOPP** (s. Longo et al.) q4 Wo ×8	n: 184 M: 55 Jahre v: 0 S: II − IV n: 162 M: 55 Jahre v: 0 S: II−IV

Mittlere Nachbeob.	Therapieresultate (%)		Überlebens-rate (%)	Bemerkung
	CR	PR		
6,5 Jahre	41	23	8 Jahre: 42	Intermediär-[a] und hochmaligne NHL. Therapiebedingte Mortalität: 20%
n.a.	61	21	5 Jahre: 55	Intermediär-[a] und hochmaligne NHL. Kein Einfluß einer konsolidierenden „main-bulk"-Bestrahlung auf das Behandlungsergebnis
	p < 0,0005		*n. s.*	
n.a.	48	17	5 Jahre: 49	Höhere Thrombopenie-rate als bei CHVmP-VB

Tabelle 3 (Fortsetzung)

Autor	Therapie	n: auswert. Pat. M: med. Alter v: vorbehandelt S: Stadium
Köppler et al. [41] 1994	**CHOEP** CPM 750 mg/m^2 i.v. T1 ADM 50 mg/m^2 i.v. T1 VCR 2 mg i.v. T1 VP-16 100 mg/m^2 i.v. T3–5 PDL 100 mg p.o. T1–5 q3 Wo × 4 *randomisiert vs.* **Hochdosis-CHOP** CPM 1200 mg/m^2 T1 ADM 40 mg/m^2 i.v. T1 + 2 VCR 2 mg i.v. T1 PDL 100 mg p.o. T1–5 ***alternierend mit IVEP*** IFS 1500 mg/m^2 i.v. T1–5 VDS 3 mg/m^2 i.v. T1 VP-16 120 mg/m^2 i.v. T3–5 PDL 100 mg p.o. T1–5 q3 Wo × 4	n: 85 M: 55 Jahre v: 0 S: II–IV n: 90 m: 53,5 Jahre v: 0 S: II–IV
Meerwaldt [55] 1997	**CHVmP** ADM 50 mg/m^2 i.v. T1 VM26 60 mg/m^2 i.v. T1 CPM 600 mg/m^2 i.v. T1 PRED 40 mg/m^2 p.o. T1–5 *randomisiert vs.* **CHVmP-VB** (s. Somers)	n: 70 M: 55 Jahre v: 0 S: III–IV n: 70 M: 55 Jahre v: 0 S: III–IV

[a] Klassifikation gemäß der Working Formulation [10].

Mittlere Nachbeob.	Therapieresultate (%)		Überlebens-rate (%)	Bemerkung
	CR	PR		
3 Jahre	87	5	4 Jahre: 61	Hochmaligne NHL. Ergänzende „involved-field"-Radiatio mit 35 Gy
	n. s.			
3 Jahre	84	8	4 Jahre: 66	
n. a.	49	12	5 Jahre: 28 10 Jahre: 22	
	p = 0,02			
n. a.	74	7	5 Jahre: 48 10 Jahre: 34	

Tabelle 4. Wirksamkeit verschiedener Therapieschemata im randomisierten Vergleich zu dem CHOP-Protokoll bei der Behandlung hochmaligner NHL. (n.s.: nicht signifikant)

Autor	Therapie	n: auswert. Pat. M: med. Alter
Gordon et al. [28] 1992	CHOP q3 Wo ×8 vs. m-BACOD q3 Wo ×8	n: 174 M: n.a., 50% > 60 J. n: 151 M: n.a., 50% > 60 J.
Fisher et al. [22, 23] 1993, 1997	CHOP q3 Wo ×8 vs. m-BACOD q3 Wo ×10 vs. MACOP-B vs. ProMACE-CytaBOM q3 Wo × 6	n: 225 M: 56 Jahre n: 223 M: 57 Jahre n: 233 M: 54 Jahre n: 218 M: 57 Jahre
Linch et al. [47] 1996	CHOP q4 Wo ×6−8 vs. PACEBOM	n: 226 M: n.a. n: 233 M: n.a.
Montserrat et al. [60] 1996	CHOP q3 Wo ×6−8 vs. ProMACE-CytaBOM q3 Wo ×6−8	n: 76 M: 58 Jahre n: 72 M: 58 Jahre
Wolf [111] 1997	CHOP q3 Wo ×6−8 vs. MACOP-B	n: 111 M: 57 Jahre v: 0 S: I−IV n: 125 M: 58 Jahre v: 0 S: I−IV

[a] Klassifikation gemäß der Working Formulation [10].

mittlere Nachbeob.	Therapieresultate (%)		Überlebens-rate (%)	Bemerkung
	CR	PR		
4 Jahre	51	31	2 Jahre: 59 5 Jahre: 48	Intermediär-[a] und hochmaligne NHL. m-BACOD höhere Toxizität als CHOP.
		n. s.	*n. s.*	Dosisintensität
4 Jahre	56	30	2 Jahre: 62 5 Jahre: 49	von ADM und CPM höher bei CHOP
6 Jahre	44	36	6 Jahre: 42	Intermediär-[a] und hochmaligne NHL.
	n. s.		*n. s.*	Therapiebeding- te Mortalität:
6 Jahre	48	34	6 Jahre: 40	CHOP: 1% ProMACE: 3%
	n. s.		*n. s.*	m-BACOD: 5%
6 Jahre	51	32	6 Jahre: 41	MACOP-B: 6%
	n. s.		*n. s.*	
6 Jahre	56	31	6 Jahre: 46	
5 Jahre	54	n.a.	5 Jahre: 44	
	n. s.		*n. s.*	
5 Jahre	57	n.a.	5 Jahre: 45	
4,5 Jahre	57,5	n.a.	4,5 Jahre: 42	Intermediär-[a] und hochmaligne NHL.
	n. s.		*n. s.*	5 therapiebeding- te Todesfälle bei Pro-
4,5 Jahre	62	n.a.	4,5 Jahre: 42	MACE-CytaBOM
6,5 Jahre	59	n.a.	5 Jahre: 41 8 Jahre: 36	
	n. s.		*5 Jahre: p= 0,035* *8 Jahre: n.s.*	
6,5 Jahre	51	n.a.	5 Jahre: 54 8 Jahre: 45	

Tabelle 5. Auswahl von Therapieschemata zur Behandlung älterer Patienten mit hoch-malignen Non-Hodgkin-Lymphomen. (n.a.: nicht angegeben)

Autor	Therapie	n: auswert. Pat. M: med. Alter v: vorbehandelt S: Stadium
Sonneveld et al. [87] 1990	**CNOP** CPM 750 mg/m^2 i.v. T1 MOX 10 mg/m^2 i.v. T1 VCR 1,4 mg/m^2 i.v. T1 PRED 50 mg/m^2 p.o. T1−5 q4 Wo ×6	n: 30 M: 70,4 Jahre v: 4 S: III + IV (26)
Tigaud et al. [95] 1991	**Ifosfamid/Etoposid** IFS 1500 mg/m^2 i.v. T1−3 (kontinuierliche Infusion) VP-16 100 mg/m^2 i.v. T1−3 q4 Wo ×6	n: 21 M: 75 Jahre v: 14 S: II−IV
Tirelli et al. [96] 1992	**VMP** VP-16 80 mg/m^2 p.o. T1−5 MOX 8−10 mg/m^2 i.v. T1 PDM 80 mg/m^2 p.o. T1−5 q3 Wo ×3−6 (Stad. I u. II) q3 Wo ×6−9 (Stad. III u. IV)	n: 52 M: 75,6 Jahre v: 14 S: I−IV
Bastion [1] 1997	**CVP** CPM 600 mg/m^2 i.v. T1 VM26 25 mg/m^2 i.v. T1 PRED 40 mg/m^2 p.o. T1−5 q3 Wo ×6 randomisiert vs. **CTVP** CPM 600 mg/m^2 i.v. T1 THP-ADM 50 mg/m^2 i.v. T1[b] PRED 40 mg/m^2 p.o. T1−5 q3 Wo ×6	n: 220 M: n.a v: 0 S: I−IV n: 233 M: n.a. v: 0 S: I−IV

[a] Klassifikation gemäß der Working Formulation [10].
[b] *THP-ADM* = Pirarubicin.

Mittlere Nachbeob.	Therapieresultate (%)		Überlebens-rate (%)	Bemerkung
	CR	PR		
16 Monate	60	30	1 Jahr: 50	Niedrig-, inter-mediär-[a] und hoch-maligne NHL. 6 Pat. mit „Herzer-krankung"
n.a.	48	28	1 Jahr: 49	Intermediär-[a] und hochmaligne NHL. 75% CR bei den nicht vorbehandelten Pat. und Pat. im 1. Rezidiv
11,4 Monate	46	36	1 Jahr: 50	Niedrig-, inter-mediär-[a] und hoch-maligne NHL. Alle Pat. > 70 Jahre. 27% vorbehandelt. 1 therapiebeding-ter Todesfall.
4,7 Jahre	32	n.a.	5 Jahre: 19	Alle Patienten > 69 Jahre
	$p = 0,0001$		$p < 0,05$	
4,7 Jahre	47	n.a.	5 Jahre: 27	Alle Patienten > 69 Jahre

neuerer Alternativschemata bei der Behandlung hochmaligner NHL in höheren Altersgruppen [1, 54, 68, 87, 95, 96].

Bei Kontraindikationen gegen Anthrazyklinderivate kann eine Behandlung mit IMVP-16 (Ifosfamid, Methotrexat und Etoposid, Tabelle 3, 8 [3]), COP (Cyclophosphamid, Vincristin, Prednison; s. Kapitel „Niedrigmaligne NHL") oder COPP (Cyclophosphamid 450 mg/m^2 Tag 1 + 8, Vincristin 2 mg Tag 1 + 8, Procarbazin 100 mg/m^2 Tag 1–14, Prednison 40 mg/m^2 Tag 1–14, Wiederholung Tag 28, 6- bis 8 × [46]) oder CVB (Cyclophosphamid, Teniposid, Prednison, s. Tabelle 5 [1]) erfolgen.

3.3 Intensivierte Therapie bei Hochrisikopatienten (Tabellen 6 und 7)

Die bisherigen Erfahrungen zeigen, daß nach konventioneller Chemotherapie mehr als die Hälfte aller bzw. etwa zwei Drittel der Risiko-Patienten mit hochmalignen NHL nicht geheilt werden. Eine Chance zur Optimierung der Therapieergebnisse könnte in einer Intensivierung der Chemotherapie liegen. Grundsätzlich ist dies durch die Dosiseskalation einzelner Wirkstoffe [29, 36, 65, 81, 92] (Tabelle 6) und/oder eine Verkürzung der Therapieintervalle [65, 99] zu erreichen, während sich in der Vergangenheit die Einbeziehung zusätzlicher Zytostatika als nicht sehr effizient erwiesen hat. Allerdings ist die prognostische Relevanz der Dosisintensität (Dosis pro Zeit [56]) zumindest in Standardschemata noch nicht zweifelsfrei geklärt. Während in einigen Studien eine Dosisintensivierung ohne Einfluß auf die Ansprech- und Gesamtüberlebensraten blieb [57], weisen andere einschließlich einer Metaanalyse von 14 randomisiert durchgeführten Studien eine höhere Remissionsrate in Korrelation zu einer gesteigerten Dosisintensität von Cyclophosphamid allein oder auch von Anthrazyklinen nach [5, 42, 44, 56, 81].

In mehreren Therapiestudien wurde nun versucht, die Prognose von Hochrisikopatienten durch eine frühe Einbeziehung der Hochdosistherapie mit nachfolgender autologer Knochenmarktransplantation oder Reinfusion von peripheren Blutstammzellen zu verbessern, nachdem dieses Behandlungsprinzip bei refraktären oder rezidivierten hochmalignen NHL bereits erprobt worden war. Die bislang dazu vorliegenden Ergebnisse aus randomisierten Studien zum Vergleich des Hochdosisprotokolls mit einem konventionellen Schema sind in Tabelle 7 zusammengefaßt [25, 26, 31, 52, 73, 102]. Danach ist zumindest noch kein kategorieller prognostischer Vorteil erkennbar.

Tabelle 6. Dosiseskalation in der Therapie hochmaligner NHL: Ergebnisse von Pilotstudien im Vergleich zum CHOP-Protokoll

Autor	Risikoprofil Med. Alter Kollektiv	Protokoll	Dosiseskalation				Gesamt-Vollrem. Rate
			Zyklus-Intervall (Wochen)	Wirk-stoff	Dosis (mg/m²)	RDI	
McKelvey et al. [53]	Stad. III–IV 53 Jahre n = 204	CHOP	2–3	CPM ADM	750 50	1.0 1.0	52%
Tanosaki et al. [92]	Stad. I–IV 50 Jahre n = 27	CHOP	2	CPM ADM	750 1200 1500 50	1.5 2.4 3.0 1.0	77%
O'Brien et al. [65]	Stad. I–IV 45 Jahre n = 30	NHL-15	2	CPM ADM	3000 60	5.7 1.7	75%
Shipp et al. [81]	Stad. III–IV + Tumor ≥ 10 cm 40 Jahre n = 30	Hochdosis-CHOP	3	CPM ADM	3000 4000 50 70 90	4.0 5.3 1.0 1.4 1.8	80%
Gordon et al. [29]	Stad. III/IV, Stad. II + Tumor ≥ 10 cm 45 Jahre n = 38	ProMACE-CytaBOM[a]	3	CPM ADM	650 1300 25 50	0.8 1.6 0.5 1.0	66%
Juliusson et al. [36]	Hochrisiko Stad. II–IV 45 Jahre n = 18	CDE[b]	1–4	CPM ADM	1800 –3900 90	2.4 5.2 1.8	50%

RDI Relative Dosisintensität, Gesamtdosis/Zyklus angegeben als durchschnittliche Dosis/Woche.
[a] Dosiseskalation auch von VP-16 und ARA-C.
[b] Dosiseskalation auch von VP-16.

Weiterführende Studien müssen klären, ob es eine von anderen Risikofaktoren unabhängige Korrelation zwischen der Dosisintensität bestimmter Zytostatika und dem Therapieansprechen hochmaligner NHL gibt und ob durch eine früh eingesetzte und evtl. über mehrere Zyklen applizierte Hochdosistherapie [90, 107] eine Verbesserung der Langzeitergebnisse bei Hochrisikopatienten erreicht werden kann. Gleiches gilt für die Ermittlung der optimalen Dosisintensität in Therapiekonzepten mit bereits erprobten

Tabelle 7. Hochdosistherapie (HDT) und Knochenmark- bzw. Blutstammzellentransplantation (SCT) bei hochmalignen NHL: Ergebnisse randomisierter Therapiestudien

Autor	Kollektiv Risikoprofil	n	Therapie Standard HDT + SCT	Nachbeob. (Monate)	Ansprechrate	Überleben Ereignisfrei	Gesamt
Verdonck et al. [102]	PR nach CHOP 3×	69	CHOP 4× vs. CPM/TBI	48	CR 74% n.s. CR 68%	53% n.s. 41%	85% n.s. 56%
Martelli et al. [52]	PR nach F-MACHOP oder MACOP-B	49	DHAP 6× vs. BEAC	55	CR + PR 59% $p < 0,001$ CR + PR 96%	52% n.s. 73%	59% n.s. 73%
Gisselbrecht et al. [26]	≥2 RF	302	ACVB(LHN84) vs. CEOP/ECVBP BEAM	16	CR 67% n.s. CR 66%	57% $p = 0,02$ 48%	73% $p = 0,01$ 61%
Haioun et al. [31]	CR nach ACVB 4×, ≥2 RF	236	(LHN94) vs. CBV	60	(alle CR)	39% $p = 0,01$ 59%	52% $p = 0,06$ 65%
Gianni et al. [25]	Stadium III/IV, I/II „bulky"	98	MACOP-B vs. Sequent. HDT	55	CR 70% $p = 0,001$ CR 96%	49% $p = 0,04$ 76%	55% $p = 0,09$ 81%
Philip et al. [73]	„Sensitive relapse" nach DHAP 2×	49	DHAP 4× vs. BEAC	63	CR + PR 44% n.a. CR + PR 84%	12% $p = 0,001$ 46%	32% $p = 0,038$ 53%
Havemann et al.[a]	Ansprechen nach CHOEP 2×	312	CHOEP 3× vs. BEAM	12		n.s.	

[a] Mitteilung bei der Jahrestagung der Deutschen und Österreichischen Gesellschaft für Hämatologie und Onkologie, Linz 1997.

Standardschemata. Ein wichtiger Beitrag zur Beantwortung dieser Fragen darf von den aktuellen Multicenterstudien zur Therapie hochmaligner NHL in Deutschland erwartet werden [MEGA-CHOEP-Intensivierte Polychemotherapie mit repetitiver Blutstammzelltransplantation (Leitung N. Schmitz, Kiel); Integrative Therapiestudie B (CHOP/CHOEP 14/21) Leitung M. Pfreundschuh, Homburg; Therapieprotokoll für hochmaligne Non-Hodgkin-Lymphome (Leitung M. Nowrousian, Essen)].

3.4 Therapie der primären Lymphome des Gastrointestinaltrakts, des ZNS und der HIV-assoziierten NHL

Hochmaligne primäre gastrointestinale Lymphome werden Stadien-adaptiert in den Grundzügen auch so behandelt wie nodale hochmaligne NHL, wobei häufiger eine kombinierte Chemo- und Radiotherapie zum Einsatz kommt [21, 40]. Ein neues Prinzip ist die Einbeziehung der Helicobacter pylori-Eradikationstherapie, die jedoch nur im Rahmen der prospektiven Therapiestudien evaluiert werden sollte [70]. Kontrovers wird die Indikation zur Tumorresektion bei primärem Magenbefall – häufig durch MALT-Lymphome – im Stadium IE diskutiert. Dabei hat die Argumentation für einen frühen Einsatz der Chirurgie zur Vermeidung therapiebedingter Komplikationen wie Perforation oder Blutung an Bedeutung verloren, da diese de facto während der Chemotherapie doch seltener auftraten als theoretisch erwartet wurde [16, 27, 51, 91]. Die ersten Ergebnisse einer systematischen prospektiven Beobachtungsstudie [40] scheinen dies zu belegen und die Notwendigkeit einer primären Operation in Frage zu stellen. Weiterführende Erkenntnisse zum Stellenwert der H. pylori-Eradikation auch bei hochmalignen Magenlymphomen, zur prognostischen Bedeutung einer operativen Intervention und zum optimalen Einsatz der Chemo- und/ oder Radiotherapie dürfen von den aktuellen Therapiestudien (Multicenter-Studie Gastrointestinale Lymphome, Leitung P. Koch, Münster; Gastrointestinale Lymphome: Randomisierte Multicenterstudie, Leitung F. Fischbach, Aschaffenburg) erwartet werden.

Die prognostisch sehr ungünstigen primären NHL des ZNS werden mit einer intensiven kombinierten Radio-Chemotherapie behandelt [10, 78], diese sollte unbedingt nach den in spezialisierten Zentren erprobten Protokollen erfolgen.

Ähnliches gilt für die HIV-assoziierten NHL, wobei die erheblich reduzierte Toleranz der Patienten gegenüber den Standardtherapieschemata ebenfalls gesonderte, in der Regel in ihrer Intensität reduzierte Schemata erfordert.

3.5 Behandlung von Patienten mit refraktären und rezidivierten hochmalignen NHL (Tabelle 8)

Bei Patienten mit refraktärer Erkrankung oder Frührezidiven (< 1 Jahr nach Abschluß der Induktionstherapie) ist die Prognose äußerst ungünstig. Nur bei ca. 40 % dieser Patienten kann eine zweite Vollremission erreicht werden, die wiederum nur bei einem Drittel länger stabil bleibt. Zur Behandlung stehen besondere Schemata wie z. B. IMVP-16 [3], IIVP-16 [19], DHAP [100] oder E-SHAP [101] zu Verfügung (Tabelle 8). Die Überlebens-

Tabelle 8. Therapie rezidivierter hochmaligner NHL

1. DHAP-Protokoll *(Velasquez et al. 1988 [100])*			
DEX	40 mg	i.v.	Tag 1–4
ARA-C	2×2000 mg/m²	i.v.	Tag 2; q 12 h
DDP	100 mg/m²	i.v.	Tag 1
q 3–4 Wo × 4–6			
2. E-SHAP-Protokoll *(Velasquez et al. 1992 [101])*			
VP16	40 mg/m²	i.v.	Tag 1–4
PDL	250–500 mg	i.v.	Tag 1–4
ARA-C	2000 mg/m²	i.v.	Tag 5
DDP	25 mg/m²	DI	Tag 1–4
q 3–4 Wo × 6			
3. IMVP-16-Protokoll *(Cabanillas et al. 1982 [3])*			
IFO	1000 mg/m²	i.v.	Tag 1–5
Mesna	200 mg/m²	i.v./p.o.	0, 4, 8 h nach IFO
MTX	30 mg/m²	i.v.	Tag 3 und 10 [a]
VP16	100 mg/m²	i.v.	Tag 1–3
q 3 Wo × 4–6			
4. IIVP-16-Protokoll *(Engert et al. 1997 [19])*			
IFO	1000 mg/m²	i.v.	Tag 1–5
Mesna	200 mg/m²	i.v./p.o.	0, 4, 8 h nach IFO
IDA	10 mg/m²	i.v.	Tag 1
VP16	150 mg/m²	i.v.	Tag 1–3
q 3 Wo × 4			
5. EPOCH-Protokoll *(Wilson 1993 [108])*			
VP16	50 mg/m²	i.v./24 h	Tag 1–4
VCR	0,4 mg/m²	i.v./24 h	Tag 1–4
ADM	10 mg/m²	i.v./24 h	Tag 1–4
CPM	750 mg/m²	i.v.	Tag 6
PRED	60 mg/m²	oral	Tag 1–6
q 3 Wo × 3–4			

[a] MTX am Tag 10 nur bei Leukozytenwerten ≥ 3000/μl.

wahrscheinlichkeit beträgt jedoch nur etwa 10 % nach 2 Jahren. Bei Patienten mit einem erst spät (> 1 Jahr nach Primärtherapie) aufgetretenen Rezidiv können dagegen häufig erneute Vollremissionen unterschiedlicher Stabilität mit einem Induktionsschema erzielt werden. Angesichts der insgesamt schlechten Prognose refraktärer oder rezidivierter hochmaligner NHL wird derzeit auch bei diesen Patienten die Wirksamkeit einer Hochdosistherapie überprüft [73], wobei – wenn überhaupt – nur Patienten mit gutem Ansprechen auf eine erneute Standardchemotherapie ("sensitive relapse") von einer anschließenden Hochdosistherapie zu profitieren scheinen.

3.6 Therapie der lymphoblastischen und der Burkitt-Lymphome

Eine Sonderstellung innerhalb der hochmalignen Lymphome nehmen die B- und T-lymphoblastischen Lymphome und das Burkitt-Lymphom des Erwachsenenalters ein. Bei diesen Entitäten handelt es sich um besonders aggressive Lymphome mit sehr schnellem Wachstumsverhalten und der Neigung zu leukämischem Verlauf und/oder ausgeprägten Organinfiltrationen [2]. Weiterhin besteht bei diesen Lymphomen eine hohe Affinität zum zentralen Nervensystem mit dem hohen Risiko eines ZNS-Rezidivs auch nach erfolgreicher Polychemotherapie, sofern keine entsprechende Prophylaxe erfolgte und/oder liquorgängige Zytostatika zum Einsatz kommen (s.u.) [114]. Bei der Diagnose eines Burkitt-Lymphoms ist darüberhinaus zu beachten, daß dieses gelegentlich die Erstmanifestation einer HIV-Infektion darstellt.

Die Wahl der in allen Stadien (I–IV) erforderlichen Chemotherapie der lymphoblastischen und Burkitt-Lymphome [33, 39, 84, 98] erfolgt in Deutschland in Abhängigkeit vom Alter des Patienten, wobei die obere Altersgrenze für den Ausschluß von Intensivtherapien früher meist bei 50 Jahren, in den aktuellen Therapiestudien z.T. bei 25 Jahren festgesetzt wurde.

Jüngere Patienten werden mit einer intensiven Mehrphasen-Polychemotherapie [33] entsprechend dem Protokoll der "Multizentrischen intensivierten Therapie der akuten lymphoblastischen Leukämie des Erwachsenen" (Protokoll 5/93 in der aktualisierten Fassung vom 12.12.96) behandelt. Diese Therapie schließt bei einigen Patientengruppen die prophylaktische Hirnschädelbestrahlung mit 24 Gy sowie die wiederholte Gabe von MTX intrathekal als ZNS-Prophylaxe ein. Die Region der Hauptmanifestation wird ebenfalls zusätzlich bestrahlt ("main bulk" 30–40 Gy).

Bei älteren Patienten werden die Standardprotokolle zur Behandlung hochmaligner Lymphome (z. B. CHOP) eingesetzt, wobei die Therapie ebenfalls möglichst im Rahmen von Studien erfolgen sollte.

Die Vollremissionsquoten liegen bei jüngeren Patienten bei ca. 70 %, bei älteren Patienten bei etwa 50 %, vereinzelt werden günstigere Ergebnisse berichtet [98]. Bei Vorliegen von Risikofaktoren (ZNS-Beteiligung oder erhöhte Serum-LDH) beträgt die Langzeitüberlebensrate dagegen weniger als 20 % [7, 60]. Da effiziente Therapiekonzepte für die sehr resistenten Frührezidive nicht existieren, wird auch für die Hochrisikopatienten mit lymphoblastischen Lymphomen der Einsatz einer Hochdosistherapie mit anschließender Gabe autologer Stammzellen erprobt [59, 76].

4 Zytokine

Die hämatopoetischen Wachstumsfaktoren G-CSF und GM-CSF bewirken eine schnellere Restitution des Knochenmarks nach Chemotherapie-induzierter Myelosuppression, eine Verminderung der Leukopenie-bedingten Infektanfälligkeit sowie eine Reduktion des Antibiotikabedarfs [24, 71]. Allerdings ist noch wenig bekannt über mögliche Langzeiteffekte dieser Substanzen auf die Hämatopoese und ihre Bedeutung für die Überlebensrate der behandelten Patienten.

V. Experimentelle Therapieansätze

1 Resistenzmodulatoren

Rezidive maligner Lymphome weisen eine hohe pleiotrope Zytostatika-Resistenz auf, der u. a. eine verstärkte Expression des *mdr-1*-Gens mit Zunahme der P-170-Glykoprotein-positiven Zellen zugrunde liegt [58, 62]. Einen Ansatz zur Überwindung dieser Resistenzmechanismen bietet möglicherweise die derzeit erprobte Gabe niedriger Dosen von Verapamil und Chinin in Ergänzung zu einer Anthrazyklin- und Cyclophosphamid-haltigen Chemotherapie [109].

2 Therapie mit Immunotoxinen

Immunologisch orientierte Therapieansätze bei der Behandlung hochmaligner Lymphome basieren auf der Kopplung eines monoklonalen

Antikörpers, der ein spezifisches Antigen (meist CD 19 oder CD 22) auf B-Zellen erkennt, mit einem Toxin wie Ricin, Pertussis- oder Diphtherie-Toxin. Mehrere Phase-I-Studien bei B-Zell-Lymphomen haben bereits erkennen lassen, daß dies nicht nur bei einigen niedrig malignen B-Zell-Lymphomen (u. a. der chronischen lymphatischen Leukämie), sondern auch bei hochmalignen B-Zell-Lymphomen eine zukunftsweisende Option sein könnte [110].

Einen weiteren interessanten Therapieansatz bietet auch der Einsatz Jod 131-gekoppelter anti-CD20-Antikörper, die bereits bei Chemotherapie-refraktären Patienten erfolgreich erprobt wurden [38].

Literatur

1. Bastion Y, Blay JY, Divine M et al. (1997) Elderly patients with aggressive non-Hodgkin's lymphoma: Disease presentation response to treatment, and survival – a Groupe d'Etude des Lymphomes de l'Adulte study on 453 patients older than 69 years. J Clin Oncol 15:2945–2953
2. Brittinger G, Bartels H, Common H et al. (1984) Clinical and prognostic relevance of the Kiel classification of non-Hodgkin lymphomas: results of a prospective multicenter study by the Kiel lymphoma study group. Hematol Oncol 2:269–306
3. Cabanillas F, Hagemeister FB, Bodey GP et al. (1982) IMVP 16: An effective regimen for patients with lymphoma who have relapsed after initial combination chemotherapy. Blood 60:693–697
4. Camron DA, White JM, Proctor SJ et al. (1997) CHOP-based chemotherapy is as effective as alternating PEEC/CHOP chemotherapy in a randomised trial in high-grade non-hodgkins-lymphoma. European J Cancer 33:1195–1201
5. Coiffier B, Gisselbrecht C, Herbrecht R et al. (1989) LNH-94 regimen: a multicenter study of intensive chemotherapy in 737 patients with aggressive malignant lymphoma. J Clin Oncol 7:1018–1026
6. Chan WC, Armitage JO, Gascoyne R et al. (1997) A clinical evaluatio of the international lymphoma study group classification of non-Hodgkin's-lymphoma. Blood 89:3909–3918
7. Coleman CN, Picozzi VJ, Cox RS et al. (1989) Treatment of lymphoblastic lymphoma in adults. J Clin Oncol 4:399–404
8. Connors JM, Klimo P, Fairy RN, Voss N (1987) Brief chemotherapy and involved field radiation therapy for limited-stage, histologically aggressive lymphoma. Ann Int Med 107:25–30
9. Connors JM, Klimo P (1988) MACOP-B chemotherapy for malignant lymphomas and related conditions: 1987 update and additional observations. Semin Hematol 25:41–46
10. DeAngelis LM, Yahalom J, Thaler HAT et al. (1992) Combined modality therapy for primary CNS lymphoma. J Clin Oncol 10:635–643

11. Devesa SS, Fears T (1992) Non-Hodgkin-lymphoma time trends: United States and International Data. Cancer Res 52:5432–5440

12. DeVita VT Jr, Jaffe ES, Hellman S (1985) Hodgkin's disease and the non-Hodgkin's lymphomas. In: Cancer-principles and practice of oncology (eds DeVita VT, Hellman S, Rosenberg SA). JB Lippincott Company: 1623–1709

13. Dhaliwal HS, Rohatiner AZS, Gregory W et al. (1993) Combination chemotherapy for intermediate and high grade non-Hodgkin's lymphoma. Br J Cancer 68: 767–774

14. Dixon DO, Neilan B, Jones SE et al. (1986) Effect of age on therapeutic outcome in advanced diffuse histiocytic lymphoma: the Southwest Oncology Group experience. J Clin Oncol 4:295–305

15. Doglioni C, Wotherspoon AC, Moschini A et al. (1992) High incidence of primary gastric lymphoma in northeastern Italy. Lancet 339:834–835

16. Donohue HJ, Habermann TM (1993) The management of gastric lymphoma. Surg Clin North Amer 2:231–232

17. Engelhard M, Brittinger G, Huhn D et al. (1997) Subclassification of diffuse large B-cell lymphomas according to the Kiel classification: Distinction of centroblastic and immunoblastic lymphomas is a significant prognostic risk factor. Blood 89:2291–2297

18. Engelhard M, Meusers P, Brittinger G et al. (1991) Prospective multicenter trial for the response-adapted treatment of high-grade malignant non-Hodgkin's lymphomas: Updated results of the COP-BLAM/IMVP-16 protocol with randomized adjuvant radiotherapy. Ann Oncol 2 (Suppl 2):177–180

19. Engert A, Schnell R, Küpper F et al. (1997) A phase-II study with idarubicin, ifosfamide, and VP-16 (IIVP-16) in patients with refractory or relapsed aggressive and high grade non-Hodgkin's lymphoma. Leukemia and Lymphoma 24:513–522

20. Filipovich AH, Mathur A, Kamat D, Shapiro RS (1992) Primary immunodeficiencies: Genetic risk factors for lymphoma. Cancer Res 52 (Suppl):5465–5467

21. Fischbach W, Kestel W, Kirchner T et al. (1992) Malignant lymphomas of the upper gastrointestinal tract: Results of a prospective study in 103 patients. Cancer 70:1075–1080

22. Fisher RI, Gaynor ER, Dahlberg S et al. (1993) Comparison of a standard regimen (CHOP) with three intensive chemotherapy regimens for advanced non-Hodgkin's lymphoma. N Engl J Med 328:1002–1006

23. Fisher RI (1997) Cyclophosphamide, doxorubicin, vincristine, and prednisone versus intensive chemotherapy in non-Hodgkin's lymphoma. Cancer Chemother & Pharmacol 40:42–46

24. Gerhartz HH, Engelhard M, Brittinger G et al. (1993) Randomized, double-blind, placebo-controled phase III study of recombinant human granulocyte-macrophage colony-stimulating factor as adjunct to induction treatment of high-grade malignant non-Hodgkin's lymphomas. Blood 82:2329–2339

25. Gianni AM, Bregni M, Siena S et al. (1997) High dose chemotherapy and autologous Bone marrow transplantation compared with MACOP-B in aggressive B-cell lymphoma. N Engl J Med 336:1290–1287

26. Gisselbrecht C, Bosly A, Lepage E et al. (1996) Short and intensified treatment with autologous stem cell transplantation (ASCT) versus ACVB regimen in poor prognosis aggressive lymphoma. Prognostic factors of induction failure. Ann Oncol 7 (Suppl. 3) 18 (Abstr. 056)

27. Gobbi PG, Diongi P, Barbieri F et al. (1990) The role of surgery in the multimodal treatment of primary gastric non-Hodgkin's lymphomas. A report of 76 cases and review of the literature. Cancer 65:2528–2536

28. Gordon LI, Harrington D, Andersen J et al. (1992) Comparison of a second generation combination chemotherapeutic regimen (m-BACOD) with a standard regimen (CHOP) for advanced diffuse non-Hodgkin's lymphoma. N Engl J Med 327:1342–1349

29. Gordon LI, Andersen J, Habermann TM et al. (1996) Phase I trial of dose escalation with growth factor support in patients with previously untreated diffuse aggressive lymphomas: Determination of the maximum-tolerated dose of ProMACE-CytaBOM. J Col Oncol 14:1275–1281

30. Grogan L, Corbally N, Dervan PA et al. (1994) Comparable prognostic factors and survival in elderly patients with aggressive non-Hodgkin's lymphoma treated with standard-dose adriamycin-based regimens. Ann Oncol 5 (Suppl 1):47–51

31. Haioun C, Lepage E, Gisselbrecht C et al. (1997) Benefit of autologous bone marrow transplantation over sequential chemotherapy in poor-risk aggressive non-Hodgkin's lymphoma: Updated results of the prospective study LNH87-2. J Clin Oncol 12:2543–2551

32. Harris NL, Jaffe ES, Stein H et al. (1994) A revised European-American classification of lymphoid neoplasms: A proposal from the International Lymphoma Study Group. Blood 84:1361–1392

33. Hoelzer D, Thiel E, Löffler H et al. (1984) Intensified therapy in acute lymphoblastic and acute undifferentiated leukemia in adults. Blood 64:38–47

34. Hoppe RT (1997) Hodgkin's disease: Complications of therapy and excess mortality. Ann Onc 8:115–118

35. Jones SE, Müller TP, Connors JM (1989) Long-term follow-up and analysis for prognostic factors for patients with limited-stage diffuse large-cell lymphoma treated with initial chemotherapy with or without adjuvant radiotherapy. J Clin Oncol 7:1186–1191

36. Juliusson G, Liliemark J (1996) Dose escalation of high-dose cyclophosphamide and etoposide with high-dose doxorubicin (DCE) and filgrastim for poor-risk non-Hodgkin's lymphoma. Ann Oncol 7:1037–1041

37. Kadin ME (1994) Primary Ki-1-positive anaplastic large-cell lymphoma: A distinct clinicopathologic entity. Ann Oncol 5 (Suppl 1): 25–30

38. Kaminski MS, Zasadny KR, Francis IR et al. (1996) Iodine-131-anti-B1 radioimmunotherapy for B-cell lymphoma. J Clin Oncol 14:1974–1981

39. Kath R, Höffken K, Günzel K et al. (1990) Chemotherapie des nicht-endemischen Burkitt-Lymphoms. Dtsch med Wschr 115:1219–1226

40. Koch P, Grothaus-Pinke W, Hiddemann W et al. (1997) Primary lymphoma of the stomach: Three-year results of a prospective multicenter study. Ann Oncol 8 (Suppl 1):83–88

41. Köppler H, Pflüger KH, Eschenbach I et al. (1994) Randomised comparison of CHOEP versus alternating hCHOP/IVEP for high-grade non-Hodgkin's lymphomas: Treatment results and prognostic risk factors analysis in a multi-centre trial. Ann Oncol 5:49–55

42. Kwak L, Olshen R, Halpern J et al. (1988) Dose intensity: relationship to prognostic factors for diffuse large cell lymphoma. Proc Am Soc Clin Oncol 7:226 (abstr)

43. Lee KA, Finnegan MC, Sheridan E et al. (1994) Analysis of the p53 gene, its expression and protein stabilization in non-Hodgkin's lymphomas. Annals of Oncology 5:85–88

44. Lepage E, Gisselbrecht C, Haioun C et al. (1992) Relative received dose intensity (DI) in poor risk lymphoma patients: Higher DI correlates with longer survival. A study from GELA. Blood 80 (Suppl 1): 158 (abstr 621)

45. Lennert K, Feller AC (1990) Histopathologie der Non-Hodgkin-Lymphome. Springer Verlag

46. Liang R, Todd D, Chan TK et al. (1993) COPP chemotherapy for elderly patients with intermediate and high grade non-Hodgkin's lymphoma. Hematol Oncol 11:43–50

47. Linch DC, Vaughan-Hudson B, Hancock BW et al. (1996) A randomized trial of a third generation regimen (PACEBOM) versus a standard regimen (CHOP) in histologically aggressive non-Hodgkin's lymphoma: A BNLI report. Br J Cancer 74:318–322

48. Longo DL, DeVita VT, Duffey PL et al. (1991) Superiority of ProMACE-CytaBOM over ProMACE-MOPP in the treatment of advanced diffuse aggressive lymphoma: results of a prospective randomized trial. J Clin Oncol 9:25–38

49. Maksymiuk AW, Bratvold JS, Ezzat W et al. (1993) Non-Hodgkin's-Lymphoma in Saskatchewan – a review of 10 years' experience. Cancer 73:711–719

50. Magrath I (1992) Molecular basis of lymphomagenesis. Cancer Research 52 (Suppl): 5529–5540

51. Maor MH, Velasquez WS, Fuller LM, Silvermintz KB (1990) Stomach conservation in stages IE and IIE gastric non-Hodgkin's lymphoma. J Clin Oncol 8:266–271

52. Martelli M, Vignetti M, Zinzani PL et al. (1996) High-dose chemotherapy followed by autologous bone marrow transplantation versus dexamethasone, cisplatin, and cytarabine in aggressive non-Hodgkin's lymphoma with partial response to front-line chemotherapy: A prospective randomized italian multi-center study. J Clin Oncol 14:534–542

53. McKelvey EM, Gottlieb JA, Wilson HE et al. (1976) Hydroxyldaunomycin (adriamycin) combination chemotherapy in malignant lymphoma. Cancer 38: 1484–1493

54. McMaster ML, Johnson DH, Greer JP et al. (1991) A brief-duration combination chemotherapy for elderly patients with poor-prognosis non-Hodgkin's lymphoma. Cancer 67:1487–1492

55. Meerwaldt JH, Carde P, Somers RJ et al. (1997) Persistent improved results after adding vincristine and bleomycin to a cyclophosphamide/hydroxorubicin/Vm-26/prednisone combinatio (CHVmP-VB) in stage II–IV intermediate and high grade non-Hodgkin's lymphoma. Ann Oncol 8(Suppl 1):67–70

56. Meyer RM, Hryniuk WM, Goodyear MGE (1991) The role of dose intensity in determining outcome in intermediate-grade non-Hodgkin's lymphoma. J Clin Oncol 9:339–347

57. Meyer RM, Quirt IC, Skillings JR et al. (1993) Escalated as compared with standard doses of doxorubicin in BACOP therapy for patients with non-Hodgkin's lymphoma. N Engl J Med, 329:1770–1776

58. Miller TP, Grogan TM, Dalton WS et al. (1991) P-glycoprotein expression in malignant lymphoma and reversal of clinical drug resistance with chemotherapy plus high-dose verapamil. J Clin Oncol 9:17–24

59. Milpied N, Ifrah N, Kuentz M et al. (1989) Bone marrow transplantation for adult poor prognosis lymphoblastic lymphoma in first complete remisson. Br J Haematol 73:82–87

60. Montserrat E, Garcia-Conde J, Vinolas N et al. (1996) CHOP vs. ProMACE-CytaBOM in the treatment of aggressive non-Hodgkin's lymphoma: Long term results of a multicenter randomized trial. Eur J Haematol 57:377–383

61. Morel P, Lepage E, Brice P et al. (1992) Prognosis and treatment of lympho-blastic lymphoma in adults: a report of 80 patients. J Clin Oncol 10(7): 1078–1085

62. Niehans GA, Jaszcz W, Brunetto V et al. (1992) Immunohistochemical identification of P-glycoprotein in previously untreated, diffuse large cell and immuno-blastic lymphomas. Cancer Res 52:3768–3775

63. Nissen NI, Ersbøll J, Hansen HS et al. (1983) A randomized study of radiotherapy versus radiotherapy plus chemotherapy in stage I–II non-Hodgkin's lymphomas. Cancer 52:1–7

64. Nouwrousian MR, Mengelkoch B, Kleine-Herzbruch R et al. (1993) Intensified sequential combination chemotherapy (CEBOPP/VIML), G-CSF and radiation in patients with high grade malignant non-Hodgkin's lymphoma (NHL). Ann Hematol 67 (Suppl): A88

65. O'Brien JP, O'Keefe P, Alvarez A et al. (1995) The NHL-15-protocol for diffuse aggressive lymphomas: Two year median follow-up of the first 100 patients. Proc of Amer Soc Clin Oncol 14:393 Abstract

66. O'Connel MJ, Anderson J, Earle JD et al. (1984) Combined modality therapy of advanced unfavorable non-Hodgkin's lymphoma (NHL). An ECOG randomized clinical trial. Proc Amer Soc Onc 241

67. Offit K, Lo Coco F, Louie DC et al. (1994) Rearrangement of the *bcl-6* gene as a prognostic marker in diffuse large-cell lymphoma. N Engl J Med 331:74–80

68. O'Reilly S, Klimo P, Connors JM et al. (1991) Low-dose ACOP-B and VABE: weekly chemotherapy for elderly patients with advanced-stage diffuse large-cell lymphoma. J Clin Oncol 9:741–747

69. Ostermann B, Jonsson H, Tavelin B, Lenner P (1993) Non-Hodgkin's lymphoma in northern Sweden. Acta Oncologica 32:507–515

70. Parsonnet JS, Hansen L, Rodriguez L et al. (1994) Heliobacter pylori infection and gastric lymphoma. N Engl J Med 330:1267–1271

71. Pettengel R, Crowther C (1994) Hemopoetic growth factors and dose intensity in high-grade and intermediate-grade non-Hodgkin's lymphoma. Ann Oncol 5:133–141

72. Pittaluga S, Bijnens L, Teodorovic I et al. (1996) Clinical analysis of 670 cases in two trials of the European Organization for the Research and Treatment of Cancer Lymphoma cooperative Group subtyped according to the Revised European-American Classification of lymphoid neoplasms: A comparison with the Working Formulation

73. Philip T, Guglielmi C, Somers R et al. (1995) Autologous bone marrow trans-plantation as compared with salvage chemotherapy in relapses of chemotherapy-sensitive non-Hodgkin's lymphoma. New Engl J Med 333:1540–1545

74. Sack H, Budach V, Stuschke M, Hoederat A (1992) Non-Hodgkin lymphomas (NHL) – Early stages: Interim results of a multi-centre trial. Cancer Res Clin Oncol 118 (Suppl): R115

75. Salles G, Shipp MA, Coiffier B (1994) Chemotherapy of non-Hodgkin's aggressive lymphomas. Semin Hematol 31:46–69

76. Santini G, Congui AM, Coser P et al. (1991) Autologous bone marrow transplantation for advanced stage adult lymphoblastic lymphoma in first CR: A study of the NHLGSG. Leukemia 5 (Suppl 1): 42–45

77. Scherr PA, Hutchinson GB, Neiman RS (1992) Non-Hodgkin's lymphoma and occupational exposure. Cancer Res 52 (Suppl): 5503–5509

78. Schultz C, Scott C, Sherman W et al. (1996) Preirradiation chemotherapy with cyclophosphamide, doxorubicin, vincristine, and dexamethasone for primary CNS lymphomas: Initial report of radiation therapy oncology group protoco 88-06. J Clin Oncol 14:556–564

79. Shapiro RS, McClain K, Frizzera G et al. (1988) Epstein-Barr virus associated B cell lymphoproliferative disorders following bone marrow transplantation. Blood 71:1234–1243

80. Shipp MA (1997) Can we improve upon the International Index? Ann Oncol 8(Suppl 1):43–47

81. Shipp MA, Neuberg D, Janicek M et al. (1995) High-dose CHOP as initial therapy for patients with poor-prognosis aggressive non-Hodgkin's lymphoma: A dose-finding pilot study. J Clin Oncol 13:2916–2920

82. Shipp MA, Yeap BY, Harrington DP et al. (1990) The m-BACOD combination chemotherapy regimen in large-cell lymphoma: analysis of the completed trial and comparison with the M-BACOD regimen. J Clin Oncol 8:84–93

83. Siebert R, Zhang Y, Matthiesen P et al. (1997) Molekularzytogenetische Untersuchungen bei malignen Lymphomen: Neue Erkenntnisse für Biologie, Klassifikation und Klinik durch FISH, FICTION und CHG. In: Höffkes HG und Uppenkamp M (Hrsg): Maligne Lymphome. Biologie, Klassifikation und Klinik, Springer Verlag, Berlin, Heidelberg, 73–88

84. Slater DE, Mertelsmann R, Kaziner B et al. (1986) Lymphoblastic lymphoma in adults. J Clin Oncol 4:57–67

85. Solal-Celigny P, Chastang C, Herrera A et al. (1987) The importance of age in survival of patients treated with chemotherapy for aggressive non-Hodgkin's lymphoma. J Clin Oncol 6:1838–1844

86. Somers R, Carde P, Thomas J et al. (1994) EORTC study of non-Hodgkin's lymphoma: Phase III study comparing CHVmP-VB and ProMACE-MOPP in patients with stage II, III, and IV intermediate and high grade lymphoma. Ann Oncol 5 (Suppl 2): 85–89

87. Sonneveld P, Michiels JJ (1990) Full dose chemotherapy in elderly patients with non-Hodgkin's lymphoma: a feasibility study using a mitoxantrone containing regimen. Br J Cancer 62:105–108

88. Stansfield AG, Diebold J, Kapanci Y et al. (1988) Updated Kiel classification for lymphomas. The Lancet: 292–293

89. Steinke B, Buss K, Reinold H-M (1992) Cyclic alternating chemotherapy of high-grade malignant non-Hodgkin's lymphomas with VIM-Bleo and CHOP. Eur J Cancer 28:100–104

90. Stoppa AM, Bouabdallah R, Chabannon C et al. (1997) Intensive sequential chemotherapy with repeated blood stem-cell support for untreated poor-prognosis non-hodgkin's-lymphoma. J Clin Oncol 15:1722–1729

91. Taal BG, den Hartog-Jager FCA, Burgers JMV et al. (1989) Primary non-Hodgkin's lymphoma of the stomach: changing aspects and therapeutic choices. Eur J Cancer Clin Oncol 25:439–450

92. Tanosaki R, Okamoto S, Akatsuka N, Ishida A, Michikawa N, Masuda Y, Uchida H, Murata M, Kizaki M, Ikeda H (1994) Dose escalation of biweekly cyclophosphamide, doxorubicin, vincristine, and prednisolone using recombinant human granulocyte colony stimulationg factor in non-Hodgkin's lymphoma. Cancer 74:1939–1944

93. The International Non-Hodgkin's lymphoma prognostic factors project (1993) A predictive model for aggressive Non-Hodgkin's-lymphoma. N Engl J Med 329:987–949

94. The Non-Hodgkin's lymphoma pathologic classification project (1982) National Cancer Institute sponsored study of classifications of Non-Hodgkin's lymphomas. Summary and description of a working Formulation for clinical usage. Cancer 9:2112–2121

95. Tigaud J-D, Demolombe S, Bastion Y et al. (1991) Ifosfamide continuous infusion plus etoposide in the treatment of elderly patients with aggressive lymphoma: a phase II study. Hematol Oncol 9:225–233

96. Tirelli U, Zagonel V, Errante D et al. (1992) A prospective study of a new combination chemotherapy regimen in patients older than 70 years with unfavorable non-Hodgkin's lymphoma. J Clin Oncol 10:228–236

97. Tondini C, Zanini M, Lombardi F et al. (1993) Combined modality treatment with primary CHOP chemotherapy followed by locoregional irradiation in stage I and II histologically aggressive non-Hodgkin's lymphomas. J Clin Oncol 11:720–725

98. Tondeshini G, Tecchio C, Degani D et al. (1997) Eighty-one percent event-free survival in advanced Burkitt's lymphoma/leukemia: No difference in outcome between adult and pediatric patients treated with the same intensive pediatirc protocol. Ann Oncol 8:77–81

99. Trümper L, Renner Ch, Nahler M et al. (1994) Intensification of the CHOEP regimen for high grade non-Hodgkin's lymphoma by G-CSF: Feasibility of a 14-day regimen. Onkologie 17:69–71

100. Velasquez WS, Cabanillas F, Salvadore P et al. (1988) Effective salvage therapy for lymphoma with cisplatin in combination with high dose AraC and dexamethasone (DHAP). Blood 71:117–122

101. Velasquez WS, Hagemeister F, McLaughlin P et al. (1994) E-SHAP – An effective chemotherapy regimen in refractory and relapsing lymphoma: A 4-year follow up study. J Clin Oncol 12:1169–1176

102. Verdonck LF, Van Putten WLJ, Hagenbeek A, Schouten HC, Sonneveld P, Van Imhoff GW, Kluinemans HC, Raemaekers JMM, Van Oers RHJ, Haak HL, Schots R, Dekker AW, De Gast GC, Löwenberg B (1995) Comparison of CHOP chemotherapy with autologous bone marrow transplantation for slowly responding patients with aggressive non-Hodgkin's lymphoma. N Engl J Med 332:1045–1051

103. Vose JM, Armitage JO, Weisenburger DD et al. (1988) The importance of age in survival of patients treated with chemotherapy for agressive non-Hodgkin's lymphoma. J Clin Oncol 6:1838–1844

104. Waits TM, Greco FA, Greer JP et al. (1993) Effective therapy for poor-prognosis non-Hodgkin's lymphoma with 8 weeks of high-dose-intensity combination chemotherapy. J Clin Oncol 11:943–949

105. Weick JK, Dahlberg S, Fisher RIO et al. (1991) Combination chemotherapy of intermediate-grade and high-grade non-Hodgkin's lymphoma with MACOP-B: a southwest oncology group study. J Clin Oncol 9:748–753

106. Weisenburger DD (1994) Epidemiology of non-Hodgkin's lymphoma: Recent findings regarding an emerging epidemic. Ann Oncol 5 (Suppl 1):19–24
107. Welt A, Anhuf J, Fossa A et al. (1997) High dose sequential combination chemotherapy in the initial treatment of aggressive non-Hodgkin's lymphomas with risk factors. Onkilogie 20 (Suppl 1):115 (Abstr.)
108. Wilson WH, Bryant G, Bates S et al. (1993) EPOCH chemotherapy: Toxicity and efficacy in relapsed and refractory non-Hodgkin's lymphoma. J Clin Oncol 11: 1573–1582
109. Wilson WH, Bates SE, Fojo A et al. (1995) Controlled trial of dexverapamil, a modulator of multidrug resistance, in lymphomas refractory to EPOCH chemotherapy. J Clin Onc 13:1995–2004
110. Winkler U, Barth S, Schnell R et al. (1997) The emerging role of immunotoxins in leukemia and lymphoma. Ann Onc 8 (Suppl 1):139–146
111. Wolf M, Matthews JP, Stone J et al. (1997) Long-term survival advantage of MACOP-B over CHOP in intermediate non-Hodgkin's lymphomas. Ann Onc 8 (Suppl 1):71–75
112. Yunis JJ, Mayer MG, Arnesen MA et al. (1989) Bcl-2 and other genomic alterations in the prognosis of large-cell lymphoma. N Engl J Med 320:1047–1054
113. Zahm SH, Blair A (1992) Pesticides and Non-Hodgkin's lymphoma. Cancer Res 52 (Suppl): 5485–5488
114. Ziegler JL (1981) Burkitt's lymphoma. N Engl J Med 305:735–745
115. Zinzani PL, Bendani M, Martelli M et al. (1996) Anaplastic large cell lymphoma: Clinical and prognostic evaluation of 90 adult patients. J Clin Oncol 14:955–962

Multiples Myelom (Plasmozytom)

F. J. Giles

I. Epidemiologie [1–24]

1 Häufigkeit

In den USA ca. 1 % aller malignen Tumoren bei der weißen, 2 % bei der schwarzen Bevölkerung.

Inzidenz: 3,2 (♀) – 4,7 (♂)/100 000 pro Jahr bei der weißen Bevölkerung; 6,7 (♀) – 10,2 (♂)/100 000 pro Jahr bei der schwarzen Bevölkerung. Das multiple Myelom macht etwa 31 % der lymphoretikulären Erkrankungen bei der schwarzen und 13 % bei der weißen Bevölkerung in den USA aus. Das mediane Alter bei Diagnosestellung beträgt 69 Jahre für Männer, 71 Jahre für Frauen. Patienten mit solitärem Plasmozytom des Knochens weisen die Erkrankung etwa 5–7 Jahre früher auf als diejenigen mit multiplen Läsionen.

2 Lokalisation

Bei 95 % der Patienten sind die Myelomzellen bereits bei Krankheitsbeginn disseminiert im Achsenskelett verteilt; erst in der Terminalphase sind sie mittels herkömmlicher Verfahren im peripheren Blut nachweisbar. Monoklonale Tumorzellen können jedoch bereits frühzeitig mittels molekulargenetischer Methoden nachgewiesen werden. Etwa 5 % der Myelompatienten mit solitärer Knochenläsion weisen eine monoklonale Plasmazelläsion auf. Bei etwa $1/3$ der Patienten mit solitärem

Knochenplasmozytom findet sich die Läsion in den Wirbelkörpern (häufigste Lokalisation). Vor allem NMR-Untersuchungen der Wirbelsäule und des Spinalkanals sind geeignet, bei Patienten mit fraglich solitärer Knochenläsion weitere Manifestationen zu erkennen.

3 Ätiologie

Der bekannteste Risikofaktor ist die ionisierende Strahlung in hoher oder langanhaltender niedriger Dosis (z.B. Atombombenüberlebende, Arbeiter in der Nuklearindustrie, Atomwaffen-Testpersonal, Radiologen). Es wurde keine signifikante Assoziation mit einer therapeutischen Bestrahlung nachgewiesen. Es wurden gelegtl. erhöhte Inzidenzen auch bei anderen beruflichen Expositionen beschrieben: Landwirtschaft, Exposition mit Bleidämpfen, Arsen, Kadmium, Kupfer, Nickel, Benzin, Piperazin, Urethan, Formaldehyd, Äthylenoxyd, Epichlorhydrin, Nitril, Methylenchlorid, Perchlorethylen; Beschäftigung in der Öl-, Leder-, Textilverarbeitung; chronische Anwendung von Haarfärbemitteln.

Es wurde über eine statistische Assoziation zwischen HLA-Cw5 und HLA-Cw2-Antigen und der Entwicklung eines Myeloms berichtet. Der Nachweis einer Translokation t(8;14) (q24; q32) ist mit Expression des IgA-Paraproteins assoziiert; Abberationen am Chromosom 14 treten bei $^1/_3$ der Patienten mit zytogenetischen Abnormalitäten auf. Eine Vorinkubation von Plasmazellkulturen mit Zytokinen erhöht die Sensitivität karyotypischer Untersuchungen. Die Bedeutung einer Expression von bcl-1 und bcl-2 ist noch ungeklärt. Gelegentlich findet sich eine Überexpression des c-myc Protoonkogens. Es gibt keine gesicherte Assoziation zwischen chronischer Antigenstimulation des Immunsystems (z.B. chronische Sepsis, Autoimmunerkrankungen) und der Entwicklung eines Plasmozytoms.

Die Inzidenz und Mortalität von Plasmozytomen ist in den vergangenen Jahren vor allem in der Altersgruppe > 55 Jahre deutlich angestiegen, vorrangig in Japan, Ungarn und Griechenland, wo zuvor geringe Mortalitätsraten beobachtet wurden. Der höchste Anstieg der Mortalitätsrate findet sich in der Altersgruppe von 70–74 Jahren, und zwar gleichrangig bei Männern und Frauen, so daß am ehesten allgemeine Umweltursachen und weniger spezifische Faktoren im Rahmen beruflicher Exposition als Ursache zu diskutieren sind.

II. Pathologie, Stadieneinteilung und Prognose [1, 25 – 44]

1 Pathologie/Pathogenese

Multiple Myelomzellen erscheinen funktionell und morphologisch als die malignen Analoga normaler Plasmazellen; sie exprimieren meist CD38, CD24, R1 – 3 sowie PCA-1 und weisen einen geringen Proliferationsindex und hohen RNA-Gehalt auf. Myelom-Vorläuferzellen finden sich sowohl im Knochenmark als auch im zirkulierenden B-Bell-Kompartment, wodurch die Erkrankung in das Knochenmark und in Weichteilgewebe disseminiert wird. Hieran sind Zelladhäsionsmoleküle wie CD44, CD54, CD56 und VLA-4 beteiligt. Zirkulierende klonale Myelom-Vorläuferzellen exprimieren CD19 und CD11b und bedürfen möglicherweise eines temporären Lymphknotenkontakts; das Knochenmark ist jedoch der hauptsächliche Ort der Plasmozytom-Entwicklung. Ein Myelom entwickelt sich nie in der Lamina propria des Darms, einer Lokalisation mit zahlreichen normalen Plasmazellen. Milz und Lymphknoten sind nur selten von der Erkrankung betroffen. Die Identität der Myelomstammzelle ist bislang ungeklärt; sie repräsentiert entweder eine hämatopoetische Stammzelle oder eine reifere Zelle, die in der B-Zellentwicklung fixiert ist. Es wird derzeit kontrovers diskutiert, ob Myelom-Stammzellen CD34 exprimieren. Zytokine besitzen eine wichtige Rolle bei der Pathogenese des Myeloms. Die genaue Bedeutung von IL-6, IL-3, IL-1β, TNF-α und M-CSF ist jedoch noch nicht geklärt. Myelomzellen exprimieren häufig sowohl IL-6 als auch den IL-6-Rezeptor; dennoch ist das Wachstumsansprechen auf IL-6 allein in vitro oft nur geringfügig. Es ist derzeit unklar, ob IL-6 eine autokrine Wachstumsstimulation oder eine Differenzierung von Myelom-Vorläuferzellen zu reifen, Immunglobulin-sezernierenden Myelomzellen induziert. Gleichzeitig mit der Expansion der Myelomzellen findet sich in der Regel eine Expansion aktivierter Osteoklasten. Die Mehrzahl der Zytokine, die von malignen B-Zellen, Stromazellen und aktiverten T-Lymphozyten produziert werden, z.B. IL-1β, TNF-β, M-CSF, IL-3 und IL-6, weisen Osteoklastenaktivierende Eigenschaften auf. IL-6 wird konstitutiv von Osteoblasten exprimiert, wobei IL-1 und TNF diese Expression verstärken.

2 Klinisches Erscheinungsbild

Das klinische Erscheinungsbild des Plasmozytoms wird bestimmt durch eine Kombination von Symptomen infolge maligner Plasmazellproliferation, Paraprotein-Produktion, Nierenversagen und Immundefizienz. Die Myelomzellproliferation – entweder diffus oder nodulär – findet sich überwiegend im roten Knochenmark mit Progression in das Fettmark langer Röhrenknochen und resultiert in Anämie, Neutropenie und Thrombozytopenie.

Bei Diagnosestellung weisen 60% der Patienten Osteolysen auf, mit oder ohne Osteoporose, Wirbelkörperfraktur/-sinterung oder pathologischen Frakturen; ca. 20% der Patienten weisen eine alleinige Osteoporose und die übrigen 20% keine radiologischen Abnormalitäten auf. Zuerst findet sich eine trabekuläre Knochendestruktion, später ein Übergreifen auf die Kortikalis mit scharf umschrieben, „ausgestanzten" Defekten. Diffuse oder umschriebene Knochenschmerzen sind das Leitsymptom bei 60% der Plasmozytompatienten. Ossäre Veränderungen finden sich meist in Wirbelkörpern, Becken, Rippen, Sternum und Schädelkalotte. Bei progredienter Erkrankung treten zunehmend häufig pathologische Frakturen auf. Schädelosteolysen bei Plasmozytom sind nur selten schmerzhaft. Gemischtförmige, osteolytische-osteoplastische Knochenläsionen finden sich gehäuft bei Patienten mit solitärem Plasmozytom oder POEMS-Syndrom. Eine exzessive Osteoklastenaktivität kann dem overten Myelom um Monate oder Jahre vorausgehen. Mit zunehmender Tumorprogression findet sich später auch eine progrediente Suppression der Osteoblastenaktivität.

3 Stadieneinteilung

Das Stagingsystem nach Durie und Salmon unterscheidet die Stadien I, II und III:

Stadieneinteilung nach Durie und Salmon [36]

- Stadium I: *Geringe Myelomzellmasse ($< 0.6 \cdot 10^{12}$ Zellen/m^2)*

    Alle der folgenden Kriterien:
    - HB > 10 g%
    - Serum-Kalzium (korrigiert) ≤ 12 mg%*
    - Röntgenaufnahmen normal oder Nachweis einer solitären Läsion
    - M-Protein-Werte: IgG < 5 g/dl; IgA < 3 g/dl
    - Leichtketten-Exkretion im Urin < 4 g/24 Stunden

- Stadium II: *Intermediäre Myelomzellmasse (0,6–1,2 · 10¹² Zellen/m²)*

  Nachweis von Befunden, die weder die Bedingungen des Stadiums I noch des Stadiums II erfüllen.

- Stadium III: *Hohe Myelomzellmasse (> 1,2 · 10¹² Zellen/m²)*

  Nachweis *eines oder mehrerer* der folgenden Kriterien:
  - Hb ≤ 8,5 g%
  - Serum-Kalzium (korrigiert) > 12 mg%*
  - multiple Knochenläsionen im Röntgenbild
  - M-Proteinwert von: IgG > 7 g/dl; IgA > 5 g/dl
  - Leichtketten-Exkretion im Urin > 12 g/24 Stunden

---

* korrigiertes Kalzium = Kalzium (mg/dl) – Albumin (g/dl) + 4,0.

Subklassifikation:
A = weitgehend normale Nierenfunktion (Serum-Kreatinin < 2 mg%).
B = abnorme Nierenfunktion (Serum-Kreatinin ≥ 2 mg%).

4 Prognose

Die Prognose von Plasmozytompatienten ist abhängig vom Stadium der Erkrankung (nach Durie-Salmon), Alter der Patienten und Ausmaß der Komorbidität. Weitere Faktoren sind: Serum-β_2-Mikroglobulin, Serum-Albumin, Plasmazell-„Labelling Index" und Vorhandensein oder Fehlen zytogenetischer Aberrationen. Kürzlich beschriebene Parameter von möglicher prognostischer Relevanz sind die Serumwerte für LDH, Neopterin, Osteocalcin, IL-6 und C-reaktives Protein. Die 5-Jahres-Überlebensraten für den Beobachtungszeitraum von 1981 bis 1987 betrugen in den USA etwa 25–29% (Tabelle 1).

Tabelle 1. Plasmozytom: Prognose entsprechend Induktions-/Konsolidierungstherapie

Therapie	5-Jahres-Überlebensrate
MP	15–25%
VAD	15–25%
AlloKMT	35–40%
MLP 200 mg/m² + PBSCT	65–70%

PBSCT, periphere Stammzellretransfusion.

III. Diagnostik

Die Kriterien für die Diagnose eines multiplen Myeloms (Tabelle 2) beinhalten den Nachweis von mindestens 10% abnormer Plasmazellen im Knochenmark oder den histologischen Nachweis eines Plasmozytoms sowie *mindestens eine* der folgenden Auffälligkeiten: monoklonales Serum-Protein, monoklonales Urin-Protein oder osteolytische Läsionen.

Die Diagnose eines Myeloms beruht üblicherweise auf dem Nachweis und der Quantifizierung entweder einer monoklonalen Plasmazellpopulation oder eines monoklonalen Proteins im Serum und/oder Urin. Für Screening-Verfahren ist die *Zelluloseacetatmembran-Elektrophorese* üblicherweise ausreichend. Eine hochauflösende *Agarosegel-Elektrophorese* kann geringere Paraproteinmengen aufdecken. Mittels *Immunelektrophorese* und/oder *Immunfixation* können der Immunglobulin-Typ und die Leichtketten-Klasse charakterisiert werden. Die letztgenannten zwei Untersuchungen sollten immer dann durchgeführt werden, wenn ein Myelom, eine monoklonale Gammopathie, Makroglobulinämie oder Amyloidose erwogen werden, unabhängig von einem normal erscheinenden oder unspezifischen Elektrophoresemuster. Diese Untersuchungen schließen Antiseren gegen das Fc-Fragment von IgG, IgA, IgM, IgD und IgE sowie Antiseren gegen kappa- und lambda-Leichtketten ein. Die *Nephelometrie* ist die optimale Methode für die Quantifizierung der Immunglobuline. *Sulfosalicylsäure oder Eton's-Reagenz* werden verwendet zur Screening-Untersuchung des Urins auf Protein, während die Erkennung und Quantifizierung einer *Bence-Jones-Proteinurie* abhängig ist vom Nachweis einer monoklonalen Leichtketten-Ausscheidung durch Immunelektrophorese oder Immunfixation in einem ausreichend konzentrierten Aliquot eines 24-Stunden-Urins. Eine dieser beiden Untersuchungen sollte im Urin aller Patienten mit Myelomverdacht durchgeführt werden, wenn der Sulfosalicylsäuretest negativ ist.

Die histologische Diagnose eines Myeloms ist abhängig vom Nachweis einer erhöhten Zahl von Knochenmarkplasmazellen, oft einschließlich atypischer, unreifer Formen. Die Immunperoxidase-Methode wird zum Nachweis eines monoklonalen Immunglobulins in den Plasmazellen benutzt. Eine vollständige Röntgen-Skelettuntersuchung ist für die Diagnostik eines Myeloms obligatorisch. Auch eine ^{99}mTc-MIBI-Szintigraphie mag hilfreich sein.

Tabelle 2. Diagnosekriterien für das „Multiple Myelom" und die „monoklonale Gammopathie unbestimmter Signifikanz" (MGUS)

Multiples Myelom

Hauptkriterien

I: Plasmozytom in der Gewebebiopsie

II: Knochenmark-Plasmozytose mit >30% Plasmazellen

III: Monoklonaler Globulingradient in der Serum-Elektrophorese >35 g/l für IgG oder >20 g/l für IgA, ≥1 g/24 Stunden einer kappa- oder lambda-Leichtketten-Exkretion in der Urin-Elektrophorese bei Fehlen einer Amyloidose

Nebenkriterien

a)   Knochenmarkplasmozytose mit 10–30% Plasmazellen

b)   Monoklonale Globulinerhöhung nachweisbar, aber geringer als oben angegeben (III)

c)   Osteolytische Knochenläsionen

d)   Residuelles normales IgM <500 mg/l, IgA <1 g/l oder IgG <6 g/l

Die Diagnose gilt als gesichert, wenn eine der unten aufgeführten Konstellationen bei symptomatischen Patienten mit klar erkennbarer progressiver Erkrankung dokumentiert wird. Die Diagnose des Myeloms erfordert mindestens ein Haupt- und ein Nebenkriterium oder drei Nebenkriterien unter Einschluß von a) und b); zum Beispiel

1.   I + b, I + c, I + d (I + a ist *nicht* beweisend)
2.   II + b, II + c, II + d
3.   III + a, III + c, III + d
4.   a + b + c, a + b + d

Indolentes Myelom

Wie beim multiplen Myelom (siehe oben) außer:

I.   Keine Knochenläsionen oder ≤3 osteolytische Läsionen, keine Kompressionsfrakturen

II.   M-Proteinwerte: IgA <50 g/l oder IgG <70 g/l

III. Keine klinischen Symptome oder Krankheitszeichen, zum Beispiel

a)   Karnofsky-Status >70%

b)   Hämoglobin >100 g/l

c)   normales Serum-Kalzium

d)   Serum-Kreatinin <175 µmol/l (<20 mg/l)

e)   keine persistierende oder rekurrente Infektion

„Smoldering" Myelom

Wie beim indolenten Myelom, aber:

- keine Knochenläsion,
- Knochenmarkplasmazellen 10–30%

„Monoklonale Gammopathie unbestimmter Signifikanz" (MGUS)

I: Monoklonale Gammopathie

II: M-Proteinwerte: IgA <20 g/l, IgG <35 g/l, kappa- oder lambda-Leichtketten-Exkretion in der Urin-Elektrophorese <1 g/24 Stunden

III: Knochenmarkplasmazellen <10%

IV: Keine Knochenläsionen

V: Keine klinischen Symptome

IV. Behandlungsstrategie und Ansprechkriterien [44 – 154]

1 Induktions- und Konsolidierungstherapie (Abb. 1)

1.1 Stadium I

In diesem Erkrankungsstadium ist gegenwärtig keine spezifische Therapie indiziert. Derzeit werden prospektive Studien zum Vergleich einer Therapie mit IFN-α versus therapiefreier Verlaufsbeobachtung durchgeführt.

1.2 Stadium II/III

Bei symptomatischer, progredienter Erkrankung bzw. großer Tumormasse ist eine systemische zytostatische Therapie indiziert. Häufige Therapieindikationen sind Sepsis, Knochenschmerzen bzw. -frakturen, Hyperkalzämie, Nierenversagen, Knochenmarkinsuffizienz oder spinale Kompression.

Die höchsten Überlebensraten (70 – 80 % nach 3 – 6 Jahren) werden derzeit bei denjenigen Patienten erzielt, die nach kurzer Induktionstherapie (4 – 6 Zyklen) eine nachfolgende myeloablative Konsolidierungstherapie erhalten. Dabei hat sich eine Melphalan-Monotherapie einer Konditionierungstherapie einschl. Ganzkörperbestrahlung als überlegen gezeigt. Bei allen Patienten < 70 Jahre sollte daher eine *konsolidierende, hochdosierte Melphalantherapie* (200 mg/m²) *mit autologer peripherer Stammzelltransplantation (PBSCT)* erwogen werden (Tabelle 1). Ein „Priming" mit Cyclophosphamid und rGM-CSF resultiert meist in einer guten Stammzellmobilisierung. Für rG-CSF wurde eine Plasmozytom-Akzeleration *in vivo* beschrieben, so daß diese Substanz bei Plasmozytompatienten nicht angewendet werden sollte. Die mit einer PBSCT assoziierte Mortalität beträgt ca. 2 – 3 %; die Überlebensraten nach 3 – 6 Jahren betragen 70 – 80 %. Die Langzeitstabilität peripherer Blutstammzelltransplantate ist mittlerweile gesichert. Unklar ist noch, ob periphere Blutstammzellpräparate geringer mit Plasmozytomzellen kontaminiert sind als Knochenmarkpräparate. Für einige Selektionsverfahren auf CD34-positive Zellen wurde eine verzögerte oder gar fehlende Rekonstitution der Thrombopoiese beschrieben. Nach Hochdosistherapie und

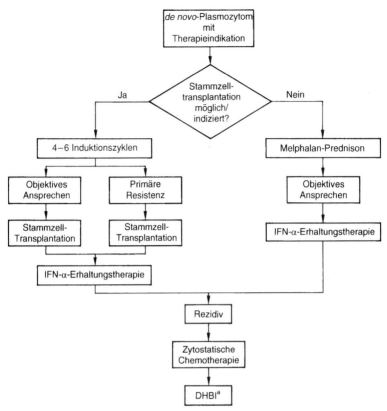

a "double hemibody irradiation"

Abb. 1. Behandlungsstrategie für das *de novo*-Plasmozytom

Stammzelltransplantation sollten alle Patienten eine Interferon-α-Erhaltungstherapie erhalten; hierdurch wird eine Erhöhung der Überlebenszeit erreicht. Interessante Ergebnisse wurden neuerdings auch für eine Erhaltungstherapie mit der Kombination von GM-CSF und IL-2 berichtet. Verbesserungen für die Stammzelltransplantionsergebnisse sind möglicherweise durch Anwendung thrombopoiese-stimulierender Faktoren erreichbar, z.B. PIXY 123, IL-11 oder Thrombopoietin. Bislang ist noch nicht abschließend geklärt, ob eine einmalige oder zweifache („Tandem")-Hochdosistherapie zur Erzielung optimaler Therapieergebnisse erforderlich ist. Vorläufige Daten einer prospektiven, randomisierten französischen Studie deuten darauf hin, daß eine „Tandem"-Hochdosistherapie einer einmaligen PBSCT nicht überlegen ist. Die Ergebnisse einer retrospektiven „matched-pair"-Analyse der Daten aus Arkansas und der SWOG zeigen andererseits eine deutliche Überlegenheit der „Tandem"-PBSCT im Vergleich zur konventionellen Chemotherapie.

Eine *primäre Chemotherapieresistenz* auf die Gabe bifunktioneller Alkylanzien – entweder allein oder in Kombination mit einem Steroid –, z. B. Melphalan/Prednison (MP) oder Cyclophosphamid plus Prednison (CP) und/oder eine intensivere parenterale Chemotherapie, findet sich bei etwa 15–20 % der Patienten. Diesen sollte baldmöglichst eine Hochdosistherapie mit SCT offeriert werden, da bei dieser Patientengruppe eindrucksvoll nachgewiesen wurde, daß die Erhöhung der Dosisintensität durch SCT zu signifikant verbesserten Überlebensraten führt. Nur diejenigen Patienten, bei denen ein solches Verfahren nicht erwünscht oder möglich ist, sollten eine standarddosierte Chemotherapie erhalten. Es gibt derzeit keinen überzeugenden Hinweis darauf, daß diese Patienten möglicherweise auch von einer mittelhoch-dosierten Therapie, z. B. 140 mg/m^2 Melphalan, profitieren. Eine mögliche Klassifikation refraktärer Plasmozytome ist in Abb. 2 dargestellt.

Die Kombination von *Melphalan und Prednison (MP)* ist die am häufigsten angewandte Induktionstherapie. Von keinem anderen Induktionsregime sind bislang überzeugende Daten hinsichtlich eines verbesserten Langzeitüberlebens bei unselektionierten Patientengruppen nachgewiesen worden. Nach Therapiebeginn sollte bei allen Patienten eine sorgfältige Überwachung hinsichtlich möglicher Nebenwirkungen im Sinne eines Tumorlysesyndroms erfolgen. Häufig ist eine prophylaktische Allopurinolgabe sinnvoll.

Bei Patienten mit hohen Risikofaktoren, z.B. rasch progredienter Erkrankung und hoher Tumorzellmasse, können *alternative, intensivere Induktionstherapien* erwogen werden, z. B. VCR/ADM/DEX (VAD), VCR/ MLP/ CPM/ PRED – VCR/BCNU/ADM/PRED (VMCP/VBAP) oder DEX/IFN (DI) (Tabelle 3).

Mit solchen Regimen werden teilweise höhere Remissionsraten und ein rascheres Therapieansprechen erzielt; ein Überlebensvorteil gegenüber MP wurde bislang aber nicht eindeutig bewiesen (Tabellen 1 und 4). *VAD* ist vorrangig bei Patienten mit ausgeprägter Niereninsuffizienz induziert. Eine *DEX-„Stoßtherapie"* als alleinige Induktionsbehandlung kann bei Patienten mit ausgeprägter Knochenmarkinsuffizienz indiziert sein. Mitoxantron wird in jüngster Zeit als eine Substanz diskutiert, die in geringerem Maße als Anthrazykline eine Induktion der *mdr*-Expression

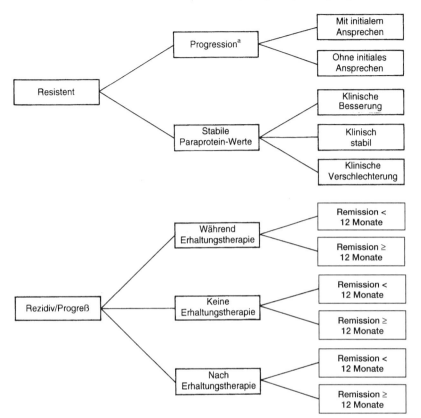

[a] Anstieg der Paraproteinwerte in Serum oder Urin während der initialen Induktionstherapie

Abb. 2. Mögliche Klassifizierung refraktärer Plasmozytome

induziert. Mit o.g. konventionellen Induktionsregimen werden mediane Überlebenszeiten von 24–36 Monaten erzielt; ein eindeutiger Vorteil gegenüber den Resultaten aus der Zeit vor Einführung der Alkylanzien mit medianen Überlebenszeiten von 4–10 Monaten. Die Remissonsraten betragen meist 50–70%, wobei intensivere Induktionsregime meist höhere Remissionsraten erzielen als MP. Die Kombination von MP plus IFN-α ist einer alleinigen MP-Induktionstherapie hinsichtlich Ansprechrate und Überlebenszeit nicht überlegen, während eine Addition von IFN zu einem komplexeren Induktionsregime wie z.B. VMCP oder VBMCP

Tabelle 3. Induktionstherapieregime bei multiplem Myelom

MP-Therapie:

MLP: 6 mg/m^2 p.o. tgl. für 7 Tage
PRED: 100 mg/m^2 p.o. tgl. für 7 Tage
Wiederholung Tag 28

DI-Therapie:

DEX: 20 mg/m^2 p.o. tgl. über 4 Tage, beginnend an Tagen 1, 9 und 17,
       anschließend 14tägige Therapiepause
       Wiederholung bis zur ojektiven Remission (OR)

IFN-α 2 MU/m^2 s.c. 3mal/Woche vom Zeitpunkt der OR bis zum Rezidiv

---

VAD-Therapie:

VCR: 0,4 mg/Tag i.v.   über 4 Tage (Dauerinfusion)
ADM: 9 mg/m^2/Tag i.v.   über 4 Tage (VCR/ADM als Mischinfusion)
                        (Dauerinfusion)
DEX: 40 mg/Tag p.o.   täglich über 4 Tage, beginnend an Tagen 1, 9
                        und 17 des ersten 28.-Tageszyklus
                        und bei jedem zweiten weiteren Zyklus.
                        In den jeweils anderen Zyklen wird DEX nur
                        appliziert an den Tagen 1 bis 4

Patienten mit VAD-Therapie erhalten zusätzlich Allopurinol, Cimetidin
und Trimethoprim/Sulphamethoxazol

VMCP/VBAP-Therapie:

VMCP:

VCR: 1 mg i.v. Tag 1
MLP: 6 mg/m^2 p.o. tgl. Tage 1–4
CPM: 125 mg/m^2 p.o tgl. Tage 1–4
PRED: 60 mg/m^2 p.o. tgl. Tage 1–4

VBAP:

VCR: 1 mg i.v. Tag 1
BCNU: 30 mg/m^2 i.v. Tag 1
ADM: 30 mg/m^2 i.v. Tag 1
PRED: 60 mg/m^2 p.o. tgl. Tage 1–4

Patienten mit o.g. Therapie sollten zusätzlich Allopurinol, Cimetidin
und Trimethoprim/Sulphamethoxazol erhalten.

Tabelle 4. MP versus andere Kombinationstherapien: mediane Überlebenszeiten (1965–1997)[a]

Therapie	Patienten MP/Andere	Medianes Überleben (Monate) MP/Andere	Studien- gruppe/Jahr
MLP.PRED.PROC	156/236	21/23	SWCCSG/72
MLP.PRED.PROC.VCR	148/140	21/26	SWOG/75
BCNU.MLP.CPM.PRED	125/239	28/31	NCIC/79
BCNU.MLP.CPM.PRED	126/124	24/26	CALGB/79
CCNU.CPM.PRED	72/67	38/30	GATLA/80
BCNU.PRED	100/124	27/21	CALGB/82
CCNU.PRED	100/136	27/21	CALGB/82
BCNU.CPM.PRED	91/96	19/25	ECOG/82
BCNU.CPM.PRED	187/186	36/36	SECSG/84
VCR.BCNU.MLP.CPM.PRED	131/134	29/33	ECOG/84
VCR.BCNU.MLP.CPM.PRED	145/115	43/43	GATLA/84
VMCP/VBAP	30/34	39/29	MDAH/84
MLP.VCR.PRED	261/269	26/26	MRC4/85
PDM.CPM.BCNU	47/53	30/48	IMMSG/85
MLP.VCR.PRED	32/32	21/30	DMSG/85
VMCP	47/53	30/45	IMMSG/85
BCNU.MLP.CPM.PRED	150/150	34/29	CALGB/86
BCNU.MLP.CPM.PRED.ADR	150/150	34/26	CALGB/86
MetPRED.VCR.CCNU.CPM.MLP	66/64	45/41	FLG/87
VBMCP	48/44	29/34	NMSG/88
VMCP/VBAP	44/42	28/24	MGCS/89
VMCP	29/25	46/33	MGWS/90
VMCP/VBAP	55/53	26/24	MGWS/90
MP/HU-VAD	74/74	18/24	GEM/90
VMCP/VBAP	146/158	37/32	IMMSG/91
MLP.INF2b	134/136	37/36	CALGB/92
PDM.VCR.PRED	84/85	21/32	GCSTMM/92
VMCP/VBAP	214/197	27/32	PETHEMA/92
MLP.INF-α	171/164	27/29	MGCS/93
VBCMP	230/235	27/29	ECOG/97

[a] Kein signifikanter Unterschied in den Überlebenszeiten.
Studiengruppen – CALGB: Cancer and Leukemia Group B, DMSG: Danish Myeloma Study Group, ECOG: Eastern Cooperative Oncology Group, FLG: Finnish Leukaemia Group, GATLA: Grupo Argentino de Tratamiento de la Leucemia Aguda, GEM: Groupe d'Etude due Myélome, GMTG: German Myeloma Treatment Group, IMMSG: Italian Multiple Myeloma Study Group, MDAH: MD Anderson Hospital, MGCS: Myeloma Group of Central Sweden, MGWS: Myeloma Group of Western Sweden, MRC: Medical research Council, NCIC: National Cancer Institute of Canada, NMSG: Nordic Myeloma Study Group, PETHEMA: Spanish Cooperative Group for Hematological Malignancies Treatment, SECSG: Southeastern Cancer Study Group, SWCCSG: Southwest Cancer Chemotherapy Study Group

möglicherweise zu höheren Ansprechraten führen kann. Ob eine solche Kombination auch zu einem Überlebensvorteil führt, wird gegenwärtig in prospektiven Studien geprüft.

Eine *allogene Knochenmarktransplantation (alloKMT)* bei Patienten mit frühem Erkrankungsstadium ist derzeit weiterhin als hochexperimentelles Verfahren einzustufen, das aufgrund der strikten Einschlußkriterien nur bei wenigen Patienten in Betracht kommt. Die aktuariellen Überlebenszeiten (36–76 Monate) nach alloKMT betragen ca. 40%, die Frühmortalität ca. 30%. Zahlreiche der überlebenden Patienten weisen eine anhaltende Paraprotein-Produktion auf. Die langfristigen Remissionen wurden bei den zuvor unbehandelten Patienten und/oder Patienten im Stadium I beobachtet, für die allerdings keine adäquaten Vergleichsdaten mit konventioneller Therapie vorliegen.

2 Erhaltungstherapie

Bei der Mehrzahl der Patienten, die eine objektive Remission nach Induktionstherapie erreichen, schließt sich eine stabile Plateauphase der Erkrankung an. Eine Fortführung der zytostatischen Therapie über den Zeitpunkt des Eintritts der objektiven Remission hinaus oder die Anwendung einer Ganzkörperbestrahlung („double hemi-body irradiation") als Konsolidierungsmaßnahme führen nicht zu einer Verlängerung dieser Plateauphase oder der Überlebenszeit. Die Gabe von niedrigdosiertem Interferon-α, z.B. 3–5 MU subkutan 3 × wöchentlich, kann die Dauer der Plateauphase bei denjenigen Patienten verlängern, die zuvor eine objektive Remission mittels konventioneller Therapie erreicht haben. Diese beinhaltet eine 50%ige Reduktion des Serum-Paraproteins. Daher sollte allen Patienten, bei denen eine objektive Remission erreicht wurde, derzeit Interferon-α als Erhaltungstherapie offeriert werden. Während hierdurch eine Verlängerung der progressionsfreien Phase um 6–9 Monate erreicht werden kann, konnte ein positiver Effekt von Interferon-α auf das Langzeitüberleben nicht in allen Studien nachgewiesen werden. Bei ca. 10% älterer Patienten kann eine IFN-α-Erhaltungstherapie aufgrund von Nebenwirkungen nicht durchgeführt werden. Die IFN-α-Erhaltungstherapie sollte bis zum Nachweis eines Rezidivs fortgeführt werden.

3 Rezidivtherapie

Die Mehrzahl der Patienten, die zuvor eine objektive Tumorremission und Plateauphase ihrer Erkrankung erreicht haben, erleiden eine Tumorprogression. Häufig kann eine erneute transiente Remission mit der Initial- oder einer ähnlichen Therapie induziert werden. Eine Therapierefraktärität ist anzunehmen bei Nichtansprechen auf oder Rezidiv nach Reinduktionstherapie. Mit keinem der üblichen Zytostatika-Regime (einschließlich DEX allein, VAD und hochdosiertes Melphalan) kann bei refraktären Patienten eine mediane Überlebenszeit von mehr als 6–9 Monaten erzielt werden. Versuche der mdr-1-Modulation mit Verapamil, Chinin und Cyclosporin haben bisher teilweise ermutigende Resultate gezeigt. Eine sequentielle Halbkörperbestrahlung (DHBI), gefolgt von der Gabe von rGM-CSF, erreicht vergleichbare Ergebnisse wie eine zytostatische Chemotherapie. Eine autologe Knochenmark- oder periphere Stammzelltransplantation ist bei Patienten mit refraktärem Rezidiv als wenig erfolgversprechend anzusehen. Ein Überblick über die an unserer Institution derzeit favorisierte Behandlungsstrategie ist in Abb. 1 dargestellt.

4 Kriterien des Therapieansprechens

4.1 Komplette Remission

Alle der folgenden Kriterien erfüllt:

- Fehlender M-Protein-Nachweis im Serum und/oder Urin in der Zelluloseacetatelektrophorese bei zwei Bestimmungen im Abstand von 4 Wochen.
- Normales Knochenmark mit < 5 % Plasmazellen.
- Normale periphere Blutwerte.
- Fehlen klinischer Symptome.
- Normales Serum-Kalzium, Gesamteiweiß, Normalwerte der polyklonalen Immunglobuline, normale Serumviskosität.
- Remission der Weichteilplasmozytome.

4.2 Objektives Tumoransprechen/partielle Remission

Alle der folgenden Kriterien erfüllt:

- Reduktion des Serum-M-Proteinwerts auf $\leq 50\%$ des Ausgangswerts bei zwei Bestimmungen im Abstand von mindestens 4 Wochen.
- Signifikante Reduktion des Urin-M-Proteinwerts. Bei einem Ausgangswert > 1 g/24 Stunden, Reduktion um $\geq 50\%$. Bei einem Ausgangswert von $0,5-1$ g/24 Stunden, Reduktion auf $< 0,1$ g/24 Stunden. Bei einem Ausgangswert $> 1,0$ g/24 Stunden, Reduktion um $\geq 50\%$.
- Größenabnahme aller Weichteilläsionen um $\geq 50\%$.
- Abnahme von Knochenschmerzen von „schwer/mäßig" auf „gering/keine".

4.3 Stabile Erkrankung („stable disease")

Patienten, die weder die Kriterien einer kompletten oder partiellen Remission sowie diejenigen einer Krankheitsprogression erfüllen.

4.4 Rezidiv oder Progression

Eines oder mehrere der folgenden Kriterien:

- Anstieg des Serum-M-Proteins um $> 50\%$ über den niedrigsten Remissionswert.
- Anstieg des Urin-M-Proteins um $> 50\%$ (im 24-Stunden-Urin) über den niedrigsten Remissionswert und Leichtketten-Exkretion im 24-Stunden-Urin > 200 mg.
- Auftreten neuer Plasmozytome oder Größenzunahme vorbestehender Läsionen $> 50\%$.
- Auftreten neuer Knochenläsionen oder $> 50\%$ige Größenzunahme vorbestehender Läsionen. Eine Knochensinterung bei vorbestehenden Läsionen gilt nicht als Hinweis auf eine Progression.

Anmerkung:
Die Paraproteinuntersuchungen zum Nachweis des Rezidivs müssen mindestens 2mal im Abstand von mindestens 2 Wochen erfolgen.

4.5 Primäre Therapieresistenz

Mehr als 50%iger Anstieg des Serum- oder Urin-M-Proteinwerts gegenüber dem Ausgangsbefund, gemessen bei zwei Bestimmungen im Abstand von 2 Wochen bei fortlaufender Melphalan/Prednison-Induktionstherapie, nach zwei oder mehr Induktionszyklen.

4.6 Krankheitsplateau („no change")

Alle der folgenden Kriterien erfüllt:

- keine oder nur geringfügige klinische Symptome durch das Myelom,
- keine Transfusionsbedürftigkeit,
- M-Protein und β_2-Mikroglobulin-Werte stabil bei zwei Bestimmungen im Abstand von 4 Wochen.

Es sei hier angemerkt, daß die o.g. Remissionskriterien mit der Überlebenszeit der Patienten nur bedingt korrelieren. Das Ausmaß der Plasmozytom-Regression, bestimmt durch die Reduktion der Paraproteinwerte, weist keine quantitative Korrelation mit der Ansprechdauer oder der Überlebenszeit der Patienten auf. Eine 75%ige Regression ist demnach nicht notwendigerweise besser als eine 25%ige Reduktion, da jegliches Ansprechen derzeit als partielle Remission einzustufen ist.

5 Therapie von Komplikationen

5.1 Niereninsuffizienz

Etwa 20% der Patienten weisen bei Diagnosestellung eine Niereninsuffizienz auf. Bei zahlreichen wird diese im späteren Krankheitsverlauf manifest. Alle Plasmozytom-Patienten sollten *mindestens 2 Liter Flüssigkeit pro Tag* einnehmen. *Allopurinol* sollte mindestens während der ersten zwei Therapiekurse verordnet werden. Dehydratation, Hyperkalzämie und Urosepsis sollten intensiv behandelt werden. Dosisreduktion der i.v.-Melphalan-Dosis bei Niereninsuffizienz. Eine peritoneale oder Hämodialyse sollte bei allen Patienten mit akutem Nierenversagen bei Erstdiagnose oder im Rezidiv erwogen werden. Bei Patienten mit hoher Leichtketten-Produktion und hierdurch bedingtem Nierenversagen ist die Plasmapherese die Therapie der Wahl und der Peritonealdialyse überlegen.

5.2 Hyperkalzämie und tumorinduzierte Osteolyse

Der Wert des ionisierten Serum-Kalziums korreliert besser mit der klinischen Symptomatik und den Zeichen der Hyperkalzämie als das Gesamtserum-Calcium. Gelegentlich findet sich eine feste Bindung des Serum-Calciums an Paraprotein mit der Folge der asymptomatischen Hyperkalzämie bei normalen Werten des ionisierten Calciums. Eine ausreichende Hydrierung, Diurese und eine Kortikosterid-Therapie sind die Grundpfeiler der Hyperkalzämie-Therapie. Wenn diese Maßnahmen trotz gleichzeitiger zytostatischer Therapie nicht ausreichen, sind vor allem Bisphosphonate (oder Calcitonin) indiziert sein (s. Kapitel „Therapie der tumorinduzierten Hyperkalzämie und tumorinduzierten Osteolyse", J. J. Body).

Hinsichtlich der Indikation und bisheriger Therapieergebnisse mit Bisphosphonaten für die Behandlung der turmorinduzierten Osteolyse (TIO) (s. Kapitel „Therapie der tumorinduzierten Hyperkalzämie und tumorinduzierten Osteolyse", J. J. Body).

5.3 Amyloidose

Etwa 15 % der Patienten mit multiplem Myelom entwickeln eine systemische Amyloidose mit einem Gewebeverteilungsmuster des Immunglobulin-fibrillären Amyloid-Proteins (Leichtketten-Protein) (AL) typisch für eine primäre Amyloidose. Die abgelagerten Fibrillen sind homolog dem Fragment der variablen Region der kappa- oder lambda-Leichtketten. Die Gewebe mit häufigster Fibrillenablagerung sind: Zunge, Haut, Herz, Gastrointestinaltrakt und Skelettmuskulatur. Die bevorzugten diagnostischen Maßnahmen sind eine Abdominalfettaspiration oder eine Rektumbiopsie, während die Nieren- oder Leberpunktion mit höheren Nebenwirkungsraten einhergehen. Die Behandlung des zugrundeliegenden Myeloms ist die einzige wirkungsvolle Behandlung, um die Amyloidablagerung zu verlangsamen oder zu stoppen.

5.4 Anämie

Eine klinisch symptomatische normochrome, normozytäre Anämie findet sich bei ca. 20 % der Patienten. Ursächlich sind hieran die Knochenmarkverdrängung durch das Plasmozytom, Nierenversagen, M-Protein-induzierte Plasmavolumenexpansion und die zytostatische Chemotherapie beteiligt. Die Daten hinsichtlich der endogenen Erythropoietin(EPO)-

Spiegel bei Plasmozytom-Patienten sind widersprüchlich. Von einigen wurden am Grad der Anämie gemessen adäquat erhöhte EPO-Spiegel bei Patienten mit normaler Nierenfunktion und inadäquat niedrige EPO-Spiegel nur bei Patienten mit Urämie beschrieben. Andere Untersucher fanden inadäquat niedrige EPO-Werte bei urämischen und nicht-urämischen Patienten. Für praktische Belange empfiehlt sich die Beachtung der kürzlich entwickelten Algorithmen für die EPO-Anwendung bei Tumorpatienten (siehe Kapitel „Supportive Therapie mit Zytokinen").

5.5 Sepsis

Patienten mit multiplem Myelom weisen eine hohe Rate bakterieller Infektionen, oft Pneumonien, auf. Dabei stehen Septikämien infolge gramnegativer Erreger heute zunehmend im Vordergrund. Patienten mit fortgeschrittener Erkrankung weisen nicht selten Infektionen durch opportunistische Erreger auf, z.B. M. tuberculosis, Pneumocystis carinii, Herpesviren, etc. Unmittelbar krankheitsassoziiertes Fieber findet sich bei < 1% der Patienten. Eine Paraproteinsekretion ist eng mit erniedrigten Serumkonzentrationen normaler Immunglobuline assoziiert. Bei ca. 70% der Patienten mit IgG-Plasmozytom, 40% der Patienten mit IgA-Plasmozytom und ca. 20% der Patienten mit Bence-Jones-positivem Plasmozytom finden sich auf ca. 20% der Normalwerte erniedrigte Konzentrationen normaler Immunglobuline. Bei ca. 1% der Patienten ohne Paraproteinnachweis wird ebenfalls eine ausgeprägte Immunglobulinsuppression beobachtet. Eine Normalisierung der Immunglobulinwerte findet sich – selbst nach deutlichem Abfall der Paraproteinkonzentration – nur ausnahmsweise nach zytostatischer Chemotherapie, wird jedoch zunehmend häufig nach Interferon-α-Therapie beschrieben. Eine Tumorprogression ist meist mit zunehmender Immundefizienz assoziiert. Die zellulär vermittelte Immunität ist meist intakt, kann jedoch in Einzelfällen ebenfalls – wie die Granulozytenfunktion und/oder Komplementaktivierung – beeinträchtigt sein. Insgesamt können primäre Immundefekte, Urämie, Neutropenie, zytostatische Chemotherapie, vielfache Bluttransfusionen, Katheteranlagen und ein zunehmendes Multiorganversagen an der Entstehung einer ausgeprägten Immundefizienz bei Plasmozytom-Patienten beteiligt sein.

5.6 Hyperviskosität

Eine Makroglobulinämie ist mit IgM-Paraproteinen assoziiert, die eine
Hyperviskosität verursachen und als Kälteagglutinine fungieren können.
Die intrinsische Proteinviskosität ist abhängig von der Proteinkonzentra-
tion, -größe, und chemischen -konfiguration. Sie ist höher für IgM- (ca.
900 kDa Pentamer) als für IgA- oder IgG-Globuline; das Hyperviskositätssyndrom (HVS) tritt daher bereits bei relativ niedrigen IgM-Konzen-
trationen ($\sim$ 40−50 g/l) auf. Bei IgA-assoziiertem HVS findet sich meist
eine Protein-Polymerisation, die durch ansteigende Proteinkonzentrationen und die Präsenz von J-Ketten gefördert wird. Ein IgG-assoziiertes
HVS tritt üblicherweise nur bei sehr hohen Paraproteinkonzentra-
tionen auf; es sei denn, daß bereits bei niedriger Konzentration eine
Polymerisation auftritt oder eine ungewöhnliche molekulare Protein-
konfiguration vorliegt. Die Plasmaviskosität wird relativ zu derjenigen
von Wasser angegeben und beträgt normalerweise 1,67−1,94 oder in
absoluten Einheiten 1,16−1,35 mPas. Ein HVS findet sich nur selten
bei einer relativen Viskosität < 4 und tritt meist bei Werten $\geq$ 6 auf.
Klinisch finden sich meist hämostasiologische, neurologische sowie
Sehstörungen, oft verknüpft mit Müdigkeit, Abgeschlagenheit und
Gewichtsverlust. Korrelat der Sehstörungen ist eine Retinopathie, gelegentlich mit Hämorrhagien und Exsudaten. Eine Koagulopathie findet
sich bei Plasmozytomen recht häufig; die vermehrte Blutungsneigung
bei HVS wird mit einer Paraprotein-„Ummantelung" der Thrombozyten
assoziiert und führt zu einer Verlängerung der Blutungszeit. Neurologische Störungen bei HVS beinhalten Kopfschmerzen, wechselnde Be-
wußtseinslage, Schwindel, Ataxie, Neuropathien, Krämpfe und/oder
Koma. Die kardiale Funktion kann durch zunehmenden Plasmavolumen-
anstieg infolge Paraproteinen beeinträchtigt sein. Gelegentlich findet sich
eine erhöhte Thromboseneigung. Bei Nachweis eines HVS ist eine Plasmapherese indiziert.

Literatur

1. Ries LAG, Hankey BF, Miller BA et al. (1991) Cancer Statistics Review 1973−1988
   (DHSS publ [NIH] no 91−2789). Washington, DC, US Govt Printing Office
2. Cuzick J (1990) International time trends for multiple myeloma. Ann NY Acad
   Sci 609:205
3. Davis DL, Hoel D, Fox J et al. (1990) International trends in cancer mortality in
   France, West Germany, Italy, Japan, England and Wales, and the USA. Lancet 2:474

4. Shimizu Y, Kato H, Schull W (1990) Studies on the mortality of A-bomb survivors. 9. Mortality 1950–1985: Part 2 Cancer mortality based on the recently revised doses (DS86). Radiat Res 121:120

5. Matanoski GM (1982) Risk of cancer associated with occupational exposure in radiologists and other radiation workers. In Burchenal JH, Ottegen HF (eds) Cancer, Achievements, Challenges, and Prospects for the 1980's. New York, Grune & Stratton. p 241

6. Stebbings JH, Lucas HF, Stehney AF (1984) Mortality from cancers of major sites in female radium dial workers. Am J Ind Med 5:435

7. Smith PG, Douglas AJ (1986) Mortality of the workers at Sellafield plant of British Nuclear Fuels. Br Med J 293:845

8. Gilbert ES, Fry SA, Wiggs DL et al. (1989) Analyses of combined mortality data at the Hanford Site, Oak Ridge National Laboratory, and Rocky Flats Nuclear Weapons Plant. Radiat Res 120:19

9. Darby SC, Kendall GM, Fell TP et al. (1988) A summary of mortality and incidence of cancer in men who participated in the United Kingdom's atmospheric nuclear weapons tests and experimental programmes. Br Med J 296:332

10. Riedel DA, Pottern LM, Blattner WA (1991) Epidemiology of multiple myeloma. In Wiernik PH, Canellos GP, Kyle RA, Schiffer CA (eds) Neoplastic Diseases of the Blood, Ed 2. New York, Churchill Livingstone, p 347

11. Burmeister LD, Everett GD, Van Lier SF, Isacson P (1983) Selected cancer mortality and farm practices in Iowa. Am J Epidemiol 118:72

12. Reif J, Pearce N, Fraser J (1989) Cancer risks in New zealand farmers. Int J Epidemiol 18:768

13. Pearce NE, Smith AH, Howard JK et al. (1986) Case-control study of multiple myeloma and farming. Br J Cancer 54:493

14. Ott MG, Teta MJ, Greenberg HL (1989) Lymphatic and hematopoietic tissue cancer in a chemical manufacturing environment. Am J Ind Med 16:631

15. Cuzick J, De Stavola B (1988) Multiple myeloma – a case-control study. Br J Cancer 57:516

16. Linet MS, Harlow SD, McLaughlin JK (1987) A case-control study of multiple myeloma in whites: Chronic antigenic stimulation, occupation, and drug use. Cancer Res 47:2978

17. McLaughlin JK, Malker HS, Linet MS et al. (1988) Multiple myeloma and occupation in Sweden. Arch Environ Health 43:7

18. Morris PD, Koepsell TD, Daling JR et al. (1986) Toxic substance exposure and multiple myeloma: A case-control study. J Natl Cancer Inst 76:987

19. Siemiatycki J (1991) Risk factors for Cancers in the Workplace. Boca Raton, Florida, CRC Press

20. Spinelli JJ, Gallagher RP, Band PR, Threlfall WJ (1984) Multiple myeloma, leukemia, and cancer of the ovary in cosmetologists and hairdressers. Am J Ind Med 6:197

21. Bethwaite PB, Pearce N, Fraser J (1990) Cancer risks in painters: Study based on the New Zealand Cancer Registry. Br J Ind Med 47:742

22. Leech SW, Brown R, Schanfield MS (1985) Genetic studies in multiple myeloma. II. Immunoglobulin allotype associations. Cancer 55:1473

23. Gould J, Alexanian R, Goodacre A et al. (1988) Plasma cell karyotpye in multiple myeloma. Blood 71:453

24. Nobuyoshi M, Kawano M, Tanaka H et al. (1991) Increased expression of the *c-myc* gene be related to the aggressive transformation of human myeloma cells. Br J Haematol 77:523

25. Anderson KC, Jones RM, Morimato C et al. (1989) Response patterns of purified myeloma cells to hematopoietic growth factors. Blood 73:1915

26. Jackson N, Ling MR, Ball J et al. (1988) An analysis of myeloma plasma cell phenotype using antibodies defined at the IIIrd international workshop on human leucocyte differentiation antigens. Clin Exp Immunol 72:351

27. Pilarski LM, Mant MJ, Reuther BA (1985) Pre-B cells in peripheral blood of multiple myeloma patients. Blood 66:416

28. Hamilton MS, Ball J, Bromidge et al. (1991) Surface antigen expression of human neoplastic plasma cells includes molecules associated with lymphocyte recirculation and adhesion. Br J Haematol 78:60

29. Drewinko B, Alexanian R, Boyer H et al. (1981) The growth fraction of human myeloma cells. Blood 57:333

30. Kawano M, Hirano T, Matsuda T et al. (1988) Autocrine generation and requirement of BSF-2/IL-6 for human multiple myelomas. Nature 332:83

31. Klein B, Zhang X-G, Jourdan M et al. (1989) Paracrine rather than autocrine regulation of myeloma-cell growth and differentiation by interleukin-6. Blood 73:517

32. Bataille R, Klein B (1991) The bone resorbing activity of interleukin-6. J Bone Miner Res 9:1144

33. Caligaris-Cappio F, Bergui L, Gregoretti MG et al. (1991) Role of bone marrow stromal cells in the growth of human multiple myeloma. Blood 77:2688

34. Bataille R, Chappard D, Marcelli C et al. (1991) The recruitment of new osteoblasts and osteoclasts is the earliest critical event in the pathogenesis of human multiple myeloma. J Clin Invest 88:62

35. Reibnegger G, Fuchs D, Wachter H (1994) Prognostic factors for multiple myeloma. Blood 84:1350

36. Durie BGM, Salmon SE (1975) A clinical staging system for multiple myeloma. Correlation of measured myeloma cell mass with presenting clinical features, response to treatment and survival. Cancer 36:842

37. Durie BGM, Salmon SE, Moon TE (1980) Pretreatment tumor mass, cell kinetics, and prognosis in multiple myeloma. Blood 55:364

38. Durie BGM, Stock-Nowack D, Salmon SE et al. (1990) Prognostic value of pretreatment serum β_2 microglobulin in myeloma: a Southwest Oncology Group study. Blood 75:823

39. Durie BGM, Grogan TM (1885) CALLA-positive myeloma: An aggressive subtype with poor survival. Blood 66:229

40. Barlogie B, Smallwood L, Smith T et al. (1989) High serum levels of Lactic Dehydrogenase identify a High-Grade lymphoma-like myeloma. Ann Int Med 110:521

41. Carlson K, Ljunghall S, Simonsson B et al. (1992) Serum osteocalcin concentrations in patients with multiple myeloma – correlation with disease stage and survival. J Internal Med 231:133

42. Tong AW, Huang YW, Zhang BQ, Netto G, Vitetta ES, Stone MJ (1993) Heterotransplantation of human multiple myeloma cell lines in severe combined immunodeficiency (SCID) mice. Anticancer Res 13:593

43. Bellamy WT, Odeleye A, Finley P et al. (1993) An in vivo model of human multidrug-resistant multiple myeloma in SCID mice. Am J Pathol 142:691

44. Durie BDM, Waxman A, Jochelson M, Giles FJ, Hamburg S, Avedon M (1994) Technitium-99m MIBI scanning in multiple myeloma. J Clin Oncol ASCO:411

45. Alexanian R, Dimopoulos M (1994) The treatment of multiple myeloma. N Engl J Med 330:484

46. Gregory WM, Richards MA, Malpas JS (1992) Combination chemotherapy versus melphalan and prednisolone in the treatment of multiple myeloma: an overview of published trials. J Clin Oncol 10:334

47. Alexanian R, Barlogie B, Tucker S (1990) VAD-based regimens as primary treatment for multiple myeloma. Am J Hematol 33:86

48. Samson D, Gaminara E, Newland A et al. (1989) Infusion of vincristine and doxorubicin with oral dexamethasone as first-line therapy for multiple myeloma. Lancet 2:882

49. Alexanian R, Dimopolous MA, Delasalle K et al. (1992) Primary Dexamethasone treatment of multiple myeloma. Blood 80:887

50. Durie BGM, Dixon DO, Carter S et al. (1986) Improved survival duration with combination chemotherapy induction for multiple myeloma: a Southwest Oncology Group Study. J Clin Oncol 4:1227

51. Boccadoro M, Marmont F, Tribalto M et al. (1991) Multiple myeloma: VMCP/VBAP alternating combination chemotherapy is not superior to melphalan and prednisone even in high-risk patients. J Clin Oncol 9:444

52. Bladé J, San Miguel J, Alcalà A et al. (1990) A randomized multicentric study comparing alternating combination chemotherapy (VCMP/VBAP) and melphalan-prednisone in multiple myeloma. Blut 60:319

53. Oken MM, Kyle RA, Greipp PR et al. (1992) Possible survival benefit with chemotherapy plus interferon ($rIFN_{\alpha 2b}$) in the treatment of multiple myeloma. Proc Am Soc Clin Oncol 11:358

54. Osterborg A, Björkholm M, Björeman M et al. (1993) Natural interferon-α in combination with melphalan/prednisone versus melphalan/prednisone in the treatment of multiple myeloma Stages II and III: a randomized study from the Myeloma Group of Central Sweden. Blood 81:1428

55. Gahrton G, Tura S, Ljungman P et al. (1991) Allogenic bone marrow transplantation in multiple myeloma. N Engl J Med 325:1267

56. Jagannath S, Barlogie B, Dicke K et al. (1990) Autologous bone marrow transplantation in multiple myeloma: identification of prognostic factors. Blood 76:1860

57. Dimopoulos M, Alexanian R, Przepiorka D et al. (1993) Thiotepa, busulfan and cyclophosphamide: A new preparative regimen for autologous marrow or blood stem cell transplantation in high-risk multiple myeloma. Blood 82:2324

58. Fermand J, Chevret S, Levy Y et al. (1992) The role of autologous blood stem cells in support of high-dose therapy for multiple myeloma. Hematol Oncol Clin North Am 6:451

59. Attal M, Huguet F, Schlaifer D et al. (1992) Intensive combined therapy for previously untreated aggressive myeloma. Blood 79:1130

60. Gianni AM, Tarella C, Siena S et al. (1990) Durable and complete hematopoietic reconstitution after autografting of rhGM-CSF exposed peripheral blood progenitor cells. Bone Mar Transpl 6:143

61. Jagannath S, Vesole DH, Gleen L et al. (1992) Low-Risk intensive therapy for multiple myeloma with combined autologous bone marrow transplantation and blood stem cell support. Blood 80:1666

62. Alexanian R, Smallwood L, Cheson B, Dixon D, Dicke K, Cabanillas F (1988) Prognostic factors with high dose melphalan for refractory multiple myeloma. Blood 72:2015

63. Barlogie B, Jagannath S, Dixon D et al. (1990) High dose melphalan and granulocyte-macrophage colony-stimulating factor for refractory multiple myeloma. Blood 76:677

64. Vesole DH, Barlogie B, Jagannath S et al. (1994) High-dose therapy for refractory multiple myeloma: Improved prognosis with better supportive care and double transplants. Blood 84:950

65. Harousseau JL, Milpied N, Laporte JP et al. (1992) Double intensive therapy in high risk multiple myeloma. Blood 79:2827

66. Gianni AM, Tarella C, Bregni M et al. (1994) High-dose sequential chemoradiotherapy, a widely applicable regimen, confers survival benefit to patients with high-risk multiple myeloma. J Clin Oncol 12:503

67. Alexanian R, Dimopoulos M, Smith T, Delasalle K, Barlogie B, Champlin R (1994) Limited value of myeloablative therapy for late multiple myeloma. Blood 83:512

68. Cunningham D, Powles R, Malpas JS et al. (1993) A randomized trial of maintenance therapy with Intron-A following high-dose Melphalan and ABMT in myeloma. Proc Am Soc Clin Oncol 12:364

69. Belch A, Shelley W, Bergsagel D et al. (1988) A randomized trial of maintenance versus no maintenance melphalan and prednisone in responding multiple myeloma patients. Br J Cancer 57:94

70. Mandelli F, Avvisati G, Amodori S et al. (1990) Maintenance treatment with recombinant alpha-interferon alpha 2b in patients with multiple myeloma responding to conventional induction chemotherapy. N Engl J Med 322:1430

71. Browman GP, Rubin S, Walker I et al. (1994) Interferon alpha2b maintenance therapy prolongs progression-free and overall survival in plasma cell myeloma: results of a randomized trial. Proc Am Soc Clin Oncol 13:408 (Abstr)

72. Ludwig H, Cohen AM, Huber H et al. (1994) Interferon with VMCP compared to VMCP for induction and interferon compared to control for remission maintenance in multiple myeloma. Proc Am Soc Clin Oncol 13:408 (Abstr)

73. Westin J (1991) Interferon therapy during the plateau phase of multiple myeloma: an update of a Swedish Multicentre Study. Sem Oncol 18:37 (Supp 7)

74. Salmon SE, Crowley J (1992) Impact of glucocorticoids and interferon on outcome in multiple myeloma. Proc Am Soc Clin Oncol 11:316 (abstr)

75. Salmon SE, Tesh D, Crowley J et al. (1990) Chemotherapy is superior to sequential Hemibody Irradiation for remission consolidation in multiple myeloma: a Southwest Oncology Group Study. J Clin Oncol 8:1575

76. Buzaid AC, Durie BGM (1988) Management of refractory myeloma: a review. J Clin Oncol 6:889

77. Kyel RA, Greipp PR, Gerrtz MA (1986) Treatment of refractory multiple myeloma and considerations for future therapy. Semin Oncol 13:326

78. Barlogie B, Smith L, Alexanian R (1984) Effective treatment of advanced multiple myeloma refractory to alkylating agents. N Engl J Med 310:1353

79. Lokhorst HM, Meuwissen OJAT, Bast EJEG, Dekker AW (1989) VAD chemotherapy for refractory multiple myeloma. Br J Haematol 71:25

80. Monconduit M, Le Loet X, Beernard JF, Michaux JL (1986) Combination chemotherapy with vincristine, doxorubicin, dexamethasone for refractory or relapsing multiple myeloma. Br J Haematol 63:599

81. Steinke B, Busch FW, Becherer C et al. (1985) Melphalan-resistant multiple myeloma: results of treatment according to M2 protocol. Cancer Chemother Pharmacol 14:279

82. Cavo M, Galieni P, Tassi C, Gobbi M, Tura S (1988) M-2 protocol for melphalan resistant and relapsing multiple myeloma. Eur J Haematol 40:168

83. Finnish Leukaemia Group (1985) Aggressive combination chemotherapy in multiple myeloma. A multicentre trial. Scand J Haematol 35:205

84. Buonanno O, Tortarolo M, Valente A, Castaldo C, Russorillo S, Gonnella F (1978) Drug resistant multiple myeloma. A trial with the M-2 cyclic alkylating agents polychemotherapy. Haematologica 63:45

85. Blade J, Rozman C, Montserrat E et al. (1986) Treatment of alkylating agent resistant myeloma with vincristine, BCNU, Doxorubicin and Prednisone (VBAP). Eur J Cancer Clin Oncol 22:1193

86. Alexanian R, Yap BS, Bodey GP (1983) Prednisone pulse therapy for refractory myeloma. Blood 62:572

87. San Miguel JF, Moro M, Blade J et al. (1991) Interferon and dexamethasone in multiple myeloma patients refractory to chemotherapy. Eur J Cancer 27:48

88. Wahlim A, Holm J (1989) Rapid response to recombinant interferon alpha 2B and high dose prednisolone in multiple drug resistant multiple myeloma. Eur J Haematol 43:352

89. Blade J, San Miguel J, Sanz-Sanz MA et al. (1992) Treatment of melphalan-resistant multiple myeloma with vincristine, BCNU, doxorubicin, and high-dose dexamethasone (VBAD). Eur J Cancer 29:57

90. Wisloff F, Gimsing P, Hedenus M et al. (1992) Bolus therapy with mitoxantrone and vincristine in combination with high-dose prednisone (NOP-bolus) in resistant multiple myeloma. Eur J Haematol 48:70

91. Finnish Leukemia Group (1992) Combination chemotherapy MOCCA in resistant and relapsing multiple myeloma. Eur J Haematol 48:37

92. Dimopoulos MA, Delasalle KB, Champlin R, Alexanian R (1993) Cyclosphamide and etoposide therapy with GM-CSF for VAD-resistant multiple myeloma. Br J Haematol 83:240

93. Ganjoo RK, Johnson PWM, Evans ML et al. (1993) Recombinant interferon-alpha 2b and high dose methyl prednisolone in relapsed and resistant multiple myeloma. Hematol Oncol 11:179

94. Forgeson GV, Selby P, Lakhani S et al. (1988) Infused vincristine and adriamycin with high dose methylprednisolone (VAMP) in advanced previusly treated multiple myeloma patients. Br J Cancer 58:469

95. Petrucci MT, Avvisati G, Tribalto M, Cantonetti M, Giovangrossi P, Mandelli F (1989) Intermediate dose (25 mg/m²) intravenous melphalan for patients with multiple myeloma in relapse or refractory to standard treatment. Eur J Haematol 42:233

96. Palva IP, Ahrenberg P, Ala Harja K et al. (1990) Intensive chemotherapy with combinations containing anthracyclines for refractory and relapsing multiple myeloma. Eur J Haematol 44:120

97. Gimsing P, Bjerrum OW, Brandt E et al. (1991) Refractory myelomatosis treated with mitoxantrone in combination with vincristine and prednisone (NOP-regimen): a phase II study. Br J Haematol 77:73

98. Lenhard RE, Oken MM, Barnes JM, Humphrey RL, Glick JH, Silverstein MN (1984) High-dose cyclophosphamide. An effective treatment for advanced refractory myeloma. Cancer 53:1456

99. Bonnet J, Alexanian R, Salmon S et al. (1982) Vincristine, BCNU, doxorubicin and prednisone (VBAP) combination in the treatment of relapsing or resistant multiple myeloma: a Southwest Oncology Group Study. Cancer Treat Rep 66: 1267

100. Browman GP, Belch A, Skillings J et al. (1992) Modified adriamycin-vincristine-dexamethasone (mVAD) in primary and relapsed multiple myeloma: an NCI (Canada) pilot study. Br J Haematol 82:555

101. Bonnet JD, Alexanian R, Salmon SE, Hant A, Doxon DO (1984) Addition of cisplatin and bleomycin to vincristine, carmustine, doxorubicin, prednisone (VBAP) combination in the treatment of relapsing or resistant multiple myeloma: A Southwest Oncology Group Study. Cancer Treat Rep 68:481

102. German A, Gomez MD, Tin Han MD et al. (1985) Salvage treatment for patients with multiple myeloma refractory to alkylating agents. Med Pediatr Oncol 13:325

103. Alberts DS, Stanley P, Balcerzak et al. (1985) Phase II trail of mitoxantrone in Multiple Myeloma: A Southwest Oncology Group Study. Cancer Treat Rep 69:1321

104. Singer CRJ, Tobias JS, Giles FJ et al. (1989) Hemi-body irradiation – an effective second-line therapy in drug-resistant multiple myeloma. Cancer 63:2446

105. Giles FJ, De Lord C, Gaminara EJ et al. (1990) Systemic irradiation therapy of myelomatosis – the therapeutic implications of technique. Leuk Lymphoma 1:227

106. Giles FJ, Richards JDM, Tobias JS et al. (1992) A prospective randomised study of the effect on survival in patients with relapsed multiple myeloma of double hemi-body irradiation with and without subsequent maintenance recombinant alpha 2b interferon therapy. Eur J Cancer 28:1392

107. Jaffe JP, Bosch A, Raich PC (1979) Sequential hemi-body radiotherapy in advanced multiple myeloma. Cancer 43:124–128

108. Coleman M, Saletan S, Wolf D et al. (1982) Whole bone marrow irradiation for the treatment of multiple myeloma. Cancer 49:1328–1333

109. Thomas PJ, Daban A, Bontoux D (1984) Double hemibody irradiation in chemotherapy-resistant multiple myeloma. Cancer Treat Rep 68:1173

110. Rostom AY, O'Cathail SM, Folkes A (1984) Systemic irradiation in multiple myeloma. A report on nineteen cases. Br J Haematol 58:423

110a. Tobias JS, Richards JDM, Blackman GM et al. (1985) Hemibody irradiation in multiple myeloma. Radiother Oncol 3:11

111. Ohrling M, Bjorkholm M, Osterborg A et al. (1993) Etoposide, doxorubicin, cyclophosphamide and high-dose betamethasone (EACB) as outpatient salvage therapy for refractory multiple myeloma. Eur J Haematol 51:45

112. Cunningham D, Paz-Ares L, Milan S et al. (1994) High-dose melphalan for multiple myeloma: Long term follow-up data. J Clin Oncol 12:764

113. Sonneveld P, Durie BGM, Lokhorst HM et al. (1992) Modulation of multidrug-resistant multiple myeloma by cyclosporine. Lancet 340:255

114. Cornelissen JJ, Sonneveld P, Schoester M et al. (1994) MDR-1 expression and response to vincristine, doxorubicin, and dexamethasone chemotherapy in multiple myeloma refractory to alkylating agents. J Clin Oncol 12:115

115. Salmon SE, Dalton WS, Grogan TM et al. (1991) Multidrug resistant myeloma: Laboratory and clinical effects of verapamila as a chemosensitizer. Blood 78:44

116. Tong AW, Lee J, Wang R-M et al. (1989) Elimination of chemoresistant multiple myeloma clonogenic colony-forming cells by combined treatment with a plasma cell-reative monoclonal antibody and a P-glycoprotein-reactive monoclonal antibody. Cancer Res 49:4829

117. Lehnert M, Dalton WS, Roe D et al. (1991) Synergistic inhibition by verapamil and quinine of P-glycoprotein-mediated multidrug resistance in a human myeloma cell line model. Blood 77:348

118. Dalton WS, Salmon SE (1988) Drug resistance in myeloma: Mechanisms and approaches to treatment. Hematol Oncol Clin North Am 6:383

119. Sonneveld P, Schoester M, De Leeuw K (1994) Clinical modulation of multidrug resistance in multiple myeloma: Effect of cyclosporine on resistant tumor cells. J Clin Oncol 72:7584

120. Diez RA, Corrado C, Palacios MF et al. (1994) Treatment of relapsed/refractory multiple myeloma with mitoxantrone/dexamethasone. low induction of GP170 by western blot. Proc Am Soc Clin Oncol 13:411 (Abstr)

121. Tsuruo T, Iida H, Tsukagoshi S et al. (1981) Overcoming of vincristine resistance in P388 leukemia in vivo and in vitro through enhanced cytotoxicity of vincristine and vinblastine by verapamil. Cancer Res 41:1967

122. Durie BGM, Dalton WS (1988) Reversal of drug-resistance in multiple myeloma with verapamil. Br J Haematol 68:203

123. Gore ME, Selby PJ, Millar B et al. (1988) The use of verapamil to overcome drug resistance in myeloma. Proc Am Soc Clin Oncol 7:228 (Abstr)

124. Pennock GD, Dalton WS, Roeske WR et al. (1991) Systemic toxic effects associated with high-dose verapamil infusion and chemotherapy administration. J Natl Cancer Inst 83:105

125. Trumper LH, Ho AD, Wulf G et al. (1989) Addition of verapamil to overcome drug resistance in multiple myeloma: Preliminary clinical observations in 10 patients. J Clin Oncol 7:1578

126. Ishikawa H, Kawano MM, Okada K et al. (1993) Expressions of DNA topoisomerase I and II gene and the genes possibly related to drug resistance in human myeloma cells. Br J Haematol 83:68

127. Baldini L, Radaelli F, Chiorboli O et al. (1991) No correlation between response and survival in patients with multiple myeloma treated with vincristine, melphalan, cyclophosphamide and prednisone. Cancer 68:62

128. Palmer M, Belch A, Hanson J, Brox L (1989) Reassessment of the relationship between M-protein decrement and survival in multiple myeloma. Br J Cancer 59:110

129. Boccadoro M, Marmont F, Tribalto M et al. (1989) Early responder myeloma: Kinetic studies identify a patient subgroup characterized by very poor prognosis. J Clin Oncol 7:119

130. Johnson WJ, Kyle RA, Pineda AA et al. (1990) Treatment of renal failure associated with multiple myeloma. Arch Intern Med 150:863

131. Ludwig H, Fritz E, Leitgeb C et al. (1994) Prediction of response to erythropoietin treatment in chronic anemia of cancer. Blood 84:1056

132. Giles FJ (1994) Multiple myeloma and other differentiated B-cell disorders. Curr Opin Hematol 1:278
133. Reece DE, Barnetet MJ, Connors JM et al. (1993) Treatment of multiple myeloma with intensive chemotherapy followed by autologous BMT using marrow purged with 4-hydroperoxycyclophosphamide. Bone Marrow Transpl 11:139
134. Oken MM, Harrington DP, Abramson N et al. (1997) Comparison of Melphalan and Prednisone with Vincristine, Carmustine, Melphalan, Cyclophosphamide, and Prednosone in the Treatment of Multiple Myeloma. Results of Eastern Co-operative Oncology Group Study E2479. Cancer 79:1561
135. Kishimoto T, Akira S, Narazaki M et al. (1995) Interleukin-6 Family of Cytokines and gp130. Blood 86:1243
136. Anderson KC (1995) Who Benefits From High-Dose Therapy for Multiple Myelom? J Clin Oncol 13:1291
137. Delain M, Linassier C, Goupille P et al. (1994) VAD-PECC Regimen in the Treatment of Advanced-Stage Multiple Myeloma. J Clin Oncol 12:2706
138. Troussard X, Marco M, Vie B et al. (1994) Human recombinant granulocyte-macrophage colony stimulation factor (hrGM-CSF) improves double hemibody irradiation (DHBI) tolerance in patients with stage III multiple myeloma: a pilot study. Br J Haematol 89:191
139. Tricot G, Jagannath S, Vesole D et al. (1995) Peripheral blood stem cell transplants for multipla myeloma: Indentification of favorable variables for rapid engraftment in 225 patients. Blood 85:2–588
140. Gahrton G, Tura S, Ljungman P et al. (1995) Prognostic Factors in Allogeneic Bone Marrow Transplantation for Multiple Myeloma. J Clin Oncol 13:1312
141. Bjorkstrand B, Ljungman P, Bird JM et al. (1995) Double high-dose chemoradiotherapy with autologous stem cell transplantation can induce molecular remissions in multiple myeloma. Bone Marrow Transpl 15:367
142. Cunningham D, Paz-Ares L, Milan S et al. (1994) High-Dose Mephalan and Autologous Bone Marrow Transplantation as Consolidation in Previously Untreatd Myeloma. J Clin Oncol 12:759
143. Bjorkstrand B, Goldstone A, Ljungman P et al. (1994) Prognostic Factors in Autologous Stem Cell Transplantation for Multiple Myeloma: An EBMT Registry Study. Leuk Lymph 15:265
144. Seiden MV, Andreson K (1994) Multiple myeloma. Curr Op Oncol 6:41
145. Williams CD, McSweeney EN, Mills W et al. (1994) Autologous Bone Marrow Transplantation in Multiple Myeloma: A Single Centre Experience of 23 Patients. Leuk Lymph 15:273
146. Joshua DE, Brown RD, Gibson J (1994) Prognostic Factors in Myeloma: What they tell us about the Pathopyhsiology of the Disease. Leuk Lymph 15:375
147. Ahsmann EJM, van Tol MJD, Oudeman-Gruber J et al. (1995) The SCID mouse as a model for multiple myeloma. Br J Haematol 89:319
148. Dimopoulos MA, Weber D, Delasalle KB et al. (1993) Combination Therapy with Interferon-Dexamethasone for Newly Diagnosed Patients with Multiple Myeloma. Cancer 72:2589
149. Barlogie B, Gahrton G (1991) Bone marrow transplantation in multiple myeloma. Bone Marrow Transpl 7:71
150. Lahtinen R, Laakso M, Palva et al. (1992) Randomised, placebo-controlled multicentre trial of clodronate in multiple myeloma. Lancet 340:1049

151. Klein B, Bataille R (1992) Cytokine Network in Human Multiple Myeloma. Hem Onc Clinics N Am 6:273
152. Vesole DH, Tricot G, Jagannath S et al. (1996) Autotransplants in Multiple Myeloma: What Have We Learned? Blood 88:838
153. Attal M, Harousseau JL, Stoppa AM et al. (1996) A Prospective, Randomized Trial of Autologous Bone Marrow Transplantation and Chemotherapy in Multiple Myeloma. N Engl J Med 335:91
154. Barlogie B, Jagannath S, Vesole DH et al. (1997) Superiority of Tandem Autologous Transplantation Over Standard Therapy for Previously Untreated Multiple Myeloma. Blood 89:789

Therapeutische Konzepte

Solide Tumoren

Maligne Gehirntumoren

B. Müller, M. Bamberg und P. Krauseneck

I. Epidemiologie [27, 28, 60]

Häufigkeit: Primäre Hirntumoren: Sektion: 1,4–4,2 %
Metastasen: Sektion: 2–4 %.

Inzidenz: Primäre Hirntumoren: 5–15/100 000/Jahr,
Metastasen: 4–12/100 000/Jahr (Tabelle 1).

Tabelle 1. Häufigkeit verschiedener primärer Hirntumoren bei Biopsien/Operationen, bzw. im Obduktionsgut in % aller Hirntumoren

	Cushing 1932 n=2000	Zülch 1975 n=9000	Pia 1985 n=4186	Jänisch 1976 n=1687
Gliome gesamt	28,8	38,7	31,3	56,8
davon:				
Glioblastome	10,3	12,2	11,9	28,0
Astrozytome	9,8	6,6	7,8	24,1
Oligodendrogliome	1,3	9,6	6,3	1,4
Pilozytisches Astrozytom	6,1	6,0	3,7	–
Ependymome	1,3	4,3	1,6	3,3
Medulloblastome	4,3	4,2	3,0	3,4
Meningeome	13,4	16,6	13,1	19,3
Neurinome	8,7	6,8	3,8	5,0
Sarkome (Lymphome)[a]	0,7	4,3	1,6	2,6
Hypophysenadenome	17,8	6,6	9,1	4,5
Unklassifizierbare	9,6	3,2	3,4	2,9

[a] Früher wurden die primär zerebralen Lymphome als Sarkome oder „unklassifizierbar" eingestuft.

II. Klassifikation [30, 60]

1. Primäre/sekundäre Tumoren

- Primäre, d. h. von ortsständigem Gewebe ausgehende maligne Prozesse, hierzu zählen auch primär isoliert zerebral auftretende Germinome und Lymphome
  versus
- sekundäre, d. h. metastatische Prozesse.

2. Intrazerebrale/extrazerebrale Tumoren

- Extrazerebrale Tumoren, d. h. von den Hirnanhangsgeweben ausgehende und durch extrazerebrale Gefäße versorgte Tumoren
  versus
- intrazerebrale, d. h. im Hirnparenchym gelegene, von Hirngefäßen versorgte (Blut-Hirn-Schranke!) Tumoren. Dazu gehören vor allem die hirneigenen Tumoren, die vom zerebralen Stützgewebe ausgehen (Gliome u. a.).

Die in der allgemeinen Onkologie übliche Klassifikation nach dem TNM-System ist auf Hirntumore nicht sinnvoll anwendbar. Weitgehend etabliert ist die im wesentlichen auf Zülch und Rubinstein beruhende WHO-Klassifikation, die 1993 unter Federführung von Kleihues überarbeitet wurde. Neben der primären histopathologischen Typisierung, erfolgt ein Grading, das außer histologischen Merkmalen auch klinisch-prognostische Parameter einbezieht, an der sich die therapeutischen Entscheidungen orientieren müssen. Eine weitere Besonderheit ist der gelegentlich fließende Übergang zwischen (semi-)benignen und (semi-)malignen Formen (s. Tabelle 2).

Tabelle 2. Histologische Typisierung von Gehirntumoren (WHO)[a]

Tumorart	Hinweis	benigne	semi-benigne	semi-maligne	maligne
		I	II	III	IV
Tumoren des neuroepithelialen Gewebes					
Astrozytäre Tumoren					
Astrozytom					
Varianten: fibrillär, protoplasmatisch, gemistozytisch			x		
Anaplastisches (malignes) Astrozytom			x		
Glioblastom				x	
Varianten: Riesenzellglioblastom, Gliosarkom					x
Pilozytisches Astrozytom		x			
Pleomorphes Xanthoastrozytom			x	(x)	
Subependymales Riesenzellastrozytom (tuberöse Sklerose)		x			
Oligodendrogliale Tumoren					
Oligodendrogliom			x		
Anaplastisches (malignes) Oligodendrogliom				x	
Ependymale Tumoren					
Ependymom			x		
Varianten: zellulär, papillär, klarzellig			x		
Anaplastisches (malignes) Ependymom				x	
Myxopapilläres Ependymom		x			
Subependymom		x	(x)		

Tabelle 2 (Fortsetzung)

Tumorart	Hinweis	WHO-Grad			
		benigne	semi-benigne	semi-maligne	maligne
		I	II	III	IV
Gemischte Gliome					
Oligoastrozytom			x		
Anaplastisches (malignes) Oligoastrozytom				x	
Tumoren des Plexus choroideus					
Plexuspapillom		x			
Plexuskarzinom				x	
Neuroepitheliale Tumoren unsicheren Ursprungs					
Astroblastom	variabel		(x)	(x)	
Polares Spongioblastom					
Gliomatosis cerebri				x	x
Neuronale und neuronal-glial gemischte Tumoren					
Gangliozytom, zentrales Neurozytom		x			
Gangliogliom		x	x		
Anaplastisches (malignes) Gangliogliom				x	
Olfaktoriusneuroblastom (Ästhesioneuroblastom)				x	
Variante: Olfaktoriusneuroepitheliom				x	
Tumoren des Epiphysenparenchyms					
Pineozytom			x		
Pineoblastom					x
Gemischtes Pineozytom-Pineoblastom			(x)	(x)	(x)

Embryonale Tumoren				
Medulloepitheliom				x
Neuroblastom, Variante: Ganglioneuroblastom				x
Ependymoblastom				x
Primitive neuroektodermale Tumoren (PNETs)				x
infratentoriell: Medulloblastome incl. Varianten:				x
desmoplastisch, melanotisch, Medullomyoblastom				x
Tumoren der kranialen Nerven				
Schwannom (Neurilemmom, Neurinom)	x			
Neurofibrom	x			
Maligne Tumoren peripherer Nervenscheiden (MPNST)			x	x
Tumoren der Meningen				
Tumoren meningothelialer Zellen				
Meningeom				
Varianten: zahlreiche benigne Varianten	x			
Atypisches Meningeom		x		
Papilläres Meningeom			x	
Anaplastisches (malignes) Meningeom			x	
Mesenchymale, nicht meningotheliale Tumoren				
Benigne Neoplasien (z. B. Lipom, fibröses Histiozytom)	x			
Maligne Neoplasien				
Hämangioperizytom		x		
Sarkome (Chondro-, Rhabdomyo-, meningeale Sarkomatose)		(x)	(x)	(x)
Malignes fibröses Histiozytom			(x)	(x)

Tabelle 2 (Fortsetzung)

Tumorart	Hinweis	WHO-Grad			
		benigne	semi-benigne	semi-maligne	maligne
		I	II	III	IV
Primär melanozytische Läsionen Benigne – diffuse Melanose, Melanozytom Maligne – malignes Melanom, meningeale Melanomatose		x		(x)	(x)
Tumoren unsicherer Histogenese Hämangioblastom, kapilläres Hämangioblastom		(x)			
Primär zerebrale Lymphome				(x)	x
Keimzelltumoren Germinom, Embryonalzellkarzinom, Dottersacktumor, Chorionkarzinom			(x)	(x)	(x)
Teratome Unreifes, reifes, mit maligner Transformation	variabel	(x)	(x)	(x)	(x)
Teratokarzinome (Gemischte Keimzelltumoren)	variabel		(x)	(x)	(x)
Metastasen					x

[a] Modifiziert nach P. Kleihues et al. [30] und K.J. Zülch [60].

III. Diagnostische Maßnahmen

Im Vordergrund stehen heute die Computer- und Kernspintomographie incl. Kontrastmittelstudien. Die Angiographie hat an Bedeutung verloren. Ist eine Resektion primär nicht indiziert, ist die (stereotaktische) Biopsie anzustreben, auf die nur im Falle multipler zerebraler Herde bei gesichertem, zur ZNS-Metastasierung neigendem Primärtumor (vor allem Bronchialkarzinome, Mammakarzinome, Melanome) oder wenn therapeutische Schritte nicht in Betracht kommen, verzichtet werden kann.

- Bei allen liquorraumnahen Prozessen: Liquorpunktion (Kontraindikation: akuter Hirndruck, Einklemmungsgefahr). Gelegentlich (z.B. Lymphome) kann eine positive Liquorzytologie eine histologische Klärung ersetzen.
- Wichtig ist die Abgrenzung gegen entzündliche und andere gutartige Raumforderungen (Abszesse, Kavernom, Meningeom)!
- Tumorsuche bei Verdacht auf Hirnmetastasen unbekannten Ursprungs:
  - Lymphknotenpalpation,
  - Röntgen-Thorax a. p. und seitlich,
  - Oberbauchsonographie,
  - dermatologische, gynäkologische bzw. urologische Untersuchung,
  - evt. Skelettszintigraphie,
  - Labor: Blutbild mit Differenzierung, BSG, Hämokkult, evtl. Immunelektrophorese, Tumormarker nur bei gegebenem klinischen Verdacht (z.B. CEA und β-HCG),
  - nur bei unklaren, suspekten Befunden weitere Diagnostik (z.B. Thorax-CT, Bronchoskopie).

Läßt sich mit diesem kleinen Suchprogramm kein Hinweis auf einen möglichen Primärtumor gewinnen, so ist die Chance, ihn auch mit großem diagnostischen Aufwand zu finden, gering. Die Suche nach einem möglichen Primärtumor darf das weitere Procedere nicht verzögern. Auch hier ist die baldige Resektion respektive Biopsie des zerebralen Prozesses vordringlich.

Hirneigene Malignome metastasieren extrem selten außerhalb des ZNS, so daß sich hier ein weiteres Staging erübrigt.

IV. Behandlungsstrategie

Tabelle 3. Standardisierte Hirntumorbehandlung in Abhängigkeit vom Malignitäts-grad (WHO)[a]

WHO-Grad I:	Operation mit dem Ziel der kompletten Tumorentfernung. Selten „Radiochirurgie".
WHO-Grad II:	Operation mit individuellem Therapieziel, u. U. nur stereotaktische Biopsie. Bestrahlung bei progredientem Tumor. Vorwiegend individuelles Therapiekonzept. Chemotherapie nur nach Ausschöpfung von Operation und Bestrahlung.
WHO-Grad III und IV:	Primär multimodale Behandlung mit Operation („So schonend wie möglich, so radikal wie möglich!"), postoperativer Strahlentherapie und adjuvanter Chemotherapie; Ausnahmen: lokal abgrenzbares Germinom (Bestrahlung in der Regel kurativ), anaplastisches Hypophysenadenom (keine Chemotherapieerfahrungen, sehr selten).

[a] Faustregeln. Topographie und Größe des Tumors, oder der Zustand des Patienten können Modifikationen erzwingen bzw. sinnvoll machen.

1 Neurochirurgische Intervention

1.1 Resektion

Mit Ausnahme der zerebralen Lymphome ist generell eine möglichst weitgehende Resektion anzustreben. Bei multiplen Herden, zentralen Befunden, Herden in eloquenten Regionen ist dies meist ausgeschlossen. Doch sollte auch hier geprüft werden, ob durch eine Teilresektion die Raumforderung gemindert und so die Bedingungen für weitere thera-peutische Schritte verbessert werden können, da Radio- und Chemo-therapie initial durch Ödeminduktion eher zur weiteren Raumforderung beitragen.

Isolierte, gut abgegrenzte Prozesse in stummen Regionen sind eine Domäne der Resektion. Die topographische Dichte essentieller Funktio-nen verbietet aber in der ZNS-Chirurgie die großzügige Resektion im Gesunden, so daß bei malignen Prozessen in aller Regel die Resektion nicht kurativ ist.

1.2 Drainage und Anlage von Reservoirs

Bei akut auftretendem Hydrozephalus durch Verlegung der Liquorwege kann eine notfallmäßige Entlastung durch (bevorzugt externe) Liquordrainage nötig sein (häufig bei Tumoren der Vierhügelregion).

Weitere drainierende Verfahren sind das Anlegen von (punktierbaren) Reservoirs, die Liquorentnahme oder Entlastung raumfordernden Zysteninhaltes ermöglichen. Auch kann eine sezernierende Zyste oder der Liquorraum lokal zytostatisch behandelt werden.

2 Strahlentherapie [3, 6, 39, 45]

Indikation: Histologisch oder zytologisch gesicherte Tumoren des ZNS (unter bestimmten Voraussetzungen auch bei (semi-)benignen Tumoren. Auf die histologische Sicherung kann allenfalls bei gesichertem, metastasierendem Primärtumor verzichtet werden.

2.1 Perkutane, konventionelle Schädelradiatio

Dem operativen Eingriff folgt in der Regel die Strahlentherapie, die die wichtigste adjuvante Behandlungsform darstellt, um eine Heilung bzw. eine Verbesserung der Prognose zu erreichen. Die Strahlentherapie muß zur optimalen Tumorkontrolle präzise das klinische Zielvolumen erfassen und gesundes Gewebe weitgehend schonen.

Standardmethode ist die Photonenbestrahlung. Die Dosierung ist abhängig von der Histologie und der Ausdehnung der Bestrahlungsfelder. Bei kurativen Dosierungen von 45–60 Gy werden in der Regel Einzeldosen zwischen 1,8 und 2,0 Gy gegeben, um das Risiko für Spätfolgen zu reduzieren. Entsprechend der Ausbreitungscharakteristika der einzelnen Tumoren werden folgende, unterschiedliche Zielvolumina mit entsprechenden Bestrahlungstechniken eingesetzt:

- Lokalbehandlung (erweiterte Tumorregion)
  - niedrig- und hochmaligne Gliome, Kraniopharyngeome, Ependymome ohne Liquoranschluß;
- Ganzhirnbestrahlung
  - präventiv bei malignen Systemerkrankungen (lymphoblastische Leukämie), kleinzelliges Bronchialkarzinom, Hirnmetastasen, primäre Lymphome des ZNS;

- Behandlung des gesamten Liquorraumes (Neuroachse)
  - Medulloblastom, Ependymom, Keimzelltumoren.

2.2 Stereotaktische Bestrahlungen

Die stereotaktische Konvergenzbestrahlung bietet die Möglichkeit, nach multiplanarer CT-MR-Planung kleine Zielvolumina zu behandeln. Bei solitären Hirnmetastasen, arteriovenösen Malformationen und Akustikusneurinomen wird sie als stereotaktische Einzeitbehandlung eingesetzt. Eine tumorkonforme Bestrahlung, d.h. individuelle Anpassung an irregulär geformte größere Tumoren, wird durch die 3D Konformationsbestrahlung erreicht. Alternativ bzw. als Ersatz für eine Resektion kann eine interstitielle Therapie mit Einbringung eines Strahlers, z.B. [192]Iridium oder [125]Jod, durchgeführt werden. Die Dosisleistung kann durch Wahl des Isotops und die Dauer von einer kurzzeitigen offenen Applikation als Brachy-Curie-Therapie bis zur langfristigen Implantation modifizierbar gestaltet werden.

3 Chemotherapie

Ein grundsätzliches Problem der Neuroonkologie ist, daß zu der Frage der Chemosensitivität einer Tumorentität noch die Liquorgängigkeit (Tabelle 4) der in Betracht kommenden Substanzen zu berücksichtigen ist (Ausnahme: extrazerebrale Malignome). Auch wenn die pathologischen Gefäße ausgedehnter hirneigener Tumoren die typische Bluthirnschranke vermissen lassen, so ist sie doch in den Proliferationszonen am Rande des Tumors intakt. Aus diesem Grund muß bei der Wahl der Zytostatika auf deren Liquor- bzw. ZNS-Gängigkeit geachtet und die geeignete Applikation – meist in Form von wenigen, eher höher dosierten Einzelgaben (i.v.) – gewählt werden.

Wesentlich bei allen liquorraumnahen Prozessen ist die regelmäßige Kontrolle des Liquors und ggf. konsequente intrathekale Therapie, die (zusätzlich) über einen ventrikulären Zugang (Rickham-Kapsel, Ommaya-Reservoir) durchgeführt werden sollte. Bei malignen Gliomen ist eine primäre Liquoraussaat selten, findet sich aber in 6% der Fälle im Rezidiv.

Tabelle 4. Liquorgängigkeit von Zytostatika

Alkylantien:	
Nitrosoharnstoffe (ACNU, BCNU, CCNU u. a.)	++
Procarbazin	++
Hydroxyurea	++
Hexitol-Derivate (DAG, DBD, DIAC-DAG)	++
Thio-Tepa	+
Dacarbazin/DTIC	(+)
Cyclophosphamid/ Ifosfamid	+/– nicht die aktiven Metaboliten
Antimetaboliten:	
Cytosin-Arabinosid	++ nur bei Dauerinfusion = 2 h
Methotrexat	–/+ nur bei Hochdosisbehandlung
5-Fluorouracil	++ z. T. widersprüchliche Daten
Antibiotika:	
Adriamycin, Bleomycin etc.	–
AZQ (Aziridinylbenzoquinon)	++ Ausnahme, nicht im Handel
Andere:	
VM 26	–/+ z. T. widersprüchliche Daten
VP 16	–/+ nur bei Hochdosisbehandlung
Topotecan	++
Vinkaalkaloide	–
Platinderivate	–
Zytokine, Interferone	–

(Überwiegend tierexperimentelle Daten, ergänzt durch Daten einzelner Patienten und kleiner Patientenserien)
++ = 20–30% des Serumspiegels werden im Liquor erreicht.
+   = um 10% des Serumspiegels werden im Liquor erreicht.
–   = 0–2% des Serumspiegels werden im Liquor erreicht.

3.1 Generelle Therapieempfehlungen zur Chemotherapie bei malignen Hirntumoren in Abhängigkeit vom Allgemeinzustand (Karnofsky-Status)

Maligne Gliome WHO Grad III und IV (auch Gangliogliome, Ependymome, Plexuspapillome):	
– Karnofsky unter 50%:	keine adjuvante Chemotherapie, bei Progression Monotherapie mit ACNU. Falls erfolglos, Chemotherapie beenden.
– Karnofsky 50–60%:	adjuvante Chemotherapie mit ACNU, bei Progression Umstellung auf Procarbazin oder Polychemotherapie, z.B. BCNU + VM 26, PCV oder Prüfsubstanzen.
– Karnofsky über 70%:	adjuvante Polychemotherapie mit z.B. ACNU + VM 26, bei Progression Umstellung auf Alternativschema (z.B. PCV), bei erneuter Progression Monotherapie mit Substanzen 2. Wahl wie Cisplatin, Ara-C u.a. oder individuelle Weiterbehandlung. Prüfsubstanzen der Phase II in klinischen Studien.

4 Spezielle Therapie

4.1 Maligne Gliome

Zur Gruppe der malignen Gliome zählen die anaplastischen Formen (WHO-Grad III) der Astrozytome, der Oligodendrogliome und Oligoastrozytome sowie die Glioblastome (WHO Grad IV). Diese Tumoren treten meist zwischen dem 4. und 7. Lebensjahrzehnt auf und sind in über 90% der Fälle in den Großhirnhemisphären lokalisiert. Sie wachsen rasch diffus entlang der neuronalen Strukturen infiltrierend, gelegentlich treten Absiedlungen in den Liquorraum auf; extrakranielle Fernmetastasen werden nur extrem selten beobachtet.

Das Therapiekonzept besteht aus einem operativen Eingriff, der die histologische Sicherung der Diagnose, die Entlastung von erhöhtem Hirndruck und die Reduktion der Tumormasse bei möglichst geringem funktionellem bzw. vitalem Risiko anstrebt. Trotz makroskopischer vollständiger Entfernung ist das Rezidiv unvermeidbar, selbst in den seltenen Fällen einer auch mikroskopisch kompletten Resektion (z.B. Temporallappenresektion bei temporopolarem Gliom). Die mediane Überlebenszeit nach alleiniger Operation beträgt 4–6 Monate.

Durch eine postoperative Radiotherapie mit lokal erweiterten Feldern und Gesamtdosen bis 60 Gy kann nach den Ergebnissen zahlreicher prospektiv randomisierter Studien die mediane Überlebenszeit auf 8–10 Monate gesteigert werden, ohne aber das Lokalrezidiv zu verhindern, weshalb nur wenige Patienten (ca. 10 %) mehr als 18 Monate überleben (Tabellen 5 und 7; siehe 5.1) [3, 57].

Die Effektivität der Chemotherapie maligner Gliome wurde ebenfalls in zahlreichen Studien belegt (Tabellen 6, 7, 9; siehe 5.1) [35]. Durch eine Monotherapie mit einem Nitrosoharnstoff (BCNU) verlängert sich die Überlebenszeit nach Operation signifikant [56]. Als adjuvante Basistherapie zusätzlich zu Operation und Bestrahlung verlängert sie die mediane Überlebenszeit um ca. 8–12 Wochen; der Anteil der Patienten, die 18 Monate und länger leben, steigt von 0–5 % auf 20–30 %. Von der zytostatischen Therapie profitieren jüngere Patienten und Patienten in gutem Allgemeinzustand deutlicher [2, 3, 46, 48, 52–54]. Auch sprechen Gliome mit oligodendroglialen Anteilen besser auf eine Chemotherapie an [29, 31, 41]. Bei einem Karnofsky-Index unter 50 % oder Multimorbidität ist die Chemotherapie komplikationsreich und nicht erfolgversprechend. Wegen der gravierenden Lungentoxizität des BCNU sollten andere Nitrosoharnstoffe (ACNU oder CCNU) bevorzugt werden [40]. Bei günstigerer prognostischer Konstellation konnten einige Studien die Ergebnisse mit Polychemotherapie verbessern (s. Tabelle 10; siehe 5.1).

Gegenwärtig wird prospektiv in einer randomisierten Phase III Studie der Neuroonkologischen Arbeitsgemeinschaft (NOA) bei malignen Gliomen risikoadaptiert (Karnofsky) die Wirksamkeit von ACNU bzw. einer Polychemotherapie mit ACNU und VM26 oder ARA-C überprüft (Studienzentrale: Dr. B. Müller, 01731 Kreischa, Tel: 03 52 06 - 6 29 53, Fax: 6 29 54).

Durch die Applikation von Zytokinen mit Knochenmarkstransplantation oder intraarterielle Chemotherapie konnte nur eine höhere Toxizität induziert, nicht aber die Prognose verbessert werden [46, 48]. Die osmotische Öffnung der Blut-Hirnschranke wirkt unselektiv und verschlechtert den therapeutischen Index mit hoher Toxizität. Ein neuer Ansatz ist die kurzfristige lokale Modifikation der Bluthirnschranke durch RMP 7; vorläufige Ergebnisse sind ermutigend [4, 36].

Biologische Immunmodulatoren wie Interferon, Interleukin und der Tumornekrosefaktor besitzen bisher keine Bedeutung in der Therapie maligner Gliome.

Maligne Gliome – Rezidivbehandlung bzw. Phase-II-Studien

Studiendesign, Patientengut und Zielkriterien in Phase-II-Studien sind sehr heterogen, so daß sie sich nicht übersichtlich tabellarisch zusammenfassen lassen.

Für folgende Substanzen ist aus Phase II (z. T. auch Phase III) Studien eine mäßige bis geringe Wirksamkeit gesichert (Übersicht bei [35]):

AZQ, CDDP, Carboplatin, Ara-C, Dibromodulcitol, DTIC, 5-FU, HU, Vincristin, VM 26, VP 16. Mit Tamoxifen in hoher Dosierung (160–200mg/die) konnten teilweise anhaltende Remissionen erreicht werden [51]. Die Applikation von BCNU in Polymeren intraoperativ scheint ebenfalls eine zumindest hinsichtlich der Toxizität günstige Therapieform zu sein [7].

4.2 Astrozytome niedrigen Malignitätsgrades

Die langsam wachsenden Astrozytome (WHO Grad II) neigen trotz guter Abgrenzung im CT oder MR zu diffuser Infiltration in benachbarte Hirnareale. Meist supratentoriell in den Frontal- oder Temporallappen gelegen weisen diese Tumoren während des weiteren Krankheitsverlaufs häufig eine maligne Transformation zu den Graden III und IV ohne therapeutische Beeinflussung auf. Die angestrebten makroskopisch kompletten Resektionen können zu langjähriger Rezidivfreiheit führen. In Abhängigkeit von der Lokalisation gelingt oft nur eine Teilexstirpation oder nur eine Biopsie zur Verifizierung der histologischen Diagnose. Trotz des intrinsischen Potentials zur Malignisierung ist eine postoperative Strahlentherapie insbesondere nach „kompletter" Entfernung umstritten. Bei den subtotal exstirpierten Astrozytomen erscheint aus strahlentherapeutischer Sicht eine nachfolgende lokale Bestrahlung bis 54 Gy über 6 Wochen (ED: 1,8 Gy) aufgrund mehrerer retrospektiver Studien mit einer Steigerung der 5-Jahres-Überlebensrate von 20% nach alleiniger Operation auf 40–45% nach kombinierter Behandlung sinnvoll [1, 58]. Die Indikation zu einer Chemotherapie ist bisher nicht gesichert.

4.3 Primär zerebrale Lymphome

Wegen der Gefahr einer schnellen und irreversiblen Verschlechterung der Hirnfunktionen sollte die Diagnose mittels Biopsie/Immunzytologie rasch gestellt werden.

Bei diesen meist als B-Zell-Lymphome überwiegend im sechsten Lebensjahrzehnt solitär oder multifokal auftretenden Neoplasien mit ausgeprägter Neigung zur leptomeningealen Ausbreitung führt eine alleinige

Kortikosteroidtherapie innerhalb weniger Tage oft schon zu einer deutlichen Rückbildung der neurologischen Symptomatik. Im CT oder MR sind gelegentlich vollständige Remissionen festzustellen, die über Monate anhalten können.

Ein allgemein akzeptiertes Therapiekonzept besteht bisher nicht. Chirurgische Resektionen unterschiedlicher Ausdehnung verbessern nicht die Prognose. Eine alleinige Bestrahlung des gesamten Liquorraumes hat zwar zu längerfristigen Überlebenszeiten in Einzelfällen geführt, aber erst eine zusätzliche intensive systemische und intrathekale Chemotherapie mit z.B. Methotrexat vor Radiatio und eine hochdosierte Chemotherapie mit Cytosinarabinosid nach Abschluß der Ganzhirnbestrahlung mit 50 Gy (ED: 1,8 Gy) unter Steroidgabe erreichte 2-Jahres-Überlebensraten zwischen 40 und 70 % (Tabelle 11; siehe 5.1.3) [8, 10, 24, 25, 50]. Die Induktionschemotherapie incl. HD-MTX vor Radiatio wird zukünftig als vorläufige Therapie der Wahl anzusehen sein (s. aktuelle Studienprotokolle).

4.4 Medulloblastome

Die häufigsten Hirntumoren im Kindesalter sind mit etwa 20 % die Medulloblastome oder andere primitive neuroektodermale Tumoren (PNET). Insgesamt stellen die Neoplasien des ZNS bei Kindern und Jugendlichen nach den Leukämien die zweithäufigste Tumorerkrankung dar. Bevorzugte Lokalisationen sind der Kleinhirnwurm und der vierte Ventrikel. Diese rasch wachsenden hochmalignen Tumoren embryonalen Ursprungs zeichnen sich durch eine ausgeprägte Neigung zur Metastasierung auf dem Liquorweg aus.

Trotz makroskopischer Totalresektion treten Lokalrezidive auf. Neurochirurgische Eingriffe sind daher auf die histologische Sicherung der Diagnose, die möglichst weitgehende Reduktion der Tumormasse ohne zusätzliche neurologische Symptomatik und die Wiederherstellung der Liquorzirkulation ausgerichtet. Zur Op.-Vorbereitung und Verbesserung des Allgemeinzustandes des Patienten werden heute von den Operateuren temporäre externe Drainagen bevorzugt, da permanente externe ventrikuloatriale oder -peritoneale Shuntsysteme mit den Risiken der Obstruktion, Infektion und Metastasierung via Shunt belastet sind.

Als entscheidende Therapiemaßnahme wird die systemische Bestrahlung des gesamten Liquorraumes angesehen. Gehirn und Wirbelkanal erhalten eine Gesamtdosis von 35 Gy, gefolgt von einer lokalen Aufsättigung des Tumorbettes um weitere 20 Gy auf insgesamt 55 Gy. Mit einem optimierten kombinierten Therapiekonzept lassen sich mit modernen Operationstechniken und einer präzisen Strahlentherapie 5- und 10-Jahres-Überlebensraten zwischen 60 und 70 % bzw. 40 bis 60 % erzielen. Die in mehreren prospektiven Studien bei Kindern zusätzlich eingesetzte Chemotherapie hat bisher insgesamt die Prognose nicht entscheidend verbessern können. Zytostatika sollten daher bei Medulloblastomen und PNET im Kindesalter nur in kontrollierten Studien eingesetzt werden. Tumor- und therapiebedingte Spätfolgen sollten durch eine regelmäßige und sorgfältige Nachsorge frühzeitig aufgedeckt und entsprechend behandelt werden [1, 5].

Aussagekräftige prospektive Studien bei Erwachsenen zum Wert einer adjuvanten Chemotherapie oder/und Neuraxis-Bestrahlung fehlen jedoch. Die Kombination einer Neuraxisbestrahlung mit einer Polychemotherapie birgt erhebliche hämatotoxische Risiken. Die Schemata orientieren sich entweder an den Protokollen der pädiatrischen Onkologie oder an denen der malignen Gliome. Auch hier ist unseres Erachtens die intrathekale Chemoprophylaxe – nicht simultan zur Radiatio – indiziert.

4.5 Ependymome

Vorwiegend in den beiden ersten Lebensdekaden treten die Ependymome auf, die besonders häufig im 4. Ventrikel, aber auch supratentoriell lokalisiert sind. Die typischen Ependymome sind als WHO-Grad II einzuschätzen, die Übergänge von dieser semibenignen zur semimalignen, anaplastischen Form jedoch fließend. Besonders infratentorielle anaplastische Ependymome neigen zur Liquoraussaat.

Nur selten gelingt bei den Ependymomen aufgrund ihrer Lokalisation und/oder ihres infiltrativen Wachstums eine komplette Resektion. Nach alleiniger Operation erreichen nur etwa 20–30 % der jungen Patienten mit niedriggradigen Ependymomen die 5-Jahresgrenze.

Die Strahlentherapie orientiert sich an der Lokalisation und dem Malignitätsgrad dieser Tumoren. Niedriggradige supratentorielle Ependymome erhalten eine erweiterte Lokalbestrahlung bis 54 Gy (ED: 1,8 Gy), während die infratentoriell gelegenen in den meisten Zentren ebenso wie die hochmalignen infratentoriellen Formen eine systemische Bestrahlung des gesamten Liquorraumes (Gehirn und Wirbelkanal 35 Gy, Tumorregion zusätzlich 20 Gy) erhalten. Die supratentoriellen hochmalignen Ependymome werden nur bei Anschluß an das Ventrikelsystem ebenfalls systemisch im Bereich der zerebrospinalen Achse bestrahlt, während die im Hirnparenchym lokalisierten Tumoren ohne Liquoranschluß nur einer erweiterten Lokalbestrahlung zugeführt werden. Die 5-Jahres-Überlebensraten werden bei den Ependymomen niedrigen Malignitätsgrades mit 70% und bei den anaplastischen Formen mit 30% angegeben [1, 5].

In zahlreichen Studien wird gegenwärtig bei Kindern der Stellenwert einer zusätzlichen Chemotherapie überprüft, ohne daß bisher insgesamt ein therapeutischer Gewinn abgeleitet werden konnte. Nur Patienten mit ausgedehnten Tumoren und Nachweis von Tumorzellen im Liquor profitieren von einer Chemotherapie.

Bei Erwachsenen behandeln wir die Ependymome wie auch andere maligne Varianten glialer Tumoren wegen gleichartiger Prognose und Verlauf wie die malignen Gliome. Bei ventrikelnahen Ependymomen ist wegen der großen Neigung zur Liquoraussaat eine zusätzliche intrathekale Chemotherapie zu empfehlen, bei infratentoriellem Sitz ist auch eine Neuraxisbestrahlung zu erwägen.

4.6 Intrakranielle Keimzelltumoren

Keimzelltumoren bilden etwa 1–2% aller intrakraniellen Tumoren (Japan 8%). Der Häufigkeitsgipfel liegt bei 13 Jahren. Überwiegend sind diese Neoplasien mit Keimzell-Ursprung mittliniennah in der Pinealisregion, seltener „ektopisch" suprasellär oder im dritten Ventrikel lokalisiert.

Am häufigsten werden die reinen Germinome (Dysgerminome), die histogenetisch den germinalen Tumoren von Hoden und Ovar entsprechen, diagnostiziert. Seltener werden Chorio- und embryonale Karzinome oder Dottersack-Tumoren („Yolk sac") gefunden, die ebenso wie die Germinome in ihrer reinen Form oder kombiniert als Mischformen auftreten können und in Gehirn und Spinalkanal metastasieren können.

Aufgrund ihrer Lokalisation in der Pinealisregion mit Verschluß des Aquädukts stehen Hirndrucksymptome mit Papillenödem im Vordergrund, häufig begleitet von Störungen der Augenmotilität, vertikalen Blickparesen (Parinaud) und Kleinhirnzeichen.

In der Diagnostik sind bildgebende Verfahren wie CT und MR zur Lokalisation und Aufdeckung spinaler Metastasen (MR) ebenso obligat wie die Erhebung neurologischer, ophthalmologischer und endokrinologischer Befunde (Störungen des hypothalamisch – hypophysären Systems!). Besonders wichtig ist die Bestimmung der Tumormarker Beta-HCG und Alpha-Fetoprotein (AFP) in Serum und Liquor zum Nachweis von choriodalen, embryonalen und Dottersack-Tumoranteilen (s. Tabelle 4). Die Liquorzytologie komplettiert das diagnostische Programm vor Therapiebeginn.

Tabelle 5. Tumormarker von Pinealistumoren (Serum, Liquor)

Histologie	AFP	β-HCG
Germinom	–	–/(+)
Embryonalkarzinom	+	+
Endodermaler Sinustumor	+	–
Chorionkarzinom	–	+
Teratom	–/(+)	–
Keimzelltumor (gemischtzellig)	(+)	(+)

Das Therapiekonzept bei intrakraniellen Keimzelltumoren bei Kindern orientiert sich an den langjährigen günstigen Ergebnissen der Deutschen MAKEI-Studie der Gesellschaft für Pädriatische Onkologie und Hämatologie. Patienten mit den hochstrahlensensiblen Germinomen erhalten eine Bestrahlung des gesamten Liquorraumes bis 24 Gy (5 × 1,6 Gy/Woche) gefolgt von einer lokalen Bestrahlung des Tumorareals mit zusätzlichen 16 Gy. Mit diesem Vorgehen konnte eine rezidivfreie 5-Jahres-Überlebensrate von 90 % erzielt werden. Die Patienten mit Rückfällen konnten einer erfolgreichen Chemotherapie zugeführt werden. Gegenwärtig wird in einigen ausländischen Arbeitsgruppen der Einsatz einer lokal erweiterten Bestrahlung zusammen mit einer intensiven Chemotherapie überprüft. Die präliminären Daten sind bei einer noch kurzen Nachbeobachtungszeit günstig.

Sezernierende Keimzelltumoren werden primär einer Chemotherapie zugeführt, gefolgt von einer möglichen Operation zur Entfernung des (nekrotischen) Resttumors. Es schließen sich zwei weitere Chemotherapie-Kurse an, gefolgt von einer systemischen Liquorraumbestrahlung. Mit diesem Vorgehen konnten im Vergleich zu früheren krankheitsfreien 2-Jahres-Überlebensraten von nur 6 % die Ergebnisse auf 67 % gesteigert werden.

Die Teratome bzw. Teratokarzinome werden primär operiert und nur bei unvollständiger Resektion einer lokalen oder systemischen Strahlentherapie zugeführt (Studienzentrale: Prof. Göbel/Düsseldorf, Tel. 02 11/3 11-76 80) [1, 18].

4.7 Hirnmetastasen

Das Auftreten von Hirnmetastasen wird zunehmend häufiger beobachtet, da durch verbesserte diagnostische Verfahren und eine effizientere Therapie die Überlebenszeiten der Tumorpatienten zugenommen haben. Mehr als 20 % der Patienten mit soliden Malignomen entwickeln während ihres Krankheitsverlaufs Hirnfiliae meist im Gefolge von Lungen- und/oder Lebermetastasen. Maligne Melanome, Bronchialkarzinome, insbesondere mit ihren kleinzelligen Formen, Mamma- und Nierenkarzinome weisen die höchste Frequenz intrakranieller Filiae auf. Fast 80 % der Metastasen treten supratentoriell und 20 % als solitäre Herde meist von Hypernephromen und gastrointestinalen Tumoren auf. Ein alleiniger Meningealbefall wird nach autoptischen Untersuchungen in 5–10 % vorwiegend bei Bronchial-, Mamma- und Magenkarzinomen gefunden [1, 20].

Klinisch machen sich die Hirnmetastasen häufiger durch fokale Reiz- oder Ausfallserscheinungen als durch unspezifische Hirndrucksymptome bemerkbar. Mit Hilfe bildgebender Verfahren wie CT, MR und PET (= Positronenemissionstomographie) lassen sich die Herde genau lokalisieren. Eine stereotaktische Biopsie ist anzustreben, wenn ein Primärtumor nicht bekannt ist oder Zweifel an der Diagnose z.B. wegen eines langen rezidivfreien Intervalls bestehen.

Bereits unter Therapie mit Glukokortikoiden und/oder Osmotherapie bessert sich die neurologische Symptomatik bei etwa 70 % der Patienten, ohne die mediane Überlebenszeit von 2 Monaten zu verlängern.

Das weitere therapeutische Vorgehen richtet sich nach

- Lokalisation des Primärtumors,
- Ausmaß der extrakraniellen Tumormanifestationen,
- Alter und Zustand des Patienten,
- Lokalisation, Anzahl und Histologie der Hirnmetastasen.

Singuläre Hirnmetastasen solider Tumoren sollten operiert werden, wenn eine generelle Operabilität besteht, und das Grundleiden die Prognose nicht kurzfristig limitiert. An die Operation schließt sich eine adjuvante Ganzhirnbestrahlung zur Zerstörung von intrazerebralen Metastasen mit einer Dosis von 30 Gy in 3 Wochen (5mal 2 Gy/Woche) an. In Einzelfällen kann bei mehrjährigen Intervallen zwischen der Diagnose des Primärtumors und dem Auftreten der Hirnfiliae auf die Bestrahlung des Hirnschädels verzichtet werden, wenn günstige Faktoren wie kontrollierter Primärtumor und Gehirn als einzige Metastasenlokalisation zusammentreffen. Bei Inoperabilität von Hirnmetastasen erfolgt neben der Ganzhirnbestrahlung eine zusätzliche lokale Aufsättigung der Dosis („Boost") auf den Solitärherd bis insgesamt 50 Gy oder eine stereotaktische Einzeitbestrahlung mit Dosen zwischen 15 und 20 Gy an.

Bei Patienten mit multiplen Hirnmetastasen ist die Ganzhirnbestrahlung die Therapie der Wahl und eine hochwirksame Maßnahme, die bei ca. 80% der Patienten zu einer Rückbildung der neurologischen Symptomatik und damit zu einer deutlichen Verbesserung der Lebensqualität führt. Unter Kortisonschutz werden 30 Gy in 2 Wochen und bei prognostisch günstigen Faktoren 39 Gy eingestrahlt [1, 6].

Die Wirkung der Chemotherapie bei Hirnmetastasen ist bisher begrenzt, muß aber in Abhängigkeit von den Primärtumoren differenziert betrachtet werden. Neben den Keimzelltumoren können auch bevorzugt bei systemisch nicht vorbehandelten Bronchial- bzw. Mammakarzinomen mit verschiedenen Zytostatika-Kombinationen Remissionen von mehreren Monaten erzielt werden. In Einzelfällen kann auch der Einsatz von Antiöstrogenen bei Hirnfiliae von Mammakarzinomen zu passageren Rückbildungen führen [26, 32, 37, 43, 44, 47]. Die Indikation zu einer erneuten Ganzhirnbestrahlung bei Lokalrezidiven oder Progreß der Hirnmetastasierung sollte wegen des auf 2 bis 3 Monate limitierten rezidivfreien Intervalls kritisch bewertet werden.

Eine prophylaktische Bestrahlung des Hirnschädels bei kleinzelligem Bronchialkarzinom ist nur bei „limited disease" und Vollremission nach Chemotherapie indiziert. Die Häufigkeit des Auftretens von Hirnmetastasen kann zwar vermindert, die Überlebenszeit aber insgesamt nicht verlängert werden. Zur Vermeidung radiogener Spätneurotoxizität sollte eine Einzeldosis von 2 Gy bei 30 Gy Gesamtdosis nicht überschritten werden [1].

4.8 Meningeosis neoplastica

Da der Nachweis maligner Zellen im Liquor oft erst im weiteren Verlauf gelingt, muß bei Vorliegen anderweitig nicht erklärter neurologischer Symptome bei bekannter Neoplasie und deutlich erhöhtem Liquoreiweiß eine Meningeose angenommen und behandelt werden. Meningeosen sind bei hämatologischem Grundleiden potentiell kurabel, während bei soliden Tumoren nur selten mehrjährige Verläufe zu erzielen sind. Unbehandelt beträgt die Überlebenszeit im Median nur 4 Wochen bei solidem Primärtumor. Die Therapie ist jedoch weitgehend uniform: Sofern nicht eine rein palliative Symptomlinderung im Vordergrund steht, sollte stets eine ventrikuläre Applikationsmöglichkeit (Rickhamkapsel, Ommaya-Reservoir) geschaffen werden, da bei lumbaler Gabe häufig intrakraniell keine ausreichenden Wirkspiegel erreicht werden.

Wir verwenden in erster Linie wegen der praktisch fehlenden Hämatotoxizität als Basisbehandlung Ara-C (40–80 mg/Inj. lumbal, 20–40 mg/Inj. ventrikulär) mit lumbal 10–40 mg Triamcinolonacetonid (Kristallsuspension), anfangs bis 3×/Woche bis zum Ansprechen von Klinik und Liquor-befund. Verlängerung auf wöchentliche Intervalle ist in der Regel nach 2 Wochen möglich. Nach 6 Wochen bei saniertem Liquor alle 2, dann 3, dann 4 Wochen, jeweils 3×; danach Beendigung der intrathekalen Eingabe solange der Liquor saniert bleibt. Ggf. erneut intensivierte Therapie erforderlich.

Intrathekal applizierte Steroide tragen wesentlich zu einer Symptomlin-derung und besseren Verträglichkeit bei. Sie sollten ausschließlich lumbal appliziert werden, wobei auch wegen der Auslösung von Arachnitiden Acetat-Verbindungen vermieden werden müssen. Zu bevorzugen ist Triamcinolon-acetonid-Kristallsuspension.

Bei mangelhaftem Ansprechen kommt alternativ eine Therapie mit MTX (20–30 mg/Inj. lumbal, 10–15 mg/Inj. ventrikulär unter Liquorspiegelkon-trolle $1/10^6$ mg/dl) zum Einsatz – evtl. im Wechsel mit Ara-C (Schaukelthe-rapie). MTX strömt aus dem Liquorraum kontinuierlich in geringer Menge aus und führt dadurch auch in niedrigen Dosen zu einer Hämatotoxizität, wegen der eine niedrigdosierte aber längerfristige Leukovorinsubstitution indiziert ist (15 mg alle 6–12 h für 72 h). Zusammen mit einer effizienten systemischen Chemotherapie können Ansprechen und Überlebenszeit ver-bessert werden. Als eine weitere therapeutische Alternative bietet sich die Kombination einer intrathekalen Applikation von MTX oder ARA-C mit einer Ganzhirn-Bestrahlung bis 30 Gy an.

5 Ergebnisse klinischer Studien

Die tabellarische Zusammenfassung nicht einheitlich konzipierter Studien bietet eine Vielfalt an Problemen. Bei den malignen Gliomen sind die pro-gnostischen Faktoren ausschlaggebender als die Therapie selbst, weshalb sie unbedingt berücksichtigt werden müssen. Daneben gibt es methodi-sche Aspekte, die auch in den Originalarbeiten nicht immer ausreichend dargestellt sind. Dies, sowie die für die erwarteten Therapieeffekte viel zu kleinen Fallzahlen auch randomisierter Studien, ist der Hauptgrund für viele „negative" – besser nicht aussagekräftige – Therapiestudien in der Neuroonkologie.

Derartige Tabellen stellen daher nur eine grobe Orientierungshilfe dar.

5.1 Tabellarische Übersichten

5.1.1 Maligne Gliome – Neudiagnosen

Tabelle 6. Maligne Gliome: Ergebnisse nach Operation ± Chemo- und Strahlentherapie [56]

Therapie	n (E/A)	R	GB%	Alter	KPS	Bp%	mÜLZ	18-m-%
Op + Steroide	31/42	a	89	57	?	3	14w	0
OP + BCNU (80 mg/m²/×3 d alle 6 W)	51/68	a	92	57	?	10	19w	4
OP + RAD (50–60 Gy GH)	68/93	a	92	56	?	3	36w	4
OP + RAD + BCNU	72/100	a	90	57	?	6	35w	19

Erklärungen zu Abkürzungen s. Tabelle 11.

Tabelle 7. Chemotherapie

Therapie [Referenz]	n (E/A)	R	GB %	Alter	KPS	Bp %	mÜLZ	18-m-%
CCNU (100–130 mg/m² × d 1 alle 6 W) [9]	103/?	a	100	55	?	?	36w	
MeCCNU (220 mg/m² × d 1 oral alle 8 W) [57]	91/111	a	82	54	60	?	24w	10
BCNU (80 mg/m² × 3 d alle 6 W) [56]	51/68	a	92	57	?	10	19w	4

Erklärungen zu Abkürzungen s. Tabelle 11.

Tabelle 8. Strahlentherapie

Dosis (T/H) [Referenz]	n (E/A)	R	GB %	Alter	KPS	Bp %	mÜLZ	18-m-%
0/50–60 [56]	68/93	a	92	56	?	3	36w	4
0/55–60 [12]	55/?	a	36			4	21w	
0/60 [57]	94/118	a	87	57	60	?	36w	10
0/50 [13] (15 × 3–3,5 Gy)	81/?	a	38	≤ 50	≥70	10	~ 40w	15
0/60 [23]	128/134	a	79	54	80	10	47w	21

Erklärungen zu Abkürzungen s. Tabelle 11.

Tabelle 9. Strahlentherapie und Monochemotherapie

Chemotherapie [Referenz]	Rad. (T/H)	n (E/A)	R	GB%	Alter	KPS	Bp%	mÜLZ	18-m-%
BCNU [49] 80 mg/m² d 1–3 alle 8 W	60 vs. 40H/17T	166/185	a	81	56	75	0	57w	29
BCNU [31] 80 mg/m² d 1–3 alle 6 W	20T40H	242/253	a	82	54	75	11	50w	29
CCNU [53] 100 mg/m² d 1 alle 6 W	60T	94/ ?	a	41	47	65	?	52w	
ACNU [52] 100 mg/m² d 1 + d 40	50–60?	40/ 57	a	65	50	?	?	60w	
PCZ [19] 150 mg/m² d 1–28 alle 8 W	60H	128/153	a	89	56	70	?	47w	29

Erklärungen zu Abkürzungen s. Tabelle 11.

Tabelle 10. Strahlentherapie und Polychemotherapie

Chemotherapie [Referenz]	Rad. (T/H)	n (E/A)	R	GB %	Alter	KPS	Bp %	mÜLZ	18-m-%
BCNU 80 mg/m² d 1–3 PCZ 150 mg/m² d 56–84 p.o. alle 16 W [49]	60 vs. 40H/17T	176/196	a	79	56	75	0	49w	32
BCNU 80 mg/m² d 1–3 HU 1 g/m² d 2–22 p.o. PCZ 150 mg/m² d 56–84 p.o. VM26 130 mg/m² d 56, 63, 70, 77, 84, 91 alle 16 W [49]	60 vs. 40H/17T	168/190	a	79	57	75	0	60w	37
BCNU 80 mg/m² d 1–3 VM26 50 mg/m² d 2–3 alle 6 W [31]	20T/40H	259/269	a	81	55	75	6	53w	34
DBD 700 mg/m²/W × 6 während RT DBD 1000 mg/m² + BCNU 150 mg/m² d 2 alle 6 W [23]	0/60 H	127/135	a	79	54	80	8	58w	34

Erklärungen zu Abkürzungen s. Tabelle 10.

5.1.3 PCL

Kontrollierte Phase-III-Studien zu primären zerebralen Lymphomen fehlen, folgende offene Studien belegen jedoch die Effektivität der adjuvanten
Chemotherapie auch für die zerebralen Lymphome (Tabelle 10).

Tabelle 11. Ergebnisse der Strahlen- und Chemotherapie bei PCL

Re- ferenz	Radiatio (T/H/N)	Chemotherapie i.v.	i.th.	n	mÜLZ	24-m-ÜL
[22]	T 15–60	–	–	68		1/21
[17]	H40/T20	–	–	15	15 m	5/15
[21]	H + T: 40–96	3/17	1/17	17	16 m	9/17
[25]	H + T: 30–60 N 40	HD-MTX (prä Rad!)	–	61	14 m	40%
[16]	H30	MTX 3,5 g/m² d 1, 22, 43 (prä Rad!)	–	13	>9 m	4/5
[14]	H40/T15	–	–	13	10 m	23%
[50]	H40/T20	Ara-C 150 mg/m² d 1–5 alle 4 W (10/22)	Ara-C (10/22)	22	26 m	60%
[10]	H40/T15	MTX 1 g/m² d 1, d 8 – RAD – Ara-C 3 g/m² d 1, d 2, d 22, d 23	MTX 6×	41	29 m	75%
[8]	H55–62	CCNU 100 mg/m² d 1 oral PCZ 60 mg/m² d 8–21 Vincristin 1,4 mg/m² d 8, 29 alle 6–8 W ein Jahr lang	–	16	41 m	10/16

Erklärungen:
N (A/E)   n – Fallzahl, ggf. Zahl der aufgenommenen (A) und evaluierten (E) Patienten.
ª   Arm einer randomisierten Studie.
GB%   Prozentualer Anteil der Glioblastome.
Bp%   Prozentualer Anteil nur biopsierter Patienten.
Alter   Mittleres Alter.
KPS   Karnofsky-Status (Mittel oder Median, bzw. Einschlußbereich).
mÜLZ   Mediane Überlebenszeit.
18-m-%   Prozentualer Anteil der über 18-Monate Überlebenden.
24-m-ÜL   Überlebende nach 2 Jahren.
T/H   Dosis Tumorbett/Ganzhirnradiatio.
N   Neuraxis-Radiatio.

6 Spezielle supportive Therapie typischer Symptome von ZNS-Tumoren

6.1 Anfälle

Etwa ein Viertel aller Hirnmetastasen oder primären Hirntumoren manifestieren sich mit einem epileptischen Anfall, weshalb die meisten Patienten bereits präoperativ Antiepileptika erhalten. Dennoch ist die antikonvulsive Medikation als generelle Dauertherapie nicht gerechtfertigt. Fast alle Antiepileptika wirken auch toxisch auf das ZNS, gerade hinsichtlich kognitiver Funktionen, die in der Regel bereits durch Tumor, Strahlentherapie und Operation beeinträchtigt werden.

Zudem führt besonders eine simultane Chemotherapie durch Veränderungen der Plasma-Eiweiß-Bindung, durch Induktion der mikrosomalen Enzyme und Veränderungen in der enteralen Aufnahme zu schwankenden Serumspiegeln. Umgekehrt können Antikonvulsiva die Serumspiegel der Zytostatika verändern. Gleichzeitige Radiatio – besonders bei nur geringer Steroidmedikation – erhöht das Risiko eines Phenytoin – (seltener Carbamazepin) induzierten Erythema multiforme [11].

Eine *prophylaktische* Einstellung auf Antikonvulsiva bei Gliomen zeigte in einer retrospektiven Analyse keinen Vorteil [38]. Auch bei anderen hirneigenen Tumoren wird international keine generelle Prophylaxe mit Antiepileptika empfohlen.

Ein *manifestes Anfallsleiden* ist jedoch auch beim Tumorpatienten eine Indikation zur Einstellung auf Antiepileptika. Gerade Patienten mit Resttumor oder Enzephalopathie können durch einen Anfall prolongierte (sogar irreversible) fokal-neurologische oder kognitive Defizite erfahren [34]. Da es sich – um evtl. sekundär generalisierte – fokale Anfälle handelt, ist derzeit Carbamazepin als Mittel der ersten Wahl anzusehen. Lamotrigin, das – wegen des günstigeren Nebenwirkungsprofils – jetzt auch für die initiale Therapie der symptomatischen Epilepsien zugelassen ist, ist in Zukunft möglicherweise eine Alternative.

In Risikosituation (Applikation von Chemotherapie, Kontrastmittel) oder nach einem Anfall mindert eine einmalige hochdosierte Steroidgabe (250–500 mg Prednisolon) das Anfallsrisiko und die anschließende postiktale Ödeminduktion.

6.2 Hirndruck

Drei wesentliche Faktoren können bei Patienten mit Hirntumoren zu erhöhtem Hirndruck führen:

1. *Direkte lokale Raumforderung* durch den Tumor oder eine raumfordernde Zyste – hier ist die Entlastung operativ oder bei Zysten evtl. durch wiederholte Punktion über ein Ommayareservoir die adäquate Entlastung.
2. *Diffuses peritumorales Ödem:*
   Kurzfristig sind hier hochdosierte Steroide und i.v. – Osmodiuretika eindrucksvoll wirksam. (100–500 mg Prednisolon, 6×100 ml Sorbit 40 % oder Mannit 20 %). Allerdings ist diese Therapie wegen der erheblichen Nebenwirkungen bzw. des nötigen zentralen Venenzugangs nicht für eine langfristige Behandlung geeignet. In der Strategie des chronischen Hirnödems kann Glyzerol – das pharmakologisch günstiger ist und auch bei oraler Gabe hochwirksam [15] – eingesetzt werden (bis 4×50ml der 85%igen Lösung per os). Die Steroidmedikation ist zwar leider häufig nicht verzichtbar, Dosen von mehr als 4–8 mg Dexamethason (bzw. 20–40 mg Predniso(lo)n) bringen langfristig gegeben keinen Vorteil [55].
   Da bei akutem Hirndruck eine zerebrale Minderperfusion durch das reduzierte Druckgefälle entsteht, ist die resultierende Erhöhung des arteriellen Blutdruckes eine physiologische Gegenregulation. Nur bei kritischen Werten sollte dieser vorsichtig gesenkt werden. Deshalb sollte auch auch auf die Gabe nicht osmotisch wirksamer Diuretika verzichtet werden, deren Wirkung auf das Hirnödem nicht belegt ist, die aber über die Hämatokriterhöhung den Perfusionsdruck absenken können.
3. *Hydrozephalus occlusus oder malresorptivus:*
   Verlegung der Liquorräume, subependymale Tumorausbreitung und Meningeosis neoplastica sind die häufigsten Ursachen; auch eine Resorptionsstörung nach Bestrahlung und Chemotherapie können ein Wiederherstellen der Liquorpassage bzw. selten eine Ableitung erfordern.

6.3 Spezifische Schmerzen

– Kopfschmerzen sind keineswegs obligat bei Patienten mit Hirntumoren. Selbst bei deutlichem Hirndruck können sie völlig fehlen, sprechen aber ggf. auf eine suffiziente antiödematöse Therapie besser an als auf Analgetika.

- Quälende Schmerzen kann die Meningeosis neoplastica – durch Infiltration der schmerzsensiblen Meningen und evtl. zusätzlich entzündlicher, vaskulitischer Begleitreaktion hervorrufen. Schon aus diesem Grund sind hier antiphlogistisch wirksame Analgetika indiziert. Die lumbale intrathekale Injektion von Triamcinolon-Kristallsuspension (10–80 mg) kann eine rasch einsetzende Palliation erreichen.

- Neuralgiformer Schmerz – lanzinierend, im Versorgungsgebiet des Nerven ausstrahlend, oft anfallsartig – ist charakteristisch für die Irritation peripherer Nerven bzw. Wurzeln, in der Onkologie meist durch infiltrative Nachbarschaftsprozeße hervorgerufen. Sie sprechen schlecht auf Analgetika an, Mittel der Wahl sind – neben der gezielten Therapie der Infiltration – Carbamazepin, evtl. Phenytoin und Steroide. Längerfristig können Antidepressiva oder Neuroleptika die Schwelle für das Einschießen der Schmerzen senken. Daneben kann eine gezielte Elektrostimulation (TENS – transkutan oder mit mikrochirurgisch implantierter Elektrode) sowie eine vorübergehende oder dauerhafte Neurolyse (pharmakologisch oder chirurgisch) bei dieser intensiven Schmerzform gezielt Linderung bringen.

Literatur

1. Bamberg M (1993) Zentralnervensystem. In: Dold U, Hermanek P, Hoffken H, Sack H (Hrsg) Praktische Tumortherapie. Thieme, Stuttgart New York, pp 565–598
2. Bamberg M, Budach V, Stuschke M, Gerhard L (1988) Preliminary experimental results with the nitrosourea derivate ACNU in the treatment of malignant gliomas. Radiother Oncol 12:25–29
3. Bamberg M, Hess CF (1992) Radiation therapy of malignant gliomas. Onkologie 15:178–189
4. Bartus RT, Elliott PJ, Dean RL, Hayward NJ, Nagle TL, Huff MR, Snodgrass PA, Blunt DG (1996) Controlled modulation of BBB permeability using the bradykinin agonist, RMP-7. Exp Neurol 142:14–28
5. Bloom HJG, Glees J, Bell J (1990) Intracranial tumours: response and resistance to therapeutic endeavours 1970–1980. Int J Radiat Oncol Biol Phys 18:723–745
6. Borgelt B, Gelber R, Larson M, Hendrickson F, Griffin T, Roth R (1981) Ultrarapid high dose irradiation schedules for the palliation of brain metastases: Final results of the first two studies by the radiation therapy oncology group. Int J Radiat Oncol Biol Phys 7:1633–1638
7. Brem H, Piandadosi S, Burger PC, Walker M, Selker R, Vick NA, Black K, Sisti M, Brem S, Mohr G, Muller P, Morawetz R, Schold SC (1995) Placebo-controlled trial of safety and efficacy of intraoperative controlled delivery by biodegradable polymers of chemotherapy for recurrent gliomas. The Lancet 345:1008–1012
8. Chamberlain M, Levin VA (1993) Primary central nervous lymphoma: A role for chemotherapy. J Neuro-Oncol 14:271–275

9. Cianfriglia F, Pompili A, Riccio A, Grassi A (1980) CCNU-Chemotherapy of hemispheric supratentorial glioblastoma multiforme. Cancer 45:1289–1299

10. DeAngelis LM, Yahalom J, Thaler HT, Kher U (1992) Combined modality therapy for primary CNS lymphomas. J Clin Oncol 10:635–643 und J Clin Oncol 16: 859–863 (1998)

11. Delattre J-Y, Safai B, Posner JB (1988) Erythema multiforme and Steven-Johnson syndrome in patients receiving cranial irradiation and phenytoin. Neurology 38: 194–198

12. EORTC Brain Tumor Group (1978) Effect of CCNU on survival rate of objective remission and duration of free interval in patients with malignant brain glioma – final evaluation. Europ J Cancer 14:851–855

13. EORTC Brain Tumor Group (1983) Misonidazole in radiotherapy of supratentorial malignant gliomas in adult patients: A randomized double blind study. Eur J Cancer Clin Oncol 19:39–42

14. Freeman CR, Shustik C, Brisson ML, Meagher-Villemure K, Dylewski I (1986) Primary malignant lymphoma of the central nervous system. Cancer 58:1106–1111

15. Gaab MR (1984) Die Registrierung des intrakraniellen Druckes. Grundlagen, Techniken, Ergebnisse und Möglichkeiten (Intracranial pressure recording. Principles, technics, results and possibilities). Fortschr Med 102:957–962

16. Gabbai AA, Hochberg FH, Linggood RM, Bashir R, Hotleman K (1989) High-dose methotrexate for non aids primary central nervous lymphoma. J Neurosurg 70: 190–194

17. Gonzalez DG und Schuster-Uitterhoue ALJ (1983) Primary non-Hodgkin's lymphoma of the central nervous system. Results of radiotherapy in 15 cases. Cancer 51:2048–2052

18. Göbel U, Bamberg M, Calaminus G, Gnekow AK, Herman HD, Lenard HG, Spar HJ, Niethammer D, Kühl J, Harms D (1993) Verbesserte Prognose intracranialer Keimzelltumoren durch intensivierte Therapie: Ergebnisse des Therapieprotokolls MAKEI 89. Klin Pädiatr 205:217–224

19. Green SB, Byar DP, Walker MD, Pistenmaa DA, Alexander E Jr, Batzdorf U, Brooks WH, Hunt WE, Mealey J Jr, Odom GL, Paoletti P, Ransohoff J, Robertson JT, Selker RG, Shapiro WR, Smith KRJ (1983) Comparisons of carmustine, procarbazine, and high-dose methylprednisolone as additions to surgery and radiotherapy for the treatment of malignant glioma, Cancer Treat Rep 67:123–132

20. Grisold W, Weiss R, Jellinger K (1983) Klinik und zytologische Diagnostik der meningealen Neoplasien. In: Heyden HW, Krauseneck P (Hrsg) Hirnmetastasen. Zuckschwerdt Verlag, München-Bern-Wien

21. Helle TL, Britt RH, Colby TC (1984) Primary lymphoma of the cerebral nervous system. Clinicopathplogical study of experience at Stanford. J Neurosurg 60: 94–103

22. Henry JM, Heffner RRJ, Dillard SH et al. (1974) Primary malignant lymphomas of the central nervous system. Cancer 34:1293–1302

23. Hildebrand J, Sahmoud T, Mignolet F, Brucher JM, Afra D, EORTC Brain Tumor Group (1994) Adjuvant therapy with dibromodulcitol and BCNU increases survival of adults with malignant gliomas, Neurology 44:1479–1483 (Abstract)

24. Hochberg FH, Loffler JS, Prados M (1991) The therapy of primary brain lymphoma. J Neuro-Oncol 10:191–201

25. Hochberg FH, Miller DC (1988) Primary central nervous system lymphoma. J Neurosurg 68:835–853

26. Holoye PY, Libnoch JA, Anderson T, Cox JD, Byhardt RW, Hoffmann RG (1985) Combined methotrexate and high-dose vincristine chemotherapy with radiation therapy for small cell bronchogenic carcinoma. Cancer 55:1436–1445

27. Jänisch W, Schreiber D, Güthert H (1988) Neuropathologie – Tumore des Nerven-systems. Gustav Fischer, Stuttgart, New York

28. Jellinger K (1987) Pathology of Human Intracranial Neoplasia. In: Jellinger K (Hrsg) Therapy of Malignant Brain Tumors, Springer, Wien, New York, pp 1–90

29. Kim L, Hochberg FH, Thornton AF, Harsh GR, Patel H, Finkelstein ABD, Louis DN (1996) Procarbazine, lomustine, and vincristine (PCV) chemotherapy for grade III and grade IV oligoastrocytomas. J Neurosurg 85:602–607

30. Kleihues P, Burger PC, Scheithauer BW (1993) Histological typing of tumours of the central nervous system, Springer-Verlag, Berlin-Heidelberg-New York

31. Krauseneck P, Müller B, Köpcke W, Messerer D, Aydemir Ü, Kleihues P, Wiestler O (1991) Postoperative Strahlen- und Chemotherapie mit BCNU und BCNU + VM26 bei malignen supratentoriellen Gliomen des Erwachsenenalters Abschlußbericht. (UnPub)

32. Kreuser ED, Herrmann R, Krauseneck P, Mende S, Thiel E (1991) Systemische Therapie zerebraler Metastasen beim Mammakarzinom. DMW 116:1203–1207

33. Lee JS, Murphy WK, Glisson BS, Dhingra HM, Holoye PY, Hong WK (1989) Primary chemotherapy of brain metastasis in small-cell lung cancer. J Clin Oncol 7:916–922

34. Macleod M, Slattery J, Grant R (1995) The effect of tumour associated epilepsy on performance/handicap scales used in cerebral glioma. Br J Neurosurg 9:653–657

35. Mahaley MS Jr (1991) Neuro-oncology index and review (adult primary brain tumors). J Neuro-Oncol 11:85–147

36. Matsukado K, Inamura T, Nakano S, Fukui M, Bartus RT, Black KL (1996) Enhanced tumor uptake of carboplatin and survival in glioma-bearing rats by intracarotid infusion of bradykinin analog, RMP-7. Neurosurgery 39:125–133

37. Mende S, Bleichner F, Stoeter P, Meuret G (1983) Erfolgreiche Behandlung von Hirnmetastasen bei Mamma-Karzinom mit nicht liquorgängigen Zytostatika und Hormonen. Onkologie 6:58–61

38. Moots PL, Maciunas RJ, Eisert DR, Parker RA, Laporte K, Abou-Khalil B (1995) The course of seizure disorders in patients with malignant gliomas. Archives for Neurology 52:717–724

39. Mundinger F (1987) Stereotactic biopsy and technique of implantation (instilla-tion) of radionuclids. In: Jellinger K (Hrsg) Therapy of malignant brain tumors. Springer, Wien, New York, pp 134–194

40. Müller B, Krauseneck P (1994) Lungfibrosis – avoided with ACNU instead of BCNU. Cancer Res Clin Oncol 120(Suppl. 103) (Abstract)

41. Peterson K, Paleologos N, Forsyth P, Macdonald DR, Cairncross JG (1996) Salvage chemotherapy for oligodendroglioma. J Neurosurg 85:597–601

42. Postmus PE, Haaxma-Reiche H, Sleijfer DT, Kirkpatrick A, McVie JG, Kleisbauer JP, EORTC Lung Cancer Cooperative Group (1989) High dose etoposide for brain metastases of small cell lung cancer – a phase II study. Br J Cancer 59:254–256

43. Rosner D, Nemoto T, Pickren J, Lane W (1983) Management of brain metastases from breast cancer by combination chemotherapy. J Neuro-Oncol 1, 2:131–137

44. Rustin GJS, Bagshawe KD, Begent RHJ, Crawford SM (1986) Successful management of metastatic and primary germ cell tumors in the brain. Cancer 57:2108–2113

45. Sauer R (1987) Radiation therapy of brain tumors. In: Jellinger K (Hrsg) Therapy of malignant brain tumors. Springer, Wien, New York, pp 195–276

46. Schlegel U, Krauseneck P (1994) Neue Entwicklungen in der Chemotherapie von Hirntumoren. Akt Neurol 21:39–46

47. Seier FE, Demuth K, Müller B, Krauseneck P (1991) Chemotherapie von Hirnmetastasen bei Bronchialkarzinomen. In: Firnhaber W, Dworschak K, Lauer K, Nichtweib M (Hrsg) Verhandlungen der Deutschen Gesellschaft für Neurologie Bd 6. Springer-Verlag, Berlin, pp 424–425

48. Shapiro WR, Green SB (1987) Reevaluating the efficacy of intra-arterial BCNU [letter]. J Neurosurg 66:313–315

49. Shapiro WR, Green SB, Burger PC, Mahaley MS Jr, Selker RG, van Gilder JC, Robertson JT, Ransohoff J, Mealey J Jr, Strike TA, Pistenmaa DA (1989) Randomized trial of three chemotherapy regimens and two radiotherapy regimens in postoperative treatment of malignant glioma. Brain Tumor Cooperative Group Trial 8001. J Neurosurg 71:1–9

50. Strik H, Müller B, Bogdahn S, Krauseneck P (1992) Management of primary cerebral lymphoma (PCL). J Cancer Res Clin Onc 118:R116 (Abstract)

51. Surnock A, Masri L, Apuzzo MLJ, DeGiorgio CM, Weiner LP, Conti PS, Weiss MH (1996) Treatment of Recurrent malignant gliomas with high-dose tamoxifen-longterm followup results. Congress Silverado (Abstract)

52. Takakura K, Abe H, Tanaka R, Kitamura K, Miwa T, Takeuchi K, Yamamoto S, Kageyama N, Handa H, Mogami H, Nishimoto A, Uozmi T, Matsutani M, Nomura K (1986) Effects of ACNU and radiotherapy on malignant glioma. J Neurosurg 64:53–57

53. Trojanowski T, Peszynski J, Turowski K, Kaminski S, Goscinski I, Reinfus M, Krzyszkowski T, Pyrich M, Bielawski A, Leszczyk C et al. (1988) Postoperative radiotherapy and radiotherapy combined with CCNU chemotherapy for treatment of brain gliomas. J Neuro-Oncol 6:285–291

54. Ulm K, Schmoor C, Sauerbrei W, Kemmler G, Aydemir Ü, Müller B, Schumacher M (1989) Strategien zur Auswertung einer Therapiestudie mit der Überlebenszeit als Zielkriterium. Bio Inf Med Biol 29(4):171–205

55. Vecht CJ, Hovestadt A, Verbiest HB, van Vliet JJ, van Putten WL (1994) Dose-effect relationship of dexamethasone on Karnofsky performance in metastatic brain tumors: a randomized study of doses of 4, 8, and 16 mg per day. Neurology 44:675–680

56. Walker MD, Alexander E Jr, Hunt WE, MacCarty CS, Mahaley MS Jr, Mealey J Jr, Norrell HA, Ransohoff J, Wilson CB, Gehan EA, Strike TA (1978) Evaluation of BCNU and/or radiotherapy in the treatment of anaplastic gliomas. J Neurosurg 49:333–343

57. Walker MD, Green SB, Byar DP, Alexander E Jr, Batzdorf U, Brooks WH, Hunt WE, MacCarty CS, Mahaley MS Jr, Mealey J Jr, Owens G, Ransohoff J, Robertson JT, Shapiro WR, Smith KRJ, Wilson CB, Strike TA (1980) Randomized comparisons of radiotherapy and nitrosoureas for the treatment of malignant glioma after surgery. N Engl J Med 303:1323–1329

58. Whitton AC, Bloom HJG (1990) Low grade glioma of the cerebral hemispheres in adults: A retrospective analysis of 88 cases. Int J Radiat Oncol Biol Phys 18:783–786

59. Wiestler OD, Wolf HK (1995) Die revidierte WHO-Klassifikation und neue Entwicklungen in der Diagnostik zentralnervöser Tumoren. Pathologe 16:245–255

60. Zülch KJ (1979) Histological typing of tumours of the central nervous system. WHO, Genf

Kopf- und Halstumoren

R. Stupp und E. E. Vokes

Kopf-Hals-Tumoren beschreiben als Überbegriff eine Vielzahl verschiedener Tumoren im ORL-Bereich. Trotz unterschiedlicher Lokalisation sind die Grundprinzipien der Behandlung gleich [1–4], so daß hier auf eine ausführliche separate Beschreibung jeder einzelnen Tumorlokalisation verzichtet wird.

I. Epidemiologie

1 Häufigkeit [5, 6]

Rund 5% der Tumorerkrankungen; jährliche Mortalität 6/100000 mit regionalen Schwankungen und männlicher Prädilektion (4:1) als Ausdruck unterschiedlicher Alkohol- und Nikotingewohnheiten (USA 4/100000, Deutschland/Schweiz 7/100000, Frankreich 13/100000, Israel 1.5/100000).

2 Lokalisation

Mundhöhle und Oropharynx:
Zunge, Mundboden, Lippe und Zahnfleisch, Gaumen, Rachenmandeln sowie Teile des oberen Schlundes. Tumoren im vorderen Mundbereich haben eine bessere Prognose.

Hypopharynx:
Schlund und Sinus pyriformis (Übergang von Kehlkopf in die Pharynxwand). Tumorausdehnung häufig submucös; prognostisch ungünstige Tumoren.

Larynx:

Unterteilung in:

- Supraglottis: Epiglottis, falsche Stimmbänder, aryepiglottische Falten und Aryknorpel
- Glottis: Stimmbänder und vordere Kommissur; häufiger lokal beschränkt mit etwas besserer Prognose. Klinische Studien untersuchen organerhaltende Therapien ohne Chirurgie mit Chemotherapie und Radiotherapie
- Subglottis: unterhalb der Stimmbänder bis zum 1. Trachealring

Nasennebenhöhlen:

Inzidenz 1/100000. Als Berufskrankheit in der Textilindustrie, nach Exposition mit Propylalkohol, Radium (Uhrenindustrie), Thorotrast (Röntgen-Kontrastmittel), Holzstaub (Adenokarzinome) [7–10].

Nasopharynxkarzinome:

Endemisches Auftreten in gewissen fernöstlichen Regionen, jüngeres Alter der Patienten, histologische Sonderform sowie ausgesprochene Empfindlichkeit auf Radiotherapie und Chemotherapie, jedoch auch größerer Tendenz zu Fernmetastasen [11]. Eine frühzeitige Integration von Chemotherapie in den Behandlungsplan ist angezeigt. In zwei kürzlich publizierten randomisierten Studien wurde der Wert einer Chemotherapie bzw. Chemoradiotherapie eindrücklich belegt [12, 13].

Speicheldrüsentumoren:

Die häufigsten histologischen Subtypen sind mucoepidermoid, adenozystisch, gemischtzellig und Adenokarzinome. Die Prognose hängt ab von der Aggressivität des Tumors; niedrigmaligne Tumoren haben die Tendenz, lokal zu rezidivieren, während hochgradig maligne Tumoren sich durch invasives Wachstum und Fernmetastasen auszeichnen. Adeno-zystische Karzinome haben einen langsamen und vergleichsweise gutartigen Verlauf auch nach Metastasierung, die Heilungschancen sind jedoch gering. Für niedrigmaligne Tumoren gilt die chirurgische Exzision als Therapie der Wahl.

3 Risikofaktoren [14–16]

In der u. a. Übersicht sind die häufigsten Risikofaktoren aufgelistet. Alkohol und Nikotin, insbesondere in Kombination, sind für >80% der Mundhöhlen- und Larynxkarzinome verantwortlich. Vitaminmangel, der

Genuß von salzgetrocknetem Fisch und Epstein-Barr-Virus-Infektionen sind pathogenetisch mit Nasopharynxkarzinomen assoziiert und endemisch verbreitet in Südostasien [17, 18].

- Alkohol
- Nikotin
- Ungenügende Mundhygiene
- Tabakkauen
- Mangelernährung
- Epstein-Barr-Virus
- Holzstaub (Adenokarzinom)

II. Pathologie und Stadieneinteilung

1 Histologie

Über 90 % der Kopf-Hals-Tumoren sind Plattenepithelkarzinome. Nasennebenhöhlenkarzinome sind häufig Adenokarzinome. Im Nasopharynx findet sich als histologische Sonderform das undifferenzierte Karzinom vom Nasopharynx-Typ. Differentialdiagnostisch müssen v. a. Lymphome, Melanome und Sarkome sowie Metastasen von anderen Organen (Lunge, Magen, Pankreas) abgegrenzt werden.

Histologische Formen

- Plattenepithelkarzinome
- Adenokarzinome
- undifferenzierte Karzinome vom Nasopharynx-Typ
- Adeno-zytische Karzinome
- mukoepidermoide Karzinome
- Lymphome
- Melanome
- Sarkome
- extramedulläre Plasmozytome

2 Stadieneinteilung [19]

Das TNM-System der UICC dient zur Stadieneinteilung. Das T-Stadium wird für jede Tumorlokalisation separat definiert (Tumormasse); das

Einteilungsprinzip bleibt jedoch dasselbe. Stellvertretend für alle Lokalisationen ist nachstehend die T-Stadieneinteilung für Mundhöhlen-Tumoren wiedergegeben (Abb. 1).

TNM-Klassifikation von Lippen- und Mundhöhlenkarzinomen (UICC 1997)

Primärtumor
Tx   Primärtumor nicht beurteilbar/unbekannt
T1   Tumor $\leq 2\,cm$
T2   Tumor $> 2\,cm$, $\leq 4\,cm$
T3   Tumor $> 4\,cm$
T4   Tumorinvasion in benachbarte Strukturen (Knochen, Knorpel, Weichteile)

Lymphknoten
N0   Keine regionären Lymphknotenmetastasen
N1   Solitäre ipsilaterale Lymphknotenmetastasen $\leq 3\,cm$
N2   Lymphknoten $> 3\,cm$, $\leq 6\,cm$
     N2a   Solitäre ipsilaterale Lymphknotenmetastase
     N2b   Multiple ipsilaterale Lymphknotenmetastasen
     N2c   Bilaterale oder kontralaterale Lymphknotenmetastasen
N3   Lymphknotenmetastasen $> 6\,cm$

Fernmetastasen
M0   Keine Fernmetastasen
M1   Fernmetastasen nachweisbar

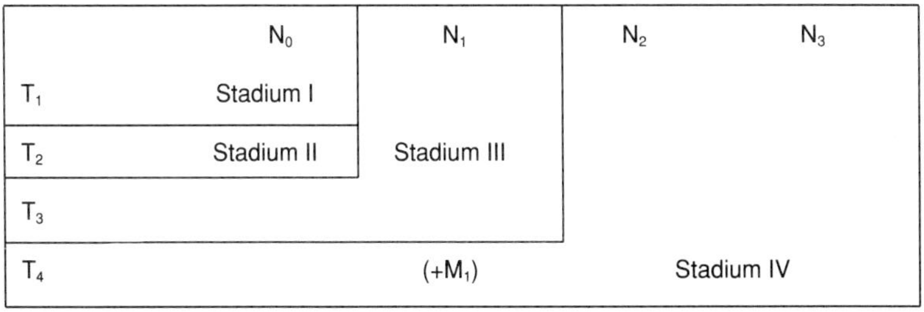

	N_0	N_1	N_2	N_3
T_1	Stadium I			
T_2	Stadium II	Stadium III		
T_3				
T_4		$(+M_1)$	Stadium IV	

Abb. 1. Stadieneinteilung

3 Prognose

Die primäre lokoregionäre Ausdehnung und therapeutische Tumorkontrolle bestimmen im wesentlichen die Prognose. In Tabelle 1 sind die geschätzten 5-Jahres-Überlebensraten je nach UICC-Tumorstadium als grobe Orientierungshilfe aufgelistet. Je nach Lokalisation des Primärtumors kann die Prognose etwas besser oder deutlich schlechter sein. So haben z. B. Tonsillenkarzinome eine eher günstigere Prognose, während Zungengrund- und Hypopharynxkarzinome eine ernste Prognose haben. Ein weiterer wichtiger prognostischer Faktor sind das Vorhandensein und die Ausdehnung zervikaler Lymphknotenmetastasen (extrakapsuläre Infiltration) [20, 21]. Die häufige Multimorbidität (koronare Herzkrankheit, Pneumopathien) dieser Patienten beschränkt die Überlebenszeit dieser Patienten ebenfalls.

Tabelle 1. 5-Jahres-Überlebensraten nach UICC-Stadium

Stadium	5-Jahres-Überlebensrate (%)
I	75–90
II	40–70
III	20–50
IV	10–30

III. Diagnostik

Die Diagnostik (auch Staging genannt) bei Kopf- und Halstumoren dient der Bestimmung des primären Tumorausmaßes, dem Erkennen von Fernmetastasen, dem Ausschluß von gleichzeitigen Zweittumoren (in ca. 10% der Fälle) und dem Erkennen von weiteren komplizierenden Organerkrankungen. Fakultative {fak.} und obligatorische {obl.} Untersuchungen sind nachfolgend aufgelistet. Frühe Konsultation des Radiotherapeuten und internistischen Onkologen ist angezeigt zur Optimierung der Therapie.

1 Tumordiagnose und lokoregionäre Ausbreitung

Feinnadel-Aspiration {fak.},
CT und/oder *MRI* [22] inkl. Hals und Schädelbasis zur Beurteilung von Primärtumor, Tumorinvasion und Lymphknotenmetastasen {obl.},
Hals-Sonographie {fak.},
Biopsie und Histologie {obl.},
Panendoskopie unter Narkose mit detailierter Tumorkarte, sowie Ausschluß von Mehrfachtumoren {obl.},
Ösophagogramm wegen häufiger Zweittumoren {fak.},
Halslymphknotendissektion {fak.}.

2 Fernmetastasen

Thorax-Röntgenbild {obl.},
Thorax-CT (Zweitumoren und mediastinale Lymphknotenmetastasen häufig) {fak.},
Skelettszintigraphie {fak.},
Abdomen-Ultraschall oder *-CT* {fak.}.

3 Anamnese, Untersuchungen, Hilfsuntersuchungen

Erkennen von therapiekomplizierenden *Organschäden* durch Risikofaktoren (z.B. koronare Herzkrankheit, chronisch obstruktive Lungenkrankheit, Leberzirrhose {obl.},
Labor: Blutbild, Nieren- und Leberfunktionsteste, Elektrolyte {obl.},
Oropharyngeale Motilitätsprüfung {fak.},
Tumormarker: keine. Alle bisher untersuchten Serummarker oder biologischen Parameter (z.B. DNA-S-Phase, p53-Mutationen) korrelierten weder mit dem Ansprechen auf die Therapie noch eigneten sie sich als Verlaufsparameter.

IV. Behandlungsstrategie (Abb. 2)

Weniger als ein Drittel der Tumoren werden im Frühstadium (T1N0, T2N0) erkannt. Diese können mittels Operation und/oder Strahlentherapie in > 90 % geheilt werden. Rund 60 % der Patienten haben bei Diagnosestellung ein intermediäres (T_2N_1, T_3N_0) oder lokal fortgeschrittenes Stadium (T_{3-4} N_{2-3} M_0). Hiervon können weniger als 30 % mit traditioneller Chirurgie und Strahlentherapie geheilt werden. Deshalb ist die Zuweisung an ein großes Zentrum für experimentelle Therapieansätze mit multimodaler Behandlung – wenn immer möglich – angezeigt. Fernmetastasen (M_1) sind bei etwa 10 % der Patienten bei Diagnosestellung nachweisbar [23], bei weiteren 10 % im Verlaufe der Erkrankung [24, 25] und werden autoptisch in bis zu 40 % der Fälle gefunden [26, 27]. Grundsätzlich muß unterschieden werden zwischen kurativer Therapie bzw. kurativer Absicht und palliativer Behandlung (z. B. Metastasen, lokale Tumorbestrahlung zur Freihaltung der Atemwege) sowie Standard- und experimenteller Therapie.

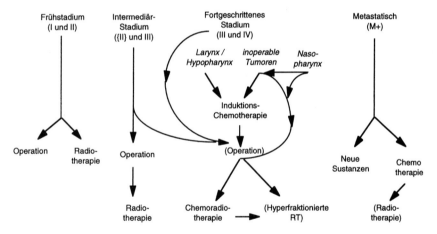

Abb. 2. Behandlungsstrategien bei Kopf-/Halstumoren

1 Chirurgische Therapiemaßnahmen [28, 29]

Tumorresektion im Gesunden (histopathologisch bestätigte tumorfreie Resektionsränder). Schonendere Operation mittels *CO$_2$-Laser* möglich für ausgewählte kleine Tumoren.

Halslymphknotendissektion [30, 31]: Diagnostisch indiziert (Staging), sofern das Resultat möglicherweise den Therapieplan verändert; therapeutisch bei Nachweis von regionären Lymphknoten-Metastasen (N_{2-3}). In Frühstadien kann die therapeutische Lymphknotendissektion durch Bestrahlung ersetzt werden. Je nach Tumorgröße und N-Stadium sowie geplanter postoperativer Therapie werden unterschiedlich eingreifende Dissektionen durchgeführt; Indikationstellung individuell durch den Kopf-Hals-Chirurgen.

Radikale „neck dissection": Resektion sämtlicher oberflächlicher und tiefer Halslymphknoten, der Musculi sternocleidomastoideus et omohyoideus, der Venae jugulares, des Nervus accessorius und der Glandula submandibularis.

Modifizierte radikale „neck dissection": Erhaltung des Nervus accessorius und somit der Funktion der Schultermuskulatur (Trapezius-Muskel).

Funktionelle „neck dissection": Resektion von Halslymphknoten unter Erhaltung der anatomischen Strukturen.

Selektive „neck dissection": Resektion einzelner Lymphknotengruppen je nach Lokalisation des Primärtumors.

2 Strahlentherapie

Radiotherapie wird anstelle oder zusätzlich zu chirurgischen Maßnahmen zur Verbesserung der lokoregionären Tumorkontrolle angewandt. Bei klinisch unauffälligen Halslymphknoten reichen 45–50 Gy, bei positiven Halslymphknoten sind Strahlentherapiedosen von 66–76 Gy notwendig. Ebenso wird der Primärtumor bzw. das Primärtumorbett mit 66- > 70 Gy bestrahlt.

2.1 Hyperfraktionierte Radiotherapie (Tabelle 2)

Die tumorizide Wirkung der Radiotherapie ist von der Gesamt-Strahlendosis abhängig, welche durch Gewebe-Spätreaktionen begrenzt ist. Durch Hyperfraktionierung der Strahlentherapie (kleinere Einzelstrahlendosen,

Tabelle 2. Hyperfraktionierte Radiotherapie

Quelle	Therapie	Anz. Pat	lokoregionäre Kontrolle	Überlebensrate/-zeit	Bemerkungen
EORTC 1992 22791 [36]	**RT** 35 × 200 cGy, 1 ×/T vs **RT** 70 × 115 cGy, 2 ×/T	159 166	5 J: 40 % 5 J: 59 % (p = 0,02)	5 J: 30 % 5 J: 40 % (p = 0,08)	
EORTC 1996 22851 [42]	**RT** 35 × 200 cGy, 1 ×/T vs **RT** 18 ×160 cGy, 3 ×/T, Pause 2 Wo + **RT** 45 × 115 cGy, 2 ×/T	insgesamt 511 Pat.	bessere lokale Tumor- kontrolle (p = 0,01)	kein sign. Unterschied	CR 62 % DFS verlängert (p < 0,004)
RTOG 1987 [38]	**RT** 33 × 200 cGy, 1 ×/T vs **RT** 50 ×120 cGy, 2 ×/T	93 94	2 J: 29 % 2 J: 30 % (n.s.)	2 J: 28 % 2 J: 32 %	CR 62 % CR 65 %
CHART 1996 [41]	**RT** 36 × 150 cGy, 3 ×/T × 12T vs **RT** 33 × 200 cGy, 1 ×/T × 5 T	552 356	kein sign. Unterschied	kein sign. Unterschied	T3/T4: 14 % bessere lokale Tumor- kontrolle
CHART 1991 [40]	**RT** 36 × 140–150 cGy, 3 ×/T × 12T **RT** 33 × 200 cGy, 1 ×/T × 5 T (matched historic control)	92 92	3 J: 49 % 3 J: 36 % (p = 0,003)	2 J: 63 % 2 J: 54 % (n.s.)	CR 90 % CR 64 %
Sanchiz 1990 [43]	**RT** 30 × 2 Gy vs **RT** 64 × 1.1 Gy vs **RT** 30 × 2 Gy + 5 FU q 2 Tage	294 292 306	Mittel: 25.2 Mo Mittel: 51.1 Mo Mittel: 60.2 Mo	mittlere ÜZ: 38 Mo mittlere ÜZ: 84 Mo mittlere ÜZ: 85 Mo	CR 68 % CR 90 % CR 96 %

Wendt 1989 [44]	DDP 60 mg/m² T2, 5-FU 350 mg + IV 100 mg/m² Bolus + DI, T2–5, ×3 Zyklen q 3 Wo RT 13×180 cGy, T3–11, ×3 Zyklen q 3 Wo	62	2 J: 72%	2 J: 52%	CR 81%, PR 19%
Glanzmann 1992 [45]	DDP 20 mg/m², T1–5, T29–33 + RT 60×120 cGy, 2×/T×6 Wo	52	3 J: 67%	3 J: 62%	
Vokes 1994 [46] {siehe auch Tab. 7, Kies [47]}	DDP 100 mg/m², T1 q 4 Wo, 5-FU 800 mg/m² DI, T1–5, q 2 Wo, HU 500–1000 mg 2×/T, T0–5 q 2 Wo RT 1.8 Gy 1×/T, T1–5, q 2 Wo ± G-CSF, T6–13	38; Gr.1: Rezidive nach Op u./o. RT: 16 — Gr. 2: nicht vorbehandelt: 22	1 J: 54 %±14 — 1 J: 95 %±5	mittlere ÜZ: 5.9 Mo — mittlere ÜZ: 5.9 Mo	Prognostisch ungünstige Pat., Dosis-escalation von HU

kürzere Behandlungsintervalle) wird das gesunde, langsamer proliferierende Gewebe überproportional geschont, was die Verabreichung einer höheren Gesamt-Strahlendosis gestattet. Die alleinige Verkürzung der Behandlungsintervalle bei gleichbleibender Einzelstrahlendosis (akzelerierte Radiotherapie) verhindert die Erholung von sublethal geschädigten Tumorzellen. Vermehrte akute Gewebereaktionen erfordern allerdings eine Reduktion der Gesamt-Strahlendosis [32–35].

Eine randomisierte EORTC-Studie [36] zeigte eine signifikant verbesserte lokoregionäre Tumorkontrolle durch hyperfraktionierte Radiotherapie; eine randomisierte RTOG-Studie [37, 38] konnte dies jedoch bisher nicht bestätigen. Die RTOG vergleicht gegenwärtig konventionelle Fraktionierung mit Hyperfraktionierung (2×1.2 Gy/T) und mit „split course" akzelerierter Fraktionierung (2×1.6 Gy/T). Saunders und Dische zeigten verbesserte lokoregionäre Tumorkontrolle nach hyperfraktionierter und akzelerierter Radiotherapie (CHART) mit 3 Fraktionen pro Tag während 12 konsekutiven Tagen [39, 40], Die Interimsanalyse einer randomisierten Multizenterstudie zeigte hingegen keinen signifikanten Unterschied bezüglich Tumorkontrolle und Überleben, sondern lediglich einen Trend zu besserer lokaler Tumorkontrolle mit zunehmender Tumorgröße [41].

3 Chemotherapie

Die Rolle der Chemotherapie in der Behandlung von Kopf-Hals-Tumoren hat sich in den letzten Jahren stark gewandelt. Während früher die Chemotherapie auf die palliative Behandlung von Tumorrezidiven und Metastasen beschränkt war, ist eine Chemotherapie heute auch zur Behandlung primär inoperabler Tumoren sowie vorrangig zu einer organerhaltenden Chirurgie bei Larynx- und Hypopharynx-Karzinomen indiziert. Im Rahmen multimodaler Therapieansätze wird die Chemotherapie rasch alternierend oder simultan mit der Radiotherapie verabreicht. Mehrere Studien zeigen eine deutlich verbesserte lokoregionäre Tumorkontrolle durch den gleichzeitigen Einsatz von Bestrahlung und Chemotherapie. Eine signifikante Verlängerung der Überlebenszeit und eine verbesserte lokoregionäre Kontrolle durch neoadjuvante Chemotherapie und v. a. simultane Chemoradiotherapie wurde in zwei Metaanalysen basierend auf publizierten Daten gezeigt [48, 49]. Eine weltweite Metaanalyse basierend auf über 10 000 individuellen Patientendaten zeigt einen Überlebensvorteil durch zusätzliche Behandlung mit Chemotherapie, und vor allem durch simultane Chemoradiotherapie [49a].

Zu einer Vielzahl aktiver Chemotherapeutika zur Behandlung von Kopf-Hals-Tumoren (Tabelle 3) sind in den letzten Jahren weitere vielversprechende Substanzen wie Docetaxel, Paclitaxel, Vinorelbin, und Gemcitabin dazugekommen oder wie Ifosfamid wieder neu entdeckt worden. Standard-Chemotherapie (Tabelle 4) bleibt aber vorläufig Methotrexat (wöchentlich 40–60 mg/m^2 i. v.) oder Cisplatin (100 mg/m^2, T1)/ 5-FU (1000 mg/m^2 als Dauerinfusion, T1–4) [50, 51].

Tabelle 3. Zytostatika mit Aktivität bei rezidivierenden Kopf-/Halstumoren

Zytostatikum	Anzahl [a] Patienten	Ansprechrate in %
Methotrexat [52]	988	31
Bleomycin [52]	347	21
Cisplatin [52–54]	407	27
Carboplatin [55–57]	122	18
5-Fluorouracil [52, 54]	201	15
Cyclophosphamid [58]	77	36
Ifosfamid [59–64]	210	34
Mitomycin C	nur in Kombination mit anderen Zytostatika u. Bestrahlung getestet	
Hydroxyurea [58]	18	39
Vinblastin [58]	35	29
Vinorelbin [65–68]	115	15
Doxorubicin [58, 69]	57	21
Docetaxel [73–76]	121	31
Paclitaxel [70–72]	98	26
Gemcitabin [77]	54	13
Topotecan [78, 79]	29 18	0 22

[a] gepoolte Daten mehrer Studien, teils vorbehandelte Patienten.

Tabelle 4. Chemotherapiestudien mit Cisplatin/5-FU und Methotrexat

Quelle	Therapie	n = Anzahl Pat. v = vorbehandelt	Therapieresultate			Überlebenszeit (ÜZ)/ -rate (ÜR) Remissionsdauer (RD)
			CR	PR	CR + PR in %	
de Andres 1995 [80]	**DDP** 100 mg/m², T1; 5-FU 1000 mg/m² DI, T1–5, × 3 Zyklen + **RT**	n = 49 v = 0	13	32	92	5 J ÜR: 49%
	vs.					*(p = 0,03)*
	CBP 400 mg/m², T1; 5 FU 1000 mg/m²/DI, T1–5, × 3 Zyklen + **RT**	n = 46 v = 0	9	26	76	5 J ÜR: 25%
Clavel/ EORTC 1994 [51]	**DDP** 100 mg/m², T1; 5-FU 1000 mg/m² DI, T1–4, q 3 Wo × 3 Zyklen	n = 116 v = 96	2	34	34	Mittlere ÜZ: 9 Mo, keine signifikanten Unterschiede
	vs.					
	DDP 50 mg/m², T1+8, q 4 Wo	n = 122 v = 99	3	15	16	
	vs.					
	MTX 40 mg/m², T1+5; **BLM** 10 mg total, T1, 8, 15 **VCR** 2 mg total, T1, 8, 15, **DDP** 50 mg/m², T4, q 3 Wo	n = 127 v = 103	12	31	37	

Jacobs 1992 [54]	**DDP** 100 mg/m², T1, q 3 Wo	n = 83 v (RT) = 61	3	11	17	ÜR > 9 Mo: 24%
	vs.					
	5-FU 1000 mg/m² DI, T1–4, q 3 Wo	n = 83 v = 57	2	9	13	ÜR > 9 Mo: 27%
	vs.					
	DDP 100 mg/m², T1 + 5-FU 1000 mg/m² DI, T1–4, q 3 Wo	n = 79 v = 56	5	20	(p = 0,005) 32	(n.s.) ÜR > 9 Mo: 40%
SWOG 1992 [81]	**DDP** 100 mg/m², T1, 5-FU 1000 mg/m² DI, T1–4, q 4 Wo	n = 87 v = 81	5	23	32	Mittlere ÜZ: 6,6 Mo
	vs.				(p < 0,001 vs. MTX)	(n.s.)
	CBP 300 mg/m², T1; 5-FU 1000 mg/m² DI, T1–4, q 4 Wo	n = 86 v = 82	2	16	21	Mittlere ÜZ: 5,0 Mo
	vs.				(p = 0,05 vs. MTX)	(n.s.)
	MTX 40 mg/m² q 7 T	n = 88 v = 80	2	7	10	Mittlere ÜZ: 5,6 Mo
Kish 1985 [90]	**DDP** 100 mg/m², T1; 5-FU 1000 mg/m² DI, T1–4	n = 18 v = 15	4	9	72	Mittlere ÜZ: 6,3 Mo
	vs.				(p < 0,01)	(n.s.)
	DDP 100 mg/m², T1, 5-FU 600 mg/m² Bolus T1 + 8	n = 20 v = 16	2	2	20	Mittlere ÜZ: 4,7 Mo

Tabelle 4 (Fortsetzung)

Quelle	Therapie	n = Anzahl Pat. v = vorbehandelt	Therapieresultate			Überlebenszeit (ÜZ)/-rate (ÜR) Remissionsdauer (RD)
			CR	PR	CR+PR in %	
Liverpool 1990 [53]	DDP 100 mg/m², T1, q 4 Wo	n = 50 v = 30 (36)[a]	1	13	39	Mittlere ÜZ: <1 J für alle Therapiegruppen;
	vs.					Cisplatin vs. nicht-DDP: verlängerte ÜZ (p=0,025);
	MTX 40 mg/m², T1, q 2 Wo	n = 50 v = 35 (34)[a]	0	6	18	DDP vs. MTX: p < 0,01
	vs.					DDP vs. DDP/MTX: n.s.
	DDP 100 mg/m², T1, q 4 Wo + 5-FU 1000 mg/m², DI, T1–4, q 4 Wo	n = 50 v = 28 (39)[a]	3	9	31	DDP vs. DDP/5-FU: n.s.
	vs.					
	DDP 100 mg/m², T1, q 4 Wo + MTX 40 mg/m², T1, q 2 Wo	n = 50 v = 28 (45)[a]	0	11	24	
Vokes 1995 [82]	DDP 100 mg/m², T1–5 5-FU 640 mg/m² DI, T1–5, LV100 mg p.o. q 4 h, T1–5, IFN 0,5–4 Mio E/m², T1–6, q 3 Wo × 3 Zyklen + Chemoradiotherapie (5-FU, HU)	n = 71, Stad. 65 N2/ N3: 46 v = 0			89	3 J ÜR: 69% Lokoregionäre Kontrolle: 77% Fernmetastasen: 7%
Vokes 1991 [83]	DDP 100 mg/m², T1; 5-FU 1000 mg/m² DI, T 1–5, q 3–4 Wo × 3 Zyklen + 3 Zyklen adjuvant für Responder	n = 51 Stad. III: 17 Stad. IV: 31 v = 0	22 12	24	90	Mittlere ÜZ: 22 Mo Zweittumoren: 8 Pat. Fernmetastasen: 6 Pat.

Vokes 1992 [84, 85]	DDP 20 mg/m², T1–5, BLM 10 mg/m², DI, T2–7, MTX 200 mg/m² + LV p.o., T14+21, q 4 Wo × 2 Zyklen + Chemoradiotherapie (5-FU, HU)	n = 33	7	19	79	Mittlere ÜZ: 22 Mo Mittlere RD: 17 Mo Fernmetastasen: 24%
Vokes 1992 [84, 85]	DDP 100 mg/m², T1, 5-FU 1000 mg/m² DI, T1–5, LV 100 mg p.o. q 4 h, T1–T5, q 3 Wo × 2 Zyklen; + Chemoradiotherapie (5-FU, HU)	n = 31	9	16	81	3 J. ÜR: 55% Fernmetastasen: 3%
Dreyfuss 1990 [86, 87]	DDP 25 mg/m² DI, T1–5; 5-FU 800 mg/m² DI, T2–6, LV 500 mg/m² DI, T1–6, q 4 Wo × 2–3 Zyklen	n = 35 Stad. III: 4 Stad. IV: 31 v = 0	23 (pCR: 14/19)	5	80	n. a.
Tennvall 1991 [88]	DDP 100 mg/m², T1, 5-FU 1000 mg/m² DI, T1–5, q 3 Wo × 3 Zyklen	n = 58 Stad. II: 4, Stad. III: 24, Stad. IV: 30	20	32	90	2 J. ÜR: CR: 83 %, PR/NC: 35 %
Abele 1987 [89]	MTX 30 mg/m² q Wo; BLM 15 mg q Wo; HU 1000 mg/m² p.o. 3×/Wo; vs. DDP 60 mg/m², T1 q 4 Wo; MTX 30 mg/m², q Wo; BLM 15 mg q Wo; HU 1000 mg/m², p.o. 3×/Wo	n = 33 v = 8 n = 29 v = 10	1 5	8 14	27 ($p = 0,0025$) 65	Mittlere ÜZ: 10,2 Mo (n. s.) Mittlere ÜZ: 10,9 Mo

[a] ( ) = effektiv therapiert.

3.1 Neoadjuvante Chemotherapie (Induktionstherapie)

Mit einer Kombinationschemotherapie mit Cisplatin und 5-Fluorouracil werden Ansprechraten von > 90 % und rund 40 % komplette Remissionen erzielt. Ermutigt durch solche Antitumor-Aktivität wurde die Induktionschemotherapie in einer Vielzahl von Studien untersucht. Durch den frühzeitigen Einsatz von Chemotherapie sollte einer Disseminierung der Tumoren entgegengewirkt werden. Ein intaktes Gefäßbett erlaubt ein besseres Eindringen der Zytostatika in den Tumor und die reduzierte Tumormasse schließlich vereinfacht den chirurgischen Eingriff [91]. Induktionschemotherapie vermochte die Inzidenz von Fernmetastasen verringern. Beim Larynxkarzinom konnte mit neoadjuvanter Chemotherapie auf eine Laryngektomie in zwei Dritteln der Fälle verzichtet werden [92]. Dennoch muß von sechs konklusiven randomisierten Studien (Tabelle 5) geschlossen werden, daß Induktionstherapie alleine die Überlebenszeit im Vergleich mit Chirurgie und Radiotherapie nicht zu verlängern vermag [2, 93, 94]. Ausnahmen sind organerhaltende Therapie bei Larynx- und Hypopharynxkarzinomen [92, 95], sowie aufgrund einer Untergruppen-Analyse primär inoperable Tumoren [96]. Für letztere ist eine simultane Chemoradiotherapie wahrscheinlich die bessere Alternative. Eine adjuvante Chemotherapie nach Chirurgie und Strahlentherapie zeigte ebenfalls keinen Überlebensvorteil und ist häufig aus praktischen Gründen nicht durchführbar.

3.2 Simultane Chemoradiotherapie

Nach Induktionschemotherapie wurde in den meisten Studien eine verminderte Häufigkeit von Fernmetastasen gezeigt bei unveränderter Inzidenz von lokoregionären Rezidiven. Für einige Chemotherapeutika ist eine strahlensensibilisierende Wirkung beschrieben [3, 102, 103]. Das Ziel gleichzeitigen Einsatzes von Chemotherapie (in üblicher Dosierung) und Bestrahlung ist eine verbesserte lokoregionäre Tumorkontrolle sowie die Reduktion der Fernmetastasierungsrate [104]. Vermehrte und teils schwere Nebenwirkungen durch die simultane multimodale Therapie machen häufig geplante Therapieunterbrechungen notwendig. Drei verschiedene, im Konzept ähnliche Chemoradiotherapiearten lassen sich unterscheiden (Tabelle 6):

1. Ununterbrochene (Standard-)Radiotherapie mit simultaner Monosubstanz-Chemotherapie;
2. Unterbrochene Radiotherapie mit intensivierter Kombinations-Chemotherapie;
3. Alternierende Radiochemotherapie.

Tabelle 5. Randomisierte Induktions-Chemotherapiestudien (Auswahl)

Quelle	Therapie	n = Anzahl Pat. v = vorbehandelt	Therapieresultate			Überlebenszeit (ÜZ)/ -rate (ÜR) Remissionsdauer (RD)
			CR (n)	PR (n)	CR + PR in %	
Lefebvre/ EORTC 1996 [95]	**DDP** 100 mg/m², T1; **5-FU** 1000 mg/m² DI T1–5, × max. 3 Zyklen + RT für CR oder Op + RT für PR/NC vs. Op + RT (50–70 Gy)	n = 97 v = 0 n = 94 v = 0	52	31	**86**	3 J. **ÜR:** 57 %; ÜZ: 44 Mo; mit Larynx: 28 % d. überlebenden Pat.: Fernmetastasen 25 % 3 J. ÜR: 43 % ÜZ: 25 Mo (n.s.) Fernmetastasen 36 % (p = 0.04)
Paccagnella 1994 [96]	**DDP** 100 mg/m², T1; **5-FU** 1000 mg/m² DI T1–5 × 4 Zyklen, + (**Op**) + **RT** vs. (**Op**) + **RT**	n = 118 n = 119	35 n.a.	55 n.a.	**80** n/a	3 J. : ÜR: : 29 % inop. Pat: 24 % ÜR: 3 J: 20 % (n.s.) inop. Pat: 10 % (p = 0.04)
VA Larynx 1991 [92, 97]	**DDP** 100 mg/m², T1; **5-FU** 1000 mg/m² DI T1–T5, × 3 Zyklen, + RT vs. **Op** + **RT**	n = 166 n = 166	51	38	**54**	3 J. ÜR: 53 % Larynx preserv. 66 % 3 J. ÜR: 56 %

Tabelle 5 (Fortsetzung)

454 R. Stupp und E. E. Vokes

Quelle	Therapie	n = Anzahl Pat. v = vorbehandelt	CR (n)	PR (n)	CR + PR in %	Überlebenszeit (ÜZ)/-rate (ÜR) Remissionsdauer (RD)
Intergroup 1992 [98]	Op + DDP 100 mg/m², T1; 5-FU 1000 mg/m² DI, T1–5, × 3 Zyklen, + RT	n = 223	n/a	n/a		4 J. ÜR: 48% 4 J. RD: 46%
	vs.					
	Op + RT	n = 225				4 J. ÜR: 44% (n.s.) 4 J. RD: 38% (n.s.)
SWOG 1988 [99]	DDP 50 mg/m², T1; MTX 40 mg/m², T1; BLM 15 u/m², T1+8, VCR 2 mg/m², T1; × 3 Zyklen; + Op + RT	n = 82	15	41	70[a]	mittlere ÜZ: 40 Mo 4 J RD: 23%
	vs.					
	OP + RT	n = 76				mittlere ÜZ: 18 Mo (n.s.) 4 J. RD: 31% (n.s.)

Contracts 1987 [100, 101]	DDP 100 mg/m², T1; BLM 15 mg/m² Bolus T3, DI T3–7 × 1 Zyklus, + Op + RT vs.	n = 140 ⎫ ⎬ 291 n = 151 ⎭	9	95	37	5 J. ÜR: 37 % 5 J. ÜR N2: 52 % Fernmetastasen: 19 %
	DDP 100 mg/m², T1; BLM 15 mg/m² Bolus T3, DI T3–7 x 1 Zyklus, + Op + RT, + DDP 80 mg/m², T1, q 4 Wo × 6					5 J. ÜR: 45 % 5 J. ÜR N2: 78 % (p = 0,04) Fernmetastasen: 9 % (p = 0.02)
	vs Op + RT	n = 152	n.a.	n.a.	n.a.	5 J. ÜR: 35 % (n.s.) 5 J. ÜR N2: 30 % (p < 0.001) Fernmetastasen: 19 %

[a] RR auf 81 Pat berechnet, die effektiv Chemotherapie erhalten haben.
[b] Inoperable Patienten: Analyse auf initial inoperable Pat. beschränkt.

Randomisierte Studien mit simultaner Chemoradiotherapie zeigten wiederholt eine bessere lokoregionäre Tumorkontrolle; sofern systemisch wirksame Chemotherapiedosen verwendet wurden auch eine Verminderung der Fernmetastaseninzidenz. Signifikant verlängerte Überlebenszeiten bzw. ein entsprechender Trend wurde für eine Radiochemotherapie mit 5-FU und Cisplatin in mehreren Studien gezeigt. Die verstärkten akuten Nebenwirkungen, insbesondere Mukositis, können durch entsprechende supportive Maßnahmen (z.B. frühzeitige Einlage einer PEG-Sonde) gut beherrscht werden und sollten kein Hindernis in der multimodalen Therapie dieser Patienten darstellen. Die simultane Chemoradiotherapie erscheint als die Therapie der Wahl, wann immer eine Bestrahlung bei fortgeschrittenen Kopf-Hals-Tumoren vorgesehen ist.

Die beste Kombination von Chemotherapie und gleichzeitiger Bestrahlung, ob simultan oder alternierend, einfache oder hyperfraktionierte Radiotherapie sowie die Wahl der Chemotherapie (Cisplatin, 5-FU alleine oder in Kombination, Taxane [105, 106]) ist noch Gegenstand laufender Studien. Die EORTC vergleicht gegenwärtig die sequentielle Induktionschemotherapie gefolgt von Bestrahlung versus alternierende Radiochemotherapie mit Cisplatin und 5-FU mit dem Ziel der Organerhaltung. In der postoperativen Situation wird die Radiotherapie mit Radiochemotherapie mit Cisplatin verglichen. Auch im Rahmen der RTOG/Intergroup läuft eine randomisierte Studie zur Therapie von Larynxkarzinomen, in der konventionelle Radiotherapie mit neoadjuvanter Chemotherapie gefolgt von Bestrahlung und mit Chemoradiotherapie (DDP 100 mg/m², T1, q 3 Wo) verglichen wird [107]. Eine Studie der Schweizer Arbeitsgemeinschaft für Klinische Krebsforschung (SAKK) untersucht hyperfraktionierte Radiotherapie mit hyperfraktionierter Radiotherapie mit simultaner Cisplatin-Therapie (DDP 20 mg/m², T1–5, Wo 1+4) in der ersten und vierten Therapiewoche bei inoperablen Patienten.

4 BRM's/Zytokine

Die bisherigen Erfahrungen mit BRM's in der Behandlung von Kopf- und Halstumoren waren enttäuschend [126]. Auf Gamma-Interferon sprachen 5 von 13 Patienten mit Nasopharyngealkarzinom [127] sowie 3 von 8 Patienten mit Plattenepithelkarzinomen [128] an. Die Kombination von Interleukin-2 und Alpha-Interferon erzielte eine partielle Remission bei 4 von 13 Patienten, wobei bei zwei Patienten die Remission nur von kurzer

Tabelle 6. Chemoradiotherapiekonzepte

Quelle	Therapie	Anz. Pat. (n)	Lokoregionäre Tumorkontrolle	Überlebensrate	Bemerkungen
	Simultane Chemo- und ununterbrochene Radiotherapie				
Browman 1994 [108]	5-FU 1200 mg/m² DI, T1-3, Wo 1+3+ RT 2 Gy/T, 66 Gy/6,5 Wo	88		2 J: 63% mittlere ÜZ: 33 Mo	Fernmetastasen: 13 Pat. CR 68%
	vs.			*(p = 0,076)*	
	Placebo DI, T1-3, Wo 1+3 + RT 2 Gy/T, 66 Gy/6,5 Wo	87		2 J: 50% mittlere ÜZ: 25 Mo	Fernmetastasen: 13 Pat. CR 56% (p = 0.04)
Sanchiz 1990 [43]	5-FU 250 mg/m² jeden 2. T. + RT 30 × 2 Gy	306	Mittel: 60,2 Mo	mittlere ÜZ: 85 Mo	CR 96%
	vs.				
	RT 30 × 2 Gy	294	Mittel: 25,2 Mo	mittlere ÜZ: 38 Mo	CR 68%
	vs.				
	RT 64 × 1,1 Gy, bid	292	Mittel: 51,1 Mo	mittlere ÜZ: 84 Mo	CR 90%
Lo 1976 [109]	5-FU 10 mg/kg x 3d + 5 mg/kg 3 ×/Wo + RT	68	2 J: 49%	32% (5 Jahre)	lange Studiendauer 1961–1973
	vs.		*(p < 0,05)*	*(p < 0,05)*	
	RT 60–70 Gy	68	2 J: 18%	14% (5 Jahre)	

Tabelle 6 (Fortsetzung)

Quelle	Therapie	Anz. Pat. (n)	Lokoregionäre Tumorkontrolle	Überlebensrate	Bemerkungen
Intergroup 0099; 1996 [13]	**DDP** 100 mg/m² T1, 22, 43 + **RT** 1 ×/T, + 3 Zyklen adjuvant: **DDP** 80 mg/m² T1 + 5-FU 1000 mg/m² DI, T1–4 vs. RT 54–74 Gy	71 Naso-pharynx Stad. III/IV 67		2 J: 80% krankheits-freie ÜZ: 52 Mo $(p = 0{,}007)$ 2 J: 55% krankheits-freie ÜZ: 13 Mo	
Bachaud 1991 [110]	**DDP** 50 mg/m²/Wo x 7-9 Wo + **RT** 70 Gy vs. RT 70 Gy	39 44	2 J: 79% $(p < 0{,}05)$ 2 J: 59%	2 J: 75% † $(p < 0{,}05)$ 44%	postoperative Therapie † korrigierte ÜZ für nichttumorbedingte Todesursachen
Glicksman 1994 [111]	**DDP** 20 mg/m² DI, T1–4 + T22–25 + **RT** 45 Gy + **Op** oder bei CR: 72 Gy	101	88%, Rezidive bei 11/65 operierten, und 11/36 nicht operierten Pat.	9 J: 49% (aktuariell) krankheitsspez. 3J ÜR: 78%	pathologische CR bei Op: 82%
Glicksman 1995 [112]	**DDP** 20 mg/m² DI, T1–4 + T22–25 + **RT**: 1,8 Gy/bid bis 47 Gy + Op oder bei CR: bid **RT** bis 76 Gy + CBP 25 mg/m² bid	69		2 J: 62%	pathologische CR bei 45 Gy: 81% d. Primärtumoren, 49% Halslymphknoten

	Therapie	N			
Wibault 1996 [113]	DDP 80/m², T5, 26, 47 + 5-FU 300 mg/m² DI, T1–47, + RT 200 cGy 1×/T, total 70 Gy	57 Stad. IV	2 J: 42% Fernmetastasen: 21%	2 J: 27%	CR 42%, PR 28% Therapiebedingte Todesfälle: 4 Pat. (7%), nur 30 Pat. (52%) konnten die geplante Therapie erhalten
Brizel 1997 [114]	**DDP** 12/m², T1–5 + 5-FU 600 mg/m² DI, T1–5, Wo 1+6+ RT 125 cGy bid, total 70 Gy vs. RT 125 cGy bid, total 70 Gy	121 T3/T4	3 J: 69% (p = 0,002) 3 J: 31%	3 J: 51% (p = 0,06) 3 J: 28%	Fernmetastasen 19% (p = 0,3) Fernmetastasen 37%
Haffty 1997 [115]	**MMC** 15 mg/m², T5 (evtl. T47) + RT 1.8–2 Gy/qT vs. RT ~ 60 Gy	91 104	5 J: 76% (p = 0,03) 5 J: 54%	5 J: 48% (n. s.) 5 J: 42%	
Gupta 1987 [116]	**MTX** 100 mg/m², T1+T14 + **RT** × 21T vs. **RT** × 21 T (45–55 Gy accelerated)	156 157	2 J: 65% (geschätzt) (p = 0,016) 2 J: 55%	2 J: 52% (p = 0,075) 45%	Begrenzte Strahlen-gesamt-Dosis
Fu 1987 [117]	**BLM** 5 U 2 ×/Wo + **RT** vs. **RT** 70 Gy	52 52	2 J: 64% (p = 0,001) 2 J: 26%	3 J: 43% (p = 0,16) 3 J: 24%	CR 67% (p = 0,06) CR 45%

Tabelle 6 (Fortsetzung)

Quelle	Therapie	Anz. Pat. (n)	Lokoregionäre Tumorkontrolle	Überlebensrate	Bemerkungen
	Split course (unterbrochene) Chemoradiotherapie				
Kies 1996 [47]	DDP 100 mg/m² T1 (Zyklus 1, 3, 5,) 5FU 800 mg/m², T1–5 DI, HU 1000 mg bid + RT 150 cGy bid, jede 2. Woche × 5 Zyklen (median 7)	54	24 Mo: 72%		CR 92%, PR 4%
Vokes 1994 [118]	5-FU 800 mg/m², T1–5 DI, HU 1000 mg bid + RT jede 2. Woche × 6–8 Zyklen (median 7)	28 Stad. II + III	30 Mo: 86%	2 J. ÜR: 87%	CR 85%
Haraf 1991 [119, 120]	5-FU 800 mg/m², T1–5 DI, HU 500–3000 mg T0–5 (MTD 1000 mg bid) + RT jede 2. Woche × 5–7 Zyklen	19 + v: 20	84% 25%	mittlere ÜZ: 14 Mo mittlere ÜZ: 8 Mo	CR 71%, PR 29% CR 40%, PR 53%
Adelstein 1990 [121]	DDP 75 mg/m², T1; 5-FU 1000 mg/m² DI, T1–4; × 4 Zyklen + RT mit Unterbrechung (± Op) {simultan} vs. Induktion: DDP 100 mg/m², T1; 5-FU 1000 mg/m² DI, T1–5 × 3 Zyklen/Op/RT {sequentiell}	24 24	> 30 Mo: 60% (p = 0,03) > 30 Mo: 39%	> 30 Mo: 68% (p = 0,13) > 30 Mo: 43%	CR 76%, PR 33%

Keane 1993 [122]	MMC 10 mg/m², T1+43; 5-FU 1000 mg/m² DI, T1–4, T43–46 + RT/Pause T 15–42(= 4 Wo)	104	4 J: 42% (geschätzt)	4 J: 39% (geschätzt)	
	vs.		$(p = 0{,}91)$	$(p = 0{,}86)$	
	RT 50 Gy (keine Pause)	105	4 J: 39%	4 J: 41%	
Alternierende Chemoradiotherapie					
Merlano 1992 [123, 124]	DDP 20 mg/m², Bolus, T1-5, 5-FU 200 mg/m², Bolus, T1-5, × 4 Wochen (Wo 1, 4, 7, 10) alternierend mit RT 20 Gy, Wo 2-3, 5-6, 8-9 (Mittel 60 Gy)	80	3 J: 35% 3 J. keine Progression: 25%	3 J. ÜZ: 41% mittlere ÜZ: 16.5 Mo	inoperable Tumoren CR 43% PR 29% Fernmetastasen 7.5%
	vs.		$(p < 0{,}01)$	$(p < 0{,}05)$	$(p = 0{,}037)$
	RT (Mittel 62 Gy) Wo	77	3 J: 59% 3 J. keine Progression: 7%	3 J. ÜZ: 23% mittlere ÜZ: 11.7 Mo	CR 22% PR 43% Fernmetastasen 6.5%
Leyvraz 1994 [125]	DDP 80–100 mg/m², T8+36, 5-FU 100 mg/m² DI × 96 h, T3–7 + T24–28, ± **VDS** 8 mg/m². (2 Zyklen) alternierend mit RT 2 Gy/3 × tägl., T1, 2, 8, 9, 22, 23, 29, 30 (Mittel 60 Gy)	91	72%	4 J. ÜR: 40% mittlere ÜZ: 2 J	CR 69%, PR 26% Fernmetastasen 18% Akute schwere Mukositis: 75% Spät-Toxizität: 29%

(< 4 Wochen) Dauer war [129]. Kein Tumoransprechen wurde in zwei Pilotstudien mit 13-cis-Retinolsäure und alpha-Interferon verzeichnet [130, 131]; in einer anderen Studie sprachen zwei von 16 Patienten kurzzeitig an [132]. In vitro Studien zeigten eine Synergie von Interferon mit Cisplatin und 5-Fluorouracil [133]. Die Kombination alpha-Interferon und Cisplatin/5-Fluoruracil [134–138] oder Cisplatin/5-Fluorouracil plus Leucovorin zeigte beträchtliche Nebenwirkungen, wobei Mukositis und Knochenmarksuppression dosislimitierend waren [139]. Verstärkte Mukositis war der Grund zum Abbruch einer Studie mit Interferon und simultaner Bestrahlung [140]. Keine der Phase-II-Studien zeigte Hinweise für ein verbessertes Tumoransprechen durch die Modulation der Chemotherapie mit Interferon-alpha. Ein internationale randomisierte Studie mit 244 Patienten zeigte keinen Unterschied in Ansprechrate oder mittlerer Überlebenszeit durch eine zusätzliche Interferon-Therapie (3 Mio E s.c., T1–5) zur üblichen Chemotherapie mit Cisplatin und 5-FU [141].

5 Chemoprävention

Neben lokalen Rezidiven, die vor allem in den ersten zwei Jahren auftreten, sowie nicht krebsbedingten Todesursachen, sind Zweitmalignome die häufigste Todesursache bei Patienten mit Kopf- und Halstumoren [142]. Als Folge derselben karzinogenen Einwirkung (sog. „field cancerization" [143]) entwickeln sich Zweittumoren bei 10–40% der Patienten [144, 145]. Bei Diagnosestellung (innerhalb von 6 Monaten = synchrone Zweittumoren) werden Zweitmalignome bei 9–14% der Patienten gefunden; die jährliche Inzidenz beträgt 4–7% [146]. Zweittumoren verteilen sich etwa gleichmäßig auf Kopf-und Halskarzinome, Lungenkarzinome und Speiseröhrenkarzinome. Eine Chemoprevention mit 13-cis-Retinolsäure, Retinderivaten sowie verschiedenen Vitaminen ist Gegenstand laufender Untersuchungen [147, 148] (Tabelle 8). Die Retinoide sollen hierbei die Zelldifferenzierung und Apoptose induzieren [149, 150]. Engmaschige Überwachung und das weitere Vermeiden von Risikofaktoren bleiben imperativ. Studien zur Chemoprävention zeigt Tabelle 7.

Tabelle 7. Chemopräventionsstudien

Quelle	Therapie	Anmerkungen
Hong 1990 [151] Benner [152]	**Isotretinoin** 50–100 mg/m^2 p.o. 1 ×/T vs. **Placebo** während 1 Jahres	Zweittumoren nach • Isotretinoin (n = 49): 32 Mo: 4 %; 55 Mo: 14 % • Placebo (n = 51): 32 Mo: 24 % (p = 0,005); 55 Mo: 31 % (p = 0,04)
Euroscan [153]	**N-Acetylcystein** 600 mg/T p.o. × 2 J. vs. **Retinylpalmitat** 150–300000 IU/T × 2 J. vs. **Acetylcystein + Retinylpalmitat** × 2 J. vs. **Beobachtung alleine**	Projektierte Patientenzahl: 2000 Mundhöhlen-, Larynx- u. Lungenkarzinome nach kurativer Therapie, Studie abgeschlossen, erste Resultate werden für 1998 erwartet
GETTEC	**Etretinat** 50 mg/T ×1 Mo, 25 mg/T × 23 Mo vs. **Placebo** × 2 J.	323 Patienten randomisiert (1985–1991), Mundhöhlenkarzinome, Stadium I + II, Abgeschlossen, Analyse in Vorbereitung
ECOG/NCOG [154]	**Isotretinoin** 0,15 mg/kg/T × 2 J. vs. **Placebo**	525 Patienten, >3–5 Jahre; Stadium I + II, Kopf-Hals-Tumoren
RTOG 9115	**Isotetinoin** 30 mg/T × 3 J. vs. **Placebo**	projektiert: 1080 Patienten; T1N0, T2N0 Mundhöhlen-, Pharynx- u. Larynxkarzinome >800 Pat. randomisiert
Yale	**β-Caroten** 50 mg/T vs. **Placebo**	Projektiert: 500 Patienten Stadium I + II, Kopf-Hals-Tumoren

Tabelle 8. Chemoprävention: Aktive Substanzen

– *Carotenoide*
• β-Caroten
– *Retinoide*
• Retinol (Vitamin A)
• 9-cis-Retinolsäure
• Isotretinoin (13-cis-Retinolsäure)
• Etretinat
• Fenretinid (4-hydroxy-phenyl-retinamid)
• Retinylpalmitat (Vitamin A)
• All-trans-Retinolsäure
– *α-Tocopherol (Vitamin E)*

Literatur

1. Vokes EE, Weichselbaum RR, Lippman SM, Hong WK (1993) Medical progress: Head and neck cancer. N Engl J Med 328:184–194
2. Stupp R, Vokes EE (1995) Progress in treatment of head and neck cancer. Part 1: Chemotherapy. Strahlenther Onkol 171:12–17
3. Stupp R, Vokes EE (1995) Progress in treatment of head and neck cancer. Part 2: chemoradiotherapy. Strahlenther Onkol 171:140–148
4. Vokes E, Athanasiadis I (1996) Chemotherapy for squamous cell carcinoma of head and neck: The future is now. Ann Oncol 7:15–29
5. Parker S, Tong T, Bolden S, Wingo P (1997) Cancer statistics, 1997. CA, Cancer J Clin 47:5–27
6. Black R, Bray F, Ferlay J, Parkin D (1997) Cancer incidence and mortality in the European Union: Cancer registry data and estimates of national incidence for 1990. Eur J Cancer 33:1075–1107
7. Weickhardt U (1989) Ionisierende Strahlen Luzern: SUVA, Schweiz. Unfallversicherungsanstalt, 1989. Reihe Arbeitsmedizin; Merkblatt 4
8. Vader J, Minder C (1987) Die Sterblichkeit an Krebsen der Nasen- und Nasennebenhöhlen bei Schweizer Schreinern. Schweiz Med Wschr 117:481–486
9. Maier H, Dietz A, Gewelke U, Heller WD (1992) Berufliche Exposition gegenüber Schadstoffen und Krebsrisiko im Bereich von Mundhöhle, Oropharynx, Hypopharynx und Larynx. Eine Fall-Kontrollstudie. Laryngo Rhino Otol 70: 93–98
10. Acheson E, Cowdell R, Jolles B (1970) Nasal cancer in the Northhamptonshire bood and shoe industry. Br Med J 1:385–393
11. Fandi A, Altun M, Azli N, Armand JP, Cvitkiovic E (1994) Nasopharyngeal cancer: epidemiology, staging, and treatment. Semin Oncol 21:382–397
12. Cvitkovic E (1994) for the International Nasopharynx Study Group. Neoadjuvant chemotherapy with epirubicin, cisplatin, bleomycin in undifferentiated nasopharyngeal cancer: Preliminary results of an international phase III trial. Proc Am Soc Clin Oncol 13:283 (abstract # 915)

13. Al-Sarraf M, LeBlanc M, Giri PG, Fu K, Cooper J, Vuong T, Forastiere A, Adams G, Sakr W, Schuller D, Ensley J (1996) Superiority of chemo-radiotherapy (CT-RT) vs radiotherapy (RT) in patients (pts) with locally advanced nasopharyngeal cancer (NPC). Preliminary results of intergroup (0099) (SWOG 8892, RTOG 8817, ECOG 2388) randomized study. Proc Am Soc Clin Oncol 15:313 (abstract # 882)
14. Spitz MR (1994) Epidemiology and risk factors for head and neck cancer. Semin Oncol 21:281–288
15. Tuyns A, Esteve J, Raymond L, Berrino F, Benhamou E, Blanchet F, Boffetta P, Crosignani P, Del-Moral AL, W, Merletti F, Pequignot G, Riboli E, Sancho-Garnier H, Terracini B, Zubiri A, Zubiri L (1988) Cancer of the larynx/hypopharynx, tobacco and alcohol: IARC international case-control study in Turin and Varese (Italy), Zaragoza and Navarra (Spain), Geneva (Switzerland) and Calvados (France). Int J Cancer 41:483–491
16. Decker J, Goldstein J (1982) Risk factors in head and neck cancer. N Engl J Med 306:1151–1155
17. Ning JP, Yu MC, Wang QS, Henderson BE (1990) Consumption of salted fish and other risk factors for nasopharyngeal carcinoma (NPC) in Tianjin, a low-risk region for NPC in the People's Republic of China. J Natl Cancer Inst 82:291–296
18. Liebovitz D (1994) Nasopharyngeal carcinoma: The Epstein-Barr virus association. Semin Oncol 21:376–381
19. TNM Classification of malignant tumours. (1997, 5th ed.). UICC International Union Against Cancer. Sobin LH, Wittekind Ch (eds) New York: Wiley-Liss, Inc.
20. Mamelle G, Pampurik J, Luboinski B, Lancar R, Lusinchi A, Bosq J (1994) Lymph node prognostic factors in head and neck squamous cell carcinomas. Am J Surg 168:494–498
21. Alvi A, Johnson JT(1996) Extracapsular spread in the clinically negative neck (N0): Implications and outcome. Otolaryngol Head Neck Surg 114:65–70
22. Zbären P, Becker M, Lang H (1996) Pretherapeutic staging of laryngeal carcinoma: Clinical findings, computed tomography, and magnetic resonance imaging compared with histopathology. Cancer 77:1263–1273
23. Merino O, Lindberg R, Fletcher G (1977) An analysis of distant metastases from squamous cell carcinoma of the upper respiratory and digestive tracts. Cancer 40:145–151
24. Leemans CR, Tiwari R, Nauta JJ, van der Waal I, Snow GB (1993) Regional lymph node involvement and its significance in the development of distant metastasis in head and neck carcinoma. Cancer 71:452–456
25. Ellis ER, Mendenhall WM, Rao PV, Parsons JT, Spangler AE, Million RR (1998) Does node location affect the incidence of distant metastases in head and neck squamous cell carcinoma? Int J Radiat Oncol Biol Phys 17:293–297
26. Zbären P, Lehmann W (1987) Frequency and sites of distant metastases in head and neck squamous cell carcinoma. An analysis of 101 cases at autopsy. Arch Otolaryngol Head Neck Surg 113:762–764
27. Kotwall C, Sako K, Razack MS, Rao U, Bakamjian V, Shedd DP (1987) Metastatic patterns in squamous cell cancer of the head and neck. Am J Surg 154:439–442
28. Sloan D, Goepfert H (1991) Conventional therapy of head and neck cancer. Hematol Oncol Clin North Am 5:601–625

29. Scher N, Panje WR (1991) New concepts in head and neck surgery. Hematol Oncol Clin North Am 5:627–634

30. Robbins KT, Medina JE, Wolfe GT, Levine PA, Sessions RB, Pruet CW (1991) Standardizing neck dissection terminology. Official report of the Academy's Committee for Head and Neck Surgery and Oncology. Arch Otolaryngol Head Neck Surg 117:601–605

31. Spiro RH, Strong EW, Shah JP (1994) Classification of neck dissection: Variations on a new theme. Am J Surg 168:415–418

32. Dubben HH, Baumann M, Fassbender T, Beck-Bornholdt HP (1992) Hyperfractionated radiotherapy of head and neck tumours. Strahlenther Onkol 168:373–382

33. Dadian G, Riches PG, Henderson DC, MacLennan K, Lorentzos A, Moore J, Hobbs JR, Gore ME (1993) Immune changes in peripheral blood resulting from locally directed interleukin-2 therapy in squamous cell carcinoma of the head and neck. Eur J Cancer B Oral Oncol 29b:29–34

34. Dische S (1994) Radiotherapy – new fractionation schemes. Semin Oncol 21:304–310

35. Peters LJ, Ang KK, Thames HD Jr (1988) Accelerated fractionation in the radiation treatment of head and neck cancer. A critical comparison of different strategies. Acta Oncol 27:185–194

36. Horiot JC, Le Fur R, N'Guyen T, Chenal C, Schraub S, Alfonsi S, Gardani G, Van Den Bogaert W, Danczak S, Bolla M, Van Glabbeke M, De Pauw M (1992) Hyperfractionation versus conventional fractionation in oropharyngeal carcinoma: Final analysis of a randomized trial of the EORTC cooperative group of radiotherapy. Radiother Oncol 25:231–241

37. Ma J, Verweij J, Planting AS, de Boer Dennert M, van der Burg ME, Stoter G, Schellens JH (1994) Pharmacokinetic-dynamic relationship of weekly high-dose cisplatin (C) in solid tumor patients (pts). Proc Am Soc Clin Oncol 13:133 (abstract # 325)

38. Marcial VA, Pajak TF, Chu C et al. (1987) Hyperfractionated photon radiation therapy in the treatment of advanced squamous cell carcinoma of the oral cavity, pharynx, larynx, and sinuses, using radiation therapy as the only planned modality: Preliminary report by the Radiation Therapy Oncology Group (RTOG). Int J Radiat Oncol Biol Phys 13:41–47

39. Dische S, Saunders M (1990) The rationale for continuous, hyperfractionated and accelerated radiotherapy (CHART). Int J Radiat Oncol Biol Phys 13:41–47

40. Saunders MI, Dische S, Grosch EJ, Fermont DC, Ashford RFU, Maher EJ, Makepeace AR (1991) Experience with CHART. Int J Radiat Oncol Biol Phys 21:871–878

41. Saunders MI, Dische S, Barrett A, Parmar MKB, Harvey A, Gibson D, on behalf of the CHART steering committee, Aitken RG, Bomford CK, Coyle D, Cottier B, Davies M, Dawes P, Drummond MF, Gaffney C, Galpine A, Henk JM, Herrman T, Hince T, Littbrand B, et al. (1996) Randomised multicentre trials of CHART vs conventional radiotherapy in head and neck and non-small-cell lung cancer: An interim report. Br J Cancer 73:1455–1462

42. Horiot JC, Bontemps P, Begg AC, Le Fur R, Van Den Bogaert W, Bolla M, N'Guyen T, Van Den Weijngaert D, Bernier J, Lusinchi A, Stuschke D, Lopez Torrecilla D, Jancar B, Collette L, Van Glabbeke M, Pierart M (1996) Hyperfractionated and accelerated radiotherapy in head and neck cancer: Results of the EORTC trials and impact on clinical practice. Bull Cancer Radiother 83:314–320

43. Sanchiz F, Milla A, Torner J, Bonet F, Artola N, Carreno L, Moya LM, Riera D, Ripol S, Cirera L (1990) Single fraction per day versus two fractions per day versus radiochemotherapy in the treatment of head and neck cancer. Int J Radiat Oncol Biol Phys 19:1347–1350

44. Wendt TG, Hartenstein RC, Wustrow TP, Lissner J (1989) Cisplatin, fluorouracil with leucovorin calcium enhancement, and synchronous accelerated radiotherapy in the management of locally advanced head and neck cancer: A phase II study. J Clin Oncol 7:471–476

45. Glanzmann C, Lütolf UM (1992) Follow-up data of our pilot study on concomitant hyper-fractionated radiotherapy and cisplatinum (CDDP) in patients with advanced cancer of the head and neck. Strahlenther Onkol 168:453–456

46. Vokes EE, Haraf DJ, Mick R, McEvilly JM, Weichselbaum RR (1994) Intensified concomitant chemoradiotherapy with and without filgrastim for poor-prognosis head and neck cancer. J Clin Oncol 12:2351–2359

47. Kies MS, Haraf DJ, Mittal B, Stenson K, Athanasiadis I, Kozloff M, Miller M, Pelzer H, Wenig B, Weichselbaum R, Vokes EE (1996) Intensive combined therapy with C-DDP, 5-FU, hydroxyurea, and bid radiation (C-FHX) for stage IV squamous cancer (SCC) of the head and neck. Proc Am Soc Clin Oncol 15:314 (abstract # 886)

48. Munro AJ (1995) An overview of randomised controlled trials of adjuvant chemotherapy in head and neck cancer. Br J Cancer 71:83–91

49. El-Sayed S, Nelson N (1996) Adjuvant and adjunctive chemotherapy in the management of squamous cell carcinoma of the head and neck region: A meta-analysis of prospective and randomized trials. J Clin Oncol 14:838–847

49a. Bourhis J, Pignon J, Designé L, Luboinski B, Guérin S, Domenge C (1998) On behalf of the MACH-NC Collaborative Group. Metaanalysis of chemotherapy in head and neck cancer (MACH-NC): Locoregional treatment vs same treatment + chemotherapy. Proc Am Soc Clin Oncol; 17:{abstract} in press

50. O'Brien M, Schofield JB, Lorentzos A, Moore J, Atkinson H, Henk JM, Mac Lennan KA, Gore ME (1994) The use of cisplatin plus 5-fluorouracil chemotherapy in an unselected group of patients with recurrent squamous cell carcinoma of the head and neck. Eur J Cancer B Oral Oncol 30b:265–267

51. Clavel M, Vermorken JB, Cognetti F, Cappelaere P, De Mulder PHM, Schornagel JH, Tueni EA, Verweij J, Wildiers J, Clerico M, Dalesio O, Kirkpatrick A, Snow GB (1994) Randomized comparison of cisplatin, methotrexate, bleomycin and vincristine (CABO) versus cisplatin and 5-fluorouracil (CF) versus cisplatin (C) in recurrent or metastatic squamous cell carcinoma of the head and neck. A phase III study of the EORTC Head and Neck Cancer Cooperative Group. Ann Oncol 5:521–526

52. Al-Sarraf M (1988) Head and Neck Cancer: Chemotherapy Concepts. Semin Oncol 15:70–85

53. Liverpool Head and Neck Oncology Group (1990) A phase III randomised trial of cisplatinum, methotrextate, cisplatinum + methotrexate and cisplatinum + 5-FU in end stage squamous carcinoma of the head and neck. Br J Cancer 61:311–315

54. Jacobs C, Lyman G, Velez Garcia E, Sridhar KS, Knight W, Hochster H, Goodnough LT, Mortimer JE, Einhorn LH, Schacter L, Cherng N, Dalton T, Burroughs J, Rozencweig M (1992) A phase III randomized study comparing cisplatin and fluorouracil as single agents and in combination for advanced squamous cell carcinoma of the head and neck. J Clin Oncol 10:257–263

55. Eisenberger M, Hornedo J, Silva H, Donehower R, Spaulding M, Van Echo D (1986) Carboplatin (NSC-241-240): An active platinum analog for the treatment of squamous-cell carcinoma of the head and neck. J Clin Oncol 4:1506–1509

56. Al-Sarraf M, Metch B, Kish J, Ensley J, Rinehart J, Schuller D, Coltman CJ (1987) Platinum analogs in recurrent and advanced head and neck cancer: A Southwest Oncology Group and Wayne State University study. Cancer Treat Rep 71: 723–726

57. Adenis L, Hossfeld D, Schmoll HJ, Arnold H, Martin A, Canetta R (1990) Phase II study of carboplatin in head and neck cancer (Meeting abstract). Ann Oncol 1:66

58. Hong WK, Bromer R (1983) Chemotherapy in head and neck cancer. N Engl J Med 308:75–79

59. Huber MH, Lippman SM, Benner SE, Shirinian M, Dimery IW, Dunnington JS, Waun Ki H (1996) A phase II study of ifosfamide in recurrent squamous cell carcinoma of the head and neck. Am J Clin Oncol Cancer Clin Trials. 19:379–383

60. Martin M, Diaz Rubio E, Gonzalez Larriba JL, Casado A, Sastre J, Lopez Vega JM, Almenarez J, Dominguez S (1993) Ifosfamide in advanced epidermoid head and neck cancer. Cancer Chemother Pharmacol 31:340–342

61. Pai VR, Parikh DM, Mazumdar AT, Rao RS (1993) Phase II study of high-dose ifosfamide as a single agent and in combination with cisplatin in the treatment of advanced and/or recurrent squamous cell carcinoma of head and neck. Oncology 50:86–91

62. Buesa JM, Fernandez R, Esteban E, Estrada E, Baron FJ, Palacio I, Gracia M, Lacave AJ (191) Phase II trial of ifosfamide in recurrent and metastatic head and neck cancer. Ann Oncol 2:151–152

63. Cervellino JC, Araujo CE, Pirisi C, Francia A, Cerruti R (1991) Ifosfamide and mesna for the treatment of advanced squamous cell head and neck cancer. A Getlac Study. Oncology 48:89–92

64. Kish JA, Tapazoglou E, Ensley J, Al Sarraf M (1990) Activity of ifosfamide (NSC-109724) in recurrent head and neck cancer patients (Meeting abstract). Proc Am Assoc Cancer Res 31:A1130

65. Canfield V, Saxman S, Kolodziej M, Harrison-Mann B, Loehrer P, Vokes E (1997) Phase II trial of vinorelbine in advanced or recurrent squamous cell carcinoma of the head and neck. Proc Am Soc Clin Oncol 16:387a (abstract # 1382)

66. Oliveira J, Geoffrois L, Rolland F, Degardin M, Armand J, Boudillet J, P Tresca P, Lentz M, Vanglabbeke M, Fumoleau P (1997) Activity of Navelbinee on lesions within previously irradiated fields in patients with metastatic and/or local recurrent squamous cell carcinoma of the head and neck: an EORTC-ECSG study. Proc Am Soc Clin Oncol 16:406a (abstract # 1449)

67. Testolin A, Recher G, Pozza F, Panizzoni GA, Gasparini G (1994) Vinorelbine in pretreated advanced head and neck squamous cell carcinoma: a phase II study. Proc Am Soc Clin Oncol 13:289 (abstract # 938)

68. Gebbia V, Testa A, Valenza R, Zerillo G, Restivo S, Ingria F, Cannata G, Gebbia N (1993) A pilot study of vinorelbine on a weekly schedule in recurrent and/or metastatic squamous cell carcinoma of the head and neck. Eur J Cancer 29a: 1358–1359

69. Stewart DJ, Cripps MC, Lamothe A, Laframboise G, Odell P, Gerin Lajoie J (1993) Doxorubicin plus metronidazole in the treatment of recurrent or metastatic squamous cell carcinoma of the head and neck. Am J Clin Oncol 16:113–116

70. Smith RE, Thornton DE, Allen J (1995) A phase II trial of paclitaxel in squamous cell carcinoma of the head and neck with correlative laboratory studies. Semin Oncol 22:41–46
71. Forastiere AA, Neuberg D, Taylor SG, DeConti R, Adams G (1993) Phase II evaluation of Taxol in advanced head and neck cancer:an Eastern Cooperative Oncology Group Trial (Meeting abstract). Proc Am Soc Clin Oncol 12:277 (abstract # 893)
72. Thornton D, Singh K, Putz B, Gams R, Schuller D, Smith R (1994) A Phase II trial of Taxol in squamous cell carcinoma of the head and neck Proc Am Soc Clin Oncol 13:288 (abstract # 933)
73. Couteau C, Chouaki N, Leyvraz S, Oulid-Aissa D, Lebecq A, Domenge C, Groult V, Janot F, de Forni M, Armand J (1998) A phase II study of docetaxel in patients with metastatic squamous cell carcinoma of the head and neck. in press
74. Ebihara S, Fujii H, Sasaki Y, Inuyama Y (1997) A late phase II study of docetaxel (Taxotere) in patients with head and neck cancer. Proc Am Soc Clin Oncol 16:399a (abstract # 1425)
75. Dreyfuss AI, Clark JR, Norris CM, Rossi RM, Lucarini JW, Busse PM, Poulin MD, Thornhill L, Costello R, Posner MR (1996) Docetaxel: An active drug for squamous cell carcinoma of the head and neck. J Clin Oncol 14:1672–1678
76. Catimel G, Verweij J, Mattijssen V, Hanauske A, Piccart M, Wanders J, Franklin H, Le Bail N, Clavel M, Kaye SB (1994) Docetaxel (Taxotere ®): An active drug for the treatment of patients with advanced squamous cell carcinoma of the head and neck. Ann Oncol 5:533–537
77. Catimel G, Vermorken JB, Clavel M, De Mulder P, Judson I, Sessa C, Piccart M, Bruntsch U, Verweij J, Wanders J, Franklin H, Kaye SB (1994) A phase II study of Gemcitabine (LY 188011) in patients with advanced squamous cell carcinoma of the head and neck. Ann Oncol 5:543–547
78. Smith RE, Lew D, Rodriguez GI, Taylor SA, Schuller D, Ensley JF (1996) Evaluation of topotecan in patients with recurrent for metastatic squamous cell carcinoma of the head and neck. A phase II Southwest Oncology Group study. Invest New Drugs 14:403–407
79. Robert F, Wheeler RH, Molthrop DC, Greene P, Chen S (1994) Phase II study of topotecan in advanced head and neck cancer: identification of an active new agent. Proc Am Soc Clin Oncol 13:281 (abstract # 905)
80. De Andres L, Brunet J, Lopez-Pousa A, Burgues J, Vega M, Tabernero JM, Mescia R, Lopez JJ (1995) Randomized trial of neoadjuvant cisplatin and fluorouracil versus carboplatin and fluorouracil in patients with stage IV-M0 head and neck cancer. J Clin Oncol 13:1493–1500
81. Forastiere AA, Metch B, Schuller DE, Ensley JF, Hutchins LF, Triozzi P, Kish JA, McClure S, VonFeldt E, Williamson SK, Von Hoff DD (1992) Randomized comparison of cisplatin plus fluorouracil and carboplatin plus fluorouracil versus methotrexate in advanced squamous-cell carcinoma of the head and neck: A Southwest Oncology Group study. J Clin Oncol 10:1245–1251
82. Vokes EE, Kies M, Haraf DJ, Mick R, Moran WJ, Kozloff M, Mittal B, Pelzer H, Wenig B, Panje W, Weichselbaum RR (1995) Induction chemotherapy followed by concomitant chemoradiotherapy for advanced head and neck cancer: Impact on the natural history of the disease. J Clin Oncol 13:876–883

83. Vokes EE, Mick R, Lester EP, Panje WR, Weichselbaum RR (1991) Cisplatin and Fluorouracil Chemotherapy Does Not Yield Long-Term Benefit In Locally Advanced Head and Neck Cancer: Results From a Single Institution. J Clin Oncol 9:1376–1384

84. Vokes EE, Weichselbaum RR, Mick R, McEvilly JM, Haraf DJ, Panje WR (1992) Favorable long-term survival following induction chemotherapy with cisplatin, fluorouracil, and leucovorin and concomitant chemoradiotherapy for locally advanced head and neck cancer. J Natl Cancer Inst 84:877–882

85. Stupp R, Haraf D, Kozloff M, McEvilly J, Weichselbaum RR (1993) Long term experience with cisplatin-based induction chemotherapy in locally advanced head and neck cancer. Eur J Cancer 29 A (Suppl 6):S146

86. Clark J, Busse P, Norris C, Jr, Dreyfuss A, Rossi R, Poulin M, Thornhill L, Costello R, Lackey M, Posner M (1996) Long term results of induction chemotherapy with cisplatin, 5-FU and high dose leucovorin (PFL) for squamous cell carcinoma of the head and neck (SCCHN) (Meeting abstract). Proc Annu Meet Am Soc Clin Oncol 15:317 (abstract # 897)

87. Dreyfuss A, Clark JR, Wright JE, Norris CM Jr, Busse PM, Lucarini JW, Fallon BG, Casey D, Andersen JW, Klein R, Rosowsky A, Miller D, Frei E, III (1990) Continuous infusion high-dose leucovorin with 5-fluorouracil and cisplatin for untreated stage IV carcinoma of the head and neck. Ann Intern Med 112:167–172

88. Tennvall J, Albertsson M, Biorklund A, Wennerberg J, Anderson H, Andersson T, Elner A, Mercke C (1991) Induction chemotherapy (cisplatin + 5-fluorouracil) and radiotherapy in advanced squamous cell carcinoma of the head and neck. Acta Oncol 30:27–32

89. Abele R, Honegger HP, Grossenbacher R et al. (1987) A randomized study of methotrexate, bleomycin, hydroxyurea with versus without cisplatin in patients with previously untreated and recurrent squamous cell carcinoma of the head and neck. Eur J Cancer Clin Oncol 23:47–53

90. Kish JA, Ensley JF, Jacobs J, Weaver A, Cummings G, Al-Sarraf M (1985) A randomized trial of cisplatin (CACP) + 5-fluorouracil (5-FU) infusion and CACP + 5-FU bolus for recurrent and advanced squamous carcinoma of the head and neck. Cancer 56:2740–2744

91. Forastiere AA (1991) Randomized trials of induction chemotherapy. A critical review. Hematol Oncol Clin North Am 5:725–736

92. The Department of Veterans Affairs Laryngeal Cancer Study Group (1991) Induction chemotherapy plus radiation compared with surgery plus radiation in patients with advanced laryngeal cancer. N Engl J Med 324:1685–1690

93. Stupp R, Weichselbaum RR, Vokes EE (1994) Combined modality therapy of head and neck cancer. Semin Oncol 21:349–358

94. Forastiere A (1996) Another look at induction chemotherapy of organ preservation in patients with head and neck cancer {editorial}. J Natl Cancer Inst 1996:855–856

95. Lefebvre J, Chevalier D, Luboinski B, Kirkpatrick A, Collette L, T S, for the EORTC Head and Neck Cooperative Group (1996) Larynx preservation in pyriform sinus cancer: preliminary results of a European Organization for Reserach and Treatment of Cancer phase III trial. J Natl Cancer Inst 88:890–899

96. Paccagnella A, Orlando A, Marchiori C, Zorat PL, Cavaniglia G, Sileni VC, Jirillo A, Tomio L, Fila G, Fede A, Endrizzi L, Bari M, Sampognaro E, Balli M, Gava A, Pappagallo GL, Fiorentino MV (1994) Phase III trial of initial chemotherapy in stage III or IV head and neck cancers: A study by the Gruppo di Studio sui Tumori della Testa e del Collo. J Natl Cancer Inst 86:265–272

97. Wolf G, Hong W, Fisher S, Spaulding M, Endicott J, Laramore G, Hillman R, McClatchey K, Fye C (1993) Larynx preservation with induction chemotherapy (CT) and radiation (XRT) in advanced laryngeal cancer: final results of the VA Laryngeal Cancer Study Group Cooperative Trial. Proc Am Soc Clin Oncol 12:277 (abstract # 892)

98. Laramore GE, Scott CB, Al-Sarraf M, Haselow RE, Ervin TJ, Wheeler R, Jacobs JR, Schuller GE, Gahbauer RA, Schwade JG, Campbell BH (1992) Adjuvant chemotherapy for resectable squamous cell carcinomas of the head and neck: Report on intergroup study 0034. Int J Radiat Oncol Biol Phys 23:705–713

99. Schuller DE, Metch B, Mattox D, Stein D, McCracken JD (1988) Prospective chemotherapy in advanced head and neck cancer: Final report of the Southwest Oncology Group. Laryngoscope 98:1205–1211

100. Head and Neck Contracts Program (1987) Adjuvant chemotherapy for advanced head and neck squamous carcinoma. Final report. Cancer 60:301–311

101. Jacobs C, Makuch R (1990) Efficacy of adjuvant chemotherapy for patients with resectable head and neck cancer: A subset analysis of the Head and Neck Contracts Program. J Clin Oncol 8:838–847

102. Stupp R, Vokes EE (1995) 5-FU plus radiation for head and neck cancer. J Infus Chemother 5:55–60

103. Vokes EE, Weichselbaum RR (1990) Concomitant chemoradiotherapy: Rationale and clinical experience in patients with solid tumors. J Clin Oncol 8:911–934

104. Vokes E (1993) Interactions of chemotherapy and radiation. Semin Oncol 20:70–79

105. Stupp R, Haraf D, Malone D, Moran W, Vokes EE (1994) Continous infusion paclitaxel, c.i. 5-Fluorouracil, oral hydroxyurea and concomitant radiotherapy with G-CSF-support for the treatment of head and neck cancer. Ann Oncol 5 (Suppl 8):114 (abstract # 573)

106. Brockstein B, Haraf D, Stenson K, Fasanmade A, Stupp R, Glisson B, Ratain M, Sulzen L, Klepsch A, RR W, Vokes E (1998) A phase I study of concomitant chemoradiotherapy with paclitaxel, 5-FU, and hydroxyurea with granulocyte colony stimulating factor support for patients with poor prognosis cancer of the head and neck. J Clin Oncol 16:735–744

107. Fu KK, Cooper JS, Marcial VA, Laramore GE, Pajak TF, Jacobs J, Al Sarraf M, Forastiere AA, Cox JD (1996) Evolution of the Radiation Therapy Oncology Group clinical trials for head and neck cancer. Int J Radiat Oncol Biol Phys 35:425–438

108. Browman GP, Cripps C, Hodson DI, Eapen L, Sathya J, Levine MN (1994) Placebo-controlled randomized trial of infusional fluorouracil during standard radiotherapy in locally advanced head and neck cancer. J Clin Oncol 12:2648–2653

109. Lo TC, Wiley Jr AL, Ansfield FJ, Brandenburg JH, Davis Jr HL, Gollin FF, Johnson RO, Ramiorez G, Vermund H (1976) Combined radiation therapy and 5-fluorouracil for advanced squamous cell carcionoma of the oral cavity and oropharynx. A randomized study. Am J Roentgenol 126:229–235

110. Bachaud JM, David JM, Boussin G, Daly N (1991) Combined postoperative radiotherapy and weekly cisplatin infusion for locally advanced squamous cell carcinoma of the head and neck: Preliminary report of a randomized trial. Int J Radiat Oncol Biol Phys 20:243–246

111. Glicksman AS, Slotman G, Doolittle C, III, Clark J, Koness J, Coachman N, Posner M, DeRosa E, Wanebo H (1994) Concurrent cis-platinum and radiation with or without surgery for advanced head and neck cancer. Int J Radiat Oncol Biol Phys 30:1043–1050

112. Glicksman AS, Wanebo H, Landmann C, Slotman G, Clark J, Doolittle C, Coachman N, Liu L, Koness J, DeRosa E, et al. (1995) Concurrent cisplatin based chemotherapy and accelerated hyperfractionated radiotherapy with late intensification in advanced head and neck cancer. Proc Am Soc Clin Oncol 14:295 (abstract # 846)

113. Wibault P, Bensmaine MEA, De Forni M, Armand JP, Bernal ET, Guillot T, Recondo G, Domenge C, Janot F, Borel C, Luboinski B, Eschwege F, Cvitkovic E (1996) Intensive concomitant chemoradiotherapy in locally advanced unresectable squamous cell carcinoma of the head and neck: A phase II study of radiotherapy with cisplatin and 7-week continuous infusional fluorouracil. J Clin Oncol 14:1192–1200

114. Brizel D, Albers M, Fisher S, Scher R, Richtsmeier W, Clough R, George S, Prosnitz L (1997) A phase III trial of hyperfractionated irradiation 1 concurrent chemotherapy for locally advanced carcinoma of the head and neck: superiority of combined modality treatment. Proc Am Soc Clin Oncol 16:384a (abstract # 1368)

115. Haffty BG, Son YH, Papac R, Sasaki CT, Weissberg JB, Fischer D, Rockwell S, Sartorelli A, Fischer JJ (1997) Chemotherapy as an adjunct to radiation in the treatment of squamous cell carcinoma of the head and neck: Results of the Yale mitomycin randomized trials. J Clin Oncol 15:268–276

116. Gupta NK, Pointon RC, Wilkinson PM (1987) A Randomised Clinical Trial to Contrast Radiotherapy With Radiotherapy and Methotrexate Given Synchronously In Head and Neck Cancer. Clin Radiol 38:575–581

117. Fu KK, Phillips TL, Silverberg-IJ, Jacobs C, Goffinet DR, Chun C, Friedman MA, Kohler M, McWhirter K, Carter SK (1987) Combined radiotherapy and chemotherapy with bleomycin and methotrexate for advanced inoperable head and neck cancer: Update of a Northern California oncology group randomized trial. J Clin Oncol 5:1410–1418

118. Vokes EE, Haraf DJ, Mick R, McEvilly JM, Kozloff M, Stupp R, Wenig B, Moran W, Panje W, Weichselbaum RR (1994) Concomitant chemoradiotherapy for intermediate stage head and neck cancer. Proc Am Soc Clin Oncol 13:282 (abstract # 909)

119. Haraf DJ, Vokes EE, Panje WR, Weichselbaum RR (1991) Survival and analysis of failure following hydroxyurea, 5-fluorouracil and concomitant radiation therapy in poor prognosis head and neck cancer. Am J Clin Oncol 14:419–426

120. Vokes EE, Panje WR, Schilsky RL, Mick R, Awan AM, Moran WJ, Goldman MD, Tybor AG, Weichselbaum RR (1989) Hydroxyurea, fluorouracil, and concomitant radiotherapy in poor-prognosis head and neck cancer: A phase I-II study. J Clin Oncol 7:761–768

121. Adelstein DJ, Sharan VM, Earle AS, Shah AC, Vlastou C, Haria CD, Damm C, Carter SG, Hines JD (1990) Simultaneous versus sequential combined technique therapy for squamous cell head and neck cancer. Cancer 65:1685–1691

122. Keane T, Cummings B, O'Sullivan B, Payne D, Rawlinson E, MacKenzie R, Danjoux C, Hodson I (1993) A randomized trial of radiation therapy compared to split course radiation therapy combined with mitomycin C and 5 fluorouracil as initial treatment for advanced laryngeal and hypopharyngeal squamous carcinoma. Int J Radiat Oncol Biol Phys 25:613–618

123. Merlano M, Vitale V, Rosso R, Benasso M, Corvo R, Cavallari M, Sanguineti G, Bacigalupo A, Badellino F, Margarino G, Brema F, Pastorino G, Marziano C, Grimaldi A, Scasso F, Sperati G, Pallestrini E, Garaventa G, Accomando E et al. (1992) Treatment of advanced squamous-cell carcinoma of the head and neck with alternating chemotherapy and radiotherapy. N Engl J Med 327:1115–1121

124. Merlano M, Benasso M, Corvo R, Rosso R, Vitale V, Blengio F, Numico G, Margarino G, Bonelli L, Santi L (1996) Five-year update of a randomized trial of alternating radiotherapy and chemotherapy compared with radiotherapy alone in treatment of unresectable squamous cell carcinoma of the head and neck. J Natl Cancer Inst 88:583–589

125. Leyvraz S, Pasche P, Bauer J, Bernasconi S, Monnier P (1994) Rapidly alternating chemotherapy and hyperfractionated radiotherapy in the management of locally advanced head and neck carcinoma: Four-year results of a phase I/II study. J Clin Oncol 12:1876–1885

126. Hamasaki VK, Vokes EE (1995) Interferons and other cytokines in head and neck cancer. Med Oncol 12:23–33

127. Dimery IW, Jacobs C, Tseng AJ, Saks S, Pearson G, Hong WK, Gutterman JU (1989) Recombinant interferon-gamma in the treatment of recurrent nasopharyngeal carcinoma. J Biol Response Mod 8:221–226

128. Richtsmeier WJ, Koch WM, McGuire WP, Poole ME, Chang EH (1990) Phase I–II study of advanced head and neck squamous cell carcinoma patients treated with recombinant human interferon gamma. Arch Otolaryngol Head Neck Surg 116:1271–1277

129. Schantz SP, Clayman GL, Dimery IW, Morice RL (1991) Combination interleukin-2 and interferon-alpha in head and neck cancer patients. Cancer Bull 42:133–145

130. Roth AD, Abele R, Alberto P (1994) 13-cis-Retinoic acid plus interferon-alpha: A phase II clinical study in squamous cell carcinoma of the lung and the head and neck. Oncology 51:84–86

131. Cascinu S, Del Ferro E, Ligi M, Graziano F, Castellani, Catalano G (1996) Phase II trial of 13-cis retinoic acid plus interferon-alpha in advanced squamous cell carcinoma of head and neck, refractory to chemotherapy. Ann Oncol 7:538–539

132. Nikolaou AC, Fountzilas G, Daniilidis I (1996) Treatment of unresectable recurrent head and neck carcinoma with 13-cis-retinoic acid and interferon-alpha. A phase II study. J Laryngol Otol 110:857–861

133. Wadler S, Schartz SL (1990) Antineoplastic activity of the combination of interferon and cytotoxic agents against experimental and human malignacies: a review. Cancer Res 50:3473–3486

134. Benasso M, Merlano M, Blengio F, Cavallari M, Rosso R, Toma S (1993) Concomitant alpha-interferon and chemotherapy in advanced squamous cell carcinoma of the head and neck. Am J Clin Oncol 16:465–468

135. Cascinu S, Fedeli A, Luzi Fedeli S, Catalano G (1994) Cisplatin, 5-fluorouracil and interferon alpha 2b for recurrent or metastatic head and neck cancer. Br J Cancer 69:392–393

136. Arquette MA, Mortimer JE, Loehrer PJ, Mandanas RA (1994) A phase II Hoosier oncology group trial of interferon alpha-2b(IFN) added to cisplatin (CDDP) and 5-fluorouracil (FU) in recurrent or metastatic head and neck cancer. Proc Am Soc Clin Oncol 13:280 (abstract # 901)

137. Vlock D, Leong T, Wonson W, Dutcher J, Adams G (1995) Phase II trial of interferon alpha (IFN) and chemotherapy in locally recurrent or metastatic head and neck cancer (SCCHN). Results of ECOG Trial Est 1390. Proc Am Soc Clin Oncol 14:303 (abstract # 881)

138. Hussain M, Benedetti J, Smith RE, Rodriguez GI, Schuller D, Ensley J (1995) Evaluation of 96-hour infusion fluorouracil plus cisplatin in combination with alpha interferon for patients with advanced squamous cell carcinoma of the head and neck: a Southwest Oncology Group study. Cancer 76:1233–1237

139. Vokes EE, Ratain MJ, Mick R, McEvilly JM, Haraf D, Kozloff M, Hamasaki V, Weichselbaum RR, Panje WR, Wenig B, Berezin F (1993) Cisplatin, fluorouracil, and leucovorin augmented by interferon alfa-2b in head and neck cancer: A clinical and pharmacologic analysis. J Clin Oncol 11:360–368

140. Valavaara R, Kortekangas AE, Nordman E, Cantell K (1992) Interferon combined with irradiation in the treatment of operable head and neck carcinoma. A pilot study. Acta Oncol 31:429–431

141. Schrijvers D, Johnson J, Jacob H, Jiminez U, Gore M, Boutis L, Szpirglas H, Robbins K, Oliveira J, Lewenson R, Schüller J, Riviere A, Arvay C, Langecker P, Cvitkovic C, Vokes E (1996) Modulation of cisplatin/5FU chemotherapy by interferon alfa in patients with recurrent or metastatic head and neck cancer: A phase III trial of the Head and Neck Interferon Cooperative Study Group. Proc Am Soc Clin Oncol 15:312 (abstract # 879)

142. Lippman S, Hong W (1989) Second malignant tumors in head and neck squamous cell carcinoma: the overshadowing threat for patients with early-stage disease. Int J Radiat Oncol Biol Phys 17:691–694

143. Slaughter DP, Southwick HW, Smejkal W (1953) „Field cancerisation" in oral stratified squamous epithelium: clinical implications of multicentric origin. Cancer 6:963–968

144. Licciardello JTW, Spitz MR, Hong WK (1989) Multiple primary cancer in patients with cancer of the head and neck: second cancer of the head and neck, esophagus and lung. Int J Radiat Oncol Biol Phys 17:467–476

145. Cooper JS, Pajak TF, Rubin P, Tupchong L, Brady LW, Leibel SA, Laramore GE, Marcial VA, Davis LW, Cox JD et al. (1989) Second malignancies in patients who have head and neck cancer: Incidence, effect on survival and implications based on the RTOG experience. Int J Radiat Oncol Biol Phys 17:449–456

146. Khuri FR, Lippman SM, Spitz MR, Lotan R, Hong WK (1997) Molecular epidemiology and retinoid chemoprevention of head and neck cancer. J Natl Cancer Inst 89:199–211

147. Huber MH, Lippman SM, Waun Ki H (1994) Chemoprevention of head and neck cancer. Semin Oncol 21:366–375

148. Lippman SM, Benner SE, Hong WK (1994) Cancer chemoprevention. J Clin Oncol 12:851–873

149. Oridate N, Lotan D, Xu XC, Hong WK, Lotan R (1996) Differential induction of apoptosis by all-trans-retinoic acid and N-(4-hydroxyphenyl)retinamide in human head and neck squamous cell carcinoma cell lines. Clin Cancer Res 2:855–863

150. Eicher S, Lotan R (1996) Differential effects of retinoic acid and N-(4-hydroxy-phenyl)retinamide on head and neck squamous cell carcinoma cells. Laryngoscope 106:1471–1475
151. Hong WK, Lippman SM, Itri LM, Karp DD, Lee JS, Byers RM, Schantz SP, Kramer AM, Lotan R, Peters LJ, Dimery IW, Brown BW, Goepfert H (1990) Prevention of second primary tumors with isotretinoin in squamous-cell carcinoma of the head and neck. N Engl J Med 323:795–801
152. Benner SE, Pajak TF, Lippman SM, Earley C, Hong WK (1994) Prevention of second primary tumors with isotretinoin in patients with squamous cell carcinoma of the head and neck: Long-term follow-up. J Natl Cancer Inst 86:140–141
153. De Vries N, Pastorino U, Van Zandwijk N (1994) Chemoprevention of second primary tumours in head and neck cancer in Europe: EUROSCAN. Eur J Cancer Part B Oral Oncol 30:367–368
154. Briggs RJ, Forastiere AA (1991) Isotretinoin for prevention of second primary squamous cell carcinoma of the head and neck. Otolaryngol Head Neck Surg 105:752–754

Schilddrüsenkarzinome

C. Reiners und M. Stuschke

I. Epidemiologie [1, 2, 7]

Häufigkeit: Häufigster Tumor der endokrinen Organe, aber nur für < 1 % aller Karzinomtodesfälle verantwortlich.

Inzidenz: 3–4 Fälle/100000 Einwohner in Deuschland/Jahr, alters-korrigierte Mortalität etwa 0,5–1 Fall/100000 Einwohner [18]. Die Häufigkeitsangaben von klinisch okkulten Karzinomen in Autopsiestudien variieren (Extremwerte 1–35 % aller Sektionsfälle).

Ätiologie: Genetische Faktoren (beim C-Zell-Karzinom und der multiplen endokrinen Neoplasie); Induktion durch Röntgenbestrahlung im Kindes- und Jugendalter [2, 3, 4], aber auch nach „Fallout" durch Atombomben und nach Reaktorunfällen, vorwiegend durch Radionuklide wie [131]Iod [2, 5]. Ein erhöhtes Risiko nach therapeutischer Gabe von [131]Iod konnte nicht gezeigt werden [6]. Im Iodmangel sind prognostisch ungünstigere histologische Typen häufiger, wobei die Inzidenz bei nicht ausreichender Iodversorgung auch generell erhöht zu sein scheint [7].

II. Pathologie und Stadieneinteilung [8, 9]

Schilddrüsenkarzinome sind morphologisch und prognostisch heterogen. Die auf den Vorschlägen der WHO [8, 11] beruhende Klassifikation der Deutschen Gesellschaft für Endokrinologie ist auf S. 477, die Stadieneinteilung der UICC [9] auf S. 478–479 wiedergegeben. Praktisch am bedeutsamsten sind das *papilläre, follikuläre, medulläre* (C-Zell-) und *anaplastische Karzinom*. Hiervon machen die papillären und follikulären Formen 80 bis 90 % aus. Das *papilläre Karzinom* (ca. 60–70 %) hat im Mittel die beste Prognose (häufig mit nicht erkennbar beeinträchtigter Lebenserwartung); dabei zeigt das gekapselte papilläre Karzinom im Stadium pT1 eine bessere Prognose als das histologisch grob-invasive [10]. Papilläre Karzinome metastasieren meist lymphogen, follikuläre hämatogen. Die Abgrenzung hochdifferenzierter *follikulärer Karzinome* (ca. 20–30 %) von follikulären Adenomen kann schwierig sein [11]. *Onkozytäre Varianten* (eine Besonderheit der zytoplasmatischen Differenzierung) speichern praktisch nie Radioiod, sind aber bei Metastasierung im Rahmen der Nachsorge an der Erhöhung von Thyreoglobulin im Serum erkennbar; sie haben insgesamt eine schlechtere Prognose [12–13].

C-Zellkarzinome (5–10 % der Schilddrüsenkarzinome) können sporadisch und familiär auftreten, im letzteren Fall evtl. kombiniert im Rahmen der „Multiplen Endokrinen Neoplasie" Typ II (C-Zellkarzinome, Phäochromozytom beim Typ A; beim Typ B zusätzlich multiple Neurinome und marfanoider Habitus). In manchen Fällen sind C-Zellkarzinome wenig differenziert oder verlieren ihre Differenzierung im Verlauf, erkennbar an der (relativ) geringen Produktion des Tumormarkers Calcitonin (zugunsten des Tumormarkers CEA); die diagnostische Zuordnung kann hier Schwierigkeiten bereiten [14].

Anaplastische Karzinome (etwa 5 % der Schilddrüsenkarzinome) haben i. allg. einen raschen Verlauf mit außerordentlich ungünstiger Prognose. *Schilddrüsenlymphome* sind gewöhnlich hochmaligne B-Zelllymphome, meist mit einer Hashimoto-Thyreoiditis vergesellschaftet [15, 16].

Klassifikation der Schilddrüsenkarzinome nach ihrer Herkunft

	Häufigkeit
• Karzinome der Thyreozyten	
Differenziertes Karzinom	80–90 %
– Papilläres Karzinom	60–70 %
– Follikuläres Karzinom	20–30 %
Undifferenziertes Karzinom	~ 5 %
• Karzinome der C-Zellen (medulläres Karzinom)	~ 5–10 %

Neben diesen Karzinomen, die die weitaus häufigste Gruppe darstellen, gibt es eine Reihe von seltenen anderen Tumoren:

- Sarkome (Fibrosarkom, andere Sarkome)
- Verschiedenartige Malignome
  Karzinom-Sarkom
  Malignes Hämangioendotheliom
  Malignes Lymphom
  Malignes Teratom
- Nichtklassifizierbare maligne Tumoren
- Metastasen extrathyreoidaler Tumoren

TNM-Klassifikation (UICC 1997)

Tx	Primärtumor kann nicht beurteilt werden
T0	Kein Anhalt für Primärtumor
T1	Tumor 1 cm oder weniger in größter Ausdehnung, begrenzt auf die Schilddrüse
T2	Tumor mehr als 1 cm, aber nicht mehr als 4 cm in größter Ausdehnung, begrenzt auf die Schilddrüse
T3	Tumor mehr als 4 cm in größter Ausdehnung, begrenzt auf die Schilddrüse
T4	Tumor jeder Größe mit Ausbreitung über die Schilddrüse hinaus
	Anmerkung: Jede T-Kategorie kann unterteilt werden in: *a) solitärer Tumor* *b) multifokaler Tumor (der größte Tumor ist für die Klassifikation bestimmend)*
Nx	Regionäre Lymphknoten (= zervikale und obere mediastinale LK) können nicht beurteilt werden
N0	Kein Anhalt für regionäre Lymphknotenmetastasen
N1	Regionäre LK-Metastasen N1a Metastasen in ipsilateralen Hals-LK N1b Metastasen in bilateralen, in der Mittellinie gelegenen oder kontralateralen oder mediastinalen LK
pN0	*Selektive Neck-Dissektion und histologische Untersuchung von ≥ 6 LK*
M0	Kein Anhalt für Fernmetastasen
M1	Fernmetastasen

Stadieneinteilung (UICC 1997)

Papillär oder follikulär

	unter 45 Jahre			45 Jahre und mehr		
Stadium I	jedes T	jedes N	M0	T1	N0	M0
Stadium II	jedes T	jedes N	M1	T2	N0	M0
				T3	N0	M0
Stadium III		–		T4	N0	M0
				jedes T	N1	M0
Stadium IV		–		jedes T	jedes N	M1

Medullär

Stadium I	T1	N0	M0
Stadium II	T2	N0	M0
	T3	N0	M0
	T4	N0	M0
Stadium III	jedes T	N1	M0
Stadium IV	jedes T	jedes N	M1

Undifferenziert

Stadium IV	jedes T	jedes N	jedes M
	(alle Fälle sind Stadium IV)		

Aufgrund der UICC-Stadieneinteilung lassen sich Risikogruppen bilden [11]:

- Patienten mit niedrigem Risiko: T0–3, N0–1a, M0
- Patienten mit hohem Risiko: Alle T4; alle N1b; alle M1

Tabelle 1. Prognose des Schilddrüsenkarzinoms (nach [17])

Tumortyp	10-Jahres-Überlebensrate (%)
Papillär	90
Follikulär	75
Medullär	40
Anaplastisch	0

Der histologische Typ ist von herausragender Bedeutung für die Prognose, wie Tabelle 1 zeigt. Lymphknotenmetastasen bestimmen nicht entscheidend die Überlebenszeit, lediglich die Rezidivwahrscheinlichkeit [18].

Untersuchungen zur Prognose unter Berücksichtigung von TNM-Stadium, histologischem Typ und anderen Einflußgrößen sind u.a. von der EORTC und anderen Gruppen durchgeführt worden [19–28].

III. Diagnostische Maßnahmen

1 Diagnostik von Schilddrüsenknoten [29]

Der Verdacht auf ein Schilddrüsenkarzinom ergibt sich meist aus der Beobachtung eines Schilddrüsenknotens oder einer rasch wachsenden Struma [30]. Die Untersuchung umfaßt neben Anamnese und Befund die Sonographie der Schilddrüse (meist echoarmer Knoten), erweitert durch die Szintigraphie (wobei sich ein Karzinom üblicherweise als „kalter Knoten" darstellt) und die Punktionszytologie [29, 31]. Vor dem Hintergrund der Häufigkeit kalter Knoten in Strumaendemiegebieten ist die Feinnadelpunktion wegweisend für die Indikationsstellung [32]. Der endgültige Beweis ist gleichzeitig die erste Therapiemaßnahme (Operation und histologische Klärung). Intraoperative Schnellschnittuntersuchungen sind schwierig zu beurteilen und helfen nur begrenzt bei der Entscheidung über das weitere Vorgehen [33]; läßt sich die Diagnose nicht zweifelsfrei intraoperativ stellen, wird man immer ipsilateral eine Lobektomie empfehlen, um einen Zweiteingriff auf dieser Seite auf jeden Fall zu vermeiden. Ein Schema des Diagnoseablaufs bei Schilddrüsenknoten ist in Abb. 1 dargestellt.

2 Tumormarker [34, 35]

Die routinemäßige (ungezielte) Bestimmung von Tumormarkern ist im Rahmen der allgemeinen Schilddrüsendiagnostik nicht sinnvoll. Der wichtigste Tumormarker für das follikuläre und papilläre Karzinom (einschließlich der oxyphilen Varianten) ist das *Thyreoglobulin* (Tg); er

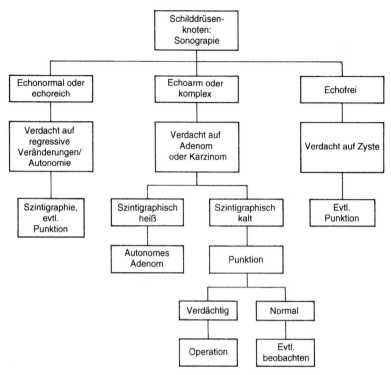

Abb. 1. Vereinfachtes Ablaufschema bei der Abklärung von Schilddrüsenknoten. Auf die Behandlung des autonomen Adenoms („heißer Knoten") wird hier nicht eingegangen

wird eingesetzt in der Verlaufskontrolle nach der ablativen Therapie und zeigt differenziertes metastatisches (oder lokal rezidiviertes) Tumorgewebe an. Je nach verwendeter Meßmethode liegen Sensitivität und Spezifität der Tg-Bestimmung in größeren Serien bei 85–95%, wobei zu beachten ist, daß unter suppressiver Therapie mit Schilddrüsenhormon der Tumormarker supprimiert und damit falsch negativ sein kann [34].

Der zweite wichtige Tumormarker, *Calcitonin*, hat eine große Bedeutung für die Nachsorge des C-Zellkarzinoms. Im Rahmen des Familienscreenings nach der hereditären Form des C-Zellkarzinoms bestimmt man heute zur Erfassung klinisch noch nicht manifester Krankheitsträger das MEN IIA-Gen auf Chromosom 10, das als ein Ret-Proto-Onkogen identifiziert wurde [36]. Außerdem muß nach dem C-Zellkarzinom im Rahmen einer „Multiplen Endokrinen Neoplasie" Typ II gezielt gesucht werden, wenn ein anderer zum Syndrom gehörender Tumor (Phäochromozytom) manifest geworden ist.

IV. Behandlungsstrategie

Die Behandlung ist multidisziplinär, ihre Strategie abhängig vom histologischen Tumortyp und der Ausbreitung des Tumors [17]. Eine enge Kooperation zwischen den beteiligten Disziplinen ist erforderlich, Die Abb. 2 zeigt das Ablaufschema der Therapie für das differenzierte Karzinom der Thyreozyten.

1 Chirurgische Therapiemaßnahmen [37–42]

Differenzierte Karzinome der Thyreozyten: Bei papillären sowie follikulären Karzinomen wird im Regelfall eine Thyreoidektomie und zentrale Lymphknotendissektion durchgeführt. Ausnahme: Kleine papilläre Karzinome (Stadium pT1), die bei jungen Patienten entdeckt werden; hier kann man sich auf die ipsilaterale Lobektomie unter Mitnahme des Isthmus beschränken; eine „Knotenexstirpation" oder partielle Lobektomie soll nicht durchgeführt werden, da man auf jeden Fall vermeiden sollte, auf der voroperierten Seite später (wegen eines Rezidivs oder zur vollständigen Thyreoidektomie wegen eines follikulären Karzinoms) nachoperieren zu müssen.

C-Zellkarzinome sind das Primat der Chirurgie: Thyreoidektomie unter Mitnahme der hinteren Kapsel, sorgfältige Lymphknotenentfernung („Kompartmentresektion", [39–41]), da hier bei tastbarem Schilddrüsentumor praktisch stets die regionalen Lymphknoten befallen sind.

Anaplastische Karzinome: Operation soweit von den lokalen Gegebenheiten (invasives Wachstum) her möglich [42].

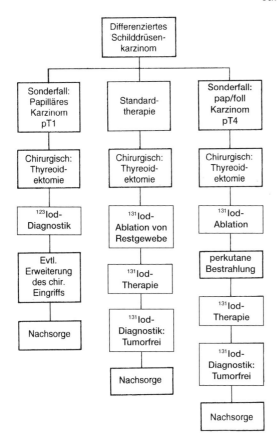

Abb. 2. Behandlungsstrategieschema beim differenzierten (papillären/follikulären) Schilddrüsenkarzinom

2 Radioiodtherapie [43, 44]

Eine Radioiodablation wird bei differenzierten Karzinomen der Thyreozyten nach chirurgischer Thyreoidektomie durchgeführt und verfolgt zwei Ziele [17]:

1. Prophylaktische Ausschaltung des evtl. noch verbliebenen Restgewebes der Schilddrüse; dies ermöglicht die Nachsorge (s. u.). Die benötigten Aktivitäten liegen – je nach der im Radioiodtest gemessenen Speiche-

rung im Restgewebe – bei 1 bis 3 GBq ^{131}Iod. Liegt der 24 Stunden-Speicherwert im Radioiodtest über 10%, sollte vor der Radioiodtherpie eine chirurgische Verkleinerung des Schilddrüsenrestes erwogen werden.

2. Ausschaltung von noch vorhandenem Resttumor und/oder:

3. Ausschaltung von Metastasen. Hierzu werden Aktivitäten von 6–10 GBq ^{131}Iod fraktioniert eingesetzt. Prinzipiell ist stets zu prüfen, ob die Tumormasse zuvor chirurgisch verkleinert werden kann.

Die Effektivität der Radiotherapie ist durch aktuelle Studien belegt [22, 23, 25, 45].

Die Radioiodtherapie ist nur in speziell hierfür zugelassenen nuklearmedizinischen Einrichtungen möglich. Vor der Radioiodtherapie darf keine Verabreichung von iodhaltigen Medikamenten oder Röntgenkontrastmitteln und in den letzten 4 Wochen vor der Therapie keine Schilddrüsenhormongabe erfolgen (Absprache zwischen behandelndem Arzt und Nuklearmediziner erforderlich).

Die Radioiodtherapie wird bis zur Tumorfreiheit in 4–6 monatigen Abständen wiederholt, bzw. solange speicherndes Gewebe nachweisbar ist. Das im Rahmen der Therapie angefertigte Ganzkörperszintigramm dient zur Diagnostik sowie letztlich dem Nachweis, daß alles speichernde Gewebe ausgeschaltet wurde. Die Radioiodtherapie wird durch die Knochenmarkbelastung begrenzt (erhöhtes Risiko von Leukämien). Die Nebenwirkungen umfassen lokale Entzündung und passagere Leuko- und Thrombopenien als Früheffekte, Sialadenitis sowie Strahlenfibrose der Lunge als Spätkomplikationen (zu Einzelheiten vgl. [6, 17]).

Beim onkozytären Karzinom ist die Radioiodtherapie im allgemeinen wegen mangelnder Speicherung nicht möglich; beim C-Zell-Karzinom ist kein Effekt zu erwarten.

3 Perkutane Strahlentherapie [17,46]

3.1 Differenzierte Schilddrüsenkarzinome

Im Stadium pT1–3 pN0 M0 besteht beim papillären und follikulären Schilddrüsenkarzinom keine Indikation zur adjuvanten perkutanen Strahlentherapie zusätzlich zur Radioiodtherapie und TSH-Suppression nach einer histopathologisch kompletten Tumorresektion (R0).

Bei pT4-Tumoren ohne Fernmetastasen mit mikroskopischen oder makroskopischen Tumorresten (R1 oder R2 Resektion) kann eine zusätzliche perkutane Strahlentherapie additiv zur Radioiodtherapie und TSH-Suppression für den individuellen klinischen Einsatz empfohlen werden. Zuvor sollten die Möglichkeiten einer Reoperation überprüft werden. Diese Indikation gründet sich auf retrospektive Analysen von Behandlungsserien größerer Zentren, in denen eine Senkung der Häufigkeit lokoregionaler Rezidive, nicht aber in jedem Fall eine Verbesserung der Überlebensraten nach Strahlentherapie nachgewiesen wurde [47–52].

Nach einer R0-Resektion ist bei pT4 Tumoren ein Nutzen der perkutanen Strahlentherapie nicht erwiesen. Im Einzelfall kann diese jedoch empfohlen werden, falls zusätzliche Risikofaktoren, wie das Vorhandensein von Lymphknotenmetastasen zusammen mit einem Alter > 40 Jahre, vorliegen, die das Rezidivrisiko nach der Operation erhöhen [47].

Beim Nachweis befallener Lymphknoten im Resektat kann ebenfalls im Einzelfall die Indikation zur perkutanen Strahlentherapie bestehen, falls zusätzliche Risikofaktoren vorliegen. Zu diesen gehören ein weites, kapselüberschreitendes Tumorwachstum, das eine R1-R2 Resektion zur Folge hat und ein pT4 Tumor. Auch sind im Einzelfall ein hohes Alter und eine nichtadäquate Operation bei fehlender Möglichkeit zur Reoperation als Risikofaktoren zu berücksichtigen.

3.2 Medulläres Schilddrüsenkarzinom

Diese Tumoren speichern kein Radioiod, so daß diese Therapiemaßnahme postoperativ nicht zur Verfügung steht. Insgesamt existiert bei der seltenen Erkrankung keine ausreichende empirische Basis für eine breite Empfehlung der Strahlentherapie, wenngleich die prinzipielle Wirksamkeit der perkutanen Strahlentherapie nachgewiesen wurde [53, 54]. Insbesondere bei nicht komplett resezierten pT4 Tumoren oder kapselüberschreitenden Lymphknotenmetastasen kann die postoperative Strahlentherapie im Einzelfall empfohlen werden.

3.3 Anaplastisches Schilddrüsenkarzinom

Über 80% der anaplastischen Schilddrüsenkarzinome haben zum Zeitpunkt der Diagnose bereits die Kapsel überschritten. An erster Stelle im therapeutischen Vorgehen steht – falls möglich – die radikale Resektion. Ist diese möglich, kann eine Langzeitüberlebenschance von 30 % und besser bestehen [55]. Bei dem aggressiven lokalen Tumorwachstum der anaplastischen Karzinome ist die Indikation zur postoperativen Strahlentherapie regelhaft gegeben [17].

Falls bei den fortgeschrittenen Karzinomen eine radikale Resektion nicht möglich ist, sind die medianen Überlebenszeiten mit 3–5 Monaten sehr kurz. Bei makroskopischem Tumor ist die alleinige perkutane Strahlentherapie palliativ wirksam. Komplette Tumorrückbildungen werden in etwa 10–20 % der Fälle erzielt [56, 57], jedoch bleibt die lokale Tumorkontrolle mit der alleinigen Strahlentherapie unbefriedigend. Intensivierte Fraktionierungsschemata, insbesondere eine hyperfraktioniert-akzelerierte Strahlentherapie in Kombination mit wöchentlicher Antrazyklintherapie werden derzeit im Rahmen klinischer Studien evaluiert [58–60].

3.4 Dosis und Zievolumen der perkutanen Strahlentherapie beim Schilddrüsenkarzinom

Das Zielvolumen zweiter Ordnung umfaßt das Schilddrüsenbett und die regionalen Lymphknotenstationen zervikal, supraclaviculär und im oberen Mediastinum. Die hierauf zu applizierende Gesamtdosis beträgt 50–54 Gy in konventioneller Fraktionierung mit 1,8–2,0 Gy pro Fraktion. Das Zielvolumen erster Ordnung umfaßt den mikroskopischen oder makroskopischen Tumorrest. Die hier zu applizierende Gesamtdosis beträgt 60–66 Gy in konventioneller Fraktionierung [17].

3.5 Lymphome der Schilddrüse

Die Therapie von Lymphomen der Schilddrüse entspricht jener von extranodalen Lymphomen anderer Lokalisationen. Es wird auf entsprechende Kapitel verwiesen. Die Operation dient der Abklärung der Histologie. Bei hochmalignen Lymphomen ohne erhöhtes Risiko nach dem internationalen Prognoseindex, in der Regel diffuse großzellige B-Zell-Lymphome, ist eine Chemotherapie nach dem CHOP-Schema oder neueren Regimen indiziert. Eine konsolidierende Strahlentherapie der Tumorregion im Anschluß an die Chemotherapie wird empfohlen [61, 62]. Die Gesamtdosis beträgt (30)–40 Gy in konventioneller Fraktionierung bei kompletter und (40)–50 Gy bei partieller Remission.

Beim großzelligen Lymphom der Schilddrüse im Stadium IE wurde und wird auch die alleinige Strahlentherapie insbesondere bei alten Patienten eingesetzt. Jedoch gibt es Hinweise darauf, daß dann die Häufigkeit von Rezidiven im Vergleich zur kombinierten Chemo-Strahlentherapie erhöht ist [63]. Bei niedrigmalignen Non-Hodgkin-Lymphomen ist die Bestrahlung der Tumorregion und der regionalen Lymphknoten (zervikal, supraclaviculär, oberes Mediastinum) die Therapie der Wahl. Die Gesamtdosis beträgt 30 Gy in konventioneller Fraktionierung auf die regionalen Lymphknoten und das Tumorbett. Zusätzlich erfolgt ein Boost auf den makroskopischen Tumor von 10–18 Gy in konventioneller Fraktionierung. Im Stadium IE werden dann Rezidive bei deutlich weniger als 20% der Patienten beobachtet [63].

4 Hormontherapie [64, 65]

Die orale Gabe von Levothyroxin (ca. 2,5 µg/kg Körpergewicht täglich) verfolgt das Ziel, das TSH als möglichen Wachstumsfaktor für differenzierte Karzinome der Thyreozyten (also nicht für C-Zellkarzinome, anaplastische Karzinome oder Lymphome) zu supprimieren. Dabei soll keine iatrogene Hyperthyreose erzeugt werden, d.h. das Serum-T3 bzw. FT3 muß im Normbereich liegen, während das TSH bei oder knapp unter 0,1 mU/l liegen soll [64]. Den katabolen Auswirkungen der suppressiven Levothyroxintherapie auf das Skelett kann durch präventive Maßnahmen begegnet werden (z.B. bei postmenopausalen Frauen durch Östrogengabe).

Auf eine Hypokalzämie (durch Schädigung der Nebenschildrüsen durch die Operation) ist zu achten, gegebenenfalls Ausgleich durch Vitamin D-Analoga und Kalziumsupplementation unter endokrinologische Kontrolle erforderlich [65].

5 Chemotherapie [66, 67]

Eine Chemotherapie kommt nur nach Ausschöpfen der obengenannten Maßnahmen in Betracht, wenn trotzdem eine Progression des Tumors vorliegt. Zu bedenken ist, daß viele differenzierte Schilddrüsenkarzinome trotz Fernmetastasen noch einen Verlauf über viele Jahre haben können und den Allgemeinzustand dabei oft wenig beeinträchtigen. Ein lebensverlängernder Effekt der Chemotherapie ist nicht generell belegt, doch kann es im Einzelfall zu eindrucksvollem temporären Ansprechen des Tumors kommen [49, 66].

In folgenden Situationen ist eine Chemotherapie beim Schilddrüsenkarzinom indiziert:

- bei anaplastischen Karzinomen, vorzugsweise in Kombination mit Strahlentherapie (z.B. mit Adriamycin oder Cisplatin als Radiosensitizer [58, 66, 68]);
- bei papillären, follikulären oder medullären Schilddrüsenkarzinomen nur bei Progression und Versagen anderer Therapiemaßnahmen [58, 66, 67]. Im Einzelfall ist ein gutes Ansprechen möglich, insgesamt sind die Erfolge jedoch begrenzt (vorwiegend palliative Effekte).

Die Ergebnisse größerer Chemotherapiestudien sind in Tabelle 2 dargestellt. Die umfangreichsten Erfahrungen bestehen mit Doxorubicin als Monotherapie oder in Kombination mit Cisplatin. Von 148 Patienten, die mit Adriamycin-Monotherapie behandelt wurden, sprachen 48 (32%) an; von 123 Patienten unter verschiedenen Kombinationstherapieformen 47 (38%).

6 „Biological response modifiers"

Beim Schilddrüsenkarzinom ist 13-cis-Retinsäure möglicherweise dazu geeignet, eine unter Radioiodtherapie rückläufige Speicherung von ^{131}I in Metastasen oder Tumorresten wieder zu intensivieren [69]. Die Anwendung sollte jedoch auf klinische Studien beschränkt bleiben.

7 Prognose und Nachsorge [12, 65]

Die Mehrzahl der differenzierten Schilddrüsenkarzinome hat nach adäquater Therapie eine ausgezeichnete Prognose (vgl. Tabelle 1). Speziell bei papillären Karzinomen tritt ein progredienter Verlauf nur in wenigen Fällen auf, während die Lebenserwartung der Mehrzahl der Patienten sich nur gering oder gar nicht von der Normalbevölkerung unterscheidet [23,

Tabelle 2. Schilddrüsenkarzinom: Behandlungsergebnisse mit Chemotherapie, Literaturauswahl (anapl. Ca = anaplastisches Karzinom)

Quelle	Behandlungsplan	Anzahl Pat (n)	CR (%)	PR (%)	CR + PR (%)	Bemerkungen
Gottlieb et al. [79]	75 mg/m² ADM q3 Wo	43	9	26	35	Diff. und anapl. Ca.
Burgess et al. [80]	75 mg/m² ADM q3 Wo	53	8	24	32	Follow-up von [61]
Benker et al. [66]	75 mg/m² ADM q3 Wo (+ 30 mg BLM q1 Wo)	52 (21 mit BLM)	6	25	31	Diff. und anapl. Ca.
Shimaoka et al. [81] (ECOG)	60 mg/m² ADM q3 Wo	41	0	17	17	Versch. Histologie; beim anapl. Ca-Erfolg nur mit der Kombination
	60 mg/m² ADM + 40 mg DDP/m² q3 Wochen	43	12	14	26	
Scherübl et al. [82]	50 mg/m² ADM + 60 mg DDP/m² + 3 mg/m² VDS q3 Wo	20	0	5	5	Medulläre Karzinome
Kim et al. [58]	10 mg/m² ADM/Woche + Bestrahlung	41	88	0	88	22 diff. 19 anapla. Ca.
Tennvall et al. [83]	20 mg/m² ADM/Wo + hyperfraktionierte Bestrahlung	16	31	0	31	Anapl. Ca; bei 9 wurde Operation ermöglicht
Schlumberger et al. [68]	60 mg/m² ADM + 90 mg/m² Cisplatin q3 Wo + Bestrahlung	20	25	0	25	Anapl. Ca; bei älteren Patienten Mitoxantron statt ADM + Platin

25, 45]. Damit entsteht die Notwendigkeit einer langfristigen Nachsorge [12, 65], die folgende Ziele hat:

1. Führung des Patienten.
2. Überwachung der Suppressionstherapie mit Levothyroxin.
3. Kontrolle des Kalziumstoffwechsels.
4. Kontrolle der Tumormarker: Thyreoglobulin [12, 60] beim differenzierten Karzinom der Thyreozyten; Calcitonin basal und nach Pentagastrin – sowie CEA – beim C-Zellkarzinom [72, 73].
5. Frühzeitiges Erkennen von Rezidiven oder Tumorprogredienz:
   a) Klinische Untersuchung.
   b) Sonographie der Halsregion.
   c) Gezielter Einsatz weiterer Methoden bei Verdacht auf Fortschreiten der Erkrankung (insbesondere bei Anstieg von Tumormarkern oder anderen Hinweisen): Radioiodszintigraphie [12, 71], in unklaren Fällen auch Szintigraphie mit ^{201}Tl-Chlorid, ^{99m}Tc-Sestamibi, ^{18}F-FDG-PET [71, 75, 76], Röntgendiagnostik, CT. Beim C-Zellkarzinom hat sich für die Verlaufskontrolle die [99m]Tc-(V)-DMSA-Szintigraphie bewährt [77]. Für das begleitende Phäochromozytom bei MEN Typ IIa sind die [123]Iod-Metaiodobenzylguanidin-Szintigraphie und die Kernspintomographie die Methoden der Wahl [77].

Die Untersuchungsintervalle werden an das geschätzte Risiko angepaßt [12, 65]. Rezidive und Metastasen können noch nach Jahren bis Jahrzehnten auch bei scheinbar kurativer Erstbehandlung auftreten [44]. Die Nachsorge muß (^{131}I-Szintigraphie) bzw. sollte (Tg-Bestimmung) zu definierten Zeitpunkten unter TSH-Stimulation erfolgen. Die mit dem Hormonentzug verbundenen unangenehmen Symptome der Hypothyreose können zukünftig wahrscheinlich durch exogene Stimulation mit rekombinantem humanen TSH vermieden werden [78]

Die Nachsorge des C-Zellkarzinoms bietet besondere Probleme: Aufdeckung einer familiären Erkrankung durch einen „Indexfall" mit anschließendem Familienscreening, Fahndung nach anderen endokrinen Tumoren, sowie Lokalisation von Calcitonin-produzierendem Restgewebe [72, 73].

Literatur

1. Robbins J, Merino MJ, Boice JD Jr, Ron E, Ain KB, Alexander HR, Norton JA, Reynolds J (1991) Thyroid cancer: a lethal endocrine neoplasm. Ann Intern Med 115:133–147
2. Reiners Chr (1993) Besondere Risikofaktoren der Struma maligna. In: Struma maligna. Derzeitiger Stand in Diagnose und Therapie (Hrsg) Pimpl W, Galvan G, Kogelnik HD et al. Springer-Verlag, Berlin Heidelberg New York: p 12–20
3. Schneider AB (1990) Radiation-induced thyroid tumors. Endocrinol Metab Clin North Am 19:495–508
4. Schneider AB, Ron E, Lubin J, Stovall M, Gierlowski TC (1993) Dose-response relationships for radiation-induced thyroid cancer and thyroid nodules: evidence for the prolonged effects of radiation on the thyroid. J Clin Endocrinol Metab 77:362–369
5. Kerber RA, Till JE, Simon SL, Lyon JL, Thomas DC, Preston-Martin S, Rallison ML, Lloyd RD, Stevens W (1993) A cohort study of thyroid disease in relation to fallout from nuclear weapons testing. JAMA 270:2076–2082
6. Reiners C (1993) Radioiodtherapie. Indikation, Durchführung und Risiken. Dt Ärztebl 90:2996–3003
7. Franceschi S, Boyle P, Maisonneuve P, La Vecchia C, Burt AD, Kerr DJ, MacFarlane GJ (1993) The Epidemiology of Thyroid Carcinoma. Critical Reviews in Oncogenesis 4:25–52
8. Schröder S (1993) Histological classification of thyroid tumours: a review. Exp Clin Endocrinol 101:1–6
9. TNM-Klassifikation maligner Tumoren (1997) (Hrsg) Wittekind Ch, Wagner G, 5. Auflage, Springer-Verlag
10. Schröder S, Dralle H, Rehpenning W, Böcker W (1987) Prognosekriterien des papillären Schilddrüsenkarzinoms. Langenbecks Arch Chir 371:263
11. Hedinger CE (1993) Probleme der Klassifizierung von Schilddrüsentumoren. Ihre Bedeutung für Prognose und Therapie. Schweiz Med Wschr 123:1673–1681
12. Reiners C, Hüfner M (1987) Nachsorge des papillären, follikulären und onkozytären Schilddrüsenkarzinoms. In: Schilddrüsenmalignome. Diagnostik, Therapie und Nachsorge (Hrsg) Börner W, Reiners Chr; Schattauer-Verlag, Stuttgart: p 159–183
13. Cooper DS, Schneyer CR (1990) Follicular and Hurthle cell carcinoma of the thyroid. Endocrinol Metab Clin North Am 19:577–591
14. Wahl RA, Vietmeier P, Hübner K, Simon D (1990) Undifferenzierte C-Zell-Karzinome. In: Diagnostische und operative Strategien bei endokrinen Erkrankungen (eds) Junginger Th, Beyer J, pmi-Verlag, Frankfurt a. M. p 263–289
15. Matsuzuka F, Miyauchi A, Katayama S, Narabayashi I, Ikeda H, Kuma K, Sugawara M (1993) Clinical aspects of primary thyroid lymphoma: diagnosis and treatment based on our experience of 119 cases. Thyroid 3:93–99
16. Tiemann M, Menke AOH, Parwaresch R (1993) Pathogenesis, morphology and molecular genetics of non-Hodgkin's lymphomas of the thyroid gland. Exp Clin Endocrinol 101:33–38
17. Reiners C, Stuschke M (1996) Schilddrüse. In: Strahlentherapie – Radiologische Onkologie (Hrsg) Scherer E, Sack H, Springer Verlag Heidelberg 401–423

18. Goretzki PE, Witte J, Ohmann C, Stallmann C, Röher HD (1993) On the signifi-
    cance of lymph-node metastases of differentiated thyroid carcinoma on tumor
    recurrence and patient survival (a quantitative approach by meta-analysis and
    multivariate analysis of retrospective studies). Exp Clin Endocrinol 101:118–
    123
19. Byar DP, Green SB, Dor P, Williams D, Conon J, van Gilse HA, Mayer M, Sylvester
    RJ, van Glabbeke M (1979) A prognostic index for thyroid carcinoma. A study of
    the EORTC thyroid cancer cooperative group. Europ J Cancer 15:1033–1041
20. Cunningham MP, Duda RB, Recant W, Chmiel JS, Sylvester JA, Fremgen A (1990)
    Survival discriminants for differentiated thyroid cancer. Am J Surg 160:344–347
21. Brennan MD, Bergstralh EJ, van Heerden JA, McConahey WM (1991) Follicular
    thyroid cancer treated at the Mayo Clinic, 1946 through 1970: initial manifesta-
    tions, pathologic findings, therapy, and outcome [see comments]. Mayo Clin Proc
    66:11–22
22. DeGroot LJ, Kaplan EL, McCormick M, Straus FH (1990) Natural history, treat-
    ment, and course of papillary thyroid carcinoma. J Clin Endocrinol Metab 71:
    414–424
23. Mazzaferri EL, Jhiang SM (1994) Long-term Impact of Initial Surgical and Medical
    Therapy on Papillary and Follicular Thyroid Cancer. Amer J Med 97:418–428
24. Samaan NA, Schultz PN, Hickey RC (1988) Medullary thyroid carcinoma:
    prognosis of familial versus sporadic disease and the role of radiotherapy. J Clin
    Endocrinol Metab 67:801–805
25. Samaan NA, Schultz EN, Hickey RC (1992) Well-differentiated Thyroid Carci-
    noma and the Results of Various Modalities of Treatment. A retrospective Review
    of 1599 Patients. J Clin Endocrinol Metab 75:714–720
26. Thoresen SO, Akslen LA, Glattre E, Haldorsen T, Lund EV, Schoultz M (1989)
    Survival and prognostic factors in differentiated thyroid cancer – a multivariate
    analysis of 1055 cases. Br J Cancer 59:231–235
27. Shah JP, Loree TR, Dharker D, Strong EW, Begg C, Vlamis V (1992) Prognostic
    factors in differentiated carcinoma of the thyroid gland. Am J Surg 164:658–661
28. Hay ID, Bergstralh EJ, Goellner JR, Ebersold JR, Grant CS (1994) Predicting out-
    come in papillary thyroid carcinoma: development of a reliable prognostic scoring
    system in a cohort of 1779 patients surgically treated at one institution during 1940
    through 1989. Surgery 114:1050–1057
29. Reiners C (1992) Nuklearmedizinische Diagnostik des hypofunktionellen Struma-
    knotens. Nuklearmediziner 15:15–23
30. Reinwein D, Benker G, Windeck R, Eigler FW, Leder LD, Mlynek ML, Creutzig H,
    Reiners C (1989) Erstsymptome bei Schilddrüsenmalignomen: Einfluß von
    Alter und Geschlecht in einem Iodmangelgebiet. Erfahrungen an 1116 Patienten.
    Dtsch Med Wochenschr 114:775–782
31. Rüschoff J, Hofstädter F (1997) Wertigkeit der Schilddrüsenpunktionszytologie
    zur Selektion verdächtiger Knoten. Onkologe 3:16–21
32. Dralle H (1993) Metaanalyis of thyroid cancer risk in patients with cold thyroid
    nodules and multinodular goiter. Exp Clin Endocrinol 101:109–117
33. Arnholdt H (1993) Intraoperative frozen section examination of thyroid tumours.
    Exp Clin Endocrinol 101:7–10
34. Hüfner M, Reiners C (1987) Thyroglobulin and Thyroglobulin Antibodies in
    the Follow-up of Thyroid Cancer and Endemic Goiter. Thieme Verlag Stuttgart –
    New York

35. Reiners C. Schilddrüsenkarzinom. In: Lüthgens M, Schlegel G (Hrsg) Tumormarkersystem CEA-TPA. TumorDiagnostik Verlag Leonberg, p 175,191

36. Frilling A (1997) Genetisches Screening in Familien mit multipler endokriner Neoplasie Typ 2. Onkologe 3:38–42

37. Deutsche Gesellschaft für Chirurgie (1996) Leitlinien der Therapie maligner Schilddrüsentumoren. Mitteil Dtsch Ges Chirurg 3

38. Witte J, Goretzki PE, Röher HD (1997) Chirurgie der differenzierten Schilddrüsenkarzinome. Onkologe 3:22–27

39. Gimm O, Dralle H (1997) Diagnostik und Therapie sporadischer und familiärer medullärer Schilddrüsenkarzinome. Onkologe 3:32–37

40. Tisell LE, Hansson G, Jansson S (1989) Surgical treatment of medullary carcinoma of the thyroid. Horm Metab Res Suppl 21:29–31

41. Moley JF, Wells SA, Dilley WG, Tisell LE (1994) Reoperation for recurrent or persistent medullary thyroid cancer. Surgery 114:1090–1095

42. Scheumann GFW, Seeliger H, Pichlmayr R, Wegener G (1997) Chirurgische Therapieoptionen bei anaplastischen Schilddrüsenkarzinomen. Onkologe 3:43–47

43. Deutsche Gesellschaft für Nuklearmedizin (1997) Leitlinie zur Radioiodtherapie bei differenzierten (papillären, follikulären) Schilddrüsenkarzinomen. AWMF Online 1997

44. Farahati J, Reiners C (1997) Postoperative Radioiodtherapie bei differenzierten Schilddrüsenkarzinomen. Onkologe 3:28–31

45. Rösler H, Birrer A, Lüscher D, Kindser J (1992) Langzeitverläufe beim differenzierten Schilddrüsenkarzinom. Schweiz Med Wschr 122:1843–1857

46. Sautter-Bihl ML (1997) Hat die perkutane Strahlentherapie einen Stellenwert in der Behandlung des Schilddrüsenkarzinoms? Onkologe 3:48–54

47. Farahati J, Reiners C, Stuschke M, Müller SP, Stüben G, Sauerwein W, Sack H (1996) Differentiated thyroid cancer – Impact of adjuvant external radiotherapy in patients with perithyroidal tumor infiltration (stage pT4). Cancer 77:172–180

48. Leisner B, Degelmann G, Dirr W, Kanitz W, Büll U, Langhammer W, Lissner J, Pabst HW (1982) Behandlungsergebnisse bei Sturma maligna 1960–1980. DMW 107:1702–1707

49. Müller-Gärtner HW, Brazac HT, Rehpenning W (1991) Prognostic indices for tumor relapse and tumor mortality in follicular thyroid carcinoma. Cancer 67:1903–1911

50. Simpson WJ, Panzarella T, Carruthers JS, Gospodarowicz MK, Sutcliffe SB (1988) Papillary and follicular thyroid cancer: impact of treatment in 1578 patients. Int J Radiat Oncol Biol Phys 14:1063–1075

51. Philips P, Hanzen C, Andry G, Van Houtte, Frülling J (1993) Postoperative irradiation for thyroid cancer. Eur J Surg Oncol 19:399–404

52. Tubiana M, Hadda E, Schlumberger M, Hill C, Rougier P, Sarrazin D (1985) External radiotherapy in thyroid cancers. Cancer 55:2062–2071

53. Jensen MH, Davis RK, Derrick L (1990) Thyroid cancer: a computer-assisted review of 5287 cases. Otolaryngol Head Neck Surg 102:51–65

54. Rougier P, Parmentier C, Laplanche A (1983) Medullary thyroid carcinoma: prognostic factors and treatment. Int J Radiat Oncol Biol Phys 9:161–169

55. Scheumann GFW, Wegener G, Dralle H (1990) Radikale chirurgische Intervention mit konventioneller Radiatio versus multimodalem Therapieschema beim undifferenzierten Schilddrüsenkarzinom. Wien Klin Wochenschrift 102:271–273

56. Levendag PC, De Porre PM, van Putten WLJ (1993) Anaplastic carcinoma of the thyroid gland treated by radiation therapy. Int J Radiat Oncol Biol Phys 26:125–128
57. Junor EJ, Paul J, Reed NS (1992) Anaplastic thyroid carcinoma: 91 patients treated by surgery and radiotherapy. Eur J Surg Oncol 18:83–88
58. Kim JH, Leeper RD (1987) Treatment of locally advanced thyroid carcinoma with combination doxorubicin and radiation therapy. Int J Radiat Oncol Biol Phys 26: 125–128
59. Sauerwein W, Reiners C, Lederbogen S (1996) Kombinierte Strahlen-Chemotherapie beim anaplastischen Schilddrüsenkarzinom. In: Usadel KH, Weinheimer B (Hrsg) Schilddrüse 1995. Walter de Gruyter Verlag Berlin – New York 1996, p 401–408
60. Tennvall J, Tallroth E, El Hassan A (1990) Anaplastic thyroid carcinoma. Acta Oncol 29:1025–1028
61. Glick JH, Kim K, Earle J, O'Connell MJ (1995) An ECOG randomized Phase III trial of CHOP vs. CHOP + radiotherapy for intermediate grade early stage non-Hodgkin's lymphoma. Proc ASCO 14:391
62. Miller TP, Dahlberg S, Cassady JR, Carlin S, Chase E, Fisher RI (1996) Three cycles of CHOP plus radiotherapy is superior to eight cycles of CHOP alone for localized intermediate and high grade non-Hodgkin's lymphoma. A Southwest Oncology Group study. Proc ASCO 15:411
63. Doria R, Jekel JF, Cooper DL (1993) Thyroid Lymphoma. Cancer 73:200–206
64. Pujol P, Daures JP, Nsakala N, Baldet L, Bringer J, Jaffiol C (1996) Degree of Thyrotropin Suppression as a Prognostic Determinant in Differentiated Thyroid Cancer. J Clin Endocrinol Metab 81:4318–4323
65. Keil I, Hesse J, Höffken K (1997) Nachsorge von malignen Schilddrüsentumoren nach abgeschlossener Primärtherapie. Onkologe 3:59–63
66. Benker G, Sauerwein W, Reiners C, Olbricht Th, Reinwein D (1990) Die Struma maligna: Möglichkeiten der Chemotherapie. In: Diagnostische und operative Strategien bei endokrinen Erkrankungen (Hrsg) Junginger Th, Beyer J, pmi-Verlag, Frankfurt a.M. p 270–275
67. Raue F (1997) Chemotherapie bei Schilddrüsenkarzinomen: Indikation und Ergebnisse. Onkologe 3:55–58
68. Schlumberger M, Parmentier C, Delisle MJ, Couette JE, Droz JP, Sarrazin D (1991) Combination therapy for anaplastic giant cell thyroid carcinoma. Cancer 67: 564–566
69. Simon D, Köhrle J, Schmutzler C, Mainz K, Reiners C, Röher HD (1996) Redifferentiation therapy of differentiated thyroid carcinoma with retinoic acid: basics and first clinical results. Exp Clin Endocrinol Diabetes 104, Suppl 4:13–15
70. Berding G, Hüfner M, Georgi P (1992) Thyreoglobulin ^{131}J-Ganzkörperszintigraphie und Risikofaktoren in der Nachsorge des differenzierten Schilddrüsenkarzinoms. Nuklearmedizin 31:32–37
71. Cavalieri RR (1996) Nuclear Imaging in the Management of Thyroid Carcinoma. Thyroid 6:485–492
72. van Heerden JA, Grant CS, Gharib H, Hay ID, Ilstrup DM (1990) Long-term course of patients with persistent hypercalcitoninemia after apparent curative primary surgery for medullary thyroid carcinoma. Ann Surg 212:395–400
73. Raue F, Frank-Raue K, Winter J (1990) Klinik, Diagnostik und Nachsorge des C-Zellkarzinoms. In: Diagnostische und operative Strategien bei endokrinen Erkrankungen (Hrsg) Junginger Th, Beyer J, pmi-Verlag, Frankfurt a.M. p 276–282

74. Briele B, Hotze A, Kropp J, Bockisch A, Overbeck B, Grünwald F, Kaiser W, Biersack HJ (1991) Vergleich von ^{201}Tl und ^{99m}Tc-MIBI in der Nachsorge des differenzierten Schilddrüsenkarzinoms. Nuklearmedizin 30:115–124

75. Ramanna L, Waxman A, Braunstein G (1991) Thallium-201 scintigraphy in differentiated thyroid cancer: comparison with radioiodine scintigraphy and serum thyroglobulin determinations. J Nucl Med 32:441–446

76. Grünwald F, Schomburg A, Bender H, Klemm E, Menzel C, Bultmann T, Palmedo H, Ruhlmann J, Kozak B, Biersack HJ (1996) Flourine-18 flourodeoxyglucose positron emission tomography in the follow-up of differentiated thyroid cancer. Eur J Nucl Med 23:312–319

77. Reiners C, Müller StP (1993) Bildgebende Verfahren beim C-Zellkarzinom der Schilddrüse. In: Beyer J, Junginger Th, Lehnert K, Walgenbach S (Hrsg) Diagnostische und chirurgische Aspekte bei endokrinen Erkrankungen. SympoMed Verlag, München. p 213–217

78. Ladenson PW, Braverman LE, Mazzaferri EL, Brucker-Davis F, Cooper DS, Garber JR, Wondisford FE, Davies TF, DeGroot LJ, Daniels GH, Ross DS, Weintraub BD (1997) Comparison of Administration of Recombinant Human Thyrotropin with Withdrawal of Thyroid Hormone for Radioactive Iodine Scanning in Patients with Thyoid Carcinoma. N Engl J Med 337:888–896

79. Gottlieb JA, Stratton Hill C (1975) Adriamycin (NSC 123 127) therapy in thyroid carcinoma. Cancer Chemother Rep 6:283–296

80. Burgess MH, Stratton Hill C (1978) Chemotherapy in the management of thyroid cancer. In. Thyroid cancer (Hrsg) Greenfield L. D. Palm Beach, Florida. CRC Press, p 233

81. Shimaoka K, Schoenfeld DA, Dewys WD, Creech RH, DeConti R (1985) A randomized trial of doxorubicin versus doxorubicin plus cisplatin in patients with advanced thyroid carcinoma. Cancer 56:2155–2160

82. Scherübl H, Raue F, Ziegler R (1990) Combination chemotherapy of advanced medullary and differentiated thyroid cancer. Phase II study. J Cancer Res Clin Oncol 116:21–23

83. Tennvall J, Tallroth E, el Hassan A, Lundell G, Akerman M, Biorklund A, Blomgren H, Lowhagen T, Wallin G (1990) Anaplastic thyroid carcinoma. Doxorubicin, hyperfractionated radiotherapy and surgery. Acta Oncol 29:1025–1028

Kleinzellige Bronchialkarzinome

M. Wolf und K. Havemann

I. Epidemiologie

Häufigkeit: ca. $^1/_4$ aller Bronchialkarzinome, 3–4% aller malignen Tumoren.

Inzidenz: ca. 16/100 000 pro Jahr, insgesamt ca. 10 000 Neuerkrankungen pro Jahr in Deutschland.

Lokalisationen: ca. 70% zentral sitzend, ca. 30% vom Hilus abgrenzbar.

Ätiologie: Hauptrisikofaktor ist das Rauchen. Weitere bekannte exogene Noxen stellen Asbest, Radon, Chrom, Nickel, Beryllium und aromatische Kohlenwasserstoffe dar.

Genetische Prädisposition:
a) erhöhte Aktivität von Zytochrom P450-Enzymen mit vermehrter Bildung chemischer Karzinogene aus Zigarettenrauch,
b) verminderte Aktivität von Glutathion-S-Transferase mit verminderter Entgiftung polyzyklischer aromatischer Kohlenwasserstoffe,
c) verminderte Aktivität von DNA repair Enzymen (insbesondere bei Patienten im Alter unter 50 Jahren).

Chromosomenaberrationen:
a) Deletion der Region 3p21 (Verlust eines bisher nicht klassifizierten Suppressorgens),
b) Mutationen des Suppressorgens p53 und des Retinoblastomgens,
c) verstärkte Onkogenexpression insbesondere aus der myc Familie,
d) erhöhte Expression des Apoptoseinhibitors BCL2.

Prävention: Meidung auslösender Faktoren, Vitamin A und seine Analoge bzw. Antioxydantien möglicherweise präventiv wirksam.

II. Pathologie und Stadieneinteilung

1 Morphologische Klassifizierung

Üblicherweise Anwendung findet die Klassifikation der WHO:

- Haferzellkarzinom,
- Intermediärzellkarzinom,
- kombiniertes Haferzellkarzinom.

Ein Alternativvorschlag wurde von der IASLC (International Association for the Study of Lung Cancer) erarbeitet:

- kleinzellig ohne Nachweis nichtkleinzelliger Anteile,
- kleinzellig mit großzelligen Anteilen,
- kleinzellig mit Adeno- und/oder Plattenepithelkarzinomanteilen.

Die einzelnen morphologischen Subtypen der WHO-Klassifikation weisen keine unterschiedliche Prognose auf. In der IASLC-Klassifikation soll die gemischt kleinzellig-großzellige Variante gegenüber der rein kleinzelligen mit einer ungünstigeren Prognose verbunden sein.

2 Stadieneinteilung

Am häufigsten Anwendung findet die Stadieneinteilung der VALG (Veterans Administration Lung Cancer Study Group).

Dabei ist als „limited disease" (LD) eine Erkrankung definiert, die auf den initialen Hemithorax beschränkt ist und in ein Strahlenfeld eingeschlossen werden kann. Supraclaviculare Lymphknoten und Pleuraerguß werden zumeist mit eingeschlossen. Als „extensive disease" (ED) wird jede Ausbreitung darüber hinaus aufgefaßt.

Stadieneinteilung der VALG

> *„Limited disease" (LD)*
> Auf den initialen Hemithorax begrenzter Tumor mit oder ohne ipsi-
> oder kontralaterale mediastinale oder supraclaviculare Lymphknoten-
> metastasen und mit oder ohne ipsilateralen Pleuraerguß unabhängig
> vom zytologischen Ergebnis.
>
> *„Extensive disease" (ED)*
> Jede Ausbreitung über „limited disease" hinaus.

Diese Stadieneinteilung orientiert sich primär an der Durchführbarkeit
einer Bestrahlung, läßt aber große prognostische Unterschiede zwischen
einzelnen Patientensubgruppen unberücksichtigt. Eine von Wolf und
Havemann et al. durchgeführte Analyse der prognostischen Bedeutung
der Tumorausbreitung an 1171 Patienten kann in eine modifizierte
Stadieneinteilung übertragen werden, die der prognostischen Bedeutung
der einzelnen Tumormanifestationen eher Rechnung trägt.

Marburger Klassifikation

> - *„Very limited disease" (VLD entsprechend T1–2, N0–1)*
> Primärtumor von Lungengewebe oder visceraler Pleura umgeben mit
> maximal partialer Atelektase;
> kleiner Winkelerguß ohne maligne Zellen.
> Lymphknotenbefall hilär ipsilateral.
>
> - *„Limited disease" (LD)*
> Primärtumor mit Thoraxwand-, mediastinaler Pleura-, oder Dia-
> phragmainfiltration;
> Lymphknotenbefall mediastinal ipsi- oder kontralateral sowie kontra-
> lateral hilär.
>
> - *„Extensive disease" I (ED I)*
> Primärtumor mit Herz-, Ösophagus- oder Wirbelsäuleninfiltration;
> maligner Perikarderguß;
> maligner Pleuraerguß;
> Rekurrenz-, Phrenicusparese;
> Vena Cava Superior Syndrom;
> Lymphknotenbefall supraklavikulär ipsi- oder kontralateral.

- *„Extensive disease" IIa (ED IIa)*
Hämatogene Fernmetastasen in einem Organ einschließlich kontralate-raler Lungenbefall.

- *„Extensive disease" IIb (ED IIb)*
Hämatogene Fernmetastasen in mehr als einem Organ.

Die prognostische Bedeutung dieser Einteilung zeigt die Abb. 1. Während Patienten mit VLD und LD 5-Jahresüberlebensraten zwischen 15 % und 10 % erreichen, liegt die Langzeitüberlebensrate bei Patienten mit ED I unter 5 % und im Stadium ED II unter 1 %.

Bezüglich des TNM-Systems und der UICC-Stadieneinteilung sei auf das Kapitel „Nichtkleinzellige Bronchialkarzinome", S. 528, verwiesen.

Die UICC-Stadieneinteilung ist eine an Patienten mit nichtkleinzelligem Bronchialkarzinom validierte Klassifikation und trägt der prognostischen Bedeutung der Einzeltumormanifestation beim kleinzelligen Bronchial-karzinom nur bedingt Rechnung. Sie kann zur Beschreibung der Tumor-ausbreitung jedoch auch herangezogen werden.

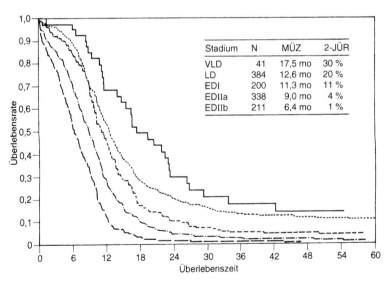

Stadium	N	MÜZ	2-JÜR
VLD	41	17,5 mo	30 %
LD	384	12,6 mo	20 %
EDI	200	11,3 mo	11 %
EDIIa	338	9,0 mo	4 %
EDIIb	211	6,4 mo	1 %

Abb. 1. Stadiengetrennte Überlebenswahrscheinlichkeit beim kleinzelligen Bronchial-karzinom

III. Diagnostische Maßnahmen

Die erforderlichen diagnostischen Maßnahmen bei Verdacht auf Bronchialkarzinom gliedern sich in 3 Stufen:

1. Basisdiagnostik:
   Anamnese, klinische Untersuchung, EKG, Röntgen-Thorax in 2 Ebenen, Histologiegewinnung (zumeist Bronchoskopie, alternativ ggf. transthorakale Punktion, Mediastinoskopie, Exstirpation von Lymphknoten, Thorakoskopie, Thorakotomie), Labor mit Blutbild, Elektrolyten, Kreatinin, Harnstoff, GOT, AP, Bilirubin, LDH, Albumin.
2. Ausschluß von Fernmetastasen:
   Ultraschall oder Computertomographie des Abdomens, Knochenszintigraphie mit ggf. radiologischer oder magnetresonanztomographischer Kontrolle suspekter Herde, Computertomographie des Schädels, Beckenkammbiopsie.
3. Bei Fehlen von Fernmetastasen: Festlegung der intrathorakalen Tumorausbreitung.
   Computertomographie des Thorax.
   Gegebenenfalls Mediatinoskopie.
   Im Stadium „very limited disease", evtl. präoperative Diagnostik.

IV. Behandlungsstrategie

Grundlage der Behandlungsstrategie ist die Gabe einer Polychemotherapie über 4–6 Zyklen. Wenn auch für einen Großteil der Patienten die alleinige Durchführung einer Chemotherapie weiterhin als gerechtfertigtes therapeutisches Vorgehen betrachtet werden kann, so sind in den letzten Jahren für Patientensubgruppen Therapiealternativen entwickelt worden, über die eine Prognoseverbesserung zu erhoffen ist. Abbildung 2 vermittelt eine Übersicht über die zur Verfügung stehenden Therapieverfahren. Prinzipiell sollte in der Behandlungsstrategie unterschieden werden zwischen Patienten ohne Fernmetastasen mit kurativem Therapieanspruch und Patienten mit Fernmetastasierung und eher palliativer Therapieintention. Nach einer kurzen Darstellung der für alle Patienten gültigen Richtlinien zur Chemotherapie wird daher auf die sich für jede Untergruppe anbietenden Therapiealternativen eingegangen.

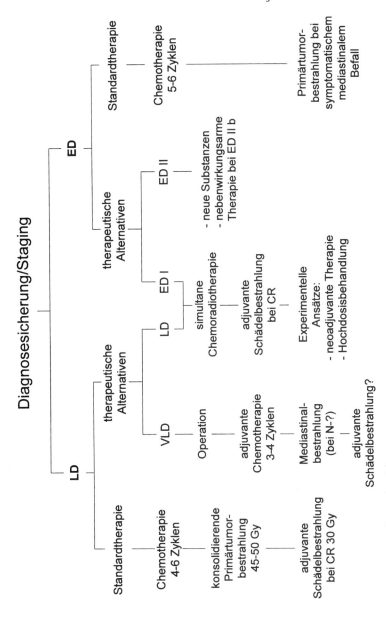

Abb. 2. Behandlungsübersicht

1 Allgemeine Richtlinien zur Chemotherapie

Polychemotherapieprotokolle erzielen höhere Ansprechraten und längere Überlebenszeiten als Monotherapien. In der Initialbehandlung wird daher im Regelfalle eine Polychemotherapie Anwendung finden (mögliche Ausnahme bei hohem Alter und reduziertem Allgemeinzustand). Medikamente mit hoher Aktivität beim kleinzelligen Bronchialkarzinom sind Cisplatin, Carboplatin, Cyclophosphamid, Ifosfamid, Adriamycin, 4-Epirubicin, Etoposid, Teniposid, Vincristin, Vindesin. Neuere Substanzen mit nachgewiesener Wirksamkeit sind Paclitaxel, Docetaxel, Gemcitabine, Vinorelbin und Topotecan. Darüber hinaus können als aktive, jedoch etwas weniger wirksame Substanzen Methotrexat, Procarbacin, Hexamethylmelamin und CCNU angesehen werden.

1.1 Chemotherapiekombinationen

Standardchemotherapiekombinationen sind ACO (Adriamycin, Cyclophosphamid, Vincristin) und PE (Cisplatin, Etoposid) sowie die alternierende Gabe von ACO und PE.

Wesentliche Vorteile der Kombination ACO [1, 2] sind die langjährige Erfahrung sowie die einfache praktische Durchführbarkeit der Therapie. Versuche zur Steigerung der therapeutischen Aktivität durch Addition von Zytostatika oder Austausch einzelner Medikamente haben bisher nicht entscheidend die Behandlungsergebnisse verbessert. Wesentliche Variationen umfassen den Austausch von Vincristin gegen Etoposid (ACE bzw. CDE) [3], Cyclophosphamid gegen Ifosfamid (AIO) [4], Adriamycin gegen 4-Epirubicin (EPICO) [5] und Adriamycin gegen Etoposid (CEV) sowie die Addition von Etoposid (CAVE) (s. Tabelle 1).

Wesentlicher Vorteil der Kombination PE [6, 7, 8] ist die hohe therapeutische Aktivität bei LD-Patienten, die trotz des aufwendigen Applikationsverfahrens und der hohen Nebenwirkungsrate zum weit verbreiteten Einsatz der Kombination geführt hat. PE eignet sich im Gegensatz zu den anthrazyklinhaltigen Chemotherapiekombinationen sehr gut zur Verwendung im Rahmen von simultanen Chemo-Strahlentherapieprotokollen. Eine Variation ist die Substitution von Cisplatin gegen Carboplatin (CE) (vgl. Tabelle 2). Dies führt zu einer Reduktion der Nebenwirkungsrate, jedoch nicht zu einer Verbesserung der Behandlungsergebnisse. Zur Steigerung der Wirksamkeit von CE wurden Zytostatika wie Vincristin (CEV) [9] oder Cyclophosphamid und Vincristin (ECCO) addiert oder Etoposid

Tabelle 1. ACO und Variationen

Literatur	Therapieplan	n = ausw. Patienten S = Stadium	Therapieresultate in %					MÜZ = mediane Überlebenszeit (Mo) 2-Jahres-Überlebensrate (2 JÜR)
			CR	PR	CR+PR	NC	PD	
Livingston et al. [1]	**ACO I** CPM 750 mg/m² d 1 ADM 50 mg/m² d 1 VCR 2 mg d 1 ×9 q3w	n = 358 S = LD: 108 S = ED: 250	22 LD: 41 ED: 14	40 LD: 34 ED: 42	**62** LD: 75 ED: 56	n.a.	n.a.	MÜZ: 7 LD: 12 ED: 6 2 JÜR: LD: 25% ED: 0%
Niederle et al. [2]	**ACO II** CPM 750 mg/m² d 1 + 2 ADM 60 mg/m² d 1 VCR 1,5 mg d 1, 8, 15 ×4 q3w	n = 103 S = LD: 64 S = ED: 36	58 LD: 72 ED: 33	30 LD: 19 ED: 50	**88** LD: 91 ED: 83	n.a. LD: 9 ED: 11	n.a. LD: 0 ED: 6	MÜZ: 14,9 LD: 15,8 ED: 9,4 3 JÜR: LD: 35% ED: 0%
Aisner et al. [3]	**ACE bzw. CDE** CPM 1000 mg/m² d 1 ADM 45 mg/m² d 1 ETP 50 mg/ml d 1–5 q 3w	n = 174 S = LD: 69 S = ED: 105	LD: 65 ED: 40	LD: 25 ED: 50	**LD: 90 ED: 90**	n.a.	n.a.	LD: 14 ED: 9 2 JÜR: LD: 22% ED: 6%

Tabelle 1 (Fortsetzung)

Literatur	Therapieplan	n = ausw. Patienten S = Stadium	Therapieresultate in %					MÜZ = mediane Überlebenszeit (Mo) 2-Jahres-Überlebensrate (2 JÜR)
			CR	PR	CR+PR	NC	PD	
Drings et al. [5]	**EPICO** CPM 1000 mg/m² d 1 Epi-ADM 70 mg/m² d 1 VCR 2 mg d 1 ×6q 3w	n = 51 S = LD: 30 S = ED: 21	18 LD: 23 ED: 10	46 LD: 50 ED: 38	**64** LD: 73 ED: 48	n.a. LD: 7 ED: 14	n.a. LD: 20 ED: 38	MÜZ: 14 LD: 14 ED: 10 2 JÜR: n.a.
Wolf et al. [11]	**IE** IFS 1,5 g/m² d 1–5 ETP 120 mg/m² d 1–3	n = 162 S = LD: 63 S = ED: 99	26 LD: 35 ED: 20	51 LD: 52 ED: 50	77 LD: 87 ED: 70	10 LD: 10 ED: 10	11 LD: 2 ED: 20	MÜZ: 10,7 LD: 12,3 ED: 9,1 2 JÜR: 10% LD: 21% ED: 4%

Tabelle 2. Cisplatin/- und Carboplatin/Etoposid

Literatur	Therapieplan	n = ausw. Pat. S = Stadium	Therapieresultate in %					MÜZ = mediane Überlebenszeit (Mo) 2-Jahres-Überlebenszeit (2 JÜR)
			CR	PR	CR+PR	NC	PD	
Wolf et al. [6]	**PE** DDP 80 mg/m² d 1 ETP 150 mg/m² d 1–3 ×6 q 3w	n = 72 S = LD: 26 S = ED: 46	32 LD: 50 ED: 22	33 LD: 35 ED: 33	**65** LD: 85 ED: 55	18 LD: 11 ED: 22	17 LD: 4 ED: 24	MÜZ: 10,6 LD: 14,8 ED: 8,9 2 JÜR: 12% LD: 23% ED: 5%
Wilke et al. [7]	**PE** DDP 50 mg/m² d 1 + 7 ETP 170 mg/m² d 3–5 q 3w	n = 47 S = LD: 10 S = ED: 37	57	37	**94**	n.a.	n.a.	MÜZ: 16 2 JÜR: 22%
Jett et al. [8]	**PE** DDP 30 mg/m² d 1–3 ETP 130 mg/m² d 1–3 Bolus o. Di ×2 q3w anschl. CAV	n = 551	n.a.	n.a.	n.a.	n.a.	n.a.	MÜZ: 15,1 LD: 19,4 (für Bolus DDP gefolgt von Bolus ETP)

Tabelle 2 (Fortsetzung)

Literatur	Therapieplan	n = ausw. Pat. S = Stadium	Therapieresultate in %						MÜZ = mediane Überlebenszeit (Mo) 2-Jahres-Überlebenszeit (2 JÜR)
			CR	PR	**CR+PR**	NC	PD		
Gatzemeier et al. [9]	CEV CBP 300 mg/m² d 1 ETP 140 mg/m² d 1–3 VCR 2 mg d 1, 8, 15 × 6 q3–4	n = 121 S = LD: 63 S = ED: 58	43 LD: 56 ED: 35	39 LD: 34 ED: 48	**82** LD: 90 ED: 83	n.a.	n.a.	MÜZ: 10,5 LD: 14 ED: 9,5 2 JÜR: LD: 29% ED: 9%
Thatcher et al. [10]	CEI bzw. ICE CBP 300 mg/m² d 1 ETP 120 mg/m² d 1–2 i.v. 240 mg/m² d 3 p.o. IFS 5 g/m² 2 h Inf. d 1 VCR 0,5 mg/m² d 14	n = 42 LD = 42	57	33	**90**	0	10	MÜZ: 20 2 JÜR: 37%

durch Ifosfamid ersetzt (CI) bzw. Ifosfamid addiert (CEI) [10]. Bisher ist eine erhöhte Aktivität all dieser Protokolle im Vergleich zum Standard PE Schema nicht belegt (s. Tabelle 2).

Als weiteres Chemotherapieprotokoll mit hoher Aktivität kann die Kombination Ifosfamid/Etoposid [11] angesehen werden. Die Behandlungsergebnisse sind denen des ACO-Protokolls vergleichbar (s. Tabelle 1).

1.2 Dauer der Chemotherapie

Etablierte Behandlungsprotokolle sollten über 4–6 Zyklen eingesetzt werden. Eine Erhaltungstherapie führt zwar bei Patienten mit guter Remission der Erkrankung zu einer Verlängerung der progressionsfreien Überlebenszeit, nicht jedoch zu einer Verlängerung der Gesamtüberlebenszeit [12, 13]. Erhaltungstherapien werden daher üblicherweise heute nicht durchgeführt.

1.3 Alternierende Chemotherapie

Die Hypothese, mittels alternierender Chemotherapie eine Resistenzentwicklung zu verhindern und hierüber eine Verbesserung der Überlebenszeiten zu erreichen, konnte in klinischen Studien nicht bestätigt werden. Wichtiger als das zyklische Alternieren scheint das *sofortige* Umsetzen der Behandlung bei keinem weiteren Tumoransprechen zu sein [14]. Eine sequentielle Therapie mit Gabe einer Chemotherapiekombination bis zum maximalen Ansprechen und ein zyklisch alternierendes Vorgehen können daher als gleich effektiv angesehen werden. Dennoch findet die alternierende Gabe der beiden Standardkombinationen ACO und PE breite Anwendung und wird in vielen Therapiestudien als Kontrollstandardarm betrachtet [15, 16] (Zusammenstellung alternierender Chemotherapieprotokolle in Tabelle 3).

Tabelle 3. Alternierende Protokolle

Literatur	Therapieplan	n = ausw. Pat. S = Stadium	Therapieresultate in %					MÜZ = mediane Überlebenszeit (Mo) 2-Jahres-Überlebensrate (2 JÜR)
			CR	PR	CR+PR	NC	PD	

Evans et al. [15]
Feld et al. [16]
	CAV alt. **PE**
	CPM 1000 DDP 25
	mg/m² d 1 mg/m² d 1–3
	ADM 50 ETP 100
	mg/m² d 1 mg/m² d 1–3
	VCR 2
	mg d 1
	×6q 3w
		n = 299
		
		S = LD: 154
		
		S = ED: 145
			
			LD: 52
			
			ED: 39
				
				LD: 30
				
				ED: 41
					
					LD: 82
					
					ED: 80
						
						LD: 16
						
						ED: 17
							
							LD: 2
							
							ED: 3
								MÜZ: LD: 14
								       ED: 9,6
								2 JÜR: LD: 20%
								        ED: n.a.

Wolf et al. [4]	**AIO** alt. **PE**
	ADM 25 DDP 90
	mg/m² d 1+2 mg/m² d 1
	IFS 1,6–2 ETP 150
	g/m² d 1–5 mg/m² d 1–3
	VCR 2
	mg d 1
	×4q 4w
		n = 208
		
		S = LD: 72
		
		S = ED: 133
			
			LD: 56
			
			ED: 20
				
				LD: 32
				
				ED: 42
					
					LD: 88
					
					ED: 62
						
						LD: 10
						
						ED: 19
							
							LD: 2
							
							ED: 19
								MÜZ: 12
								       LD: 13,1
								       ED: 8,9
								2 JÜR: 14%
								        LD: 30%
								        ED: 6%

2 Behandlungsstrategien für Patienten ohne Fernmetastasen

Bei Patienten ohne hämatogene Fernmetastasierung besteht eine kurative Therapieoption. Ziel der Behandlung ist daher die Steigerung der Vollremissionsrate und die Erhöhung der Langzeitüberlebensrate. Dies wird durch Einbeziehung lokal wirksamer Maßnahmen oder über eine Intensivierung der systemischen Therapie angestrebt.

2.1 Strahlentherapeutische Ansätze

2.1.1 Konsolidierende Primärtumorbestrahlung

Bei Patienten mit LD und kompletter oder partieller Remission nach Abschluß der Chemotherapie führt die konsolidierende Primärtumorbestrahlung zu einer signifikanten Senkung der Lokalrezidivrate. Die Bestrahlung wird bei konventioneller Fraktionierung mit einer Gesamtherddosis von 45–50 Gy über einen Zeitraum von $4^{1}/_{2}$–5 Wochen durchgeführt. Der Einfluß dieser Therapiemaßnahme auf die Gesamtüberlebenszeit wird unterschiedlich beurteilt. Eine Metaanalyse [17] zu den durchgeführten randomisierten Studien wies einen geringen, jedoch statistisch signifikanten Überlebensvorteil für die bestrahlten Patienten aus, der jedoch auf die Patientengruppe jüngeren Alters (< 60 Jahre) beschränkt war.

Aufgrund der verbesserten lokalen Tumorkontrolle und der wahrscheinlichen Überlebenszeitverlängerung stellt die konsolidierende Primärtumorbestrahlung bei Patienten ohne Fernmetastasen eine routinemäßig durchgeführte Therapiemaßnahme dar.

2.1.2 Simultane oder alternierende Chemoradiotherapie

Die gleichzeitige Anwendung einer Chemo- und Radiotherapie versucht additive oder synergistische Effekte zwischen beiden Therapiemodalitäten auszunutzen. Nahezu ausschließlich werden cisplatinhaltige Chemotherapieprotokolle wie das PE-Schema eingesetzt; die Bestrahlung erfolgt entweder simultan zur Chemotherapie oder versetzt im Zyklusintervall in Form einer alternierenden Therapie. Entsprechende Protokolle zeigt die Tabelle 4. Im Vergleich zum sequentiellen Vorgehen ist mit einer verstärkten Myelosuppression sowie einer erhöhten Rate lokaler Komplikationen

Tabelle 4. Simultane/alternierende Chemoradiotherapie

Literatur	Therapieplan	n = ausw. Pat. S = Stadium	Therapieresultate in %					MÜZ = mediane Überlebenszeit (Mo) 2-Jahres-Überlebensrate (2 JÜR)
			CR	PR	CR+PR	NC	PD	
McCracken et al. [19]	DDP 50 mg/m² d 1,8 ETP 50 mg/m² d 1–5 VCR 3 mg 15, 22 ×3q 4Wo RT 1,8 Gy d 1–25 GHD 45 Gy	n = 156 S = LD	56	27	**83**	n.a.	n.a.	MÜZ: 17,5 3-JÜR: 34%
Johnson et al. [24]	DDP 60 mg/m² d 1 ETP 120 mg/m² d 1–3 ×4q 3Wo RT 1,8 Gy d 1–32 GHD 45 Gy oder RT 1,5 Gy 2mal tgl. d 1–19 GHD 45 Gy	n =358 S = LD	46 53	35 29	**81** **82**	n.a. n.a	n.a. n.a	MÜZ: 18,6 2-JÜR: 42% MÜZ: 20,3 2-JÜR: 44%
Johnson et al. [24]	DDP 30 mg/m² d 1–3 ETP 120 mg/m² d 1–3 RT 1,5 Gy 2mal tgl. d 1–5 ×3q 3Wo	n = 34 S = LD	59	38	**97**	n.a.	n.a.	MÜZ: 18 3-JÜR: 33%

wie Oesophagitis und Pneumonitis zu rechnen, was eine sorgfältige Bestrahlungsplanung und Dosisanpassung erforderlich macht.

In Phase II Studien [18] konnten mit simultaner oder alternierender Chemo-Radiotherapie 2-Jahresüberlebensraten von 30–50 % erreicht und im retrospektiven Vergleich zum konsekutiven Vorgehen deutliche Überlebensvorteile nachgewiesen werden [19]. In einer japanischen randomisierten Studie [20] unter Verwendung des PE-Protokolles mit dem Vergleich Strahlentherapie simultan zu Zyklus 1 und 2 vs Strahlentherapie nach Abschluß der Chemotherapie zeigte sich in einer ersten Analyse bei relativ kurzer Nachbeobachtungszeit ein signifikanter Vorteil für die simultane Chemo-Strahlentherapie. In der randomisierten Studie der CALGB [21] hingegen waren die beiden Therapiemodalitäten nicht unterschiedlich effektiv, wobei allerdings hier eine anthrazyklinhaltige Chemotherapie nach dem ACO-Protokoll eingesetzt wurde. Die bisher somit nicht einheitlichen Studienergebnisse machen eine weitere Prüfung des Konzeptes erforderlich.

Bei Durchführung einer simultanen Chemo-Radiotherapie scheint eine frühzeitige strahlentherapeutische Behandlung während der ersten beiden Chemotherapiezyklen gegenüber einer späteren Behandlung, während des 6. Chemotherapizyklus von Vorteil sein [22]. Dieser Effekt ist jedoch nicht in allen Studien [23] und auch nicht in der bereits genannten Metaanalyse [17] nachzuweisen.

2.1.3 Hyperfraktionierte Bestrahlung

Als Hyperfraktionierung wird die Durchführung der Strahlentherapie mit einer 2mal täglichen Applikation einer niedrigeren Einzeldosis (z.B. 2mal 1,5 Gy im Abstand von ca. 8 Stunden) bezeichnet. Obwohl aufgrund experimenteller Untersuchungen als bevorzugtes Verfahren anzusehen, wurden in einer großen randomisierten Studie mit simultaner Radiochemotherapie und dem Vergleich konventioneller versus hyperfraktionierter Bestrahlung keine signifikanten Überlebensvorteile für das hyperfraktionierte Vorgehen beobachtet [24]. Da die lokale Toxizität bei hyperfraktionierter Bestrahlung erhöht ist, bleibt das konventionelle Vorgehen weiterhin das bevorzugte Therapieverfahren.

2.1.4 Adjuvante Schädelbestrahlung

Patienten mit kompletter Remission entwickeln in 20–40 % intracerebrale Metastasen als erste Rezidivmanifestation. Die adjuvant durchgeführte Bestrahlung des Schädels senkt die intracerebrale Metastasenrate signifikant. In allen retrospektiven Analysen führte sie jedoch nicht zu einer wesentlichen Verlängerung der Überlebenszeit. Eine prospektive randomisierte Studie bei Patienten mit CR hat kürzlich erstmals einen geringen Überlebensvorteil für die schädelbestrahlten Patienten beschrieben [25]. Da nach Schädelbestrahlung neurologische Schädigungen und Einschränkungen der kognitiven Fähigkeiten auftreten können, ist der Einsatz dieser Behandlungsmaßnahme nach wie vor umstritten. Falls sie durchgeführt wird, sollte sie auf Patienten mit limitierter Tumorausbreitung und kompletter Remission nach Abschluß der Induktionstherapie beschränkt bleiben. Ein häufig angewandtes Bestrahlungskonzept ist die Gabe von 30 Gy in Einzeldosen von 2 Gy über einen Gesamtzeitraum von 3 Wochen.

2.2 Operative Ansätze

Derzeit finden chirurgische Therapiemaßnahmen im Rahmen eines multimodalen Therapiekonzeptes beim kleinzelligen Bronchialkarzinom wieder verstärkt Anwendung, um die Prognose der Patienten mit geringer Tumorausbreitung („very limited disease") zu verbessern.

2.2.1 Primäre Operation

Bei sehr begrenzter Tumorausbreitung kann eine primäre Operation mit anschließender adjuvanter Chemotherapie durchgeführt werden. Die Behandlungsergebnisse sind mit denen chemo- und strahlentherapeutisch behandelter Patienten nicht zu vergleichen. Das operierte Kollektiv ist hochselektioniert und schließt nur Patienten mit sehr begrenzter Tumorausbreitung und gutem Allgemeinzustand ein. Darüber hinaus ist durch die sehr unterschiedliche Sensitivität des klinischen und des pathologischen Stagings eine Vergleichbarkeit der vorliegenden Tumorausbreitung nicht gegeben. In operativen Serien erreichen Patienten mit pathologisch gesichertem Stadium $T_{1-2} N_{0-1}$ 3-Jahresüberlebensraten von 40–60% [26]. Die betrifft allerdings nur ca. 5% der Patienten. Bei vorhandenen mediastinalen Lymphomen (N_2, N_3) liegen die 3-Jahresüberlebensraten im Bereich von 20% und unterscheiden sich somit nicht wesentlich von denen der chemo- und strahlentherapeutisch behandelten Patienten. Dies wird bestätigt durch die Ergebnisse der randomisierten Studie der Lung Cancer Study Group [27], die Patienten mit sehr guter Remission nach initialer Chemotherapie im Stadium „limited disease" randomisierte zwischen Operation mit Nachbestrahlung versus alleinige Nachbestrahlung. Hier betrugen die 2-Jahres-überlebensraten 20 % in beiden Therapiearmen ohne nachweisbaren Vorteil für operierte Patienten. In diese Studie wurden überwiegend Patienten mit mediastinalem Lymphknotenbefall aufgenommen.

Es bleibt somit derzeit offen, ob die günstigen Ergebnisse bei „very limited disease" Ausdruck der hochgradigen Patientenselektion oder Erfolg des chirurgischen Therapiekonzeptes sind. Außerhalb von Studien sollte aufgrund der hohen Langzeitüberlebensraten für diese Patientengruppe jedoch eine primäre Operation angestrebt werden. Postoperativ ist eine adjuvante Chemotherapie indiziert, die Richtlinien zur Bestrahlung entsprechen denjenigen der konsolidierenden Primärtumorbestrahlung und der adjuvanten Schädelbestrahlung.

2.2.2 Neoadjuvante Therapie mit nachgeschalteter Operation

Im Stadium „Limited disease" kann eine operative Therapie auch nach initialer Chemotherapie und Erreichen einer partiellen oder kompletten Remission durchgeführt werden. Das Verfahren kommt in erster Linie für Patienten mit einer N2-Situation in Betracht. Monoinstitutionelle Daten mit simultaner Chemo-Radiotherapie bei sehr kleinen Fallzahlen zeigen hier günstige Ergebnisse [28], im retrospektiven Vergleich der Toronto-Arbeitsgruppe [29] unterscheiden sich die Überlebensraten des neoadjuvanten Vorgehens jedoch nicht von denen der primären Operation mit adjuvanter Chemotherapie. Zur definitiven Beurteilung des Stellenwertes einer neoadjuvanten Therapie sind weitere Studien mit höherer Patientenzahl erforderlich.

2.2.3 Operation als Salvagetherapie

Im Einzelfall kann die Operation auch bei fehlendem Ansprechen auf eine Chemotherapie eine therapeutische Möglichkeit darstellen. Bei primär resistenten Tumoren, gutem Allgemeinzustand des Patienten und limitierter Tumorausbreitung mit resektablem Tumor sind in Einzelfällen lange Überlebenszeiten beschrieben worden, so daß hier die Möglichkeit der Operation mitbedacht werden sollte.

2.3 Chemotherapieintensivierung

Eine Therapieintensivierung ist über eine Zyklusintervallverkürzung und/oder über eine Dosissteigerung zu erreichen. Zyklusintervallverkürzung ist über eine wöchentliche Chemotherapie in reduzierter Einzeldosierung oder über konventionell dosierte Behandlung unter Verwendung von hämatopoetischen Wachstumsfaktoren (CSF) möglch. Die Gabe von CSF erlaubt ebenfalls in begrenztem Umfang eine Dosissteigerung. Hochdosis-therapien sind im Rahmen der autologen Knochenmarktransplantation sowie der peripheren Stammzellseparation möglich.

2.3.1 Wöchentliche Chemotherapie

Die Applikation einer in der Einzeldosis reduzierten Chemotherapie in wöchentlichen Intervallen ermöglicht eine Erhöhung der im gesamten Behandlungszeitraum eingesetzten Chemotherapiegesamtdosis und da-mit eine Intensivierung der Therapie. In nicht kontrollierten Studien sind mit wöchentlichen Chemotherapieprotokollen günstige Ergebnisse erzielt worden; randomisierte Studien weisen jedoch keinen Vorteil gegenüber dem konventionellen 3wöchigen Vorgehen nach [30].

2.3.2 Hämatopoetische Wachstumsfaktoren

Größere klinische Erfahrungen liegen derzeit zu den Wachstumsfaktoren G-CSF und GM-CSF vor. Beide Faktoren reduzieren nach konventionell dosierter Chemotherapie die Myelosuppression und senken das Infek-tionsrisiko [31, 32]. Eine Intensivierung der Chemotherapie wird in erster Linie über eine Zyklusintervallverkürzung möglich, da nach dosisge-steigerter Chemotherapie zwar eine schnellere Rekonstitution der Myelo-poese, jedoch keine wesentliche Anhebung der Nadirwerte beobachtet wird [33]. Zudem bleibt durch beide Faktoren die Thrombopoese un-beeinflußt. Die Ergebnisse der deutschen randomisierten Therapiestudie [34] weisen keinen Überlebensvorteil einer mit Wachstumsfaktoren inten-sivierten Chemotherapie gegenüber einer Standardbehandlung aus, so daß dieses Therapiekonzept nicht Eingang in die Routinetherapie ge-funden hat.

2.3.3 Hochdosistherapie mit autologer Knochenmarktransplantation oder peripherer Blutstammzelltransplantation

Eine Hochdosistherapie mit autologer Knochenmarktransplantation ist wiederholt in kleineren Serien bei Patienten mit kompletter oder sehr guter partieller Remission nach Induktionstherapie durchgeführt worden. Werden alle bisher publizierten Untersuchungen zusammengefaßt, so ergibt sich bei über 100 transplantierten Patienten eine rezidivfreie Langzeitüberlebensrate von lediglich 11%. Dies zeigt keine Überlegenheit im Vergleich zur Standardtherapie, so daß das Verfahren Anfang der 90iger Jahre weitgehend wieder verlassen worden war.

Mit der Verfügbarkeit der peripheren Blutstammzelltransplantation ist neues Interesses an der Hochdosistherapie beim kleinzelligen Bronchialkarzinom entstanden. Das Verfahren erlaubt die Durchführung verschiedener Formen der Therapieintensivierung bei vertretbarer Patientenbelastung. In einer EBMT-Studie von Leyvranz et al. [35] wurde eine repetitive dosisintensivierte Therapie mit Rückgabe von peripheren Blutstammzellen nach jedem Behandlungszyklus durchgeführt. Nach Stammzellmobilisierung mit Epirubicin erhielten die Patienten 4 Zyklen einer dosisintensivierten Therapie im Abstand von 4 Wochen jeweils mit Stammzellenunterstützung. Im Mittel betrug die Zeit bis zur Rekonstitution der Hämatopoese 9 Tage. Bei einer hohen Ansprechrate von 89% mit 54% Komplettremissionen lag die mediane Überlebenszeit im Stadium „limited disease" bei 18 Monaten und im Stadium „extensive disease" bei 10 Monaten. Die Untersuchung aus der Tübinger Arbeitsgruppe [36] mit einer multimodalen Therapie bestehend aus 2 Zyklen Chemotherapie mit nachfolgender Operation und anschließender Hochdosistherapie erbrachte bei 19 Patienten mit „limited disease" eine 3-Jahresüberlebensrate von 45%. Diese war im retrospektiven Vergleich zu nicht hochdosisbehandelten Patienten geringfügig günstiger. Bei Patienten mit „extensive disease" zeigten sich keine Unterschiede. In einer Pilotstudie der Marburger Arbeitsgruppe wurde bei 20 Patienten eine Tandemhochdosistherapie geprüft. Hier ließ sich die praktische Durchführbarkeit dieses Therapieansatzes bestätigen, zur Beurteilung der Effektivität bedarf es einer längeren Nachbeobachtung.

2.4 Wertung der Therapieoptionen

Für die Patientengruppe mit fehlendem mediastinalen Lymphknotenbefall erscheint aufgrund der günstigen Phase II-Studienergebnisse die Durchführung einer primären Operation mit einer adjuvanten Chemotherapie die erste Therapieoption darzustellen. Für die Patienten mit „limited" und „extensive disease I" besteht die derzeitige Standardtherapie nach wie vor in einer initialen Chemotherapie mit konsolidierender

Primärtumorbestrahlung. Ob multimodale Therapieansätze mit simultaner Chemo-Strahlentherapie oder neoadjuvanter Behandlung Vorteile bringen, muß in kontrollierten Studien geprüft werden. Chemotherapieintensivierungen im Nicht-Hochdosisbereich haben bisher keine Verbesserung der Prognose erbracht. Zur Beurteilung der Effektivität einer Hochdosistherapie stehen bisher nur unzureichende Daten zur Verfügung.

3 Behandlungsstrategien für Patienten mit hämatogener Fernmetastasierung

Bei vorliegender Fernmetastasierung ist die Prognose sehr ungünstig. In dem Patientenkollektiv der multizentrischen Deutschen Arbeitsgruppe erreichte von 750 Patienten mit nachgewiesener hämatogener Fernmetastasierung kein Patient ein rezidivfreies 5-Jahresüberleben. Von anderen multizentrischen Arbeitsgruppen wird bei Befall nur eines Organsystems in sehr seltenen Einzelfällen ein 5-Jahrsüberleben berichtet. Insgesamt beträgt die mediane Überlebenszeit aller Patienten zwischen 8 und 9 Monaten, bei Befall nur eines Organsystems zwischen 9 und 12 Monaten und bei multiplem Organbefall zwischen 5 und 7 Monaten. Das primäre therapeutische Ziel liegt somit auf einer effektiven Palliation und der Erhaltung einer möglichst hohen Lebensqualität. Neben der Standardbehandlung in Form einer Polychemotherapie über 5–6 Zyklen kommen verschiedene Therapieansätze in Betracht, die im folgenden kurz dargestellt werden.

3.1 Chemotherapieintensivierung

Für die beiden Standardchemotherapieprotokolle ACO und PE liegen randomisierte Studien mit dem Vergleich einer konventionell dosierten Chemotherapie gegen eine um 50 % gesteigerte Dosierung vor [37, 38]. In beiden Therapiestudien waren keine Überlebenszeitunterschiede nachweisbar, so daß eine Therapieintensivierung in diesem Bereich keine Verbesserung der Prognose nach sich zieht.

Auch die Erfahrungen mit Hochdosistherapien sind bei Patienten mit metastasierter Erkrankung enttäuschend. Sowohl die bereits erwähnte Studie der EBMT [35] wie auch die Untersuchung der Tübinger Arbeits-

gruppe [36] zeigen in historischen Vergleichen keine Überlebensvorteile im Vergleich zu einer Standardbehandlung. Die medianen Überlebenszeiten lagen in beiden Untersuchungen lediglich im Bereich von
8–10 Monaten.

Mit einem intensivierten wöchentlichen Chemotherapieprogramm
(CODE) über einen Gesamtzeitraum von 9 Wochen waren in einer Phase
II-Studie des NCI Kanada mediane Überlebenszeiten von 15 Monaten und
eine 2-Jahresüberlebensrate von 30% beschrieben worden. Zwischenzeitlich ist das CODE-Programm gegen die alternierende Behandlung aus
ACO und PE randomisiert verglichen worden, wobei sich keine Überlebenszeitunterschiede nachweisen ließen [39].

In keiner der derzeit zur Verfügung stehenden Studien konnte somit
eine Prognoseverbesserung durch Therapieintensivierung bei metastasierter Erkrankung nachgewiesen werden.

3.2 Reduzierte Chemotherapieintensität

Aufgrund der ungünstigen Behandlungsergebnisse im metastasierten
Tumorstadium wurde von mehreren Arbeitsgruppen untersucht, ob eine
nebenwirkungsarme Chemotherapie gleiche Ergebnisse bei gebesserter
Lebensqualität im Vergleich zur Standardbehandlung erreichen kann. In
diesen Untersuchungen wurde die nebenwirkungsarme Kombination
Etoposid/Vincristin gegen ein Standardprotokoll wie CEV [40] oder AIO
alternierend mit CE [41] geprüft. Trotz höherer Ansprechraten durch die
Standardtherapie waren die Überlebenszeitvergleiche nicht statistisch
signifikant unterschiedlich. Dabei bleibt jedoch zu beachten, daß nicht
ansprechende Patienten unter nebenwirkungsarmer Therapie im Regelfalle auf die Standardbehandlung umgesetzt wurden und möglicherweise
initiale Nachteile hierüber ausgeglichen werden konnten.

Die begleitenden Untersuchungen zur Lebensqualität erbrachten als
ein sehr wesentliches Ergebnis, daß die Applikation einer Standardchemotherapie mit einer deutlichen Verbesserung wichtiger Parameter wie
Schmerzen und allgemeines körperliches Befinden einherging, während
dies für die nebenwirkungsarme Therapie weit weniger der Fall war.
Die Verbesserung der Lebensqualität korrelierte mit dem Ansprechen auf
die Therapie, so daß unter Berücksichtigung dieses Zielkriteriums weiterhin die Gabe einer Standardtherapie mit dem Ziel der Kontrolle tumor-
assoziierter Symptome die erste Therapieoption bei fernmetastasierter
Erkrankung darstellt.

3.3 Monotherapien und orale Chemotherapie

Die beiden Podophyllotoxinderivate Etoposid und Teniposid [42] eignen sich zur Monotherapie bei Patienten im höheren Alter oder stark eingeschränkten Allgemeinzustand. Die therapeutische Aktivität ist jedoch derjenigen einer Polychemotherapie unterlegen.

Etoposid kann neben der intravenösen Applikation auch oral über einen längeren Behandlungszeitraum von 10–21 Tagen eingesetzt werden. Die orale Applikation über 21 Tage ist im randomisierten Vergleich der intravenösen Gabe über 3 Tage jeweils in Kombination mit Cisplatin nicht überlegen [43]. Eine randomisierte Therapiestudie des MRC [44] hat bei metastasierter Erkrankung eine orale 10-tägige Etoposidapplikation gegen die Kombination aus Etoposid und Vincristin oder dem ACO-Protokoll verglichen. Hier waren sowohl die Ansprechraten wie auch die Überlebenszeiten in der Therapiegruppe mit Standardtherapie günstiger. Damit korrelierten die Ergebnisse der parallel durchgeführten Lebensqualitätsuntersuchungen, die eine höhere Lebensqualität und bessere Kontrolle der tumorassoziierten Symptome unter der Standardtherapie beschrieben.

Die orale Therapie auch über einen längeren Behandlungszeitraum besitzt somit keine Vorteile im Vergleich zur Standardtherapie.

3.4 Strahlentherapeutische Indikationen

Für das Gesamtkollektiv der Patienten mit vorhandenen Fernmetastasen führt die konsolidierende Primärtumorbestrahlung nicht zu einer Verlängerung der Überlebenszeit. Sie wird daher hier nicht routinemäßig durchgeführt. In Einzelfällen kann jedoch zur Kontrolle der pulmonalen Tumorausbreitung und eventuell aufgetretener Komplikationen eine Strahlentherapie des Primärtumors und Mediastinums angezeigt sein.

Weitere Indikationen für eine palliative Strahlentherapie stellen intracerebrale Metastasen, frakturgefährdete oder schmerzhafte Knochenmetastasen, ein spinales Kompressionssyndrom oder eine chemotherapieresistente obere Einflußstauung dar. Weitere Indikationen ergeben sich im Einzelfall.

3.5 Zusammenfassung und Wertung der Therapieoptionen

Bei Patienten mit fernmetastasierter Erkrankung bleibt die Durchführung einer etablierten Chemotherapiekombination über 5 bis 6 Zyklen weiterhin die Therapie der Wahl. Hierüber sind höhere Ansprechraten im Vergleich zu nebenwirkungsärmeren Therapien zu erreichen. Mit dem Ansprechen auf die Behandlung ist für viele Patienten eine Verbesserung der Lebensqualität und eine Kontrolle der tumorassoziierten Symptome zu erreichen, so daß auch unter diesem Zielkriterium eine Standardtherapie als initiale Behandlung eingesetzt werden sollte. Lediglich im hohen Alter oder bei sehr reduziertem Allgemeinzustand ist ggf. auf eine nebenwirkungsarme Therapie auszuweichen.

4 Rezidivtherapie

Bei Tumorrezidiv ist mittels chemotherapeutischen Ansätzen keine Heilung der Erkrankung zu erreichen. Die Therapieentscheidung wird im Einzelfall unter Berücksichtigung des Ansprechens auf die Initialtherapie, der Dauer des rezidivfreien Intervalles und des Allgemeinzustandes des Patienten zu stellen sein. Bei mehr als 6monatiger Rezidivfreiheit kann die initial eingesetzte Chemotherapiekombination erneut zur Anwendung kommen, bei einem früheren Rezidiv nach initial gutem Ansprechen sollte eine alternative Chemotherapiekombination (z. B. Platinderivat/Etoposid bei ACO Vorbehandlung bzw. vice versa) gewählt werden. Liegt ein weit fortgeschrittenes Tumorstadium oder ein reduzierter Allgemeinzustand des Patienten vor, so empfiehlt sich die Gabe einer nebenwirkungsarmen Chemotherapie ggf. unter Einschluß strahlentherapeutischer Maßnahmen zur symptomorientierten Behandlung.

Die Verfügbarkeit neuer Chemotherapiesubstanzen erhöht die therapeutischen Alternativen im Tumorrezidiv. In einer kontrollierten Studie zur Second line-Therapie von Schiller et al. [45] wurde bei 125 Patienten mit Rezidiv nach initialen Ansprechen und mehr als 2monatiger Therapiefreiheit eine erneute Chemotherapie nach dem ACO-Protokoll mit der Gabe der neuen Substanz Topotecan verglichen. Hier lagen die Ansprechraten bei 25 % für Topotecan und 15 % für ACO, die progressionsfreie Überlebenszeit betrug für beide Gruppen jedoch lediglich 12 Wochen und die mediane Überlebenszeit 23 Wochen. Daten zur Kombinationstherapie mit neuen Substanzen im Rezidiv liegen noch nicht vor.

5 Neue Substanzen

In den vergangenen Jahren sind einige neue Substanzen geprüft worden, die Aktivität gegenüber dem kleinzelligen Bronchialkarzinom besitzen. Paclitaxel erreichte in der Monotherapie Remissionsraten von 34–41%, Kombinationstherapien mit Carboplatin mit oder ohne Etoposid sowie Cisplatin erzielen bei metastasierter Erkrankung Remissionsraten zwischen 70% und 80% [46, 47]. Die beobachteten medianen Überlebenszeiten liegen mit 8–10 Monaten in etwa im Bereich der mit Standardtherapie zu erzielenden Ergebnisse. Randomisierte Untersuchungen liegen hierzu jedoch noch nicht vor.

Topotecan ist als Monotherapie mit einer Ansprechrate von 35–39% aktiv. Erste Untersuchungen zur Kombination mit Paclitaxel weisen bei sehr kleinen Patientenzahlen Remissionsraten von 90% [48] auf. Hier wird die Bestätigung durch zukünftige Studien abzuwarten bleiben (vgl. Tabelle 5).

Nabelbine zeigt als Monotherapie ebenfalls Aktivität mit einer Remissionsrate von 27% bei 30 behandelten Patienten [49]. Remissionsraten in vergleichbaren Bereichen wurden ebenfalls mit den Substanzen Irinotecan und Gemcitabin beschrieben.

Die neuen Substanzen erweitern das therapeutische Spektrum in der Initial- und Rezidivtherapie. Die Weiterentwicklung der Therapieschemata mit Auswahl optimaler Kombinationspartner und Dosierungen bleibt jedoch zukünftigen Studien vorbehalten.

6 Experimentelle Therapieansätze

6.1 Interferon

Interferon ist als Erhaltungstherapie bei Patienten mit Remission eines kleinzelligen Bronchialkarzinoms in mehreren Studien geprüft worden. Der in der Erstpublikation aus Finnland beschriebene Überlebensvorteil [49] konnte in nachfolgenden Untersuchungen nicht bestätigt werden. Sowohl in der großen Studie der NCCTG [50] mit Gamma-Interferon als Erhaltungstherapie wie auch in der SWOG-Studie [51] mit Alpha-Interferon als Erhaltungstherapie waren keine signifikanten Überlebensunterschiede nachweisbar. Außerhalb klinischer Studien besteht daher derzeit keine Indikation zur Interferon-Erhaltungstherapie.

Tabelle 5. Neue Substanzen/Kombinationen

Literatur	Therapieplan	n = ausw. Pat. S = Stadium	Therapieresultate in %					MÜZ = mediane Überlebenszeit (Mo) 1-Jahres-Überlebensrate (1-JÜR)
			CR	PR	CR+PR	NC	PD	
Nair et al. [47]	**TAX** 175 mg/m² d 1 **DDP** 75 mg/m² d 1	n = 71 S = ED	n.a.	n.a.	**89**	n.a.	n.a.	MÜZ: 8,5 1-JÜR: 38%
Hainsworth et al. [46]	**TAX** 200 mg/m² d 1 **CBP** AUC 6 **ETP** 75 mg p.o. d 1–10	n = 79	LD 71 ED 40	20 44	91 **84**	n.a. n.a.	n.a n.a.	MÜZ: LD 18 ED 10 1-JÜR: LD 65% ED 38%
Jett et al. [48]	**TOP**[a] 1 mg/m² d 1–5 **TAX** 13 mg/m² 24 h d 1–5	n = 12 S = ED	17	75	**92**	n.a.	n.a.	MÜZ: n.a. 1-JÜR: 50%

[a] Topotecan.

6.2 Gerinnungspräparate

In einigen randomisierten Untersuchungen konnte ein Überlebensvorteil durch Gabe von heparinhaltigen Substanzen oder Kumarinderivaten erreicht werden. Thrombozytenaggregationshemmer waren in diesen Untersuchungen nicht aktiv. Die vorläufigen Ergebnisse bedürfen einer Prüfung in weiteren kontrollierten Studien.

6.3 Sonstige Therapieansätze

Noch nicht über das Stadium des experimentellen Therapieansatzes hinaus sind Untersuchungen zur Prüfung der Effektivität von modifizierten Kalziumantagonisten zur Resistenzüberwindung, monoklonalen Antikörpern gegen Wachstumsfaktoren des kleinzelligen Bronchialkarzinoms, sonstigen Hemmstoffen von Wachstumsfaktoren wie Somatostatin oder Antiandrogenen, Retinoiden in der Erhaltungstherapie sowie immunologischen Verfahren zur Antikörperinduktion gegen Oberflächenproteine.

Literatur

1. Livingston RB, Moore, TN, Heilbrun, L et al. (1978) Small cell carcinoma of the lung combined chemotherapy and radiation. A Southwest Oncology Group Study. Ann Int Med 88:194–199
2. Niederle N, Krischle, W, Schulz U et al. (1982) Untersuchungen zur kurzzeitigen Induktions- und zyklischen Erhaltungstherapie beim inoperablen kleinzelligen Bronchialkarzinom. Kli Wo 60:829–838
3. Aisner J, Whitacre M, VanEcho DA et al. (1982) Doxorubicin, Cyclophosphamide and VP 16-23 (ACE) in the Treatment of Small Cell Lung Cancer. Cancer Chemother Pharmacol 7:187–193
4. Wolf M, Drings P, Hans K et al. (1991) Alternating chemotherapy with Adriamycin/Ifosfamide/Vincristin (AIO) and either Cisplatin/Etoposide (PE) or Carboplatin/Etoposide (JE) in small cell lung cancer (SCLC). Lung Cancer 7 (Suppl), abs 527:141
5. Drings P, Bülzebruck H, Hruska D et al. (1986) EPICO für die Behandlung des kleinzelligen Bronchialkarzinoms. 3. Zwischenanalyse. Onkologie 9(Suppl 1): 14–20
6. Wolf M, Havemann K, Holle R et al. (1987) Cisplatin-Etoposide versus Ifosfamide/Etoposide combination chemotherapy in small cell lung cancer: A Multicenter German Randomized Trial. J Clin Oncol 5:1880–1889

7. Wilke H, Achterrath W, Schmoll, H-J et al. (1988) Etoposide and splitt-dose Cisplatin in small-cell lung cancer. Am J Clin Oncol 11(5):572–578

8. Jett JR, Su JQ, Maksymiuj AW et al. (1991) Phase III studies in the therapy of small cell lung cancer (SCLC): A North Central Cancer Treatment Group (NCCTG) Trial. Lung Cancer 7(Suppl), abs 387:106

9. Gatzemeier U, Hossfeld DK, Neuhaus R et al. (1992) Combination chemotherapy with Carboplatin, Etoposide and Vincristine as first-line treatment in small-cell lung cancer. J Clin Oncol 10:818–823

10. Thatcher N, Lind M, Stout R et al. (1989) Carboplatin Ifosfamid and Etoposide with unid course vincristine and thoracic radiotherapy for limited stage small cell carcinoma of the bronchus. Br J Cancer 60:98–101

11. Wolf M, Pritsch M, Drings P et al. (1991) Cyclic-alternating versus response-oriented chemotherapy in small-cell lung cancer: A German Multicenter Randomized Trial of 321 patients. J Clin Oncol 9:614–624

12. Giaccone G, Dalesio O, McVie GJ et al. (1993) Maintenance Chemotherapy in Small-Cell Lung Cancer: Long-Term Results of a Randomized Trial. J Clin Oncol 11:1230–1240

13. Bleehen NM, Fayers PM, Girling DJ et al. (1989) Controlled trial of twelve versus six courses of chemotherapy in the treatment of small-cell lung cancer. Br J Cancer 59:584–590

14. Wolf M, Havemann K (1990) Alternierende Chemotherapie beim kleinzelligen Bronchialkarzinom. Onkologie 13:157–164

15. Evans WE, Feld R, Murray N et al. (1987) Superiority of alternating non-cross-resistant chemotherapy in extensive small cell lung cancer. Ann Int Med 107:451–458

16. Feld R, Evans WK, Coy P et al. (1987) Canadien Multicenter Randomized Trial Comparing Sequential and Alternating Administration of two non-cross resistant chemotherapy combinations in patients with limited small-cell carcinoma of the lung. J Clin Oncol 5:1401–1409

17. Johnson DH, Arriagada R, Ihde DC et al. (1992) Meta analysis of Randomized Trials Evaluating the Role of Thoracic Radiotherapy (TRT) in Limited-Stage (LD) Small Cell Lung Cancer (SCLC). Proc Am Soc Clin Oncol 11:288

18. Turrisi AT, Wagner H, Glover D et al. (1990) Limited small cell lung cancer (LSCLC): Concurrent bid thoracic radiotherapy (TRT) with Platinum/Etoposide (PE): An ECOG Study. Proc Am Soc Clin Oncol, abs 887

19. McCracken JD, Janaki LM, Crowley JJ et al. (1990) Concurrent Chemotherapy/Radiochemotherapy for Limited Small-Cell Lung Carcinoma: A Southwest Oncology Group Study. J Clin Oncol 8:892–898

20. Takada M, Fukuoka M, Furuse K et al. (1996) Phase III study of concurrent versus sequential thoracic radiotherapy (TRT) in combination with cisplatin (C) and etoposide (E) for limited-stage (LS) small cell lung cancer (SCLC): Preliminary results of the Japan Clinical Oncology Group (JCOG). Proc Am Soc Clin Oncol, Vol. 15, abs 1103

21. Perry MC, Herndon, JE, Eaton WL et al. (1996) Thoracic Radiation Therapy Added to Chemotherapy in Limited Small Cell Lung Cancer: An Update of Cancer & Leukemia Group B (CALGB) Study 8083. Proc Am Soc Clin Oncol, Vol.15, abs 1150

22. Murray N, Coy P, Pater JJ et al. (1993) Imporance of Timing for Thoracic Irradiation in the Combined Modality Treatment of Limited Stage Small Cell Lung Cancer. J Clin Oncol 11:336–344

23. Nielson OS, Fock K, Bentzen S et al. (1991) Timing of Radiotherapy and Chemo-therapy in limited stage Small Cell Lung Cancer (LSCLC). Final Analysis Eur J Cancer (Suppl 2), p 182, abs 1110

24. Johnson DH, Kim K, Turrisi AT et al. (1994) Cisplatin (P)/Etoposide (E) + concur-rent Thoracic Radiotherapy (TRT) administred once versus twice daily for limited stage (LS) small cell lung cancer (SCLC). Preliminary results of an intergroup trial. Proc Am Soc Clin Oncol 13, p 33, abs 1105

25. Arringada R, LeChevalier T, Borie F et al. (1994) Randomized trial on prophylac-tic cranial irradiation (PCI) for patients with small lung cancer in complete remis-son. Proc Am Soc Clin Oncol 13, p 334, abs 1108

26. Ulsperger E, Karrer K, Denck H et al. (1991) Multimodality treatment for small cell bronchial carcinoma. European Journal of Cardiothoracic Surgery 5:306–310

27. Lad T, Thomas P, Piantadosi S et al. (1991) Surgical Resection of small-cell lung cancer – A prospective randomized Evaluation. Lung Cancer 7 (Suppl):abs 604

28. Eberhardt W, Wilke H, Stamatis G et al. (1997) Preliminary results of stage orientated multimodality treatment including surgery for selected subgroups of limited disease small cell lung cancer (SCLC). Lung Cancer, Vol.18 (Suppl 1), abs 235

29. Shepherd FA, Ginsberg RJ, Feld R et al. (1991) Surgical treatment for limited small-cell lung cancer. J Thorac Cardiovasc Surg 101:385–395

30. Souhami RL, Rudd R, Ruiz de Elvira MC et al. (1994) Randomized Trial Com-paring Weekly Versus 3-Week Chemotherapy in Small-Cell Lung Cancer: A Cancer Research Campaign Trial. J Clin Oncol 12:1806–1813

31. Crawford J, Ozer H, Stoller R et al. (1991) Reduction by granulocyte colony-stimu-lating factor of fever and neutropenia induced by chemotherapy in patients with small-cell lung cancer. N Eng J Med 325:164–170

32. Hamm J, Schiller JH, Cuffie C et al. (1994) Dose-Ranging Study of Recombinant Human Granulocyte-Macrophage Colony-Stimulating Factor in Small-Cell Lung Carcinoma. J Clin Oncol 12:2667–2676

33. Havemann K, Klausmann M, Wolf M et al. (1991) Effect of rhGM-CSF on hematopoietic reconstitution after chemotherapy in small cell lung cancer. J Cancer Res Clin Oncol 117 (Suppl IV):203–207

34. Wolf M, Hans K, Drings P et al. (1996) Treatment intensification with GM-CSF in patients with non-metastatic small cell lung cancer (NMSCLC). Results of a multi-center trial including 330 patients. Proc Am Soc Clin Oncol, Vol. 15, abs 716

35. Leyvraz S, Rosti G, Lange A et al. (1997) Early intensification chemotherapy for the treatment of small cell lung cancer (SCLC). Proc Am Soc Clin Oncol, Vol. 16, abs 1626

36. Fetscher S, Brugger W, Engelhardt R et al. (1997) Dose-intense therapy with eto-poside, ifosfamide, cisplatin, and epirubicin (VIP-E) in 100 consecutive patients with limited- and extensive disease small-cell lung cancer. Annal Oncol 8: 49–56

37. Johnson DH, Einhorn LH, Birch R et al. (1987) A randomized comparison of high-dose versus conventional-dose cyclophosphamide, doxorubicin, and vin-cristine for extensive-stage small-cell lung cancer. A phase III trial of the South-eastern Cancer Study Group. J Clin Oncol 5:1731–1738

38. Ihde DC, Mulshine JL, Kramer BS et al. (1994) Prospective Randomized Compari-son of High-Dose and Standard-Dose Etoposide and Cisplatin Chemotherapy in Patients with Extensive-Stage Small-Cell Lung Cancer. J Clin Oncol 12:2022–2034

39. Murray N, Livingston R, Shepherd F et al. (1997) A randomized study of CODE plus thoracic irradiation versus alternating CAV/EP for extensive stage small cell lung cancer (ESCLC). Proc Am Soc Clin Oncol, Vol. 16, abs 1638

40. Gatzemeier U, Heckmayr M, Neuhauss R et al. (1994) Chemotherapy of extensive small cell lung cancer - a randomized trial with carboplatin/etoposide/vincristine vs etoposide/vincristine alone. J Cancer Res Clin Oncol 120 (Suppl) R24, 05.05.05

41. Wolf M, Pritsch M, Drings P et al. (1994) Standard vs palliative Chemotherapy in metastatic small cell lung cancer. An analysis of treatment efficacy and quality of life. Lung Cancer 1 (Supp 1), p 92, abs 349

42. Bork E, Sigsgaard T, Nissen KM et al. (1991) Etoposide and Temiposide in untreated small cell lung cancer. Lung Cancer 7 (Suppl), p 121, abs 449

43. Miller AA, Herndon JE II, Hollis DR et al. (1995) Schedule Dependency of 21-Day Oral Versus 3-Day Intravenous Etoposide in Combination With Intravenous Cisplatin in Extensive-Stage Small-Cell Lung Cancer: A Randomized Phase III Study of the Cancer and Leukemia Group B. J Clin Oncol 13:1871–1879

44. Clark PI, Thatcher N, Lallemand G et al. (1997) Updated results of a randomised trial confirm that oral etoposide alone is inadequate palliative chemotherapy (CT) for small cell lung cancer (SCLC). Lung Cancer, Vol. 18 (Suppl 1), abs 42

45. Schiller JH, von Pawel J, Clarke P et al. (1997) Preliminary results of a randomized comparative phase III trial of topotecan (T) versus CAV as second-line therapy of small cell lung cancer (SCLC). Lung Cancer, Vol. 18 (Suppl 1), abs 41

46. Hainsworth JD, Gray JR, Hopkins LG et al. (1997) Paclitaxel (1-hour infusion), carboplatin, and extended schedule etoposide in small cell lung cancer (SCLC): a report on 117 patients (pts) treated by the Minnie Pearl Cancer Research Network. Proc Am Soc Clin Oncol, Vol. 16, abs 1623

47. Nair S, Marschke R, Grill J et al. (1997) A phase II study of paclitaxel (Taxol®) and Cisplatin (CDDP) in the treatment of extensive stage small cell lung cancer (ESSCLC). Proc Am Soc Clin Oncol, Vol. 16, abs 1629

48. Jett JR, Day R, Levitt M et al. (1997) Topotecan and paclitaxel in extensive stage small cell lung cancer (ED-SCLC) patients without prior therapy. Lung Cancer Vol. 18 (Suppl 1), abs 38

49. Mattson K, Niiranen A, Pyrhönen S et al. (1992) Natural Interferon Alpha as Maintenance Therapy for Small Cell Lung Cancer. Eur J Cancer 28A:1387–1391

50. Jett JR, Maksymiuk AW, Su JQ et al. (1994) Phase III Trial of Recombinant Interferon Gamma in Complete Responders With Small-Cell Lung Cancer. J Clin Oncol 12:2321–2326

51. Kelly K, Crowley JJ, Bunn PA et al. (1995) Role of Recombinant Interferon Alfa-2a Maintenance in Patients With Limited-Stage Small Cell Lung Cancer Responding to Concurrent Chemoradiation: A Southwest Oncology Group Study. J Clin Oncol 13:2924–2930

Nichtkleinzellige Bronchialkarzinome

P. Drings und M. Wannenmacher

I. Epidemiologie [1, 2, 3]

Häufigkeit: Das Bronchialkarzinom ist in den USA bei den Männern mit 35 % und bei den Frauen mit 22 % der häufigste zum Tode führende Tumor. In Deutschland gilt dies ebenfalls für die Männer, aber noch nicht für die Frauen. 80 % aller Bronchialkarzinome sind nichtkleinzellige Karzinome.

Inzidenz: ca. 40/100 000 pro Jahr.

Ätiologie: Inhalation exogener chemischer Karzinogene (Tabakrauch). Andere pulmotrope Karzinogene (Chrom, Nickel, Beryllium, alkylierende Verbindungen, Vinylchlorid, Arsenverbindungen und Radon) spielen nur eine untergeordnete Rolle.

II. Pathologie und Stadieneinteilung

1 Pathologie

Die histologische Klassifikation erfolgt nach der überarbeiteten Fassung der Weltgesundheitsorganisation von 1981 [4]. Danach werden 3 Tumortypen nichtkleinzelliger Karzinome unterschieden:

I.   Plattenepithelkarzinom (epidermoidales Karzinom),
     Variante: spindelzelliges Plattenepithelkarzinom.
II. Adenokarzinome
     1. azinäres Adenokarzinom,
     2. papilläres Adenokarzinom,
     3. bronchiolo-alveoläres Karzinom,
     4. solides, schleimbildendes Adenokarzinom.
III. Großzelliges Bronchialkarzinom
     1. großzelliges Karzinom mit Riesenzellen,
     2. hellzelliges Bronchialkarzinom.

Das Plattenepithelkarzinom dominiert beim Manne, das Adenokarzinom bei der Frau (Tabelle 1). Bei allen Plattenepithelkarzinomen und Adenokarzinomen ist die Angabe des Differenzierungsgrades möglich:

GX: Differenzierungsgrad nicht bestimmbar,
G1: gut differenziert,
G2: mäßig differenziert,
G3: wenig differenziert/undifferenziert.

Untersuchungen mehrerer Gewebeproben aus verschiedenen Abschnitten eines Tumors belegen die besonders große Heterogenität mit variabler Expression biologisch verschiedener Tumortypen bei hoher genetischer Instabilität [5].

Tabelle 1. Verteilung der verschiedenen histologischen Subtypen des Bronchialkarzinoms in Beziehung zum Geschlecht (n = 3823)

Histologischer Typ	Männer	(n)	Frauen	(n)
Kleinzelliges Karzinom	22%	(696)	20%	(116)
Plattenepithelkarzinom	40%	(1292)	20%	(116)
Adenokarzinom	24%	(771)	46%	(271)
Großzelliges Karzinom	7%	(239)	8%	(45)
Mischtyp	7%	(243)	6%	(34)
Gesamt	100%	(3241)	100%	(582)

2 Stadieneinteilung

Die anatomische Tumorausbreitung wird nach den Regeln der UICC entsprechend der letzten Fassung des TNM-System aus dem Jahre 1997 klassifiziert [6]:

Kurzgefaßte TNM-Klassifikation (UICC)

T	*Primärtumor*
TX	Positive Zytologie
T1	≤ 3 cm
T2	> 3 cm, Hauptbronchus ≥ 2 cm von der Carina, Invasion von viszeraler Pleura, partielle Atelektase
T3	Brustwand, Zwerchfell, Perikard, mediastinale Pleura, mediastinale Pleura, Hauptbronchus < 2 cm von der Carina, totale Atelektase
T4	Mediastinum, Herz, große Gefäße, Carina, Trachea, Ösophagus, getrennte Tumorherde im selben Lappen, maligner Erguß
N	*Lymphknoten*
N1	Ipsilaterale peribronchiale/hiläre Lymphknoten
N2	Ipsilaterale mediastinale/subkarinale Lymphknoten
N3	Kontralaterale mediastinale, hiläre, ipsi- oder kontralaterale Skalenus- oder supraklavikuläre Lymphknoten
M	*Fernmetastasen*
M0	Nicht nachweisbar
M1	Fernmetastasen, einschließlich vom Primärtumor getrennter Tumorherde in einem anderen Lungenlappen (ipsilateral oder kontralateral)

Stadieneinteilung (UICC 1997)

Okkultes Karzinom	TX	N0	M0
Stadium 0	Tis	N0	M0
Stadium I A	T1	N0	M0
Stadium I B	T2	N0	M0
Stadium II A	T1	N1	M0
Stadium II B	T2	N1	M0
	T3	N0	M0
Stadium III A	T1	N2	M0
	T2	N2	M0
	T3	N1, N2	M0
Stadium III B	jedes T	N3	M0
	T4	jedes N	M0
Stadium IV	jedes T	jedes N	M1

3 Prognose

Die 5-Jahres-Überlebensrate beträgt in kumulativen Statistiken 5–10%. Eine eigene Analyse [7] ergab ohne Berücksichtigung der Therapie: 1-Jahres-Überlebensrate 37%, 3-Jahres-Überlebensrate 13%, 5-Jahres-Überlebensrate 8%. Die anatomische Ausdehnung ([8], Abb. 1) und der histologische Typ des Tumors sowie der Leistungsindex des Patienten sind im Hinblick auf die Prognose und für die therapeutische Entscheidung die wichtigsten Variablen.

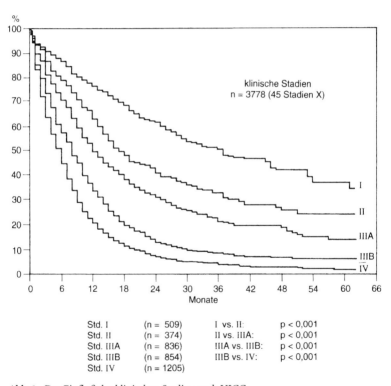

Std. I	(n = 509)	I vs. II:	p < 0,001
Std. II	(n = 374)	II vs. IIIA:	p < 0,001
Std. IIIA	(n = 836)	IIIA vs. IIIB:	p < 0,001
Std. IIIB	(n = 854)	IIIB vs. IV:	p < 0,001
Std. IV	(n = 1205)		

Abb. 1. Der Einfluß der klinischen Stadien nach UICC

III. Diagnostik

Die diagnostischen Maßnahmen orientieren sich an den möglichen therapeutischen Konsequenzen und der individuellen subjektiven Belastbarkeit des Patienten. Es hat sich die Unterteilung bei diagnostischen Verfahren in ein obligatorisches Minimaluntersuchungsprogramm, eine weiterführende Diagnostik sowie in ein Untersuchungsprogramm zur präoperativen Risikoabgrenzung bewährt.

1 Obligatorisches Minimaluntersuchungsprogramm

- Allgemeine und spezielle Anamnese (es gibt keine spezifischen Beschwerden!)
- Klinische Untersuchung
- Basislaboruntersuchungen (BSG, großes Blutbild, y-GT, alkalische Phosphatase und LDH)
- Röntgenaufnahmen in 2 Ebenen (ggf. Durchleuchtung)
- Tomographie (je nach Befunderhebung s. o.)
- Sputumzytologie (3mal an verschiedenen Tagen)
- Bronchoskopie

2 Weiterführende Diagnostik

- Computertomographie des Thorax
- Magnetresonanztomographie
- Angiographische Untersuchungen
- Bronchographie
- Feinnadelbiopsie
- Mediastinoskopie
- Thorakoskopie mit Erweiterungsmöglichkeit zur diagnostischen Thorakotomie
- Untersuchungen zum Ausschluß von Fernmetastasen
  - Skelettszintigramm (Röntgenaufnahme des Skeletts nur bei verdächtigem Szintigraphiebefund oder entsprechender Symptomatik)
  - Sonogramm oder Computertomogramm des Oberbauches (bei fraglichen Befunden Laparoskopie)

– Computertomogramm des Gehirns nur bei entsprechender Symptomatik (Ausnahme: ab Stadium III bei geplanter Operation).

3 Untersuchungsprogramm zur präoperativen Risikoabgrenzung

IV. Behandlungsstrategie (s. Abb. 2 und Tabelle 2)

1 Chirurgische Therapiemaßnahmen

1.1 Potentiell kurative chirurgische Therapie

Der radikale chirurgische Eingriff gilt bei operablen nichtkleinzelligen Bronchialkarzinomen bis hin zum Stadium T3 N1 M0 als Behandlung der

Tabelle 2. Behandlungsstrategie des nichtkleinzelligen Bronchialkarzinoms

Stadium	Chirurgie	Radiotherapie	Chemotherapie
I	Ja	Nein	Nein
II	Ja	Nein	Nein
IIIa	Ja	Ja bei Inoperabilität, wenn möglich in Kombination mit der Chemotherapie; präoperativ bei Pancoast-Tumor, postoperativ bei N2 und/oder R1 + R2	Ja bevorzugt präoperativ; adjuvant in klinischer Prüfung
IIIb	Selten	Ja primär, wenn möglich in Kombination mit der Chemotherapie oder nach Operation	Ja bevorzugt in Verbindung mit der Radiotherapie
IV	Nein (Ausnahme Palliation)	Ja pallitativ und/oder	Ja palliativ

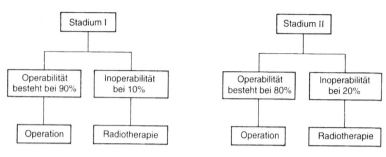

Abb. 2a. Behandlungsstrategien in den Stadien I + II

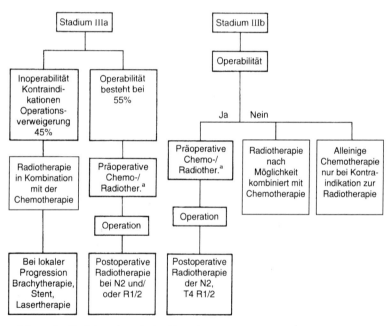

[a] Präoperative Radiotherapie und/oder Chemotherapie werden in den letzten Jahren auf der Grundlage der Ergebnisse klinischer Studien zunehmend empfohlen.

Abb. 2b. Behandlungsstrategien in den Stadien IIIa + IIIb

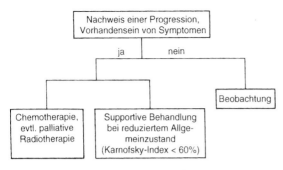

Abb. 2 c. Behandlungsstrategien im Stadium IV

1. Wahl. Er bietet die höchste Heilungschance und ist damit allen anderen Therapiemodalitäten überlegen [9]. Bei TX N2 M0 (Stad. IIIa) erfolgt die Operation bei günstiger individueller Konstellation. Eine mit kurativem Ziel eingeleitete Resektionsbehandlung ist hierbei höchstens bei 30% möglich. Lokalisation und Größe des Tumors sowie die Atemreserven des Patienten bestimmen das Ausmaß des operativen Eingriffs. Lobektomie und Pneumonektomie gelten als die Standardverfahren, während Lappenteilresektionen nur auf Ausnahmen begrenzt werden sollten. Die Entscheidung zur erweiterten Pneumonektomie unter Mitnahme benachbarter Strukturen wird individuell getroffen. Mit den sog. organerhaltenden Operationen gelingt es, die Pneumonektomie, die früher chirurgisches Standardverfahren war, zu umgehen. Es müssen sämtliche intrathorakale Lymphknoten im Sinne einer radikalen Lymphknotendissektion entfernt werden. Erst durch die radikale Entfernung der Lymphknoten mit der entsprechenden Aufarbeitung erhält man eine exakte postoperative TNM-Klassifizierung für das weitere therapeutische Vorgehen. Die Prognose wird hierdurch deutlich verbessert.

Intraoperativ wird an den jeweiligen Absetzungsstellen durch Schnellschnittuntersuchungen die Radikalität gesichert. Dies gilt nicht nur für den Bronchialbaum, sondern auch für die großen Gefäße: Lungenvenen und -arterien.

Die kumulativen 5-Jahres-Überlebensraten betragen gegenwärtig für die Patienten des postoperativen Stadiums I 50–60%, des Stadiums II 15–20% und des postchirurgischen Stadiums III 10–12% (Tabelle 3 [10]).

Tabelle 3. Ergebnisse der chirurgischen Therapie des nichtkleinzelligen Bronchialkarzinoms (radikale Resektion – R0, n = 1065, [10])

pTNM	N	1 J (%)	3 J (%)	5 J (%)	Mediane ÜLZ (Monate)
I A (T1N0M0)	120	94	81	73	n. d.
I B (T2N0M0)	295	83	65	53	61
II	226	77	46	36	31
III A	259	66	37	20	21
III B	103	51	20	12	13
IV (pulm.)	45	56	38	20	19
IV (andere)	17	53	16	8	14

1.2 Palliative chirurgische Therapie

Bei bedingter oder sicher nicht kurativer Operabilität wird palliativ zur befristeten Beseitigung von Beschwerden operiert bei Tumorblutungen, poststenotischen Komplikationen, unbeeinflußbaren Schmerzen bei Tumoreinbruch in die Brustwand nach Versagen anderer Therapieverfahren sowie bei Metastasen (z. B. frakturgefährdende Osteolysen im Bereich der Extremitäten, solitäre Hirnmetastasen).

2 Strahlentherapie

2.1 Primäre kurative Strahlentherapie

Die Indikation besteht, wenn aus allgemeinen oder technischen Gründen eine Operation nicht möglich ist oder diese vom Patienten verweigert wird. Es sind 5-Jahres-Überlebensraten von 5–15 % erreichbar, wenn die erforderlichen Referenzdosen von 60–70 Gy in 6–8 Wochen appliziert wurden [11]. Die mediane Überlebenszeit wird, unabhängig von Dosis und Tumorgröße, bei inoperablen Patienten mit bis zu 1,5 Jahren angegeben.

2.2 Postoperative Strahlentherapie

Die Indikation besteht in den Tumorstadien N2 und N3 sowie bei inkompletter Resektion. In den Stadien T3 und T4 ist eine postoperative Radiotherapie zu erwägen. Das Zielvolumen umfaßt das ehemalige Tumorgewebe und das Mediastinum. Die Referenzdosen betragen 50–60 Gy in 5–7 Wochen. Man erreicht damit eine Verminderung der Rate lokaler Rezidive um durchschnittlich 10% [11a]. In einigen Studien wird auch über eine Verlängerung der Überlebenszeit der Patienten berichtet. Dies gilt besonders beim Einsatz moderner Techniken wie Linearbeschleuniger und CT-gesteuerter Bestrahlungsplanung [11b].

2.3 Präoperative Bestrahlung

In Form der Kurzzeitvorbestrahlung werden beim Pancoast-Tumor 40 Gy in Einzeldosen von 2 Gy auf den Tumor sowie das obere und mittlere Mediastinum appliziert. Die Operation erfolgt nach kurzem Intervall von wenigen Tagen. Postoperativ erfolgt eine Aufsättigung in üblicher Fraktionierung mit weiteren 20 Gy.

Nach einer Literaturzusammenstellung von Neal et al. [11c] wird die präoperative Bestrahlung beim Pancoast-Tumor vorwiegend kleinfraktioniert mit moderaten Dosen durchgeführt. Es werden 5-Jahres-Überlebensraten von 30–50% erreicht. Während früher die Komplikationen unter einer Kombination von Radiotherapie und Operation sehr hoch waren, hat sich die Situation durch Verbesserung der Operationstechniken, der postoperativen Pflege und der Strahlentherapie verbessert. Im Vordergrund für die Prognose steht die lokale Kontrolle [11d]. Nach den Erfahrungen mit den i.allg. zur Behandlung kommenden Tumorvolumina dürfte eine alleinige Strahlentherapie zur lokalen Kontrolle nicht ausreichen. Wegen der nur geringen Fallzahlen existieren keine systematischen Beobachtungsserien, die den Wert des kombinierten Vorgehens oder gar der Fraktionierung klären [11e].

2.4 Palliative Bestrahlung

Sie wird durchgeführt zur Verhinderung tumorbedingter Komplikationen und zur Beeinflussung von Beschwerden. Die palliative Zielsetzung läßt Referenzdosen von bis zu 40 Gy in 4–5 Wochen als ausreichend erscheinen. Die symptomatische Wirkung beträgt bei Hämoptysen 84%, Schmerzen 66%, Atelektasen 23%, Dyspnoe 60%, Recurrensparese 6% und Hustenreiz 60% [11, 12].

3 Chemotherapie (s. Tabellen 4–7)

Im disseminierten Stadium IV ist nur eine zeitlich außerordentlich befristete und rein palliative Wirkung erreichbar [13]. Bei einem noch beschwerdefreien Patienten mit einem fortgeschrittenen, inoperablen nichtkleinzelligen Bronchialkarzinom gilt eine abwartende Haltung zur Chemotherapie als berechtigt. Die Entscheidung zur Behandlung fällt leichter, wenn durch kurzfristige Kontrolluntersuchungen eine rasche Tumorprogredienz erkennbar ist oder der Patient bereits unter tumorbedingten Beschwerden leidet.

Auf der Grundlage der Ergebnisse von Therapiestudien der letzten Jahre kann eine Einschätzung der Chemotherapie beim nichtkleinzelligen Bronchialkarzinom gegenwärtig nicht mehr nur auf ihren palliativen Einsatz im Tumorstadium IV oder auf die Toxizität und die eher beschränkten Vorteile einer Cisplatin-haltigen Kombinationstherapie beschränkt bleiben. Es stehen gegenwärtig zahlreiche neue Medikamente zur Verfügung, die wegen ihres günstigen Nebenwirkungsprofils für die palliative Therapie in einem besonderen Maße geeignet sind und deshalb die noch bestehende Zurückhaltung gegenüber einer Cisplatin-haltigen Kombinationsbehandlung überwinden könnten.

Im Stadium III wird der Chemotherapie in Kombination mit der Operation und/oder Radiotherapie zunehmend ein kuratives Potential zugesprochen.

3.1 Monochemotherapie

Aus den Phase-II-Studien der letzten Jahre konnten nur wenige Substanzen mit antineoplastischem Effekt bei diesen Tumoren identifiziert werden (Tabelle 4). Die Remissionsraten variieren zwischen 13 und 35 % [14, 15, 16]. Immer handelt es sich um partielle Remissionen von kurzer Dauer (2–4 Monate). Die Monochemotherapie ist bezüglich der Remissionsraten der Polychemotherapie unterlegen, hinsichtlich der Überlebenszeit jedoch durchaus gleichwertig [85].

3.2 Polychemotherapie

Es werden im disseminierten Stadium Remissionsraten zwischen 25 und 45 % erwartet (Tabelle 5 und 6 [13, 17, 18, 19, 20, 21]). Die mediane Überlebensdauer aller behandelten Patienten beträgt 6–9 Monate. Responder

Tabelle 4. Monochemotherapie, kumulative Zusammenstellung der Remissionsraten der wirksamsten Zytostatika beim nichtkleinzelligen Bronchialkarzinom. (Nach [14, 15, 16]

Zytostatikum	Remissionsrate (%)	Patienten
Ifosfamid	26	420
Cisplatin	20	546
Mitomycin C	20	115
Vincristin	20	287
Etoposid	17	268
Carboplatin	13	116
neue Substanzen:		
Docetaxel	35	194
CPT-11	28	107
Vinorelbin	27	319
Paclitaxel	23	165
Gemcitabin	21	298

Tabelle 5. Polychemotherapie mit verschiedenen Zytostatikakombinationen – kumulative Analyse. (Nach [13, 16, 17])

Verfahren	Remissionsraten (%)	Patienten (n)
IFO/VP	24	148
IFO/Mi	29	110
Mi/IFO/VDS	45	117
DDP/VDS	35	426
DDP/VP	30	446
DDP/IFO	35	71
Mi/IFO/DDP	51	205
Mi/VDS/DDP	46	184
DDP/VP/IFO	41	204
DDP plus neue Substanzen:		
DDP/Paclitaxel	31	48
DDP/Docetaxel	40	63
DDP/Navelbin	39	98
DDP/CPT-11	50	60
DDP/Gemcitabin	46	157

IFO = Ifosfamid, VP = Etoposid, Mi = Mitomycin C, VDS = Vindesin, DDP = Cisplatin.

Tabelle 6. Nichtkleinzellige Bronchialkarzinome: Auswahl verschiedener Schemata der Polychemotherapie

Quelle	Therapieplan	n = aw. Pat. S = Stadium H = Histologie v = vorbehandelt	Therapieresultate in %					RD = Remissionsdauer ÜZ = Überlebenszeit Median (Monate)
			CR	PR	CR + PR	NC	PD	
Wilke et al. 1987 [28]	DDP 60 mg/m² i.v. d 1 + 7 ETP 130 mg/m² i.v. d 3–5 q 3 Wo	n = 50 S = LD 14 ED 36 H = Adeno 20 Platten 27 großzell. 3 v = 0	10	44	**54**	na	na	RD: 11 LD: 15 ED: 8 ÜZ: alle: 11 CR + PR: 16
Longeval et al. 1982 [29]	DDP 60 mg/m² i.v. d 1 ETP 120 mg/m² i.v. d 3 + 5 + 7 q 3 Wo	n = 94 S = LD 40 ED 54 H = Adeno 22 Platten 72 v = 25	4	34	**38**	na	na	RD: alle 9 ÜZ: alle: 7 CR + PR: 15
Wolf et al. 1988 [36]	DDP 120 mg/m² i.v. d 1 ETP 100 mg/m² i.v. d 4–6 VDS 3 mg/m² i.v. d 1 q 4 Wo × 4	n = 116 S = LD = 38 ED = 78 H = Adeno 20 Platten 65 großzell. 19 Mischform 11 v = 0	3	23	**26**	17	43	RD: na ÜZ: 14,4

Studie	Schema							RD / ÜZ
Gralla et al. 1981 [30]	DDP 120 mg/m² i.v. d 1 + 29 danach q 6 Wo VDS 3 mg/m² i.v. d 1 q 1 Wo × 6, danach q 2 Wo	n = 40 S = ED H = Adeno 30 Platten 10 v = 0	12,5	27,5	40	25	35	RD: 12 ÜZ: CR + PR: 21,7
	DDP 60 mg/m² i.v. d 1 + 29 danach q 6 Wo VDS 3 mg/m² i.v. d 1 q 1 Wo × 6, danach q 2 Wo	n = 41 S = ED H = Adeno 27 Platten 14 v = 0	7	39	46	34	20	RD: 5,5 ÜZ: CR + PR: 10
Drings et al. 1986 [31]	DDP 75 mg/m² i.v. d 1 IFS 2 g/m² i.v. d 1–5	n = 72 S = LD 15 ED 57 H = Adeno 27 Platten 36 großzell. 9 v = 0	6	30	36	18	46	RD: 9 ÜZ: 8,3 alle CR + PR: 11,5 Nonrespond.: 3,9
	IFS 2 g/m² i.v. d 1–5 ETP 120 mg/m² i.v. d 1–3 q 4 Wo	n = 91 S = LD 10 ED 81 H = Adeno 34 Platten 34 großzell. 23	1	26	27	40	33	RD: 4 ÜZ: 8
Shephard et al. 1992 [32]	IFS 4 g/m² i.v. d 1 DDP 25 mg/m² i.v. d 1–3 ETP 100 mg/m² i.v. d 1–3 q 4 Wo	n = 47 S = LD 8 ED 39 H = Adeno 27 Platten 10 großzell. 10 v = 0	7	30	37	na	na	RD: 7 + ÜZ: 6

Tabelle 6 (Fortsetzung)

Quelle	Therapieplan	n = aw. Pat. S = Stadium H = Histologie v = vorbehandelt	Therapieresultate in %					RD = Remissionsdauer ÜZ = Überlebenszeit Median (Monate)
			CR	PR	CR + PR	NC	PD	
Shirinian et al. 1992 [33]	DDP 20 mg/m² DI 4 h d 1–3 IFS 1800 mg/m² 24 h d 1–3 ETP 80 mg/m² i.v. d 1–3	n = 37 S = ED 37 H = Adeno 27 Platten 10 v = Radioth. 15	3	38	41	24	35	RD: 4,5 ÜZ: Berechnung noch nicht möglich; 17 Patienten leben nach 9 Monaten
Cullen et al. 1988 [34]	MIM 6 mg/m² i.v. d 1 IFS 3 g/m² DI, 1 h d 1 DDP 50 mg/m² DI, 1 h d 1 q 3 Wo × 4	n = 66 S = LD 46 ED 20 H = Adeno 10 Platten 56 v = 0	11	45	56	na	na	RD: 8,8 ÜZ: 9,2 CR + PR: 12 Nonresponder: 5
Rohr et al. 1991 [35]	MIM 6 mg/m² i.v. d 1 CBP 400 mg/m² i.v. d 1 IFS 5 g/m² DI 24 h q 4 Wo × 4	n = 34	3	29	32	40	28	RD: CR + PR: 6 NC: 5 ÜZ: 9,8 +
Kris et al. 1986 [37]	MIM 8 mg/m² i.v. d 1 + 29 + 71 VDS 3 mg/m² i.v. d 1 + 8 + 15 + 22 + 29, danach q 2 Wo DDP 120 mg/m² d 1 + 29, danach q 6–8 Wo	n = 87 S = ED = 59 LD = 28 H = Adeno 54 Platten 22 großzell. 11 v = Radioth. 8	7	53	60	30	10	RD: na ÜZ: 11 LD: 13 + ED: 9,5

Studie	Therapie							Ergebnis
Miller et al. 1986 [38]	MIM 10 mg/m² i.v. d 1 VDS 3 mg/m² i.v. d 1 + 22 DDP 50 mg/m² i.v. d 1 + 22 q 6 Wo	n = 97 S = ED H = Adeno 43 Platten 40 großzell. 9 andere 5 v = 0	7	26	**33**	–	–	RD: 6 CR: 8 PR: 5 ÜZ: 6
Sculier et al. 1986 [39]	MIM 15 mg/m² i.v. d 1 (bei vorbehandelten Pat. 10 mg/m²) q 4 Wo VDS 3 mg/m² i.v. d 1 + 8 + 15 nach 2 Zyklen q 2 Wo	n = 43 S = inoperabel H = Adeno 13 Platten 26 großzell. 4 v = 16	2	21	**23**	20	57	RD: n.a. ÜZ: 5
Gatzemeier et al. 1987 [40]	MIM 10 mg/m² i.v. d 1 VDS 3 mg/m² i.v. d 1 IFS 1,5 g/m² i.v. d 1–5 q 4 Wo	n = 61 S = LD 19 ED 42 H = Adeno 6 Platten 46 großzell. 9 v = 9	7	44	**51**	42	7	RD: n.a. 9 + ÜZ: CR + PR: 14 + Nonresponder: 8
Le Chevalier et al. 1994 [86]	DDP 120 mg/m² i.v. d 1 + 29 danach alle 6 Wo VNR 30 mg/m² 1×/Wo	n = 206 S = LD 81 ED 102 H = Adeno 65 Platten 115 großzell. 26	n.a.	n.a.	**30**	n.a.	n.a.	ÜZ: 10

Tabelle 6 (Fortsetzung)

Quelle	Therapieplan	n = aw. Pat. S = Stadium H = Histologie v = vorbehandelt	Therapieresultate in %					RD = Remissionsdauer ÜZ = Überlebenszeit Median (Monate)
			CR	PR	CR + PR	NC	PD	
Bonomi et al. 1996 [87]	**DDP** 75 mg/m² i.v. **TAX** 135 mg/m² (24 h-Infusion); q 4 Wo	n = 180	n.a.	n.a.	**26,5**	n.a.	n.a.	ÜZ: 9,6
	DDP 75 mg/m² i.v. **TAX** 250 mg/m² (24 h-Infusion) + G-CSF; q 3 Wo	n = 180	n.a	n.a.	**32**	n.a.	n.a.	ÜZ: 10
Langer et al. 1995 [88]	**TAX** 135–215 mg/m² (24 h-Infusion) **CBP** AUC 7,5 mg/ml/min	n = 54 S = LD 4 ED 50 H = versch.	9	53	**62**	28	10	ÜZ: 13
Mattson et al. 1997 [89]	**TXT** 100 mg/m² i.v. d 1 in den Zyklen 1, 3 + 5 **DDP** 120 mg/m² i.v. d 1 in den Zyklen 2, 4 + 6 q 3 Wo	n = 44 S = LD 12 ED 32 H = Adeno 16 Platten 20 Großzell. 8	n.a.	n.a.	**30**	n.a.	n.a.	RD: 11
Facere et al. 1998 [95]	**TXT** 75 mg/m² i.v. d1, **DDP** 75 mg/m² i.v. d1, q 3 Wo	n = 53 S = LD 24 ED 23	n.a.	40	**40**	n.a.	n.a.	n.a.
Abratt et al. 1997 [90]	**GEM** 1000 mg/m² i.v. d 1, 8 + 15 **DDP** 100 mg/m² i.v. d 15 q 4 Wo	n = 50	4	48	**52**	n.a.	n.a.	ÜZ: 13

Tabelle 7. Therapieverfahren zum Vergleich der Chemotherapie mit Beobachtung bzw. supportiver Therapie

Autoren	Pa-tien-ten (n)	Therapie-verfahren	Remis-sions-rate	Mediane Überlebens-dauer	p-Wert
Durrant et al. 1971 [41]	63 63	Mechlorethamin Supportive Therapie	N.B. –	8,7 M. 8,4 M.	NS
Langing et al. 1975 [42]	61 67 60	Procarbazin Supportive Therapie M-VBL-PROC-PDL	N.B. – N.B.	27 Wo. 31 Wo. 11 Wo.	NS
Cormier et al. 1972 [43]	20 19	MTX-ADM-CPM-CCNU Supportive Therapie	35 –	31 Wo. 9 Wo.	< 0,0005
Rapp et al. 1988 [27]	87 85 61	DDP-VDS CPM-ADM-DDP Supportive Therapie	25 15 –	33 Wo. 25 Wo. 17 Wo.	0,01 0,05
Ganz et al. 1989 [44]	22 26	DDP-VBL Supportive Therapie	22 –	20 Wo. 14 Wo.	NS
Woods et al. 1990 [45]	97 91	DDP-VDS Supportive Therapie	28 –	27 Wo. 17 Wo.	NS
Cellerino et al. 1991 [46]	44 45	CPM-Epi-ADM-DDP plus MTX-ETP-CCNU Supportive Therapie	74 –	8,5 M. 5 M.	NS
Kassa et al. 1991 [47]	44 43	DDP-ETP Supportive Therapie	11 –	5 M. 3,8 M.	NS

NB nicht berichtet, *NS* nichtsignifikant, *M-VBL-PROC-PDL* Mechlorethemin/Vinblastin/Procarbazin/Prednisolon, *DDP-VDS* Cisplatin/Vindesin, *CPM-ADM-DDP* Cyclophosphamid/Adriamycin/Cisplatin, *CPM-Epi-ADM-DDP plus MTX-ETP-CCNU* Cyclophosphamid/Epirubicin/Cisplatin plus Methotrexat/Etoposid/Lomustin, *DDP-VBL* Cisplatin/Vinblastin, *DDP-ETP* Cisplatin/Vepesid, *DDP-VDS* Cisplatin/Vindesin, *MTX-ADM-CPM-CCNU (MACC)* Methotrexat/Adriamycin/Cyclophosphamid/CCNU.

dürfen mit einer medianen Überlebensdauer von 12–15 Monaten rechnen, während Patienten mit Tumorprogression unter der Behandlung nur 3–4 Monate überleben. Bei einem kleinen Teil der Patienten (ca. 5%) werden komplette Remissionen erzielt. Die Remissionen halten in der Regel durchschnittlich 6 Monate an.

Beispiele für gegenwärtig übliche Zytostatikakombinationen sind: Cisplatin/Vindesin, Cisplatin/Etoposid, Cisplatin/Ifosfamid, Cisplatin/Ifosfamid/Etoposid, Mitomycin/Ifosfamid/Cisplatin. Kein Verfahren konnte sich als Therapie der 1. Wahl unumstritten durchsetzen. Geringgradige Unterschiede in den Remissionsraten und Überlebensdauern der Patienten wird man eher auf Variationen der bekannten prognostischen Faktoren zurückführen als auf das Therapieverfahren selbst beziehen dürfen. Bisher ist kein sicherer Einfluß der Chemotherapie auf die niedrigere Überlebensdauer der Patienten erkennbar (Tabelle 7, [27]). Bei dieser bisher ausschließlichen palliativen Behandlung müssen die Belastungen für den Patienten mit der zu erwartenden Einschränkung der Lebensqualität [22] besonders stark beachtet werden.

3.3 Kombination der Chemotherapie mit der Radiotherapie

Strategien zur Kombination der Chemotherapie mit der Strahlentherapie im Stadium III beinhalten den sequentiellen, den simultanen, und den alternierenden Einsatz beider Modalitäten. Hiermit sind eine verbesserte Tumorkontrolle und auch eine Verlängerung der Überlebenszeiten der Patienten erreichbar [26, 48, 49].

Aus den bisher durchgeführten umfangreichen Studien zur kombinierten Chemo-/Radiotherapie des nichtkleinzelligen Bronchialkarzinoms im Stadium III sind in der Tabelle 8 einige repräsentative Beispiele dargestellt. Die Ergebnisse verschiedener Studien bestätigen, daß durch den kombinierten Einsatz von Chemotherapie und Radiotherapie die Entwicklung von Fernmetastasen signifikant reduziert wird. Einige Studien ergaben auch Hinweise auf eine bessere lokale Kontrolle des Primärtumors, andere hingegen bestätigen diese Wirkung nicht, denn unabhängig davon, ob die Patienten nur bestrahlt oder kombiniert behandelt wurden, war eine hohe Rate lokaler Rezidive festzustellen. Weitere Möglichkeiten zur Verbesserung der lokalen Tumorkontrolle werden in einer intensiveren Induktionschemotherapie mit einer Ausdehnung auf bis zu 4 Behandlungszyklen, in einer Hyperfaktionierung der Radiotherapie und in einer Fortsetzung der Chemotherapie nach Abschluß der Radiotherapie gesehen.

Tabelle 8. Beispiele randomisierter Studien zur Radiotherapie allein versus Kombination von Radiotherapie und Chemotherapie im Stadium III

Autoren	Chemo-therapie	Radio-therapie	Pat. (n)	Med. Über-lebensdauer (Monate)	3 JÜR (%)
Mattson et al. 1988 [50]	CPM/DDP/ADM	55 Gy	119	10,9	6
	–	55 Gy	119	(ns) 10,2	(ns) 8
Dillman et al. 1996 [51]	DDP/VBL	60 Gy	78	13,7	23
	–	60 Gy	77	9,6	(0,0066) 11
Morton et al. 1991 [52]	MACC	60 Gy	56	10,3	21 (2 J)
	–	60 Gy	58	(ns) 10,4	(ns) 16 (2 J)
Le Chevalier et al. 1992 [53][a]	VDS/CPM/DDP/CCNU	65 Gy	165	12	11
	–	65 Gy	167	10	(0,02) 5
Schaake-Koning et al. 1992 [26]	DDP wöchent.	55 Gy	110	n.a.	13 (0,04 vs. RT allein)
	DDP tgl.	55 Gy	107	n.a.	16 (0,009 vs. RT allein)
	–	55 Gy	114	n.a.	2
Sause et al. 1994 [81]	DDP/VBL	60 Gy	150	13,8	60 (1 J)
	DDP/VBL	60 Gy (HF)	150	12,3	51 (1 J)
	–	60 Gy	150	11,4	(0,03) 46 (1 J)
Wolf et al. 1994 [91]	IFS/VDS	50 Gy + DDP	37	9,0	12 (2 J)
	–	50 Gy + DDP	41	p = 0,016 13,7	24 (2 J)
Jeremic et al. 1996 [92]	CBP/ETP	70 Gy	66	22	23 (4 J)
	–	70 Gy	65	p = 0,021 14	9 (4 J)
Stewart u. Pignon 1995 [93]	DDP in ver-schied. Komb.	50–65 Gy	88	n.a.	4,8 (5 J)
	–	50–65 Gy	89	n.a.	2,8 (5 J)

MACC Methotrexat/Adriamycin/Cyclophosphamid/CCNU.
[a] Fernmetastasierungsrate nach 1 Jahr: 67 % vs. 45 % (p = 0,002).

3.4 Adjuvante Chemotherapie

Nicht-kleinzellige Bronchialkarzinome entwickeln bei 65–75 % der Patienten im weiteren Krankheitsverlauf trotz primär potentiell kurativer Behandlung Fernmetastasen. Wegen dieser schlechten Prognose selbst des operierten Bronchialkarzinoms wurden in den 70er Jahren mehrere Studien zur adjuvanten Chemotherapie durchgeführt. Ein positiver Effekt war jedoch nicht erkennbar. Nach der weiteren Verbesserung der Chemotherapie wurden erneute Versuche unternommen. Es liegen bisher aber nur vereinzelte und in der Regel erst vorläufige Resultate vor [23]. Sie ergeben einen positiven Trend zugunsten der adjuvanten Chemotherapie. Außerhalb klinischer Studien kann gegenwärtig aber die adjuvante Chemotherapie beim nicht-kleinzelligen Bronchialkarzinom nicht empfohlen werden.

3.5 Präoperative Induktionschemotherapie

Im Verlauf der letzten Dekade wurde in klinischen Studien die Chemotherapie der Operation vorangestellt, um die Primärtumormasse zu verkleinern, damit die Möglichkeiten der chirurgischen Resektion zu verbessern und potentiell vorhandene Mikrometastasen zu zerstören. Von diesem Konzept erwartet man eine bessere lokale Tumorkontrolle, ein längeres rezidivfreies Überleben und eine längere Gesamtüberlebenszeit der Patienten. Es wurden Termini wie „neoadjuvante Chemotherapie", medikamentöses „down staging" oder auch „präoperative Chemotherapie" verwendet. Nach allgemeiner Übereinkunft sollten sie zugunsten des Begriffes „Induktionschemotherapie" ersetzt werden.

In der überwiegenden Zahl wurde nur die Chemotherapie präoperativ eingesetzt (Tabelle 9). Es wurde jedoch auch versucht, diese systemische Chemotherapie mit einer lokalen Modalität, nämlich der Radiotherapie vor der späteren Operation zu kombinieren (Tabelle 10). Hiermit wollte man die lokale Wirkung verstärken und die Voraussetzungen für die Operation zusätzlich verbessern. Die Ergebnisse aus diesen Untersuchungen geben Anlaß zu neuer Hoffnung, denn die Effektivität der Polychemotherapie unter Verwendung von Vincaalkaloiden, Cisplatin mit oder ohne Mitomycin bzw. Ifosfamid ist als Induktionschemotherapie im Tumorstadium III höher zu veranschlagen, als im Stadium der Tumordissemination [54, 55, 56]. Objektive Tumorrückbildungen werden bei 30–75 % der Patienten beschrieben. Der Anteil kompletter Remissionen wird mit etwa

Tabelle 9. Beispiele für eine Induktionschemotherapie im Stadium III des nichtkleinzelligen Bronchialkarzinoms

Autoren	Jahr	n	Remissionsrate (%)	Resektionsrate	Mediane Überlebenszeit (Monate)
Bitran et al. [61]	1986	20	70	3/3	9
Takita et al. [62]	1986	29	61	29/29	30,5
Israel et al. [63]	1986	22	82	22/22	12
Clavier et al. [64]	1986	60	64	60/60	n.a. (45% 4 J.)
Bonomi et al. [65]	1986	20	60	4/12	21
Kris et al. [66]	1987	20	65	8/19	15+
Spain et al. [67]	1988	21	73	4/5	19
Martini et al. [57]	1988	41	73	21/28	20 (34% 3 J)
Pujol et al. [69]	1990	30	53	14/30	–
Henriquez et al. [70]	1990	53	68	33/53	10+
Chapman et al. [54]	1990	33	67	23/33	n.a. (85% 2 J)
Fischer et al. [71]	1992	30	57	–	–
Takita et al. [72]	1993	40	60,5	23/40	17,1
Rebello et al. [73]	1993	34	65	17/34	15 (32% 2 J)
Burkes et al. [68]	1994	55	70	21/35	21,3 (29% 6 J)
Fischer et al. [71]	1994	60	35 (60%)[a]	37/60	23

[a] Remissionsrate nach intensiver Chemotherapie.

Tabelle 10. Beispiele für die Kombination von Chemotherapie und Radiotherapie als Induktionsbehandlung vor der Operation im Stadium III des nichtkleinzelligen Bronchialkarzinoms

Autoren	Jahr	n	Remissionsrate (%)	Resektionsrate	Mediane Überlebenszeit (Monate)
Trybulla et al. [74]	1985	59	61	28/59	n.a. (25% 28 Mo)
Strauss et al. [75]	1986	22	55	12/13	14+
Eagan et al. [76]	1987	42	51	–	n.a.
Pincus et al. [77]	1988	88	74	19/33	15
Skarin et al. [78]	1989	41	43	21/32	31
Albain et al. [79]	1991	65	65	48/65	n.a.
Weitberg et al. [80]	1993	53	89	33/53	24
Eberhardt et al. [94]	1998	94	64	60/94	20 (Stad. IIIa) 18 (Stad. IIIb)

10% angegeben. Es gibt Hinweise dafür, daß sich die Gruppe der Langzeitüberlebenden zu vergrößern scheint. Außerdem ließ sich nachweisen, daß Patienten mit lokal fortgeschrittener Tumorerkrankung, die initial nur als marginal resezierbar galt, nach erfolgreicher Induktionschemotherapie einer radikalen Tumorresektion zugeführt werden konnten. Dadurch war es möglich, die mediane Überlebenszeit der Patienten zu verlängern [57].

Um den Stellenwert der Chemotherapie innerhalb multimodaler Behandlungskonzepte im Stadium III des nichtkleinzelligen Bronchialkarzinoms richtig einschätzen zu können, sind nunmehr weitere prospektive, randomisierte Phase-III-Studien notwendig [25, 58, 82, 83], nachdem bereits einzelne positive Resultate [59, 60, 84] (Tabelle 11) vorliegen. Derartige Studien stellen besondere Anforderungen an die interdisziplinäre Zusammenarbeit von Chirugen, Strahlentherapeuten und internistischen Onkologen. Ganz entscheidend ist für diese Studien die exakte Definition des Tumorstadiums, garantiert durch ein allgemein gültiges diagnostisches Programm, mit dessen Hilfe vergleichbare Angaben zur Lokalisation des Tumors sowie seiner mediastinalen Ausbreitung möglich sind, die Inoperabilität ausreichend gut dokumentiert und die Operationstechnik sicher festgelegt werden können. Die modernen leistungsfähigen diagnostischen Verfahren sollten nicht nur initial, sondern auch nach Abschluß der Induktionstherapie zur Bestimmung ihrer Effektivität sowie zur Einschätzung der dann gegebenen operativen Möglichkeiten eingesetzt werden. Die Operation sollte möglichst bald (nicht länger als 3–4 Wochen) nach Beendigung der Induktionschemotherapie erfolgen.

Tabelle 11. Induktionschemotherapie plus Operation im Stadium III. Ergebnisse randomisierter Studien (nach [83])

Studiengruppe	Behandlung	Patienten (n)	Resektionsrate (%)	Mediane Überlebenszeit (Monate)	3 Jahresüberlebensrate (%)
Pass et al. [84]	Operation	14	86	15,6	23
	Chemotherapie + Operation	13	85	28,7	50
Rosell et al. [59]	Operation	30	90	8,0	0
	Chemotherapie + Operation	29	85	26,0	29
Roth et al. [60]	Operation	32	66	11,0	15
	Chemotherapie + Operation	28	61	64,0	56

Es darf bei diesem Konzept nicht vergessen werden, daß durch die Induktionstherapie die Gefahren für chirurgische Komplikationen zunehmen können. Dies trifft sowohl für die Chemotherapie allein, aber besonders für die Kombination von Chemotherapie und Radiotherapie vor der Operation zu.

Die Induktionschemotherapie hat nicht nur in Phase II- sondern jetzt auch in Phase III-Studien ihre Wirksamkeit eindeutig belegt. Deshalb wird sie zunehmend im Stadium IIIa, in Ausnahmefällen auch im Stadium IIIb bereits außerhalb klinischer Studien eingesetzt. Um diese noch junge Therapie richtig beurteilen zu können, sollten diese Behandlungen auf wenige Zentren beschränkt und sehr sorgfältig dokumentiert werden.

Literatur

1. Becker N, Frentzel-Beyme R, Wagner G (1984) Krebsatlas der Bundesrepublik Deutschland, 2. Auflage, Springer, Berlin Heidelberg New York Tokyo
2. Boring CC, Squires TS, Tong T (1993) Cancer Statistics 1993, CA/Cancer J Clin 43:7–26
3. Zeller WJ, Schmähl D (1985) Ätiologie des Bronchialkarzinoms. In: Trandelenburg F (Hrsg): Tumoren der Atmungsorgane und des Mediastinums. Handbuch der Inneren Medizin IV/4A, Springer, Berlin Heidelberg New York Tokyo:51–86
4. World Health Organization (1982) The World Health Organization Histological Typing of Lung Tumors, 2nd edn. Am J Clin Pathol 77:123–136
5. Müller KM, Fisseler-Eckhoff A (1991) Pathologie der Lungentumoren in Drings P, Vogt-Moykopf I (Hrsg) Thoraxtumoren Diagnostik-Staging-gegenwärtiges Therapiekonzept, Springer-Verlag, Berlin Heidelberg New York S.5–24
6. TNM-Klassifikation maligner Tumoren, 5. Auflage (1997) In: Wittekind Ch, Wagner G (Hrsg) Springer-Verlag
7. Drings P, Vogt-Moykopf I (1988) Das nichtkleinzellige Bronchialkarzinom, Deutsches Ärzteblatt 85:2146–2151
8. Bülzebruck H, Bopp R, Drings P, Bauer E, Krysa S, Probst G, van Kaick G, Müller K-M, Vogt-Moykopf I (1992) New Aspects in the Staging of Lung Cancer, Cancer 70:1102–1110
9. Vogt-Moykopf I, Krysa S, Probst G, Bülzebruck H, Schirren J, Branscheid D, Anyanwu E, Bauer E, Stoelben E (1991) Pathologie der Lungentumoren in Drings P, Vogt-Moykopf I (Hrsg) Thoraxtumoren Diagnostik-Staging-gegenwärtiges Therapiekonzept, Springer-Verlag, Berlin Heidelberg New York, S 170–186
10. Vogt-Moykopf I (1993) Persönliche Mitteilung
11. Kimmig B, Vogel D, Flentje M, Wannenmacher M (1991) Pathologie der Lungentumoren in Drings P, Vogt-Moykopf I (Hrsg) Thoraxtumoren Diagnostik-Staging-gegenwärtiges Therapiekonzept, Springer-Verlag, Berlin Heidelberg New York, S 199–211
11a. Slater JD, Ellerbroek NA, Barkley Jr T, Mountain C, Oswald MJ, Roth JA, Peters LJ (1991) Radiation therapy following resection of non-small cell bronchogenic carcinoma. Int J Radiation Oncology Biol Phys, Vol 20:945–951

11b. Phlips P, Rocmans P, Vanderhoeft P, van Houtte P (1993) Postoperative radiotherapy after pneumonectomy: impact of modern treatment facilities. Int J Radiation Oncology Biol Phys, Vol 27:525–529

11c. Neal CR, Amdur RJ, Mendenhall WM, Knauf DG, Block AJ, Million RR (1991) Pancoast tumor: radiation therapy alone versus preoperative radiation therapy and surgery. Int J Radiation Oncology Biol Phys, Vol 21:651–660

11d. Komaki R, Mountain CF, Holbert JM, Garden AS, Shallenberger R, Cox JD, Maor MH, Guinee VF, Samuels B (1990) Superior sulcus tumors: treatment selection and results for 85 patients without metastasis (M0) at presentation. Int J Radiation Oncology Biol Phys, Vol 19:31–36

11e. Schraube P, Latz D (1993) Wertigkeit der Strahlentherapie bei der Behandlung des Pancoast-Tumors der Lunge. Strahlentherapie und Onkologie 5:265–269

12. Kuttig H (1986) Palliative Radiotherapie der nichtkleinzelligen Bronchialkarzinome. In: Drings P, Schnähl D, Vogt-Moykopf I (Hrsg) Bronchialkarzinom, Aktuelle Onkologie 26. Zuckschwerdt Verlag, München Bern Wien, S 366–379

13. Joss PA, Brunner KW (1985) Die Chemotherapie der nichtkleinzelligen Bronchialkarzinome. In: Seeber S, Niederle N (Hrs): Interdisziplinäre Therapie des Bronchialkarzinoms. Springer-Verlag, Berlin, S 75–94

14. Bakowski MT, Crouch JC (1983) Chemotherapy for Non-Small Cell Lung Cancer. A Reappraisal and a Look to the Future. Cancer Treatm Rep 10:159–172

15. Sorensen JB (1993) Treatment of non-small cell lunger cancer: new cytostatic agents. Lung Cancer 10:173–187

16. Eberhardt W, Wilke H, Achterrath W, Seeber S (1995) Chemotherapie des nichtkleinzelligen Bronchialkarzinoms. Onkologe 1:475–481

17. Folman RS, Rosman M (1988) The Role of Chemotherapy in Non-Small Cell Lung Cancer: The Community Perspective: Sem Oncol 15:16–21

18. Eberhardt W, Niederle N (1992) Ifosfamide in Non-Small Cell Lung Cancer: a Review, Sem Oncol 19:40–48

19. Haraf DJ, Devine S, Ihde DC, Vokes EE (1992) The Evolving Role of Systemic Therapy in Carcinoma of the Lung, Sem oncol 19:72–87

20. Ihde DC (1992) Chemotherapy of Lung Cancer, New Engl J Med 327:1434–1441

21. Sandler AB, Buzaid AC (1992) Lung Cancer: A Review of Current Therapeutic Modalities, Lung 170:249–265

22. Aaronson NK, Bullinger M, Ahmedzai S (1988) A Modular Approach to Quality-of-Life Assessment in Cancer Clinical Trials, Recent Results in Cancer Research 111:231–249, Springer-Verlag, Berlin Heidelberg

23. Lung Cancer Study Group (1988) The Benefit of Adjuvant Treatment for Resected Locally Advanced Non-Small Cell Lung Cancer. J Clin Oncol 6:9–17

24. Rose LJ (1991) Neoadjuvant and Adjuvant Therapy of Non-Small Cell Lung Cancer, Sem Oncol 18:536–542

25. Strauss GM, Langer MP, Elias AD, Skarin AT, Sugarbaker DJ (1992) Multi-modality Treatment of Stage III A Non-Small Cell Lung Carcinoma: A Critical Review of the Literature and Strategies for Future Research, J Clin Oncol 10:829–838

26. Schaake-Koning C, van den Bogaert W, Dalesio O, Festen J, Hoogenhout J, van Houtte P, Kirkpatrick A, Koolen M, Maat B, Nijs A, Renaud A, Rodrigus P, Schuster-Uitterhoeve L, Sculier J-P, van Zandwijk N, Bartelink H (1992) Effects of Concomitant Cisplatin and Radiotherapy on Inoperable Non-Small Cell Lung Cancer, New Engl J Med 326:524–530

27. Rapp E, Pater JL, Willan A, Cormier Y, Murray N, Evans WK, Hodson DI, Clark DA, Feld R, Arnold AM, Ayoub JI, Wilson KS, Latreille J, Wierzbicki RF, Hill DP (1988) Chemotherapy Can Prolong Survival in Patients with Advanced Non-Small Cell Lung Cancer – Report of a Canadian Multicenter Randomized Trial, J Clin Oncol 6:633–641

28. Wilke H, Achterrath W, Gunzer U, Fink U, Preusser P, Schmoll H-J (1987) Etoposide and Split Dose of Cisplatin. A Phase II Study in Non-Small Cell Lung Cancer (NSCLC) Tumor Diagnostik und Therapie 8:194–198

29. Longeval E, Klastersky J (1982) Combination Chemotherapy with Cisplatin and Etoposide in Bronchogenic Squamous Cell Carcinoma and Adenocarcinoma, Cancer 50:2751–2756

30. Gralla RJ, Casper ES, Kelsen DP, Braun DW, Dukeman ME, Martini N, Young CW, Golbey RB (1981) Cisplatin and Vindesine Combination Chemotherapy for Advanced Carcinoma of the Lung: A Randomized Trial Investigating two Dosage Schedules, Ann Intern Med 95:414–420

31. Drings P, Abel U, Bülzebruck H, Stiefel P, Kleckow M, Manke H-G (1986) Experience with Ifosfamide Combinations (Etoposide or DDP) in Non-Small Cell Lung Cancer, Cancer Chemother Pharmacol 18 (Suppl 2):34–39

32. Shephard FA, Evans WK, Goss PE, Latreille J, Logan D, Maropun J, Stewart D, Warner E, Paul K (1992) Ifosfamide, Cisplatin and Etoposide (ICE) in the Treatment of Advanced Non-Small Cell Lung Cancer, Sem Oncol 19:54–58

33. Shirinian M, Lee JS, Dhingra HH, Greenberg J, Hong WK (1992) Phase II Study of Cisplatin, Ifosfamide with mesna and Etoposide (PIE) Chemotherapy for Advanced Non-Small Cell Lung Cancer, Sem Oncol 19:49–53

34. Cullen MH, Joshi R, Chetiyawardana AD, Woodroffe CM (1988) Mitomycin, Ifosfamide and Cisplatin in Non-Small Cell Lung Cancer: Treatment Good Enough to Compare, Br J Cancer 58:359–361

35. von Rohr A, Anderson H, McIntosh R, Thatcher N (1991) Phase II Study with Mitomycin, Ifosfamide and Carboplatin in Inoperable Non-Small Cell Lung Cancer, Eur J Cancer 27:1106–1108

36. Wolf M, Havemann K, Stalleicken D, Gropp C, Maasberg M, Hans K, von Bültzingslöwen F, Klasen H, Becker H, Schroeder M, Hruska E, Hirschmann H, Gerdes H, Häßler R, Mende S, Pieritz HG, Braun C, Holle R (1988) Ergebnisse zweier multizentrischer Therapiestudien beim inoperablen nichtkleinzelligen Bronchialkarzinom, Onkologie 11:222–231

37. Kris MG, Gralla RJ, Wertheim MS, Kelsen DP, O'Conell JP, Burke MT, Fiore JJ, Cibas IR, Heelan RT (1986) Trial of the Combination of Mitomycin, Vindesine and Cisplatin in Patients with Advanced Non-Small Cell Lung Cancer, Cancer Treat Rep 70:1091–1096

38. Miller TP, Vance RB, Ahmann FR, Rodney SR (1986) Extensive Non-Small Cell Lung Cancer Treated with Mitomycin, Cisplatin and Vindesine (MiPE): A Southwest Oncology Group Study, Cancer Treat Rep 70:1101–1104

39. Sculier JP, Klastersky J, Dumont JP, Vandermoten G, Rocmans P, Libert P, Ravez P, Becquart D, Mommen P, Dalesio O (1986) Combination Chemotherapy with Mitomycin and Vindesine in Advanced Non-Small Cell Lung Cancer: A Pilot Study by the Lung Cancer Working Party (Belium) Cancer Treat Rep 70:773–775

40. Gatzemeier U, Hossfeld DK, Magnussen H, Radenbach D, Zschaber R (1987) Combination Chemotherapy with Mitomycin C, Ifosfamide and Vindesine in the Treatment of Non-Small Cell Lung Cancer, Contr Oncol 26:375–383

41. Durrant KR, Berry RJ, Ellis F, Ridehalgh FR, Black JM, Hamilton WS (1971) Comparison of treatment policies in inoperable bronchial carcinoma. Lancet 1:715–719
42. Laing AH, Berry RJ, Newman CR, Peto J (1975) Treatment of inoperable carcinoma of the bronchus. Lancet 2:1161–1164
43. Cormier YD, Bergeron J, la Forge, Lavandrier M, Foernier M, Chenard J, Desmeules M (1982) Benefits of polychemotherapy in advanced non small cell bronchogenic carcinoma. Cancer 50:845–849
44. Ganz PA, Figlin RA, Hasekell CM, la Soto N, Siau J (1989) Supportive care versus supportive care and combination chemotherapy in metastatic non-small cell lung cancer. Cancer 63:1271–1278
45. Woods RL, Williams CJ, Levi J, Page J, Bell D, Byrne M, Kerestes ZL (1990) A randomized trial of cisplatin and vindesine versus supportive care only in advanced non-small cell lung cancer. Br J Cancer 61:608–611
46. Cellerino R, Tummarello D, Guido F, Isidori P, Raspugli M, Biscottini B (1991) A randomized trial off alterning chemotherapy versus best supportive care in advanced non-small cell lung cancer. J Clin Oncol 9:1454–1461
47. Kaasa S, Lund E, Thorud E, Hatlevoll R, Host H (1991) Symptomatic treatment versus combination chemotherapy for patiets with extensive non-small cell lung cancer. Cancer 67:2443–2447
48. Tubiana M, Arriagada R, Cosset JM (1985) Sequencing of drugs and radiation. Cancer 55:2131–2139
49. Looney WB, Goldie JH, Little JB, Hopkins HA, Read EJ, Wittes R (1985) Alternation of chemotherapy and radiotherapy in cancer management. 1. Summary of the division of cancer treatment workshop. Cancer Treatment Rep 69:769–775
50. Mattson K, Holsti LR, Holsti P, Jabsson M, Kajanti M, Liipo K, Mäntylä M, Korhonen SN, Nikkanen V, Nordman E, Platin LH, Pyrhönen S, Romppanien ML, Salmi R, Tammilehto L, Taskinen PJ (1988) Inoperable non-small cell lung cancer: Radiation with or without chemotherapy. Eur J Cancer Clin Oncol 24:477–482
51. Dillman RO, Herndon J, Seagren SL, Eaton WL Jr, Green MR (1996) Improved survival in stage III non-small-cell lunger cancer: Seven-years follow-up of Cancer and Leukemia Group B (CALGB) 8433 trial. J Natl Cancer Inst 88:1210–1215
52. Morton RF, Jett JR, McGinnis WL, Earle JD, Thereau TM, Krook JE, Elliott TE, Maillard JA, Nelimark RA, Maksymuik AW, Drummond RG, Laurie JA, Kugler JW, Anderson RT (1991) Thoracic radiation therapy alone compared with combined chemo-/radiotherapy for locally unresectable non-small cell lung cancer. Ann Intern Med 115:681–686
53. Le Chevalier T, Arriagada R, Quoix E, Ruffie P, Martin M, Tarayre M, La combe-Terrier MJ, Douillard JY, Laplanche A (1991) Radiotherapy alone versus combined chemotherapy and radiotherapy in nonresectable non-small cell lung cancer: first analysis of a randomized trial in 353 patients. J Natl Cancer Inst 83:417–423
54. Chapman R, Lewis J, Kvale P, Lehman D, Mettetal M, Doyle T, Janakiraman N (1990) A neoadjuvant trial in stage II and stage III a non-small cell lung cancer with cis-platinum and vinblastine chemotherapy. Proc Am Soc Clin Onco 19:246, A954
55. Gralla RJ (1988) Preoperative and adjuvant chemotherapy in non-small cell lung cancer. Sem Oncol 15 (Suppl 7):8–12
56. Vohes EE, Britan JD, Hoffmann PC, Ferguson MK, Weichselbaum RR, Golomb HM (1989) Neoadjuvant vindesine, etoposide and cisplatinum for locally advanced non-small cell lung cancer. Finan report of a phase II study. Chest 96:110–113

57. Martini N, Kris MG, Gralla RJ, Bains MS, McCormack PM, Kayser LR, Burt ME, Zaman MB (1988) The effects of preoperative chemotherapy on the resectability of non-small cell lung carcinoma with mediastinal lmyph node metastases (N2 M0). Ann Thorac Surg 45:370–379

58. Einhorn LH (1988) Neoadjuvant therapy of stage III non-small cell lung cancer. Ann Thorac Surg 46:362–365

59. Rosell R, Gomez-Godina J, Camps C, Mastre J, Padille J, Canto A, Mate JL, La S, Roig J, Olazabai A, Canela M, Ariza A, Skagel Z, Morera-Prat J, Arad A (1994) A randomized trial comparing preoperative chemotherapy plus surgery with surgery alone in patients with non-small cell lung cancer. New Engl J Med 333:153–158

60. Roth JA, Fossela F, Komaki R, Ryan MB, Putnam Jr JB, Jin Soo Lee, Dhingra H, de Caro L, Chasen M, McGavran M, Atkinson EN, Hong WK (1994) A randomized trial comparing perioperative chemotherapy and surgery with surgery alone in resectable stage III A non-small cell lung cancer. J Natl Cancer Inst 86:673–680

61. Bitran JD, Golomb HM, Hoffmann PC, Albain K, Evans R, Little AG, Purl S, Skosey C (1986) Protochemotherapy in non-small cell lung carcinom. An attempt to increase surgical resectability and survival: A preliminary report. Cancer 57:44–53

62. Takita H, Regal AM, Antkowiak JG, Rao UNM, Botsoglou NK, Lane WW (1986) Chemotherapy followed by lung resection in inoperable non-small cell lung carcinoma due to locally far-advanced disease. Cancer 57:630–635

63. Israel I, Breau JL, Morere JM (1986) Chimiotherapie preoperatoire dans 57 cas de cancers bronchiques epidermoides. Amalyse des responses, des complications et de la survie. Neoadjuvant Chemotherapy. Coll. INSERM/John Libbey, Eurotext 137:463–465

64. Clavier J, Zabbe CL, Raut Y, Briere J, Larzul KK, Kerbourch JF, Nguyen-Huu N (1986) Chimitherapie preoperatiore dans le cancera bronchiques epidermoides. Resultats d'une etude pilote portant sur 60 patients. Neo-adjuvant chemotherapy. Coll. INSERM-/John Libbey, Eurotext 137:473–478

65. Bonomi P, Trybulla M, Sander S, Taylor S, Howard-Ruben J, Busby J, Mattey S, Lee MS, Reddy S, Faber LP (1986) Comparison of neoadjuvant chemotherapy (Neo-CT) alone to simultaneous chemotherapy (SCT-RT) in locally advanced squamous cell bronchogenic carcinoma (sq CBS). Neo-adjuvant chemotherapy. Coll. INSERM/John Libbey Eurotext 137:505–517

66. Kris MG, Gralla RJ, Martinin M, Stampleman LV, Burke MT (1987) Preoperative and adjuvant chemotherapy in locally advanced non-small cell lung cancer. Surg Clin North Arm 67:1051–1059

67. Spain R (1988) Neoadjuvant mitomycin C, cisplatin, and infusion vinblastine in locally and regionally advanced non-small cell lung cancer: problems and progress from the perspective of long-term follow-up. Sem Oncol 15, Suppl 4:6–15

68. Burkes RL, Shepherd FA, Ginsberg RJ, Blackstein ME, Goldberg ME, Todd T, Pearson FG, Jones D, Greenwood C (1994) Induction chemotherapy with MVP in patients with stage IIIa (T1–3, N2, M0) unresectable non-small cell lung cancer (NSCLC): The Toronto experience. Proc ASCO 13:327

69. Pujol JL, Rossi JF, Le Chevalier T, Daures JP, Rouanet P, Douillard JY, Dubois JB, Arriagada R, Mary H, Godard P, Michel FB (1990) Pilot study of neoadjuvant ifosfamid, cisplatin, and etoposide in locally advanced non-small cell lung cancer. Eur J Cancer 26:798–801

70. Henriquez I, Munoz-Galindo L, Rebello J, Vieitez JM, Gonzales-Monzana R, Vargas EA, Santos M, Llorens R, Herreos J (1990) Neoadjuvant chemotherapy (NAC) with cisplatin (CDDP), mitomycin C (MMC) and vindesine (VDS) in locally advanced non small cell lung cancer (NSCLC). Proc Am Soc Clin Oncol 9:227, A876

71. Fischer JR, Manegold C, Bülzebruck H, Vogt-Moykopf I, Drings P (1994) Induction chemotherapy with and without recombinant human granulocyte colony-stimulating factor support in locally advanced stage IIIA/B non-small cell lung cancer. Seminars in Oncology, Vol 21, No 3, Suppl 4 (June): pp 20–27

72. Takita H, Antkowiak J, Vaickus L, Driscoll D, Loewen G, Raghavan D (1993) Chemotherapy (PACC) and surgery in stage III NSCLC. Proc Am Soc Clin Oncol 12:349A, 1172

73. Rebello J, Aramendia JM, Bilbao I, Herreros J, Aristu JJ, Azinovic I, Fernandenz-Hidalgo O (1993) Neoadjuvant intra-arterial (IA chemotherapy for stage III non small cell lung cancer (NSCLC). Proc Am Soc Clin Ooncol 12:346, A1161

74. Trybulla M, Taylor SG, Bonomi P (1985) Preoperative similtaneous cisplatin/5-fluorouracil and radiotherapy in clinical stage III, non small cell bronchogenic carcinoma. Proc Am Soc Clin Oncol 4:182, A710

75. Strauss G, Sherman D, Schwartz J (1986) Combined modality therapy for regionally advanced stage III non small cell carcinoma of the lung employing neoadjuvant chemotherapy, radiotherapy and surgery. Proc Am Soc Clin Oncol 5:172, A675

76. Eagan RT, Ruud C, Lee R, Pairolero PC, Gail MH (1987) For the lung cancer study group: A pilot study of induction therapy with cyclophosphamide, doxorubicin, cisplatinum (CAP) and chest irradiation prior to thoracotomy in initially inoperable stage III M0 non small cell lung cancer. Cancer Treatm Rep 71:895–900

77. Pincus M, Reddy S, Lee MS, Bonomi P, Taylor IV S, Rowland K, Faber LP, Warren W, Kittle CF, Hendrickson FR (1988) Preoperative combined modality therapy for stage III M0 non small cell lung carcinoma. Int J Radiation Oncology Biol Phys 15:189–195

78. Skarin A, Jochelson M, Sheldon T, Malcom A, Oliynyk P, Overholt R, Hunt M (1989) Neoadjuvant chemotherapy in marginally in resectable stage III M0 non small cell lung cancer Long-Term follow-up in 41 patients. J Surg Oncol 40:266–274

79. Albain K, Rusch V, Crowley I, Griffin B, Beasley K, Livingston R (1991) Concurrent cisplatin (DDP), Vp-16, and chest irradiation (RT) followed by surgery for stages IIIa and IIIb non small cell lung cancer (NSCLC) A Southwest Oncology Groups (SWOG study (#8805). Proc Am Soc Clin Oncol 10:244, A836

80. Weitberg AB, Yahar J, Glicksman AS, Posner A, Cummings F, Browne M, Clark J, Calabresi P, Beitz J, Murray C (1993) Combined modality therapy for stage III A non small cell carcinoma of the lung. Eur J Cancer 29A:511–515

81. Sause WT, Scott C, Taylor S, Johnson D, Livingston R, Komaki R, Emami B, Curran RW, Byhardt W, Turrisi AT, Rashid Dar A, Cox JD (1995) Radiation Therapy Oncology Group (RTOG) 88-08 and Eastern Cooperative Oncology Group (ECOG) 4588: Preliminary results of a phase III trial in regionally advanced, unresectable non-small-cell lung cancer. J Natl Cancer Inst 87:198–205

82. Hazuka MB, Bunn PA (1992) Controversies in the nonsurgical treatment of stage III non-small-cell lung cancer. Am Rev Respir Dis 145:967–977

83. Johnson DH, Turrisi A, Pass HI (1996) Combined-modality treatment for locally advanced non-small-cell lung, Chapter 59. In: Pass HI, Mitchell JB, Johnson DH, Turrisi AJ (eds) Lung Cancer: Principles and Practice. Lippincott-Raven Publ, Philadelphia, pp 863–873

84. Pass HI, Pogrebniak HW, Steinberg SM, Mulshine J, Minna JD (1992) Randomized trial of neoadjuvant therapy for lung cancer: interim analysis. Ann Thorac Surg 53:992–997

85. Manegold C, Bergman B, Chemaissani A, Dornoff W, Drings P, Kellokompu-Lethinen P, Liippo K, Mattson K, v Pawel J, Ricci S, Serdholm C, Stahel RA, Wagenius G, v Walree N, ten Bokkel-Huinink W (1997) Single-agent gemcitabine versus cisplatin-etoposide: Early results of a randomised phase II study in locally advanced or metastatic non-small-cell lung cancer. Ann Oncol 8:525–529

86. Le Chevalier T, Brisgand D, Douillard JY. Pujol JL, Alberola V, Monnier A, Riviere A, Lianes P, Chomy P, Cigolari S, Gottfried M, Ruffie P, Panizo A, Gaspard MH, Ravaioli A, Besenval M, Besson F, Martinez A, Berthaud P, Tursz T (1994) Randomized study of vinorelbine and cisplatin versus vindesine and cisplatin versus vinorelbine alone in advanced non-small-cell lung cancer: Results of a European multicenter trial including 612 patients. J Clin Oncol 12:360–367

87. Bonomi PD, Kim K, Chang A (1996) Phase III trial comparing etoposide (E) cisplatin versus T taxol (T) with cisplatin-G-CSF (G) versus cisplatin in advanced non-small-cell lung cancer: Eastern Cooperative Oncology Group (ECOG) Proc Am Soc Clin Oncol 15:1145 (abstr); 382

88. Langer CJ, Leighton JC, Comis RL (1995) Paclitacel and carboplatin in combination in the treatment of advanced non-small-cell lung cancer: A phase II toxicity, response, and survival analysis. J Clin Oncol 13:1860–1870

89. Mattson K, Vansteenkiste J, Saarinen A, Bargetzi G, Fillet E, Teixeira E, Gatzenmeier U, Berille J, Bougon N, Jekunen A (1997) Phase II study of docetaxel alternating with cisplatin for advanced NSCLC preliminary report of European multicenter trial. Proc Amer Soc Clin Oncol 16:1707 (abstr.) 474a

90. Abratt RP, Bezwoda WR, Goedhals L, Hacking DJ (1997) Weekly gemcitabine with monthly cisplatin: Effective chemotherapy for advanced non-small-cell lung cancer. J Clin Oncol 15:744–749

91. Wolf M, Hans K, Becker H, Hässler R, v Bültzingslöwen F, Goerg R, Klaasen HA, Dannhäuser J, Holle R, Pfab R, Havemann K (1994) Radiotherapy alone versus chemotherapy with ifosfamide/vindesine followed by radiotherapy in unresectable locally advanced non-small-cell lung cancer. Sem Oncol 21 (Suppl. 4):42–47

92. Jeremic B, Shibamoto Y, Acimovic L, Milisavljevic S (1996) Hyperfractionated radiation therapy with or without concurrent low-dose carboplatin/etoposide for stage III non-small-cell lung cancer: A randomized study. J Clin Oncol 14:1065–1070

93. Stewart LA, Pignon JP (1995) Chemotherapy in non-small-cell lung cancer: A meta-analysis using updated data on individual patients from 52 randomised clinical trials. Brit Med J 311:899–909

94. Eberhardt W, Wilke H, Stamatis G et al. (1998) Preoperative chemotherapy followed by concurrent chemoradiation therapy based on hyperfractionated accelerated radiotherapy and definitive surgery in locally advanced non-small-cell lung cancer: Mature results of a phase II trial. J Clin Oncol 2:622–634

95. Facere B, Pawel JV, Krauß C (1998) Phase II study of docetaxel and cisplatin in a circadian timing as first line chemotherapy in advanced non-small cell lung cancer. Proc Am Soc Clin Oncol 17:482a

Malignes Mesotheliom

A. Krarup-Hansen und H. H. Hansen

I. Epidemiologie

Häufigkeit: ca. 0,16% aller malignen Tumoren (0,07–0,17% entsprechend unterschiedlicher geographischer Regionen); ca. 0,38% aller tumorbedingten Todesursachen [1–3]. Die Häufigkeitsverteilung peritonealer zu pleuraler Mesotheliome beträgt bei Asbestexponierten ca. 2:5 [5].

Ätiologie: meist Asbestexposition; Häufigkeitsgipfel ca. 20–40 Jahre nach Erstexposition; gelegentlich frühzeitige Entwicklung nach Asbestkontakt innerhalb von 5 Jahren [4, 5]. Die Inzidenz des malignen Mesothelioms ist von der Art der Asbestfaserexposition abhängig. Asbest repräsentiert zwei Gruppen fibröser Hydrosilikate: Serpentine (Chrysotil) und Amphibole (Crocidolit, Amosit). Am häufigsten ist das Auftreten maligner Mesotheliome mit einer Crocidolit-Exposition assoziiert [6]. Bedeutsam scheint auch die Assoziation mit Eisen zu sein, die bei Crocidolit höher ist als bei Chrysotil [7]. Eine genetische Prädisposition könnte mit der Gluthathion-S-transferase M1 (GSTM1) und der N-Acetyltransferase 2 (NAT2) assoziiert sein [8].

II. Pathologie, Stadieneinteilung und Prognose

1 Pathologie

Maligne Mesotheliome entwickeln sich aus dem die Körperhöhlen auskleidenden Mesothel. Folgende histopathologische Formen lassen sich unterscheiden: *epithelial, fibrosarkomatös und gemischtförmig.* Die Differentialdiagnose zwischen der epithelialen Variante des Mesothelioms gegenüber pleural metastasierten Adenokarzinomen gestaltet sich oft schwierig. Häufig ist zur Unterscheidung beider Formen eine Alcianblau-Färbung – mit oder ohne Hyaluronidase-Vorverdau – kombiniert mit einer PAS-Färbung hilfreich [9]. Meist ist jedoch eine zusätzliche immunhistochemische Diagnostik erforderlich [10]. Die endgültige Diagnosestellung erfolgt bestmöglich mittels histopathologischer/immunhistochemischer sowie elektronenmikroskopischer Untersuchung eines chirurgisch entnommenen Tumorbiopsats [11]. Im Rahmen klinischer Studien ist eine Referenzbegutachtung wünschenswert [12]. Für die Anerkennung als Berufserkrankung ist eine histopathologische Diagnosesicherung (!) obligat.

2 Stadieneinteilung

Die am häufigsten angewendete klinische Stadieneinteilung mit prognostischer Relevanz ist diejenige nach Butchart [13].

Stadieneinteilung nach Butchart

Stadium	Klinisches Staging
I	Tumor begrenzt auf die ipsilaterale Pleura und Lunge
II	Tumorinvasion in die Thoraxwand, Mediastinum, Perikard, kontralaterale Pleura
III	Tumorbeteiligung von Thorax *und* Abdomen oder von Lymphknoten außerhalb des Thorax
IV	Fernmetastasen

Eine Modifikation der oben genannten Stadieneinteilung erfolgte durch Mattson [14].

Stadieneinteilung nach Mattson

Stadium	Klinisches Staging
I	Tumor begrenzt auf ipsilaterale Pleura und Lunge
II A	Invasion in Thoraxwand, Mediastinum oder Perikard
II B	Beteiligung der kontralateralen Lunge oder Pleura
III	Extrathorakale Tumormanifestationen
III A	Lymphknotenmetastasen außerhalb des Thorax
III B	Tumorausdehnung durch das Zwerchfell auf das Peritoneum
IV	Hämatogene Fernmetastasen

Eine detaillierte Stadieneinteilung erfolgte durch die UICC und das „American Joint Committee on Cancer" [15, 16]. Die prognostische Relevanz dieser Stadieneinteilung ist bislang nicht eindeutig geklärt [17].

TNM-Klassifikation maligner Mesotheliome (UICC 1997)

T – Primärtumor

Tx	Primärtumor kann nicht bestimmt werden
T0	Kein Nachweis eines Primärtumors
T1	Tumor begrenzt auf die ipsilaterale und/oder viszerale Pleura
T2	Tumorinvasion in ipsilaterale Lunge, endothorakale Faszie, Zwerchfell oder Perikard
T3	Tumorinvasion in ipsilaterale Brustwandmuskulatur, Rippen oder Mediastinalstrukturen
T4	Direkte Tumorausdehnung auf kontralaterale Pleura, kontralaterale Lunge, Peritoneum, intraabdominelle Organe oder Halsstrukturen

N – Regionäre Lymphknoten

Nx	Regionale Lymphknoten können nicht beurteilt werden
N0	Keine regionalen Lymphknotenmetastasen
N1	Metastase(n) in ipsilateralen peribronchialen und/oder ipsilateralen Hiluslymphknoten (einschließlich eines Befalls durch direkte Ausbreitung des Primärtumors)
N2	Metastasen in ipsilateralen mediastinalen und/oder subkarinalen Lymphknoten
N3	Metastasen in kontralateralen mediastinalen, kontralateralen Hilus-, ipsi- oder kontralateralen Skalenus- oder supraklavikulären Lymphknoten

M – Fernmetastasen

Mx	Fernmetastasen können nicht beurteilt werden
M0	Kein Nachweis von Fernmetastasen
M1	Fernmetastasen

Stadieneinteilung gemäß UICC/AJCC-Klassifikation 1997 [15, 16]

Stadium I	T1–2	N0	M0
Stadium II	T1–2	N1	M0
Stadium III	T1–2	N2	M0
	T3	N0–2	M0
Stadium IV	T4	jedes N0	M0
	jedes T	N3	M0
	jedes T	jedes N	M1

3 Krankheitsverlauf/Prognose

Der natürliche Krankheitsverlauf des malignen Mesothelioms wurde u. a. in einer Untersuchung von 64 unbehandelten Patienten dokumentiert [18]. Die mediane Überlebensdauer vom Beginn klinischer Symptome betrug 18 Monate. Sieben Patienten (11 %) überlebten länger als 4 Jahre, vier (6 %) > 5 Jahre, ein Patient 16 Jahre. Prognostische Unterschiede zwischen den verschiedenen histopathologischen Formen (epithelial, fibrosarkomatös, gemischtförmige Variante) wurden in einer Analyse von Alberts et al. nicht beschrieben [19]. Andere Studien zeigten höhere Überlebensraten für den epithelialen Subtyp [20–22]. In fortgeschrittenen Krankheitsstadien finden sich häufig hiläre und mediastinale Lymphknotenvergrößerungen (40–60 %); die exakte Häufigkeit nodaler Lymphknotenmetastasen und ihre prognostische Signifikanz sind jedoch nicht bekannt [23].

Klinisch relevante Prognosefaktoren sind in Tabelle 1 aufgeführt. Gegenwärtig wird die Prognose der Patienten im wesentlichen durch diese Faktoren und weniger durch die Behandlung bestimmt [13, 18, 19, 21, 24].

Tabelle 1. Prognostische Faktoren bei malignem Mesotheliom

Prognosefaktor	Prognose		Referenz
	günstig	ungünstig	
Allgemeinzustand (WHO)	0–1	2–4	19, 21
Symptomdauer	> 6 Monate	< 6 Monate	19, 21
Stadium (Butchard)	I	II–IV	13, 19, 21, 24
Alter	< 65 Jahre	> 65 Jahre	24
Histol. Subtyp	epithelial	gemischt, sarkomatös	24

Für Patienten mit ungünstigen prognostischen Parametern werden meist mediane Überlebenszeiten von ca. 5–8 Monaten und für solche mit günstigen Parametern von ca. 10–18 Monaten beschrieben. Die 2-Jahresüberlebensraten (JÜR) betragen meist ≤ 25 %, die 4-JÜR ≤ 3–6 %.

III. Klinisches Erscheinungsbild und Diagnostik

Erstsymptome sind meist Dyspnoe, Gewichtsverlust und Thoraxschmerzen. Röntgenologisch findet sich meist ein unilateraler Pleuraerguß. Konventionelle Röntgenuntersuchungen sind für die Primärdiagnostik und Verlaufsuntersuchungen zur Therapiebeurteilung nur eingeschränkt geeignet. Ein pleuraler Tumor ist röntgenologisch initial nur bei 20 % der Patienten nachweisbar. Computertomographische Untersuchungen gelten als die exakteste Methode zur radiologischen Primärdiagnostik und Verlaufsbeurteilung [25, 26].

Für die histopathologische Beurteilung ist eine chirurgische Probenentnahme erforderlich (s. o.), die in der Regel mittels *Thorakoskopie* gewonnen werden sollte. Alternativ kommt eine *Thorakotomie* in Betracht. Die Sensitivität beider Methoden beträgt ≥ 80 %. Ein zytologischer Tumorzellnachweis mit Hilfe eines Pleurapunktats gelingt nur bei ≤ 30–50 %.

Ausbreitungsdiagnostik
- Thorakoskopie.
- CT-Thorax.
- CT-Abdomen (peritoneale/abdominelle Beteiligung?).
- Knochenszintigramm.
- Bronchoskopie (DD: Bronchialkarzinom).

Vor geplanter Resektion ggfs. zusätzlich:
- CT-Schädel.
- Angio-CT/Angiographie.
- Mediastinoskopie.
- Ösophagusbreischluck.
- Lungenfunktionsanalyse.

IV. Behandlungsstrategie

1 Chirurgische Therapiemaßnahmen

Chirurgische Therapiemaßnahmen allein führen nur in Ausnahmefällen zu einer langfristigen Tumorkontrolle. Die chirurgische Behandlungsstrategie umfaßt gelegentlich eine extrapleurale Pneumonektomie oder Pleurektomie. In den besten Behandlungsserien fand sich eine perioperative Mortalität von ca. 4,5 % und eine Morbidität von 30 % [27–29].

Eine Indikation zur *extrapleuralen Pleuropneumonektomie* ist zu diskutieren bei Patienten im Stadium I (n. Butchart), gutem Allgemeinzustand und einem Alter < 50–60 Jahre. Mittels dieses Eingriffs (± Radio-/Chemotherapie) wurden 3-JÜR von ca. 20–35 % bei Patienten mit epithelialem Subtyp und fehlender mediastinaler LK-Beteiligung berichtet.

Die *Pleurektomie* stellt eine palliative Maßnahme zur Prävention und Therapie rezidivierender Ergüße dar. Dieser Eingriff ist fast immer als R_1- oder R_2-Resektion anzusehen und wurde im Rahmen einer Initialtherapie meist in Kombination mit Radio- und Chemotherapie angewendet. In einer größeren kanadischen Studie fand sich kein signifikanter Unterschied zwischen den medianen Überlebenszeiten der Patientengruppen mit Pleurektomie/Dekortikation (9,8 Monate), extrapleuraler Pneumonektomie (9,3 Monate) und den Patienten ohne Operation (8 Monate) [23].

Die einfachste palliative Therapiemaßnahme zur Behandlung rezidivierender Pleuraergüße stellt die *thorakospkopische Talkumpleurodese* (in Puderform) mit einer Erfolgsrate von ca. 80–90 % dar.

2 Strahlentherapie

Aufgrund der Tumorlokalisation ist die Strahlentherapie technisch schwierig durchzuführen. Auch existiert kein Beweis, daß eine alleinige oder postoperative perkutane Strahlentherapie die Prognose der Patienten verbessert. In palliativer Absicht werden oft ca. 55 Gy auf Regionen ausgedehnten Tumorwachstums oder residuellen Tumors appliziert. Gelegentlich läßt sich hierdurch eine symptomatische Verbesserung erzielen [5, 30].

3 Chemotherapie

3.1 Präklinische Daten

Für die Identifikation neuer, beim Mesotheliom wirksamer Zytostatika ist es sinnvoll, präklinische Tumormodelle zu nutzen. Die Ergebnisse der Aktivitätsprüfung verschiedener Substanzen in experimentellen Modellen ist in Tabelle 2 dargestellt [31, 32]. Anhand eines Nacktmausmodells zeigten Chahinian et al., daß Cisplatin und Mitomycin bei jeweils einer der von ihnen getesteten Mesotheliom-Zellinien wirksam war [33]. Die Kombination beider Substanzen war die wirksamste Kombination bei beiden Zellinien. In klinischen Studien wurden diese Ergebnisse bisher nicht bestätigt [31, 34].

3.2 Klinische Ergebnisse

3.2.1 Kriterien zur statistischen Bewertung des Tumoransprechens [31, 35, 36]

Unter Berücksichtigung der WHO-Kriterien zur Beurteilung des Tumoransprechens [35] lassen sich folgende Studienendpunkte definieren: die Ansprechrate (R) ist definiert als die Anzahl kompletter (CR) und partieller Remissionen (PR) versus die Anzahl evaluabler Patienten. Die Wahrscheinlichkeit eines Typ-I-Fehlers, basierend auf einer Beobachtung von $100 R\%$, wird als Alpha (α) bezeichnet. Ein Typ-1-Fehler wird als >R klassifiziert, wenn das tatsächliche Ergebnis <R beträgt – falsch-positive Fehler. Die Wahrscheinlichkeit eines Typ-2-Fehlers wird mit Beta (β) angegeben. Ein Typ-2-Fehler liegt vor, wenn das tatsächliche Ergebnis >R beträgt – falsch-negativer Fehler. Die Wirksamkeit einer Behandlungsmodalität läßt sich in drei Kategorien klassifizieren: 1. Aktivität, wenn die Behandlungsergebnisse eine Ansprechrate $\geq 100 R\%$ ergeben; keine Aktivität, wenn die Behandlungsergebnisse eine Ansprechrate von $100 R\%$ ergeben; keine Aktivität, wenn die Therapieresultate eine Ansprechrate $< 100 R\%$ ergeben; mögliche Aktivität, falls die Ergebnisse hinsichtlich einer $100 R\%$-Ansprechrate unschlüssig sind.

Im Fall des malignen Mesothelioms, einer seltenen Erkrankung mit unbefriedigendem Ergebnis aller bekannter Behandlungsmodalitäten, wird üblicherweise ein Standardreferenzwert von $R = 0{,}20$ verwendet. Empfohlen werden Werte von $\alpha = 0{,}05 - 0{,}10$ und $\beta = 0{,}05$ [36].

Tabelle 2. Screening-Modelle zytotoxischer Substanzen bei malignem Mesotheliom [31, 32]

Donor	Screening-Modelle	Substanz	Aktivität	Referenz
H, MC	In vitro (Zellinien)	Interferon-γ	MA	[42]
H, MC	In vitro (Zellinien)	Carminomycin Dibromodulcitol Carminomycin + Dibromodulcitol	A MA A	[43]
H, MC	Mikrokultur, Tetrazolium (Zellinien)	Actinomycin D Cisplatin Doxorubicin 5-Fluorouracil Methotrexat Vinblastin	VA VA VA VA VA VA	[44]
MC	Hamster (Peritonealtrans-plantation)	Actinomycin D Azacytidin Aziridinylbenzoguinon Cisplatin Dihydroxy-anthracendion DTIC PCNU	KA MA MA MA KA KA MA	[45]
MC	Hamster (Peritonealtrans-plantation)	Cyclophosphamid Doxorubicin 5-Fluorouracil	A MA MA	[46]
H, MC	Nacktmaus (Xenograft)	Carminomycin Cyclophosphamid Daunomycin	A MA MA	[47]
H, MC	Nacktmaus (Xenograft)	Cisplatin Mitomycin C Cisplatin + Mitomycin C	VA VA A	[48]
H, MC	Nacktmaus (Xenograft)	Carboplatin Cisplatin Iproplatin	VA VA VA	[49]
H, MC	Nacktmaus (Xenograft)	Cisplatin Mitomycin C Cisplatin + Mitomycin C	MA MA A	[50]
H, MC	Nacktmaus	Actinomycin D + Cisplatin + Interferon	A	[51]

H Human; *MC* Mesotheliomzellen; *A* Aktivität; *VA* variable Aktivität; *MA* mäßige Aktivität; *KA* keine Aktivität; *DTIC* Dacarbazin; *PCNU* Piperidylchlorethyl-nitroso-urea

In einer retrospektiven Analyse von Therapiestudien aus den Jahren 1960–1990 wurden die o.g. Richtlinien angewendet; dabei wurden R = 0,20 und α und β mit 0,05 definiert [31]. Im Hinblick auf diese Kriterien waren nur 11% der Chemotherapiestudien mit Einzelsubstanzen und 9% der Kombinationschemotherapien auswertbar. Die Bewertbarkeit der meisten monoinstitutionellen Studien war durch die geringe Patientenzahl beeinträchtigt. Selbst die Mehrzahl „gepoolter" Daten erfüllte nicht die Mindestkriterien für Phase-II-Studien und erlaubte daher keine schlüssige Aktivitätsbeurteilung.

3.2.2 Zytostatische Monotherapie [31, 37–40]

Nach o.g. statistischen Vorgaben (R > 0,20; α und β = 0,05) evaluable Studien zur zytostatischen Monotherapie sind in Tabelle 3 dargestellt [31, 37]. Dabei entsprachen nur die Substanzen Doxorubicin und Detorubicin den o.a. R-Kriterien; die berichteten Ansprechraten wurden jedoch in Nachfolgestudien nicht bestätigt. Neuere, statistisch jedoch unschlüssige Studien zeigten eine mögliche Aktivität für hochdosiertes Methotrexat mit einer Ansprechrate von 30% (18/60) sowie für Dihydro-5-Azacytidin mit einer Ansprechrate von 17% (3/18) und einer kompletten, 6jährigen Remission [39]. Für Gemcitabin wurde in einer statistisch unschlüssigen Studie eine mäßige Aktivität mit einer Ansprechrate von 11% (3/28) berichtet [40]. Schlüssige Daten zur möglichen Aktivität von Taxanen liegen bisher nicht vor. Insgesamt lassen die derzeit verfügbaren klinischen Daten keine eindeutige Empfehlung bezügl. einer zytostatischen „Standard"-Monotherapie zu.

3.2.3 Kombinationschemotherapie [31, 41–45]

Es liegen nur wenige Studien vor, in denen eine Kombinationschemotherapie bei malignem Mesotheliom geprüft wurde. Meist wurden Mesotheliome in Phase-II-Studien zur Chemotherapieaktivität von Weichteilsarkomen eingeschlossen. Die unter Zugrundelegung der o.g. statistischen Kriterien auswertbaren Studien zur Kombinationschemotherapie aus den Jahren 1990 bis 1997 sind in Tabelle 4 dargestellt. In einer Untersuchung [41 zeigte sich – bei allerdings nur vier auswertbaren Patienten – eine vielversprechende Aktivität (R =0,75) für die Kombination von Cisplatin und Adriamycin. Von den geprüften Kombinationen erfüllten nur 3 Kombinationschemotherapien die o.a. R-Kriterien: Cisplatin plus Doxorubicin [31, 41, 42], Cisplatin plus Methotrexat und hochdosiertes Methotrexat mit Leukovorin-Rescue plus Vincristin. Die Aktivität keiner

Tabelle 3. Ergebnisse der zytostatischen Monotherapie bei malignem Mesotheliom (1972–1997)[a] [31, 37, 45]

Substanzen	Dosis mg/m²/ Zyklus	Applikationsart i.v.	Ansprechrate ([CR + PR]/eval. Patienten)	Ergebnis[a]	Progressions- freies Intervall (Monate)
Avicin	60	3 T q 3 Wo	0 (0/21)	KA	–
BCG	900000	1 T q 3–6 Wo	0 (0/30)	KA	–
(Immuntherapie)	v.o.	s.c.		KA	
Carboplatin	400	1 T q 4 Wo	0,05 (2/37)	KA	–
Cyclophosphamid[b]	1500	1 T q 3 Wo	0 (0/22)	KA	–
vs.					
Doxorubicin[b]	60	1 T q 3 Wo	0 (0/21)	KA	–
Detorubicin	40	3 T q 3 Wo	0,43 (9/21)	A, ANB	8
Diaziquon	30	1 T q 4 Wo	0 (0/20)	KA	–
Doxorubicin	50	1 T q 3 Wo	0,67 (4/6)	A, ANB	7
Epirubicin	75	1 T q 3 Wo	0,05 (1/21)	KA	–
Mitoxantron	14	1 T q 3 Wo	0,03 (1/40)	KA	–
Vincristin	1,3	1 T q 2–4 Wo	0 (0/23)	KA	–
Vindesin	2	2 T q 2 Wo	0 (0/21)	KA	–
Gesamt	–	–	0,06 (17/283)	–	–
95 % Konfidenz-intervall	–	–	0,04–0,09	–	–

CR Komplette Remission; *PR* partielle Remission; *KA* keine Aktivität; *A* Aktivität; *ANB* Aktivität nicht bestätigt.

[a] Ansprechrate (Limit) = 0,2; Typ-I-Fehler (α) = 0,05; Typ-II-Fehler (β) = 0,05.

[b] randomisierte Studie.

Tabelle 4. Ergebnisse der Kombinationschemotherapie bei malignem Mesotheliom (1973–1997)[a] [31, 41, 42]

Substanzen	Dosis [mg/m²/Zyklus]	Applikationsart i.v.	Ansprechrate ([CR + PR]/eval. Patienten)	Ergebnis[a]	Progressionsfreies Intervall (Monate)
Cisplatin + Doxorubicin	105 / 90	2–3 T q 3 Wo	0,75 (3/4)	A / ANB	10
Cisplatin + Doxorubicin	50 / 50	1 T q 3 Wo	0,67 (4/6)	A / ANB	9
Cisplatin + Doxorubicin	120 / 40	3 T q 4 Wo	0,42 (8/19)	A / ANB	7
Cisplatin + Methotrexate	50–75 / 3000	3 T q 3–4 Wo	0,67 (4/6)	A / ANB	13
Cisplatin + Mitomycin	100 / 5–10	1 T q 4 Wo i.p.	0 (0/18)	KA	9
Dacarbazin + Rubidazone	250 / 150–180	5 T q 3 Wo	0 (0/23)	KA	–
HD-Methotrexat + Vincristin	1500 / 1,3	1 T q 4 Wo	0,67 (6/9)	A / ANB	10
Gesamt	–	–	0,29 (25/85)	–	
95% Konfidenzintervall	–	–	0,20–0,40	–	

CR komplette Remission; *PR* partielle Remission; *KA* keine Aktivität; *A* Aktivität; *ANB* Aktivität nicht bestätigt.
[a] Ansprechrate (Limit) = 0,2; Typ-I-Fehler (α) = 0,05; Typ-II-Fehler (β) = 0,05.

dieser Kombinationen wurde bisher jedoch in anderen Studien bestätigt. Die Ansprechdauer betrug im Median 10 Monate (Bereich 7–13 Monate).

Neuere Therapieregime mit möglicher Aktivität sind die Kombination von Mitomycin C, Vinblastin und Cisplatin, mit der eine Symptomverbesserung bei 59% der Patienten und eine Ansprechrate von 32% (7/22) erzielt wurde sowie die Kombination von hochdosiertem Doxorubicin, Cisplatin und Tamoxifen mit einer Ansprechrate von 45% (5/11) [43, 44]. Diese und andere Studien [39] erfüllen jedoch nicht die o.g. R-/α-/β-Kriterien. Im Gegensatz zur Aktivität der Kombination von Cisplatin und Mitomycin im Nacktmausmodell waren die klinischen Ergebnisse mit dieser Kombination, wie sie beispielsweise im Rahmen einer CALGB-Studie geprüft wurde, enttäuschend; die Ansprechrate betrug 25% versus 14% für Cisplatin plus Doxorubicin [34].

Insgesamt sind die Ergebnisse der Kombinationschemotherapie denen der zytostatischen Monotherapie vergleichbar; eindeutige Aktivitätsunterschiede zwischen den verschiedenen, o.g. Kombinationen sind bislang nicht erkennbar. Es konnte bisher nicht bewiesen werden, daß eine Chemotherapie zu einer signifikanten Verlängerung der medianen Überlebenszeiten gegenüber nicht chemotherapeutisch behandelten Patientenkollektiven führt.

4 Multimodale Therapieverfahren

Für die Behandlung des malignen Pleuramesothelioms wurden verschiedene multimodale Therapieansätze geprüft [27–29]. Die chirurgischen Behandlungsmaßnahmen beinhalten meist eine extrapleurale Pneumonektomie. In einigen Studien wurde eine adjuvante oder neoadjuvante Chemotherapie durchgeführt. Insgesamt sind die Behandlungsresultate enttäuschend; die medianen Überlebenszeiten betragen im Durchschnitt 6–8 Monate bei einer relativ hohen Morbiditätsrate.

5 Zytokine

Zytokine, wie z.B. Interferon-α, -β und -γ oder Interleukin-2 scheinen allenfalls eine geringe Aktivität aufzuweisen. In Kombination mit Zytostatika haben sie nicht zu einer reproduzierbaren, signifikanten Verbesserung der Ansprechraten oder der medianen Überlebenszeiten der Patienten geführt [32, 46–52].

Literatur

1. Anderson M, Olsen JH (1985) Trend and distribution of mesothelioma in Denmark. Br J Cancer 51:699–705
2. Hinds MW (1978) Mesothelioma in the United States. Incidence in the 1970s. J Occup Med 20:469–471
3. Silverberg E (1985) Cancer statistics. CA 35:19–35
4. Antman K, Corson JM (1985) Benign and malignant pleural mesothelioma. Clin Chest Med 6:127–140
5. Brenner J, Sordillio PP, Magill GB (1981) Malignant peritoneal mesothelioma: a review of 25 patients. Am J Gastroenterol 75:311–313
6. Rogers A, Leigh J, Berry G, Ferguson D, Mulder H, Ackad M (1993) Relationship between lung asbestos fiber type and concentration and relative risk of mesothelioma. Rev Respir Dis 148:25–31
7. Chao C, Lund L, Zinn K, Aust A (1994) Iron mobilization from crocidolite asbestos by humanlung carcinoma cells. Biochem Biophys 314:384–391
8. Hirvonen A, Pelin K, Tammilehto L, Karjalainen A, Mattson K, Linnainmaa K (1995) Inherited GSTM1 and NAT2 defects as concurrent risk modifiers in asbestos-related human malignant mesothelioma. Cancer Res 55:2981–2983
9. Oels HC, Harrison EG, Carr DT, Bernatz PE (1971) Diffuse malignant mesothelioma of the pleura: a review of 37 cases. Chest 60:564–570
10. Said JW, Nash G, Lee M (1982) Immunoperoxidase localisation of keratin, proteins, carcinoembryonic antigen, and factor VIII in adenomatoid tumors: evidence for a mesothel derivation. Hum Pathol 13:1106–1108
11. Warhol MJ, Hickey WF, Corson JM (1982) Malignant mesothelioma: ultrastructural distinction from adenocarcinoma. Am J Surg Pathol 6:307–314
12. Jones JSP, Lund C, Planteydt HT et al. (1985) Colour atlas of mesothelioma. MTP Press Limited
13. Butchart EG, Ashcroft T, Barnsley WA, Holden MP (1976) Pleuropneumonectomy in the management of diffuse malignant mesothelioma of the pleura. Thorax 31:15–24
14. Mattson K (1982) Natural history and clinical staging of malignant mesothelioma. Eur J Resp Dis 63: S 124
15. TNM-Klassifikation maligner Tumoren, 5. Auflage (1997) In: Wittekind Ch, Wagner G (Hrsg), Springer-Verlag
16. Fleming ID, Cooper JS, Henson DE, Hutter RVP, Kennedy BJ, Murphy GP, O'Sullivan B, Sobin LH, Yarbo JW (eds) (1997) AJCC-Cancer Staging Manual, 5th edn. Lippincott, Philadelphia
17. Meerbeeck JP (1994) Prognostic factors in malignant mesothelioma: where do we go from here. Eur J Resp Dis 7:1029–1031
18. Law MR, Gregor A, Hodson ME, Bloom HJG, Turner-Warwick M (1984) Malignant mesothelioma of the pleura: a study of 52 treated and 64 untreated patients. Thorax 39:255–259

19. Alberts AS, Falkson G, Gaedhals L, Vorobiof DA, van der Merwe CA (1988) Malignant pleural mesothelioma: a disease unaffected by current therapeutic maneuvers. J Clin Oncol 6:527–535
20. Adams VI, Krishnan UK, Muhm JR, Jett JR, Ilstrup DM, Bernats PE (1986) Diffuse malignant mesothelioma of pleura. Cancer 58:1540–1551
21. Antman K, Shemin R, Ryan L et al. (1988) Malignant mesothelioma: prognostic variables in a registry of 180 patients. The Dana-Farber Cancer Institute and Brigham and Women's Hospital experience over 2 decades, 1965–1985. J Clin Oncol 6:147–153
22. Hillerdal G (1983) Malignant mesothelioma 1982: a review of 4710 published cases. Br J Dis Chest 77:321–343
23. Ruffie P, Feld R, Minkin S et al. (1989) Diffuse malignant mesothelioma of the pleura in Ontario and Quebec: a retrospective study of 332 patients. J Clin Oncol 7:1157–1168
24. van Gelder T, Damhuis RAM, Hoogsteden HC (1994) Prognostic factors and survival in malignant pleural mesothelioma. Eur Respir J 7:1035–1038
25. Grant DC, Seltzer SE, Antman K, Finnberg HJ, Koster K (1983) Computed tomography of malignant pleural mesothelioma. J Comput Assit Tomogr 7:626–632
26. Maasilta P, Vehmas T, Kivisaari L, Tammilehto L, Mattson K (1991) Correlations between findings at computed tomography and at thorascopy/thoracotomy/autopsy in pleural mesothelioma. Eur J Resp Dis 4:952–954
27. Sugarbaker DJ, Heher EC, Lee Th et al. (1991) Extrapleural pneumonectomy, chemotherapy, and radiotherapy in the treatment of diffuse malignant pleural mesothelioma. J Thorac Cardiovasc Surg 102:10–15
28. Sugarbaker DJ, Mentzer S, DeCamp M, Lynch TJ, Strauss GM (1993) Extrapleural pneumonectomy in the setting of a multimodality approach to malignant mesothelioma. Chest 103:377s–381s
29. Sugarbaker DJ, Strauss GM, Lynch TJ et al. (1993) Node status has prognostic significance in the multimodality therapy of diffuse malignant mesothelioma. J Clin Oncol 11:1172–1178
30. Brenner J, Sordillio PP, Magill GB, Galbey RB (1982) Malignant mesothelioma of the pleura. Review of 123 patients. Cancer 49:2431–2435
31. Krarup-Hansen A, Hansen HH (1991) Chemotherapy in malignant mesothelioma: a review. Cancer Chemother Pharmacol 28:319–330
32. Zeng L, Monnet I, Boutin C et al. (1993) In vitro effects of recombinant human interferon gamma on human mesothelioma cell lines. Int J Cancer 55:515–520
33. Chahinian AP, Norton L, Holland JF, Szrajer L, Hart RD (1984) Experimental and clinical activity of mitomycin C and cis-diamminedichloroplatinum in malignant mesothelioma. Cancer Res 44:1688–1692
34. Chahinian AP, Antman K, Goutsou M et al. (1993) Randomized phase II trial of cisplatin with mitomycin or doxorubicin for malignant mesothelioma by the Cancer and Leukemia Group B. J Clin Oncol 11:1559–1565
35. World Health Organisation (1979) WHO handbook for reporting results of cancer treatment
36. Lee YL, Wesley RA (1981) Statistical contributions to phase II trials in cancer: interpretation, analysis and design. Semin Oncol 8:403–416
37. Magri MD, Foladore S, Veronesi A et al. (1992) Treatment of malignant mesothelioma with epirubicin and ifosfamide: a phase II cooperative study. Ann Oncol 3:237–238

38. Solheim O, Saeter G, Finnanger A, Stenwig A (1992) High-dose methtrexate in the treatment of malignant mesothelioma of the pleura. A phase II study. Br J Cancer 65:956–960

39. Pennucci MC, Ardizzoni A, Pronzato P et al. (1997) Combined cisplatin, doxorubicin and mitomycin for the treatment of advanced pleural mesothelioma. Cancer 79:1897–1902

40. Meerbeeck JP, Baas P, Debruyne C et al. (1997)Gemcitabine in malignant pleural mesothelioma: A phase II study. Lung Cancer 18:Suppl. 1:17 (Abstract)

41. Stewart DJ, Gertler SZ, Tomiak A, Shamji F, Goel R, Evans WK (1994) High dose doxorubicin plus cisplatin in the treatment of unresectable mesotheliomas: report of four cases. Lung Cancer 11:251–258

42. Krarup-Hansen A (1994) Phase II trials of malignant mesothelioma: a commentary and update. Lung Cancer 11:305–308

43. Middleton G, Verill M, Priest K, Spencher L, O'Brien M, Smith I (1997) Good symptom relief with palliative MVP (mitomycin C, vinblastine, cisplatin). Lung Cancer 18:22 (Abstract)

44. Stewart DJ, Gertler SZ, Shamji F et al. (1997) High dose doxorubicin, cisplatin and tamoxifen vs mesothelioma. Lung Cancer 18:49 (Abstract)

45. Sørrensen PG, Bach F, Bork E, Hansen HH (1985) Randomized trial of doxorubicin versus cyclophosphamide in diffuse malignant mesothelioma. Cancer Treat Rep 69:1431–1432

46. Bautin C, Viallat JR, Astoul P (1990) Treatment of mesothelioma with interferon gamma and interleukin 2. Rev Pneumol Clin 46:211–215

47. Bautin C, Viallat JR, van Zandwijk N et al. (1991) Activity of intrapleural recombinant gamma-interferon in malignant mesothelioma. Cancer 67:2033–2037

48. von Hoff T, Metch B, Lucas JG, Balcerzak SP, Grunberg SM, Rivkin SE (1990) Phase-II evaluation of recombinant interferon-β (IFN-β ser) in patients with diffuse mesothelioma: a southwest oncology group study. J Interferon Res 10:531–534

49. Robinson BWS, Manning LS, Bowman RV et al. (1993) The scientific basis for the immunotherapy of human malignant mesothelioma. Eur Respir Rev 3:195–198

50. Boutin C, Viallat JR, van Zandwijk N et al. (1991) Activity of intrapleural recombinant gamma-interferon in malignant mesothelioma. Cancer 67:2033–2037

51. Boutin C, Nussbaum E, Monnet I et al. (1994) Intrapleural treatment with recombinant gamma-interferon in early stage malignant pleural mesothelioma. Cancer 74:2460–2467

52. Mulatero C, Penson R, Papamichael D, Gower N, Evans M Rudd R (1997) A phase II study of interleukin-2 in malignant pleural mesothelioma. Lung Cancer 18:18

Thymome

J. Schütte

I. Epidemiologie

Ca. 0,2–1,5% aller malignen Tumoren; ca. 20% aller mediastinalen Tumoren und ca. 50% der Tumoren im vorderen oberen Mediastinum. Bei Erwachsenen beträgt das Verhältnis von benignen zu malignen Tumoren ca. 60:40%. Altersgipfel um das 50. Lebensjahr ohne eindeutige Geschlechtsprädilektion [1–10].

II. Pathologie, Stadieneinteilung und Prognose

1 Pathologie

Thymome sind epithelialen Ursprungs. Makroskopisch weisen sie oft fibröse Septen und zystische Degenerationen auf. Als wichtigstes Kriterium für die Bestimmung der Malignität eines Thymoms gilt traditionell die meist bereits makroskopisch erkennbare Invasivität des Tumors. Nicht-invasive Tumoren besitzen eine intakte „Tumorkapsel"; bei invasiven (malignen) Thymomen ist diese infiltriert bzw. durchbrochen. Es existieren verschiedene histopathologische Klassifikationen (Tabelle 1).

Meist wird nach dem vorherrschenden Zelltyp unterschieden, z.B.: lymphozytenreich (23%), epithelial (42%), und gemischtförmig (lymphoepithelial; 35%). Andere Klassifikationen unterteilen in spindelzellförmige (15%), prädominant lymphozytäre (33%), differenziert epitheliale (48%) (unter Einschluß der lymphoepithelialen Formen) und undifferenziert epitheliale (4%) Formen [1]. Eine neuere, histogenetische

Tabelle 1. Histopathologische Klassifikation der Thymome

I. Rosai und Levine [4]

Kategorie I: maligne Thymome: zytologisch unauffällig; selten extrathorakale
                Metastasierung
Kategorie II: Thymuskarzinome: zytologische Atypien, häufige extrathorakale
                Metastasierung

II. Verley und Hollmann [1]

Typ I: Spindelzellig/ovalärzellig
Typ II: Lymphozytenreich
Typ III: differenziert, überwiegend epithelial differenziert
Typ IV: undifferenziert, epithelialreich (= Thymuskarzinom)

III. Lewis et al. [11]

– überwiegend lymphozytisch
– gemischt lymphoepithelial
– überwiegend epithelial
– spindelzellig
– Thymuskarzinome

IV. Marino/Müller-Hermelink/Kirchner [12, 13]

– kortikal
– gemischt:
    (a) medullär-kortikal („common-type")
    (b) überwiegend kortikal („organoide")
    (c) überwiegend medullär
– medullär
– „well-differentiated thymic carcinoma" (WDTC)
– Andere Thymuskarzinome (z. B. endokrine, mukoepidermoide, lymphoepitheliom-
  ähnliche, etc.)

Klassifikation nach Marino/Müller-Hermelink/Kirchner mit möglicher
prognostischer Relevanz unterteilt in (a) medulläre, (b) corticale, (c)
gemischtzellige (überwiegend medulläre), (d) prädominant corticale (PC,
organoide) Thymome sowie in (e) gut differenzierte (WDTC) Thymuskarzinome, die aus corticalen Thymomen hervorgehen, und in (f) undifferenzierte Thymuskarzinome [12, 13].

Thymome des Typs I und II nach Verley und Hollmann [1] bzw. überwiegend lymphozytische, spindelzellige und gemischt lymphoepitheliale
Formen nach Lewis et al. [11] sowie medulläre und gemischtzellige
Formen nach Müller-Hermelink et al. [12, 13] sollen durch geringe oder
fehlende Invasivität, geringe Rezidivwahrscheinlichkeit und mit 10-Jah-
res-Überlebensraten von ca. 75–90% korrelieren. Entsprechend der

histogenetischen Einteilung nach Müller-Hermelink et al. findet sich eine signifikante Assoziation eines Stadiums III und IV mit dem Nachweis eines WDTC (79%) oder undifferenzierten (100%) Karzinoms. Medulläre oder gemischtförmige (prädominant medulläre) Thymome sind fast immer mit einem Stadium I (70%) oder II (30%) assoziiert und rezidivieren auch im Stadium II nur sehr selten. Eine intermediäre Invasivität nehmen die PC und corticalen Thymome ein (Stadium I bzw. II/III: jeweils ca. 50%). Rezidive im Stadium II sind überwiegend mit dem Nachweis eines PC und corticalen Thymoms oder eines WDTC assoziiert [12–16]. Insgesamt haben die retrospektiven Untersuchungen zur prognostischen Relevanz dieser histopathologischen Klassifikation jedoch zu widersprüchlichen Ergebnissen geführt.

Lymphogene und/oder hämatogene Fernmetastasen finden sich bei Erstdiagnose eines Thymoms nur selten ($\leq 5\%$) [1–17].

Thymuskarzinome (entsprechend Kategorie II nach Levine und Rosai) sind selten ($< 5–7\%$ aller Thymome) und nicht mit einer Myastenia gravis oder anderen autoimmunologischen Begleiterkrankungen assoziiert. In ca. einem Drittel der Fälle weisen sie einen geringen Malignitätsgrad auf (meist verhornende Plattenepithelkarzinome); unter den hochgradigmalignen Thymuskarzinomen finden sich am häufigsten lymphoepiteliom-ähnliche Formen, seltener kleinzellig-neuroendokrine, anaplastische, sarkomatöse oder klarzellige Subtypen [18]. Vom klinischen Verlauf sind diese Formen abzugrenzen vom WDTC mach Müller-Hermelink, das häufig mit einer Myasthenie assoziiert ist und – ähnlich den gut-differenzierten Formen nach Suster und Rosai – trotz der meist nachweisbaren Invasivität nur selten rezidivieren oder hämatogen metastasieren.

2 Stadieneinteilung

Basierend auf dem Grad der Invasivität existieren verschiedene klinische Stadieneinteilungen. Die am häufigsten angewendete Klassifikation ist diejenige von Masaoka et al. [19]. Danach finden sich ca. 35–50% der Patienten im Stadium I, 15–25% im Stadium II, 20–35% im Stadium III, 5–10% im Stadium IVa und ca. 5% im Stadium IVb [1, 5, 7, 10, 19].

Stadieneinteilung der Thymome nach Masaoka et al. [19]

Stadium I:	Makroskopisch vollständig von „Tumorkapsel" umgeben und fehlender mikroskopischer Nachweis einer Kapselinvasion.
Stadium II:	1. Makroskopische Invasion in umgebendes Fettgewebe, mediastinale Pleura oder beides. 2. Mikroskopische Kapselinvasion.
Stadium III:	Makroskopische Invasion in benachbarte Organe (z. B. Perikard, Lunge, große Gefäße).
Stadium IVA:	Pleurale oder perikardiale Dissemination.
Stadium IV B:	Lymphogene oder hämatogene Metastasierung.

3 Prognose

Die wichtigsten prognostischen Parameter sind das Tumorstadium (n. Masaoka) und der Grad der Resektabilität. In einigen Untersuchungen wurden als weitere Prognoseparameter der histologische Subtyp (s. o.) und die Tumorgröße ($\leq$ bzw. > 11 cm) beschrieben [20]. Das Vorhandensein einer Mysthenia gravis ist nicht mit einer schlechteren Prognose assoziiert.

5/10-Jahres-Überlebensraten (JÜR): Stadium I: 87–100%; Stadium II: 72–92%/60–84%; Stadium III: 71–88%/64–77%; Stadium IVa: 50–60%/26–47% [1, 5, 7, 21]. Die über 5 Jahre hinaus zu beobachtende kontinuierliche Reduktion der ÜR ist auf Spätrezidive und – seltener – auf autoimmunologische Begleiterkrankungen zurückzuführen.

III. Diagnostik

Kernspin- und/oder Computertomographie, Abdomensonographie, Untersuchungen bezgl. funktioneller Operabilität, Immunglobuline quantitativ, Immunelektrophorese, Knochenszintigramm, neurologische Untersuchungen bei V. a. Myasthenie.

IV. Klinische Symptomatik und Begleiterkrankungen

Meist Dyspnoe, Husten, thorakale Schmerzen. Zusätzlich immunologische Begleiterkrankungen bei ca. 50–70% der Patienten. Die häufigsten sind: Myasthenia gravis (~50–70%), Zytopenien (bes. aplastische Anämie) (~5%), Hypogammaglobulinämie (~5%), systemischer Lupus erythematodes, Sjögren-Syndrom, Pemphigus vulgaris, rheumatoide Arthritis, etc. [1–3, 6, 22]. Für die Primär- und „Nachsorge"-Diagnostik ist relevant, daß bei bis zu 10% der Thymompatienten Zweittumore auftreten können. Beachtenswert ist auch das gehäufte Auftreten schwerwiegender Infekte, die unter Chemotherapie auch durch seltene Erreger bedingt sein können.

V. Behandlungsstrategie (Abb. 1)

1 Chirurgische Therapiemaßnahmen

Therapie der Wahl ist die komplette Tumorresektion, die im Stadium I und II bei ≥90% und im Stadium III noch bei ca. 30–70% der Patienten möglich ist [1–3, 5–7, 19]. Die Lokalrezidivrate nach kompletter Resektion [± Bestrahlung (RT)] beträgt in der Mehrzahl bisheriger Untersuchungen ca. 2–3% im Stadium I, ~10–15% im Stadium II, ~25–30% im Stadium III und ~14–25% im Stadium IVa [6, 7, 23–30]. Die Radikalität der Operation hat sich in der Mehrzahl bisheriger Studien als prognostisch relevant erwiesen. Unter Einbeziehung aller Stadien [I–III (IVa)] betragen die 10-JÜR nach Operation ± RT ca. 81–98% nach kompletter Resektion, ca. 68–72% nach inkompletter Resektion und ca. 25% nach alleiniger Biopsie [5, 7, 23, 24], wobei in einigen Studien allerdings kein signifikanter Unterschied zwischen alleiniger Biopsie und partieller Resektion beschrieben wurde [5, 20, 23–25, 31, 32]. Nach kompletter Resektion plus Radiotherapie im Stadium III wurden zum Teil gleich hohe 10–15-JÜR beobachtet wie im Stadium II [5, 7, 21, 23].

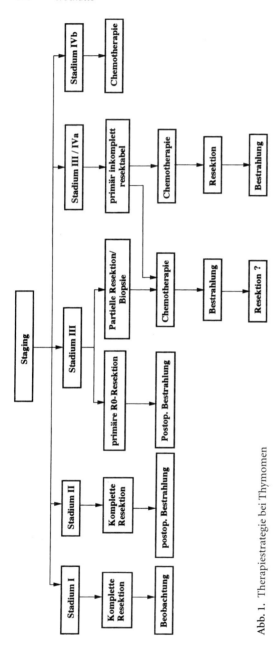

Abb. 1. Therapiestrategie bei Thymomen

2 *Strahlentherapie* [1, 5 – 7, 9, 19, 21, 23 – 36]

Thymome gelten als relativ strahlensensible Tumoren. Nach inkompletter Tumorresektion sind mit alleiniger Strahlentherapie langfristige Überlebensraten von ca. 30 – 70 % beschrieben. Im Stadium I ist eine adjuvante Strahlentherapie nach kompletter Tumorresektion wegen der nur geringen Rezidivrate (s. o.) nicht indiziert. Prospektive Studien zur prognostischen Relevanz einer adjuvanten Strahlentherapie nach kompletter Resektion im Stadium II und III existieren nicht. In mehreren retrospektiven Analysen von Patienten mit komplett reseziertem Thymom im Stadium II– IVa wurde jedoch – bei jeweils kleinen und oft wenig charakterisierten Patientenkollektiven – über eine Reduktion der lokoregionalen bzw. intrathorakalen Rezidivrate berichtet (Tabelle 2).

In einer retrospektiven Analyse von Curran et al. [30] bei 115 Patienten im Stadium II und III wurde eine Reduktion der intrathorakalen Rezidivrate von 28 % bei Patienten ohne konsolidierende Bestrahlung (n = 72) auf 5 % bei solchen mit Bestrahlung (n = 43) beschrieben. Gleichlautend beschreiben Pollack et al. [23] und Wang et al. [10] für Patienten mit invasivem Thymom im Stadium II – IVa eine höhere krankheitsfreie 5-JÜR bei bestrahlten (62 % bzw. 67 %) als bei nicht bestrahlten (40 % bzw. 24 %) Patienten. In einer Metaanalyse von Komaki und Cox [36] wurde eine Rezidivrate (Lokal- *plus Fern*rezidive) von 25 % (44/177) bei bestrahlten und von 57 % (32/58) bei nicht bestrahlten Patienten beschrieben. Unter Einbeziehung neuerer Publikationen ergaben sich Lokalrezidivraten von 21,8 % bei nicht bestrahlten und von 15,7 % bei konsolidierend bestrahlten Patienten (Tabelle 2).

Trotz des Fehlens stadienorientierter prospektiver Untersuchungen und der in einzelnen Untersuchungen nur geringen Rezidivrate im Stadium II wird aufgrund o. g. Daten an den meisten Zentren auch im Stadium II eine konsolidierende Strahlentherapie nach kompletter Tumorresektion durchgeführt. Im Stadium III wird aufgrund der in zahlreichen Studien beschriebenen ca. 25 – 30 %igen Rezidivrate nach kompletter Resektion meist die Indikation zu einer konsolidierenden Strahlentherapie gestellt. Damit wurden zum Teil gleich hohe 10 – 15-JÜR beobachtet wie im Stadium II (s. o.). Nach inkompletter Resektion im Stadium III (und IVa) sind lokale Tumorkontrollraten durch die Strahlentherapie von ca. 66 – 90 % beobachtet worden [21, 25, 30, 34]. Urgesi et al. [21] beschreiben nach kompletter und inkompletter Resektion plus RT im Stadium III eine intrathorakale Rezidivrate von jeweils nur 9 %, wobei die Mehrzahl der

Tabelle 2. Intrathorakale Rezidive nach kompletter Tumorresektion +/– konsolidierender Bestrahlung (RT) im Stadium II und III[a]: Ergebnisse retrospektiver Analysen

Referenz	Stadium	Rezidive/eval. Pat.	
		Ohne RT	Mit RT
Curran [30][b]	II+III	20/72	2/43
Nakahara [5]	II	–	4/33
	III	–	1/35
Urgesi [21]	III	–	3/33
Kirchner [13]	II	0/2	0/1
	III	0/5	1/1
Krueger [31]	III	–	0/1
Kuo [16]	II + III	–	7/30
Pollack [23]	II + III	1/3	0/5
Cohen [35]	II + III	2/5	2/6
Quintanilla [14]	II	2/24	2/7
	III	1/8	2/15
Regnard [25]	II + III	11/24	27/90
Haniuda [27]	II + III	5/49	1/31
Blumberg[c] [20]	II	n.a./9	n.a./17
	III	n.a./5	n.a./19
Gesamt		42/192 (21,8%)	52/331 (15,7%)

[a] Inclusive Rezidive außerhalb des Bestrahlungsfeldes.
[b] Retrospektive Analyse von 8 Studien.
[c] Kein signifikanter Unterschied in Rezidiv- und Überlebensraten zwischen bestrahlten und nicht bestrahlten Patienten.

Rezidive außerhalb des Bestrahlungsfeldes lag. Die 10-JÜR der Patienten mit inkompletter Resektion plus RT war vergleichbar der nach kompletter Resektion plus RT (~70–80%). Die Mehrzahl anderer Untersuchungen hingegen zeigt deutlich geringere 5–10-JÜR für Patienten mit inkompletter Resektion (40–60%) gegenüber solchen mit einer kompletten Resektion (70–90%, [5, 7, 23, 24, 26, 34, 35]). In einer neueren retrospektiven Studie wurde eine signifikante Reduktion der thorakalen Rezidivrate durch eine Hemithoraxbestrahlung zusätzlich zur Mediastinalbestrahlung berichtet [33].

Die Dosis der adjuvanten Strahlentherapie beträgt meist ca. 45–54 Gy (1,8–2,0 Gy/Tag) und beinhaltet bei weit kranialer Tumorausdehnung evtl. die Supraclavikulargruben [28]. Bei inkomplett resezierten Tumoren wird postoperativ häufig auch eine höhere Strahlendosis appliziert.

3 Chemotherapie [26, 37–58]

3.1 Monotherapeutische Aktivität (Tabelle 3)

Remissionen wurden vor allem mit Cisplatin, Ifosfamid und Adriamycin beschrieben [37–39, 55]. Aufgrund kleiner Fallzahlen (n < 5) ist eine zuverlässige Aussage über die monotherapeutische Aktivität anderer Substanzen nicht möglich. Auch Kortikosteroide zählen zu den bei Thymomen wirksamen Substanzen (mit gelegt. langanhaltender CR), wobei ihre Aktivität vorwiegend auf die lymphozytären oder lymphoepithelialen Formen begrenzt zu sein scheint [40, 41].

Tabelle 3. Ergebnisse der Monochemotherapie bei Patienten mit Thymom (nach [37, 38, 55]

Substanz	Anzahl Patienten	Remissionen (n)	CR/PR (n)
Asparaginase	2	0	–
Azacytidin	1	0	–
Chorambucil	4	0	–
Cisplatin	28	7	3 CR/4 PR
Corticosteroide	13	11	3 CR/8 PR
Cyclophosphamid	3	0	–
Dacarbazin	2	0	–
Doxorubicin	3	2	–
Ifosfamid	13	8	7 CR/1 PR
Mitoxantron	2	2	2 PR
Vincristin	2	0	–

3.2 Kombinationschemotherapie (Tabelle 4)

Die reproduzierbar höchsten Remissionsraten wurden bisher mit Kombinationschemotherapien erzielt. In der Prä-Cisplatin-Ära wurde meist eine Kombination von Adriamycin, Cyclophosphamid und Vincristin (ACO/CAV) +/– Prednison (CHOP) oder Cyclophosphamid, Vincristin, Prednison und Procarbazin (COPP) oder Lomustin verwendet [42–45] (Tabelle 4). In einer älteren Analyse von Hu und Levine [38] wurden für nichtcisplatinhaltige Therapien durchschnittliche Ansprechraten von 58 % und für cisplatinhaltige Therapien von 84 % beschrieben.

Die umfangreichsten Erfahrungen bestehen mit der Kombination von Cisplatin, Adriamycin und Cyclophosphamid (PAC), mit der CR-Raten von ca. 10–45 % und Remissionsraten von bis zu 90 % beschrieben wurden [46–51, 53, 54] und die daher auch im Rahmen neoadjuvanter Therapien angewendet wurde [48, 50, 51, 53]. In einer ECOG/Intergroup-Studie wurden bei 29 Patienten mit metastasiertem oder lokal rezidiviertem, inoperablen Rezidiv eine Ansprechrate von 50 % (3 CR, 12 PR) und eine aktuarielle 5-JÜR von 32 % beschrieben [49]. In einer neueren ECOG/Intergroup-Studie [53] wurden 23 (Stadium III: 22; Stadim IVb: 1) Patienten mit invasivem, irresektablen Thymom mit der Kombination von PAC und anschließender Radiotherapie (54 Gy; 1,8 Gy/Tag) behandelt. Die Ansprechrate nach Chemotherapie betrug 70 % (5 CR, 11 PR). Bei 4 Patienten mit NC wurde durch die nachfolgende Strahlentherapie eine objektive Remission induziert. Die aktuarielle 5-JÜR beträgt 52 %. Während diese und ähnliche Studien die prognostische Relevanz der zusätzlichen Chemotherapie zur Strahlentherapie nach inkompletter Resektion im Stadium III und IVa nicht beweisen können, so zeigen sie doch die hohe Ansprechwahrscheinlichkeit dieser Tumoren. Unter Berücksichtigung der mittels Chemotherapie erreichbaren Langzeitüberlebensraten von bis zu ca. 20–30 % bei Patienten mit disseminiertem und/oder vorbestrahltem Thymom lassen diese Daten einen möglichen Vorteil zugunsten der kombinierten Radio-/Chemotherapie gegenüber alleiniger Strahlentherapie vermuten. Aufgrund der geringen Inzidenz der Thymome ist ein solcher Nachweis anhand prospektiver Studien allerdings schwer zu führen. Im Rahmen einer EORTC-Studie wurden 15 Patienten im Stadium III oder IV (4 vorbestrahlt) mit der Kombination von Cisplatin und Etoposid behandelt. Die Ansprechrate betrug 60 % (5 CR, 4 PR); die Überlebensraten nach 5 bzw. 7 Jahren betrugen 50 % bzw. 42 % [52]. Aufgrund neuerer, o. g. Daten zur Wirksamkeit von Ifosfamid [39] wird derzeit geprüft, ob sich durch Austausch von Cyclophosphamid durch Ifosfamid und auch von Adriamycin durch Etoposid (PEI) eine weitere Verbesserung der Remissionsraten und eine Verlängerung der Überlebenszeit erreichen läßt. Letztgenannte Kombination erscheint außerhalb von Studien bei Patienten erwägenswert, bei denen größere Myokardan-

Tabelle 4. Ergebnisse der zytostatischen Kombinationschemotherapie bei fortgeschrittenen Thymomen

Quelle Jahr	Therapie	n = Anzahl auswertbarer Patienten S = Stadium H = Histologie V = Vorbehandelt	Therapieresultate (n)					ÜZ = Überlebenszeit RD = Remisionsdauer (Monate, Median)
			CR	PR	CR+PR in %	NC	PD	
Evans [43] 1980	CPM 650 mg/m² T1 + 8 VCR 2 mg T1 + 8 PROC 100 mg/m² T1–14 po PRED 40 mg/m² T1–14 po q 4 Wo	n = 5 S: III–IV H: verschiedene V = 0	–	4	–	1	–	na
Göldel [44] 1989	CPM 750 mg/m², T1 ADM 50 mg/m², T1 VCR 2 mg T1 PRED 100 mg T1–5 po +/– BLM 8 mg/m² i.v. T14 q 3–4 Wo	n = 13 S: III–IV H: verschiedene V = 7 (RT)	5	–	38	na	na	na
Kosmidis [42] 1988	CPM 800 mg/m² ADM 50 mg/m² VCR 1,4 mg/m² q 3 Wo	n = 5 S: III–IV H: verschiedene V = 3 (RT)	2	3	–	–	–	RD: 8 ÜZ: CR: 12+, 36+
Loehrer [49] 1994	ADM 50 mg/m² DDP 50 mg/m² CPM 500 mg/m² q 3 Wo	n = 30 S: III–IV H: verschiedene V = RT (n = 15)	3	12	50	10	5	RD: 12 ÜZ: 38 5-JÜR: 32%

Tabelle 4 (Fortsetzung)

Quelle Jahr	Therapie	n = Anzahl auswertbarer Patienten (S = Stadium, H = Histologie, V = Vorbehandelt)	CR	PR	CR+PR in %	NC	PD	ÜZ = Überlebenszeit RD = Remissionsdauer (Monate, Median)
Loehrer [53] 1997	ADM 50 mg/m², DDP 50 mg/m² CPM 500 mg/m² q 3 Wo → RT (54 Gy)	n = 23 S: III: 22/IV: 1 H: verschiedene V = 0[a]	5	11	70	6	1	RD: 12 ÜZ: 93 5-JÜR: 53%
Giaccone [52] 1996	DDP 60 mg/m², T1 ETP 120 mg/m², T1–3 q 3 Wo	n = 16 (15 eval.) S: III 6/IV: 10 H: verschiedene V = RT (n = 4)[b]	5	4	60	6	0	RD: 40 ÜZ: 51 5-/7-JÜR: 50%/42%
Fornasiero [48] 1991	ADM 40 mg/m², T1 DDP 50 mg/m², T1 VCR 1,5 mg, T3 CPM 700 mg/m², T4 q 3 Wo → OP bei CR (n = 10)	n = 37 S: III: 12/IVa: 13/ IVb: 13[c] H: verschiedene V = 3 RT, 1 CT	16	18	92[c]	2	1	RD: 12 (CR 27, PR 10) ÜZ: 15 7/10 CR = pCR 2-JÜR (CR-Pat.): 81%
Dy [47] 1988	DDP 20 mg/m², T1–5 VLB 0,2 mg/kg, T1+2 BLM 30 mg im/Woche ×12 q 3 Wo × 4 → RT (n = 3)	n = 4 S: III–IV H: Thy-Ca V = 0	2	1	–	na	na	ÜZ: 96+/48+/3/18

Macchiarini [51] 1991	DDP 75 mg/m², T1 EPI-ADM 100 mg/m², T1 ETP 120 mg/m², T1 + 3 + 5 q 3 Wo × 3 → OP+/− RT	n = 7 S: III H: verschiedene V = 0	–	7	–	–	–	RD: 8+ −24+ ÜZ: 8+ −24+ Resektionsrate: 100% (4 R-0, 2 R-1, 1 R-2)[d] 2-JÜR: 80%
Berutti [50] 1993	ADM 40 mg/m², T1 DDP 50 mg/m², T1 CPM 700 mg/m², T3 VCR 0,6 mg/m², T2 q 3 Wo × 4 → OP+/− RT	n = 6 S: III–IVa H: verschiedene V = 0	–	5	–	1	–	RD: 15+ ÜZ: 18+ Resektionsrate: 5/6 (83%)
Shin [54] 1997	ADM 20 mg/m², DI/Tag, T1–3 DDP 30 mg/m², T1–3 CPM 500 mg/m², T1 PRED 100 mg, T1–5 q 3–4 Wo × 3 → OP → RT → CTX × 3 (wie oben)	n = 12 S: III–IVa H: verschiedene V = 0	3	8	92	1	–	OP: 10/2; 8 R0, 2 R1/2; 2 pCR, 2 mit > 90% Nekrose; 6-JÜR: 100% 6-J-DFS: 83%

Wo = Wochen; *na* = nicht angegeben; *OP* = Operation; *RT* = Radiotherapie; *pCR* = pathologisch bestätigte komplette Remission.

[a] Weitgehende „Debulking" OP bei 4 Pat.; ausgedehnter Tumor vor Chemotherapie bei 22 Pat.

[b] Subtotale Resektion oder Biopsie bei 15 Pat.; 1 Pat. mit kompletter Resektion vor Chemotherapie.

[c] *Stadium III* (11 eval. Pat.): 9 CR (davon 4 pCR), 2 PR; ÜR: 7/11; 2/11 infolge nicht tumorbezogener Ursachen verstorben; ÜZ: 32 Mo (12 +−96).

Stadium IVa (13 eval. Pat.): 3 CR (davon 2 pCR), 9 PR, 1 NC; ÜR: 3/13; ÜZ: 11 Mo (11–48+).

[d] 2 pCR bei 4 der R0-Pat.

teile im Bestrahlungsfeld liegen und auf Anthrazykline verzichtet werden soll. So wurden im Rahmen der neueren ECOG-Studien über 3 Patienten mit peri- oder myokardialen Komplikationen durch die Chemo-/Strahlentherapie berichtet [53].

3.3 Neoadjuvante Chemotherapie

Die mittels Chemotherapie erreichbaren hohen Remissionsraten sowie lokoregionale Rezidivraten von ca. 20–40 % nach alleiniger Radiotherapie inkomplett resezierter invasiver Thymome im Stadium III/IVa lassen eine Induktionschemotherapie bei Patienten mit primär nicht komplett resezierbar erscheinendem invasivem Thymom (Stadium III und IVa) indiziert erscheinen (siehe 3.2). Nach 3–4 Therapiezyklen bzw. bei Erreichen einer objektiven Remission sollte der Versuch einer kompletten Resektion des Resttumors erfolgen, da die alleinige Chemo-/Strahlentherapie zu 5-JÜR von nur ca. 40–50 % führt [25, 53] und das Ausmaß der primären Tumorresektion (komplette versus partielle Resektion versus Biopsie) in zahlreichen Studien (s. o.) signifikant mit der Überlebensrate korrelierte. Postoperativ wird eine Strahlentherapie, ggfs. auch eine konsolidierende Chemotherapie durchgeführt (Tabelle 4). In wenigen bisherigen Studien zeigten sich nach kurzfristigem Beobachtungszeitraum günstige Überlebensraten; zur Beurteilung der Aktivität solcher multimodalen Therapiekonzepte bleiben jedoch die Langzeitergebnisse abzuwarten. Ungeprüft ist derzeit die Aktivität einer simultanen kombinierten präoperativen Strahlen-/Chemotherapie.

3.4 Thymuskarzinome

Patienten mit Thymuskarzinom (Kategorie II nach Rosai & Levine bzw. Typ 4 nach Verley & Hollman) weisen Lokalrezidivraten von ca. 30–65 % und 5–6-JÜR von ca 20–65 % auf. Es ist unklar, ob Thymuskarzinome mit einer stadienunabhängigen, schlechteren Prognose assoziiert sind als beispielsweise prädominant epitheliale Thymome [20, 59]. Die Behandlung erfolgt analog der o. a. Therapie invasiver Thymome. Die Chemotherapie sollte mit einer platinhaltigen Kombination analog der Therapie anderer invasiver Thymome, der Therapie von Keimzelltumoren bzw. Bronchialkarzinomen erfolgen [20, 47, 56–58]. Hiermit dürften Remissionsraten von ca. 30–50 % zu erwarten sein.

4 Thymomrezidive

Es sollten möglichst multimodale Therapiekonzepte angewendet werden. Bei lokoregionalem Rezidiv nach OP ± Radiatio sollte nach Induktionschemotherapie eine erneute komplette Resektion versucht werden. Mittels aggressiver multimodaler Konzepte wurden 5-JÜR von bis zu 85% beschrieben [20, 21]. Nach chemotherapeutischer Vorbehandlung und rezidivfreiem Intervall von > 6–12 Monaten kann mittels cisplatinhaltiger Initialtherapie bei ca. 20–30% der Patienten eine erneute objektive Remission induziert werden. Weitergehende Erfahrungen zu anderen und neueren Zytostatika(-Kombinationen) liegen nicht vor. Sinnvoll könnte dann ein Therapieversuch mit Substanzen bzw. Kombinationen sein, die bei anderen epithelialen Tumoren wirksam sind (z.B. Taxane, Gemcitabin, Vinca-Alkaloide, Ifosfamid, Etoposid). Erfahrungen zur Hochdosischemotherapie maligner Thymome liegen bisher nicht vor.

5 Zytokine

Mit hochdosiertem Interleukin-2 (2×10^7 U/m^2, Tag 1–5, i.v.) wurde bei einem Patienten mit inoperablem, rezidivierten Thymom eine pathologisch komplette Remission beobachtet [56]. In einer Phase II-Studie bei 14 chemotherapeutisch vorbehandelten Patienten wurde mit IL-2 allerdings keine objektive Remission beobachtet [57]. Weitere Erfahrungen mit Zytokinen/BRM's liegen derzeit nicht vor.

Literatur

1. Verley J, Hollmann K (1985) Thymoma – A comparative study of clinical stages, histologic features, and survival in 200 cases. Cancer 55:1974–1086
2. Batata M, Martini N, Huvos A, Aguilar R, Beattie E (1974) Thymomas, Clinicopathologic features, therapy, and prognosis. Cancer 34:389–396
3. LeGolvan D, Abell M (1977) Thymomas. Cancer 39:2142–2157
4. Rosai J, Levine GD (1976) Tumors of the thymus. Atlas of tumor pathology. 2nd series. Washington DC: Armed Forces Institute of Pathology, S 34–153
5. Nakahara K, Ohno K, Hashimoto J, Maeda H, Miyoshi S, Sakurai M, Monden Y, Kawashima Y (1988) Thymoma: Results with complete resection and adjuvant irradiation in 141 consecutive patients. J Thorac Cardiovasc Surg 95:1041–1047

6. Maggi G, Giaccone G, Donadio M, Ciuffreda L, Dalesio O, Leria G, Trifiletti G, Casadio C, Palestro G, Manusco M, Calciati A (1986) Thymoma – A review of 169 cases, with particular reference to results of surgical treatment. Cancer 58: 765–776

7. Maggi G, Casadio C, Cavallo A, Cianci R, Molinatti M, Ruffini E (1991) Thymoma: Results of 241 operated cases. Ann Thorac Surg 51:152–156

8. Bergh NP, Gatzinsky P, Larsson S (1981) Tumors of the thymus and thymic region: I. Clinocopathological studies of thymomas. Ann Thorac Surg 25:91–99

9. Sellors TH, Thackray AC, Thomson AD (1967) Tumors of the thymus. Thorax 22:193–221

10. Wang L, Huang M, Lin T, Huang B, Vjien K (1992) Malignant thymoma. Cancer 70:443–450

11. Lewis JE, Wick MR, Scheizhauer BW, Bernatz PE, Taylor WF (1987) Thymoma: a clinicopathologic review. Cancer 60:2727–2743

12. Marino M, Müller-Hermelink H (1985) Thymoma and thymic carcinoma. Relation of thymoma epithelial cells to the cortical and medullary differentiation of thymus. Virchows Arch [Pathol Anat] 407:119–149

13. Kirchner T, Schalke B, Buchwald J, Ritter M, Marx A, Müller-Hermelink H (1992) Well-differentiated thymic carcinoma. An organotypical low-grade carcinoma with relationship to cortical thymoma. Am J Surg Pathol 16:1153–1169

14. Quintanilla-Martinez L, Wilkins E, Choi N, Efird J, Hug E, Harris N (1994) Thymoma. Histologic subclassification is an independent prognostic factor. Cancer 74:606–617

15. Pescarmona E, Rendina E, Venuta F, Ricci C, Ruco L, Baroni C (1990) The prognostic implication of thymoma histologic subtyping. A study of 80 consecutive cases. Am J Clin Pathol 93:190–195

16. Kuo T, Lo S (1993) Thymoma: A study of the pathologic classification of 71 cases with evaluation of the Müller-Hermelink system. Hum Pathol 24:766–771

17. Arrigada R, Bretel J, Caillaud J, Garreta L, Guerin R, Laugier A, Le Chevallier T, Schlienger M (1984) Invasive Carcinoma of the Thymus. A multicenter retrospective review of 56 cases. Eur J Cancer Clin Oncol 20:69–74

18. Suster S, Rosai J (1991) Thymic carcinoma. Cancer 67:1025–1032

19. Masaoka A, Monden Y, Nakahara K, Tanioka T (1981) Follow-up study of thymomas with special reference to their clinical stages. Cancer 48:2485–2492

20. Blumberg D, Port JL, Weksler B et al. (1995) Thymoma: A multivariate analysis of factors predicting survival. Ann Thorac Surg 60:908–914

21. Urgesi A, Monetti U, Rossi G, Ricardi G, Ricardi U, Casadio C (1990) Role of radiation therapy in locally advanced thymoma. Radiother Oncol 19:273–280

22. Souadjian JV, Enrequez P, Siverstein MN (1974) The spectrum of diseases associated with thymoma. Arch Intern Med 134:374–381

23. Pollack A, Komaki R, Cox J, Ro J, Oswald M, Shin D, Putnam J (1992) Thymoma: Treatment and prognosis. Int J Radiation Oncology Biol Phys 23:1037–1043

24. Monden Y, Nakahara K, Iioka S, Nanjo S, Ohno K, Fujii Y, Hashimoto J, Kitagawa Y, Masaoka A, Kawashima Y (1985) Recurrence of thymoma: Clinicopathological features, therapy, and prognosis. Ann Thorac Surg 39:165–169

25. Regnard JF, Magdaeleinat P, Dromer C, Dulmet E, De Montpreville V, Levi JF, Levasseur P (1996) Prognostic factors and long-term results after thymoma resection: a series of 307 patients. J Thorac Cardiovasc Surg 112:376–384

26. Mornex F, Resbeut M, Richaud P et al. (1995) Radiotherapy and chemotherapy for invasive thymomas: A multicentric retrospective review of 90 cases. Int J Rad Oncol Biol Phys 32:651–659

27. Haniuda M, Miyazawa M, Yoshida K, Oguchi M, Sakai F, Izuno I, Sone S (1996) Is postoperative radiotherapy for thymoma effective? Ann Surg 224:219–224

28. Graham MV, Emami B (1997) Mediastinum and Trachea. In: Perez CA, Brady LW (Hrsg) Principles and Practice of Radiation Oncology. 3rd Edition, Lippincott-Raven Publishers, Philadelphia, S 1221–1229

29. Ariaratnam LS, Kalnicki S, Mincer F (1979) The management of malignant thymoma with radiaton therapy. Int J Radiat Oncol Biol Phys 5:77–80

30. Curran W, Kornstein M, Brooks J, Turrisi A (1988) Invasive thymoma: The role of the mediastinal irradiation following complete or incomplete surgical resection. J Clin Oncol 6:1722–1727

31. Krueger J, Sagerman R, King G (1988) Stage III thymoma: Results of postoperative radiation therapy. Radiology 168:855–858

32. Kersh C, Eisert D, Hazra T (1985) Malignant thymoma: Role of radiation therapy in management. Radiology 156:207–209

33. Uematsu M, Yoshida H, Kondo M et al. (1996) Entire hemithorax irradiation following complete resection in patients with stage II–III invasive thymoma. Int J Rad Oncol Biol Phys 35:357–360

34. Ciernik I, Meier U, Lütolf U (1994) Prognostic factors and outcome of incompletely resected invasive thymoma following radiation therapy. J Clin Oncol 12:1484–1490

35. Cohen D, Ronnigen L, Graeber G, Deshong J, Jaffin J, Burge J, Zajtchuk R (1984) Management of patients with malignant thymoma. J Thorac Cardiovasc Surg 87:301–307

36. Komaki R, Cox JD (1994) The lung and thymus. In: Moss' Radiation Oncology Rationale, Technique, Results (Cox JD, Hrsg). Mosby-Year Book, St. Louis. S 320–351

37. Loehrer P (1993) Thymomas. Current experience and future directions in therapy. Drugs 45:477–487

38. Hu E, Levine J (1986) Chemotherapy of malignant thymoma – Case report and review of the literature. Cancer 57:1101–1104

39. Harper P, Highley M, Rankin E, Dussek J, Bryant B (1991) Ifosamide monotherapy demonstrates high activity in malignant thymoma. Proc Amer Soc Clin Oncol 10:1049

40. Shellito J, Khandekar J, McKeever W, Vick N (1978) Invasive thymoma responsive to oral corticosteroids. Cancer Treat Rep 62:1397–1400

41. Tandan R, Taylor R, DiCostanzo D, Sharma K, Fries T, Roberts J (1990) Metastasizing thymoma and myastenia gravis. Favorable response to glucocorticoids after failed chemotherapy and radiaton therapy. Cancer 65:1286–1290

42. Kosmidis P, Iliopoulos E, Pentea S (1988) Combination chemotherapy with cyclophosphamide, adriamycin, and vincristine in malignant thymoma and myastenia gravis. Cancer 61:1736–1740

43. Evans W, Thompson D, Simpson W, Feld R, Phillips M (1980) Combination chemotherapy in invasive thymoma – Role of COPP. Cancer 46:1523–1527

44. Göldel N, Böning L, Frederik A, Hölzel D, Hartenstein R, Wilmanns W (1989) Chemotherapy of invasive thymoma. A restrospective study of 22 cases. Cancer 63:1493–1500

45. Uematsu M, Kondo M (1986) A proposal for treatment of invasive thymoma. Cancer 58:1979–1984

46. Chahinian A, Bhardwaj S, Meyer R, Jaffrey I, Kirschner P, Holland J (1981) Treatment of invasive or metastatic thymoma – Report of eleven cases. Cancer 47:1752–1761

47. Dy C, Calvo F, Mindan J, Aparicio L, Algarra S, Gil A, Gonzalez F, Harguindey S (1988) Undifferentiated epithelial-rich invasive malignant thymoma: Complete response to cisplatin, vinblastine, and bleomycin therapy. J Clin Oncol 6:536–542

48. Fornasiero A, Daniele O, Ghiotto C, Piazza M, Fiore-Donati L, Calabro F, Rea F, Fiorentino M (1991) Chemotherapy for invasive thymoma – A 13-year experience. Cancer 68:30–33

49. Loehrer P, Kim K, Aisner S, Livingston R, Einhorn L, Johnson D, Blum R (1994) Cisplatin plus doxorubicin plus cyclophosphamide in metastatic or recurrent thymoma: Final results of an Intergroup trial. J Clin Oncol 12:1164–1168

50. Berruti A, Borasio P, Roncari A, Gorzegno G, Mossetti C, Dogliotti L (1993) Neoadjuvant chemotherapy with adriamycin, cisplatin, vincristin and cyclophosphamide (ADOC) in invasive thymomas: results in six patients. Ann Oncol 4:429–431

51. Macchiarini P, Chella A, Ducci F, Rossi B, Testi C, Bevilacqua G, Angeletti C (1991) Neoadjuvant chemotherapy, surgery, and postoperative radiation therapy for invasive thymoma. Cancer 68:706–713

52. Giaccone G, Ardizzoni A, Kirkpatrick A, Celrico M, Sahmoud T, van Zandwijk N (1996) Cisplatin and etoposide combination chemotherapy for locally advanced or metastatic thymoma: A phase II study of the European Organization for Research and treatment of Cancer Lung Cancer Cooperative Group. J Clin Oncol 14:814–820

53. Loehrer PJ, Chen M, Kim A, Aisner SC, Einhorn LH, Livingston R, Johnson D (1997) Cisplatin, doxorubicin, and cyclophosphamide plus thoracic radiation therapy for limited-stage unresectable thymoma: An Intergroup trial. J Clin Oncol 15:3093–3099

54. Shin DM, Komaki R, Putnam JB et al. (1997) Induction chemotherapy followed by sugical resection, radiotherapy, and consolidative chemotherapy may cure the advanced stages of unresectable invasive thymoma. Proc Am Soc Clin Oncol 16:456a

55. Trillet-Lenoir V, Brune J (1993) Traitment des tumeurs epitheliales du thymus. Bull Cancer 80:1043–1050

56. Weide LG, Ulbright TM, Loehrer PJ, Williams SD (1993) Thymic carcinoma: a distinct clinical entity responsive to chemotherapy. Cancer 71:1219–1223

57. Tweedy CR, Silverberg DA, Goetowski PG (1992) Successful treatment of thymic carcinoma with high-dose carboplatin, etoposide, and radiation. Proc Am Soc Clin Oncol 11:354

58. Debono DJ, Loehrer PJ (1996) Thymic neoplasms. Curr Opin Oncol 8:112–119

59. Hsu CP, Cgen CY, Chen CL et al. (1994) Thymic carcinoma: Ten years' experience in twenty patients. J Thorac Cardiovasc Surg 107:615–620
60. Berthaud P, LeChevalier T, Tursz T (1990) Effectiveness of interleukin-2 in invasive lymphoepithelial thymoma. Lancet 335:1590
61. Gordon MS, Battiato LA, Gonin R, Harrison-Mann BC, Loehrer PJ (1995) A phase II trial of subcutaneously administered recombinant human interleukin-2 in patients with relapsed/refractory thymom. J Immunother Emphasis Tumor Immunol 18:179–184

Ösophaguskarzinom

M. Stahl und H. Wilke

I. Epidemiologie [1, 2]

Häufigkeit: In Europa verantwortlich für 3,3% aller Krebstoten bei Männern und 1,4% bei Frauen.

Inzidenz: In Europa ca. 6/100000/Jahr bei Männern und 1,5/100000/Jahr bei Frauen.

Lokalisation: Zervikaler Ösophagus 5–10%, (supra)bifurkal 45–55%, Infrabifurkal 40–50%.

Ätiologie: Für das Plattenepithelkarzinom gelten in den westlichen Industriestaaten hochprozentiger Alkohol und Nikotinabusus als wesentliche ätiologische Faktoren. (Vitamin)Mangelernährung scheint das Erkrankungsrisiko noch zu erhöhen. Für das Adenokarzinom wird der gastro-ösophageale Reflux mit konsekutiver Epithelmetaplasie (Barrett-Ösophagus) als wesentlicher Risikofaktor gesehen. Es erkranken vor allem jüngere Patienten. Alkoholusus ist ohne Bedeutung.

II. Pathologie und Stadieneinteilung [3]

1 Pathologie

Plattenepithelkarzinome: 60–80%,
Adenokarzinome: 20–40% (in den USA bis 60%),
Andere: <5%,
(anaplastische bzw. kleinzellige Karzinome, Zylindrome, Carcinoide, Leiomyosarkome u.a.).

Bei Plattenepithel- und Adenokarzinomen unterscheidet man 3 Malignitäts-grade:

- G1:   gut differenziert,
- G2:   mäßig differenziert,
- G3:   schlecht differenziert.

2 Stadieneinteilung

TNM-Klassifikation (UICC 1997)

Anatomische Unterbezirke

1. Zervikaler Ösophagus
   Beginnt am unteren Rand des Krikoidknorpels und endet beim Ein-tritt des Ösophagus in den Thorax (Suprasternalgrube), etwa 18 cm distal der oberen Schneidezähne.
2. Intrathorakaler Ösophagus
   a) Oberer thorakaler Abschnitt reicht vom Eintritt des Ösophagus in den Thorax bis zur Höhe der Trachealbifurkation, etwa 24 cm distal der oberen Schneidezähne.
   b) Mittlerer thorakaler Abschnitt entspricht der oberen Hälfte des Ösophagus zwischen Trachealbifurkation und ösophagogastralem Übergang. Die untere Grenze liegt etwa 32 cm distal der oberen Schneidezähne.
   c) Unterer thorakaler Abschnitt etwa 8 cm in der Länge (einschließ-lich des abdominalen Ösophagus), entspricht der distalen Hälfte des Ösophagus zwischen Trachealbifurkation und ösophagogastra-lem Übergang. Die untere Grenze liegt etwa 40 cm distal der oberen Schneidezähne.

T – Primärtumor

TX Primärtumor kann nicht beurteilt werden
T0 Kein Anhalt für Primärtumor
Tis Carcinoma in situ

T1 Tumor infiltriert Lamina propria oder Submukosa
T2 Tumor infiltriert Muscularis propria
T3 Tumor infiltriert Adventitia
T4 Tumor infiltriert Nachbarstrukturen

N – Regionäre Lymphknoten

NX   Regionäre Lymphknoten können nicht beurteilt werden
N0   Keine regionären Lymphknotenmetastasen
N1   Regionäre Lymphknotenmetastasen

M – Fernmetastasen

MX   Fernmetastasen können nicht beurteilt werden
M0   Keine Fernmetastasen
M1   Fernmetastasen

Für Tumoren des unteren thorakalen Ösophagus
M1a Metastase(n) in zöliakalen Lymphknoten
M1b Andere Fernmetastasen

Für Tumoren des oberen thorakalen Ösophagus
M1a Metastase(n) in zervikalen Lymphknoten
M1b Andere Fernmetastasen

Für Tumoren des mittleren thorakalen Ösophagus
M1a Nicht anwendbar
M1b Nicht-regionäre Lymphknoten oder andere Fernmetastasen

Stadieneinteilung (UICC 1997)

Stadium 0	Tis	N0	M0
Stadium I	T1	N0	M0
Stadium II A	T2	N0	M0
	T3	N0	M0
Stadium II B	T1	N1	M0
	T2	N1	M0
Stadium III	T3	N1	M0
	T4	jedes N	M0
Stadium IV	jedes T	jedes N	M1
Stadium IV A	jedes T	jedes N	M1a
Stadium IV B	jedes T	jedes N	M1b

3 Prognose

Die Prognose der Patienten nach Standardtherapie ist eng mit dem Tumorstadium korreliert. Die 5-Jahres-Überlebensrate beträgt im

Stadium	I	50 – 90 %
	II A	25 – 50 %
	II B	10 – 25 %
	III	5 – 15 %
	IV	< 10 %.

Für Patienten im Stadium IV liegt die mediane Überlebenszeit bei 6 Monaten. Ein prognostischer Unterschied zwischen Plattenepithel- und Adenokarzinomen ist nicht gesichert. Die höhere Wahrscheinlichkeit einer kompletten Tumorresektion bei distalen Tumoren führt dazu, daß die Langzeitergebnisse nach Operation für Adenokarzinome (meist distal gelegen) günstiger sind als für Plattenepithelkarzinome. Kleinzellige/anaplastische Karzinome zeichnen sich durch eine besonders hohe Rezivrate nach Lokaltherapie aus.

III. Diagnostik

- Laboruntersuchungen: BB, Gerinnung, Elektrolyte, Leber-Nieren-Werte. Fakultativ bzw. vor OP zusätzliche Blutgase, CHE, Gesamteiweiß.
- Tumormarker (SCC bei Plattenepithelkarzinomen bzw. CA 19 – 9 bei Adenokarzinomen) sind nur bei ca. 10 % der Patienten erhöht und daher von untergeordneter Bedeutung.
- Klinische Untersuchung, endoskopische Biopsie, Ösophagus-Kontrastmittelpassage, Ösophagogastroskopie mit Endosonographie, thorakale und abdominelle Computertomographie, Sonographie des Abdomens, Skelettszintigraphie (fakultativ), Bronchoskopie (bei Tumoren mit Bezug zum Tracheobronchialsystem), diagnostische Laparoskopie (für distale Tumoren).

IV. *Behandlungsstrategie* (Abb. 1)

1 *Chirurgische Therapiemaßnahmen*

1.1 Operation mit kurativer Intention

Beim nichtmetastasierten Ösophaguskarzinom ist die Operation die Therapie der Wahl, sofern die medizinische Operabilität des Patienten gegeben ist. Grundlegende Techniken: transmediastinale, stumpfe Dissektion über einen abdominellen Zugang („blunt dissection"); transthorakale en-bloc Resektion. Erstere führt zu einer eingeschränkten chirurgisch-onkologischen Radikalität bei möglicherweise geringerer postoperativer Mortalität [4]. In erfahrenen chirurgischen Zentren liegt die Mortalität allerdings mit beiden chirurgischen Vorgehensweisen nurmehr bei 5–10%. Patienten mit lokal begrenzten Ösophagustumoren sollten deshalb an solche Zentren verwiesen werden.

Mit alleiniger Operation sind 2-Jahres-Überlebensraten über 40% und 5-Jahres-Überlebensraten über 25% nur in den Tumorstadien I und IIA

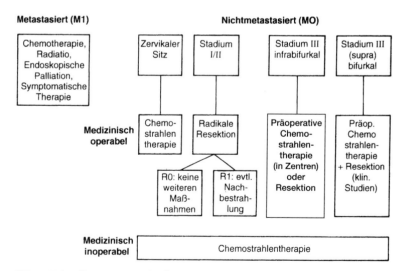

Abb. 1. Behandlungsstrategie des Ösophaguskarzinoms nach klinischem Staging

zu erreichen [6, 7]. Ob erweiterte chirurgische Maßnahmen, z.B. im Sinne der sog. Drei-Felder-Lymphknotendissektion, die Prognose von Patienten mit Tumoren im Stadium II B und III verbessern können, ist fraglich [8].

1.2 Operation mit palliativer Intention

Obwohl vereinzelte Berichte über 2-Jahres-Überlebensraten von 15% nach Tumorresektion bei Patienten mit metastasierten Tumoren vorliegen [9], können dennoch chirurgische Maßnahmen hier im allgemeinen nicht empfohlen werden. Erhöhte postoperative Mortalität und rasches Auftreten von Tumorrezidiven führen nach palliativer Chirurgie bestenfalls zu kurzzeitigen symptomatischen Besserungen ohne günstigen Einfluß auf die Prognose der Patienten [5]. Hier sollten die palliative Chemotherapie (s. 3.1) oder palliative Lokalmaßnahmen (s. 4) bevorzugt werden.

2 Strahlentherapie

2.1 Alleinige Strahlentherapie mit kurativer Intention

Bei medizinisch nicht operablen Patienten gilt die perkutane Radiatio als Therapie der Wahl. Analog zu chirurgischen Maßnahmen sind Kurationen mit alleiniger Bestrahlung mit höherer Wahrscheinlichkeit jedoch nur bei frühen Tumorstadien (I und II A, bzw. Tumorlänge unter 5 cm) zu erreichen. Nach externer Radiatio mit 60–70 Gy ZVD wurden in neueren Studien 5-Jahres-Überlebensraten von 20% im Stadium I und 10% im Stadium II berichtet [10, 11]. Ob moderne Bestrahlungstechniken (lokaler Boost, hyperfraktionierte Bestrahlung, Brachytherapie) die Wirksamkeit der Radiatio erhöhen können, muß durch künftige Studien geklärt werden [12].

Bei lokal ausgedehnten Tumoren (T3/4, Tumorlänge > 5 cm) oder Lymphknotenbefall kann mit einer Heilung der Patienten nur ausnahmsweise gerechnet werden. Zahlreiche Studien – z.T. randomisiert – haben in den letzten Jahren belegt, daß die kombinierte Chemostrahlentherapie der alleinigen Radiatio überlegen ist (s. 3.2.4).

2.2 Perioperative Strahlentherapie

Die präoperative Strahlentherapie konnte die Prognose gegenüber der alleinigen Chirurgie nicht verbessern [11,13,14]. Das gleiche gilt auch für die postoperative *adjuvante* Bestrahlung. Lediglich bei Patienten ohne Lymphknotenbefall (entsprechend Stadium I und IIA) konnte in einzelnen japanischen Studien durch eine postoperative Radiatio die Rate an Langzeitüberlebenden signifikant erhöht werden (85% vs. 65%) [15]. Die perioperative Bestrahlung kann nicht außerhalb kontrollierter Studien empfohlen werden.

2.3 Alleinige Strahlentherapie mit palliativer Intention

Die Besserung oder Beseitigung der tumorbedingten Dysphagie kann durch eine palliative Radiatio bei etwa 80% aller Patienten erreicht werden und bei $^2/_3$ auch längerfristig anhalten [11]. Sie sollte daher bei Patienten mit primär metastasierten Tumoren oder mit Tumorrezidiv nach OP und/oder Chemotherapie in das therapeutische Konzept einbezogen werden.

3 Chemotherapie

3.1 Monotherapie (Tabelle 1)

5-Fluorouracil, Mitomycin C, Methotrexat, Bleomycin, CCNU, Adriamycin, Vindesin, Etoposid, Cisplatin, Vinorelbin und Paclitaxel werden bei unvorbehandelten Patienten als wirksam angesehen (Remissionsrate 15–20%), wobei nur Cisplatin, Vindesin, Etoposid, Vinorelbin und Paclitaxel adäquat nach WHO-Kriterien geprüft wurden [16–19].

Tabelle 1. Metastasiertes Ösophaguskarzinom – Monochemotherapie (*unvorbehandelte Patienten*)

Quelle	Therapie	aw. Pat.	Ansprechen in %			RD = Remissionsdauer ÜZ = Überlebenszeit (Monate, Median)
			CR + PR	NC	PD	
Panettiere 1984 [32]	DDP 50 mg/m² T1 + 8, q 4 Wo	n = 45	20	na	na	RD = 3 (PR) ÜZ = 3
Bezwoda 1984 [33]	VDS 3 mg/m² 48 h DI + 3 mg/m² q 1 Wo × 4 i.v.	n = 51	27	24	51	RD = 6 ÜZ = na
Harstrick 1992 [18]	ETP 200 mg/m² T1–5, q 3 Wo	n = 26	19	27	53	RD = 4 ÜZ = na
Ajani 1995 [38]	TAX 250 mg/m² 24 h DI T1, q 3 Wo	n = 51	31	31	38	RD = 4 ÜZ = 10
Conroy 1996 [19]	VNB 20– 25 mg/m² q 1 Wo	n = 30	20	37	43	RD = 5 ÜZ = na

3.2 Polychemotherapie

3.2.1 Metastasiertes Tumorstadium (Tabelle 2)

Cisplatin ist die zentrale Substanz der Kombinationschemotherapie. Bei metastasiertem Tumorstadium werden mit Cisplatin/Bleomycin- oder Cisplatin/5-FU-haltigen Regimen Remissionen bei 30–40 % aller Patienten erzielt, mit einer medianen Remissionsdauer von 6 Monaten und medianen Überlebenszeiten von nur 6 Monaten. Allerdings profitieren Patienten, die auf die Therapie ansprechen, bei einer Remissionsdauer von bis zu 12 Monaten durch eine deutlich längere Überlebenszeit von bis zu 15 Monaten [36]. Die medianen Überlebenszeiten von Patienten ohne Therapieansprechen liegen üblicherweise bei 4 Monaten; nach alleiniger Supportivtherapie werden etwa 6 Monate berichtet. Die Kombinationstherapie kann bei metastasiertem Tumor dennoch nur im individuellen

Tabelle 2. Metastasiertes Ösophaguskarzinom – Polychemotherapie (*unvorbehandelte Patienten*)

Quelle	Therapie	aw. Pat.	Ansprechen in %			RD = Remissionsdauer ÜZ = Überlebenszeit (Monate, Median)
			CR + PR	NC	PD	
Kelsen 1983 [34]	DDP 120 mg/m², T 1 VDS 3 mg/m², T1, 8, 15, 22 BLM 10 U/m², T3 + 10 U/m² 24 h DI, T 3–6, q 4 Wo	n = 26	33	na	na	RD = 7 ÜZ = na
Bleiberg 1997 [35]	DDP 100 mg/m² 5-FU 1 g/m2 24 h DI, T1–5 q 4 Wo	n = 35	36	na	na	RD = na ÜZ = na
Kok 1996 [39]	DDP 80 mg/m², T1 ETP 100 mg, i.v. T1 + 2 ETP 200 mg/m², p.o., T3 + 5	n = 65	48	34	18	RD = 7 ÜZ = 9

Einzelfall (jüngerer Patient, guter AZ) empfohlen werden. In jüngster Zeit wurde von mehreren Gruppen die Kombination aus Cisplatin, Paclitaxel +/– 5-FU geprüft. Vorläufige Publikationen berichten Remissionsraten von ca. 50 % auch bei metastasierter Erkrankung. Toxizität und begrenzte Remissionsdauer machen diese Kombination jedoch allenfalls für kombinierte Therapien bei lokalisierter Erkrankung interessant. Sie sollte nicht in palliativer Intention gegeben werden.

3.2.2 Präoperative Chemotherapie (Tabelle 3)

Bei Patienten mit nichtmetastasierten, meist lokal fortgeschrittenen Tumoren werden mit Cisplatin-haltigen Zwei- bis Vierfachkombinationen Remissionsraten von 40–70 % erzielt. Eine Überlegenheit bestimmter Kombinationen ist nicht gesichert. Der Verzicht auf lungentoxische Substanzen (Bleomycin, Methotrexat) führt zu einem geringeren Risiko postoperativer Komplikationen. Üblicherweise werden auf Cisplatin/ 5-FU-basierende Kombinationen bevorzugt. In jüngster Zeit werden auch

Tabelle 3. Präoperative Chemotherapie

Quelle	Therapie	aw. Pat.	Ansprechen in %			ÜZ = Überlebens-zeit (Monate, Median)
			CR + PR	NC	PD	
Kelsen 1983 [34]	DDP 120 mg/m², T1 VDS 3 mg/m² T1, 8, 15, 22 BLM 10 U/m², T3 + 10 U/m², 24 h DI d 3–6, q 4 Wo	n = 43 S = I–II H = Plattenep. V = 0	49	na	na	ÜZ = 10,5
Stahl 1994 [27]	5-FU 500 mg/m² FA 300 mg/m² ETP 100 mg/m² DDP 30 mg/m² je i.v. T1–3 q 3 Wo	n = 26 S = II–III H = Adeno, Plattenep. V = 0	46	31	19	ÜZ = 13
Ajani 1992 [20]	DDP 20 mg/m² 4 h DI T1–5 5-FU 1 g/m² 20 h DI T1–5 q 3 Wo	n = 18 S = I–III H = Plattenep. V = 0	61	na	na	ÜZ = 24 +

Kombinationen aus Cisplatin und Paclitaxel präoperativ eingesetzt, ohne daß sich bisher eine Überlegenheit gegenüber Cisplatin/5-FU andeuten würde. Ob durch die präoperative Therapie das Ziel einer erhöhten Rate kompletter Resektionen erreicht werden kann, bleibt unklar. Da weniger als 10% aller Tumoren schon durch die Chemotherapie zerstört werden (pathologisch komplette Remission), bleibt die Tumorresektion unverzichtbar. Mediane Überlebenszeiten von 20 Monaten und mehr in einzelnen Phase-II-Studien sind vielversprechend [20]. Von den 5 bisher veröffentlichten randomisierten Studien bei potentiell resektablen Plattenepithelkarzinomen konnte lediglich die niederländische Studie einen Überlebensvorteil für die präoperativ behandelten Patienten gegenüber alleiniger OP zeigen [21]. Möglicherweise waren die Patientenzahlen der früheren Studien zu klein und die Maßnahmen zur Stadieneinteilung ungenügend, um den Effekt der präoperativen Therapie nachweisen zu können. Gerade wurden die Ergebnisse einer großen amerikanischen Intergroup-Studie veröffentlicht. Hier wurden potentiell resektable („operable cancer") Plattenepithel- oder Adenokarzinome (1:1) aufgenommen. Bei über 400 auswertbaren Patienten zeigte sich kein Einfluß der präoperativen Chemotherapie auf Resektionsrate, mediane Überlebenszeit oder Überlebensrate nach 2 Jahren. Zusammenfassend besteht derzeit für eine präoperative Chemotherapie außerhalb von Studien keine Indikation [40].

3.2.3 Präoperative Chemostrahlentherapie

Eine kombinierte präoperative Chemostrahlentherapie ist in zahlreichen Phase-II-Studien vorwiegend bei Patienten mit als klinisch resektabel eingestuften Tumoren eingesetzt worden. Hierbei wurden 30–40 Gy eingestrahlt und üblicherweise simultan mit 1–2 Kursen Mitomycin/5-FU [22] oder Cisplatin/5-FU [23] kombiniert. Mit dieser Vorgehensweise wurden 2-Jahres-Überlebensraten von 35–65% und im Vergleich zur alleinigen präoperativen Chemotherapie eine deutlich höhere pathologisch komplette Remissionsrate (25% vs. 5%) beobachtet, was nach Analyse der bisherigen Daten die Langzeitüberlebensrate positiv beeinflußt. In den letzten Monaten konnten Langzeitberichte zweier Phase-III-Studien den Wert einer präoperativen Chemoradiotherapie beim Adenokarzinom des Ösophagus belegen [24, 25]. Eine Multicenterstudie aus Irland schloss Patienten ohne Fernmetastasen ein, eine amerikanische Gruppe behandelte Patienten mit resektablen Karzinomen. In beiden Studien konnten jeweils etwa 100 Pa-

tienten ausgewertet werden. Patienten mit präoperativer Chemostrahlentherapie hatten eine signifikant höhere Chance auf Langzeitüberleben im
Vergleich zur alleinigen Operation. Dies ist vor allem darauf zurückzuführen, daß die Lokalrezidivrate durch die Vorbehandlung signifikant
gesenkt werden konnte. Aufgrund dieser Ergebnisse sollten Patienten mit
regional begrenzten Adenokarzinomen des Ösophagus (im Stadium II und
III) an erfahrenen Zentren mit präoperativer Chemostrahlentherapie und
anschließender Operation behandelt werden.

Zum potentiell resektablen Plattenepithelkarzinom liegen derzeit Ergebnisse aus 3 randomisierten Studien mit präoperativer Chemoradiotherapie
versus alleiniger Operation vor. Leider ist die gewählte Radiochemotherapie
in allen Studien nach heutigen Erkenntnissen als suboptimal einzustufen.
Trotz dieser Tatsache wird durch die Vorbehandlung in 2 von 3 Studien eine
Verbesserung der Resektabilität erreicht (in 1 Studie signifikant), was in
einer der Studien auch zu einer Verdopplung des Langzeitüberlebens führt
(17% versus 9%). Die Ergebnisse der vor kurzem publizierten europäischen
Multicenterstudie [26] weisen allerdings darauf hin, daß eine präoperative
Chemoradiotherapie das Risiko postoperativer Mortalität erhöht, wodurch
Überlebensvorteile der präoperativ behandelten Patienten zunichte gemacht werden können. Gerade für derartige multimodale Vorgehensweisen
ist daher eine strenge Auswahl der geeigneten Patienten und die Erfahrung
aller behandelnden Ärzte von großer Bedeutung.

Zum lokal fortgeschrittenen Plattenepithelkarzinom (Stadium III bzw.
endosonographisch T3/T4) liegen keine randomisierten Studien vor. Die
Ergebnisse publizierter Phase-II-Studien sind jedoch so positiv [27], daß
multimodale Konzepte unter Einschluß der Chemostrahlentherapie heute
der alleinigen Operation vorgezogen werden sollten.

3.2.4 Alleinige Chemostrahlentherapie (Tabelle 4)

Die kombinierte Chemostrahlentherapie ist einer alleinigen Strahlentherapie überlegen. Neben Phase-II-Studien, in denen im Stadium II nach 3
und 5 Jahren Überlebensraten um 30% bzw. 20% erreicht wurden [28],
konnte auch im prospektiv randomisierten Vergleich zwischen Strahlentherapie alleine (64 Gy) und Chemostrahlentherapie (50 Gy + Cisplatin/
5-FU) die Überlegenheit der Kombination hinsichtlich medianer Überlebenszeit (14 vs. 9 Monate) und Langzeitüberleben (3-Jahres-Überlebens-
rate 30% vs. 0%) gezeigt werden (überwiegend Stadium IIA) [29]. Dabei
wurde im Kombinationsarm sowohl eine Reduktion der Rate an Fern-

Tabelle 4. Chemostrahlentherapie

Quelle	Therapie	aw. Pat.	Ansprechen in %			ÜZ = Überlebenszeit (Monate, Median)
			CR + PR	NC	PD	
Al-Sarraf 1997 [29]	5-FU 1 g/m^2 24 h DI, T1–4 DDP 75 mg/m^2 i.v. T1, q 4 Wo × 2 + 50 Gy in 5 Wo; 2 × 5-FU/DDP postoperativ	n = 60	**na**	na	na	ÜZ = 14 3-JÜR = 30%
	versus					*p < 0,001*
	64 Gy in 6,4 Wo	n = 62	**na**	na	na	ÜZ = 9 3-JÜR = 0%

metastasen als auch eine bessere lokale Tumorkontrolle beobachtet. Ist ein chirurgisches Vorgehen nicht möglich, sollte daher bei einem strahlentherapeutischen Behandlungsansatz die Kombination von Chemo- (Cisplatin/5-FU) und Strahlentherapie der alleinigen Strahlentherapie vorgezogen werden. Für hochsitzende Tumoren (zervikal oder hoch intrathorakal) ist die kombinierte Chemostrahlentherapie der Chirurgie prognostisch zumindest gleichwertig. Aufgrund der besseren Lebensqualität (Erhalt des Larynx) sollte sie deshalb der Operation primär vorgezogen werden. Auch bei der kombinierten Chemostrahlentherapie muß abgewartet werden, ob die Kombination aus Cisplatin, Paclitaxel (und 5-FU) plus Bestrahlung in der Zukunft eine weitere Verbesserung der Ergebnisse erbringen wird.

4 Palliative Lokalmaßnahmen

Gerade Patienten mit Ösophaguskarzinom können aufgrund des schlechten Allgemeinzustandes bei metastasierter und/oder rezidivierter Erkrankung häufig nicht intensiv behandelt werden. In dieser Situation steht die Beseitigung bzw. Reduktion der tumorbedingten Stenose im Vordergrund. Falls keine Vorbestrahlung erfolgte, kann zu diesem Zweck eine perkutane Radiatio eingesetzt werden (s. 2.3). Als Alternativen bieten sich

endoskopische Interventionsverfahren an, wie die endoskopische Tubus-
bzw. Stentimplantation, die Lasertherapie oder die intraluminale Strahlentherapie, mit und ohne Bougierung.

5 Wachstumsfaktoren/Zytokine

Hinweise auf eine zytotoxische Aktivität von Zytokinen (Interferone, Inter-
leukine, Tumornekrosefaktor) beim Ösophaguskarzinom liegen nicht vor.
Mit dem Ziel der Zytostatikamodulation wurde insbesondere die Kombination aus 5-FU und Interferon-α eingesetzt. In unkontrollierten Studien
scheint diese Kombination der Monotherapie mit 5-FU überlegen [30], sie
ist allerdings auch mit höherer Toxizität verbunden. Derartige Therapien
sind weiterhin experimentell und verprechen für die Zukunft offenbar
keinen therapeutischen Benefit. Der Einsatz von Wachstumsfaktoren der
Hämatopoese (G-CSF, GM-CSF) könnte bei multimodalen Therapien mit
kurativer Intention sinnvoll sein, um das Risiko leukopenischer Infektionen zu senken. Es gibt bisher jedoch keine Studie, die einen Vorteil für die
Durchführung intensiver präoperativer Therapien belegen würde. Aktuelle
Studien prüfen derzeit, ob durch G-CSF die Immunsuppression nach
Operation und damit das postoperative Infektionsrisiko gesenkt werden
könnte. Im Gegensatz zu positiven Berichten bei anderen Plattenepithel-
karzinomen scheint eine Kombination aus Interferon alpha und 13-cis-
Retinoiden beim Ösophaguskarzinom keine Wirksamkeit zu besitzen [31].

Literatur

1. Jensen OM, Esteve J, Moeller H, Renard H (1990) Cancer in the European Community and its member states. Eur J Cancer 26:1167–1256
2. Klumpp TR, MacDonald JS (1992) Esophageal cancer: Epidemiology and Pathology. In: Ahlgren JD, MacDonald JS (eds): Gastrointestinal Oncology. J.B. Lippincott, Philadelphia, pp 71–81
3. Hermanek P, Hutter RVP, Sobin LH, Wagner G, Wittekind Ch (1997) (eds): TNM
   Atlas: illustrated guide to the TNM/pTNM classification of malignant tumours.
   Springer, Berlin, pp 71–80
4. Müller JM, Zieren U, Jerke AS, Jacobi C, Adili M, Pichlmaier H (1992) Die Resektion des Speiseröhrenkarzinoms ohne Thorakotomie durch manuelle Dissektion
   und Eversionsstripping. Langenbecks Arch Chir 377:276–287
5. Müller JM, Jacobi C, Zieren U, Daili F, Kaspers A (1992) Die chirurgische Behandlung des Speiseröhrenkarzinoms: Teil I. Europäische Ergebnisse 1980–1991.
   Zentrabl Chir 117:311–324

6. Fink U, Beckurts KTE, Roder ID (1994) Surgery of squamous cell carcinoma of the esophagus. Ann Oncol 5 (Suppl 3):1–7

7. Meyer HJ, Jähne J, Hiller WFA, Tusch G, Stukenborg C, Pichlmayr R (1996) Bedeutung der Zwei-Felder-Lymphadenektomie beim intrathorakalen Ösophaguskarzinom. Zentralbl Chir 121:106–109

8. Fujita H, Kakegawa T, Yamana H, Shima I, Toh Y, Tomita Y, Fujii T, Yamasaki K, Higaki K, Noake T, Ishibashi N, Mizutani K (1995) Mortality and morbidity rates, postoperative course, quality of life, and prognosis after extended radical lymphadenectomy for esophageal cancer. Ann Surg 222:654–662

9. Lerut T, DeLeyn P, Cossemans W, Van Raemdonk D (1992) Die Chirurgie des Ösophaguskarzinoms. Chirurg 63:722–729

10. Smalley SR, Gunderson LL, Reddy EK, Williamson S (1994) Radiotherapy alone in esophageal carcinoma: current management and future directions of adjuvant, curative and palliative approaches. Semin Oncol 21:467–473

11. Harter KW (1992) Esophageal Cancer: Management with radiation. In: Ahlgren JD, MacDonald JS (eds): Gastrointestinal Oncology. J.B. Lippincott, Philadelphia, pp 123–134

12. Taal BG, Aleman BMP, Koning CCE, Boot H (1996) High dose rate brachytherapy before external beam irradiation in inoperable oesophageal cancer. Br J Cancer 74:1452–1457

13. Gignoux M, Roussel A, Paillot B et al. (1987) The values of preoperative radiotherapy in esophageal cancer: results of a study of the EORTC. Word J Surg 11:426–432

14. Wang M, Gu XZ, Yin W et al. (1989) Randomized clinical trial on the combination of preoperative irradiation and surgery in the treatment of esophageal carcinoma: Report on 206 patients. Int J Rad Oncol Biol Phys 16:325–327

15. Kasai M, Mori S, Watanabe T (1980) Follow-up results after resection of thoracic esophageal carcinoma. World J Surg 2:543–551

16. Leichman L, Berry B (1991) Experience with cisplatin in treatment regimens for esophageal cancer. Semin Oncol 18 (Suppl 3):64–72

17. Kelsen D (1984) Chemotherapy of esophageal cancer. Semin Oncol 22:159–168

18. Harstrick A, Bokemeyer C, Preusser P et al. (1992) Phase II study of single-agent etoposide in patients with metastatic squamous cell carcinoma of the esophagus. Cancer Chemother Pharmacol 29:321–322

19. Conroy T, Etienne P, Adenis A, Wagener DJT, Paillot B, Francois E, Bedenne L, Jacob JH, Seitz JF, Bleiberg H, VanPottelsberghe C, VanGlabbeke M, Delgado FM, Merle S, Wils J (1996) Phase II trial of vinorelbin in metastatic squamous cell esophageal carcinoma. J Clin Oncol 14:164–170

20. Ajani JA, Ryan B, Rich TA et al. (1992) Prolonged chemotherapy for localized squamous carcinoma of the oesophagus. Eur J Cancer 28A:880–884

21. Kok TC, van Lanschot J, Siersema PD, van Overhagen H, Tilanus HW (1997) Neoadjuvant chemotherapy in operable esophageal squamous cell cancer: final report of a phase III multicenter randomized controlled trial. Proc Am Soc Clin Oncol 16:277a (abstract 984)

22. Parker EF, Marks RD, Kratz JM et al. (1985) Chemoradiation therapy and resection for carcinoma of the esophagus: Short-term results. Ann Thorac Surg 40:121–125

23. Lackey VL, Reagan MT, Smith RA, Anderson WJ (1989) Neoadjuvant therapy of squamous cell carcinoma of the esophagus: role of resection and benefit in partial responders. Ann Thorac Surg 48:218–221

24. Walsh TN, Noonan N, Hollywood D, Kelly A, Stat C, Keeling N, Hennessy TPJ (1996) A comparison of multimodal therapy and surgery for esophageal adeno-carcinoma. N Engl J Med 335:462–467 und 336:374
25. Urba S, Orringer M, Turrisi A, Whyte R, Iannettoni M, Forastiere A (1997) A randomized trial comparing surgery to preoperative concomitant chemoradiation plus surgery in patients with resectable esophageal cancer: updated analysis. Proc Am Soc Clin Oncol 16:277a (abstract 983)
26. Bosset JF, Gignoux M, Triboulet JP, Tiret E, Mantion G, Elias D, Lozach P, Ollier J-C, Pavy J-J, Mercier M, Sahmoud T (1997) Chemoradiotherapy followed by surgery compared with surgery alone in squamous-cell cancer of the esophagus. N Engl J Med 337: 161–167
27. Stahl M, Wilke H, Fink U, Stuschke M, Walz M, Siewert JR, Molls M, Fett W, Makoski HB, Breuer N, Schmidt U, Niebel W, Sack H, Eigler FW, Seeber S (1996) Combined preoperative chemotherapy and radiotherapy in patients with locally advanced eso-phageal cancer: interim analysis of a phase II trial. J Clin Oncol 14:829–837
28. Coia LR, Engstrom PF, Paul AR et al. (1991) Long-term results of infusional 5-FU, mitomycin, and radiation as primary management of esophageal carcinoma. Int J Rad Oncol Biol Phys 20:29–36
29. Al-Sarraf M, Martz K, Herskovic A et al. (1997) Progress report of combined chemoradiotherapy versus radiotherapy alone in patients with esophageal cancer: An Intergroup Study. J Clin Oncol 15:277–284
30. Wadler S, Feil S, Haynes H et al. (1993) Treatment of carcinoma of the esophagus with 5-fluorouracil and recombinant α-2a-Interferon. Cancer 71:1726–1730
31. Kok TC, Van der Gaast A, Splinter TAW (1997) 13-cis-retinoic acid and alpha-inter-feron in advanced squamous cell cancer of the oesophagus. Eur J Cancer 33:165–166
32. Panettiere FJ, Leichman LP, Tilchen EJ, Chen TT (1984) Chemotherapy for advanced epidermoid carcinoma of the esophagus with single agent cisplatin: final report on a southwest oncology group study. Cancer Treat Rep 68:1023–1024
33. Bezwoda WR, Derman DP, Weaving A, Nissenbaum M (1984) Treatment of esophageal cancer with vindesine: an open trial. Cancer Trat Rep 68:783–785
34. Kelsen D, Hilaris B, Coonley C et al. (1983) Cisplatin, vindesine, and bleomycin chemo-therapy of local-regional and advanced esophageal carcinoma. Am J Med 76:645–652
35. Bleiberg H, Conroy T, Paillot B et al. (1997) Randomized phase II study of cisplatin and 5-fluorouracil versus cisplatin alone in advanced squamous cell oesophageal cancer. Eur J Cancer 33:1216–1220
36. Kelsen DP, Bains M, Burt M (1990) Neoadjuvant chemotherapy and surgery of cancer of the esophagus. Semin Surg Oncol 6:268–273
37. Stahl M, Wilke H, Meyer JH et al. (1994) 5-fluorouracil, folinic acid, etoposide and cisplatin chemotherapy for locally advanced or metastatic carcinoma of the oesophagus. Eur J Cancer 30A:325–328
38. Ajani JA, Ilson DH, Daugherty K, Kelsen DP (1995) Paclitaxel in the treatment of carcinoma of the esophagus. Semin Oncol 22(Suppl 6):35–40
39. Kok TC, Van der Gaast A, Dees J, Eykenboom WMH, Van Overhagen H, Stoter G, Tilanus HW, Splinter TAW (1996) Cisplatin and etoposide in oesophageal cancer: a phase II study. Br J Cancer 74:980–984
40. Kelsen DP, Ginsberg R, Qian C, Gunderson L, Mortimer J, Estes N, Hailer D, Ajani J, Kocha W, Roth J, Minsky B (1997) Chemotherapy followed by operation versus ope-ration alone in the treatment of patients with localized esophageal cancer: a prelimi-nary report of Intergroup Study 113 (RTOG 89-11). Proc Am Soc Clin Oncol 16:276a

Magenkarzinom

H. Wilke und M. Stahl

I. Epidemiologie [1]

Häufigkeit: ca. 8 % aller malignen Tumoren.

Inzidenz: ca. 30–35/100 000 pro Jahr.

II. Pathologie und Stadieneinteilung [2]

1 Pathologie

95 % aller Magenkarzinome sind Adenokarzinome, wobei folgende Subtypen unterschieden werden: papillärer Typ, tubulärer Typ, muzinöser Typ, Siegelringzellkarzinom. Selten sind adenosquamöse Karzinome (4 %) und Plattenepithelkarzinome, undifferenzierte und unklassifizierte Karzinome.

Einteilung der Adenokarzinome in histopathologische Malignitätsgrade (Grading)

Nach den Vorschlägen der WHO werden papilläre, tubuläre und muzinöse Adenokarzinome in unterschiedliche Differenzierungsgrade eingeteilt.

Grading nach WHO

G1:	hoch (gut) differenziertes Karzinom,
G2:	mäßig differenziertes Karzinom,
G3:	schlecht differenziertes Karzinom.

Eine weitere Einteilung der Differenzierung, die vor allem im deutschsprachigen Raum Anwendung findet und von erheblicher Bedeutung für die Operationsplanung ist, ist die Klassifikation nach Lauren.

Grading nach Lauren

1 Nicht anwendbar (kein Adeno-, Siegelringzell- oder undifferenziertes Karzinom)
2 Intestinaler Typ,
  • gut differenziert
  • mäßig differenziert
  • schlecht differenziert
3 Diffuser Typ
4 Mischtyp

Der histologisch diffuse Typ führt häufiger zu einer intraabdominellen Metastasierung als der intestinale Typ, bei dem häufiger hämatogene Metastasen auftreten.

2 Stadieneinteilung

TNM-Klassifikation (UICC 1992/1997)

T – Primärtumor

TX   Primärtumor kann nicht beurteilt werden
T0   Kein Anhalt für Primärtumor
Tis Carcinoma in situ: intraepithelialer Tumor ohne Infiltration der Lamina propria
T1   Tumor infiltriert Lamina propria oder Submukosa
T2   Tumor infiltriert Muscularis propria oder Subserosa
T3   Tumor penetriert Serosa (viszerales Peritoneum), infiltriert aber nicht benachbarte Strukturen[1]
T4   Tumor infiltriert benachbarte Strukturen[2,3]

Anmerkungen:
[1] Ein Tumor kann sich über die Muscularis propria in das Lig. gastrocolicum oder hepatogastricum oder in das große oder kleine Netz ausbreiten, ohne das diese Strukturen bedeckende viszerale Peritoneum zu penetrieren. In diesem Fall wird der Tumor als T2 klassifiziert. Findet sich eine Perforation des viszeralen Peritoneums über den gastrischen Ligamenten oder dem großen oder kleinen Netz, ist der Tumor als T3 zu klassifizieren.
[2] Benachbarte Strukturen des Magens sind Milz, Colon transversum, Leber, Zwerchfell, Pankreas, Bauchwand, Nebenniere, Niere, Dünndarm und Retroperitoneum.
[3] Intramurale Ausbreitung in Duodenum oder Ösophagus wird nach der tiefsten Infiltration in diesen Organen oder im Magen klassifiziert.

TNM-Klassifikation (UICC) (Fortsetzung)

N – Regionäre Lymphknoten[1]	
1992	1997[1]
N0 Keine regionären Lymph- knotenmetastasen N1 Metastasen in perigastrischen Lymphknoten innerhalb 3 cm vom Rand des Primärtumors N2 Metastasen in perigastrischen Lymphknoten weiter als 3 cm vom Rand des Primärtumors oder in Lymphknoten entlang den Aa. gastrica sinistra, hepatica communis, lienalis oder coeliaca	NX Regionäre Lymphknoten können nicht beurteilt werden N0 Keine regionären Lymph- knotenmetastasen N1 Metastasen in 1–6 regionä- ren Lymphknoten N2 Metastasen in 7–15 regionä- ren Lymphknoten N3 Metastasen in mehr als 15 regionären Lymphknoten

[1] Regionäre Lymphknoten sind die perigastrischen Lymphknoten entlang der kleinen und großen Kurvatur, die Lymphknoten entlang den Aa. gastrica sinistra, hepatica communis, lienalis, coeliaca und die hepatoduodenalen Lymphknoten.
Befall von anderen intraabdominalen Lymphknoten, wie retropankreatischen, mesenterialen oder paraaortalen Lymphknoten, gilt als Fernmetastasierung.

pN0 Regionäre Lymphadenektomie und histologische Untersuchung üblicherweise von 15 oder mehr Lymphknoten.

M – Fernmetastasen

MX   Fernmetastasen können nicht beurteilt werden
M0   Keine Fernmetastasen
M1   Fernmetastasen

Stadieneinteilung (UICC 1992/1997)

Stadium	TNM-Klassifikation					
	1992			1997		
Stadium 0	Tis	N0	M0			
Stadium Ia	T1	N0	M0			
Stadium Ib	T1 T2	N1 N0	M0 M0			
Stadium II	T1 T2 T3	N2 N1 N0	M0 M0 M0			
Stadium IIIa	T2 T3 T4	N2 N1 N0	M0 M0 M0			
Stadium IIIb	T3 T4	N2 N1	M0 M0	T3	N2	M0
Stadium IV	T4 Jedes T	N2 Jedes N	M0 M1	T1, T2, T3 T4 Jedes T	N3 N1, N2, N3 Jedes N	M0 M0 M1

R-Klassifikation (postoperatives Ergebnis)

R0   Kein residueller Tumor (*makroskopisch und mikroskopisch tumorfrei*)
R1   Mikroskopisch residueller Tumor
R2   Makroskopisch residueller Tumor

D-Klassifikation

D1   Dissektion des Lymphknotenkompartments 1
D2   Dissektion des Lymphknotenkompartments 2
D3   Dissektion des Lymphknotenkompartments 3

III. Diagnostik

1 Apparative Diagnostik

Obligat: obere Intestinoskopie mit Biopsien, Rö-Thorax in 2 Ebenen, CT-Abdomen, Abdomensonographie, Endosonographie, chirurgische Laparoskopie und peritoneale Lavage zum Ausschluß einer Peritonealkarzinose und zur Beurteilung der lokalen Tumorausbreitung (zumindest bei T3/T4-Tumoren, falls ein präoperatives Vorgehen geplant ist).

Fakultativ: CT-Thorax bei proximalen Tumoren, Skelettszintigramm (bei entsprechender Symptomatik), Magen-Darm-Passage mit hypotoner Duodenographie.

2 Labor

Über die Routineuntersuchungen hinaus: LDH, CEA, CA 19-9.

Tumormarker haben für die Therapieplanung keine Bedeutung. Das gilt auch für die Einschätzung der Prognose. Sind sie aber vor Therapiebeginn erhöht, können sie begleitend zu anderen Parametern in der Verlaufskontrolle mitverwendet werden.

IV. Behandlungsstrategie (Abb. 1)

1 Chirurgische Therapiemaßnahmen

1.1 Operation mit kurativer Intention [2, 3]

Die Operation ist die Therapie der Wahl bei lokoregionär begrenzten Tumoren. Mit radikaler Resektion (Gastrektomie/subtotale Gastrektomie, organüberschreitende Resektionen, Lymphadenektomie) werden 5-Jahres-Überlebensraten von ca. 70–80% im Stadium I, 50–60% im Stadium II, 20–30% im Stadium III und < 5% im Stadium IV erreicht.

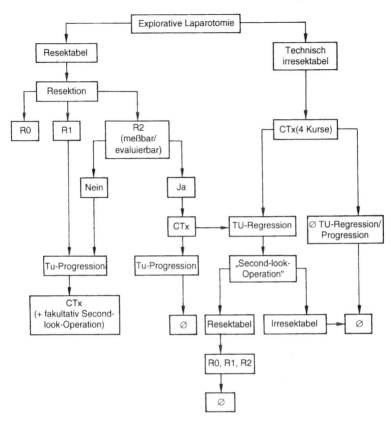

Abb. 1. Lokoregionär begrenztes Magenkarzinom (medizinisch operabel) – Behandlungsstrategie (CTx Chemotherapie)

1.2 Operation mit palliativer Intention

Bei lokal nicht kurativ resezierbaren Tumoren kann im Einzelfall die primäre Operation bei Vorliegen von Tumorsymptomen (Stenose, Schmerzen, Blutung) erwogen werden. Allerdings ist vor einer solchen Entscheidung grundsätzlich die Frage einer präoperativen Chemotherapie, mit dem Ziel sekundäre Resektabilität zu erreichen, abzuklären. Bei Vorliegen von Fernmetastasen ist eine palliative Tumorresektion nur sinnvoll, wenn eine Chemotherapie nicht durchgeführt werden kann, die Chemotherapie unwirksam ist oder bei notfallmäßigen Indikationen. Nach palliativen Operationen ohne weitere Folgetherapie liegen die Überlebenszeiten bei lokal fortgeschrittenen Tumoren bei 4–6 Monaten und bei metastasierter Erkrankung bei 3–4 Monaten.

2 Strahlentherapie [4]

2.1 Strahlentherapie mit kurativer Intention

Kurative Behandlungsmöglichkeiten bestehen mit der alleinigen Strahlentherapie üblicherweise nicht.

Als postoperative „adjuvante" Behandlungsmaßnahme führt die perkutane Strahlentherapie weder zu einer signifikanten Verlängerung des rezidivfreien Überlebens noch des Gesamtüberlebens und ist deshalb außerhalb von Studien nicht indiziert.

Mit einer postoperativen simultanen Strahlen-/Chemotherapie wurde vorwiegend in Phase-II-Studien eine verbesserte lokale Tumorkontrollrate beobachtet. Die Überlebenszeit wurde dadurch nicht beeinflußt. Eine postoperative Strahlenchemotherapie ist außerhalb von Studien nicht indiziert.

Mit intraoperativer Strahlentherapie (IORT) mit ca. 20 Gy Einzeldosis wurden erste positive Ergebnisse berichtet. Ein solches Vorgehen ist aber weiterhin nur in Studien gerechtfertigt.

2.2 Strahlentherapie mit palliativer Intention

Sind Operation oder Chemotherapie nicht durchführbar bzw. ineffektiv, kann im Einzelfall, besonders bei Kardiakarzinomen, eine Strahlentherapie bzw. Strahlen-/Chemotherapie erwogen werden.

3 Chemotherapie

Die wirksamsten Substanzen sind Doxorubicin, 4-Epidoxorubicin, Cisplatin, 5-Fluorouracil, Etoposid, Mitomycin, Taxoter und Irinotecan

(CPT-11) mit Remissionsraten von ca. 15–30% [5, 6, 7] (Tabelle 1). Allerdings ist bei der Interpretation der vorliegenden Studienergebnisse zu berücksichtigen, daß viele Studien in den 80iger Jahren ohne CT oder Sonographie durchgeführt worden sind, so daß die Monoaktivität einiger dieser Substanzen eher niedriger (ca. 15%) als publiziert anzusetzen ist.

Das Magenkarzinom wird mittlerweile als chemotherapiesensibler Tumor angesehen, da in randomisierten Studien gezeigt werden konnte, daß eine Chemotherapie im Vergleich zu „Best Supportive Care" zu einem signifikant längeren Überleben und zu einer signifikant besseren Lebensqualität führt [8].

Mit den neueren wirksamen Kombinationen (FAMTX: 5-Fluorouracil, Methotrexat, Doxorubicin; ELF: Etoposid, Folinsäure, 5-Fluorouracil; Cisplatin/5-Fluorouracil; EAP: Etoposid, Doxorubicin, Cisplatin; ECF:

Tabelle 1. Ergebnisse der Mono- und Polychemotherapie beim fortgeschrittenen Magenkarzinom (summierte Ergebnisse von Phase-II/III-Studien)

Chemotherapie	Patienten n	CR		CR/PR		mÜLZ (Monate)
		n	%	n	%	
5-Fluorouracil	108	1	1	25	23	na
Doxorubixin	124	10	8	21	17	na
4-Epidoxorubicin	75	2	3	11	15	na
Cisplatin	14	2	14	5	36	na
Etoposid	14	0		3	21	na
Mitomycin	211	na		63	30	na
BCNU	55	1	2	10	18	na
S1	28	na		15	54	na
Irinotecan	15	0		5	33	na
Taxoter	119	na		24	20	na
Taxol	44	na		8	18	na
Triazinat	26	na		4	15	na
5-FU/ADM/MIM(FAM)	760	8	1	220	29	3–9
5-FU/ADM/MTX(FAMTX)	381	29	8	139	36	3–10
ETP/5-FU/Folinsäure(ELF)	156	11	7	61	39	7–11
DDP/5-FU	211	9	4	94	45	7–(18[a])
ETP/ADM/DDP(EAP)	562	57	10	249	44	3–(16[a])
DDP/Epi-ADM/5-FU[b](ECF)	263	21	8	125	53	8–9
5-FU[c]/Folinsäuse/DDP (FLP)	76	5	7	49	64	11

mÜLZ mediane Überlebenszeit.
[a] Präoperative Therapie.
[b] 5-FU als kontinuierliche Infusion.
[c] 5-FU als wöchentliche 24-Stundeninfusion.

Tabelle 2. Magenkarzinome-Therapieschemata

Kombination	Therapieplan	Quelle
FAMTX		Klein (1986) [19]
MTX[a]	1500 mg/m^2 i.v., d1	
5-FU	1500 mg/m^2 i.v., d1	
ADM	30 mg/m^2 i.v., d14	
	q 4 Wo × 6	
ELF		Wilke (1990) [20]
Folinsäure	300 mg/m^2 i.v., d1–3	
ETP	120 mg/m^2 i.v., d1–3	
5-FU	500 mg/m^2 i.v., d1–3	
	q 3 Wo × 6	
Cisplatin/5-FU		Mahjoubi (1990) [15]
DDP	100 mg/m^2 i.v., d2	
5-FU	1000 mg/m^2 i.v., 24 DI, d1–5	
	q 4 Wo × 6	
EAP		Preusser (1989) [21]
ADM	20 mg/m^2 i.v., d1 + 7	
DDP	40 mg/m^2 i.v., d2 + 8	
ETP[b]	120 mg/m^2 i.v., d4–6	
	q 3–4 Wo × 4	
ECF		Findlay (1993) [22]
Epi-DAM	50 mg/m^2 i.v., d1 q 3 Wo	
DDP	60 mg/m^2 i.v., d1 q 3 Wo	
5-FU	200 mg/m^2/Tag Kont. Inf.	
	über 21 Wo	
FLP		Wilke (1996) [11]
Folinsäure	500 mg/m^2 i.v., 2 h-Infusion	
	d1, 8, 15, 22, 29, 36	
5-FU	2000 mg/m^2 i.v., 24 h-Infusion,	
	d1, 8, 15, 22, 29, 36	
DDP	50 mg/m^2 i.v., d1, 15, 29	
	q d 50 × 3	
Hochdosis-FU/		Vanhoefer (1994) [18]
Folinsäure (Salvagetherapie)		
Folinsäure	500 mg/m^2 i.v., 2 h-Infusion,	
	d1, 8, 15, 22, 29, 36	
5-FU	2600 mg/m^2 i.v., 24 h-Infusion,	
	d1, 8, 15, 22, 29, 36	
	q d 50 × 2 (3)	

[a] Folinsäurerescue.
[b] Dosisreduktion von ETP auf 100 mg/m^2 bei Patienten von > 70 Jahren.

4-Epidoxorubicin, Cisplatin, 5-Fluorouracil als kontinuierliche Infusion über 21 Wochen) wurden vorwiegend in Phase-II-Studien ca. 40–50% (70%) objektive Remissionen einschließlich 5–10% klinisch kompletter Remissionen, mediane Remissionsdauern von 6–9 Monaten und mediane Überlebenszeiten von 6–11 Monaten erreicht [5–7] (Tabelle 2). Aufgrund dieser Ergebnisse und einer randomisierten EORTC-Studie, in der FAMTX gegenüber FAM (5-Fluorouracil, Adriamycin, Mitomycin) zu signifikant höheren Remissionsraten und signifikant längeren Überlebenszeiten führte (CR/PR: 42% versus 9%; med. Überlebenszeit: 42 vs. 20 Wochen), sind FAM oder FAM-Modifikationen nicht mehr „Standardchemotherapie" des Magenkarzinoms [9]. Einen zunehmenden Stellenwert in der Systemtherapie des Magenkarzinoms wird derzeit Kombinationen zugemessen, die 5-FU entweder als kontinuierliche Dauerinfusion (ECF) oder als intermittierende höherdosierte 5-FU-Infusion (wöchentliche Therapie mit Hochdosis-5-FU/Folinsäure plus zweiwöchentliches Cisplatin) enthalten [10, 11]. So wurden in einer randomisierten Studie mit ECF im Vergleich zu FAMTX signifikant höhere Remissionsraten (45% versus 21%) und Überlebenszeiten (8,9 vs. 5,7 Monate) erzielt [10]. Von klinischem Interesse sind auch Kombinationen von CPT-11 oder Taxanen in Kombination mit Cisplatin. In Phase-II Studien wurden mit diesen Kombinationen Remissionsraten von ca. 60% erzielt [12, 13]. Diese Ergebnisse bedürfen allerdings noch der Überprüfung in randomisierten Studien.

3.1 Chemotherapie mit kurativer Intention

Mit einer alleinigen Chemotherapie ist auch mit den neuen Kombinationen nur im Ausnahmefall ein Langzeitüberleben zu erreichen. Der Einsatz intensiver und nebenwirkungsreicher Regime ist deshalb außerhalb von Studien nicht indiziert.

3.1.1 Adjuvante Chemotherapie [5–7]

Der Stellenwert der adjuvanten Chemotherapie (Monotherapie/Polychemotherapie) bezüglich einer Prognoseverbesserung ist weiterhin nicht gesichert. Ein Überlebensvorteil für adjuvant chemotherapierte Patienten ist, wenn überhaupt vorhanden, allenfalls marginal (Metaanalyse) [23]. Die überwiegende Mehrzahl randomisierter Studien, in denen eine adjuvante Chemotherapie gegen alleinige Chirurgie geprüft wurde, waren negativ. Ein positives Ergebnis wurde nur in 2 japanischen Studien mit postoperativer Chemoimmuntherapie und 2 adjuvanten Chemotherapie-studien, deren Ergebnisse allerdings in Nachfolgestudien nicht reproduziert werden konnten, beobachtet. Eine adjuvante Therapie ist deshalb außerhalb von Studien nicht gerechtfertigt.

3.1.2 Additive Chemotherapie

Eine postoperative Chemotherapie oder Chemo-/Strahlentherapie nach R1-Resektion (mikroskopischer Resttumor verblieben) ist außerhalb von Studien nicht indiziert, da bisher nicht belegt ist, daß ein solches Vorgehen die Prognose positiv beeinflußt.

3.1.3 Chemotherapie nach R2-Resektion

Wird aufgrund der lokalen Ausbreitung der chirurgische Eingriff als R2-Resektion beendet und liegen postoperativ evaluierbare Tumorparameter vor, kann nach Tumoransprechen auf eine postoperative Chemotherapie der Versuch einer sekundären Resektion mit kurativer Intention gemacht werden (Einzelfallentscheidung).

3.1.4 Präoperative Chemotherapie

Bei Patienten mit lokal fortgeschrittenen und irresektablen Tumoren konnte gezeigt werden, daß eine wirksame präoperative Chemotherapie eine sekundäre Resektion mit kurativer Intention ermöglichen kann. So wurde mit präoperativem EAP bei 35 Patienten mit lokal fortgeschrittenen Tumoren, deren Irresektabilität durch Laparotomie nachgewiesen wurde, eine sekundäre Resektabilität von 60% und ein Langzeitüberleben von 20% erreicht [14]. Positive Ergebnisse wurden auch mit Cisplatin/5-FU bei Patienten mit klinisch als nicht kurativ resektabel definierten Tumoren erzielt [15]. Aufgrund dieser und anderer Studien sollte bei Patienten mit lokal fortgeschrittenen, irresektablen Tumoren (explorative Laparotomie) der Versuch gemacht werden, durch eine präoperative Chemotherapie sekundäre Resektabilität zu erreichen [16]. In Abhängigkeit von der individuellen Patientencharakteristik (Alter, Allgemeinzustand, etc.) und der Erfahrung des behandelnden Arztes können hier EAP oder Cisplatin/5-FU-haltige Kombinationen eingesetzt werden.

Eine präoperative Chemotherapie bei nur klinisch (endosonographisch T3/T4-Tumor) als fortgeschritten eingeschätzten Tumoren ist derzeit Studien vorbehalten und sollte nur in Zentren durchgeführt werden, die über hinreichende Erfahrung mit solchen Vorgehensweisen verfügen.

3.2 Chemotherapie mit palliativer Intention

Bei Patienten mit metastasierter Erkrankung oder mit lokoregionär begrenzten Tumoren, die aus medizinischen Gründen nicht reseziert werden können, ist die Chemotherapie weiterhin ein palliativer Behandlungsansatz. Zum jetzigen Zeitpunkt kann nicht eindeutig beantwortet werden, welches der neuen Regime (ELF, Cisplatin/FU, ECF) zu bevorzugen ist. In der EORTC-Studie 40902, in der FAMTX mit ELF und Cisplatin/5-FU als 5-Tagesregime verglichen wurde, konnte bezogen auf die Induktion objektiver Remissionen oder die Überlebenszeit kein Unterschied beobachtet werden (Remissionsrate für alle 3 Kombinationen ca. 20–25%, Überlebenszeiten ca. 8 Monate) [17]. Das aufgrund o. g. Studie in England propagierte ECF hat den Nachteil, daß die Patienten über 21 Wochen eine kontinuierliche intravenöse Therapie erhalten, was unter palliativen Aspekten problematisch erscheint.

Die Entscheidung zum Einsatz der o. g. Kombinationen sollte zum einen von der Möglichkeit der ambulanten Durchführbarkeit und zum anderen von den zu erwartenden Nebenwirkungen/Risiken abhängig gemacht werden.

Von den früher häufiger verwendeten Regimen müssen EAP, Cisplatin/ 5-FU als konventionelles 5-Tagesregime und FAMTX üblicherweise stationär durchgeführt werden und scheinen auch häufiger zu Nebenwirkungen zu führen. Darüber hinaus ist FAMTX wegen des Risikos schwerer Nebenwirkungen bei manifestem Aszites oder Pleuraergüssen kontraindiziert. Schwere Nebenwirkungen sind mit FAMTX auch bei einem deutlich erniedrigten Serumalbuminspiegel (< 35 g/l) zu erwarten. Weitere Voraussetzungen für FAMTX sind die Möglichkeit von Methotrexatspiegelmessungen und Erfahrung im Umgang mit Methotrexathochdosistherapien. Da hier zumindest gleich wirksame Alternativen zur Verfügung stehen, sollten diese Kombinationen nicht mehr als „Routinetherapie" angesehen werden.

ELF hat gegenüber EAP, FAMTX und Cisplatin/5-FU Vorteile. ELF ist ambulant und einfach durchführbar. Es ist subjektiv und objektiv gut tolerabel und kann auch ohne erhöhtes Risiko bei älteren (> 65 Jahre) Patienten und Patienten mit kardialen Risiken eingesetzt werden. Als sehr wirksam hat sich in Phase-II Studien die Kombination Hochdosis-

5-FU/Folinsäure als wöchentliche 24-Stundeninfusion plus zweiwöchiger Gabe von Cisplatin erwiesen. Bei mehr als 100 Patienten wurde eine Remissionsrate von ca. 60 % und eine mediane Überlebenszeit von ca. 10–11 Monaten erzielt [11]. Besonders bei klinisch relevantem Aszites wurde ein gutes Ansprechen beobachtet (deutliche Rückbildung für mehr als 3 Monate bei 60 % der Patienten). Diese Kombination ist ambulant durchführbar (Portsystem, tragbare Pumpe) und relativ nebenwirkungsarm. Der Stellenwert von Cisplatin in dieser Kombination ist derzeit Gegenstand einer laufenden EORTC-Studie, in der eine wöchentliche 24-Stundeninfusion von 5-FU (HD-FU) alleine versus HD-FU plus Hochdosisfolinsäure (HD-FU/FA) versus HD-FU/FA plus Cisplatin geprüft wird (EORTC-Protokoll 40953).

Eine „Standard-second-line-Therapie" ist für das Magenkarzinom nicht etabliert. Bei Nichtansprechen auf oder früher Progression nach einem der vorgenannten Therapieprotokolle kann bei entsprechenden Voraussetzungen (guter Allgemeinzustand) ein Therapieversuch mit wöchentlicher Hochdosis-FU-Therapie/Folinsäure gemacht werden. Hiermit kann bei etwa 40–50 % der Patienten nochmals eine Tumorkontrolle (PR/„stable disease") und eine mediane Überlebenszeit von 5 Monaten erzielt werden [18]. Möglicherweise stehen in der Zukunft mit CPT-11 und Taxotere weitere therapeutische Optionen für die Second-line-Therapie zur Verfügung [7]. Mit beiden Substanzen konnte gezeigt werden, daß sie auch nach Vorbehandlung mit Cisplatin-haltigen Kombinationen noch objektive Remissionen induzieren können.

4 „Biological response modifier"/Zytokine

Bisher gibt es keine Studienergebnisse, die darauf hinweisen, daß diese Substanzen zu einer Prognoseverbesserung von Magenkarzinompatienten beitragen.

Literatur

1. Møller JO, Estève J, Møller H et al. (1990) Cancer in the European Community and its Member States. Eur J Cancer 11/12:1167–1256
2. Gentsch HH (1986) Maligne Tumoren des Magens. In: Gal FP, Hermanek P, Tonak J (eds) Chirurgische Onkologie, Springer, Berlin Heidelberg New York Paris Tokyo, pp 347–400

3. Meyer HJ, Jähne J, Wilke H et al. (1991) Surgical Treatment of Gastric Cancer. Restospective Survey of 1704 Operated Cases With Special Reference to Total Gastrectomy as the Operation of Choice. Sem Surg Oncol 17:356–364

4. Caudry M (1992) Gastric Cancer: Radiotherapy and Approaches to Locally Unresectable or Recurrent Disease. Lippincott Company, Philadelphia, pp 181–187

5. Preusser P, Achterrath W, Wilke H et al. (1988) Chemotherapy of Gastric Cancer. Cancer Treat Rev 15:257–277

6. Stahl M, Wilke H, Meyer H-J et al. (1995) Chemotherapy of Gastric Cancer. Acta Chirurgica Austriaca. Acta Chirurgica Austriaca 1:28–32

7. Preusser E, Achterrath W, Wilke H et al. (1997) Chemotherapy. In: Sagimura T, Sasko M (eds) Gastric C, Oxford University Press, Oxford, pp 265–282

8. Pyrhönen S, Kuitunen Z, Nyandoto P et al. (1995) Randomized Comparison of Fluorouracil, Epidoxorubicin and Methotrexate (FEMTX) plus Supportive Care with Supportive Care Alone in Patients with Non-resectable Gastric Cancer. Brit J Cancer 71:587–591

9. Wils JA, Klein HO, Wagener DJT et al. (1991) Sequential High-Dose Methotrexate and Fluorouracil Combined with Doxorubicin – A Step Ahead in the Treatment of Advanced Gastric Cancer: A Trial of the European Organization for Research and Treatment of Cancer Gastrointestinal Tract Cooperative Group. J Clin Oncol 9:827–831

10. Webb A, Cunningham D, Scarffe JH et al. (1996) A Randomized trial Comparing Epirubicin, Cisplatin and Protracted Venous Infusion 5-Fluorouracil with 5-Fluorouracil, Adriamycin and Methotrexate in Advanced Oesophago-gastric Cancer. Proc Am Soc Clin Oncol 15:465 (Abstr. 1462)

11. Wilke H, Korn M, Köhne C et al. (1996) Phase II Results of Weekly Infusional High-Dose FU (HD-FU) Plus Folinic Acid (FA) and Biweekly Cisplatin (C) for Advanced Gastric Cancer. Ann Oncol 7 (Suppl. 5):46 (Abstr. 2130)

12. Boku N, Ohtsu A, Shimada Y et al. (1997) Phase II Study of a Combination of CDDP and CPT-11 in Metastatic Gastric Cancer: CPT-11 Study Group for Gastric Cancer. Proc Am Soc Clin Oncol 16:264a (Abstr. 936)

13. Roth AD, Malbach R, Martinelli G et al. (1997) Taxofere-Cisplatin (TC) in Advanced Gastric Carcinoma (AGC): A Promising Drug Combination. Eur J Cancer 33 (Suppl. 8):275 (Abstr. 1245)

14. Wilke H, Preusser P, Fink U et al. (1989) Preoperative Chemotherapy in Locally Advanced and Nonresectable Gastric Cancer: A Phase II Study With Etoposide, Doxorubicin, and Cisplatin. J Clin Oncol 7:1318–1326

15. Mahjoubi M, Rougier P, Oliviera J et al. (1990) Phase II Trial of Combined 5-FU + CDDP in Gastric Cancer. J Cancer Res Clin Oncol (Suppl Paert 1) 116:677 (abstr)

16. Wilke H, Stahl M, Fink U et al. (1995) Preoperative Chemotherapy for Unresectable Gastric Cancer. World J Surg 19:210–215

17. Wilke H, Wils J, Rougier PH et al. (1995) Preliminary Analysis of a Randomized Phase III Trial of FAMTX versus ELF versus Cisplatin/FU in Advanced Gastric Cancer. A Trial of the EORTC Gastrointestinal Tract Cancer Cooperative Group and the Arbeitsgemeinschaft Internistische Onkologie. Proc Am Soc Clin Oncol 14:206 (Abstr. 500)

18. Vanhoefer U, Wilke H, Weh H et al. (1994) Weekly high-dose 5-fluorouracil and folinic acid as salvage treatment in advanced gastric cancer. Ann Oncol 5:850–851

19. Klein HO, Wickramanayak PD, Farrkh GR (1986) 5-Fluorouracil (5-FU), Adriamycin (ADM) and Methotrexate (MTX) – A Combination Protocol (FAMTX) for Treatment of Metastasized Stomach Cancer. Proc Am Soc Clin Oncol 84:86

20. Wilke H, Preusser P, Fink U et al. (1990) High dose Folinic Acid/Etoposide/5-Fluorouracil in Advanced Gastric Cancer – A Phase II Study in Elderly Patients or Patients With Cardiac Risk. Invest New Drugs 8:65–70

21. Preusser P, Wilke H, Achterrath W et al. (1989) Phase II Study With Etoposide, Doxorubicin, and Cisplatin in Advanced and Measurable Gastric Cancer. J Clin Oncol 9:1310–1317

22. Findlay M, Cunningham D (1993) Chemotherapy of carcinoma of the stomach. Cancer Treat Rev 19:29–44

23. Hermans J, Bonenkapm JJ, Boon MC et al. (1993) Adjuvant therapy after curative resection for gastric cancer: meta-analysis of randomized trials. J Clin Oncol 11:1441–1447

Pankreaskarzinom

C. Kollmannsberger und U. Fink

I. Epidemiologie [1–5]

Häufigkeit: Ca. 2–3 % aller malignen Tumoren. Häufigkeit variiert in westlichen Industrienationen, derzeit achthäufigste Krebstodesursache weltweit. In westlichen Ländern stellt das Pankreaskarzinom bei Männern das fünft- bzw. bei Frauen das sechsthäufigste Karzinom dar.

Inzidenz: Seit etwa 1970 bleibt die Inzidenz relativ konstant und beträgt derzeit 10–12/100000 bei Männern und 7,5–9/100000 bei Frauen bei einem Verhältnis von Mann:Frau von 1,3:1. Altersmaximum liegt zwischen 65–80 Jahre.

Lokalisation: 60–80 % der Tumoren sind im Pankreaskopf, etwa 20 % im Pankreaskorpus und 10–15 % im Pankreasschwanz lokalisiert.

Ätiologie: Weiterhin ungeklärt.

Risikofaktoren: Als gesicherter Risikofaktor gilt Nikotinabusus. Kontrovers beurteilt werden hoher Alkohol oder Kaffeekonsum, hoher Fleisch-bzw. Fettkonsum, DDT sowie β-Naphtalin-Exposition.

II. *Pathologie und Stadieneinteilung* [2, 3, 5, 6]

1 Pathologie

95% der Pankreaskarzinome enstehen im exokrinen Pankreasanteil. 80% davon sind duktale Adenokarzinome. Selten sind Riesenzellkarzinome, adenosquamöse Karzinome, muzinöse Karzinome oder Cystadenokarzinome (ca. 10–15%). Karzinome, die ihren Ursprung in den azinären Zellen oder Inselzellen haben, sind selten (2–5%); noch seltener sind Tumoren nichtepithelialen Ursprungs (<1%, z.B. Sarkome, Lymphome) (Tabelle 1).

Tabelle 1. Pankreastumoren (WHO 1997)[1]

Borderline (unsichere maligne Potenz)	Muzinöser zystischer Tumor mit mäßiger Dysplasie Intraduktaler papillärer-muzinöser Tumor mit mäßiger Dysplasie Solid-pseudopapillärer Tumor
Maligne	Schwere duktale Dysplasie/Carcinoma in situ Duktales Adenokarzinom (80–85%) Muzinöses nicht-zystisches Karzinom (1–3%) Siegelringzellkarzinom (1%) Adenosquamöses Karzinom (3–4%) Undifferenziertes anaplastisches Karzinom (2–7%) Gemischtes duktal-endokrines Karzinom Osteoklastenartiger Riesenzelltumor (<1%) Seröses Zystadenokarzinom Muzinöses Zystadenokarzinom Intraduktales papillär-muzinöses Karzinom Azinuszellkarzinom (1%) Azinuszell-Zystadenokarzinom Gemischt azinär-endokrines Karzinom Pankreatoblastom Solid-pseudopapilläres Karzinom verschiedene Karzinome

[1] Persönliche Mitteilung Prof. Wittekind.

Bei unterschiedlich differenzierten Arealen innerhalb eines Tumors ist der am schlechtesten differenzierte Abschnitt für das Grading maßgeblich.

Grading nach UICC [6]

GX:	Differenzierungsgrad kann nicht beurteilt werden	
G1:	gut differenziert	($<$ 5 Mitosen)
G2:	mäßig differenziert	(6–10 Mitosen)
G3:	wenig differenziert	($>$ 10 Mitosen)

2 Molekularbiologie

Mehrere Onkogene bzw. Tumorsuppressorgene scheinen beim Pankreaskarzinom eine Rolle zu spielen; der genaue Ablauf der Karzinogenese des Pankreaskarzinoms ist jedoch weiterhin unklar.

Spezifische Punktmutationen im Bereich des Kodons 12 des K-ras Onkogens finden sich bei 75–90 % aller Pankreaskarzinome. Außerdem findet sich in 70 % aller Fälle eine Mutation des p53 – Suppressorgens. Beides deutet auf eine exogene Tumorinduktion hin. 85 % der Pankreaskarzinome weisen dazu noch eine Deletion des p16-Suppressorgens sowie 30–50 % eine Alteration von DRC4 auf.

3 Stadieneinteilung

TNM-Klassifikation nach UICC (1997)

Primärtumor (T):

TX   Primärtumor kann nicht beurteilt werden

T0   Kein Hinweis für Primärtumor

Tis   Carcinoma in situ

T1   Tumor beschränkt auf das Pankreas, maximaler Tumordurchmesser 2 cm

T2   Tumor beschränkt auf das Pankreas, maximaler Tumordurchmesser größer als 2 cm

T3   Tumor penetriert direkt das Duodenum, die Gallenwege oder peripankreatische Binde- und Fettgewebe

T4   Tumorinfiltration von Magen, Milz, Kolon, und/oder benachbarte große Gefäße (V. portae, A. u. V. mesenterica, A. u. V. hepatica).

Anmerkung:

1. Peripankreatisches Gewebe umfaßt das retroperitoneale Fettgewebe, einschließlich Mesenterium (mesenteriales Fettgewebe, Mesokolon, großes u. kleines Netz u. Peritoneum). Direkte Invasion in Gallengänge und Duodenum schließt die Ampulla vateri ein.

2. Benachbarte große Gefäße sind die Pfortader, der Truncus coeliacus, die A. mesenterica sup. sowie die A. und V. hepatica comm. (keine Milzgefäße).

Regionale Lymphknoten (N):

Als regionale Lymphknoten werden die peripankreatischen (superior, inferior, anterior, posterior), periduodenalen, cöliacalen, pankreatolienalen, retroperitonealen, paraaortalen, sowie die Lymphknoten entlang der A. hepatica, der A. mesenterica und Milzlymphknoten bezeichnet.

NX   Regionale Lymphknoten können nicht beurteilt werden
N0   Regionale Lymphknoten sind nicht befallen
N1   Regionale Lymphknoten befallen
    N1a Metastase in einem regionären LK
    N1b Metastasen in mehreren regionären LK

Anmerkung:
Die Kategorie pN0 und pN1 setzt voraus, daß das untersuchte Lymphadenektomiepräparat 10 oder mehr Lymphknoten enthält.

Fernmetastasen (M):

M0   keine Fernmetastasen nachweisbar
M1   Fernmetastasen nachweisbar

Stadieneinteilung nach UICC (1997)

Stadium 0:	Tis	N0	M0
Stadium I:	T1	N0	M0
	T2	N0	M0
Stadium II:	T3	N0	M0
Stadium III:	T1–3	N1	M0
Stadium IVA:	T4	jedes N	M0
Stadium IVB:	jedes T	jedes N	M1

4 Prognose

Die 5-Jahresüberlebensrate für alle Stadien beträgt ca. 2–4% mit einer mittleren Überlebenszeit von 4–6 Monaten. Die 2-Jahresüberlebensrate beträgt für das Stadium I ca. 20%, das Stadium II/III ca. 10% und das Stadium IV ca. 4–6%. Den einzig kurativen Therapieansatz stellt nach wie vor die chirurgische Resektion dar, wobei allerdings nur etwa 20% aller Patienten in resektablen Stadien diagnostiziert werden. Davon wiederum werden etwa 15–20% tatsächlich reseziert [3].

Periampulläre Karzinome haben mit 25–35% 5-Jahresüberlebensrate (R0-Resektionsrate 70–80%) eine deutlich bessere Prognose.

III. Diagnostik [2, 5, 7]

1 Klinische Symptomatik

Die Diagnose des Pankreaskarzinoms wird oftmals verzögert, da charakteristische Symptome meist fehlen. Symptome eines lokal fortgeschrittenen oder metastasierten Pankreaskarzinoms sind Abgeschlagenheit, Appetit- und Gewichtsverlust sowie Anorexie. Ein schmerzloser Verschlußikterus tritt häufig bei Pankreaskopfkarzinomen auf. Schmerzen im Ober-und Mittelbauch mit Ausstrahlung in den Rücken (Infiltration des Plexus cöliacus und mesentericus) deuten bereits auf eine Irresektabilität hin. Aszites muß als Ausdruck einer Peritonealkarzinose oder Lebermetastasierung gewertet werden. Außerdem haben Patienten mit Pankreaskarzinomen ein erhöhtes Thromboserisiko.

2 Notwendige Untersuchungen

- Sonographie Abdomen
- Spiral-CT Abdomen nativ und mit Kontrastmittel (oral u. iv.)
- Röntgen Thorax in 2 Ebenen
- Routinelabor inkl. Tumormarker CEA und CA19-9 (Sensitivität und Spezifität von CA19-9 ca. 70–90%)

3 Ergänzende Untersuchungen

- Angiographie, sofern mit CT der Verdacht der Gefäßinfiltration besteht und die Gefäßdurchgängigkeit nicht eindeutig beurteilt werden kann.
- Dopplersonographie oder MR-Angiographie als Alternative zur Angiographie.
- MDP/Gastroduodenoskopie bei periampullärem Karzinom und bei V.a. Infiltration des Magens oder Duodenums.
- ERCP bei unklarer Diagnose.

- Endosonographie zur Beurteilung der lokalen Tumorausbreitung (Pankreaskopftumore).
- Laparoskopie zur Klärung einer Peritonealkarzinose, Lebermetastasierung und zur Durchführung einer Peritoneallavage für zytologische Untersuchungen.
- Skelettszintigraphie (falls entsprechende Symptomatik).

4 Histologische Diagnosesicherung

Falls eine Laparotomie geplant ist, sollte die histologische Diagnosesicherung im Rahmen dieser Laparotomie erfolgen.

Wird wegen irresektablen Krankheitsmanifestationen auf eine Laparotomie verzichtet, sollte eine histologische Diagnosesicherung mittels laparoskopischer, sonographischer oder CT-gesteuerter Feinnadelbiopsie erfolgen. Allerdings ist die Aussagekraft der zytologischen Diagnosesicherung aufgrund von 20–30% falsch-negativer Befunde eingeschränkt.

IV. Behandlungsstrategie (Abb. 1)

1 Chirurgische Therapiemaßnahmen [2, 7]

Nach wie vor stellt die vollständige chirugische Resektion, d.h. eine R0-Resektion, die einzige kurative Therapieoption für das Pankreaskarzinom dar. Allerdings werden nur etwa 20%–30% aller Fälle in resektablen Stadien diagnostiziert und damit als potentiell kurativ behandelbar angesehen. Nur 15–20% davon können letztendlich erfolgreich reseziert werden alle übrigen Patienten erweisen sich intraoperativ aufgrund einer Metastasierung oder lokal ausgedehnten Infiltration als nicht vollständig resektabel. Die Resektionsquote ist dabei auch abhängig von den Fähigkeiten und der persönlichen Erfahrung des Operateurs. Patienten, die für eine Resektion in Frage kommen, sollten sich in einem ausreichenden Allgemeinzustand (KI >70%) befinden. Als Resektionsverfahren kommen die partielle Duodenopankreatektomie (Operation nach Kausch-Whipple), die subtotale Duodenopankreatektomie (erweiterte Operation

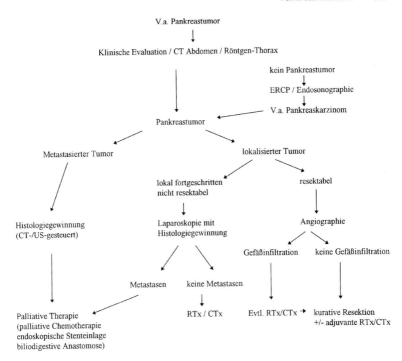

Abb. 1. Behandlungsstrategie

nach Kausch-Whipple), die Hemipankreatektomie links sowie die subtotale Pankreatektomie (4/5 Resektion) und die totale Pankreatektomie in Betracht. Bei umschriebenem Befall der V. mesenterica superior oder der V. portae kann eine erweiterte Resektion mit Gefäßresektion zum Erreichen einer R0-Resektion indiziert sein. Dies gilt auch für eine lokale Infiltration von Magen, Kolon oder Milz. Die R0-Resektion ist für Patienten mit Pankreaskarzinomen der bedeutendste Prognosefaktor. Doch auch nach R0-Resektion beträgt die mediane Überlebenszeit nur 12–18 Monate mit einer 5-Jahresüberlebensrate von 15–20%. Bis zu 60% der R0-resezierten Patienten rezidivieren lokal. Fernmetastasen, tiefreichende retroperitoneale Infiltration, Befall des Plexus coeliacus oder Infiltration der Mesenterialwurzel stellen Kontraindikationen für eine Resektion dar. Da R1 oder R2-resezierte Patienten keinen Überlebensvorteil gegenüber nicht-resezierten, palliativ-behandelten Patienten aufweisen, sind palliative Resektionen in der Regel nicht indiziert. Es sollte daher unbedingt versucht werden, die Resektabilität immer präoperativ festzulegen, um nicht-resektablen Patienten eine Laparotomie zu ersparen. Gelingt dies nicht eindeutig, so muß die Resektabilität intraoperativ durch den Operateur festgelegt werden. Die Operationsletalität ist in den letzten Jahren stetig gesunken und beträgt in erfahrenen Zentren unter 5%.

1.1 Palliative chirurgische Maßnahmen

Erweist sich ein Patient im Rahmen der Laparotomie als nicht resektabel, so sollte bei drohendem oder vorhandenem Ikterus eine biliodigestive Anastomose angelegt werden. Ebenso sollte bei drohender Duodenalobstruktion frühzeitig eine Gastroenterostomie vorgenommen werden. Da bei Patienten mit irresektablen Pankreaskarzinomen oftmals die Schmerzsymptomatik im Vordergrund steht, empfiehlt sich die intraoperative Plexus-coeliacus Blockade.

Ist die Resektabilität bereits präoperativ ausgeschlossen, sollten nicht-chirurgische Maßnahmen wie endoskopische Stenteinlage, CT-gesteuerte Plexus-coeliacus-Blockade oder andere interventionelle Verfahren bevorzugt werden. Dennoch können bei einer Lebenserwartung von mehr als 6 Monaten chirurgische Palliativmaßnahmen erwogen werden.

2 *Strahlentherapie* [2, 8, 9]

Die alleinige, perkutane Radiatio ist beim Pankreaskarzinom nur als Palliativmaßnahme anzusehen. Verbesserungen der Überlebenszeit werden dadurch nicht erreicht. Dies gilt auch für die alleinige intra-operative Bestrahlung (IORT). Eine kombinierte Radio-/Chemotherapie scheint hingegen für bestimmte Patientengruppen Verbesserungen zu erbringen.

2.1 Palliative Strahlentherapie

Einzige Indikationen für eine alleinige, palliative Radiatio sind derzeit Skelettmetastasen sowie tumorbedingte, anders nicht beherrschbare Schmerzen, wobei eine Schmerzreduktion in 50–70% der Fälle erreicht werden kann.

2.2 Kombinierte neoadjuvante oder adjuvante Radio-/Chemotherapie (RTx/CTx) bei resektablen Pankreaskarzinomen

Neoadjuvant oder adjuvant radio-/chemotherapierte Patienten mit resektablen Tumoren scheinen eine bessere Prognose zu haben als alleinig operierte Patienten. Grund dafür ist die verbesserte lokoregionale Tumorkontrolle und damit die geringere Rate an lokoregionalen Rezidiven. Aufgrund der schlechten Ansprechraten einer systemischen Chemotherapie erscheint es unwahrscheinlich, daß eine RTx/CTx die Entwicklung von Fernmetastasen verhindern kann.

2.2.1 Präoperative neoadjuvante Radio-/Chemotherapie

Ziel der präoperativen neoadjuvanten RTx-/CTx ist zum einen, eine verbesserte lokoregionale Tumorkontrolle zu erreichen und zum anderen, möglichst allen in Frage kommenden Patienten eine RTx-/CTx zukommen zu lassen, da etwa 25 % aller primär resezierten Patienten aufgrund von Operationskomplikationen und verzögerter Genesung nicht oder nur verspätet adjuvant therapiert werden können [10]. Patienten, die unter neoadjuvanter Therapie progredient sind (bis zu 25 %), kann die aufwendige Operation erspart werden. Die bisherigen, wenn auch präliminären, Daten zeigen, daß eine neoadjuvante RTx/CTx ohne Operationsverzögerung möglich ist und der postoperativen RTx/CTx vergleichbare Ergebnisse zu erbringen scheint [10](Tabelle 2).

Die präoperative RTx/CTx bei primär resektablen Pankreaskarzinomen ist aber nach wie vor als experimentell anzusehen und sollte daher nur im Rahmen klinischer Studien erfolgen, die den Stellenwert einer neoadjuvanten RTx/CTx im Vergleich zu alleiniger Chirurgie und zur postoperativen RTx/CTx definieren müssen.

Tabelle 2. Neoadjuvante Radio-/Chemotherapie bei primär resektablen Tumoren

Autor / Jahr	Patienten (n) Eingeschlossen /Reseziert	Radiatio (Dosis, Gy)	Chemotherapie-Regime	Med. ÜLZ (Monate) resezierte Pat.
Hoffmann 1995 [11]	53 / 23	50,4	5-FU MIM	17
Staley 1996 [12]	39 / 39	30-50,4	5-FU	19

2.2.2 Postoperative adjuvante Radio-/Chemotherapie

Eine postoperative RTx/CTx scheint das mediane Überleben und die Langzeitprognose nach R0-Resektion zu verbessern und wird daher derzeit nach potentiell kurativer Resektion empfohlen. Eine kleine, prospektiv randomisierte Studie [13], die kombinierte adjuvante RTx/CTx mit alleiniger Resektion verglich, zeigte mit 20 Monaten medianem Überleben in der kombiniert behandelten Gruppe einen signifikanten Überlebensvorteil gegenüber den alleinig resezierten Patienten mit 11 Monaten medianem Überleben. Allerdings konnten 24% der Patienten des RTx/CTx-Armes aufgrund verzögerter postoperativer Erholung nur verspätet behandelt werden. Ein retrospektiver Vergleich zwischen kombinierter RTx/CTx und alleiniger Operation (14) zeigte ähnliche Ergebnisse (Tabelle 3). Diese Ergebnisse werden derzeit in Nachfolgestudien überprüft, eine abschließende Beurteilung steht noch aus.

Tabelle 3. Postoperative adjuvante RTx/CTx nach kurativer Resektion

Autor / Jahr	Patienten (n)	Radiatio (Dosis, Gy)	Chemo-therapie Regime	Med. ÜLZ (Monate)	p-Wert
GITSG 1985 [13]	21 22 (nur OP)	40 –	5-FU –	20 11	p = 0,03
GITSG 1987 [15]	30	40	5-FU	18	
Whittington 1991 [16]	28	45–63	5-FU MIM	16	
Foo 1993 [17]	29	35–60	5-FU	23	
Yeo 1995 [14]	56 22 (nur Op)	> 45	5-FU	20 12	p < 0,01

2.3 Postoperative additive Radiatio oder Radio-/Chemotherapie

Ene additive RTx oder RTx/CTx nach R1 oder R2-Resektion konnte bisher keinen Überlebensvorteil gegenüber nicht-resezierten Patienten zeigen und besitzt deshalb zur Zeit außerhalb von klinischen Studien keinen Stellenwert.

2.4 Radio-/Chemotherapie bei lokal fortgeschrittenen, nicht resektablen Tumoren

Die mediane Überlebenszeit für Patienten mit lokal-fortgeschrittenen, nicht-resektablen Tumoren liegt nach kombinierter Radio-/Chemotherapie zwischen 6 und 13 Monaten; damit scheint die Prognose dieser Patienten etwas verbessert. Drei der bisher publizierten, randomisierten Studien zeigten einen statistisch signifikanten Vorteil zugunsten der RTx/CTx-Gruppe verglichen mit alleiniger zytostatischer oder strahlentherapeutischer Behandlung. Im Gegensatz dazu konnte eine ECOG-Studie keinen Vorteil einer kombinierten RTx/CTx gegenüber einer alleinigen 5-FU-Therapie aufzeigen. In allen Studien zeigt sich allerdings, daß vorwiegend Patienten in gutem Allgemeinzustand von einer solchen Behandlung profitieren. Aufgrund der kleinen Fallzahlen sind diese Ergebnisse jedoch mit Vorsicht zu interpretieren und bedürfen weiterer Bestätigung (Tabelle 4).

Eine sekundäre Resektabilität kann bei lokal fortgeschrittenen Tumoren durch eine kombinierte RTx/CTx nur in deutlich weniger als 50 % der Fälle erreicht werden. Die Prognose dieser Patienten scheint dann aber mit der von primär resezierten und adjuvant radio-chemotherapierten Patienten vergleichbar zu sein [29, 31, 32].

2.5 Intraoperative Radiatio (IORT) in Kombination mit perkutaner Radiatio oder Radio-/Chemotherapie

Die meisten Studien berichten Überlebenszeiten von 10–15 Monaten und zeigen somit trotz möglicherweise verbesserter lokoregionaler Kontrolle keine Verbesserung der Überlebenszeit im Vergleich zu kombinierter Radio-/Chemotherapie [32, 34, 35]. Die Indikation zur IORT sollte daher, wenn überhaupt, nur nach kompletter Resektion gestellt werden und weiterhin klinischen Studien vorbehalten sein.

Tabelle 4. Radio-/Chemotherapie bei lokal-fortgeschrittenen Tumoren

Autor	Patienten (n)	Radiatio (Dosis, Gy)	Chemotherapie- Regime	Med. ÜLZ (Monate)	P
Moertel 1969 [18]	32 32	35−40 35−40	– 5-FU	6,3 10,4	P < 0,05
Moertel 1981 [19]	86 83 25	6∅ 40 60	5-FU 5-FU –	8,5 11,5 5,5	P < 0,01
GITSG 1985 [20]	70 73	40 60	ADM 5-FU	7,7 8,6	
ECOG 1985 [21]	44 47	– 40	5-FU 5-FU/CF	8,2 8,3	p > 0,05
GITSG 1988 [22]	21 22	– 40	SMF 5-FU + SMF	8,1 10,5	P < 0,02
Seydel 1990 [23]	18	54	5-FU + SMF	8,3	
Treurniet 1990 [24]	40	50	5-FU	9	
Boz 1991 [25]	22	60	5-FU/DDP	7,5	
Picus 1994 [26]	34	60	5-FU/CF	7,8	
Moertel 1994 [27]	22	45−54	5-FU/CF	13	
Nguyen 1997 [28]	23	60	DDP	10	
Terk 1997 [29]	55	54	5-FU/DDP/SPT	17	
Prott 1997 [30]	32	45	5-FU/CF	12,7	

SMF, Streptozotocin, Mitomycin, 5-Fluoroucil.

3 Chemotherapie

Das Pankreaskarzinom ist nach wie vor als chemoresistenter Tumor einzustufen. Derzeit kann kein Chemotherapieregime als Standardtherapie für Patienten mit metastasierten Pankreaskarzinomen empfohlen werden, da die systemische Chemotherapie bisher nur enttäuschende Resultate mit Ansprechraten zwischen 0–25% erbracht hat. Leider weisen viele der bisher durchgeführten Studien auch deutliche methodische oder statistische Mängel auf, so daß sie nur bedingt aussagekräftig sind [37]. Dabei scheint eine Kombinationstherapie keinen Vorteil gegenüber einer Monotherapie zu haben. 5-FU galt lange Zeit als wirksamste Substanz. Betrachtet man allerdings neuere Studien mit klaren einheitlichen Beurteilungskriterien (WHO-Kriterien, zweidimensionale Läsion, histologische gesichertes Karzinom etc.) so liegen die Ansprechraten für fast alle Substanzen und Kombinationen und auch für 5-FU unter 15%, ohne Einfluß auf die Überlebenszeit. Auch Biomodulation mit Folinsäure, Interferon oder PALA erbrachte keine Verbesserung. Neue Substanzen wie Iproplatin, Trimetrexat, Edatrexat, Taxol, Topotecan, Tomudex, Gemcitabin oder CPT-11 haben bisher ebenfalls enttäuscht. Einzig mit Taxoter konnten in zwei kleineren Phase-II-Studien Ansprechraten von 20 bzw. 29% erreicht werden [38, 39], ohne jedoch einen signifikanten Einfluß auf die Überlebenszeit zu haben. In den bisher 6 publizierten Studien, in denen Chemotherapie mit „Best supportive care" verglichen wurde, konnte in 3 Studien ein signifikanter Überlebensvorteil für die Therapiegruppe beobachtet werden (Tabelle 5). Daher kann eine systemische Chemotherapie bei jungen Patienten in gutem Allgemeinzustand und geringem prätherapeutischen Gewichtsverlust indiziert sein. Mittel der Wahl außerhalb von klinischen Studien ist derzeit Gemcitabin.

Neoadjuvante, adjuvante oder additive Chemotherapien haben aufgrund der bisher unbefriedigenden Ergebnisse außerhalb von klinischen Studien keinen Stellenwert.

4 „Clinical benefit" als neues Therapieziel

Angesichts der enttäuschenden Ergebnisse und der fehlenden Verbesserung der Überlebensraten wird vermehrt die Frage nach einem möglichen „Clinical benefit" d.h. Verbesserung der Lebensqualität, Verminderung der

Tabelle 5. Randomisierte Studien: Chemotherapie versus „Best supportive care"

Autor/Jahr	Chemotherapie-regime	Pat. (n)	CR/PR	med. ÜLZ (Monate)
Mallinson 1980 [40]	5-FU/CPM/MTX/VCR Erhaltungstherapie: 5-FU/MIM vs. „Best supportive care"	21 19	n.a.	11 $p < 0,001$ 2,3
Frey 1981 [41]	5-FU/CCNU vs. „Best supportive care"	65 87	n.a. n.a.	3 $p > 0,05$ 3,9
Andersen 1981 [42]	5-FU/BCNU vs. „Best supportive care"	20 20	n.a. n.a.	3,3 $p = 0,8$ 3,5
Andren-Sandberg 1983 [43]	5-FU/CCNU/VCR vs. „Best supportive care"	25 22	n.a. n.a.	5 $p > 0,05$ 4
Palmer 1994 [44]	5-FU/ADM/MIM vs. „Best supportive care"	23 20	n.a. n.a.	8,3 $p < 0,002$ 3,8
Glimelius 1996 [45]	5-FU/CF (Pat > 60 Jahre) oder 5-FU/CF/ETP (Pat. $\leq$ 60) vs. „Best supportive care"	48 45	n.a. n.a.	6 $p < 0,01$ 2,5

Schmerzen, Verbesserung des Allgemeinzustandes etc., unter Berücksichtigung der chemotherapie-bedingten Toxizität, für den behandelten Patienten untersucht. Gemcitabin war das erste Zytostatikum, das mit dieser Zielsetzung geprüft wurde. Mittlerweile sind mit mehreren Substanzen und Kombinationen Ansprechraten im Sinne eines „Clinical benefit" von 30–50 % erreicht worden (Tabelle 6).

Tabelle 6. Studien mit Endpunkt „clinical benefit"

Autor/Jahr	Pat. (n)	Chemotherapie-Regime	Med. ÜLZ (Monate)	Clinical benefit-Ansprechen
Nicholson 1995 [46]	63	DDP/5-FU	7,6	34%
Rothenberg 1996 [47]	63	GEM	3,8	27%
Andre 1996 [48]	52	DDP/5-FU/CF	9,5	52%
Raymont 1996 [49]	32	DDP/HU/CF/5-FU	12	50%
Glimelius 1996 [45]	48	5-FU/CF (Pat. > 60 Jahre) oder 5-FU/CF/ETP (Pat. ≤60)	6	36%
	45	vs. „Best supportive care"	$p < 0,01$ 2,5	$p < 0,01$ 10%
Storniolo 1997 [50]	2583	GEM	5,7	17,2%
Burris 1997 [51]	63 vs. 63	GEM 5-FU	5,6 4,4	23,8% $p < 0,05$ 4,8%

5 Hormontherapie

Verschiedene Substanzen wie Tamoxifen, Somatostatin, Octreotid, und LHRH-Analoga sind bisher geprüft worden, jedoch ohne einen positiven Einfluß auf Ansprechraten oder Überleben zu haben.

6 Zukünftige Entwicklungen

Das zunehmende Verständnis der molekularen Grundlagen des Pankreaskarzinoms könnte in Zukunft Basis für neue Therapieansätze werden. Therapiekonzepte mit monoklonalen Antikörpern, Gentherapie, Immuntherapie oder Angiogeneseinhibitoren befinden sich allerdings derzeit noch in experimentellen Stadien, so daß Ergebnisse noch nicht abzusehen sind.

Literatur

1. Wingo P, Tong T, Bolden S (1995) Cancer statistics 1995. CA Cancer J Clin 45:8–30
2. Evans D, Abbruzzese J, Rich T (1997) Cancer of the pancreas. In DeVita V, Hellman S, Rosenberg S (eds) Cancer-principles and practice of oncology. J.B. Lippincott 5th edition:1054–1087
3. Niederhuber J, Brennan M, Menck H (1995) The national cancer data base report on pancreatic cancer. Cancer 76:1671–1677
4. Ahlgren J (1996) Epidemiology and risk factors in pancreatic cancer. Semin Oncol 23:241–250
5. Murr M, Sarr M, Oishi A, van Heerden J (1994) Pancreatic cancer. CA Cancer J Clin 44:304–318
6. TNM-Klassifikation maligner Tumoren, 5. Auflage (1997) In: Wittekind Ch, Wagner G (Hrsg), Springer-Verlag
7. Konsensuskonferenz (1996) Leitlinien zur Therapie des exokrinen Pankreaskarzinoms. Onkologie 1996; 19:516–519
8. Douglass A (1995) Adjuvant Therapy for Pancreatic Cancer. World J Surg 19:270–274
9. Thomas P (1996) Radiotherapy for carcinoma of the pancreas. Semin Oncol 23:213–219
10. Spitz FR, Abbruzzese JL, Lee JE et al. (1997) Preoperative and postoperative chemoradiation strategies in patients treated with pancreaticoduodenectomy for adenocarcinoma of the pancreas. J Clin Oncol 15:928–937
11. Hoffmann JP, Weese JL, Solin LJ et al. (1995) Preoperative chemoradiation for patients with resectable pancreatic adenocarcinoma: An Eastern Cooperative Oncology Study Group (ECOG) phase II study. Proc Am Soc Clin Oncol 14:201 (abstract)
12. Staley CA, Lee JE, Cleary KA et al. (1996) Preoperative chemoradiation, pancreaticoduodenectomy, and intraoperative radiation therapy for adenocarcinoma of the pancreas head. Am J Surg 171:118–125
13. Kalser MH, Ellenberg SS (1985) Pancreatic cancer: Adjuvant combined radiation and chemotherapy following curative resection. Arch Surg 120:899–903
14. Yeo CJ, Cameron JL, Lillemoe KD et al. (1995) Pancreaticoduodenectomy for cancer of the head of the pancreas: 201 patients. Ann Surg 221:721–731
15. Gastrointestinal Tumor Study Group (1987) Further evidence of effective adjuvant combined radiation and chemotherapy following curative resection of pancreatic cancer. Cancer 59:2006–2010
16. Whittington R, Bryer MP, Haller DG et al. (1991) Adjuvant therapy of resected adenocarcinoma of the pancreas. Int J Radiat Oncol Biol Phys 21:1137–1143
17. Foo ML, Gunderson LL, Nagorney DM et al. (1993) Patterns of failure in grossly resected pancreatic ductal adenocarcinoma treated with adjuvant irradiation +/− 5-fluorouracil. Int J Radiat Oncol Biol Phys 26:483–489
18. Moertel C, Childs D, Reitermeier R et al. (1969) Combined 5-fluorouracil and supervoltage radiation therapy of locally unresectable gastrointestinal cancer. Lancet 2:865–867
19. Moertel C, Frytak S, Hahn R et al. (1981) Therapy of locally unresectable pancreatic carcinoma: a randomized comparison of high dose (6000 rads) radiation alone, moderate doseradiation (4000 rads + 5 fluorouracil) and high dose radiation + fluorouracil. Cancer 48:1705–1710

20. Gastrointestinal Tumor study Group (1985) Radiation therapy combined with adriamycin or 5-fluorouracil for the treatment of locally unresectable pancreatic carcinoma. Cancer 56:2563–2568
21. Klaasen D, MacIntyre J, Catton G et al. (1985) Treatment of locally unresecable cancer of the stomach and pancreas: a randomized comparison of 5-fluorouracil alone with radiation plus concurrent and maintenance 5-fluorouracil. An Eastern Cooperative Group Study. J Clin Oncol 3:373–378
22. Gastrointestinal Tumor Study Group (1988) Treatment of locally unresectable carcinoma of the pancreas: comparison of combined modality therapy (chemotherapy plus radiotherapy) to chemotherapy alone. J Natl Cancer Inst 80:751–755
23. Seydel H, Stablein D, Leichman L et al. (1990) Hyperfractionated radiation and chemotherapy for unresectable localized adenocarcinoma of the pancreas. Cancer 65:1478–1482
24. Treurniet-Donker A, van Mierlo M, van Putten V et al. (1990) Localized unresectable pancreatic cancer. Int J Radiat Oncol Biol Phys 18:59–62
25. Boz G, Paoli A, Roncadin M et al. (1991) Radiation therapy combined with chemotherapy for inoperable pancreatic carcinoma. Tumore 77:61–64
26. Picus J, Dickerson G, Logie K et al. (1994) A phase II study of unresectable pancreatic cancer treated with 5-FU and leucovorin with radiation therapy: A Hoosier Oncology Group Study. Proc Am Soc Clin Oncol 13:208 (# 620)
27. Moertel C, Gunderson L, Lailliard J et al. (1994) Early evaluation of combined fluorouracil and leucovorin in unresectable, residual, or recurrent gastrointestinal carcinoma. J Clin Oncol 12:21–27
28. Nguyen T, Theobald S, Rougier P et al. (1997) Multicentric pilot study of simultaneous high-dose external irradiation and daily cisplatin in unresectable, non-metastastic adenocarcinoma of the pancreas. Proc Am Soc Clin Oncol 16:299 a (#1067)
29. Terk M, Turhal N, Mandeli J (1997) Long-term follow-up of combined modality therapy for unresectable pancreatic cancer. Proc Am Soc Clin Oncol 16:307 a (#1094)
30. Prott F, Schonekaes K, Preusser P et al. (1997) Combined modality treatment with accelerated radiotherapy and chemotherapy in patients with locally advanced inoperable carcinoma of the pancreas: results of a feasibility study. Br J Cancer 75:597–601
31. Andre T, Balosso J, Louvet C et al. (1997) Does chemoradiotherapy (CRT) allow resection of initially unresectable pancreatic adenocarcinoma (UPA)? Proc Am Soc Clin Oncol 16:281 a (#997)
32. Coia L, Hoffman J, Scher R et al. (1994) Preoperative chemoradiation for adenocarcinoma of the pancreas and duodenum. Int J Radiat Oncol Biol Phys 30:161–167
33. Tepper JE, Noves D, Krall JM et al. (1991) Intraoperative radiation therapy of pancreatic carcinoma: a report of RTOG-8505. Int J Radiat Oncol Biol Phys 21:1145–1152
34. Roldan GE, Gunderson LL, Nagorney DM et al. (1988) External beam vs intraoperative and external beam irradiation for locally advanced pancreatic cancer. Cancer 61:1110–1116
35. Tuckson WB, Goldson AL, Ashayeri E, Halyard-Richarson M, Dewitty RL, Leffall LD (1988) Intraoperative radiotherapy for patients with carcinoma of the pancreas. The Howard University Hospital experience 1978–1986. Ann Surg 207:648–652

36. Mohiuddin M, Regine WF, Stevens J et al. (1995) Combined intraoperative radiation and perioperative chemotherapy for unresectable cancers of the pancreas. J Clin Oncol 13:2764–2771

37. Lionetto R, Pugliese V, Bruzzi P, Rosso R (1995) No standard treatment is available for advanced pancreatic cancer. Eur J Cancer 31A:882–887

38. Rougier P, De Forin M, Ademis A et al. (1994) Phase II study of taxotere (RP 56976, docetaxel) in pancreatic adenocarcinoma (PAC). Proc Am Soc Clin Oncol 13:200 (# 587)

39. Abbruzzese J, Evans D, Gravel D et al. (1995) Docetaxel (D) a potentially active agent for patients with pancreatic adenocarcinoma (PA). Proc Am Soc Clin Oncol 14:221 (#561)

40. Mallinson CN, Rake MO, Cocking JB et al. (1980) Chemotherapy in pancreatic cancer: results of a controlled, randomised, multicentre trial. Br Med J 281: 1589–1591

41. Frey C, Twomey P, Kheen R et al. (1981) Randomized study of 5-fluorouracil and CCNU in pancreatic cancer. Cancer 47:27–31

42. Andersen J, Friis-Moller A, Hancke S et al. (1981) A controlled trial of combination chemotherapy with 5-FU and BCNU in pancreatic cancer. Scand J Gastroenterol 16:973–975

43. Andren-Sandberg A, Holmberg J, Ihse I (1983) Treatment of unresectable pancreatic carcinoma with 5-fluorouracil, vincristine, and CCNU. Scand J Gastroenterol 18:609–612

44. Palmer K, Kerr M, Knowles G, Cull A, Carter D, Leonard R (1994) Chemotherapy prolongs survival in inoperable pancreatic carcinoma. Br J Surg 81:882–885

45. Glimelius B, Hoffmann K, Sjöden P-O, Jacobsson G, Sellström H, Eander L-K, Linne T, Svensson C (1996) Chemotherapy improves survival and quality of life in advanced pancreatic and biliary cancer. Ann Oncol 7:593–600

46. Nicolson M, Webb A, Cunningham D, Norman A, O'Brian M, Hill A, Hickish T (1995) Cisplatin and protraced infusion 5-fluorouracil (CF) – good symptom relief with low toxicity in advanced pancreatic carcinoma. Ann Oncol 6:801–804

47. Rothenberg ML, Moore MJ, Cripps MC, Andersen LS, Portenoy RK, Burris HA, Green MR, Tarasoff PG, Brown TD, Casper ES, Storniolo A-M, Von Hoff DD (1996) A phase II trial of gemcitabine in patients with 5-FU-refractory pancreas cancer. Ann Oncol 7:347–353

48. Andre T, Lotz JP, Boulec J et al. (1996) Phase II trial of 5-fluorouracil, leucovorin and cisplatin for treatment of advanced pancreatic adenocarcinoma. Ann Oncol 7: 173–178

49. Raymond E, Louvet C, De Gramount A, Beerblock K, Tournigand C, Varette C, Demuynck B, Krulik M (1996) Clinical benefit (CB) improvment with hydroxyurea (HU), leucovorin (LV), 5FU and Cisplatin (HLEP regimen) in advanced pancreatic adenocarcinoma. Proc Am Soc Clin Oncol 15:212 (abstr. 489)

50. Storniolo A, Enas N, Brown C et al. (1997) Treatment investigational new drug program for Gemzar® (gemcitabine HCL) in patients with pancreas cancer (PaCa). Proc Am Soc Clin Oncol 16:306a (#1088)

51. Burris III H, Moore M, Andersen J et al. (1997) Improvments in survival and clinical benefit with gemcitabine as first-line therapy for patients with advanced pancreas cancer: a randomized trial. J Clin Oncol 15:2403–2413

Hepatozelluläres Karzinom

C. J. A. Punt

I. Epidemiologie [1, 2]

Häufigkeit:	In Europa und den USA ca. 2% aller malignen Tumoren; häufigstes Malignom in Teilen von Asien und Afrika.
Inzidenz:	In Regionen mit geringer Inzidenz ca. 2/100000/Jahr.
Geschlechts-/Alters-Verteilung:	In Regionen niedriger Inzidenz: M/W = 2:1; in Regionen hoher Inzidenz: M/W = 5:1.
Ätiologie:	Chronische Hepatitis B, Zirrhose jeglicher Ätiologie, evtl. Hepatitis-C-Virusinfektion; Aflatoxinkontamination von Nahrungsmitteln (Asien, Afrika).

II. Pathologie und Stadieneinteilung [2, 3]

1 Pathologie

90% primär maligner Lebertumoren sind hepatozelluläre Karzinome (HCC); in den übrigen Fällen handelt es sich meist um Cholangiokarzinome, Hepatoblastome (Kinder) und Sarkome. 60–80% der HCC sind mit einer Zirrhose assoziiert, in der westlichen Welt meist infolge eines Alkoholabusus. Die fibrolamelläre Variante des HCC ist meist nicht mit einer Zirrhose oder Hepatitis-B-Infektion assoziiert. Fernmetastasen finden sich am häufigsten in Lunge und Knochen.

2 Stadieneinteilung

TNM-Klassifikation (UICC 1997)

T	Primärtumor
TX	Primärtumor kann nicht beurteilt werden
T0	Kein Anhalt für Primärtumor
T1	Solitärtumor ≤ 2 cm ohne Gefäßinvasion
T2	Solitärtumor ≤ 2 cm mit Gefäßinvasion
	oder multiple Tumoren ≤ 2 cm in einem Lappen ohne Gefäßinvasion
	oder solitärer Tumor > 2 cm ohne Gefäßinvasion
T3	Solitärtumor > 2 cm mit Gefäßinvasion
	oder multiple Tumoren ≤ 2 cm in einem Lappen mit Gefäßinvasion
	oder multiple Tumoren in einem Lappen, einer > 2 cm, ± Gefäßinvasion
T4	Multiple Tumoren in mehr als einem Lappen
	oder Tumor(en) mit Befall eines größeren Astes der V. portae oder Vv. hepaticae
	oder Tumor(en) mit Invasion von Nachbarorganen (ausgenommen Gallenblase)
	oder Tumor(en) mit Perforation des viszeralen Peritoneums
N	**Regionäre Lymphknoten**
NX	Regionäre LK können nicht beurteilt werden
N0	Keine regionären LK
N1	Regionäre LK-Metastasen
pN0	Regionäre Lymphadenektomie und histologische Untersuchung üblicherweise von ≥ 3 LK
Anm.:	Regionäre Lymphknoten sind die LK am Leberhilus (d. h. im Lig. hepatoduodenale)
M	**Fernmetastasen**
MX	Fernmetastasen können nicht beurteilt werden
M0	Keine Fernmetastasen
M1	Fernmetastasen

Stadieneinteilung (UICC 1997)

Stadium I	T1	N0	M0
Stadium II	T2	N0	M0
Stadium IIIA	T3	N0	M0
Stadium IIIB	T1–3	N1	M0
Stadium IVA	T4	jedes N	M0
Stadium IVB	jedes T	jedes N	M1

3 Prognose

Die mediane Überlebenszeit für unbehandelte Patienten beträgt nach Auftreten klinischer Symptome ca. 2–6 Monate. Ungünstige prognostische Faktoren sind das Vorhandensein multipler Tumoren, einer Gefäßinvasion sowie regionale Lymphknotenbeteiligung. Nach chirurgischer Resektion beträgt die 3-Jahres-Überlebensrate für Patienten im Stadium I ca. 50%, im Stadium II ca. 30% und für lymphknoten-negative Patienten im Stadium III (IIIA) etwa 50% bei fehlendem Nachweis einer Zirrhose. Die fibrolamelläre Variante des HCC ist mit einer besseren Prognose assoziiert. Grundsätzlich sind die Überlebenszeiten von Patienten ohne Zirrhose länger als diejenigen der Patienten mit Zirrhose. Regelmäßige Screening-Verfahren bei Patienten mit erhöhtem Risiko sollten eine frühzeitige Diagnose und damit eine verbesserte Prognose ermöglichen.

III. Diagnostik [2]

Klinische Symptome sind meist abdominelle Beschwerden, Gewichtsverlust, Zunahme des Bauchumfangs körperliche Abgeschlagenheit und Aszites. Ein ungeklärter Gewichtsverlust bei Patienten mit bekannter Zirrhose und erhöhtem Serumspiegel des α-Fetoproteins (AFP) sind verdächtig auf das Vorliegen eines HCC. Das fibrolamelläre HCC geht nicht mit einer AFP-Erhöhung einher. Diagnosestellung mittels Leberbiopsie oder CT- bzw. ultraschallgesteuerter Punktion. Eine Feinnadelpunktion ist oft zur exakten Diagnosestellung unzureichend.

Bei Nachweis eines Ascites sollte eine zytologische Unterordnung erfolgen.

Fernmetastasen: Röntgen-Thorax- bzw. CT-Thorax und Knochen-szintigramm. Eine prognostisch ungünstige Portalgefäß- oder Lymph-knoteninvasion kann ggf. durch Ultraschall, CT oder NMR oder Laparoskopie diagnostiziert werden. Eine Angiographie ist obligat bei Planung einer Operation.

IV. Behandlungsstrategie

1 Chirurgische Therapiemaßnahmen

Abhängig von Tumorgröße, Lokalisation und Funktion der nicht von Tumor befallenen Leberareale sowie bei Fehlen von Fernmetastasen stellt die operative Resektion die Therapie der Wahl dar. Die Leberfunktions-reserven können ggf. durch nuklearmedizinische Maßnahmen beurteilt werden [4]. Eine Tumorresektion ist bei etwa 20 % der Patienten möglich und kann aus einer subsegmentalen Resektion oder Resektion multipler Lebersegmente bestehen [5–7]. In größeren Studien betragen die 1- und 3-Jahres-Überlebensraten ca. 76 und 31 % [7, 8]. Bei Auftreten eines intrahepatischen Rezidivs sollte die Möglichkeit einer Zweitresektion (~ 20–25 %) geprüft werden, da diese mit längerer Überlebensdauer ein-hergeht als eine therapiefreie Verlaufsbeobachtung [9]. Die Rate resek-tabler HCC-Rezidive beträgt ca. 20–25 %. Unter Berücksichtigung der hohen Lokalrezidivrate sowie der Progressionsrate der zugrundeliegenden Lebererkrankung mag die Lebertransplantation bei einzelnen Patienten zu einer Prognoseverbesserung führen. Bei Patienten im Stadium I und II sind die Langzeitergebnisse nach Lebertransplantation denen nach Leber-resektion zumindest äquivalent. Bei Patienten mit erheblicher Leberfunk-tionstörung infolge einer zugrundeliegenden Leberparenchymerkran-kung scheinen die Langzeitergebnisse nach Transplantation sogar besser zu sein als nach Leberteilresektion. Die 3-Jahres-Gesamtüberlebensraten nach Transplantation betragen derzeit ca. 80 % im Stadium I, 65 % im Stadium II, 40–60 % im Stadium III und 10–15 % im Stadium IV [2, 5, 10, 11]. Eine Portalgefäßinfiltration, ein Stadium IVA sowie eine aggres-sive Hepatitis B-Infektion gelten in den meisten Zentren als Ausschluß-kriterien für eine Transplantation.

2 Nicht-chirurgische Therapiemaßnahmen

Nicht-chirurgische Therapieverfahren beinhalten eine Chemotherapie, Hormontherapie, Embolisation, Immuntherapie und/oder Äthanol-Injektionen. Eine Übersicht über die Ergebnisse randomisierter Studien zu den vier erstgenannten, o.a. Behandlungsmaßnahmen wurde kürzlich publiziert [12]. Als Schlußfolgerung aus dieser Analyse ergibt sich, daß die prognostische Relevanz keines dieser Therapieverfahren bei Patienten mit irresektablem HCC oder als adjuvante Behandlungsmaßnahme bislang eindeutig nachgewiesen werden konnte.

2.1 Chemotherapie

Die mit einer zytostatischen Mono- oder Kombinationschemotherapie erzielbaren Ansprechraten betragen < 25%. Ein Einfluß einer systemischen Chemotherapie auf die Überlebensdauer/-rate der Patienten mit unresezierbarem HCC ist bislang nicht eindeutig geklärt [2, 12, 13]. Demgegenüber wurden mit einer arteriellen Leberinfusion (hepatic arterial infusion, HAI) einzelner Zytostatika, wie beispielsweise Adriamycin, Cisplatin und Mitomycin, Ansprechraten von bis zu 50% erzielt. Es wurden auch intrahepatische Kombinationschemotherapien geprüft. In einer dieser Studien fand sich eine längere Überlebenszeit bei Hepatitis B-/C-negativen als bei Hepatitis B-/C-positiven Patienten [14]. Insgesamt liegen bisher jedoch keine Daten vor, die einen signifikanten prognostischen Vorteil zugunsten regionaler Chemotherapieverfahren erkennen lassen [12].

Eine neoadjuvante und adjuvante Behandlung mit systemisch appliziertem Doxorubicin [15] sowie eine regionale Therapie mit Doxorubicin und Cisplatin, kombiniert mit subkutan appliziertem Interferon-α [16], wurde kürzlich bei Patienten geprüft, die für eine Lebertransplantation vorgesehen waren. Mit dieser Vorgehensweise wurde eine 1-Jahres-Überlebensrate von 91% erzielt gegenüber 43% bei einer historischen Kontrollgruppe, die keine Chemotherapie erhalten hatte. Diese Therapieverfahren bedürfen jedoch der Überprüfung/Bestätigung in randomisierten Studien.

2.2 Hormontherapie

Die am häufigsten geprüfte Substanz ist Tamoxifen, das in einer Metaanalyse der Ergebnisse randomisierter Studien einen geringen Überlebensvorteil zeigte [12]. Ketoconazol [17] und eine Antiandrogenbehandlung mit Anastrazol [18] erwiesen sich als unwirksam.

2.3 Transarterielle (Chemo-)Embolisationsverfahren [TA(C)E]

Bei Patienten mit irresektablem HCC oder als adjuvante Therapie bei resektablen Patienten wurden Embolisationsverfahren unter Verwendung von jodisiertem Öl (z. B. Lipiodol), Gelatineschaum (Gelfoam), Stärke (starch) und Mikrosphären mit oder ohne Chemotherapie geprüft. Die Ergebnisse dieser Studien sind aufgrund der unterschiedlichen Einschlußkriterien und des unterschiedlichen Studiendesigns jedoch kaum vergleichbar. Es wurden mit diesen Verfahren teilweise hohe Ansprechraten (bis zu 50–65%), jedoch auch hohe Toxizitätsraten beobachtet. Die Metaanalyse der Ergebnisse randomisierter Studien erlaubt bisher keine eindeutige Bewertung der prognostischen Relevanz dieser Behandlungsverfahren [12], die daher vorzugsweise im Rahmen klinischer Studien angewendet werden sollten.

2.4 Immuntherapie

Für Interferon-α wurden Ansprechraten von ca. 10–31% ohne signifikanten Einfluß auf die Überlebenszeiten berichtet. In randomisierten Studien konnte bisher kein signifikanter Vorteil einer Therapie mit Interferon-α oder Interferon-β nachgewiesen werden [12]. Mittels Kombinationstherapie von Interferon plus Chemotherapie wurden keine höheren Remissionsraten erzielt als mit alleiniger Chemotherapie. Eine Chemo-/Radiotherapie, gefolgt von einer Radioimmuntherapie mit markierten Antiferritin-Antikörpern, führte zu einer Ansprechrate von 48% mit medianen Überlebenszeiten von 10 Monaten für AFP-negative Patienten und von 5 Monaten für AFP-positive Patienten. In einer prospektiven, randomisierten Studie wurden für diese Behandlung jedoch Ansprech- und Überlebensraten erzielt, die denen einer alleinigen Chemotherapie vergleichbar waren [19].

2.5 Perkutane Äthanolinjektionen (PEI)

Ultraschallgesteuerte, perkutane Äthanolinjektionen sind bei Patienten mit kleinen (< 3–5 cm) solitären Läsionen unresezierbarer HCC sowie bei

Patienten mit multiplen hypovaskularisierten Läsionen < 1,5 cm zu erwägen [20–22]. Mit dieser Behandlungsmodalität wurden teilweise Ergebnisse erzielt, die denen chirurgischer Therapieverfahren vergleichbar sind [19, 20]. In zwei kleinen Studien wurden gute Resultate mittels kombinierter Therapie mit PEI und Embolisation erzielt [22, 24]. Ergebnisse randomisierter Studien, in denen perkutane Äthanolinjektionen mit anderen Therapieverfahren verglichen werden, liegen bislang nicht vor, so daß der Stellenwert der PEI im Rahmen stadienorientierter Behandlungsverfahren derzeit nicht beurteilbar ist.

Literatur

1. Cook CG, Moosa B (1985) Hepatocellular carcinoma: one of the world's most common malignancies. Am J Med 233:705–708
2. Carr BI, Flickinger JC, Lotze MT (1997) Hepatobiliary Cancers. In: De Vita VT jr, Hellman S, Rosenberg SA (eds) Cancer, Principles and Practice of Oncology. 5th edition, JB Lippincott Co. Philadelphia, p 1087–1114
3. Lim RC, Bongard FS (1984) Hepatocellular carcinoma – changing concepts in diagnosis and management. Arch Surg 119:637–642
4. Yumoto Y, Umeda M, Oshima K et al. (1994) Estimation of remnant liver function before hepatectomy by means of technetium-99m-diethylenetriamine-pentaacetic acid galactosyl human albumin. Cancer Chemother Pharmacol 33:S1–S6
5. Ringe B, Pichlmayer R, Wittekind C, Tusch G (1991) Surgical treatment of hepatocellular carcinoma: experience with liver resection and transplantation in 198 patients. World J Surg 15:270–285
6. Nagorney DM, Van Heerden JA, Illstrup DM, Adson MA (1989) Primary hepatic malignancy: surgical management and determinants of survival. Surgery 106:740–749
7. Okuda K, Ohstuki T, Obata H et al. (1985) Natural history of hepatocellular carcinoma and prognosis in relation to treatment: study of 850 patients. Cancer 56:918–928
8. Yamanaka N, Okamoto E, Foyosaka A et al. (1990) Prognostic factors after hepatectomy for hepatocellular carcinoma. Cancer 65:1104–1110
9. Nagasue N, Yukaya H, Ogawa Y, Sasaki Y, Chang YC, Niimi K (1986) Second hepatic resection for recurrent hepatocellular carcinoma. Br J Surg 73:434–438
10. Iwatsuki S, Starzl TE, Sheahan DA et al. (1991) Hepatic resection versus transplantation for hepatocellular carcinoma. Ann Surg 214:221–229
11. Langer B, Greig PD, Taylor BR (1994) Surgical resection and transplantation for hepatocellular carcinoma. In: Sugarbaker PH (ed) Hepatobiliary Cancer. Kluwer Academic Publishers Boston, p 231–240
12. Simonetti RG, Liberati A, Angiolini C, Pagliaro L (1997) Treatment of hepatocellular carcinoma: A systemic review of randomized controlled trials. Ann Oncol 8:117–136

13. Venook AP (1994) Treatment of hepatocellular carcinoma: too many options? J Clin Oncol 12:1323–1334
14. Patt YZ, Charnsangavej C, Yoffe B et al. (1994) Hepatic arterial infusion of floxuridine, leucovorin, doxorubicin, and cisplatin for hepatocellular carcinoma: effects of hepatitis B and C viral infection on drug toxicity and patient survival. J Clin Oncol 12:1204–1211
15. Stone MJ, Klintmalm G, Polter D, Husberg B, Egorin MJ (1989) Neoadjuvant chemotherapy and orthotopic liver transplantation for hepatocellular carcinoma. Transplantation 48:344–347
16. Carr BI, Selby R, Madariaga J, Iwatsuki S, Starzl TE (1993) Prolonged suvival after liver transplantation and cancer chemotherapy for advanced-stage hepatocellular carcinoma. Transplant Proc 25:1128–1129
17. Gupta S, Korula J (1988) Failure of ketoconazole as anti-androgen therapy in non-resectable hepatocellular carcinoma. J Clin Gastroenterol 10:651–654
18. Grimaldi C, Bleiberg H, Gay F et al. (1998) Evaluation of antiandrogen therapy in unresectable hepatocellular carcinoma: Results of a European Organization for Research and Treatment of Cancer multicenter double-blind trial. J Clin Oncol 16:411–417
19. Order S, Pajak T, Leibel S et al. (1991) A randomized prospective trial comparing full dose chemotherapy to ^{131}I antiferritin: an RTOG study. Int J Radiat Oncol Biol Phys 20:953–963
20. Shiina S, Tagawa K, Unuma T et al. (1990) Percutaneous ethanol injection therapy of hepatocellular carcinoma: analysis of 77 patients. AJR 155:1221–1226
21. Livraghi T, Bolondi L, Lazzaroni S et al. (1992) Percutaneous ethanol injection in the treatment of hepatocellular carcinoma in cirrhosis. A study on 207 patients. Cancer 69:925–929
22. Horiguchi Y, Sekoguchi B, Imai H et al. (1994) Treatment of choice for unresectable small liver cancer: percutaneous ethanol injection therapy or transarterial chemoembolization therapy. Cancer Chemother Pharmacol 33:S111–S114
23. Kato T, Saito Y, Niwa M, Ishiguro J, Ogoshi K (1994) Combination therapy of transcatheter chemoembolization and percutaneous ethanol injection therapy for unresectable hepatocellular carcinoma. Cancer Chemother Pharmacol 33:S115–S118
24. Tateishi H, Kinuta M, Furukawa J et al. (1994) Follow-up study of combination treatment (TAE and PEIT) for unresectable hepatocellular carcinoma. Cancer Chemother Pharmacol 33:S119–S123

Gallenblasen-/Gallengangkarzinom

C.J.A. Punt

I. Epidemiologie [1–3]

Häufigkeit: Gallenblasenkarzinom: 2–3% aller Karzinome, vierthäufigstes gastrointestinales Karzinom, Gallengangkarzinome sind seltener.

Inzidenz: 2–3/100 000/Jahr.

Geschlechts-/Alters-Verteilung: Gallenblasenkarzinom: M/W = 1 : 2,7; Gallengangkarzinom: M/W = 1 : 1. Durchschnittliches Erkrankungsalter ca. 70 Jahre.

Ätiologie: Unbekannt. 70–90% der Patienten mit Gallenblasenkarzinom weisen eine chronische Gallensteinerkrankung auf; Gesamtinzidenz bei Gallensteinträgern ca. 1%. Gallengangkarzinome gehäuft bei Patienten mit langjähriger Colitis ulcerosa, Morbus Crohn oder primär sklerosierender Cholangitis.

II. Pathologie und Stadieneinteilung [1–4]

1 Pathologie

Einteilung in intrahepatische und periphere Gallengangkarzinome (proximal der Bifurkation des Ductus hepaticus), extrahepatische Gallengangkarzinome und Gallenblasenkarzinome.

Histologisch meist Adenokarzinome (>85%); im übrigen meist papilläre, muzinöse, adenosquamöse oder kleinzellige Karzinome. Gallengangkarzinome können multifokal auftreten. Hohe Inzidenz regionaler Lymphknotenmetastasierung und lokaler Invasion in angrenzende Gewebe zum Zeitpunkt der Diagnosestellung. Hämatogene Fernmetastasen sind bei Diagnosestellung nur selten nachweisbar. Intrahepatische Gallengangkarzinome repräsentieren ca. 10–20% aller primären intrahepatischen Karzinome. Die Unterscheidung von primären hepatozellulären Karzinomen kann ggf. durch immunhistochemische Untersuchungen erfolgen (AFP, CA 19-9 und CA 50). Eine begleitende Zirrhose findet sich seltener als bei Patienten mit primär hepatozellulärem Karzinom. Es können aber auch gemischtförmige hepatozelluläre und Gallengangkarzinome auftreten.

2 Stadieneinteilung

2.1 Gallenblasenkarzinom

TNM-Klassifikation (UICC 1997)

T	Primärtumor
TX	Primärtumor kann nicht beurteilt werden
T0	Kein Anhalt für Primärtumor
Tis	Carcinoma in situ
T1	Tumor infiltriert Lamina propria oder Muskulatur
	T1a Tumor infiltriert Lamina propria
	T1b Tumor infiltriert Muskulatur
T2	Tumor infiltriert perimuskuläres Bindegewebe, aber keine Ausbreitung jenseits der Serosa oder in die Leber
T3	Tumor perforiert Serosa (viszerales Peritoneum) oder infiltriert direkt in ein Nachbarorgan oder beides (Ausbreitung in die Leber ≤ 2 cm)
T4	Tumor > 2 cm mit Ausbreitung in die Leber und/oder in zwei oder mehr Nachbarorgane (Magen, Duodenum, Kolon, Pankreas, Netz, extrahepatische Gallengänge, jede Art von Leberbefall)

N	Regionäre Lymphknoten
NX	Regionäre LK können nicht beurteilt werden
N0	Keine regionären LK
N1	Metastasen in LK am Ductus cysticus, um den Choledochus und/oder am Leberhilus (LK des Lig. hepatoduodenale)
N2	Metastasen in LK um den Pankreaskopf, in periduodenalen, periportalen, zöliakalen und/oder oberen mesenterialen LK
pN0	Regionäre Lymphadenektomie und histologische Untersuchung überlicherweise von ≥ 3 LK
M	**Fernmetastasen**
MX	Fernmetastasen können nicht beurteilt werden
M0	Keine Fernmetastasen
M1	Fernmetastasen

Stadieneinteilung (UICC 1997)

Stadium 0	Tis	N0	M0
Stadium I	T1	N0	M0
Stadium II	T2	N0	M0
Stadium III	T1–2	N1	M0
	T3	N0–1	M0
Stadium IVA	T4	N0–1	M0
Stadium IVB	jedes T	N2	M0
	jedes T	jedes N	M1

2.2 Intrahepatisches Gallengangkarzinom

Stadieneinteilung identisch der für das primäre Leberzellkarzinom.

2.3 Extrahepatisches Gallengangkarzinom

TNM-Klassifikation (UICC 1997)

T	Primärtumor
TX	Primärtumor kann nicht beurteilt werden
T0	Kein Anhalt für Primärtumor
Tis	Carcinoma in situ
T1	Tumor infiltriert subepitheliales Bindegewebe oder fibromuskuläre Schicht
	T1a Tumor infiltriert subepitheliales Bindegewebe
	T1b Tumor infiltriert fibromuskuläre Schicht
T2	Tumor infiltriert perimuskuläres Bindegewebe
T3	Tumor infiltriert Nachbarstrukturen (Leber, Pankreas, Duodenum, Gallenblase, Kolon, Magen)
N	Regionäre Lymphknoten
NX	Regionäre LK können nicht beurteilt werden
N0	Keine regionären LK
N1	Metastasen in LK am Ductus cysticus, um den Choledochus und/oder am Leberhilus (LK des Lig. hepatoduodenale)
N2	Metastasen in LK um den Pankreaskopf, in periduodenalen, periportalen, zöliakalen und/oder oberen mesenterialen LK
pN0	Regionäre Lymphadenektomie und histologische Untersuchung überlicherweise von ≥ 3 LK
M	Fernmetastasen
MX	Fernmetastasen können nicht beurteilt werden
M0	Keine Fernmetastasen
M1	Fernmetastasen

Stadieneinteilung (UICC 1997)

Stadium 0	Tis	N0	M0
Stadium I	T1	N0	M0
Stadium II	T2	N0	M0
Stadium III	T1−2	N1−2	M0
Stadium IVA	T3	jedes N	M0
Stadium IVB	jedes T	jedes N	M1

3 Prognose

Die mediane Überlebenszeit für Patienten mit Gallenblasen- oder extrahepatischem Gallengangkarzinom beträgt 6–8 Monate, evtl. kürzer bei
undifferenzierten Karzinomen und fortgeschritteneren Stadien. Papilläre
Karzinome sind mit einer besseren Prognose assoziiert (Gallenblasenkarzinom: 5-Jahres-Überlebensrate 32 %; andere Formen < 10 %).

III. Diagnostik [3]

Bei Patienten mit Gallenblasenkarzinom bei Diagnosestellung meist Cholestase, Schmerzen, Gewichtsverlust, palpabler Tumor im rechten Ober-
bauch; bei extrahepatischem Gallengangkarzinom meist Cholestasesym-
ptomatik, gelegentlich nur passager auftretend. Diagnosestellung mittels
Ultraschall, CT, CT- oder Ultraschall-gesteuerter Biopsie, Bürstenab-
strichen bei ERCP, perkutaner transhepatischer Cholangiographie (PTC)
oder Resektion. Eventuell Cholangiographie und Angiographie zur
Klärung der Frage der Resektabilität. Die klinische Symptomatik und
diagnostische Verfahren bei intrahepatischem Gallengangkarzinom entsprechen der/den bei hepatozellulärem Karzinom.

IV. Behandlungsstrategie

1 Chirurgische Therapiemaßnahmen

1.1 Gallenblasenkarzinom

Therapie der Wahl bei Gallenblasenkarzinom ist die vollständige chirurgische Tumorresektion, die jedoch bei nur < 25 % der Patienten möglich
ist. T1-Tumoren finden sich meist nur zufällig; hierbei ist eine Cholezystektomie ausreichend. Bei Patienten mit einer Tumorinvasion jenseits
der Mukosa scheinen radikalere operative Verfahren mit einer höheren
Überlebensdauer/-rate assoziiert zu sein; gleichzeitig findet sich dabei aber

auch eine erhöhte perioperative Mortalität, vor allem in Kombination mit Leberteilresektionen [5]. Bei Patienten mit irresektablen Tumoren ist in palliativer Intention die Indikation zu einer enterobiliären Anastomose oder einer Endoprothesen (Stent)-Anlage mittels ERCP oder PTC zu prüfen.

1.2 Intrahepatische Gallengangkarzinome

Ähnlich dem Vorgehen bei primär hepatozellulärem Karzinom sollte nach Möglichkeit eine vollständige operative Tumorresektion erfolgen [6, 7]. Die mittels Lebertransplantation erzielten Ergebnisse waren bisher enttäuschend; die medianen Überlebenszeiten betrugen in den meisten Studien nur ca. 4 Monate [8].

1.3 Extrahepatische Gallengangkarzinome

Auch für extrahepatische Gallengangkarzinome stellt die vollständige chirurgische Resektion die Therapie der Wahl dar [9]. Für Patienten mit Tumoren im oberen, mittleren und unteren Drittel des extrahepatischen Gallengangsystems wurden mediane Überlebenszeiten von 12, 21 und 46 Monaten berichtet. In einer kürzlich publizierten retrospektiven Analyse von 151 monozentrisch behandelten Patienten mit hilärem Cholangiokarzinom wurden mittels chirurgischer Therapieverfahren 5- bzw. 10-Jahresüberlebensraten von 28 % bzw. 15 % beschrieben [10]. Inkomplette Resektabilität und eine lymphonoduläre Tumorausbreitung stellten die wichtigsten prognostischen Faktoren dar. Die Ergebnisse der Lebertransplantation bei einer kleinen Zahl von Patienten mit irresektablen Tumoren zeigen 3-Jahresüberlebensraten von 19–24 % [8]. Bei nichttransplantierbaren Patienten mit irresektablem Tumor kann eine operative Anlage einer enterobiliären Anastomose in palliativer Intention erwogen werden; bei medizinisch inoperablen Patienten mit Ikterus ist die Indikation zur Anlage einer nichtoperativen Drainage/Endoprothese zu prüfen.

2 Strahlentherapie

Eine prognostische Relevanz einer adjuvanten, postoperativen Strahlentherapie ist nicht bewiesen, da Ergebnisse randomisierter Studien nicht vorliegen [3]. Eine postoperative Radiotherapie wird jedoch häufig nach inkompletter Tumorresektion durchgeführt, womit in kleinen Behandlungsserien mittels externer oder intraoperativer Strahlentherapie günstige Therapieresultate berichtet wurden [11–14]. In einer nichtrandomisierten Studie, in der verschiedene Strahlentherapieverfahren geprüft wurden, wurden Überlebenszeiten von 12–23 Monaten beobachtet [15]. Eine intraluminale Brachytherapie in Kombination mit externer Bestrahlung zeigte sich in einzelnen Studien einer alleinigen externen Bestrahlung überlegen [16, 17].

3 Chemotherapie

Eine Chemotherapieindikation kann sich bei Patienten mit irresektablen und/oder rezidivierten Tumoren ergeben. Die Ansprechraten für zumeist 5-Fluorouracil-haltige Mono- und Kombinationschemotherapien variieren in kleinen Phase II-Studien von 0% bis 34% [3, 18–20]. Da Ergebnisse randomisierter Studien bislang nicht vorliegen, ist die Relevanz der Chemotherapie hinsichtlich der Überlebensdauer der Patienten ungeklärt. Regionale und adjuvante Chemotherapieverfahren wurden bisher unzureichend geprüft. Die in einzelnen kleinen Studien mittels kombinierter Chemo-/Strahlentherapie erzielten medianen Überlebenszeiten variieren zwischen 8 und 30 Monaten [3]. Für eine kombinierte Behandlung mittels Radiotherapie, Chemotherapie und radioaktiv-markiertem Antikörper wurde bei 24 Patienten eine mediane Überlebenszeit von 10 Monaten beschrieben [21]. Insgesamt ist die chemotherapeutische Behandlung von Patienten mit Gallenblasen-/Gallengangkarzinomen weiterhin als experimentell einzustufen und sollte vorzugsweise im Rahmen kontrollierter Studien erfolgen.

Literatur

1. Henson DE, Albores-Saavedra J, Corle D (1992) Carcinoma of the gallbladder. Histologic types, stage of disease, grade, and survival rates. Cancer 70:1493–1497
2. Henson DE, Albores-Saavedra J, Corle D (1992) Carcinoma of the extrahepatic bile ducts. Histologic types, stage of disease, grade, and survival rates. Cancer 70: 1498–1501

3. Pitt HA, Grochow LB, Abrams RA (1997) Cancer of the biliary tree. In: DeVita VT jr, Hellman S, Rosenberg SA (eds) Cancer, Principles and Practice of Oncology. 5th edition, JB Lippincott Co. Philadelphia, p 1114–1128

4. Albores-Saavedra J, Henson DE, Sobin LH (1992) The WHO histological classification of tumors of the gallbladder and extrahepatic bile ducts. A commentary on the second edition. Cancer 70:410–414

5. Pitt HA, Dooley WC, Yeo CJ, Cameron JL (1995) Malignancies of the biliary tree. Curr Probl Surg 32:1–90

6. Chen M, Yan Y, Wang C et al. (1989) Clinical experience in 20 hepatic resections for peripheral cholangiocarcinoma. Cancer 64:2226–2232

7. Altaee MY, Johnson PJ, Farrant JM, Williams R (1991) Etiologic and clinical characteristics of peripheral and hilar cholangiocarcinoma. Cancer 68:2051–2055

8. Bismuth H, Chice L (1994) Liver transplantation as an option for primary malignancy. In: Sugarbaker PH (ed) Hepatobiliary Cancer. Kluwer Academic Publishers Boston, p 63–73

9. Blumgart LH, Stain SC (1994) Surgical treatment of cholangiocarcinoma. In: Sugarbaker PH (ed) Hepatobiliary Cancer. Kluwer Academic Publishers Boston, p 75–96

10. Klempnauer J, Ridder GJ, von Wasielewski R, Werner M, Weimann A, Pichlmayr R (1997) Resectional surgery of hilar cholangiocarcinoma: a multivariate analysis of prognostic factors. J Clin Oncol 15:947–954

11. Bosset JF, Mantion G, Gillet M et al. (1989) Primary carcinoma of the gallbladder. Adjuvant postoperative external irradiation. Cancer 64:1843–1847

12. Cameron JL, Pitt HA, Zinner MJ et al. (1991) Management of proximal cholangiocarcinomas by surgical resection and radiotherapy. Am J Surg 159:91–97

13. Mahe M, Stampfli C, Romestaing P et al. (1994) Primary carcinoma of the gallbladder: potential for external radiation therapy. Radiother Oncol 33:204–208

14. Todoroki T, Iwasaki Y, Orii K et al. (1991) Resection combined with intraoperative radiation therapy (IORT) for stage IV (TNM) gallbladder carcinoma. World J Surg 15:357–366

15. Schoenthaler R, Castro JR, Halberg FE, Philips TL (1993) Definitive postoperative irradiation of bile duct carcinoma with charged particles and/or photons. Int J Radiat Oncol Biol Phys 27:75–82

16. Johnson DW, Safai C, Goffinet DR (1985) Malignant obstructive jaundice: treatment with external beam and intracavitary radiotherapy. Int J Radiat Oncol Biol Phys 11:411–416

17. Alden ME, Mohiuddin M (1994) The impact of radiation dose in combined external beam and intraluminal IR-192 brachytherapy for bile duct cancer. Int J Radiat Oncol Biol Phys 28:945–951

18. Falkson G, MacIntyre JM, Moertel CG (1984) Eastern Cooperative Oncology Group experience with chemotherapy for inoperable gallbladder and bile duct cancer. Cancer 54:965–969

19. Harvey JH, Smith FP, Schein PS (1984) 5-fluorouracil, mitomycin, and doxorubicin (FAM) in carcinoma of the biliary tract. J Clin Oncol 2:1245–1248

20. Patt YZ, Jones DV, Hoque A et al. (1996) Phase II trial of intravenous fluorouracil and subcutaneous interferon alfa-2b for biliary tract cancer. J Clin Oncol 14:2311–2315

21. Stillwagon GB, Order SE, Haulk T et al. (1991) Variable low dose rate irradiation (^{131}I-anti-CEA) and integrated low dose chemotherapy in the treatment of nonresectable primary intrahepatic cholangiocarcinoma. Int J Radiat Oncol Biol Phys 21:1601–1605

Kolorektales Karzinom

G. H. Blijham

I. Epidemiologie [1–9]

Häufigkeit: ca. 15% aller Karzinome.

Inzidenz: ca. 50/100000/Jahr.

Lokalisation: 30% im Rektum, 70% im Kolon.

Ätiologie: Erhöhtes Risiko bei Ernährung mit (tierischem) Fett und rotem Fleisch, niedriger bei faserreicher Kost. Genetische Determination bei einer geringen Zahl von Patienten (familiäre Polyposis coli und hereditäres Nonpolyposis-Kolorektales-Karzinom-Syndrom).

II. Pathologie und Stadieneinteilung [8–24]

1 Pathologie

Die meisten kolorektalen Karzinome entstehen aus adenomatösen Polypen. Mehr als 90% entsprechen Adenokarzinomen, manchmal mit reichlich extrazellulärer oder intrazellulärer (Siegelringzellen) Schleimbildung. Gelegentlich werden Karzinoide, Leiomyosarkome oder Non-Hodgkin-Lymphome beobachtet.

Das Grading der Adenokarzinome erfolgt meist in drei Kategorien, basierend auf dem Grad der Drüsenformation, dem Kernpolymorphismus sowie der Zahl der Mitosen: G1: gut differenziert, G2: mäßig differenziert; G3: gering differenziert/undifferenziert.

2 Stadieneinteilung

Es werden mehrere klinische Stadieneinteilungen angewendet; Definitionen und Vergleiche siehe unten.

TNM-Klassifikation (UICC 1997)

T	**Primärtumor**
TX	Primärtumor kann nicht beurteilt werden
T0	Kein Anhalt für Primärtumor
Tis	Carcinoma in situ
T1	Tumor infiltriert Submucosa
T2	Tumor infiltriert Muscularis propria
T3	Tumor infiltriert durch die Muscularis propria in die Subserosa oder in nicht peritonealisiertes perikolisches oder perirektales Gewebe
T4	Tumor infiltriert direkt in andere Organe oder Strukturen* und/oder perforiert das viszerale Peritoneum

* Anm.: Direkte Ausbreitung in T4 schließt auch die Infiltration anderer Segmente des Kolorektums auf dem Weg über die Serosa ein, z.B. die Infiltration des Sigma durch ein Zäkalkarzinom.

N	**Regionäre Lymphknoten**
NX	Regionäre LK können nicht beurteilt werden
N0	keine regionären LK
N1	Metastasen in 1–3 regionären LK
N2	Metastasen in ≥ 4 regionären LK
pN0	Regionäre Lymphadenektomie und histologische Untersuchung üblicherweise von ≥ 12 LK

Anm.: Regionäre Lymphknoten sind die perikolischen und perirektalen LK und jene entlang den Aa. ileocolica, colica dextra, colica media, colica sinistra, mesenterica inferior, rectalis (haemorrhoidalis) superior und iliaca interna.

Ein > 3 mm großes Tumorknötchen im perikolischen oder perirektalen Bindegewebe ohne histologischen Anhalt für Reste eines LK wird in der N-Kategorie als regionäre LK-Metastase klassifiziert. Ein Tumorknötchen ≤ 3 mm wird als diskontinuierliche Ausbreitung, d.h. T3, klassifiziert.

M	Fernmetastasen
MX	Fernmetastasen können nicht beurteilt werden
M0	Keine Fernmetastaten
M1	Fernmetastasen

Stadieneinteilung

			Stadium		
T	N	M	UICC	Dukes	Astler-Coller
Tis	N0	M0			
T1	N0	M0	I	A	A
T2	N0	M0			B1
T3	N0	M0	II	B	B2
T4	N0	M0			
jedes T	N1	M0	III	C	C1 (T1/2)
jedes T	N2	M0			C2 (T3/4)
jedes T	jedes N	M1	IV	D	

3 Prognose

Die Prognose ist vorrangig vom Tumorstadium abhängig. Ebenfalls prognostisch relevant ist der histopathologische Malignitätsgrad, der für Therapieentscheidungen allerdings weniger relevant ist. Der präoperative CEA-Wert, die DNA-Aneuploidie, p53-Mutationen und Allelverluste des Chromosomenarmes 18q mögen prognostisch bedeutsam sein. Nach Korrektur für das Stadium ergibt sich für Rektumkarzinome keine ungünstigere Prognose als für Kolonkarzinome.

Die 5-Jahres-Überlebensraten betragen: Stadium I 90%; Stadium II 60–80%; Stadium III 30–60%; Stadium IV 5%. Isolierte, lokoregionale

Rezidive treten häufiger bei Rektum- (ca. 25%) als bei Kolonkarzinomen (ca. 5%) auf. Sie finden sich häufiger bei T3/T4-Tumoren und/oder einer Lymphknotenmetastasierung.

III. Diagnostik [9, 25 – 26]

Primärtumor

Endoskopie und Biopsie. Untersuchung des gesamten Dickdarms nach synchronen Karzinomen oder Adenomen, entweder prä- oder postoperativ. Eine präoperative Stadieneinteilung des Tumors (entsprechend T und N) ist selbst mittels Computertomographie oder NMR schwierig. Eine endoskopische Sonographie kann bei Rektumkarzinomen hilfreich sein zur Unterscheidung von T1/T2- und T3/T4-Tumoren.

Metastasen

Körperliche Untersuchung, Leberenzyme, CT-Thorax und Abdomen-CT zum Nachweis/Ausschluß pulmonaler bzw. hepatischer Metastasen.

Tumormarker

Von den serologischen Tumormarkern, die mit gastrointestinalen Karzinomen assoziiert sind, ist vorrangig das karzinoembryonale Antigen (CEA) für kolorektale Karzinome von Bedeutung. Seine Sensitivität beträgt nur ca. 50–60%. CEA-Bestimmungen dienen hauptsächlich bei der Tumornachsorge von Patienten mit präoperativ erhöhten CEA-Werten. Bei mehr als 50% dieser Patienten findet sich eine CEA-Erhöhung als erster Indikator des Rezidivs und kann der klinischen Manifestation des Rezidivs um mehrere Monate vorausgehen. Die frühzeitige Erkennung des Tumorrückfalls dürfte jedoch nur einen geringen oder keinen Einfluß auf die Therapieentscheidung und Prognose der Patienten haben. Die Ergebnisse einer kürzlich veröffentlichten, großen Studie hinsichtlich der seriellen CEA-Wertbestimmung bei Patienten mit reseziertem Kolonkarzinom deuten an, daß die CEA-Wertbestimmungen die Prognose nicht signifikant beeinflussen. Die Rate falsch-negativer Befunde betrug 41% und die Rate falsch-positiver Befunde (16%) wies einen Anstieg mit adjuvanter Chemotherapie auf. Patienten, die einer Rezidivoperation aufgrund der

CEA-Werte unterzogen wurden, zeigten keine verbesserte Prognose gegenüber denjenigen ohne CEA-Wertbestimmung. Insgesamt sind die Bestimmungen des CEA im Serum von geringer klinischer Relevanz bei Patienten mit kolorektalem Karzinom [26a–f].

IV. Behandlungsstrategie (Abb. 1 und 2)

Im folgenden werden Kolonkarzinome und Rektumkarzinome gesondert abgehandelt. Es gilt zu beachten, daß die Grenze zwischen Kolon und Rektum variabel definiert ist mit entweder 15 cm vom Anus, 12 cm vom Anus oder als Bereich der peritonealen Umschlagsfalte [27]. In diesem Kapitel wird letztgenannte Definition verwendet.

1 Kolonkarzinom (Abb. 1)

1.1 Chirurgische Therapiemaßnahmen [28–30]

1.1.1 Kurativ

Abhängig vom Sitz des Tumors entweder Hemikolektomie rechts bzw. links oder untere, anteriore Resektion. Gleichzeitig ist eine regionäre Lymphknotendissektion erforderlich; das Ausmaß der Lymphadenektomie wird kontrovers diskutiert.

1.1.2 Palliativ

- Begrenzte Resektion und/oder palliative Kolostomie in Fällen drohender oder manifester Obstruktion durch inkurable Tumoren.
- Resektion von Lebermetastasen: insbesondere bei ≤3–4 Metastasen, bei initial lymphknotennegativem Tumor und metachronem Auftreten von Lebermetastasen. Dabei werden 5-Jahres-krankheitsfreie Überlebensraten von ca. 25% beobachtet.
- Resektion solitärer Lungenmetastasen; gelegentlich auch Resektion isolierter lokoregionaler Tumorrezidive.

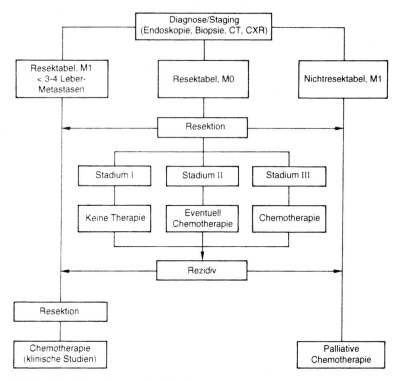

Abb. 1. Behandlungsstrategie des Kolonkarzinoms

1.2 Strahlentherapie

Eine Strahlentherapie ist bei Kolonkarzinomen in der Regel nicht indiziert.

1.3 Chemotherapie

1.3.1 Allgemeines [31–93]

Unter den klassischen Zytostatika stellt 5-Fluorouracil (5-FU) die wirksamste Einzelsubstanz dar, deren Ansprechrate bei metastasierter Erkrankung ca. 15 % beträgt. Nitrosoharnstoffe und Mitomycin weisen ebenfalls eine (geringe) monotherapeutische Aktivität auf; in Kombination mit 5-FU führen sie jedoch meist zu einer Erhöhung der Toxizität ohne nennenswerte Wirkungssteigerung [31–32]. Hinsichtlich neuerer Zytostatika siehe unten.

1.3.1.1 Biochemische 5-FU-Modulation

Leukovorin und Methotrexat (Tabellen 1–3)

In den vergangenen Jahren wurden therapeutische Fortschritte mittels biochemischer Modulation von 5-FU erzielt, insbesondere durch Leukovorin (LV) und Methotrexat (MTX). Die Ergebnisse zweier Metaanalysen von Phase III-Studien, in denen eine 5-FU-Monotherapie mit und ohne Modulation durch LV und MTX verglichen wurde, sind in Tabelle 1 dargestellt [33, 34]. Hierbei zeigte sich, daß die Ansprechraten nahezu verdoppelt sind; ein geringer, jedoch signifikanter Überlebensvorteil wurde mit der Kombination 5-FU/MTX beobachtet. Weitergehende Analysen zeigten allerdings, daß signifikante Unterschiede dann nicht mehr nachweisbar waren, wenn der Kontrollarm aus einer höheren, äquitoxischen 5-FU-Dosis bestand. Diese Daten wurden durch eine Studie von Laufman et al. (1993) [35] bestätigt, in der äquitoxische Dosen von 5-FU und 5-FU plus LV vergleichbare Ergebnisse zeigten (Tabelle 2).

Ein direkter Vergleich von 5-FU/LV und 5-FU/MTX wurde in einer 3-armigen Fortführungsstudie der ursprünglichen 7-armigen Studie der Mayo-Klinik [36] sowie in 3 von 8 Studien, die in der 5-FU/MTX-Metaanalyse enthalten sind [37–39], vorgenommen. Mit einer Ausnahme war die 5-FU-Dosierung in den 5-FU/LV- und 5-FU/MTX-Armen in allen Studien

Tabelle 1. Metaanalyse zur 5-FU-Modulation mit Leukovorin und Methotrexat bei metastasiertem kolorektalen Karzinom

Modulator	Anzahl Patienten		Remissionsrate		Mediane Überlebensdauer (Monate)	
	FU	FU plus	FU	FU plus	FU	FU plus
Leucovorin[1]	578	803	11	23[a]	11	11,5
Methotrexat[2]	570	608	10	19[a]	9,1	10,7[a]

[a] P < 0,05.
[1] 9 Studien (J Clin Oncol 1992; 10:896–903)
[2] 8 Studien (J Clin Oncol 1994; 12:960–969)

Tabelle 2. Neuere randomisierte Studien zur Therapie mit 5-Fluorouracil (Bolusgabe) plus Leukovorin bei metastasiertem kolorektalen Karzinom

Literatur	Arm 1	Arm 2	Anzahl Patienten	Remissionsrate (%)		Überlebensdauer (Median, Wochen)	
				Arm 1	Arm 2	Arm 1	Arm 2
Laufman et al. (1993) [35]	5-FU 375 mg/m^2, i.v.-Bolus T1–3, dann wöchentlich, eskalierend. Placebo wie LV	**ibidem** + LV 100 mg p.o. × 4 q Std. vor 5-FU; × 6 q4 Std. nach 5-FU	218	23	32	54	44
Buroker et al. (1994) [40]	5-FU 425 mg/m^2 + LV 20 mg/m^2 i.v. Bolus T1–5, alle 4–5 Wo	5-FU 600 mg/m^2 i.v.-Bolus LV 500 mg/m^2 i.v. in 2 Std. q Wo × 6, alle 8 Wo	372	35	31	41	47
Labianca et al. (1997) [41]	5-FU 370 mg/m^2 i.v. 15 min T1–5 L-LV 100 mg/m^2 i.v.-Bolus T1–5; alle 4 Wo	5-FU 370 mg/m^2 i.v. 15 min T1–5 L-LV 10 mg/m^2 i.v.-Bolus T1–5; alle 4 Wo	422	9	11	48	48
Scheithauer et al. (1997) [43]	5-FU 400 mg/m^2 i.v. 2 Std. T1–5 LV 100 mg/m^2 i.v.-Bolus T1–5; alle 4 Wo	5-FU 400 mg/m^2 i.v. 2 Std. T1–5 L-LV 100 mg/m^2 i.v.-Bolus T1–5; alle 4 Wo	248	32	25	64	66
Jäger et al. (1996) [42]	5-FU 500 mg/m^2 i.v.-Bolus LV 20 mg/m^2 i.v. 2 Std., q Wo	5-FU 500 mg/m^2 i.v.-Bolus LV 500 mg/m^2 i.v. 2 Std., q Wo	291	18	22	54	55

Tabelle 3. Hauptnebenwirkungen der 5-Fluorouracil-Therapie bei Patienten mit metastasiertem kolorektalen Karzinom

Literatur	Arm 1 [a]	Arm 2 [a]	Stomatitis		Diarrhoe		Neutropenie		Haut	
			Arm 1	Arm 2	Arm 1	Arm 2	Arm 1	Arm 2	Arm 1	Arm 2
Buroker et al. (1994) [40]	monatlich LV 20 FU Bolus	wöchentlich LV 500 FU Bolus	24	2[b]	18	32[b]	29	5[b]	n.a.	n.a.
Labianca et al. (1997) [41]	monatlich L-LV 10 FU 15 Min	wöchentlich L-LV 100 FU 15 Min	5	7	5	10	1	3	n.a.	n.a.
Scheithauer et al. (1997) [43]	monatlich LV 10 FU 2 Std.	monatlich L-LV 100 FU 2 Std.	6	6	10	7	5	0	0	0
de Gramont et al. (1997) [56]	monatlich LV 20 FU Bolus	Dauerinfusion 48 Std., 14-tägig LV 200	39	6[b]	22	9[b]	22	6[b]	0	3
Ross et al. (1997) [62]	monatlich LV 20 FU Bolus	protrahierte venöse Infusion	31	4[b]	23	3[b]	54	1[b]	4	7

Grad 3–4 Toxitität (%)

[a] Dosierungen in mg/m^2.
[b] P < 0,05.
n.a. nicht angegeben.

vergleichbar. Dabei wurden keine signifikanten Unterschiede bei den Ansprechraten oder Überlebensraten beobachtet. Demgegenüber fand sich in der Studie der Mayo-Klinik eine signifikant geringere Ansprechrate für den 5-FU/MTX-Arm (14%) als für die Kombination von 5-FU mit hoch- und niedrigdosierten Leukovorin (31% bzw. 42%). In dieser Studie war die 5-FU-Dosis im 5-FU/MTX-Studienarm jedoch geringer.

Nach Durchführung der Meta-Analysen wurden weitere Studien zur 5-FU-Modulation durch LV publiziert. Die Ergebnisse der wichtigsten Studien sind in Tabelle 2 aufgeführt. Einerseits erwies sich die wöchentliche Bolusgabe von 5-FU mit hochdosiertem LV einer monatlichen 5-FU-Bolusgabe mit LV als gleichwertig [40]. Später wurde gezeigt, daß sowohl bei der monatlichen als auch bei der wöchentlichen 5-FU-Gabe niedrigdosiertes LV gleichwertig ist wie hochdosiertes LV und daß das L-LV Stereoisomer dem LV-Racemat nicht überlegen ist [41–43]. Wöchentliche Therapieregime gehen häufiger mit Diarrhoe, monatliche Therapieregime häufiger mit Stomatitis und Leukopenie einher. Zusammenfassend scheinen die unterschiedlichen 5-FU/LV-Bolusregmie weitgehend vergleichbar zu sein. Kosten- und Toxizitätsgesichtspunkte lassen vermutlich die niedrigdosierten LV-Regime favorisieren, wobei die Methoden der Kostenkalkulation allerdings kontrovers diskutiert werden [44]. Das international derzeit am häufigsten verwendete Therapieregime beinhaltet monatliche 5-FU-Bolusgaben mit niedrigdosiertem LV (sog. Mayo-Klinik-Protokoll) [45].

Mayo-Klinik-Protokoll [45]

Leukovorin: 20 mg/m^2/Tag i. v.-Bolus Tag 1–5,
gefolgt von
5-Fluorouracil: 425 mg/m^2/Tag i. v.-Bolus Tag 1–5,
Wdlg. Tag 28

Die mit diesem Therapieregime erzielten Ansprechraten variieren von 9–48% und betragen nach den Ergebnissen der Metaanalyse ca. 20% [33]. Die Toxizität dieses Regimes, insbesondere Stomatitis, Diarrhoe und Neutropenie, ist in Tabelle 3 dargestellt.

Interferon-alpha (IFN-α) (Tabelle 4)

Basierend auf einer Ansprechrate von 76% in einer monoinstitutionellen Phase II-Studie [46] wurde im Rahmen von Phase III-Studien die Kombination von Interferon-alpha (IFN-α) plus 5-FU untersucht (Tabelle 4)

Tabelle 4. Randomisierte Studien zur Chemotherapie des metastasierten kolorektalen Karzinoms mit 5-Fluorouracil und Interferon-α

Literatur	Kontrollarm	Studienarm	Anzahl Patienten	Remissionrate (%)		Überlebensdauer (Median, Monate)		Toxizität unter IFN-α
				Kontroll-arm	Studien-arm	Kontroll-arm	Studien-arm	
Corfu-A (1995) [47]	IV 200 mg/m² 5-FU 370 mg/m², T 1–5, q 4 Wo	5-FU 750 mg/m² D.I., T 1–5 × 1, dann 5-FU 750 mg/m² i.v.-Bolus q Wo IFN-α 9 × 10⁶ s.c. 3 ×/Wo	496	18	21	11	11	häufiger: System-toxizität, Therapieabbruch
Hill et al. (1995) [48]	5-FU 750 mg/m² D.I. T 1–5 × 1, dann 5-FU 750 mg/m² i.v.-Bolus, q Wo	ibidem + IFN-α 10 × 10⁶ s.c. 3 ×/Wo	114	30	19	8	8	häufiger: Leukopenie, Depression, Therapie-abbruch
Seymour et al. (1996) [49]	IV 200 mg/m² i.v. über 2 Std. 5-FU 400 mg/m² i.v.-Bolus + D.I. 22 Std., Wdlg. Tag 2, alle 2 Wo	ibidem + IFN-α 6 × 10⁶ s.c. alle 2 Tage	260	27	28	10	10	Negativer Effekt auf Lebens-qualität
Greco et al. (1996) [50]	5-FU 750 mg/m² D.I. T 1–5 × 1, dann 5-FU 750 mg/m² i.v.-Bolus, q Wo	ibidem + IFN-α 9 × 10⁶ s.c. 3 ×/Wo	245	17	24	13	14	häufiger: Systemtoxi-zität, Therapieabbruch
Kosmidis et al. (1996) [51]	5-FU 450 mg/m² i.v.-Bolus IV 200 mg/m² i.v. 2 Std., q Wo	ibidem + IFN-α 5 × 10⁶ s.c. 3 ×/Wo	106	8	10	10	7	häufiger: System-toxizität

[47–51]. Die Ergebnisse dieser Studien zeigen, daß die Addition von IFN-α zu 5-FU oder 5-FU/LV nicht zu einer erhöhten Ansprechrate, hingegen zu vermehrter Toxizität führt. IFN-α hat demzufolge keinen Stellenwert in der Therapie metastasierter kolorektaler Karzinome.

1.3.1.2 5-FU-Dauerinfusion (Tabelle 5)

Dauerinfusionregime von 5-FU scheinen eine höhere Wirksamkeit und eine geringere Toxizität als Bolusregime aufzuweisen. 5-FU-Dauerinfusionen führen zu einer bevorzugten Hemmung der Thymidylatsynthase gegenüber einer RNA-Inkorporation [52, 53]. Derzeit werden verschiedene Infusionsregime angewendet, vorrangig hochdosierte 5-FU-Applikationen über 24–48 Stunden, Infusionen über 5–7 Tage mit intermediär-dosiertem 5-FU sowie niedrigdosierte Infusionen für die Dauer von 12 Wochen. Die Ergebnisse diesbezüglicher Phase III-Studien sind in Tabelle 5 dargestellt [54–60]. In denjenigen Studien, in denen Dauerinfusionsregime mit Bolusregimen verglichen wurden, konnte eine Verbesserung der Ansprechraten, jedoch keine Verbesserung der medianen Überlebenszeiten beobachtet werden [54–56, 58]. In einer kürzlich publizierten Metaanalyse wurde für Dauerinfusionsregime eine höhere Ansprechrate als für Bolusregime bestätigt (22% vs. 14%) und gleichzeitig eine marginal höhere mediane Überlebensdauer beschrieben (12,1 vs. 11,3 Monate; p = 0,04) [61]. Trotz der hohen Dosisintensität, die mit 24–48stündigen Dauerinfusionen erreicht wird, ist die Toxizität dieser Therapieform gering. DeGramont et al. und Ross et al. beobachteten eine Inzidenz ausgeprägter Stomatitis, Diarrhoe oder Neutropenie von ≤ 10%, die somit geringer zu sein scheint als mit dem Mayo-Klinik-Protokoll (Tabelle 3). Aufgrund der Daten von Labianca et al. und Scheithauer et al. (Tabelle 4) ist allerdings zu vermuten, daß bereits eine Verlängerung der 5-FU-Infusionsdauer auf 15 min oder 2 Std. zu einer Reduktion der Toxizität führen könnte.

In einer 7-armigen „Screening"-Studie der SWOG mit jeweils ca. 80 Patienten pro Arm wurden unterschiedliche 5-FU-Regime getestet [63]. Hinsichtlich des Tumoransprechens ergaben sich keine signifikanten Unterschiede zwischen einer 5-FU-Bolusgabe (500 mg/m^2 i.v.-Bolus, Tag 1–5, Wdlg. Woche 5), der Modulation mit niedrig- oder hochdosiertem LV sowie protrahierten oder 24-Std.-Dauerinfusionen. Die Addition von PALA zur 24-Std. Infusion resultierte in der geringsten Ansprechrate und der kürzesten Überlebensdauer. Diese Ergebnisse bestätigten die auch in einer EORTC-Studie für diese Dosis und Applikation nachgewiesene Ineffizienz

Tabelle 5. Randomisierte Studien zur 5-Fluorouracil-Dauerinfusion bei Patienten mit metastasiertem kolorektalen Karzinom

Literatur	Arm 1	Arm 2	Anzahl Patienten	Remissionsrate (%)		Überlebensdauer (Median, Wochen)	
				Arm 1	Arm 2	Arm 1	Arm 2
Lokich et al. (1989) [54]	5-FU 500 mg/m², i.v.-Bolus T1–5, q 5 Wo	5-FU 300 mg/², DI, 12 Wo	179	7	30[a]	49	45
Rougier et al. (1992) [55]	5-FU 500 mg/m², i.v.-Bolus T1–5, q 4 Wo	5-FU 750 mg/m², DI T1–7, q 3 Wo	155	8	19[a]	40	45
Blijham et al. (1996) [57]	5-FU 60 mg/kg, DI 48 Std., q Wo × 2, dann q 2 Wo	ibidem, vorab MTX 40 mg/m² i.v.-Bolus	310	11	21[a]	36	48
de Gramont et al. (1997) [56]	5-FU 425 mg/m² LV 20 mg/m², i.v.-Bolus T1–5, q 4 Wo	LV 200 mg/m², i.v. über 2 Std. 5-FU 400 mg/m², i.v.-Bolus 5-FU 600 mg/m², DI 22 Std., Wdlg. T2, q 2 Wo	348	14	33[a]	57	62
Aranda et al. (1997) [58]	5-FU 425 mg/m² LV 20 mg/m², i.v.-Bolus T1–5, q 4 Wo	5-FU 3,5 g/m², DI 48 Std., q Wo	305	19	30[a]	43	48
Köhne et al. (1997) [59]	5-FU 2,6 g/m², DI 24 Std., LV 500 mg/m², i.v.-Bolus q Wo	5-FU 2,6 g/m², DI 24 Std., IFN-α 3 × 10⁶ s.c. 3 ×/Wo	139	44	18[a]	70	57
Ross et al. (1997) [60]	5-FU 300 mg/m²/Tag, DI, 24 Wo	ibidem, plus MMC 7 mg/m², q 6 Wo × 4	200	38	54[a]	66	62

[a] $P < 0,01$.

von PALA [64]. Geringfügig höhere Überlebenszeiten und eine geringere Toxizität wurden zugunsten der Dauerinfusion beobachtet.

Zusammenfassend ergibt sich, daß 5-FU-Dauerinfusionen mit einer höheren Ansprechrate, längerem progressionsfreien Intervall und geringerer Toxizität assoziiert sind als Bolusregime mit und ohne Modulation. Im Rahmen einer EORTC-Studie wird gegenwärtig das Mayo-Klinik-Protokoll mit wöchentlich wiederholten 24-Std. Infusionen mit und ohne LV geprüft. Bis zum Vorliegen dieser Daten sind Dauerinfusionsregime als mindestens adäquate Alternativen zu monatlichen oder wöchentlichen 5-FU/LV-Bolus-regimen anzusehen.

1.3.1.3 Neuere Zytostatika und 5-FU-Modulatoren

Neben o. g. Zytostatika/Therapiekombinationen wurden in den vergangenen Jahren andere Substanzen geprüft [65, 66]. Diese beinhalten direkte Thymidylatsynthase-Inhibitoren, Topisomerase I-Inhibitoren, orale 5-FU-„Prodrugs", Inhibitoren des 5-FU-Katabolismus und Platinanaloga.

Raltitrexed (Tomudex) (Tabelle 6)

Phase III-Daten hinsichtlich einer Initialtherapie sind derzeit nur für den Thymidylatsynthase-Inhibitor Raltitrexed (Tomudex) verfügbar. Im Rahmen einer multizentrischen Studie beschrieben Cunningham et al. [67] eine Ansprechrate von 19% und eine mediane Überlebensdauer von 45 Wochen für Raltitrexed in einer Dosis von 3 mg/m^2 i.v. über 15 min alle 3 Wochen; für den Kontrollarm, bestehend aus einem monatlichen 5-FU/LV-Regime, wurden eine Anprechrate von 17% und eine mediane Überlebensdauer von 45 Wochen beobachtet (Tabelle 6). Mucositis und Neutropenie waren unter Raltitrexed geringer als mit 5-FU/LV. Ein vorübergehender Transaminasenanstieg unter Raltitrexed wurde bei ca. 10% der Patienten beobachtet (Tabelle 6). Die Daten dieser Studie sowie die präliminären Ergebnisse zweier weiterer Studien [68, 69] (Tabelle 6) zeigen, daß Raltitrexed eine effektive Alternative zur 5-FU/LV-Kombination darstellt und eine geringere Toxizität sowie einen vorteilhaften Applikationsmodus beinhaltet.

LY231514

Ein anderer, derzeit in Prüfung befindlicher Thymidylatsynthase-Inhibitor ist das Antifolat LY231514. Mit 3-wöchentlicher i.v.-Gabe von 500 mg/m^2 wurde bei 8/30 unvorbehandelten Patienten ein Ansprechen (23%) incl. einer CR beobachtet [70]. Die Toxizität zeigte eine beträchtliche inter-

Tabelle 6. Aktivität und Toxizität von Raltitrexed in Phase III-Studien zur Initialtherapie des metastasierten kolorektalen Karzinoms

	Cunningham et al. (n[a] = 439) [67]		Harper (n = 495) [69]		Pazdur et al. (n = 459) [68]	
	FU/LV[b]	Raltitrexed	FU/LV[c]	Raltitrexed	FU/LV[b]	Raltitrexed
Remissionsrate (%)	17	19	18	19	15	14
Überlebensdauer (Median, Monate)	10	10	12	11	13	10[d]
Dauer bis Progression (Monate)	4	5	–	–	–	–
Mucositis Grad 3/4	22	2	16	2	10	3
Diarrhoe Grad 3/4	14	14	19	10	13	10
Nausea/Erbrechen Grad 3/4	9	29	–	–	8	13
Leukopenie Grad 3/4	30	14	13	6	41	18
Asthenie (ausgeprägt)	2	6	–	–	10	18
Erhöhte Transaminasen	0	10	–	13	1	7

[a] Anzahl Patienten.
[b] Niedrigdosiertes LV („Mayo-Clinic").
[c] Hochdosiertes LV („Machover").
[d] p < 0,05.

Tabelle 7. Irinotecan bei metastasiertem kolorektalen Karzinom: Ergebnisse von Phase II-Studien

Literatur	Patienten (n)	Remissions-rate (%)	Zeitdauer bis zur Progression (Wochen)	Überlebens-dauer (Wo)	Grad 3/4 Toxizität	
					Diarrhoe	Neuropenie
Conti et al. [73] (wöchentlich)[a]	41, Initialtherapie	32	n.a.	52	56[c]	22
Rothenberg et al. [72] (wöchentlich)	43, Sekundärtherapie	23	n.a.	46	37[d]	25
Rogier et al. [71] (3-wöchentlich)[b]	48, Initialtherapie 130, Sekundärtherapie	19 18	20 18	52 44	25 39	48 47
Van Cutsem et al. [75] (3-wöchentlich)	455, Sekundärtherapie	13	18	41	n.a.	n.a.

[a] 125–150 mg/m^2/Wo × 4, alle 6 Wo.
[b] 350 mg/m^2 alle 3 Wo.
[c] Reduktion auf 9% mit intensiver Loperamid-Therapie.
[d] Reduktion auf 5% (Grad 4) mit intensiver Loperamid-Therapie.

individuelle Variabilität mit 45% Neutropenie, 13% Thrombozythämie und 30% Hautrötungen (alle Grad 3–4).

Irinotecan (CPT-11) (Tabelle 7)

Von den Topoisomerase I-Inhibitoren wurde das Camptothecin-Derivat Irinotecan (CPT-11) ausführlich geprüft [71–73] (Tabelle 7). CPT-11 zeigte bei unvorbehandelten und 5-FU-resistenten Patienten eine Ansprechrate von ca. 20%. Der geringe Unterschied in den Überlebenszeiten zwischen unvorbehandelten und 5-FU-vorbehandelten Patienten läßt jedoch auf eine unterschiedliche Patientenselektion schließen. In einer kürzlich erfolgten Auswertung von 455 Patienten mit dokumentiertem 5-FU-resistenten kolorektalen Karzinom wurde eine Ansprechrate von 13% mit dem 3-wöchentlichen CPT-11 Regime beobachtet [74]. Eine Tumorstabilisierung (no change) wurde bei weiteren 42% der Patienten nachgewiesen. Das mediane progressionsfreie Intervall betrug 18 Wochen. Die mit CPT-11 assoziierte Toxizität scheint weitgehend unabhängig vom verabreichten Therapieregime zu sein (350 mg/m^2 alle 3 Wochen oder 125 mg/m^2 × 4 in 6 Wochen). Sie besteht hauptsächlich in ausgeprägter Neutropenie und gravierenden Diarrhoen. Mit einer intensiven Loperamidtherapie (2 mg alle 2 Stunden nach Auftreten des ersten Durchfalls) konnte die Häufigkeit der Diarrhoen allerdings auf unter 10% reduziert werden [75]. Die Rolle von CPT-11 in der Zweittherapie wird derzeit durch Vergleich mit „best supportive care" und effizienten 5-FU-Regimen zu bestimmen versucht. In der Initialtherapie werden derzeit Kombinationstherapien mit 5-FU oder Raltitrexed geprüft.

UFT (Tabelle 8)

UFT ist eine Vorläufersubstanz (pro-drug) von 5-FU (Tegafur) in Kombination mit Uracil in einem molaren Verhältnis von 1:4. Tegafur wird durch mikrosomale Leberenzyme in 5-FU umgewandelt. Uracil hemmt die Aktivität der hepatischen Dihydropyrimidin-Dehydrogenase (DPD), die am 5-FU Katabolismus beteiligt ist. UFT wurde ausführlich in Japan untersucht. In einer britischen Studie wurde eine Ansprechrate von 17% in der Initialtherapie metastasierter kolorektaler Karzinome beschrieben [76]. Interessante Ergebnisse wurden kürzlich in Phase II-Studien für die Kombination von UFT mit Leukovorin beschrieben [77–79] (Tabelle 8). Die hauptsächliche Toxizität besteht im Auftreten von Diarrhoen. Derzeit werden eine Vergleichsstudie mit monatlichem 5-FU/LV und eine adjuvante Studie (NSABP C-06) durchgeführt, in der UFT (300 mg/m^2/Tag

Tabelle 8. Phase II-Studien zur Aktivität von UFT plus Leukovorin bei metastasiertem kolorektalen Karzinom

Literatur	Patienten (n)	Therapie	Remissions-rate (%)	Überlebensdauer (Median, Monate)	Diarrhoe
Pazdur et al. [77]	45, Initialtherapie	UFT 300–350 mg/m^2 p.o. + LV 150 mg/m^2 p.o./Tag × 28 Tage in 3 Dosen, q 5 Wo	42	14	20%[a]
Gonzales Baron et al. [78]	75, Initialtherapie	LV 500 mg/m^2 i.v. + UFT 195 mg/m^2 p.o., T1 UFT 195 mg/m^2 p.o. + LV 30 mg/m^2 p.o., T2–14, zweimal täglich, q 4 Wo	39	14	9%
Salz et al. [79]	21, Initialtherapie	UFT 350 mg/m^2 p.o. + LV 15 mg p.o./Tag × 28 Tage in 3 Dosen, q 5 Wo	25	12+	20%

[a] 10% mit 300 mg/m^2.

plus LV 75 mg/Tag, jeweils in 3 Tagesdosen über 28 Tage) mit wöchentlichem 5-FU/LV verglichen wird.

S-1

S-1 ist eine orale Kombination von Tegafur mit zwei Modulatoren: dem DPD-Inhibitor CDHP und Kaliumoxanat, das die 5-FU-Phosphorylierung im Gastrointestinaltrakt hemmt und zu einer verminderten RNA-Inkorporation führt [80]. Die orale Applikation von S-1 soll pharmakinetisch eine 5-FU-Dauerinfusion simulieren. Derzeit werden Phase II-Prüfungen mit S-1 durchgeführt. Ein anderer DPD-Inhibitor, der derzeit geprüft wird, ist GW776, für den in Kombination mit oralem 5-FU und LV ein Ansprechen bei 4/12 unvorbehandelten und bei 1/18 5-FU/LV-refraktären Patienten beschrieben wurde [81]. Hauptnebenwirkung war eine Leukopenie mit neutropenischem Fieber bei 13 % der Patienten.

Campecitabine

Campecitabine (Xeloda), ein Fluoropyrimidincarbamat, ist eine weitere orale Vorläufersubstanz (pro-drug) von 5-FU, die nach Absoption über 3 enzymatische Reaktionen in Leber- und/oder Tumorzellen zu 5-FU metabolisiert wird. Bei unvorbehandelten Patienten wurde für verschiedene Therapieregime eine Ansprechrate von 24 % bei guter Verträglichkeit beschrieben [82]. Derzeit werden Phase III-Studien durchgeführt.

Trimetrexat

Trimetrexat ist ein nicht-klassisches Antifolat mit geringer Aktivität bei Patienten mit metastasiertem kolorektalen Karzinom. Eine mögliche Wirksamkeit wird jedoch durch Modulation der 5-FU-Aktivität erreicht; die zelluläre Aufnahme von Trimetrexat wird durch LV nicht kompetitiv gehemmt, so daß es auch in Kombination mit 5-FU und LV applizierbar ist. Phase II-Studien zu dieser 3er-Kombination zeigten eine Ansprechrate von 20 % bei vorbehandelten und von 42 % bei unvorbehandelten Patienten [85, 86]. Derzeit werden Vergleichsstudien mit 5-FU/LV durchgeführt.

Oxaliplatin (Tabelle 9)

Oxaliplatin ist eine Platinverbindung mit Aktivität bei kolorektalem Karzinom und synergistischer Wirkung mit 5-FU in präklinischen Modellen. Bei 5-FU-resistenten Patienten wurde mit 130 mg/m^2 Oxaloplatin i. v. alle 3 Wochen eine Ansprechrate von ca. 10 % beobachtet (Tabelle 9). Limitierende Nebenwirkungen war die periphere Neurotoxizität [87]. Mit einer kumulativen Dosis von 780 mg/m^2 betrug die Häufigkeit ausgeprägter

Tabelle 9. Oxaliplatin-Aktivität bei metastasiertem kolorektalen Karzinom

Literatur	Therapie	Patienten (n)	Remissions-rate (%)	Zeitdauer bis zur Progression (Mo)	Überlebens-dauer (Median, Monate)
Machover et al. [87]	**Oxaliplatin** 130 mg/m², i.v. 2 Std., q 3 Wo	58, Sekundärtherapie 51, Sekundärtherapie	11 10	n.a. n.a.	8 n.a.
Becouarn et al. [88]	**Oxaliplatin** 130 mg/m², i.v. 2 Std., q 3 Wo	27, Initialtherapie	24	4	n.a.
de Gramont et al. [89]	**Oxaliplatin** 100–130 mg/m², i.v. 2 Std., q 3 Wo LV 500 mg/m², i.v. 2 Std., q 2 Wo Tag 1 + 2 5-FU 1,5–2 g/m², DI 24 Std. Tag 1 + 2, q 2 Wo	27, Sekundärtherapie	35	n.a.	n.a.
Bertheault et al. [92]	5-FU 700 mg/m², LV 300 mg/m², **Oxaliplatin** 25 mg/m² chronomoduliert, DI T1–4 alle 2 Wo	13, Initialtherapie 37, Sekundärtherapie	69 40	9 10	21 17

Neurotoxizität ca. 22 %. In der Initialtherapie wurde mit Oxaliplatin bei 27 Patienten eine Ansprechrate von 24 % beschrieben [88]. Oxaliplatin wurde auch in Kombination mit 5-FU und LV geprüft, vorrangig von de Gramont et al. (zweiwöchentliches 5-FU plus LV als Dauerinfusion über 48 Stunden). Für die Zweittherapie wurden eine Ansprechrate von 35 % und eine Toxizitätsrate (Grad 3–4) von 23 % beschrieben [89].

In Kombination mit „chronomoduliertem" 5-FU plus LV wurde Oxaliplatin auch von Levi et al. geprüft [90]. In einer randomisierten multizentrischen Studie wurden 5-FU (700 mg/m^2/Tag) und LV (300 mg/m^2/Tag) über 5 Tage (Wdlg. alle 3 Wochen) mit Infusion um ca. 16 Uhr mit bzw. ohne Oxaliplatin (125 mg/m^2 an Tag 1) verabreicht [91]. Die Ansprechraten bei insgesamt 200 unvorbehandelten Patienten betrugen 34 % mit bzw. 12 % (p < 0,001) ohne Oxaliplatin; die progressionsfreien Intervalle betrugen 8 bzw. 5 Monate (n.s.). Die Oxaliplatingabe führte zu einer signifikanten Zunahme der Toxizität mit Auftreten von Diarrhoe (Grad 3–4) bei 43 % der Patienten vs. 5 % im Kontrollarm. Es wurde ferner eine Dosisintensivierung durch eine 4-tägige Applikation alle 2 Wochen und evtl. Dosiseskalation von 5-FU auf 1 g/m^2 sowie durch Gabe von Oxaliplatin an 4 aufeinanderfolgenden Tagen in einer Dosis von 25 mg/m^2/Tag, verabreicht um ca. 16 Uhr, geprüft [92]. Die Ansprechraten in dieser monoinstitutionellen Studie betrugen 40 % für vorbehandelte und 69 % für unvorbehandelte Patienten. Letztere wurde in einer multizentrischen Fortführungsstudie mit 90 Patienten bestätigt, von denen 38 % nach 2 Jahren überlebten [93]. Eine Diarrhoe (Grad 3–4) wurde bei 40 % der Patienten beobachtet. Postchemotherapeutisch wurden 30 % der Patienten einer Resektion von Lebermetastasen unterzogen; 26 % der Patienten befanden sich postoperativ in einem „NED"-Status. Bei kritischer Würdigung dieser Daten ist festzuhalten, daß die chronomodulierte Therapie mit Oxaliplatin/5-FU/LV bislang noch nicht randomisiert mit einer der 5-FU Bolus- oder Dauerinfusionsregime verglichen wurde; der in dieser Studie diskutierte Effekt einer Chronomodulation ist darüber hinaus unbewiesen.

1.3.2 Adjuvante Therapie [27, 94 – 114]

Adjuvante Systemtherapie (Tabellen 10 und 11)

Eine postoperative, adjuvante (alleinige) 5-FU-Chemotherapie erhöht die 5-Jahres-Überlebensrate kurativ operierter Patienten mit kolorektalem Karzinom um 3,4 %, wie in einer großen Meta-Analyse gezeigt wurde [26]. Die Ergebnisse neuerer Studien, in denen eine Kombinationschemotherapie verwendet wurde, sind in Tabelle 10 zusammengefaßt.

Tabelle 10. Adjuvante Systemtherapie des Kolonkarzinoms im Stadium Dukes B und C

Literatur	Behandlung		Stadium	Anzahl Patienten	Beob-achtungs-dauer (Jahre)	KFÜ (%)		ÜR (%)	
	Therapie	Dauer (Jahre)				Kontroll-arm	Therapie-arm	Kontroll-arm	Therapie-arm
Laurier et al. 1989[1] [94] NCCTG	5-FU 450 mg/m² i.v.-Bolus T1–5, nach T 28 wöchentlich; Levamisol 50 mg, q8 Std. T1–3 alle 2 Wo	1	B + C	271	5	45	59[a]	55	62[b]
Moertel et al. 1990[1] [95] Intergroup 0035	ibidem	1	B	318	3,5	77	84[a]	85	91
Moertel et al. 1990, 1992[1] Intergroup 0035 [95, 96]	ibidem	1	C	619	5	47	63[a]	51	64[a]
O'Connell et al. 1997 [99] Intergroup	5-FU 425 mg/m² i.v.-Bolus T1–5 Leucovorin 20 mg/m² i.v.-Bolus T1–5 alle 4–5 Wo × 6	0,5	B + C	309	5	58	74[a]	63	74[a]
Wolmark et al. 1993² [97] NSABP C-03	5-FU 500 mg/m² i.v.-Bolus q Wo × 6 alle 8 Wo Leucovorin 500 mg/m² 2 Std. Infusion, Start 1 Std. vor 5-FU	1	B + C	1081	3	64	73[a]	77	84[a]

Impact 1995[3] [98]	5-FU 370–400 mg/m² **Leucovorin** 200 mg/m² i.v.-Bolus T1–5, alle 4–5 Wo × 6	0,5	B + C	1493	3	62	71[a]	78	83[a]
Francini et al. 1994 [100]	5-FU 400 mg/m² **Leucovorin** 200 mg/m² alle 4 Wo	1	C	116	5	41	66[a]	43	69[a]

[a] P < 0,05.
[b] P < 0,10.
[1] 3. Arm: Levamisol allein, nicht signifikant.
[2] Kontrolle: MOF.
[3] Sammeldaten von 3 Studien.
KFÜ = Rate krankheitsfreien Überlebens; *ÜR* = Überlebensrate.

Die über einen Zeitraum von 1 Jahr applizierte Kombination von 5-FU und Levamisol erhöht die 5-Jahre-Überlebensrate bei Patienten mit Kolonkarzinomen im Stadium Dukes C von 51% auf 64% [96]. Vergleichbare Ergebnisse wurden in zahlreichen Studien mit der 6–12-monatigen Applikation einer Kombination von 5-FU plus Leukovorin (meist in hochdosierter Form) erzielt [97–100]. In der Mehrzahl der Studien waren auch Kolonkarzinom-Patienten im Stadium Dukes B (T3- oder T4-Tumoren) eingeschlossen, bei denen der Vorteil einer adjuvanten 5-FU- plus Levamisol- oder 5-FU/LV-Gabe demjenigen der Patienten im Stadium Dukes C vergleichbar erscheint; aufgrund der günstigen Prognose der Kontrollpatienten ist es jedoch schwierig, statistisch signifikante Ergebnisse für diese Patientengruppe in kleineren Einzelstudien zu beobachten. Die Kombination von 5-FU und Levamisol führt häufig zu klinisch bedeutsamen Nebenwirkungen, einschließlich einer reversiblen Hepatoxizität, die häufig Probleme bei der Abgrenzung von einer beginnenden Lebermetastasierung aufwirft [101]. In der Intergroup-Studie wurde die Behandlung mit 5-FU plus Levamisol bei 30% der Patienten infolge von Toxizität abgebrochen; in der NSABP-C-03-Studie war ein Studienabbruch innerhalb des FU/LV-Studienarms infolge Toxizität bei 20% der Patienten erforderlich.

Auf der Basis der o.g. Daten wurden Studien initiiert, in denen 5-FU plus Levamisol mit entweder 5-FU plus LV oder der Kombination der 3 Substanzen für einen Behandlungszeitraum von 6 oder 12 Monaten verglichen wurde. Erste Ergebnisse von 3 dieser Studien wurden 1996/1997 publiziert (Tabelle 11).

In die *NSABP C-O4-Studie* wurden insgesamt 2151 Patienten aufgenommen. Wesentliche Unterschiede zwischen den 3 Therapiearmen (5-FU/LV vs. 5-FU/Levamisol vs. 5-FU/LV/Levamisol für 12 Monate) hinsichtlich der Raten des rezidivfreien Überlebens (DFS) oder des Gesamtüberlebens wurden nicht beobachtet, wenngleich sich ein Trend zugunsten der 5-FU/LV-Kombination ergab [102].

In die *Intergroup 0089-Studie* wurden 3759 Patienten eingschlossen [103]. Die präliminären Ergebnisse dieser Untersuchung zeigen, daß eine 6(-8)-monatige Behandlung mit 5-FU/LV einer 12-monatigen Therapie mit 5-FU/Levamisol oder 5-FU/LV/Levamisol gleichwertig erscheint.

In der dritten Studie (*North Central Cancer Treatment Group [NCCTG] und NCI Canada*) zeigte sich, daß eine 6-monatige Therapie mit 5-FU/Levamisol geringere Aktivität aufweist als eine 12-monatige 5-FU/Levamisol-Therapie oder als eine 6-monatige Behandlung mit 5-FU/Levamisol/LV [104]. Ein Therapiearm mit 5-FU/LV war in dieser Studie nicht enthalten.

Tabelle 11. Ergebnisse der Interimsanalysen der randomisierten Intergroup-0089-, NSABP C-04- sowie der NCCTG-Studien zur adjuvanten Chemotherapie von Patienten mit Kolonkarzinom im Stadium Dukes B und C

Autor/Gruppe	Therapie (Dosis in mg/m²)	Therapie-dauer (Mo)	Stadium (Dukes)	Pat. (n)	Beobacht.-dauer (Jahre)	KFÜ (%)	Gesamtüber-leben (%)
Haller et al. 1997 [103] Int-0089			B + C	3759	4		
	1. IV 20 iv-Push/Tag, T1–5 → 5-FU 425 iv-Push/Tag, T1–5, q Wo 1, 5, 9, 14, 19, 24	6				62 [a]	70
	2. IV 500 iv-2 Std. → 5-FU 500 iv-1 Std. q Wo × 6, Wdlg. alle 8 Wo, × 4	~8				62	70
	3. 5-FU 450 iv-Push/Tag, T1–5, ab T 29 5-FU (450, T1) q Wo für 12 Mo Lev 3 × 50 po/Tag, T1–3, alle 2 Wo	12				58 [a]	67
	4. 5-Fu + LV (wie in 1.) + Lev (wie in 3.)	6				63	73
Wolmark et al. 1996 [102] NSABP C-04			B + C	2151			
	1. IV 500 iv-2 Std → 5-FU 500 iv-2 Std. q Wo × 6, Wdlg. alle 8 Wo, × 6	12				64 [a]	74 [b]
	2. 5-FU 450 iv-Push/Tag, T1–5, ab T 29 5-FU (450, T1) q Wo für 12 Mo Lev 3 × 50 po/Tag, T1–3, alle 2 Wo	12				60 [a]	69 [b]
	3. 5-FU + LV (wie in 1.) + Lev (wie in 2. [12 Mol])	12				64	72

Tabelle 11 (Fortsetzung)

Autor/Gruppe	Therapie (Dosis in mg/m^2)	Therapiedauer (Mo)	Stadium (Dukes)	Pat. (n)	Beobacht.-dauer (Jahre)	KFÜ (%)	Gesamtüberleben (%)
O'Connell et al. 1996 [104] NCCTG/ NCI-Canada			B + C	850			
	5-FU 450 iv-Push/Tag, T 1–5, ab T 29 5-FU (450, T1) q Wo für 12 Mo Lev 3 × 50 po/Tag, T1–3, alle 2 Wo	6 versus 12				64[a] 69	63[b] 72
	LV 20 iv-Push/Tag, T1–5 → 5-FU 370 iv-Push/Tag, T1–5 q 4–5 Wo Lev 3 × 50 po/Tag, T1–3, alle 2 Wo	6 versus 12				70[a] 66	75[b] 66

Haller et al.:   [a]: $p = 0{,}05$.
Wolmark et al.:   [a,b]: $p < 0{,}05$.
O'Connell et al.:   [a,b]: $p < 0{,}05$.

Obwohl die Ergebnisse dieser 3 Studien noch als präliminär zu betrachten sind, scheinen sie darauf hinzuweisen, daß eine 6-monatige Therapie mit 5-FU/LV der komplexeren 5-FU/Levamisol/LV-Kombination oder einer längeren Therapiedauer gleichwertig ist. Eine nur 6-monatige Behandlung mit 5-FU/Levamisol sollte aufgrund dieser Daten nicht durchgeführt werden.

Im Rahmen der *NIH Consensus Development Conference von 1990* wurde eine Kombinationstherapie von 5-FU plus Levamisol für die Dauer eines Jahres für Kolonkarzinom-Patienten im Stadium Dukes C (Stadium III) empfohlen [105] (s. unten). Aufgrund der zuvor genannten Daten können als zumindest gleichwertige Regime auch Kombinationen von 5-FU plus Leukovorin über einen Zeitraum von 6 Monaten als adjuvante Systemtherapie für Kolonkarzinom-Patienten im Stadium Dukes C empfohlen werden und sollten auch für Patienten im Stadium Dukes B (T3- oder T4-, N0-Tumoren) erwogen werden.

Therapieschemata für die adjuvante Therapie von Kolonkarzinomen im Stadium Dukes C (und Dukes B)

1. *NIH Consensus Empfehlung* [105]
   5-FU 450 mg/m^2 i. v.-Bolus/Tag, Tag 1–5;
   ab Tag 29: 450 mg/m^2 5-FU i. v.-Bolus einmal wöchentlich
   plus
   Levamisol 50 mg p. o. dreimal täglich, Tag 1–3, Wdlg. alle 2 Wochen
   Gesamtdauer 12 Monate

2. *NCCTG/Intergroup 0089 („Mayo-Klinik"-Protokoll)* [99, 103]
   Leukovorin 20 mg/m^2 i. v.-Bolus/Tag,
   gefolgt von
   5-FU 425 mg/m^2 i. v.-Bolus/Tag,
   jeweils Tag 1–5, Wo 1, 5, 9, 14, 19, 24

3. *Intergroup 0089/NSABP C-04* [102, 103]
   Leukovorin 500 mg/m^2 i. v. über 2 Std.
   gefolgt von
   5-FU 500 mg/m^2 i. v. über 1 Std.,
   wöchentlich × 6, Wdlg. nach 8 Wochen, × 4(-6)

Adjuvante intraportale Chemotherapie (Tabelle 12)

Eine frühzeitige postoperative adjuvante regionale Chemotherapie in Form einer intraportalen Applikation von FU oder FUDR ist bei Patienten mit

Tabelle 12. Frühzeitige postoperative intraportale adjuvante Chemotherapie bei kolorektalem Karzinom

Literatur	Therapie	Anzahl Patienten	4-5-Jahres-Überlebensrate (%)	
			Kontrollarm	Therapiearm
Taylor et al. 1985 [106]	5-FU + Heparin	244	42	72[a]
Wereldsma et al. 1990 [107]	5-FU + Heparin	201	64	72
Beart et al. 1990 [108]	5-FU + Heparin	219	68	68
Wolmark et al. 1990, 1994 [109, 110]	5-FU + Heparin	1158	71	76[a]
Metzger et al. 1989 [111]	5-FU + MMC + Heparin	469	50	70[a]
Fielding et al. 1992 [112]	5-FU + Heparin	275	77	82[b]

[a] $p < 0,05$.
[b] $p < 0,03$ bei Dukes' C.

kolorektalem Karzinom ebenfalls geprüft worden. Die Ergebnisse von sechs randomisierten Studien sind in Tabelle 12 zusammengefaßt. Die erst kürzlich erfolgte Auswertung der bisher größten Studie (NSABP C-02) zeigte nach 5 Jahren einen signifikanten Überlebensvorteil für die adjuvante intrahepatische Chemotherapie [110]. Sowohl in dieser als auch in anderen Studien zeigte sich jedoch keine eindeutige Korrelation von krankheitsfreiem Überleben mit einer präferentiellen Reduktion der Lebermetastasierung. Diese Beobachtung läßt die Schlußfolgerung zu, daß die rasche zeitliche Abfolge von Operation und Chemotherapie möglicherweise bedeutsamer für den adjuvanten Therapieeffekt sein könnte als die Applikationsform der Therapie. Eine kürzlich publizierte Meta-Analyse zeigte allerdings einen geringen, wenngleich signifikanten Vorteil zugunsten der adjuvanten intraportalen Chemotherapie [113]. Dieses Ergebnis konnte in einer neueren, noch unpublizierten EORTC-Studie nicht bestätigt werden. Die adjuvante intrahepatische Chemotherapie ist daher auch weiterhin als experimentell zu bezeichnen; es bleiben die Ergebnisse größerer Studien mit längerer Beobachtungsdauer abzuwarten [114].

1.3.3 Palliative Therapie [115 – 123]

Initialtherapie

Die Ergebnisse der auf 5-FU-basierenden palliativen Chemotherapie wurden im Abschn. 1.3.1 beschrieben. Zusammenfassend ist festzustellen, daß derzeit keine Therapiemodaliät als „Standard-Therapie" des metastasierten Kolonkarzinoms zu bezeichnen ist. Die bisher am häufigsten verwendete Kombination besteht aus 5-FU (425 mg/m^2) und Leukovorin (20 mg/m^2), appliziert als tägliche intravenöse Kurzinfusionen für die Dauer von jeweils 5 Tagen alle 4 – 5 Wochen (Mayo-Klinik-Protokoll). Mindestens äquieffektive Ergebnisse scheinen mit einer (a) wöchentlichen 5-FU/LV-Therapie, (b) einer 5-FU-Monotherapie in Form wöchentlicher Dauerinfusion über 24 Stunden (2600 mg/m^2) oder 48 Stunden (60 mg/kg), (c) einer kontinuierlichen Dauerinfusion (300 mg/m^2) über 12 Wochen oder (d) einer 48-Std.-Infusion plus LV-Modulation alle 2 Wochen (de Gramont-Protokoll) erreichbar zu sein. Eine vergleichbare Alternative scheint die Therapie mit Raltitrexed (3 mg/m^2 i.v. alle 3 Wochen) darzustellen.

Zeitpunkt des Therapiebeginn

In vier Studien wurde die Chemotherapie mit einer therapiefreien Verlaufsbeobachtung bzw. einem verzögerten Behandlungsbeginn verglichen [115–118]. Die Ergebnisse dieser Studien deuten darauf hin, daß eine bei Nachweis einer Progression frühzeitig begonnene Chemotherapie die Überlebenszeit um ca. 6 Monate verlängert, das Auftreten oder die Zunahme von Symptomen um 6 Monate verzögert und eine Symptomlinderung für 9 Monate ohne gravierende Toxizität induziert [119]. Die Chemotherapie sollte möglichst frühzeitig begonnen und bei Krankheitsstabilisierung fortgesetzt werden. Sie sollte jedem Patienten, für den die relativ geringe Toxizität zumutbar erscheint, offeriert werden [120].

Intraarterielle hepatische Therapie (siehe auch Kapitel „Regionale Therapie hepatischer Tumoren")

Bei Patienten mit ausschließlich hepatischer Metastasierung wurde eine 5-FU- oder FUDR-Behandlung mittels intraarterieller, hepatischer Chemotherapie geprüft. Dabei sind die Ansprechraten höher (40–50%) als mit systemischer Chemotherapie; ein Überlebensvorteil konnte jedoch nicht in allen Studien nachgewiesen werden [121, 122]. Eine systemische 5-FU-Chemotherapie ist daher – zumindest im Rahmen der Initialtherapie – meist zu bevorzugen; ferner ist die intrahepatische Therapie mit einer zum Teil erheblichen Hepatotoxizität assoziiert.

Second-Line-Therapie

Die Ergebnisse der „Second-line"-Therapie nach Versagen einer adäquaten, 5-FU enthaltenden Primärtherapie sind in der Regel unbefriedigend. Nach vorausgegangener 5-FU-Bolustherapie kann bei Patienten in gutem Allgemeinzustand u. a. ein 5-FU-Dauerinfusionsregime mit oder ohne Oxaliplatin oder CPT-11 erwogen werden (siehe auch 1.3.1). In einer kleinen Studie wurden bei Patienten, die >6 Monate nach Ende einer adjuvanten 5-FU-Therapie rezidivierten, mittels eines modulierten 5-FU-Regimes eine Ansprechrate von 19% und eine mediane Überlebenszeit von 12 Monaten beobachtet [123].

2 *Rektumkarzinom* (Abb. 2)

2.1 Chirurgische Therapiemaßnahmen [28, 124]

2.1.1 Kurativ

Abhängig von der Tumorlokalisation kann ggf. eine tiefe anteriore Rektumresektion – evtl. mit temporärem Kolostoma – durchgeführt werden. Rektumkarzinome, die 4–8 cm an den Analring heranreichen, erfordern in der Regel eine abdominoperineale Resektion mit permanentem Kolostoma.

Heald et al. entwickelten eine Operationstechnik, die eine vollständige Resektion des perirektalen Gewebes bei Erhaltung der Blasen,- Sexual- und Sphinkterfunktionen beinhaltet [124]. Mittels dieser sog. „totalen mesorektalen Exzision" (TME) wurden Lokalrezidivraten <10% ohne zusätzliche Radiotherapie beschrieben. Ergebnisse randomisierter Studien im Vergleich der TME mit operativen Standardeingriffen plus/minus Radiotherapie liegen allerdings noch nicht vor.

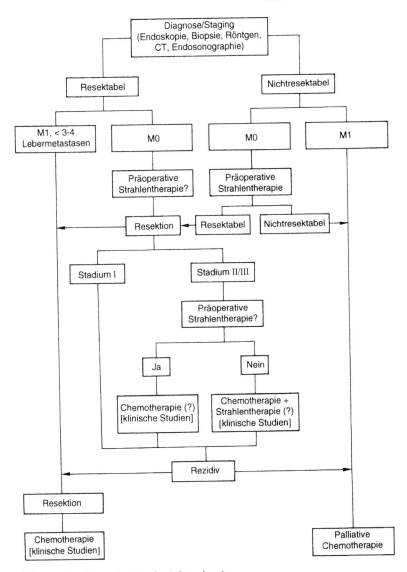

Abb. 2. Behandlungsstrategie des Rektumkarzinoms

2.1.2 Palliativ

Hinsichtlich der Indikation zur Resektion von Lebermetastasen siehe Abschnitt 1.1.2). Unter palliativen Gesichtspunkten kann in einzelnen Fällen die operative Resektion lokoregionaler Rezidive zu einer Verbesserung klinischer Symptome und zu einem verlängerten progressionsfreien Krankheitsintervall führen.

2.2 Strahlentherapie

2.2.1 Adjuvant (Tabelle 13) [125–137]

Die Indikation zu einer Strahlentherapie im Rahmen des primären Behandlungskonzepts ergibt sich aufgrund der hohen lokoregionalen Rezidivrate der Rektumkarzinome (ca. 25%; bis zu $\geq 50\%$ bei Patienten mit einer Kombination von T3- und N1-Tumoren). Studienergebnisse zur prä- und postoperativen Radiotherapie sind in Tabelle 13 dargestellt [125–135]. Die besten Ergebnisse der präoperativen Strahlentherapie wurden mit kurzen, dosisintensiven Bestrahlungsregimen erzielt. Hierbei sind vorrangig die schwedischen Studien zu erwähnen (Stockholm, Uppsala, Swedish), in denen Lokalrezidivraten von ca. 10% beschrieben wurden, verglichen mit Lokalrezidivraten von ca. 21–28% für Patienten, die keine Radiotherapie oder eine höherdosierte postoperative Bestrahlung erhielten [127, 128, 134, 135]. In diesen Studien wurde die Bestrahlung mit 5 Tagesdosen von jeweils 5 Gy durchgeführt, entsprechend einer Dosis von ca. 42–50 Gy bei Bestrahlung mit Tagesdosen von 2 Gy fünfmal/Woche [135]. Die Operation erfolgte eine Woche nach Abschluß der Radiotherapie. Dieses Therapieregime führte zunächst zu hoher postoperativer Mortalität und Morbidität (verzögerte Wundheilung, Darmobstruktionen, Knochenfrakturen) [136], die mit optimierter Bestrahlungstechnik später reduziert werden konnte [137]. In der „Swedish Rectal Cancer"-Studie wurde erstmalig auch ein signifikanter Effekt der Strahlentherapie hinsichtlich der Überlebensrate der Patienten beschrieben [135].

Die Rolle der alleinigen postoperativen Strahlentherapie ist weniger deutlich. Die Ergebnisse von vier Studien, in denen die alleinige Operation mit Operation plus postoperativer Strahlentherapie verglichen wurde, sind nicht eindeutig, obwohl in einigen Studien eine Reduktion der Lokalrezidivrate mit grenzwertiger Signifikanz beobachtet wurde (Tabelle 13).

Tabelle 13. Prä- und postoperative Strahlentherapie des Rektumkarzinoms im Stadium Dukes B und C

Literatur	prä-/post-operativ	Dosis (Gy)	Anzahl Patienten	Lokalrezidivrate (%)		5-J-ÜR (%)	
				Kontroll-arm	Strahlen-therapie	Kontroll-arm	Strahlen-therapie
Higgins et al. 1986 [125] VASPOG 11	prä	31,5	361	n.a.	n.a.	47	43
Gerard et al. 1988 [126] EORTC	prä	34,5	341	35	20[a]	49	52
Dahl et al. 1990 [127]	prä	31,5	300	21	14[a]	58	57
Stockholm 1990 [128]	prä	25	850	28	9[a]	42	42
Swedish 1997 [135]	prä	25	1168	23	9[a]	48	58[a]
GITSG 1985, 1986[1] GITSG 7175 [129, 130]	post	48	108	24	20	45	50
Balsjev et al. 1986[2] [131]	post	50	494	18	16	n.a.	n.a.
Fisher et al. 1988[3] [132] NSABP R-01	post	47	250	25	16[b]	43	41
Treurniet-Donker et al. 1991 [133]	post	50	172	33	24	57	45
Pahlman et al. 1990 [134]	prä vs. post	25 vs. 60	471	12 (prä)	21[a] (post)	43 (prä)	37 (post)

[a]: P < 0,05; [b]: P < 0,10; [1]: 4-armige Studie; [2]: kein Unterschied in den 3-Jahres-Überlebensraten; [3]: 3-armige Studie.

Eine Aktivität hinsichtlich der Überlebensraten wurde bisher nicht nachgewiesen.

2.2.2 Palliativ

Eine palliative Strahlentherapie des Beckens ist bei Patienten mit nicht resezierbarem Rektumkarzinom und solchen mit lokoregionalem Rezidiv (ohne vorausgegangene Radiatio) indiziert.

2.3 Chemotherapie und Chemo-/Strahlentherapie

Es gibt keine sicheren Hinweise dafür, daß sich Rektumkarzinome in ihrer Chemosensitivität von Kolonkarzinomen unterscheiden. Die zuvor beschriebenen Ergebnisse mit einer auf 5-FU basierenden Chemotherapie (Abschnitt 1.3.1) wurden unter Einschluß von Patienten mit metastasiertem Rektumkarzinom erzielt und sind daher auch für diese Tumorentität gültig.

2.3.1 Adjuvante Therapie (Tabelle 14) [138–146]

In einer Reihe von Studien wurde eine adjuvante Chemotherapie mit oder ohne Strahlentherapie im Vergleich zu alleiniger Operation oder Operation plus Strahlentherapie geprüft (Tabelle 14). Infolge der Heterogenität des Studiendesigns und der relativ kleinen Zahl der in diese Studien eingeschlossenen Patienten sind die Ergebnisse dieser Untersuchungen jedoch weniger eindeutig zu beurteilen als diejenigen der adjuvanten Chemotherapiestudien bei Kolonkarzinomen, was in unterschiedlichen nationalen Therapieempfehlungen resultiert [138].

In 2 Studien (GITSG 7175 und NSABP-R01) wurde eine adjuvante Chemotherapie (5-FU plus Methyl-CCNU, mit und ohne Vincristin) mit einem chemotherapiefreien Kontrollarm verglichen; dabei wurde kein statistisch signifikanter Vorteil zugunsten der genannten adjuvanten Chemotherapie beobachtet [129, 130, 132]. In der GITSG-7175-Studie sowie der NCCTG-794751-Studie wurde eine kombinierte Chemo-/Strahlentherapie mit alleiniger Operation und Operation plus Strahlentherapie verglichen. In beiden Untersuchungen zeigten sich – auch bei Vergleich zum Studienarm mit alleiniger Strahlentherapie – signifikante Vorteile zugunsten der kombinierten Chemo-/Strahlentherapie, sowohl hinsichtlich der

Tabelle 14. Postoperative Chemotherapie oder Chemo-/Strahlentherapie des Rektumkarzinoms im Stadium Dukes B und C

Literatur	Therapie	Anzahl Patienten	Beobachtungs- dauer (Jahre)	Lokalrezidivrate (%)	Überlebensrate (%)
GITSG 1985, 1986[1] GITSG 7175 [129, 130]	Operation	58	5	24	45
	Chemotherapie	48		27	56
	Chemotherapie + Bestrahlung	46		11[a]	58[a]
Fisher et al. 1988[2] NSABP R-01 [132]	Operation	173	5	25	43
	Chemotherapie	178		21[b]	53[b]
Krook et al. 1991 NCCTG 794751 [139]	Bestrahlung	101	5	25	43
	Bestrahlung + Chemotherapie	103		13[a]	55[a]
Rockette et al. 1994[3] NSABP R-02 [140]	Chemotherapie	370	3	11	81
	Chemotherapie + Bestrahlung	371		7[a]	81
GITSG 1992 [142] GITSG 7180	Chemotherapie + Bestrahlung ibidem ohne Me-CCNU	95	3	17	66
		104		16	75
O'Connell et al. 1994[4] Intergroup 864751 [143]	Bestrahlung + 5-FU-Bolus	332	3	11	68
	Bestrahlung + 5-FU Dauerinfusion	332		8	76[a]
Tepper et al. 1997 Intergroup 0114 [144]	Bestrahlung + 5-FU	421	4	12	78
	Bestrahlung + 5-FU/LV	425		9	80
	Bestrahlung + 5-FU/Lev	426		13	79
	Bestrahlung + 5-FU/LV/Lev	424		9	79

[a] $P < 0{,}05$.

[b] $P < 0{,}10$.

[1] 4-armige Studie; 10-Jahres-Überlebensrate bei kombinierter Therapie 45% versus 26% mit alleiniger Operation ($p < 0{,}05$; 61).

[2] 3-armige Studie; Unterschiede in Überlebensraten signifikant für Männer <65 Jahre.

[3] 2. Randomisation; MOF versus 5-FU plus Leucovorin bei Männern.

[4] 2. Randomisation; 5-FU mit oder ohne Me-CCNU, kein Unterschied.

lokalen Kontrollrate als auch des Überlebens [129, 130, 139]. Die Bedeutung der Strahlentherapie wird auch gestützt durch die Ergebnisse der NSABP-R02-Studie, in der eine höhere lokale Tumorkontrollrate durch die kombinierte Chemo-/Strahlentherapie im Vergleich zur alleinigen Chemotherapie beobachtet wurde. Eine mögliche Erklärung für die Überlegenheit der kombinierten Chemo-/Strahlentherapie über die Ergebnisse, die mit jeder Modalität allein erzielt wurde, mag sein, daß sowohl in der GITSG- und der NCCTG-Studie die 5-FU-Chemotherapie simultan mit der Strahlentherapie verabreicht wurde. Die günstigen Ergebnisse dieser Kombinationstherapie führten zur Empfehlung einer solchen Behandlung durch die *NIH Consensus Development Conference* für Patienten mit Rektumkarzinom im Stadium Dukes B (T3, T4) und Dukes C (nodal-positiv) [105]. Da diese Empfehlung auf Studien mit relativ kleinen Patientenzahlen und vergleichsweise geringen Überlebensvorteilen basiert, wird sie teilweise kontrovers diskutiert [141].

In neueren Studien wurde die Art der Chemotherapie im Rahmen der multimodalen Therapie eingehender geprüft (Tabelle 14). In zwei Studien (GITSG 7180 und Intergroup 864751) wurde gezeigt, daß Methyl-CCNU für den Erfolg der adjuvanten Therapie nicht erforderlich ist. In der letztgenannten Studie wurde beobachtet, daß eine 5-FU-Dauerinfusion während der gesamten Dauer der Strahlentherapie einer 5-FU-Bolustherapie (Woche 1 und 5 der Strahlentherapie) überlegen war. In der Intergroup-Studie 0114 wurden die Chemotherapieregime 5-FU allein, 5-FU/LV, 5-FU/Levamisol und 5-FU/LV/Levamisol, ergänzt durch eine postoperative Strahlentherapie, geprüft. Nach vierjähriger Verlaufsbeobachtung ergab sich bisher kein signifikanter Vorteil zugunsten der Chemotherapiekombinationen gegenüber 5-FU allein, wobei ein möglicher Vorteil von 5-FU/LV zum gegenwärtigen Zeitpunkt auch noch nicht ausgeschlossen werden kann.

Gegenwärtig werden in Studien die optimale zeitliche Abfolge und Applikation der Strahlentherapie mit der Chemotherapie sowie die Kombination von 5-FU/LV bei präoperativer Strahlentherapie geprüft [145, 146].

Postoperative, adjuvante Chemo-/Strahlentherapie des Rektumkarzinoms im Stadium Dukes B und C (siehe auch Tabelle 14)

Intergroup-Studie 0114 (Tepper et al., 1997 [144]) [a]

1. 5-FU-Monotherapie

(a) 5-FU 500 mg/m^2 i.v.-Bolus/Tag, Tag 1–5 sowie Tag 29–33

(b) Radiotherapie (45 Gy á 1,8 Gy/Tag plus 5,4 Gy-Boost (3 Fraktionen) ± zusätzlicher Boost von 3,6 Gy; Gesamtdosis: 50,4–54 Gy) + 5-FU 500 mg/m^2 i.v.-Bolus/Tag, Tag 57–59 sowie Tag 85–87 (d.h. während der ersten und fünften Woche der Strahlentherapie)

(c) 5-FU 450 mg/m^2 i.v.-Bolus/Tag, Tag 1–5 sowie Tag 29–33, beginnend an Tag 28 nach Abschluß der Radiotherapie

2. versus 5-FU/LV

(a) 5-FU 425 mg/m^2 i.v.-Bolus/Tag + Leukovorin 20 mg/m^2 i.v.-Bolus/Tag, Tag 1–5 sowie Tag 29–33

(b) Radiotherapie (50,4–54 Gy; siehe Studienarm 1) + 5-FU 400 mg/m^2 i.v.-Bolus/Tag + Leukovorin 20 mg/m^2 i.v.-Bolus/Tag, Tag 57–60 sowie Tag 85–88 (d.h. während der ersten und letzten Woche der Strahlentherapie)

(c) 5-FU 380 mg/m^2 i.v.-Bolus/Tag + Leukovorin 20 mg/m^2 i.v.-Bolus/Tag, Tag 1–5 sowie Tag 29–33, beginnend an Tag 28 nach Abschluß der Radiotherapie

3.   Intergroup-Studie 864751: 5-FU-Bolus (vergleiche auch Intergroup 0114) versus 5-FU-Dauerinfusion (O'Connell et al., 1994 [143])

(1) 5-FU 500 mg/m^2 i.v.-Bolus/Tag, Tag 1–5 sowie Tag 36–40

(2) Radiotherapie ab Tag 64 (45 Gy á 1,8 Gy/Tag plus 5,4 Gy-Boost (3 Fraktionen) ± zusätzlicher Boost von 3,6 Gy; Gesamtdosis: 50,4–54 Gy) +

   (a) 5-FU 500 mg/m^2 i.v.-*Bolus*/Tag, an jeweils 3 Tagen während der ersten und fünften Woche der Strahlentherapie,

   versus

   (b) 5-FU 225 mg/m^2 i.v.-*Dauerinfusion*/Tag (während der gesamten Bestrahlungsdauer oder bis Auftreten von Toxizität)

(3) 5-FU 450 mg/m^2 i.v.-Bolus/Tag, Tag 134–138 sowie Tag 169–173

[a] Studienarme 3 (5-FU plus Levamisol) und 4 (5-FU plus Levamisol plus Leukovorin) nicht aufgeführt; siehe Tabelle 14.

Zusammenfassend ist festzustellen, daß derzeit keine „Standardtherapie" für die Behandlung von Patienten mit Rektumkarzinom mit T3/T4-Tumoren und/oder nodal-positiven Tumoren (Dukes C) besteht. Zur Reduktion der lokoregionalen Tumorrezidive scheint in der Regel eine Strahlentherapie indiziert zu sein, wobei einige der bisherigen Daten eine präoperative Bestrahlung günstiger erscheinen lassen. Die Indikation zur primären (präoperativen) Bestrahlung ergibt sich vorrangig in Fällen primär irresektabler oder nur grenzwertig resektabel erscheinender Tumoren (T3/4, tiefe Lokalisation). Bei präoperativer Bestrahlung sollte eine zusätzliche adjuvante Chemotherapie (möglichst innerhalb von Studien) erwogen werden; bei postoperativer Bestrahlung sollte die - Chemotherapie aber auf jeden Fall durchgeführt werden. Auf der Basis o.g. Studienergebnisse sind in Kombination mit der postoperativen Bestrahlung vorrangig sowohl die 5-FU-Bolus-Monotherapie, die 5-FU-Dauerinfusions-Monotherapie sowie die kombinierte 5-FU/LV-Therapie zu erwägen (s. oben). *Außerhalb klinischer Protokolle wird meist die postoperative Chemo-/Strahlentherapie mit 5-FU-Bolus-Monotherapie angewendet (siehe Tabelle 14 und S. 691: Intergroup-Studie 864751 [Studienarme 1–2a–3; S. 691] bzw. Intergroup-Studie 0114 [Studienarm 1; S. 691]).* Aufgrund gegenwärtig durchgeführter Studien wird beurteilt werden können, ob 5-FU-Dauerinfusionen oder Kombinationen von 5-FU plus Leukovorin ± Levamisol bzw. eine präoperative oder eine postoperative Bestrahlung zu favorisieren sind.

2.3.2 Palliativ

Es gelten die gleichen Gesichtspunkte wie für die palliative Chemotherapie von Kolonkarzinomen (vergleiche Abschnitt 1.3.3).

V. „Biological response modifiers"/Zytokine

Interferon-α und Interleukin-2 stellen keinen wirksamen Einzelsubstanzen dar. Hinsichtlich der Kombination von 5-FU und Interferon-α siehe Abschnitt 1.3.1; IFN-α erhöht nicht die Aktivität, wohl aber die Toxität der 5-FU-Therapie.

VI. Antikörpertherapie (MAB 17-1A)

Mit dem monoklonalen Antikörper MAB 17-1A (Panorex™) wurde eine adjuvante Therapie bei 189 Patienten mit kolorektalem Karzinom im Stadium Dukes C durchgeführt [147]. Dieser IgG2a-Antikörper murinen Ursprungs erkennt das G2B-Antigen, das bei 85–90% kolorektaler Karzinome exprimiert ist. Der Antikörper wurde fünfmal in monatlichen Intervallen appliziert (*Therapiebeginn innerhalb von 2 Wochen postoperativ; Initialdosis: 500 mg i.v.; danach viermal jeweils 100 mg i.v. in vierwöchigen Intervallen*). Anti-Maus-Antikörper (HAMA's) wurden bei mehr als 80% der Patienten beobachtet, die mehr als 500 mg des monoklonalen Antikörpers erhielten, waren jedoch nicht mit einer erhöhten Rezidivwahrscheinlichkeit assoziiert; anaphylaktische Reaktionen waren selten und gering ausgeprägt. Nach einer 5-jährigen Beobachtungsphase waren die Mortalitätsrate und die Rezidivrate um 30% bzw. 27% reduziert (p < 0,05). Ein Effekt auf die Inzidenz von Lokalrezidiven wurde nicht beobachtet. Derzeit werden international Bestätigungsstudien u.a. im Vergleich mit „etablierten"-5-FU-Regimen durchgeführt. Außerhalb klinischer Studien ist eine 17-1A MAB (Panorex)-Therapie derzeit vorrangig bei Patienten mit Kolonkarzinom im Stadium III und Kontraindikationen für eine 5-FU/LV- oder 5-FU/Lev-Therapie zu erwägen.

Literatur

1. Parker SL, Tong T, Bolden S, Wingo PA (1997) Cancer Statistics. CA Cancer J Clin 47:5–27
2. Trock B, Lanza E, Greenwald P (1990) Dietary fiber, vegetables and colon cancer. critical review and meta-analysis of the epidemiologic evidence. J Natl Cancer Inst 82:650–661
3. Willett WC, Stamfer MJ, Colditz G et al. (1990) Relation of meat, fat, and fibe intake to the risk of colon cancer in a prospective study among women. N Engl J Med 323:1664–1672
4. Giovannucci E, Stampfer MJ, Colditz G et al. (1992) Relationship of diet to risk of colorectal adenoma in mem. J Natl Cancer Inst 84:91–98
5. Howe GR, Benito E, Castelleto R et al. (1992) Dietary intake of fiber and decreased risk of cancers of the colon and rectum. Evidence from the combined analysis of 13 case-control studies. J Natl Cancer Inst 84:1887–1896
6. Vasen HFA, Mecklin JP, Kahn PM, Lynch HT (1991) Hereditary non-polyposis colorectal cancer. Lancet 338:877

7. Hamilton SR (1993) The molecular genetics of colorectal neoplasia. Gastroenterology 105:3–7
8. Jessup JM, Menck HR, Fremgen A, Winchester DP (1997) Diagnosing Colorectal Carcinoma: Clinical and Molecular Approaches. CA Cancer J Clin 47:70–92
9. Markowitz AJ, Winawer SJ (1997) Management of colorectal polyps. CA Cancer J Clin 47:93–112
10. Muto T, Bussey HJR, Morson BC (1975) The evolution of cancer of the colon and rectum. Cancer 36:2270–3351
11. Stryker SJ, Wolff BG, Culp CE et al. (1987) Natural history of untreated colonic polyps. Gastroenterology 93:1009–1013
12. Winawer SJ, Zauber AG, Ho MN et al. (1993) Prevention of colorectal cancer by colonoscopic polypectomy. N Engl J Med 329:1977–1981
13. Blenkinsopp WK, Stewart-Brown S, Blesowsky L et al. (1981) Histopathology reporting in large bowel cancer. J Clin Pathol 34:509–513
14. Dukes CE (1932) The classification of cancer of the rectum. J Pathol 35:323–332
15. Astler VB, Coller FA (1954) The prognostic significance of direct extension of carcinoma of the colon and rectum. Ann Surg 139:846–851
16. TNM-Klassifikation maligner Tumoren, 5. Auflage (1997) In: Wittekind CH, Wagner G (Hrsg), Springer Verlag
17. Nathanson SD, Schultz L, Tilley B et al. (1986) Carcinoma of the colon and rectum: A comparison of staging classifications. Ann Surg 52:428–433
18. Jass JR, Mukawa K, Goh HS et al. (1989) Clinical importance of DNA content in rectal cancer measured by flow cytometry. J Clin Pathol 42:254–259
19. Witzig TE, Loprinzi CL, Gonchosoff NJ et al. (1991) DNA ploidy and cell kinetic measurements as predictors of recurrence and survival in stage B2 and C colorectal adenocarcinoma. Cancer 68:879–888
20. Hamelin R, Laurent-Puig P, Olschwang S et al. (1994) Association of P53 mutations with short survival in colorectal cancer. Gastroenterology 106:42–48
21. Bosari S, Viale G, Bossi P et al. (1994) Cytoplasmatic accumulation of P53 protein: an independent progonstic indicator adenocarcinomas. J Natl Cancer Inst 86:681–687
22. Jen J, Kim H, Piantadosi SP et al. (1994) Allelic loss of chromosome 18q and prognosis in colorectal cancer. N Engl J Med 331:213–221
23. Willett CG, Tepper JE, Cohen AM et al. (1984) Failure patterns following curative resection of colonic carcinoma. Ann Surg 200:685–690
24. Rich T, Gunderson LL, Lew R et al. (1983) Patterns of recurrence of rectal cancer after potentially curative surgery. Cancer 52:1317–1329
25. Read TE, Read JD, Butterfly LF (1997) Importance of adenomas 5 mm or less in diameter that are detected by sigmoidoscopy. N Engl J Med 336:8–12
26. Rothenberg DA, Buie WD (1994) Local regional staging of rectal cancer. In: Cohen AM, Winawer SJ (eds) Cancer of the Colon, Rectum and Anus. New York, McGraw-Hill, pp 521–531
26a. de Mello J, Struthers L, Turner R et al. (1983) Multivariate analysis as acides to diagnosis and assessment of prognosis in gastrointestinal cancer. Br J Cancer 48:341–348
26b. Moertel CG, O'Fallon JR, Go VL et al. (1986) The preoperative carcinoembryonic antigen test in the diagnosis, staging and prognosis of colorectal cancer. Cancer 58:603–610

26c. August DA, Ottow RT, Sugarbaker PH (1984) Clinical perspective of human colorectal cancer metastasis. Cancer Metastasis Rev 3:303–324

26d. Staab HJ, Anderer FA, Stumpf E et al. (1985) Eighty-four second look operations based on sequential carcinoembryonic antigen determinations and clinical investigations in patients with recurrent gastrointestinal cancer. Am J Surg 179: 198–204

26e. Denstman F, Rosen L, Khubchandani IT et al. (1986) Comparing predictive decision rule in postoperative CEA monitoring. Cancer 58:2089–2095

26f. Moertel CG et al. (1993) An evaluation of the carcinoembryonic antigen (CEA) test for monitoring patients with resected colon cancer. JAMA 270:943–947

27. Buyse M, Zeleniuch-Jacquotte A, Chalmers TC (1988) Adjuvant therapy of colorectal cancer. J Am Med Assoc 259:3571–3578

28. Guillem JG (1997) Surgical treatment of colorectal cancer. CA Cancer J Clin 47: 113–128

29. Nordlinger BG, Guiguet M, Vaillant J et al. (1996) Surgical resection of colorectal carcinoma metastases to the liver. Cancer 77:1254–1262

30. McCormack PM, Burt ME, Bains MS et al. (1992) Lung resection for colorectal metastases: 10-year results. Arch Surg 127:1403–1406

31. Blijham GH (1991) Chemotherapy of colorectal cancer. Anti-Cancer Drugs 2:233–245

32. Moertel CG (1994) Chemotherapy for Colorectal Cancer. N Engl J Med 330:1136–1142

33. Advanced Colorectal Cancer Meta-Analysis Project (1992) Modulation of fluorouracil by leucovorin in patients with advanced colorectal cancer: evidence in terms of response rate. J Clin Oncol 10:896–903

34. Advanced Colorectal Cancer Meta-analysis Project (1994) Meta-analysis of randomized trials testing the biochemical modulation of fluorouracil by methotrexate in metastatic colorectal cancer. J Clin Oncol 12:960–969

35. Laufmann LR, Bukowski RM, Collier MA et al. (1993) A randomized double-blind trial of fluorouracil plus placebo versus fluorouracil plus oral leucovorin in patients with metastatic colorectal cancer. J Clin Oncol 11:1888–1893

36. Poon MA, O'Connell MJ, Wieand HS et al. (1991) Biochemical modulation of fluorouracil with leucovorin: confirmatory evidence of improved therapeutic efficacy in advanced colorectal cancer. J Clin Oncol 9:1967–1972

37. Petrelli N, Herrera L, Rustum Y et al. (1987) A prospective randomized trial of 5-fluorouracil versus 5-fluorouracil and high-dose leucovorin versus 5-fluorouracil and methotrexate in previously untreated patients with advanced colorectal carcinoma. J Clin Oncol 5:1559–1565

38. Valone FH, Friedman MA, Wittlinger PS et al. (1989) Treatment of patients with advanced colorectal carcinoma with fluorouracil alone, high-dose leucovorin plus fluorouracil or sequential methotrexate, fluorouracil and leucovorin; a randomized trial of the Northern California Oncology Group. J Clin Oncol 7:1427–1436

39. Glimelius B (1993) Biochemical modulation of 5-Fluorouracil: a randomized comparison of sequential methotrexate, 5-fluorouracil and leucovorin versus sequential 5-fluorouracil and leucovorin in patients with advanced symptomatic colorectal cancer. Ann Oncol 4:235–240

40. Buroker TR, O'Connell MJ, Wieand HS et al. (1994) Randomized comparison of two schedules of fluorouracil and leucovorin in the treatment of advanced colorectal cancer. J Clin Oncol 12:14–20

41. Labianca R, Cascinu S, Frontini L et al. (1997) High versus low dose levoleucovorin as a modulator of 5-fluorouracil in advanced colorectal cancer: A GISCAD phase III study. Ann Oncol 8:169–174

42. Jäger E, Heike M, Bernard H et al. (1996) Weekly high-dose leucovorin versus low-dose, leucovorin combined with fluorouracil in advanced colorectal cancer: results of a randomized multicenter trial. J Clin Oncol 14:2274–2279

43. Scheithauer W, Kornek G, Marczell A et al. (1997) Fluorouracil plus racemic leucovorin versus fluorouracil combined with the pure 1-isomer of leucovorin for the treatment of advanced colorectal cancer: a randomized phase III. J Clin Oncol 15:908–914

44. Brook J (1995) Fluorouracil and low-dose leucovorin versus fluorouracil and high-dose leucovorin. What is the real cost? What is the answer. J Clin Oncol 13: 1830–1831

45. Poon MA, O'Connell MJ, Moertel CG et al. (1989) Biochemical modulation of fluorouracil: evidence of significant improvement of survival and quality of life in patients with advanced colorectal carcinoma. J Clin Oncol 7:1407–1418

46. Wadler S, Schwartz EL, Goldman M et al. (1989) Fluorouracil and recombinant alfa-2a-interferon: an active regimen against advanced colorectal cancer. J Clin Oncol 7:1769–1775

47. Corfu-A study group (1995) Phase III randomized study of two fluorouracil combinations with either interferon alfa-2a or leucovorin for advanced colorectal cancer. J Clin Oncol 13:921–928

48. Hill M, Norman A, Cunningham D et al. (1995) Royal Marsden phase III trial of fluorouracil with or without interferon alfa-2b in advanced colorectal cancer. J Clin Oncol 13:1297–1302

49. Seymour MT, Slevin ML, Kerr D et al. (1996) Randomized trial assessing the addition of interferon alfa-2a to fluorouracil and leucovorin in advanced colorectal cancer. J Clin Oncol 14:2280–2288

50. Greco FA, Figlin R, York M et al. (1996) Phase III randomized study to compare interferon alfa-2a in combination with fluorouracil versus fluorouracil alone in patients with advanced colorectal cancer. J Clin Oncol 14:2674–2681

51. Kosmidis PA, Tsavaris N, Skarlos D et al. (1996) Fluorouracil and leucovorin with or without interferon alfa-2b in advanced colorectal cancer: analysis of a prospective randomized phase III trial. J Clin Oncol 14:2682–2687

52. Wils JA (1992) High-dose fluorouracil: a new perspective in the treatment of colorectal cancer? Sem Oncol:19(Suppl 3):126–130

53. Sobrero A, Aschele C, Bertino J (1997) Fluorouracil in colorectal cancer. A tale of two drugs: implications for biochemical modulation. J Clin Oncol 15:368–381

54. Lokich JJ, Ahlgren JD, Gullo JJ et al. (1989) A prospective randomized comparison of continuous infusion fluorouracil with a conventional bolus schedule in metastatic colorectal carcinoma: a mid-Atlantic oncology program study. J Clin Oncol 7:425–432

55. Rougier PH, Paillot B, Laplance A et al. (1992) End results of a multicentric randomized trial comparing 5-FU in continuous systemic infusion (CI) to bolus administration (B) in measurable metastatic colorectal cancer (MCC). Proc Am Soc Clin Oncol 11:163

56. De Gramont A, Bosset JF, Milon C et al. (1997) Randomized trial comparing monthly low dose leucovorin and Fluorouracil bolus with bimonthly high-dose leucovorin and Fluorouracil bolus plus continuous infusion for advanced colorectal cancer. A French Intergroup Study. J Clin Oncol 15:808–815

57. Blijham GH, Wagener T, Wils J et al. (1996) Modulation of high-dose infusional fluorouracil by low-dose methotrexate in patients with advanced or metastatic colorectal cancer. Final results of a randomized European Organisation for Research and Treatment of Cancer study. J Clin Oncol 14:2266–2273

58. Aranda E, Cervantes A, Anton A et al. (1997) A phase III multicenter randomized study in advanced colorectal cancer: fluorouracil high dose continuous infusion weekly versus fluorouracil + leucovorin. Preliminary results. Proc Am Soc Clin Oncol 16:281a

59. Köhne C, Schöffski P, Wilke H et al. (1997) Biochemical modulation of weekly high-dose infusional (HD-CI) 5-FU in patients with advanced colorectal cancer. Results of a multicenter randomized AIO trial. Proc Am Soc Clin Oncol 16:271a

60. Ross P, Norman A, Cunningham et al. (1997) A prospective randomised trial of protracted venous infusion (PVI) 5-FU with or without mitomycin C (MMC) in advanced colorectal cancer. Proc Am Soc Clin Oncol 16:271a

61. Rougier P, Buyse M, Ryan L, Hansen R (1997) Meta-analysis of all trials comparing intravenous bolus administration to continuous infusion of 5-fluorouracil in patients wieth advanced colorectal cancer. Proc Am Soc Clin Oncol 16:267a

62. Ross PF, Webb A, Cunningham D et al. (1997) Infusional 5-fluorouracil in the treatment of gastrointestinal cancer: the Royal Marsden Hospital experience. Ann Oncol:111–116

63. Leichman CG, Fleming TR, Muggia FM et al. (1995) Phase II study of fluorouracil and its modulation in advanced colorectal cancer: a Southwest Oncolog Group Study. J Clin Oncol 13:1303–1311

64. Blijham GH, Wagener TH, Wils J et al. (1997) Double modulation of high-dose 5-fluorouracil (FU) with low-dose PALA and methotrexate (MTX): results of a randomized EORTC study. Proc Am Soc Clin Oncol 16:267a

65. Van Cutsem E (1996) A glimpse of the future. New directions in the treatment of colorectal cancer. Eur J Cancer 32A(Suppl 5):S23–27

66. Bleiberg H (1997) Colorectal cancer. Is there an alternative to 5-FU? Eur J Cancer 33:536–541

67. Cunningham D, Zalcberg J, Rath U et al. (1997) Final results of a randomised trial comparing Tomudex (raltitrexed) with 5-Fluorouracil plus leucovorin in advanced colorectal cancer. Ann Oncol 7:961–965

68. Pazdur R, Vincent M (1997) Raltitrexed (Tomudex®) versus 5-fluorouracil and leucovorin (5-FU + LV) in patients with advanced colorectal cancer (ACC): results of a randomized, multicenter, North American trial. Proc Am Soc Clin Oncol 16:228a

69. Harper P (1997) Advanced colorectal cancer (ACC): results from the latest Tomudex® (raltitrexed) comparative study. Proc Am Soc Clin Oncol 16:228a

70. Cripps MC, Burnfeld M, Jolivet J et al. (1997) Phase II study of a multi-targeted antifolate (LY231514) (MTA) as first-line therapy in patients with locally advanced or metastatic colorectal cancer (MCC). Proc Am Soc Clin Oncol 16:267a

71. Rougier P, Bugat R, Douillard JY et al. (1997) Phase II study of irinotecan in the treatment of advanced colorectal cancer in chemotherapy-naive patients and patients pretreated with fluorouracil-based chemotherapy. J Clin Oncol 15:251–260

72. Rothenberg ML, Eckhardt JR, Kuhn JG et al. (1996) Phase II trial of irinotecan in patients with progressive or rapidly recurrent colorectal cancer. J Clin Oncol 14:1128–1135

73. Conti JA, Kemeny N, Saltz L et al. (1996) Irinotecan is an active agent in untreated patients with metastatic colorectal cancer. J Clin Oncol 14:709–715

74. Van Cutsem E, Rougier PH, Doz JP et al. (1997) Clinical benefit of irinotecan (CPT-11) in metastatic colorectal cancer resistant to 5-FU. Proc Am Soc Clin Oncol 16:268 a

75. Abigerges D, Armand JP, Chabot GG et al. (1994) Irinotecan (CPT-11) high-dose escalation using high-dose loperamide to control diarrhea. J Natl Cancer Inst 86:446–449

76. Malik STA, Talbot D, Clarke PI et al. (1990) Phase II trial of UFT in advanced colorectal and gastric cancer. Br J Cancer 62:1023–1025

77. Pazdur R, Lassere Y, Rhodes V et al. (1994) Phase II trial of Uracil and Tegafur plus oral leucovorin: an effective oral regimen in the treatment of metastatic colorectal carcinoma. J Clin Oncol 12:2296–3000

78. González Barón M, Feliu J, de la Gándara I et al. (1995) Efficacy of oral Tegafur modulation by uracil and leucovorin in advanced colorectal cancer. A phase II study. Eur J Cancer 31:2215–2219

79. Saltz LB, Leichman CF, Young CW et al. (1995) A fixed-ratio combination of uracil and ftorafur (UFT®) with low dose leucovorin. An active oral regimen for advanced colorectal cancer. Cancer 75:782–785

80. Peters GJ, Van Groeningen CJ, Schornagel JH et al. (1997) Phase I clinical and pharmacokinetic study of S-1, an oral 5-fluorouracil (5-FU)-based antineoplastic agent. Proc Am Soc Clin Oncol 15:227 a

81. Schildky R, Bukowski R, Burris H et al. (1997) A phase II study of a five day regimen of oral 5-fluorouracil (5-FU) plus GW776 (776C85) with or without leucovorin in patients with metastatic colorectal cancer. Proc Am Soc Clin Oncol 16:171 a

82. Findlay M, Van Cutsem E, Kocha W et al. (1997) A randomised phase II study of Xeloda (capecitabine) in patients with advanced colorectal cancer. Proc Am Soc Clin Oncol 16:227 a

83. Brown TD, Fleming TR, Goodman PJ et al. (1995) A randomized trial of two schedules of trimetrexate versus 5-Fluorouracil in advanced colorectal cancer: a SWOG Study. Anticancer Drugs 6:219–223

84. Romanini A, Li WW, Colofiore JR, Bertino JR (1992) Leucovorin enhaces cytotoxicity of trimetrexate/fluorouracil, but not methotrexate/fluorouracil in CCRF-CEM cells. J Nat Cancer Inst 84:1033–1038

85. Conti JA, Kemeny N, Seiter K et al. (1994) Trial of sequential trimetrexate, fluorouracil and high-dose leucovorin in previously treated patients with gastrointestinal carcinoma. J Clin Oncol 12:695–700

86. Blanke CD, Kasimis B, Schein P et al. (1997) Phase II study of trimetrexate, fluorouracil and leucovorin for advanced colorectal cancer. J Clin Oncol 15:915–920

87. Machover D, Diaz-Rubio E, de Gramont et al. (1996) Two consecutive phase II studies of oxaliplatin for treatment of patients with advanced colorectal carcinoma who were resistant to previous treatment with fluoropyrimidines. Ann Oncol 7:95–98

88. Bécouarn Y, Ychou M, Ducreux M et al. (1997) Oxaliplatin (L-OHP) as first-line chemotherapy in metastatic colorectal cancer (MCRC) patients: preliminary activity/toxicity report. Proc Am Soc Clin Oncol 16:229a

89. De Gramont A, Vignoud J, Tournigand C et al. (1997) Oxaliplatin with high-dose leucovorin and 5-Fluorouracil 48-hour continuous infusion in pretreated metastatic colorectal cancer. Eur J Cancer 33:214–219

90. Levi F, Zidani R, Vannetzel MJ et al. (1994) Chronomodulated versus fixed infusion rate delivery of ambulatory chemotherapy with oxaliplatin, 5-fluorouracil and folinic acid in patients with colorectal cancer metastases. A randomized multiinstitutional trial. J Natl Cancer Inst 86:1608–1617

91. Giacchetti S, Zidani R, Perpoint B et al. (1997) Phase III trial of 5-fluorouracil (5-FU) folinic acid (FA, with or without oxaliplatin (OXA) in previously untreated patients (PTS) with metastatic colorectal cancer (MCC). Proc Am Soc Clin Oncol 16:229a

92. Bertheault-Cvitkovic F, Jami A, Ithzakin M et al. (1996) Biweekly intensified ambulatory chronomodulated chemotherapy with oxaliplatin, fluorouracil and leucovorin in patients with metastatic colorectal cancer. J Clin Oncol 14:2950–2958

93. Lévi F, Dogliotti L, Perpoint B et al. (1997) A multicenter phase II trial of intensified chronotherapy with oxaliplatin (L-OHP), 5-fluorouracil (5-FU) and folinic acid (FA) in patients (pts) with previously untreated metastatic colorectal cancer (MCC). Proc Am Soc Clin Oncol 16:266a

94. Laurie JA, Moertel CG, Fleming TR et al. (1989) Surgical adjuvant therapy of large bowel carcinoma: An evaluation of levamisole and the combination of levamisole and 5-fluorouracil. J Clin Oncol 7:1447–1456

95. Moertel CG, Fleming TR, MacDonald JS et al. (1990) Levamisole and fluorouracil for surgical adjuvant therapy of colon carcinoma. N Engl J Med 322:352–358

96. Moertel CG, Fleming TR, MacDonald J et al. (1992) The intergroup study of 5-FU plus lev and levamisole alone as adjuvant therapy for stage C colon cancer: A final report. Proc Am Soc Clin Oncol 11:161

97. Wolmark N, Rockette H, Fisher B et al. (1993) The benefit of leucovorin-modulated fluorouracil as postoperative adjuvant therapy of primary colon cancer: Results from the NSABP protocol C-03. J Clin Oncol 11:1879–1887

98. Marsoni S (for the IMPACT investigators) (1995) Efficacy of adjuvant fluorouracil and folinic acid in colon cancer. Lancet 345:939–944

99. O'Connell MJ, Mailliard JA, Kahn MJ et al. (1997) controlled trial of fluorouracil and low-dose leucovorin given for 6 months as postoperative adjuvant therapy for colon cancer. J Clin Oncol 15:246–250

100. Francini G, Perioli R, Lorenzini L et al. (1994) Folinic acid and 5-fluorouracil as adjuvant chemotheray in colon cancer. Gastroenterology 106:899–906

101. Moertel CG, Fleming TR, MacDoanld JS et al. (1993) Hepatic toxicity associated with fluorouracil plus levamisole adjuvant therapy. J Clin Oncol 11:2386–2390

102. Wolmark N, Rockette H, Mamounas EP et al. (1996) The relative efficacy of 5-FU + leucovorin (FU-LV), 5-FU + levamisole (FU-Lev) and 5-FU + leucovorin + levamisole (FU-LV-Lev) in patients with Duke's B and C carcinoma of the colon: first report of NSABP C-04. Proc Am Soc Clin Oncol 15:205

103. Haller DG, Catalano PJ, Macdonald JS et al. (1996 and 1997) Fluorouracil (FU), leucovorin (LV) and levamisole (lev) adjuvant therapy for colon cancer: preliminary results of INT-0089. Proc Am Soc Clin Oncol 15:21, and Proc Am Soc Clin Oncol 16:265a

104. O'Connell MJ, Laurie JA, Shepherd L et al. (1996) A prospective evaluation of chemotherapy duration and regimen as surgical adjuvant treatment for high-risk colon cancer: a collaborative trial of the North Central Cancer Treatment Group and the National Cancer Institute of Canada Clinical Trials Group. Proc Am Soc Clin Oncol 15:209

105. National Institutes of Health Consensus Development Conference (1990) Adjuvant therapy for patients with colon and rectal cancer. JAMA 264:1444–1450

106. Taylor I, Machin D, Mullee M et al. (1985) A randomized controlled trial of adjuvant portal vein cytotoxic perfusion in colorectal cancer. Br J Surg 72:359–363

107. Wereldsma JCJ, Bruggink EDM, Meyer WS et al. (1990) Adjuvant portal liver infusion in colorectal cancer with 5-Fluorouracil/heparin versus urokinase versus control. Cancer 65:425–432

108. Beart RW, Moertel CG, Wieand HS et al. (1990) Adjuvant therapy for resectable colorectal carcinoma with 5-Fluorouracil administered by portal infusion. Arch Surg 125:897–901

109. Wolmark N, Rockette H, Wickerham DL et al. (1990) Adjuvant therapy of Dukes' A, B and C adenocarcinoma of the colon with portal-vein fluorouracil hepatic infusion: preliminary results of NSABP protocol C-02. J Clin Oncol 8:1466–1475

110. Wolmark N, Rockette H, Petrelli N et al. (1994) Long-term results of the efficacy of perioperative portal vein infusion of 5-FU for treatment of colon cancer. NSABP C-02. Proc Am Soc Clin Oncol 13:194

111. Metzger U, Laffer U, Castiglione M et al. (1989) Adjuvant intraportal chemotherapy for colorectal cancer. Four year results of the randomized Swiss study. Proc Am Soc Clin Oncol 8:105

112. Fielding LP, Hittinger R, Grace RH et al. (1992) Randomized controlled trial of adjuvant chemotherapy by portal vein perfusion after curative resection for colorectal adenocarcinoma. Lancet 340:502–506

113. Piedbois P, Buyse M, Gray I et al. (1995) Portal vein infusion is an effective adjuvant treatment for patients with colorectal cancer. Proc Am Soc Clin Oncol 14:192

114. Crowley JJ (1994) Perioperative portal vein chemotherapy. ASCO Educational Book, pages 171–175

115. Nordic Gastrointestinal Tumor Adjuvant Group (1992) Expectancy or primary chemotherapy in patients with advanced asymptomatic colorectal cancer: a randomized trial. J Clin Oncol 10:904–911

116. Scheithauer W, Rosen H, Korneck GV et al. (1993) Randomized comparison of combination chemotherapy plus supportive care with supportive care alone in patients with metastatic colorectal cancer. BMJ 306:752–755

117. Allen-Mersh TG, Earlam S, Fordy C, Abrams K, Houghton J (1994) Quality of life and survival with continuous hepatic-artery floxuridine infusion for colorectal liver metastases. Lancet 344:1255–1260

118. Hafström L, Engarås B, Holmberg ST et al. (1994) Treatment of liver metastases from colorectal cancer with hepatic artery occlusion, intraportal 5-fluorouracil infusion, and oral allopurinol. A Randomized Clinical Trial. Cancer 74:2749–2756

119. Glimelius B (1993) Biochemical modulation of 5-fluorouracil: A randomized comparison of sequential methrexate, 5-fluorouracil and leucovorin versus sequential 5-fluorouracil and leucovorin in patients with advanced symptomatic colorectal cancer. Ann Oncol 4:235–240

120. Blijham GH (1997) Should patients with advanced colorectal cancer be treated with chemotherapy? Eur J Cancer 33:815–817

121. Kemeny NE (1992) Is hepatic infusion of chemotherapy effective treatment for liver metastases? Yes! In: DeVita V, Hellman S, Rosenberg SA (eds) Important Advanced in Oncology. JB Lippincott, Philadelphia pp 207–227

122. O'Connell MJ (1992) Is hepatic infusion of chemotherapy effective treatment for liver metastases? No! In: DeVita V, Hellman S, Rosenberg SA (eds) Important Advances in Oncology. J.B. Lippincott, Philadelphia, pp 228–234

123. Goldberg RM, Hatfield AK, O'Connell MJ, Mahoney M, Krook JE (1997) Salvage 5-FU-based chemotherapy (CT) for patients (pts) with advanced colorectal cancer (CRC) who have relapsed following surgical adjuvant (ADJ) CT: A North Central Cancer Treatment Group Trial. Proc Am Soc Clin Oncol 16:271a

124. MacFarlane JK, Ryall RD, Heald RJ (1993) Mesorectal excision for rectal cancer. Lancet 341:457–460

125. Higgins GA, Humphrey EW, Dwight TW et al. (1986) Preoperative radiation and surgery for cancer of the rectum: Veterans Administration Surgical Oncology Group Trial 11. Cancer 58:352–359

126. Gerard A, Buyse M, Norlinger B et al. (1988) Pre-operative radiotherapy as adjuvant treatment in rectal cancer. Final results of a randomized study of the European Organization on Research and Treatment of Cancer Gastrointestinal Tract Cancer Cooperative Group. Ann Surg 208:606–614

127. Dahl O, Horn A, Morild I et al. (1990) Low-dose preoperative radiation postpones recurrences in operable rectal cancer. Cancer 66:2286–2294

128. Stockholm Rectal Cancer Study Group (1990) Preoperative short-term radiation therapy in operable rectal carcinoma. A prospective randomized trial. Cancer 66:49–55

129. Gastrointestinal Tumor Study Group (1985) Prolongation of the disease-free interval in surgically treated rectal carcinoma. N Engl J Med 312:1465–1472

130. Gastrointestinal Tumor Study Group (1986) Survival after post operative combination treatment of rectal cancer. N Engl J Med 315:1294–1295

131. Balslev I, Pederson M, Teglbjaerg PS et al. (1986) Post-operative radiotherapy in Dukes' B and C carcinoma of the rectum and rectosigmoid. Cancer 58:22–28

132. Fisher B, Wolmark N, Rockette H et al. (1988) Postoperative adjuvant chemotherapy or radiotherapy for rectal cancer: results from NSABP protocol R-01. J Natl Cancer Inst 80:21–29

133. Treurniet-Donker AD, Van Putten LJ, Wereldsma JC et al. (1991) Postoperative radiation therapy for rectal cancer. Cancer 67:2042–2048

134. Pahlman L, Glimelius B (1990) Pre- or post-operative radiotherapy in rectal and recto-sigmoid carcinoma. Ann Surg 211:187–195

135. Swedish Rectal Cancer Trial (1997) Improved survival with preoperative radiotherapy in resectable rectal cancer. N Engl J Med 336:980–987

136. Holm T, Singnomklao T, Rutqvist LE, Cdermark B (1996) Adjuvant preoperative radiotherapy in patients with rectal carcinoma: adverse effects during long term follow-up of two randomized trials. Cancer 78:968–976

137. Frykholm GJ, Glimelius B, Pahlman L (1993) Preoperative or postoperative irradiation in adonocarcinoma of the rectum: final treatment results of a randomized trial and an evaluation of late secondary effects. Dis Colon Rectum 36:564–572

138. Minsky B (1997) Adjuvant therapy for rectal cancer – a good first step. N Engl J Med 336:1016–1017
139. Krook JE, Moertel CG, Gunderson LL et al. (1991) Effective surgical adjuvant therapy for high-risk rectal carcinoma. N Eng J Med 324:709–715
140. Rockette H, Deutsch M, Petrelli N et al. (1994) Effect of postoperative radiation therapy (RTX) when used with adjuvant chemotherapy in Dukes' B and C rectal cancer: results from NSABP R-02. Proc Am Soc Clin Oncol 13:193
141. Wils J, Wagener DJTh (1992) Combined modality adjuvant treatment of high-risk rectal cancer: a treatment of choice or a choice of treatment? Ann Oncol 3:192–199
142. Gastrointestinal Tumor Study Group (1992) Radiation therapy and fluorouracil with or without semustine for the treatment of patients with surgical adjuvant adenocarcinoma of the rectum. J Clin Oncol 10:549–557
143. O'Connell MJ, Martenson J, Wieand H et al. (1994) Improving adjuvant therapy for rectal cancer by combining protracted-infusion fluorouracil with radiation therapy after curative surgery. N Engl J Med 331:502–507
144. Tepper JE, O'Connell MJ, Petroni GR et al. (1997) Adjuvant postoperative fluor-ouracil-modulated chemotherapy combined with pelvic radiation therapy for rectal cancer: initial results of Intergroup 0114. J Clin Oncol 15:2030–2039
145. Gunderson LL (1994) Adjuvant therapy for rectal cancer. ASCO Eductational Book, pp 162–170
146. Minsky B, Cohen A, Enker W et al. (1993) Preoperative 5-FU, low dose leuco-vorin and concurrent radiation therapy for rectal cancer. Proc Am Soc Clin Oncol 12:194
147. Rietmüller G, Schneider-Gädicke E, Schlimok G et al. (1994) Randomized trial of monoclonal antibody for adjuvant therapy of resected Dukes' C colorectal carcinoma. Lancet 343:1177–1183

Analkarzinom

G. H. Blijham

I. Epidemiologie [1–3]

Häufigkeit: 2% aller Dickdarmkarzinome.

Inzidenz: ca. 1/100 000/Jahr.

Ätiologie: erhöhtes Risiko für männliche Homosexuelle, in Verbindung mit chronischen Irritationen des Analkanals (Hämorrhoiden, Fissuren, Fisteln) und für Patienten mit Condylomata accuminata.

II. Pathologie und Stadieneinteilung [3–10]

1 Pathologie

Das Analkarzinom kann im Plattenepithel distal des Analrandes (auch „Analrand"-Karzinom genannt) entstehen oder im Platten- und Zylinderepithel, das den Analkanal distal bzw. proximal der Linea dentata auskleidet. Die meisten Tumoren sind daher Plattenepithelkarzinome (ca. 65%) oder Übergangsepithel- (kloakogene) Karzinome (ca. 25%). Weitere Histologien beinhalten Adenokarzinome, kleinzellige Karzinome, Basalzellkarzinome und Melanome. Letztere zeigen eine schlechte Prognose mit einer 5-Jahres-Überlebensrate von ca. 10%.

2 Stadieneinteilung

Das Staging ist entsprechend der Stadieneinteilung nach Dukes vorgenommen worden und hängt, abgesehen von der Lymphknotenbeteiligung, vom Grad der Invasion ab. Kürzlich ist eine klinische AJCC/UICC-Klassifikation eingeführt worden, die die Größe des Primärtumors und das Ausmaß der Lymphknotenbeteiligung in Betracht zieht.

TNM-Klassifikation der Analkarzinome (UICC 1997)

T1	Tumordurchmesser < 2 cm
T2	Tumordurchmesser > 2 – ≤ 5 cm
T3	Tumordurchmesser > 5 cm
T4	Jede Größe, Infiltration in benachbarte Organe (Befall der Sphinktermuskulatur allein wird nicht mehr als T4 klassifiziert)

N Analkanal

N1	Perirektale Lymphknotenmetastasen
N2	Metastase(n) in inguinalen Lymphknoten einer Seite und/oder in Lymphknoten an der A. iliaca interna einer Seite
N3	Metastasen in perirektalen und inguinalen Lymphknoten und/oder in Lymphknoten an der A. iliaca interna beidseits und/oder in bilateralen Leistenlymphknoten

N Analrand

N1	Ipsilaterale inguinale Lymphknotenmetastasen

M1	Fernmetastasen

Stadieneinteilung

Stadium I	T1	N0	M0
Stadium II	T2 – 3	N0	M0
Analkanal			
Stadium IIIA	T4	N0	M0
	T1 – 3	N1	M0
Stadium IIIB	T4	N1	M0
	Jedes T	N2 – 3	M0

Analrand			
Stadium III	T4	N0	M0
	Jedes T	N1	M0
Stadium IV	Jedes T	jedes N	M1

3 Prognose

Die Prognose hängt von der Größe des Primärtumors und der Lymph-knotenbeteiligung ab, die in der Stadieneinteilung zusammen betrachtet werden. Die Art der Histologie (Platten- versus Übergangsepithel) und die Lokalisation (Analkanal oder Analrand) haben keinen größeren Einfluß auf die Prognose, wobei Analrandkarzinome eine bessere Prognose haben sollen. Die 5-Jahres-Überlebensrate liegt bei 80% für kleinere Tumoren (T1–T2), die den Sphinkter nicht infiltrieren, und bei weniger als 50% für T3- und T4-Tumoren und Patienten mit Lymphknotenbeteiligung. Therapieversagen und Tod werden meistens durch lokoregionale Rezidive verursacht; weniger als 5% der Patienten entwickeln Metastasen in Leber oder Lunge.

III. Diagnostik

Die Grundpfeiler der Diagnose sind die lokale und digitale anorektale Untersuchung sowie die Proktoskopie. Die Diagnostik wird häufig wegen der schwierigen differentialdiagnostischen Abgrenzung von (begleitenden) gutartigen Analerkrankungen verzögert.

Eine Inzisionsbiopsie ist immer erforderlich. Wenn die Leistenlymph-knoten vergrößert sind, sollte eine Zytologie und, falls negativ, eine chirurgische Biopsie entnommen werden.

IV. Behandlungsstrategie (Abb. 1)

1 Chirurgische Therapiemaßnahmen

1.1 Analrandkarzinome [1, 11]

Diese sollten lokal exzidiert werden. Lymphknoten sind selten befallen (ca. 10 %) und die Prognose ist sehr gut (> 80 %). Bei Patienten mit großen oder inoperablen Tumoren und positiven Lymphknoten ist eine weitergehendere Therapie indiziert; diese besteht vorzugsweise aus einer externen Bestrahlung mit oder ohne gleichzeitige Chemotherapie (s. IV.4), nur selten in einer abdominoperinealen Resektion.

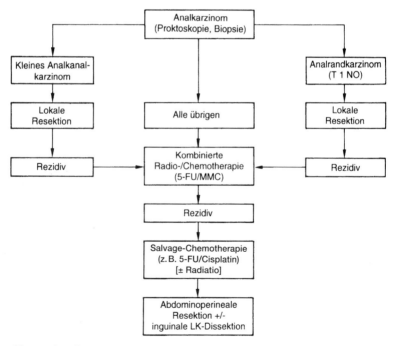

Abb. 1. Behandlungsstrategie des Analkarzinoms

1.2 Karzinome des Analkanals [1, 10, 12]

Die lokale Exzision sollte nur für kleinere Tumoren (T1) in Betracht kommen, die nicht in tieferen Gewebsschichten fixiert sind und keine Lymphknotenbeteiligung aufweisen. In diesen Fällen kann die Heilungsrate bei über 75 % liegen. In allen anderen Fällen ist die Lokalrezidivrate hoch und eine aggressive Therapie erforderlich. Mittels abdominoperinealer Resektion werden 5-Jahres-Überlebensraten von ca. 60 % erreicht, jedoch geht diese Operation mit erheblicher Morbidität und einem permanenten Colostoma einher. Die abdominoperineale Resektion bleibt heute meistens denjenigen Patienten vorbehalten, bei denen die initiale nichtoperative Therapie fehlschlägt.

1.3 Inguinale Lymphadenektomie [13]

Sie wird nur bei Patienten mit inguinalem Rezidiv durchgeführt.

2 *Strahlentherapie* [1, 14, 15]

Die externe Hochdosisbestrahlung (60 – 70 Gy) ermöglicht eine lokale Kontrolle und ein 5-Jahres-Überleben in 50 – 90 % der Fälle. Sie ist besonders bei kleineren Tumoren erfolgreich. Komplikationen, die chirurgisch behandelt werden müssen, treten in 5 – 15 % auf, weshalb ein kombiniertes Vorgehen bevorzugt wird (s. IV.4).

3 *Chemotherapie* [1, 16, 17]

Mit der Kombination von 5-FU und Mitomycin C zeigen 50 % der Patienten ein objektives Tumoransprechen. 5-FU wird als Dauerinfusion über vier Tage in einer Dosierung von 1000 mg/m^2, Mitomycin C als Bolus von 10 – 15 mg/m^2 an Tag 1 oder 2 verabreicht. Die Ergebnisse anderer Zytostatika sind anekdotisch; Cisplatin mag ebenfalls wirksam sein.

Tabelle 1. Neuere Studienergebnisse zur kombinierten Radio-/Chemotherapie des Analkarzinoms

Referenz	Chemotherapie	Radiotherapie	Anzahl Patienten	CR (%)	Überlebensrate
Flam et al. (1996) [25]	5-FU 1000 mg/m^2 DI, T1–4 und T29–32	45 Gy	145	86	71% (2 Jahre)
	ibidem plus MMC 10 mg/m^2, T1 + 29	45 Gy	146	92	75% (2 Jahre)
Bartelink et al. (1997) [29]	Keine Chemotherapie	45 Gy plus 15–20 Gy boost	52	54	56% (5 Jahre)
	5-FU 750 mg/m^2 DI, T1–5 + T29–33 MMC 15 mg/m^2, T1	ibidem	51	80	56% (5 Jahre)
Diaz et al. (1993) [26]	5-FU 1000 mg/m^2 DI, T1–4 + T29–32 DDP 100 mg/m^2, T1	30 Gy plus 18 Gy boost	16	94	94% (3 Jahre)
Roca et al. (1993) [27]	5-FU 750 mg/m^2 DI, T2–7 + T23–28 DDP 50 mg/m^2, T1 + 2, 22 + 23	40 Gy	25	72	87% (5 Jahre)

4 Kombinierte Therapieverfahren [1, 18 – 29]

Die Kombination von inzisioneller Biopsie, Chemotherapie mit 5-FU plus Mitomycin und externer Bestrahlung von Primärtumor, Becken- und Leistenlymphknoten ist die bevorzugte Behandlung in den meisten Fällen des Analkanalkarzinoms. Die Chemotherapie wird bevorzugt parallel zur Bestrahlung durchgeführt. Die Strahlendosis beträgt 45–60 Gy. Mindestens 75 % der Patienten zeigen eine komplette Remission; bei vielen von ihnen (80 %) ist bei Rebiopsie kein Tumor nachweisbar und eine dauerhafte Tumorfreiheit anzunehmen.

Die Ergebnisse neuerer Studien sind in Tabelle 1 zusammengefaßt. Die Daten zweier neuerer Studien zeigen, daß die Chemotherapie die mit alleiniger Stahlentherapie erzielten Ergebnisse verbessert [29] und die Kombination mit Mitomycin C für die Erzielung optimaler Ergebnisse bedeutsam ist [25]. Die Kombination der Strahlen- mit der Chemotherapie erhöht insbesondere die Raten des lokalrezidivfreien und des kolostomiefreien Überlebens. In Ergänzung zur Radiotherapie wurden ähnlich gute Ergebnisse wie mit 5-FU/MMC auch mit der Kombination von 5-FU/Cisplatin erzielt [26, 27]. Ergebnisse randomisierter Studien liegen derzeit allerdings noch nicht vor. Bei unzureichendem Ansprechen bzw. Lokalrezidiv nach Initialtherapie mit 5-FU/MMC ist eine abdominoperineale Resektion indiziert. In Ausnahmefällen kann bei einzelnen Patienten in Analogie zu den Erfahrungen in der RTOG-Studie [25] eine Chemotherapiekombination von 5-FU mit Cisplatin plus erneuter Bestrahlung erwogen werden. Bei HIV positiven Patienten mit fortgeschrittenem Krankheitsverlauf ist die erhöhte Toxizität der kombinierten Chemo-Radiotherapie zu beachten [28].

Literatur

1. Shank B, Cohen AM, Kelsen D (1989) Cancer of the anal region. In: DeVita V, Hellman S, Rosenberg SA (eds): Cancer Principles and Practice of Oncology. JB Lippincott, 4e edition, Philadelphia, pp 1006–1022
2. Peters RK, Mack TM (1983) Patterns and anal carcinoma by gender and marital status in Los Angeles Country. Br J Cancer 48:629–636
3. Daling JR, Weiss NS, Wislop G et al. (1987) Sexual practices, sexually transmitted diseases and the incidence of anal cancer. N Eng J Med 317:973–977
4. Dougherty B, Evans H (1985) Carcinoma of the anal canal: a study of 79 cases. Am J Clin Pathol 83:159–164

5. Wanebo HJ, Woodruff JM, Farr GH et al. (1981) Anorectal melanoma. Cancer 47:1891–1900
6. TNM-Klassifikation maligner Tumoren, 5. Auflage (1997) In: Wittekind CH, Wagner G (Hrsg), Springer-Verlag
7. Papillon J, Montcarbon JF (1987) Epidermoid carcinoma of the anal canal: a series of 275 cases. Dis Colon Rectum 30:324–333
8. Salmon RJ, Zafrani B, Habib A et al. (1986) Prognosis of cloacogenic and squamous cancer of the anal canal. Dis Colon Rectum 29:336–430
9. Goldman S, Auer G, Erhard K et al. (1987) Prognostic significance of clinical stage, histologic grade and nuclear DNA content in squamous cell carcinoma of the anus. Dis Colon Rectum 30:444–448
10. Boman BM, Moertel CG, O'Connel MJ et al. (1984) Carcinoma of the anal canal: a clinical and pathologic study of 188 cases. Cancer 54:114–125
11. Greenall MJ, Quan SHW, Stearns MW et al. (1985) Epidermoid cancer of the anal margin. Am J Surg 149:95–101
12. Al-Juif AS, Turnbul RB, Fazio VW (1979) Local treatment of squamous cell carcinoma of the anus. Surg Gynecol Obstet 148:576–578
13. Greenall M, Magill G, Quan S et al. (1986) Recurrent epidermoid cancer of the anus. Cancer 57:1437–1441
14. Salmon RJ, Fenton J, Asselain B et al. (1984) Treatment of epidermoid anal canal cancer. Am J Surg 147:43–48
15. Eschwege F, Lasser P, Chavy A et al. (1985) Squamous cell carcinoma of the anal canal: treatment by external beam irradiation. Radiother Oncol 3:145–150
16. Salem P, Habboubi N, Naanasissie E et al. (1985) Effectiveness of cisplatin in the treatment of anal squamous cell carcinoma. Cancer Treat Rep 69:891–893
17. Wilkin N, Petrell N, Herrera L et al. (1985) Phase II study of combination of bleomycin, vincristine and high-dose methotrexate (BOM) with leucovorin rescue in advanced squamous cell carcinoma of the anal canal. Cancer Chemother Pharmacol 15:300–302
18. Nigro ND (1987) Multidisciplinary management of cancer of the anus. World J Surg 11:446–451
19. Ajlouni M, Mahrt D, Milad MP (1984) Review of recent experience in the treatment of carcinoma of the anal canal. Am J Clin Oncol 7:687–691
20. John MJ, Flam M, Lovalvo L et al. (1987) Feasibility of non-surgical definitive management of anal canal carcinoma. Int J Radiat Oncol Biol Phys 13:299–303
21. Tanum G, Tveit K, Karlson KO et al. (1991) Chemotherapy and radiation therapy for anal carcinoma. Cancer 67:2462–2466
22. Miller EJ, Quan SH, Thaler T (1991) Treatment of squamous cell carcinoma of the anal canal. Cancer 67:2038–2041
23. Zucali R, Doci R, Bombelli L (1990) Combined chemotherapy-radiotherapy of anal cancer. In J Radiat Oncol Biol Phys 19:1221–1223
24. Cummings BJ, Keane TJ, O'Sullivan B et al. (1991) Epidermoid anal cancer. Treatment by radiation alone or by radiation and 5-Fluororuacil with and without mitomycin C. Int J Radiat Oncol Phys 21:1115–1125
25. Flam MS, John MJ, Patak TF et al. (1996) Role of mitomycin in combination with fluorouracil and radiotherapy and of salvage chemoradiation in the definitive non surgical treatment of epidemoid carcinoma of the anal canal: Results of a phase III randomized intergroup study. J Clin Oncol 14:2527–2539

26. Diaz E, Young K, de la Rosa E (1993) Cisplatin and 5-FU plus simultaneous radiotherapy for the treatment of epidermoid carcinoma of the anal region. Proc Am Soc Clin Oncol 12:190

27. Roca E, Penella E, Milano C et al. (1993) Efficacy of cisplatin with 5-FU plus alternating radiotherapy as first line treatment in anal canal cancer. Long term results. Proc Am Soc Clin Oncol 12:206

28. Rosenblatt E, Chandha M, Malamud S et al. (1993) Toxicity of combined modality treatment for squamous cell carcinoma of the anus in patients at risk for human immune deficiency virus (HIV). Proc Am Soc Clin Oncol 12:214

29. Bartelink H, Roelofsen F, Eschwege F et al. (1997) Concomitant radiotherapy and chemotherapy is superior to radiotherapy alone in the treatment of locally advanced anal cancer: results of a phase III randomized trial of the European Organization for Research and Treatment of Cancer Radiotherapy and Gastrointestinal Cooperative Groups. J Clin Oncol 15:2040–2049

Regionale Therapie hepatischer Tumoren

D. V. Jones, A. Hoque und Y. Z. Patt

I. Historische Entwicklung/Epidemiologie

Fernmetastasen solider Tumoren sind – auch bei unilokulärer Manifestation – als Hinweis auf eine systemische Tumorerkrankung anzusehen und können mittels Operation oder Radiotherapie nur selten kurativ behandelt werden. In einzelnen Fällen, in denen die Metastasierung in nur einem Organ bzw. einer umschriebenen anatomischen Region auftritt, ist eine regionale Therapie zur erwägen. Das Konzept einer regionalen Tumorbehandlung wurde in den frühen 50iger Jahren von Kopp et al. [1] und Bierman et al. [2] entwickelt, die Stickstoff-Lost intraarteriell in verschiedene Tumoren infundierten. Die arterielle Leberperfusion mittels Zytostatika wurde von Watkins und Sullivan [3, 4] entwickelt, die über einen Teflon-Katheter 5-Fluorouracil (5-FU) oder 2'-Deoxy-5-Fluorouridin (FUDR) mit Hilfe einer externen Infusionspumpe in die Arteria hepatica communis applizierten. Obwohl diese ersten Therapieversuche in zahlreichen Komplikationen resultierten, stellt die arterielle Leberinfusion (hepatic arterial infusion; HAI) aufgrund technischer Weiterentwicklungen heute für zahlreiche Patienten eine erwägenswerte Therapieoption dar. Die regionale Therapie hepatischer Metastasen mit Standard-Chemotherapeutika ist aus mehreren Gründen durchführbar: einer zweifachen Blutversorgung der Leber; einer hohen Gewebetoleranz gegenüber den meisten chemotherapeutischen Substanzen; geeigneter Pharmakokinetik der am häufigsten für die HAI-Therapie angewendeten Zytostatika.

Die Leber stellt das Organ mit den häufigsten metastatischen Tumorabsiedlungen dar. In einer retrospektiven Analyse von Autopsiedaten fanden Pickren et al. bei 10 736 Patienten mit unterschiedlichen Tumorerkrankungen eine Lebermetastasierung bei 41 % [10]. Zahlreiche Untersuchungen haben gezeigt, daß die Lokalisation von Tumormetastasen prognostisch relevant und eine Beteiligung viszeraler Organe oft mit einer schlechteren Prognose assoziiert ist [11–18]. Darüber hinaus ist auch das Ausmaß der Leberbeteilung von Bedeutung für die Überlebenszeit. Wanebo et al. beobachteten bei Patienten mit unresezierten, solitären hepatischen Kolonkarzinommetastasen 1- bzw. 3-Jahres-Überlebensraten von 72% bzw. 17% gegenüber 25% bzw. 17% bei Patienten mit mehreren intrahepatischen Läsionen [19]. Wood et al. beobachteten bei Patienten mit multiplen Läsionen in einem Lebersegment bzw. -lappen eine 1-Jahres-Überlebensrate von 27% gegenüber 5,7% bei Patienten mit diffuser intrahepatischer Metastasierung. Bei ≤5% der Patienten mit dokumentierter hepatischer Metastasierung, die mit der Absicht einer kompletten Metastasenresektion operiert werden, kann eine vollständige chirurgische Tumorentfernung durchgeführt werden [20]. Gleichwohl kann bei uni- oder oligolokulären Läsionen in einem Leberlappen oder - segment die chirurgische Resektion bei bis zu ca. 25% der Patienten kurativ sein [22].

Von weiterer prognostischer Bedeutung ist der histogenetische Ursprung der Lebermetastasen. Patienten mit unbehandelten Lebermetastasen eines kolorektalen Karzinoms weisen eine mediane Überlebensdauer von 146 Tagen, Patienten mit Magenkarzinom von 60 Tagen und Patienten mit Pankreaskarzinom von nur 42 Tagen auf [13].

Während grundsätzlich jede Tumorerkrankung in die Leber metastasieren kann, findet sich eine Häufung bei gastrointestinalen Tumoren; am häufigsten bei kolorektalen Karzinomen. Etwa 75% der Patienten mit fortgeschrittenem kolorektalen Karzinom weisen eine Lebermetastasierung auf; bei der Hälfte dieser Patienten stellt die Leber den einzigen oder überwiegenden Metastasierungsort dar [21]. Andere Tumoren, die zu einer ausschließlichen oder überwiegenden Lebermetastasierung führen, sind Karzinoide und Leiomyosarkome des Magen-Darmtrakts, Inselzellkarzinome und Aderhautmelanome.

Neben dem Versuch einer kompletten chirurgischen Resektion isolierter Lebermetastasen stellt die externe Strahlentherapie üblicherweise keine kurative Behandlungsoption dar, da die zur Tumoreradikation notwendige Strahlendosis diejenige der hepatischen Gewebetoleranz überschreitet. Eine radiogene Hepatitis kann bei Strahlendosen >30 Gy auftreten und ist ggf. von einer Leberinsuffizienz, Leberzellnekrose und -fibrose, Aszites und einer hepatischen Venenverschlußkrankheit gefolgt. Gelegentlich kann eine Strahlentherapie jedoch unter palliativen Gesichtspunkten zur Schmerzlinderung indiziert sein.

II. Physiologie/Pathophysiologie

Das Blut-Minutenvolumen der Leber, das etwa 1,5 bis 2 Liter beträgt, wird zu $^2/_3$ durch die Portalvene gewährleistet [5]. Die Portalvene stellt auch den hauptsächlichen Zufuhrweg der Mehrzahl metastatischer Tumoremboli der meisten primären Magen-Darm-Tumoren dar. Metastasen anderer Primärtumoren erreichen die Leber vermutlich über die Leberarterie. Nach Implantation der Tumorzellen in der Leber erfolgt die Blutversorgung der Mikrometastasen sowohl über die Leberarterie als auch über die Portalvene. Demgegenüber werden größere, primäre oder sekundäre Lebertumoren nahezu ausschließlich über Blutgefäße der Leberarterie versorgt [6, 7]. Zahlreiche experimentelle Studien haben diese Art der Blutversorgung intrahepatischer Tumoren nachgewiesen, unabhängig davon, ob die Metastasenimplantation auf intraarteriellem oder intraportalem Weg oder direkter hepatischer Parenchyminjektion erfolgt [8, 9]. Diese Daten bilden eine wesentliche Grundlage für die selektive chemotherapeutische Behandlung mittels HAI.

III. Pharmakokinetik

Die Mehrzahl der heute verwendeten Zytostatika weist einen geringen therapeutischen Index und eine nur begrenzte Aktivität bei zahlreichen soliden Tumoren auf [23]. Das primäre Ziel der regionalen Chemotherapie ist daher, eine höhere Konzentration und Gesamtdosis des Zytostatikums innerhalb des Tumorbetts zu erreichen als mit einer systemischen Zytostatikainfusion erzielt werden kann. Da zahlreiche Zytostatika eine lineare Dosiswirkungsbeziehung aufweisen, kann eine höhere lokale Dosis ggfs. mit einem Anstieg der tumoriziden Zytostatikaaktivität einhergehen [21, 23, 24]. Idealerweise ist ein solches Vorgehen mit einer Reduktion der Toxizität nicht betroffener Gewebe assoziiert. Aufgrund der hohen hepatischen Zytostatikaextraktion („first-pass"-Inaktivierung) zahlreicher Substanzen, einschließlich der fluorinierten Pyrimidine, erscheint dies Konzept im Fall der Leberperfusion teilweise möglich zu sein. Die Mehrzahl der heute für die HAI verwendeten Zytostatika weist darüber hinaus eine hohe Gesamtkörperclearance und eine kurze Plasmahalbwertszeit auf. Aufgrund ihrer pharmakokinetischen Eigenschaften sind neben den fluorierten Pyrimidinen auch Cisplatin, Mitomycin-C und Carmustin für die HAI-Therapie interessante Substanzen, mit denen gegenüber einer intravenösen Verabreichung ein 4–8-facher Anstieg der Zytostatikaexposition des Tumorbetts durch HAI erreichbar ist. Mit 5-FU und FUDR kann ein 10- bzw. 400-facher Anstieg der Zytostatikaexposition mittels HAI gegenüber einer intravenösen Applikation erzielt werden [24]. Aufgrund der hohen Zytostatikaextraktion übersteigt deren Konzentration in normalen Hepatozyten üblicherweise diejenige im intrahepatischen Tumorgewebe, in dem die Substanzaufnahme heterogen sein kann. In einer Studie von Sigurdson et al. konnte gezeigt werden, daß das Konzentrationsverhältnis von FUDR in Hepatozyten gegenüber den Zellen eines metastasierten kolorektalen Karzinoms ca. 2,35:1 betrug [25]. Hieraus ergibt sich, daß trotz hoher hepatischer Gewebetoleranz gegenüber zahlreichen Zytostatika ein erhöhtes Risiko einer Hepatotoxizität resultieren kann.

IV. Toxizität

In der Regel wird die HAI-Zytostatikatherapie gut toleriert; die bei systemischer Applikation üblichen Nebenwirkungen werden nur selten beobachtet. Fluoropyrimidine führen bei arterieller Leberinfusion nur gelegentlich zu einer leichten Myelosuppression. Mitomycin-C, Nitrosoharnstoffe und Anthrazykline sind häufiger mit einer leichten Granulozyto- oder Thrombopenie assoziiert; das Ausmaß der Myelosuppression ist jedoch üblicherweise geringer als bei identisch dosierter intravenöser Verabreichung. Übelkeit, Erbrechen, Durchfall und Stomatitis treten in der Regel nicht auf, werden jedoch bei Vorhandensein eines ausgeprägten arteriovenösen Shunts beobachtet.

Die HAI-Therapie von Zytostatika ist mit spezifischen Nebenwirkungen assoziiert. Die gravierendste Toxizität ist die irreversible *biliäre Sklerose*. Diese wird gelegentlich bei Verwendung von Mitomycin-C beobachtet, tritt jedoch am häufigsten auf, wenn FUDR in einer Dosierung > 0,3 mg/kg/Tag für 24 Tage oder länger infundiert wird [26]. Das erste Anzeichen einer Toxizität ist häufig ein Anstieg der alkalischen Phosphatase im Serum. Ein Anstieg des Serum-Bilirubins tritt meist später auf. Radiologisch finden sich Veränderungen wie bei der sklerosierenden Cholangitis. Die Gallenwege erscheinen sonografisch unauffällig; die Diagnose kann meist durch eine ERCP gestellt werden. Die Bildung fibröser Strukturen findet sich meist an der Bifurkation des Gallengangs, da diese von Ästen der Leberarterie perfundiert wird; die weiter distal gelegenen Gallengänge werden von Ästen der Aa. gastroduodenalis und mesenterica superior perfundiert [27]. Histologisch finden sich eine ausgedehnte Fibrosierung der Gallengänge sowie Nekrosen und eine Cholostase. Meist ergeben sich nur geringe oder keine Hinweise auf eine Leberzellschädigung (Hepatitis) [21, 26]. Die Ursachen der chemotherapieinduzierten biliären Sklerose sind weitgehend ungeklärt. Trotz der überwiegenden Blutversorgung der Gallengänge durch die Leberarterie (s. o.) und der hieraus resultierenden hohen Zytostatikakonzentrationen gibt es Hinweise für eine mögliche pathogenetische Bedeutung einer Ischämie [28, 29]. Hinsichtlich einer Reduktion der Inzidenz der biliären Sklerose sind zahlreiche Untersuchungen durchgeführt worden. Von Roemling et al. beobachteten eine geringere biliäre Toxizität, wenn FUDR in einem zircadianen Rhythmus appliziert wurde; diese Resultate konnten in einer Phase I–II-Studie von Patt et al. jedoch nicht verifizert werden [30, 31]. Hohn et al. beobachteten, daß eine Reduktion der täglichen FUDR-Dosis von 0,3 mg/kg/Tag auf ≤0,2 mg/kg/Tag das Auftreten der Cholostase verzögerte, ohne jedoch zu einer Reduktion der Inzidenz der biliären Sklerose zu führen [32]. Kemeny et al. zeigten, daß höhere FUDR-Dosierungen applizierbar waren, wenn eine gleichzeitige Infusion von Dexamethason erfolgte [33]; darüber hinaus fanden sich bei der Gruppe von Patienten mit zusätzlicher Dexamethason-Gabe eine höhere Ansprechrate (71% versus 40%) und ein Trend zu einer höheren Überlebensdauer. Stagg et al. [34] beobachteten ebenso eine geringere biliäre Toxizität mit einer Applikationsweise, bei der FUDR (0,1 mg/kg/Tag) für die Tage 1–7 gefolgt von arteriellen Bolusinjektionen von 5-FU (15 mg/kg) an den Tagen 15, 22 und 29 (Zykluswiederholung an Tag 35) appliziert wurde. Unabhängig von dem verwendeten Behandungsregime stellt die regelmäßige, meist wöchentliche Bestimmung des Serum-Bilirubins, der alkalischen Phosphatase sowie der Transaminasen einen wichtigen Faktor zur Reduktion der biliären Sklerose dar. Bei 3-fachem Anstieg der alkalischen Phosphatase über den Ausgangswert sollte ein Therapieabbruch und bei Bilirubinanstieg möglichst eine Behandlungsunterbrechung bis zur Bilirubinnormalisierung erfolgen. Falls FUDR hiernach erneut appliziert wird, sollte zunächst mit einer geringen Dosis (0,05 mg/kg/Tag) begonnen werden; bei fehlendem Anstieg der alkalischen Phosphatase oder des Bilirubins kann die Dosis anschließend langsam erhöht werden [21, 32].

Eine weitere Komplikationsmöglichkeit der HAI-Therapie ist die *chemische Hepatitis*. Im Gegensatz zur biliären Sklerose ist diese Komplikation meist reversibel, erfordert jedoch eine zeitweilige Unterbrechung der Therapie, insbesondere bei einem ≥ 3-fachen Anstieg der Transaminasenwerte. Eine Erhöhung der Serum-Transaminasen findet sich bei 37% der Patienten, eine Hyperbilirubinämie bei 25% [21].

Eine weitere mögliche Nebenwirkung ist die *nicht-kalzifizierende chemische Cholezystitis*, die in früheren Studien bei bis zu $^1/_3$ der Patienten beobachtet wurde [35]. Da die Gallenblasenarterie üblicherweise aus der rechten oder linken Leberarterie entspringt, ist die Gallenblase einer hohen Zytostatikadosis ausgesetzt. Bei der Resektion erscheint die Gallenblase fibrotisch und hypovaskulär. Es ist heute üblich, eine prophylaktische Cholezystektomie bei der chirurgischen Anlage eines Leberarterienkatheters durchzuführen.

Weitere Komplikationen der HAI-Zytostatikatherapie sind eine *Gastritis* und *gastroduodenale Ulzerationen*. Diese entstehen durch unbeabsichtigte Perfusion des Magens und Duodenums infolge Fehlpositionierung eines perkutan plazierten Katheters oder durch inadäquate Ligation von Gefäßen mit Ursprung aus der Leberarterie. In zahlreichen Studien wurden abdominelle Schmerzen – assoziiert mit einer Gastroduodenitis – bei bis zu 56% der Patienten beobachtet [36–38]; vielfach erfolgte jedoch keine endoskopische Befundsicherung. In anderen Studien konnten mittels endoskopischer Kontrollen gastroduodenale Ulzerationen bei 20–40% der Patienten nachgewiesen werden [38–41]. Die für die Behandlung peptischer Gastroduodenalulzera verwendeten Medikamente – Antacida, H_2-Rezeptorblocker – haben keinen oder nur einen geringen Einfluß auf die Entwicklung gastroduodenaler Ulzerationen im Rahmen einer HAI-Therapie; dennoch mögen sie eine symptomatische Befundbesserung erzielen. Eine Vermeidung dieser Komplikation ist nur durch sorgfältige Plazierung des perkutanen Katheters und durch röntgenologische Lagekontrollen (mindestens jeden 2. Tag) möglich. Bei chirurgischer Katheteranlage ist eine sorgfältige Unterbindung aller Äste der Arteria hepatica vorzunehmen, die den Magen und das Duodenum perfundieren [42]; nach Gefäßdissektion sollte eine Fluorescein-Injektion mit Inspektion von Leber, Magen und Duodenum durch eine Wood-Lampe erfolgen. Technische Probleme sind derzeit selten. Komplikationen in Bezug auf den operativen Eingriff beinhalten meist Serome oder Hämatome der Pumpentasche, die meist durch einfache Nadelaspiration beseitigt werden können [26].

Das Auftreten eines intrahepatischen oder intraläsionalen arteriovenösen Shunts verringert die Wahrscheinlichkeit des Therapieansprechens und erhöht die systemische Toxizität der verabreichten Zytostatika.

V. Technische Aspekte

In den ersten Studien zur HAI-Therapie wurden externe Pumpen verwendet und eine häufige Hospitalisation der Patienten erforderlich. Es fanden sich häufig Katheterdislokationen, arterielle Thrombosen und eine Sepsis. Durch technische Verbesserungen bei der perkutanen Katheterplazierung sowie einer Optimierung der Pumpensysteme ist die HAI-Therapie heute weniger komplikationsträchtig und stellt eine ökonomisch vertretbare Behandlungsalternative dar. Die Entwicklung komplett implantierbarer Pumpensysteme hat gegenüber der Verwendung externer Pumpen vor allem zu einer Verringerung Katheter-induzierter Infektionen geführt. Gleichzeitig scheinen die implantierbaren Pumpensysteme mit einer verbesserten Patientenakzeptanz einherzugehen [46]. Die in den USA am häufigsten verwendete Pumpe ist die „Infusaid"®-Pumpe (Infusaid Corporation, Norwood, MS). Diese beinhaltet ein perkutan auffüllbares 50 ml-Medikamentenreservoir und weist eine kontinuierliche Pumpaktivität für die Dauer von 2–3 Wochen auf. In einer Kostenanalyse einer 1-jährigen Behandlungsdauer erwies sich das komplett implantierbare Pumpensystem gegenüber einer perkutanen Katheteranlage als wesentlich günstiger [31]. Darüber hinaus wiesen die komplett implantierbaren Pumpensysteme eine mediane Verwendungsdauer von 28 Monaten gegenüber 9 Monaten für implantierte Ports mit externen Pumpen auf [47]. Vor Pumpenanlage ist ein präoperatives Angiogramm zur Darstellung der Arteria hepatica und des Portalvenenflusses erforderlich. Bei der Laparotomie wird die Arteria gastroduodenalis nach Dissektion der Aa. hepatica und gastroduodenalis und Ligation der A. gastrica dextra kanüliert. Alle Seitenäste der A. gastroduodenalis werden ebenfalls ligiert, um eine chemotherapieinduzierte Gastroduodenitis zu vermeiden [26, 48, 49]. Darüber hinaus wird eine Cholezystektomie zur Vermeidung der chemischen Cholezystitis empfohlen [26]. Nach Katherisierung erfolgt die intraoperative Injektion von Fluorescein und Darstellung mittels Wood-Lampe; alternativ können radioaktive Substanzen zur Darstellung einer adäquaten Leberperfusion injiziert werden.

VI. Klinische Studien

1 Hepatische arterielle Infusion (HAI) von Zytostatika

1.1 Kolorektales Karzinom

Die Mehrzahl der Patienten mit solitärer oder prädominanter hepatischer Metastasierung weist ein kolorektales Karzinom auf. Die Behandlung dieser Patienten erfolgt vorzugsweise mit fluorierten Pyrimidinen, insbesondere mit 5-FU, das bei systemischer Anwendung eine durchschnittliche Ansprechrate von 20 % und eine mediane Ansprechdauer von 6 Monaten erzielt [21]. Durch Addition von Folinsäure können die Ansprechraten nahezu verdoppelt werden [43]. In einigen Studien wurden höhere Ansprechraten mit einer Kombinationschemotherapie beschrieben; meist findet sich jedoch ein deutlicher Anstieg der Toxizität ohne eindeutigen Überlebensvorteil. Zur möglichen, weiteren Erhöhung der Ansprechrate und Verlängerung der Überlebenszeiten wurden daher zahlreiche Studien zur HAI-Therapie mit fluorierten Pyrimidinen durchgeführt. Die durchschnittliche Ansprechrate in diesen Studien beträgt 50 % (Varianz: 25–75 %) [44, 45].

Mit einer Dauerinfusion von FUDR mittels implantierbarer Pumpe beobachteten Niederhuber et al. eine Ansprechrate von 83 % und eine mediane Überlebensdauer von 25 Monaten [37]. In Nachfolgestudien wurden Ansprechraten von ca. 44 % beschrieben [21]. Die bisherigen Daten erlauben keinen direkten Vergleich der Ergebnisse der systemischen Therapie mit denen der HAI; Patienten, die eine HAI-Therapie erhalten, weisen meist eine prädominante Lebermetastasierung bei Therapiebeginn auf, während Patienten, die eine Systembehandlung erhalten, häufig eine disseminierte Metastasierung zeigen. Ferner werden in den meisten Studien mit systemischer Applikation die Ansprechraten oder Überlebenszeiten für Patienten mit prädominanter Lebermetastasierung nicht gesondert aufgeführt. Erschwerend kommen unterschiedliche Applikationsmodalitäten und Kriterien für das Tumoransprechen und die mediane Überlebenszeit hinzu. In zahlreichen unkontrollierten Studien wurden kontinuierliche oder intermittierende HAI-Therapien von 5-FU oder FUDR, Monotherapien mit Mitomycin-C sowie Kombinationschemotherapien geprüft. Insgesamt liegen die mit diesen Verfahren erzielten Ansprechraten allerdings etwa 2–3mal höher als mit systemischer

5-FU-Monotherapie. Ob hieraus auch verbesserte Überlebenszeiten resultieren, ist aufgrund des „Cross-over"-Designs der bisherigen Studien ungeklärt. Bei mit systemischer 5-FU-Therapie vorbehandelten Patienten wurden in einigen Studien Ansprechraten mittels HAI-Therapie von 18–83% beschrieben [44, 50]. Die Überlebenszeiten betrugen zwischen 2 und 9 Monaten [51, 52]. Die Evaluierung durchschnittlicher Überlebenszeiten ist meist dadurch erschwert, daß diese oft vom Beginn der klinischen Symptomatik, der Erstdokumentation einer Metastasierung oder dem Therapiebeginn berechnet wurden [53]. Bei primär unvorbehandelten Patienten wurden durchschnittliche Ansprechraten von ca. 50% (Varianz: 39–75%) beobachtet [53]. Analog den Ergebnissen einer systemischen 5-FU-Therapie findet sich – unabhängig von der Vorbehandlung – eine Verdopplung der Überlebenszeiten für Patienten mit nachweisbarer Tumorremission gegenüber solchen ohne Tumoransprechen.

In mindestens fünf *randomisierten Studien* wurde eine HAI-FUDR-Therapie mit systemisch appliziertem FUDR oder 5-FU verglichen. In allen Studien fand sich ein signifikanter Vorteil hinsichtlich der Ansprechrate zugunsten der HAI-Therapie (42–62%) gegenüber einer systemischen Behandlung, die eine Ansprechrate von 10–21% aufwies. In der Untersuchung von Kemeny et al. fand sich ein 40%iger Anstieg der medianen Überlebenszeit in der Gruppe der Patienten mit HAI-Therapie (17 versus 12 Monate); da 60% der Patienten, die initial auf eine Systembehandlung randomisiert wurden, bei Tumorprogression anschließend eine HAI-Therapie erhielten, können die durch beide Behandlungsmodalitäten erreichbaren medianen Überlebenszeiten jedoch nicht bestimmt werden [54]. Hohn et al. beobachteten eine Ansprechrate von 42% mit HAI-Therapie; die mediane Zeitdauer bis zur Tumorprogression betrug 401 Tage und die mediane Überlebenszeit 503 Tage. Patienten, die eine systemische Therapie erhielten, wiesen eine Ansprechrate von 10%, eine mediane Zeitdauer bis zur Tumorprogression von 201 Tagen und eine mediane Überlebenszeit von 484 Tagen auf. Dabei wurden mehr als 40% der Patienten, die initial eine Systemtherapie erhielten, bei Tumorprogression mittels HAI behandelt. Diese Patientengruppe wies eine mediane Überlebenszeit von 702 Tagen auf [55]. Chang et al. beobachteten einen 6-monatigen Überlebensvorteil zugunsten einer HAI-Therapie gegenüber einer systemischen FUDR-Gabe (19 versus 13 Monate) [56]. In einer weiteren Studie von Rougier et al. wurde eine Ansprechrate von 49% bei Patienten mit HAI-Therapie gegenüber 14% bei Patienten der Kontrollgruppe ohne HAI beobachtet. Die mediane Zeitdauer bis zur Krankheitsprogression betrug 15 bzw. 6 Monate; die mediane Überlebensdauer und die 2-Jahres-Überlebensrate betrugen 14 Monate und 22 % in der Patientengruppe mit HAI-Therapie und 10 Monate bzw. 10 % in der Kontrollgruppe [58]. Für die Interpretation dieser Ergebnisse erweist sich jedoch als problematisch, daß die Kontrollgruppe heterogen behandelt wurde und ein Teil der Patienten unbehandelt war. Zusätzlich wurde eine relativ hohe Toxizitätsrate in beiden Studienarmen beobachtet; etwa die Hälfte der Patienten, die eine HAI-Therapie erhielten, entwickelten innerhalb von 2 Jahren eine biliäre Sklerose. In einer weiteren randomisierten Studie von Allen-Mersh et al. wurden 100 Patienten mit ausschließlicher hepatischer Metastasierung entweder einer FUDR-HAI-Therapie oder einer symptomatischen Behandlung unterzogen. Die medianen Überlebenszeiten betrugen 405 Tage versus 226 Tage (p = 0,03) [59].

Die o.g. Einzelstudienergebnisse zusammenfassend ist festzustellen, daß infolge unzureichenden Studiendesigns bislang keine eindeutige Aussage darüber möglich ist, ob die HAI-Therapie einer Systemtherapie hinsichtlich der Überlebenszeiten der Patienten statistisch signifikant überlegen ist. Es wird derzeit eine neue randomisierte Studie ohne „Crossover"-Design zum Vergleich von FUDR/Leukovorin/Dexamethason mittels HAI und systemischer Therapie erwogen (Kemeny, N; persönliche Mitteilung).

Zur Ermittlung möglicher Vorteile einer HAI-Therapie hinsichtlich Remissionsrate und Überlebenszeit wurde eine *Meta-Analyse* durchgeführt, die auf individuellen Patientendaten aus 6 Studien und den Übersichtsdaten einer anderen Studie beruht. Hierbei zeigte sich eine Ansprechrate von 41 % für FUDR-HAI-Patienten (3 % CR, 38 % PR) verglichen mit einer Ansprechrate von 14 % (2 % CR, 12 % PR) für Patienten mit intravenöser FUDR- oder 5-FU-Therapie. Unter Einschluß aller Daten der o.g. Studien fand sich ein signifikanter Überlebensvorteil zugunsten der Patienten mit FUDR-HAI gegenüber der Kontrollgruppe (p = 0.0009); bei vergleichender Analyse jedoch nur derjenigen Patienten, die entweder eine FUDR-HAI-Therapie oder eine intravenöse FUDR- oder 5-FU-Therapie erhielten, ergab sich kein statistisch signifikanter Überlebensvorteil (p = 0.14) zugunsten der HAI-Therapie. Aus den Daten dieser Metaanalyse ist derzeit lediglich die Schlußfolgerung abzuleiten, daß mittels HAI-Therapie bei Patienten mit Lebermetastasen eines kolorektalen Karzinoms höhere Remissionsraten als mit intravenöser Therapie erzielbar sind [60].

Für die Gesamtbewertung der HAI sollten auch die Kosten, Patientenakzeptanz und Therapietoxizität berücksichtigt werden. Eine Kostenberechnung der HAI-Therapie bei Patienten mit irresektablen Lebermetastasen eines kolorektalen Karzinoms wurde von Durand-Zaleski vorgenommen und zeigte vergleichbare Werte wie für andere Therapieverfahren [61].

Maßgebliche Nachteile der HAI-Therapie mit FUDR sind, wie o. a., die chemisch induzierte Cholangitis sowie das Auftreten einer extrahepatischen Tumorprogression. Zur Reduktion biliärer Toxizität wurde von uns in neuerer Zeit 5-FU anstelle FUDR – in Kombination mit rIFNα – verwendet [62]. In diese Studie wurden Patienten mit refraktärer Erkrankung gegenüber systemischem 5-FU plus Leukovorin aufgenommen. Die Remissionsrate betrug 33%, die mediane Überlebenszeit 15 Monate. Keiner der 48 Studienpatienten entwickelte biliäre Nebenwirkungen. Ursache des Therapieabbruchs waren die Manifestation einer extrahepatischen Tumorprogression bei 16 Patienten (33%) bzw. eine Refraktärität der Lebermetastasen auf die HAI-Therapie bei 23 Patienten. Um die Entwicklung einer lokalen und systemischen Tumorresistenz zu verzögern, wird derzeit an unserer Institution eine Studie initiiert, die eine alternierende Applikation von HAI mit 5-FU/rIFNα und systemischem Irinotecan vorsieht.

In einer weiteren, neueren Studie berichteten Hartmann et al. von einer Studie zur HAI-Therapie mit Fotemustin. Die MTD betrug 125 mg/m²/Tag. Bei 15 mittels CT evaluierbaren Patienten wurden eine CR, drei PR, eine MR und sieben NC berichtet. Lokale Nebenwirkungen bestanden überwiegend in geringen, reversiblen Leberenzymerhöhungen [63].

1.2 Hepatozelluläres Karzinom

Bei Patienten mit hepatozellulärem Karzinom wurden zahlreiche Mono- und Kombinationschemotherapien geprüft. Bei systemischer Applikation ergeben sich bei unselektionierten Patientenkollektiven meist Ansprechraten $\leq 20\%$; ferner existiert bislang kein eindeutiger Nachweis, daß eine systemische Chemotherapie die medianen Überlebenszeiten oder die Überlebensraten erhöht. Adriamycin wurde in initialen Studien als die wirksamste Monosubstanz angesehen; Nachfolgestudien ergaben durchschnittliche Ansprechraten von nur $< 15\%$ [64–66]. Andere Zytostatika, wie beispielweise Etoposid, Cisplatin, Mitoxantron, Epirubicin oder 5-FU plus Leukovorin erzielten Ansprechraten von $\leq 20\%$ [67–71]. Antihormonelle Therapieansätze mit Tamoxifen oder Ketokonazol führten zu enttäuschenden Ergebnissen [72–74].

In zahlreichen Studien wurde eine Therapie mit rIFNα geprüft. In einer Studie der „Gastrointestinal Tumor Study Group" wurde bei 30 Patienten,

die mit rIFNα behandelt wurden, eine Ansprechrate von 7% beschrieben
[75]. Creagan et al. beobachteten bei 7 Patienten mit unterschiedlichen
soliden Tumoren, die rIFNα plus Doxorubicin erhielten, ein Tumoransprechen bei einem Patienten mit HCC [76]. In einer randomisierten
Studie, in der Doxorubicin mit zwei Applikationsschemata von rIFNα verglichen wurde, wurde eine 10%ige Ansprechrate für rIFNα, hingegen kein
Tumoransprechen für Doxorubicin berichtet [77]. Die medianen Überlebenszeiten beider Behandlungsgruppen waren vergleichbar (Doxorubicin: 4,8 Wochen; rIFNα: 8,3 Wochen). In einer Untersuchung an unserer
Institution wurde für die Kombination von 5-FU und rIFNα eine Ansprechrate von 18% bei Patienten mit niedrigem AFP beobachtet. Dieselbe Therapie war ineffizient bei Patienten mit AFP-Werten > 50 ng/dl
oder einem Tumordurchmesser > 10 cm [78]. In einer neueren Studie
wurde die Kombination von intravenösem Cisplatin, Adriamycin und
5-FU plus subkutanem rIFNα-2b geprüft. Hierbei zeigten sich eine
PR-Rate von 10%, eine mediane Überlebenszeit von 1 Jahr sowie zahlreiche Patienten mit MR und NC. Ein vergleichbares Therapieregime
mittels HAI scheint eine noch höhere Aktivität aufzuweisen (Patt et al;
Manuskript eingereicht).

Im Gegensatz zu den o.a., mit systemisch applizierter Chemotherapie
erzielten Ergebnissen werden mit einer intraarteriellen Chemotherapie
durchschnittliche Ansprechraten von 30–50% erzielt [79, 80]. Selbst mit
einer Monotherapie mit Cisplatin, das bei systemischer Gabe als weitgehend inaktiv anzusehen ist, werden Ansprechraten von 40–50% bei
regionaler Therapie des HCC beschrieben [79]. In einer kürzlich publizierten Studie wurde über die HAI-Therapie mit Ifosfamid bei 16 Patienten mit inoperablem HCC berichtet [81]. Dabei wurden 6 PR (37,5%)
und 4 MR (25%) beobachtet. Die mediane Remissionsdauer betrug
5 Monate, die mediane ÜLZ 7,1 Monate. Nebenwirkungen bestanden
im wesentlichen aus Alopezie und Anämie. In einer randomisierten,
multizentrischen Studie von Rougier et al. wurde die Kombination von
Lipiodol-Chemoembolisation (LCE) plus Tamoxifen mit alleiniger Tamo-
xifen-Therapie verglichen. Dabei fand sich kein signifikanter Unterschied
zwischen den medianen ÜLZ. Die 1- und 2-Jahres-ÜLR in der LCE/Tamo-
xifengruppe betrugen 55% und 24%, und in der Tamoxifengruppe 55%
und 26% [82].

Als problematisch für die Beurteilung der Ergebnisse zahlreicher Studien ist die Tatsache anzusehen, daß in der Mehrzahl der Studien zusätzlich
Embolisationsmaßnahmen zur Chemotherapie durchgeführt wurden,
so daß eine Einzelbewertung jeder Therapiemodalität kaum möglich ist. In

einer retrospektiven Untersuchung von Patt et al. wurden Patienten mit HCC, die intraarteriell FUDR, Doxorubicin und Mitomycin-C erhielten, mit Patienten verglichen, die eine intravenöse 5-FU- oder Doxorubin-enthaltende Therapie erhielten. Die mediane Überlebenszeit der Patienten mit HAI-Therapie war gegenüber derjenigen von Patienten mit intravenöser Therapie nahezu verdoppelt (9 versus 5 Monate) [83]. Für eine 4-tägige HAI-Therapie mit FUDR, Leukovorin, Doxorubin und Cisplatin wurde eine 50%ige Ansprechrate beobachtet; diese Behandlung zeigte jedoch bei Patienten mit Hepatitis B- oder C-Infektion eine signifikante Toxizität [84].

1.3 Mammakarzinom

In zahlreichen Untersuchungen wurde beschrieben, daß die Ansprechraten hepatischer Metastasen bei Patientinnen mit Mammakarzinom geringer sind als diejenigen anderer Organmanifestationen [85, 86]. Zur Verbesserung der hepatischen Ansprechraten wurden einige Studien zur HAI-Therapie durchgeführt. Fraschini et al. untersuchten die HAI-Therapie mit Vinblastin (2 mg/m²/Tag über 5 Tage), mit Cisplatin (120 mg/m²) und der Kombination von Cisplatin (100 mg, Tag 1) gefolgt von einer 5-tägigen Dauerinfusion von Vinblastin (1,7 mg/Tag) [87–89]. Die Behandlung erfolgte in 3- bis 4-wöchigen Intervallen mittels eines perkutanen Katheters. Komplette Remissionen wurden nicht beobachtet; die PR-Raten betrugen 36%, 19% und 33%. Da Vinblastin einer beträchtlichen hepatischen Extraktion unterliegt [90], wurde eine nur mäßige Systemtoxizität beobachtet. Die hauptsächliche Nebenwirkung bestand in einer Sklerosierung der Gefäße der A. hepatica. Die Systemtoxizität von Cisplatin war in beiden o.g. Studien beträchtlich. Hieraus resultierte die Schlußfolgerung, daß die Zugabe von Cisplatin zu intraarteriell appliziertem Vinblastin die Toxizität, nicht aber die Ansprechrate erhöht.

In weiteren kleinen Studien wurden Patienten mittels HAI-Therapie mit variablen Regimen unter Einschluß von Mitomycin, 5-FU, FUDR und/oder Doxorubicin behandelt [91–94]. Damit wurden Ansprechraten von bis zu 90% berichtet. Lange und Minton beschrieben ein Tumoransprechen bei 8 von 9 Patienten, die bei Progression nach Systemtherapie eine HAI-Therapie mit 5-FU, Doxorubicin und Methotrexat kombiniert mit oralem Cyclophosphamid erhielten [94]. Andere Autoren beschreiben Ansprechraten von 53–82%. Aufgrund des Fehlens prospektiv randomisierter Studien ist die Bedeutung der HAI-Therapie bei Patientinnen mit Mammakarzinom derzeit jedoch nicht eindeutig beurteilbar.

1.4 Magenkarzinom

Bei Patienten mit Magenkarzinom werden bei systemischer Therapie meist Ansprechraten von 35–40% beobachtet. Die Ansprechrate von Lebermetastasen beträgt hingegen nur ca. 28% [85]. In einigen kleinen, nicht randomisierten Studien wurden positive Ergebnisse für eine HAI-Therapie berichtet [91, 95–97]. Ein grundsätzliches Problem ist, daß eine ausschließliche oder prädominante Lebermetastasierung bei Magenkarzinomen nur selten zu beobachten ist.

1.5 Pankreaskarzinom

Analog den Magenkarzinomen findet sich beim Pankreaskarzinom nur selten eine ausschließliche Lebermetastasierung, statt dessen jedoch meist ein nicht resezierbarer Primärtumor. Eine regionale Therapie sollte daher vorzugsweise den Truncus coeliacus und nicht ausschließlich die Leber umfassen. In einer Studie von Bengmark und Andren-Sandberg bei 19 Patienten mit irresektablem Pankreaskarzinom und intraarterieller 5-FU-Therapie sowie oral appliziertem Testolacton wurden keine objektiven Remissionen und kein Überlebensvorteil im Vergleich zu einer historischen Kontrollgruppe beobachtet [98]. Demgegenüber beschrieben Aigner et al. eine Ansprechrate von 69% bei 26 Patienten, die 5-tägige Truncus coeliacus-Infusionen von Mitomycin-C, Cisplatin und 5-FU erhielten. Bei 4 Patienten wurde eine sekundäre Resektabilität nach vier Therapiezyklen beschrieben [99].

1.6 Neuroendokrine Tumoren (Inselzellkarzinome und Karzinoide)

Inselzellkarzinome weisen bei systemischer Behandlung höhere Ansprechraten auf als Karzinoide. Für Inselzellkarzinome wurden mit einer Monotherapie mit Streptozocin, Dacarbazin oder Doxorubicin Ansprechraten von 41%, 20% und 20% beschrieben [100, 101]. In einer anderen Studie wurde mit der Kombinationsbehandlung von Streptozocin und 5-FU eine CR-Rate von 33% und eine PR-Rate von 30% beobachtet [102].

Bei Karzinoiden wurden für eine Monotherapie mit 5-FU, Dacarbazin oder Doxorubicin Ansprechraten von 26%, 17% und 21% beobachtet [103–105]. Die Kombination von 5-FU mit Streptozocin erzielte vergleichbare Ansprechraten von 22–33% [106–107]. Für beide Tumorentitäten gilt, daß bei zahlreichen Patienten eine symptomatische Kontrolle mit Interferon-α oder Somotostatin erreicht werden kann.

Bislang liegen nur spärliche Studienergebnisse zur HAI-Therapie bei hepatisch-metastasierten neuroendokrinen Tumoren vor. In einer kleinen Studie von Reed et al. wurden 11 Remissionen bei 14 Patienten beobachtet, die mit einer 5-FU-HAI-Therapie behandelt wurden [108]. Einige Autoren beschreiben einen temporären Behandlungserfolg durch Ligation der zuführenden Arterien; üblicherweise bildet sich aber bereits nach kurzer Zeit ein Kollateralkreislauf aus [104, 109]. In zahlreichen Studien wurde eine allerdings die Wirksamkeit einer arteriellen Leberembolisation mit Gelfoam (Upjohn Comp.) oder Ivalon (Ivalon Inc.) beschrieben [110–113].

1.7 Gallenblasenkarzinom

Infolge ihren geringen Inzidenz ist die Therapie der Gallenblasenkarzinome wenig standardisiert. In einer Phase II-Studie unserer Institution mit systemischer, kontinuierlicher intravenöser 5-FU-Applikation in Kombination mit rIFNα-2b (s.c.) bei 35 Patienten mit biliärem Karzinom wurden eine Remissionsrate von 34% und eine mediane Überlebenszeit von 12 Monaten beobachtet [114].

Gallenblasenkarzinome weisen in Frühstadien häufig ein nur lokoregionales Wachstum mit Infiltration in Leber, regionale Lymphknoten und andere regionale Strukturen auf. Bei Begrenzung der Metastasierung in die Leber mag eine HAI-Therapie indiziert sein. Bislang liegen nur wenige diesbezügliche Studienergebnisse vor. In einer der bisher größten Untersuchungen beobachteten Misra et al. mit einer alternierenden HAI-Therapie von Mitomycin-C und 5-FU eine Ansprechrate von 60% bei 15 Patienten [115]. Diese Ergebnisse sind vergleichbar denen anderer Phase II-Studien mit unterschiedlichen Behandlungsregimen von 5-FU oder FUDR. Die bisherigen Ergebnisse lassen jedoch ingesamt keine Schlußfolgerung hinsichtlich des Stellenwerts der HAI-Therapie beim Gallenblasenkarzinom zu.

1.8 Andere Tumorentitäten

Aussagen über den Stellenwert der HAI-Chemotherapie bei anderen Tumorentitäten sind bisher nicht möglich. In Fallberichten wurden mittels HAI-Therapie bei hepatisch metastasierten Leiomyosarkomen einzelne objektive Tumorremissionen beobachtet [116, 117]. In einem Einzelfallbericht wurde die HAI-Therapie eines hepatisch metastasierten Fibrosarkoms mittels FUDR dokumentiert [109]. Über die Behandlung anderer Entitäten, z.B. Aderhautmelanomen, Nierenzellkarzinomen, nicht-seminomatöser Hodentumoren sowie kleinzelligen Bronchialkarzinome liegen zumeist nur anekdotische Berichte vor [118–122].

2 Arterielle Infusion von „biological response modifiers" (BRMs)

BRMs/Zytokine sind bei systemischer Applikation oft mit beträchtlicher Toxizität assoziiert. Es wurden daher Studien durchgeführt, in denen diese Substanzen intraarteriell/regional appliziert wurden. Mehrheitlich handelt es sich um Studien mit kleinen Fallzahlen und unterschiedlichen Therapieregimen, häufig auch um Phase I-Studien mit unterschiedlichen Tumorentitäten pro Studie. Gelegentlich erfolgten auch intrasplenische Applikationen zur Aktivierung lienaler Effektorzellen. Diese Heterogenität der Studien erlaubt zumeist keine hinreichende Beurteilbarkeit eines einzelnen Therapieverfahrens. Bislang wurden vorrangig folgende BRMs geprüft: Tumornekrosefaktor, Interleukin-2 ± lymphokinaktivierte Killerzellen (LAK-Zellen) oder tumorinfiltrierende Lymphozyten (TIL) und Interferone.

2.1 Tumornekrosefaktor-α (TNFα)

TNF-α kann in vitro eine tumorizide Aktivität und in vivo eine hämorrhagische Tumornekrose induzieren [123, 124]. Mittels systemischer, intravenöser oder intramuskulärer Applikation wurden Ansprechraten von 0–10% beobachtet [125–127]. Eine höherdosierte systemische Therapie ist mit erheblicher Toxizität assoziiert [125–128, 131]. In mindestens 2 Studien zur intraläsionalen TNF-(-Applikation wurden Ansprechraten von ca. 20% beobachtet. Die intraarterielle Gabe von TNF-α wurde überwiegend im Tiermodell geprüft. In der bisher einzigen Phase I–II-Studie zur HAI-The-

rapie mit TNF-α bei menschlichen Tumoren behandelten Mavligit et al.
22 chemotherapieresistente Patienten mit ausschließlicher Lebermetastasierung mit TNF-α in einer Dosierung von 12,5–175 μg/m²/Tag über 5 Tage.
Bei 14 Patienten mit hepatisch metastasiertem kolorektalen Karzinom
wurden zwei partielle Remissionen mit einer Remissionsdauer von 3 Monaten beobachtet. Drei Patienten wiesen ein geringes Tumoransprechen
(minor response) und 7 Patienten einen Abfall des Serum-CEA auf [132].
Darüber hinaus zeigte diese Studie, daß TNF-α bei intraarterieller Gabe in
einer ca. 6fach höheren Dosierung appliziert werden kann als bei systemischer Gabe. Insgesamt ist die klinische Wirksamkeit bei den gewählten
Patientenkollektiven als gering einzuschätzen.

2.2 Interleukin-2 (IL-2)

IL-2 weist in experimentellen Systemen vielfach eine lineare Dosiswir-
kungsbeziehung auf, wobei hohe Dosierungen aufgrund der systemischen
Toxizität oft nicht anwendbar sind [133–135]. Mittels regionaler Applika-
tion lassen sich höhere Dosierungen als bei systemischer Gabe applizieren.
Bisher wurden vorwiegend zwei regionale Therapieverfahren geprüft: die
IL-2-Infusion der Arteria hepatica oder der Arteria lienalis. Die Infusion
von IL-2 in die Leberarterie führt zu einer direkten Stimulation von
TIL-Zellen *in situ*, während die Milzarterieninfusion LAK-Zellen von
Milz-Vorläuferzellen generiert, die nach Passage durch die Milzvene in die
Leber zirkulieren. Klasa et al. beobachteten eine erhöhte LAK- und NK
Zellaktivität nach 5-tägiger Milzveneninfusion von IL-2 in einer Dosie-
rung von 1,5 bis 4 × 10⁴ U/kg/Tag. In einer nachfolgenden Phase I–II-Stu-
die bei 20 Patienten mit unterschiedlichen Tumoren wurden eine partielle
Remission und ein gemischtförmiges Ansprechen bei 2 Patienten mit
Nierenzellkarzinom beobachtet; 1 Patient mit malignem Lymphom wies
ein geringfügiges Tumoransprechen (MR) auf [136, 137]. Die maximal
applizierte Dosis von 4 × 10⁴ U/kg/Tag erwies sich als nur gering toxisch.
Okuno et al. behandelten 18 Patienten mit unterschiedlichen metastatischen Lebertumoren mit IL-2 in einer Dosierung von 8 × 10⁵ U/Tag als
Dauerinfusion über 25–40 Tage (Milzarterie). Hepatische oder renale
Komplikationen wurden nicht beobachtet; zwei Drittel der Patienten zeigten eine Eosinophilie und/oder Thrombozytopenie; alle Patienten wiesen
eine verstärkte LAK- und NK-Zellaktivität auf. Eine partielle Remission
wurde bei 1 Patienten mit nicht-resektablem Hepatom beobachtet. Drei
Patienten mit radiologisch okkultem kolorektalen Karzinom und erhöh-

tem CEA-Titer im Serum zeigten einen für ≥3 Jahre anhaltenden Abfall des Serum-CEA [138]. Thatcher et al. behandelten 31 Patienten mit progredientem, hepatisch-metastasiertem Melanom im Rahmen einer Phase I–II-Studie mit einer Kombination von intrasplenischem und intravenösem IL-2. Von 15 Patienten der Phase I-Studie zeigten 2 Patienten eine partielle Remission (Remissionsdauer: 6 bzw. 16 Monate). Fünf Patienten wiesen eine Krankheitsstabilisierung für 3-14 Monate auf. In der Phase II-Studie wurden zwei partielle Remissionen bei 16 Patienten beobachtet; 3 Patienten zeigten eine Krankheitsstabilisierung für die Dauer von 5–16 Monaten [139]. In einer randomisierten Studie behandelten Mavligit et al. 14 Patienten mit hepatischen Metastasen mit einer intrasplenischen und 14 Patienten mit einer intrahepatischen arteriellen IL-2-Therapie in einer Dosierung von $5-45 \times 10^5$ U/m²/Tag als 5-Tage-Infusion. Die Milzarterieninfusion führte zu einer höheren LAK-Zellaktivierung. Die Toxizität beider Behandlungsregime war vergleichbar. Jeweils 1 Patient mit Aderhautmelanom und und hepatisch metastasiertem Leiomyosarkom des Magens erreichten eine >9 bzw. 10 Monate anhaltende partielle Remission [140]. Yamamoto et al. behandelten 17 Patienten mit hepatozellulärem Karzinom mit IL-2-HAI-Therapie in einer Dosierung von $1,75 \times 10^5$ U/Tag als Dauerinfusion bis zum Krankheitsprogress oder Auftreten unakzeptabler Toxizität. Zusätzlich erhielten die Patienten intermittierend eine HAI-Therapie mit Doxorubicin und Lipiodol. Die Behandlungsdauer reichte von 1–32 Monaten (Median 8 Monate); dabei wurden vier komplette und zwei partielle Remissionen beobachtet. Aufgrund der Kombinationsbehandlung mit einer Chemoembolisation sind diese Daten hinsichtlich der Aktivität von IL-2 nicht beurteilbar [141]. Hazama et al. beobachteten bei 9 Patienten mit nicht resektablem hepatozellulären Karzinom drei komplette Remissionen; 2 Patienten wiesen ein „minor response" auf. Die Behandlung bestand aus der Gabe von IL-2, OK-432 und Doxorubicin intrahepatisch und zusätzlich OK-432, Cyclophosphamid und Famotidin intravenös [142]. Eine andere Arbeitsgruppe berichtete eine 43%ige Ansprechrate bei 14 Patienten mit hepatisch metastasierten gastrointestinalen Karzinomen, die mit einer kombinierten Chemoimmunotherapie (Adriamycin oder Mitomycin plus OK-432 und IL-2) behandelt wurden. Es ist unklar, ob in dieser Studie Standardkriterien für das Tumoransprechen angewendet wurden [143]. Okuno et al. berichteten lediglich in Abstract-Form über eine 70%ige Ansprechrate bei 20 Patienten mit hepatisch metastasiertem Magen- oder kolorektalem Karzinom. Dabei bestand die Behandlung aus intraarteriellem IL-2 kombiniert mit Mitomycin-C und 5-FU. [144]. In einer Studie von Cohen et al. wurden 15 Patienten mit intraarteriellem IL-2 und autologen LAK-Zellen sowie teilweise mit intraperitonealen Infusionen behandelt; dabei wurden fünf partielle Remissionen beobachtet [145].

Zahlreiche andere Arbeitsgruppen haben mit regionaler, intraarterieller LAK-Zellinfusion sowie systemischem oder intraarteriellem IL-2 zum Teil eindrucksvolle partielle Remissionen oder Tumorstabilisierungen erzielt [146–152]. Aufgrund kleiner Patientenzahlen in diesen Studien sind bislang jedoch keine eindeutigen Aussagen hinsichtlich der Effizienz der regionalen adoptiven Immuntherapie möglich.

2.3 Interferon-α (IFN-α)

In der Mehrzahl der bisherigen Studien wurde IFN-α mit anderen Substanzen kombiniert intraarteriell appliziert. In der bisher größten Studie von Medenica und Huschart wurden 78 Patienten mit primären oder metastatischen Lebertumoren mit intraarteriellem IFN-α und konventionellen Zytostatika – selektiert auf der Basis von *in vitro* Chemosensitivitätsassays – behandelt. Es wurden 23 komplette und 35 partielle Remissionen beschrieben [153]. Fuchimoto et al. beobachteten zwei partielle Remissionen bei Patienten mit Hepatom, die mit natürlichem Interferon und TNF-α behandelt wurden, sowie eine partielle Remission bei einem Patienten, der Interferon und 5-FU erhielt [154]. In einer Serie von 13 Patienten mit unterschiedlichen Tumorentitäten beobachteten Hartlapp et al. bei 3 Patienten mit malignem Melanom eine komplette und zwei partielle Remissionen; 2/5 Patienten mit Weichteilsarkom erreichten eine PR; 1/3 Patienten mit Kolonkarzinom eine PR und 1/2 Patienten mit Nierenzellkarzinom eine vollständige Tumornekrose [155]. Patt et al. behandelten 48 Patienten mit hepatisch metastasiertem kolorektalen Karzinom 5 Tage alternierend mit 5-FU und IFN-α. Die Ansprechrate betrug 33 % [62; siehe auch VI.1)

3 Portalveneninfusion

Mit dem Ziel einer Optimierung der regionalen Lebertherapie wurde auch die Portalveneninfusion bei Patienten mit makroskopischer Lebermetastasierung geprüft. Dabei wurden jedoch keine Remissionen beobachtet [156]. Unter Berücksichtigung der Tatsache, daß eine makroskopische

Lebermetastasierung nur geringfügig – wenn überhaupt – über den Portalkreislauf supplementiert wird, sind diese Ergebnisse nicht überraschend. Erschwerend kommt hinzu, daß in einigen Studien zusätzlich eine Ligation der Arteria hepatica vorgenommen wurde [157,158]. In einer retrospektiven Analyse mehrerer kleinerer Studien bei Patienten mit kolorektalem Karzinom beobachteten Metzger et al. einen Trend zur Verringerung der Inzidenz intrahepatischer Rezidive mit adjuvanter Portalveneninfusion gegenüber einer Kontrollgruppe [159]. Zu ähnlichen Ergebnissen kamen zwei größere Studien (National Surgical Adjuvant Breast and Bowel Project Protocol C-02: 1158 Patienten; Swiss Randomized Multicenter Trial SAKK 40/81: 533 Patienten); in beiden Studien waren die Ergebnisse jedoch ebenfalls nicht statistisch signifikant [160, 161]. Aufgrund dieser Ergebnisse sowie der Effizienz und leichteren Durchführbarkeit einer adjuvanten „Standardtherapie" (5-FU/Levamisol bzw. 5-FU/Leukovorin) bei Patienten mit kolorektalem Karzinom und dem bislang fehlenden Nachweis des Effekts einer adjuvanten Chemotherapie bei anderen gastrointestinalen Tumoren ergibt sich derzeit keine gesicherte Indikation für eine (adjuvante) Portalveneninfusion.

4 Ligation der A. hepatica

Eine therapeutische Ligation der Leberarterie wurde seit Mitte der 60er Jahre vereinzelt durchgeführt. Dabei wird die Arteria hepatica distal des Abgangs der A. gastroduodenalis unterbunden. Insgesamt sind die mit dieser Behandlung erzielten Therapieergebnisse enttäuschend. Dies beruht u. a. auf der Tatsache, daß sich innerhalb kurzer Zeit meist ein Kollateralkreislauf ausbildet. Gleichzeitig beinhaltet dieses Verfahren das Risiko einer Lebernekrose und einer Abzeßbildung [7, 162–169].

5 Embolisation der A. hepatica

Als Alternative zur chirurgischen Ligation der A. hepatica wurde die temporäre Dearterialisation mittels Embolisation entwickelt, die, theoretisch, wiederholt angewendet werden kann. Mittels Seldinger-Technik wird dabei der Katheter so peripher wie möglich innerhalb des Gefäßgebiets der A. hepatica plaziert. Eine proximale Okklusion der A. hepatica führt ebenso wie die chirurgische Ligation zu einer raschen Bildung eines Kollateral-kreislaufs [170]. Die weitestgehend peripher durchgeführte Embolisation reduziert die Kollateralkreislaufentwicklung und führt zu einer ausge-prägteren Tumorischämie [171, 172]. Für die Embolisation wurden ver-schiedene Materialien entwickelt: Stärke, Ivalon, Lipiodol, Gelfoam und Collagen. Keine dieser Substanzen hat bislang eine eindeutige Überlegen-heit gegenüber den anderen Embolisatonsmaterialen gezeigt.

Aufgrund der bisherigen Studien ist eine therapeutische Bewertung der verschiedenen Embolisationsverfahren nicht möglich, da die Patienten in unterschiedlichen Tumorstadien, mit verschiedenen Substanzen, unter-schiedlichen Behandlungsintervallen und Techniken behandelt wurden. Darüber hinaus wurde die Embolisation vielfach mit einer intraarteriellen Chemotherapie (z. B. Chemoembolisation) kombiniert. Dieses Verfahren beruht auf der Tatsache, daß eine Embolisation zu einem Anstieg der Fläche unter der Konzentrationszeitkurve für Substanzen führt, die in die A. hepatica infundiert werden [170, 173, 174]. Ferner wurden zahlreiche Patienten, zum Teil mit zusätzlich extrahepatischer Tumormanifestation, unter palliativen Gesichtspunkten behandelt; dies schließt auch eine Ver-ringerung einer tumorinduzierten Hormonproduktion und paraneopla-stischer Syndrome ein [170]. Insgesamt zeigt sich, daß etwa $^2/_3$ der mittels Embolisation oder Chemoembolisation behandelten Patienten ein varia-bles Ausmaß einer Tumornekrose und etwa die Hälfe der Patienten eine objektive Tumorremission aufweisen [175]. Embolisations- oder Chemo-embolisationsverfahren unter Einschluß von Gelfoam, Ivalon oder Stärke (starch)-Mikrosphären wurden auch mit Erfolg bei Lebermetastasen seltener Tumoren angewendet, z. B. bei neudoendokrinen Tumoren, Aderhautmelanomen, gastrointestinalen Leiomyosarkomen oder hepato-zellulären Karzinomen. Chuang et al. behandelten 80 Patienten mit einem intraarteriellen, hepatischen Embolisationsverfahren; darunter 50 Patien-ten mit Ivalon, das nach Ansicht der Autoren zu besseren Ergebnissen führte als andere Embolisationsmaterialen. Bei 17/20 Patienten, bei denen wiederholte Angiographien durchgeführt wurden, ließ sich ein Tumoran-sprechen nachweisen. Bei insgesamt guter Verträglichkeit des Embolisa-tionsverfahrens wurden meist übliche *Postembolisationsnebenwirkungen* im Sinne von vorübergehender Übelkeit und Erbrechen, Fieber, Schmer-zen in der Leberregion und Anstieg von Leberenzymen beobachtet. Bei 17 von 20 Patienten, bei denen wiederholte Angiographien durchgeführt wurden, war eine Tumorremission zu verzeichnen [176]. Carrasco et al. beschrieben einen guten palliativen Behandlungseffekt wiederholter Em-bolisationsverfahren mit Ivalon bei 22 Patienten mit symptomatischem

Inselzellkarzinom des Pankreas [110]. Patt et al. behandelten 6 Patienten mit hepatischer Metastasierung eines Tumors unklaren Ursprungs und 12 Patienten mit hepatozellulärem Karzinom mit einem Chemoembolisationsverfahren unter Einschluß von FUDR, Doxorubicin und Mitomycin. Gegenüber einer historischen Kontrollgruppe, die ausschließlich die o. g. HAI-Chemotherapie ohne gleichzeitige Embolisation erhalten hatte, ließ sich eine Verlängerung der Überlebenszeit beobachten [177]. In randomisierten Studien wurde für eine HAI-Chemoembolisation bei Patienten mit HCC kein Vorteil durch das Embolisationsverfahren beobachtet; bei Patienten mit begleitender Leberzirrhose fand sich vielmehr eine Verschlechterung der Leberfunktion [82]. Andere Autoren verwendeten Mitomycin-C oder Doxorubicin in Kombination mit degradierbaren Stärke(starch)-Mikrosphären unter der Vorstellung, daß die Rückbildung der Ischämie nach ca. 30 Minuten die Entwicklung eines Kollateralkreislaufs verhindert [178, 179]. Es ist bislang jedoch unklar, ob die Verwendung degradierbarer Stärke-Mikrosphären die Behandlungsergebnisse gegenüber einer alleinigen intraarteriellen Chemotherapie erhöht. Insgesamt ist der therapeutische Stellenwert der Embolisationsverfahren (mit und ohne gleichzeitige Chemotherapie) auch bei den häufigeren Tumorentitäten, wie beispielsweise Kolonkarzinomen und Pankreaskarzinomen, ungeklärt.

6 Intraarterielle Radiotherapie

Da die Gewebetoleranz der Leber gegenüber einer perkutanen Strahlentherapie begrenzt ist, wurde von einigen Arbeitsgruppen die intraarterielle Bolusinjektion von Radioisotopen geprüft. In einer Studie von Ariel et al. wurden 37 Patienten mit kolorektalem Karzinom mit 100–150 mCi von Yttrium – gebunden an Keramik-Mikrosphären – behandelt. Die Ansprechrate betrug 32% [180]. In nachfolgenden Studien wurden 65 Patienten mit hepatisch metastasiertem kolorektalen Karzinom mit unterschiedlichen Applikationsformen einer 5-FU-HAI-Therapie – kombiniert mit Yttrium – behandelt. Dabei betrug die Ansprechrate 35–40% [180–182]. Blanchard beobachtete objektive Remissionen bei 6 Patienten, die mit einer Einzeldosis von 50 mCi Yttrium behandelt wurden [183]. Grady et al. berichteten über 17 Remissionen bei 25 Patienten, die mit Yttrium-markierten Mikrosphären behandelt wurden [184]. In anderen Studien wurden [131]J-markiertes Lipiodol und [90]Yttrium-markierte Glas-Mikrosphären geprüft [185, 186].

Yumoto et al. beschrieben fünf partielle Remissionen bei 9 mit [131]J-Lipiodol behandelten Patienten mit hepatozellulärem Karzinom. Zwei Patienten mit CT-dokumentiertem NC-Status wiesen histopathologisch vollständige Tumornekrosen auf. Im Vergleich wurden bei 18 Patienten mit hepatozellulärem Karzinom, die Lipiodol alleine erhielten, nur drei objektive Remissionen beschrieben. Zusammenfassend ergibt sich, daß die intraarterielle Therapie mit Radioisotopen bei einzelnen Patienten hilfreich sein mag. Der Stellenwert dieser Behandlungsform im Vergleich zu konventionellen Therapieverfahren ist jedoch unklar [187].

7 Andere Therapieverfahren

Zusätzlich zu den oben genannten Therapiemodalitäten wurden auch die hochdosierte HAI-Therapie mittels Hämoperfusion und die Hyperthermie mit und ohne begleitende Chemotherapie geprüft [188–195]. Aufgrund geringer Fallzahlen ist eine Aussage hinsichtlich des Stellenwerts solch aufwendiger Behandlungsformen bislang nicht möglich.

8 Zusammenfassung

Der Nachweis einer hepatischen Filiarisierung stellt für die Mehrzahl der Patienten mit metastasierendem Tumor einen negativen prognostischen Faktor dar. Primäre und sekundäre Tumoren der Leber sind häufig refraktärer gegenüber einer systemischen Chemotherapie als andere viszerale Tumormanifestationen. Eine regionale Therapie bietet den Vorteil einer höheren Dosierbarkeit wirksamer Substanzen ohne erhöhte Systemtoxizität. Die Daten zahlreicher Studien deuten daraufhin, daß mittels hepatischer arterieller Infusion (HAI) zytotoxischer Substanzen höhere Remissionsraten erzielbar sind als mit einer Systemtherapie. Gleichzeitig lassen die Ergebnisse einiger Studien höhere mediane Überlebenszeiten infolge HAI-Therapie versus systemischer Therapie vermuten. Infolge unzureichenden Studiendesigns und der bei zahlreichen Tumorentitäten unzureichenden systemischen Wirksamkeit der HAI-Therapie existiert bislang kein Beweis für die Überlegenheit der regionalen Therapie gegenüber einer Systemtherapie. Außerhalb von Phase III-Studien, die aufgrund ihres Studiendesigns in der Lage sind, eine HAI-Therapie mit einer

Systemtherapie adäquat zu vergleichen, sollte Patienten mit kolorektalem Karzinom oder Mammakarzinom zunächst eine systemische Chemotherapie offeriert werden. Bei Tumorprogression und -beschränkung auf die Leber sollte anschließend eine HAI-Therapie erwogen werden. Bei Patienten mit symptomatischen, prädominant in die Leber metastasierten neuroendokrinen Tumoren sollte vorzugsweise eine Chemoembolisation erwogen werden; zuvor sollte Octreotid appliziert worden sein. Eine regionale hepatische Therapie ist für andere Tumorentitäten derzeit als experimentell anzusehen und sollte außerhalb klinischer Studien nicht angewendet werden.

Literatur

1. Klopp CT, Alford TL, Bateman J, Berry GN, Winship T (1950) Fractionated intra-arterial cancer chemotherapy with methyl-bis-amine hydrochloride: A preliminary report. Ann Surg 132:811–832
2. Bierman HR, Byron RL, Miller FR et al. (1950) Effects of intra-arterial administration of nitrogen mustard. Am J Med 8:535
3. Watkins E Jr, Sullivan RD (1964) Cancer chemotherapy by prolonged arterial infusion. Surg Gynecol Obstet 118:3–19
4. Sullivan RD, Zurek WZ (1965) Chemotherapy for liver cancer by protracted ambulatory infusion. JAMA 194:481–486
5. Aeberhard P (1988) Intra-arterial chemotherapy without pump. Antibiot Chemother 210:41–50
6. Honjo I, Matsumura H (1965) Vascular distribution of hepatic tumors. Rev Intl Hepatol 15:681–690
7. Ackerman NB (1975) The blood supply of experimental liver metastases. IV changes in vascularity with increasing tumor growth. Surgery 75:589–596
8. Sigurdson ER, Ridge JA, Kemeny N, Daly JM (1987) Tumor and liver drug uptake following hepatic artery and portal vein infusion. J Clin Oncol 5:1836–1840
9. Burgener FA, Violante MR (1979) Comparison of hepatic VX2 carcinomas after intra-arterial, intraportal and intraparenchymal tumor cell injection. An angiographic and computed tomographic study in the rabbit. Invest Radiol 14:410–414
10. Pickren JW, Tsukada Y, Lane WW (1982) Liver metastasis: Analysis of autopsy data. In: Weiss L and Gilbert H (eds) Liver Metastasis. Boston: G. K. Hall Medical Publishers, 2–18
11. Balch CM, Houghton A, Peters L (1989) Cutaneous Melanoma. In: DeVita VT Jr, Hellman S, Rosenberg SA (eds) Cancer: Principles and Practice of Oncology. Philadelphia: J. B. Lippincott Co, 1499–1542
12. Henderson IC, Harris JR, Kinne DW, Hellman S (1989) Cancer of the Breast. In: DeVita VT Jr, Hellman S, Rosenberg SA (eds) Cancer: Principles and Practice of Oncology. Philadelphia: J. B. Lippincott Co, 1197–1268
13. Jaffe BM, Donegan WL, Watson F, Spratt JS Jr (1968) Factors influencing survival in patients with untreated hepatic metastases. Surg Gynecol Obstet 127:1–11

14. Bengmark S, Brix M, Borjesson B, Hafstrom L, Olsson A (1970) Treatment of hepatic tumors. Digestion 3:309–317

15. Kemeny N, Niedzwiecki D, Shurgot B, Oderman P (1989) Prognostic variables in patients with hepatic metastases from colorectal cancer. Importance of medical assessment of liver involvement. Cancer 63:742–747

16. Cady B, Monson DO, Swinton NW (1970) Survival of patients after colonic resection for carcinoma with simultaneous liver metastases. Surg Cynecol Obstet 131:697–700

17. Foster JH (1978) Survival after liver resection for secondary tumors. Am J Surg 135:389–394

18. Bengmark S, Hafstrom L (1969) The natural history of primary and secondary malignant tumors of the liver. I. The prognosis for patients with hepatic metastases from colonic and rectal carcinoma by laparotomy. Cancer 23:198–202

19. Wanebo HJ, Semoglou C, Attiyeh F, Stearns MJ Jr (1978) Surgical management of patients with primary operable colorectal cancer and synchronous liver metastases. Am J Surg 135:81–85

20. Wood CB, Gillis CR, Blumgart LH (1976) A retrospective study of the natural history of patients with liver metastases from colorectal cancer. Clin Oncol 2: 285–288

21. Kemeny N, Schneider A (1989) Regional treatment of hepatic metastases and hepatocellular carcinoma. Curr Probl Cancer 13:197–283

22. Latham L Jr, Foster JH (1967) Hepatic resection for metastatic cancer. Am J Surg 113:51–557

23. Frei E III, Canellos GP (1980) Dose: A critical factor in cancer chemotherapy. Am J Med 69:585–594

24. Ensminger WD, Gyves JW (1983) Clinical pharmacology of hepatic arterial chemotherapy. Semin Oncol 10:176–182

25. Sigurdson ER, Ridge JA, Daly JM (1986) Fluorodeoxyrudine uptake by human colorectal hepatic metastases after hepatic artery infusion. Surgery 100:285–291

26. Hohn DC, Shea WJ, Gemlo BT et al. (1988) Complications and toxicities of hepatic arterial chemotherapy. Contr Oncol 29:169–180

27. Northover JM, Terblanche J (1979) A new look at the arterial supply of the bile duct in man and its surgical implications. Br J Surg 66:379–384

28. Doppman JL, Girton ME (1984) Bile duct scarring following ethanol embolization of the hepatic artery: An experimental study in monkeys. Radiology 152:621–626

29. Pettavel J, Gardiol D, Bergier N, Schnyder P (1988) Necrosis of main bile ducts caused by hepatic artery infusion of 5-fluoro-2-deoxyuridine. Reg Cancer Treat 1:83–92

30. Von Roemeling R, Hrushesky WJ (1990) Determination of therapeutic index of floxuridine by its circadian infusion pattern. J Natl Cancer Inst 82:386–393

31. Patt YZ, Maglivit GM (1991) Arterial chemotherapy in the management of colorectal cancer: An overview. Semin Oncol 18:478–490

32. Hohn DC, Rayner AA, Economou JS, Ignoffo RJ, Lewis BJ, Stagg RJ (1986) Toxicities and complications of implanted pump hepatic arterial and intravenous floxuridine infusion. Cancer 57:465–470

33. Kemeny N, Seiter K, Niedzwiecki D, Chapman D, Sigurdson E, Cohen A, Botet J, Oderman P, Murray P (1992) A randomized trial of intrahepatic infusion of fluorodeoxyuridine with dexamethasone versus fluorodeoxyuridine alone in the treatment of metastatic colorectal cancer. Cancer 69:327–334

34. Stagg RJ, Venook Ap, Chase JL, Lewis BJ, Warren RS, Roph M, Mulvihill SJ, Grobman BJ, Rayner AA, Hohn DC (1991) Alternating hepatic intra-arterial floxuridine and fluorouracil: A less toxic regimen for treatment of liver metastases from colorectal cancer. J Natl Cancer Inst 8:423–428

35. Kemeny MM, Goldberg D, Beatty JD, Blayney D, Browning S, Doroshow J, Ganteauma L, Hill RL, Kokal WA, Riihimaki DU et al. (1986) Results of a prospective randomized trial of continuous regional chemotherapy and hepatic resection as treatment of hepatic metastases from colorectal primaries. Cancer 57:492–498

36. Ensminger WD (1984) Intra-arterial therapy of hepatic metastases. In: Howell SB (ed) Intra-arterial and intracavitary cancer chemotherapy. Boston: Martinus Nijhoff Publishers, 71–76

37. Niederhuber JE, Ensminger W, Gyves J, Thrall J, Walker S, Cozzi E (1984) Regional chemotherapy of colorectal cancer metastatic to the liver. Cancer 53: 1336–1343

38. Shepard KV, Levin B, Karl RC, Fasintuch J, DuBrow RA, Hagle M, Cooper RM, Beschorner J, Stablein D (1985) Therapy for metastatic colorectal cancer with hepatic artery infusion chemotherapy using a subcutaneous implanted pump. J Clin Oncol 3:161–169

39. Weiss GR, Garnick MB, Osteen RT, Steele GD Jr, Wilson RE, Schade D, Kaplan WD, Boxt LM, Kandarpa K, Mayer RJ et al. (1983) Long-term hepatic arterial infusion of 5-fluorodeoxyuridine for liver metastases using an implantable infusion pump. J Clin Oncol 1:337–344

40. Ramming KP, O'Toole K (1986) The use of the implantable chemoinfusion pump in the treatment of hepatic metastases of colorectal cancer. Arch Surg 121: 1400–1444

41. Cohen AM, Kaufman SD, Wood WC, Greenfield AJ (1983) Regional hepatic chemotherapy using an implantable drug infusion pump. Am J Surg 145:529–533

42. Hohn DC, Melnick J, Stagg R, Altman D, Friedman M, Ignoffo R, Ferrell L, Lewis B (1985) Biliary sclerosis in patients receiving hepatic arterial infusions of floxuridine. J Clin Oncol 3:98–102

43. Machover D, Goldschmidt E, Chollet P, Metzger G, Zittoun J, Marquet J, Vandenbulcke JM, Misset JL, Schwarzenberg L, Fourtillan JB et al. (1986) Treatment of advanced colorectal and gastric adenocarcinoma with 5-fluorouracil and high dose folinic acid. J Clin Oncol 4:685–696

44. Smiley S, Schouten J, Chang A et al. (1981) Intrahepatic arterial infusion with 5-Fu for liver metastases of colorectal carcinoma [abstract]. In: Proc Am Ass Cancer Res 22:391

45. Reed ML, Vaitkeviciius VK, Al-Sarraf M, Vaughn CB, Singhakowinta A, Sexon-O'Porte M, Izbicki R, Baker L, Straatsma GW (1981) The practicality of chronic hepatic artery infusion therapy of primary and metastatic hepatic malignancies: Ten year results of 124 patients in a prospective protocol. Cancer 47: 402–409

46. Ensminger W, Niederhuber J, Dakhil S, Thrall J, Wheeler R (1981) Totally implanted drug delivery system for hepatic arterial chemotherapy. Cancer Treat Rep 65:393–400

47. Doci R, Bignami P, Quagliuolo V et al. (1990) Continuous hepatic arterial infusion with 5-fluorodeoxyuridine for treatment of colorectal metastases. Reg Cancer Treat 3:13–18

48. Kemeny N, Daly J, Oderman P, Shike M, Chun H, Petroni G, Geller N (1984) Hepatic artery pump infusion toxicity and results in patients with metastatic colorectal carcinoma. J Clin Oncol 2:595–600

49. Hohn DC, Stagg RJ, Price DC, Lewis BJ (1985) Avoidance of gastroduodenal toxicity in patients receiving hepatic arterial 5-fluoro-2′-deoxyuridine. J Clin Oncol 3:1257–1260

50. Ensminger W, Niederhuber J, Gyves JW et al. (1982) Effective control of liver metastases from colon cancer with an implanted system for hepatic arterial chemotherapy [abstract]. In: Proc Am Soc Clin Oncol 1:A94

51. Buroker T, Samson M, Correa J, Fraile R, Vaitkevicius VK (1976) Hepatic artery infusion of 5-FUDR after prior systemic 5-fluorouracil. Cancer Treat Rep 60: 1277–1279

52. Petrek JA, Minton JP (1979) Treatment of hepatic metastases by percutaneous hepatic arterial infusion. Cancer 43:2182–2188

53. Huberman MS (1983) Comparison of systemic chemotherapy with hepatic arterial infusion in metastatic colorectal carcinoma. Semin Oncol 10:238–248

54. Kemeny N, Daly J, Reichman B, Geller N, Botet J, Oderman P (1987) Intrahepatic or systemic fluorodeoxyuridine in patients with liver metastases from colorectal carcinoma. A randomized trial. Ann Intern Med 107:459–465

55. Hohn DC, Stagg R, Friedman MA, Hannigan JR Jr, Rayner A, Ignoffo RJ, Acord P, Lewis BJ (1989) A randomized trial of continuous intravenous versus hepatic intra-arterial floxuridine in patients with colorectal cancer metastatic to the liver: The Northern California Oncology Group Trial. J Clin Oncol 7:1646–1654

56. Chang AE, Schneider PD, Sugarbaker PH, Simpson C, Culnane M, Steinberg SM (1987) A prospective randomized trial of regional versus systemic continuous 5-fluorodeoxyuridine chemotherapy in the treatment of colorectal liver metastases. Ann Surg 206:685–693

57. Martin JK Jr, O'Connell MJ, Wieand HS, Fitzgibbons RJ Jr, Mailliard JA, Rubin J, Nagorney DM, Tschetter LK, Krook JE (1990) Intra-arterial floxuridine versus systemic fluorouracil for hepatic metastases from colorectal cancer: A randomized trial. Arch Surg 125:1022–1027

58. Roughier PH, Jay JM, Olivier JE et al. (1990) A controlled multicentric trial of intrahepatic chemotherapy versus standard palliative treatment for colorectal liver metastases [abstract]. In: Proc Am Soc Clin Oncol 9:A104

59. Allen-Mersh TG, Earlam S, Fordy C, Abrams K, Houghton J (1994) Quality of life and survival with continuous hepatic-artery floxuridine infusion for colorectal liver metastases. Lancet 344:1255–1260

60. Buyse M (1996) Reappraisal of hepatic arterial infusion in the treatment of non-resectable liver metastases from colorectal cancer. J Natl Cancer Inst 88:252–258

61. Durandzaleski I, Roche B, Buyse M, Carlson R, O'Connell MJ, Rougier P, Chang AE, Sondak VK, Kemeny MM, Allenmersh TG, Fagniez PL, Lebourgeois JP, Piedbois P (1997) Economic implications of hepatic arterial infusion chemotherapy in treatment of nonresectable colorectal liver metastases. J Natl Cancer Inst 89:790–795

62. Patt YZ, Hoque A, Lozano R, Pazdur R, Chase J, Carrasco H, Chuang V, Delpassand ES, Ellis L, Curley S, Roh M, Jones DV (1997) Phase II trial of hepatic arterial infusion of fluorouracil and recombinant human interferon alpha-2b for liver metastases of colorectal cancer refractory to systemic fluorouracil and leucovorin. J Clin Oncol 15:1432–1438

63. Hartmann JT, Schmoll E, Bokemeyer C, Fety R, Lucas C, Degay L, Schmoll HF (1997) Hepatic arterial infusion of the nitrosourea derivative fotemustine for the treatment of liver metastases from colorectal carcinoma. Oncol Rep 4:167–172

64. Sciarrino E, Simonetti R, LeMoli S, Pagliaro L (1985) Adriamycin treatment for hepatocellular carcinoma. Experience with 109 patients. Cancer 56:2751–2755

65. Chlewbowski RT, Brzechwa-Adjukiewicz A, Cowden A, Block JB, Tong M, Chan KK (1984) Doxorubicin (75 mg/m²) for hepatocellular carcinoma: Clinical and pharmacokinetic results. Cancer Treat Rep 68:487–491

66. Ihde DC, Kane RC, Cohen MN, McIntire KR, Minna JD (1977) Adriamycin therapy in American patients with hepatocellular carcinoma. Cancer Treat Rep 61:1385–1387

67. Bing-Hui Y, Zhao-You T (1989) Randomized clinical trial of cisplatin in the treatment of hepatocellular carcinoma. In: Zhao-You T, Meng-Chao W, Sui-Sheng X (Eds) Primary Liver Cancer. New York: Springer Verlag, 434–437

68. Okada S, Okazaki N, Nose H, Shimada Y, Yoshimori M, Aoki K (1993) A phase 2 study of cisplatin in patients with hepatocellular carcinoma. Oncology 50:22–26

69. Falkson G, Moertel CG, Lavin P, Pretorius FJ, Carbone PP (1978) Chemotherapy studies in primary liver cancer: A prospective randomized clinical trial. Cancer 42:2149–2156

70. Melia WM, Johnson PJ, Williams R (1983) Induction of remission in hepatocellular carcinoma. A comparison of etoposide (VP16) with Adriamycin. Cancer 51:206–210

71. Shiu WC (1992) Primary liver cancer in Hong Kong. Cancer Chemother Pharmacol 31 (Suppl 1):S143–S145

72. Farinati F, Salvagnini M, de Maria N, Fornasiero A, Chiaramonte M, Rossaro L, Naccarato R (1990) Unresectable hepatocellular carcinoma: A prospective controlled trial with tamoxifen. J Hepatol 11:297–301

73. Engstrom PF, Levin B, Moertel CG, Schutt A (1990) A phase II trial of tamoxifen in hepatocellular carcinoma. Cancer 65:2641–2643

74. Gupta S, Korula J (1988) Failure of ketoconazole as anti-androgen therapy in nonresectable primary hepatocellular carcinoma. J Clin Gastroenterol 10:651–654

75. The Gastrointestinal Tumor Study Group (1990) A prospective trial of recombinant human interferon alpha 2b in previously untreated patients with hepatocellular carcinoma. Cancer 66:135–139

76. Creagan ET, Long HJ, Frytak S, Moertel CG (1988) Recombinant leucocyte A interferon with doxorubicin. A phase I study in advanced solid neoplasms and implications for hepatocellular carcinoma. Cancer 61:19–22

77. Lai CL, Wu PC, Lok AS, Lin HJ, Ngan H, Lau JY, Chung HT, Ng MM, Yeoh EK, Arnold M (1989) Recombinant a 2 interferon is superior to doxorubicin for inoperable hepatocellular carcinoma: A prospective randomized trial. Br J Cancer 60:928–933

78. Patt YZ, Yoffe B, Charnsangavej C, Pazdur R, Rischer H, Cleary K, Roh M, Smith R, Noonan CA, Levin B (1993) Low serum alpha-fetoprotein level in patients with hepatocellular carcinoma as a predictor of response to 5-FU and interferon-alpha-2b. Cancer 72:2574–2582

79. Lotze MT, Flickinger JC, Carr BL (1993) Hepatobiliary neoplasms. In: DeVita VT, Hellman S, Rosenberg SA (Eds) Cancer: Principles and Practice of Oncology, fourth edition. Philadelphia: J. B. Lippincott Co, 883–914

80. Al-Sharraf M, Go TS, Kithier K, Vaitkevicius VK (1974) Proceedings: Primary liver cancer. A review of the clinical features, blood groups, serum enzymes, therapy, and survival of 65 cases. Cancer 33:574–584

81. Malik IA, Khan WA, Haq S, Sabih M (1997) A prospective phase II trial to evaluate the efficacy and toxicity of hepatic arterial infusion of ifosfamide in patients with inoperable localized hepatocellular carcinoma. Am J Clin Oncol 20:289–292

82. Rougier P, Pelletier G, Ducreaux M, Gay F, Luboinski M, Hagége, Dao T, Van Steenbergen V, Buffet C, Adler M, Pignon JP, Roche A, et le groupe CHC2, Ville-juif, Le Kremlin Bicêtre, Creteil, Caen, Louvain, France and Bruxelles, Belgium (1997) Unresectable hepatocellular carcinoma: lack of efficacy of lipiodol chemo-embolization. Final results of a multicenter randomized trial. In: Proc Am Soc Clin Oncol 16:279a

83. Patt YZ, Chaghorn L, Charnsangaveej C, Soski M, Cleary K, Mavligit GM (1988) Hepatocellular cancer. A retrospective analysis of treatments to manage disease confined to the liver. Cancer 61:1884–1888

84. Patt YZ, Charnsangavej C, Yoffe B, Smith R, Lawrence D, Chuang V, Carrasco H, Roh M, Chase J, Fischer H, Jones D, Levin B (1994) Hepatic arterial infusion of floxuridine, leucovorin, doxorubicin, and cisplatin for hepatocellular carcinoma: Effects of hepatitis B and C viral infection on drug toxicity and patient survival. J Clin Oncol 12:1204–1211

85. Carter SK (1972) Single and combination nonhormonal chemotherapy in breast cancer. Cancer 30:1543–1555

86. Kemeny N (1983) The systemic chemotherapy of hepatic metastases. Semin Oncol 10:148–158

87. Fraschini G, Fleishman G, Charnsangavej C, Carrasco CH, Hortobagyi GN (1987) Continuous 5-day infusion of vinblastine for percutaneous hepatic arterial chemotherapy for metastatic breast cancer. Cancer Treat Rep 71:1001–1005

88. Fraschini G, Fleishman G, Yap HY, Carrasco CH, Charnsangavej C, Patt YZ, Hortobagyi GN (1987) Percutaneous hepatic arterial infusion of cisplatin for metastatic breast cancer. Cancer Treat Rep 71:313–315

89. Fraschini G, Charnsangavej C, Carrasco CH, Buzdar AU, Jabboury KW, Horto-bagyi GN (1988) Percutaneous hepatic arterial infusion of cisplatin-vinblas-tine for refractory breast cancer metastatic to the liver. Am J Clin Oncol 11:34–38

90. Fraschini G, Yap HY, Hortobagyi GN, Buzdar A, Blumenschein G (1985) Five-day continuous-infusion vinblastine in the treatment of breast cancer. Cancer 56:225–229

91. Arai Y, Kido C, Endo T et al. (1988) Hepatic arterial infusion chemotherapy for liver metastases from colon, gastric, and breast cancer [abstract]. In: Proc Am Soc Clin Oncol 7:A102

92. Fraschini G, Yap H-Y, Chuang VA (1983) Remission consolidation in metastatic breast cancer to the liver with hepatic arterial infusion chemotherapy [abstract]. In: Proc Am Soc Clin Oncol 2:A107

93. Mattsson W, Jonsson K, Hellekant C, Hallsten L (1980) Short-term intra-arterial mitomycin C in hepatic metastases. Acta Radiol 19:321–325

94. Lange MK, Minton JP (1990) Intrahepatic chemotherapy salvage following sy-stemic chemotherapy failure for metastatic breast cancer to the liver [abstract]. In: Proc Am Soc Clin Oncol 9:A166

95. Ansfield FJ, Ramirez G, Skibba JL, Bryan GT, Davis HL Jr, Wirtanen GW (1972) Intrahepatic arterial infusions with 5-fluorouracil. Wis Med J 71:170

96. Davis HL Jr, Ramirez G, Ansfield FJ (1974) Adenocarcinomas of the stomach, pancreas, liver, and biliary tracts. Survival of 328 patients treated with fluoropyrimidine therapy. Cancer 33:193–197

97. Tandon RN, Bunnell IL, Cooper RG (1973) The treatment of metastatic carcinoma of the liver by percutaneous selective hepatic artery infusion of 5-fluorouracil. Surgery 73:118–121

98. Bengmark S, Andren-Sandberg A (1983) Infusion chemotherapy in inoperable pancreatic carcinoma. Recent Results Cancer Res 86:13–14

99. Aigner KR, Muller H, Bassermann R (1990) Intra-arterial chemotherapy with MMC, CDDP, and 5-FU for nonresectable pancreatic cancer – A phase II study. Reg Cancer Treat 3:1–6

100. Kessinger A, Foley JF, Lemon HM (1983) Therapy of malignant APUD cell tumors. Effectiveness of DTIC. Cancer 51:790–794

101. Kvols LK, Buck M (1987) Chemotherapy of metastatic carcinoid and islet cell tumors. A review. Am J Med 82:77–83

102. Moertel CG, Hanley JA, Johnson LA (1980) Streptozocin alone compared with streptozocin plus fluorouracil in the treatment of islet-cell carcinoma. N Engl J Med 303:1189–1194

103. Moertel CG (1975) Clinical management of advanced gastrointestinal cancer. Cancer 36:675–682

104. Kvols LK (1986) Metastatic carcinoid tumors and the carcinoid syndrome. A selective review of chemotherapy and hormonal therapy. Am J Med 81 (Suppl 6B):49–55

105. Moertel CG (1983) Treatment of the carcinoid tumor and the malignant carcinoid syndrome. J Clin Oncol 1:727–740

106. Moertel CG, Hanley JA (1979) Combination chemotherapy trials in metastatic carcinoid tumor and the malignant carcinoid syndrome. Cancer Clin Trials 2:327–334

107. Engstrom PF, Lavin PT, Moertel CG, Folsch E, Douglass HO Jr (1984) Streptozocin plus fluorouracil versus doxorubicin therapy for metastatic carcinoid tumor. J Clin Oncol 2:1255–1259

108. Reed ML, Kuipers FM, Vaitkevicius VK et al. (1963) Treatment of disseminated carcinoid tumors including hepatic artery catheterization. N Engl J Med 269:1005–1010

109. Martin JK Jr, Moertel CG, Adson MA, Schutt AJ (1983) Surgical treatment of functioning metastatic carcinoid tumors. Arch Surg 118:537–542

110. Carrasco CH, Charnsangavej C, Ajani JA, Samaan NA, Richli W, Wallace S (1986) The carcinoid syndrome: Palliation by hepatic artery embolization. Am J Roentgenol 147:149–154

111. Ajani JA, Carrasco CH, Charnsangavej C, Samaan NA, Levin B, Wallace S (1988) Islet cell tumors metastatic to the liver: Effective palliation by sequential hepatic artery embolization. Ann Intern Med 108:340–344

112. Clouse ME, Lee RG, Duszlak T, Lokich JJ, Alday MT (1983) Hepatic artery embolization for metastatic endocrine-secreting tumors of the pancreas. Report of two cases. Gastroenterology 85:1183–1186

113. Moertel CG (1987) Karnofsky memorial lecture. An odyssey in the land of small tumors. J Clin Oncol 5:1502–1522

114. Patt YZ, Jones DV Jr, Hoque A, Lozano R, Markowitz A, Raijman I, Lynch P, Charnsangavej C (1996) Phase II trial of intravenous flourouracil and subcutaneous interferon alpha-2b for biliary tract cancer. J Clin Oncol 14:2311–2315

115. Misra NC, Jaiswal MS, Singh RV, Das B (1977) Intrahepatic arterial infusion of combination of mitomycin-C and 5-fluorouracil in the treatment of primary and metastatic liver carcinoma. Cancer 39:1425–1429

116. Mavligit GM, Zukiwski AA, Salem PA, Lamki L, Wallace S (1991) Regression of hepatic metastases from gastrointestinal leiomyosarcoma after hepatic arterial chemoembolization. Cancer 68:321–323

117. Khansur T, Patel V, Newcomb M, Balducci L (1987) Hepatic intra-arterial Adriamycin in metastatic leiomyosarcoma: Exploiting the steep dose-response curve. J Surg Oncol 36:76–79

118. Carrasco CH, Wallace S, Charnsangavej C, Papadopoulos NE, Patt YZ, Mavligit GM (1986) Treatment of hepatic metastases in ocular melanoma. Embolization of the hepatic artery with polyvinyl sponge and cisplatin. JAMA 255:3152–3154

119. Mavligit GM, Charnsangavej C, Carrasco CH, Patt YZ, Benjamin RS, Wallace S (1988) Regression of ocular melanoma metastatic to the liver after hepatic arterial chemoembolization with cisplatin and polyvinyl sponge. JAMA 260:974–976

120. Kuwamitsu O, Kubota Y, Miura T et al. (1990) Intra-arterial chemotherapy combined with surgery for liver metastases of renal cell carcinoma. Reg Cancer Treat 3:166–1678

121. Kawai K, Saski A, Nishijima Y, Kikuchi K, Ohtani M, Rinshou K, Koiso K, Adachi S, Ishikawa A, Iwasaki Y (1990) A case of nonseminomatous testicular tumor liver metastases, treated by intrahepatic arterial cisplatinum-diaminedichloride infusion. Eur Urol 18:234–236

122. Fujii S, Nakajima K, Ueno K, Sugai Y, Adachi M (1989) A case of intra-arterial infusion chemotherapy in small cell lung cancer with liver metastases. Gan To Kagaku Ryoho 16:3627–3630

123. Carswell EA, Old LJ, Kassel RL, Green S, Fiore N, Williamson B (1975) An endotoxin-induced serum factor that causes necrosis of tumors. Proc Natl Acad Sci USA 72:3666–3670

124. Shirai T, Yamaguchi H, Ito H, Todd CW, Wallace RB (1985) Cloning and expression in Escherichia coli of the gene for human tumor necrosis factor. Nature 313:803–806

125. Creagan ET, Kovach JS, Moertel CG, Frytak S, Kvols LK (1988) A phase I clinical trial of recombinant human tumor necrosis factor. Cancer 62:2467–2471

126. Creaven PJ, Brenner DE, Cowens JW, Huben RP, Wolf RM, Kaita H, Arbuck SG, Rrazack MS, Proefrock AD (1989) A phase I clinical trial of recombinant human tumor necrosis factor given daily for five days. Cancer Chemother Pharmacol 23:186–191

127. Wiedenmann B, Reichardt P, Rath U, Theilmann L, Schule B, Ho AD, Schlick E, Kempeni J, Hunstein W, Kommerell B (1989) Phase-I trial of intravenous continuous infusion of tumor necrosis factor in advanced metastatic carcinomas. J Cancer Res Clin Oncol 115:189–192

128. Kimura K, Taguchi T, Urushizaki I, Ohno R, Abe O, Fure H, Hattori T, Ichihashi H, Onoguchi K, Majima H et al. (1987) Phase I study of recombinant human tumor necrosis factor. Cancer Chemother Pharmacol 20:223–229

129. Pfreundschuh MG, Steinmetz HT, Tüschen R, Schenk V, Kiehl V, Schaadt M (1989) Phase I study of intratumoral application of recombinant human tumor necrosis factor. Eur J Cancer Clin Oncol 25:379–388

130. Bartsch HH, Pfizenmaier K, Schroeder M, Nagel GA (1989) Intralesional application of recombinant human tumor necrosis factor alpha induces local tumor regression in patients with advanced malignancies. Eur J Cancer Clin Oncol 25: 287–291

131. Selby P, Hobbs S, Viner C, Jackson E, Jones A, Newell D, Calvert AH, McElwain T, Fearon K, Humphreys J et al. (1987) Tumor necrosis factor in man: Clinical and biological observations. Br J Cancer 56:803–808

132. Mavligit GM, Zukiwski AA, Charnsangavej C, Carrasco CH, Wallace S, Gutterman JU (1992) Regional biologic therapy. Hepatic arterial infusion of recombinant human tumor necrosis factor in patients with liver metastases. Cancer 69:557–561

133. Morgan DA, Ruscetti FW, Gallo R (1976) Selective in vitro growth of T lymphocytes from normal human bone marrows. Science 193:1007–1008

134. Grimm EA, Mazumder A, Zhang HZ, Rosenberg SA (1982) Lymphokine-activated killer cell phenomenon. Lysis of natural killer-resistant fresh solid tumor cells by interleukin 2-activated autologous human peripheral blood lymphocytes. J Exp Med 155:1823–1841

135. Rosenberg SA, Lotze MT, Muul LM, Change AE, Avis FP, Leitman S, Linehan WM, Robertson CN, Lee RE, Rubin JT et al. (1987) A progress report on the treatment of 157 patients with advanced cancer using lymphokine-activated killer cells and interleukin-2 or high-dose interleukin-2 alone. N Engl J Med 316:889–897

136. Klasa RJ, Silver HK, Kong S (1990) In vivo induction of lymphokine-activated killer cells by interleukin-2 splenic artery perfusion in advanced malignancy. Cancer Res 50:4906–4910

137. Klasa RJ, Silver HKB (1989) Phase 1-2 trial of interleukin-2 (IL-2) splenic artery perfusion in advanced malignancy [abstract]. In: Eur J Cancer Clin Oncol 25: 379–388, 8:A686

138. Okuno K, Ohnishi H, Koh K, Shindo H, Yoshioka H, Yasutomi M (1992) Clinical trials of intrasplenic arterial infusion of interleukin-2 (IS-IL-2) to patients with advanced cancer. Biotherapy 4:257–265

139. Thatcher N, Dazzi H, Johnson RJ, Russell S, Ghosh AK, Moore M, Chadwick G, Craig RD (1989) Recombinant interleukin-2 (rIL-2) given intra-splenically and intravenously for advanced malignant melanoma. A phase I and II study. Br J Cancer 60:770–774

140. Mavligit GM, Zukiwski AA, Gutterman JU, Salem P, Charnsangavej C, Wallace S (1990) Splenic versus hepatic artery infusion of interleukin-2 in patients with liver metastases. J Clin Oncol 8:319–324

141. Yamamoto M, Izzuka H, Fujii H, Matsuda M, Miura K (1993) Hepatic arterial infusion of interleukin-2 in advanced hepatocellular carcinoma. Acta Oncol 32: 43–51

142. Hazama S, Oka M, Shimizu R, Yano K, Yoshino S, Lizuka N, Murakami T, Suzuki T (1990) Intra-arterial combination immunotherapy in hepatocellular carcinoma. Gan To Kagaku Ryoho 17:1638–1642

143. Miya K, Saji S, Furuta T, Tanemura H, Azuma S, Umemoto T, Kunieda K, Takao H, Sugiyama Y, Kawai M et al. (1991) Therapeutic effect of transarterial infusion immunochemotherapy for metastatic liver cancer. Gan To Kangaku Ryoho 18: 1992–1995

144. Okuno K, Ohnishi H, Nakajima I, Yagita M, Yasutomi M (1992) Intrahepatic infusion of interleukin-2 (IL-2) with mitomycin C (MMC)/5-fluorouracil (5-FU) through an implantable pump for the treatment of liver metastases [abstract]. In: Proc Am Ass Cancer Res 33:A1475

145. Cohen RJ, Minor DR, Okdham RK, Barth N, Birch R, West WH (1990) Treatment of refractory cancer by intravenous interleukin-2 (IL-2), together with lymphokine-activated killer (LAK) cells administered by direct regional infusion [abstract]. In: Proc Am Soc Clin Oncol 9:A748

146. Han FG (1991) Treatment of advanced liver cancer by autologous and/or homologous LAK cells combined with human natural IL-2. Chung Hua Chung Liu Tsa Chih 13:145–148

147. Oldham RK, Bartal AH, Yannelli JR et al. (1988) Regional adoptive immunotherapy with IL-2 activated cells in patients with metastatic cancer [abstract]. In: Proc Am Soc Clin Oncol 7:A667

148. Kimura H, Yamaguchi Y, Ebara M, Yoskiawa M (1991) Infusion of LAK cells and anticancer drugs with a total implantable port to a patient with metastatic liver and spleen tumors. Gan To Kagaku Ryoho 18:1996–2000

149. Matsuhashi N, Moriyama T, Nakamura I, Ishikawa T, Ohnishi S, Nakagama H, Imawari M, Takaku F (1990) Adoptive immunotherapy of primary and metastatic liver cancer via hepatic artery catheter (letter). Eur J Cancer 26:1106–1107

150. Fagan EA, Pulley M, Limb A, Wolstencroft R, Cranenburgh C, DeVinci C, Karani J, Michell M, Nunnerley H, Zama S et al. (1989) Adoptive immunotherapy administered via the hepatic artery and intralesional interleukin-2 in hepatocellular carcinoma. Cancer Treat Rev 16:151–160

151. Komatsu T, Yamauchi K, Furukawa T, Obata H (1990) Transcatheter arterial injection of autologous lymphokine-activated killer (LAK) cells into patients with liver cancers. J Clin Immunol 10:167–174

152. Keilholz U, Schlag P, Tilgen W, Brado B, Galm F, Gorich J, Kauffmann W/GW, Moller P, Schneider S, Hunstein W (1992) Regional administration of lymphokine-activated killer cells can be superior to intravenous application. Cancer 69:2172–2175

153. Medenica R, Huschart T (1991) Intra-arterial/intrahepatic therapy regimen using pharmacosensitivity model in vitro [abstract]. In: Proc Am Soc Clin Oncol 10:A456

154. Fuchimoto S, Yasui Y, Gouchi A, Hamada F, Sanada E, Urakubo M, Okura M, Akamatsu Y, Sasaki A, Orita K (1988) Favorable response of advanced hepatocellular carcinoma to proper hepatic arterial administration of cytokines and the significance of the administration. Gan To Kagaku Ryoho 15:2396–2400

155. Hartlapp JH, Hasan I, Gorich J, Schuth J (1993) Intra-arterial injection of interferon in different tumors [abstract]. In: Proc Am Soc Clin Oncol 12:A1376

156. Daly J, Kemeny N, Sigurdson E, Oderman P, Thom A (1987) Regional infusion for colorectal hepatic metastases. A randomized trial comparing the hepatic artery with the portal vein. Arch Surg 122:1273–1277

157. Laufman LR, Nims TA, Guy JT, Guy JF, Courter S (1984) Hepatic artery ligation and portal vein infusion for liver metastases for colon cancer. J Clin Oncol 2:1382–1389

158. Taylor I (1978) Cytotoxic perfusion for colorectal liver metastases. Br J Surg 65: 109–114
159. Metzger U (1988) Intraportal chemotherapy for colorectal hepatic metastases. Antibiot Chemother 40:51–60
160. Wolmark N, Rockette N, Wickerham D, Fisher B, Redmond C, Fisher ER, Potvin M, Davies RJ, Jones J, Robidoux A et al. (1990) Adjuvant therapy of Dukes' A, B, and C adenocarcinoma of the colon with portal-vein fluorouracil hepatic infusion: Preliminary results of the National Surgical Adjuvant Breast and Bowel Project Protocol C-02. J Clin Oncol 8:1466–1475
161. Laffer U, Metzger U, Arigoni M et al. (1990)Randomized multicenter trial on adjuvant intraportal chemotherapy for colorectal cancer (SAKK 40/81). In: Jakesz R, Rainer H (Eds) Progress in Regional Cancer Therapy. Berlin/Heidelberg: Springer-Verlag, 31–40
162. Breedis C, Young G (1954) The blood supply of neoplasms in the liver. Am J Pathol 30:969–985
163. Ackerman NB, Lien WM, Kondi ES, Silverman NA (1969) The blood supply of experimental liver metastases. 1. The distribution of hepatic artery and portal vein blood to „small" and „large" tumors. Surgery 66:1067–1072
164. Almersjö O, Bengmark S, Engevik L, Hafström LO, Nilsson LA (1966) Hepatic artery ligation as pretreatment for liver resection of metastatic cancer. Rev Surg 23:377–380
165. Nilsson LA (1966) Therapeutic hepatic artery ligation in patients with secondary liver tumors. Rev Surg 23:374–376
166. Bengmark S, Rosengren K (1970) Angiographic study of the collateral circulation to the liver after ligation of the hepatic artery in man. Am J Surg 119:620–624
167. Plengvanit V, Chearanai O, Sindhvananda K, Damrongsak D, Tuchinda S, Viranuvatti V (1972) Collateral arterial blood supply of the liver after hepatic artery ligation, angiographic study of 20 patients. Ann Surg 175:105–110
168. Charnsangavej C, Chuang VP, Wallace S, Soo CS, Bowers T (1982) Angiographic classification of hepatic arterial collaterals. Radiology 144:485–494
169. Bengmark S, Jeppson B, Nobin A (1988) Arterial ligation and temporary dearterialization. In: Blumgart LH (Ed) Surgery of the Liver and Biliary Tract. New York: Churchill Livingstone, 1219–1235
170. Xiao-Hua Z, Meng-Chao W (1989) Hepatic artery ligation and operative embolization. In: Zhao-You T, Meng-Chao W, Sui-Sheng X (Eds) Primary Liver Cancer. New York: Springer-Verlag, 385–393
171. Chuang VP, Wallace S (1981) Arterial infusion and occlusion in cancer patients. Semin Roentgenol 16:13–25
172. Clouse ME, Lee RG, Duszlak EJ, Lokich JJ, Trey C, Alday MR, Yoburn DC, Diamond J, Crosson QW, Costeollo P (1983) Peripheral hepatic artery embolization for primary and secondary hepatic neoplasms. Radiology 147:407–411
173. Anderson M, Aronsen KF, Balch C, Domellof L, Eksborg S, Hafstrome LO, Howell SB, Karesen R, Midander J, Teder H (1989) Pharmacokinetics of intraarterial mitomycin C with or without degradable starch microspheres (DSM) in the treatment of non-resectable liver cancer. Acta Oncol 28:219–222
174. Civalleri D, Esposito M, Fulco RA, Vannozi M, Balletto N, De Cian F, Percivale PL, Merlo F (1991) Liver and tumor uptake and plasma pharmacokinetic of arterial cisplatin administered with and without starch microspheres in patients with liver metastases. Cancer 68:988–994

175. Venook AP (1994) Treatment of hepatocellular carcinoma: Too many options: J Clin Oncol 12:1323–1334
176. Chuang VP, Wallace S, Soo CS, Charnsangavej C, Bowers T (1982) Therapeutic Ivalon embolization of hepatic tumors. AJR Am J Roentgenol 138:289–294
177. Patt YZ, Chuang VP, Wallace S, Benjamin RS, Fuqua R, Mavligit GM (1983) Hepatic arterial chemotherapy and occlusion for palliation of primary hepato-cellular and unknown primary neoplasms in the liver. Cancer 51:1359–1363
178. Lorenz M, Hottenrott C, Baum RP et al. (1990) Chemoembolization of hepatic tumors with degradable starch microspheres. In: Jakesz R, Rainer H (Eds) Progress in Regional Cancer Therapy. Berlin/Heidelberg: Springer-Verlag, 110–117
179. Sigurdson ER, Ridge JA, Daly JM (1986) Intra-arterial infusion of doxorubicin with degradable starch microspheres. Arch Surg 121:1277–1281
180. Ariel IM (1972) Hepatic metastases from rectal and colon cancers. Treatment by infusion of 5-fluorouracil into umbilical vein. NY State J Med 72:2629–2632
181. Ariel IM, Padula G (1987) Treatment of symptomatic metastatic cancer to the liver from primary colon and rectal cancer by the intra-arterial administration of chemotherapy and radioactive isotopes. J Surg Oncol 10:327–336
182. Ariel IM, Padula G (1978) Treatment of symptomatic metastatic cancer to the liver from primary colon and rectal cancer by the intraarterial administration of chemotherapy and radioactive isotopes. Prog Clin Cancer 7:247–254
183. Blanchard RJ (1978) Precautions in the use of ^{90}Y microspheres. In: Spencer RP, (Ed) Therapy in Nuclear Medicine. New York: Grune and Stratton, 367–370
184. Grady ED (1979) Internal radiation therapy of hepatic cancer. Dis Colon Rectum 22:371–375
185. Raoul JL, Bourguet P, Bretagne JF, Duvauferrier R, Coornaert S, Darnault P, Ramee A, Herry JY, Gastard J (1988) Hepatic artery injection of ^{131}I-labelled Lipiodol. Part 1. Biodistribution study results in patients with hepatocellular carcinoma and liver metastases. Radiology 168:541–545
186. Wollner I, Knutsen C, Smith P, Prieskorn D, Chrisp C, Andrews J, Juni J, Warber S, Klevering J, Crudup J et al. (1988) Effects of hepatic arterial yttrium 90 glass microspheres in dogs. Cancer 61:1336–1344
187. Yumoto Y, Jinno K, Inatsuki S, Moriwaki S, Hanafusa T, Yumoto E, Shiota T, Higashi T, Koide N, Hada H et al. (1992) Treatment of hepatocellular carcinoma by transcatheter hepatic arterial injection of radioactive iodized oil solution. Cancer Chemother Pharmacol 131 (Suppl 1):S148–S136
188. Aigner KR, Walther H, Link KH (1988) Isolated liver perfusion with MMC/5-FU: Surgical technique, pharmacokinetics, clinical results. Contr Oncol 29:229–246
189. Aigner KR, Muller H, Walther H, Linh KH (1988) Drug filtration in high dose regional chemotherapy. Contr Oncol 29:261–280
190. Muchmore JH, Krementz ET, Carter RD et al. (1990) Management of advanced intra-abdominal malignancy using high-dose intra-arterial chemotherapy with concomitant hemofiltration. Reg Cancer Treat 3:211–215
191. Caillon P, Ducerf C, Tigaud S et al. (1990) High-dose intra-arterial hepatic chemo-therapy combined with extra-corporeal haemofiltration of the suprahepatic blood. Reg Cancer Treat 3:216–221
192. Storm FK, Morton DL (1983) Hyperthermia: Adjunctive modality for hepatic infusion chemotherapy. Semin Oncol 10:223–227

193. Ramming KP, Storm FK (1988) Hyperthermia and 5-FU therapy for colorectal cancer metastatic to the liver: A prospective randomized study of regional infusion and hepatic artery ligation vs. systemic chemotherapy. Contr Oncol 29: 181–192
194. Skibba JL, Quebbeman EJ, Komorowski RA, Thorsen KM (1988) Clinical results of hyperthermic liver perfusion for cancer in the liver. Contr Oncol 29: 222–228
195. Ku YS, Fukumoto T, Tominaga M, Iwasaki T, Maeda I, Kusunoki N, Obara H, Sako M, Suzuki Y, Kuroda Y, Saitoh Y (1997) Single catheter technique of hepatic venous isolation and extracorporal charcoal hemoperfusion for malignant liver tumors. Am J Surg 173: 103–109

Nebennierenrindenkarzinome

I. Epidemiologie [1–4]

Häufigkeit:	0,05–0,2% aller malignen Tumoren
Inzidenz:	0,2/100000/Jahr
Lokalisationen:	linke Nebenniere 50%, rechte Nebenniere 47%, bilateral 3%
Ätiologie:	gewöhnlich nicht bekannt, kann jedoch als Teil eines erblichen Syndroms mit anderen Karzinomen (Mamma-, Bronchialkarzinome, Sarkome) verknüpft sein. Genetische Aberrationen, z.B. des chromosomalen Locus 11p, 13q und 17p wurden beschrieben.

II. Pathologie, Stadieneinteilung und klinische Symptomatik [5–8]

1 Pathologie

Histopathologisch ist die Abgrenzung eines Nebennierenrindentumors von einem Phäochromozytom am ehesten durch den Nachweis einer negativen Chromogranin A-Färbung möglich.

Das einzig verläßliche Kriterium der Differenzierung eines Nebennierenrindenkarzinoms von einem Adenom ist das Vorhandensein von Metastasen oder invasivem Wachstum in benachbarte Organe. Hämorrhagien, Kalzifizierungen und Nekrosen im Gewebe sind weniger schlüssige Parameter. Mitosen und Kernpolymorphien lassen Malignität vermuten, sind jedoch nicht immer in den Tumoren zu finden.

DNA-Analysen können Hinweise zur Differenzierung geben, da aneuploide Chromosomensätze in Nebennierenkarzinomen häufiger als in Adenomen anzutreffen sind.

Als andere mögliche Diffenentialdiagnosen sind das Nierenzellkarzinom und Metastasen anderer bösartiger Tumoren zu nennen.

2 Stadieneinteilung

Gekürzte TNM-Klassifikation

T	*Primärtumor*
T1	Tumor kleiner als 5 cm ohne Infiltration in benachbarte Organe
T2	Tumor größer als 5 cm ohne Infiltration in benachbarte Organe
T3	Tumor im umgebenden Fettgewebe
T4	Tumorinfiltration in anliegende Organe
N	*Regionale Lymphknoten*
N0	Kein Befall regionaler Lymphknoten
N1	Regionale Lymphknotenmetastasen
M	*Fernmetastasen*
M0	Keine Fernmetastasen
M1	Fernmetastasen

Stadieneinteilung nach Macfarlane

Stadium I	T1, N0, M0
Stadium II	T2, N0, M0
Stadium III	T1 oder T2, N1, M0, T3, N0, M0
Stadium IV	Jedes T, jedes N, M1, T3 oder T4, N1

3 Klinische Symptomatik

Nebennierenrindenkarzinome können aus allen Zonen der Nebennierenrinde entstehen und daher Symptome wie Hyperkortisolismus, Hyperaldosteronismus, Virilisierung oder Feminisierung kombiniert oder einzeln
hervorrufen. Eine endokrine Symptomatik wird bei über der Hälfte aller
Patienten beobachtet. Am häufigsten findet sich ein Cushing-Syndrom.
Tumoren mit endokriner Symptomatik werden als funktionelle Tumoren
bezeichnet, nicht-produktive dagegen synthetisieren Steroide, die aufgrund
enzymatischer Defekte in den Tumorzellen peripher unwirksame Vor-
läufersubstanzen sezernieren. Diese Vorläufermoleküle können im Urin
bestimmt werden.

Die am häufigsten auftretenden Symptome sind Schmerz, Gewichtsverlust, subfebrile Temperaturen und Müdigkeit. Ein schnell sich ent-
wickelndes Cushing-Syndrom besonders im Zusammenhang mit Virilisierung oder Hyperaldosteronismus erlaubt meist die Unterscheidung
eines Nebennierenkarzinoms von anderen Erkrankungen benigner Natur.
Zum Zeitpunkt der Erstdiagnose bestehen meist große Primärtumoren
(größer 10 cm) oder Fernmetastasen (etwa 50 % der Fälle), entsprechend
einem Stadium III oder IV (70 %). Fernmetastasen finden sich bevorzugt
in regionalen Lymphknoten, Lunge, Leber, Skelettsystem und Gehirn.

4 Prognose

Die 5-Jahres-Überlebensraten liegen insgesamt bei 20 %; im Stadium II
bei 55 %; Stadium III 15 % und Stadium IV 5 %.

III. Diagnostik

1. *Biochemisch:* Urin: Cortisol, Aldosteron, Steroidprofil. Serum: Östradiol, Testosteron, Dehydroxyepiandrosteronsulfat (DHAS), 11-Desoxy-
   cortisol und 17-Hydroxyprogesteron. Urinkatecholamine und Chromogranin A im Plasma zum Ausschluß eine Phäochromozytoms.
2. *Histopathologie:* Chromogranin A-Färbung zum Ausschluß eines Phäochromozytoms. Vimentinfärbung zur Differentialdiagnose des Nebennierenrindentumors (gewöhnlich positiv) vom Nierenzellkarzinom
   (negativ).

3. *Ausbreitungsdiagnostik:*
   a) lokal: Computertomographie, Ultraschall, NMR, Angiographie,
      PET (mit ^{11}C-Metomidate),
   b) systemisch: Computertomographie, Ultraschall, Röntgenthorax,
      Skelett- und Jodcholesterinszintigraphie, PET (mit ^{11}C-Metomidate).

IV. Behandlungsstrategie (Abb. 1)

1 Chirurgische Therapiemaßnahmen

Die komplette operative Tumorresektion bietet für das lokal ausgedehnte
Nebennierenrindenkarzinom die größte Chance der Heilung. Tumorinfiltrationen in benachbarte Organe verlangen häufig ausgedehnte Eingriffe einschließlich Nephrektomie, Splenektomie und Leberteilresektion.
Auch bei Fernmetastasen sollte die Resektion des Primarius zur Reduk-

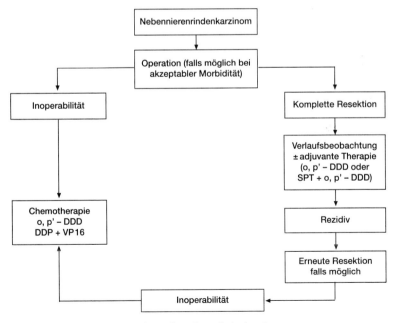

Abb. 1. Behandlungsstrategie bei Nebennierenrindenkarzinomen

tion der hormonell bedingten Symptomatik, zur Reduktion der Tumorlast und zur Vereinfachung konservativer Behandlungsstrategien durchgeführt werden [9].

Darüber hinaus sollten solitäre hepatische, pulmonale oder zerebrale Herde operativ angegangen werden, da hiermit verlängerte Remissionsdauern beschrieben wurden. Bei lokoregionalen Rezidiven sollten wiederholte Resektionen und bei Nachweis einer inoperablen Lebermetastasierung eine Embolisationstherapie erwogen werden.

2 Strahlentherapie

Die Erfahrungen mit einer Strahlenbehandlung dieser Entität sind begrenzt [10]. Mittels Radiotherapie kann ein palliativer Effekt auf ossäre Metastasen erreicht werden; abdominelle Lokalrezidive sind in palliativer Absicht möglicherweise günstig zu beeinflussen, ohne jedoch Einfluß auf das Langzeitüberleben aufzuweisen. In unserem Patientengut ließen sich anhaltende Remissionen (2 Jahre) durch eine Behandlung kleiner inoperabler Lokalrezidive mit α-Interferon als Sensitizer in Kombination mit lokaler Radiatio erzielen.

3 Chemotherapie (Tabelle 1)

3.1 Chemotherapie bei fortgeschrittenem Nebennierenrindenkarzinom

Die einzige Substanz mit nachgewiesener Wirksamkeit bei Nebennierenrindenkarzinom ist o,p'-DDD, ein Isomer des Insektizids DDT. o,p'-DDD kontrolliert hormonell bedingte Symptome bei 60–75% der Patienten [3, 11]. Partielle Remissionen wurden etwa bei 30% der Patienten beobachtet; gelegentlich wurden komplette Remissionen beschrieben. Ein signifikanter Einfluß auf die Überlebenszeit wurde jedoch nicht nachgewiesen [3]. Das größte Problem stellt die oft intolerable Toxizität bei therapeutischer Dosierung dar. Mit einer Kombination von o,p'-DDD und Streptozotocin (SPT), das in der Nebennierenrinde angereichert wird, wurden gute Ergebnisse bei 2 Patienten beobachtet [12]. Bisher wurden etwa 20 Patienten mit dieser Kombination behandelt und Ansprechraten von 58% mit einer medianen Remissionsdauer von 6 Monaten erreicht (unveröffentlichte Ergebnisse).

Tabelle 1. Behandlung des metastasierten Nebennierenrindenkarzinoms

Quelle	Therapieplan	n = aw. Pat S = Stadium V = Vorbehandlung	Therapieresultate in % (Anzahl der Patienten)					RD = Remissionsdauer ÜZ = Überlebenszeit Median (Monate)
			CR	PR	CR+PR	NC	PD	
Lubitz et al. 1973 [11]	**o.p.-DDD** 5–10 g/Tag 2mal oder 3mal tgl. (p.o.)	n = 75 S = IV V = n.a.		61 (45)	61 (45)			RD = 6 ÜZ = 5
van Slooten et al. 1984 [15]	**o.p.-DDD** 4mal tgl.; Serumspiegel bei Dosierung >10 μg/ml	n = 34 S = IV (26)		29 (10)	29 (10)			RD = 11 (PR) ÜZ = 24 (> 14 μg/ml)
Luton et al. 1990 [3]	**o.p.-DDD** 7 g/Tag 3mal tgl.	n = 37 S = IV V = n.a.		22 (8)	22 (8)	5	73	RD = 12 ÜZ = n.a.
Tattersall et al. 1980 [16]	**DDP** 100 mg/m² alle 3 Wochen	n = 4 S = IV V = 4		– (4)	– (4)			RD = 8 ÜZ = 12 (v. Beginn d. Diagn.)
Hag et al. 1980 [17]	**ADM** 40 mg/m² alle 4 Wochen	n = 8 S = n.a. V = n.a.		– (1)	– (1)			RD = n.a. ÜZ = n.a.
van Slooten et al. 1983 [18]	**CPM** 600 mg/m² **ADM** 40 mg/m² **DDP** 50 mg/m² alle 3 Wochen	n = 11 S = IV V = 2		18 (2)	18 (2)	54,5	18,5	RD = 7,5 ÜZ = 10+
Johnsson et al. 1986 [19]	**DDP** 40 mg/m² **ETP** 100 mg/m² alle 3 Wochen	n = 2 S = IV V = 2		– 2)	– 2)			RD = 1 (verst.) und 8 +

Tabelle 1 (Fortsetzung)

Quelle	Therapieplan	n = aw. Pat S = Stadium V = Vorbehandlung	Therapieresultate in % (Anzahl der Patienten)					RD = Remissionsdauer ÜZ = Überlebenszeit Median (Monate)
			CR	PR	CR+PR	NC	PD	
Eriksson et al. 1987 [12]	**SPT** 0,5 g/m² Tag 1–5; 1 mg/m² alle 3 Wochen **o.p.-DDD** 4 g/Tag (4mal tgl., p.o.)	n = 3 S = IV V = 0		– (2)	– (2)		1	RD = 12 und 7 Jahre ÜZ = 12 und 7 Jahre
Crocket et al. 1989 [20]	**CPM** 600 mg/m² Tag 1 **VCR** 1,5 mg/m² Tag 1 **DDP** 100 mg/m² Tag 3 **VM 26** 150 mg/m² Tag 4	n = 1 S = IV V = 1		– (1)	– (1)			RD = 7,5 ÜZ = 9,5
Schlumberger et al. 1991 [21]	**5-FU** 500 mg/m² T1–3 **ADM** 60 mg/m² T1 **DDP** 120 mg/m² T2 q 3 Wo	n = 13 S = IV V = n.a.	– (1)	– (2)	23 (3)	n.a.	n.a.	RD = 42 (CR); 6 und 11 (PR)
Flack et al. 1993 [13]	**Gossypol** 40–60 mg/d p.o.	n = 18 S = IV V = 16		17 (3)	17 (3)	11 (2)	72 (13)	RD = 4, 8 und 12 (PR) ÜZ = n.a.
Stein et al. 1989 [14]	**Suramin** 350 mg/m²/d DI (loading phase 100 mg/m² DI „Erhaltung")	n = 10 S = IV V = 6		20 (2)	20 (2)	50 (5)	30 (3)	RD = 6 und 2 ÜZ = n.a.

DI: Dauerinfusion; *n.a.:* nicht angegeben.

Demgegenüber haben sich herkömmliche Chemotherapieregime als enttäuschend erwiesen. Cisplatin (DDP) und Adriamycin (ADM) scheinen als Einzelsubstanzen eine gewisse Wirkung beim Nebennierenrindenkarzinom aufzuweisen. Aufgrund kleiner Fallzahlen sind die hiermit erzielten Remissionsraten jedoch nicht genau beurteilbar.

Kombinationstherapien, wie z.B. Cyclophosphamid, ADM und DDP [18] oder Cyclophosphamid, ADM und 5-FU [21], haben in Einzelfällen zu partiellen Remissionen geführt. Eine andere, möglicherweise wirksame Kombination stellt die Kombination von DDP und VP-16 dar [19], jedoch besteht ein offensichtlicher Bedarf an wirksameren Zytostatika. Der Stellenwert der Taxane Taxol oder Taxoter ist derzeit nicht exakt beurteilbar.

Eine antitumorale Wirksamkeit bei Nebennierenkarzinom wurde kürzlich für Gossypol beschrieben, einem Pflanzentoxin, das als Antimetabolit eine antitumorale Aktivität im Nacktmausmodell aufweist [13].

3.2 Adjuvante Chemotherapie

Die bisherigen Untersuchungen zur adjuvanten Behandlung mit o,p'-DDD haben noch keine schlüssigen Daten ergeben [10]. Die adjuvante Therapie mit der Kombination von SPT plus o,p'-DDD war bei 9 von 11 Patienten mit einer krankheitsfreien Überlebensdauer von 3 Jahren assoziiert (unveröffentlicht).

4 Wachstumsfaktorinhibitoren

Mit der antiparasitären Substanz Suramin wurden bei einer kleinen Zahl von Patienten partielle Remissionen beobachtet. Jedoch machen die lange Plasmahalbwertszeit (mehr als 50 Tage) und der enge therapeutische Index diese Substanz für den klinischen Einsatz weitgehend unbrauchbar [14]. Der Nachweis verschiedener Wachstumsfaktoren beim NNR-Karzinom kann zukünftig möglicherweise neue Wege in der Therapie mit Wachstumsfaktorinhibitoren oder Suraminanaloga erschließen.

5 Symptomatische antihormonelle Therapie

Eine Reihe von steroidsynthesehemmenden Substanzen, die durch den Hormonexzess bedingte Symptome lindern, wie Metyrapon, Aminoglutethimid, Ketoconazol und Mifepriston, weisen selbst keine antitumorale Wirksamkeit auf, sind aber wegen geringer Nebenwirkungen, insbesondere des Ketoconazols, für den klinischen Einsatz geeignet.

Phäochromozytom

I. Epidemiologie [22–25]

Häufigkeit: 0,005–0,1% bei Autopsien; 0,1–1% aller Hypertoniefälle

Inzidenz: 0,2–0,4/100 000/Jahr

Lokalisation: 90% aller Phäochromozytome sind in der Medulla lokalisiert, das rechte Organ ist häufiger betroffen. Extraadrenale Tumoren können sich durch Befall des Zuckerkandl-Organs und paravertebraler sympathischer Ganglien manifestieren; es wurden auch Tumoren in Harnblase, Thoraxorganen, Halsregion und Gehirn beschrieben

Ätiologie: Unbekannt. Bilaterale medulläre Phäochromozytome bilden häufig eine Komponente der Multiplen Endokrinen Neoplasie Typ II (MEN II); Vorkommen auch im Rahmen der von Hippel-Lindau-Erkrankung und der von Recklinghausen-Krankheit.

II. Pathologie, Stadieneinteilung und klinische Symptomatik [23, 25–27]

1 Pathologie

Phäochromozytome entstehen aus den chromaffinen Zellen der Nebennierenmedulla sowie anderer Lokalisationen (Paragangliome). Die Häufigkeit maligner Phäochromozytome schwankt zwischen 5% und 46% in unterschiedlichen Untersuchungsserien. Extraadrenale Tumoren weisen häufiger einen malignen Phänotyp auf. Resezierte Tumoren von Hypertonikern messen üblicherweise zwischen 3 und 5 cm bei einem durchschnittlichen Tumorgewicht von etwa 100 g. Mikroskopisch ähneln sie chromaffinen Zellen und sind lamellenartig oder alveolär angeordnet. Positive Chromogranin-A- und Synaptophysinfärbung unterstreichen den neuroendokrinen Charakter. Nicht eindeutig gesichert sind bisher pathologische Untersuchungsmerkmale zwischen gut- und bösartigen

Tumoren. Maligne Tumoren scheinen größer und schwerer zu sein, doch dies ist kein verläßliches Kriterium. Das eindeutigste Merkmal bildet der Nachweis von Sekundärtumoren an Lokalisationen, an denen chromaffines Gewebe physiologischerweise nicht anzufinden ist. Maligne Phäochromozytome sind oft mitosenreicher; ein Übergreifen auf Tumorkapsel und Gefäße findet man jedoch ebenso häufig bei der benignen Variante. Aneuploidien finden sich signifikant häufiger bei malignen Tumoren.

2 Stadieneinteilung

Gekürzte TNM-Klassifizierung

T	Primärtumor
N	Lokale Lymphknoten
M	Fernmetastasen

Stadieneinteilung

Stadium I	T, N0, M0
Stadium II	T, N1, M0
Stadium III	T, N1, M1

3 Klinische Symptomatik [23, 25, 28]

Die klinische Symptomatik eines Phäochromozytoms wird durch freigesetzte Katecholamine und nur selten durch die Tumormasse bedingt. Häufig manifestieren sich Kopfschmerzen, Tachykardien, Palpitationen, Angstgefühl, Sehstörungen, Thorax- oder Bauchschmerzen. Eine intermittierende Hypertonie findet sich bei 50% aller Patienten. Eine frühzeitige Diagnosestellung ist von Bedeutung, da durch die tumorbedingte Katecholaminausschüttung schwere hypertensive Krisen hervorgerufen werden können, die mit beträchtlicher Morbidität und gelegentlicher Mortalität assoziiert sind.

4 Prognose

In einer großen Untersuchungsreihe wurden 5-Jahres-Überlebensraten von 36 % ermittelt; nach Auftreten von Metastasen beträgt die Überlebenszeit meist weniger als 3 Jahre [28].

III. Diagnostik [25, 28 – 33]

Biochemie: *Urin:* Noradrenalin, Adrenalin, Dopamin, Vanillinmandelsäure (VMA)
Plasma: Chromogranin A, Neuropeptid Y, Vasoaktives intestinales Peptid (VIP), Somatostatin, Calcitonin

Histochemie: Immunhistochemischer Nachweis von Chromogranin A, Synaptophysin und NSE

Ausbreitungs-   *Lokal:* Computertomographie, NMR, Ultraschall
diagnostik: *Systemisch:* Computertomographie, NMR, Ultraschall, Somatostatinszinigraphie, [131]J-MIBG-(m-iodobenzylguanidin)-Szintigraphie, Röntgen-Thorax

IV. Behandlungsstrategie (Abb. 2)

1 Chirurgische Therapiemaßnahmen [28, 34]

Chirurgische Eingriffe sollten elektiv durchgeführt werden und so geplant sein, daß es weder durch Anästhetika noch durch Manipulation zu einer Ausschüttung von Katecholaminen kommt. Zur Verminderung des intraoperativen Risikos werden meist 10–20 mg Phenoxybenzamin viermal täglich p. o. und 40 mg Propranolol dreimal täglich p. o. für die Dauer von 1–2 Wochen präoperativ appliziert. Falls es intraoperativ trotz medikamentöser Alpharezeptorblockade zu hypertensiven Krisen kommt, sind Bolusgaben von Phentolamin oder Natriumnitroprussidinfusionen indiziert. Da 80–90 % aller Phäochromozytome intraabdominell oder intraadrenal liegen, empfiehlt sich eine komplette Adrenalektomie mit en

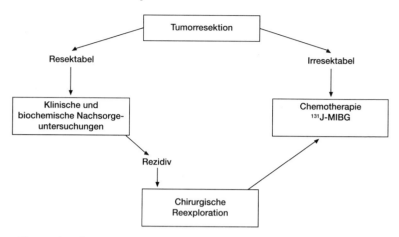

Abb. 2. Behandlung des Phäochromozytoms

bloc-Resektion umgebenden Gewebes. Bilaterale Läsionen erfordern eine beidseitige Adrenalektomie. Im Falle der MEN I kann eine makroskopisch normal erscheinende Nebenniere hyperplastisches Gewebe enthalten, so daß bei primär nicht bilateral durchgeführter Adrenalektomie spätere Nachresektionen notwendig werden können.

2 Strahlentherapie (Tabelle 2) [35–38]

Wegen der hohen Sensitivität (85%) und Spezifität (100%) der [131]J-MIBG-Szintigraphie des Phäochromozytoms wird dieses Isotop in höherer Dosierung zur Behandlung des rezidivierten oder metastasierten Phäochromozytoms eingesetzt. Die Aufnahme des Isotops im Tumorgewebe sollte eine Strahlendosis von mindestens 5,4 Gbq pro Dosis ergeben; eine ausgedehnte Knochenmarkinfiltration stellt eine Kontraindikation für diese Behandlungsmethode dar. Nach Absetzen aller die Aufnahme des [131]J-MIBG-Isotops beeinträchtigenden Medikamente eine Woche vor Behandlungsbeginn und der Applikation von Thyreostatika 24 Stunden zuvor, wird die 60–90minütige Infusion unter kontinuierlicher Blutdruckmessung begonnen. Hypertensive Krisen können durch Verminderung der Infusionsrate gemildert werden. In Einzelfällen werden Einzeldosen von bis zu 12 Gbq ohne nennenswerte Nebenwirkungen toleriert.

Tabelle 2. Behandlung des metastasierten malignen Phäochromozytoms

Quelle	Behandlung	n = eval. Pat.	Behandlungsergebnisse (n)								RD = Remissionsdauer ÜZ = Überlebenszeit
			Biochem. Ansprechen				Tumoransprechen				Median (Monate)
			CR	PR	NC	PD	CR	PR	NC	PD	
Shapiro et al. 1991 [35]	131J-MIBG (kum. Dosis 11–916 mCi)	28		12 (43%)	6	10		8 (29%)	9	11	
Lumbroso et al. 1991 [36]	131J-MIBG (kum. Dosis 100–711 mCi)	20		5 (25%)	3	12		2 (10%)	7	11	ÜZ = 16
Krempf et al. 111 [37]	131J-MIBG (Einzeldosis 2,9–9,25 GBq)	15		4 (27%)	5	6		2 (13%)	7	6	
Troncone et al. 1991 [38]	131J-MIBG (Einzeldosis 2,6–7,4 GBq)	5	1	1 (20%)	2	1		2 (40%)	2	1	
Keiser et al. 1985 [39]	CPM 750 mg/m² i.v. d 1 VCR 1,4 mg/m² i.v. d1 DTIC 600 mg/m² i.v. d 1 + 2, alle 3–4 Wochen	3		3				2	1		

Tabelle 2 (Fortsetzung)

Quelle	Behandlung	n = eval. Pat.	Behandlungsergebnisse (n)									RD = Remissionsdauer ÜZ = Überlebenszeit Median (Monate)
			Biochem. Ansprechen				Tumoransprechen					
			CR	PR	NC	PD	CR	PR	NC	PD		
Averbuch et al. 1985 [40]	CPM 750 mg/m² i.v. d 1 VCR 1,4 mg/m² d 1 DTIC 600 mg/m² i. v. d 1 + 2, alle 3 Wochen	14	3 (21%)	8 (57%)	2	1	2	6 (57%)	5	1		RD = 21
Feldman 1983 [41]	SPT 2 g pro Mo	1		1				1				

Meist sind wiederholte [131]J-MIBG-Applikationen für eine Tumorkontrolle notwendig. Es wird ein sechswöchiger Abstand zwischen den Behandlungszyklen empfohlen; das Intervall kann sich jedoch bei verzögerter Erholung des Knochenmarks verlängern. Biochemische Remissionen wurden bei 20–50%, eine Reduktion der Tumormasse bei 10–30% aller Patienten erreicht. Die mediane Remissionsdauer beträgt meist weniger als zwei Jahre.

3 *Chemotherapie* (Tabelle 2) [39–41]

Über die monotherapeutische Aktivität von Zytostatika bei der Behandlung des Phäochromozytoms liegen nur wenige, meist anekdotische Daten vor. Die einzige bisher beschriebene wirksame Kombinationstherapie besteht aus Cyclophosphamid (CPM), Vincristin (VCR) und Dacarbazin (DTIC); die geringe Anzahl der so behandelten Patienten läßt jedoch keine sichere Aussage über die Ansprechrate zu.

An unserer Institution wurde bei 2 Patienten eine Kombination von α-Interferon mit CPM, VCR und DTIC angewendet; biochemisches Ansprechen und Tumorremissionen dauern mittlerweile mehr als zwei Jahre an.

Literatur

1. Clemmesen J (1965) Statistical studies in the aetiology of malignant neoplasma. II Munksgaard, Copenhagen. Danish Cancer Registry under National Anti-Cancer League
2. Bradley L III (1975) Primary and adjunctive therapy in carcinoma of the adrenal cortex. Surg Gynecol Obstet 141:507
3. Luton JP, Cerdas S, Billaud L et al. (1990) Clinical features of adrenocortical carcinoma, prognostic factors, and the effect of mitotane therapy 322 (17):195–1201
4. Yano T, Linehan M, Anglard T et al. (1989) Genetic changes in human adrenocortical carcinomas. J N C I 81 (7):518–523
5. Cibas E, Medeiros J, Weinberg D et al. (1990) Cellular DNA Profiles of Benign and Malignant Adrenocortical Tumors 14 (10):948–955
6. Macfarlane D (1958) Cancer of the adrenal cortex. The natural history, prognosis and treatment in a study of fifty-five cases. Ann R Coll Surg Engl 23:155–185
7. Gröndal S, Eriksson B, Hagenäs L et al. (1990) Steroid profile in urine: a useful tool in the diagnosis and follow up of adrenocortical carcinoma. Acta Endorinol (Copenh) 122:656–663

8. Bodie B, Novick A, Pontes E et al. (1989) The Cleveland Clinic experience with adrenal cortical carcinoma. J of Urol 141:257–260

9. Thompson NW (1983) Adrenocortical carcinomas. In: Thompson NW, Vinik AI, (eds) Endocrine Surgery Update, Grane and Stratton, New York

10. Schteingardt DE, Motazedi A, Noonan RA, Thompson NW (1982) Treatment of adrenal carcinomas. Arch Surg 117:1142–1146

11. Lubitz JA, Freeman L, Okun R. Mitotane ause in inoperable adrenal cortical carcinoma. JAMA 223:1109–1112

12. Eriksson B, Öberg K, Curstedt T et al. (1987) Treatment of hormone-producing adrenocortical cancer with o.p'DDD and streptozocin 59 (8):1398–1403

13. Flack MR, Pyle RG, Mullen NM et al. (1993) Oral gossypol in the treatment of metastatic adrenal cancer. J Clin Endocrinol Metab 76:1019–1024

14. Stein LA, La Rocca R, Thomas R et al. (1989) Suramin: an anticancer drug with a unique mechanism of action. J Clin Oncology 7 (4):499–508

15. van Slooten H, Moolenar AJ, van Seters AP, Smeenk F (1984) The treatment of adrenocortical carcinoma with o.p'DDD: prognostic simplications of serum level monitoring Eur J Cancer Clin Oncol 20 (11):47–53

16. Tattersall MHN, Lander H, Bain B et al. (1980) Cis-platinum treatment of metastatic adrenal carcinoma. Med J Aust 1:419–421

17. Haq M, Legha S, Samaan N et al. (1980) Cytotoxic chemotherapy in adrenal cortical carcinoma. Cancer Treat Rep 64:909–913

18. van Slooten H, van Oosterom AT (1983) CAP (Cyclophosphamide, Doxorubicin and Cisplatin) Regimen in Adrenal Cortical Carcinoma. Cancer Treat Rep 67 (4):377–379

19. Johnson D, Greco A (1986) Treatment of metastatic adrenal cortical carcinoma with cisplatin and etoposide (VP-16) Cancer 58:2198–2202

20. Crocket P, Clark ACL (1989) Combination chemotherapy for adrenal carcinoma: response in a 5 1/2-year-old male. Medical and Pediatric Oncology 17:62–65

21. Schlumberger M, Brugierers L, Gicquel C et al. (1991) 5-Fluorouracil, doxorubine and cisplatin as treatment for adrenal cortical carcinoma. Cancer 67:2997–3000

22. Page DL, DeLellis RA, Hough AJ (1986) Tumors of the adrenal. In: Atlas of Tumor Pathology, Washington DC, AFIP

23. Manager WM, Gifford RW Jr, Hoffman BB (1985) Pheochromocytoma a clinical and experimental overview. Curr Probl Cancer 9:1

24. Irvin GL, Fishman LM, Sher JA (1983) Familial pheochromocytoma. Surgery 94:938

25. Cryer PE (1985) Pheochromocytoma. Clin Endocrinol Metab 14:203

26. Lewis PD (1971) A cytophotometric study of benign and malignant pheochromocytomas. Virchows Arch 9:371

27. Medeiros LJ, Wolf BC, Balogh K et al. (1985) Adreanl pheochromocytoma a clinicopathologic review of 60 cases. Hum Pathol 16:580

28. van Heerden JA, Sheps SG, Hamberger B et al. (1982) Pheochromocytoma: current status and changing trends. Surgery 91:367

29. Bravo EL, Gifford RW Jr (1984) Pheochromocytoma diagnosis, localisation and management. N Engl J Med 311:1298–1303

30. Modlin IM, Farndon JR, Shepherd A et al. (1979) Pheochromocytoma in 72 patients: clinial and diagnostic features, treatment and long term results. Br J Surg 66:456–465

31. Sheedy PE II, Hattery RR, Stephens DH et al. (1983) Computed tomography of the adrenal gland. In: Hagga JR, Alfidi FJ (eds) Computed Tomography of the whole Body, Vol 2 St Louis C. V. Mosby 681–697

32. Reinig JW, Doppman JL (1986) Magnetic resonance imaging of the adrenal. Radiologe 26:186

33. Shapiro B, Copp JE, Sisson JC et al. (1985) Iodine-131 metaiodobenzylguanidine for the locating of suspected pheochromocytoma: experience in 400 cases. J Nucl Med 26:576

34. Ross EJ, Richard BNC, Kaufmann L et al. (1969) Preoperative and operative management of patients with pheochromocytoma: Anesth Analg Reanimatol 59:154−162

35. Shapiro B, Sisson JC, Wieland DM (1991) Radiopharmaceutical therapy of malignant pheochromocytoma with I^{131} metaiodobenzylguanidine: results from ten years of experience. J Nucl Biol Med 35:269−276

36. Lumbroso J, Schlumberger M, Tenenbaum F et al. (1991) I^{131}-metaiodobenzylguanidine therapy in 10 patients with malignant pheochromocytoma. J Nucl Biol Med 35:288−291

37. Krempf F, Lumbroso J, Mornex R et al. (1991) Treatment of malignant pheochromocytoma with I^{131} metaidobenzylguanidine: a French multicenter study. J Nucl Biol Med 35:284−287

38. Troncone L, Ruffini V, Daidone MS et al. (1991) I^{131}-metaidobenzylguanidine treatment of malignant pheochromocytoma: experience of the Roma group

39. Keiser H, Goldstein DS, Wade JL et al. (1985) Treatment of malignant pheochromocytoma with combination chemotherapy: Hypertension I-18−24

40. Averbuch SD, Steakley CR, Young RC et al. (1988) Malignant pheochromocytoma: Effective treatment with a combination of cyclophosphamide, Vincristine and Dacarbazine. Ann Int Med 109:267−273

41. Feldman JM (1983) Treatment of metastatic pheochromocytoma with streptozocin. Arch Int Med 143:1799−1800

Neuroendokrine Darm- und Pankreastumoren (Apudome)

B. Eriksson und K. Öberg

Karzinoide

I. Epidemiologie [1–3]

Häufigkeit: 0,4–1% aller gastrointestinaler Tumoren.

Inzidenz: 0,2–0,5/100000 pro Jahr; ca. 2,5/100000 pro Jahr unter Einschluß der Appendix Karzinoide.

Lokalisation:
- Vorderdarm-("foregut"-)Karzinoide: Thymus, Lunge, Magen: 20%;
- Mitteldarm-("midgut"-)Karzinoide: Jejunum, Ileum, Appendix, Coecum: 65%;
- Enddarm-("hindgut-")Karzinoide: distales Kolon und Rektum: 15%.

Ätiologie: Unbekannt.

II. Pathologie, Stadieneinteilung und klinische Symptomatik [1, 3–7]

Die Diagnose basiert auf dem Nachweis neuroendokriner Eigenschaften der Tumorzellen (APUD) mit positiver argyrophiler Färbung und Chromogranin A-Immunreaktivität. Die klassischen „Midgut"-Karzinoide enthalten Serotonin und weisen eine positive Silberfärbung (Masson) auf. Andere neuroendokrine immunhistochemische Marker sind die neuronenspezifische Enolase (NSE) und das Synaptophysin. Das biologische

Tumorverhalten ist von der Lokalisation des Primärtumors abhängig. Appendix-Karzinoide, die die häufigste Tumoren darstellen (30%) und oft zufällig bei der Appendektomie mit einem Durchmesser von < 1 cm gefunden werden, sind selten maligne. Andere Dünndarmkarzinoide weisen eine potentielle Malignität auf und metastasieren vorzugsweise in regionale Lymphknoten und in die Leber. Multiple, synchrone Primärtumoren werden bei 20–30% der Patienten beobachtet. Vorder- und Enddarmkarzinoide weisen meist einen malignen Phänotyp auf. Eine Ausnahme stellen die ECL-omas der Magenmukosa dar, die bei > 90% der Patienten benigne sind. Es werden üblicherweise fünf histologische Varianten des Karzinoids beschrieben: glandulär, trabekulär, nestförmig (insulär), undifferenziert und gemischtförmig. Tumoren mit nestförmigem Wachstumsverhalten sollen einen gutartigeren Verlauf aufweisen als Tumoren mit glandulärem oder undifferenziertem Wachstumsmuster.

Die traditionelle TNM-Klassifikation findet bei den Apudomen in der Regel keine Anwendung.

Die klinische Symptomatik wird meist durch das sog. Karzinoidsyndrom hervorgerufen, das bei „Midgut"-Karzinoiden mit Lebermetastasen in ca. 80% der Fälle auftritt. Es ist gekennzeichnet durch Flush-Symptomatik, Durchfälle, Bronchialspastik und Rechtsherzversagen. Es tritt nur selten bei „Foregut"-Karzinoiden (Lunge) und Ovarial-Karzinoiden auf. Die „Foregut"-Karzinoide gehen neben einem möglichen Karzinoidsyndrom mit variablen klinischen Symptomen einher wie z.B. Akromegalie, Cushing-Syndrom oder rezidivierenden Ulcera gastroduodeni (Zollinger-Ellison-Syndrom). „Hindgut"-Karzinoide weisen üblicherweise keine hormonell induzierte klinische Symptomatik auf, sondern manifestieren sich durch abdominelle Tumorbildung, intestinale Blutungen oder Obstruktionen.

III. Prognose

Tabelle 1. Fünfjahresüberlebensraten

	Lokal begrenzter Tumor	Regionale Metastasen	Disseminierte Metastasierung
Midgut	75%	59%	19%
Foregut	96%	71%	11%
Hindgut	77%	44%	17%
Appendix	99%	100%	27%
Karzinoidsyndrom (Lebermetastasen)			21%

IV. Diagnostik

1. *Laborparameter:* Urin-5-Hydroxyindolessigsäure (5 HIAA)/24 Std., Plasma-Neuropeptid-K, Substanz-P, Chromogranin A, Serum-Gastrin, pankreatisches Polypeptid, HCG-α/β, Histaminmetaboliten im Urin. Pentagastrin-Stimulationstest mit Analyse des Neuropeptid-K.

   Chromogranin-A ist ein genereller Tumormarker für alle Arten neuroendokriner Tumoren mit hoher Sensitivität (95–100%). Die 5-HIAA-Ausscheidung im Urin weist bei Patienten mit einem „Midgut"-Karzinoid eine Sensitivität von 80–90% und eine Spezifität von 100% auf. Beachtenswert ist, daß Patienten ohne Lebermetastasen eine normale 5-HIAA-Ausscheidung im Urin aber erhöhte Chromogranin-A-Spiegel aufweisen können. Die Urinsammlung für die 5-HIAA-Analyse sollte unter einer speziellen Diät erfolgen: keine Bananen, Schokolade, Walnüsse, Kaffee, Tee. Ein weiterer wichtiger Marker für „Midgut"-Karzinoide ist das Neuropeptid-K, ein Prohormon der Tachykinin-Familie. Seine Sensitivität beträgt 65%, seine Spezifität 95–100%.

   Die Normalwerte betragen für Chromogranin-A < 250 ng/ml, für Urin-5-HIAA < 80 μmol/24 Std, für Neuropeptid-K < 16 pmol/l.

2. *Histopathologische Diagnose:* Argyrophile (Grimelius), argentaffine (Masson) Färbung, Chromogranin A, NSE, Synaptophysin.

3. *Ausbreitungsdiagnostik:*
   - Primärtumor: Körperliche Untersuchung, CT, Ultraschall, Magen-Darm-Passage, Angiographie, Broncho-Gastro-Koloskopie.
   - Systemische Erkrankung: CT, NMR, Ultraschall, Somatostatin-Szintigraphie (Octreo-Scan), Positronenemissionstomographie (PET), Knochenszintigraphie.

V. Behandlungsstrategie (Abb. 1)

1 Chirurgische Therapiemaßnahmen

Bei Vorhandensein eines Karzinoidsyndroms (s. o.) ist aufgrund der üblicherweise bestehenden Lebermetastasierung eine kurative chirurgische Tumorresektion meist nicht möglich. In diesen Fällen kann eine weitestgehende, wenngleich nicht radikale Tumorresektion für den weiteren

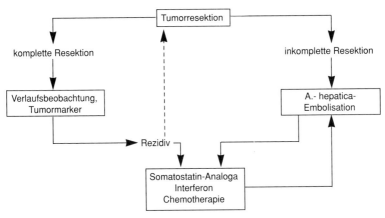

Abb. 1. Therapiestrategie bei Karzinoiden

Krankheitsverlauf dennoch von klinischer Bedeutung sein. Bei lokal begrenzten Tumoren werden diese einschließlich der regionalen Lymphknoten reseziert. Intestinale Obstruktionen infolge von Fibrosierungen werden häufig bei Patienten mit „Midgut"-Karzinoiden angetroffen; hierbei ist eine Anastomosenanlage von Bedeutung. Langstreckige Dünndarmresektionen sollten wegen der möglichen Entwicklung eines Kurzdarmsyndroms vermieden werden.

Embolisationen der Arteria hepatica können eine langanhaltende klinische Verbesserung des Karzinoid-Syndroms induzieren, sind jedoch nur selten kurativ [9]. In letzter Zeit wird zunehmend eine Chemoembolisation mit Gelfoam allein oder in Kombination mit verschiedenen Zytostatika erprobt. Alternativ kommen hierzu auch lipophile Substanzen in Kombination mit Zytostatika in Betracht. Diese Therapieformen bedürfen jedoch einer Überprüfung mittels größerer Studien.

2 Strahlentherapie

Die Mehrzahl der neuroendokrinen Tumoren ist strahlentherapieresistent. Die Strahlentherapie kann jedoch innerhalb eines palliativen Therapiekonzepts zur symptomatischen Schmerztherapie von Knochenmetastasen eingesetzt werden. In unserem Patientenkollektiv wurde bei 2 Patienten

Tabelle 2. Karzinoide: Behandlungsergebnisse mit Mono- und Kombinationschemotherapie

Quelle	Therapieplan	n = eval. Pat. V = Vorbehandlung
Moertel et al. ECOG 1979 [10]	**SPT** 500 mg/m² × 5 i.v./6 Wo **5-FU** 400 mg/m² × 5 i.v./6 Wo **SPT** 500 mg/m² × 5 i.v./6 Wo **CPM** 100 mg/m² × 5 i.v./3 Wo **5-FU** 500 mg/m² × 5 i.v./6 Wo **CPM** 1000 mg/m² i.v./3 Wo	n = 42 V = 0 n = 47 V = 0 n = 11 V = 0 n = 8 V = 0
Öberg et al. 1987 [11]	**SPT** 500 mg/m² × 5 i.v. Induktion **SPT** 1500 mg/m²/3 Wo i.v. Bolus **5-FU** 400 mg/m² × 5 i.v. Induktion **5-FU** 400 mg/m²/3 Wo-Bolus i.v. **SPT** 500 mg/m² × 5 i.v. Induktion **SPT** 1500 mg/m²/3 Wo i.v. Bolus	n = 24 V = 0 n = 7
Ridolfi et al. 1991 [12]	**SPT** 500 mg/m² × 5 i.v./4 Wo **5-FU** 500 mg/m² × 5 i.v./4 Wo	n = 9
Moertel et al. 1986 [13]	**DDP** 90 mg/m²/3–4 Wo	n = 15
Rougier et al. 1991 [14]	**FAP-Protokoll:** **5-FU** 400 mg/m² i.v.T 1–3 **ADM** 50 mg/m² i.v. T 2 **DDP** 90 mg/m² i.v. T 2, q 4 Wo	n = 15
Moertel et al. 1991 [15]	**ETP (VP16)** 130 mg/m² × 3 i.v./4 Wo **DDP** 45 mg/m² × 2 i.v./4 Wo	anaplastisch; n = 18 Karzinoid; n = 13 EPT; n = 14[a]

[a] *EPT* = endokriner Pankreastumor.

Therapieresultate in %					ÜZ = Überlebenszeit
CR	PR	CR+PR	NC	PD	Median (Monate)
9	24	**33**	36	31	ÜZ = 6,8
4	22	**26**	36	38	ÜZ = 11,5
–	18	**18**	64	18	
–	18	**18**	64	18	
–	–	–	25	75	
–	8	**8**	58	34	ÜZ = 18
–	14	**14**	15	71	ÜZ = 7,5
–	22	**22**	44,5	33,5	ÜZ = 16
–	7	**7**	–	93	–
7	7	**14**	66	20	ÜZ = 27
17	50	**67**	33	–	ÜZ = 19
–	–	–	85	15	ÜZ = 10,5
–	14	**14**	64	22	ÜZ = 15,5

(unpubliziert) eine mögliche Potenzierung des strahlentherapeutischen Effekts durch gleichzeitige Behandlung mit Interferon-α verzeichnet.

3 Chemotherapie (Tabelle 2)

Verschiedene Zytostatika wurden bei Patienten mit malignem Karzinoid entweder als Einzelsubstanz oder in Kombination geprüft. Die Therapieergebnisse sind häufig nur schwer beurteilbar, da ein biochemisches Ansprechen und eine objektive Tumorremission oft nicht differenziert wurden. Die mittels Chemotherapie erreichbaren Remissionsraten betragen in der Regel nur 10–30% mit einer mittleren Remissionsdauer von ca. 7 Monaten und zum z. T. beträchtlichen Nebenwirkungen. Die vielversprechendste Kombination bei Patienten mit anaplastischen neuroendokrinen Tumoren ist die Kombination von Etoposid und Cisplatin mit einer Remissionsrate von 67%. In vielen Fällen ist ein biochemisches Ansprechen jedoch von ebenso großer klinischer Bedeutung wie eine objektive Tumorregression, da die klinische Beschwerdesymptomatik meist auf die Hormonproduktion und nicht auf den Tumor selbst zurückzuführen ist.

Die bei Patienten mit neuroendokrinen Tumoren verwendeten Anspechkriterien beinhalten sowohl biochemische bzw. Tumormarkerverläufe als auch radiologisch bestimmte Tumorgrößenverläufe. Als ein objektives Ansprechen ist eine > 50%ige Reduktion der Tumormarker und/oder des Tumorvolumens (WHO-Kriterien) definiert. Als stabile Erkrankung („stable disease" oder „no change") wird eine weniger als 50%ige Abnahme der Tumormarker und/oder der Tumorgröße bezeichnet. Eine Progression beinhaltet eine > 25%ige Zunahme der Tumormarker und/oder der Tumorgröße oder neu aufgetretene Tumormanifestationen.

4 „Biological response modifiers"/Zytokine (Tabelle 3)

Interferon-α wird seit Anfang der 80er Jahre für die Behandlung des Karzinoidsyndroms angewendet. Die biochemische Ansprechrate beträgt im Median 42%, die Rate objektiver Tumorremissionen hingegen nur ca. 15%. Von klinischer Bedeutung mag aber sein, daß zahlreiche Patienten

Tabelle 3. Karzinoide – IFN-α-Therapie

Quelle	Therapie	n = eval. Pat.	Therapieresultate in % (Biochemisches und/oder Tumoransprechen)							RD = Remissionsdauer; ÜZ = Überlebenszeit Median (Monate)
			Biochemisches Ansprechen (%)		Tumorremissionen (%)					
			CR	PR	CR	PR	NC	PD		
Moertel et al. 1989 [16]	**IFN-2a** 24 MU/m² ×3/Wo s.c.	27	–	39	–	20	–	–		
Schober et al. 1989 [17]	**IFN-2b** 3 MU/m² ×3/Wo s.c.	15	–	56	–	20	73	7	ÜZ > 10
Hansen et al. 1989 [18]	**IFN-2b** 5 MU/m² tgl. s.c. allein[a] oder mit Embolisation	19	–	40[a], 86	–	10[a], 86	40	20	ÜZ > 40
Bartsch et al. 1990 [19]	**rIFN-2c** 2 MU/m² tgl. s.c.	18	–	44	–	0	35	21	
Välimäki et al. 1991 [20]	**nIFN-α** 3 MU/m² tgl. s.c.	8	–	50	–	12,5	38	12	
Öberg et al. 1986 [21]	**nIFN-α** 6 MU/m² tgl. i.m.	37	–	49	–	11	39	14	RD = 34

Tabelle 3 (Fortsetzung)

Quelle	Therapie	n = eval. Pat.	Therapieresultate in % (Biochemisches und/oder Tumoransprechen)									RD = Remissions-dauer ÜZ = Überlebenszeit Median (Monate)
			Biochemisches Ansprechen (%)		Tumorremissionen (%)							
			CR	PR	CR	PR	NC	PD				
Öberg et al. 1989 [22]	rIFN-2b 5 MU/m² ×3/Wo. s. c.	21	–	53	–	0	37	10				
Norheim et al. 1987 [1]	nIFN-α 6 MU/m² tgl. s. c.	20	–	50	–	11	50	–				
Öberg 1991 [23]	nIFN-α 5–6 MU ×5–7 s. c./Wo	111	–	42	–	15	39	19				ÜZ = 80
Tiensuu et al. 1992 [24]	rIFN-2a 3 MU/m² ×3/Wo vs. rIFN-2a 3 MU/m² ×3/Wo + SPT + ADM/3 Wo	12	–	9	–	17	75	16				
		11	–	0	–	0	100	–				
Biesma et al. 1992 [25]	rIFN-2a 2,5 MU tgl. s. c.	10	–	60	10	10	60	20				RD = 13,5
Tiensuu et al. 1992 [26]	IFN-α2b 3 MU ×3/Wo s. c. + Octreotid 100 µg×2/Tag	22 EPT; n = 14 [b]	18	59	–	0	18	5				ÜZ = 60
			–	14	14	–	64	22				ÜZ = 15,5

[b] *EPT* endokriner Pankreastumor.

eine Krankheitsstabilisierung, langanhaltende Remissionen und lange Überlebenszeiten (60–80 Monate) aufweisen, die den mit Chemotherapie berichteten Remissions- und Überlebenszeiten signifikant überlegen sind. Es existiert für Interferon-α beim Karzinoidsyndrom keine enge Dosis-Wirkungsbeziehung [16]: höhere Dosen sind nicht wirksamer als mäßige oder geringe Interferon-α-Dosierungen. Die am häufigsten angewendeten Dosierungen betragen ca. 3–6 Mio. E 3–5 × wöchentlich subkutan. Die Kombination von Interferon-α mit dem Somatostatin-Analogon Octreotid erzielt eine hohe biochemische Ansprechrate (77%), aber keine additive oder synergistische Wirkung im Hinblick auf die Induktion einer Tumorgrößenreduktion.

5 *Somatostatinanaloga* (Tabelle 4)

Mittels Autoradiographie und Octreoscan konnte gezeigt werden, daß 80–90% der neuroendokrinen gastrointestinalen Tumoren Somatostatin-Rezeptoren (SSTR) aufweisen. Ergebnisse des Ocreoscans weisen eine prädiktive Wertigkeit im Hinblick auf ein Therapieansprechen auf Somatostatinanaloga auf. Derzeit werden zahlreiche neue Somatostatinanaloga geprüft, die meist an SSTR der Klasse II und V der existierenden SSTR-Klassen I–V binden. Das Somatostatinanalogon Octreotid (Sandostatin) ist seit 1985 bei zahlreichen Patienten mit neuroendokrinen Tumoren eingesetzt worden. Die biochemischen Ansprechraten mit dieser Substanz betragen 30–70%; nur vereinzelt wurde über eine objektive Tumorremission berichtet. Das biochemische Ansprechen ist oft von langanhaltender Dauer; zusätzlich weisen zahlreiche Patienten eine Krankheitsstabilisierung auf. Im Gegensatz zum Interferon wurde für Octreotid eine enge Dosiswirkungsbeziehung nachgewiesen: höhere Dosierungen erzielen signifikant höhere Ansprechraten. Die medianen Überlebenszeiten vom Beginn der Behandlung betragen > 2 Jahre. Mit hohen Dosierungen des Somatostatinanalogons Somatulin oder Lanreotid (12 mg/Tag) konnten wir bei Patienten mit einem Tumoransprechen nach 6- bzw. 12-monatiger Therapiedauer eine Apoptoseinduktion beobachten. Langwirksame Applikationsformen werden derzeit klinisch erprobt. Zukünftig werden Somatostatinanaloga mit Spezifität für unterschiedliche Formen von SSTR verfügbar sein.

Tabelle 4. Karzinoide: Therapie mit Somatostatinanaloga

Quelle	Therapie	n = eval. Pat.	Biochemisches Ansprechen in %					RD = Remissionsdauer Median (Monate)
			CR	PR	CR+PR	NC	PD	
Kvols et al. 1986 [27]	**Octreotid** 150 µg ×3/Tag	n = 25	–	72	72 (4)[a]	16	12	RD = >12
Öberg et al. 1991 [28]	**Octreotid** 50 µg ×2/Tag	n = 22	–	28	28 (9)[a]	36	36	RD = >12
Vinik et al. 1989 [29]	**Octreotid** 100 µg ×3/Tag	n = 14	–	63	**63**	12	25	n.a.

[a] Objektive Tumorremissionen.

6 Symptomatische Therapie des Karzinoidsyndroms

Es wurden zahlreiche Substanzen zur symptomatischen Therapie des Karzinoidsyndroms geprüft: Sympathikolytika, wie Clonidin, Phentolamin, Methyl-Dopa, Propanolol; Serotoninsyntheseinhibitoren wie Parachlorophenylalanin; Serotoninantagonisten, z.B. Cyproheptadin, Methysergid, Ketanserin; Histaminrezeptorantagonisten, z.B. Cyproheptadin, Cimetidin; Steroide und Chlorpromazin. Nahezu alle genannten Substanzen wurden mittlerweile durch die neuen Somatostatinanaloga ersetzt und werden nur noch sporadisch, z.B. bei „Foregut"-Karzinoiden, eingesetzt. Diarrhoen können oftmals durch Gabe von Loperamid kontrolliert werden. Bei Patienten mit alleiniger oder vorherrschender Diarrhoe sollte daher zunächst die Gabe von Loperamid vor der Gabe von Somatostatinanaloga erwogen werden. Die für die antiemetische Therapie eingesetzten 5-HT_3-Rezeptorantagonisten weisen ebenfalls eine anti-diarrhoische Wirksamkeit bei Patienten mit Karzinoidsyndrom auf. Dabei wurde beispielsweise Ondansetron in einer Dosierung von 4–8 mg dreimal täglich oder Tropisetron in einer Dosierung von 5–10 mg dreimal täglich angewendet.

Endokrine Pankreastumoren

I. Epidemiologie [30, 31]

Häufigkeit:	< 1 % aller malignen Tumoren.
Inzidenz:	ca. 0,4/100 000 pro Jahr.
Lokalisation:	meist solitäre Tumoren; gleichmäßige Lokalisationsverteilung innerhalb des Pankreas. Ausnahme: Gastrinome, die meist im Pankreaskopf oder Duodenum lokalisiert sind (80–90 %). Multiple Primärtumoren bei Patienten mit Gastrinomen und bei der „Multiplen Endokrinen Neoplasie" Typ 1 (MEN-1).
Ätiologie:	unbekannt bei sporadischen Tumoren. Bei MEN-1 chromosomale Aberration im Bereich 11q13.

II. Klinische Symptomatik, Pathologie und Stadieneinteilung [32 – 40]

1 Klinische Symptomatik/Klassifikation

Die Klassifizierung erfolgt üblicherweise gemäß dem vorherrschenden klinischen Syndrom. Es sind mindestens acht klinische Syndrome beschrieben worden (Tabelle 5):

- das Insulinom – oder Hypoglykämie-Syndrom,
- das Gastrinom oder Zollinger-Ellison-Syndrom,
- das Vipom oder WDHA (watery diarrhea hypokalemia hypochlorhydria)-Syndrom,
- das Glucagonom-Syndrom,
- das Somatostatin-Syndrom,
- ACTH-om (Cushing-Syndrom),
- GFR-om (Akromegalie) und
- Hyperkalzämie.

Daneben existieren zahlreiche Übergangs- und Mischformen.

Tabelle 5. Endokrine Pankreastumoren: Klassifizierung gemäß dem vorherrschenden klinischen Syndrom

Tumor	Syndrom	Lokalisation	Tumormarker	Literatur
Insulinom	Hypoglykämie, zentralnervöse Symptome	Pankreas	Insulin, C-Peptid	[32]
Zollinger-Ellison; Gastrinom	Dyspepsie, peptische Ulzera, Diarrhoe, Dysphagie	Pankreas Duodenum Ovarien	Gastrin, pankreatisches Polypeptid	[33]
Nichtfunktionell	Schmerz, abdominelle Tumormasse, Juckreiz, Ikterus	Pankreas	Pankreatisches Polypeptid, humanes Choriongonadotropin (HCG-α und -β)	[38]
VIP-om, WDHA, Verner-Morrison-Syndrom	Wässrige Diarrhoe, Hypokaliämie, Achlorhydrie, metabolische Azidose	Pankreas	Vasoaktives intestinales Polypeptid (VIP), Kalzitonin	[34]
Glukagonom	Exanthem, Diabetes, Hypochlorhydrie	Pankreas	Glukagon	[35]
Somatostatinom	Diabetes, Cholelithiasis, Diarrhoe, Steatorrhoe, Hypochlorhydrie	Pankreas Duodenum	Somatostatin	[36]
ACTH-om	Cushing-Syndrom	Pankreas	CRF, ACTH	[37]
GFR-om	Akromegalie	Pankreas	„Growth hormone relasing factor" (GFR)	[37]
Tumor assoziiert mit Hyperkalzämie	Erhöhtes Kalzium	Pankreas	„Parathyroid hormone related peptide" (PTH-rp)	[37]

2 Pathologie

Für die Verifizierung des neuroendokrinen Tumorursprungs stellen die Grimelius-Silber-Färbetechnik und der immunzytochemische Nachweis von Chromogranin A die wichtigsten Methoden dar. Histologisch wurden verschiedene Wachstumsformen beschrieben, die jedoch für eine präzise Diagnostik irrelevant sind. Die Tumorzellen sind meist monomorph; ein Zell- oder Kernpolymorphismus wird selten beobachtet. Es existieren keine verläßlichen histologischen Kriterien für die Feststellung eines malignen Phänotyps. Die einzigen Anzeichen der Malignität sind das invasive Wachstum in benachbarte Organe oder das Auftreten von Metastasen.

Malignität: Insulinome sind in ca. 90% der Fälle benigne; alle übrigen Tumoren sind potentiell maligne. Es gibt keinen statistisch nachweisbaren Unterschied in der Malignitätsraten zwischen sporadischen und familiären Tumoren. Die Vorsorgeuntersuchungen bei Angehörigen von MEN-1-Familien führen jedoch häufig zu einer frühzeitigen Diagnose.

3 Stadieneinteilung

Es existiert kein spezifisches Staging-System für endokrine Pankreastumoren. Gelegentlich wird die TNM-Klassifikation für exokrine Pankreastumoren angewendet.

III. Prognose

5- und 10-Jahres-Überlebensraten (vom Zeitpunkt der Diagnose): Benigne Tumoren: 80–100%; maligne Tumoren: 50% bzw. 35%. Bei Nachweis von Lebermetastasen bei Diagnosestellung: 40% bzw. 22% [40].

IV. Diagnostik

1 Laborparameter

Serum: Insulin, C-Peptid, Proinsulin, Gastrin, HCG-α und -β, Calcitonin.
Plasma: vasoaktives intestinales Polypeptid (VIP), Glucagon, Somato-statin und Chromogranin-A.
Stimulationsteste: z.B. Sekretin-Test mit Messung von Serumgastrin (bei Verdacht auf Gastrinom) und 12–72 Stunden Fasten mit Bestimmung der Insulin/Glucose-Ratio bei Verdacht auf Insulinom. Ein Stimulationstest mit einer standardisierten Mahlzeit kann eine Pankreasbeteiligung bei MEN-1 aufdecken.

2 Histopathologische Diagnostik

Grimelius-Silber-Färbung und immunzytochemischer Nachweis von Chromogranin-A.

3 Ausbreitungsdiagnostik

Primärtumor: körperliche Untersuchung, (Endo-)Sonographie, CT, selek-tive Angiographie, evtl. transhepatische venöse Blutprobe, PET, intra-operative Sonographie.
Systemische Erkrankung: Ultraschall und CT des Abdomens, Röntgen-Thorax, Knochenszintigramm, Octreo-Scan.

V. Behandlungsstrategie (Abb. 2)

1 Chirurgische Therapiemaßnahmen

Bei malignen endokrinen Pankreastumoren sind folgende Vorgehensweisen möglich:

- Falls möglich und bei vertretbarer Morbidität, radikale Tumorresektion, ggf. unter Einschluß benachbarter Organe, Lymphknoten, Milz, Nebennieren, Ovarien und Resektion isolierter Lebermetastasen [42].
- Palliative „debulking"-Operation zur Symtpomkontrolle, falls keine medikamentöse Symptomkontrolle erreichbar ist.
- Eine Embolisation der Arteria hepatica kann eine symptomatische Verbesserung und Reduktion der Hormonspiegel bei 50–70% der Patienten bewirken; in vereinzelten Fällen wurde eine Reduktion der Tumorgröße bei einer Remissionsdauer von 6–12 Monaten beobachtet [43]. Gegebe-

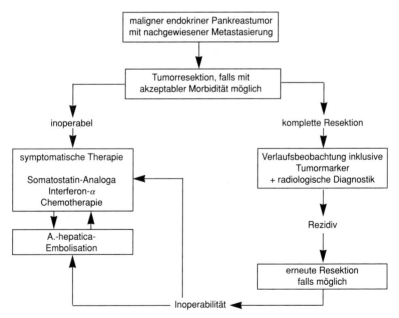

Abb. 2. Behandlungsstrategie bei malignen endokrinen Pankreastumoren

nenfalls können Re-Embolisationen erwogen werden, sind gewöhnlich jedoch nur von kurzer Erfolgsdauer. Eine Remissionsrate von 80 % wurde kürzlich bei Patienten mit ausgedehnter Lebermetastasierung infolge neuroendokriner gastrointestinaler Tumoren mittels A. hepatica-Embolisation und nachfolgender Chemotherapie mit ADM, DTIC/SPT und 5-FU beschrieben [44]. Die mediane Remissionsdauer betrug 18 Monate.

2 Strahlentherapie

Neuroendokrine gastrointestinale Tumoren werden üblicherweise als strahlenresistent angesehen. Es gibt jedoch vereinzelte Berichte über komplette Remissionen primär unresezierbarer Tumoren mit einer externen Strahlentherapie [45]. Eine Indikation besteht für die palliative Behandlung von ZNS- und Skelettmetastasen.

3 Chemotherapie

Die wirksamsten Zytostatika sind Streptozotocin (SPT) und Chlorozotocin mit Remissionsraten von 30−35 % (Tabelle 6). Für Adriamycin (ADM) und 5-Fluorouracil (5-FU) wurden Ansprechraten von 15−20 % beobachtet. DTIC wurde vorrangig bei Glucagonomen eingesetzt.

3.1 Palliative Chemotherapie bei fortgeschrittenen endokrinen Pankreastumoren

In zahlreichen retrospektiven, nicht randomisierten Studien wurden mit einer Kombinationstherapie, hauptsächlich SPT + 5-FU oder SPT + ADM, höhere Ansprechraten beobachtet als mit einer Monotherapie. Dabei handelt es sich vorwiegend um ein biochemisches Ansprechen; eine objektive bzw. komplette Tumorremisson wird selten erzielt [41, 46]. Die (biochemische) Ansprechrate beträgt mit den verschiedenen Kombinationstherapien etwa 50 % mit einer medianen Ansprechdauer von etwa 2 Jahren. Bei Patienten mit rasch wachsenden Tumoren kann eine Kombinationschemotherapie mit Cisplatin und Etoposid gelegentlich langanhaltende Remissionen induzieren [47].

Tabelle 6. Therapie maligner endokriner Pankreastumoren

Quelle	Therapie	n = eval. Pat. V = Vorbehandlung	Therapieergebnisse in % (Biochemisches und/oder Tumoransprechen)					RD = Remissionsdauer ÜZ = Überlebenszeit Median (Monate)
			CR	PR	CR+PR	NC	PD	
Broder et al. 1973 [50]	**SPT** 0,6–1,0 g/m² wöchentlich	n = 52 V = 38%	20	22	**42**	25	23	RD: 10+ ÜZ: 42 (CP+PR) ÜZ: 17,5 (NC+PD)
Moertel et al. 1982 [51]	**ADM** 60 mg/m² q 4 Wo	n = 20 V = 100%		20	**20**	n.a.	n.a.	RD: 4 ÜZ: 6
Altimari et al. 1987 [52]	**DTIC** 250 mg/m² Tag 1–5, q 4 Wo	n = 10 V = 70%	10	40	**50**	20	30	RD: 30 ÜZ: na
von Schrenck et al. 1988 [53]	**SPT** 1,5 g/m², Tag 1+8 5-FU 600 mg/m² (Gastrinome) Tag 1+8 **ADM** 40 mg/m² q 4 Wo	n = 10 V = 0		40	**40**		60	RD: 7
Eriksson et al. 1990 [54]	**SPT** 0,5 g/m² Tag 1–5 **SPT** 1 g/m² q 3 Wo **ADM** 40 mg/m² Tag 3, q 3 Wo	n = 25 V = 0	4	32	**36**	40	24	RD: 22 ÜZ: n.a.
Moertel et al. 1991 [55]	**VP-16** 130 mg/m² DI Tag 1–3 **DDP** 45 mg/m² DI Tag 2–3, q 4 Wo	n = 74 V = 71%		14	**14**	64	21	RD: 5 ÜZ: 15,5

Moertel et al. 1992 [46]	SPT 0,5 g/m² Tag 1–5, ADM 50 mg/m2 Tag 1+22, q 6 Wo	n = 36, V = 0	14	55	**69**	n.a.	n.a.	RD: 18 ÜZ: 26
	SPT 0,5 g/m² Tag 1–5, 5-FU 400 mg/m² Tag 1–5, q 6 Wo	n = 33, V = 0	4	42	**45**	n.a.	n.a.	RD: 14 ÜZ: 17
	CHLZ [a] 150 mg/m² q 7 Wo	n = 33	6	24	**30**	n.a.	n.a.	RD: 17
Eriksson et al. 1993 [41]	SPT 0,5 g/m² Tag 1–5, dann SPT 1 g/m² q 3 Wo 5-FU 400 mg/m² Tag 1–3, dann 5-FU 400 mg/m² q 3 Wo	n = 31, V = 23 %	0	54	**54**	20	25	RD: 23 ÜZ: n.a.
Kvols et al. 1987 [49]	Octreotid 150–450 µg/ Tag s.c.	n = 22, V = 55 %		63	**63**	23	14	RD: n.a.
Eriksson et al. 1993 [41]	IFN-α 5 MU 3×/Wo s.c.	n = 57, V = 49 %		51	**51**	24,5	24,5	RD: 20 ÜZ: 50

[a] *CHLZ* = Clorozotocin.

3.2 Adjuvante Chemotherapie

Eine adjuvante Chemotherapie ist bei diesen Tumoren nicht indiziert.

3.3 Intraarterielle Chemotherapie

Bislang wurde kein signifikanter Vorteil für eine intraarterielle Chemo-therapie gegenüber eine systemischen Behandlung nachgewiesen. Für eine intraarterielle Chemoembolisation (mit DDP und VBL) wurden in einer kleinen Behandlungsserie hohe Remissionsraten und eine hohe Re-missionsdauer beschrieben [47].

4 „Biological response modifiers"/Zytokine

4.1 Interferon-α

Patienten mit Therapieversagen nach Chemotherapie weisen in ca. 50–60% der Fälle ein Ansprechen auf eine Behandlung mit Interferon-α (i.m. oder s.c.) auf [41, 48]. Hierbei handelt es sich überwiegend um ein biochemisches Ansprechen. In wiederholten Biopsien konnte jedoch eine Abnahme der Tumorzellzahl und die Induktion einer Fibrose beobachtet werden. Eine objektive Tumorremission findet sich bei nur etwa 10–20% der Patienten mit sehr seltenem Nachweis einer kompletten Remission.

4.2 Somatostatinanaloga

Für das Somatostatinanalogon Octreotid wurden biochemische An-sprechraten von 30–70% beschrieben [49]. Gelegentlich findet sich auch eine Symptomkontrolle ohne Reduktion der zirkulierenden Hormon-spiegel. Wegen seines raschen symptomatischen Wirkungseintritts kann Octreotid auch in akuten Situationen, z.B. intraoperativ oder bei Emboli-sationen, angewendet werden. Bei der Langzeitbehandlung entwickelt sich häufig eine Tachyphylaxie mit der Notwendigkeit einer kontinuierlichen Dosiserhöhung. Die mediane Ansprechdauer auf Octreotid beträgt etwa 16 Monate [41]. Objektive Tumorgrößenreduktionen sind nur sehr selten beschrieben worden. Ähnlich wie für die Therapie der Karzinoide werden

auch bei diesen Tumorformen langwirksame Somatostatinanaloga geprüft, die nur ca. alle 14–28 Tage appliziert werden. Vorläufige Ergebnisse
deuten jedoch daraufhin, daß die langwirksamen Analoga zu einer höheren Inzidenz von Gallensteinen und einer rascheren Tachyphylaxie-Ent-
wicklung führen könnten.

Literatur

1. Norheim I, Öberg K, Theodorsson-Norheim E et al. (1987) Malignant carcinoid tumours; An Analysis of 103 patients with regard to tumour localization hormone production and survival. Ann Surg 206:115–125
2. Berge T, Lindell F (1976) Carcinoid tumours. Scand Sect A 84:322–330
3. Surveillance Epidemiology and End Results (SEER) Program: Division of Cancer Prevention and Control, National Cancer Institute, Bethesda MD (unpublished data)
4. Williams ED, Sandler M (1963) The classification of carcinoid tumour. Lancet i:238–239
5. Moertel CG (1987) An odyssey in the land of small tumors. J Clin Oncol 5:1503–1522
6. Johnson LA, Lavin P, Moertel CG et al. (1983) Carcinoids: The association of histologic growth pattern and survival. Cancer 51:882–889
7. Godwin JD (1975) An analysis of 2837 cases. Cancer 36:560–569
8. Moertel CG, Sauer WG, Dockerty MB, Baggentoss AH (1961) Life history of the carcinoid tumor of the small intestine. Cancer 901–912
9. Carrasco CH, Charusangavej C, Ajani J et al. (1986) The carcinoid syndrome; palliation by hepatic artery embolization. Am J Radiology 147:149–154
10. Moertel CG, Hanley JA (ECOG) (1979) Combination chemotherapy trials in metastatic carcinoid tumor and the malignant carcinoid syndrome. Cancer Clin Trials 2:327–334
11. Öberg K, Norheim I, Lundqvist G, Wide L (1987) Cytotoxic treatment in patients with malignant carcinoid tumors; Response to streptozocin – alone or in combination with 5-FU; Acta Oncol 26:429–432
12. Ridolfi R, Amaducci L, Derni S et al. (1991) Chemotherapy with 5-Fluorouracil and Streptozotocin in carcinoid tumors of gastrointestinal origin: Experiences with 13 patients. J of Chemotherapy 3:328–331
13. Moertel CG, Rubin J, O'Connel MJ (1986) Phase II study of Cisplatin therapy in patients with metastatic carcinoid tumor and the malignant carcinoid syndrome. Cancer Treat Rep 70:1459–1460
14. Rougier Ph, Okiveira J, Ducreux M et al. (1991) Metastatic carcinoid and islet cell tumours of the pancreas: a phase II trial of the efficacy of combination chemotherapy with 5-Flourouracil, Doxorubicin and Cisplatin. Eur J Cancer 27:1380–1382
15. Moertel CG, Kvols LK, O'Connel MJ, Rubin J (1991) Treatment of neuroendocrine carcinomas with combined etoposide and cisplatin. Cancer 68:227–232
16. Moertel CG, Rubin J, Kvols K (1989) Therapy of metastatic carcinoid tumor and the malignant carcinoid syndrome with recombinant leukocyte A interferon. J Clin Oncol 7 (7):865–868

17. Schober C, Schuppert F, Schmoll E et al. (1989) Interferon alpha-2b in patients with advanced carcinoids and apudoma. Blut, (abstract 34th Ann Cong German Soc Hematol + Oncol) Hannover, Oct 1–4 59 (3):331

18. Hanssen LE, Schrumpf E, Kolbenstvedt AN et al. (1989) Treatment of malignant metastatic midgut carcinoid tumours with recombinant human alpha-2b interferon with or without prior hepatic artery embolization. Scand J Gastroenterol 24:787–795

19. Bartsch HH, Stockmann F, Arnold R, Creutzfeld W (1990) Treatment of patients with metastatic carcinoid tumors by recombinant human interferon-alpha – results from a phase II study. J Cancer Res Clin Oncol (15th Intl Cancer Cong Hamburg, Aug 16–22 1990). 116:305

20. Valimäki M, Jarvinen H, Salmela P et al. (1991) Is the treatment of metastatic carcinoid tumor with interferon not as successful as suggested? Cancer 67:547–549

21. Öberg K, Norhim I, Lind E et al. (1986) Treatment of malignant carcinoid tumors with human leukocyte interferon. Long-term results. Cancer Treat Rep 70:1297–1304

22. Öberg K, Alm G, Magnusson A et al. (1989) Treatment of malignant tumors with recombinant interferon alpha-2b (Intron-A); Development of neutralizing interferon antibodies and possible loss of antitumor activity. J Nat Can Inst 81:531–535

23. Öberg K, Eriksson B (1991) The role of interferons in the management of carcinoid tumours: Acta Oncol 30:519–522

24. Tiensuu Janson E, Rönnblom L, Ahlström H et al. (1992) Treatment with alpha-interferon versus alpha-interferon in combination with streptozotocin and doxorubicin in patients with malignant carcinoid tumors: A randomized trial. Annals of Oncol 3:635–638

25. Biesma B, Willemse PHB, Mulder NH et al. (1992) Recombinant interferon alpha-2b in patients with metastatic apudomas: effect on tumours and tumour markers. Br J Cancer 66:850–855

26. Tiensuu Janson E, Ahlström H, Andersson T, Öberg KE (1992) Octreotide and Interferon alfa: A new combination for the treatment of malignant carcinoid tumours. Eur J Cancer 28A:1647–1650

27. Kvols LK, Moertel CG, O'Connell MJ et al. (1986) Treatment of the malignant carcinoid syndrome: Evaluation of a long-acting somatostatin analogue. N Engl J Med 315:663–666

28. Öberg K, Norheim I, Theodorsson E (1991) Treatment of malignant midgut carcinoid tumours with a long-acting somatostatin analogue octreotide. Acta Oncol 30:503–507

29. Vinik AI, Thompson N, Eckhauser F, Moattari AR (1989) Clinical features of carcinoid syndrome and the use of somatostatin analogue in its management. Acta Oncol 28:389–402

30. Buchanan KD, Johnston LF, O'Hare MMT et al. (1986) Neuroendocrine tumors. A European view. Am J Med 81:14–22

31. Eriksson B, Arnberg H, Lindgren PG et al. (1990) Neuroendocrine pancreatic tumors: clinical presentation, biochemical and histopathological findings in 84 patients. J Int Med 228:103–113

32. Wilder RM, Allan FN, Power MH et al. (1927) Carcinoma of the islands of the pancreas. Hyperinsulinism and hypoglycemia. J Am Med Assoc 89:348–355

33. Zollinger RM, Ellison EH (1955) Primary peptic ulcerations of the jejunum associated with islet cell tumors of the pancreas. Ann Surg 142:709–728

34. Verner-Morrison JV, Morrison AB (1958) Islet cell tumor and syndrome of refractory diarrhea and hypokalemia. Am J Med 25:374–380

35. Mallinson CN, Bloom SR, Warin AP et al. (1974) A glucagnoma syndrome. Lancet ii:1–5
36. Ganda OP, Weir GC, Sveldner JS et al. (1977) „Somatostationoma": A somatostatin containing tumor of the endocrine pancreas. N Engl J Med 296:963–967
37. Imura H (1980) Ectopic hormone syndromes. Clin Endocrinol Metab 9 (2):235–259
38. Kent RB, van Heerden J, Nejland L (1982) Non-functioning islet cell tumors. Ann Surg 193 (2):185–190
39. Grimelius L, Wilander E (1980) Silver stains in the study of endocrine cells of the gut and pancreas. Invest Cell Pathol 3:3–12
40. Lloyd RV, Mermark T, Schmidt O et al. (1984) Immunohistochemical detection of chromogranin and neurone specific enolase in pancreatic endocrine neoplasms. Am J Surg Pathol 8:607–614
41. Eriksson B, Öberg K (1993) An update of the medical treatment of malignant endocrine pancreatic tumors. Acta Oncol 32:203–208
42. Wellbourn RB, Wood M, Polak JM et al. (1981) In: Bloom SR, Polak JM (eds) Gut Hormones ed 2. Churchill Livingstone, London pp 547–554
43. Ajani Carrasco CH, Charnsangavej C et al. (1988) Islet cell tumors metastatic to the liver: Effective palliation by sequential hepatic artery embolization. Ann Intern Med 108:340–344
44. Moertel CG, Johnson M, McKusick M et al. (1994) The management of patients with advanced carcinoid tumors and islet cell carcinomas. Ann Int Med 120:302–309
45. Tennvall J, Ljungberg B, Gustavsson A et al. (1992) Radiotherapy for unresectable endocrine pancreatic carcinomas. Eur J of Surg Oncology 18:73–76
46. Moertel CG, Lefkopoulo M, Lipsitz M (1992) Streptozocin – doxorubicin, or Chlorozotocin in the treatment of advanced islet-cell carcinoma. N Engl J Med 326 (8):519–523
47. Malvligit G, Pollock R, Evans H, Wallace S (1993) Durable hepatic tumor regression after arterial chemoembolization-infusion in patients with islet cell carcinoma of the pancreas metastatic to the liver. Cancer 72:375–380
48. Eriksson B, Öberg K, Alm G et al. (1986) Treatment of malignant endocrine pancreatic tumors with human leukocyte interferon. Lancet ii:1307–1309
49. Kvols L, Buck M, Moertel CG et al. (1987) Treatment of Metastatic Islet Cell Carcinoma with a Somatostatin Analogue (SMS 201–995). Ann Intern Med 107:162–168
50. Broder LE, Carter SK (1973) Pancreatic islet cell carcinoma. Results of therapy with streptozocin in 52 patients. Ann Intern Med 79:108–118
51. Moertel CG, Lavin P, Hahn G (1982) Phase II Trial of Doxorubicin Therapy for Advanced Islet Cell Carcinoma. Cancer Treatm Rep 88 (7):1567–1569
52. Altimari A, Badrinath K, Reisel H et al. (1987) DTIC therapy in patients with malignant intraabdominal neuroendocrine tumors
53. von Schrenck T, Howard J, Doppman J (1988) Prospective study of chemotherapy in patients with metastatic gastrinoma. Gastroenterol 94:1326–1334
54. Eriksson B, Skogseid B, Lundqvist G (1990) Medical treatment and long-term survival in a prospective study of 84 patients with endocrine pancreatic tumors. Cancer 65 (9):1883–1890
55. Moertel CG, Kvol L, O'Connel et al. (1991) Treatment of neuroendocrine carcinomas with combined Etoposide and Cisplatin. Cancer 68:227–232

Basalzellkarzinom

C. Garbe

I. Epidemiologie [1–3]

Häufigkeit: ca. 10–12% aller malignen Tumoren in Deutschland, in sonnenreichen Regionen mit weißer Bevölkerung (Australien, Südstaaten der USA) bis zu 30–50%;

Inzidenz: ca. 80/100 000 pro Jahr bei Männern und ca. 50/100 000 bei Frauen in Deutschland; in Australien und den Südstaaten der USA >300–500/100 000 pro Jahr;

Lokalisation: zu ca. 80% an Hals und Kopf, die übrigen vorwiegend am Körperstamm. Keine Schleimhautmanifestationen;

Ätiologie: Induktion durch UV-Licht (vorwiegend durch UV-B, 290–320 nm, aber auch durch UV-A, 320–400 nm) insbesondere bei Personen mit geringer Hautpigmentierung. Auslösung durch Arsen. Zehnfach erhöhtes Risiko bei langfristiger Immunsuppression (Organtransplantierte, Behandlung mit Cyclosporin A und Zytostatika). Auftreten im Rahmen assoziierter Syndrome: Xeroderma pigmentosum, Basalzell-Naevus-Syndrom (GORLIN-GOLTZ), Albinismus.

II. Pathologie und Stadieneinteilung [2–5]

Klinisch und histologisch werden verschiedene Basalzellkarzinomformen unterschieden, für deren Behandlung die Zuordnung zu folgenden 3 Kategorien wesentlich ist:

1. *Umschriebene Basalzellkarzinome:*
   solides Basalzellkarzinom, adenoides Basalzellkarzinom, zystisches Basalzellkarzinom, trichoepitheliomartiges Basalzellkarzinom, fibroepitheliomartiges Basalzellkarzinom, Basalzellkarzinom mit talgdrüsenartiger Differenzierung, Basalzellkarzinom mit ekkriner Schweißdrüsen-Differenzierung, Basalzellkarzinom mit Amyloidablagerung, zylindroides Basalzellkarzinom.
2. *Diffus wachsende Basalzellkarzinome:*
   sklerodermiformes Basalzellkarzinom, keloidiformes Basalzellkarzinom, Rumpfhaut-Basalzellkarzinom, ekkrine- und apokrine Basalzellkarzinome.
3. *Destruierend wachsende Basalzellkarzinome*:
   Ulcus rodens (ulzerierendes Basalzellkarzinom), Ulcus terebrans (Destruktion verschiedener Gewebeanteile, z.B. Knorpel, Knochen etc.).

Dignität und Prognose: semimaligne; invasives Wachstum, aber in der Regel keine Metastasierung und keine Letalität. In den äußerst seltenen Fällen von Metastasierung [5] wird die Unterscheidung von regionärer und Fernmetastasierung angewendet.

III. Diagnostische Maßnahmen

Umschriebene Basalzellkarzinome: Exzisionsbiopsie; Inzisionsbiopsie (Stanze) bei Radiatio, Laser- oder Kryotherapie und lokaler zytostatischer Behandlung ausreichend.
Diffus wachsende Basalzellkarzinome und destruierende Basaliome: Prätherapeutische Kontrolle der Ausdehnung durch multiple Biopsien oder mikroskopisch kontrollierte Exzision (Mikrographische Chirurgie).

IV. Behandlungsstrategie

Stufendiagramm der Therapie des Basalzellkarzinoms

Mikrographische Chirurgie (Lückenlose Randschnitthistologie, geringste Rezidivgefahr)

Erforderlich: a) Infiltrativer Typ des Basalzellkarzinoms am Kopf und an den distalen Extremitäten.
b) Andere Typen des Basalzellkarzinoms in Problemlokalisationen: Nasen, Orbital- und Aurikularbereich und große Tumoren über 20 mm Durchmesser.
c) Rezidivtumoren.

Zu empfehlen: Andere Typen des Basalzellkarzinoms als infiltrativer Typ unter 20 mm in unproblematischer Gesichtsregion, wegen der Möglichkeit einer minimal invasiven Chirurgie.

Sonst konventionelle Chirurgie mit Sicherheitsabstand von 3–10 mm

Alternativen: Strahlentherapie als Alternative zur konventionellen Chirurgie oder bei primärer Inoperabilität, sowie nach inkompletter chirurgischer Entfernung (R1, R2).

Kryotherapie: Kleinere oberflächliche Tumoren bei Patienten höheren Alters, wenn eine Operation einen unverhältnismäßig großen Aufwand bedeutet.

Weitere: Shaveexzision, CO_2-Laserablation, Photodynamische Therapie, lokale Chemotherapie (5-FU) bei superfiziellen Basalzellkarzinomen.

---

1 Chirurgische Therapiemaßnahmen

1.1 Mikrographische Chirurgie (lückenlose Randschnitthistologie) [6–11]

Das lokale infiltrative Wachstum aller Basalzellkarzinomtypen ist gekennzeichnet durch asymmetrische, meist sehr schmalsträngige subklinische

Ausläufer, teils langstreckig (bis mehrere cm) in horizontaler Richtung. Eine dauerhafte Heilung kann mit hoher Sicherheit (95–99,5 %) durch die mikrographische Chirurgie erreicht werden. Die mikrographische Chirurgie bedeutet die sparsame chirurgische Exzision des Tumors (2–4 mm Sicherheitsabstand) mit einer topographischen Markierung und anschließender lückenloser histologischer Aufarbeitung der gesamten Exzisataußenfläche. Damit ist eine topographische Zuordnung von subklinischen Ausläufern möglich, gegebenenfalls mit der Durchführung von Nachexzisionen, bis die Exzisataußenfläche tumorfrei ist.

Wegen der großen subklinischen Infiltrationspotenz und der hohen Rezidivneigung ist die mikrographische Chirurgie im gesamten Kopfbereich und den distalen Extremitäten beim infiltrativen Typ jeder Größe erforderlich, desweiteren bei Rezidivtumoren und bei großen Tumoren mit mehr als 20 mm Durchmesser. Unabhängig davon sollte sie ebenfalls in allen Problemlokalisationen (Nasen-, Orbita- und Aurikularbereich) angewandt werden. Auch bei kleinen unproblematischen Tumoren kann das Verfahren von Vorteil sein, da wegen der hohen diagnostischen Sicherheit gesunde Haut geschont werden kann und nur entsprechend der histologisch festgestellten Tumorinfiltration exzidiert wird. Dieses Verfahren bietet also sowohl Vorteile hinsichtlich der Sicherheit als auch des kosmetischen Ergebnisses.

Diese Aufarbeitung kann sowohl im Kryostatschnitt- als auch im Paraffinschnittverfahren durchgeführt werden. Bei ausgedehnten Tumoren, bei Tumoren in schwieriger Lokalisation oder unklarer Abgrenzung sollte der Defekt bis zum Nachweis der kompletten Entfernung aller Tumoranteile offen gelassen werden.

1.2 Konventionelle Chirurgie [12–15]

Bei umschriebenen Basalzellkarzinomen ist die einfache Exzision mit kleinem Sicherheitsabstand die Methode der Wahl. Der Sicherheitsabstand wird an den Tumordurchmesser angepaßt. Die konventionelle Chirurgie mit stichprobenartiger histologischer Kontrolle muß infolge der lokalen Infiltration der Basalzellkarzinome mit einem höheren Rezidivrisiko rechnen, das in der Regel 5–10 % beträgt. Um bei konventioneller Chirurgie eine ausreichende Rezidivsicherheit zu erreichen, müssen auch bei kleinen Tumoren zu Lasten des Patienten größere Sicherheitsabstände (3–10 mm) eingeplant werden. Die früher vielfach verwendete Kürettage mit Elektrodesikkation, bei der die Tumoren mittels eines scharfen Löffels kürettiert und Blutungen mittels Elektrodesikkation gestillt werden, sollte wegen der fehlenden histologische Kontrolle der Vollständigkeit der Exzision heute nicht mehr verwendet werden.

2 Kryotherapie [16]

Bei oberflächlichen Basalzellkarzinomen ist dieses Verfahren gleichwertig der konventionellen Chirurgie, hat aber den Nachteil fehlender histologischer Kontrolle der Vollständigkeit der Exzision.

3 Evaporisation mit CO_2-Laserchirurgie [17]

Bei oberflächlichen Basalzellkarzinomen ist dieses Verfahren gleichwertig der konventionellen Chirurgie, hat aber den Nachteil fehlender histologischer Kontrolle der Vollständigkeit der Exzision. In schwierigen anatomischen Lokalisation wird ein besonders schonendes Vorgehen möglich.

4 Photodynamische Therapie [18, 19]

Die photodynamische Therapie ist ein vielversprechendes, neues Verfahren, bei dem vorwiegend lokal Photosensitizer (z. B. delta-Aminolävulinsäure) auf den Tumor aufgebracht werden und nachfolgend eine intensive Lichtbestrahlung (zumeist mit Lasern verschiedener Wellenlänge) durchgeführt wird. Diese Behandlung wirkt weitgehend selektiv auf das Tumorgewebe, ist jedoch noch im experimentelle Stadium.

5 Strahlentherapie [20, 21]

Indikation: bei primärer Inoperabilität, bei postoperativem mikroskopischen (R1-Resektion) oder makroskopischen Resttumor (R2-Resektion) und bei Ablehnung einer Operation. Röntgenoberflächenbestrahlung (Dermopan) mit einer Gesamtdosis von ca. 70 Gy in Fraktionen von 5 Gy bei kleinen und von ca. 50 Gy in Fraktionen von 3–4 Gy bei ausgedehnteren Basalzellkarzinomen, evtl. mehrfach wöchentlich. Schutz des umliegenden gesunden Gewebes mit Bleimasken bzw. der Augäpfel mit Bleischalen. Heilungsrate bei kleinen bis mittelgroßen Basalzellkarzinomen ca. 90–95%, also vergleichbar der konventionellen Chirurgie.

6 Lokale Chemotherapie [22, 23]

Indikation: Alternativ zu anderen Verfahren bei multiplen (Rumpfhaut-) Basalzellkarzinomen. Das Zytostatikum *5-Fluorouracil* wird topisch täglich für 4–6 Wochen angewendet (1–5% in Creme oder Salbe, z.B. Efudix®). 5-Fluorouracil wirkt weitgehend selektiv auf die hyperproliferativen Anteile der epidermalen Präkanzerosen. Allerdings treten auch auf gesunder Haut Irritationen auf. Nach 1–2 Wochen kommt es an den befallenen Stellen zu entzündlichen Reaktionen und erosiven Veränderungen. Das Hauptproblem dieser Behandlung besteht darin, die Compliance der Patienten zu gewährleisten. Bei ausgedehnteren Basalzellkarzinomen wurde erfolgreich die Applikation von Cisplatin mit Iontophorese versucht.

7 „Biological response modifiers"/Zytokine [24–27]

Basalzellkarzinome sprechen auf eine intraläsionale Behandlung mit Typ-I-Interferonen (α, β) zu einem Prozentsatz von 50–90% bei Injektion von 3 × wöchentlich 1–3 Millionen internationaler Einheiten über 3 Wochen mit Rückbildung an. Die Behandlungen sind bisher experimentell; ein Vorteil bei ausgedehnten Basalzellkarzinomen bleibt noch weiter zu überprüfen. Einige Untersucher vermuten, daß auch große Basalzellkarzinome unter intraläsionaler Behandlung mit Typ-I-Interferonen bei genügend hoher Dosierung und langer Behandlung rückbildungsfähig sind.

8 Systemische Chemotherapie bei metastasierten Basalzellkarzinomen [5, 28]

Die Prognose metastasierender Basalzellkarzinome ist ungünstig und die medianen Überlebenszeiten werden mit 10–20 Monaten angegeben.

Erfolgreiche Behandlungen wurden mit Cisplatin (100 mg/m^2 q 3 Wo.) und unter Verwendung von systemischem 5-Fluorouracil in Kombination mit Cisplatin (100 mg/m^2 Cisplatin d1 und 1000 mg/m^2 5-Fluorouracil als kontinuierliche Infusion d1−d5 q 3 Wo.) angegeben.

9 Prophylaxe [29, 30]

Eine absolute Indikation für eine prophylaktische Behandlung stellen dar: Xeroderma pigmentosum, Basalzellnaevus-Syndrom, und Zustände nach Arsenintoxikation; eine relative Indikation ist bei multiplen Basalzellkarzinomen bei immunsupprimierten Patienten (Zustand nach Organtransplantation) und nach schwerwiegendem Lichtschaden der Haut gegeben. Zur Prävention des Entstehens neuer Basalzellkarzinome bei allen aufgeführten Indikationen gehört eine weitestgehende *Sonnenlicht-Karenz* und ein wirksamer *Lichtschutz* (Kleidung und Sonnenschutzmittel mit Lichtschutzfaktoren für UV-B > 15−20) in allen Situationen einer UV-Exposition. Die heute etablierte präventive Behandlung bei Risikopersonen für die Entwicklung von Basalzellkarzinomen besteht in der *systemischen Gabe synthetischer Retinoide.* Erfolgreich eingesetzt wurden z.B. Isotretinoin (Roaccutan®) in einer Dosierung von 0,5−1 mg/kg Körpergewicht bzw. Etretinat bzw. Acitretin (Tigason® bzw. Neotigason®) in einer Dosierung von 0,4−0,7 mg/kg Körpergewicht täglich als Langzeitbehandlung über mehrere Monate bzw. Jahre.

V. Nachsorge [12]

Die Rezidivrate von Basalzellkarzinomen beträgt nach verschiedenen Behandlungsverfahren und in Abhängigkeit von der Größe und dem Wachstumstyp der Basalzellkarzinome ca. 5−10% und eine regelmäßige Nachkontrolle zur frühzeitigen Entdeckung von Rezidiven bleibt angezeigt. Außerdem steigt mit zunehmender Zahl von Basalzellkarzinomen das Risiko zur Entwicklung neuer Basalzellkarzinome steil an. Je nach Risikogruppe wird bei Personen < 20−30 Jahre (Xeroderma pigmentosum, Basalzellnaevus-Syndrom) eine Nachkontrolle alle 3 Monate, bei Personen < 50 Jahre (Zustände nach Arsenintoxikation, multiple Basalzellkarzinome bei immunsupprimierten Patienten und nach schwerwiegendem Lichtschaden der Haut) halbjährliche Nachkontrollen und bei Personen älter als 50 Jahre einmal jährliche Kontrollen für mindestens 5 Jahre empfohlen.

Literatur

1. Garbe C (1997) Epidemiologie des Hautkrebses. In: Garbe C, Dummer R, Kaufmann R, Tilgen W (Hrsg) Dermatologische Onkologie. Berlin, Heidelberg, New York, Tokio: Springer, S 40–56
2. Preston DS, Stern RS (1992) Nonmelanoma cancers of the skin. N Engl J Med 327: 1649–1662
3. Lang PG Jr, Maize JC (1991) Basal Cell Carcinoma. In: Friedman RJ, Rigel DS, Kopf AW et al. (Eds) Cancer of the Skin. Philadelphia: Saunders, pp 35–73
4. Lever WF, Schaumburg-Lever G (1990) Basal cell epithelioma. In: Lever WF, Schaumburg-Lever G: Histopathology of the skin. Philadelphia: JB Lippincott, pp 622–634
5. Lo JS, Snow SN, Reizner GT, Mohs FE, Larson PO, Hruza GJ (1991) Metastatic basal cell carcinoma: report of twelve cases with a review of the literature. J Am Acad Dermatol 24:715–719
6. Albom MJ, Swanson NA (1991) Mohs micrographic surgery for the treatment of cutaneous neoplasms. In: Friedman RJ, Rigel DS, Kopf AW et al. (Eds) Cancer of the Skin. Philadelphia: Saunders, pp 484–529
7. Breuninger H, Flad P, Rassner G (1989) Untersuchungen über das Tiefenwachstum der Basaliome. Z Hautkr 64:191–196
8. Breuninger H, Dietz K (1991) Prediction of subclinical tumor infiltration in basal cell carcinoma. J Dermatol Surg Oncol 17:574–578
9. Breuninger H, Rassner G, Schaumburg-Lever G, Steitz A (1989) Langzeiterfahrungen mit der Technik der histologischen Schnittrandkontrolle (3-D-Histologie). Hautarzt 40:14–18
10. Breuninger H, Schippert W, Black B, Rassner G (1989) Untersuchungen zum Sicherheitsabstand und zur Exzisionstiefe in der operativen Behandlung von Basaliomen. Anwendung der dreidimensionalen histologischen Untersuchung bei 2016 Tumoren. Hautarzt 40:693–700
11. Holzschuh J, Breuninger H (1996) Eine histologische Aufarbeitungstechnik von Hauttumorexzisaten zur lückenlosen Schnittrandkontrolle. Pathologe 17:127–129
12. Silverman MK, Kopf AW, Grin CM, Bart RS, Levenstein MJ (1991) Recurrence rates of treated basal cell carcinomas. Part 1: Overview. J Dermatol Surg Oncol 17:713–718
13. Silverman MK, Kopf AW, Bart RS, Grin CM, Levenstein MS (1992) Recurrence rates of treated basal cell carcinomas. Part 3: Surgical excision. J Dermatol Surg Oncol 18:471–476
14. Silverman MK, Kopf AW, Grin CM, Bart RS, Levenstein MJ (1991) Recurrence rates of treated basal cell carcinomas. Part 2: Curettage-electrodesiccation. J Dermatol Surg Oncol 17:720–726
15. Dubin N, Kopf AW (1983) Multivariate risk score for recurrence of cutaneous basal cell carcinomas. Arch Dermatol 119:373–377

16. McLean DI, Haynes HA, McCarthy PL et al. (1978) Cryotherapy of basal cell carcinoma by a simple method of standardized freeze-thaw cycles. J Dermatol Surg Oncol 4:175–182

17. Geronemus RG, Reyes BA (1991) Laser surgery in the treatment of skin cancer. In: Friedman RJ, Rigel DS, Kopf AW et al. (Eds) Cancer of the Skin. Philadelphia: Saunders, pp 470–483

18. Landthaler M, Ruck A, Szeimies RM (1993) Photodynamische Therapie von Tumoren der Haut. Hautarzt 44:69–74

19. Svanberg K, Andersson T, Killander D et al. (1994) Photodynamic therapy of non-melanoma malignant tumours of the skin using topical delta-amino levulinic acid sensitization and laser irradiation. Br J Dermatol 130:743–751

20. Childers BJ, Goldwyn RM, Ramos D, Chaffey J, Harris JR (1994) Long-term results of irradiation for basal cell carcinoma of the skin of the nose. Plast Reconstr Surg 93:1169–1173

21. Silverman MK, Kopf AW, Gladstein AH, Bart RS, Grin CM, Levenstein MJ (1992b) Recurrence rates of treated basal cell carcinomas. Part 4: X-ray therapy. J Dermatol Surg Oncol 18:549–554

22. Klein E, Stoll HL, Milgrom H et al. (1971) Tumors of the skin. XII. Topical 5-fluorouracil for epidermal neoplasms. J Surg Oncol 3:331–349

23. Chang BK, Guthrie TH Jr, Hayakawa K, Gangarosa LP Sr (1993) A pilot study of iontophoretic cisplatin chemotherapy of basal and squamous cell carcinomas of the skin. Arch Dermatol 129:425–427

24. Greenway HT, Cornell RC, Tanner DJ et al. (1986) Treatment of basal cell carcinoma with intralesional interferon. J Am Acad Dermatol 15:437–443

25. Grob JJ, Collet AM, Munoz MH et al. (1988) Treatment of large basal-cell carcinomas with intralesional interferon-alpha-2a (letter). Lancet 1:878–879

26. Cornell RC, Greenway HT, Tucker SB et al. (1990) Intralesional interferon therapy for basal cell carcinoma. J Am Acad Dermatol 23:694–700

27. Stenquist B, Wennberg AM, Gisslen H, Larkö O (1992) Treatment of aggressive basal cell carcinoma with intralesional interferon: evaluation of efficacy by Mohs surgery. J Am Acad Dermatol 27:65–69

28. Khandekar JD (1990) Complete response of metastatic basal cell carcinoma to cisplatin chemotherapy: a report on two patients (letter). Arch Dermatol 126:1660

29. Peck GL (1987) Long-term retinoid therapy is needed for maintenance of cancer chemopreventive effect. Dermatologica 175:138–144

30. Kraemer KH, DiGiovanna JJ, Peck GL (1992) Chemoprevention of skin cancer in xeroderma pigmentosum. J Dermatol 19:715–718

Malignes Melanom

C. Garbe

I. Epidemiologie [1–8]

Häufigkeit: ca. 1,5–2% aller malignen Tumoren in Deutschland; in sonnenreichen Regionen mit weißer Bevölkerung bis zu 6–10% (Australien, Südstaaten der USA);

Inzidenz: ca. 10–15/100000 pro Jahr in Deutschland; in Australien und den Südstaaten der USA 30–50/100000 pro Jahr;

Lokalisation: Zwei Verteilungstypen:
1. Im mittleren Lebensalter superfiziell spreitende und noduläre Melanome zu ca. 55% am Stamm bei Männern und zu ca. 45% an der unteren Extremität bei Frauen;
2. im höheren Lebensalter Lentigo-maligna-Melanome zu ca. 70% in der Kopf-Hals-Region und akrolentiginöse Melanome palmo-plantar.

Ätiologie: Hauptrisikofaktoren: > 50 gewöhnliche melanozytäre Nävi am gesamten Integument; ≥ 5 atypische melanozytäre Nävi, Vorhandensein aktinischer Lentigines und ein lichtsensitiver Hauttyp (Typ I + II) [7]. Melanozytäre Nävi sind mit intensiver intermittierender Sonnenbestrahlung in der Kindheit und Adoleszenz assoziiert (Sonnenbrände als Indikator) [8]. Melanome des höheren Alters (Lentigo-maligna-Melanome) sind mit Sonnenbränden im Erwachsenenalter assoziiert.

II. Pathologie und Stadieneinteilung [9–13]

1 Prognostische Faktoren und Pathologie

Ca. 90% aller malignen Melanome kommen derzeit als *Primärtumor* ohne erkennbare Metastasierung zur ersten Diagnose [9]. Die 10-Jahres-Überlebensrate im Gesamtkollektiv beträgt ca. 75–80%. Die wichtigsten *prognostischen Faktoren beim primären malignen Melanom* sind nach neueren multizentrischen Studien [9, 10] folgende:

- Die *vertikale Tumordicke nach Breslow* am histologischen Präparat ($\leq$ 0,75 mm: ca. 97% 10-Jahres-Überlebensrate; 0,76–1,5 mm: ca. 90% 10-JÜR; 1,5–4 mm ca. 65% 10-JÜR; > 4 mm: ca. 50% 10-JÜR),
- der *Invasionslevel nach Clark* (insb. die Unterscheidung zwischen Level II und III),
- der *histologische Typ* (ungünstig: primär noduläre Melanome und akrolentiginöse Melanome),
- das *Geschlecht* (signifikant schlechtere Prognose für Männer), und
- die *Tumorlokalisation* (ungünstige Prognose für oberen Stamm, Oberarme, Hals und behaarten Kopf).

Klinisch und histologisch werden 5 Subtypen des malignen Melanoms unterschieden (vgl. Tabelle 1).

Das maligne Melanom kann sowohl primär lymphogen als auch primär hämatogen metastasieren. Etwa $^2/_3$ aller Erstmetastasierungen sind

Tabelle 1. Klinisch-histologische Subtypen kutaner maligner Melanome im deutschsprachigen Raum. Ergebnisse des Zentralregisters Malignes Melanom 1983–1995 (n = 30 015)

Typ	Abkürzung	Prozentualer Anteil	Medianes Alter
Superfiziell spreitendes Melanom	SSM	57,4%	51 Jahre
Noduläres Melanom	NM	21,4%	56 Jahre
Lentigo-maligna-Melanom	LMM	8,8%	68 Jahre
Akral-lentiginöses Melanom	ALM	4,0%	63 Jahre
Nicht klassifizierbares Melanom	UCM	3,5%	54 Jahre
Sonstige		4,9%	54 Jahre

zunächst auf das regionäre Lymphabflußgebiet beschränkt. Eine *regionäre Metastasierung* kann manifest werden mit

- *Satelliten-Metastasen* (bis 2 cm um den Primärtumor) sowie mit lokalen Rezidiven nach Entfernung des Primärtumors mit Sicherheitsabstand,
- *In-transit-Metastasen* (in der Haut bis zur ersten LK-Station) und mit
- *regionären Lymphknotenmetastasen.*

Die 10-Jahres-Überlebenswahrscheinlichkeit beträgt bei Patienten mit Satelliten- und In-transit-Metastasen ca. 25–40 % und bei Patienten mit regionären LK-Metastasen ca. 15–30 %. Bei *Fernmetastasierung* ist die Prognose in der Regel infaust, die mediane Überlebenszeit ohne Behandlung beträgt nur ca. 4–6 Monate.

2 TNM-Klassifikation und Stadieneinteilung

TNM-Klassifikation des kutanen malignen Melanoms (UICC 1987/1997) [11, 12]

pT	Primärtumor
pTX	Primärtumor kann nicht beurteilt werden
pT0	Kein Primärtumor
pTis	Melanoma in situ (Clark-Level I): atypische Melanozytenhyperplasie, schwere Melanozytendysplasie, keine invasive maligne Läsion
pT1	Tumor nicht dicker als 0,75 mm und mit Infiltration des Stratum papillare (Clark-Level II)
pT2	Tumor hat eine Dicke von mehr als 0,75 mm, aber nicht mehr als 1,5 mm und/oder infiltriert bis zur Grenze zwischen Stratum papillare und Stratum reticulare (Clark-Level III)
pT3	Tumor hat eine Dicke von mehr als 1,5 mm, aber nicht mehr als 4,0 mm und/oder infiltriert das Stratum reticulare (Clark Level IV) pT3a Tumordicke mehr als 1,5 mm, aber nicht mehr als 3,0 mm pT3b Tumordicke mehr als 3,0 mm, aber nicht mehr als 4,0 mm
pT4	Tumor hat eine Dicke von mehr als 4,0 mm und/oder infiltriert in die Subkutis (Clark-Level V) und/oder Satellit(en) innerhalb 2 cm vom Primärtumor pT4a Tumordicke mehr als 4,0 mm und/oder Infiltration der Subkutis (Clark-Level V) pT4b Satellite(n) innerhalb 2 cm vom Primärtumor

Anmerkung:
Bei Diskrepanzen zwischen Tumordicke und Clark-Level richtet sich die pT-Kategorie nach dem jeweils ungünstigeren Befund.

N	Regionäre Lymphknoten
NX	Regionäre Lymphknoten können nicht beurteilt werden
N0	Keine regionären Lymphknotenmetastasen
N1	Metastase(n) 3 cm oder weniger in größter Ausdehnung in irgendeinem regionären Lymphknoten
N2	Metastase(n) mehr als 3 cm in größter Ausdehnung in irgendeinem regionären Lymphknoten und/oder In-transit-Metastasen*
	N2a Metastase(n) mehr als 3 cm in größter Ausdehnung
	N2b In-transit-Metastase(n)
	N2c Metastase(n) mehr als 3 cm in größter Ausdehnung und In-transit-Metastase(n)
M	**Fernmetastasen**
MX	Das Vorliegen von Fernmetastasen kann nicht beurteilt werden
M0	Keine Fernmetastasen
M1	Fernmetastasen
	M1a Befall von Haut, Subkutis oder Lymphknoten jenseits der regionären LK
	M1b Viszerale Metastasen

Stadieneinteilung des kutanen malignen Melanoms (UICC 1987/1997) [11, 12]

Stadium I	pT1, pT2	N0	M0
Stadium II	pT3	N0	M0
Stadium III	pT4 jedes pT	N0 N1, N2	M0 M0
Stadium IV	jedes pT	jedes N	M1

Von der Deutschen Dermatologischen Gesellschaft wurde eine besser Prognose-orientierte Stadieneinteilung empfohlen, die auch die Ausbreitung des Tumors jeweils eindeutig erkennen läßt. Die im Stadium III der UICC zusammengefaßten Gruppen werden aufgeschlüsselt (Tabelle 2).

---

* In-transit-Metastasen sind Metastasen der Haut oder Subkutis, die mehr als 2 cm vom Primärtumor entfernt, aber nicht jenseits der regionären Lymphknoten liegen.

Tabelle 2. Stadieneinteilung nach den Empfehlungen der Deutschen Dermatologischen Gesellschaft [14]

				10-J-Über-lebensrate[c]
Stadium I A	pT1 ($\leq$ 0,75 mm)[a]	N0	M0	97%
Stadium I B	pT2 (0,76 – 1,5 mm)[a]	N0	M0	90%
Stadium II A	pT3 (1,51 – 4,0 mm)[a]	N0	M0	67%
Stadium II B	pT4 (> 4,0 mm)[a]	N0	M0	43%
Stadium III A	pTa, pTb[b]	N0	M0	28%
Stadium III B	jedes pT	N1, N2	M0	19%
Stadium IV	jedes pT	jedes N	M1	3%

[a] Die pT-Klassen werden nach der vertikalen Tumordicke nach Breslow festgelegt, nur bei fehlender Tumordickenangabe wird der Invasionslevel nach Clark in Anlehnung an die TNM-Klassifikation herangezogen.

[b] Satelliten-Metastasen werden als pTa und In-transit-Metastasen als pTb bezeichnet.

[c] Prognoseangaben aufgrund einer multizentrischen Studie [13].

III. Diagnostik [15]

Bei der *Diagnose von primären malignen Melanomen* wird folgendes Vorgehen empfohlen: Die *Verdachtsdiagnose* soll klinisch (makromorphologisch) anhand der ABCD-Regel gestellt werden:

(A) Asymmetrie;
(B) Begrenzung unregelmäßig;
(C) Colorit innerhalb der Läsion variierend;
(D) Durchmesser größer als 5 mm.

Der Verdacht besteht, wenn mehrere Kriterien erfüllt sind. Eine klinische *Bestätigung der Verdachtsdiagnose* soll durch Konsultation erfahrener Dermatologen erfolgen. Dabei werden nach Möglichkeit weitere diagnostische Techniken wie die Auflichtmikroskopie sowie die hochauflösende Ultraschalldiagnostik (20–30 MHz-Sonden) herangezogen. Die *Sicherung der Diagnose* erfolgt nach der vollständigen operativen Entfernung des Tumors histologisch. In einigen Fällen kann die immunhistologische

Diagnostik (z.B. Protein S100; HMB-45; NKI-C3) zusätzlich hilfreich sein.

Die *Ausbreitungsdiagnostik* bei primären Melanomen dient (a) dem Nachweis von möglichen Metastasen, (b) der Darstellung der Lymphabflußwege und (c) der Dokumentation eines Ausgangsbefundes für spätere vergleichende Untersuchungen im Krankheitsverlauf dieses hochmalignen Tumors. Folgende Untersuchungen werden dafür empfohlen:

- Blutuntersuchungen (BB + Diff. BB, BSG, gGT, GOT, GPT, LDH, Kreatinin),
- Lymphknotensonographie der drainierenden Region(en);
- Röntgen-Thorax;
- Oberbauchsonographie oder/und CT-Abdomen.

Diese Untersuchungen werden in der Nachsorge in regelmäßigen Zeitabständen wiederholt. Zusätzlich wird bei Bedarf empfohlen:

- CT-Schädel bei Verdacht auf ZNS-Metastasen bzw. bei Melanomen mit höherem Metastasierungsrisiko,
- spezielle gezielte bildgebende Diagnostik zur weiteren Abklärung metastasenverdächtiger Befunde,
- Lymphabflußszintigraphie, falls der Primärtumor am Stamm lokalisiert ist und eine elektive Lymphadenektomie erwogen wird.

IV. Behandlungsstrategie (Abb. 1)

Die folgenden Empfehlungen basieren auf den von der Deutschen Krebsgesellschaft in Abstimmung mit der Deutschen Dermatologischen Gesellschaft und anderen medizinischen Fachgesellschaften erarbeiten „Diagnostischen und therapeutischen Standards" [16]. Im folgenden wird die von der Deutschen Dermatologischen Gesellschaft empfohlene Stadieneinteilung zugrundegelegt.

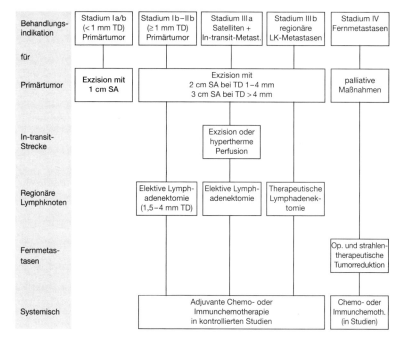

TD = Tumordicke, SA = Sicherheitsabstand

Abb. 1. Behandlungsstrategie bei malignem Melanom

1 Therapie primärer maligner Melanome (Stadien I a – II b)

1.1 Exzision des Primärtumors [17 – 22]

Bei klinischer oder exzisionsbioptisch gesicherter Diagnose eines malignen Melanoms ist die Therapie von Tumoren ohne klinisch erkennbare Metastasen primär operativ. Präoperativ sollte die Tumorausdehnung mit hochauflösendem Ultraschall (20 Mhz) vermessen werden. Die Wahl des Sicherheitsabstandes der Exzision gestaltet sich variabel in Abhängigkeit vom Metastasierungsrisiko (Tabelle 3). Bei Patienten mit dünneren Melanomen sind ausgedehnte Eingriffe nicht notwendig, und bei Patienten mit dickeren Primärtumoren bleibt ein radikales operatives Vorgehen ebenfalls ohne Einfluß auf das Risiko der Fernmetastasierung [17–20]. Aller-

Tabelle 3. Exzisionsstrategie im klinischen Stadium des Primärtumors [a]

Tumordicke	Sicherheitsabstand[a] (in situ gemessen)
MM in situ	0,5 cm
Breslow ≤ 1 mm	1 cm
Breslow > 1–≤ 4 mm	2 cm
Breslow > 4 mm	3 cm

[a] Bei Vorliegen zusätzlicher Risikofaktoren (z. B. Ulzeration, Regression) wird die Wahl des nächsthöheren Sicherheitsabstandes empfohlen.

dings ist ein zu kleiner Abstand möglicherweise mit dem Risiko von vermehrten Lokalrezidiven verbunden. Tabelle 3 zeigt die Vorgehensweise bei abgestufter Exzisionsstrategie, wie sie gegenwärtig in unterschiedlich modifizierter Weise an vielen Zentren praktiziert wird und meist Eingriffe in Lokalanästhesie mit Defektversorgung durch lokale Lappenplastiken ermöglicht.

Beim Lentigo-maligna-Melanom kann bei Einsatz der mikrographischen Chirurgie im Paraffinschnitt-Verfahren ein reduzierter Sicherheitsabstand angewandt werden.

Die *Art der Narkose* (Lokalanästhesie oder Vollnarkose) beeinflußt nach den Daten des Zentralregisters Malignes Melanom der DDG die Prognose nicht. Die *operative Versorgung soll in der Regel einzeitig* erfolgen. Ein *zweizeitiges Vorgehen* mit primär kleiner Exzision (1 cm SA) und weiter Nachexzision (Erweiterung auf 2–3 cm SA) innerhalb von 4 Wochen ist akzeptabel, wenn (a) das Melanom klinisch nicht erkannt wurde, (b) erhebliche Zweifel an der Melanomdiagnose bestanden und eine Schnellschnittuntersuchung intraoperativ nicht sinnvoll erschien oder ohne Ergebnis blieb und (c) die Tumordicke präoperativ zu gering eingeschätzt wurde, am histologischen Präparat aber > 1,0 mm betrug.

1.2 Elektive Lymphadenektomie [23–26]

Als *elektive Lymphadenektomie* wird die prophylaktische radikale Exzision der regionären Lymphknoten ohne klinischen Nachweis einer Metastasierung verstanden. Diese Maßnahme wird anhand der zur Zeit vorliegenden

Daten nur *bei primären Melanomen mit einer Tumordicke von 1,5–4 mm*
erwogen. Die elektive Lymphadenektomie ist hinsichtlich ihres Wertes für
eine Verbesserung der Überlebensprognose umstritten und ein Nachweis
aus prospektiv randomisierten Studien liegt nicht oder nur für Subgruppen
vor [23–25]; aber in retrospektiven Auswertungen großer Kollektive wurde
ein Überlebensvorteil für ungefähr den angegebenen Tumordickenbereich
ermittelt [22–27]. Da eine Verlängerung des rezidivfreien Intervalls bei
diesem Vorgehen als gesichert gilt und eine Erhöhung der Überlebensrate
nach einem Teil der Untersuchungen wahrscheinlich ist, wird bei der genannten Tumordicke in vielen Zentren eine elektive Lymphadenektomie
durchgeführt. Bei malignen Melanomen am Stamm sollten vorher mittels
Lymphabflußszintigraphie die drainierende(n) Lymphknotenregion(en) genauer ermittelt werden.

1.3 Strahlentherapie [28]

Zur Behandlung primärer Melanome ist eine Röntgenbestrahlung nur
in Ausnahmefällen indiziert. Sie kann (a) bei schwierigen Lokalisationen
z.B. periorbital, (b) bei ausgedehnten Lentigo-maligna-Melanomen im
Gesichtsbereich, sowie (c) bei allgemeinen Kontraindikationen zur operativen Behandlung, z.B. fehlender Narkosefähigkeit etc., empfohlen
werden.

1.4 Adjuvante Chemotherapie oder Immuntherapie in den Stadien I und II [29–33]

Bei Melanomen mit hohem Metastasierungsrisiko (Tumordicke 1,5 mm
und mehr) wird in verschiedenen Studien der Nutzen adjuvanter Therapien geprüft. Viele randomisierte Studien zur adjuvanten Therapie des
malignen Melanoms zeigten keine Verbesserung der Prognose, insbesondere alle Chemotherapien waren wirkungslos [29–32]. Im klinischen
Stadium IIb und IIIB wurde über eine signifikante Lebensverlängerung
nach Behandlung mit IFN-α berichtet [33]. Das Ergebnis dieser Studie
wurde allerdings bisher nicht durch weitere Studien bestätigt, und die verwendete Hochdosistherapie mit Interferon-α ist mit schweren Nebenwirkungen und mit erheblichen Medikamentenkosten verbunden. In
adjuvanter Therapiesituation sollten die Patienten nach Möglichkeit weiterhin in kontrollierte Studien eingebracht werden.

1.5 Lokalrezidive

Bei *Lokalrezidiven* wird eine erneute weite Exzision mit Sicherheitsabstand empfohlen. Zusätzlich sollte in solchen Fällen, soweit noch nicht erfolgt, eine elektive Lymphadenektomie erwogen werden.

2 Therapie im Stadium regionärer Metastasierung (Stadien III a – III b) [34 – 38]

2.1 Satelliten- und/oder In-transit-Metastasen (Stadium III a)

Bei *Satelliten- und/oder In-transit-Metastasen (Stad. III a)* wird empfohlen, diese nach Möglichkeit operativ zu entfernen (scharfe Exzision, Kryotherapie, CO_2- oder Neodym-Yag-Laser-Behandlung), und eine elektive Lymphadenektomie anzuschließen. Inwieweit nach der operativen Versorgung eine hypertherme Perfusionstherapie bei Lokalisation an den Extremitäten oder eine systemische Chemotherapie angewendet wird, muß im Einzelfall entschieden werden.

2.2 Regionäre Lymphknotenmetastasierung (Stadium III b)

Bei klinischem Nachweis *regionärer Lymphknotenmetastasierung (Stad. III b)* ist eine radikale Lymphadenektomie (inguinale und axilläre Lymphknotendissektion, „neck dissection") indiziert. Bei rechtzeitigem Eingriff beträgt die 10-Jahres-Überlebensrate in diesem Stadium 15 – 30 %.

2.3 Adjuvante Chemotherapie oder Immuntherapie

Die Wirkung von *adjuvanten Chemo- oder Immuntherapien* ist nach wie vor unzureichend gesichert. In einigen retrospektiven Studien erwiesen sich Langzeitbehandlungen mit Vindesin (≥ 1 Jahr) oder auch Polychemotherapien (z.B. mit oder DTIC, BCNU, Cisplatin & Tamoxifen) als wirksam und führten zu einer signifikanten Erhöhung der Überlebensrate [36, 37]; andere Untersucher fanden dagegen keine signifikanten Wirkungen von Chemotherapien auf das Überleben [29–32, 38]. Im klinischen Stadium III b wurde kürzlich über eine signifikante Lebensverlängerung nach Behandlung mit IFN-α berichtet [33]. Das Ergebnis dieser Studie wurde allerdings bisher nicht durch weitere Studien bestätigt, und die verwendete Hochdosistherapie mit Interferon-α ist mit schweren Nebenwirkungen und mit erheblichen Medikamentenkosten verbunden. Die Rolle der Interferone sowie weiterer Zytokine in der adjuvanten Behandlung des malignen Melanoms bleibt noch genauer zu bestimmen. Eine adjuvante Therapie im Stadium IIIb wird daher im Rahmen klinischer Studien empfohlen, die von Ethik-Kommissionen geprüft wurden und systematisch ausgewertet werden.

3 Therapie im Stadium der Fernmetastasierung (Stadium IV)

Im Stadium IV des malignen Melanoms sollten alle Möglichkeiten ausgeschöpft werden, um die vorhandenen Tumormassen durch operative, strahlentherapeutische und chemotherapeutische Behandlungen zu reduzieren. Dabei steht das Ziel im Mittelpunkt, das Leben des Patienten zu verlängern und seine Beschwerden zu lindern.

3.1 Operative Behandlungen [39, 40]

Die operative Entfernung einzelner Metastasen bei isoliertem Befall der Lunge, der Leber oder des ZNS hat sich als lebensverlängernd erwiesen. Darüberhinaus kann die operative Entfernung von Hautmetastasen helfen, Beschwerden vorzubeugen und die psychische Belastung (Stigmatisierung) des Kranken zu mildern. Eine Lebensverlängerung durch Reduktion des Tumorvolumens tritt offenbar nur ein, wenn durch den chirurgischen Eingriff Tumorfreiheit erreicht wird [40].

3.2 Strahlenbehandlung [41, 42]

Eine Strahlenbehandlung ist vor allem bei Knochenmetastasen indiziert, um den befallenen Knochen zu stabilisieren und die mit der Metastasierung verbundenen Schmerzen zu lindern. Weiterhin kann eine Radiatio bei zerebralen Metastasen den Krankheitsverlauf günstig beeinflussen, hier hat sich vor allen Dingen die stereotaktische Bestrahlung bei Hirnmetastasen bewährt.

3.3 Systemische Behandlungen [43–44]

Allgemein etablierte systemische Behandlungen gibt es zur Zeit beim fern-
metastasierten Melanom nicht, aber es wurden sowohl *Chemotherapien*
als auch *kombinierte Behandlungen mit Zytokinen und Zytostatika* beschrieben, die Ansprechraten zwischen 25–50% zeigten und z.T. eine
deutliche Lebensverlängerung bewirkten. Da derzeit keine allgemein anerkannten Standardschemata existieren, wird empfohlen, Chemotherapien
bzw. kombinierte Immuno-Chemotherapien im Rahmen von Therapieprotokollen durchzuführen, die von Ethikkommissionen geprüft wurden
und deren Ergebnisse wissenschaftlich ausgewertet werden.

3.3.1 Polychemotherapie [45–61]

Ein Ansprechen auf Chemotherapien wurde vor allem bei Metastasierung in
die Weichteile und die Lunge, z.T. auch in die Leber beschrieben. Immerhin
kommt es bei ca. 20%–50% der Patienten mit Fernmetastasierung unter
verschiedenen Polychemotherapien zu partiellen oder sogar vollständigen
Tumorremissionen und bei einem anderen Teil der Patienten ist mit einer
Krankheitsstabilisierung zu rechnen. In einigen Studien konnte auch gezeigt
werden, daß diese Patienten unter der Chemotherapie auch eine Lebensverlängerung erfahren, doch genauere Daten zu den Überlebenszeiten an
größeren Kollektiven fehlen. Die weitestverbreitete Behandlung stellt das
BHD-Schema dar, das bei Anwendung der neuen Antiemetika (5-HT-3-
Rz-Antagonisten) von den Patienten ausgezeichnet vertragen wird. Eine
bessere Wirksamkeit zeigten die *BOLD- und DVP-Schemata*, die allerdings
auch höhere Belastungen für die Patienten einschließen. Am wirksamsten
nach der vorliegenden Statistik (mit relativ kleinen Patientenzahlen) war das
BCDT-Schema, das Tamoxifen mit ungeklärtem Mechanismus in die
Behandlung mit einführt (Tabelle 4). Bei zerebraler Metastasierung wurden
kürzlich Ansprechraten von ca. 25% bei Behandlung mit der neuen Substanz *Fotemustin* (Muphoran® aus Frankreich) beschrieben (Tabelle 4).

3.3.2 Kombinierte Behandlung mit Typ-I-Interferonen und Zytostatika [62–78]

Typ-I-Interferone (IFN-α und IFN-β) haben sowohl in vitro als auch in
vivo eine deutliche zytostatische Wirksamkeit beim malignen Melanom
gezeigt und die Ansprechraten mit Monotherapie lagen in einem Bereich
von 12–15% [43, 44]. Bessere Ergebnisse zeigten kombinierte Behand-

Tabelle 4. Malignes Melanom – Behandlungsergebnisse mit Polychemotherapie

Quelle	Therapieplan	n = aw. Pat. S = Stadium	Therapieresultate in % (Zahl der Patienten)					ÜZ = Überlebenszeit RD = Remissionsdauer Median (Monate)
			CR	PR	**CR+PR**	NC	PD	
Constanzi et al. 1975	BCNU 150 mg/m² i.v. d1 q 2. Zyklus HU 1480 mg/m² p.o. d1–5 DTIC 150 mg/m² i.v. d1–5 q 4 Wo × (n.a.)	n = 89 S = IV	8 (7)	19 (17)	**27 (24)**	17 (15)	56 (50)	ÜZ = 10 RD > 6 (CR + PR)
Carter et al. 1976	BCNU 2 mg/kg i.v. d2 HU 30 mg/kg p.o. d2, 5, 9, 12, 16, 19 DTIC 2.7 mg/kg i.v. d1–5 q 6 Wo × (n.a.)	n = 63 S = IV	5 (3)	8 (5)	**13 (8)**	49 (31)	38 (24)	ÜZ = 7 RD = 6 (CR + PR)
Constanzi et al. 1984	BCNU 150 mg/m² i.v. d1 q 2. Zyklus HU 1500 mg/m² p.o. d1–5 DTIC 150 mg/m² p.o. d1–5 q 4–6 Wo × (n.a.)	n = 177 S = IV	7 (12)	18 (32)	**25 (44)**			ÜZ = 6 RD = 7 (CR + PR)
	BHD (gesamt)	n = 329	7 (22)	16 (54)	**23 (76)**			
Seigler et al. 1980	BLM 15 U s.c. d1 + 4 CCNU 80 mg/m² p.o. d1 VCR 1 mg/m² i.v. d1 + 5 DTIC 200 mg/m² i.v. d1–5 q 4–6 Wo × (n.a.)	n = 72 S = IV	10 (7)	30 (22)	**40 (29)**	17 (12)	43 (31)	ÜZ = 8 (zusammen) ÜZ = 16 (CR + PR + NC) ÜZ = 5 (PD) RD = 7 (CR + PR + NC)

Tabelle 4 (Fortsetzung)

Quelle	Therapieplan	n = aw. Pat. S = Stadium	Therapieresultate in % (Zahl der Patienten)					ÜZ = Überlebenszeit RD = Remissionsdauer Median (Monate)
			CR	PR	CR + PR	NC	PD	
Ahn et al. 1983	BLM 15 U i.v. d1 + 4 CCNU 80 mg/m² p.o. d1, 8, 15, 21 VCR 1 mg/m² i.v. d1 DTIC 200 mg/m² i.v. d1–5 q 4–6 Wo × (n.a.)	n = 42 S = IV	10 (4)	36 (15)	46 (19)	12 (5)	43 (18)	ÜZ = 6,5 (zusammen) ÜZ = 11 (CR + PR + NC) ÜZ = 6 (PD) RD = 4 (CR + PR + NC)
Jose et al. 1985	BLM 15 mg i.v. d1 + 4 CCNU 80 mg/m² p.o. d1 VCR 1 mg/m² i.v. d1 + 5 DTIC 200 mg/m² i.v. d1–5 q 4–6 Wo × (n.a.)	n = 79 S = IV	14 (11)	30 (24)	44 (35)	12 (9)	44 (35)	ÜZ = 21 (CR) ÜZ = 8 (PR) ÜZ = 5 (NC) ÜZ = 2 (PD) RD = 5 (CR + PR + NC)
York et al. 1988	BLM 15 U i.v. d1 + 4 CCNU 80 mg/m² p.o. d1 VCR 1 mg/m² i.v. d1 + 5 DTIC 200 mg/m² i.v. d1–5 q 4–6 Wo × (n.a.)	n = 46 S = IV	11 (5)	11 (5)	22 (10)	19 (9)	59 (27)	ÜZ = 6 (zusammen) ÜZ = 25,5 (CR) ÜZ = 17 (PR) ÜZ = 10 (NC) ÜZ = 5 (PD)
Prudente Foundation (Brasilien) 1988	BLM 15 U s.c. d1 + 4 CCNU 80 mg/m² p.o. d1 VCR 1 mg/m² i.v. d1 + 5 DTIC 200 mg/m² i.v. d1–5 q 4–6 Wo × (n.a.)	n = 51 S = IV	0 (0)	4 (2)	4 (2)	– –	96 (49)	ÜZ = 4
BOLD (gesamt)		n = 290	9 (27)	23 (68)	32 (95)	12 (35)	55 (162)	

Gunderson et al. 1987	DTIC 250 mg/m² i.v. d1–5 VDS 3 mg/m² i.v. d1 DDP 100 mg/m² i.v. d1 q 3 Wo × (n.a.)	n = 27 S = IV	15 (4)	30 (8)	44 (12)	19 (5)	37 (10)	RD = 4 (CR + PR)
Verschraegen et al. 1988	DTIC 450 mg/m² i.v. d1 + 8 VDS 3 mg/m² i.v. d1 + 8 DDP 50 mg/m² i.v. d1 + 8 q 4 Wo × (n.a.)	n = 92 S = IV	4 (4)	20 (18)	24 (22)	23 (21)	53 (49)	ÜZ = 8 (zusammen) RD = 6 (CR + PR)
Legha et al. 1989	DTIC 800 mg/m² i.v. d1 VBL 1,6 mg/m² i.v. d1–5 DDP 20 mg/m² i.v. d2–5 q 3 Wo × (n.a.)	n = 50 S = IV	4 (2)	36 (18)	40 (20)	8 (4)	52 (26)	ÜZ = 10 (zusammen) RD = 10 (CR + PR)
	DVP (gesamt)	**n = 169**	**6 (10)**	**26 (44)**	**32 (54)**	**18 (30)**	**50 (85)**	
Del Prete et al. 1984	DTIC 220 mg/m² i.v. d1–3 BCNU 150 mg/m² i.v. d1 q 6 Wo DDP 25 mg/m² i.v. d1–3 TAM 2 × 10 mg p.o. tgl. q 3 Wo × (n.a.)	n = 20 S = IV	20 (4)	35 (7)	55 (11)	– –	45 (9)	ÜZ = 9 (zusammen) RD = 10 (CR + PR)
Richards et al. 1992	DTIC 220 mg/m² i.v. d1–3 BCNU 150 mg/m² i.v. d1 q 6 Wo DDP 25 mg/m² i.v. d1–3 TAM 2 × 10 mg p.o. tgl. q 3 Wo × (n.a.)	n = 20 S = IV vorbehandelt mit IL-2	0 (0)	55 (11)	55 (11)	– –	45 (9)	ÜZ = 5 (zusammen) RD = 3 (CR + PR)

Tabelle 4 (Fortsetzung)

Quelle	Therapieplan	n = aw. Pat. S = Stadium	Therapieresultate in % (Zahl der Patienten)					ÜZ = Überlebenszeit RD = Remissionsdauer
			CR	PR	CR + PR	NC	PD	Median (Monate)
Saba et al. 1992	DTIC 220 mg/m² i.v. d1−3 BCNU 150 mg/m² i.v. d1 q 8 Wo DDP 25 mg/m² i.v. d1−3 TAM 2 × 10 mg p.o. tgl. q 4 Wo × (n.a.)	n = 48 S = IV	**15** (7)	**23** (11)	**38** (18)		**62** (30)	ÜZ = 9 (zusammen) RD = 10 (CR + PR)
McClay et al. 1992	DTIC 220 mg/m² i.v. d1−3 BCNU 150 mg/m² i.v. d1 q 6 Wo DDP 25 mg/m² i.v. d1−3 TAM 2 × 10 mg p.o. tgl. q 4 Wo × (n.a.)	n = 45 S = IV	**11** (5)	**40** (18)	**51** (23)	− −	**49** (22)	ÜZ = 10,8 (zusammen)
	DBCT (gesamt) [Cave: tiefe Venenthromb.]	n = 133	**12** (16)	**35** (47)	**47** (63)			
Jacquillat et al. 1990	**Fotemustin** 100 mg/m² i.v. d1, 8, 15, dann 5 Wo. Pause Fortsetzung q 3 Wo	n = 39 S = IV Hirnmetast.	**5** (2)	**23** (9)	**28** (11)	**23** (9)	**49** (19)	ÜZ = 6 (zusammen) ÜZ = 12 (CR + PR) ÜZ = 4 (NC + PD)

Tabelle 5. Malignes Melanom-Behandlungsergebnisse mit kombinierter Interferon-Zytostatika-Behandlung

Quelle	Therapieplan	n = aw. Pat. S = Stadium	Therapieresultate in % (Zahl der Patienten)					ÜZ = Überlebenszeit RD = Remissionsdauer Median (Monate)
			CR	PR	CR + PR	NC	PD	
Hersey et al. 1989	**DTIC** 200–1000 mg/m² i.v. steigend d1 q 3 Wo **IFN-α** 3 mIU d1–3, 9 × 10(6) d4–70, dann 2mal pro Wo	n = 74 S = IV	9 (7)	18 (13)	**27** (20)	33 (25)	39 (29)	RD = 18 (CR + PR)
Kerr et al. 1989	**DTIC** 800 mg/m² i.v. d15 **IFN-α** 10 mIU s.c. d1–14 q 4 Wo × (n.a.)	n = 17 S = IV	0 (0)	6 (1)	**6** (1)	18 (3)	76 (13)	
Bajetta et al. 1990	**DTIC** 800 mg/m² i.v. d1q 3 Wo × 6 Mo **IFN-α** 9 mIU d1–6 × 10 Wo dann 9 mIU 3mal pro Wo	n = 75 S = IV	8 (6)	17 (13)	**25** (19)	– –	75 (56)	RD = 8 (CR + PR)
Breier et al. 1990	**DTIC** 800 mg/m² i.v. d1 + 2 **IFN-α** 10 mIU s.c. d1–10 q 4 Wo × 6	n = 17 S = III–IV	25 (4)	29 (5)	**53** (9)	18 (3)	29 (5)	ÜZ = 18 RD = 4 (CR + PR)
Mulder et al. 1990	**DTIC** 750 mg/m² i.v. d1 **IFN-α** 9 mIU s.c. tgl. q 4 Wo × 6	n = 30 S = IV	10 (3)	27 (8)	**37** (11)	– –	63 (19)	ÜZ = 6 RD = 6 (CR + PR)

Tabelle 5 (Fortsetzung)

Quelle	Therapieplan	n = aw. Pat. S = Stadium	Therapieresultate in % (Zahl der Patienten)					ÜZ = Überlebenszeit RD = Remissionsdauer Median (Monate)
			CR	PR	CR+PR	NC	PD	
Falkson et al. 1991	DTIC 200 mg/m² i.v. d22–26 q 4 Wo × 24 Mo IFN-α 15 mIU d1–5 × 3 Wo dann 10 mIU 3mal pro Wo	n = 30 S = IV	40 (12)	13 (4)	53 (16)	33 (10)	13 (4)	RD = 8 (CR + PR)
Bajetta et al. 1994	DTIC 800 mg/m² i.v. d1 q 3 Wo × 6 Mo IFN-α 9 mIU tgl. × 6 Mo oder 3 mIU × pro Wo × 6 Mo	n = 160 S = IV	8 (12)	18 (28)	25 (40)	– –	75 (120)	RD = 8 (CR + PR)
Thomson et al. 1992	DTIC 200, 400, 800 mg/m² i.v. steigend d1 q 3 Wo IFN-α 9 × 10(6) U tgl. × 10 Wo dann 9 × 10(6) U 2mal pro Wo	n = 87 S = IV 86 vorbeh.	7 (6)	14 (12)	21 (18)	17 (15)	62 (54)	ÜZ = 8 RD = 9 (CR + PR)
DTIC-IFN-α (gesamt)		**n = 490**	**10** (50)	**17** (84)	**27** (134)	**12** (56)	**61** (300)	
Schuchter et al. 1989	DDP 20–60 mg/m² i.v. d4 IFN-α 3–12 mIU s.c. d1–3 q 3 Wo × (n.a.)	n = 14 S = IV	0 (0)	14 (2)	14 (2)	7 (1)	79 (11)	
Oratz et al. 1989	DDP 25 mg/m² i.v. d4+11+18 IFN-α 5 mIU s.c. d1, 4, 8, 11, 15, 18 q 5 Wo	n = 10 S = IV	10 (1)	0 (0)	10 (1)	40 (4)	50 (5)	

Richner et al. 1990	DDP 50 mg/m² i.v. d8 + 9 IFN-α 10 mIU s.c. tgl. q 4 Wo × (n.a.)	n = 15 S = IV	7 (1)	20 (3)	27 (4)	40 (6)	33 (5)	RD = 5 (CR + PR)
Margolin et al. 1992	DDP 40 mg/m² i.v. d1 + 8 IFN-α 3 mIU s.c. d1–5 + 8–12 q 3 Wo × (n.a.)	n = 42 S = IV	7 (3)	17 (7)	24 (10)	– –	76 (32)	RD = 5 (CR + PR)
	DDP-IFN-α (gesamt)	**n = 81**	6 (5)	15 (12)	21 (17)	14 (11)	65 (53)	
Gunderson et al. 1989	VBL 0,075–0,15 mg/m² i.v. steigend d1 wöchentl. IFN-α 3 mIU d1–3, 9 mIU d4–70, dann 3mal pro Wo × 6 Mo	n = 17 S = IV	6 (1)	6 (1)	12 (2)	12 (2)	76 (13)	RD = 4 (CR + PR + SD)
Kellokumpu et al. 1989	VBL 0,075–0,15 mg/m² i.v. steigend q 3 Wo IFN-α 3 mIU d1–3, 9 mIU d4–70, dann 3mal pro Wo	n = 10 S = IV	0 (0)	10 (1)	10 (1)	30 (3)	60 (6)	ÜZ = 5 RD = 7 (PR + SD)
	VBL-IFN-α (gesamt)	**n = 27**	4 (1)	7 (2)	11 (3)	19 (5)	70 (19)	
Smith et al. 1992	VDS 3 mg/m² i.v. q 3 Wo × 12 Mo IFN-α 3–9 mIU s.c. tgl.	n = 19 S = IV	21 (4)	5 (1)	26 (5)	10 (2)	64 (12)	ÜZ = 12 RD = 7 (PR + SD)

Tabelle 5 (Fortsetzung)

Quelle	Therapieplan	n = aw. Pat. S = Stadium	Therapieresultate in % (Zahl der Patienten)						ÜZ = Überlebenszeit RD = Remissionsdauer
			CR	PR	CR + PR	NC	PD		Median (Monate)
Garbe et al. 1993	VDS 3 mg/m² i.v. q 2 Wo × 12 Mo IFN-α 3–9 mIU s.c. 3mal q Wo	n = 25 S = IV	12 (3)	4 (1)	16 (4)	40 (8)	44 (13)		ÜZ = 14 RD = 7 (PR + SD)
Vorobiof et al. 1993	VDS 4 mg/m² i.v. q 3 Wo × 12 Mo IFN-α 6 mIU/m² s.c. 3mal q Wo	n = 18 S = IV	11 (2)	28 (5)	39 (7)	– –	61 (11)		
	VDS-IFN-α (gesamt)	n = 62	15 (9)	11 (7)	26 (16)	16 (10)	58 (36)		

lungsschemata bisher im wesentlichen mit IFN-α und verschiedenen Zytostatika. Bei mehr als 200 Patienten wurde nach Behandlung mit *IFN-α und Dacarbazin* im Durchschnitt eine Ansprechrate von 27 % gefunden und in einigen Studien auch eine *signifikant verlängerte Überlebenszeit* bzw. verlängerte Remissionsdauer im Vergleich zur Behandlung mit Dacarbazin allein [67, 68]. Auch die Behandlung mit einer Kombination von *IFN-α und Vindesin* war in der Lage, deutlich verlängerte Überlebenszeiten im Vergleich zu den meisten Polychemotherapie-Schemata zu erreichen. Diese Behandlungen sind für die Patienten in der Regel ohne größere Belastungen und auch ambulant durchführbar (Tabelle 5).

3.3.3 Kombinierte Behandlungen mit Interleukin-2 und Interferon-α bzw. Zytostatika [79–91]

Interleukin-2 (IL-2) weist eine immunologische Antitumorwirkung gegen metastasierende maligne Melanome auf. Es wurden Ansprechraten von ca. 20 % wurden unter Monotherapie beschrieben, die durch Kombination von *IL-2 mit IFN-α* noch auf ca. 30 % gesteigert werden konnten [79]. Allerdings resultiert bei einer kontinuierlichen Infusionsbehandlung mit IL-2 eine erhebliche Toxizität. Auch die Kombination von *IL-2 mit Dacarbazin sowie mit Cisplatin* zeigte eine etwas bessere Wirkung als die Behandlung mit IL-2 allein mit einer durchschnittlichen Ansprechrate von 29%. Eine Verbesserung der Therapieergebnisse scheint aus der kombinierten Anwendung von *IL-2 und IFN-α mit Polychemotherapieschemata* zu resultieren. Mit diesen Schemata wurden erstmals Ansprechraten von ca. 50% in einem größeren Kollektiv beschrieben. Auch die mediane Überlebenszeit, soweit angegeben, fand sich im Vergleich zu den herkömmlichen Polychemotherapie-Schemata deutlich verlängert. Ob von diesen Therapie-Schemata auch Heilungen im Stadium der Fernmetastasierung zu erwarten sind, bleibt abzuwarten (Tabelle 6).

V. Nachsorge [14, 92]

Mit der Tumornachsorge werden bei malignen Melanomen mehrere Ziele verfolgt:

1. Früherkennung von Melanomrezidiven durch klinische und technische Untersuchungen,

Tabelle 6. Malignes Melanom – Behandlungsergebnisse mit kombinierter Interleukin-2-Zytostatika-Behandlung

Quelle	Therapieplan	n = aw. Pat. S = Stadium	Therapieresultate in % (Zahl der Patienten)					ÜZ = Überlebenszeit RD = Remissionsdauer
			CR	PR	CR+PR	NC	PD	Median (Monate)
Dillman et al. 1990	DTIC 1200 mg/m² i.v. d28 IL-2 18 mIU DI d1–5 + LAK-Zell-Infus. d11–15 Intervalle nicht definiert	n = 27 S = IV	7 (2)	19 (5)	**26** (7)	22 (6)	52 (14)	ÜZ = 10 RD = 14+, 23+ (CR) RD = 4 (PR)
Flaherty et al. 1990	DTIC 1000 mg/m² DI IL-2 12–30 mIU i.v. d15–19 + 22–26 q 4 Wo × (n.a.)	n = 32 S = IV	3 (1)	19 (6)	22 (7)	28 (9)	50 (16)	ÜZ = 9 ÜZ = 22+ (R + PR) RD = 5 (CR + PR)
Dummer et al. 1991	DTIC 250 mg/m² DI d1–5 IL-2 18 mIU i.v. d21–24 + 28–31 q 7 Wo × (n.a.)	n = 14 S = IV	0 (0)	36 (5)	36 (5)	21 (3)	43 (6)	
Demchak et al. 1991	DDP 135–150 mg/m² i.v. d32, 53 oder DDP 50 mg/m² i.v. d32–35 + d53–55 IL-2 6×10(5) IU i.v. q 8 h d1–5 + d15–19 q 10 Wo × (2)	n = 27 S = IV	11 (3)	26 (7)	37 (10)	11 (3)	52 (14)	RD = 9, 16, 30+ (CR) RD = 3 (PR)
Monochemo.-IL-2 (gesamt)		n = 100	6 (6)	23 (23)	29 (29)	21 (21)	50 (50)	

	Therapie	n / S						Ergebnis
Hamblin et al. 1991	DTIC 750 mg/m² i.v. d1 DDP 100 mg/m² i.v. d1 IFN-α 3 mIU s.c. d12, 14, 16, 20, 22, 24 IL-2 18 mIU/m² DI d12–17 + 20–25 q 4 Wo × 4	n = 12 S = IV	25 (3)	58 (7)	83 (10)	– –	17 (2)	RD = 5+ (CR + PR)
Legha et al. 1992	DTIC 800 mg/m² i.v. d8 VBL 8 mg/m² i.v. d8 DDP 80 mg/m² i.v. d8 IFN-α 5 mIU/m² s.c. d1–4 + 15–19 IL-2 18 mIU/m² DI d1–4 + 15–19 q 3 Wo × 6	n = 30 S = IV	20 (6)	37 (11)	57 (17)	– –	43 (13)	
Richards et al. 1992	DTIC 200 mg/m² i.v. d1–3 + 23–25 BCNU 150 mg/m² i.v. d1 DDP 25 mg/m² i.v. d1–3 + 23–25 TAM 2 × 10 mg p.o. tgl. IFN-α 6 mIU/m² s.c. d4–8 + 17–21 IL-2 9 mIU/m² i.v. q 8 hr. d4–8 + 17–21 q 6 Wo × (n.a.)	n = 74 S = IV	15 (11)	40 (30)	55 (41)	25 (18)	45 (15)	ÜZ = 14 (zusammen) RD = 9 (CR + PR)
Khayat et al. 1993	DDP 100 mg/m² i.v. d1 IL-2 18 mIU/m² i.v. d3–6 + 17–21 IFN-α 9 mIU s.c. 3×/Wo	n = 39 S = VI	13 (5)	41 (16)	54 (21)		46 (18)	

Tabelle 6 (Fortsetzung)

Quelle	Therapieplan	n = aw. Pat. S = Stadium	Therapieresultate in % (Zahl der Patienten)					ÜZ = Überlebenszeit RD = Remissionsdauer Median (Monate)
			CR	PR	CR+PR	NC	PD	
Kirchner et al. 1993	DTIC 750 mg/m² i.v. d1+22 CBP 400 mg/m² i.v. d1+22 IL-2 5–20 mIU/m² s.c. 3×/Wo IFN-α 6 mIU/m² s.c. 3×/Wo q 6 Wo × (n.a.)	n = 40 S = IV	8 (3)	28 (11)	35 (14)	40 (16)	25 (10)	RD = 16 (CR + PR)
Atkins et al. 1994	DTIC 350 mg/m² i.v. d1–3 + 43–45 DDP 50 mg/m² i.v. d1–3 + 43–45 TAM 2 ×10 mg p.o. tgl. IL-2 0,6 mIU/kg i.v. q 8 hr d12–16 + 26–30 q 10 Wo × (n.a.)	n = 38 S = IV	8 (3)	34 (13)	42 (16)	16 (6)	42 (16)	ÜZ = 11 (zusammen) RD = 5 (CR + PR)
Ron et al. 1994	DTIC 750 mg/m² i.v. d1+22 CBP 400 mg/m² i.v. d1+22 IL-2 4,8 mIU/m² s.c. tgl. 5d/Wo IFN-α 6 mIU/m² s.c. 33×/Wo q 4 Wo × (n.a.)	n = 16 S = IV	0 (0)	38 (6)	38 (6)		62 (10)	RD = 11 (CR + PR)
Polychemo.-IL-2 (gesamt)		**n = 249**	**12** (31)	**38** (94)	**50** (125)	**16** (40)	**34** (84)	

2. Früherkennung sich neu entwickelnder zweiter und mehrfacher primärer maligner Melanome, die bei 2–4% der Patienten auftreten,
3. Aufklärung und Anleitung der Patienten zur Selbstuntersuchung,
4. Identifikation weiterer Familienmitglieder, die eine regelmäßige Überwachung ihrer Pigmentmale vornehmen lassen sollten,
5. Psychosoziale Unterstützung, die möglicherweise einen Einfluß auf den Krankheitsverlauf haben kann,
6. Erkennung von Zweittumoren, die bei Melanompatienten (insb. beim familiären Melanom) erhöht sind,
7. Dokumentation des Krankheitsverlaufs, um in größeren Kollektiven klinische Untersuchungen durchführen zu können und die Qualität der Behandlungen zu kontrollieren.

Sichere Daten zum optimalen Einsatz von Nachsorgeuntersuchungen existieren nicht [92]. Auf der Grundlage der Erfahrung verschiedener Zentren hat die DDG, die Deutsche Dermatologische Gesellschaft, Empfehlungen über Gestaltung der Nachsorge veröffentlich, an denen sich die in Tabelle 7 wiedergegebenen Empfehlungen orientieren [14]. Die darin enthaltene Untersuchungshäufigkeit ist groß, und es ist bisher nicht gesichert, daß

Tabelle 7. Empfehlungen zur Tumornachsorge bei Melanompatienten nach der Kommission malignes Melanom der Deutschen Dermatologischen Gesellschaft

Risikogruppe	Klinische Untersuchung Inspektion u. LK-Status	LK-Sono-graphie	Thorax-Röntgen	Abdomen-Sonographie
Melanoma in-situ	1 × jährlich	–	–	–
MM mit niedrigem Metastasierungsrisiko Stad. I + IIA (DDG)	bis zum 3.–5.Jahr vierteljährlich danach halbjährlich	jährlich		
MM mit hohem Metastasierunsrisiko und MM mit regionären Metastasen Stad. IIB und IIIA,B (DDG)	bis zum 3.–5.Jahr vierteljährlich danach halbjährlich	bis zum 5.Jahr halbjährlich, danach jährlich		
MM mit Fern-metastasen Stad. IV (DDG)	Kontrollen gemäß individuellem Verlauf			

dadurch bessere Heilungsraten erzielt werden. Richtlinien zur Nachbeobachtung in anderen Ländern wie in der Schweiz, den Niederlanden und in den USA sehen weniger intensive Schemata vor.

Literatur

1. Garbe C (1997) Epidemiologie des Hautkrebses. In: Garbe C, Dummer R, Kaufmann R, Tilgen W (Hrsg) Dermatologische Onkologie. Berlin, Heidelberg, New York, Tokio: Springer, S 40–56
2. Garbe C, Thieß S, Nürnberger F et al. (1991) Incidence and mortality of malignant melanoma in Berlin (West) from 1980 to 1986. Acta Derm Venereol (Stockh) 71: 506–511
3. MacKie RM, Freudenberger T, Aitchison TC (1989) Personal risk-factor chart for cutaneous melanoma. Lancet ii:487–490
4. Garbe C (1992) Sonne und malignes Melanom. Hautarzt 43:251–257
5. Garbe C, Orfanos CE (1992) Epidemiology of malignant melanoma in Central Europe. Risk Factors and prognostic predictors. Pigment Cell Res 5(Suppl 2): 285–294
6. Garbe C, Weiss J, Krüger S et al. (1993) The German Melanoma Registry and environmental risk factors implied. Recent Results Cancer Res 128:69–89
7. Garbe C, Büttner P, Weiß J et al. (1994) Risk factors for developing cutaneous malignant melanoma and criteria for identification of persons at risk. Multicenter Case Control Study of the German Central Malignant Melanoma Registry. J Invest Dermatol 102:695–699
8. Garbe C, Büttner P, Weiß J et al. (1994) Associated factors to the prevalence of > 50 common melanocytic nevi, atypical melanocytic nevi and actinic lentigines. Multicenter Case Control Study of the German Central Malignant Melanoma Registry. J Invest Dermatol 102:700–705
9. Garbe C, Büttner P, Bertz J, Burg G, d'Hoedt B et al. (1995) Primary cutaneous melanoma: Identification of prognostic groups in 5093 patients and estimation of individual prognosis. Cancer 75:2484–2491
10. Ketcham AS, Moffat FL, Balch CM (1992) Classification and staging. In: Balch CM, Houghton AN, Milton GW, Sober AJ, Soong SJ (eds) Cutaneous melanoma. Philadelphia: JB Lippincott, pp 165–187
11. UICC (1987) TNM Klassifikation maligner Tumoren. 4. Aufl. Hermanek P, Scheibe O, Spiessl B, Wagner G (Hrsg) Berlin, Heidelberg, New York, Tokyo: Springer
12. UICC (1997) TNM Classification of malignant tumours. 5th ed. Sobin LH, Wittekind C (eds), New York: John Wiley & Sons
13. Häffner AC, Garbe C, Büttner P, Orfanos CE, Rassner G, Burg G (1992) The prognosis of primary and metastasizing melanoma. An evaluation of the TNM classification in 2495 patients and proposals for their revision. Br J Cancer 66:856–861
14. Orfanos CE, Jung HG, Rassner G, Wolff HH, Garbe C (1994) Stellungnahme und Empfehlungen der Kommission Malignes Melanom der Deutschen Dermatologischen Gesellschaft zur Diagnostik, Behandlung und Nachsorge des Malignen Melanoms der Haut – Stand 1993/94. Hautarzt 45:285–291

15. Garbe C (1996) Primäre Diagnostik, Ausbreitungsdiagnostik und Prognoseschätzung des malignen Melanoms. Onkologe 2:441–448

16. Kaufmann R, Tilgen W, Garbe C (1997) Malignes Melanom. In: Garbe C (Hrsg) Diagnostische und therapeutische Standards in der Dermatologischen Onkologie. Qualitätssicherung in der Onkologie 5.2. München: Zuckschwerdt S 33–47

17. Ackerman AB, Scheiner AM (1983) How wide and deep is wide and deep enough? A critique of surgical practice in excision of primary cutaenous malignant melanoma. Human Pathol 14:743–744

18. Veronesi U, Cascinelli N, Adamus J et al. (1988) Thin stage I primary cutaneous malignant melanoma. Comparison of excision with margins of 1 or 3 cm. N Engl J Med 318:1159–1162

19. Veronesi U, Cascinelli N (1991) Narrow excision (1cm margin): a safe procedure for thin cutaneous melanoma. Arch Surg 126:438–441

20. Balch CM, Urist MM, Karakousis CP, Smith TJ, Temple WJ, Drzewiecki K, Jeweli TJ, Bartolucci AA, Mihm MC, Barnhill R, Wanebo HJ (1993) Efficacy of 2 cm surgical margins for intermediate-thickness melanomas (1–4 mm). Results of a multi-institutional randomized surgical trial. Ann Surg 218:262–269

21. Ho VC, Sober AJ (1990) Therapy for cutaneous melanoma: An update. J Am Acad Dermatol 22:159–176

22. Kaufmann R (1996) Operative Therapie des primären Melanoms. Onkologe 2: 449–452

23. Veronesi U, Adamus J, Bandiera DC et al. (1982) Delayed regional lymph node dissection in stage I melanoma of the skin of the lower extremities. Cancer 49:2420–2430

24. Balch CM, Milton GW, Cascinelli N, Sim HF (1992) Elective Lymph node dissection: pros and cons. In: Balch CM, Houghton AN, Milton GW, Sober AJ, Soong SJ (eds) Cutaneous melanoma. Philadelphia: JB Lippincott, pp 345–366

25. Balch CM, Soong SJ, Bartolucci AA, Urist MM, Karakousis CP, Smith TJ, Temple WJ, Ross MI, Jewell WR, Mihm MC et al. (1996) Efficacy of an elective regional lymph node dissection of 1 to 4 mm thick melanomas for patients 60 years of age and younger. Ann Surg 224:255–263

26. Drepper H, Köhler CO, Bastian B et al. (1993) Benefit of elective node dissection in subgroups of melanoma patients – results of a multicenter study in 3616 patients. Cancer 72:741–749

27. Drepper H, Köhler CO, Bastian B et al. (1994) Prognosevorteil für definierte Risikogruppen durch die Lymphknotendissektion. Langzeitstudie an 3616 Melanompatienten. Hautarzt 45:615–622

28. Panizzon R, Alber R, Schnyder UW (1990) Die dermatologische Radiotherapie des Melanoms der Haut mit besonderer Berücksichtigung des Lentigo-maligna Melanoms. In Orfanos CE, Garbe C (Hrsg.) Das maligne Melanom der Haut, Zuckschwerdt Verlag, München, S 232–235

29. Veronesi U, Adamus J, Aubert C et al. (1982) A randomized trial of adjuvant chemotherapy and immunotherapy in cutaneous melanoma. New Engl J Med 307:913–916

30. Lejeune FJ (1987) Phase III adjuvant studies in operable malignant melanoma (review). Anticancer Res 7:701–706

31. Hauschild A, Sterry W (1992) Adjuvante Therapie des malignen Melanoms. Dtsch Med Wochenschr 117:303–306

32. Tilgen W (1994) Adjuvante und palliative Therapie des Melanoms. Eine Standortbestimmung. Chirurg 65:153–163

33. Kirkwood JM, Strawderman MH, Ernstoff MS, Smith TJ, Borden EC, Blum RH (1996) Interferon alfa-2b adjuvant therapy of high-risk resected cutaneous melanoma: the Eastern Cooperative Oncology Group Trial EST 1684. J Clin Oncol 14: 7–17

34. Ames FC, Balch CM, Reintgen D (1992) Local recurrences and their management. In: Balch CM, Houghton AN, Milton GW, Sober AJ, Soong SJ (eds) Cutaneous melanoma. Philadelphia: JB Lippincott, pp 287–294

35. Singletary SE, Balch CM (1992) Recurrent regional metastases and their management. In: Balch CM, Houghton AN, Milton GW, Sober AJ, Soong SJ (eds) Cutaneous melanoma. Philadelphia: JB Lippincott, pp 427–435

36. Saba HI, Cruse CW, Wells KE, Klein CJ, Reintgen DS (1992) Adjuvant chemotherapy in malignant melanoma using dacarbazine, carmustine, cisplatin, and tamoxifen: a University of South Florida and H. Lee Moffitt Melanoma Center Study. Ann Plast Surg 28:60–64

37. Retsas S, Quigley M, Pectasides D, Macrae K, Henry K (1994) Clinical and histologic involvement of regional lymph nodes in malignant melanoma. Adjuvant vindesine improves survival. Cancer 73:2119–2130

38. Pectasides D, Alevizakos N, Bafaloukos D et al. (1994) Adjuvant chemotherapy with dacarbazine, vindesine, and cisplatin in pathological stage II malignant melanoma. Am J Clin Oncol 17:55–59

39. Karakousis CP, Velez A, Driscoll DL, Takita H (1994) Metastasectomy in malignant melanoma. Surgery 115:295–302

40. Göhl J, Meyer T, Haas C, Altendorf Hofmann A, Hohenberger W (1996) Ist die chirurgische Therapie von Fernmetastasen maligner Melanome sinnvoll? Langenbecks Arch Chir Suppl Kongressbd 113:122–126

41. Burmeister BH, Smithers BM, Poulsen M, McLeod GR, Bryant G, Tripcony L, Thorpe C (1995) Radiation therapy for nodal disease in malignant melanoma. World J Surg 19:369–371

42. Sack H (1996) Strahlentherapie des Melanoms. Der Onkologe 2:473–475

43. Houghton AN, Legha S, Bajorin DF (1992) Chemotherapy for metastatic melanoma. In: Balch CM, Houghton AN, Milton GW, Sober AJ, Soong SJ (eds) Cutaneous melanoma. Philadelphia: JB Lippincott, pp 498–508

44. Garbe C (1993) Chemotherapy and chemoimmunotherapy in disseminated malignant melanoma. Melanoma Res 3:291–299

45. Constanzi JJ, Vaitkevicius VK, Quagliana JM et al. (1975) Combination chemotherapy for disseminated malignant melanoma. Cancer 35:342–346

46. Carter RD, Krementz ET, Hill GJ et al. (1976) DTIC (NSC-45388) and combination therapy for melanoma. I. Studies with DTIC, BCNU (NSC-409962), CCNU (NSC-79037), vincristine (NSC-67574), and hydroxyurea (NSC-32065). Cancer Treat Rep 60:601–609

47. Constanzi JJ, Fletcher WS, Balcerzak SP et al. (1984) Combination chemotherapy plus levamisole in the treatment of disseminated malignant melanoma. Cancer 53:833–836

48. Seigler HF, Lucas VS Jr., Pickett NJ et al. (1980) DTIC, CCNU, bleomycin and vincristine (BOLD) in metastatic melanoma. Cancer 46:2346–2348

49. Ahn SS, Giuliano A, Kaiser L et al. (1983) The limited role of BOLD chemotherapy for disseminated malignant melanoma. Proc Am Soc Clin Oncol 2:228, C-893

50. Jose DG, Minty CCJ, Hillcoat BL (1985) Treatment of patients with disseminated malignant melanoma with bleomycin, oncovin, lomustine and DTIC (BOLD). First international conference on skin melanoma, may 6–9, Venice, abstract 151

51. York RM, Foltz AT (1988) Bleomycin, vincristine, lomustine, and DTIC chemotherapy for metastatic melanoma. Cancer 61:2183–2186

52. The Prudente Foundation Melanoma Study Group (1989) Chemotherapy of disseminated melanoma with bleomycin, vincristine, CCNU, and DTIC (BOLD regimen). Cancer 63:1676–1680

53. Gundersen S (1987) Dacarbazine, vindesine, and cisplatin combination chemotherapy in advanced malignant melanoma: a phase II study. Cancer Treat Rep 71:997–999

54. Verschraegen CF, Kleeberg UR, Mulder J et al. (1988) Combination of cisplatin, vindesine, and dacarbazine in advanced malignant melanoma. Cancer 62:1061–1065

55. Legha SS, Ring S, Papadopoulos N et al. (1989) A prospective evaluation of a triple-drug regimen containing cisplatin, vinblastine, and dacarbazine (CVD) vor metastatic melanoma. Cancer 64:2024–2029

56. Del Prete SA, Maurer LH, O'Donnell J et al. (1984) Combination chemotherapy with cisplatin, carmustine, dacarbazine, and tamoxifen in metastatic melanoma. Cancer Treat Rep 68:1403–1405

57. Richards JM, Gilewski TA, Ramming K et al. (1992) Effective chemotherapy for melanoma after treatment with interleukin-2. Cancer 69:427–429

58. Saba HI, Cruse CW, Wells KE, Klein CJ, Reintgen DS (1992) Treatment of stage IV malignant melanoma with a platinol based combination chemotherapy regiment: a University of South Florida and H. Lee Moffitt Melanoma Center Study. Ann Plast Surg 28:65–69

59. Saba HI, Klein CJ, Reintgen DS (1993) Management of advanced stage IV metastatic melanoma with dacarbazine, carmustine, cisplatin, and tamoxifen regimens: a University of South Florida and H. Lee Moffitt Melanoma Center Study. Proc Annu Meet Am Soc Clin Oncol 121:A1359

60. McClay EF, Mastrangelo MJ, Berd D, Bellet RE (1992) Effective combination chemo/hormonal therapy for malignant melanoma: experience with three consecutive trials. Int J Cancer 50:553–556

61. Jacquillat C, Khayat D, Banzet P et al. (1990) Chemotherapy by fotemustine in cerebral metastases of disseminated malignant melanoma. Cancer Chemother Pharmacol 25:263–266

62. Hersey P, McLeod RC, Thomson DB (1989) Phase I/II study of tolerability and efficacy of recombinant interferon (Roferon) with dacarbazine (DTIC) in advanced malignant melanoma. J Interferon Res 9(suppl 2):118

63. Kerr R, Pippen P, Mennel R, Jones S (1989) Treatment of metastatic malignant melanoma with a combination of interferon-alpha-2a (ifn-alpha-2a, Roferon) and dacarbazine (DTIC). Proc Annu Meet Am Soc Clin Oncol 8:A1122

64. Bajetta E, Negretti E, Giannotti B et al. (1990) Phase II study of interferon-alpha-2a and dacarbazine in advanced melanoma. Am J Clin Oncol 13:405–409

65. Breier S, Pensel R, Roffe C et al. (1990) High dose DTIC with recombinant human interferon alpha-2b (rhifn2b) for the treatment of metastatic malignant melanoma (MMM). Proc Annu Meet Am Soc Clin Oncol 9:A1090

66. Mulder NH, Schraffordt-Koops H, Sleijfer DT et al. (1990) Dacarbazine and alpha-interferon for disseminated malignant melanoma. Proc Annu Meet Am Soc Clin Oncol 9:A1083

67. Falkson CI, Falkson G, Falkson HC (1991) Improved results with the addition of recombinant interferon alpha-2b to dacarbazine in treatment of patients with metastatic malignant melanoma. J Clin Oncol 9:1403–1408

68. Bajetta E, Di Leo A, Zampino EG et al. (1994) Multicenter randomized trial of dacarbazine alone or in combination with different doses and schedules of interferon alpha-2a in the treatment of advanced melanoma. J Clin Oncol 12:806–811

69. Thomson D, Adena M, McLeod GRC et al (1992) Interferona-2a (IFN) does not improve response or survival when added to dacarbazine (DTIC) in metastatic melanoma: Results of a multi-institutional Australian randomized trial QMP8704. Proc Annu Meet Am Soc Clin Oncol 11:A1177

70. Schuchter L, McGuire WP, Wohlganger J, Redden T (1989) Sequential treatment of metastatic melanoma with interferon-alpha (IFN) plus cis-platinum (CDDP). Proc Annu Meet Am Soc Clin Oncol 8:A1120

71. Oratz R, Dugan M, Walsh C et al. (1989) Phase II trial of r-alpha 2b-interferon (IFN) and cisplatin (CDDP) in metastatic malignant melanoma (MM). Proc Annu Meet Am Soc Clin Oncol 8:A1123

72. Richner J, Cerny T, Joss RA et al. (1990) A phase II study of continuous sc alpha-2b interferon (IFN) combined with cisplatin (CDDP) in advanced malignant melanoma (MM). Proc Annu Meet Am Soc Clin Oncol 9:A1085

73. Margolin KA, Doroshow JH, Akman SA et al. (1992) Phase II trial of cisplatin and alpha-interferon in advanced malignant melanoma. J Clin Oncol 10:1574–1578

74. Gundersen S, Flokkmann A (1989) Interferon in combination with vinblastine in advanced malignant melanoma. A phase I-II study. Cancer 64:1617–1619

75. Kellokumpu-Lehtinen P, Nordman E, Toivanen A (1989) Combined interferon and vinblastine treatment of advanced melanoma: Evaluation of the treatment results and the effects of treatment on immunological functions. Cancer Immunol Immunother 28:213–217

76. Smith KA, Green JA, Eccles JM (1992) Interferon alpha 2a and vindesine in the treatment of advanced malignant melanoma. Eur J Cancer 28:438–441

77. Garbe C, Zouboulis CC, Stadler R et al (1993) Prolongation of life in stage IV malignant melanoma by combined treatment with rIFN-a-2a and vindesine. Pigment Cell Res 6:278

78. Vorobiof DA, Bezwoda WR, Ariad S (1993) Vindesine plus interferon a2b vs IFN a2b vs vindesine in the treatment of advanced melanoma. Proc Annu Meet Am Soc Clin Oncol 12:A1338

79. Rosenberg SA, Lotze MT, Yang JC et al. (1989) Experience with the use of high dose interleukin-2 in the treatment of 652 cancer patients. Ann Surg 210:474–485

80. Dillman RO, Oldham RK, Barth NM et al. (1990) Recombinant interleukin-2 and adoptive immunotherapy alternated with dacarbazine therapy in melanoma: a National Biotherapy Study Group trial. J Natl Cancer Inst 82:1345–1349

81. Flaherty LE, Redman BG, Chabot GG et al. (1990) A phase I-II study of dacarbazine in combination with outpatient interleukin-2 in metastatic malignant melanoma. Cancer 65:2471–2477

82. Dummer R, Becker JC, Kahlhammer U et al. (1991) Combined chemo- and immunotherapy using dacarbazine and continuous infusion of interleukin 2 in metastatic malignant melanoma. Results of a phase II clinical trial. Eur J Dermtol 1:201–205

83. Demchak PA, Mier JW, Robert NJ et al. (1990) Interleukin-2 and high-dose cisplatin in patients with metastatic melanoma: a pilot study. J Clin Oncol 9:1821–1830

84. Hamblin TJ, Davies B, Sadullah S, Oskam R, Palmer P, Franks CR (1991) A phase II study of the treatment of metastatic malignant melanoma with a combination of dacarbazine, cisplatin, interleukin-2(IL-2) and alfa-interferon (IFN). Proc Annu Meet Am Soc Clin Oncol 10:A1029

85. Legha S, Plager C, Ring S, Eton O et al. (1992) A phase II study of biochemotherapy using interleukin-2 (IL-2) + Interferon alfa-2a (IFN) in combination with cisplatin (C) vinblastine (V) and DTIC (D) in patients with metastatic melanoma. Proc Annu Meet Am Soc Clin Oncol 11:A1179

86. Richards JM, Mehta N, Ramming K, Skosey P (1992) Sequential chemoimmunotherapy in the treatment of metastatic melanoma. J Clin Oncol 10:1338–1343

87. Richards J, Mehta N, Schroeder L, Dordal A (1992) Sequential chemotherapy/immunotherapy for metastatic melanoma. Proc Annu Meet Am Soc Clin Oncol 11:A1189

88. Khayat D, Borel C, Tourani JM et al. (1993) Sequential chemoimmunotherapy with cisplatin, interleukin-2, and interferon alfa-2a for metastatic melanoma. J Clin Oncol 11:2173–2180

89. Kirchner H, Lopez Haenninen M, Fenner M et al. (1993) Chemoimmunotherapy of advanced malignant melanoma with carboplatin and DTIC followed by subcutaneous interleukin-2 and interferon-alpha. Proc Annu Meet Am Soc Clin Oncol 12:A1356

90. Atkins MB, O'Boyle KR, Sosman JA et al. (1994) Multiinstitutional phase II trial of intensive combination chemoimmunotherapy for metastatic melanoma. J Clin Oncol 12:1553–1560

91. Ron IG, Mordish Y, Eisenthal A et al. (1994) A phase II study of combined administration of dacarbazine and carboplatin with home therapy of recombinant interleukin-2 and interferon-alpha 2a in patients with advanced malignant melanoma. Cancer Immunol Immunother 38:379–384

92. Garbe C, Büttner P, Ellwanger U, Orfanos CE (1995) Die Versorgung des primären Malignen Melanoms der Haut im deutschen Sprachraum in den Jahren 1983 bis 1993. Eine Studie des Zentralregister Malignes Melanom der Deutschen Dermatologischen Gesellschaft. Hautarzt 46:762–770

Osteosarkom

K. Winkler und S. Bielack

I. Epidemiologie

Häufigkeit:
Zweithäufigster primär maligner Knochentumor nach dem multiplen Myelom, jedoch nur 0,1% aller Krebserkrankungen.

Inzidenz:
$2-3/10^6$ Bevölkerung/Jahr, d.h. in Deutschland ca. 200 Neuerkrankungen pro Jahr.

Geschlechts- und Altersverteilung, Lokalisation:
Männliches Geschlecht geringfügig häufiger betroffen. Altersverteilung mit erstem höheren Gipfel zwischen 14 (Mädchen) und 18 (Knaben) Jahren (Beziehung zum puberalen Wachstumsschub) und zweitem flachen Altersgipfel zwischen dem 5. und 6. Lebensjahrzehnt (durch sekundäre Osteosarkome) [1]. *Primäre* Osteosarkome bevorzugt in den Metaphysen der langen Röhrenknochen, besonders distaler Femur (35%), proximale Tibia (13%), proximaler Humerus (12%), Stammskelett nur in ca. 10% betroffen. Völlig anderes Verteilungsmuster bei *sekundären* Osteosarkomen (Stamm (27%), kraniofazial (13%), extraskeletal (11%), Knieregion bei Sekundärtumoren nur in 14% betroffen [1]).

Risikofaktoren/ Ätiologie:
Über die Ätiologie des primären Osteosarkoms beim Menschen ist nichts Sicheres bekannt. Sekundäre Osteosarkome entstehen z.B. bei Morbus Paget, aber auch aus anderen prädisponierenden Knochenläsionen wie fibröser Dysplasie, aneurysmatischer Knochenzyste und anderen. Osteosarkome als Zweitmalignome entstehen

bevorzugt in einem alten Strahlenfeld, aber, speziell nach Retinoblastom auch außerhalb von Strahlenfeldern. Der Verlust des rezessiven Rb-Tumorsuppressorgens auf Chromosom 13q14, der beim bilateralen Retinoblastom konstitutiv ist, spielt als sporadisches Ereignis auch in der Genese des Osteosarkoms eine wichtige Rolle. Zusätzlich sind häufig Aberrationen des p53-Tumorsuppressorgens (auf Chromosom 17p13.1) (z. B. auch beim Li-Fraumeni-Cancer-Family-Syndrom) oder Veränderungen an anderer Stelle, die eine Inaktivierung des p53-Genprodukts zur Folge haben, nachweisbar. Außerdem konnten bei einer Reihe von Osteosarkomen Defekte putativer Tumor-Suppressorgenloci auf den Chromosomen 18q und 3q26 nachgewiesen werden (Übersichten in [2, 3]). Darüber hinaus gibt es Hinweise für eine Beteiligung dominanter Onkogenveränderungen (myc, fos, met, Ki-ras, Ha-ras, raf-1 und mos) [3, 4]. Ob das SV-40-Virus, dessen Tag-Sequenz in einer Studie bei 40/126 untersuchten Osteosarkomen nachweisbar war [5], beim Menschen kausal mit der Osteosarkomentstehung verknüpft ist, ist noch offen.

II. Pathologie und Stadieneinteilung

1 Pathologie

Osteosarkome sind maligne mesenchymale Neoplasien, die durch eine mehr oder weniger deutliche extrazelluläre Osteoid-Bildung ausgezeichnet sind. Man unterscheidet *„zentrale"* (aus dem Knocheninneren hervorgehende), *„juxtakortikale"* (von der Knochenoberfläche ausgehende), *„kraniofaziale"* und *„extraskeletale"* Osteosarkome [6]. Unter den klassischen zentralen, hochmalignen Osteosarkomen werden fibro-, chondro-, osteoblastische, teleangiektatische und andere Wuchsformen unterschieden, ohne daß dies bislang wesentliche klinische Bedeutung erlangt hätte. Daneben gibt es die seltenen kleinzelligen zentralen Osteosarkome mit ähnlicher Klinik, bei denen das optimale chemotherapeutische Vorgehen noch nicht definiert ist. Sehr selten finden sich zentral hochdifferenzierte, niedrigmaligne (low-grade-central) Osteosarkome (Tabelle 1).

Tabelle 1. Klassifikation und relative Häufigkeit der Osteosarkome. (Modifiziert nach Unni [6])

1. Zentral	klassisch	90%
	kleinzellig	1–4%
	„low grade"	<2%
2. Juxtakortikal	parossal	<5%
	periostal	
3. Kraniofazial		ca. 7%
4. Extraskeletal		<1%
5. Sekundär		ca. 10% von (1.)

Juxtakortikale Osteosarkome können vom Periost ausgehen und diesem breitbasig aufsitzen (periostales Osteosarkom) oder mit einem schlanken Nabel von der subperiostalen Oberfläche ausgehend, den Knochen umgreifen (parossales Osteosarkom). Bezüglich der Dignität müssen die klassischen zentralen, die kleinzelligen zentralen sowie die extraskeletalen Osteosarkome als hochmaligne Tumore betrachtet werden, während zentrale low-grade Osteosarkome sowie zumeist auch juxtakortikale und kraniofaziale Osteosarkome höher differenziert sind.

2 Stadieneinteilung

Der TNM-Stadieneinteilung, die sich bei Knochentumoren bislang nicht allgemein durchsetzen konnte, steht die gebräuchliche klinische Stadieneinteilung nach Enneking [7] bzw. deren Modifikation nach den Kriterien des AJCC gegenüber [8]. Letztere sind beide ein Gemenge aus anatomischer Tumorausbreitung und histologischem Tumor-Grading. Die prognostische Bedeutung dieses Tumor-Gradings bei rein chirurgischem Vorgehen zeigt Tabelle 2. In den auf *Enneking* beruhenden Klassifikationsschemata gelten low-grade Tumoren als *Stadium I*, sofern sie keine Metastasen aufweisen. High-grade-Tumoren ohne nachgewiesene Metastasen gelten als *Stadium II*, und zwar bei rein intraossaler Läsion als *Stadium IIA*, bei Erreichen oder Überschreiten des Periosts als *Stadium IIB*. Regionale Lymphknotenmetastasen (*A*, sehr selten) bzw. Fernmetastasen (*B*) bezeichnen in der Klassifikation des AJCC unabhängig vom Grading immer ein *Stadium IV* [8] (entspricht *Stadium III* nach Enneking [7]).

Stadieneinteilung primär maligner Knochentumoren (nach AJCC/UICC 1997) [6]

Stadium	TNM	Grading	Häufigkeit
I A	T1, N0, M0	$G_{1,2}$	ca. 10%
I B	T2[a], N0, M0	$G_{1,2}$	
II A	T1, N0, M0	$G_{3,4}$	< 5%
II B	T2, N0, M0	$G_{3,4}$	ca. 75%
III	nicht definiert		
IV A	jedes T, N1, M0	G_{1-4}	< 1%
IV B	Jedes T, jedes N, M1	G_{1-4}	ca. 10%

[a] Ein T2-Tumor liegt vor, wenn der intraossale Tumor das Periost erreicht oder überschritten hat [7]. Das Stadium IV nach AJCC [6] entspricht dem Stadium III nach Enneking [5].

Tabelle 2. Malignitätsgrad und Prognose: Fünfjahresüberlebensrate nach chirurgischem Vorgehen. (Dahlin und Coventry 1967 [10])

Grad	Patienten (n)	(%)
1	2	50
2	63	27
3	218	20
4	128	17

Das klassische zentrale Osteosarkom wird überwiegend im Stadium II B erkannt. Nur 10–15% der II B-Osteosarkome haben jedoch bei Diagnose noch keine okkulten Metastasen gesetzt, wären also rein chirurgisch heilbar. Bei 85– 90% sind hingegen schon Mikrometastasen vorhanden. Bei manifester Disseminierung sind die Metastasen in knapp 80% der Fälle auf die Lunge beschränkt, in knapp 20% liegen Skelettmetastasen mit oder ohne zusätzlichen Lungenbefall vor.

III. Diagnostik

1 Prätherapeutische Diagnostik

Die Diagnostik des Primärtumors beginnt mit konventionellen *Röntgenbildern in 2 Ebenen*. Führen diese zum Tumorverdacht, so ist eine *Gewebe-*

entnahme angezeigt, die meist als offene Biopsie durchgeführt wird. Neben der Morphologie sind Untersuchungen zur DNA-Zytometrie hilfreich und molekulargenetische Untersuchungen wünschenswert (Rb-Gen, p53-Gen, mdr und andere). Schon die Biopsie sollte einem speziell erfahrenen Zentrum vorbehalten bleiben [11]. Dort wird der zuvor der unberührte Lokalbefund durch ein geeignetes Schnittbildverfahren dokumentiert. Optimalerweise erfolgt dies per *Magnetresonanztomogramm* (MR), da sich mit dieser Methode sowohl die intraossäre Tumorausdehnung als auch der Weichteilanteil besser als mit anderen Methoden darstellen lassen. Zum Nachweis von Skip-Metastasen, die sich nicht immer szintigraphisch darstellen lassen, ist darauf zu achten, daß der gesamte betroffene Knochen abgebildet wird. Zweckmäßigerweise erst dann, wenn die Dignität des Tumorbefundes geklärt ist, werden zusätzlich zu *Röntgen-Thorax* Aufnahmen in 2–4 Ebenen ein *Thorax-CT* zum Ausschluß von Lungenmetastasen und ein *Skelett-Szintigramm* zum Ausschluß von Skelettmetastasen durchgeführt.

2 Radiologische Vorhersage des Tumoransprechens

„*Dynamic Imaging*" des Primärtumors sowohl im Rahmen der Skelettszintigraphie [12, 13] als auch mit Hilfe von Gadolinium im Rahmen der MR-Diagnostik [14, 15] erlaubt unter standardisierten Untersuchungsbedingungen eine verläßliche Bewertung der Tumorentwicklung im weiteren Verlauf. So ist ein Tumoransprechen unter präoperativer Chemotherapie mit gewissen Einschränkungen schon nach 6 Wochen, nach 10–12 Wochen dann aber mit hoher Sicherheit zu erkennen [13].

3 Postoperative Tumordiagnostik/Nachsorge

Postoperativ und insbesondere nach Beendigung der Chemotherapie erscheinen nach Abwägung aller Umstände routinemäßige Skelettszintigraphien zum Ausschluß von Knochenmetastasen wenig nützlich. Hingegen sind regelmäßige, zunächst $1^1/_2$- bis 3-monatliche und nach etwa 4 Jahren halbjährliche Thorax-Röntgenuntersuchungen über eine Zeitraum von insgesamt etwa 8 Jahren wichtig, um die Chancen für eine zwar eingeschränkte, aber doch realistische Heilungschance beim Auftreten von

Lungenmetastasen zu wahren. Zudem sollten regelmäßige Nachuntersuchungen der Organfunktionen – nach Polychemotherapie mit den
derzeit verwendeten Medikamenten speziell des Herzens (Echocardio-
graphie), der Niere und des Hörvermögens – erfolgen.

4 Tumormarker

Tumormarker spielen in der Diagnostik des Osteosarkoms bislang keine
Rolle. Eine Erhöhung der alkalischen Phosphatase oder der Laktatdehydrogenase im Serum gelten als prognostisch ungünstige Zeichen. Eine
Reduktion initial erhöhter Werte während der präoperativen Chemotherapie kann Hinweise auf ein Tumoransprechen geben.

IV. Behandlungsstrategie (Abb. 1)

Die Behandlungsstrategie bei den vorherrschenden, hochmalignen
Osteosarkomen zielt sowohl auf die Beseitigung des Primärtumors als
auch auf die Vernichtung der (okkulten) systemischen Metastasierung ab.
Dies soll unter bestmöglicher Erhaltung der muskuloskeletalen Struktur
und Funktion einerseits und geringstmöglicher Belastung des Patienten –
insbesondere durch akute Nebenwirkungen und chronische Spätfolgen
der Behandlung – andererseits erreicht werden. Mittel für die Erreichung
dieser Ziele sind insbesondere Operationen und zytotoxische Chemotherapie, weniger die Strahlentherapie und erst in experimentellen Ansätzen
sog. „Biologicals". Nur für die Behandlung niedrigmaligner Osteosarkome
gilt eine alleinige Operation als ausreichend.

1 Chirurgische Therapiemaßnahmen

1.1 Primärtumor

Bei der Operation muß der Tumor mit weiten Resektionsgrenzen vollständig entfernt werden, d.h. die Operation muß alle Biopsienarben mitum-

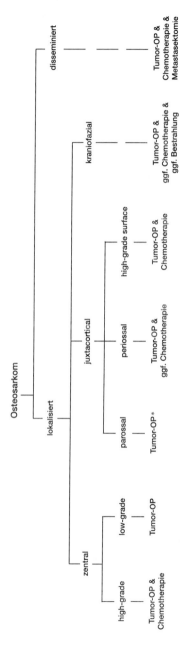

Abb. 1. Therapeutische Entscheidungen beim Osteosarkom. Die Therapie sollte im Rahmen kooperativer Studien erfolgen.
* in Abhängigkeit vom Malignitätsgrad Chemotherapie ggf. auch beim parossalen Osteosarkom indiziert.

fassen, im Knochen einen ausreichenden Sicherheitsabstand (3–5 cm?) erreichen und im Weichgewebe den Tumor mit einer die Pseudokapsel allseitig und lückenlos bedeckenden Schicht gesunden Gewebes *en bloc* entfernen („wide resection" nach Enneking [7]). Die vollständige Tumorentfernung kann im Einzelfall durch Amputation oder Exartikulation, durch Resektion des tumortragenden Extremitäten-Abschnittes mit Replantation des distalen Extremitätenabschnittes (Umkehrplastik) oder durch *en bloc*-Resektion und Rekonstruktion mit autologem oder allogenem Knochen-/Gelenkmaterial bzw. mit Metallimplantaten erreicht werden. Die Wahl des Operationsverfahrens hat insbesondere die topographische Ausdehnung des Tumors (hinsichtlich der erzielbaren Radikalität und der möglichen Rekonstruktion), das Ansprechen des Tumors auf eine präoperative Chemotherapie und das Alter des Patienten, (d.h. insbesondere die Wachstumsprognose bei Kindern und Jugendlichen) zu berücksichtigen.

Ablative Operationen (Amputation, Exartikulation und Umkehrplastik) mit Exoprothesenversorgung machen den Patienten für sein weiteres Leben unabhängig von spezifischer medizinischer Versorgung. Sie sind jedoch verstümmelnd, so daß heute oft extremitätenerhaltende Eingriffe angestrebt werden. Die Erhaltung des betroffenen Gelenkes ist dabei aber nur in sehr wenigen Fällen – bei sehr kleinen oder eher diaphysär gelegenen Tumoren – möglich, unter Umständen durch Rekonstruktion mit autologem Material. Die Alloarthroplastik befindet sich noch im experimentellen Stadium. Metallgelenkimplantate haben sich mittelfristig bewährt. Ihre Verfügbarkeit auch für die größeren Gelenke ist seit Entwicklung modularer Baukastenimplantate in verschiedenen Größen hervorragend. Abrieb und Verschleiß machen derzeit regelhaft „Wartungseingriffe", Ermüdungsbrüche im Material sowie Lockerungen der Knochen-Metall-Verbindung gelegentlich größere Revisionsoperationen erforderlich. Vorhersehbar sind Prothesenverlängerungs- und Prothesenwechseleingriffe bei sog. „wachsenden" Endprothesen für Kinder und Jugendliche. Es befinden sich derzeit allerdings Modelle in Erprobung, bei denen der Wachstumsvorschub ohne Eingriff von außen durch maximale Gelenkbeugung aktivierbar ist.

Die onkologische Sicherheit des operativen Eingriffe muß bei allen Überlegungen an vorderster Stelle stehen. Extramitätenerhaltende Resektionen sind gegenüber ablativen Operationen mit einem 3–5fach erhöhten Lokalrezidivrisiko verbunden. Lokalrezidive aber haben fast regelhaft fatale Folgen [16–19] und müssen daher unbedingt vermieden werden. Der Zusammenhang zwischen Tumoransprechen einerseits und

Tabelle 3a. Relatives Lokalrezidivrisiko in Abhängigkeit von Tumoransprechen und Resektionsgrenzen. (Picci et al., J Clin Oncol 1994 [18])

Ansprechen	Resektionsgrenzen	
	Weit	Nicht weit
Gut	1	4,6
Mäßig	3,7	17
Schlecht	10	46

Tabelle 3b. Lokalrezidivhäufigkeit in Abhängigkeit von Tumoransprechen und Operationsart (COSS-Ergebnisse, Proc Am Soc Clin Oncol 1996 [19])

Ansprechen	Operationsart	
	Ablativ	Extremitätenerhalt
Gut	0,9%	4,9%
Schlecht	3,9%	14,3%

Radikalität der Operation (Resektionsgrenzen) bzw. Operationsart andererseits und dem lokalem Rezidivrisiko ist in Tabelle 3 dargestellt [18, 19].

1.2 Metastasen

Auch Lungenmetastasen stellen eine Indikation für ein operatives Vorgehen dar. Die 5-Jahres-Überlebensrate für Patienten mit synchronen Lungenmetastasen liegt bei immerhin bis zu 40–50%, wenn eine kombinierte chemotherapeutisch-chirurgische Behandlung durchgeführt wird; bei metachronen Metastasen jedoch nur bei etwa 20%. Ohne Metastasektomie haben Patienten mit manifesten Lungenmetastasen kaum eine Heilungschance [20, 21]. Dies gilt selbst dann, wenn erkennbare Metastasen unter einer Chemotherapie in der Bildgebung scheinbar verschwinden. Die Operation der Lungenmetastasen erfolgt bevorzugt über eine mediane Sternotomie, da so die palpatorische Untersuchung beider Lungen möglich wird. Alle tastbaren Knoten werden durch Keilresektion entfernt. Nicht selten sind wiederholte Thorakotomien erforderlich; sie können in Einzelfällen noch zur Heilung führen.

2 Strahlentherapie

Die Strahlentherapie spielt beim Osteosarkom eine untergeordnete Rolle; es gilt als wenig strahlensensibel. Auch bei hohen Dosen und in Verbindung mit systemischer Chemotherapie sind die lokalen Tumorkontrollraten unbefriedigend [22, 23]. Darüber hinaus machen schwere funktionelle Folgeschäden den Behandlungserfolg häufig zunichte. Auch die adjuvante bilaterale Lungenbestrahlung konnte sich mangels Erfolg und angesichts z.T. bedrohlicher Folgen nicht durchsetzen [22]. Bei inoperablen Tumoren des Stamm-Skeletts mag eine Bestrahlung (möglichst mit Dosen von ≥ 60 Gy) einen Versuch wert sein. Eine Bestrahlungindikation stellen möglicherweise auch die kraniofazialen Osteosarkome dar, die häufig höher differenziert sind und entsprechend nur eine geringe Metastasenneigung zeigen, die aber das Leben der Patienten durch wiederholte Lokalrezidive bedrohen. Hier scheinen Behandlungsansätze mit primärer Radio- oder kombinierter Chemoradiotherapie und anschließender Resektion sinnvoll zu sein [24–27].

3 Chemotherapie

3.1 Indikation

Wegen der Häufigkeit einer Disseminierung (s. oben) ist eine Chemotherapie grundsätzlich bei allen hochmalignen Osteosarkomen (d.h. Stadium II) notwendig und angesichts der erwiesenen Wirksamkeit auch sinnvoll, ebenso bei Tumoren im Stadium IV. Zweckmäßigerweise wird dabei im Rahmen multizentrischer Therapiestudien behandelt, im deutschsprachigen Raum meist nach Protokollen der cooperativen Osteosarkomstudiengruppe COSS der Gesellschaft für pädiatrische Onkologie und Hämatologie GPOH. Bei kraniofazialen Tumoren scheint zur Verbesserung der Lokalkontrolle auch bei Stadium-I-Tumoren eine (präoperative) Chemotherapie sinvoll zu sein [27].

3.2 Rationale der präoperativen (neoadjuvanten) Chemotherapie

Die Chemotherapie der mikrometastatischen, subklinischen Dissemination im Stadium IIA/B beginnt heute bevorzugt bereits vor der definitiven

Tumoroperation. Die wesentliche Begründung für diese „neoadjuvante" Behandlung lag ursprünglich im Zeitgewinn für die Vorbereitung einer möglichst wenig mutilierenden Operation. Es hat sich im Verlauf gezeigt, daß die Tumorrückbildung unter Chemotherapie nicht nur eine extremitätenerhaltende Tumorresektion technisch erleichtert, sondern daß sie auch wesentlich zur Sicherheit der Lokalkontrolle beiträgt, sofern der Tumor angesprochen hat [18, 19]. Ist der Tumor zum Operationszeitpunkt hingegen noch vital, so liegt die Lokalrezidivrate bei ungenügend weiten Resektionsgrenzen [18], die offenbar besonders im Rahmen extremitätenerhaltender Operationen entstehen [19], um ein Mehrfaches höher (Tabelle 3). Eine kritische Beobachtung der Tumorentwicklung unter präoperativer Chemotherapie ist schon allein deshalb unerläßlich.

Ein weiteres wesentliches Argument, das zugunsten der präoperativen zytostatischen Behandlung angeführt wird, ist die Möglichkeit, das Ausmaß des Tumoransprechens auf die primäre Chemotherapie zu bestimmen. Das Tumoransprechen muß heute als wichtigster prognostischer Faktor beim operablen Osteosarkom im Stadium II gelten [28]. Es kann versucht werden, bei ungenügendem Ansprechen die postoperative Chemotherapie zu modifizieren (Salvage-Chemotherapie).

Mit der präoperativen Chemotherapie muß bewußt das Risiko in Kauf genommen werden, daß es im Falle mangelnder Effektivität auch zu fortgesetzter Metastasierung aus einem weiterhin vitalen Tumor kommen könnte. Bis heute liegen aber keine Veröffentlichungen vor, die für neoadjuvant behandelte Osteosarkome im Vergleich zu primär operierten und anschließend postoperativ (adjuvant) chemotherapierten Tumoren schlechtere Ergebnisse befürchten lassen müßten. In der einzigen randomisierten Studie zu diesem Thema fanden Goorin et al. von der Pediatric Oncology Group (POG) bei insgesamt 106 Patienten keinerlei prognostischen Unterschied zwischen einer adjuvant und einer neoadjuvant behandelten Patientengruppe [29]. Retrospektiv gewonnene Erfahrungen der COSS-Gruppe legen, wenn überhaupt, eher einen prognostischen Vorteil der neoadjuvanten Strategie nahe [30].

3.3 Wirksame Zytostatika

Für die Behandlung des Osteosarkoms werden derzeit hauptsächlich die Medikamente *Adriamycin* (ADM), *Cisplatin* (DDP), *Ifosfamid* (IFS) und hochdosiertes *Methotrexat* mit Citrovorum-Faktor-Rescue (MTX-CF) genutzt. Die Angaben zu Ansprechensraten stammen bei diesem seltenen

Tabelle 4. Monotherapeutische Zytostatikaaktivität beim fortgeschrittenen Osteosarkom. (Kumulierte Daten aus der Literatur nach [31a, 31b], sofern nicht gesondert gekennzeichnet)

Substanz	Patienten (n)	Ansprechen	
		(n)	(%)
Procarbazin	5	0	0
Hydroxyurea	6	0	0
Taxol [32]	10	0	0
Topotecan [33]	19	0	0
Vincristin	21	0	0
Carboplatin [34–36]	64	5	8
Vinblastin	9	1	11
Cyclophosphamid	28	4	14
Mitoxantron	76	11	15
Melphalan	32	5	16
Adriamycin	81	18	22
Cisplatin	91	21	23
Methotrexat (HD)	26	11	42
Ifosfamid	52	23	44

Tumor aus kleinen Serien mit heterogenem Krankengut (Kinder und Erwachsene, vorbehandelt und unvorbehandelt, Zelläsion: Metastasen oder Primärtumor), mit unterschiedlichem Applikationsmodus (i.a. vs. i.v., Bolus vs. kontinuierliche Infusion, kürzere oder längere Intervalle) unterschiedlichen Dosierungen der Zytostatika (Einzel- wie kumulative Dosis) sowie unterschiedlichen Zielgrößen für das Ansprechen (klinischer Befund, statische versus dynamische Bildgebung, alkalische Phosphatase, Histologie des Resektates), so daß nur orientierende Wirksamkeitsvergleiche möglich sind (Tabelle 4).

3.3.1 Methotrexat

Das in der Osteosarkomtherapie wohl umstrittenste Zytostatikum ist MTX-CF, was vom Fehlen einer klaren Rationale für die Hochdosis-Anwendung und den besonders in der Anfangszeit der Behandlung horrenden Kosten herrühren mag. Eine Studie der „European Osteosarcoma Intergroup", die laut Meinung ihrer Autoren die Wirkungslosigkeit von MTX-CF belegen soll, verglich eine 2-Mittel-Behandlung aus ADM/DDP mit einer 3-Mittel-Behandlung aus ADM/DDP plus MTX-CF [37]. Hier fand sich in der rezidivfreien Überlebenswahrscheinlichkeit sogar ein Vorteil zugunsten der 2-Mittel-Behandlung (57 vs. 41% nach 5 Jahren). Dosisintensität sowie kumulative Dosen für ADM und DDP unterschieden sich jedoch zwischen den Studienarmen; so wurden zur Einfügung des MTX-CF z.B. jeweils um 10 Tage längere Intervalle zwischen zwei ADM/DDP-Blöcken erforderlich. Die gewählte MTX-Dosis von 8 g/m^2 erscheint zudem suboptimal. Die klarsten Aussagen zur Wirksamkeit von MTX-CF stammen aus den ursprünglichen Studien von Rosen am Memorial Sloan Kettering Cancer Center (MSKCC) [17] und aus Studien der „Scandinavian Sarcoma Group" [38]. Am MSKCC konnte z.B. bei 10 von 58 (17%) Osteosarkomen, die primär ausschließlich mit wöchentlichen MTX-CF-Gaben behandelten wurden, histologisch eine komplette Remission (Grad III/IV nach Huvos) erreicht werden [17]. Diese histologische Remissionsrate am Primärtumor ist ein sehr anspruchsvolles Maß und nicht vergleichbar mit den sonst üblichen klinischen Feststellungen einer CR bzw. PR. Die Widersprüchlichkeit der in der Literatur mitgeteilten Erfahrungen mit MTX-CF erklärt sich möglicherweise auch aus einer Abhängigkeit der Wirksamkeit vom Erreichen eines kritischen Spiegels im Serum. Diese Abhängigkeit von individuellen pharmakokinetischen Parametern wurde zuerst von Delepine et al. [39] beschrieben und danach durch Untersuchungen von Graf et al. [40], Saeter et al. [38] und Ferrari et al. [41] teilweise bestätigt, durch andere Studien, die einen solchen Zusammenhang nicht finden konnten, aber wieder hinterfragt [42, 43]. Die im Serum erreichte MTX-Konzentration hängt dabei nicht nur von der gewählten Dosis ab, sondern auch von der Infusionsgeschwindigkeit, der Hydrierung und anderen Faktoren. MTX-CF eignet sich wegen seiner im Regelfall geringen Knochenmarktoxizität gut für die Integration in eine Polychemotherapie. Die geringe Löslichkeit speziell in saurem Milieu macht eine lückenlose Urin-Alkalisierung absolut erforderlich. Ein MTX-spiegelgesteuerter Kalziumfolatrescue ist zwingend notwendig. Bei lebensbedrohlichen MTX-Intoxikationen, z.B. infolge akuten Nierenversagens, kann notfallmäßig Carboxypeptidase G2 eingesetzt werden [44, 45].

3.3.2 Adriamycin

Der hohe Stellenwert des ADM in der Behandlung des Osteosarkoms ist allgemein anerkannt. Die ADM-Dosisintensität spielt für den Erfolg der Osteosarkomtherapie offenbar eine wichtigere Rolle als die aller anderen derzeit verwendeten Medikamente [46]. Zur Verminderung der Kardiotoxizität wird ADM von einigen Gruppen statt als Bolus als kontinuierliche Infusion über 2–4 Tage eingesetzt. Die sequentiell durchgeführten neoadjuvanten Therapiestudien COSS-86 A–COSS-86 C legen nahe, daß dies ohne Wirkverlust möglich sein sollte [47]. Wird jedoch wegen der gefürchteten Kardiotoxizität ganz auf ADM verzichtet, so scheint dies selbst dann nachteilhaft, wenn auch ohne ADM ein gutes Tumoransprechen erreicht werden kann [48]. Inwieweit ADM durch weniger kardiotoxische Analoga ersetzbar wäre, ist derzeit ebenso ungeklärt wie die Frage, ob Kardioprotektoren (z. B. Dexrazoxan = ICRF-187) ohne negative Folgen eingesetzt werden können.

3.3.3 Cisplatin

Die Wirksamkeit von DDP bei Osteosarkom ist in Phase-II-Studien mit ausreichenden Fallzahlen gut belegt. Sein Beitrag zum Erfolg einer Polychemotherapie ist aber weit weniger deutlich als der von ADM, der Einsatz wegen seiner Nephro- und Ototoxizität darum kritisch zu sehen. Auch hier läßt sich durch eine protrahierte Infusion die Toxizität verringern, ohne daß dies zu erkennbaren Effektivitätsverlusten führen muß [49]. Von einigen Autoren wird die intraarterielle Applikation von DDP vorgezogen. Auf diesem Wege wurde in der Monotherapie eine Ansprechrate von 40 % erreicht [50], was auf den ersten Blick höher scheint als für die intravenöse Anwendung berichtet. Im Rahmen einer intensiven Polychemotherapie war in vergleichenden Studien allerdings kein Vorteil zugunsten einer intraarteriellen DDP-Infusion erkennbar [51]. Auch sind die von verschiedenen Arbeitsgruppen über Polychemotherapieschemata mit intraarteriellen DDP berichteten Ansprechraten nicht höher als die in vergleichbaren Studien mit intravenöser DDP-Applikation [52].

3.3.4 Ifosfamid

Die jüngste Substanz, die breiteren Eingang in die Chemotherapie des Osteosarkoms gefunden hat, ist Ifosfamid (IFS). Die aus Phase-II-Studien hervorgehenden Ansprechensraten scheinen deutlich höher als die der Muttersubstanz Cyclophosphamid (CPM) (Tabelle 4). Vergleichende Analysen mit adäquaten CPM-Dosen fehlen allerdings. Möglicherweise läßt sich die Effektivität von Ifosfamid durch Dosiseskalation noch erhöhen (s. u.).

3.4 Polychemotherapie

Einen Überblick über die Entwicklung von der adjuvanten Monotherapie mit ADM oder MTX-CF bis hin zur neoadjuvanten Polychemotherapie des Osteosarkoms (einschließlich der Versuche zu einer postoperativen Salvage-Chemotherapie bei schlechtem Ansprechen) gibt Tabelle 5. Nur einem von 7 Salvageversuchen war ein Erfolg beschieden (IOR II) [61, 62]. Die Studien IOR I [29, 61] und COSS 82 [16, 66] zeigen die hervorragende Bedeutung von ADM und die Studie IOR I darüber hinaus die Wirkungslosigkeit von MTX in geringer Dosierung. Die MIOS-Studie [64] bestätigt noch einmal über alle Zweifel hinaus Notwendigkeit und Wirksamkeit der adjuvanten Chemotherapie des Osteosarkom. Besonders erfolgreiche Single-Center-Studien sind T7 und T10 vom Memorial Sloan Kettering Cancer Center in New York [17, 55, 57], besonders erfolgreiche multizentrische Studien COSS 80 [16, 58] und COSS 86 [51] der GPOH. Als prognostische Faktoren für Patienten, die im Rahmen von Polychemotherapieprotokollen für Stadium II Osteosarkome therapiert werden, müssen neben der lokalen Tumorkontrolle vor allem das Ansprechen auf die präoperative Therapie [28] und das initiale Tumorvolumen [68] gelten, zudem die Dosisintensität der Therapie und hier insbesondere die des ADM [46]. Außerdem hatten in verschiedenen Studien auch andere Faktoren wie z.B. das Patientenalter, die Tumorlokalisation, die Werte der alkalischen Phosphatase und der Laktatdehydrogenase einen Einfluß auf die Prognose, in anderen Untersuchungen aber auch nicht [28]. Möglicherweise gelingt es durch den immunhistochemischen Nachweis des mdr-assoziierten p-Gykoproteins, eine Gruppe von Osteosarkomen mit besonders geringer Empfindlichkeit auf bestimmte zytostatische Medikamente zu definieren [69].

Das Ziel aktueller Studien beim Stadium II ist nicht allein die weitere Anhebung der Überlebensrate, sondern vermehrt auch die Vermeidung von Spätfolgen der Chemotherapie sowie, bei dafür geeigneter Gesamtsituation, die Vermeidung ablativer Operationstechniken zugunsten extremitätenerhaltender Chirurgie. In der aktuellen Studie COSS-96 der GPOH wird versucht, eine am individuellen Metastasierungsrisiko orientierte Therapie zu etablieren, mit dem Ziel der Verminderung von Therapiespätfolgen bei niedriger und mittlerer Metastasierungswahrscheinlichkeit und dem erneuten Versuch einer Salvage-Therapie bei Patienten mit sehr hohem Risiko aufgrund großer, schlecht ansprechender Osteosarkome.

Tabelle 5. Ausgewählte Studien zur adjuvanten bzw. neoadjuvanten Chemotherapie des Osteosarkoms

Therapie[a]	Patienten (n)	5J-DFS (%)	SE	Autor/Referenz
ADM (90)	88	39 (4 J)	–	Cortes [53]
MTXCF (3500–7000)	12	42 (3, 8 J)	–	Jaffe [54]
ADM (90), MTXCF (6000), CPM (1200) ADM (90), MTXCF (6000), CPM (1200)	52 68	48 52	– –	Rosen T-5 [55] Winkler COSS77 [56]
ADM (90), MTXCF (8000–12000), BCD[b] ADM (90), MTXCF (12000), BCD[b] vs. DDP (120)	53 58	83 71	– –	Rosen T-7 [57] Winkler COSS80 [58]
ADM (90), MTXCF (8000–12000), BCD[b] poor response: ADM/DDP (60/120), BCD[b]	116 97 70 18	80 54 67 68	o o o o	Rosen T-10 [57] Saeter T-10 [38] Kalifa T-10 [59] Ekert T-10 [60]
MTXCF (750 vs. 7500), DDP (120–150 i.a.) good response: +/– ADM (90) fair response: + ADM (90) poor response: ADM (90), BCD[b]	112	42 vs 58 78/27 47 11	o	Bacci IOR I [48, 61]
MTXCF (8000), DDP (120), ADM (60) poor response: ADM (90), IFS (10 000), DDP/ETP (120/360)	164	63	+	Bacci IOR II [61, 62]
MTXCF (10 000), DDP (120), ADM (60) poor response: + IFS (10000)	84	70 (2 J)	o	Bacci IOR III [63]

Chemotherapie	5J-DFS		SE	
ADM/DDP (75/100) vs. ADM/DDP (75/100), MTXCF (8000)	198	57 41	– –	Bramwell EOI I [37]
ADM/DDP (75/100) vs. VCR (1,5), MTXCF (8–12000), ADM (75), BCD^b, ADM/DDP (60/120)	192 199	44 44	o o	Souhami EOI [67b]
CPM (1200), MTXCF (12000), ADM (90) ADM/DDP (50/100) vs. keine Chemotherapie	77 36	61 (8 J) 14 (8 J)	– –	Link MIOS [64]

BCD^b, MTXCF (12000)
     poor response: ADM/DDP (60/90–120)
vs.
ADM/DDP (60/90–120), MTXCF (12000)
     poor response: BCD^b, DDP/IFS (120/10000)
	59
	59
		44
		66
			o
			o
				Winkler COSS82 [16, 66]

ADM (90), MTXCF (8–12000), BCD^b, VCR [1, 5] poor response: ADM/DDP (90/120), BCD	231	53 (8 J)	o	Provisor CCG-782 [67]
ADM (90), MTXCF (12000), IFS/DDP (6000/120–150) i.a. vs. i.v.	153	77	–	Winkler COSS86 [16, 51]

5J-DFS, 5-Jahres-krankheitsfreies Überleben; *SE*, Effizienz der Salvage-Chemotherapie [„o" = kein Effekt; „+" = wirksam; „–" = nicht geprüft]
^a In Klammern sind die je Kurs verabfolgten Medikamentendosen in mg/m² angegeben, ohne Rücksicht auf den Applikationsmodus
^b *BCD*, Bleomycin + CPM + Actinomycin D, Dosen siehe Originalarbeiten.

3.5 Rezidivtherapie

Wie ist bei manifester Disseminierung vorzugehen? Voraussetzung für einen kurativen Ansatz ist die vollständige chirurgische Entfernung aller erkennbaren Tumormanifestationen. Nur in wenigen Einzelfällen wurden anhaltende Remissionen nach alleiniger Chemotherapie beobachtet [20]. Während Patienten mit operablen Primärmetastasen eine recht gute Heilungsaussicht haben, ist die Aussicht auf dauerhafte Heilung schlecht, wenn nach einer intensiven Chemotherapie metachrone Metastasen auftreten. Extrapulmonale Filiae sind mit einer besonders ungünstigen Prognose verbunden. Die deutlich höhere Überlebensrate nach Chemotherapie und Metastasektomie bei synchronen im Vergleich zu metachronen Metastasen belegt die Wichtigkeit einer wirksamen Chemotherapie auch bei manifester Metastasierung. Es wird aber auch die Schwierigkeit deutlich, bei sekundären Metastasen noch einmal eine wirksame second-line-Chemotherapie zu finden. Welche Mittel könnten in der Rezidivsituation zum Einsatz kommen? Die COSS-Gruppe hat recht positive Erfahrungen mit der Kombination aus Carboplatin und Etoposid gemacht. Es gelang durch Kombination dieser Mittel, bei sekundären Lungenmetastasen in einem Drittel der Fälle eine zumindest partielle Remission zu erreichen, in einem weiteren Drittel eine Stabilisierung [70]. Der Erfolg dieser Kombinationstherapie kam zustande, obwohl auf Carboplatin allein keiner von 20 Patienten mit sekundärer Metastasierung nach COSS-Chemotherapie ansprach [35] und Carboplatin auch in der Primärtherapie als Monosubstanz eher wenig aktiv gefunden wurde [36]. Meyer et al. fanden bei 34 primär mit Carboplatin plus Ifosfamid behandelten Patienten allerdings mit 44 % eine höhere Ansprechrate als zuvor für Ifosfamid allein und folgerten daraus, daß Carboplatin durchaus deutliche Aktivität beim Osteosarkom besitze [71]. Adäquate Daten zur Monotherapie des Osteosarkoms mit Etoposid liegen, auch in der Literatur, nicht vor. Zusammen mit Interleukin-1 alpha konnte bei 3/8 rezidivierten Osteosarkomen eine partielle Remission erreicht werden [72]. Für die Kombination von Etoposid mit hochdosiertem Ifosfamid fanden Goorin et al. mit 46 % eine höhere Ansprechrate, als durch Ifosfamid-Monotherapie allein zu erwarten gewesen wäre [73]. Über den Einsatz hochdosierten Ifosfamids (bis ca. 18 g/m^2) in Mono- oder Kombinationstherapie werden ohnehin interessante Ergebnisse berichtet. So sprachen in einer Studie der Pediatric Oncology Group (POG) 9/33 unvorbehandelten und 3/30 intensiv vorbehandelten inoperablen oder metastasierten Osteosarkomen auf zwei Ifosfamid-Blöcke von je 12 g/m^2 an [74]. Eine italienische Untersuchung konnte die Effektivität von Hochdosis-Ifosfamid trotz Vorbehandlung bestätigen (11/25 Patienten mit sekundärer Metastasierung nach 22 Monaten noch ohne weiteres Rezidiv) [75]. Hochdosiertes Ifosfamid in der oben angesprochenen Kombination mit Etoposid führte in einer französischen Studie zu 3 kompletten und 9 partiellen Remissionen bei 25 Kindern mit refraktären oder rezidivierten Osteosarkomen, von denen 18 bereits mit IFO in Standard-Dosen vortherapiert worden waren [76]. Die POG fand mit dieser Kombination bei 6/13 Patienten mit refraktären Osteosarkomen ein Ansprechen [73, s.o.]. Bislang wenig vielversprechend sind die Ergebnisse, die mit neueren Zytostatika erzielt wurden. So haben sich in der Phase-II sowohl Paclitaxel [32] als auch Topotecan [33] nicht als wirksam erwiesen (Tabelle 4).

Der Wert einer Hochdosistherapie mit nachfolgender Infusion hämatopoetischer Progenitorzellen muß beim Osteosarkom wie bei vielen anderen Tumoren als zweifelhaft gelten. Die Daten der „European Bone Marrow Transplant Registry" über 7 Patienten, die einer autologen Knochenmarktransplantation unterzogen worden waren, wurden im Sinne eines Versagens der hochdosierten Alkylanzientherapie interpretiert [77]. Eine französiche Studie, in der mit hochdosiertem Thiotepa und autologer peripherer Blutstammzelltransplantation (PBSCT) bei 8 von 11 Kindern mit metastasierten Osteosarkomen ein Ansprechen erzielt wurde, weist jedoch auf mögliche Erfolge eines solchen Ansatzes hin [78]. Notwendige Maßnahmen zur Lokalkontrolle vermag eine PBSCT mit Sicherheit nicht zu ersetzen.

4 „Biological response modifiers"/Zytokine

„Biologicals" spielen bei der etablierten Behandlung des Osteosarkoms derzeit keine Rolle. Natürlichem α-Interferon wird eine gewisse Wirksamkeit nachgesagt. So wird von Strander und Mitarbeitern eine Fünf-Jahres-Überlebensrate von 38% nach Operation und ausschließlicher α-Interferonbehandlung berichtet [79]. Eine β-Interferonbehandlung im Anschluß an eine neoadjuvante Chemotherapie erzielte im randomisierten Vergleich keinen weiteren Gewinn [58]. Muramyltripeptid, die minimale Struktureinheit mit immunstimulierender Wirkung aus Mykobakterien, wird derzeit in liposomaler Form (L-MTP-PE) experimentell in der adjuvanten Behandlung des Osteosarkoms evaluiert. Beim fortgeschrittenen Osteosarkom wurden Anstiege bestimmter Zytokine im Blut und in einigen Fällen auch Ansprechen von Lungenmetastasen beobachtet [80]. Eine abschließende Beurteilung des möglichen therapeutischen Nutzens von L-MTP-PE ist derzeit nicht möglich.

Eine Hypophysektomie zur Senkung des Spiegels an Insulin-like-growth-Faktor-I (IGF-I) wurde von Pollak et al. an Mäusen mit Osteosarkom erfolgreich durchgeführt [81]. Möglicherweise könnte zukünftig eine medikamentöse Senkung des IGF-I-Spiegels auch beim Menschen eine therapeutische Option darstellen.

Literatur

1. Huvos AG (1991) Bone Tumors: Diagnosis, Treatment and Prognosis, 2nd ed, WB Saunders Company, Philadelphia, pp 85–156
2. Fuchs N, Winkler K (1993) Osteosarcoma: Current Opinion Oncol 5:667–671
3. Scholz RB, Christiansen H, Kabisch H, Winkler K (1997) Molecular events in the evaluation of bone neoplasms. Kapitel 5 in Helliwel T (ed): Major problems in the pathology of bone and joint tumors. W.B. Saunders Company, Philadelphia
4. Michiels L, Merregaert J (1993) Retroviruses and oncogenes associated with osteosarcomas. Cancer Treat Res 62:7–18
5. Carbone M, Rizzo P, Procopio A et al. (1996) SV40-like sequences in human bone tumors. Oncogene 13:527–535
6. Unni KK (1988) Osteosarcoma of Bone. In: Bone Tumors, Unni KK, Ed. Churchill Livingstone, New York, 107–133
7. Enneking WF, Spanier SS, Goodman MA (1980) A system for the surgical staging of musculo-skeletal tumors. Clin Orthop 153:106–120
8. Beahrs OH, Henson DE, Hutter RVP, Kennedy BJ (1992) Manual for Staging of Cancer, 4th Edition, JB Lippincott
9. Spanier SS, Schuster JJ, Vander Griend RA (1990) The effect of local extent of the tumor on prognosis in osteosarcoma. J Bone Joint Surg 72:643–652
10. Dahlin DC, Coventry MB (1971) Osteogenic sarcoma. A study of 600 cases. J Bone Jont Surg (Am) 49:101–110
11. European Musculo-Skeletal-Oncology-Society (EMSOS) (1990) Aufruf der Europäischen Gesellschaft für muskuloskeletale Tumoren (EMSOS) an die Chirurgen, Orthopäden und Praktiker: Zentralisierung von Diagnose und Therapie maligner Knochen- und Weichteiltumoren. Dt Ärzteblatt 87:224–225
12. Bielack S, Knop J, Delling G, Winkler K (1988) Szintigraphische Verlaufskontrolle von Osteosarkomen während neoadjuvanter Chemotherapie. Nucl Med 27:237–241
13. Knop J, Delling G, Heise U, Winkler K (1990) Scintigraphic evaluation of tumor regression during preoperative chemotherapy of osteosarcoma: Correlation of 99m-Tc-methylene diphosphonate parametric imaging with surgical histopathology. Skeletal Radiol 19:165–172
14. Fletcher BD, Hanna SL, Fairclough DL, Gronemyer SA (1992) Pediatric musculo-skeletal tumors: use of dynamic, contrast enhanced MR imaging to monitor response to chemotherapy. Radiology 184:243–248

15. Maas R, Bielack S, Delling G (1995) Dynamische Gadolinium-Sequenzen zur Bestimmung des Tumoransprechens unter Chemotherapie beim Osteosarkom. Monatsschr Kinderheilkd 143:1157

16. Winkler K, Bielack S, Delling G, Jürgens H, Kotz R, Salzer-Kuntschik M (1993) Treatment of osteosarcoma: Experience of the Cooperative Osteosarcoma Study Group (COSS) Cancer Treat Res 269–278

17. Glasser DB, Lane JM, Huvos AG, Marcove RC, Rosen G (1992) Survival, Prognosis and Therapeutic Response in Osteogenic Sarcoma. Cancer 65:698–708

18. Picci P, Sangiorgi L, Rougraff BT, Neff JR, Casadei R, Campanacci M (1994) The relationship of chemotherapy- induced necrosis and surgical margins to local recurrence in osteosarcoma. J Clin Oncol 12:2699–2705

19. Kempf-Bielack B, Bielack S, Bieling P et al. (1996) Local failure (LF) of osteosarcoma (OS): Risk factors and prognosis. Results of the cooperative osteosarcoma study group. Proc Am Soc Clin Oncol 15:A 1674

20. Winkler K, Torggler S, Beron G, Bode U, Gerein V et al. (1989) Behandlungsergebnisse bei primär disseminiertem Osteosarkom. Retrospektive Verlaufsanalyse von Patienten aus den cooperativen Osteosarkomstudien COSS-80 und COSS-82. Onkologie 12:92–96

21. Bacci G, Mercuri M, Briccoli A et al. (1997) Osteogenic sarcoma of the extremity with detectable lung metastases at presentation: Results of treatment of 23 patients with chemotherapy followed by simultaneous resection of primary and metastatic lesions. Cancer 79:245–254

22. Burgers JMV, van Glabbeke M, Busson A, Cohen et al. (1988) Osteosarcoma of the limbs: Report of the EORTC-SIOP 03 trial 20781 investigating the value of adjuvant treatment with chemotherapy and/or prophylactic lung irradiation. Cancer 61:1024–1031

23. French Bone Tumor Study Group (1988) Age and dose of chemotherapy as major prognostic factors in a trial of adjuvant therapy of osteosarcoma combining two alternating drug combinations and early prophylactic lung irradiation. Cancer 61:1304–1311

24. Chambers RG, Mahoney WD (1970) Osteogenic sarcoma of the mandible: current management. Am Surg 36:463–471

25. De Fries HO, Perlin E, Leibel SA (1970) Treatment of osteogenic sarcoma of the mandible. Arch Otolarynxgol 105:358–359

26. Akbiyik N, Alexander LL (1981) Osteosarcoma of the maxilla treated with radiation therapy and surgery. J Natl Med Assoc 73:735–745

27. Smeele LE, Kostense PJ, van der Waal I et al. (1997) Effect of chemotherapy on survival of craniofacial osteosarcoma: A systematic review of 201 patients. J Clin Oncol 15:363–367

28. Davis AM, Bell RS, Goodwin PJ (1994) Prognostic factors in osteosarcoma: A critical review. J Clin Oncol 12;423–431

29. Goorin A, Baker A, Gieser P et al. (1995) No evidence for improved event free survival (EFS) with presurgical chemotherapy (PRE) for non-metastatic osteogenic sarcoma (OGS): Preliminary results of randomized Pediatric Oncology Group (POG) trial 8651. Proc Am Soc Clin Oncol 14:444

30. Winkler K, Bielack S (1998) Chemotherapy of osteosarcoma. Semin Orthop 3:48–58

31a. Friedman MA, Carter SK (1972) The therapy of osteogenic sarcoma: Current status and thoughts for the future. J Surg Oncol 4:482–510

31b. Bielack S, Winkler K (1988) Perioperative Chemotherapie des Osteosarkoms. Perioperative antineoplastische Chemotherapie, pp 109–122, Preusser P, Wilke H, Bünte H (Hrsg) Marseille Verlag, München

32. Patel SR, Papdopoulos NE, Plager C et al. (1996) Phase II study of paclitaxel in patients with previously treated osteosarcoma and its varants. Cancer 78:741–744

33. Nitschke R, Parkhurst J, Sullivan J et al. (1997) Topotecan in pediatric patients with recurrent/progressive solid tumors. Proc Am Soc Clin Oncol 16:A1838

34. Bacha DM (1986) Phase I study of carboplatin (CBDCA) in children with cancer. Cancer Treat Rep 70:865–869

35. Bieling P, Märker I, Beron G et al. (1992) Phase II study of carboplatin (CB) in pre-treated disseminated osteosarcoma. Proc Am Soc Clin Oncol 11:A1454

36. Ferguson W, Harris M, Link M et al. (1996) Carboplatin in the treatment of newly diagnosed metastatic or unresectable osteosarcoma. A Pediatric Oncology Group study. Proc Am Soc Clin Oncol 15:521

37. Bramwell VHC, Burgers M, Sneath R, Souhami R, van Oosterom AT et al. (1992) A comparison of two short intensive adjuvant chemotherapy regimens in operable osteosarcoma of limbs in children and young adults: the first study of the European osteosarcoma intergroup. J Clin Oncol 20:1579–1591

38. Saeter G, Alvegard TA, Elomaa I, Stenwig AE, Holmström T, Solheim OP (1991) Treatment of osteosarcoma of the extremities with the T-10 protocol, with emphasis on the effects of preoperative chemotherapy with single-agent high-dose methotrexate: a Scandinavian Sarcoma Group Study. J Clin Oncol 9:1766–1775

39. Delepine N, Delepine G, Desbois JC (1993) A monocentric therapy study: An approach to optimize the results of the treatment of osteosarcoma by protocols based upon HD MTX, associated with systematic conservative surgery. Cancer Treat Res 62:327–332

40. Graf N, Winkler K, Betlemovic M, Fuchs N, Bode U (1994) Methotrexate pharmacokinetics and prognosis in osteosarcoma. J Clin Oncol 7:1443–1451

41. Ferrari S, Sassoli V, Orlandi M et al. (1993) Serum methotrexate concentrations and prognosis in patients with osteosarcoma of the extremities treated with a multidrug neoadjuvant regimen. J Chemother 5:135–141

42. Pignon T, Lacarelle B, Duffaud F et al. (1994) Pharmacokinetics of high-dose methotrexate in adult osteogenic sarcoma. Cancer Chemother Pharmacol 33:420–424

43. Vassal G, Bonnay S, Koscielny S et al. (1996) Prospective pharmacodynamic of high-dose methotrexate (MTX) in osteosarcoma (OS) patients. Med Pediatr Oncol 27:212

44. Zoubek A, Zaunschirm HA, Lion T et al. (1995) Successful carboxypeptidase G2 rescue in delayed methotrexate elimination due to renal failure. Pediatr Hematol Oncol 12:471–477

45. Widemann BC, Hetherington ML, Murphy RF et al. (1995) Carboxypeptidase-G2 rescue in a patient with high dose methotrexate-induced nephrotoxicity. Cancer 76:521–526

46. Smith MA, Ungerleider RS, Horowitz ME, Simon R (1991) Influence of doxorubicin dose intensity on response and outcome for patients with osteogenic sarcoma and Ewing's sarcoma. J Natl Cancer Inst 83:1460–1470

47. Bielack SS, Fuchs N, Bieling P et al. (1994) Effect of doxorubicin (DOX) schedule on tumor response and survival in osteosarcoma (OS). Results of sequential trials COSS 86A–C. Med Pediatr Oncol 23:176

48. Bacci G, Picci P, Ruggeri P, Mercuri M, Avella M et al. (1990) Primary chemotherapy and delayed surgery (neoadjuvant chemotherapy) for osteosarcoma of the extremities. The Istituto Rizzoli experience in 127 patients treated preoperatively with intravenous methotrexate (high vs. moderate doses) and intraarterial cisplatin. Cancer 65:2539–2553

49. Bielack S, Kempf-Bielack B, Epler D et al. (1996) Chemotherapy for osteosarcoma (OS). Results of the cooperative osteosarcoma study group COSS. Med Pediatr Oncol 27:251

50. Kempf RA, Irwin LE, Menendez L, Chandrasoma P, Groshen S et al. (1991) Limb salvage surgery for bone and soft tissue sarcoma. A phase II pathologic study of preoperative intraarterial cisplatin. Cancer 68:738–743

51. Winkler K, Bielack S, Delling G, Salzer-Kuntschik M, Kotz R et al. (1990) Effect of intraarterial versus intravenous cisplatin in addition to systemic doxorubicin, high dose methotrexate, and ifosfamide on histologic tumor response in osteosarcoma (Study COSS-86). Cancer 66:1703–1710

52. Bielack S, Bieling P, Erttmann R, Winkler K (1993) Intraarterial chemotherapy for osteosarcoma: Does the result really justify the effort? Cancer Treat Res 62:85–92

53. Cortes EP, Holland JF, Glidewell O (1978) Amputation and adriamycin in primary osteosarcoma: a 5-year report. Cancer Treat Rep 62:271–277

54. Jaffe N (1983) Progress in the treatment of osteosarcoma. Clinical Cancer Briefs 5:1–13

55. Rosen G, Marcove RC, Huvos AG et al. (1983) Primary osteogenic sarcoma: Eight-year experience with adjuvant chemotherapy. J Cancer Res Clin Oncol 106:55–67

56. Winkler K, Beron G, Kotz R et al. (1982) Cooperative osteosarcoma study COSS-77: Results after more than 4 years. Klin Pädiatr 251–256

57. Rosen G (1986) Neoadjuvant chemotherapy for osteogenic sarcoma: A model for the treatment of other highly malignant neoplasms. Rec Res Cancer Res 103:148–157

58. Winkler K, Beron G, Kotz R et al. (1984) Neoadjuvant chemotherapy for osteogenic sarcoma: Results of a cooperative German/Austrian study. J Clin Oncol 2:617–624

59. Kalifa C, Mlika N, Dubousset J et al. (1988) The experience of T-10 protocol in the pediatric department of the Goustave Roussy Institute. In: Ryan JR, Baker LH (eds) Recent concepts in sarcoma treatment. Dordrecht: Kluwer Academic Publishers, pp 301–305

60. Ekert H, Tiedeman K (1993) Osteosarcoma: Experience with the Rosen T10 protocol at RCH, Melbourne. Cancer Treat Res 355–360

61. Bacci G, Picci P, Pignatti G, de Cristofaro R, Dallari D et al. (1991) Neoadjuvant chemotherapy for nonmetastatic osteosarcoma of the extremities. Clin Orthop 270:87–98

62. Bacci G, Picci P, Ferrari S, Ruggieri P, Casadei R et al. (1993) Primary chemotherapy and delayed surgery for nonmetastatic osteosarcoma of the extremities. Results in 164 patients preoperatively treated with high dosis of methotrexate followed by cisplatin and doxorubicin. Cancer 72:3227–3228

63. Bacci G, Picci P, Ferrari S, Casadei R, Brach del Prever A (1993) Influence of adriamycin dose in the outcome of patients with osteosarcoma treated with multi-drug neoadjuvant chemotherapy: results of two sequential studies. J Chemother 5:237–246

64. Link MP, Goorin AM, Miser AW, Green AA, Pratt CB et al. (1986) The effect of adjuvant chemotherapy on relapse-free survival in patients with osteosarcoma of the extremity. N Engl J Med 314:1600–1602

65. Link MP (1993) The multiinstitutional osteosarcoma study: an update. Cancer Treat Res 62:261–268

66. Winkler K, Beron G, Delling G, Heise U, Kabisch H et al. (1988) Neoadjuvant chemotherapy of osteosarcoma: results of a randomized cooperative trial (COSS-82) with salvage chemotherapy based on histological tumor response. J Clin Oncol 6:329–337

67. Provisor AJ, Ettinger LJ, Nachmann JB et al. (1997) Treatment of nonmetastatic osteosarcoma of the extremity with preoperative and postoperative chemotherapy: A report from the children's cancer group. J Clin Oncol 15:76–84

67b. Souhami RL, Craft AW, van der Eijken JW et al. (1997) Randomised trial of two regimens of chemotherapy in operable osteosarcoma: a study of the European Osteosarcoma Intergroup. Lancet 350:911–917

68. Bieling P, Rehan N, Winkler P et al. (1996) Tumor size and prognosis in aggressively treated osteosarcoma. J Clin Oncol 14:848–858

69. Baldini N, Scotlandi K, Brodano G et al. (1995) Expression of p-glycoprotein in high-grade osteosarcoma in relation to clinical outcome. N Engl J Med 333:1380–1385

70. Fuchs N, Bielack S, Bieling P, Winkler K (1994) Phase II study of Carboplatin (CB) and etoposide (VP 16) in preatreated disseminated osteosarcoma (OS). Proc Annu Meet ESMO Amsterdam

71. Meyer WB, Pratt CB, Harper J et al. (1995) Ifosfamide and carboplatin in previously untreated osteosarcoma (OS). Proc Am Soc Clin Oncol 14:442

72. Kleinerman E, Gano J, Raymond A et al. (1995) Phase II study of recombinant IL-1 alpha plus etoposide in relapsed osteosarcoma (OS). Proc Am Soc Clin Oncol 14:A1700

73. Goorin AM, Gieser P, Link MP (1995) Response rate in recurrent osteosarcoma with etoposide and escalating doses of ifosfamide plus G-CSF. Med Pediatr Oncol 24:310

74. Harris MB, Cantor AB, Goorin AM et al. (1995) Treatment of osteosarcoma with ifosfamide: Comparison of response in patients with recurrent disease versus patients previously untreated. A Pediatric Oncology Group study. Med Pediatr Oncol 24:87–92

75. Picci P, Bacci G, Ferrari S et al. (1996) Salvage treatment with high-dose ifosfamide and surgery for osteosarcoma patients relapsed with lung metastases. Preliminary results. Proc Am Soc Clin Oncol 15:A1438

76. Gentet JC, Brunat-Mentigny M, Kalifa C et al. (1995) Ifosfamide (IFO) and etoposide (VP) in refractory or recurrent childhood osteosarcoma (OS). A phase II study of the French society of pediatric oncology (SFOP). Proc Am Soc Clin Oncol 14:A1443

77. Colombat P, Biron P, Coze C et al. (1994) Failure of high-dose alkylating agents in osteosarcoma. Bone Marrow Transplant 14:665–666

78. Valteau-Couanet D, Lucidarme N, Pein F et al. (1996) Phase-II study of high-dose thiotepa and hematopoietic stem cell transplantation (SCT) in children with metastatic osteosarcoma. Med Pediatr Oncol 27:239
79. Strander H, Bauer HCF, Brosjö O, Kreicbergs A, Lindholm J, Nilsonne U, Silfversward C, Szamosi A (1993) Adjuvant interferon treatment in human osteosarcoma. Cancer Treat Res 62:
80. Kleinerman ES, Gano JB, Johnston DA, Benjamin RS, Jaffe N (1995) Efficacy of lipsomal muramyl tripeptide (CGP 19835A) in the treatment of relapsed osteosarcoma. Am J Clin Oncol 18:93–99
81. Pollak M, Sem AW, Richard M, Tetenes E, Bell R (1992) Inhibition of metastastic behavior of murine osteosarcoma by hypophysectomy. J Natl Cancer Inst 84:966–971

Ewing-Sarkom/PNET

H. Jürgens

I. Epidemiologie [11, 17, 24]

Häufigkeit:	10–15% aller primären malignen Knochentumoren;
Inzidenz:	0,6–1,0/1 Mio. Einwohner pro Jahr;
Alter:	selten < 5 und > 30 Jahre, Häufigkeitsgipfel 10–15 Jahre;
Geschlecht:	männliche Prädispositon 1,5:1;
Lokalisationen:	vgl. Abb. 1; ca. 45% Stamm, 55% Extremitäten, häufigste Einzellokalisationen: Becken 20%, Femur 20%, Fibula 10%, Tibia 10%;
Ätiologie:	weitgehend ungeklärt, unreifer mesenchymaler Tumor mit Tendenz zu neuronaler Differenzierung.

II. Pathologie und Stadieneinteilung [1, 4, 6, 13, 16–18, 26, 27]

Knochentumor mit intramedullärer, gewöhnlich diaphysärer Ausdehnung und transkortikalem Weichteildurchbruch, von gewöhnlich harter Konsistenz mit weicheren hämorrhagischen und zystisch degenerierten Arealen. Histologisch uniformes klein-, blau-, rundzelliges Bild mit mäßiger Mitosenzahl. Vereinzelt unvollständig pseudorosettenartige Anordnung der Tumorzellen. In der PAS-Färbung gewöhnlich Nachweis reichlicher intrazytoplasmatischer Glykogenablagerungen.

Immunhistochemisch Positivität mesenchymaler Marker, z.B. Vimentin; variabler Nachweis neuronaler Differenzierung: NSE, Leu7, PGP 9.5,

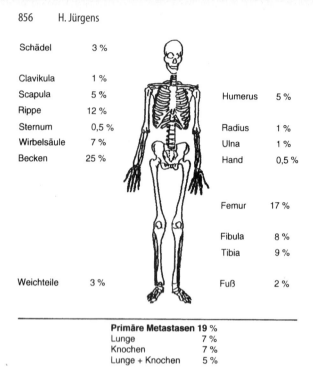

Schädel	3 %			
Clavikula	1 %			
Scapula	5 %		Humerus	5 %
Rippe	12 %			
Sternum	0,5 %		Radius	1 %
Wirbelsäule	7 %		Ulna	1 %
Becken	25 %		Hand	0,5 %
			Femur	17 %
			Fibula	8 %
			Tibia	9 %
Weichteile	3 %		Fuß	2 %

Primäre Metastasen 19 %
Lunge   7 %
Knochen   7 %
Lunge + Knochen   5 %

Abb. 1. Sitz des Primärtumors (basierend auf 1030 Studienpatienten der GPOH-CESS-Studien)

S 100, daher unscharfe Abgrenzung gegenüber malignen peripheren neuroektodermalen Tumoren (MPNT, PNET). Diese beiden Tumoren werden heute als unterschiedliche Differenzierungen desselben Malignoms angesehen. Die Definitionen sind noch nicht vereinheitlicht. Vorgeschlagen ist, als Ewingsarkom den klein-, rundzelligen Knochentumor zu definieren, der bis zu einem neuronalen Marker exprimiert, und als PNET alle klein-, rundzelligen Tumoren mit zwei und mehr neuronalen Markern. Sowohl Ewing-Sarkom- wie PNET-Zellen exprimieren das Oberflächenprotein MIC-2, das mit dem monoklonalen Antikörper HBA-71 nachweisbar ist. Die Proliferationsaktivität, immunhistochemisch nachweisbar mit proliferationsassoziierten Kernantigenen, z. B. Ki-67, ist relativ gering und liegt zwischen 10 und 15 %.

Zytogenetisch Nachweis einer tumorspezifischen Translokation t (11; 22) (q24;q12) sowohl bei Ewing-Sarkomen wie bei malignen peripheren neuroektodermalen Tumoren als Hinweis auf die enge histogenetische Verwandtschaft. Durch die Translokation werden Anteile des auf Chromosom 22 gelegenen EWS- und des auf Chromosom 11 gelegenen Fli-1-Gens zusammengefügt; seltener andere EWS-Genfusionen: t(21; 22) (q22; q12), t(7; 22) (p22; q12) oder t(17; 22) (q12; q12). Die Genfusionstranskripte sind heute mittels RT-PCR nachweisbar und ermöglichen so eine Ergänzung der histomorphologischen Diagnostik und eröffnen die Möglichkeit, minimale Tumorzellanteile in vorbehandelten Tumoren, aber auch in zirkulierendem Blut und im Knochenmark nachzuweisen.

Klinisch wird gewöhnlich lediglich zwischen einer primär metastasierten (15–20%) und primär lokalisierten Erkrankung unterschieden. Es existiert keine einheitliche Definition unterschiedlicher T-Stadien trotz eindeutiger Abhängigkeit der Prognose von der Tumormasse; eine lymphonoduläre Metastasierung ist extrem selten. Systemische Metastasierung vorwiegend in Lungen und Knochen bzw. Knochenmark. Bei Patienten mit primärer Metastasierung vergleichbare Inzidenz von Lungen- bzw. Knochenmetastasen.

Fünf- und Zehnjahresüberlebensraten

Primärtumor – ausschließlich Lokaltherapie	< 10%,
Primärtumor – Lokal- und Systemtherapie	ca. 60%,
Primär pulmonal metastasiertes Ewing-Sarkom	ca. 40%,
Primär ossär metastasiertes Ewing-Sarkom	< 20%.

III. Diagnostik [17, 21]

Klinische Präsentation: Schmerzen, meist bewegungsunabhängig, lokale Schwellung, unter Umständen überwärmt, febrile Episoden (wichtigste klinische Differentialdiagnose: Osteomyelitis).

Laboruntersuchungen:

Unspezifische Tumormarker:	BSG, LDH, Ferritin (Korrelation mit dem Tumorvolumen).
Spezifische Tumormarker:	Serum-NSE (bei neuronal differenziertem Ewing-Sarkom).

Apparative Diagnostik der Primärtumorregion: konventionelle Röntgendiagnostik, Sonographie, Computertomographie (CT), Kernspintomographie (NMR), Skelettszintigraphie (auch Metastasensuche), evtl. Angiographie.

Apparative Tumorausbreitungsdiagnostik: konventionelles Thoraxröntgenbild, thorakale Computertomographie, Skelettszintigraphie, Kernspintomographie szintigraphisch verdächtiger Skelettregionen, Knochenmarkbiopsie und -aspiration.

Histopathologische Diagnose: Biopsie: konventionelle Pathomorphologie, Immunhistochemie, evtl. Elektronenmikroskopie, Zytogenetik und Molekulargenetik.

IV. Behandlungsstrategie [17, 19, 21]

Die Ewing-Sarkom-Behandlung besteht aus systemischer Kombinationschemotherapie und Lokaltherapie. Heute favorisiert: Therapiebeginn nach bioptischer Sicherung der Diagnose mit systemischer Chemotherapie, Dauer insgesamt ca. 10 Monate, Lokaltherapie nach ca. dreimonatiger Vorbehandlung des Tumors mit Chemotherapie.

1 Chemotherapie [3, 10, 17, 21, 28, 29, 30]

Die wirksamsten Zytostatika sind in der Reihenfolge der Wertigkeit: alkylierende Substanzen [Ifosfamid (IFO) und Cyclophosphamid (CYC)] und Anthrazykline [Adriamycin (ADM)] gefolgt von Etoposid (VP-16), Actinomycin D und Vinca-Alkaloiden [Vincristin (VCR)]. Weniger wirksam Methotrexat (MTX) und Cisplatin (DDP). Derzeit aktuell: Vier-Mittel-Kombinationschemotherapie, z.B. Vincristin, Actinomycin D, Cyclophosphamid und Adriamycin (VACA), oder Ifosfamid statt Cyclophosphamid (VAIA). In Erprobung zusätzlich Etoposid (VP-16) als fünftes Medikament (EVAIA). Ifosfamid ist stärker nephrotoxisch als Cyclophosphamid, daher Einsatz vornehmlich in kontrollierten Studien unter Nutzen-Risiko-Abwägung.

In Tabelle 1 sind die Ergebnisse der wichtigsten internationalen Ewingsarkomstudien zusammengestellt. Das rezidivfreie Überleben ist umso höher, je intensiver die eingesetzte Chemotherapie und je höher der Anteil operierter anstelle bestrahlter Patienten ist.

Das aktuelle Chemotherapieprotokoll der Europäischen Ewingsarkomstudie EICESS 92 der Deutschen Gesellschaft für Pädiatrische Hämatologie und Onkologie (GPOH) und der britischen Arbeitsgruppen UKCCSG und MRC ist in Abb. 2 wiedergegeben [18]. Die Chemotherapieintensität ist nach dem Rückfallrisiko stratifiziert: Standardrisiko – Primärtumorvolumen < 100 ml, Hochrisiko (HR) – Primärtumorvolumen ≥ 100 ml.

2 Strahlentherapie [7, 8, 9, 23]

Strahlendosen jenseits von 55 Gy gelten als kurativ. Lokalrezidivrisiko 10–40% in Abhängigkeit vom Ausgangsvolumen des Tumors, daher Favorisierung chirurgischer Lokalbehandlung. Wichtig: Bestrahlung des gesamten tumortragenden Kompartiments mit mindestens 45 Gy, Boost auf das Tumorfeld in seiner primären Ausdehnung mit einem Sicherheitsabstand von mindestens 2 cm, Ausnahme: rückgebildete Tumorausdehnung in Körperhöhlen, z.B. Becken. Bei mikroskopischen Tumorresten nach Tumorresektion und gutem histologischen Ansprechen auf die primäre Chemotherapie postoperative Bestrahlung mit 45 Gy, bei schlechtem Ansprechen und intraläsionaler Operation volle Strahlendosis. Derzeit in Erprobung: präoperative Strahlentherapie mit 45 Gy zur Kompartimentsanierung und Prävention intraoperativer systemischer Tumorstreuung.

3 Chirurgische Therapiemaßnahmen [20, 25, 31]

Ablative und mutilierende Eingriffe, wenn möglich, vermeiden, insbesondere bei gutem klinischen Ansprechen auf primäre Chemotherapie. Operative Verfahren der Wahl: weite Resektion im Gesunden, bei marginaler Resektion Nachbestrahlung erforderlich, bei gutem Ansprechen (< 10% vitaler Tumor, Resektionsränder frei) 45 Gy, bei schlechtem Ansprechen 55–60 Gy, intraläsionale Eingriffe in vitalen Tumor möglichst umgehen, postoperativ volle Bestrahlungsdosis erforderlich. Präoperative Strahlentherapie 45–55 Gy zur verbesserten Tumordevitalisierung vor Operation derzeit unter Evaluierung in prospektiven Studien, z.B. EICESS 92.

Tabelle 1. Ewing-Sarkom-Studienergebnisse

Studien/Institution (Literatur)	Patienten-zahl	Behandlungs-strategie	Follow-up (Jahre)	NED (%)	Ergebnisse in Subgruppen
IESS I 1990 [21]	342	Radiatio Chemotherapie	> 6	48	VACA (59%), VAC (55%), VAC + Lungenradiatio (42%), Becken (34%), Nicht-Becken (57%)
IESS II 1990 [3]	214	Radiatio Operation Chemotherapie	1 – 9	64	VACA hochdosiert (73%), VACA mittlere Dosis (56%),
MSKCC [28]	67	Prot. T2, T6, T9 Radiatio Operation	1 – 10	79	Zentrale Tumoren (65%), Distale Tumoren (95%), Proximale Tumoren (79%), Radiatio (76%), Amputation (77%), OP + Radiatio (85%),
Istituto Nazionale Italien [10]	34	Radiatio Chemotherapie	2 – 6	59	Extremitäten (67%), Zentral ossär (40%), Radiatio ausreichend (76%), Radiatio unzureichend (33%),
Villejuif Frankreich [32]	30	Radiatio Chemotherapie	5 – 8	50	Röhrenknochen (69%), Zentral ossär (35%),
12 Zentren Frankreich [5]	70	Radiatio Chemotherapie	2 – 5	54	Röhrenknochen (78%), Flache Knochen (37%), Rippen (50%)

Studien/Institution (Literatur)	Patienten-zahl	Behandlungs-strategie	Follow-up (Jahre)	NED (%)	Ergebnisse in Subgruppen
Bologna Italien [1]	144	Radiatio Operation Chemotherapie	5–16	41	Sequentielle Chemotherapie (32%), Kombinierte Chemotherapie (54%), OP + Radiatio (60%), Radiatio (28%), Becken (24%), Nicht-Becken (46%)
SJCRH, USA [12]	50	Radiatio Operation Chemotherapie	3	80	<8 cm (82%) >8 cm (64%)
CESS 81, Deutschland [15]	93	Radiatio Operation Chemotherapie	2–6	55	Zentral (53%), Proximal (45%), Distal (75%), Operation (64%), Radiatio + OP (69%), Radiatio (50%), <100 ml Tu-Volumen (80%) ≥100 ml Tu-Volumen (32%) Histolog. Response: – Gut (79%) – Schlecht (31%)
CESS 86, Deutschland [18]	177	Radiatio Operation Chemotherapie	4–9	66	Zentral (66%), Proximal (76%), Distal (55%), Operation (55%) OP + Radiatio (63%), Radiatio (66%), <100 ml Tu-Volumen (72%) ≥100 ml Tu-Volumen (62%) Histolog. Response: – Gut (70%) – Schlecht (55%)

EICESS 92 Chemotherapie							
	VCR	VCR			VCR	VCR	
	ADR	ACTD			ADR	ACTD	
SR-A	IFO	IFO			CYC	CYC	
SR-B	IFO	IFO	×2		IFO	IFO	×5
HR-B	IFO	IFO			IFO	IFO	
HR-C	ETO	ETO			ETO	ETO	
Woche	1	4			13	16	

VACA	▲ 13	△ 16
Woche		
VINCRISTIN (VCR) 1,5 mg/m² („push") Tag 1 und 21	I	I
ADRIAMYCIN (ADR) 20 mg/m²/Tag (4 h) Tag 1, 2, 3	III	
CYCLOPHOS- PHAMID (CYC) 1200 mg/m² (1 h) Tag 1 und 21	I	I
MESNA 1200 mg/m²/Tag (24 h) (Startdosis (S): +30%) Tag 1 und 21	I	I
ACTINOMYCIN D (AMD) 0,5 mg/m²/Tag („push") Tag 21, 22, 23		III

VAIA	● 1	○ 4
Woche		
VINCRISTIN (VCR) 1,5 mg/m² („push") Tag 1 und 21	I	I
ADRIAMYCIN (ADR) 20 mg/m²/Tag (4 h) Tag 1, 2, 3	III	
IFOSFAMID (IFO) 2000 mg/m²/Tag (1 h) Tag 1, 2, 3 und 21, 22, 23	III	III
MESNA 2000 mg/m²/Tag (24 h) (Startdosis (S): +30%) Tag 1, 2, 3, 4 und 21, 22, 23, 24	IIII	IIII
ACTINOMYCIN D (AMD) 0,5 mg/m²/Tag („push") Tag 21, 22, 23		III

EVAIA	◆ 1	◇ 4
Woche		
ETOPOSID (ETO) 150 mg/m²/Tag (1 h) Tag 1, 2, 3 und 21, 22, 23	III	III
VINCRISTIN (VCR) 1,5 mg/m² („push") Tag 1 und 21	I	I
ADRIAMYCIN (ADR) 20 mg/m²/Tag (4 h) Tag 1, 2, 3	III	
IFOSFAMID (IFO) 2000 mg/m²/Tag (1 h) Tag 1, 2, 3 und 21, 22, 23	III	III
MESNA 2000 mg/m²/Tag (24 h) (Startdosis (S): +30%) Tag 1, 2, 3, 4 und 21, 22, 23, 24	IIII	IIII
ACTINOMYCIN D (AMD) 0,5 mg/m²/Tag („push") Tag 21, 22, 23		III

Abb. 2. Therapiediagramm der GPOH-Ewing-Sarkom-Studie EICESS 92. Standardrisiko (*SR*): Primärtumorvolumen < 100 ml, nach VAIA-Induktion Randomisation in VAIA- oder VACA-Erhaltung. Hochrisiko (*HR*): Primärtumorvolumen ≥ 100 ml, Randomisation in VAIA- oder EVAIA-Chemotherapie, Lokaltherapie nach Woche 12: Operation (*OP*), Bestrahlung (*RAD*), OP + RAD; RAD definitiv 54 Gy, prä- oder postoperativ 45 Gy

4 Therapie bei primär metastasierten Patienten

4.1 Lungenmetastasen [19, 22]

Zusätzlich Lungenparenchymbestrahlung, auch bei vollständiger Remission unter Chemotherapie, 18 Gy bei Patienten > 14 Jahren, 14 Gy bei Patienten < 14 Jahren. Nach durchgeführter Lungenbestrahlung bei Fortsetzung der Chemotherapie Vorsicht mit Anthrazyklinen (Kardiomyopathie).

4.2 Ossäre Metastasierung [2, 19]

Schlechte Therapieergebnisse mit konventioneller Behandlung; heute angestrebt: Hochdosistherapie mit Stammzell-Retransfusion zur Konsolidierung einer Remission unter konventioneller Chemotherapie und Lokaltherapie. Konditionierung z.B. mit Melphalan und VP-16 mit oder ohne Ganzkörperbestrahlung (12 Gy).

5 Weitere Therapieansätze [14, 16, 17, 19]

Lokoregionale Hyperthermie als Inkrement für Chemo- und/oder Radiotherapieeffekt in klinischer Erprobung. Zytokintherapie mit Interleukin, Interferon und Tumornekrosefaktor trotz positiver In-vitro-Ergebnisse bislang klinisch wenig erprobt, die wenigen vorliegenden Ergebnisse sind noch wenig überzeugend. Supportivtherapie mit G-CSF bzw. GM-CSF bei intensiver Chemotherapie häufig eingesetzt, kontrollierte Studien mit Nachweis einer dadurch verbesserten Langzeitüberlebensrate stehen aus.

Literatur

1. Bacci G, Toni A, Avella M et al. (1989) Long-term results in 144 localized Ewing's sarcoma patients treated with combined therapy. Cancer 63: 1477–1486
2. Burdach St, Jürgens H, Peters C, Nürnberger W, Mauz-Körholz C, Körholz D, Paulussen M, Pape H, Dilloo D, Koscielniak E et al. (1993) Myeloablative radio-chemotherapy and hematopoietic stem-cell rescue in poor-prognosis Ewing's sarcoma. J Clin Oncol 11: 1482–1488

3. Burgert EO, Nesbit ME, Garnsey LA et al. (1990) Multimodal therapy for the management of nonpelvic localized Ewing's sarcoma of bone: Intergroup Study IESS-KK. J Clin Oncol 8:1514–1524
4. Campanacci M (1990) Ewing's sarcoma. In: Campanacci M (ed) Bone and soft tissue tumors, Springer, Vienna New York, pp 309–538
5. Deméocq F, Carton P, Patte C, Oberlin O, Sarrazin D, Lemerle J (1984) Traitement du sarcome d'Ewing par chimiotherapie initiale intensive. Press Med 13:717–721
6. Dockhorn-Dworniczak B, Schäfer RL, Dantcheva R, Blasius S, van Valen F, Burdach S, Winkelmann W, Jürgens H, Böcker W (1994) Molekulargenetischer Nachweis der t(11;22)(q24;q12)-Translokation in Ewing-Sarkomen und malignen peripheren neuroektodermalen Tumoren (MPNT). Pathologe 15:103–112
7. Donaldson SS (1981) A story of continuing success – radiotherapy for Ewing's sarcoma. Int J Radiat Oncol Biol Phys 7:279–281
8. Dunst J, Sauer R, Burgers JMV, Hawlizcek R, Kürten R, Müller RP, Wannenmacher M, Jürgens H (1988) Radiotherapie beim Ewing-Sarkom: aktuelle Ergebnisse der GPO Studien CESS 81 und CESS 86. Klin Pädiatr 200:261–266
9. Dunst J, Sauer R, Burgers JMV, Hawliczek R, Kürten R, Winkelmann W, Salzer-Kuntschik M, Müschenich M, Jürgens H, and the Cooperative Ewing's Sarcoma Study Group (1991) Radiation therapy as local treatment in Ewing's sarcoma. Results of the Cooperative Ewing's Sarcoma Studies CESS 81 and CESS 86. Cancer 67:2818–2825
10. Gasparini M, Lombardi F, Gianni C, Fossati-Bellani F (1981) Localized Ewing's sarcoma: results of integrated therapy and analysis of failures. Eur J Cancer Clin Oncol 17:1205–1209
11. Glass AG, Fraumeni Jr JF (1970) Epidemiology of bone cancer in children JNCI 44:187–199
12. Hayes FA, Thompson EI, Meyer WH et al. (1989) Therapy for localized Ewing's sarcoma of bone. J Clin Oncol 7:208–213
13. Huvos AG (1991) Ewing's sarcoma. In: Huvos AG (ed): Bone tumors. Diagnosis, treatment and prognosis. Saunders, Philadelphia, pp 523–552
14. Issels RR, Mittermüller J, Gerl A, Simon W, Ortmaier A, Denzlinger C, Sauer H, Wilmanns W (1991) Improvement of local control by regional hyperthermia combined with systemic chemotherapy (ifosfamide plus etoposide) in advanced sarcomas: updated report on 65 patients. J Cancer Res Clin Oncol 117:141–147
15. Jürgens H, Exner U, Gadner H et al. (1988) Multidisciplinary treatment of Ewing's sarcoma of bone. A 6-year experience of a European Cooperative Trial. Cancer 61:23–32
16. Jürgens H, Winkler K, Göbel U (1997) Bone tumours. In: Plowman PN, Pinkerton CR (eds) Paediatric Oncology. Clinical practice and controversies. Chapman & Hall Medical, London New York Tokyo Melbourne Madras, pp 417–442
17. Jürgens H, Donaldson SS, Göbel U (1992) Ewing's Sarcoma. In: Voûte PA, Barrett A, Lemerle J (eds): Cancer in children. Springer-Verlag, Berlin Heidelberg New York, pp 295–313
18. Jürgens H, Craft AW (1992) European Intergroup Cooperative Ewing's Sarcoma Study, Study manual
19. Jürgens H (1994) Ewing's sarcoma and peripheral primitive neuroectodermal tumor. Current Opinion in Oncology 6:391–396
20. Kotz R, Ramach W, Sigmund R, Wagner O (1982) Operative Therapie maligner Knochentumoren und Behandlungsergebnisse. Langenbecks Arch Chir 358:387–392

21. Nesbit ME, Gehan EA, Burgert EO et al. (1990) Multimodal therapy of primary nonmetastatic Ewing's sarcoma of bone: a long-term follow-up of the First Intergroup Study. J Clin Oncol 8:1664–1674
22. Paulussen M, Braun-Munzinger G, Burdach St, Deneke S, Dunst J, Fellinger E, Göbel U, Mittler U, Treuner J, Voûte PA, Winkler K, Jürgens H (1993) Behandlungsergebnisse beim ausschließlich pulmonal primär metastasierten Ewingsarkom. Eine retrospektive Analyse von 42 Patienten. Klin Pädiatr 205:210–216
23. Perez CA, Tefft M, Nesbit ME, Burgert EO, Vietti TJ, Kissane J, Pritchard DJ, Gehan EA (1981) Radiation therapy in the multimodal management of Ewing's sarcoma of bone: report of the Intergroup Ewing's Sarcoma Study. Natl Cancer Inst Monogr 56:263–271
24. Price CHG, Jeffree GM (1977) Incidence of bone sarcomas in SW England, 1946–74, in relation to age, sex, tumour site and histology, Br J Cancer 36:511–522
25. Pritchard DJ (1980) Indications for surgical treatment of localized Ewing's sarcoma of bone. Clin Orthop 153:39–43
26. Roessner A, Jürgens H (1993) Round cell tumors of bone. Path Res Pract 189:1111–1136
27. Roessner A, Jürgens H (1993) Neue Aspekte zur Pathologie des Ewing-Sarkoms. Osteologie 2:57–73
28. Rosen G, Caparros B, Mosende C, McCormick B, Huvos AG, Marcove RC (1978) Curability of Ewing's sarcoma and considerations for future therapeutic trials. Cancer 41:888–899
29. Rossi R, Danzebrink S, Hillebrand D, Linnenbürger K, Ullrich K, Jürgens H (1994) Ifosfamide-induced subclinical nephrotoxicity and its potentiation by cisplatinum. Medical and Pediatric Oncology 22:27–32
30. Rossi R, Gödde A, Kleinebrand A, Riepenhausen M, Boos J, Ritter J, Jürgens H (1994) Unilateral nephrectomy and cisplatin as risk factors of ifosfamide-induced nephrotoxicity: Analysis of 120 patients. J Clin Oncol 12:159–165
31. Winkelmann W, Jürgens H (1989) Lokalkontrolle beim Ewing-Sarkom. Vergleichende Ergebnisse nach intraläsionaler, marginaler bzw. Tumorresektion im Gesunden. Z Orthop Grenzgeb 127:424–426
32. Zucker JM, Henry-Amar M, Sarazzin D, Blacke R, Platte C, Schweisguth O (1983) Intensive systemic chemotherapy in localized Ewing's sarcoma in childhood. A historical trial. Cancer 52:415–423

Weichteilsarkome [1]

J. Schütte und M. Stuschke

I. Epidemiologie [1–5]

Häufigkeit: ca. 0,8–1 % aller malignen Tumoren;

Inzidenz: ca. 2/100 000 pro Jahr; eine geschlechts- oder rassenspezifische Prädisposition ist nicht bekannt.

Lokalisationen: ca. 10–15 % an den oberen Extremitäten, ca. 40 % an den unteren Extremitäten; etwa 30 % am Körperstamm, ca. 10–15 % im Kopf-Hals-Bereich;

Ätiologie: weitgehend ungeklärt. Initiale Berichte über ein erhöhtes Risiko nach Exposition gegenüber Phenoxyessigsäure und Chlorophenolen konnten in späteren Analysen nicht sicher bestätigt werden; selten werden WTS nach vorausgegangener Strahlentherapie beobachtet. Neben anderen Tumoren werden WTS gehäuft bei heriditären p53-Tumorsuppressorgenmutationen (Li-Fraumeni-Syndrom), tuberöser Sklerose, intestinaler Polyposis, Gardner-Syndrom und Neurofibromatose Typ I (von Recklinghausen) beobachtet.

Zytogenetik: Siehe Tabelle 1.

---

[1] In diesem Kapitel werden ausschließlich Weichteilsarkome des Erwachsenen berücksichtigt. Hinsichtlich der Therapie von Ewing- und Kaposi-Sarkomen wird auf die entsprechenden Kapitel dieses Buches, hinsichtlich der Therapie von Weichteilsarkomen des Kindes- und Jugendalters auf entsprechende pädiatrische Behandlungsprotokolle verwiesen.

Tabelle 1. Zytogenetische Aberrationen bei Weichteilsarkomen (modifiziert nach [4, 5])

Tumortyp	spezifische Translokationen	Fusionsgene	andere chromosomale Aberrationen
Klarzellsarkom	t(12; 22)(q13; q12)	ATF1-EWS	
Alveolarzellsarkom	t mit 17q25		
Synovialsarkom	t(X; 18)(p11.2; q11.2)	SSX1/2-SYT	
Fibrosarkom			Chrom. 1, 11
Liposarkom – myxoides L./ rundzelliges L.	t(12; 16)(q13; p11) t(12; 22)(q13; q12)	CHOP-FUS CHOP-EWS	
Rhabdomyosarkom – alveoläres R. – embryonales R.	t(2; 13)(q35; q14) t(1; 13)(p36; q14)	PAX3-FKHR PAX7-FKHR	 11pter-p15.5 Beckwith-Wiedemann-mannSyndrom-Locus (H19, IGF-2)
Neurofibromatose			17q11.2 (NF-1)
Leiomyosarkom			del 22; del(1p11–12)
Hämangioperizytome			12q13–15
Chondrosarkom – extraskeletales myxoides C.	t(9; 22)(q22–q31; q12)	TEC-EWS	
Ewing-Sarkom/ PNET	t(11; 22)(q24; q12) t(21; 22)(q22; q12) t(7; 22)(p22; q12)	FLI1-EWS ERG-EWS ETV1-EWS	

II. Pathologie und Stadieneinteilung [1, 6–15]

1 Pathologie [1,6,7,12–17]

Weichteilsarkome (WTS) enstehen aus Gewebestrukturen mesodermaler, selten auch (neuro-) ektodermaler Herkunft. Sie gehen meist von mesenchymalem Gewebe, dem Binde- und Stützgewebe, aus und können auch epitheliale Differenzierungsformen beinhalten. Unter den mehr als 150 verschiedenen Formen von Weichteiltumoren sind mindestens 15 maligne

Subtypen klassifizierbar. Die *histopathologische Typisierung* der Weichgewebstumoren erfolgt gemäß phänotypischer Differenzierungsmerkmale des jeweils vorherrschenden Zelltyps. Aufgrund der Vielfalt mesodermaler Differenzierungsmuster erweist sich eine exakte histopathologische Typisierung oft als problematisch; dies betrifft u. a. auch solche Tumoren, die verschiedenartig differenzierte, beispielsweise mesenchymale und epitheliale Tumoranteile aufweisen und korreliert mit den differierenden Häufigkeitsangaben für einzelne Entitäten in pathologischen Untersuchungsserien. In zahlreichen Fällen sind immunhistochemische und/oder elektronenmikroskopische Untersuchungen für eine weitergehende Typisierung erforderlich.

Eine alleinige histopathologische Typisierung ist für die prognostische Bewertung von WTS meist unzureichend. Aus therapeutischer Sicht ist eine Klassifizierung gemäß ihres *histopathologischen Malignitätsgrades* (s. u.) oft relevanter, da die Mehrzahl der WTS mit identischem Malignitätsgrad trotz der großen phänotypischen Variationsbreite meist vergleichbare prognostische Eigenschaften aufweist. Zur Bestimmung des histopathologischen Malignitätsgrades werden international verschiedene Beurteilungskriterien und Klassifikationen verwendet; diese beruhen vorrangig auf Parametern wie Zellularität, zellulärem Pleomorphismus, Mitoserate und Nekrosegrad. Einzelnen Weichteilsarkomen können aufgrund der histopathologischen Subtypisierung jedoch bereits bestimmte Malignitätsgrade zugeordnet werden. Da eine Übereinstimmung von Grading-Befunden mit den derzeit angewandten Beurteilungssystemen nur in ca. 70–80 % der Fälle erreichbar ist, empfiehlt sich häufig eine histopathologische Referenzbegutachtung.

Es werden 3 (bis 4) **histopathologische Malignitätsgrade** (UICC) unterschieden:

GX :   Differenzierungsgrad nicht bestimmbar
G1 :   Gut differenziert
G2 :   Mäßig differenziert
G3/4: Schlecht differenziert/undifferenziert

2 Stadieneinteilung

Neben dem histopathologischen Differenzierungsgrad ist auch die Tumorgröße prognostisch relevant; diese beiden Prognosefaktoren waren daher traditionell in der Stadieneinteilung der UICC berücksichtigt [1, 6–8]. Neuere Analysen haben ergeben, daß auch die Tumorlokalisation (oberflächliche vs. tiefsitzende Tumoren) neben dem Malignitätsgrad und der Tumorgröße einen unabhängigen Prognosefaktor darstellt [16, 17]. Dementsprechend wird in der neuen UICC/AJCC-Klassifikation (1997) zusätzlich eine Unterteilung in oberflächliche und tiefsitzende Tumoren vorgenommen [7]. Aus Gründen der Übersichtlichkeit und zum Vergleich bisheriger Studienergebnisse sind nachfolgend die alte und die neue UICC/AJCC-Klassifikation aufgeführt.

Kurzgefaßte TNM-Klassifikation (UICC 1992):

T	Primärtumor
T1	Tumordurchmesser ≤ 5 cm
T2	Tumordurchmesser > 5 cm
N	Regionäre Lymphknoten
N1	Regionäre Lymphknotenmetastasen
M	Fernmetastasen

Kurzgefaßte TNM-Klassifikation (UICC 1997):

T	Primärtumor	
T1	Tumordurchmesser ≤ 5 cm	
	T1a	oberflächlich
	T1b	tief
T2	Tumordurchmesser > 5 cm	
	T2a	oberflächlich
	T2b	tief
N	Regionäre Lymphknoten	
N1	Regionäre Lymphknotenmetastasen	
M	Fernmetastasen	

Anmerkung:
Ein oberflächlicher Tumor ist vollständig oberhalb der oberflächlichen Faszie lokalisiert und infiltriert diese nicht. Ein tiefer Tumor ist entweder ausschließlich unterhalb der oberflächlichen Faszie lokalisiert oder oberhalb der Faszie mit Infiltration der oder durch die Faszie. Retroperitoneale, mediastinale und Weichteilsarkome des Beckens werden als tiefe Tumoren klassifiziert.

Stadieneinteilung (UICC 1992):

Stadium I A	G1	T1	N0	M0
Stadium I B	G1	T2	N0	M0
Stadium II A	G2	T1	N0	M0
Stadium II B	G2	T2	N0	M0
Stadium III A	G3-4	T1	N0	M0
Stadium III B	G3-4	T2	N0	M0
Stadium IV A	jedes G	jedes T	N1	M0
Stadium IV B	jedes G	jedes T	jedes N	M1

Stadieneinteilung (UICC 1997):

Stadium I A	G1,2	T1a	N0	M0
	G1,2	T1b	N0	M0
Stadium I B	G1,2	T2a	N0	M0
Stadium II A	G1,2	T2b	N0	M0
Stadium II B	G3,4	T1a	N0	M0
	G3,4	T1b	N0	M0
Stadium II C	G3,4	T2a	N0	M0
Stadium III	G3,4	T2b	N0	M0
Stadium IV	jedes G	jedes T	N1	M0
	jedes G	jedes T	jedes N	M1

3 Prognose

Entsprechend der älteren UICC/AJCC-Klassifikation beträgt die Fern-metastasierungsrate für Weichteilsarkome (WTS) aller Lokalisationen nach 5 Jahren ca. 5–8% im Stadium I, 30% im Stadium III A und 65% im Stadium III B [9]; die 5-Jahres-Überlebensraten (JÜR) betragen ca. 80–90% im Stadium I, 65–77% im Stadium II, 42–50% im Stadium III und 10–25% im Stadium IV [10, 16]. Für Patienten mit Extremitäten-sarkomen werden folgende krankheitsfreie 5-JÜR nach Resektion und prä- oder postoperativer Strahlentherapie angegeben: Stadium I A: 100%; Stadium I B: 94%; Stadium II A: 87%; Stadium II B: 68%; Stadium III A: 89%; Stadium III B: 51% [11].

Die Bedeutung der Tumorlokalisation als zusätzlicher Prognoseparameter der neuen UICC-Stadieneinteilung wird verdeutlicht durch fernmetastasenfreie 5–12 Jahresüberlebensraten von ca. 25–35 % bzw. ca. 65 % für Patienten mit tiefer bzw. oberflächlicher Lokalisation eines G3/4-Tumors > 5(–10) cm [16, 17]. In einer retrospektiven Analyse von Gaynor et al. von Patienten mit Extremitäten-WTS fanden sich fernmetastasenfreie 12-JÜR von 85 %, 69 %, 57 % und 25 % für Patienten mit 0, 1, 2 oder 3 der folgenden Risikofaktoren: hoher Malignitätsgrad (G3/4), tiefe Tumorlokalisation und Tumorgröße > 5 cm [17].

Die häufigsten Lokalisationen von Fernmetastasen sind Lunge (34 %), Knochen (24 %) und Leber (16 %) [10].

III. Diagnostik

Biopsie und *lokale Ausbreitungsdiagnostik:* Bei Verdacht auf ein WTS erfolgt vor der bioptischen Abklärung eine lokale Tumorausbreitungsdiagnostik mittels Kernspin- oder Computertomographie. Am Ende der diagnostischen Abklärung steht die Biopsie, die als *„Inzisionsbiopsie"* ausgeführt werden sollte. Nadelbiopsien sind für die histopathologische Erstdiagnostik (Typisierung, Grading) – von wenigen Ausnahmen abgesehen – unzureichend. Bei der Inzisionsbiopsie wird der Hautschnitt in der Richtung angelegt, die später auch bei der definitiven Resektion gewählt wird. Der Tumor wird direkt durch das befallene Kompartiment freigelegt, nichtbefallene Kompartimente dürfen nicht eröffnet werden. Drainagen werden direkt am Wundrand ausgeleitet [1].

Systemische Tumorausbreitungsdiagnostik: thorakale Computertomographie, Sonographie/Computertomographie des Abdomens/Beckens, Knochenszintigraphie.

IV. Behandlungsstrategie (Abb. 1)

1 Chirurgische Therapiemaßnahmen

1.1 Radikale Tumorresektion

Kompartmentresektion: Es wird das gesamte tumorbefallene Kompartiment extrakompartimental entfernt. Muskelgruppen- oder Muskelkompartment-Resektionen sind bei etwa 10–15% der Patienten möglich [10, 11, 18, 19]. Die Lokalrezidivrate beträgt ca. 10–20%. Eine postoperative Strahlentherapie ist nach radikaler Resektion mit histopathologischer Bestätigung tumorfreier Resektionsgrenzen (R0) nicht erforderlich. Einen Beweis, daß das gesamte Kompartment tatsächlich bei allen intrakompartimentalen, hochmalignen WTS reseziert werden muß, gibt es nicht. Auch mit weniger radikalen Resektionen kann bei ausgewählten intrakompartimentalen WTS (G2–G4) eine Tumorkontrollrate von > 90% erzielt werden [20].

Amputation: Mit der Weiterentwicklung der plastischen Chirurgie und neoadjuvanter, häufig multimodaler Therapieverfahren – oft in Kombination mit einer prä- oder postoperativen Strahlentherapie – wird die Indikation zur Amputation zugunsten einer funktionserhaltenden Operation zunehmend zurückgedrängt [21, 22]. Die Indikation zur Amputation ist nur dann zu erwägen, wenn mit anderen chirurgischen Verfahren keine tumorfreien Resektionsränder erzielt werden können oder multimodale Therapien unter Einbeziehung der Strahlentherapie kein gutes funktionelles Ergebnis erwarten lassen.

1.2 „Weite Exzision"

Der Tumor wird in toto im Gesunden exstirpiert, unter Einhaltung eines allseitigen Sicherheitsabstandes von mindestens 2 cm. Die weite Exzision hochmaligner WTS wird vorwiegend bei extrakompartimentaler oder kompartmentüberschreitender Lokalisation angewendet [18–20]. Falls nach weiter Exzision am histopathologischen Präparat tumorfreie Grenzen mit einem adäquaten Sicherheitssaum nachgewiesen werden (R0-Resektion), wird bei G1-WTS eine postoperative Strahlentherapie im Allgemeinen

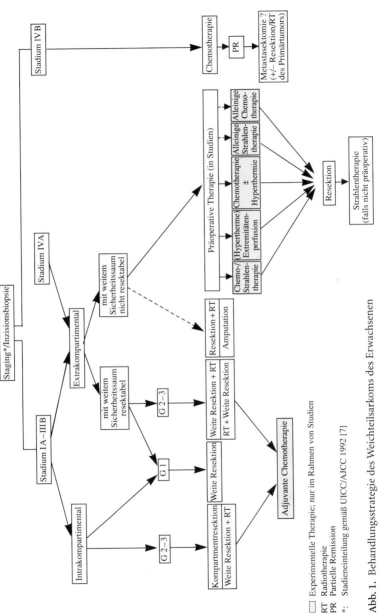

□ Experimentelle Therapie; nur im Rahmen von Studien

RT   Radiotherapie
PR   Partielle Remission
*:   Stadieneinteilung gemäß UICC/AJCC 1992 [7]

Abb. 1. Behandlungsstrategie des Weichteilsarkoms des Erwachsenen

nicht empfohlen [23–27]. Bei G2–4-Sarkomen ist eine postoperative Strahlentherapie nach weiter Exzision indiziert. Hierdurch kann die Lokalrezidivrate von ca. 40–50% auf ca. 10–15% reduziert werrden und entspricht – ebenso wie die Überlebensraten – den Ergebnissen nach radikaler Resektion [27–29].

1.3 Nicht weit im Gesunden resektable Weichteilsarkome

Sarkome verschiedener Extremitätenregionen sowie des Kopf-Hals-Bereichs und des Körperstammes können häufig nicht funktionserhaltend und/oder weit im Gesunden exstirpiert werden [1, 18, 30, 31). Daher ist u.a. eine prä- oder postoperative Strahlentherapie indiziert, wobei die Sequenz „präoperative Strahlentherapie und Resektion" gegenüber „Operation mit postoperativer Strahlentherapie" von mehreren Arbeitsgruppen favorisiert wird [8, 21]. Bei zusätzlicher prä- oder postoperativer Strahlentherapie können die Rezidivraten im Bereich der Extremitäten auf 5–25% und in der HNO-Region auf ca. 25% gesenkt werden [8, 21, 32]. Im Bereich des Retroperitoneums bleibt die lokale Tumorkontrolle trotz multimodaler Therapieansätze ein Hauptproblem [33, 34]. Die 5-JÜR betragen oft nur 15–35%. Erfolgte die Resektion bei primärer Operation nicht im Gesunden, sollte eine Nachresektion vor Einleitung einer postoperativen Strahlentherapie erwogen werden. Darüber hinaus ist auch die Möglichkeit der Tumorreduktion mit Erreichen einer sekundären Resektabilität durch neoadjuvante Therapieverfahren zu prüfen (siehe auch 2.2, 2.6 und 4).

1.4 Metastasen

Lymphknotenmetastasen: ca. 10–20% bei Rhabdomyo-, Synovial- und Epitheloidzellsarkomen; im übrigen nur ca. 3–6%; eine routinemäßige lokoregionale Lymphknotenextirpation ist daher nicht indiziert [10, 35].

Hämatogene Metastasen: Bei unilokulärer oder oligotoper Metastasierung ist grundsätzlich die Möglichkeit einer Metastasektomie zu prüfen (kuratives Konzept!). Nach zum Teil wiederholter pulmonaler Metastasektomie sind krankheitsfreie 5- bzw. 10-JÜR von bis zu 35% bzw. 26% erreichbar. [8, 36–38]. Als prognostisch günstige Parameter für ein längfristiges Überleben nach pulmonaler Metastasektomie gelten ≤4 erkennbare Metastasen im CT-Thorax, eine Tumorverdopplungszeit ≥ 20–40 Tage und ein krankheitsfreies Intervall nach Resektion des Primärtumors von ≥ 1 Jahr [37]. Es gibt bisher keinen Beweis, daß eine prä- oder postoperative Chemotherapie die Prognose nach Metastasektomie verbessert. Diese Frage wird derzeit im Rahmen einer internationalen Studie geprüft.

2 Strahlentherapie

2.1 Postoperative Strahlentherapie

Indiziert bei WTS des Malignitätsgrads G2–G4 nach weiter, marginaler und intraläsionaler Resektion und bei WTS vom Grad 1 nach marginaler und intraläsionaler Resektion. Abweichungen von dieser generellen Therapieempfehlung können sich bei einigen Tumorlokalisationen ergeben, die eine hochdosierte Strahlentherapie des Tumorbetts bis 60–66 Gy nicht erlauben, z.B. bei manchen retroperitonealen Sarkomen. Befinden sich die Resektionsgrenzen nicht im Gesunden, muß in jedem Fall die Möglichkeit einer Nachresektion überprüft werden, da bei positiven Resektionsrändern die lokalen Tumorkontrollraten etwa 10–20% unter denen bei negativen Rändern liegen [8]. Nach Resektion und postoperativer Strahlentherapie betragen die lokalen Tumorkontrollraten bei WTS der Extremitäten, des Rumpfes und der HNO-Region im Stadium II A u. III A etwa 90%, im Stadium II B u. III B bei negativen Resektionsrändern etwa 80% und bei hochmalignen retroperitonealen Tumoren etwa 20–80% [8, 23, 26, 32, 34, 39].

Bestrahlungstechnik und Dosierung: Die postoperative perkutane Strahlentherapie sollte 2–3 Wochen nach der Operation beginnen. Das initiale Zielvolumen zweiter Ordnung (ZV 2) umfaßt das Tumorbett mit einem Sicherheitssaum von ≥ 7cm in Muskellängsrichtung und von mindestens 2–3 cm in der Transversalebene gemäß der prä- und postoperativen bildgebenden Diagnostik sowie das gesamte chirurgische Feld inclusive aller Drainageaustrittsstellen und Narben. Wichtig ist die Einbeziehung benachbarter qualitativer Grenzen, wie tiefer Faszien oder sehniger Muskelursprünge. Bei Einhaltung der o.g. Sicherheitsabstände muß bei intrakompartimentalen Tumoren nicht das gesamte Kompartment in der Längsausdehnung bestrahlt werden. Unter funktionellen Gesichtspunkten ist es wichtig, höchstens zwei Drittel einer Extremitätenzirkumferenz und Querschnittsfläche und möglichst wenig Gelenkanteile in das bestrahlte Volumen einzubeziehen. Als Strahlenqualität werden Photonen eines Linearbeschleunigers verwendet. Auf das Zielvolumen zweiter Ordnung wird typischer Weise eine Summendosis von 50 Gy in konventioneller Fraktionierung (1,8 bis 2,0 Gy an 5 Tagen pro Woche) appliziert. Dann erfolgt eine Reduktion des Zielvolumens auf das Tumorbett mit allseitigen Sicherheitssäumen von 2−3 cm und eine Dosiserhöhung auf 60 Gy in konventioneller Fraktionierung. Hochrisikoregionen nach marginaler Resektion werden nach weiterer Feldverkleinerung bis 64−66 Gy bestrahlt. Bei makroskopischem Tumorrest ist im Bereich der Extremitäten eine kleinvolumige Dosiserhöhung bis auf 70 Gy zu erwägen [11]. Die Dosisangaben beziehen sich auf einen repräsentativen Referenzpunkt im Zielvolumen [40]. Intensivierte Fraktionierungsschemata, wie die hyperfraktioniert akzelerierte Bestrahlung, werden im Rahmen klinischer Studien geprüft [41].

2.2 Präoperative Strahlentherapie

Indiziert bei großen WTS im Stadium II B und III B, falls eine extremitätenerhaltende radikale Operation nicht durchführbar ist. In einer retrospektiven Analyse von Suit et al. [8] waren die lokalen Tumorkontrollraten in diesen Stadien nach präoperativer Strahlentherapie und Resektion mit 100 bzw. 83% günstiger als nach Resektion und postoperativer Strahlentherapie (72 bzw. 68%). Primäres Ziel der präoperativen Strahlentherapie ist die zuverlässige Inaktivierung mikroskopisch kleiner Tumorausläufer und lokaler Satellitenmetastasen. Auch nach präoperativer Strahlentherapie sind die Resektionsgrenzen von Bedeutung. Die lokalen Tumorkontrollraten fallen nach einer R1-Resektion um 10−20% im Vergleich zur R0-Resektion ab [21, 42]. Wundheilungsstörungen sind nach präoperativer Strahlentherapie mäßig erhöht, lassen sich jedoch durch eine optimierte Operationstechnik senken [43, 44].

Bestrahlungstechnik und Dosierung: Bei der präoperativen Strahlentherapie entspricht das Zielvolumen dem initialen Zielvolumen der postoperativen Strahlentherapie, ohne daß Narben oder Drainageaustrittsstellen berücksichtigt werden müssen. Die Standarddosierung beträgt 50 Gy in konventioneller Fraktionierung [11]. Schnellwachsende Tumoren sollten hyperfraktioniert akzeleriert bestrahlt werden. Wir applizieren 45 Gy mit 2 × 1,5 Gy pro Tag und mindestens 6 Stunden Intervall zwischen den beiden täglichen Fraktionen an 5 Tagen pro Woche. Andere Arbeitsgruppen geben eine Gesamtdosis von 50 Gy mit zwei 1,25 Gy Fraktionen pro Tag oder von ca. 45–50 Gy mit 2 × 1,8 Gy pro Tag [21, 45]. Die Operation erfolgt 2–3 Wochen nach Abschluß der Strahlentherapie.

2.3 Intraoperative Strahlentherapie

Bei der intraoperativen Strahlentherapie mit Elektronen (IORT) kann eine hohe Einzeldosis direkt auf das Tumorbett appliziert werden. Normalgewebe, wie der Darm bei retroperitonealen Tumoren, können aus dem Strahlenfeld herausgelagert werden. Marginale Resektionsgrenzen können dabei gezielt bestrahlt werden. Die intraoperative Bestrahlung wird entweder durch eine postoperative Strahlentherapie ergänzt oder entspricht bei zuvor durchgeführter präoperativer Bestrahlung einem kleinervolumigen Boost. Die applizierte Einzeldosis liegt zwischen 10 und 20 Gy [8, 34].

2.4 Neutronentherapie

Die Strahlentherapie mit Neutronen hat nach R1-Resektion größerer G1-WTS in mehreren Behandlungsserien günstige Ergebnisse gezeigt [46, 47]. Neutronen werden dabei vorwiegend zur Bestrahlung eines kleinervolumigen Boosts vor oder nach einer größervolumigen Strahlentherapieserie mit Photonen eingesetzt.

2.5 Alleinige Strahlentherapie

Sarkome sind nicht uniform strahlenresistent. Die Ergebnisse der alleinigen Strahlentherapie sind jedoch denen einer Resektion in Kombination mit Bestrahlung deutlich unterlegen. Bei inoperablen Tumoren können mit der alleinigen hochdosierten perkutanen Strahlentherapie mit Photonen (> 60 Gy in konventioneller Fraktionierung) lokale Kontrollraten von 15–45% erzielt werden [48, 49].

2.6 Hyperthermie

Durch eine regionale Hyperthermie kann sowohl der Effekt einer Strahlentherapie als auch der lokale Effekt von Zytostatika erhöht werden. Die Toxizität und Effektivität der Kombinationstherapie wird derzeit untersucht ([50, 51]; Studienleitung Prof. Issels, München).

3 Chemotherapie (Tabellen 2–6)

3.1 Allgemeine Grundlagen

Die wirksamsten Zytostatika bei WTS des Erwachsenen sind Ifosfamid (IFS) und Adriamycin (ADM) mit Ansprechraten (CR + PR) von ca. 20–35% bei unvorbehandelten Patienten [27, 53]. Zytostatika mit geringerer Ansprechrate sind DTIC (17%), Cyclophosphamid (13%), CCNU (10%) und Cisplatin ($\leq$10%). Unter Einschluß z.T. pädiatrischer WTS wurden für Actinomycin-D und Methotrexat Ansprechraten von $\leq$17–18% beschrieben. Für Docetaxel wurde in einer ersten Phase II-Studie der EORTC eine Ansprechrate von 17% bei vorbehandelten Patienten beschrieben; in einer Nachfolgestudie [54] wurde bei keinem von 36 unvorbehandelten Patienten eine objektive Remission beobachtet. Für Paclitaxel wurde keine signifikante Aktivität berichtet.

3.1.1 Anthrazykline

In zahlreichen Studien wurde für ADM eine positive Dosis-Wirkungs-Beziehung nachgewiesen, wobei hohe Einzeldosierungen ($\geq$70–80 mg/m^2) die besten Ergebnisse zeigten [27, 53]. Eine vergleichbare antitumorale Wirksamkeit wurde für Epiadriamycin beschrieben [55]. Durch verlängerte Infusionszeiten (48–72 Std) von Adriamycin kann eine Reduktion der Kardiotoxizität bei vermutlich gleicher Wirksamkeit erzielt werden [56]. Üblicherweise wird die Adriamycin-Applikation (70–80 mg/m^2) in 3-wöchentlichen Abständen wiederholt. Bei mit anderen Zytostatika (z.B. IFS, DTIC) bereits vorbehandelten Patienten mit grenzwertig niedriger oder reduzierter Myokardfunktion und ambulanter Therapie, die eine verlängerte Infusionsdauer ausschließt, kann unter entsprechender kardialer Überwachung ggfs. auf eine wöchentliche, niedrigdosierte Therapie

Tabelle 2. Monotherapeutische Zytostatikaaktivität bei Weichteilsarkomen des Erwachsenen (modifiziert nach [27, 52, 53])

Substanz	Patientenzahl	CR + PR (%)
Ifosfamid	300	26
Adriamycin	356	26
Epiadriamycin	84	18
Actinomycin-D[a]	30	17
Dacarbazin	109	16
Methotrexat[a]		
– Standarddosis	49	18
– Hochdosis	44	10
Cyclophosphamid	82	8
Carboplatin	50	12
Cisplatin	166	8
Mitomycin C	34	12
Docetaxel	65	8
Paclitaxel	28	4
CCNU	19	10
Nimustin	33	9
Fotemustin	29	0
Etoposid	67	5
Vincristin	19	5
Fludarabin	20	0
Mitoxantron	115	1
5-Fluorouracil	8	12
PALA/5-Fluorouracil	23	0
Bleomycin	32	6
Topotecan	16	13

[a] z. T. pädiatrische Patienten.

ausgewichen werden. In einer randomisierten Studie der ECOG wurde kein signifikanter Unterschied zwischen 3-wöchentlicher Adriamycin-Applikation von 70 mg/m^2 und wöchentlicher Gabe von 15 mg/m^2 beobachtet (Ansprechraten 19% versus 16%) [57]. Bei unvorbehandelten Patienten mit Nachweis kardialer Kontraindikationen sollten jedoch zunächst andere Substanzen, vorrangig IFS, angewendet werden.

3.1.2 Ifosfamid

Auch für IFS scheint nach präliminären Ergebnissen nicht-randomisierter Phase II-Studien eine positive Dosis-Wirkungs-Beziehung zu bestehen.

Tabelle 3. Hochdosis-Ifosfamid-Therapie: Auswahl von Phase II-Studienergebnissen bei Weichteilsarkomen

Autor	IFS-Gesamtdosis pro Therapiezyklus (g/m^2)	IFS-Applikationsmodus	Vorbehandelte Patienten[a]		Unvorbehandelte Patienten	
			Anzahl Pat. (n)	Remissionsrate	Anzahl Pat. (n)	Remissionsrate
Elias et al. 1992 [60]	12–18	4 T-DI	8	37%		
Le Cesne et al. 1996 [61]	12	3 T-DI	23	30%		
Chawla et al. 1990 [62]	14	6 T-DI	28	39%		
Patel et al. 1997 [63]	14	3 T-DI	37	19%		
	14	4 T-Bolus	11	45%		
Palumbo et al. 1997 [64]	14	4 T-DI	38	39%		
Schütte et al. 1993 [65]	12–14	5 T-Bolus	33	15%	21	47%
Trarbach et al. 1997 [66]	15,4	6 T-DI			30	27%
Buesa et al. 1997 [67]	14	6 T-DI			28	43%
Gesamt			178	53/178 (30%)	79	30/79 (38%)

[a] vorbehandelt mit Cyclophsphamid oder Standarddosis-Ifosfamid (5–8 g/m^2) ± Anthrazykline.
T, Tage; DI, kontinuierliche Dauerinfusion.

Mit einer IFS-Dosis von 10 g/m^2 beobachteten Benjamin et al. bei 99 vorbehandelten Patienten – in verschiedenen kleineren Phase I–II-Studien – eine
Remissionsrate von 21% gegenüber 10% bei 133 Patienten, die eine IFS-
Dosis von 6–8 g/m^2 erhielten [58]. In mehreren anderen Studien wurden
mit IFS-Dosierungen von ≥12–16 g/m^2 höhere Remissionsraten als mit
geringerer Dosis (5–8 g/m^2) berichtet (Tabelle 3) [58–67]. Darüber hinaus
konnte in mehreren der Studien mit IFS-Dosierungen ≥12–16 g/m^2 eine
mittlere Remissionsrate von ca. 30% auch nach Versagen einer Vorbehandlung unter Einschluß einer niedrigeren Ifosfamiddosis (5–9 g/m^2) oder
Cyclophosphamid ± Anthrazyklinen beobachtet werden. Ergebnisse randomisierter Studien zur Dosis-Wirkungs-Beziehung liegen mit Ausnahme
einer Studie (5 g/m^2 vs. 9 g/m^2; RR: 3% vs. 17%), in der 42% Leiomyosarkome eingeschlossen waren und die Ansprechrate im 5 g/m^2 – Kontrollarm
bemerkenswert niedrig war, nicht vor [68]. Beachtenswert sind die zentralnervösen, vorrangig aber die renalen (incl. Grad 3–4), metabolischen
und hämatologischen (Leukopenie 3–4°: 50–100%) Nebenwirkungen der
Hochdosis-Ifosfamidtherapie, die somit einer intensiven Überwachung
bedarf und seine Anwendung auf erfahrene Zentren beschränkt [58–67].
Wenngleich die Raten renaler und zentralnervöser Komplikationen bei
mehrtägiger IFS-Dauerinfusion gegenüber einer fraktionierten Applikation
geringer erscheinen, deuten die Daten einiger nicht-randomisierter Studien
daraufhin, daß die fraktionierte Ifosfamidtherapie mit höheren Ansprechraten assoziiert sein könnte als vergleichbar oder identisch dosierte Dauerinfusionen [63, 65, 66, 69]. So erzielten beispielsweise Antman et al. in einer
nicht-randomisierten Studie bei vorbehandelten Patienten mittels täglich
fraktionierter Ifosfamidgabe (4-Std.-Infusion) eine Remissionsrate von
26% gegenüber 9% bei 4-tägiger Dauerinfusion von IFS in derselben Dosis
(8–10 g/m^2 über 4 Tage) [69]. Außerhalb klinischer Studien ist die fraktionierte, 3–5-tägige IFS-Gabe in Form einer 2–4-Stundeninfusion als
„Standard"-Applikationsmodus anzusehen.

3.1.3 Prognostische Parameter

Prognostisch günstige Faktoren für ein Ansprechen auf eine (anthrazy-
klin-haltige) Chemotherapie sind vorrangig das Alter (≤50–60 Jahre) und
der Allgemeinzustand der Patienten (WHO-Grad 0–1) sowie das Fehlen
von Lebermetastasen [70]. In einigen Studien wurden auch die Tumorgröße (≤ oder >5 cm) und der histopathologische Malignitätsgrad als
prognostisch relevante Parameter beschrieben [59, 71]. Für Synovial-

sarkome sowie maligne fibröse Histiozytome wurde in einigen Studien ein besseres Ansprechen auf eine Chemotherapie beobachtet als für andere histologische Subtypen. Leiomyosarkome gastrointestinalen Ursprungs weisen gegenüber allen herkömmlichen Zytostatika eine hohe Refraktärität auf, während bei solchen nicht-gastrointestinalen Ursprungs (z.B. des Uterus) eine vergleichsweise hohe Sensitivität gegenüber DTIC vorzuliegen scheint [57]. Synovialsarkome scheinen eine hohe Sensitivität gegenüber (höherdosiertem) Ifosfamid aufzuweisen. Die mediane Überlebenszeit (ÜLZ) der Patienten mit metastasiertem WTS beträgt in den meisten Chemotherapiestudien ca. 8–16 Monate, wobei Patienten, die eine komplette Remission erreichen (ca. 5–15%), in den meisten Studien signifikant längere ÜLZ aufweisen als solche mit PR oder NC, und letztere signifikant längere ÜLZ als Patienten mit Progression. Die Unterschiede zwischen den medianen ÜLZ von Patienten mit PR und NC sind in einigen Studien nicht statistisch signifikant, so daß die prognostische Relevanz des Erreichens einer partiellen Remission gegenüber einem „NC"-Status derzeit nicht eindeutig beurteilbar ist. Das Erreichen einer PR kann zumindest aber für solche Patienten prognostisch bedeutsam sein, bei denen eine sekundäre Operabilität (Primärtumor oder Metastasen) nach Erreichen einer Tumorremission möglich erscheint.

3.2 Adjuvante Chemotherapie (Tabelle 4) [72–75]

Auf der Basis von ≤ 15 Einzelstudien wurden bisher vier Metaanalysen durchgeführt, um den möglichen Stellenwert einer adjuvanten Chemotherapie bei WTS des Erwachsenen zu erfassen. Drei Metaanalysen basieren auf publizierten Gesamtstudienergebnissen und beschreiben einen signifikanten Vorteil zugunsten der adjuvant chemotherapeutisch behandelten Patienten hinsichtlich des Gesamtüberlebens (OS). In der vierten, neuesten Metaanalyse, die auf individuellen Patientendaten beruht und demzufolge vermutlich die derzeit zuverlässigste Analyse darstellt, wurde ein signifikanter Vorteil zugunsten der adjuvant chemotherapeutisch behandelten Patienten hinsichtlich des krankheitsfreien Überlebens (DFS) und der lokalen Tumorkontrollrate berichtet; hinsichtlich der Gesamtüberlebensrate (OS) fand sich jedoch nur ein nichtsignifikanter Trend zugunsten der adjuvanten Chemotherapie [75] (Tabelle 4).

Bei Analyse der Einzelstudienergebnisse findet sich ein signifikanter Überlebensvorteil zugunsten der adjuvant chemotherapeutisch behan-

Tabelle 4. Adjuvante Chemotherapie bei Weichteilsarkomen: Ergebnisse der Metaanalysen

	Prozentuale Risikoreduktion [absolute Verbesserung (%)] durch adjuvante Chemotherapie hinsichtlich			
	Lokalrezidiv	Fernmetastasen	Rezidiv	Mortalität
Jones et al. 1991 [72]	n.a. p = 0,0003	n.a. p = 0,0013	n.a. p < 0,001	n.a. [9%] p = 0,013
Zalupski et al. 1993 [73]	n.a.	n.a.	28% [15%] p = 0,00001	14% [10%] p = 0,0005
Tierney et al. 1995 [74]	n.a.	n.a.	n.a.	40% [12%] p = 0,002
SMAC 1997 [75]	27% [6%] p = 0,016	30% [10%] p = 0,0003	25% [10%] p = 0,00001	11% [4%] p = 0,12

delten Patienten in nur zwei von 14 Studien. In beide Studien waren allerdings nur jeweils < 80 Patienten eingeschlossen.

Eine Metaanalyse von Jones et al., die bisher nur in Abstractform publiziert ist und auf 1400 Patienten mit WTS aller Lokalisationen beruht, beschreibt eine signifikante Verbesserung der Gesamtüberlebensrate nach adjuvanter Chemotherapie um 9% mit signifikanter Reduktion der Fernmetastasierungsrate sowie der Häufigkeit lokoregionaler Rezidive [72].

Eine zweite, auf publizierten Gesamtergebnissen von elf Studien mit > 920 Patienten mit Extremitäten-WTS basierende Metaanalyse beschreibt einen signifikanten Vorteil zugunsten einer adjuvanten Chemotherapie sowohl hinsichtlich des krankheitsfreien Überlebens (DFS) als auch des Gesamtüberlebens (OAS) gegenüber der unbehandelten Kontrollgruppe (DFS 68 vs. 53%; OAS 81 vs. 71%), entsprechend einer Verbesserung des OAS um 14% und des DFS um 28% [73]. In vier der hier analysierten Studien wurde ein statistisch signifikanter Vorteil hinsichtlich des DFS zugunsten der adjuvant chemotherapeutisch behandelten Patienten verzeichnet. Hinsichtlich des Gesamtüberlebens findet sich ein signifikanter Unterschied nur in einer kleinen der in diese Analyse eingeschlossenen

Studien, die 59 Patienten umfaßt und einen frühzeitigen postoperativen Beginn der Chemotherapie (meist nach 14 Tagen) beinhaltet.

Die dritte, auf publizierten Gesamtergebnissen von 15 Studien mit 1546 Patienten mit WTS aller Lokalisationen beruhende Metaanalyse beschreibt eine signifikante Erhöhung des OS nach fünf Jahren um 12% (57% vs. 69%) zugunsten der adjuvanten Chemotherapie, entsprechend einer Reduktion des Mortalitätsrisikos um ~40% [74].

Die aktuellste, auf individuellen Patientendaten beruhende Metaanalyse beschreibt eine nichtsignifikante „hazard ratio" von 0,89 für das Gesamtüberleben, entsprechend einer absoluten Verbesserung der Überlebensrate um 4% nach 10 Jahren; für Patienten mit Extremitäten-WTS betrug die „hazard ratio" 0,80 (p = 0,029), entsprechend einer absoluten Verbesserung der Überlebensrate um 7% nach 10 Jahren. Hinsichtlich eines lokalen Tumorrezidivs, einer Fernmetastasierung sowie der Rate krankheitsfreien Überlebens fanden sich signifikante Risikoreduktionen um 25–30% [75].

Zusammenfassend ergibt sich vorrangig aufgrund der neuesten, auf individuellen Patientendaten beruhenden Metaanalyse weiterhin keine Indikation für eine generelle, unkontrollierte adjuvante Chemotherapie. Ferner ist die in einigen Studien bei bis zu 10% der Patienten beobachtete, klinisch evidente Kardiotoxizität zu berücksichtigen. Vielmehr sollten möglichst alle Patienten zur Klärung dieser Frage in eine prospektive, randomisierte Studie eingeschleust werden, wie sie derzeit beispielsweise von der EORTC durchgeführt wird.

3.3 Chemotherapie bei disseminiertem WTS (Tabellen 5 und 6)

In nicht-randomisierten, überwiegend monozentrischen Phase-II-Studien wurden mittels Kombinationschemotherapien meist höhere Ansprechraten (30–50%) beschrieben als mit einer Monotherapie, wie beispielsweise mit Anthrazyklinen [71, 76–82]. Die Ergebnisse randomisierter, mehrheitlich multizentrischer Studien sind diesbezüglich nicht einheitlich. Die Divergenz der Therapieresultate mag in einer höheren Patientenselektion kleiner Studien einschließlich unterschiedlicher relativer Häufigkeiten von Leiomyosarkomen und/oder auch in einer unterschiedlichen Dosisintensität der verabreichten Chemotherapie begründet sein. Insgesamt gilt, daß komplette Remissionen (CR) nur bei ~3–12% der Patienten mit fortgeschrittenem, disseminiertem WTS induziert werden können. Bei gesicherter sekundärer Inoperabilität wird bei >80–90%

Tabelle 5. Ergebnisse der Chemotherapie fortgeschrittener Weichteilsarkome des Erwachsenen (Auswahl nichtrandomisierter Phase-II-Studien)

Quelle Jahr	Therapie	n = Anzahl auswertbarer Patienten S = Stadium H = Histologie V = Vorbehandelt	Therapieresultate (n)					ÜZ = Überlebenszeit RD = Remissionsdauer Monate (Median)
			CR	PR	CR+PR (in %)	NC	PD	
Gottlieb [77] SWOG 1975	ADM 60 mg/m² DTIC 250 mg/m² T1–5 q 3 Wo	n = 218 S: IV H: verschiedene V = 43%	25	67	42	72	54	RD: n.a. ÜZ: 10 (gesamt) ÜZ: 15 (CR+PR)
Schütte [78] EORTC 1990	ADM 50 mg/m² IFS 5 g/m² q 3 Wo	n = 175 S: ≥IIB H: verschiedene V = 0	16	45	35	82	32	RD: 17 (CR) RD: 10 (PR) ÜZ: 15 (gesamt) ÜZ: 25 (CR) ÜZ: 17 (PR)
Steward [105] EORTC 1993	ADM 75 mg/m² IFS 5 g/m² q 3 Wo + GM-CSF	n = 104 S: ≥IIB H: verschiedene V = 0	10	37	45	n.a.	n.a.	RD: 9 ÜZ: 15 (gesamt)
Weh et al. [82] 1993	ADM 30 mg/m² T1+2 IFS 2,5 g/m² T1–4 q 3 Wo	n = 45 ≥IIB H: verschiedene V = 0	7	13	44	14	11	ÜZ: 13 (gesamt) ÜZ: 19 (CR+PR) ÜZ: 8 (NC/PD)
Elias [72] Dana Farber 1990	ADM 20 mg/m² T1–3 IFS 2,5 g/m² T1–3 DTIC 300 mg/m² T1–3 q 3 Wo	n =97 S: ≥IIB H: verschiedene V = 0	11	37	49	n.a.	n.a.	RD: na ÜZ: 16 (gesamt)

Tabelle 5 (Fortsetzung)

Quelle Jahr	Therapie	n = Anzahl auswertbarer Patienten S = Stadium H = Histologie V = Vorbehandelt	CR	PR	CR+PR (in %)	NC	PD	ÜZ = Überlebenszeit RD = Remissionsdauer Monate (Median)
Casali [79] INT Milano 1993	Epi-ADM 90 mg/m² IFS 2,5 g/m² T1–3 DTIC 300 mg/m² T1–3 q 3 Wo	n = 45 S: IV H: verschieden V = 0	5	17	**49**	n.a.	n.a.	n.a.
Yap [86] SWOG 1980	ADM 50 mg/m² CPM 500 mg/m² DTIC 250 mg/m² T1–5 VCR 2,0 mg, d1 + 5 q 3 Wo	n = 125 S: ≥IIB H: verschieden V = 14%	21	42	**50**	38	26	RD: 9 (CR), 7 (PR) ÜZ: 16 (CR+PR) ÜZ: 7 (NC+PD)
Pinedo [81] EORCT 1984	ADM 50 mg/m² CPM 500 mg/m² DTIC 250 mg/m² T1–5 VCR 2,0 mg q 4 Wo	n = 84 S: ≥IIB H: verschieden V = 0	14	18	**38**	24	28	RD: 16 (CR+PR) ÜZ: 32 (CR) ÜZ: 13 (PR) ÜZ: 11 (gesamt)
Budd [106] SWOG 1993	IFS 2,5 g/m² T1–3 DDP 100 g/m² T2 q 3 Wo	n = 39 IV H: verschieden V = 39	3	5	**21**	n.a.	n.a.	ÜZ: 11 (gesamt)

Tabelle 6. Ergebnisse der Chemotherapie unvorbehandelter Patienten mit fortgeschrittenem Weichteilsarkom (randomisierte Studien)

Quelle Jahr	Therapie	n = Anzahl auswertbarer Patienten S = Stadium H = Histologie	Therapieresultate (n)					ÜZ = Überlebenszeit RD = Remissionsdauer Monate (Median)
			CR	PR	CR+PR (in %)	NC	PD	
Omura [82] GOG 1983	ADM 60 mg/m^2 q 3 Wo vs.	n = 80 S: III–IV H: Uterus	5	8	**16** (n.s.)	23	44	RD: 4 ÜZ: 8 (gesamt)
	ADM 60 mg/m^2 DTIC 250 mg/m^2 T1–5 q 3 Wo	n = 66	7	9	**24**	16	34	RD: 4 (CR+PR) ÜZ: 7 (gesamt)
Borden [57] ECOG 1987	ADM 70 mg/m^2 q 3 Wo vs.	n = 94 S: IV H: verschiedene	5	12	**18** ($p < 0,05$)	10	67	RD: n. a. ÜZ: 8 (gesamt)
	ADM 60 mg/m^2 DTIC 250 mg/m^2 T1–5 q 3 Wo	n = 92	6	22	**30**	11	53	RD: n. a. ÜZ: 8 (gesamt)

Tabelle 6 (Fortsetzung)

Quelle Jahr	Therapie	n = Anzahl auswertbarer Patienten S = Stadium H = Histologie	Therapieresultate (n)					ÜZ = Überlebenszeit RD = Remissionsdauer Monate (Median)
			CR	PR	CR+PR (in %)	NC	PD	
Schoenfeld [84] ECOG 1982	ADM 70 mg/m² q 3 Wo *vs.*	n = 66 S: IV H: verschiedene	4	14	27	13	26	RD: 5 ÜZ: 9 (gesamt)
	ADM 50 mg/m² CPM 750 mg/m² VCR 2 mg, q 3 Wo	n = 70	3	10	*(n.s.)* 19	11	38	RD: 7 ÜZ: 9 (gesamt)
Edmonson [87] ECOG 1992	ADM 80 mg/m² q 3 Wo *vs.*	n = 94	3	15	19 *(p < 0,05)*	n.a.	n.a.	n.a. *(n.s.)*
	ADM 30 mg/m² × 2 IFS 3,75 g/m² × 2, q 3 Wo	n = 87	4	26	34	n.a.	n.a.	n.a.
Tursz [107] EORTC 1996	ADM 50 mg/m², T1 IFS 5 g/m² DI, T1 q 3 Wo *vs.*	n = 134 ≥ IIB H: verschiedene	5	22	20	64	43	ÜZ: n.s. PfÜZ: n.s.
	ADM 75 mg/m², T1 IFS 5 g/m² DI, T1 + GM-CSF, q 3 Wo	n = 128	3	24	21	53	48	

Santoro [88] EORTC 1990	ADM 75 mg/m² q 3 Wo vs.	n = 212	8	43	24 (n.s.)	n.a.	n.a.	RD: 46 Wo ÜZ: 52 Wo (n.s.)
	ADM 50 mg/m² IFS 5 g/m², q 3 Wo vs.	n = 202	12	42	27 (n.s.)	n.a.	n.a.	RD: 44 Wo ÜZ: 55 Wo (n.s.)
	CPM 500 mg/m² VCR 2 mg/m² ADM 50 mg/m² DTIC 750 mg/m², q 3 Wo	n = 135 S: ≥IIB H: verschiedene	11	27	28	n.a.	n.a.	RD: 48 Wo ÜZ: 51 Wo
Antman [89] SWOG/CALGB 1990	ADM 20 mg/m² × 3 DTIC 300 mg/m² × 3 q 3 Wo vs.	n = 157 S: IV H: verschiedene	3	24	17 (p < 0,05)	n.a.	n.a.	n.a. (n.s.)
	ADM 20 mg/m² × 3 DTIC 300 mg/m² × 3 IFS 2,5 g/m² × 3, q 3 Wo	n = 158	2	45	30	n.a.	n.a.	n.a.

Wo = Wochen; *n.a.* = nicht angegeben; *n.s.* = nichtsignifikant; *PfÜZ* = progressionsfreie Überlebenszeit.

dieser CR-Patienten keine dauerhafte Tumorfreiheit erreicht. In 3 von 7 randomisierten Studien [57, 83–88], in denen Adriamycin allein mit einer Anthrazyklin-haltigen Kombination (z.B. ADM/DTIC, ADM/IFS, ADM/CPM, CYVADIC, ADM/CPM/VCR) verglichen wurde, fanden sich signifikant höhere Remissionsraten für die Kombinationstherapien ADM/DTIC [57, 86] und ADM/IFS [87]. Hinsichtlich der prognostisch relevanteren Rate kompletter Remissionen sowie der Remissionsdauer und der medianen ÜLZ konnte bisher jedoch kein signifikanter Vorteil zugunsten einer Kombinationschemotherapie nachgewiesen werden. Die zusätzliche Gabe von Ifosfamid [89] – nicht aber von Cyclophosphamid [90] – zur Kombination von ADM plus DTIC erbrachte zwar eine höhere Remissionsrate als für ADM/DTIC allein (30% versus 17%), jedoch waren die Rate kompletter Remissionen, die Remissionsdauer und die ÜLZ gegenüber dem ADM/DTIC-Studienarm nicht signifikant erhöht. Dabei ist zu berücksichtigen, daß zur statistischen Erkennung eines Überlebensvorteils oft Remissionsraten von >50% und/oder wesentlich größere Kollektive notwendig wären.

Da der Beweis eines Vorteils einer Kombinationschemotherapie hinsichtlich der medianen ÜLZ bisher aussteht und auch die Remissionsraten der Kombinationstherapie mit denen einer dosisintensiven Monotherapie mit ADM oder IFS teilweise überlappen, ist eine Monotherapie mit ADM oder IFS in ausreichend hoher Dosisintensität als adäquate Therapie für Patienten mit eindeutiger sekundärer Inoperabilität und/oder ungünstigen Prognoseparametern hinsichtlich des Erreichens einer kompletten Remission vertretbar. Es liegen bislang keine Daten vor, die eine bestimmte Sequenz von ADM und IFS für die Intial- bzw. Sekundärtherapie favorisieren lassen. Mit beiden Substanzen kann in der Primär- und Sekundärtherapie eine Progressionsarrestrate (CR + PR + NC) von ca. 50–75% erzielt werden. In einer eigenen, prospektiven Behandlungsserie wurde mit ADM (80 mg/m^2) oder Epiadriamycin (120 mg/m^2) alle 3 Wochen als Sekundärtherapie nach Ifosfamid bei keinem von 24 Patienten ein objektives Tumoransprechen beobachtet. Andererseits werden für Ifosfamid als Sekundärtherapie auch nach z.T anthrazyklinhaltiger Vortherapie Ansprechraten von bis zu 20–30% beschrieben (s.o.), so daß diese Daten möglicherweise die Sequenz von Anthrazyklinen gefolgt von Ifosfamid für die sequentielle Monotherapie favorisieren lassen. Patienten, bei denen die Fortführung einer initial wirksamen intravenösen Ifosfamid-Therapie nicht möglich oder ratsam ist, können, wie eigene Erfahrungen zeigen, ggfs. auch von einer peroralen Therapiefortführung mit intermittierendem Trofosfamid profitieren.

Beispiele üblicher Therapieregime für die Monotherapie disseminierter WTS sind:

- Adriamycin 70–80 mg/m^2 i.v. alle 3 Wochen.
- Ifosfamid 10–12 g/m^2 i.v./Zyklus (fraktioniert als tägliche 2–4 Std. Infusion über 4–5 Tage; z.B.: 2,0–2,4 g/m^2/Tag über 5 Tage oder 2,5 g/m^2/Tag über 4 Tage) alle 3 Wochen.
- DTIC 400–450 mg/m^2 i.v. Tag 1–3 alle 3 Wochen.

Patienten < 50–60 Jahre in gutem Allgemeinzustand mit geringer Tumormasse/-dissemination sowie ausschließlicher oder überwiegend pulmonaler Tumormanifestation(en), bei denen eine komplette Remission bzw. eine sekundäre Resektabilität nach Induktionschemotherapie erreichbar erscheint, sollten aufgrund der fraglich höheren Remissionswahrscheinlichkeit eine dosisintensive Kombinationschemotherapie (ADM/IFS +/– DTIC) erhalten. Übliche Kombinationsregime sind:

- Adriamycin 50–60 mg/m^2, Tag 1 (oder jeweils 25–30 mg/m^2 Tag 1 und 2) + Ifosfamid 8–10 g/m^2/Zyklus (fraktioniert als tägliche 4 Std.-Infusion über 4–5 Tage), q 3 Wochen (± G/GM-CSF).
- Adriamycin 60 mg/m^2/Zyklus (ggfs. auf 3 Tage je 20 mg/m^2 aufgeteilt) + Ifosfamid 2,5 g/m^2 Tag 1–3 + DTIC 300 mg/m^2 Tag 1–3 q 3 Wochen (+ G/GM-CSF)

Sowohl für die Mono- als auch für die Kombinationschemotherapie ist zu beachten, daß objektive Remissionen bei 20–30% der anprechenden Patienten erst nach dem dritten oder vierten Therapiezyklus erreicht werden, so daß bei vorherigem NC-Status keine vorzeitige Therapieumstellung erfolgen sollte.

3.4 Hochdosischemotherapie

Die Zahl der bei WTS des Erwachsenen wirksamen Substanzen ist begrenzt (s. 3.1). Für die wirksamsten Substanzen/Substanzgruppen finden sich limitierende nichthämatologische Organtoxizitäten (Kardiotoxizität/Mukositis bei Anthrazyklinen; renale/metabolische/zentralnervöse Toxizität bei Ifosfamid), die bereits bei Dosierungen auftreten können, die diejenigen zytokingestützter intensiver „Normaldosierungen" nur um das 1,5fache überschreiten. In einzelnen Phase I–II-Studien wurden für jeweils kleine Patientenkollektive, die eine stammzellgeschützte „dosisintensive" Kombinationschemotherapie erhielten, Ansprechraten beschrieben, die der oberen Streubreite von Ansprechraten dosisintensiver, jedoch nicht stammzellgestützter Chemotherapien entsprechen. Dosisintensive Therapien mit Stammzellrefusion sind daher allenfalls im Rahmen kontrollierter Studien indiziert. Eine Dosiseskalation von Adriamycin von 50–60 mg/m^2 auf 75 mg/m^2 im Rahmen einer Kombinationstherapie mit Ifosfamid korrelierte in einer großen randomisierten EORTC-Studie nicht mit einem Anstieg der Remissionsrate oder der (progressionsfreien) Überlebenszeit [107].

4 Präoperative (multimodale) Therapieoptionen bei lokal fortgeschrittenen, primär irresektablen WTS [91–97]

Bei inoperablen oder primär irresektablen oder nur marginal resektablen Primär- und Rezidivtumoren sind die Indikationen zu multimodalen Konzepten zu prüfen. Eine einheitliche Therapiestrategie läßt sich für diese Situationen nicht definieren. Indikationsstellung und Durchführung entsprechender Behandlungsmaßnahmen sind erfahrenen Zentren vorbehalten.

Als Minimalkonsens für lokal fortgeschrittene, primär inoperable WTS sind eine alleinige *präoperative Chemotherapie*oder eine alleinige *präoperative Bestrahlung* anzusehen. Wirksamer scheint nach bisherigen Daten die *kombinierte Chemo-/Strahlentherapie* zu sein. Es gibt bislang keinen Beweis daür, daß eine intraarterielle Chemotherapie (unter Einschluß von Cisplatin) einer intravenösen Zytostatikaapplikation überlegen ist. Die mittels alleiniger intravenöser Kombinationschemotherapie erzielten Remissionsraten liegen meist bei ca. 30–40% und beinhalten bis zu ~ 10–15% histopathologisch bestätigte komplette Remissionen (pCR). Mittels der zu favorisierenden kombinierten präoperativen Chemo-/Strahlentherapie wurden in mehreren Studien hohe sekundäre Resektions- und lokale Tumorkontrollraten sowie pCR-Raten von bis zu ca. 30–50% beschrieben. In einer der größten bisher publizierten Studie zur neoadjuvanten Chemo-/Strahlentherapie wurden bei 62 auswertbaren Patienten eine pCR-Rate von 49% und eine krankheitsfreie Überlebensrate von 84% nach 3-jähriger Beobachtungsdauer beschrieben [95–97]. Eine gelegentlich befürchtete Prognoseverschlechterung durch Ineffizienz der präoperativen Chemo-/Strahlentherapie mit der Folge einer höheren Lokalrezidivrate, höheren Amputationsrate oder höheren

Disseminationsrate infolge verzögerter Operation wurde bisher nicht beschrieben.

Als weitere mögliche Therapiealternativen sind zu evaluieren: (a) präoperative Strahlentherapie ± IORT/Neutronenbestrahlung/Brachytherapie, (b) Chemotherapie ± Hyperthermie (Prof. Issels, München) und (c) die isolierte (hypertherme) Extremitätenperfusion mit Zytostatika/Zytokinen, mit der hohe pCR-Raten und eine hohe Rate sekundärer Resektabilität erzielt wurden und die vor allem auch bei irresektablen Rezidivtumoren zu erwägen ist [50, 98–102] (Prof. Schlag, Berlin).

Prätherapeutische Probeentnahmen und die sekundäre operative Therapie sind obligat erfahrenen Sarkomchirurgen mit entsprechender Expertise in plastischen Behandlungsverfahren vorbehalten.

5 „Biological response modifiers" / Zytokine

Bisherige Untersuchungen mit systemisch appliziertem Interferon, Interleukin, Tumornekrosefaktor, M-CSF und MTP/ME haben enttäuschende Ergebnisse gezeigt. Vielversprechende präliminäre Ergebnisse konnten bei einer kleinen Patientenzahl mit hyperthermer isolierter Extremitätenperfusion mit TNF, IFN-γ und Melphalan beobachtet werden [98, 99, 102] (s. 4).

6 Resistenzmodulatoren

Bei WTS des Erwachsenen wurde eine *pgp*-Expression bei 13–66 % der Tumoren nachgewiesen [103]. Studienergebnisse, die – nach vorheriger Bestimmung einer erhöhten *pgp*-Expression – den Effekt einer *mdr-1*-Modulation hinsichtlich des Therapieansprechens und somit auch der Prognose der Patienten beurteilen lassen, liegen derzeit noch nicht vor. Bisherige Ergebnisse deuten daraufhin, daß eine Reversibiltät einer klinischen Anthrazyklinresistenz mittels Cyclosporin A bei akzepabler Toxizität der Anthrazyklin/CSA-Kombinationstherapie wenig wahrscheinlich ist [104].

Literatur

1. Enzinger FM ,Weiss SW (eds)(1988) Soft Tissue Tumors. C.V. Mosby Company, St.Louis, Washington, D.C., Toronto
2. McClay EF (1989) Epidemiology of Bone and Soft Tissue Sarcomas. Sem Oncol 16:264–272
3. Silverberg E, Boring CC, Squires TS (1990) Cancer Statistics, 1990. In: Ca-A Cancer Journal for Clinicians, American Cancer Society, Inc Vol 40:9–26
4. Kruzelock RP, Hansen MF (1995) Molecular genetics and cytogenetics of sarcomas. In: Hematology/Oncology Clinics of North America; Sarcomas, Part I Patel S, Benjamin RS (Hrsg) Vol 9, W.B. Saunders Company, Philadelphia, S 513–540
5. Dal Cin P, van den Berghe H (1997) Ten years of the cytogenetics of soft tissue tumors. Cancer Genet Cytogenet 95:59–66
6. Lack E, Steinberg S, White D (1989) Extremity soft tissue sarcomas: Analysis of prognostic variables in 300 cases and evaluation of tumor necrosis as a factor in stratifying higher-grade sarcomas. J Surg Oncol 41:263–273
7. TNM-Klassifikation maligner Tumoren; 4. Auflage, 2. Revision (1992) sowie 5. Auflage (1997), Springer-Verlag, Berlin, Heidelberg, New York
8. Suit HD, Mankin HJ, Wood WC, Gebhardt MC, Harmon DC, Rosenberg A, Tepper JE, Rosenthal D (1988) Treatment of the patient with stage M_o soft tissue sarcoma. J Clin Oncol 6:854–862
9. Heise HW, Myers MH, Russel WO (1986) Recurrence-free survival time for surgically treated soft tissue sarcoma patients. Cancer 57:172–177
10. Lawrence W, Donegan W, Natarajan N (1987) Adult soft tissue sarcomas: A pattern of care survey of the American College of Surgeons. Ann Surg 205:349–359
11. Suit HD, Spiro IJ (1992) Role of radiation therapy in management of patients with sarcoma of soft tissue. 34th Annual Meeting of the American Society for Therapeutic Radiology and Oncology, Refresher Course 105, New Orleans
12. Weiss SW (1994) Histological Typing of soft tissue tumors. World Health Organization. International histological classification of tumours. 2nd Ed, Springer-Verlag, Berlin, Heidelberg, New York
13. Costa J, Wesley RA, Glatstein E, Rosenberg SA (1982) The grading of soft tissue sarcomas: Results of a clinicopathological correlation in a series of 163 cases. Cancer 53:530–541
14. Trojani M, Contesso G, Coindre JM et al. (1984) Soft-tissue sarcomas of adults: Study of pathological prognostic variables and definition of a histopathological grading system. Int J Cancer 33:37–42
15. van Unnik JAM, Coindre JM, Contesso G et al. (1988) Grading of soft tissue sarcomas: Experience of the EORTC Soft Tissue and Bone Sarcoma Group. In: Ryan JR, Baker LO (Eds) Recent Concepts in Sarcoma Treatment. Kluwer Academic Publishers, Dordrecht, Boston, London
16. Coindre JM, Terrier P, Bui NB, Bonichon F, Collin F, Le Doussal V, Mandard AM, Vilain MO, Jacqemier J, Duplay H, Sastre X, Barlier C, Amar MH, Lesech J, Contesso G (1996) Prognostic factors in adult patients with locally controlled soft tissue sarcoma: A study of 546 patients from the French Federation of Cancer Centers Sarcoma Group. J Clin Oncol 14:869–877

17. Gaynor JJ, Tan CC, Collin CF, Friedrich C, Shiu M, Hajhu SI, Brennan MF (1992) Refinement of clinicopathologic staging for localized soft tissue sarcoma of the extremity: A study of 423 adults. J Clin Oncol 10:1317–1329

18. Yang JC, Rosenberg SA (1989) Surgery for Adult Patients with Soft Tissue Sarcomas. Sem Oncol 16:289–296

19. Enneking WF, Spanier SS, Goodman MA (1980) A system for the surgical staging of musculoskeletal sarcoma. Clin Orthopaed 153:106–120

20. Rydholm A, Gustafson P, Röser B, Willén H, Åkerman M, Herrlin K, Alvegård T (1991) Limb-sparing surgery without radiotherapy based on anatomic location of soft tissue sarcoma. J Clin Oncol 9:1757–1765

21. Brant TA, Parsons JT, Marcus RB, Spanier SS, Heare TC, van der Griend RA, Enneking WF, Million RR (1990) Preoperative irradiation for soft tissue sarcomas of the trunk and extremities in adults. Int J Radiat Oncol Biol Phys 19:899–906

22. Brennan MF (1989) Management of extremity soft-tissue sarcoma. Am J Surg 158:71–78

23. Brennan MF, Casper ES, Harrison LB, Shui MH, Gaynor J, Hajdu SI (1991) The role of multimodality therapy in soft-tissue sarcoma. Ann Surg 214:328–338

24. Lawrence TS, Lichter AS (1992) Soft tissue sarcomas. In: Perez CA, Brady LW (eds) Principles and practice of radiation oncology. Lippincott Company, Philadelphia, 1403

25. Tepper JE (1989) Role of radiation therapy in the management of patients with bone and soft tissue sarcomas. Sem Oncol 16:281–288

26. Robinson M, Barr L, Fisher C, Fryatt I, Stotter A, Harmer C, Wiltshaw E, Westbury G (1990) Treatment of extremity soft tissue sarcomas with surgery and radiotherapy. Radiother Oncol 18:221–233

27. Yang JC, Glatstein EJ, Rosenber SA, Antman KH (1993) Sarcomas of soft tissues. In: DeVita VT, Hellman S, Rosenberg SA (eds) Cancer, principles and practice of oncology. Lippincott Company, Philadelphia, 1465–1466

28. Brennan MF, Hilaris B, Shiu MH, Lane J, Magill G, Friedrich C, Hajdu SI (1987) Local recurrence in adult soft-tissue sarcoma. Arch Surg 122:1289–1293

29. Shiu MH, Hilaris BS, Harrison LB, Brennan MF (1991) Brachytherapy and function-saving resection of soft tissue sarcoma arising in the limb. Int J Radiat Oncol Biol Phys 21:1485–1492

30. Shiu MH, Collin C, Hilaris B et al. (1986) Limb preservation and tumor control in the treatment of popliteal and antecubital soft tissue sarcomas. Cancer 57:1632–1639

31. Talbert ML, Zagars GK, Sherman NE, Romsdahl MM (1990) Conservative surgery and radiation therapy for soft tissue sarcoma of the wirst, hand ankle and foot. Cancer 66:2482–2491

32. Tran LM, Mark R, Meier R, Calcaterra TC, Parker RG (1992) Sarcomas of the head and neck. Cancer 70:169–177

33. Jaques DP, Coit DG, Hajdu SI, Brennan MF (1990) Management of primary and recurrent soft-tissue sarcoma of the retroperitoneum. Ann Surg 212:51–59

34. Sindelar WF, Kinsella TJ, Chen PW, DeLaney TF, Tepper JE, Rosenberg SA, Glatstein E (1993) Intraoperative radiotherapy in retroperitoneal sarcomas. Arch Surg 128:402–410

35. Mazeron J, Suit H (1987) Lymph nodes as sites of metastases from sarcoma of soft tissue. Cancer 60:1800–1808

36. Potter D, Glenn J, Kinsella T (1985) Patterns of recurrence in patients with high-grade soft tissue sarcoma. J Clin Oncol 3:353–366

37. Putnam JB, Roth JA (1995) Surgical treatment for pulmonary metastases from sarcoma. In: Patel S, Benjamin RS (Hrsg) Hematology/Oncology Clinics of North America; Sarcomas, Part II. Vol. 9, W.B. Saunders Company, Philadelphia, S 869–888

38. van Geel A, Pastorino U, Pietraszek A, Schmitz P (1993) Surgery of lung metastases from soft tissue sarcoma. Eur J Cancer 27A (Suppl. 6):S 183

39. Willett CG, Suit HD, Tepper JE, Mankin HJ, Convery K, Rosenberg AL, Wood WC (1991) Intraoperative electron beam radiation therapy for retroperitoneal soft tissue sarcoma. Cancer 68:278–283

40. ICRU Report 50 (1993) Landberg T et al. (Hrsg) Prescribing, recording, and reporting photon beam therapy. ICRU

41. Robinson M, Cassoni A, Harmer C, Fisher C, Thomas J, Westbury G (1991) High dose hyperfractionated radiotherapy in the treatment of extremity soft tissue sarcomas. Radiother Oncol 22:118–126

42. Sadoski C, Suit HD, Rosenberg A, Mankin H, Efrid J (1993) Preoperative radiation, surgical margins, and local control of extremity sarcomas of soft tissue. J Surg Oncol 52:223–230

43. Barwick WJ, Goldberg JA, Scully SP, Harrelson JM (1992) Vascularized tissue transfer for closure of irradiated wounds after soft tissue sarcoma resection. Ann Surg 216:591–595

44. Bujko K, Suit HD, Springfield DS, Convery K (1993) Wound healing after preopperative radiation for sarcoma of soft tissues. Surg Gyn Obstet 176:124–134

45. Willett GC, Schiller AL, Suit HD, Mankin HJ, Rosenberg A (1987) The histologic response of soft tissue sarcoma to radiation therapy. Cancer 60:1500–1504

46. Schmitt G, Mills EED, Levin V, Pape H, Smit BJ, Zamboglou N (1989) The role of neutrons in the treatment of soft tissue sarcomas. Cancer 64:2064–2068

47. Wambersie A (1988) Fast neutron therapy at the end of 1988 – a survey of the clinical data. Strahlenther Onkol 166:51–60

48. Slater JD, McNeese MD, Peters LJ (1986) Radiation therapy for unresectable soft tissue sarcomas. Int J Radiat Oncol Biol Phys 12:1729–1734

49. Tepper JE, Suit HD (1985) Radiation therapy alone for sarcoma of soft tissue. Cancer 56:475–479

50. Issels RD, Bosse D, Abdel-Rahmen S et al. (1993) Preoperative systemic etoposide/ifosfamide/doxorubicin chemotherapy combined with regional hyperthermia in high-risk sarcoma: a pilot study. Cancer Chemother Pharmacol 31 (Suppl. 2):233–237

51. Oleson JR, Samulski TV, Leopold KA, Clegg ST, Dewhirst MW, Dodge RK, George SL (1993) Sensitivity of hyperthermia trial outcomes to temperature and time: implications for thermal goals of treatment. Int J Radiat Oncol Biol Phys 25:289–297

52. Schütte J (1995) Chemotherapie der Weichteilgewebssarkome. Onkologe 2:119–125

53. Demetri GD, Elias AD (1995) Results of single-agent and combination chemotherapy for advanced soft tissue sarcomas. In: Patel S, Benjamin RS (Hrsg) Hematology/Oncology Clinics of North America; Sarcomas, Part II. Vol. 9, W.B. Saunders Company, Philadelphia, S 765–786

54. Verweij J, Judson I, Crowther D, Ruka W, Buesa J, Coleman R, di Paola E, Locci-Tonelli D, van Glabbecke M, Tursz T (1997) Randomized study comparing docetaxel to doxorubicin in previously untreated soft tissue sarcomas. Proc Am Soc Clin Oncol 16:496a

55. Dombernowsky P, Mouridsen H, Nielsen OS et al. (1995) A phase III study comparing adriamycin vs. two schedules of high-dose epirubicin in advanced soft tissue sarcoma. Proc Am Soc Clin Oncol 14:515

56. Brennan M, Friedrich C, Almadrones L, Magill G (1987) Prospective randomized trial examining the cardiac toxicity of adjuvant doxorubicin in high grade extremity sarcomas. In: Salmon S (ed) Adjuvant therapy of cancer V. Grune and Stratton, 745–751

57. Borden EC, Amato DA, Rosenbaum C et al. (1987) Randomized comparison of three adriamycin regimens for metastatic soft tissue sarcomas. J Clin Oncol 5: 840–850

58. Benjamin R, Legha S, Patel S, Nicaise C (1993) Single-agent ifosfamide studies in sarcomas of soft tissue and bone: the M.D. Anderson Experience. Cancer Chemother Pharmacol 31(Suppl. 2):174–179

59. Antman K, Elias A (1990) Dana-Farber Cancer Institute studies in advanced sarcomas. Sem Oncol 17(Suppl. 2):7–15

60. Elias AD, Eder JP, Shea T, Begg CB, Frei III E, Antman KH (1990) High-dose ifosfamide with mesna uroprotection: A phase I study. J Clin Oncol 8:170–178

61. LeCesne A, Anteine E, Spielmann M (1995) High-dose ifosfamide: Circumvention of resistance of standard-dose ifosfamide. J Clin Oncol 13:1600–1608

62. Chawla S, Rosen G, Lowenbraun S (1990) High dose ifosfamide (HDI) therapy in metastatic soft tissue sarcomas (STS). Proc Am Assoc Cancer Res 31:198

63. Patel SR, Vadhan-Raj S, Papadopoulos N, Plager C, Burgess MA, Hays C, Benjamin RS (1997) High-dose ifosfamide in bone and soft tissuesarcomas: results of phase II and pilot studies – dose-response and schedule dependence. J Clin Oncol 15:2378–2384

64. Palumbo R, Palmeri S, Antimi M, Gatti C, Raffo P, Villani G, Toma S (1997) Phase II study of continuous-infusion high-dose ifosfamide in advanced and/or metastatic pretreated soft tissue sarcomas. Ann Oncol 8:1159–1162

65. Schütte J, Kellner R, Seeber S (1993) Ifosfamide in the treatment of soft-tissue sarcomas: experinec at the West German Tumor Center, Essen. Cancer Chemother Pharmacol 31(Suppl 2):S194–S198

66. Trarbach T, Eggert J, Scheulen ME, Schröder J, Seeber S, Schütte J (1997). Phase II trial of first-line high-dose ifosfamide in advanced adult soft tissue sarcoma. Tumordiagn Ther 18:57–60

67. Buesa J, Lopez-Pousa A, Anton A, Martin J, Garcia del Muro J, Bellmunt J, Poveda A, Escudero P (1996) Phase II trial of first-line high-dose ifosfamide (HD-IF) in advanced soft tissue sarcoma patients. Proc Am Soc Clin Oncol 16: 498a

68. Van Oosterom AT, Mouridsen HT, Dombernowski P et al. (1995) Preliminary report of a randomized phase II study comparing two different ifosfamide regimens in advanced soft tissue sarcoma patients failing first-line anthracyclines. Eur J Cancer 31A(Suppl. 5):S177 (abstr 849)

69. Antman KH, Ryan L, Elias A, Sherman D, Grier HE (1989) Response to ifosfamide and mesna: 124 previously treated patients with metastatic or unresectable sarcoma. J Clin Oncol 7:126–131

70. van Glabbeke M, van Oosterom A, Oosterhuis J et al. (1994) Prognostic factors in advanced soft tissue sarcoma: An overview of 1742 patients treated with doxorubicin containing first line regimens by the EORTC Soft Tissue and Bone Sarcoma Group. Proc Am Soc Clin Oncol 13:474

71. Elias A, Ryan L, Aisner J, Antman K (1990) Mesna, doxorubicin, ifosfamide, dacarbazine (MAID) regimen for adults with advanced sarcoma. Sem Oncol 17 (Suppl. 4):41–49

72. Jones GW, Chouinard M, Patel M (1991) Adjuvant adriamycin (doxorubicin) in adult patients with soft-tissue sarcomas: A systematic overview and quantitative meta-analysis. Clin Invest Med 14(Suppl. 19):A772

73. Zalupski M, Ryan J, Hussein M, Baker L (1993) Defining the role of adjuvant chemotherapy for patients with soft tissue sarcoma of the extremities. In: Salmon S (ed) Adjuvant Therapy of Cancer VII. J.B. Lippincott, 385–392

74. Tierney JF, Mosseri V, Stewart LA, Souhami RL, Parmar MKB (1995) Adjuvant chemotherapy for soft-tissue sarcoma: review and meta-analysis of the published results of randomized clinical trials. Br J Cancer 72:469–475

75. Sarcoma Meta-analysis Collaboration (1997) Adjuvant chemotherapy for localised resectable soft-tissue sarcoma of adults: meta-analysis of invidual data. Lancet 350:1647–1654

76. Mouridsen HT, Bastholt L, Somers R et al. (1987) Adriamycin versus epirubicin in advanced soft tissue sarcomas. A randomized phase II/phase III study of the EORTC Soft Tissue and Bone Sarcoma Group. Eur J Cancer Clin Oncol 23:1477–1483

77. Gottlieb JA, Baker LH, O'Bryan RM et al. (1975) Adriamycin (NSC-123127) used alone and in combination for soft tissue and bony sarcomas. Cancer Chemother Rep 6:271–282

78. Schütte J, Mouridsen HT, Stewart W et al. (1990) Ifosfamide plus adriamycin in previously untreated patients with advanced soft tissue sarcoma. Eur J Cancer 26:558–561

79. Casali P, Pastorino U, Azzarelli A, Bertulli R, Zucchinelli P, Devizzi L Santoro A (1993) Perspectives on anthracyclines plus ifosfamide in advanced soft tissue sarcomas. Cancer Chemother Pharmacol 31(Suppl. 2):228–232

80. Yap B-S, Baker LH, Sinkovics JG et al. (1980) Cyclophosphamide, vincristine, adriamycin, and DTIC (CYVADIC) combination chemotherapy for the treatment of advanced sarcomas. Cancer Treat Rep 64:93–98

81. Pinedo HM, Bramwell VHC, Mouridsen HT et al. (1984) Cyvadic in advanced soft tissue sarcoma: a randomized study comparing two schedules. Cancer 53:1825–1832

82. Weh H, Agarwal K, Zornig C, Schwartz R, Dietel M, Hossfeld D (1993) Treatment results obtained in metastatic soft-tissue sarcoma with a combination of doxorubicin and dacarbazine or doxorubicine and ifosfamide. Cancer Chemother Pharmacol 31(Suppl. 2):189–193

83. Omura GA, Major FJ, Blessing JA et al. (1983) A randomized study of adriamycin with and without dimethyl trazenoimidazole carboxamide in advanced uterine sarcomas. Cancer 52:626–632

84. Schoenfeld D, Rosenbaum C, Horton J et al. (1982) A comparison of adriamycin versus vincristine and adriamycin, and cyclophosphamide for advanced sarcoma. Cancer 50:2757–2762

85. Muss HB, Bundy B, DiSaia PJ et al. (1985) Treatment of recurrent advanced uterine sarcoma: A randomized trial of doxorubicin versus doxorubicin and cyclophosphamide. Cancer 55:1648–1653

86. Lerner H, Amato D, Stevens C et al. (1983) Leiomyosarcoma: The Eastern Cooperative Oncology Group experience with 222 patients. Proc Am Assoc Cancer Res 24:142

87. Edmonson J, Blum R, Ryan L et al. (1992) Phase III Eastern Cooperative Oncology Group study of doxorubicin alone versus ifosfamide + doxorubicin or mitomycin + doxorubicin + cisplatin against soft tissue sarcomas. Proc Am Soc Clin Oncol 11:413

88. Santoro A, Tursz T, Mouridsen H et al. (1995) Doxorubicin versus CYVADIC versus doxorubicin plus ifosfamide in first-line treatment of advanced soft tissue sarcomas: A randomized study of the European Organization for Research and Treatment of Cancer Soft Tissue and Bone Sarcoma Group. J Clin Oncol 13:1537–1545

89. Antman K, Baker L, Balcerak S et al. for CALGB & SWOG (1991) A randomized study of doxorubicin & dacarbazine & ifosfamide in advanced sarcoma. Eur J Cancer 27(Suppl.2):350

90. Baker LH, Frank J, Fine G et al. (1987) Combination chemotherapy using adriamycin, DTIC, cyclophosphamide, and actinomycin d for advanced soft tissue sarcomas: A randomized comparative trial. A phase III, Southwest Oncology Group Study (7613). J Clin Oncol 5:851–861

91. Azzarelli A, Quagliuolo V, Fissi S, Casali P, Garbuglia A, Bignami P, Santoro A, Andreola S, Gennari L (1992) Intra-arterial induction chemotherapy for soft tissue sarcomas. Ann Oncol 3(Suppl. 2):67–70

92. Konya A, Vigvary Z (1992) Neoadjuvant intraarterial chemotherapy of soft tissue sarcomas. Ann Oncol 3(Suppl. 2):127–129

93. Lackman R, Weiss A (1994) Results of intra-arterial preoperative chemotherapy. Proc Am Soc Clin Oncol 13:477

94. Priebat D, Malawer M, Markan Y, Barnhill M, Shmookler B, Perry D, Jelinek J, Edwards P, Schulof R (1994) Clinical outcome of neoadjuvant intraarterial cisplatin and continuous intravenous infusion adriamycin for large high grade unresectable/borderline soft tissue sarcomas of the extremities. Proc Am Soc Clin Oncol 13:473

95. Rosen G, Eilber F, Eckardt J, Holmes C, Forscher CA, Lowenbraun S, Selch M, Fu YS (1993) Präoperative Chemotherapie in der Behandlung von Weichteilsarkomen. Chirurg 64:443–448

96. Eilber F, Eckardt J, Rosen G, Forscher C, Selch M, Fu Y (1994) Improved complete response rate with neoadjuvant chemotherapy and radiation for high grade soft tissue sarcoma. Proc Am Soc Clin Oncol 13:473

97. Eilber F, Eckardt J, Rosen G, Forscher C, Selch M, Fu YS (1995) Preoperative therapy for soft tissue sarcoma. In: Patel S, Benjamin RS (Hrsg) Hematology/ Oncology Clinics of North America; Sarcomas, Part II. Vol. 9, W.B. Saunders Company, Philadelphia, S 817–824

98. Inbar M, Abu Abid S, Lev D, Chaitchuk S, Klausner J (1994) r-tumor necrosis factor-alpha with melphalan administration via isolated limb perfusion for extensive soft tissue sarcoma. Proc Am Soc Clin Oncol 13:481

99. Lienard D, Ewalenko P, Delmotte JJ, Renard N, Lejeune FJ (1992) High-dose recombinant tumor necrosis factor alpha in combination with interferon gamma and melphalan in isolation perfusion of the limbs for melanoma and sarcoma. J Clin Oncol 10:52–60

100. Rossi C, Vecchiato A, Da Pian P, Nitti D, Lise M, Melanotte P, Turra S, Vigliani F (1992) Adriamycin in hyperthermic perfusion for advanced limb sarcomas. Ann Oncol 3 (Suppl. 2): 111–113

101. Di Filippo F, Giannarelli D, Botti C, Carlini S, Cavaliere F, Garinei R, Schiratti M, Casaldi V, Tedesco M, Cavaliere R (1992) Hyperthermic antiblastic perfusion for the treatment of soft tissue limb sarcoma. Ann Oncol 3 (Suppl. 2): 71–74

102. Schraffordt Koops H, Eggermont A, Lienard D, van Geel B, Lejeune F (1993) Isolated limb perfusion with high-dose TNF-α, γ-IFN and melphalan in patients with irresectable soft tissue sarcomas: A highly effective limb saving procedure. Eur J Cancer 29 A: 183

103. Nakanishi H, Myoui A, Ochi T, Aozasa K (1997) P-glycoprotein expression in soft tissue sarcomas. J Cancer Res Clin Oncol 123: 352–356

104. Eggert J, Scheulen ME, Schütte J et al. (1993) Influence of cyclosporin A on the pharmacokinetics and pharmacodynamics of doxorubicin and epirubicin. Ann Hematol (Suppl.) 67: 27 (abstr 179)

105. Steward W, Verweij J, Somers R et al. (1993) Granulocyte-macrophage colony-stimulating factor allows safe escalation of dose-intensity of chemotherapy in metastatic adult soft tissue sarcomas: A study of the European Organization for Research and Treatment of Cancer Soft Tissue and Bone Sarcoma Group. J Clin Oncol 11: 15–21

106. Budd GT, Metch B, Weiss SAW et al. (1993) Phase II trial of ifosfamide and cisplatin in the treatment of metastatic sarcomas: a Southwest Oncology Group study. Cancer Chemother Pharmacol 31 (Suppl. 2): 213–216

107. Tursz T, Verweij J, Judson I et al. (1996) Is high-dose chemotherapy of interest in advanced soft tissue sarcomas? An EORTC randomized phase III trial. Proc Am Soc Clin Oncol 15: 337

Kaposi-Sarkom

P. S. Mitrou

I. Epidemiologie

Formen: Die vier Hauptformen des Kaposi-Sarkoms sind der Tabelle 1 zu entnehmen. Erwähnenswert ist, daß das Kaposi-Sarkom bei nicht HIV-infizierten Homosexuellen auftreten kann. Während das klassische Kaposi-Sarkom in Mitteleuropa bedeutungslos ist, hat das AIDS-assoziierte Kaposi-Sarkom oder epidemische Kaposi-Sarkom (EKS) an Bedeutung zugenommen. Die nachfolgenden Ausführungen sind deswegen auf diese Entität fokusiert.

Inzidenz: Das Kaposi-Sarkom tritt bei 30–50 % aller HIV-infizierten Patienten im Laufe ihrer Krankheit und bei 15–20 % als Erstsymptom des AIDS auf [3, 29]. Die Häufigkeit scheint abzunehmen (siehe Abb. 1). Es handelt sich wahrscheinlich um eine durch sexuelle Kontakte übertragbare Krankheit. Sie tritt hauptsächlich bei Homosexuellen auf, während sie bei Drogenabhängigen und anderen Risikogruppen (Hämophiliepatienten) wesentlich seltener auftritt. In unserem Patientenkollektiv beträgt die Gesamthäufigkeit des EKS 41 % bei Homosexuellen, 2,5 % bei Drogenabhängigen, 3,5 % bei Hämophiliepatienten. Ursächlich kommen verschiedene Viren in Betracht, in letzter Zeit konnte aus Zellen des Kaposi-Sarkoms ein Herpesvirus isoliert werden, das möglicherweise ätiologisch oder pathogenetisch von großer Bedeutung ist [8].

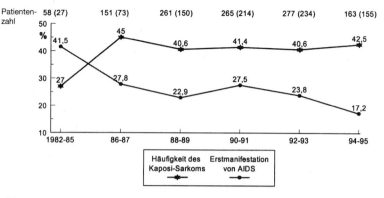

Abb. 1. Häufigkeit des Kaposi-Sarkoms bei Homo- und Bisexuellen während der gesamten Beobachtungszeit bis zum Tode (✱) sowie als Erstmanifestation von AIDS (●). Die Patientenzahlen in Klammern geben bis zu ihrem Tode beobachtete Patienten an

II. Klinik, Histologie und Stadieneinteilung

1 Klinisches Bild und Verlauf [26, 27]

Das EKS beginnt als in der Regel multifokale Hauteffloreszenz mit nachfolgendem Befall von Schleimhäuten, Lymphknoten, inneren Organen (Lunge, Gastrointestinaltrakt). Die rötlich violetten bis bräunlichen makulösen oder makulopapulösen Effloreszenzen können mit zunehmender Ausbreitung knotenförmig, selten geschwürig zerfallend werden und durch ein Tiefenwachstum schmerzhafte Ödeme verursachen. Der Lungen- oder GI-Trakt-Befall kann zu Ateminsuffizienz bzw. lebensgefährlichen Blutungen führen. Das Fortschreiten des EKS ist von dem Fortschreiten des Immundefektes abhängig.

2 Histologie

Das Kaposi-Sarkom ist wahrscheinlich ein Tumor endothelialen Ursprungs mit charakteristisch unregelmäßig geformten weiten Gefäßräumen und dazwischen lymphoplasmazellulären Infiltraten und spindelzelligen Tu-

Tabelle 1. Varianten des Kaposi-Sarkoms

Typ des KS	Patienten	Klinik	Verlauf
Klassische Form	Alte Menschen, vorwiegend Männer, Völker des Mittelmeerraumes	In der Regel Befall der Extremitäten, Ödeme und Venenstauung kommen vor	Sehr langsame Progredienz, 10–15 Jahre Überlebenszeit
Afrikanisches KS	a) Junge Männer (25–40 Jahre), Zentralafrika	Überwiegend lokalisierte knotige Läsionen oder exophytisch bzw. infiltrativ in das darunterliegende Gewebe einwachsende Tumoren	Relativ langsam progredient, führt in einigen bis mehreren Jahren zum Tode
	b) Kinder (w:m ca. 3:1)	generalisierte Lymphome	Schnelle Progredienz
KS nach Transplantation	Immunsupprimierte Patienten nach Nierentransplantation (w:m ca. 2:1)	Lokalisiert oder generalisiert	Rückbildung bei lokalisierten, langsam progredienten Formen nach Absetzen der immunsuppressiven Therapie möglich
Epidemisches KS	Nach HIV-Infektion, vorwiegend homosexuelle Männer	Disseminiert, in der Regel in der Haut und Mundschleimhaut beginnend, Befall viszeraler Organe möglich	Wachstum abhängig vom immunologischen Status. Trägt durch Befall von Lunge oder GI-Trakt zur Mortalität bei

morzellen. Letztere nehmen mit Fortschreiten des Tumors an Zahl und Dichte zu.

3 Diagnostik und Stadieneinteilung [20, 26, 27]

Wegen des typischen klinischen Bildes ist in der Regel eine Biopsie nicht notwendig. Die primäre Diagnostik konzentriert sich auf die körperliche

Tabelle 2. Stadieneinteilung des epidemischen Kaposi-Sarkoms (Krown et al. J. Clin. Oncol. 7:1201–1207, 1989)

Kriterien	Günstige Prognose (alle Kriterien werden erfüllt)	Ungünstige Prognose (ein Kriterium wird erfüllt)
Tumor	– Hautinfiltrate und/oder Lymphknotenbefall und/oder geringe Mundschleimhautinfiltration (= flache, nicht noduläre Infiltrate am Gaumen)	– Durch den Tumor bedingtes Ödem oder Tumorulzeration – Extensive Mundschleimhautinfiltration – Befall des GI-Traktes – Befall viszeraler Organe
Immunstatus	CD4-Zellen ≥ 200/µl	– CD4-Zellen < 200/µl
Systemische Krankheit	– Keine vorangegangene OI[a] oder Candidiasis – Keine Allgemeinsymptome („B-Symptome") – Karnofsky-Index ≥ 70 %	– Vorangegangene OI[a] oder Candidiasis – B-Symptome – Karnofsky-Index < 70 % – Andere HIV-assoziierte Krankheiten (neurologische Krankheiten, maligne Lymphome etc.)
B-Symptome =	Fieber unklarer Ätiologie; Nachtschweiß Gewichtsabnahme von > 10 %; Diarrhoe, länger als zwei Wochen anhaltend	

[a] OI = Opportunistische Infektion.

Untersuchung. Weitere Untersuchungen sind in Abhängigkeit vom klinischen Bild durchzuführen (Bronchoskopie, Endoskopie, Sonographie und/oder Computertomographie des Abdomens und des Thorax).

Die übliche Stadieneinteilung hat sich nicht bewährt. Am geeignetsten erscheint die in der Tabelle 2 dargestellte Stadieneinteilung, die neben dem Tumorwachstum auch den immunologischen Status des Patienten berücksichtigt [20].

III. Therapeutische Optionen (Abb. 2)

Es gibt keine einheitliche Therapie des EKS [26, 36]. Folgende therapeutische Möglichkeiten bieten sich in Abhängigkeit von der Ausbreitung

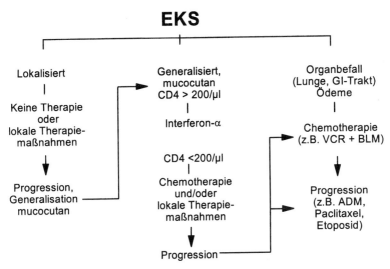

Abb. 2. Therapeutische Entscheidungen beim Kaposi-Sarkom HIV-Infizierter

der Krankheit, den subjektiven Beschwerden des Patienten, drohenden Komplikationen sowie dem Ausmaß des HIV-induzierten Immundefektes an [26, 36].

1 Antiretrovirale Therapie

Die Fortschritte der antiretroviralen Therapie lassen hoffen, daß sich vor allem frühe Stadien des Kaposi-Sarkoms günstig beeinflussen lassen. Hierzu gibt es kasuistische Beobachtungen, jedoch keine systematischen Untersuchungen.

2 Lokale Behandlungsmaßnahmen

Lokale Behandlungsmaßnahmen wie Bestrahlung, Exzision, Lasertherapie, Vereisung mit flüssigem Stickstoff, Unterspritzung mit Zytostatika sind die Methoden der Wahl bei Patienten mit wenigen langsam progredienten und indolenten Effloreszenzen, die kosmetisch störend sind [26, 36].

3 Interferone [6, 14, 20–22, 26, 31, 36]

Das am besten untersuchte Interferon-α ist bei EKS mit 20–40% Ansprechrate wirksam. Es ist in höherer Dosierung (10 und mehr Mio Einheiten täglich) indiziert. Eine Kombination mit der antiretroviralen Therapie ist zu empfehlen. Bei Patienten mit fortgeschrittener Immundefizienz (CD4 < 200/μl) ist IFN-α wegen der geringen Wirksamkeit nicht indiziert.

4 Chemotherapie (Tabellen 3 und 4)

Es gibt eine Reihe von zytostatischen Substanzen, die beim Kaposi-Sarkom wirksam sind (Doxorubicin, Vincristin, Vinblastin, Bleomycin, liposomales Daunorubicin oder Doxorubicin, Etoposid). In der Regel wird eine kombinierte Chemotherapie eingesetzt (Tabelle 4), wobei die Kombination Vincristin und Bleomycin am häufigsten verwendet wurde wegen

Tabelle 3. Monotherapie des EKS

Zytostatikum (mg/m² pro Zyklus)	Ansprechrate in % ([b])	Autoren
Bleomycin (15[a])	50 (19/38)	Guermonprez, 1990
Bleomycin (15[a])	0 (0/12)	Hernandez et al. 1996
Bleomycin (24, CIVI)		
Bleomycin (15[a])	48 (29/60)	Lassoued et al. 1990
Bleomycin (60, CIVI)	41 (7/17)	Remick et al. 1994
Bleomycin (15[a])	77 (7/9)	Wernz et al. 1986
Doxorubicin (15)	10 (5/50)	Fischl et al. 1993
Doxorubicin (20)	48 (14/29)	Gill et al. 1991
Etoposid (n.a.)	0 (n.a.)	Bakker et al. 1988
Etoposid (1050[a] p.o.)	21 (3/14)	Bufill et al. 1992
Etoposid (450)	30 (12/41)	Laubenstein et al. 1984
Etoposid (350 p.o.)	44 (4/9)	Sander et al. 1993
Paclitaxel (100)	53 (16/30)	Gill et al. 1996
Paclitaxel (135)	65 (13/20)	Saville et al. 1995
Vinblastin (–)	100 (13/13)	Klein et al. 1980
Vinblastin (4–8[a])	26 (10/38)	Volberding et al. 1985
Vincristin (2[a])	48 (11/23)	Mintzer et al. 1985

[a] = Absolutdosis pro Zyklus. CIVI = kontinuierliche intravenöse Infusion.
[b] = ansprechende Patienten/Gesamtzahl der behandelten Patienten.

Tabelle 4. Polychemotherapie des EKS

Kombination (Dosis mg/m²)	Ansprechrate in % [b]	Autoren
B (10), VBL (6)	83 (10/12)	Aversa et al. 1995
B (10), V (1, 4)	72 (13/18)	Gill et al. 1990
A (20), B (10), V (1,4)	88 (21/24)	Gill et al. 1991
B (10[a]), V (1,4)	0 (0/8)	Glaspy et al. 1986
A (20), B (10), V (1,4)	33 (4/12)	Hernandez et al. 1996
V (2[a]), VBL (4)	45 (9/24)	Kaplan et al. 1986
A (40), B (30[a]), VBL (6)	23 (7/31)	Laubenstein et al. 1984
A (20), B (10), V (1[a])	60 (44/74)	Mitsuyasu et al. 1995
B (10), V (2[a])	83 (10/12)	Rarick et al. 1990

B = Bleomycin, VBL = Vinblastin, V = Vincristin, A = Doxorubicin.
[a] = Absolutdosis, [b] = ansprechende Patienten/Gesamtzahl der behandelten Patienten.

der geringen Knochenmarktoxizität. Dieses ist ein wichtiges Argument wegen der reduzierten Knochenmarkreserven von HIV-Infizierten. Diese Kombination erlaubt darüberhinaus die gleichzeitige antiretrovirale Therapie [30].

Indikationen zur Chemotherapie sind fortgeschrittene, symptomatische Kaposi-Sarkome mit schmerzhaften Läsionen, Ödemen des Gesichtes oder der unteren Extremitäten, Befall der Lungen oder diffusen Befall des Gastrointestinaltraktes.

Eine Verlängerung der Lebenserwartung ist durch keine der angeführten Therapien beschrieben, da die überwiegende Mehrzahl der Patienten an den Folgen der Immundefizienz, vor allem an opportunistischen Infektionen sterben.

IV. Therapieempfehlungen

- In den frühen Stadien des langsam wachsenden EKS mit wenigen makulösen oder makulopapulösen Effloreszenzen ist keine Therapie notwendig.
- Bei kosmetisch störenden oder entstellenden lokalisierten Effloreszenzen sollte der Effekt einer kombinierten antiretroviralen Therapie abgewartet werden. Bei Unwirksamkeit sind die oben beschriebenen lokalen Therapiemaßnahmen in der Regel ausreichend.

- Ein disseminiertes indolentes, auf Haut und Mundschleimhaut beschränktes EKS kann bei guter immunologischer Lage (CD4+-Zellen über 200/µl) mit Interferon oder Interferon + antiretroviraler Therapie behandelt werden.
- Schmerzhafte Läsionen, insbesondere an den Füßen oder tumorassoziierte Ödeme können mit Radio- oder Chemotherapie behandelt werden.
- Die Chemotherapie ist beim fortgeschrittenen aggressiven, innere Organe befallenden EKS die Behandlung der Wahl. Bevorzugt sollten Zytostatika mit geringer Myelotoxizität und geringen subjektiven Nebenwirkungen. Zu empfehlen ist beispielsweise die Kombination von 2 mg Vincristin + 15 mg/m^2 Bleomycin alle 2–3 Wochen. Als second-line-Therapie sind Doxorubicin oder liposomale Präparationen von Daunorubicin oder Doxorubicin sowie Paclitaxel anzuwenden.

Literatur

1. Aversa SML, Salvagno L, Chiarion-Sileni V et al. (1995) Treatment of HIV-associated Kaposi's sarcoma (KS). Proc ASCO 14:291
2. Bakker PJ, Danner SA, Lange JM, Veenhof KH (1988) Etoposide for epidemic Kaposi's sarcoma: a phase II study. Eur J Cancer Clin Oncol, 24:1047–1048
3. Bernstein L, Hamilton AS (1993) The epidemiology of AIDS-related malignancies. Current Op Oncol 5:822–830
4. Bufill JA, Grace WR, Astrow AB (1992) Phase-II trial of prolonged low-dose oral VP-16 in AIDS related Kaposi's sarcoma (KS). Proc ASCO 11:47
5. Cockerell CJ (1991) Histopathological features of Kaposi's sarcoma in HIV infected individuals. Cancer Surveys 10:73–89
6. Evans LM, Itri LM, Campion M et al. (1991) Interferon-a2a in the treatment of acquired immunodeficiency syndrome-related Kaposi's sarcoma. J Immunother 10:39–50
7. Fischl MA, Krown SE, O'Boyle KP et al. (1993) Weekly doxorubicin in the treatment of patients with AIDS-related Kaposi's sarcoma: J Acq Immune Def Syndromes 6:259–264
8. Foreman KE, Friborg J, Kong W-P et al. (1997) Propagation of a human herpesvirus from AIDS-associated Kaposi's sarcoma. N Engl J Med 336:163–171
9. Gill P, Rarick M, Bernstein-Singer M et al. (1990) Treatment of advanced Kaposi's sarcoma using a combination of bleomycin and vincristine. Am J Clin Oncol 13:315–319
10. Gill PS, Rarick MU, Mc Cutchan JA et al. (1991) Systemic treatment of AIDS-related Kaposi's sarcoma: Results of a randomized trial. Am J Med 90:427–433
11. Gill PS, Wernz J, Scadden DT et al. (1995) A randomized trial of liposomal daunorubicin (daunoxome) versus adriamycin, bleomycin and vincristine (ABV) in 232 patients with advanced AIDS-related Kaposi's sarcoma. Proc. ASCO14:291

12. Gill PS, Tulpule A, Reynolds T et al. (1996) Paclitaxel (Taxol) in the treatment of relapsed or refractory advanced AIDS-related Kaposi´s sarcoma. Proc ASCO 15: 306

13. Glaspy J, Miles S, McCarthy S et al. (1986) Treatment of advanced staged Kaposi's sarcoma with vincristine and bleomycin. Proc ASCO 5:3

14. Groopman JE, Gottlieb MS, Goodman J et al. (1984) Recombinant alpha-2 interferon therapy for Kaposi's sarcoma associated with the acquired immunodeficiency syndrome. Ann Intern Med 100:671–676

15. Guermonprez G, Katlama C, Caumes E et al. (1990) Bleomycin in the treatment of AIDS-related Kaposi's sarcoma. Sixth Intern Conf AIDS 3:213

16. Hernandez DE, Perez JR (1996) Treatment of advanced epidemic Kaposi's sarcoma (EKS) with bleomycin or a combination of doxorubicin, bleomycin, vincristine. Proc ASCO 15:308

17. Kaplan L, Abrams D, Volberding P (1986) Treatment of Kaposi's sarcoma in acquired immunodeficiency syndrome with an alternating vincristine-vinblastine regimen. Cancer treat Rep 70:1121–1122

18. Klein E, Schwartz RA, Laor Y et al. (1980) Treatment of Kaposi's sarcoma with vinblastine. Cancer 45:427–431

19. Krigel RL, Slywotzky CM, Lonberg M et al. (1988) Treatment of epidemic Kaposi's sarcoma with a combination of interferon-alpha 2b and etoposide. J Biol Resp Mod 7:359–364

20. Krown SE, Metroka C, Wernz JC (1989) Kaposi's sarcoma in the acquired immune deficiency syndrome: A proposal for uniform evaluation, response and staging criteria. J Clin Oncol 7:1201–1207

21. Krown SE (1990) Approaches to interferon combination therapy in the treatment of AIDS. Sem Oncol 17(1, Suppl 1):11–15

22. Krown SE, Gold JWM, Niedzwiecki D et al. (1990) Interferon-a with Zidovudine: Safety, tolerance, and clinical and virologic effect in patients with Kaposi sarcoma associated with the aquired immunodeficiency syndrome (AIDS). Ann Intern Med 112:812–821

23. Lassoued K, Clauvel J-P, Katlama C et al. (1990) Treatment of the acquired immune deficiency syndrome-related Kaposi´s sarcoma with bleomycin as a single agent. Cancer 66:1869–1872

24. Laubenstein LJ, Krigel RL, Odajnyk CM et al. (1984) Treatment of epidemic Kaposi's sarcoma with etoposide or a combination of doxorubicin, bleomycin, and vinblastine. J Clin Oncol 2:1115–1120

25. Mintzer DM, Real FX, Jovino L, Krown SE (1985) Treatment of Kaposi's sarcoma and thrombocytopenia with vincristine in patients with the acquired immunodeficiency syndrome. Ann Intern Med 102:200–202

26. Mitrou PS (1996) Management of Kaposi's sarcoma. Onkologie 19:49–52

27. Mitsuyasu RT (1993) Clinical aspects of AIDS-related Kaposi's sarcoma: Current Op Oncol 5:835–844

28. Mitsuyasu RT, Gill P, Paredes J et al. (1995) Combination chemotherapy, adriamycin, bleomycin, vincristine (ABV) with dideoxyinosine (ddI) or dideoxycytidine (ddc) in advanced AIDS-related Kaposi's sarcoma (ACTG 163). Proc ASCO 14:289

29. Rabkin CS (1994) Epidemiology of AIDS-related malignancies. Current Op Oncol 6:492–496

30. Rarick MU, Gill PS, Montgomery T et al. (1990) Treatment of epidemic Kaposi's sarcoma with combination chemotherapy (vincristine and bleomycin) and zidovudine. Ann Oncol 1:147–149

31. Real FX, Oettgen HF, Krown SE (1986) Kaposi's sarcoma and the acquired im-
    munodeficiency syndrome: Treatment with high and low doses of recombinant
    leukocyte A interferon. J Clin Oncol 4:544–551
32. Remick SC, Reddy M, Hermann D et al. (1994) Continuous infusion bleomycin in
    AIDS-related Kaposi's sarcoma. J Clin Oncol 12:1130–1136
33. Saville MW, Lietzau J, Pluda JM et al. (1995) Treatment of HIV-associated Kaposi's
    sarcoma with paclitaxel. Lancet 346:26–28
34. Volberding P, Conant MA, Stricker RB, Lewis BJ (1983) Chemotherapy in advanced
    Kaposi's sarcoma. Amer J Med 74:625–656
35. Volberding PA, Abrams DI, Conant M et al. (1985) Vinblastine therapy for Kaposi's
    sarcoma in the acquired immune deficiency syndrome. Ann Intern Med 103:
    335–338
36. Volm MD, von Roenn JM (1995) Treatment strategies for epidemic Kaposi's
    sarcoma. Curr Op Oncol 7:429–436
37. Wernz J, Laubenstein L, Hymes K et al. (1986) Chemotherapy and assessment of
    response in epidemic Kaposi's sarcoma (EKS) with bleomycin (B)/Velban (V).
    Proc ASCO 5:4

Merkelzellkarzinom

J. Hense und S. Kolkenbrock

I. Epidemiologie

Häufigkeit: Seit Erstbeschreibung 1972 wurden ca. 1300 Fälle in > 200 klinischen Berichten veröffentlicht [1].

Altersverteilung: Median: ca. 70 Jahre; 10 % bzw. 25 % der Patienten sind jünger als 52 bzw. 61 Jahre.

Inzidenz: ca. 0,2/100000/Jahr [2]; nahezu alle Patienten gehören zur weißen Bevölkerung.

Lokalisation: Kopf- und Hals-Bereich 57 %, Extremitäten 32 %, Körperstamm 8 %, andere Lokalisationen (ausschließliche Manifestation in den Lymphknoten, primär kutan disseminiert, Vulva, Penis) 3 % [1].

II. Pathologie und Stadieneinteilung

1 Pathologie

Häufig gebrauchte Synonyme für das Merkelzellkarzinom sind „trabekuläres Karzinom" und „primär kutanes neuroendokrines Karzinom".

Merkelzellen (F. Merkel, 1875) sind in der Basalschicht der Epidermis lokalisiert, kommen am gesamten Integument und in der Mundschleimhaut vor, stehen in direktem Kontakt zu sensorischen Nervenendigungen und dienen der Mechanorezeption sowie dem Aufbau des dermalen Nervengeflechts. Merkelzellen unterscheiden sich von anderen epidermalen Zelltypen u. a. durch den Nachweis intrazytoplasmatischer Granula, wie sie auch bei anderen neuroendokrinen Zellen vorkommen [3].

Neoplasien der Merkelzelle wurden erstmals 1972 unter dem Begriff eines trabekulären Karzinoms durch C. Toker beschrieben [4]. Der Primärtumor ist meist ein dermaler Tumorknoten, welcher selten die Epidermis befällt, dann jedoch zu bowenoiden und plattenepithelialen Veränderungen führt [5]. Merkelzellkarzinome infiltrieren häufig die Subkutis und die benachbarte Muskulatur, erscheinen derb, erhaben, rötlich-livide gefärbt, weisen häufig Teleangiektasien und Ulzerationen auf und bestehen aus kleinen, runden Zellen, die in soliden Schichten, Nestern oder Trabekeln wachsen. *Histopathologisch* werden 3 Subtypen des Merkelzellkarzinoms unterschieden: trabekulärer Subtyp (8%), solider Subtyp (56%) und diffuser Subtyp (36%) [6].

Immunhistologisch findet sich meist eine Positivität für die neuronenspezifische Enolase (NSE), Neurofilamentprotein, Cytokeratin 8, 18, 19, 20 und in einem Teil der Fälle für Chromogranin A [5]. Die Reaktion mit S-100 verläuft immer negativ [5]. Insbesondere der Nachweis von Cytokeratin 20 ist aufgrund der hohen Spezifität und Sensitivität in der Abgrenzung zu anderen kleinzelligen Tumoren wegweisend [3].

Zytogenetik: Es wurden Aberrationen der Chromosomen 1(p36), 3(p13−p21.1) und 13(q14.3) beschrieben, deren pathogenetische und prognostische Bedeutung bislang unklar ist [7−10].

2 Stadieneinteilung

Stadieneinteilung der Merkelzellkarzinome (nach [11])

Stadium	
I	Dermaler Primärtumor ohne Metastasen in regionären Lymphknoten
II	Dermaler Primärtumor mit Metastasen in regionären Lymphknoten
III	Fernmetastasen (meist viszeral, seltener kutan oder lymphonodulär)

Eine aus der TNM-Klassifikation des malignen Melanoms und der malignen epithelialen Hauttumoren zusammengesetzte Stadieneinteilung wird selten benutzt [12].

III. Klinischer Verlauf und Prognose

1 Klinischer Verlauf

Zum Zeitpunkt der Erstdiagnose weisen 19% der Patienten Lymph-knotenmetastasen (Stadium II) und 8% Fernmetastasen (Stadium III) auf. Der Merkelzelltumor zeichnet sich durch seine hohe Rezidiv- und Metastasierungsneigung aus. Lokalrezidive werden in 21–39%, regionäre lymphonoduläre Rezidive in 46–87% und Fernmetastasen (mit üblicher-weise letalem Ausgang) in 23–39% der Fälle beobachtet. Häufigste Fern-metastasierungsorte sind: Leber (38%), Knochen (38%), Haut (31%) und entfernte Lymhknoten (28%). [6, 12–16].

2 Begleiterkrankungen

In einer Analyse [1] von 174 Originalartikeln und Fallberichten (Zeitraum 1972–1997) mit insgesamt 659 Patienten fanden sich bei 5,6% der Pa-tienten synchrone Zweittumorerkrankungen: solide Tumoren 2,1%, Non-Hodgkin Lymphome 3,0% (davon 60% B-CLL), myeloproliferative Erkrankungen 0,5%, Patienten die eine immunsuppressive Therapie er-hielten 1,2%, davon 75% mit Organtransplantaten. In 0,6% der Fälle entstanden Merkelzellkarzinome in zuvor strahlenexponierten Haut-arealen.

3 Prognose

Mittels multivariater Analysen wurde versucht, prognostische Faktoren mit negativem Einfluß auf die Überlebensrate zu definieren: Stadium, männliches Geschlecht, Größe des Primärtumors, kleinzelliger Subtyp des Merkelzellkarzinoms und Mitosenzahl bei intermediärer Tumorzellgröße ($> 14\ \mu m$), Vorliegen eines Zweittumors. Weitere, möglicherweise un-günstige prognostische Faktoren sind die Lokalisation des Primärtumors (Gesäß/Stamm ungünstiger als Kopf/Hals) und die alleinige Exzision im Stadium I [5, 11–13, 16–19].

Die mediane Überlebenszeit bzw. die 2-Jahres-Überlebensrate betragen [1, 12, 16]:

Stadium I: 42 Monate/63 %
Stadium II: 32 Monate/58 %
Stadium III: 10 Monate/14 %.

Die 5-Jahres-Gesamtüberlebensrate wird mit 44–68 % angegeben.

IV. Diagnostik

Die Diagnosesicherung erfolgt durch Exzisionsbiopsie mit ausreichendem Sicherheitsabstand (ggf. Mohs' Chirurgie; mikroskopisch kontrollierte Exzision). Dabei sollten der kutane Primärherd und suspekte Lymphknoten im regionären Lymphabflußgebiet operativ entfernt und histologisch aufgearbeitet werden.

Die initiale Ausbreitungsdiagnostik dient der Festlegung des Tumorstadiums und der Darstellung der Lymphabflußwege. Folgende Untersuchungen sind zu empfehlen:

- Blutuntersuchungen (BB, Diff-BB, BSG, GT, GOT, GPT, LDH, Kreatinin, NSE),
- Lymphknotensonographie der drainierenden Region, bei Unklarheit bezüglich des Lymphabflußweges der Tumorregion ggf. Lymphabflußszinigraphie (auch zur späteren Planung des Bestrahlungsfeldes),
- Computertomographie (CT) des Thorax und/oder Röntgen-Thorax,
- CT des Abdomens und Oberbauchsonographie,
- Knochenszintigraphie,
- bei V. a. ZNS-Beteiligung: CT des Schädels,
- spezielle, gezielte bildgebende Verfahren zur Abklärung metastasenverdächtiger Befunde im Rahmen der Ausbreitungsdiagnostik,
- fakultativ, bzw. in der Abklärung suspekter Befunde der bisherigen bildgebenden Diagnostik kann die [111]Indium-Octreotidszintigraphie (Sensitivität: ca. 90 % [20–24]) oder [131]Jod-Metaiodobenzylguanidin (MIBG)-Szintigraphie (Sensitivität: ca. 20 %) [20, 25, 26] eingesetzt werden. Kleine Befunde (< 0,5 cm) können der [111]Indium-Octreotidszintigraphie entgehen.

V. Behandlungsstrategie (Abb. 1)

1 Stadium I

1.1 Chirurgische Therapiemaßnahmen

Die (einfache oder) weite Exzision ist beim Merkelzellkarzinom im lokalisierten Stadium die Therapie der Wahl, nach der jedoch eine hohe lokale (21–39%) und regionäre lymphonoduläre Rezidivrate (46–87%) beobachtet wird [6, 12–15]. Die mikroskopisch kontrollierte Exzision (Mohs' Chirurgie) scheint die lokale Rezidivrate senken zu können, jedoch bleibt die hohe regionäre Rezidivrate unbeeinflußt [14].

1.2 Elektive Lymphadenektomie

Es liegen nur wenige Daten zur Wertigkeit der prophylaktischen Lymphadenektomie bei fehlendem klinischen Nachweis einer regionären Lymphknotenmetastasierung vor. In einer Studie wurde mittels lokoregionärer Therapie (überwiegend Lymphadenektomie) im Vergleich zur ausschließlich lokalen Tumorexzision eine Reduktion der Rezidivrate (von 65% auf 40%), der Mortalität sowie eine statistisch signifikante Erhöhung der 5-Jahres Überlebensrate von 58% auf 88% beschrieben. Eine Lymphadenektomie ist daher zu erwägen, falls eine lokoregionäre Strahlentherapie nicht durchführbar ist [13, 18, 27].

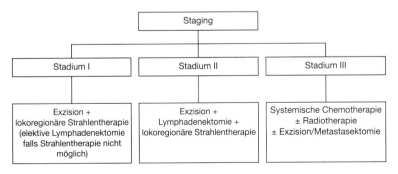

Abb. 1. Behandlungsstrategie beim Merkelzellkarzinom

1.3 Strahlentherapie

Nach Exzision des Primärtumors ist die Indikation zur adjuvanten Strahlentherapie der Primärtumorregion und des regionären Lymphabflußgebietes gegeben.

In einer retrospektiven Analyse blieben nach postoperativer Strahlentherapie (meist konventionell fraktionierte Dosierungen bis 45–55 Gy) 57 von 62 (92%) Patienten lokal und lokoregionär krankheitsfrei, während 87 von 119 (73%) Patienten nach alleiniger Tumorexzision ein lokales oder lokoregionäres Rezidiv erlitten [12, 28–36]. Trotz hoher Strahlensensitivität der Merkelzellkarzinome scheint die komplette chirurgische Tumorentfernung für eine optimale lokoregionale Tumorkontrollrate von Bedeutung zu sein [12, 27].

Bei alleiniger lokaler Strahlentherapie irresektabler kutaner Tumormanifestationen werden Dosen von 50–70 Gy empfohlen. Hiermit werden komplette und partielle Remissionsraten von bis zu 100% erreicht [31]. Die regionären Lymphabflußgebiete sollten aus den o.a. Gründen in das Bestrahlungsfeld mit eingeschlossen werden.

1.4 Adjuvante Chemotherapie

Wenngleich mittels kompletter Exzision und lokoregionärer Strahlentherapie befriedigende lokoregionäre Tumorkontrollraten erreicht werden können, ist bei 20–48% mit einem systemischen Rezidiv zu rechnen [6, 12, 27, 37]. Bislang liegen jedoch keine Studienergebnisse vor, welche die Wertigkeit einer adjuvanten Chemotherapie nach alleiniger Exzision ± Strahlentherapie belegen.

1.5 Zytokine

Mit Ausnahme zweier Fallberichte [38, 39] über die intraläsionale Injektion von Tumornekrosefaktor liegen keine weitergehenden Erfahrungen zum Einsatz von Zytokinen in der Behandlung des Merkelzellkarzinoms vor.

2 Stadium II

2.1 Chirurgische Therapiemaßnahmen

Bei regionärer Lymphknotenmetastasierung erfolgen üblicherweise die Exzision des Primärtumors und die radikale Lymphadenektomie. Bei Sitz des Primär-

tumors in der Medianlinie und erfolgreicher therapeutischer Lymphadenektomie der befallenen Seite treten vermehrt kontralaterale lymphonoduläre
Rezidive auf, so daß in diesen Fällen eine elektive Lymphadenektomie kon-
tralateral der lymphonodulären Metastasierung erwogen werden kann [27].

2.2 Strahlentherapie

Nach alleiniger lokoregionärer Strahlentherapie mit Dosen von 40–50 Gy
werden bei einer Gesamtremissionsrate von 84–100% ca. 50–90% komplette Remissionen beobachtet [35, 40]. Die Tumorkontrollraten im Bestrahlungsfeld betragen ca. 43% bis 96% [12, 35].

Hinreichende Daten zur Beurteilung der prognostischen Wertigkeit einer
adjuvanten Radiotherapie nach radikaler Lymphadenektomie im Stadium
II liegen nicht vor [11, 40]. Auf Grund der hohen lokalen Tumorkontrollraten mittels adjuvanter Strahlentherapie im Stadium I sowie nach alleiniger
Strahlentherapie im Stadium II wird daher üblicherweise eine adjuvante
lokoregionäre Strahlenbehandlung der Lymphadenektomie angeschlossen.

2.3 Chemotherapie

Es liegen keine Untersuchungen vor, die die Wertigkeit einer adjuvanten
Chemotherapie im Stadium II nach primärer Exzision und Lymphadenektomie ± Strahlentherapie belegen. Eine Chemotherapie kann indiziert
sein, falls Operation und Radiotherapie primär nicht durchführbar sind
oder bei irresektablem Rezidiv nach vorausgegangener Strahlentherapie.

3 Stadium III

Ca. 70% der systemischen Rezidive manifestieren sich innerhalb des
ersten Jahres nach lokoregionärer Erstbehandlung [6, 12, 27, 37, 40].

3.1 Chirurgische und strahlentherapeutische Therapiemaßnahmen

Die Indikation zur Primärtumorentfernung, Lymphadenektomie oder
Metastasektomie folgt den Richtlinien der palliativen Chirurgie. Die Indikation zur Bestrahlung des Primärtumors oder der Metastasen erfolgt in

palliativer Intention. Es werden bei Dosierungen von zumeist 40–50 Gy Feldkontrollraten von 50 bis 100 % angegeben [35, 40].

3.2 Chemotherapie

Vergleichbar anderen neuroendokrin differenzierten Tumoren, wie beispielsweise den kleinzelligen Bronchialkarzinomen oder Ewing-Sarkomen, weisen Merkelzellkarzinome eine primär hohe Sensitivität gegenüber einer Vielzahl von Zytostatika auf [33, 40–42]. Gleichwohl beträgt die mediane Remissionsdauer nur ca. 6 Monate. Ein tumorfreies Langzeitüberleben wurde bei der überwiegenden Mehrheit der Patienten im Stadium III mittels Chemotherapie bisher nicht erreicht.

Die am häufigsten angewendeten Therapieregime sind auf Adriamycin und Cyclophosphamid oder Cisplatin und Etoposid basierende Zytostatikakombinationen, mit denen Gesamtansprechraten von ca. 70–80 % und mediane Überlebenszeiten von 8 Monaten (3–48 Monate) erzielbar sind. Im Rahmen einer kombinierten Radio-Chemotherapie im Stadium II wurde früher auch eine Chemotherapie entsprechend dem CMF-Protokoll (Cyclophosphamid, Methotrexat, 5-Fluorouracil) angewendet [43]. Ein statistisch signifikanter Vergleich der genannten Zytostatikaregime ist aufgrund geringer Fallzahlen nicht möglich. Infolge der Analogien des Merkelzellkarzinoms zum kleinzelligen Bronchialkarzinom sollte sich die zytostatische Chemotherapie vorrangig an den für kleinzellige Bronchialkarziome geltenden Chemotherapiekonzepten orientieren. Zur Wirksamkeit neuerer Substanzen wie beispielsweise Gemcitabin, Taxane, Topoisomerase-I Inhibitoren, Vinorelbin liegen bislang noch keine Daten vor. Ihr Einsatz ist im Rezidiv nach vorausgegangener Chemotherapie zu erwägen.

3.3 Zytokine und andere Substanzen

Es existieren keine Daten zur Wirksamkeit des systemischen Einsatzes von Zytokinen und Somatostatin-Analoga [21–23].

Literatur

1. Hense J, Kolkenbrock S, Schütte J (1998) Das Merkelzellkarzinom – Fallbericht und Literaturübersicht. Tumordiagn u Ther 18 (im Druck)
2. Chuang TY, Su WP, Muller SA (1990) Incidence of cutaneous T cell lymphoma and other rare skin cancers in a defined population. J Am Acad Dermatol 23:254–256

3. Kim DK, Holbrook KA (1995) The appearance, density, and distribution of Merkel cells in human embryonic and fetal skin: their relation to sweat gland and hair follicle development. J Invest Dermatol 104:411–416

4. Toker C (1972) Trabecular carcinoma of the skin. Arch Dermatol 105:107–110

5. Skelton HG, Smith KJ, Hitchcock CL, McCarthy WF, Lupton GP, Graham JH (1997) Merkel cell carcinoma: analysis of clinical, histologic, and immunohistologic features of 132 cases with relation to survival. J Am Acad Dermatol 37:734–739

6. Pilotti S, Rilke F, Bartoli C, Grisotti A (1988) Clinicopathologic correlations of cutaneous neuroendocrine Merkel cell carcinoma. J Clin Oncol 6:1863–1873

7. Harnett PR, Kearsley JH, Hayward NK, Dracopoli NC, Kefford RF (1991) Loss of allelic heterozygosity on distal chromosome 1p in Merkel cell carcinoma. A marker of neural crest origins? Cancer Genet Cytogenet 54:109–113

8. Weith (1996) Report of the second international workshop on human chromosome 1 mapping 1995. Cytogenet Cell Genet 72:114–144

9. Leonard JH, Williams G, Walters MK, Nancarrow DJ, Rabbitts PH (1996) Deletion mapping of the short arm of chromosome 3 in Merkel cell carcinoma. Genes Chromosomes Cancer 15:102–107

10. Leonard JH, Hayard N (1997) Loss of heterozygosity of chromosome 13 in Merkel cell carcinoma. Genes Chromosomes Cancer 20:93–97

11. Yiengpruksawan A, Coit DG, Thaler HT, Urmacher C, Knapper WK (1991) Merkel cell carcinoma. Prognosis and management. Arch Surg 126:1514–1519

12. Meeuwissen JA, Bourne RG, Kearsley JH (1995) The importance of postoperative radiation therapy in the treatment of Merkel cell carcinoma. Int J Radiat Oncol Biol Phys 31:325–331

13. Shaw JH, Rumball E (1991) Merkel cell tumour: clinical behaviour and treatment. Br J Surg 78:138–142

14. O'Connor WJ, Roenigk RK, Brodland DG (1997) Merkel cell carcinoma. Comparison of Mohs micrographic surgery and wide excision in eighty-six patients. Dermatol Surg 23:929–933

15. Meland NB, Jackson IT (1986) Merkel cell tumor: diagnosis, prognosis, and management. Plast Reconstr Surg 77:632–638

16. Eftekhari F, Wallace S, Silva EG, Lenzi R (1996) Merkel cell carcinoma of the skin: imaging and clinical features in 93 cases. Br J Radiol 69:226–233

17. Fenig E, Brenner B, Katz A, Rakovsky E, Hana MB, Sulkes A (1997) The role of radiation therapy and chemotherapy in the treatment of Merkel cell carcinoma. Cancer 80:881–885

18. Bielamowicz S, Smith D, Abemayor E (1994) Merkel cell carcinoma: an aggressive skin neoplasm. Laryngoscope 104:528–532

19. Shack RB, Barton RM, DeLozier J, Rees RS, Lynch JB (1994) Is aggressive surgical management justified in the treatment of Merkel cell carcinoma? [see comments]. Plast Reconstr Surg 94:970–975

20. Lastoria S, Maurea S, Vergara E, Acampa W, Varrella P, Klain M, Muto P, Bernardy JD, Salvatore M (1995) Comparison of labeled MIBG and somatostatin analogs in imaging neuroendocrine tumors. Q J Nucl Med 39:145–149

21. Kwekkeboom DJ, Hoff AM, Lamberts SW, Oei HY, Krenning EP (1992) Somatostatin analogue scintigraphy. A simple and sensitive method for the in vivo visualization of Merkel cell tumors and their metastases. Arch Dermatol 128:818–821

22. Kau R, Arnold W (1996) Somatostatin receptor scintigraphy and therapy of neuroendocrine (APUD) tumors of the head and neck. Acta Otolaryngol Stockh 116:345–349

23. Whiteman ML, Serafini AN, Telischi FF, Civantos FJ, Falcone S (1997) [111]In octreotide scintigraphy in the evaluation of head and neck lesions. AJNR Am J Neuroradiol 18:1073–1080

24. Hauschild A, Garbe C, Rademacher D, Christophers E (1997) Merkel cell tumours of the skin. Deutsche Medizinische Wochenschrift 122:753–756

25. De GF, Saelens E (1994) Merkel cell carcinoma [letter; comment]. Eur J Nucl Med 21:86

26. Castagnoli A, Biti G, De CM, Ferri P, Magrini SM, Papi MG, Bianchi S (1992) Merkel cell carcinoma and iodine-131 metaiodobenzylguanidine scan [see comments]. Eur J Nucl Med 19:913–916

27. Goepfert H, Remmler D, Silva E, Wheeler B (1984) Merkel cell carcinoma (endocrine carcinoma of the skin) of the head and neck. Arch Otolaryngol 110: 707–712

28. Bourne RG, O'Rourke MG (1988) Management of Merkel cell tumour. Aust N Z J Surg 58:971–974

29. Kroll MH, Toker C (1982) Trabecular carcinoma of the skin: further clinicopathologic and morphologic study. Arch Pathol Lab Med 106:404–408

30. Marks ME, Kim RY, Salter MM (1990) Radiotherapy as an adjunct in the management of Merkel cell carcinoma. Cancer 65:60–64

31. Morrison WH, Peters LJ, Silva EG, Wendt CD, Ang KK, Goepfert H (1990) The essential role of radiation therapy in securing locoregional control of Merkel cell carcinoma. Int J Radiat Oncol Biol Phys 19:583–591

32. O'Brien PC, Denham JW, Leong AS (1987) Merkel cell carcinoma: a review of behaviour patterns and management strategies. Aust N Z J Surg 57:847–850

33. Raaf JH, Urmacher C, Knapper WK, Shiu MH, Cheng EW (1986) Trabecular (Merkel cell) carcinoma of the skin. Treatment of primary, recurrent, and metastatic disease. Cancer 57:178–182

34. Cotlar AM, Gates JO, Gibbs FAJ (1986) Merkel cell carcinoma: combined surgery and radiation therapy. Am Surg 52:159–164

35. Pacella J, Ashby M, Ainslie J, Minty C (1988) The role of radiotherapy in the management of primary cutaneous neuroendocrine tumors (Merkel cell or trabecular carcinoma): experience at the Peter MacCallum Cancer Institute (Melbourne, Australia). Int J Radiat Oncol Biol Phys 14:1077–1084

36. Wilder RB, Harari PM, Graham AR, Shimm DS, Cassady JR (1991) Merkel cell carcinoma. Improved locoregional control with postoperative radiation therapy. Cancer 68:1004–1008

37. Pitale M, Sessions RB, Husain S (1992) An analysis of prognostic factors in cutaneous neuroendocrine carcinoma. Laryngoscope 102:244–249

38. Ito Y, Kawamura K, Miura T, Ueda K, Onodera H, Takahashi H, Horikoshi T, Sugiyama S, Takahashi M (1989) Merkel cell carcinoma. A successful treatment with tumor necrosis factor. Arch Dermatol 125:1093–1095

39. Hata Y, Matsuka K, Ito O, Matsuda H, Furuichi H, Konstantinos A, Nuri B (1997) Two cases of Merkel cell carcinoma cured by intratumor injection of natural human tumor necrosis factor. Plast Reconstr Surg 99:547–553

40. Boyle F, Pendlebury S, Bell D (1995) Further insights into the natural history and management of primary cutaneous neuroendocrine (Merkel cell) carcinoma. Int J Radiat Oncol Biol Phys 31:315–323

41. Krasagakis K, Almond RB, Zouboulis CC, Tebbe B, Wartenberg E, Wolff KD, Orfanos CE (1997) Merkel cell carcinoma: report of ten cases with emphasis on clinical course, treatment, and in vitro drug sensitivity. J Am Acad Dermatol 36: 727–732
42. Sharma D, Flora G, Grunberg SM (1991) Chemotherapy of metastatic Merkel cell carcinoma: case report and review of the literature. Am J Clin Oncol 14:166–169
43. Fenig E, Lurie H, Sulkes A (1993) The use of cyclophosphamide, methotrexate, and 5-fluorouracil in the treatment of Merkel cell carcinoma. Am J Clin Oncol 16: 54–57

Nephroblastom

W. Havers

I. Epidemiologie [1–3]

Häufigkeit: ca. 6% aller Tumoren im Kindesalter; 0,8/100 000 unter 15jährige pro Jahr; Altersgipfel 2. bis 4. Lebensjahr, nach dem 10. Lebensjahr extrem selten.

Lokalisation: rechte oder linke Niere, etwa 5% sind bilateral.

Ätiologie: Das Nephroblastom wird überzufällig häufig bei einer Reihe von Fehlbildungssyndromen (Aniridie, Beckwith-Wiedemann-Syndrom, unterschiedliche renale und urogenitale Fehlbildungen) gefunden [4]; etwa 1% aller Kinder mit Nephroblastom haben einen oder mehrere Verwandte mit der gleichen Krankheit; bei einem Teil der Nephroblastome wurde eine Deletion in der Region p13 des Chromosoms 11 gefunden; wahrscheinlich sind weitere Gene an der Tumorentstehung beteiligt.

II. Pathologie und Stadieneinteilung [5–8]

Das klassische Nephroblastom ist triphasisch und enthält eine blastemische, eine epitheliale (Tubuli) und eine mesenchymale (Stroma) Komponente. Die 3 Komponenten können sehr unterschiedlich repräsentiert sein und auch fehlen. Gutartige Varianten, die vor allem bei Kindern unter einem Jahr beobachtet werden, und die prognostisch ungünstigen, histologisch definierten Entitäten müssen von den Tumoren mit Standardhistologie abgegrenzt werden.

Nephroblastomvarianten mit günstiger Histologie (*niedriger Malignitätsgrad*):

- konnatales mesoblastisches Nephrom,
- multizytisches bzw. zystisches, partiell differenziertes Nephroblastom,
- fibroadenomatöses Nephroblastom.

Prognostisch ungünstige histologische Befunde (*hoher Malignitätsgrad*):

- anaplastisches Nephroblastom,
- Klarzellsarkom der Niere,
- maligner Rhabdoidtumor.

Stadieneinteilung

Stadium I:	Tumor auf die Niere und das Nierenbecken beschränkt, vollständige Entfernung.
Stadium II:	Tumorausdehnung über die Niere hinaus, vollständige Entfernung. • Ausdehnung über die Tumorkapsel hinaus in perirenales oder perihiläres Gewebe. • Befall der extrarenalen Nierengefäße. • Einbruch in den Ureter mit Wandinfiltration. • Befall hilärer oder paraaortaler Lymphknoten.
Stadium III:	Unvollständige Entfernung, lokaler nicht hämatogen entstandener Resttumor im Abdomen. • Prä- oder intraoperative Tumorruptur. • Biopsie des Tumors vor Entfernung der Niere. • Peritoneale Metastasen. • Unvollständige Tumorentfernung wegen lokaler Infiltration in vitale Strukturen. • Befall der Lymphknoten außerhalb der Nierenregion.
Stadium IV:	Hämatogene Fernmetastasen, insbesondere in Lunge, Leber, Knochen und Gehirn.
Stadium V:	bilaterales Nephroblastom, synchron oder metachron.

Etwa 80 % aller Erkrankungen haben einen Tumor mit Standardhistologie im Stadium I bis III.

III. *Diagnostik* [8–10]

Lokal: abdominale Sonographie, Ausscheidungsurographie, Computertomographie des Abdomens mit und ohne intravenöse Kontrastmittelgabe.

Tumorausbreitung: Röntgenaufnahme und Computertomographie des Thorax, Skelettszintigraphie (Klarzellsarkom!), Computertomographie des Schädels (Rhabdoidtumor!).

Wegen der möglichen Bilateralität ist stets die kontralaterale Niere ausreichend gut zu untersuchen.

IV. *Behandlungsstrategie* [11]

Grundsätzlich ist zwischen der Behandlung der Nephroblastome mit Standardhistologie und der Behandlung der histologisch günstigen und der ungünstigen Entitäten zu unterscheiden. Kinder mit Nephroblastomen von günstiger Hisologie werden in der Regel durch Tumornephrektomie geheilt. Bei Nierentumoren mit ungünstiger Histologie werden oft Chemotherapie-Protokolle ähnlich denen für Weichteilsarkome angewendet.

Die präoperative Chemotherapie zur Verbesserung der Operabilität und Vermeidung der Tumorruptur wird heute bevorzugt. Sie führt häufig zu einem Down-Staging und hilft den Einsatz der Strahlentherapie zu vermeiden [7, 12].

1 *Chirurgische Therapiemaßnahmen* [13, 14]

Transperitoneale Entfernung der tumortragenden Niere, ohne die Pseudokapsel zu verletzen. Probeentnahmen aus den pararenalen und paraaortalen Lymphknoten und allen verdächtigen Läsionen im Abdomen. Inspektion der kontralateralen Niere. Eine Biopsie oder Punktion des Tumors sollte bei komplett entfernbaren Tumoren wegen des hohen Risikos der peritonealen Tumorzellaussaat vermieden werden. Bei isolierten Metastasen ist die Metastasektomie in Erwägung zu ziehen.

2 Strahlentherapie

Die Indikation zur Strahlentherapie ist abhängig von der intraabdominellen Ausbreitung des Tumors zum Zeitpunkt der Operation.

Eine abdominelle Bestrahlung – Tumorbett einschließlich der benachbarten Wirbelsäule – wird durchgeführt:

- bei Patienten mit Stadium II N+,
- bei Patienten mit Stadium III.

Das Bestrahlungsfeld umfaßt die Tumorausdehnung zum Zeitpunkt der Diagnose mit einem ausreichenden Sicherheitsabstand. Die empfohlenen Strahlendosen liegen im Bereich des Abdomens bzw. des Primärtumors bei Tumoren mit Standardhistologie zwischen 10 und 30 Gy [7, 15].

Bei Patienten mit multiplen Lungenmetastasen wird eine Bestrahlung der gesamten Lunge (12–15 Gy) empfohlen [16–18].

3 Chemotherapie

Das Nephroblastom war der erste Tumor im Kindesalter, bei dem ein Ansprechen auf eine systemische Chemotherapie gefunden wurde. Actinomycin-D (ACT-D) ist heute noch in alle Chemotherapie-Protokolle integriert. Weitere wirksame Zytostatika sind Vincristin (VCR, Ansprechrate etwa 60%), Adriamycin (ADR, Ansprechrate etwa 60%) und Cyclophosphamid (CPM, Ansprechrate etwa 30%) [8]. Bei den oft jungen Säuglingen ist die Chemotherapie unter einem Körpergewicht von 12 kg wegen der Häufung schwerer Nebenwirkungen zu reduzieren.

3.1 Präoperative Chemotherapie [7, 19]

Die in den Studien der International Society of Pediatric Oncology (SIOP) gebräuchliche präoperative Chemotherapie besteht aus vier wöchentlichen Gaben Vincristin (1,5 mg/m^2 KO) und Actinomycin-D (15 µg/kg KG) an 3 Tagen in der ersten und dritten Behandlungswoche.

Stadium I

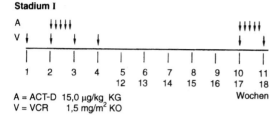

A = ACT-D   15,0 µg/kg KG
V = VCR   1,5 mg/m² KO

Stadium II - III Standardhistologie

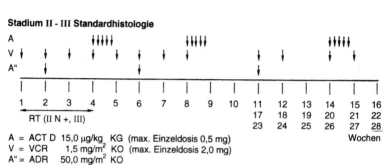

A = ACT D 15,0 µg/kg KG (max. Einzeldosis 0,5 mg)
V = VCR   1,5 mg/m² KO (max. Einzeldosis 2,0 mg)
A" = ADR   50,0 mg/m² KO

Abb. 1. Postoperative Chemotherapie für Patienten mit Nephroblastom Stadium I–III und Standardhistologie (entsprechend der Nephroblastomstudie SIOP 93-01/GPOH)

3.2 Postoperative Chemotherapie [7, 8]

Über die postoperative Chemotherapie bei Tumoren mit Standardhistologie in den häufigsten Stadien informiert Abb. 1. Bei Kindern mit einem Ausbreitungsstadium I wird derzeit versucht, die postoperative Therapie zu verkürzen. In der National Wilms' Tumor Study werden die gleichen Substanzen mit ähnlicher Behandlungsdauer und Behandlungsintensität verwendet.

IV. *Prognose* [7–9, 11, 20, 21]

Die 5-Jahres-Überlebensrate aller Kinder mit Nephroblastom liegt bei über 80 % [1]. Patienten mit niedrigen Stadien und günstiger Histologie haben eine noch bessere Überlebensrate. So beträgt die rezidivfreie Überlebensrate in den bisherigen SIOP-Studien für Patienten mit Stad. I nach

5 Jahren 86%, während die Überlebensrate nach 5 Jahren bei 94% liegt. Patienten mit ungünstiger Histologie haben eine 5-Jahres-Überlebensrate von etwa 50% zu erwarten. Eine ähnliche Prognose haben Patienten mit Wilms-Tumor und Standardhistologie mit primären Metastasen.

Literatur

1. Kaatsch P, Haaf HG, Michaelis J (1995) Childhood malignancies in germany – methods and results of a nationwide registry. Eur J Cancer 31:993
2. Stiller C, Parkin DM (1990) International variations in the incidence of childhood renal tumors. Br J Cancer 62:1026
3. Breslow N, Olshan A, Beckwith HB, Green DM (1993) Epidemiologie of Wilms Tumor. Med Pediatr Oncol 21:158
4. Clericuzio CL (1993) Clinical phenotypes and Wilms' Tumor. Med Pediatr Oncol 21:182
5. Beckwith JB (1983) Wilms' tumor and other renal tumors of hildhood: A selective review from the national Wilms' Tumor Study Pathology Center. Hum Pathol 14:481
6. Schmidt D, Harms D (1983) Histologie und Prognose des Nephroblastoms unter Berücksichtigung der Sondervarianten. Klin Pädiat 195:214
7. Ludwig R, Weirich A, Pötter R et al. (1992) Präoperative Chemotherapie des Nephroblastoms. Vorläufige Ergebnisse der Therapiestudie SIOP-9/GPO. Klin Pädiatr 204:204
8. Green DM, D'Angio GJ, Beckwith JB et al. (1993) Wilms' Tumor (Nephroblastoma, Renal Embryoma). In: Pizzo PA, Poplack DG (ed) Principles and practice of pediatric oncology, Lippincott, Philadelphia, pp 713–737
9. Gutjahr P (1993) Wilms-Tumor (Nephroblastoma). In: Gutjahr P (ed) Krebs bei Kindern und Jugendlichen. Deutscher Ärzte-Verlag, Köln, pp 329–348
10. Rieden K, Weirich A, Tröger J et al. (1993) Accuracy of diagnostic imaging in nephroblastoma before preoperative chemotherapy. European Radiology 3:115
11. Exelby PR (1991) Wilms' Tumor 1991. Clinical evaluation and treatment. Urol Clin North Am 18:589
12. de Kraker J, Weitzman S, Voûte PA (1995) Preoperative strategies in the management of Wilm's tumor. Hematol Oncol Clin North Am 9:1275
13. Leape LL, Breslow NE, Bishop HC (1978) The surgical treatment of Wilms' tumor: Result of the National Wilms' Tumor study. Ann Surg 198:351
14. Ritchey ML, Panayotis PK, Breslow N et al. (1992) Surgical complications after nephrectomy for Wilm's tumor. Surg Gynecol Obstey 175:507
15. Thomas PRM, Tefft M, Compaan PJ et al. (1991) Results of two radiotherapy randomizations in the Thirs National Wilms' Tumor study (NWTS-3). Cancer 68:1703
16. de Kraker J, Lemerle J, Vôute PA et al. (1990) Wilms' tumor with pulmonary metastases at diagnoses: The significance of primary chemotherapy. J Clin Oncol 8:1187

17. Green DM, Finklestein JZ, Breslow NE et al. (1991) Remeining problems in the treatment of patients with Wilms' Tumor. Pediatr Clin North Am 38:475

18. Macklies RM, Oltikar A, Sallan SE (1991) Wilms' Tumor patients with pulmonary metastases. Int J Radiat Oncol Biol Phys 21:1187

19. Greenberg M, Burnweit C, Filler R et al. (1991) Preoperative chemotherapy for children with Wilms' Tumor. J Pediatr Surg 26:949

20. Vôute PA, Tournade MF, Delemarre JFM et al. (1987) Preoperative chemotherapy (CT) as first treatment in children with Wilms' Tumor, results of the SIOP nephroblastoma trials and studies. Proc Annu Meet Am Soc Clin Oncol 6:880

21. D'Angio GJ, Breslow N, Beckwith JB et al. (1989) Treatment of Wilms' Tumor. Results of the Third National Wilms' Tumor Study. Cancer 64:349

Retinoblastom

W. Havers

I. Epidemiologie [1–5]

Häufigkeit: ca. 2,5% aller Tumoren im Kindesalter.

Inzidenz: 0,4/100000 unter 15jährige Kinder, 1 Retinoblastom auf etwa 16000 Neugeborene.

Lokalisation: in 60% der Kinder mit Retinoblastom ist ein Auge betroffen (unilateral), 40% haben ein bilaterales Retinoblastom.

Ätiologie: Das Retinoblastom entsteht durch Funktionsverlust beider Allele des Retinoblastomgens auf dem Chromosom 13; bei einem hereditären Retinoblastom ist eine Mutation des

Tabelle 1. Phänotyp und genetische Formen von Retinoblastomen und Erkrankungsrisiko bei Verwandten ersten Grades

Relativer Anteil	Phänotyp	Erkrankungsrisiko für		Genetische Form
		eigene Kinder	Geschwister des Kranken	
40%	Familiär, bilateral oder unilateral-multifokal	45%	45%	Transmission von einem Genträger
	Bilateral oder unilateral-multifokal	45%	Nicht erhöht	Neue Mutation
60%	Unilateral Unifokal	Nicht erhöht	Nicht erhöht	Somatische Mutation

Gens bereits in der Keimzelle vorhanden, die Kinder haben in der Regel eine bilaterale Krankheit; das hereditäre Retinoblastom ist autosomal dominant vererbbar, die Penetranz beträgt etwa 90 %; für Nachkommen des Genträgers errechnet sich ein Erkrankungsrisiko von 45 % (Tabelle 1); die zweite Mutation des hereditären Retinoblastoms und beide Mutationen des sporadisch auftretenden, nicht hereditären Retinoblastoms ereignen sich während der Reifung der Retinazelle.

II. Pathologie, Stadieneinteilung und Prognose [5–9]

1 Pathologie

Histologisch besteht das Retinoblastom aus undifferenzierten Zellen und/oder hochdifferenzierten Zellformationen. Der Differenzierungsgrad ist unterschiedlich und hat keinen Einfluß auf die Prognose. Der Tumor kann die Hüllen des Auges durchbrechen und entlang des N. opticus in das Zentralnervensystem vordringen. Auf Behandlung und Prognose hat die histologisch dokumentierte Ausbreitung des Tumors entscheidenden Einfluß.

2 Stadieneinteilung

Ausschließlich zur Abschätzung der Prognose im Hinblick auf den Erhalt des kranken Auges bzw. der Sehkraft wird die Reese-Klassifikation verwendet, die aufgrund der Fortentwicklung in der Therapie mehrfach modifiziert wurde (s. unten).

Essener Prognose-Klassifikation im Hinblick auf die Erhaltung von Sehkraft
(Höpping 1983 [9], mod. nach Reese 1976)

Klassifikation	Charakteristika
Gruppe I Sehr günstige Prognose	Tumoren bis 4 PD und 4 D Außer: Tumoren in Makulanähe oder an die Papille angrenzend
Gruppe II Günstige Prognose	– Kleinere(r) Tumor(en) von 8–10 PD, wenn sie nicht aus anderen Gründen in die Gruppe III–IV gehören – Tumor in Makulanähe, auch wenn er klein ist
Gruppe III Zweifelhafte Prognose wegen spezieller Risiken oder Lokalisation des Tumors	– Tumoren an Papille angrenzend, auch wenn sie klein sind – Tumoren mit Netzhautablösung – Kleinere Tumoren mit lokalisierter Glaskörperaussaat – Kleiner Tumor, der wegen seiner Höhe nicht von der Ora serrata abgrenzbar ist (Zuordnung zu III nur, wenn nicht aus anderen Gründen zu Gruppe IV oder V gehörig)
Gruppe IV Ungünstige Prognose	– Exzessives Tumorwachstum mit oder ohne lokalisierter Glaskörperaussaat oder Netzhautablösung – Große Tumoren, an Papille angrenzend oder überlappend – Große Tumoren, nicht abgrenzbar von der Ora serrata
Gruppe V Sehr ungünstige Prognose aber nicht hoffnungslos	– Massives Tumorwachstum bis zur Größe der halben Netzhaut mit oder ohne diffuse Glaskörperaussaat – Totale Ablatio

TNM-Klassifikation (Kurzfassung; UICC 1997)

TNM			pTNM
T1	≤ 25 % der Retina		pT1
T2	> 25 %–50 % der Retina		pT2
T3	> 50 % der Retina und/oder intraolulär jenseits der Retina		pT3
T3a	> 50 % der Retina und/oder Tumorzellhaufen im Glaskörper		pT3a
T3b	Papille	N. opticus bis zur Lamina cribrosa	pT3b
T3C	Vordere Kammer und/oder Uvea	Vordere Kammer und/oder Uvea und/oder intraskleral	pT3c
T4	Extraokulär		pT4
T4a	N. opticus retrobulär	Jenseits Lamina cribrosa, aber nicht an Resektionslinie	pT4a
T4b	Sonst extraokulär	Sonst extraokulär und/oder an Resektionslinie	pT4b
N1	Regionär		pN1

Anm.: Regionäre LK sind die präaurikulären, submandibulären und zervikalen LK

Stadieneinteilung (UICC 1997)

Stadium IA	T1	N0	M0
Stadium IB	T2	N0	M0
Stadium IIA	T3a	N0	M0
Stadium IIB	T3b	N0	M0
Stadium IIC	T3c	N0	M0
Stadium IIIA	T4a	N0	M0
Stadium IIIB	T4b	N0	M0
Stadium IV	jedes T	N1	M0
	jedes T	jedes N	M1

3 Prognose

Histopathologische Ausbreitungsstadien (5-Jahres-Überlebensraten in %)

Retinoblastom in der Netzhaut (mit/ohne Glaskörperbeteiligung)	Metastasen selten	97%
Massiver Aderhauteinbruch	Fernmetastasen häufiger	76%
Skleraeinbruch oder -durchbruch	Fernmetastasen sehr häufig	20%
Invasion in den N. Optikus		
Absetzrand frei	Metastasen selten	89%
Absetzrand mit Tumor belegt	Häufig ZNS-Metastasen	39%

III. Diagnostik [8, 10]

Lokal: Untersuchung des Augenhintergrundes, bei Kindern bis zum 5. Lebensjahr in der Regel in Narkose. Ultraschalluntersuchung des Bulbus, ggf. MR der Orbita.
Systemische Tumorausbreitungsdiagnostik: Knochenmarkpunktion, Skelettszintigraphie, Ultraschalluntersuchung des Abdomens, Röntgenaufnahme des Thorax, Lumbalpunktion und MR des ZNS.

IV. Behandlungsstrategie [5, 8, 11, 12, 19]

Ein tumortragendes Auge, bei dem durch konservative Therapie keine Sehkraft mehr zu erhalten ist, wird enukleiert. Insbesondere bei den unilateralen Tumoren ist das Tumorwachstum in der Regel bei Diagnose bereits weit fortgeschritten, so daß das tumortragende Auge blind ist. Wegen der Gefahr der Tumorinduktion durch Strahlentherapie und Chemotherapie wird man bei großen unilateralen Tumoren nicht zögern, die Enukleation durchzuführen.

Konservative Behandlungsmaßnahmen zur Behandlung des intraokulären Tumors:

- *Lichtkoagulation und Kryotherapie* [13, 14],
- *Strahlentherapie*

  – perkutane Strahlentherapie mit 50 Gy (zur genauen Ausrichtung des Strahlengangs wird das Auge mit einer Vakuumlinse über eine Mechanik mit dem Kollimator des Bestrahlungsgerätes verbunden [15];
  – radioaktive Kontaktstrahler, die auf die Sklera aufgenäht werden [16].

Kinder mit hereditärem Retinoblastom haben ein erhöhtes Risiko, an einem bösartigen Zweittumor zu erkranken [17, 18]. Eine perkutane Strahlentherapie erhöht die Gefahr der Entstehung von Zweitmalignomen um ein Vielfaches. Die Inzididenz liegt 20 Jahre nach Diagnose und Bestrahlung bei 20 % und steigt weiter an.

- *Chemotherapie*

  – An vielen Therapiezentren wird versucht, durch eine primäre Chemotherapie die intraokularen Tumoren soweit zu verkleinern, daß sie fokalen Therapieverfahren zugänglich werden [19, 20]. Durch eine Chemotherapie mit Carboplatin, VP16, Vincristin und Cyclophosphamid gelingt es bei der Mehrzahl der Kinder, intraokulares Tumorwachstum erfolgreich zu behandeln, ohne das betroffene Auge zu enukleieren oder eine perkutane Strahlentherapie einsetzen zu müssen.

Das Auftreten von Metastasen verschlechtert die Prognose der Kinder erheblich [21, 22]. Durch Einsatz von Strahlentherapie und Chemotherapie (Cyclophosphamid, Ifosfamid, Vincristin, Cisplatin, Etoposid und andere) sind Metastasen in Einzelfällen erfolgreich behandelt worden [22, 23]. Systematische Untersuchungen fehlen wegen der kleinen Fallzahlen. Bei diffuser Metastasierung wurde eine Hochdosistherapie mit nachfolgender Knochenmarktransplantation versucht [24].

Literatur

1. Haaf HG, Kaatsch P, Michaelis J (1993) Jahresbericht 1992 des Kinderkrebsregisters Mainz. Johannes Gutenberg-Universität, Mainz
2. Young JL, Ries LG, Silverberg E (1986) Cancer incidence, survival, and mortality for children younger than age 15 years. Cancer 8:598
3. Horsthemke B (1992) Genetics and cytogenetics of retinoblastom. Cancer Genet Cytogenet 63:1

4. Vogel F (1979) Genetics of retinoblastoma. Hum Genet 52:1
5. Höpping W, Havers W, Passarge E (1990) Retinoblastom. In: Bachmann KD, Ewerbeck H, Kleihauer E et al. (Hrsg) Pädiatrie in Praxis und Klinik. Fischer/ Thieme, Stuttgart, pp 755–770
6. Messmer EP, Höpping W, Havers W et al. (1987) Die Wertigkeit von Ophthalmoskopie und Histologie für die Prognose der Patienten mit Retinoblastom. Klin Pädiat 199:200
7. Reese AB (1976) Tumors of the eye. Harper & Row (3. ed), New York
8. Höpping W, Alberti W, Havers W et al. (1985) Das Retinoblastom. In: Lund EO, Waubke TN (Hrsg) Die Augenerkrankungen im Kindesalter. Enke, Stuttgart, pp 199–217
9. Höpping W (1983) The new Essen prognosis classification for conservative sight saving treatment of retinoblastoma. In: Lommatsch PK, Blodi FC (eds) intraocular tumors. Akademie-Verlag, Berlin, pp 497–505
10. Abrahams DH (1985) Treatment of retinoblastoma. In. Blodi FC (eds) Contemporary issues in ophthalmology. Livingstone, New York, pp 63–93
11. Havers W, Alberti W, Messmer EP et al. (1986) Retinoblastoma. In: Riehm H (ed) Malignant neoplasis in childhood and adolescence. Monogr Paediat Karger, Basel, pp 342–358
12. Abramson DH, Ellsworth RM (1980) The surgical management of retinoblastoma. Ophthalmol Surg 11:596
13. Shields JA, Parson H, Shields CL et al. (1989) The role of cryotherapy in the management of retinoblastoma. Am J Ophthalmol 108:260
14. Höpping W, Meyer-Schwickerath G (1964) Light coagulation treatment in retinoblastoma. In: Bonuik M (ed) Ocular and adnexal tumors. Mosby, St Louis, pp 192–196
15. Schipper JK (1983) An accurate and simple method for megavoltage radiation therapie of retinoblastoma. Radiother Oncol 1:31
16. Shields JA, Giblin ME, Shields CL et al. (1989) Episcleral plaque radiotherapy for retinoblastoma. Ophthalmology 96:530
17. Roarty JD, McLean JW, Zimmerman LE (1988) Incidence of second neoplasms in patients with bilateral retinoblastoma. Ophthalmology 95:1583
18. Eng C, Li FP, Abramson DH et al. (1993) Mortality from second tumors among long-term survivors of retinoblastoma. J Nat C Inst 85:1121
19. Gallie BL, Budning A, DeBoer G et al. (1996) Chemotherapie with focal therapy can cure intraocular retinoblastoma without radiotherapy. Arch Ophthalmol 114: 1321
20. Bornfeld N, Schüler A, Bechrakis N et al. (1997) Preliminary Results of Primary Chemoreduction in Retinoblastoma. Klin Pädiatr 209:216
21. Havers W, Höpping W, Schmitt G (1978) Letale Verläufe bei Retinoblastom. Retrospektive Studie über 22 Patienten. Helv Paediat Acta 33:329
22. Kingston JE, Hungerford JL, Plowman PN (1987) Chemotherapy in metastatic retinoblastoma. Ophthal Paediat Gen 8:69
23. White L (1991) Chemotherapy in retinoblastoma: current status and future directions. Am J Pediatr Hematol Oncol 13:189
24. Doz F, Desjardins L, Plantaz D et al. (1995) Etoposide and carboplatin in extraocular retinoblastoma: a study by the Société Française d'Oncologie Pédiatrique. J Clin Oncol 13:902

Neuroblastom

F. Berthold

I. Epidemiologie [1]

Häufigkeit: 7,3 % aller Malignome im Kindesalter

Inzidenz: 1,0/100 000 Kinder unter 15 Jahren
altersspezifische Inzidenzen (1990–1994):

< 1 Jahr	6,4/100 000
1 bis < 5 Jahre	1,7/100 000
5 bis < 10 Jahre	0,2/100 000
10 bis < 15 Jahre	0,1/100 000

Alter:

25 % – Quantil	6 Monate	
Median	1	7/12 Jahre
75 % – Quantil	3	5/12 Jahre

II. Diagnostik

1 Klinische Präsentation

Das Neuroblastom bleibt durch sein bevorzugtes Wachstum in den großen Körperhöhlen lange asymptomatisch. Besonders in den niederen Stadien (1 und 2) werden ein Drittel bis zur Hälfte per Zufall entdeckt. Die häufigsten Symptome sind Schmerzen (34 %), Fieber (28 %) und fehlende Gewichtszunahme (21 %). Andere Symptome sind selten (2–4 %), dafür aber so typisch, daß bei deren Auftreten ein Neuroblastom gezielt ausgeschlossen werden muß. Hierzu gehören Querschnittsymptomatik, therapieresistenter Durchfall, das Ataxie-Opsomyoklonus-Syndrom und das Horner-Syndrom.

2 Laboruntersuchungen

Die in Tabelle 1 aufgelisteten Tumormarker unterscheiden sich hinsichtlich Spezifität, prognostischer Bedeutung und ihrer Eignung als Verlaufsparameter.

Die Häufigkeit pathologischer Werte korreliert mit dem Tumorstadium. Normalbefunde von Katecholaminmetaboliten und neuronspezifischer Enolase schließen daher das Vorhandensein eines Neuroblastoms nicht aus.

Tabelle 1. Tumormarker beim Neuroblastom

Tumormarker	Nutzen		
	Diagnostisch	Prognostisch	Verlauf
VMA, HVA, Dopamin	+	(+)	+
Neuronspezifische Enolase (NSE)	(+)	(+)	+
LDH	–	++	–
Ferritin	–	+	–

VMA Vanillinmandelsäure.
HVA Homovanillinsäure.

3 Bildgebende Verfahren

Sonographie, MRT, Computertomographie zum Tumornachweis und zur Abschätzung der Operabilität. Metajodbenzylguanidin (MIBG)-Szintigraphie als tumorspezifische szintigraphische Darstellung (Primärtumor und Metastasen).

4 Knochenmarkdiagnostik

Das Knochenmark ist der häufigste Ort für Metastasen (80%). Zum Ausschluß einer Knochenmarkbeteiligung sind Aspirationen oder Biopsien von 4 verschiedenen Stellen nötig.

5 Diagnose

Die Diagnose wird durch histologische Untersuchungen von Tumorgewebe gestellt. Zur Erfassung individueller Risiken ist es aber unverzichtbar, Tumorgewebe zusätzlich molekularbiologisch untersuchen zu lassen (z.B. N-myc-Onkogenamplifizierung, Deletionen am Chromosom 1 (del 1p 36 1–3), Erstellung immunologischer Markerprofile für späteres Knochenmarkpurging u.v.a.). Die Patientenführung soll daher von Anfang an in einem pädiatrisch-onkologischen Zentrum erfolgen. Die Histologie (zentrale Begutachtung!) sichert die Diagnose und ermöglicht das prognostisch relevante Grading.

Neben dieser Gradeinteilung spielen international auch die Klassifikationen nach Shimada et al. [4] und nach Joshi et al. [5] eine Rolle.

In begründeten Ausnahmefällen kann die Diagnose Neuroblastom auch klinisch gestellt werden [6], wenn 3 der folgenden 4 Kriterien zutreffen.

1. radiologisch typischer Tumor (Lokalisation, Binnenstruktur) im CT, MRT, Ultraschall;
2. eindeutige szintigraphische Anreicherung von MIBG im Tumorgebiet;
3. eindeutig erhöhte Katecholaminmetabolite im Serum und/oder Urin;
4. charakteristische Tumorzellnester im Knochenmark (Homer-Wright-Rosetten).

Histologische Gradeinteilung beim Neuroblastom (mod. nach Hughes [2, 3])

Malignitätsgrad	Histologisches Bild
1	Ganglioneuroblastom
1a	Diffuses Ganglioneuroblastom: diffuse Mischung von unreifen, ausreifenden und reifen Zellelementen
1b	Ganglioneuroblastom vom Kompositionstyp: Ganglioneurom mit wechselnd großen Arealen undifferenzierten Neuroblastomgewebes (abrupter Übergang zwischen beiden Tumorkomponenten)
2	Mischbild aus undifferenzierten Zellen und mindestens einigen Zellen mit partieller Differenzierung in Ganglienzellen (vesiculäre Kerne mit erkennbarem Nukleolus, Zytoplasma-Kern-Relation angestiegen, zytoplasmatische Fortsätze)
3	Undifferenziertes, klein- und rundzelliges Tumorgewebe
Anaplasie	Nebeneinanderbestehen von typischem Neuroblastomgewebe (Grad 1, 2, 3) und Tumoranteilen ohne histologische Neuroblastomkriterien, die aber große und polymorphe Zellkerne mit sehr vielen und häufig atypischen Mitosen enthalten

III. Stadieneinteilung

Die internationale Stadieneinteilung [7, 8] stellt eine Weiterentwicklung der Evans-Klassifikation dar und ist inzwischen allgemein akzeptiert.

19% der Patienten gehören zum Stadium 1, 7% zum Stadium 2a, 5% zum Stadium 2b, 20% zum Stadium 3, 39% zum Stadium 4 und 10% zum Stadium 4S.

Internationale Stadieneinteilung des Neuroblastoms (INSS) [7, 8]

Stadium 1: Lokalisierter Tumor mit makroskopisch kompletter Entfernung (mit oder ohne mikroskopischen Resttumor); repräsentative ipsi- und kontralaterale Lymphknoten sind histologisch ohne Tumorbefall. Lediglich unmittelbar am Tumor adhärente, chirurgisch entfernte Lymphknoten dürfen positiv sein. Auch bilaterale Tumoren, die makroskopisch komplett exstirpiert werden können und keinen regionalen Lymphknotenbefall aufweisen, gehören zum Stadium 1.

Stadium 2a: Unilateraler Tumor mit makroskopisch inkompletter Entfernung; repräsentative ipsi- oder kontralaterale (nicht am Tumor adhärente) Lymphknoten sind histologisch ohne Tumorbefall.

Stadium 2b: Unilateraler Tumor; regionale ipsilaterale, nichtadhärente Lymphknoten zeigen Tumorbefall, kontralaterale Lymphknoten sind histologisch negativ.

Stadium 3: Bilateraler, nichtresektabler Tumor mit oder ohne Lymphknotenbefall oder unilateraler Tumor mit kontralateralem Lymphknotenbefall; Überschreiten der Mittellinie ist definiert durch infiltratives Erreichen/Überschreiten der Wirbelkante der Gegenseite.

Stadium 4: Disseminierung des Tumors in Knochenmark, Knochen, entfernte Lymphknoten, Leber, Haut und/oder andere Organe.

Stadium 4S: Lokalisierter Primärtumor wie beim Stadium 1, 2a oder 2b und Disseminierung nur in Leber, Haut und/oder Knochenmark. Nur Säuglinge im 1. Lebensjahr. Die Knochenmarkinfiltration ist gering (weniger als 10% Tumorzellen im Ausstrich, mIBG für Knochenmark negativ).

Die TNM-Klassifikation spielt beim Neuroblastom eine untergeordnete Rolle.

IV. Risikogruppen [9, 10]

Die Behandlung erfolgt für die Stadien 1–3 und 4 S risikoadaptiert. Für das Stadium 4 spielen Risikogruppen nur eine Rolle für die Abschätzung der individuellen Prognose, nicht aber für die Therapie. Die Risikofaktoren wurden durch multivariate Analyse einer großen Anzahl klinischer molekulargenetischer Variablen ermittelt (Tabelle 2).

Tabelle 2. Risikogruppen Neuroblastom der Stadien 1–3 (n = 332)

Gruppe	Anteile	Definition	5-Jahres-Überleben (ereignisfrei)
Standardrisiko	90,7%	0–1 RF[a]	75±3%
Hochrisiko	9,3%	2 RF	23±9%

[a] Risikofaktoren (RF): N-myc-Amplifikationen; Alter > 1 Jahr bei Diagnose.

Beim Stadium 4 S ist die N-myc-Amplifikation der wichtigste Risikofaktor für eine baldige Progression zum Stadium 4. Dies ist nicht zu verwechseln mit der initialen „benignen" Progression, die durch Leberschwellung entsteht und spontan reversibel sein kann. Diese Gefährdung wird durch die Risikofaktoren „Thrombozytopenie" und „Allgemeinzustand bei Diagnose" zuverlässig abgeschätzt (Tabelle 3).

Tabelle 3. Risikogruppen für Neuroblastompatienten des Stadiums 4 S (n = 158)

Gruppe	Anteile	Definifion	5-Jahres-Überleben (ereignisfrei)
Standardrisiko	78,5%	0 RF[b]	80±45
mittleres Risiko	16,5%	1 RF	56±10%
Hochrisiko	5,1%	2 RF	13±12%

[b] Risikofaktoren: Thrombozyten < 150/nl; schwerstkranker Allgemeinzustand.

Für Kinder mit Stadium 4 erlauben die Faktoren „N-myc-Amplifikation" und „≥2 Symptome" bei Diagnose die Diskriminierung von 3 Risikogruppen (Tabelle 4).

Tabelle 4. Risikogruppen für Neuroblastompatienten des Stadiums 4 (n = 238)

Gruppe	Anteile	Definition	5-Jahres-Überleben (ereignisfrei)
Standardrisiko	15,1%	0 RF	47±9%
mittleres Risiko	63,9%	1 RF	23±4%
Hochrisiko	21,0%	2 RF	17±7%

Risikofaktoren: N-myc-Amplifikation; ≥ 2 Symptome.

V. Remissionskriterien (Tabelle 5)

Tabelle 5. Internationale Neuroblastom-Remissionskriterien (INRC)

Remission	Primärtumor	Metastasen
Vollremission	Kein Tumor	Kein Tumor Katecholamine normal
Sehr gute Teilremission	Verkleinert um 90–99%	Kein Tumor, Katecholamine normal, Skelettszintigramm darf noch positiv sein
Teilremission	Verkleinert um > 50%, alle meßbaren Metastasen um mehr als 50% verkleinert, Zahl der Knochenläsionen um mehr als 50% vermindert, maximal 1 tumorzellhaltiges Knochenmarkaspirat oder Biopsie	
Gemischte Remission	Keine neuen Tumorherde; teils mehr als 50%, teils weniger als 50% Verkleinerung im Primärtumor oder Metastasen; weniger als 25% Zunahme irgend eines Tumorherdes	
Keine Remission	Keine neuen Tumorherde; weniger als 50% Abnahme, jedoch weniger als 25% Zunahme irgend eines Tumorherdes	
Progression	Jeder neue Tumorherd; mehr als 25% Zunahme eines Tumorherdes; vorher negatives Knochenmark, jetzt tumorzellhaltig	

VI. Behandlungsstrategie

Die Behandlung von Kindern und Jugendlichen mit Neuroblastom sollte nur in einem spezialisierten pädiatrisch-onkologischen Zentrum mit allen Möglichkeiten zur interdisziplinieren Kooperation erfolgen. In der Bundesrepublik wurden 97,4 % aller Neuroblastompatienten nach einheitlichen Richtlinien kooperativ multizentrisch behandelt (Neuroblastomstudie NB 90).

Die Therapie erfolgt in Abhängigkeit von Stadium, Alter, N-myc Amplifikation und Volumen des postoperativen Tumorrestes (Abb. 1).

Bei Beobachtungspatienten wird verfolgt, wie oft es innerhalb von 6–12 Monaten zu Spontanremissionen kommt. Hochrisikopatienten erhalten operative Behandlung, Chemotherapie, Megatherapie mit autologer Stammzellrekonstitution (randomisiert) und monoklonalen Anti GD 2-Antikörper als Konsolidierungsbehandlung (Abb. 2).

VII. Prognose

Die geschätzte Überlebenswahrscheinlichkeit für alle Patienten beträgt 56 %. Die Abb. 3 zeigt, daß die Prognose stark stadienabhängig ist. In den letzten 10 Jahren konnten Prognoseverbesserungen vor allem beim Stadium 4 erreicht werden (10–15 %).

Beobachtungspatienten

(MYCN=, Sgl: 1-3, 4S; >1J: 1, 2r)

Op
(Biopsie)
→
Beobachtung
6-12 Mo.
→
Regression + : Ø Therapie

Regression Ø: wie SR

Standardrisiko-Patienten

(MYCN=, Sgl.1-3 mit Symptomen; >1J: 2nr, 3)

Op
(Biopsie)
→
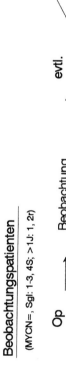
3-4 Monate
→
evtl.
Zweit-Op

Hochrisiko-Patienten

(MYCN↑; 4)

Op
(Biopsie)
→
5-7 Monate
→
evtl.
Zweit-Op
evtl. RT
→
Megatherapie mit ASCT
1 Monat

rando-
misiert

Erhaltungstherapie
3 Monate

→ Immuntherapie
1 Jahr

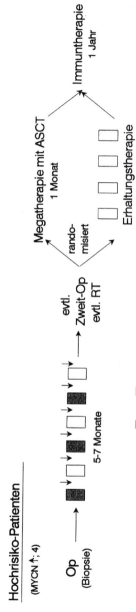

Abb. 1. Neuroblastomstudie NB 97, ■ N5   ▢ N6 ↓ 6-CSF

Block N5

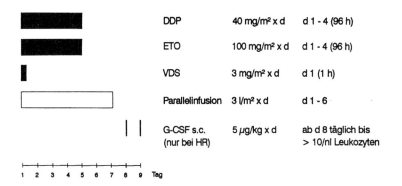

	DDP	40 mg/m² x d	d 1 - 4 (96 h)
	ETO	100 mg/m² x d	d 1 - 4 (96 h)
	VDS	3 mg/m² x d	d 1 (1 h)
	Parallelinfusion	3 l/m² x d	d 1 - 6
	G-CSF s.c. (nur bei HR)	5 µg/kg x d	ab d 8 täglich bis > 10/nl Leukozyten

1 2 3 4 5 6 7 8 9 Tag

Block N6

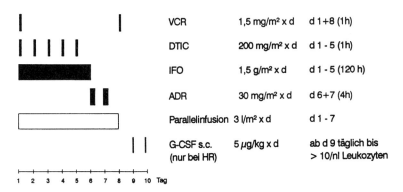

	VCR	1,5 mg/m² x d	d 1+8 (1h)
	DTIC	200 mg/m² x d	d 1 - 5 (1h)
	IFO	1,5 g/m² x d	d 1 - 5 (120 h)
	ADR	30 mg/m² x d	d 6+7 (4h)
	Parallelinfusion	3 l/m² x d	d 1 - 7
	G-CSF s.c. (nur bei HR)	5 µg/kg x d	ab d 9 täglich bis > 10/nl Leukozyten

1 2 3 4 5 6 7 8 9 10 Tag

Abb. 2. Struktur der Chemotherapieblöcke N5 + N6

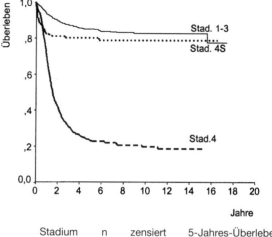

Stadium	n	zensiert	5-Jahres-Überleben
1–3	809	87 %	85 ± 1 %
4	680	33 %	23 ± 2 %
4 S	161	81 %	80 ± 3 %

Abb. 3. Überleben von 1443 Kindern mit Neuroblastom in Abhängigkeit vom Stadium (NB 79–NB 90)

VIII. Neuroblastomscreening [11, 12]

Die Ausscheidung der Tumormarker Vanillinmandelsäure und Homovanillinsäure im Urin ermöglicht den biochemischen Nachweis, bevor die Erkrankung klinisch durch Symptome manifest wird. Dazu erhalten die Kinder aus den Screeninggebieten von ihren Ärzten Filterpapierkärtchen im Rahmen der Vorsorgeuntersuchung U 6 (10–12 Lebensmonat). Diese Kärtchen werden mit Urin aus der Windel getränkt, getrocknet, ans Labor gesandt und dort biochemisch analysiert. 14 Tage nach Absenden der Urinprobe liegt das Ergebnis beim Kinderarzt vor.

Die Neuroblastomkrankheit erfüllt alle wichtigen Voraussetzungen, die für ein Screening gefordert werden. Es handelt sich um eine schwere Krankheit mit ungünstiger Prognose, die Erkrankung ist im Frühstadium bedeutend leichter und erfolgreicher behandelbar, und es existiert eine verläßliche Labormethodik zur Erkennung klinisch inapparenter Erkrankungen.

Der Nutzen eines Neuroblatomfrüherkennungsprogramms ist bislang aber noch nicht belegt. Die Diskussion dreht sich um die Frage, ob sich aus einem örtlich begrenzten Neuroblastom regelhaft und mit ausreichendem Zeitintervall eine metastasierte Erkrankung entwickelt, oder ob es sich um 2 histologisch nicht unterscheidbare, biologisch aber hochgradig differente Erkrankungen handelt. Molekulargenetische Veränderungen (N-myc Amplifikation, Verlust der Heterozygotie am Chromosom 1 p, Euploidie, fehlende Expression von CD 44, Trk A) finden sich ganz überwiegend, aber nicht ausschließlich in fortgeschrittenen Stadien.

Andererseits besteht eine Korrelation zwischen Stadium und Diagnosealter (jüngere Kinder haben niedere Stadien, ältere Kinder höhere Stadien). Zudem wurde beobachtet, daß die seltenen Rezidive lokalisierter Neuroblastome zu 50% nicht nur lokal, sondern auch systemisch auftreten, wobei die Übergangszeit von der Erst- zur Rezidivdiagnose im Median 13 Monate betrug.

Der Nutzen eines Früherkennungsprogrammes muß darin bestehen, die absolute Zahl von Patienten mit metastasierter Erkrankung zu reduzieren und die Neuroblastommortalität signifikant zu senken. Wissenschaftlich zu beweisen ist dies nur durch einen epidemiologischen Vergleich, der nach Vorstudien (1992–1995) nun in einem Großprojekt (1995–2001) diesen Versuch unternimmt. Um aussagefähige Ergebnisse zu erhalten, ist es notwendig, daß möglichst alle Kinder der Screeninggebiete (Länder Schleswig-Holstein, Hamburg, Bremen, Niedersachsen, Nordrhein-Westfalen, Baden-Württemberg) untersucht werden, jedoch nicht die Kinder der übrigen Bundesländer. Ein erstes Ergebnis dieses Projektes ist nicht vor dem Jahre 2002 zu erwarten.

Literatur

1. Haaf HG, Kaatsch P, Michaelis J (1993) Jahresbericht des Kinder-Krebsregisters Mainz 1992 IMSD der Universität Mainz, 20–21
2. Hughes M, Marsden HB, Palmer MK (1974) Histologic patterns of neuroblastoma related to prognosis and clinical staging. Cancer 34:1706–1711
3. Harms D, Wilke H (1979) Neuroblastom-Grading. Klin Pädiat 191:228–233
4. Shimada H, Chatten J, Newton WA Jr et al. (1984) Histopathologic prognostic factors in neuroblastic tumors. Definition of subtypes of ganglioneuroblastoma and an age-linked classification of neuroblastomas. JNCI 73:405–416
5. Joshi W, Canto AB, Altschuler G et al. (1992) Age-linked prognostic categorization based on a new histologic grading system of neuroblastomas. A clinicopathological study of 211 cases from the Pediatric Oncology Group. Cancer 69:2197–2211

6. Berthold F (1994) Neuroblastom: Modelltumor und Herausforderung für den Kinderarzt. Monatsschr. Kinderheilkd 142:296–310
7. Brodeur GM, Seeger RC, Barrett A et al. (1988) International critera for diagnosis, staging, and response to treatment in patients with neuroblastoma. J Clin Oncol 6:1874–1881
8. Brodeur GM, Pritchard J, Berthold F et al. (1993) Revisions of international criteria for neuroblastoma diagnosis, staging and response to treatment. J Clin Oncol 11:1466–1477
9. Berthold F, Sahin K, Hero B, Christiansen H, Gehring M, Harms D, Horz S, Lampert F, Schab M, Terpa H-J (1997) The contribution of molecular factors to risk estimation in neuroblastoma patients. Eur J Cancer 33:2092–2097
10. Studienprotokoll NB 97
11. Berthold F, Hunneman DH, Käser H, Harms D, Bertram U, Erttmann R, Schilling FH, Treuner J, Zieschang J (1991) Neuroblastoma screening: Arguments from retrospective analysis of three German neuroblastom trials. Am J Pediatr Hematol Oncol 13:8–13
12. Schilling FH, Berthold F, Erttmann R, Sander J, Treuner J (1995) An epidemiological study to evaluate neuroblastoma screening at 12 months of age in germany. 4th international symposium on neuroblastoma screening 09.–11.11.1995, Stuttgart

Nierenzellkarzinom

J. Atzpodien, J. Buer und M. Probst-Kepper

I. Inzidenz und Epidemiologie

Häufigkeit: ca. 2% aller malignen Tumoren

Inzidenz: 7–8/100 000 pro Jahr, M/W 2:1

Mittleres Alter bei Diagnose: 55–70 Jahre

Das Nierenzellkarzinom ist mit 85% der häufigste bösartige Tumor der Niere. Der überwiegende Anteil der malignen Nierentumoren sind Adenokarzinome (85%), der Rest besteht aus Nierenbeckenkarzinomen (7–8%), dem Nephroblastom bzw. Wilms-Tumor (5–6%) und anderen Histologien (Tabelle 1). Jährlich treten in Europa sowie in den Vereinigten Staaten jeweils 30 000 Neuerkrankungen und etwa 12 000 Todesfälle pro Jahr auf [1, 2]. Für die Industriestaaten wird eine Zunahme der Inzidenzrate berichtet; die höchste Inzidenz besteht in Nordamerika und Skandinavien [3]; Männer erkranken doppelt so häufig wie Frauen. Ein Drittel der Patienten weist bei Diagnosestellung bereits Metastasen auf. Die 5-Jahres-Überlebensrate der Patienten mit metastasiertem Nierenzellkarzinom beträgt < 5%; eine standardisierte Behandlung konnte bisher nicht etabliert werden [4, 5].

Als Risikofaktoren werden Zigarettenrauchen mit einer Verdopplung der Risikorate, Übergewicht vor allem bei Frauen, Östrogene und die Exposition mit Ölprodukten, Asbest oder Schwermetallen angeschuldigt [5, 6]. Bei Patienten mit chronischer Niereninsuffizienz und erworbenen Nierenzysten [7] sowie Patienten mit einer Phakomatose besteht ebenfalls ein erhöhtes Risiko für die Entwicklung eines Nierenzellkarzinoms. Konstitutionelle Mutationen im von-Hippel-Lindau-Gen auf Chromosom 3p25-26 (VHL) prädisponieren diese Patienten zur Entwicklung von zy-

Tabelle 1. Histopathologische Klassifikation der Nierenzellkarzinome [16]

Histologie	Makropathologie	Histopathologie	Inzidenz
klarzelliges NCC	multinodulär, vorwiegend gelbe Schnittfläche mit grauen und weißen Arealen; solides Wachstumsmuster, selten zystisch; regressive Veränderungen: Hämorrhagien, fokale Kalzifikationen und Nekrosen, sklerotische Septen	Lichtmikroskopisch klares Zytoplasma (H & E); hyperchromatischer, kondensierter Zellkern (G1) oder polymorpher Kern mit prominenten Nukleolen (G1–3); zwei eosinophile Varianten: zytoplasmatische Eosinophilie respektive Granularität	85%
chromophiles (papilläres) NCC	ballartige, gepunktete Erscheinung, schmutzig-braune zentrale Nekrose durch Hämorrhagie; gelegentlich gelbliches Glitzern in der Peripherie unterhalb der Pseudokapsel durch Schaumzellen	Lichtmikroskopisch wenig basophiles Zytoplasma mit zentralem Zellkern; Entdifferenzierung: zunehmend polymorphe Zellkerne mit prominenten Nukleolen, Eosinophilie oder Granularität; Wachstum: überwiegend papillär oder tubulopapillär, solide in undifferenzierten Arealen; häufig charakteristische Lipophagen und fokale Psammonkörper	
chromophobes NCC	ein oder mehrere Tumorknoten mit oranger (unfixierter) bzw. beiger (fixierter) Schnittfläche; gut differenzierte Tumoren erscheinen mit charakteristischer blasser Schnittfläche und nur wenigen Hämorrhagien	große polygonale, transparente Zellen (pflanzenähnlich); charakteristisch ist das fehlende Anfärben des Zytoplasmas in der Routine-Färbung sowie einer zytoplasmatischen Farbreaktion in der Hale-Färbung; das Wachstumsmuster ist kompakt, gelegentlich cribriform mit fokalen Kalzifikationen; kondensierter hyperchromatischer (z.T. binukleierter) Zellkern bei guter Differenzierung	

Duct Bellini Typ	zumeist große, zentrale Tumoren mit Ausdehnung in das perirenale Fett, Nebennieren-infiltration und Lymphknotenmetastasen	eosinophile/granuläre sowie spindelzellige/polymorphe/sarkomatoide Variante; tubuläres Wachstumsmuster mit mikrozystischen, pseudopapillären und soliden Anteilen, lichtmikroskopisch mittelgroße basophile Zellen mit anaplastischen Zellkernen	11%
onkozytisches NCC	solitärer, leicht lobulierter Tumor mit bräunlicher Schnittfläche und zentraler Narbe bei größeren Tumoren, gyrierte Erscheinung nach Entfernung der Pseudokapsel mit gewundenen Venen in den Invaginationen der Tumoroberfläche; keine Nekrosen	Lichtmikroskopisch isomorphe Tumorzellen mit dicht granuliertem, eosinophilem Zytoplasma; typisch pathologische Cristae der vergrößerten Mitochondrien; runder, zentraler Zellkern, sowie binukleierte Zellen mit überlappenden Zellkernen; solides oder trabekuläres Wachstumsmuster mit typischer acinärer Formation	
Transitionalzell-Typ	unterschiedlich große, gräuliche, noduläre oder papilläre solide Tumoren mit Hilus-einbruch und Infiltration des perirenalen Fettgewebes	Lichtmikroskopisches Spektrum: normales Urothel (G1) bis pleomorphes, undifferenziertes Transitionalzellkarzinom (G3/4); nukleare Atypie, Mitosen, zytoplasmatischer Pleomorphismus nehmen mit Entdifferenzierung zu	<1%
Neuroendokrines NCC	gewöhnlich sehr große, aggressiv wachsende Tumoren mit Zerstörung des Nierenparenchyms, Invasion in perirenales Fett, Nierenbeckeneinbruch, Hämangio- und Lymphangioinvasion	breites Spektrum von wenig differenzierter, kleinzelliger (oat-cell type) bis zur klassischen eosinophilen (columnar-cell type) Variante; Silberfärbungen färben gewöhnlich die Hormonprecursor; charakteristisch trabekuläres Wachstumsmuster mit gut vaskularisiertem Stroma	<1%

stischen unt tumorösen Veränderungen in multiplen Organen wie Niere, Pankreas, Gehirn und Retina; erworbene somatische Mutationen im VHL-Gen lassen sich auch bei sporadischen klarzelligen Nierenzellkarzinomen nachweisen. Die pathogenetische Rolle als mögliches Tumorsuppressorgan wurde durch den Nachweis einer Wachstumshemmung von Nierenzellkarzinomzellinien durch Wildtyp-VHL-Gen-Transfektion nahe gelegt [8, 9]. Die seltene konstitutionelle Translokation t(3; 8)(p14.2; q24) wurde erstmals 1979 bei einer italienisch-amerikanischen Familie in Assoziation mit früh auftretendem multifokalen, klarzelligen Nierenzellkarzinom beschrieben [10]. Ein Verlust der Heterozygotie (LOH) für die Region 3p14.2 wurde auch für einen großen Teil der sporadischen klarzelligen Nierenzellkarzinome beschrieben [11, 12]. Die Bedeutung des in 3p14.2 lokalisierten FHIT-Gens (fragile histidine triad gene) für die Pathogenese der Nierenzellkarzinome ist unklar [13, 14]. Die Häufigkeit des Nachweises von p53-Mutationen wird sehr unterschiedlich berichtet und scheint keine wesentliche Änderung der klinischen Prognose für die Patieten zu ergeben [15].

II. Pathologie

Makroskopisch erscheint das Nierenzellkarzinom als multinodulärer solider, zum Teil auch zystischer Tumor mit einer vorwiegend gelblichen Schnittfläche aus gut bzw. mäßig differenzierten Tumorzellen (GI oder GII) und weißlichen Anteilen aus überwiegend entdifferenzierten Tumorzellen (GIII) [16]. Es werden acht verschiedene histologische Tumortypen einschließlich des metanephrischen Nierenzelladenoms unterschieden (Tabelle 1), wobei die zytogenetischen sowie histogenetischen Daten zu folgendem Modell der Entwicklung der epithelialen Nierentumoren zusammengefaßt werden können (Abb. 1):

III. Klinische Symptomatik

Die klinischen Symptome von Patienten mit Nierenzellkarzinom sind häufig uncharakteristisch und umfassen vielfach Schmerzen, Hämaturie, Bluthochdruck sowie konstitutionelle Symptome (Abgeschlagenheit,

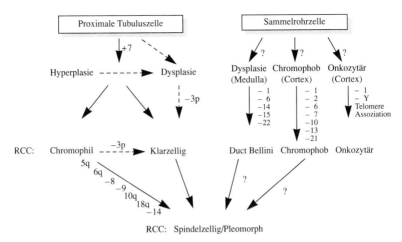

Abb. 1. Schematische Darstellung der Histo- und Zytogenetik der Nierenzellkarzinome [16]

Gewichtsverlust, Nachtschweiß etc.). Die klassische Trias von Hämaturie, Flankenschmerzen und tastbarem Nierentumor führt nur bei etwa 10 % der Patienten zur Diagnose. Durch die Sonographie nimmt allerdings die Rate an inzidentell entdeckten kleinen Tumoren zu [17, 18]. Bei Patienten mit fortgeschrittenem Nierenzellkarzinom können zudem auch metastatische Absiedlungen wie ein maligner Pleuraerguß oder eine pathologische Fraktur zur Erstdiagnose führen (Abb. 2).

IV. Stadieneinteilung

Das erste Stagingsystem nach Flocks & Kadesky wurde 1958 entwickelt; seine Modifikation durch Robson et al. 1969 wird auch heute noch weltweit angewandt [19]. Hier besteht der Nachteil, daß die lokale Tumorausdehnung nicht unabhängig vom Lymphknotenstatus klassifiziert werden kann. Die internationale Klassifikation nach dem TNM-System dient der Vereinheitlichung und damit der besseren Vergleichbarkeit verschiedener Behandlungsergebnisse [20].

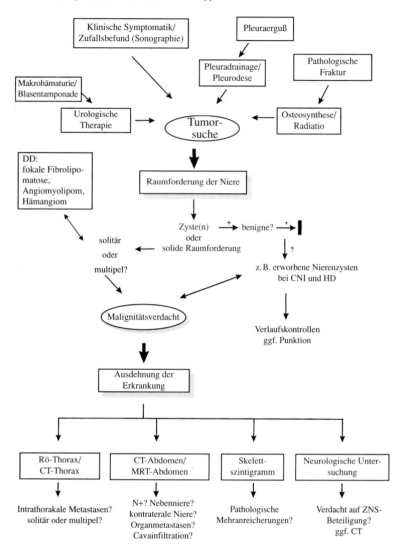

Abb. 2. Symptome und diagnostische Entscheidungen bei der Abklärung

Stadieneinteilung nach Robson

Stadium	Erkrankungsausdehnung (entsprechende UICC-Klassifikation)
I	Begrenzung auf die Niere (pT1-2 N0 M0).
II	Infiltration in das perirenale Fettgewebe (pT3a N0 M0).
III A	Ausdehnung in Nierenvene/V. cava (pT3b N0 M0).
III B	Beteiligung regionaler Lymphknoten (pT1-4 N1-3 M0).
III C	Veneninfiltration und Lymphknotenbeteiligung (pT3b N1-3 M0).
IV	Infiltration benachbarter Organe/Fernmetastasen (pT4 oder M1).

TNM-Klassifikation (UICC 1992/1997)

T Primärtumor

1992		1997	
T0	Kein Anhalt für Primärtumor	T0	Kein Anhalt für Primärtumor
T1	≤ 2,5 cm, auf die Niere begrenzt	T1	Tumor ≤ 7 cm in größter Ausdehnung, begrenzt auf die Niere
T2	> 2,5 cm, auf die Niere begrenzt	T2	Tumor > 7 cm in größter Ausdehnung, begrenzt auf die Niere
T3	Invasion in größere Venen, Nebenniere oder perirenales Fettgewebe ohne Überschreitung der Gerota-Faszie	T3	Tumor breitet sich in größeren Venen aus oder infiltriert Nebenniere oder perirenales Gewebe, jedoch nicht über die Gerota-Faszie hinaus
T3a	Invasion in Nebenniere oder perirenales Fettgewebe, aber nicht jenseits der Gerota-Faszie	T3a	Tumor infiltriert Nebenniere oder perirenales Gewebe, aber nicht über die Gerota-Faszie hinaus
T3b	Invasion in Nierenvene(n) oder V. cava unterhalb des Zwerchfells	T3b	Tumor mit makroskopischer Ausbreitung in Nierenvene(n) oder V. cava unterhalb des Zwerchfells
T3c	Invasion in V. cava oberhalb des Zwerchfells	T3c	Tumor mit makroskopischer Ausbreitung in V. cava oberhalb des Zwerchfells
T4	Durchbruch der Gerota-Faszie	T4	Tumor infiltriert über die Gerota-Faszie hinaus

N Regionäre Lymphknoten

1992	1997
N0 Keine regionären Lymph-knotenmetastasen	N0 Keine regionären Lymph-knotenmetastasen
N1 solitär ≤ 2 cm	N1 Metastase in einem regionären Lymphknoten
N2 solitär > 2 cm, ≤ 5 cm; multipel ≤ 5 cm	N2 Metastase in mehr als einem regionären Lymphknoten
N3 einer oder mehrere Lymph-knoten > 5 cm	

M-Fernmetastasen

MX	Fernmetastasen können nicht beurteilt werden
M0	Keine Fernmetastasen
M1	Fernmetastasen

Stadieneinteilung (UICC 1992/1997)

	1992			1997		
Stadium I	T1	N0	M0	T1	N0	M0
Stadium II	T2	N0	M0	T2	N0	M0
Stadium III	T1–2	N1	M0	T1–2	N1	M0
	T3	N0–1	M0	T3	N0–1	M0
Stadium IV	T4	N0–3	M0	T4	N0, N1	M0
	jedes T	N2–3	M0	jedes T	N2	M0
	jedes T	jedes N	M1	jedes T	jedes N	M1

V. Prognose

Die Prognose des Nierenzellkarzinoms ist im wesentlichen von dem Stadium der Erkrankung abhängig. Faßt man Berichte mehrerer Autoren zusammen, ist nach der Klassifikation nach Robson ein stadienabhängiges

5-Jahresüberleben in den Stadien I, II, III und IV von jeweils 75% (56 bis 93%), 66% (47 bis 100%), 47% (34 bis 80%) und 10% (2 bis 14%) zu erwarten (Abb. 3) [21, 22, 19, 23–26]. Hierbei ist zwischen der Lymphknotenbeteiligung (N+) im Stadium III, welche mit einer wesentlich schlechteren Prognose verbunden ist, und der alleinigen Infiltration der Vena cava (IVC+) zu unterscheiden. Etwa 50% der Patienten mit einer Cavainfiltration ohne regionale Lymphknotenbeteiligung oder Fernmetastasen leben 5 Jahre nach radikaler Tumornephrektomie im Gegensatz zu

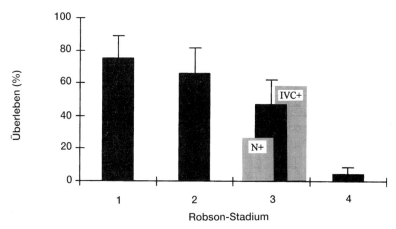

N+:   Lymphknotenbeteiligung
IVC+: Vena-cava-inferior-Beteiligung

Abb. 3. 5-Jahres-Überlebensraten entsprechend dem Robson-Stadium

Tabelle 2. 5-Jahres Überleben (nach UICC-Klassifikation 1992 [20])

UICC Stadium	Anzahl der Patienten (%)	5-Jahres-Überleben (%)	Medianes Überleben (Monate)
I	10 (1%)	91 ± 34	122
II	268 (30%)	92 ± 7	169
III	384 (44%)	64 ± 8	107
pT3a	165	77 ± 12	73
pT3b	202	59 ± 10	64
pT1–3 pN1	17	25 ± 32	30
IV	210 (24%)	15 ± 6	11

weniger als einem Drittel der Patienten mit regionaler Lymphknoten-metastasierung [5, 24]. Im Falle der Fernabsiedlung ist eine Metastasie-rung in die Lunge mit 75%, in den Knochen mit 20%, in die Leber mit etwa 15% und in das zentrale Nervensystem mit bis 8% zu erwarten [27]. Eine retrospektive Analyse der Prognose von 872 Patienten von Hermanek nach älterer UICC-Klassifikation ist in Tabelle 2 zusammengefaßt [20].

VI. Diagnostik

Das klinische Staging der Patienten mit einem Nierenzellkarzinom ist entscheidend für die weitere therapeutische Planung und umfaßt die präoperative Beurteilung der Primärtumorausdehnung, der regionalen Lymphknoten, der ipsilateralen Nebenniere, der kontralateralen Niere sowie die Untersuchung der häufigsten Metastasenlokalisationen. Zu den Standarduntersuchungen der klinischen und laborchemischen Routine-diagnostik gehören die Computertomographie des Abdomens zur Be-urteilung des Primärtumorstadiums (T/N) und zum Ausschluß von visceralen Metastasen, die Röntgenthorax/CT-Thorax-Untersuchung und das Skelettszintigramm. Im folgenden werden die einzelnen diagnosti-schen Maßnahmen kurz diskutiert.

1 Sonographie

Die Sonographie ist die führende Screeninguntersuchung der Nieren-tumoren und hat wesentlich zur Früherkennung kleiner inzidenteller Nierenzellkarzinome beigetragen [18]. Sie erlaubt die Beurteilung der extrarenalen Infiltration, Lymphknoten- und Nebennierenmetastasierung [28] sowie durch die Farbduplex-Sonographie ein Beurteilung der Aus-dehnung und Wandadhärenz von Tumorthromben.

2 Computertomographie

Die Computertomographie ist die Methode der Wahl zur präoperativen Bestimmung der Erkrankungsausdehnung; mit einer Genauigkeit von

70% bis 90% kann der Primärtumor klassifiziert werden. Erforderlich hierfür ist die standardisierte Untersuchungstechnik mit Durchführung der Untersuchung vor und nach Kontrastmittelinjektion [29, 30]. Das Kontrastmittelenhancement der üblicherweise hypervaskularisierten Nierenzellkarzinome ist zeitabhängig und kann bei hypovaskulären Tumoren zu diagnostischen Problemen führen [31]. Zusätzlich erhält man Informationen über eine mögliche Infiltration in das perirenale Fettgewebe, Tumorthromben in der Vena renalis oder Vena cava und pathologische Lymphknoten. Bei einer Größe zwischen 1 cm und 2 cm können allerdings auch reaktive Lymphknoten vorliegen [32].

3 Feinnadelpunktion vs. operative Exploration

Die Computertomographie und Sonographie ergibt in 95% die korrekte Verdachtsdiagnose. Die Feinnadelpunktion wird in Einzelfällen im metastasierten Tumorstadium bei diagnostischer Unsicherheit zur weiteren Therapieentscheidung durchgeführt und ist die Methode der Wahl, wenn eine operative Exploration nicht in Frage kommt.

VII. Therapie

Die therapeutischen Entscheidungen zur Behandlung der Patienten mit Nierenzellkarzinom werden maßgeblich von der Ausdehnung und damit von der Prognose der Erkrankung bestimmt (Abb. 4). Die früher angenommene Unterscheidung zwischen Nierenzellkarzinom und -adenom anhand einer Größe < 3 cm ist nicht möglich und sollte durch den Pathologen getroffen werden (Eschwege 1996).

1 Chirurgische Therapie

Die radikale Tumornephrektomie ist bei lokalisiertem Nierenzellkarzinom und gesunder kontralateraler Niere weiterhin die Methode der Wahl. Bei der radikalen Nephrektomie werden über den lumbalen, transperitonealen oder thorakoabdominellen Zugangsweg die komplette Entfernung

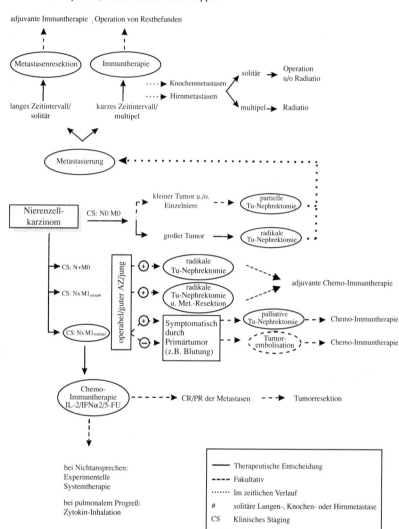

Abb. 4. Therapeutische Entscheidungen in Abhängigkeit vom Erkrankungsstadium

der Niere und Nebenniere mit Fettkapsel und Gerota-Faszie angestrebt
[19, 33]. Bei normalem Nierenoberpol und fehlendem Verdacht auf eine
Nebennierenmetastasierung kann auf die Adrenalektomie verzichtet
werden [34]. Die radikale Lymphadenektomie ist weiterhin eine umstrittene Maßnahme, da ein Überlebensvorteil bei regionaler Lymphknotenmetastasierung nicht sicher nachgewiesen ist; allerdings ergibt sich eine
prognostisch relevante Mehrinformation, welche z.B. im Rahmen adjuvanter Behandlungsreihen notwendig ist. Die organerhaltendende Tu-
morenukleation bei solitären, kleinen (T1) unilateralen Tumoren bei
normaler kontralateraler Niere scheint ohne wesentliche Verschlechterung
der Prognose bei selektionierten Patienten möglich zu sein [35, 36]; zu
berücksichtigen ist das synchrone multifokale Auftreten von Nierenzellkarzinomen bei bis zu 15 % der Patienten [37, 38]. Über eine palliative
Tumornephrektomie ist bei metastasierten Patienten mit lokaler oder
klinischer Symptomatik, jungem Alter und gutem Allgemeinzustand individuell zu entscheiden, wobei das Überleben der Patienten durch eine
palliative Nephrektomie vor einer nachfolgenden systemischen Therapie
gering verbessert werden kann [39, 40].

2 Strahlentherapie

Die prä- oder postoperative adjuvante Strahlentherapie ist ohne signifikante Wirksamkeit [41, 42]. Die Strahlentherapie bleibt daher im wesentlichen
der lokalen Behandlung von Knochenmetastasen sowie der palliativen Behandlung von Hirnmetastasen vorbehalten.

3 Nierenarterienembolisation

Die präoperative Embolisation der Nierenarterie wurde zur Verringerung
des intraoperativen Blutverlustes, der anschließend erleichterten Nephrektomie und zur Auslösung einer Immunreaktion gegen den Tumor vorgeschlagen [43, 44]. Eine Bestätigung dieser Hypothese konnte bis heute
nicht erbracht werden [45, 46], so daß die Indikation zur Nieren-
arterienembolisation als palliative Maßnahme inoperablen Patienten bei
Lokal- oder Allgemeinsymptomatik durch den Primärtumor vorbehalten
bleibt.

4 Hormontherapie

Die Rationale der Anwendung von Progestagenen beruht auf der Beobachtung der experimentellen Induzierbarkeit von Nierenzelltumoren bei syrischen Hamstern unter langfristiger Östrogenapplikation. Dies konnte durch Ovarektomie weiblicher Tiere und durch Progesteronschutz beider Geschlechter verhindert werden [47]. Die objektiven Remissionen bei Progestagenen wie Medroxyprogesteronacetat (MPA) liegen unter 5% [48]. In einer prospektiven randomisierten Studie zur adjuvanten Behandlung konnte im MPA-Behandlungsarm keinerlei Überlebensverlängerung im Vergleich zum Kontrollarm bei zusätzlich deutlichen Nebenwirkungen nachgewiesen werden [49]. Auch Tamoxifen erbrachte keinen wesentlichen Vorteil in der Behandlung des metastasierten Nierenzellkarzinoms [50]. Die Wirksamkeit von 13-cis Retinsäure in der Behandlung des Nierenzellkarzinoms ist in der Kombination mit Interferon-alpha oder der kombinierten Chemo-/Immuntherapie ermutigend, die alleinige Wirksamkeit bleibt zu bestimmen [51–53].

5 Chemotherapie

Die alleinige Chemotherapie ist in der Behandlung des metastasierten Nierenzellkarzinoms möglicherweise aufgrund der hohen P-Glykoprotein Expression (MDR-1) nicht effektiv [54–56]. Versuche der MDR-1-Modulation mit Dexverapamil, Cyclosporin, Quinidin oder Acrivastin zur Wirkungsverstärkung des Vincaalkoloids Vinblastin erbrachten keine signifikante Verbesserung [57–60]. Phase-II-Studien mit neuen Substanzen wie Gemcitabine, Mebaron, liposomalem Doxorubicin, Topotecan, Taxotere oder Echinomycin entäuschten ebenfalls [61–66]. Vor allem im Rahmen kombinierter Chemo-Immuntherapien werden Vinblastin und 5-Fluorouracil eingesetzt; die Ansprechraten der Einzelsubstanzen liegen jedoch unter 10%.

6 Immuntherapie mit Zytokinen und hämatopoetischen Wachstumsfaktoren

Eine Vielzahl von verschiedenen Zytokinen wurde in der Behandlung der Patienten mit Nierenzellkarzinom eingesetzt. Dabei haben die Interferone, im besonderen Interferon-alpha, und Interleukin-2 einen festen Stellenwert. Die Indikation zur immunmodulierenden Therapie beim fortgeschrittenen Nierenzellkarzinom bleibt weiterhin der Prüfung im Rahmen prospektiv randomisierter Studien vorbehalten. In der Prüfung befinden sich ebenfalls andere Zytokine wie Interleukin-4 [67], Interleukin-6 [68] und Interleukin-12, der hämatopoetische Wachstumsfaktor GM-CSF allein oder in Kombination mit Interleukin-2 [69, 70] sowie GM-CSF in der ex-vivo Stimulation von tumor-infiltrierenden Lymphozyten zusammen mit Interleukin-2 [71]. Eine experimentelle Anwendung von Zytokinen liegt im Immuntargeting; hierbei macht man sich die Expression von Zytokinrezeptoren auf Nierenzellkarzinomzellen zunutze, um toxische Substanzen wie Pseudomonas-Exotoxine durch Kopplung an das entsprechende Zytokin an die Nierenzellkarzinomzellen zu lenken [72]. Diese Therapieansätze befinden sich im Versuchsstadium, so daß im folgenden nur auf die in ihrer Wirksamkeit etablierten und für die Behandlung des fortgeschrittenen Nierenzellkarzinoms in Deutschland zugelassenen Zytokine, nämlich Interferon-alpha 2 und Interleukin-2, eingegangen wird.

6.1 Interferone

Die ersten Behandlungen mit Interferonen bei metastasiertem Nierenzellkarzinom wurden vor der Ära der rekombinant hergestellten menschlichen Interferone mit aufgereinigten Präparationen wie dem Leukozyten-Interferon von Cantell oder dem partiell gereinigten lymphoblastoiden Interferon, welches von einer menschlichen Burkitt-Lymphom-Zelline stammte, durchgeführt. Eine Zusammenstellung der Ergebnisse verschiedener Studien mit verschiedenen Interferonen gibt Tabelle 6. Insgesamt ist die therapeutische Wirksamkeit der Interferone, im besonderen einer Monotherapie mit Interferon-alpha, bei etwa 15 % objektiver Remissionen anzusetzen. Die Kombination von Interferon-alpha mit 13-cis-Retinsäure erscheint vielversprechend und ist Gegenstand laufender Studien [51–53] (Tabelle 3).

Tabelle 3. Ergebnisse verschiedener Studien mit Interferonen bei metastasiertem Nierenzellkarzinom [83]

Interferon-Typ Autor	Anzahl	CR (%)	PR (%)
Leukozyten-IFN (Cantell)	166	9 (5)	21 (13)
Lymphoblastoides IFN	359	7 (2)	51 (14)
IFN-alpha2a	420	6 (1)	59 (14)
IFN-alpha2b	239	6 (3)	33 (14)
IFN-beta + IFN-beta-serine	95	1 (1)	6 (6)
IFN-gamma	262	4 (2)	21 (8)

6.2 Interleukin-2

Interleukin-2 ist ein potentes immunmodulierendes Zytokin, welches eine Reihe von sekundären Mediatoren und zellulären Immunreaktionen induziert, die zusammen eine sekundäre antitumorale Wirkung entfalten [73, 74]. Die nachgewiesene Wirksamkeit des hochdosierten intravenösen IL-2 beim metastasierten Nierenzellkarzinom hat 1989 in Deutschland und 1992 in den Vereinigten Staaten zur Behandlungszulassung durch die Food and Drug Administration (FDA) geführt. Die dieser Entscheidung zugrundeliegende Studie ergab eine objektive Remissionsquote von 14% (12 komplette und 24 partielle Remissionen) bei 255 behandelten Patienten mit einer medianen Dauer von 30,6 Monaten (Range: 3 bis 95 Monate) [75, 76]. In der Vergangenheit wurden unterschiedliche Applikationsformen des IL-2 eingesetzt: 1.) die von Rosenberg entwickelte hochdosierte intravenöse Bolusapplikation, welche vor allem in den Vereinigten Staaten, auf Grund erheblichen Behandlungsaufwandes jedoch in Europa kaum angewandt wird [77], 2.) die mittel-hochdosierte kontinuierliche intravenöse Infusion nach West [78] und 3.) die niedrig-dosierte subcutane Injektion [79], welche in Europa bevorzugt eingesetzt wird. Hinzu kommt IL-2 als lokale inhalative Therapie bei pulmonalen Metastasen [80], sowie zur ex-vivo Stimulation lymphokin-aktivierter Killerzellen (LAK) oder zur Kultivierung tumor-infiltrierender Lymphozyten (TIL). Die Unterschiede der verschiedenen systemischen Anwendungen liegen in der Nebenwirkungsrate mit einem deutlichen Behandlungsvorteil zugunsten der niedrig-dosierten subcutanen Applikationsform. Die bisherigen Ergebnisse der verschiedenen IL-2 Regime beim metastasierten Nierenzellkarzinom ergeben dagegen keine signifikanten Unterschiede in der Wirksamkeit [73, 74, 81]. Tabelle 4 faßt die Ergebnisse verschiedener Studien der hoch-dosierten Bolusapplikation, der moderaten kontinuierlich-intravenösen und niedrig-dosierten subkutanen IL-2-Therapie bei Patienten mit metastasiertem Nierenzellkarzinom zusammen. Die kombinierte Anwendung der zellulären Therapie mit Lymphokin-aktivierten Killerzellen (LAK) und IL-2 führte zu keiner Verbesserung des Behandlungsergebnisses [82]. Demgegenüber konnte durch die Kombination von Interleukin-2 mit Interferon-alpha das Behandlungsergebnis signifikant verbessert werden (Tabelle 5).

6.3 Kombinierte Chemo-Immuntherapie

Die kombinierte Chemo-Immuntherapie strebt einen additiven oder synergistischen Effekt durch Kombination zweier unterschiedlicher Wirkmechanismen ohne wesentliche Erhöhung der substanzeigenen Nebenwirkungen an. Die Kombination von Interferon-alpha mit Chemotherapeutika wie Vinblastin oder 5-Fluorouracil ergibt keine signifikante Verbesserung der Ergebnisse im Vergleich mit Interferon-alpha allein (83 zur Übersicht, 84). Die Kombination von Interleukin-2, Interferon-alpha mit 5 Fluorouracil erscheint als derzeit effektivste multimodale Systemtherapie des metastasierten Nierenzellkarzinoms (Tabelle 6). Diese Ergebnisse konnten bereits in einer randomisierten Behandlungsreihe bestätigt werden [85].

6.4 Zelluläre Immuntherapien

6.4.1 Lymphokin-aktivierte Killerzellen und Tumor-infiltrierende Lymphozyten

Die zelluläre Immuntherapie mit tumor-infiltrierenden Lymphozyten (TIL) oder lymphokin-aktivierten Killerzellen (LAK) wurde in der Behandlung der Patienten mit Nierenzellkarzinom zusammen mit Interleukin-2 angewandt; hierbei ergab sich keine signifikante Verbesserung der Therapieergebnisse im Vergleich mit der alleinigen IL-2-Therapie (82,

Tabelle 4. Ergebnisse verschiedener Studien mit IL-2 bei metastasiertem Nierenzellkarzinom

IL-2-Applikation Autor	Dosierung	Anzahl	CR (%)	PR (%)
iv-Bolus hoch dosiert				
Rosenberg et al. [86]	720 Tsd IU/kg alle 8 h, bis zu 15 Dosen pro Zyklus	149	10 (7)	20 (13)
Fyfe et al. [75]	60 oder 720 Tsd IU/kg alle 8 h, bis zu 15 Dosen pro Zyklus	255	12 (5)	24 (9)
Total		404	22 (5)	44 (11)
iv-Dauerinfusion mittelhoch dosiert				
Negrier et al. [87]	18 Mio IU/m²/Tag, Tag 1–5 und 12–15 pro Zyklus	32	2 (6)	4 (13)
Masse et al. [88]	18 Mio IU/m²/Tag, Tag 1–5 und 12–15 pro Zyklus	51	2 (4)	6 (12)
Geersten et al. [89]	18 Mio IU/m²/Tag, Tag 1–5 und 12–15 pro Zyklus	30	2 (7)	4 (13)
Lopez et al. [90]	18 Mio IU/m²/Tag, Tag 1–5 und 12–15 pro Zyklus	29	0 (0)	4 (14)
Law et al. [82]	3 Mio IU/m²/Tag, Tag 1–5, 13–17, 21–24 und 28–31	34	1 (3)	2 (6)
Total		176	7 (4)	20 (11)

Tabelle 4 (Fortsetzung)

IL-2-Applikation Autor	Dosierung	Anzahl	CR (%)	PR (%)
subkutan niedrig dosiert				
Lissoni et al. [91]	9 Mio IU/m² alle 12 h über 2 Tage, dann 1,8 Mio IU/m² alle 12 h über 5 Tage/Wo über 6 Wo	13	0 (0)	4 (31)
Buter et al. [92]	18 Mio IU/m² 1 × täglich über 5 Tage/Wo über 4 oder 6 Wo; ab Wo 2 an den Tagen 1 und 2 jeweils Reduktion auf 9 Mio IU/m²	46	2 (4)	7 (15)
Total		57	2 (4)	11 (19)
IL-2 + LAK-Zellen				
Rosenberg et al. [93] iv-Bolus	600 Tsd IU/kg alle 8 h, Tag 1–5, Leukapheresen Tag 8–12, LAK-Zellen Tag 12–14, 600 Tsd IU/kg alle 8 h Tag 12–16	36	4 (11)	8 (22)
Negrier et al. [87] iv-Dauerinfusion	18 Mio IU/m²/Tag, Tag 1–5 plus LAK-Zellen	51	5 (10)	9 (18)
Parkinson et al. [94] iv-Bolus und Dauerinfusion	600 Tsd IU/kg (Bolus) alle 8 h Tag 1–3, Leukapheresen Tag 5–8, LAK-Zellen Tag 9, 10 und 12, 3 Mio IU/m²/Tag (Dauer-Infusion) Tag 9–15	47	2 (4)	2 (4)
Total		134	11 (8)	19 (14)

Abkürzungen: LAK = Lymphokine-activated killer cells; iv = intravenös; sc = subkutan.

Tabelle 5. Ergebnisse verschiedener Studien mit subkutanem IL-2 und subkutanem IFN-α2 bei metastasiertem Nierenzellkarzinom

Autor	Dosierung	Anzahl	CR (%)	PR (%)
Atzpodien et al. [111]	IL-2 18 Mio IU/m²/Tag, Tag 1 u. 2, gefolgt von 4,8 Mio IU/m²/Tag über 5 Tage/Wo über 6 Wo; IFN-α2 6 Mio IU/m² 3 ×/Wo über 6 Wo	34	4 (12)	6 (17)
Vogelzang et al. [112]	IL-2 12 Mio IU/Tag, Tag 1–4/Wo über 4 Wo; IFN-α2 9 Mio IU/Tag, Tag 1–4/Wo über 4 Wo	42	1 (2)	4 (10)
Ravaud et al. [113]	IL-2 2 × 9 Mio IU/m²/Tag, Tag 1 u. 2, gefolgt von 2 × 1,8 Mio IU/m²/Tag über 5 Tage über 6 Wo; INF-α2 5 Mio IU/m² 3 ×/Wo über 6 Wo	38	1 (3)	6 (16)
Atzpodien et al. [114]	IL-2 2 × 10 Mio IU/m²/Tag, Tag 3–5, Wo 1 u. 4, 5 Mio IU/m²/Tag, Tag 1, 3 u. 5 der Wo 2, 3, 5 u. 6; IFN-α2 6 Mio IU/m²/Tag der Wo 1 u. 4 sowie Tag 1, 3 u. 5 der Wo 2, 3, 5 u. 6	152	9 (6)	29 (19)
Total		266	15 (6)	45 (17)

Tabelle 4). Die gentechnische Veränderung von tumor-infiltrierenden Lymphozyten dient zur Zeit überwiegend wissenschaftlichen Fragestellungen; durch „gene-marking" ist eine in-vivo Untersuchung der re-infundierten autologen Lymphozyten möglich [95].

6.4.2 Immuntherapie mit autologen Tumorzellen

Die aktiv-spezifische Immuntherapie mit autologen nicht-gentechnisch veränderten Tumorzellen hat in der Behandlung des metastasierten Nierenzellkarzinoms keinen gesicherten Platz; ihr Stellenwert liegt möglicherweise in der adjuvanten Behandlung von lokal fortgeschrittenen Nierenzellkarzinomen [96]. Eine erste prospektive randomisierte Studie mit autologem Tumor und BCG ergab nach 5 Jahren im Vergleich zu einer unbehandelten Kontrollgruppe keinen signifikanten Unterschied in Bezug auf das krankheitsfreie und das Gesamtüberleben [97].

6.4.3 Immuntherapie mit gentechnisch veränderten Tumorzellen

Eine wesentliche Anwendung der Gentechnik in der Behandlung von Tumorpatienten besteht in der Verbesserung der antitumoralen Immunantwort. Hierfür wird durch Gentransfer von Zytokingenen wie IL-2 (Tabelle 6) oder co-stimulatorischen Molekülen wie B-7.1 oder von allogenen HLA-Molekülen in Tumorzellen der Patienten die Immunogenität erhöht; die Ergebnisse erster größerer Studien bleiben abzuwarten [98–100].

6.5 Monoklonale Antikörper

Die Behandlung mit monoklonalen Antikörpern befindet sich weiterhin im Entwicklungsstadium und hat zur Zeit für die Behandlung von Patienten mit Nierenzellkarzinom keine Bedeutung [101–104].

6.6 Immuntherapie mit definierten Tumorantigenen

Die Klonierung einer Reihe von definierten Tumorantigenen ermöglicht die spezifische Immuntherapie mit spezifischen immunogenen Peptiden [105, 106]. Bisher wurden ein durch Punktmutation verändertes HLA-A-2-Molekül, welches somit Tumor- bzw. patientenspezifisch ist

Tabelle 6. Ergebnisse der Chemo-Immuntherapie des metastasierten Nierenzellkarzinoms mit sc IL-2, sc IFN-α2, iv 5-Fluorouracil ($\pm$ po Isotretinoin u. iv Vinblastin)

Autor	Therapie	Anzahl	CR (%)	PR (%)
Atzpodien et al. [114]	IL-2 2 × 10 Mio IU/m²/Tag, Tag 3–5, Wo 1 u. 4, 5 Mio IU/m²/Tag, Tag 1, 3 u. 5 der Wo 2 u. 3; IFN-α2 6 Mio IU/m² Tag 1 der Wo 1 u. 4 sowie Tag 1, 3 u. 5 der Wo 2 u. 3, 9 Mio IU/m² Tag 1, 3 u. 5 der Wo 5–8; 5-FU 1000 mg/m² Tag 1 der Wo 5–8; Vinblastin 6 mg/m² Tag 1 der Wo 5–8; Isotretinoin 35 mg/m²/Tag Wo 1–8	24	4 (17)	6 (25)
Lopez-Hänninen/ Atzpodien et al. [109]	IL-2 2 × 10 Mio IU/m²/Tag, Tag 3–5, Wo 1 u. 4, 5 Mio IU/m²/Tag, Tag 1, 3 u. 5 der Wo 2 u. 3; IFN-α2 6 Mio IU/m² Tag 1 der Wo 1 u. 4 sowie Tag 1, 3 u. 5 der Wo 2 u. 3; 9 Mio IU/m² Tag 1, 3 u. 5 der Wo 5–8; 5-FU 750 mg/m² Tag 1 der Wo 5–8	120	13 (11)	34 (28)
Joffe et al. [115]	s.o.	54	0 (0)	9 (17)
Hofmockel et al. [116]	s.o.	34	3 (9)	10 (29)
Total		232	20 (9)	59 (25)

Abkürzungen: 5-FU = 5-Fluorouracil, VBL = Vinblastin, 13cRA = 13-cis Retinsäure.

[107], sowie das HLA-B7-restringierte RAGE-1 Antigen entdeckt [108]. Allerdings ist das RAGE-Gen häufiger auch in anderen Tumoren exprimiert, so daß die weitere Entwicklung auf diesem Forschungsgebiet abzuwarten bleibt.

VIII. Klinische Prädiktoren des fortgeschrittenen Nierenzellkarzinoms

Die Prognose der Patienten mit metastasiertem Nierenzellkarzinom ist infaust; durch palliative Biochemotherapie ist eine objektive Remission bei etwa einem Drittel der Patienten zu erzielen. In einer retrospektiven Analyse von 215 konsekutiven Patienten, die zwischen 1988 und 1993 mit IL-2-haltigen systemisch applizierten Immuntherapien an der Medizinischen Hochschule Hannover behandelt wurden, konnten Lopez Hänninen et al. eine Risikogruppen-Stratifizierung durch Anwendung einfacher klinischer Parameter erstellen [109]: in der multivariaten Analyse erwiesen sich vor Therapiebeginn eine erhöhte Blutsenkungsgeschwindigkeit >70 mm/h und ein erhöhter Serum-Laktat-dehydrogenase-Wert > 280 U/l als unabhängige prognostische Faktoren ($p \leq 0,0001$), weiterhin waren ein Neutrophilenwert > 6000/µl, Hämoglobin < 10 g/dl, extrapulmonale Metastasen sowie das Vorliegen von Knochenmetastasen prädiktiv relevant ($p \leq 0,006$) (Tabelle 7). Durch einen kumulativen Risiko-Score aus der Summe der genannten Faktoren konnten die Patienten jeweils einer von drei Risikogruppen zugeordnet werden, welche sich signifikant im medianen Überleben ab Therapiebeginn unterscheiden: die Patienten mit einem niedrigen, intermediären und hohen Risiko erreichten einen Median von 39,4 Monaten, 15 Monaten bzw. 6,2 Monaten.

Tabelle 7. Unabhängige Überlebensprädiktoren bei Patienten mit metastasiertem Nierenzellkarzinom [109]

Prognostische Variable	p-Wert	Risiko-Score/ Bewertung
BSG (> 70 mm/h)	0,0001	2
LDH (> 280 U/l)	0,0001	2
Neutrophile (> 6000/µl)	0,006	1
Hb (< 10 g/dl)	0,005	1
Nur extrapulmonale Metastasen	0,005	1
Knochenmetastasen	0,004	1

Das individuelle Risiko ist als kumulativer Risiko-Score definiert, bestehend aus der Summe der sechs unabhängigen Variablen: Niedriges Risiko – Score 0; intermediäres Risiko – Score 1 bis 3; hohes Risiko – Score ≥ 4.

IX. Nachsorge

Die Häufigkeit sowie der Umfang der Nachuntersuchungen orientiert sich an dem Tumorstadium des Patienten. Die routinemäßige Nachsorge für Patienten im Stadium T2 N0 M0 und T3 N0 M0 umfaßt die klinische, laborchemische, sonographische sowie Röntgenthorax-Kontrolle in zwei Ebenen in den ersten 2 Jahren vierteljährlich, im dritten Jahr halbjährlich, sowie im vierten und fünften Jahr jährlich. Eine CT-Abdomen oder CT-Thorax sollte bei Verdacht auf Progreß durchgeführt werden, die Skelettszintigraphie und das Schädel-CT zusätzlich bei symptomatischen Patienten [110]. Etwa drei Viertel der Spätmetastasen treten innerhalb der ersten zwei Jahre nach Tumornephrektomie auf [27]; zu berücksichtigen ist allerdings, daß einzelne Patienten bis zu 10 Jahre nach Primäroperation noch Metastasen entwickeln können.

Literatur

1. Parkin DM, Pisani P, Ferley J (1993) Estimates of the worldwide incidence of eighteen major cancers in 1985. Int J Cancer 54:594–606
2. Katz DL, Zheng T, Holford TR et al. (1994) Time trends in the incidence of renal cell carcinoma: analysis of the Connecticut tumor registry data, 1935–1899. Int J Cancer 58:57–63
3. Whitemore WR (1989) Renal cell carcinoma: overview. Sem Urol 7:271–273
4. Savage PD (1995) Renal cell carcinoma. Cur Opin Oncol 7:275–280
5. Motzer RJ, Bander NH, Nanus DM (1996) Renal-cell cancer. N Engl J Med 335:865–875
6. Schlehofer B, Pommer W, Mellemgaard A et al. (1996) International renal-cell-cancer study. IV The role of medical and family history. Int J Cancer 66:723–726
7. McDougall ML, Welling LW, Wiegmann TB (1987) Renal adenocarcinoma and acquired cystic disease in chronic hemodialysis patients. Am J Kidney Dis 9:66
8. Gnarra JR, Duan DR, Weng Y et al. (1996) Molecular cloning of the von Hippel-Lindau tumor suppressor gene and its role in renal cell carcinoma. Biochim Bio-phys Acta 1242:201–210
9. Chen F, Kishida T, Duh F-M et al. (1995) Suppression of growth of renal cell carcinoma cells by the von Hippel-Lindau tumor suppressorgen. Cancer Res 55:4804–4807
10. Cohen AJ, Li FP, Berg S et al. (1979) Hereditary renal-cell carcinoma associated with a chromosomal translocation. N Engl J Med 301:592–595
11. Druck T, Kastury K, Hadaczek P et al. (1995) Loss of heterozygosity at the familial RCC t(3; 8) locus in most clear cell renal carcinomas. Cancer Res 55:5348–5353
12. Willers CP, Siebert R, Bardenheuer W et al. (1996) Genetic instability of 3p12-p21-specific microsatellite sequences in renal cell carcinoma. Br J Urol 77:524–529

13. Ohta M, Inoue H, Grazia M et al. (1996) The FHIT gene, spanning the chromosome 3p14.2 fragile site and renal carcinoma-associated t(3; 8) breakpoint, is abnormal in digestive tract cancers. Cell 84:587–597

14. Virgillo L, Shuster M, Gollin SM et al. (1996) FHIT gene alterations in head and neck squamous cell carcinomas. Proc Natl Acad Sci USA 93:9770–9775

15. Kuczyk MA, Serth J, Bokemeyer C et al. (1995) Detection of p53 alteration in renal-cell cancer by micropreparation techniques of tumor specimens. Int J Cancer 64:399–406

16. Störkel-S, van den Berg E (1995) Morphological classification of renal cell cancer. World J Urol 153:153–158

17. Porena M, Vespasiani G, Rosi P et al. (1992) Incidentally detected renal cell carcinoma: role of ultasonography. J Clin Ultasound 20:395–400

18. Sweeney JP, Thornhill JA, McDermott TED, Butler MR (1996) Incidentally detected renal cell carcinoma: pathological features, survival trends and implications for treatment. Br J Urol 78:351–353

19. Robson CJ, Churchill BM, Anderson W (1969) The results of radical nephrectomy for renal cell carcinoma. J Urol 101:297–301

20. Hermanek P, Schrott KM (1990) Evaluation of the new tumor, nodes and metastases classification of renal cell carcinoma. J Urol 144:238–242

21. Skinner DG, Calvin RB, Vermillion CD et al. (1971) Diagnosis and management of renal cell carcinoma. Cancer 28:1165–1177

22. Selli C, Hinshaw WM, Pauson DF (1983) Stratification of risk factors in renal cell carcinoma. Cancer 52:899–903

23. McNichols DW, Segura JW, Deweerd JH (1981) Renal cell carcinoma: long term survival and late recurrence. J Urol 126:17–23

24. Herrlinger A (1993) Nierenzellkarzinom. In: Hertle L, Pohl J (eds) Urologische Therapie. Urban & Schwarzenberg Verlag 89–93

25. Golimbu M, Joshi P, Sperber A et al. (1986) Renal cell carcinoma: survival and prognostic factors. Urology 27:291–301

26. Boxer RJ, Waisman J, Lieber MM et al. (1979) Renal cell carcinoma: computer analysis of 96 patients treated by nephrectomy. J Urol 122:598–602

27. Maldazys JD, deKernion JB (1986) Prognostic factors in metastatic renal cell carcinoma. J Urol 136:376–379

28. Frohmüller HGW, Grups JW, Heller V (1987) Comparative value of ultrasonographie, computerized tomography, angiography and excretory urography in the staging of renal cell carcinoma. J Urol 138:482–484

29. Tammela TLJ, Maeda O, Toshitsugu O et al. (1991) Comparison of excretory urography, angiography, ultrasound and computed tomography for T category staging of renal cell carcinoma. Scand J Urol Nephrol 25:283–286

30. Johnson CD, Dunnick NR, Cohan RA et al. (1987) Renal adenocarcinoma: CT imaging of 100 tumors. Am J Roentgenol 148:49–63

31. Birnbaum BA, Jacobs JE, Ramchandani P (1996) Multiphasic renal CT: comparison of renal mass enhancement during the corticomedulary and nephrogenic phase. Radiology 200:753–758

32. Studer UE, Scherz S, Scheidegger J et al. (1990) Enlargement of regional lymph nodes in renal cell carcinoma is often not due to metastases. J Urol 144:243–245

33. Couillard DR, deVere-White RW (1993) Surgery of renal cell carcinoma. Urol Clin North Am 20:263–275

34. Kozak W, Höltl W, Maier U, Jeschke K, Bicher A (1996) Adrenalectomy – still a must in radical renal surgery? Br J Urol 77:27–31

35. Steinbach F, Stöckle M, Hohenfeld R (1995) Current controversies in nephron-sparing surgery for renal-cell carcinoma. World J Urol 13:163–165

36. Novick AC (1995) Current surgical approaches, nephron-sparing surgery, and the role of surgery in the integrated immunologic approach to renal-cell carcinoma. Sem Oncol 22:29–33

37. Mukamel E, Konichezky M, Engelstein D et al. (1988) Incidental small renal tumors accompanying clinically overt renal cell carcinoma. J Urol 140:22–24

38. Blackley SK, Lagada L, Woolfitt RA et al. (1988) Ex situ study of the effectiveness of enucleation in patients with renal cell carcinoma. J Urol 140:6–10

39. Walther MM, Alexander RB, Weiss GH et al. (1993) Cytoreductive surgery prior to interleukin-2-based therapy in patients with metastatic renal cell carcinoma. Urol 42:250–258

40. Rackley R, Novick A, Klein E et al. (1994) The impact of adjuvant nephrectomy on multimodality treatment of metastatic renal cell carcinoma. J Urol 152:1399–1403

41. Van der Werf-Messing (1973) Carcinoma of the kidney. Cancer 32:1056–1061

42. Kjaer M, Frederiksen PL, Engelholm SA (1987) Postoperative radiotherapy in stage II and III renal cell carcinoma: a randomized trial by the Copenhagen renal cancer study group. Int J Radiat Oncol Biol Phys 13:665

43. Swanson DA, Johnson DE, von Eschenbach AC et al. (1983) Angioinfarction plus nephrectomy for metastatic renal cell carcinoma an update. J Urol 130:449–452

44. Kaisary AV, Williams G, Riddle PR (1984) The role of preoperative embolization in renal cell carcinoma. J Urol 131:641–646

45. Bakke A, Goethlin J, Hoicaster A (1985) Renal malignancies: outcome of patients in stage IV with or without embolization. Urology 26:541–543

46. Christensen K, Dyreborg U, Anderson JF et al. (1985) The value of transvascular embolization in the treatment of renal carcinoma. J Urol 133:191–193

47. Kirkman H, Bacon RL (1952) Estrogen-induced tumors of the kidney. I. Incidence of renal tumors in intact and gonadectomized male golden hamsters treated with diethylstilbestrol. J Natl Cancer Inst 13:745–755

48. Hrushesky WJ, Murphy GP (1977) Current status of the therapy of advanced renal carcinoma. J Surg Oncol 9:277–288

49. Pizzocaro G, Piva L, DiFronzo G et al. (1987) Adjuvant medroxyprogesteron acetate to radical nephrectomy in renal cancer: 5-year results of a prospective randomized study. J Urol 138:1379–1381

50. Weiselberg L, Budman D, Vinciguerra V et al. (1981) Tamoxifen in unresectable hypernephroma. A phase II trial and review of the literature. Cancer Clin Trials 4:195

51. Motzer RJ, Schwartz L, Law TM et al. (1995) Interferon-alpha 2a and 13-cis retinoic acid in renal cell carcinoma: antitumor activity in a phase II trial and interaction in vitro. J Clin Oncol 13:1950–1957

52. Buer J, Probst M, Ganser A, Atzpodien J (1995) Response to 13-cis-retinoic acid plus interferon-alpha2a in two patients with therapy-refractory advanced renal cell carcinoma. J Clin Oncol 13:2679–2680

53. Atzpodien J, Kirchner H, Duensing S et al. (1995) Biochemotherapy of advanced metastatic renal cell carcinoma: results of the combination of interleukin-2, alpha-interferon, 5-fluorouracil, vinblastine, and 13-cis-retinoic acid. World J Urol 13:174–177

54. Duensing S, Dallmann I, Grosse J, Buer J et al. (1994) Immunocytochemical detection of P-glycoprotein: initial expression correlates with survival in renal carcinoma patients. Oncology 51:309–313

55. Yagoda A, Abi-Raches B, Petrylak D (1995) Chemotherapy for advanced renal-cell carcinoma: 1983–1993. Sem Oncol 22:42–60

56. Tobe SW, Noble-Topham SE, Andrulis IL et al. (1995) Expression of multiple drug resistance gene in human renal cell carcinoma depends on tumor histology, grade, and stage. Clin Cancer Res 1:1611–1615

57. Motzer RJ, Lyn P, Fischer P et al. (1995) Phase I/II trial of dexverapamil plus vinblastine for patients with advanced renal cell carcinoma. J Clin Oncol 13:1958–1965

58. Warner E, Tobe SW, Andrulis IL et al. (1995) Phase I–II study of vinblastine and oral cyclosporin A in metastatic renal cell carcinoma. Am J Clin Oncol 18:251–256

59. Berlin J, King AC, Tutsch K et al. (1994) A phase II study of vinblastine in combination with acrivastine in patients with advanced renal cell carcinoma. Invest New Drugs 12:137–141

60. Agarwala SS, Bahnson RR, Wilson JW et al. (1995) Evaluation of the combination of vinblastin and quinidine in patients with metastatic renal cell carcinoma. A phase I study. Am J Clin Oncol 18:211–215

61. DeMulder PH, Weissbach L, Jakse G et al. (1996) Gemcitabine: a phase II study in patients with advanced renal cancer. Cancer Chemother Pharmacol 37:491–495

62. Flanigan RC, Saiers JH, Wolf M et al. (1994) Phase II evaluation of merbarone in renal cell carcinoma. Invest New Drugs 12:147–149

63. Law TM, Mengel P, Motzer RJ (1994) Phase II trial of liposomal encapsulated doxorubicin in patients with advanced renal cell carcinoma. Invest New Drugs 12:323–325

64. Law TM, Ilson DH, Motzer RJ (1994b) Phase II trial of topotecan in patients with advanced renal cell carcinoma. Invest New Drugs 12:143–145

65. Bruntsch U, Heinrich B, Kaye SB et al. (1994) Docetaxol (taxotere) in advanced renal cell cancer: a phase II trial of the EORTC early clinical study group. Eur J Cancer 30:1064–1067

66. Chang AY, Tu ZN, Bryan GT et al. (1994) Phase II study of echinomycin in the treatment of renal cell carcinoma ECOG study E 2885. Invest New Drugs 12:151–1153

67. Stadler WM, Rybak ME, Vogelzang NJ (1995) A phase II study of subcutaneous recombinant human interleukin-4 in renal cell carcinoma. Cancer 76:1629–1633

68. Stouthaed JML, Goey H, De Vries EGE et al. (1996) Recombinant human interleukin 6 in metastatic renal cell cancer: a phase II trial. Br J Cancer 73:789–793

69. Wos E, Olencki T, Tuason L et al. (1996) Phase II trial of subcutaneous administered granulocyte-macrophage colony-stimulating factor in patients with metastatic renal cell carcinoma. Cancer 77:1149–1153

70. Schiller JH, Hank JA, Khorsand M et al. (1996) Clinical and immunological effects of granulocyte-macrophage colony-stimulating factor coadministered with interleukin 2: a phase IB study. Clin Cancer Res 2:319–330

71. Steger GG, Kaboo R, Figlin P, Belldegrun A (1995) The effects of granulocyte-macrophage colony-stimulating factor on tumour-infiltrating lymphocytes from renal cell carcinoma. Br J Cancer 72:101–107

72. Puri RK, Leland P, Obiri NI et al. (1996) Targeting of interleukin-13 receptor on human renal cell carcinoma cells by recombinant chimeric protein composed of interleukin-13 and a truncated form of pseudomonas exotoxin A (PE38QQR). Blood 97:4333–4339

73. Probst M, Buer J, Ganser A, Atzpodien J (1995) Interleukin-2 in hematology and oncology: state of the art. Cancer J 8:270–279

74. Taneja SS, Pierce W, Figlin R, Belldegrun A (1995) Immuntherapy for renal cell carcinoma: the era of interleukin-2-based treatment. Urology 45:911–924

75. Fyfe G, Fisher RI, Rosenberg SA et al. (1995) Results of treatment of 255 patients with metastatic renal cell carcinoma who received high-dose recombinant interleukin-2 therapy. J Clin Oncol 13:688–696

76. Fyfe GA, Fisher RI, Rosenberg SA et al. (1996) Long-term response data for 255 patients with metastatic renal cell carcinoma treated with high-dose recombinant interleukin-2 therapy. J Clin Oncol 14:2410–2411

77. Rosenberg SA, Lotze MT; Muul LM et al. (1985) Observations on the systemic administration of autologous lymphokine-activated killer cells and recombinant interleukin-2 to patients with metastatic cancer. N Engl J Med 313:1485–1492

78. West WH, Tauer KW, Yannelli JR et al. (1987) Constant-infusion recombinant interleukin-2 in adoptive immunotherapy of advanced cancer. N Engl J Med 316:898–905

79. Atzpodien J, Körfer A, Franks C et al. (1990) Home therapy with recombinant interleukin-2 and interferon-α2b in advanced human malignancies. Lancet 335:1509–1512

80. Huland E, Huland H, Heinzer H (1992) Interleukin-2 by inhalation: local therapy for metastatic renal cell carcinoma. J Urol 147:344–348

81. Yang JC, Topalian SL, Parkinson D et al. (1994) Randomized comparison of high-dose and low-dose intravenous interleukin-2 for the therapy of metastatic renal cell carcinoma: an interim report. J Clin Oncol 12:1572–1576

82. Law TM, Motzer RJ, Matzumdar M et al. (1995) Phase III randomized trial of interleukin-2 with or without lymphokine-activated killer cells in the treatment of patients with advanced renal cell carcinoma. Cancer 76:824–832

83. Savage PD, Muss HB (1995b) Renal cell cancer. In DeVita VT, Hellman S, Rosenberg SA (eds) Biologic Therapy of Cancer, sec. Ed. J.B. Lippincott, Philadelphia 373–387

84. Elias L, Blumenstein BA, Kish J et al. (1996) A phase II trial of interferon-α and 5-fluorouracil in patients with advanced renal cell carcinoma. Cancer 78:1085–1088

85. Atzpodien J, Kirchner H, Franzke A et al. (1997) Results of a randomized clinical trial comparing SC interleukin-2, SC alpha-2a-interferon, and IV bolus 5-fluorouracil against oral tamoxifen in progressive metastatic renal cell carcinoma patients. Proceedings of ASCO 16:1164

86. Rosenberg SA, Yang JC, Topalian SL et al. (1994) Treatment of 283 consecutive patients with metastatic melanoma or renal cell cancer using high-dose bolus interleukin 2. JAMA 271:907–913

87. Negrier S, Philip T, Stoter G et al. (1989) Interleukin-2 with or without LAK cells in metastatic renal cel carcinoma: a report of a European multi-centre study. Eur J Cancer Clin Oncol 23:21–28

88. Masse H, Geersten P, Thatcher N et al. (1991) Recombinant interleukin-2 in metastatic renal cell carcinoma-a European multicentre phase II study. Eur J Cancer 27:1583–1989

89. Geersten PF, Hermann GG, Maase H et al. (1992) Treatment of metastatic renal cell carcinoma by continuous intravenous infusion of recombinant interleukin-2; a single-center phase II study. J Clin Oncol 10:753–759

90. Lopez M, Carpano S, Cancrini A et al. (1993) Phase II study of continuous intravenous infusion of recombinant interleukin-2 in patients with advanced renal cell carcinoma. Ann Oncol 4:689–691

91. Lissoni P, Barni S, Ardizzoia A et al. (1992) Second line therapy with low-dose subcutaneous interleukin-2 alone in advanced renal cell cancer patients resistant to interferon-alpha. Eur J Cancer 28:92–96

92. Buter J, Sleijfer DT, van der Graaf et al. (1993) A progress report on the outpatient treatment of patients with advanced renal cell carcinoma using subcutaneous recombinant interleukin-2. Sem Oncol 20(Suppl 9):16–21

93. Rosenberg SA, Lotze MT, Muul LM et al. (1987) A progress report on the treatment of 157 patients with advanced cancer using lymphokine-activated killer cells and interleukin-2 or high-dose bolus interleukin-2 alone. N Engl J Med 316:889–897

94. Parkinson DR, Fisher RI, Rayner AA et al. (1990) Therapy of renal cell carcinoma with interleukin-2 and lymphokine-activated killer cels: a phase II experience with a hybrid bolus and continuous infusion interleukin-2 regimen. J Clin Oncol 8:1630–1636

95. Economou JS, Belldegrun AS, Glaspy J et al. (1996) In vivo trafficking of adoptively transferred interleukin-2 expanded tumor-infiltrating lymphocytes and peripheral blood lymphocytes. Results of a double gene marking trial. J Clin Invest 97:515–521

96. Kirchner HH, Anton P, Atzpodien J (1995) Adjuvant treatment of locally advanced renal cell cancer with autologous virus-modified tumor vaccines. World J Urol 13:171–173

97. Galligioni E, Quaia M, Carbone A et al. (1996) Adjuvant immunotherapy treatment of renal cell carcinoma patients with autologous tumor cells and bacillus Calmette-Guèrin. Cancer 77:2560–2566

98. Hathorn RW, Tso C-L, Kaboo R et al. (1994) In vitro modulation of the invasive and metastatic potential of human renal cell carcinoma by interleukin-2 and/or interferon-alpha gene transfer. Cancer 74:1904–1911

99. Jaffee EM, Pardoll DM (1995) Gene therapy: its potential application in the treatment of renal-cell carcinoma. Sem Oncol 22:81–91

100. Herrmann F (1996) Clinical application of gene transfer. J Mol Med 74:213–221

101. Real FX, Bander NH, Cordon-Cardo C et al. (1988) Phase I study of monoclonal antibody F23 in patients with renal cancer. Proc Am Soc Clin Oncol 7:131 (abstr)

102. Chiou RK, Vessella RL, Limas A et al. (1988) Monoclonal antibody-target radiotherapy of renal cell carcinoma using a nude mouse model. Cancer 61:1766–1775

103. Mizutani Y, Bonavida B, Koishohara Y et al. (1995) Sensitization of human renal cell carcinoma cells to cis-diamminechloroplatinum(II) by anti-interleukin-6 monoclonal antibody or anti-interleukin 6 receptor monoclonal antibody. Cancer Res 55:590–596

104. Uemura H, Debruyne FMJ, Olajima E et al. (1994) Tools for vaccination and immunotherapy: internal-image antiidiotype antibodies resembling the renal cell carcinoma associated antigen G250. In: Staehler G, Pomer S (eds) Contemporary Research on Renal Cell carcinoma. Springer Verlag Heidelberg 141–147

105. Marchand M, Weynants P, Rankin E, Arienti F et al. (1995) Tumor regression responses in melanoma patients treated with a peptide encoded by gene MAGE-3. Int J Cancer 63:883–885

106. Rosenberg SA (1996) Developement of cancer immunotherapies based on identification of genes encoding cancer regression antigens. J Natl Cancer Inst 88: 1635–1644

107. Brändle D, Brasseur F, Weynants P, Boon T et al. (1996) A mutated HLA-A2 molecule recognized by autologous cytotoxic T lymphocytes on a human renal cell carcinoma. J Exp Med 183:2501–2508

108. Gaugler B, Brouwenstijn N, Vantomme V, Szikora J-P et al. (1996) A new gene coding for an antigen recognized by autologous cytolytic T lymphocytes on a human renal cell carcinoma. Immunogenetics 44:323–330

109. Lopez Hänninen, E, Kirchner H, Atzpodien J (1995) Interleukin-2 based home therapy of metastatic renal cell carcinoma: risk and benefits in 215 consecutive single institution patients. J Urol 155:19–25

110. Sandock DS, Seftel AD, Resnick MI (1996) A new protocol for the follow-up of renal cell carcinoma based on pathological stage. J Urol 154:28–31

111. Atzpodien J, Poliwoda H, Kirchner H (1991) Alpha-interferon and interleukin-2 in renal cell: studies in non-hospitalized patients. Sem Oncol 18(suppl 7): 108–112

112. Vogelzang NJ, Lipton A, Figlin RA (1993) Subcutaneous interleukin-2 plus interferon alfa-2a in metastatic renal cancer: an outpatient multicenter trial. J Clin Oncol 11:1809–1816

113. Ravaud A, Negrier S, Cany L et al. (1994) Subcutaneous low-dose recombinant interleukin 2 and alpha-interferon in patients with metastatic renal cell carcinoma. Br J Cancer 69:1111–1114

114. Atzpodien J, Lopez Hänninen E, Kirchner H, Bodenstein H, Pfreundschuh M et al. (1995) Multiinstitutional home-therapy trial of recombinant human interleukin-2 and interferon alpha2 in patients with metastatic renal cell carcinoma. J Clin Oncol 13:497–501

115. Joffe JK, Banks RE, Forbes MA et al. (1996) A phase II study of interferon-α, interleukin-2 and 5-fluorouracil in advanced renal carcinoma: clinical data and laboratory evidence of protease activation. Br J Cancer 77:638–649

116. Hofmockel G, Langer W, Theiss M et al. (1996) Immunotherapy for metastatic renal cell carcinoma using a regimen of interleukin-2, interferon-alpha and 5-fluorouracil. J Urol 156:18–21

Prostatakarzinom

B. J. Schmitz-Dräger, D. Strohmeyer und R. Ackermann

I. Epidemiologie

Häufigkeit: Seit mehreren Jahren findet sich in den westlichen Industrieländern ein Anstieg der Inzidenz des Prostatakarzinoms. Zwischen 1979 und 1995 stieg die Inzidenz in den
USA von 64000 auf 244000 Patienten und wurde damit
zum häufigsten malignen Tumor des Mannes [120]. In der
Bundesrepublik Deutschland wurden im Jahr 1995 etwa
20000 Neuerkrankungen registriert [49].

Inzidenz: Je 100000 männliche Einwohner lag die Inzidenz im Jahre
1989 zwischen 28,5 (Hamburg) und 32,9 (Saarland) [104].
Auch für die tumorbedingte Mortalität findet sich in den
vergangenen 10 Jahren ein Anstieg. Hölzel und Altwein [50]
geben für die Bundesrepublik Deutschland einen Anstieg
um 16% an, während die Mortalität in den USA in den letzten 15 Jahren um über 90% anstieg [120]. Zu berücksichtigen bleibt jedoch, daß nach wie vor nur jeder dritte Patient
tumorbedingt verstirbt. Dies reflektiert die Tatsache, daß
die Erkrankung vor allem ältere Männer betrifft, von denen
ein großer Teil interkurrent verstirbt.

Einteilung: Klinisch werden verschiedene Gruppen von Prostatakarzinomen unterschieden [78].

- Das *latente* Prostatakarzinom wird zufällig im Rahmen autoptischer
Untersuchungen nachgewiesen. Die Frequenz ist weitgehend vom Alter,
der untersuchten Stichprobe und der Anzahl untersuchter Schnitte
abhängig. Für die hoch differenzierten, kleinen latenten Tumoren findet

sich weltweit eine vergleichbare Inzidenz, während größere, latente Prostatakarzinome in Südostasien seltener auftreten als in Mitteleuropa.

- Das *inzidentelle* Prostatakarzinom wird zufällig bei der histopathologischen Untersuchung von Gewebeproben, die im Rahmen der transurethralen Resektion oder einer offenen Adenomektomie bei nicht karzinomverdächtiger BPH gewonnen wurden. In neueren prospektiven Untersuchungen ergab sich eine Inzidenz von ca. 15 % [99, 114]. Auch Tumoren, die ausschließlich auf Grund eines erhöhten Serumspiegels für das Prostata-spezifische Antigen (PSA) diagnostiziert werden, zählen zur Gruppe der inzidentellen Tumoren. In der Stadieneinteilung der AJCC/UICC wird das inzidentelle Prostatakarzinom als Stadium T1 geführt [46].

- Der Begriff des *okkulten* Prostatakarzinoms umschreibt einen metastasierten Tumor ohne klinischen Hinweis auf den Primärtumor. Beweiskräftig ist der immunhistochemische Nachweis von PSA oder Prostata-spezifischer saurer Phosphatase (PAP) im Metastasengewebe.

- Das *klinische* Prostatakarzinom umfaßt alle Tumoren, bei denen es sich weder um ein latentes noch um ein inzidentelles Karzinom handelt. Es wird bereits aus dieser Begriffsbestimmung ersichtlich, daß diese Abgrenzung willkürlich ist und nur begrenzt die Biologie der Tumoren reflektiert.

Das Prostatakarzinom zeichnet sich durch einige charakteristische Eigenschaften aus:

- Die Inzidenz korreliert streng mit dem Alter [50, 82]. Die Morbidität erreicht im 8. und 9. Lebensjahrzehnt ihren Gipfel [118].

- Autoptische Untersuchungen zeigen, daß das sog. latente Karzinom altersabhängig in 60–75 % der untersuchten Fälle nachgewiesen werden kann [34, 118]. So werden bereits bei 50-jährigen in 10–25 % aller Fälle kleine latente Tumoren gefunden. Da diese Frequenz die Morbidität um ein vielfaches übersteigt, kann gefolgert werden, daß nur ein kleiner Teil dieser Tumoren progredient und schließlich klinisch evident wird. Systematische histopathologische Untersuchungen weisen auf eine systemische Erkrankung des Drüsenepithels hin, da ein multifokales Tumorwachstum mit verschiedenen differenzierten Karzinomfoci in etwa einem Drittel der Fälle vorliegt [2].

- Das Prostatakarzinom ist ein hormonabhängiger Tumor. Experimentelle und klinische Beobachtungen, wie z.B. die Tatsache, daß nach Kastration in der Präpubertät kein Prostatakarzinom auftritt, weisen auf eine Rolle des Testosterons bei Entstehung und Progression der Erkrankung hin [34, 98].

Ätiologie: Die Ätiologie des Prostatakarzinoms ist unklar. Ethnographische, genetische und diätetische Risikofaktoren sind von mehreren Autoren beschrieben. So ist die Mortalität in Nord- und Mitteleuropa etwa 7mal höher als in Ostasien. Da die Mortalität bei Ostasiaten, die in die USA auswanderten, deutlich ansteigt, wird die Ernährung als wichtiger Risikofaktor betrachtet. Lynch et al. [71] und Woolf [123] beobachteten eine 3–4fach erhöhte Inzidenz bei Patienten, bei denen ein Prostatakarzinom in der Verwandtschaft bekannt ist.

II. Pathologie und Stadieneinteilung

1 Pathologie

Anatomisch werden innerhalb der Prostata die zentrale Zone, die Übergangszone und die periphere Zone unterschieden. Während sich das Prostataadenom durch ein Wachstum der Übergangszone entwickelt, haben die meisten Karzinome ihren Ursprung in der peripheren Zone. Heutzutage werden verschiedene histologische Typen unterschieden, die z.T. auch parallel vorkommen können [27]:

Histologische Typen des Prostatakarzinoms

Azinäres Adenokarzinom,
Duktales Adenokarzinom,
Muzinöses Adenokarzinom,
Neuroendokriner Tumor,
Kleinzelliges anaplastisches Karzinom,
Undifferenziertes Karzinom,
Plattenepithelkarzinom,
Transitionalzellkarzinom.

International sind mehrere Klassifikationen für den Malignitätsgrad des Prostatakarzinoms verbreitet. Die wichtigsten sind das Gleason-System [38, 39], die Einteilung der UICC [79] und die vor allem in Deutschland verbreitete Klassifikation nach Helpap et al. [45]. Alle Klassifikationen liefern wichtige prognostische Informationen [43, 45, 75], jedoch sollte primär die Klassifikation der UICC als das derzeit international verbindliche System zur Bestimmung des Malignitätsgrades verwendet werden:

Klassifikation zur Bestimmung des Malignitätsgrades (UICC/Einteilung nach Mostofi 1976)

Gx	Differenzierungsgrad nicht bestimmbar
G1	Gut differenziert
G2	Mäßig differenziert
G3/4	Gering differenziert/undifferenziert

Bei den prämalignen Läsionen wurde in den letzten Jahren der Begriff der Dysplasie oder Atypie durch den Terminus der prostatischen intraepithelialen Neoplasie (PIN) ersetzt. Während es sich dabei um eine intraazinäre Proliferation von Epithelzellen mit einer Kernanaplasie handelt, beschreibt die atypische adenomatöse Hyperplasie (AAH) eine azinäre Proliferation ohne Kernanaplasie [10]. Die AAH wird als Vorstufe des hoch differenzierten in der zentralen Zone gelegenen Prostatakarzinoms aufgefaßt, während die PIN der Vorläufer des Karzinoms der peripheren Zone ist.

2 Stadieneinteilung

Am weitesten verbreitet sind die Klassifikationen nach Jewett und Whitmore und die TNM-Klassifikation der UICC [46]. Im deutschsprachigen Raum hat sich die UICC-Klassifikation durchgesetzt und sollte bei der Stadieneinteilung Anwendung finden.

TNM-Klassifikation (UICC 1997)

T – Primärtumor

TX   Primärtumor kann nicht beurteilt werden

T0   Kein Anhalt für Primärtumor

T1   Klinisch nicht erkennbarer Tumor, der weder tastbar noch in bildgebenden Verfahren sichtbar ist

     T1a   Tumor zufälliger histologischer Befund („incidental carcinoma") in 5 % oder weniger des resezierten Gewebes

     T1b   Tumor zufälliger histologischer Befund („incidental carcinoma") in mehr als 5 % des resezierten Gewebes

     T1c   Tumor durch Nadelbiopsie diagnostiziert (z. B. wegen erhöhtem PSA)

T2   Tumor begrenzt auf Prostata[1]

     T2a   Tumor befällt einen Lappen

     T2b   Tumor in beiden Lappen

T3   Tumor durchbricht die Prostatakapsel[2]

     T3a   Extrakapsuläre Ausbreitung (einseitig oder beidseitig)

     T3b   Tumor infiltriert Samenblase(n)

T4   Tumor ist fixiert oder infiltriert andere benachbare Strukturen als Samenblasen, z. B. Blasenhals, Sphincter externus, Rektum, und/oder Levatormuskel und/oder ist an Beckenwand fixiert

Anmerkungen:

[1] Ein Tumor, der durch Nadelbiopsie in einem oder beiden Lappen gefunden wird, aber weder tastbar noch in bildgebenden Verfahren sichtbar ist, wird als T1c klassifiziert.

[2] Invasion in den Apex der Prostata oder in die Prostatakapsel (aber nicht darüber hinaus) wird als T2 (nicht T3) klassifiziert.

N – Regionäre Lymphknoten

NX   Regionäre Lymphknoten können nicht beurteilt werden

N0   Keine regionären Lymphknotenmetastasen

N1   Regionäre Lymphknotenmetastasen

Anmerkungen:

Regionäre Lymphknoten sind die Lymphknoten des kleinen Beckens, die im wesentlichen den Beckenlymphknoten unter der Bifurkation der Aa. iliacae communes entsprechen. Die Seitenlokalisation beeinflußt die N-Klassifikation nicht.

M – Fernmetastasen

MX Fernmetastasen können nicht beurteilt werden
M0 Keine Fernmetastasen
M1 Fernmetastasen
    M1a Nichtregionäre(r) Lymphknoten
    M1b Knochen
    M1c Andere Lokalisation(en)

Anmerkung:
Wenn Metastasen in mehr als einer Lokalisation nachweisbar sind, soll die höchste
Kategorie benutzt werden.

Stadieneinteilung (UICC 1997)

Stadium I	T1a	N0	M0	G1
Stadium II	T1a	N0	Mo	G2, 3–4
	T1b	N0	M0	jedes G
	T1c	N0	M0	jedes G
	T1	N0	M0	jedes G
	T2	N0	M0	jedes G
Stadium III	T3	N0	M0	jedes G
Stadium IV	T4	N0	M0	jedes G
	jedes T	N1	M0	jedes G
	jedes T	jedes N	M1	jedes G

2.1 T-Kategorie

Verbindliche Untersuchung zur Festlegung der T-Kategorie ist die digito-
rektale Untersuchung. Optional kann die TRS hinzugezogen werden.

2.2 N-Kategorie

Die Bedeutung der Evaluierung der N-Kategorie beruht auf dem gewählten Therapiekonzept. Bei Patienten mit bereits metastasiertem
Prostatakarzinom (fehlende Konsequenz) oder bei Patienten, bei denen
eine radikale Prostatovesikulektomie angestrebt wird (intraoperative

Lymphknotendissektion), kann auf die Untersuchung der lokoregionären Lymphknoten mit bildgebenden Verfahren in der Regel verzichtet werden. Ein PSA-Serumwert unter 5 ng/ml schließt die Lymphknotenmetastasen mit hoher Wahrscheinlichkeit aus [110]. Lediglich für Patienten, bei denen eine Strahlentherapie mit kurativer Intention vorgesehen ist und der PSA-Wert über 5 ng/ml liegt, erscheint eine Untersuchung der pelvinen Lymphknoten indiziert. Die pelvine Lymphknotendissektion als offener Eingriff oder laparoskopisch weist dabei die höchste Genauigkeit auf, stellt aber naturgemäß eine Belastung für den Patienten dar. Das Problem der bildgebenden Verfahren besteht hingegen in einer unbefriedigenden Sensitivität.

2.5 M-Kategorie

Sofern ein kurativer Therapieansatz in Erwägung gezogen wird, müssen Fernmetastasen ausgeschlossen werden. Wegen der Häufigkeit von Knochenmetastasen ist ein Ganzkörperszintigramm obligat. Röntgenaufnahmen der Thoraxorgane und eine sonographische/computertomographische Untersuchung der Leber sind fakultative Untersuchungen. Stamey und Kabalin [110] und Oesterling [85] wiesen nach, daß ein PSA-Wert bis 15,0 ng/ml das Vorliegen von Fernmetastasen zuverlässig ausschließt, sodaß auf eine weiterführende Diagnostik verzichtet werden kann. Eine Bestätigung dieser Befunde durch prospektive Untersuchungen steht bislang aus.

III. Diagnostik

Auf Grund der geringen Spezifität der zur Verfügung stehenden diagnostischen Maßnahmen ist der histologische Nachweis eines Prostatakarzinoms *obligat*. Das häufig multifokale Wachstum heterogener Tumoranteile [2] und die damit verbundene Frage nach der Repräsentativität des Biopsates machen eine Abschätzung der Prognose auf Grund des bioptisch ermittelten Malignitätsgrades problematisch.

1 Digital-rektale Untersuchung

Die digital-rektale Untersuchung (DRE) ist die wichtigste Maßnahme in der Diagnostik des Prostatakarzinoms. Mit dieser Untersuchung werden etwa 70% aller klinischen Prostatakarzinome entdeckt. Nachteile dieser Maßnahme liegen einerseits in der Tatsache, daß nur Tumoren in der peripheren Zone nachgewiesen werden können und zum anderen in der geringen Spezifität der Untersuchung [41]. Von wesentlicher Bedeutung ist auch die Qualifikation des Untersuchers.

2 Prostataspezifisches Antigen

Das Prostataspezifische Antigen (PSA) spielt heute in der Diagnostik des Prostatakarzinoms eine zentrale Rolle. Beim PSA handelt es sich um eine gewebespezifische – nicht tumorspezifische! – Serin-Protease. Zwischenzeitlich wird in Deutschland eine große Zahl verschiedener Testsysteme kommerziell angeboten, wobei sich die gemessenen Werte z.T. erheblich unterscheiden können. Zusätzlich mit dem gemessenen Wert ist daher stets die Angabe des benutzten Testsystems erforderlich.

In den letzten Jahren wurden zunehmend Prostatakarzinome auf Grund eines erhöhten PSA-Wertes bei palpatorisch unauffälliger Prostata diagnostiziert [18, 20]. Damit stellt sich die Frage nach einem möglichen Einsatz des PSA-Wertes im Rahmen von Screening-Programmen. Erste Studien an selektionierten und unselektionierten Populationen erbrachten vielversprechende Ergebnisse [12, 20, 65]. Von entscheidender Bedeutung ist die Prävalenz der Erkrankung in der zu untersuchenden Population.

Da PSA ein gewebespezifischer Marker ist, findet sich bei Patienten mit einem Prostataadenom häufig ein erhöhter PSA-Serumwert. Etwa 10% aller Patienten mit histologisch bestätigtem Prostataadenom weisen PSA-Werte über 10 ng/ml auf. Da aber bei diesem Wert weniger als ein Drittel aller Tumoren organbegrenzt und damit potentiell heilbar ist [59], wurde nach Möglichkeiten gesucht, um die Spezifität der PSA-Bestimmung zu verbessern.

Durch die Verwendung ultrasensitiver Assays oder die Messung der PSA-Dichte, d.h. des Quotienten zwischen PSA-Wert und Prostatavolumen, konnte die Diagnostik nicht verbessert werden. Die Bestimmung der Geschwindigkeit des PSA-Anstieges über die Zeit erscheint aus verschiedenen

Gründen problematisch [119]. Ebenfalls umstitten sind die von Oesterling et al. [85] eingeführten altersabhängigen PSA-Normbereiche. Möglicherweise hilfreich ist die Bestimmung des Verhältnisses zwischen dem proteingebundenen und dem freien PSA-Anteils. Zumindest im sog. „Graubereich" zwischen 4–10 ng/ml scheint sich mit diesem Verfahren die Effizienz der PSA-Bestimmung verbessern zu lassen [48].

Untersuchungen von Wirth und Mitarbeitern [122] und Siddal und Mitarbeitern [106] zeigen, daß die zusätzliche Bestimmung der PAP nur selten zusätzliche Informationen liefert und dementsprechend auf diese Untersuchung verzichtet werden kann.

3 Transrektale Ultraschalluntersuchung

Dähnert und Mitarbeiter [23] und Salo und Mitarbeiter [100] haben in ex-vivo-Untersuchungen gezeigt, daß etwa 60 % aller Prostatakarzinome ein echoarmes Reflexmuster aufweisen. Als isolierte Untersuchung ist die transrektale Sonographie (TRS) der DRE nicht überlegen [4]. Lee et al. [68], Cooner et al. [20] und Catalona et al. [18] zeigten, daß die TRS die Sensitivität der DRE und des PSA-Wertes steigern kann. Die TRS ist somit eine sensitive, aber wenig spezifische Untersuchung, deren Wert sich v. a. aus einer gemeinsamen Bewertung von TRS, DRE und dem PSA-Wert ergibt.

4 Prostatabiopsie

Während der Wert der TRS bei der Lokalisation eines Prostatakarzinoms zurückhaltend beurteilt werden muß (s. III.3), stellt sie bei der Prostatabiopsie eine wertvolle Hilfe dar. Im Vergleich zur manuell gesteuerten Biopsie, mit Fehlpunktionen in bis zu 50 % der Fälle [56], ist mit Hilfe der TRS eine präzise Gewebeentnahme möglich. Eine weitere Verbesserung der Diagnostik hat sich mit der Entnahme multipler Gewebeproben (meistens 6) aus verschiedenen Arealen der Prostata ergeben [42].

IV. Behandlungsstrategie

1 Therapieoptionen

1.1 Transurethrale Prostataresektion

Die transurethrale Resektion der Prostata (TUR-P) stellt in der Therapie des Prostatakarzinoms lediglich eine palliative Maßnahme dar, um eine infravesikale Obstruktion oder eine tumorbedingte Makrohämaturie zu beseitigen.

Das erhöhte Risiko einer Inkontinenz nach TUR-P bei Patienten mit fortgeschrittenem Prostatakarzinom dürfte wesentlich auf eine Tumorinfiltration des M. sphincter externus zurückzuführen sein. Eine von verschiedenen Autoren befürchtete Promotion des Tumors durch eine TUR-P ist nicht belegt [91].

1.2 Radikale Prostatovesikulektomie

Generell gibt es bei der radikalen Prostatovesikulektomie (RP) zwei mögliche Zugänge. Auf Grund der derzeit obligaten Staging-Lymphadenektomie, die mit der retropubischen RP als einzeitiger Eingriff erfolgen kann, wird der retropubische Zugang an den meisten Kliniken bevorzugt. Das Konzept einer laparoskopischen Lymphknotendissektion mit einer verzögerten perinealen RP wird derzeit geprüft.

1.2.1 Technik

Bislang hat sich kein Einfluß einer Lymphknotendissektion auf das Überleben der Patienten nachweisen lassen. Die Lymphknotendissektion dient somit der Indikation zur RP und der Beurteilung der Prognose. Standard ist derzeit die modifizierte Lymphknotendissektion, bei der die Lymphknoten medial der Arteria iliaca externa bis nach dorsal zu den Vasa obturatoria entnommen werden [89]. Catalona und Stein [19] zeigten, daß die Schnellschnittuntersuchung der pelvinen Lymphknoten in etwa 10% der Fälle falsch-negative Resultate ergibt.

Einer der kritischsten Punkte bei der RP stellt die Kontrolle des präurethralen Venenplexus dar. Eine Läsion des Plexus Santorini mit teilweise erheblichem Blutverlust wird von praktisch allen Autoren berichtet [1, 53, 73]. Gerade diesem Punkt wurde in den letzten Jahren viel Aufmerksamkeit gewidmet, sodaß der intraoperative Blutverlust deutlich gesenkt werden konnte [97].

Die bei der RP erfolgende Resektion der neurovaskulären Bündel führt fast obligat zur Impotenz [61, 72]. Walsh und Mitarbeiter [115, 117] konnten zeigen, daß bei Erhalt des neurovaskulären Bündels 77% der unter 60jährigen Patienten auch nach RP potent waren. Catalona [16] hingegen beobachtete bei den von ihm operierten Patienten mit einer postoperativen Potenz bei 18% (einseitiger) und 42% der Fälle (beidseitiger Erhalt des neurovaskulären Bündels) deutlich ungünstigere Ergebnisse. Das potenzerhaltende Vorgehen erfordert eine scharfe Präparation direkt auf der Dorsalfläche der Prostata und kann dementsprechend die Radikalität des Eingriffes gefährden [111]. Die Indikation zu dieser Modifikation der RP unter Belassen eines der neurovaskulären Bündel ist daher streng zu stellen und nur bei einem auf einen Lappen beschränkten Tumor (Stadium T2aN0M0) indiziert.

1.2.2 Komplikationen

Da bei vielen Patienten eine Blutsubstitution erforderlich wird, müssen mit dem Patienten die Vor- und Nachteile von Bluttransfusion und Eigenblutspende präoperativ besprochen werden. Rektumverletzungen treten insbesonders nach vorangegangenen Eingriffen an der Prostata, bei kapselüberschreitendem Prostatakarzinom oder bei sehr großen Drüsen auf. Während insgesamt eine Rektumperforation in etwa 2% der Fälle auftritt [70], steigt diese Rate nach vorangegangenem Eingriff an der Prostata auf 3–9% [5, 84].

Durch die Evertierung der Blasenschleimhaut [86] und die Einengung des Blasenhalses [17] hat sich die Inzidenz der Blasenhalsstenose in den letzten Jahren deutlich senken lassen. Lagerungsbedingt werden gelegentlich eine Schädigung der Nervi peronei, des Plexus lumbosacralis oder des Nervus femoralis beobachtet [33, 57].

Die Angaben über die Streßinkontinenz unterscheiden sich teilweise drastisch. Dies ist vor allem durch die Begriffsdefinition begründet. Grundsätzlich ist davon auszugehen, daß die Rate behandlungsbedürftiger Befunde heutzutage unter 10% liegt. Art und Häufigkeit der wichtigsten postoperativen Komplikationen sind Tabelle 1 zu entnehmen.

Tabelle 1. Früh- und Spätkomplikationen nach radikaler Prostatovesikulektomie

	Frohmüller und Wirth 1991 [36] n = 100 (%)	Hautmann et al. 1994 [44] n = 418 (%)
Intraoperative- und Frühkomplikationen		
Hämatombildung/ Nachblutung	0	7,4
Lymphozele	2	6,6
Thrombose	K. A.	1,7
Lungenembolie	3	1,4
Abzeß	K. A.	1,7
Harnleiterverletzung	0	0,2
Kolon- oder Rektumverletzung	3	2,9
Sekundärheilung	K. A.	2,6
Anastomosen- insuffizienz	K. A.	5,5
Letalität	0	1,2
Spätkomplikationen		
Harnröhrenstriktur	5	4,1
Anastomosenstriktur	K. A.	8,6
Streßinkontinenz nach 1 Jahr	8 Grad 2	15,9 Grad 2
Rektumfistel	K. A.	K. A.

K. A. = keine Angaben.

1.3 Strahlentherapie

Die perkutane Hochvolttherapie stellt nach wie vor die wichtigste Form der Strahlentherapie beim Prostatakarzinom dar. Daneben wurde in den vergangenen Jahren die interstitielle Brachytherapie in klinischen Studien geprüft. Diese topischen Therapiekonzepte werden unter kurativer Intention durchgeführt. Durch Voruntersuchungen muß daher das Vorliegen von Lymphknoten- oder Fernmetastasen ausgeschlossen werden.

1.3.1 Technik

Bei der perkutanen Strahlentherapie erfolgt zunächst die Bestrahlung eines großen Feldes unter Einschluß der pelvinen Lymphknoten. Dabei wird üblicherweise eine Zieldosis von etwa 50 Gy angestrebt. In einem verkleinertem Feld, das auf die Prostata zentriert ist, wird eine Herddosis zwischen 65–70 Gy fraktioniert verabreicht. Durch fraktionierte Applikation sowie den Einsatz von rechnergestützten Rotations- und Pendeltechniken ist es in den letzten Jahren gelungen, die Belastung der umgebenden Gewebe zu reduzieren und damit die Nebenwirkungen deutlich zu vermindern.

Bei der interstitiellen Strahlentherapie oder Brachytherapie mit [125]Jod oder [198]Gold kann die Spickung der Prostata suprapubisch unter digital-rektaler Kontrolle nach vorangegangener Lymphknotendissektion erfolgen. Eine weitere Möglichkeit stellt die ultraschallgesteuerte, perineale Einlage des radioaktiven Materials dar. Auch Kombinationsverfahren aus Brachytherapie und externer Radiotherapie sind beschrieben. Eine Bewertung der Brachytherapie ist problematisch, da nur wenige umfangreiche Studien mit Langzeitergebnissen vorliegen. In einer nicht-randomisierten Studie beschreiben Schellhammer und Mitarbeiter [101] eine deutlich höhere Rate lokaler Tumorrezidive bei Brachytherapie mit [125]Jod im Vergleich zur externen Radiotherapie. Langzeitergebnisse verschiedener Formen der Strahlentherapie sind in Tabelle 2 zusammengestellt.

Eine wichtige Rolle spielt die palliative Radiotherapie als analgetische Maßnahme oder bei der Prävention pathologischer Frakturen.

Tabelle 2. Ergebnisse nach Strahlentherapie

Bestrahlungs-verfahren	Stadium	Anzahl der Patienten	Fünfjahres-überlebensrate %	Zehnjahres-überlebensrate %
Herr 1991 [47] ERT	B1/T2a C2/T3c	526 420	86 61	62 48
Perez et al. 1993 ERT [93]	T1a (klinisch) T1b, c (klinisch) T3 (klinisch)		95–100 80– 90 50– 70	
Herr 1991 [125]J	B/T2 C/T3	795 215	90 60	63 40
Herr 1991 [198]AU+ERT	B/T2 C/T3	467 117	91 78	

Tabelle 3. Nebenwirkungen nach externer Strahlentherapie beim Prostatakarzinom

Nebenwirkungen	Nach Müller et al. (1987) n = 220 [80] (%)	Nach Lawton et al. (1991) n = 1020 [67] (%)
Zystitis	6,4	2,6
Hämaturie		3,1
Urethrastriktur	3[a]	4,6
Blasenhalsstriktur	0,6[a]	K.A.[b]
Blasenkontraktur	K.A.[b]	0,7
Diarrhöen	29,5 (leichte)	0,4
Proktitis	7 (akut) 3,5 (chronisch)	1,6
Rektal- oder Analstriktur	1,2	0,4

[a] nach TUR.
[b] K.A. = keine Angaben.

1.3.2 Komplikationen

Die Vorteile einer Radiotherapie im Vergleich zur RP bestehen in geringen Raten von Inkontinenz und Impotenz. Trotzdem treten beide Komplikationen auch nach Strahlentherapie auf. Angaben über Art und Häufigkeit der wichtigsten Komplikationen nach perkutaner Radiotherapie sind Tabelle 3 zu entnehmen.

1.4 Hormontherapie (Abb. 1)

Mit der Aufklärung des Androgenmetabolismus und der Regulation der Androgene konnten verschiedene Angriffspunkte für androgenablative Therapiekonzepte identifiziert werden. Die physiologisch aktive Substanz ist das Dihydrotestosteron, das in der Prostata unter dem Einfluß der 5-α-Reduktase aus Testosteron gebildet wird. Von praktischer Bedeutung ist die Tatsache, daß etwa 90% des Testosterons in den Hoden gebildet werden, daß aber weitere 10% aus dem Kortikosteroidstoffwechsel stammen, wo sie über Zwischenstufen (Dehydroepiandrosteron (DHEA), Androstendion) in freies Testosteron überführt werden.

Nicht zuletzt wegen geringer Nebenwirkungen und der geringen Kosten ist die Orchiektomie derzeit als Standardtherapie beim metastasierten

Komplette Androgenblockade

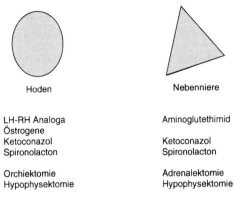

	Hoden	Nebenniere
Androgen-Produktion		
	LH-RH Analoga	Aminoglutethimid
	Östrogene	
	Ketoconazol	Ketoconazol
	Spironolacton	Spironolacton
	Orchiektomie	Adrenalektomie
	Hypophysektomie	Hypophysektomie
Androgen-Wirkung		
	Flutamid	Flutamid
	Cyproteronazetat	Cyproteronazetat

Abb. 1. Möglichkeiten der partiellen und maximalen Androgenblockade

Prostatakarzinom akzeptiert. Die zunächst alternativ eingesetzten Östrogene spielen heute, wegen ihrer kardiovaskulären Nebenwirkungen, als primäre Hormontherapie keine Rolle mehr. Sie sind durch LH-RH-Analoga oder Antiandrogene ersetzt.

Während die konventionelle (partielle) Androgendeprivation lediglich den testikulären Androgenstoffwechsel blockiert, zielt die maximale („komplette") Androgenblockade (MAB) darauf ab, auch die Nebennierenandrogene auszuschalten. Umfassende Untersuchungen in den vergangenen 10 Jahren sprachen primär dafür, daß mit der MAB die Überlebenszeit der Patienten im Vergleich zur partiellen Androgendeprivation verlängert werden kann. Weitere Nachuntersuchungen in jüngster Zeit führten jedoch zu dem Schluß, daß zwischen den beiden Formen der Androgendeprivation kein signifikanter Unterschied besteht [21].

Mit Hilfe der Hormontherapie werden ein subjektives Ansprechen (Analgesie) bei 70–80% der Patienten und objektivierbare Remissionen bei 20–40% der Patienten mit metastasiertem Prostatakarzinom beobachtet (Tabelle 4) [81, 92, 108]. Die Rate kompletter Remissionen liegt hingegen bei lediglich 5–10%. Die Hormontherapie stellt somit eine palliative Therapieform dar. Die Nebenwirkungen verschiedener antiandrogener Therapieformen sind in Tabelle 5 zusammengestellt. Trotz Wachstumsinhibition der androgensensitiven Tumorzellen kommt es

Tabelle 4. Primärbehandlung des metastasierten Prostatakarzinoms. (NPCP-Protokoll 1300, nach Murphy et al. 1986)

(n = 301)	Dosis	Ansprechrate (%)
Estracyt	600 mg/m²/Tag	72
Orchiektomie oder DES	1 mg/Tag	79
Orchiektomie + Cyclophosphamid + 5-Fluorouracil	 1 g/m²/Woche 350 mg/m²/Woche	77

Tabelle 5. Vergleich der Nebenwirkungen verschiedener antiandrogener Therapieformen. (Modifiziert nach Altwein JE und Wirth M 1992)

	Orchiek-tomie	LHRH-Analoga (Depot)	Flutamid	Cypro-teronacetat	Östrogen
Gynäkomastie	–	–	+	+	+
Hitzewallungen	+	+	(+)	–	–
Impotenz	+	+	–	+	+
Salzretention	–	–	–	–	+
Thrombembolie	–	–	–	(+)	+
Hepatotoxizität	–	–	+	–	+
Sehstörungen	–	–	–	–	–
Übelkeit, Erbrechen	–	–	+	–	(+)
Pneumopathie	–	–	–	–	–

nach einem unterschiedlich langen Intervall zu einer hormonrefraktären Tumorprogression. Als Ursachen werden multifokale Karzinogenese, klonale Selektion und genetische Instabiliät diskutiert [32]. Etwa 50% der Patienten mit einem metastasierten Prostatakarzinom versterben innerhalb von 2 Jahren nach Einleitung einer Hormontherapie [58, 83].

Unter der Vorstellung einer klonalen Selektion auf hormonunabhängige Zellen unter der Hormontherapie wurde kürzlich das Konzept der intermittierenden Androgenblockade vorgestellt. Der theoretische Hintergrund besteht darin, daß durch die Androgenblockade die Apoptose von Tumorzellen induziert wird. Die Fähigkeit zur Apoptose, die unter kontinuierlicher Therapie verloren geht, soll durch eine intermittierende Behandlung erhalten bleiben. Der PSA-Serumwert dient dabei als Surrogatparameter der „Apoptosefähigkeit" der Tumorzelle. Tierexperimentelle

Untersuchen zeigten, daß die Überlebenszeit von Mäusen mit einem hormonempfindlichen Transplantattumor durch intermittierende Hormontherapie im Vergleich zur kontinuierlichen Hormontherapie signifikant verlängert werden konnte [3]. Dieses Ergebnis scheint durch eine erste Pilotstudie bestätigt zu werden [40].

1.5 Chemotherapie

Das Prostatakarzinom ist ein sehr langsam wachsender Tumor. Anders als die testikulären Keimzelltumoren ist es somit einer Chemotherapie wenig zugänglich [121]. Verschiedene Phase-III-Studien haben die Wirksamkeit einer Chemotherapie nicht schlüssig belegen können. Objektivierbare Remissionen liegen in größeren Studien regelmäßig unter 12%. Dies betrifft auch die primär oder sekundär hormonrefraktären Tumoren. Eine Indikation für eine Chemotherapie besteht derzeit nur als analgetische Therapie beim symptomatischen hormonrefraktären Prostatakarzinom. Da hier die Lebensqualität des Patienten oberstes Prinzip der Behandlung sein muß, erfolgt eine Monochemotherapie. Verschiedene Zytostatika haben eine akzeptable analgetische Wirkung gezeigt. Die Auswahl der geeigneten Substanz bzw. des Schemas orientiert sich primär an den Nebenwirkungen.

Eine besondere Situation besteht hinsichtlich des Estramustinphosphates, einer sowohl hormonell als auch zytostatisch wirksamen Substanz. Benson und Mitarbeiter [8] beschrieben eine Überlegenheit des Estramustinphosphates im Vergleich zu einer reinen Hormontherapie mit Diäthylstylböstrol (DES). Diese Ergebnisse konnten jedoch in einer prospektiv-randomisierten Studie der EORTC (Protokoll 30762) nicht bestätigt werden [108], so daß davon auszugehen ist, daß Estramustinphosphat einer Hormontherapie nicht überlegen ist.

2 Therapiekonzepte (Abb. 2)

Durch die Bestimmung der Ausdehnung des Tumors werden Patienten mit lokal begrenztem Prostatakarzinom von Patienten mit einem nicht-kurativ zu behandelnden Tumor diskriminiert. Neben dem Tumorstadium sind der Malignitätsgrad sowie aber auch Eigenschaften des Patienten wie Alter und Allgemeinzustand wichtige Parameter bei Vorliegen

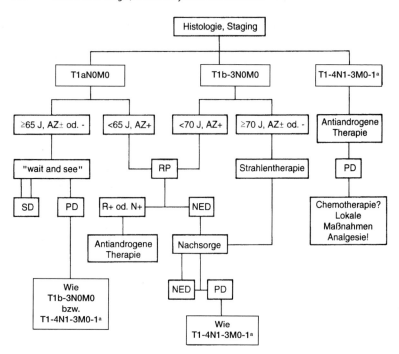

Abb. 2. Therapiestrategien beim Prostatakarzinoms. (*J* = Jahre; *AZ* = Allgemeinzustand; *RP* = Radikale Prostatektomie; *SD* = stabiler Krankheitsverlauf; *PD* = Tumorprogression; *NED* = kein Hinweis auf Tumorerkrankung)
[a] UICC 1992

eines lokal begrenzten Prostatakarzinoms, während z. B. das Vorliegen von Symptomen bei der Therapieplanung für Patienten mit metastasiertem Prostatakarzinom von Bedeutung sind.

2.1 Lokal begrenztes Prostatakarzinom

Hier sind zwei Gruppen von Patienten zu unterscheiden, von denen die Gruppe der Patienten mit einem lokal fortgeschrittenen Prostatakarzinom (T1b-3N0M0) zahlenmäßig dominiert. Daneben gibt es die kleine Gruppe der Patienten mit einem hoch differenzierten, inzidentellen Prostatakarzinom (T1aN0M0), die sich prognostisch von der erstgenannten Gruppe unterscheidet.

2.2 Lokal fortgeschrittenes Prostatakarzinom (T1b-3N0M0)

Die RP ist indiziert, wenn ein lokal fortgeschrittener Tumor vorliegt und Alter, Allgemeinzustand und Begleiterkrankung des Patienten für eine Lebenserwartung von mehr als 10 Jahren sprechen. Unbestritten sind die Tumorstadien T1b-2pN0M0. Hier werden 10-Jahres-Überlebensraten zwischen 65 und 75 % erreicht (Tabelle 6). Im Stadium T3N0M0 liegen die Ergebnisse mit etwa 40–70 % 10-Jahres-Überlebensrate niedriger. Hier ist die Indikation zurückhaltend zu stellen.

Eine von Paulson und Mitarbeitern [90] durchgeführte prospektiv randomisierte Studie spricht für die Überlegenheit der operativen Therapie im Vergleich zur Strahlentherapie. Zwar wird diese Studie kontrovers diskutiert, bislang liegen jedoch keine weiteren Untersuchungen vor. Die Strahlentherapie ist indiziert, wenn fortgeschrittenes Alter, ein reduzierter Allgemeinzustand oder Begleiterkrankungen des Patienten eine RP nicht sinnvoll erscheinen lassen, oder der Patient eine Operation ablehnt.

Tabelle 6. Zehnjahresüberlebensraten nach radikaler Prostatektomie in den Stadien pT2 pN0M0 und pT3 pN0M0

Autoren	Jahr	pT2pN0M0 (%)	pT3pN0M0 (%)
Walsh u Jewett [116]	1980	75	
Zincke et al. [125]	1981	71	
Elder et al. [31]	1982	65[a]	40[a]
Gibbons et al. [37]	1984	74	
Frohmüller et al. [35]	1991	70	60
Frohmüller et al. [36]	1993	73,4[b]	52,9
Morgan et al. [77]	1993		72

[a] keine pelvine Lymphknotendissektion.
[b] pT1–2.

2.2.1 Adjuvante Therapie

Die systematischen Untersuchungen von Stamey und Mitarbeitern [109] haben gezeigt, daß 18 % aller Prostatakarzinome mit einem Volumen unter 4 ml, jedoch 79 % der Tumoren mit einer Größe von mehr als 4 ml eine Kapselpenetration aufwiesen. Tumorstadium, Malignitätsgrad, das Vorliegen eines Resektat-überschreitenden Tumors (R1), ein postoperativer

PSA-Wert über 0,5 ng/ml (Hybritech) oder das Vorliegen aneuploider Stammzellen sind prognostische Parameter eines Tumorrezidivs [15, 30, 60, 76, 124]. Angesichts des hohen Anteils an Patienten mit Kapselpenetration oder positiven Absetzungsrändern [29, 109] stellt sich zunehmend die Frage nach einer adjuvanten Therapie nach RP. Bislang sind zwei Möglichkeiten einer adjuvanten Therapie nach RP näher untersucht: die Radiotherapie als lokale Therapie und die systemische Hormontherapie.

Verschiedene retrospektive Studien sprechen für einen Effekt einer adjuvanten Strahlentherapie bei kapselüberschreitendem Prostatakarzinom [37, 66, 69, 96]. Es ist jedoch bislang nicht möglich, Patienten mit lokal begrenztem Tumorresiduum oder Tumorrezidiv von Patienten mit Mikrometastasen zu diskriminieren. Im Rahmen einer prospektiven Studie der Arbeitsgemeinschaft Urologische Onkologie (AUO) und der Arbeitsgemeinschaft Radiologische Onkologie (ARO) der DKG wird derzeit der Wert der adjuvanten Strahlentherapie nach RP geprüft.

Unter der Annahme, daß bei den meisten Patienten mit Resektat-überschreitendem Tumor bereits Fernmetastasen vorliegen, fokussiert sich das Problem der adjuvanten Therapie auf die Frage nach der primären oder verzögerten Hormontherapie (s. IV.2.4.1). Eine umfangreiche retrospektive Untersuchung von Zincke und Mitarbeitern [124] bei Patienten mit Lymphknotenmetastasen zeigt, daß durch eine primäre Hormontherapie nach RP die Tumorprogression verzögert, das Überleben jedoch nicht beeinflußt wird. Schmidt [102] berichtete die Ergebnisse der NPCP-Studie 900, in der nach RP eine adjuvante Therapie mit Estramustinphosphat oder Cyclophosphamid gegen einen Kontrollarm geprüft wurde. Das NPCP-Protokoll 1000 schloß Patienten nach definitiver Strahlentherapie ein. In diesen Studien wurde eine Verzögerung der Tumorprogression bei den mit Estramustinphosphat behandelten Patienten im Vergleich zur Therapie mit Cyclophosphamid, nicht aber im Vergleich zum Kontrollarm beobachtet [103]. Unterschiede in Bezug auf die Überlebensraten wurden nicht berichtet. Vorbehalte diesen Studien gegenüber betreffen die nicht abgeschlossene Rekrutierung (nur knapp ³/₄ der geplanten Patientenzahl wurde rekrutiert) und die somit zu kleinen Zahlen von Patienten, die für die Auswertung tatsächlich zur Verfügung standen. In einer internationalen, prospektiv randomisierten Studie unter Mitarbeit der AUO wird derzeit der Effekt einer adjuvanten antiandrogenen Therapie nach RP untersucht.

Obwohl einige Hinweise für einen positiven Effekt einer adjuvanten Therapie bei Patienten nach RP mit Resektat-überschreitendem Prostatakarzinom sprechen, ergibt sich aus den vorliegenden Daten derzeit keine zwingende Notwendigkeit für eine adjuvante Therapie.

2.2.2 Neoadjuvante Therapie

Die Bedeutung einer neoadjuvanten Therapie beim lokal fortgeschrittenen Prostatakarzinom ist derzeit unklar. Eine Verkleinerung des Drüsenvolumens sowie eine zytologische Regression sind beschrieben [112]. Die günstigen Ergebnisse retrospektiver Untersuchungen u.a. von Schulman und Sassine [105] bilden die Rationale der derzeit laufenden prospektiven Studien.

2.3 Inzidentelles Prostatakarzinom (T1aN0M0)

Die Therapie des hochdifferenzierten inzidentellen Prostatakarzinoms (T1aN0M0) ist umstritten. Einerseits besteht das Problem des „understagings" bei einem Teil der Patienten. Parfitt et al. [87] fanden bei 52% der wegen eines hoch differenzierten Tumors (T1a) radikal prostatektomierten Patienten histologisch keinen Resttumor. Andererseits aber wird in einigen Studien ein Progressionsrisiko bis 27% beschrieben [9]. Auf dieser Grundlage wird derzeit empfohlen, bei jüngeren Patienten ein agressives Therapiekonzept zu verfolgen, während bei älteren Patienten auch ein exspektatives Vorgehen unter Kontrolle des PSA-Serumwertes gerechtfertigt erscheint. Gerade in diesem Tumorstadium ist eine Beteiligung des Patienten an der Therapieplanung von besonderer Bedeutung.

2.4 Inkurables Prostatakarzinom (T4N0M0 und T1-4N1M0-1)

Eine spezielle Situation ergibt sich für Patienten, bei denen wegen eines lokal fortgeschrittenen Tumors eine RP vorgesehen ist und die pelvine Lymphknotendissektion einen Lymphknotenbefall zeigt (T1-3pN1M0). Zumindest im Stadium pN2 (entspr. UICC 1992) ist durch die RP keine Lebensverlängerung zu erreichen. Die RP sollte bei diesen Patienten nur dann durchgeführt werden, wenn obstruktive Miktionsbeschwerden vorliegen, die bei Tumorprogression ohnehin weitere Maßnahmen erforderlich machen werden. Auf Grund der Ergebnisse von Zincke und Mitarbeitern [124] wird in der Regel eine antiandrogene Therapie angeschlossen.

2.4.1 Primäre versus verzögerte Therapie

Das inkurable, entweder nicht lokal therapierbare oder metastasierte Prostatakarzinom ist die Domäne der Hormontherapie. Unbestritten ist die sofortige Therapie eines Patienten mit metastasiertem, symptomatischen Prostatakarzinom. Demgegenüber ist beim asymptomatischen Patienten ein exspektatives Vorgehen statthaft. Die Befürworter dieses Vorgehens befürchten einen Verlust der Wirksamkeit der Hormontherapie bis zum Auftreten von Symptomen. Auch die VACURG-I-Studie, die bislang einzige prospektiv-randomisierte Untersuchung zu dieser Frage, zeigt keinen Überlebensvorteil für frühzeitig behandelte Patienten [13]. Anhänger einer sofortigen Therapie führen demgegenüber die Ergebnisse der VACURG-II-Studie an, die, ebenfalls prospektiv-randomisiert, bei den verzögert behandelten Patienten eine signifikant höhere Progressionsrate als bei primär hormonbehandelten Patienten zeigt [13]. Allerdings müssen aus heutiger Sicht Zweifel an der Validität dieser Untersuchungen angemeldet werden, da die untersuchten Gruppen in verschiedener Hinsicht nicht vergleichbar sind. Die Frage der primären oder verzögerten Hormontherapie wird derzeit in 3 prospektiv-randomisierten Studien (SAKK (Kantonsspital Basel), MRC, EORTC Protokoll 30891) untersucht. Da jüngere retrospektive Studien [62, 63], experimentelle Untersuchungen [32] aber auch die kürzlich vorgelegten Ergebnissen der MRC-Studie für eine Lebensverlängerung bei früh einsetzender Hormontherapie sprechen, sollte diesem Konzept bis zum Vorliegen definitiver Daten der Vorzug gegeben werden.

2.4.2 Partielle versus maximale Androgenblockade

Lange Zeit war die Bedeutung der Nebennierenandrogene für die Wirkung einer antiandrogenen Hormontherapie umstritten (s. IV.1.4). Erste Ergebnisse einer prospektiven Untersuchung vom Labrie und Mitarbeitern [64] ergaben Hinweise auf eine Überlegenheit einer maximalen Androgenblockade im Vergleich zu einer konventionellen, testikulären Androgendeprivation. Wegen der Bedeutung dieser Frage folgte in den nächsten Jahren eine große Zahl prospektiv randomisierter Studien.

In der SWOG-8494/INT 0036-Studie erfolgte ein Vergleich zwischen einer LH-RH-Analoga-Monotherapie (Leuprorelin) und einer Kombination mit einem Antiandrogen (Leuprorelin + Flutamid). Nach einer mittleren Nachbeobachtungszeit von über 60 Monaten ergab sich sowohl für das progressionsfreie Intervall als auch für die Überlebenszeit ein statistisch signifikanter Unterschied zugunsten des Kombinationsarmes [22, 74]. Diese Differenzen waren besonders deutlich in der Gruppe von Patienten mit minimaler Metastasierung und einem guten Allgemeinzustand. Auch in der EORTC-Studie 30853 an 327 Patienten [25, 26, 28] fand sich ein signifikant verlängertes progressionsfreies Intervall zugunsten der Kombinationstherapie (Goserelin-Acetat + Flutamid) im Vergleich zu einer Monotherapie (Orchiektomie). Der Unterschied bezüglich der Überlebensrate lag an der Signifikanzgrenze. Demgegenüber erreichten die Unterschiede der Überlebensraten in weiteren Studien [7, 54, 55, 113] das Signifikanzniveau nicht. Auch eine Metaanalyse, die 5710 prospektiv randomisierte Patienten in 22 Phase-III-Studien einschloß, zeigte keinen Überlebensvorteil einer maximalen Androgenblockade [95].

Auf der Grundlage der o.g. Ergebnisse, aber auch unter Berücksichtigung der im Vergleich zur partiellen Androgenblockade erhöhten Rate an Nebenwirkungen und der erheblichen Kosten einer solchen Therapie, gibt es derzeit keine Argumente für den Einsatz der MAB.

2.4.3 Intermittierende Androgenblockade

Die intermittierende Androgenblockade stellt einen neuen Ansatz in der Hormontherapie des Prostatakarzinoms dar. Er basiert auf den Ergebnissen tierexperimenteller Untersuchungen von Akukura et al. [3] am Shionogi-Karzinom. Erste Ergebnisse einer Pilotstudie an 47 Patienten zeigten, daß 7 von 14 Patienten mit einem metastasierten Tumorleiden auch nach im Mittel 140 Wochen keine Hormonrefraktärität aufwiesen [40]. Auch für die Patienten mit Tumorprogression nach Eintreten der Hormonunabhängigkeit war die mittlere Überlebenszeit mit 210 Wochen nicht kürzer als bei Patienten unter kontinuierlicher Hormontherapie. Bemerkenswert ist, daß die therapiefreie Zeit etwa 35% betrug. Im Rahmen einer prospektiv randomisierten AUO-empfohlenen Studie wird dieses neue Konzept derzeit mit der konventionellen, kontinuierlichen Therapie verglichen. Die intermittierende Androgenblockade stellt derzeit ein experimentelles Therapiekonzept dar und sollte deshalb nicht außerhalb kontrollierter Studien erfolgen.

2.4.4 Second-line-Therapie beim hormonrefraktären Prostatakarzinom

In der Behandlung des hormonrefraktären Prostatakarzinoms werden Maßnahmen zur Behandlung des Tumors, wie die Umstellung der Hormontherapie, die Chemotherapie oder die Immuntherapie von der Therapie (drohender) tumorbedingter Komplikationen unterschieden. Zu den letztgenannten Maßnahmen zählen die lokale Strahlentherapie, operative Eingriffe (Verhinderung von pathologischer Fraktur, Querschnittslähmung) und insbesondere eine konsequente Schmerztherapie.

Ungeklärt ist die Bedeutung antiandrogener Maßnahmen oder einer Chemotherapie als Behandlungskonzepte beim hormonrefraktären Prostatakarzinom. Die meisten positiven Beurteilungen der sekundären Hormontherapie basieren auf retrospektiven Erhebungen und erscheinen wenig valide. Besser dokumentiert erscheint lediglich die hochdosierte Fosfestrol-Therapie als i.v. Behandlung über 10–15 Tage mit je 1,2 g/Tag. Hier zeigten sich sowohl subjektive (Schmerzreduktion) als auch objektive (PSA-Abfall) Zeichen einer Remission bei Patienten mit Tumorprogression unter Hormontherapie. Bei 75% der Patienten kann auf diese Weise eine transiente Steigerung der Lebensqualität erzielt werden [6].

Zu den prospektiven Untersuchungen zu dieser Frage zählt das NPCP-Protokoll 2400. DeKernion und Mitarbeiter [24] prüften in dieser Studie eine antiandrogene Therapie (Flutamid) gegen Estramustinphosphat bei Patienten mit hormonrefraktärem Prostatakarzinom. Während sich die Überlebensrate in den beiden Studienarmen nicht unterschied, fand sich bei den mit Estramustinphosphat behandelten Patienten eine deutlich höhere Frequenz an Nebenwirkungen. Dem stehen Ergebnisse des NPCP-Protokolls 100 gegenüber, in dem bei Patienten mit hormonrefraktärem Prostatakarzinom Endoxan oder 5-Fluoruracil mit der fortgeführten Standardtherapie verglichen wurden [107]. Es fand sich in den Chemotherapie-Armen eine geringere Progressionsrate im Vergleich zur Standardtherapie. Allerdings zwingt die geringe Anzahl von Patienten in dieser Studie zu einer vorsichtigen Interpretation.

Die Immuntherapie ist beim Prostatakarzinom bislang nur wenig untersucht und stellt ein experimentelles Therapiekonzept dar, das derzeit nur im Rahmen prospektiver Studien angewendet werden sollte.

Es bleibt somit ungeklärt, welches das effektivste Therapiekonzept bei Patienten mit hormonrefraktärem Prostatakarzinom ist. Es existieren weder ein effektives alternatives Therapiekonzept noch gibt es ein Zytostatikum der Wahl. Außerdem bleibt offen, ob eine Polychemotherapie einer Monotherapie überlegen ist. Die abschließende Klärung dieser Frage bleibt den laufenden prospektiv-randomisierten Studien vorbehalten. Von vorrangiger Bedeutung ist demgegenüber die Behandlung tumorbedingter Komplikationen unter dem Gesichtspunkt des Erhalts von Lebensqualität. Hier ist vor allem auf die Bedeutung einer effektiven und konsequenten Analgesie für das Befinden des Patienten hinzuweisen.

Literatur

1. Ackermann R, Frohmüller HG (1983) Complications and morbidity following radical prostatectomy. World J Urol 1:62–67
2. Ackermann R, Müller H-A (1975) Retrospective analysis of 645 simultaneous perineal punch biopsies and transrectal aspiration biopsies for diagnosis of prostate carcinoma. Eur Urol 3:29–33
3. Akukura K, Bruchovsky N, Goldenberg SL et al. (1993) Effects of intermittent androgen suppression on androgen-dependent tumor. Apoptosis and serum PSA. Cancer 71:2782–2790
4. Andriole GL, Kavoussi LR, Torrence RJ, Lepor H, Catalano WJ (1988) Transrectal ultrasonography in the diagnosis and staging of carcinoma of the prostate. J Urol 140:758–760
5. Bass RB, Barrett DM (1980) Radical retropubic prostatectomy after transurethral resection. J Urol 124:495–497
6. Beckert R, Klima M, Altwein JE (1989) Chemotherapie des Prostatakarzinoms unter palliativer Zielsetzung? Urology 28:A 24
7. Béland G (1991) Combination of anandrone with orchiectomy in treatment of metastatic prostate cancer. Urology 37 (Suppl):25–29
8 Benson RC, Gill GM, Cummings KB (1983) A randomized double blind crossover trial of diethylstilbestrol (DES) and estramustine phosphate (Emcyt) for stage D prostatic carcinoma. Sem Oncol 10:43–45
9. Blute ML, Zincke H, Farrow GM (1986) Long-term follow-up of young patients with stage A adenocarcinoma of the prostate. J Urol 136:840–843
10. Bostwick DG (1995) High grade prostatic intraepithelial neoplasie the most likely precursor of prostate cancer. Cancer 75 (Suppl):1823–1826
11. Brawer MK (1993) The diagnosis of prostatic carcinoma. Cancer 71 (Suppl): 899–905
12. Brawer MK, Chetner MP, Beatie J, Buchner DM, Vessela RL, Lange PH (1992) Screening for prostatic carcinoma with prostate specific antigen. J Urol 841–845
13. Byar (1973) The VACURG studies of cancer of the prostate. Cancer 32: 1126–1130
14. Campell BW (1958) Total prostatectomy with preliminary ligation of vascular pedicles. J Urol 81:464–467
15. Carter HB, Partin AW, Epstein JI et al. (1990) The relationship of prostate specific antigen levels and residual tumor volume in stage A prostate cancer. J Urol 144:1167–1171
16. Catalona WJ (1990) Patient selection for, results of, and impact in tumor resection of potency sparing radical prostatectomy. Urol Clin N Am 17:819–826
17. Catalona WJ, Miller DR, Kavoussi LR (1988) Intermediate-term survival results in clinically understaged prostate cancer patients following radical prostatectomy. J Urol 140:540–543
18. Catalona WJ, Smith SD, Ratliff TL et al. (1991) Measurement of prostate specific antigen as a screening test for prostate cancer. N Engl J Med 324:1156–1161
19. Catalona WJ, Stein AJ (1982) Accuracy of frozen section detection of lymph node metastases in prostatic carcinoma. J Urol 127:460

20. Cooner EH, Mosley BR, Rutherford CL Jr et al. (1990) Prostate cancer detection in a clinical urological practice by ultrasonography, digital rectal examination and prostate specific antigen. J Urol 143:1146–1154

21. Crawford DE, Eisenberger M, McLeod DG et al. (1997) Comparision of bilateral orchiectomy with or without flutamide for the treatment of patients with D2 adenocarcinoma of the prostate: results of NCI intergroup study 0105 (SWOG and ECOG). J Urol 157 (Suppl)

22. Crawford ED, Eisenberger MA, McLeod DG et al. (1989) A controlled trial of leuprolide with and without flutamide in prostatic carcinoma. N Engl J Med 321:419–424

23. Dähnert WF, Hamper UM, Eggleston JC et al. (1986) Prostatic evaluation by transrectal sonography with histopathologic correlation: The echopenic appearance of early carcinoma. Radiology 158:97–102

24. DeKernion JN, Murphy GD, Priore R et al. (1988) Comparison of flutamide and emcyt in hormone-refractory metastatic prostate cancer. Urology 31:312–317

25. Denis L (1992) Maximal androgen blockade: an overview. Cancer

26. Denis L (1994) Role of maximal androgen blockade in advanced prostate cancer. Prostate-5 (Suppl):17–22

27. Denis LJ, Murphy GP, Schröder FH (1995) Report on the consensus workshop on screening and global strategy for prostate cancer. Cancer 75:1187–1207

28. Denis L, Smith P, Carneiro de Moura JL et al. (1991) Total androgen ablation: European experience. Urol Clin N Am 18:65–73

29. Ebert T, Schmitz-Dräger BJ, Bürrig KF et al. (1991) Accuracy of imaging modalities in staging the local extent of prostate cancer. Urol Clin North Am 18:453–457

30. Egglestone JC, Walsh PC (1985) Radical prostatectomy with perservation of sexual function: pathological findings in the first 100 cases. J Urol 134:1146–1148

31. Elder JS, Jewett HJ, Walsh PC (1982) Radical perineal prostatectomy for clinical stage B2 carcinoma of the prostate. J Urol 127:704

32. Ellis WJ, Isaacs JT (1985) Effectiveness of complete versus partial androgen withdrawal therapy for the treatment of prostatic cancer as studied in the Dunning R-3327 system of rat prostatic adenocarcinomas. Cancer Res 45:6041–6050

33. Flanagan WF, Webster GD, Brown MW et al. (1985) Lumbosacral plexus stretch injury following the use of modified lithotomy position. J Urol 134:567–568

34. Franks LM (1974) Biology of the prostate and its tumors. In: Castro JE (ed) The treatment of prostatic hypertrophy and neoplasia. Medical and Technical Publ, London, pp 1–26

35. Frohmüller H, Wirth M, Manseck A, Theiß M (1991) Selektionskriterien für die radikale Prostatektomie unter Berücksichtigung von Langzeitergebnissen. Urologe (A) 30:394–400

36. Frohmüller HGW, Wirth MP (1993) Radical prostatectomy for carcinoma of the prostate: Long-term results. Rec Res Cancer Research, 126

37. Gibbons RP, Correa RJ Jr, Brannen GE, Mason JT (1984) Total prostatectomy for localized prostatic cancer. J Urol 131:73–75

38. Gleason DF (1966) Classification of prostatic carcinomas. Cancer Chemother Rep 50:125–128

39. Gleason DF, Mellinger GT. The Veterans Administration Cooperative Urological Research Group (1974) Prediction of prognosis for prostatic adenocarcinoma and combined histological grading and clinical staging. J Urol 11:58–64

40. Goldenberg SL, Bruchovsky N, Gleave ML et al. (1995) Intermittent androgen suppression in the treatment of prostate cancer: a preliminary report. Urology 45:839–845

41. Guinan P, Bush I, Ray V (1980) The accuracy of the rectal examination in the diagnosis of prostatic carcinoma. N Engl J Med 303:499–503

42. Hammerer P, Loy V, Dieringer J, Huland H (1992) Prostate cancer in nonurological patients with normal prostates in digital rectal examination. J Urol 147:833–836

43. Harada M, Mostofi FK, Corle FK et al. (1977) Preliminary studies of histological prognosis in cancer of the prostate. Cancer Treat Rep 61:223–225

44. Hautmann RE, Sauter TW, Wenderoth UK (1994) Radical retropubic prostatectomy: Morbidity and urinary continence in 418 consecutive cases. Urology 43 (Suppl)

45. Helpap B, Böcking A, Dhom G et al. (1985) Klassifikation, histologisches und zytologisches Grading sowie Regressionsgrading des Prostatakarzinoms. Pathologe 6:3–7

46. Hermanek P (1993) TNM-Klassifikation maligner Tumoren; UICC, Springer, Heidelberg New York, 4. Auflage

47. Herr HW (1991) Die Rolle der Strahlentherapie beim lokal begrenzten Prostatakarzinom. Urologe (A) 30:413–416

48. Hilz H (1995) Molekular Formen des PSA und ihre klinische Signifikanz. Urologe A 34:275–282

49. Hölzel D (1995) Prostatakarzinom: Ist die Früherkennung in einer Sackgasse? Dt Ärztebl 92:1353–1363

50. Hölzel D, Altwein JE (1991) Tumoren des Urogenitaltrakts: Klinisch-epidemiologische Fakten. Urologe A 30:134–138

51. Hudson HC, Howland RJ Jr (1972) Radical retropubic prostatectomy for cancer of the Prostate. J Urol 108:944–947

52. Huggins C, Hodges CV (1941) Studies on prostatic cancer. I. The effect of castration, of estrogen and of androgen injection on the normal and on the hyperplastic prostate glands of dogs. Cancer Res. 1:293–298

53. Igel TC, Barrett DM, Segura JW et al. (1987) Perioperative and postoperative complications from bilateral pelvic lymphadenectomy and radical retropubic prostatectomy. J Urol 137:1189–1191

54. Iversen P, Christensen MG, Friis E et al. (1990) A phase III trial of zoladex and flutamide versus orchiectomy in the treatment of patients with advanced carcinoma of the prostate. Cancer 66:1058–1066

55. Iversen P, Sylvester R et al. (1990) Zoladex and flutamide versus orchiectomy in the treatment of advanced prostatic cancer. Cancer 66:1067–1973

56. Jewett HJ, Bridge RW, Gray GF Jr, Shelley WM (1968) The palpbale nodule of prostate cancer: results 15 years after radical excision. JAMA 203:403–406

57. Jewett HR (1972) Radical perineal prostatectomy in the treatment of carcinoma of the prostate. In: Scott R Jr (ed) Current controversies in urologic management. Saunders, Philadelphia, pp 82–95

58. Jordan WP, Blackard CE, Byar DP (1977) Reconsideration of orchiectomy in the treatment of advanced prostatic carcinoma. South Med J 70:1411–1413

59. Kleer E, Larson-Keller JJ, Zincke H, Oesterling JE (1993) Ability of preoperative serum prostate specific serum antigen value to predict pathologic stage and DNA-ploidy: influence of clinical stage and tumor grade. Urology 41:207–216

60. Kleinschmidt K, Vieweg J, Gottfried HW et al. (1991) Intra- und postoperative Morbidität der radikalen Prostatektomie. Urologe A 30:387–393

61. Kopecky AA, Laskowski TZ, Scott R Jr (1970) Radial retropubic prostatectomy in the treatment of prostatic carcinoma. J Urol 103:641–644

62. Kozlowski JM, Ellis WJ, Grayhack JT (1991) Advanced prostatic carcinoma. Early versus late endocrine therapy. Urol Clin N Am 18:15–24

63. Kramolowsky EV (1988) The value of testosterone deprivation in stage D1 prostatic carcinoma. J Urol 139:1242

64. Labrie F, Dupont A, Bélanger A et al. (1983) New approach in the treatment of prostate cancer: complete instead of only partial withdrawal of androgens. Prostate 4:579–584

65. Labrie F, Dupont A, Suburu P, Cusan L, Temblay M, Gomez J-L, Emond J (1992) Serum prostate specific antigen as pre-screening test for prostate cancer. J Urol 846–852

66. Lange PH, Moon TD, Narayan P et al. (1986) Radiation therapy as adjuvant treatment after radical prostatectomy: patient tolerance and preliminary results. J Urol 136:45–49

67. Lawton CA, Won M, Pilepich MV et al. (1991) Long-term treatment sequelae following external beam irradiation for adenocarcinoma of the prostate: Analysis of RTOG studies 7506 and 7706. Int J Radiation Oncology Biol Phys Vol. 21, pp 935–939

68. Lee F, Torp-Pedersen, Littrup PJ et al. (1989) Hypoechoic lesions of the prostate: clinical relevance of tumor size, digital rectal examination and prostate specific antigen. Radiology 170:29–32

69. Lightner DJ, Lange PH, Reddy PK, Moore L (1990) Prostate specific antigen and local recurrence after radical prostatectomy. J Urol 144:921–926

70. Livne PM, Huben RP, Wolf RM et al. (1986) Early complications of combined pelvic lymphadenectomy versus lymphadenectomy alone. Prostate 8:312–318

71. Lynch HT, Larsen AL, Magnuson CW et al. (1966) Prostate carcinoma and multiple primary malignancies; study of a family and 109 consecutive prostate cancer patients. Cancer 19:1891–1897

72. McCullough DL, McLaughlin AP, Gittes RF (1977) Morbidity of pelvic lymphadenectomy and radical prostatectomy for prostatic cancer. J Urol 117:206–207

73. McDuffie RW, Blundon KE (1978) Radical retropubic prostatectomy. 59 cases. J Urol 119:514–516

74. McLeod DG, Crawford ED, Blumenstein BA et al. (1992) Controversies in the treatment of metastatic prostate cancer. Cancer 70:324–328

75. Mellinger GT, Gleason D, Bailar J (1967) The histology and prognosis of prostatic cancer. J Urol 97:331–337

76. Montie JE (1990) Significance and treatment of positive margins or seminal vesical invasion after radical prostatectomy. Urol Clin N Am 17:803–812

77. Morgan WR, Bergstralh EJ, Zincke H (1993) Long-term evaluation of radical prostatectomy as treatment for clinical stage C (T3) prostate cancer (see comments). Urology 41 (2):113–120

78. Mostofi FK, Davis CJ Jr, Sesterhenn IA (1992) Pathology of carcinoma of the prostate. Cancer 70:235–253

79. Mostofi FK, Sesterhenn IA, Davis CJ Jr (1976) Problems in pathologic diagnosis of prostatic carcinoma. Semin Oncol 3:161–169

80. Mueller RD, Czeglarski G, Bamberg M, Budach V (1987) Nebenwirkungen nach Radiotherapie bis 66 Gy beim Prostatakarzinom. Strahlenther Onkol 163:755

81. Murphy GP, Huben RP, Priore R et al. (1986) Results of another trial of chemotherapy with and without hormones in patients with newly diagnosed metastatic prostate cancer. Urology 28:36–40

82. Nagel R (1974) Das Prostatakarzinom in den verschiedenen Altersgruppen. Akt Urol 5:25–32

83. Nesbit RM, Plumb RT (1946) Prostatic carcinoma: follow-up on 797 patients treated prior to endocrine era and comparison of survival rates between these and patients treated by endocrine therapy. Surgery 20:263–270

84. Nichols RT, Barry JM, Hodges CV (1977) The morbidity of radical prostatectomy for multifocal stage I prostatic adenomacarcinoma. J Urol 117:83–84

85. Oesterling JE (1991) Prostate specific antigen: a critical assessment of the most useful tumor marker for adenocarcinoma of the prostate. J Urol 145:907–923

86. Olsson CA (1987) Management of localized adenocarcinoma of the prostate. In: Bruce AW, Trachtenberg J (eds) Adenocarcinoma of the prostate. Springer, London, pp 129–144

87. Parfitt HE, Smith JA, Gliedman JB, Middleton RG (1983) Cancer 51:2346

88. Parry WL (1983) Radical perineal prostatovesiculectomy. In: Glenn JF (ed) Urologic surgery. Lippincott, Philadelphia, pp 960–967

89. Paulson DF (1980) The prognostic role of lymphadenectomy in adenocarcinoma of the prostate. Urol Clin N Am 7:615–629

90. Paulson DF, Lin GH, Hinshaw W et al. (1982) Radical prostatectomy versus radiotherapy for stage A2 and stage B adenocarcinoma of the prostate. J Urol 128:502–505

91. Paulson DF, Cox EB (1987) Does transurethral resection of the prostate promote metastatic disease? J Urol 138:90–91

92. Pavone-Macaluso M, de Voogt HJ, Viggiano G et al. (1986) Comparison of diethylstilbestrol, cyproterone acetate and medroxy-progesterone acetate in the treatment of advanced prostatic cancer: final analysis of a randomized phase III trial of the EOTC Urological Group. J Urol 136:624–631

93. Perez CA, Hanks GE, Leibel SA et al. (1993) Localized carcinoma of the prostate (stages T1B, T1C, T2 and T3). Review of management with external beam radiation therapy. Cancer 72(11):3156–3173

94. Peters PC (1988) Complications of radical prostatectomy and lymphadenectomy. Urol Clin N Am 15:219–221

95. Prostate Cancer Trialists' Collaborative Group (1995) Maximum androgen blockade in advanced prostate cancer: an overview of 22 randomized trials 3283 deaths in 5710 patients. Lancet 346:265–270

96. Ray GR, Bagshaw MA, Feiha FS, (1984) External beam radiation salvage for residual or recurrent local tumor following radical prostatectomy. J Urol 132:926–930

97. Reiner WG, Walsh PC (1979) An anatomical approach to the surgical management of the dorsal vein and Santorinis plexus during radical retropubic surgery. J Urol 121:198–200

98. Ross RK, Paganini-Hill A, Henderson B (1983) The etiology of prostate cancer: what does epidemiology suggest? Prostate 4:333–344

99. Saddeler D, Ebert T, Miller S et al. (1994) Altersabhängige PSA-Normwerte. Ist eine bessere Diskriminierung zwischen Prostatahyperplasie und inzidentellem Prostatakarzinom möglich? Urologe B 34:165–166

100. Salo JO, Ranniko S, Makinen J, Lehtonen T (1987) Echogenic structure of prostatic cancer imaged on radical prostatectomy specimens. Prostate 10:1–9

101. Schellhammer PF, El-Mahdi AM (1983) Pelvic complications after definitive treatment of prostate cancer by interstitial or external beam radiation. Urology 21:451–457

102. Schmidt JD (1984) Cooperative clinical trials of the National Prostatic Cancer Project: Protocol 900. Prostate 5:387–399

103. Schmidt JD, Gibbons RP, Murphy GP et al. (1990) Chemohormonal treatment. NPCP protocols 900/1000. In: Murphy G, Koury S, Chatelain C, Denis L (eds) Recent advances in urological cancers – diagnosis and treatment. American Cancer Society, Atlanta/USA, pp 75–83

104. Schön (1991) Bevölkerungsbezogene Krebsregister in der Bundesrepublik Deutschland. MMV Medizin-Verlag, München

105. Schulman CC, Sassine AM (1993) Neoadjuvant hormonal deprivation before radical prostatectomy. Eur Urol 24:450–455

106. Siddal JK, Cooper EH, Newling DWW et al. (1986) An evaluation of the immuno-chemical measurement of prostatic phosphatase and prostatic specific antigen in carcinoma of the prostate. Eur Urol 12:123–130

107. Slack NH (1983) Results of chemotherapy protocols of the USA National Prostatic Cancer Project (NPCP). Clin Oncol 2:441–459

108. Smith PH, Suciu S, Robinson MRG et al. (1986) A comparison of the effect of diethylstilbestrol with low dose estramustine phosphate in the treatment of advanced prostate cancer: final analysis of a phase III trial of the EORTC. J Urol 136:619–623

109. Stamey TA, McNeal JE, Freiha FS et al. (1988) Morphometric and clinical studies on 68 consecutive radical prostatectomies. J Urol 139:1235–1241

110. Stamey TA, Kabalin JN (1989) Prostate specific antigen in the diagnosis and treatment of adenocarcinoma of the prostate. I. Untreated patients. J Urol 141:1070–1075

111. Stamey TA, Villers AA, McNeal JA et al. (1990) Positive surgical margins at radical prostatectomy: importance of the apical dissection. J Urol 143:1166–1173

112. Tunn UW (1991) Antiandrogene. In: Ackermann R, Altwein JE, Faul P (Hrsg) Aktuelle Therapie des Prostatakarzinoms. Springer, Berlin Heidelber New York

113. Tyrell CJ, Altwein JE, Klippel F et al. (1991) A multicenter randomized trial comparing the LH-RH analogue gosereline acetate alone with flutamide in the treatment of advanced prostate cancer. J Urol 146:1321–1326

114. Voges GE, McNeal JE, Redwine EA et al. (1992) The predictive significance of substaging stage A prostate cancer (A1 versus A2) for volume and grade of total cancer in the prostate. J Urol 858–863

115. Walsh PC, Epstein JI, Lowe FC (1987) Potency following radical prostatectomy with wide unilateral excision of the neurovascular bundle. J Urol 138:823

116. Walsh PC, Jewett HJ (1980) Radical surgery for prostate cancer. Cancer 45:1906–1908

117. Walsh PC, Schlegel PN (1987) Neuroanatomical appraoch to radical cysto-prostatectomy with preservation of sexual function. J Urol 138:1402–1406

118. Waterbor JW, Bueschen AJ (1995) Prostate cancer screening (United States). Cancer Causes Control 6:267–274

119. Whitemore AS, Lele C, Friedman GD et al. (1995) PSA as predictor of prostate cancer in black men and white men. J Natl Cancer Inst 87:354–360

120. Wingo PA, Tong T, Bolden S (1995) Cancer statistics 1995. CA Cancer J Clin 45:8–30

121. Wirth MP (1990) Wertigkeit der Chemotherapie in der Behandlung des fortge-schrittenen Prostatakarzinoms. In: Frohmüller HGW, Wirth MP (Hrsg) Behand-lung des fortgeschrittenen Prostatakarzinoms. Springer, Berlin Heidelberg New York, S 16–21

122. Wirth MP, Grups J, Frohmüller H (1986) Vergleichende Untersuchungen des prostataspezifischen Antigens und der prostataspezifischen sauren Phosphatase in der Diagnostik und Verlaufskontrolle des Prostata-Carcinoms. Verh Deutsch Ges Urol 4:75–76

123. Woolf CM (1960) An investigation of the familiar aspects of carcinoma of the prostate. Cancer 13:739–743

124. Zincke H, Bergstralh RJ, Larson-Keller JJ et al. (1992) Stage D1 prostate cancer treated by radical prostatectomy and adjuvant hormonal treatment: evidence for favorable survival in patients with DNA diploid tumors. Cancer 70:311–323

125. Zincke H, Fleming TR, Furlow WL et al. (1981) Radical retropubic prostatectomy and pelvic lymphadenectomy for high stage cancer of the prostate. Cancer 47:1901

Hodentumoren

A. Harstrick und L. Weißbach

I. Epidemiologie

Häufigkeit: 1–2% aller Malignome bei Männern; häufigster maligner Tumor der 20- bis 30jährigen Männer. Ca. 3000 Neuerkrankungen pro Jahr in der BRD.

Inzidenz: 0,5–9,9/100 000 Männer – BRD 6,5/100 000; hohe Inzidenz (steigend) in Industrieländern, selten in Asien, Afrika und Südamerika sowie bei den Schwarzen Nordamerikas [1–5].

Altersverteilung: 10% < 20 Jahre; 70% 20–40 Jahre; 20% > 40 Jahre. Altersmedian bei Nichtseminomen 27, bei Seminomen 36 Jahre [6].

Ätiologie: Gesicherter Risikofaktor: Maldescensus testis, unilateraler Hodentumor, Familienanamnese. Wahrscheinlich: Atrophie, Mumpsorchitis. Möglicher Risikofaktor: hohes Alter der Mutter, Hyperemesis gravidarum. Unklar: Trauma, Akne. Nein: Vasektomie, Rauchen, Alkohol [7].

II. Pathologie und Stadieneinteilung

1 Pathologie

Die für die Therapieplanung – vor allem in den frühen Stadien – wichtigste Unterscheidung ist die zwischen reinem Seminom und Nichtseminom bzw.

Mischtumoren, die unabhängig von der relativen Verteilung der histologischen Untergruppen wie Nichtseminome behandelt werden. Patienten, die eine Erhöhung des Tumormarkers AFP aufweisen, sind unabhängig von evtl. histologischen Befunden grundsätzlich wie Patienten mit nichtseminomatösen Tumoren zu therapieren.

Die histologische Klassifikation erfolgt nach WHO [8]. Wichtig ist eine fächerförmige Aufarbeitung, die in jeder Schnittebene eine mögliche Infiltration des Tumors in die Anhangsgebilde erkennen läßt.

Obligat ist eine immunhistochemische Zytokeratinfärbung zur sicheren Differenzierung zwischen Seminom und Nichtseminom.

Da die Gefäßinvasion (Blut- und Lymphgefäße) ein für die Prognose, vor allem im klinischen Stadium I, entscheidender Faktor ist, muß in der histologischen Beurteilung auf dieses Kriterium geachtet werden [9, 10]. Bei zweifelhaften Befunden sollte eine Endothelfärbung, z.B. CD31, durchgeführt werden.

Histopathologische Klassifikation der Hodentumoren (WHO)

Tumoren aus einem histologischen Typ
- Seminom
- spermatozytisches Seminom
- embryonales Karzinom
- Polyembryom
- Teratom
  - reif
  - mit maligner Transformation
- Yolc-sac-Tumor

Tumoren aus mehreren histologischen Typen
- embryonales Karzinom
- plus Teratom
- Chorionkarzinom plus weitere (angegeben)
- andere Kombination

2 Stadieneinteilung

Die Krankheitsausbreitung wird gemäß der TNM-Klassifikation sowie einer darauf basierenden Stadieneinteilung beurteilt.

TNM-Klassifikation und Stadiengruppierung maligner germinaler Hodentumoren (UICC 1997)

T – Primärtumor

Die Ausdehnung des Primärtumors wird nach radikaler Orchiektomie bestimmt (siehe pT). Falls keine radikale Orchiektomie vorgenommen wurde, wird TX verschlüsselt.

N – Regionäre Lymphknoten

NX   Regionäre Lymphknoten können nicht beurteilt werden

N0   Keine regionären Lymphknotenmetastasen

N1   Metastasierung in Form eines Lymphknotenkonglomerats oder in (solitärem oder multiplen) Lymphknoten, jeweils nicht mehr als 2 cm in größter Ausdehnung

N2   Metastasierung in Form eines Lymphknotenkonglomerats oder in multiplen Lymphknoten, mehr als 2 cm, aber nicht mehr als 5 cm in größter Ausdehnung

N3   Metastasierung in Form eines Lymphknotenkonglomerats, mehr als 5 cm in größter Ausdehnung

M – Fernmetastasen

MX   Fernmetastasen können nicht beurteilt werden

M0   Keine Fernmetastasen

M1   Fernmetastasen

    M1a   Nicht-regionäre Lymphknoten oder Lungenmetastasen

    M1b   Andere Fernmetastasen

---

pTNM – Pathologische Klassifikation (UICC 1997)

---

pT – Primärtumor

pTX Primärtumor kann nicht beurteilt werden (wenn keine radikale Orchiektomie durchgeführt wurde, wird der Fall als TX klassifiziert)

pT0 Kein Anhalt für Primärtumor (z. B. histologische Narbe im Hoden)

pTis Intratubulärer Keimzelltumor (Carcinoma in situ)

pT1 Tumor begrenzt auf Hoden und Nebenhoden, ohne Blut/Lymphgefäßinvasion (der Tumor kann die Tunica albuginea infiltrieren, nicht aber die Tunica vaginalis)

pT2 Tumor begrenzt auf Hoden- und Nebenhoden, mit Blut-/Lymphgefäßinvasion, oder Tumor mit Ausdehnung durch die Tunica albuginea mit Befall der Tunica vaginalis

pT3 Tumor infiltriert Samenstrang (mit oder ohne Blut-/Lymphgefäßinvasion)

pT4 Tumor infiltriert Skrotum (mit oder ohne Blut-/Lymphgefäßinvasion)

pN – Regionäre Lymphknoten

pNX Regionäre Lymphknoten können nicht beurteilt werden

pN0 Keine regionären Lymphknoten

pN1 Metastasierung in Form eines Lymphknotenkonglomerats, 2 cm oder weniger in größter Ausdehnung, und 5 oder weniger positive Lymphknoten, keiner mehr als 2 cm in größter Ausdehnung

pN2 Metastasierung in Form eines Lymphknotenkonglomerats, mehr als 2 cm, aber nicht mehr als 5 cm in größter Ausdehnung, oder mehr als 5 positive Lymphknoten, keiner mehr als 5 cm in größter Ausdehnung, oder extranodale Tumorausbreitung

pN3 Metastasierung in Form eines Lymphknotenkonglomerats, von mehr als 5 cm in größter Ausdehnung

pM – Fernmetastasen

Die pM-Kategorien entsprechen den M-Kategorien

S-Serum Tumormarker (UICC 1997)

Die Klassifikation beruht auf dem niedrigsten Wert nach Orchiektomie
SX   Werte der Serum-Tumormarker nicht verfügbar oder entsprechende Untersuchungen nicht vorgenommen
S0   Serumtumormarker innerhalb der normalen Grenzen
S1–S3 Wenigstens einer der Serumtumormarker erhöht

	LDH	HCG (mIU/ml)	AFP (ng/ml)
S1	< 1,5 xN und	< 5000 und	< 1000
S2	1,5–10 xN oder	5000–50 000 oder	1000–10 000
S3	> 10 xN oder	> 50 000 oder	10 000
(N = obere Grenze des Normalwertes für LDH)			

Stadieneinteilung (UICC 1997)

Stadium 0	pTis	N0	M0	S0, SX
Stadium I	pT1–4	N0	M0	SX
Stadium IA	pT1	N0	M0	S0
IB	pT2	N0	M0	S0
	pT3	N0	M0	S0
	pT4	N0	M0	S0
Stadium IS	jedes pT/TX	N0	M0	S1, S2, S3
Stadium II	jedes pT/TX	N1, N2, N3	M0	SX
Stadium IIA	jedes pT/TX	N1	M0	S0
	jedes pT/TX	N1	M0	S1
IIB	jedes pT/TX	N2	M0	S0
	jedes pT/TX	N2	M0	S1
IIC	jedes pT/TX	N3	M0	S0
	jedes pT/TX	N3	M0	S1
Stadium III	jedes pT/TX	jedes N	M1, M1a	SX
Stadium IIIA	jedes pT/TX	jedes N	M1, M1a	S0
	jedes pT/TX	jedes N	M1, M1a	S1
IIIB	jedes pT/TX	N1, N2, N3	M0	S2
	jedes pT/TX	jedes N	M1, M1a	S2
IIIC	jedes pT/TX	N1, N2, N3	M0	S3
	jedes pT/TX	jedes N	M1, M1a	S3
	jedes pT/TX	jedes N	M1b	jedes S

Gebräuchlicher und vor allem in den niedrigeren Ausbreitungsstadien für die Therapieplanung wichtig ist die sog. „Lugano-Klassifikation" [13].

„Lugano-Klassifikation"

I	Keine Metastasen nachweisbar
– I A	Tumor auf Hoden und Nebenorgane beschränkt
– I B	Tumor mit Infiltration des Samenstranges oder im kryptorchen Hoden
– I C	Tumor infiltriert Skrotalhaut oder transskrotal operiert oder entstanden nach inguinalen oder skrotalem Eingriff
– I X	Ausmaß des Primärtumors kann nicht bestimmt werden
II	Lymphknotenmetastasen unterhalb des Zwerchfells
– II A	Alle Lymphknoten < 2 cm
– II B	Mindestens 1 Lymphknoten 2–5 cm
– II C	Lymphknoten > 5 cm
– II D	Palpabler abdomineller Tumor oder fixierter inguinaler Lymphknoten
III	Mediastinale/supraklavikuläre Lymphknoten oder Fernmetastasen
– III A	Mediastinale oder supraklavikuläre Lymphknotenmetastasen
– III B	Fernmetastasen ausschließlich in der Lunge[1]
– III C	Fernmetastasen außerhalb der Lunge
– III D	Positive Tumormarker ohne sichtbare Metastasen

[1] zusätzliche Angabe über Ausmaß eines gleichzeitigen Lymphknotenbefalls

Für die weitere Therapieplanung, vor allem der fortgeschrittenen Stadien des Nichtseminoms, haben auf tumorbiologischen Faktoren basierende Klassifikationen eine größere Bedeutung [13–15]. Bislang wurde hauptsächlich die sog. „Indiana-University"-Klassifikation verwendet; diese sollte in Zukunft durch die neue Klassifikation der IGCCCG, die auf der Analyse von über 5000 Patienten beruht, ersetzt werden [16, 17].

Indiana-Klassifikation beim metastasierten Hodentumor [11]

Minimal

1. Nur HCG und/oder AFP erhöht
2. Lymphknoten zervikal ± nicht tastbare retroperitoneale Lymphknoten
3. Nichtresezierbare, aber nichttastbare retroperitoneale Erkrankung
4. Minimale pulmonale Metastasen – weniger als 5 pro Lungenfeld und < 2 cm (± nichttastbare abdominale Erkrankung)

Moderat

5. Tastbarer abdominaler Tumor als einzige anatomische Erkrankung
6. Moderate pulmonale Metastasen, 5–10 pro Lungenfeld und < 3 cm; oder mediastinaler Tumor < 50 % des intrathorakalen Durchmessers oder solitäre pulmonale Metastase jeder Größe > 2 cm (± nichttastbare abdominale Erkrankung)

Fortgeschritten oder „advanced disease"

7. Fortgeschrittene pulmonale Metastasierung – mediastinaler Tumor > 50 % des intrathorakalen Durchmessers; oder mehr als 10 pulmonale Metastasen pro Lungenfeld; oder multiple pulmonale Metastasen > 3 cm (± nichttastbare abdominale Erkrankung)
8. Tastbare abdominale Tumormasse + pulmonale Metastasen
   8.1 minimal pulmonal
   8.2 moderat pulmonal
   8.3 fortgeschritten pulmonal
9. Leber, Knochen- oder ZNS-Metastasen

IGCCCG-Klassifikation fortgeschrittener Hodentumoren [17]

Nicht-Seminom	Seminom
Gute Prognose	
Testikulärer/retroperitonealer Primärtumor	Jeder Primärtumor
und	*und*
keine visceralen Metastasen[1] (außer Lunge)	keine visceralen Metastasen[1] (außer Lunge)
und	*und*
„gute" Marker; alle:	
AFP < 1000 ng/ml	AFP: normal
HCG < 5000 IU/l (1000 ng/ml)	HCG: jeder Wert
LDH < 1,5 oberer Normwert	LDH: jeder Wert
Intermediäre Prognose	
Testikuläre/retroperitonealer Primärtumor	Jeder Primärtumor
und	*und*
keine visceralen Metastasen[1] (außer Lunge)	viscerale Metastasen[1] (außer Lunge)
und	*und*
„intermediäre" Marker:	
– AFP 1000–10000 ng/ml oder	AFP: normal
– HCG 5000–50000 IU/l oder	HCG: jeder Wert
– LDH 1,5–10 × oberer Normwert	LDH: jeder Wert
Schlechte Prognose	
Primär mediastinale Tumoren[2] *oder* viscerale Metastasen[1] (außer Lunge) *oder* „schlechte" Marker – AFP > 10000 ng/ml oder – HCG > 50000 IU/l (10000 ng/ml) oder – LDH > 10 × oberer Normwert	nicht definiert

[1] als viszerale Metastasen gelten: Leber, Knochen, ZNS, Haut, Nebennieren etc.
[2] mediastinale Primärtumoren gelten beim Nichtseminom immer als „schlechte" Prognose.

III. Symptome

Schmerzlose oder schmerzhafte Hodenschwellung, Schweregefühl, Konsistenzzunahme, unregelmäßige Oberfläche.

Jede Volumenzunahme des Hodens gilt bis zum definitiven Beweis des Gegenteils als maligne!

Extratestikuläre Symptome: Gynäkomastie, Rückenschmerzen, gastrointestinale Beschwerden (durch Metastasen verursacht).

IV. Diagnostische Maßnahmen

Bei Erstdiagnose weisen ca. 50 % der Patienten ein klinisches Stadium I auf (Erkrankung auf Hoden begrenzt), 38 % der Patienten ein Stadium II und 13 % ein Stadium III [18].

Primärtumor: Palpation, Sonographie, ggf. Kernspintomographie;

Ausbreitungsdiagnostik: CT oder Kernspintomographie des Thorax und Abdomens, ggf. Sonographie des Abdomens, Schädel-CT sowie Skelettszintigraphie nur bei entsprechenden Symptomen oder sehr fortgeschrittenen Tumorstadien.

Tumormarker: β-HCG, AFP, LDH (PAP: bei Seminomen)

Prognostische Faktoren: entsprechend den Kriterien der IGCCCG:

- Marker (AFP, β-HCG, LDH)
- Lokalisation des Primärtumors (primär mediastinal ungünstig)
- Lokalisation der Metastasen (ZNS-, Leber-, Knochen-, Haut- oder andere viszerale Metastasen ungünstig).

V. Behandlungsstrategie (Abb. 1 und 2)

1 Operation des Primärtumors

Hohe inguinale Ablatio testis, kontralaterale Biopsie (Nachweis von Cis bzw. TIN) [19, 20].

2 Tumor im kontralateralen Hoden oder Einzelhoden

Generell Ablatio testis, Enukleationsresektion ggfs. möglich, wenn folgende Voraussetzungen erfüllt sind: Tumor entfernt vom Rete testis; Durchmesser < 2 cm; normales präoperatives Plasmatestosteron; Biopsien aus dem Resektionsbett und tumorfern negativ; postoperative lokale Bestrahlung mit 20 Gy; Kontrollbiopsie und Hormonstatus 6 Monate nach der Enukleationsresektion; Nachsorge zur frühen Entdeckung eines Lokalrezidivs bzw. einer systemischen Progression [21, 22].

3 TIN im kontralateralen Hoden

Die testikuläre intratubuläre Neoplasie (TIN oder CIS) muß nach heutigem Kenntnisstand als obligate Präkanzerose aufgefaßt werden, allerdings kann die Zeit bis zur Manifestation eines invasiven Karzinoms 10 Jahre betragen. Die Standardbehandlung der TIN besteht in der Bestrahlung des befallenen Hodens mit 18 Gy, verabreicht in Einzelfraktionen von 2 Gy über einen Zeitraum von 2 Wochen. Eine Kontrollbiopsie erfolgt nach 3 Monaten. Die Bestrahlung führt zu einer vollständigen Zerstörung des Keimepithels; die Hormonproduktion bleibt in der Regel erhalten. Bei ausgeprägtem Kinderwunsch ist eine engmaschige klinische Kontrolle und Therapie nur bei invasiven Karzinom möglich [23, 24].

4 Seminom (Abb. 1)

4.1 Klinisches Stadium I

Standardtherapie ist die Bestrahlung der infradiaphragmalen paraaortalen Lymphknotenstationen mit einer Zielvolumendosis von 26 Gy (Fraktionierung 2,0 Gy; 5 × pro Woche). Feldgrenze: Oberkante BWK 11 bis Unterkante LWK 4; seitlich bis zur Begrenzung der Wirbelkörperquerfortsätze [25].

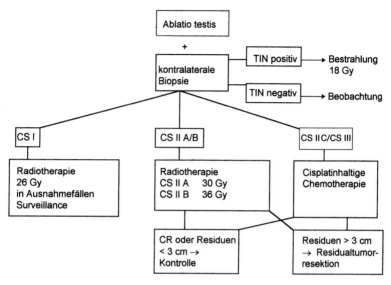

Abb. 1. Therapiestrategien beim reinen Seminom

4.2 Klinisches Stadium II A

Bestrahlung der infradiaphragmalen paraaortalen und der ipsilateralen
iliakalen Lymphknotenstationen mit einer Zielvolumendosis von 30 Gy
(Fraktion 2,0 Gy; 5 Tage pro Woche); obere Feldgrenze analog klinischem
Stadium I; untere Feldgrenze am Dach der Hüftgelenkspfanne [25].

4.3 Klinisches Stadium II B

Bestrahlung der infradiaphragmalen paraaortalen und ipsilateralen iliakalen Lymphknotenstationen mit einer Zielvolumendosis von 36 Gy (Fraktionierung 2 Gy; 5 Tage pro Woche). Obere und untere Feldgrenze analog
zum Stadium II A; die seitlichen Feldgrenzen müßten ggfs. an die Ausdehnung der Lymphkonten-Metastasen angepaßt werden [25].

4.4 Klinische Stadien II C und III

In diesen Stadien ist die alleinige Radiotherapie mit einer hohen Rate an systemischen Rezidiven assoziiert. Therapie der Wahl ist daher die primäre systemische Chemotherapie; Standardregime ist die Kombination aus Cisplatin, Etoposid und Bleomycin; bei klinischen Kontraindikationen gegen Bleomycin kann Ifosfamid eingesetzt werden (Therapieschemata siehe Anhang). Eine Monotherapie mit Carboplatin oder der Austausch von Cisplatin durch Carboplatin sind in ihrer Wirksamkeit nicht gesichert und *dürfen daher außerhalb von kontrollierten klinischen Studien nicht durchgeführt werden* [26–29].

5 *Nichtseminom* (Abb. 2)

5.1 Klinisches Stadium I

Für das klinische Stadium I ist eine Standardtherapie derzeit nicht definiert; das individuelle Risiko, im weiteren Verlauf Metastasen zu entwickeln, läßt sich anhand der im Primärtumor nachgewiesenen Gefäßinfiltration abschätzen. Für Patienten ohne Stratifikation nach Risikomerkmalen beträgt das Metastasierungsrisiko ca. 30%; $^2/_3$ der Metastasen betreffen das Retroperitoneum; $^1/_3$ der Patienten weist primäre pulmonale Metastasen auf. Wird im Primärtumor eine Gefäßinfiltration nachgewiesen, besteht ein Rezidivrisiko von ca. 50%; besteht keine Gefäßinfiltration, liegt das Rezidivrisiko bei ca. 15% [9, 10, 30].

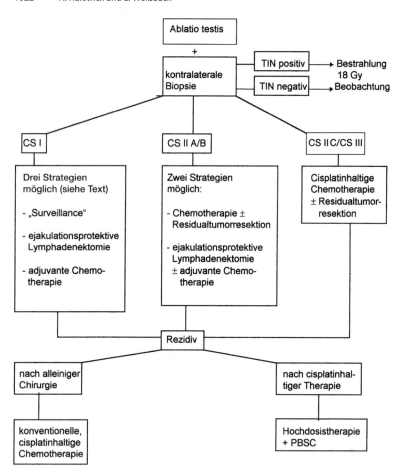

Abb. 2. Therapiestrategien beim Nichtseminom

Therapieoptionen beim Nichtseminom im klinischen Stadium I: derzeit akzeptierte Vorgehensweisen

Alle Therapieverfahren sind hinsichtlich der Langzeitprognose gleich (98% der Patienten werden geheilt).

1)   Primäre, ejakulationsprotektive Lymphadenektomie

Vorteile: – Histologische Objektivierung des Stadiums.
         – Kurative Therapie für Patienten im pathologischen Stadium IIA (10–15%).
         – Vereinfachte Nachsorge, da fast ausschließlich pulmonale Rezidive auftreten.

Nachteile: – Operative Morbidität für alle Patienten (ca. 80% unnötig operiert).
         – Weiterhin bestehendes Risiko pulmonaler Metastasen (ca. 10–12% der Patienten).
         – Ejakulationsverlust (ca. 5–10% bei „nerve-sparing" Technik).

2)   Primäre, adjuvante Chemotherapie

Vorteile: – Ausgesprochen niedrige Rezidivrate (ca. 2%).
         – Vereinfachte Nachsorge.
         – Geringere Anzahl an Chemotherapiezyklen (2 Kurse in der adjuvanten Therapie ausreichend).
         – Keine operative Morbidität.

Nachteile: – Fehlende histologische Objektivierung des Stadium.
         – Chemotherapie für alle Patienten (70% unnötig therapiert).

3)   „Surveillance"

Vorteile: – Keine therapiebedingte Morbidität für ca. 70% der Patienten.
Nachteile: – Höhere therapeutische Intensität für die Patienten, die Metastasen entwickeln (z.B. 3 Kurse vs. 2 Kurse Chemotherapie).
         – Häufige Nachsorgeuntersuchungen.
         – Möglicherweise höhere psychologische Belastung für die Patienten.

5.1.1 Surveillance

Im Stadium I engmaschige Nachsorge: im 1. Jahr monatlich klin. Untersuchung, Rö.-Thorax und Turmormarker, alle 2 Monate CT-Abdomen;

im 2. Jahr 2monatliche klinische Untersuchung, Röntgenaufnahme vom Thorax und Tumormarkerbestimmung, alle 4 Monate CT Abdomen; im 3. Jahr Kontrolle alle 4 Monate; im 4. und 5. Jahr halbjährliche Kontrollen. Therapie nur bei Nachweis von Metastasen. Voraussetzung: gute Compliance von Arzt und Patient! [30–32].

5.1.2 Ejakulationsprotektive modifizierte Lymphadenektomie

Durch diesen Eingriff werden die retroperitonealen Lymphknoten selektiv entfernt (Abb. 3) [44]. Sind Metastasen vorhanden, ist der Eingriff für diesen Bereich eine kurative Therapie. Die Dissektionsgrenzen entsprechen der Topographie solitärer Lymphknotenmetastasen bei rechts- und linksseitigem Hodentumor. Innerhalb der modifizierten Dissektionsgebiete ist eine „nerve-sparing" Technik anzustreben. Die Vorteile dieser Vorgehensweise liegen in der histologischen Objektivierung des Stadiums sowie in der relativ niedrigen – praktisch ausschließlich pulmonalen – Metastasierungsrate. Die Nachteile sind die operative Morbidität (ca. 80 % der Patienten sind unnötig operiert); möglicher Ejakulationsverlust bei 5–10 % der Patienten sowie mögliche, vor allem pulmonale Rezidive, die eine Chemotherapie erforderlich machen (ca. 12 %) [33, 34].

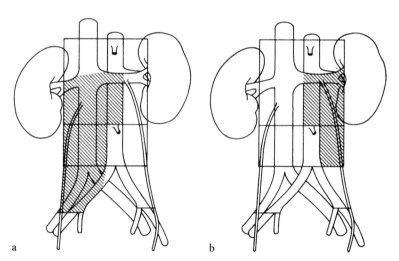

Abb. 3a, b. Dissektionsgebiet (*gerastert*) der mod. LA im Stadium I auf der Basis der Lokalisation solitärer Metastasen (n = 112). **a** rechtsseitiger Tumor, **b** linksseitiger Tumor

5.1.3 Primäre adjuvante Chemotherapie

Diese Option stellt die Therapie mit der bislang kürzesten Nachbeobachtung dar. Es können zwei Zyklen einer standardisierten Chemotherapie, zum Beispiel nach dem PEB-Protokoll, gegeben werden; das Rezidivrisiko scheint unter 5 % zu liegen. Vorteile: keine Operation für nahezu alle Patienten; Nachteile: Nebenwirkungen der Chemotherapie für alle Patienten (davon 70 % „unnötig"), möglicherweise Fertilitätsstörungen [35–37].

5.1.4 Risikoadaptiertes Vorgehen

Es ist möglich, das Vorgehen anhand der im Primärpräparat nachgewiesenen Risikofaktoren (Gefäßeinbruch) zu modifizieren. Patienten mit fehlendem Gefäßeinbruch haben eine Rezidivrate von 15 %; hier scheint am ehesten eine „wait-and-see"-Strategie zu empfehlen zu sein; Patienten mit nachgewiesenem Gefäßeinbruch (entspricht einem Rezidivrisiko von ca. 50 %) sollten einer adjuvanten Chemotherapie nach dem PEB-Protokoll zugeführt werden [38–42].

Alle oben beschriebenen therapeutischen Vorgehensweisen im klinischen Stadium I unterscheiden sich in ihrer Intensität und möglicherweise in der Toxizität; die Langzeitergebnisse sind jedoch für alle Vorgehensweisen gleich: 98 % der Patienten sind geheilt [43].

5.2 Klinische Stadien II A/II B

Auch für diese klinischen Stadien, bei denen Lymphknotenmetastasen (< 5 cm) vorliegen, existieren zwei hinsichtlich der Langzeitergebnisse äquivalente Therapieoptionen.

5.2.1 Primäre, nervschonende Lymphadenektomie + adjuvante Chemotherapie

Bei diesem Verfahren werden alle Patienten einer retroperitonealen, nerverhaltenden Lymphadenektomie unterzogen; Vorteile sind die histologische Objektivierung des Stadiums (ca. 20 % pathologisches Stadium I, 10 % Stadium II C) sowie eine vereinfachte Nachsorge. Nachteile des Verfahrens sind die operative Morbidität (Ejakulationsverlust 20–30 %) sowie die Tatsache, daß alle Patienten einer Operation unterzogen werden. Bei Nachweis von Lymphknotenmetastasen erhalten die Patienten 2 adjuvante Zyklen PEB [44–47].

5.2.2 Primäre Chemotherapie und Residualtumorresektion

Bei dieser Therapiestrategie erhalten alle Patienten eine primäre Chemotherapie (3 Zyklen PEB; bei Kontraindikation gegen Bleomycin 3 Zyklen PEI). Lediglich die Patienten, die nach Chemotherapie in den bildgebenden Verfahren keine komplette Remission aufweisen (Lymphome > 1 cm), werden einer Residualtumorresektion zugeführt. Der Vorteil der primären Chemotherapie besteht darin, daß darunter 75 % der Patienten in eine komplette Remission gelangen und keine Operation benötigen. Ca. 20 % der Patienten, die in Wirklichkeit ein PS I haben, sind damit überbehandelt. Von möglichem Nachteil ist die höhere Anzahl von Chemotherapiezyklen [3 vs. 2].

5.3 Fortgeschrittene Tumorstadien: Klinische Stadien II C und III
(Tabellen 1 und 2)

Im metastasierten Stadium > II B besteht grundsätzlich die Indikation zu einer primären, cisplatinhaltigen Chemotherapie. Die Anzahl der Therapiezyklen sowie die Prognose wird durch die Krankheitsausbreitung und verschiedene tumorbiologische Faktoren bestimmt. Die Prognose sollte nach den Kriterien der IGCCCG-Klassifikation beurteilt und danach die Therapie festgesetzt werden.

5.3.1 Gute Prognose nach IGCCCG (Überlebensrate von 95 %)

Standardtherapie ist hier die Gabe von drei Zyklen einer cisplatinhaltigen Chemotherapie (z. B. PEB); bei Kontraindikation gegen Bleomycin kann PEI eingesetzt werden [48–55].

5.3.2 Intermediäre Prognose nach IGCCCG (Überlebensrate ca. 80 %)

Standardtherapie ist zur Zeit die Verabreichung von 4 Kursen einer cisplatinhaltigen Chemotherapie (PEB oder PEI) [48–55].

5.3.3 Schlechte Prognose nach IGCCCG (Überlebensrate ca. 45 %)

Für Patienten in diesen fortgeschrittenen Tumorstadien ist eine Standardchemotherapie derzeit nicht definiert. Außerhalb von Studien besteht die Indikation zur Durchführung von vier Zyklen einer kombinierten Chemotherapie mit Cisplatin, Etoposid und Bleomycin; alternativ Cisplatin, Etoposid und Ifosfamid. Angesichts der insgesamt schlechten Prognose (langfristige Tumorfreiheit < 50 %) sollten diese jugendlichen Patienten mit weit fortgeschrittener Erkrankung in Therapiezentren vorgestellt werden. Erste klinische Daten weisen darauf hin, daß der frühzeitige Einsatz von hochdosierter Chemotherapie mit autologem Stammzellrescue zu besseren Ergebnissen führt. Da die erforderliche Hochdosistherapie mit einer erheblichen Toxizität einhergeht, muß die Behandlung an einem erfahrenen Zentrum vorgenommen werden [56–60].

!Generell ist der Ersatz von Cisplatin durch Platinanaloga, zum Beispiel Carboplatin, in der Therapie des metastasierten, nichtseminomatösen Hodentumors im Stadium > IIB kontraindiziert. Der Ersatz von Cisplatin durch Carboplatin hat in mehreren randomisierten Studien durchweg zu schlechteren therapeutischen Resultaten geführt und muß als gravierender Behandlungsfehler gewertet werden!

Chemotherapieprotokolle

„PEB"			
Cisplatin	20 mg/m² i.v.	1 h Infusion	d 1–5[a]
Etoposid	100 mg/m² i.v.	1 h Infusion	d 1–5
Bleomycin	15 mg/m² i.v.	Bolus	d 1, 8, 15

[a] Hydratation beachten!

„PEI"			
Cisplatin	20 mg/m² i.v.	1 h Infusion	d 1–5[a]
Etoposid	100 mg/m² i.v.	1 h Infusion	d 1–5
Ifosfamid	1200 mg/m² i.v.	1 h Infusion	d 1–5[b]

[a] Hydratation beachten!
[b] Uroprotektion mit Mesna 300 mg/m² i.v. h 0–4–8 nach Ifosfamid.

6 Residualtumorresektion

Das Vorgehen unterscheidet sich in Abhängigkeit von der Histologie des Primärtumors. Nach Abschluß der definierten Chemotherapie ist bei Patienten mit *nichtseminomatösem* Tumor grundsätzlich die Indikation zur Residualtumorresektion bei Tumormanifestationen > 1 cm gegeben. Voraussetzung hierfür ist, daß der Patient einen markernegativen Status erreicht hat; in Einzelfällen können diskret erhöhte Werte von β-HCG auch über mehrere Wochen nach Chemotherapie persistieren; solange diese Werte keine eindeutige Progressionstendenz zeigen, ist eine Residualtumorresektion anzustreben. Bei der Operation sollte versucht werden, das gesamte Tumorgewebe zu resezieren; bei Nachweis von vitalem Karzinom müssen zwei Zyklen einer standardisierten, cisplatinhaltigen Chemotherapie angeschlossen werden.

Feinnadelbiopsien sind *nicht* repräsentativ für die Histologie des gesamten Residualtumors [61–68].

Für Patienten mit Residualtumoren an mehreren Lokalisationen existiert hinsichtlich der Reihenfolge, in der diese Manifestationen reseziert werden, keine einheitliche Empfehlung. Nach Möglichkeit sollte zuerst das am stärksten befallene Organsystem chirurgisch saniert werden; für die meisten Patienten ist dieses das Abdomen. Ein einzeitiges operatives Vorgehen ist bei Residualtumoren ober- und unterhalb des Zwerchfells der zweizeitigen Operation hinsichtlich der Prognose der Tumorerkrankung nicht überlegen. Die Histologie eines Resektates erlaubt keinen Rückschluß auf die Histologie der anderen Residualtumore; diskordante Befunde kommen bei ca. 30 % der Patienten vor [63, 64].

Beim Seminom ist die Wahrscheinlichkeit, daß in residuellen Tumormanifestationen vitales Karzinom oder reifes Teratom enthalten ist, deutlich geringer. Hier kann bei Restbefunden bis zu 3 cm eine engmaschige klinische Kontrolle durchgeführt werden; oft zeigen diese Tumoren spontane Regressionstendenz. Lediglich bei größeren residuellen Tumoren sowie bei Progreß in den bildgebenden Verfahren besteht die Indikation zur Resektion [68].

7 „Salvage-Resektion" bei Markerpositivität

In sehr seltenen Fällen besteht auch bei Markerpositivität die Indikation zur Resektion von Tumormanifestationen. Eine sogenannte Salvage-Chirurgie sollte erwogen werden, wenn der Patient zuvor mindestens zwei standardisierte, cisplatinhaltige Therapieregime erhalten hat ohne einen markernegativen Status zu erreichen. Die besten Aussichten bei Salvage-Chirurgie haben Patienten, die lediglich eine AFP-Erhöhung aufweisen und nur eine Tumormanifestation haben. Bei deutlich erhöhten und steigenden Werten von Beta-HCG sowie multilokulärer Metastasierung besteht auch mit Salvage-Chirurgie keine Aussicht auf langfristige Kuration; in diesen Fällen erscheint eine Operation nicht indiziert [69–71].

Tabelle 1. Chemotherapie bei Hodentumoren: Ergebnisse randomisierter Studien in den Stadien „minimal und moderate disease"

Quelle	Schema	n = aw. Pat. H = Histologie	CR incl. OP (%)	Rezidiv n (%)	Überlebens- rate (%)	Nachsorge (Monate)
Williams et al. 1987	**PVB ×4** DDP 20 mg/m² d1–5 VBL 0,15 mg/kg d1 + 2 BLM 30 U d2, 9, 16	n = 97 H = Seminom: 19 Nichtseminom: 78	89	n.a.	n.a.	21
	vs.		*n.s.*			
	PEB ×4 DDP 20 mg/m² d1–5 ETP 100 mg/m² d1–5 BLM 30 U d2, 9, 16	n = 98 H = Seminom: 22 Nichtseminom: 76	91	n.a.	n.a.	21
Einhorn et al. 1989	**PEB ×4** DDP 20 mg/m² d1–5 ETP 100 mg/m² d1–5 BLM 30 U d2, 9, 16	n = 96 H = n.a.	97	5 (5)	97	19
	vs.		*n.s.*	*n.s.*	*n.s.*	
	PEB ×3	n = 88 H = n.a.	98	5 (5)	93	19
Levi et al. 1993	**PVB ×4–6** DDP 100 mg/m² d1 VBL 6 mg/m² d1 + 2 BLM 30 mg/m² d1, 8, 15	n = 110 H = n.a.	94	5 (5)	84[a]	>48
	vs.		*p = 0,29*	*n.s.*		
	PV ×4–6 DDP 100 mg/m² d1 VBL 6 mg/m² d1 + 2	n = 108 H = n.a.	89	8 (7)	71[a]	>48

Tabelle 1 (Fortsetzung)

Quelle	Schema	n = aw. Pat. H = Histologie	CR incl. OP (%)	Rezidiv n (%)	Überlebensrate (%)	Nachsorge (Monate)
de Wit et al. 1997	**PEB ×4** DDP 20 mg/m² d1–5 ETP 120 mg/m² d1, 3, 5 BLM 30 U d1, 8, 15	n = 200 H = Nichtseminom	95	8 (4)	n. a.	88
	vs.		*p = 0,0085*		*n. s.*	
	PE ×4 DDP 20 mg/m² d1–5 ETP 120 mg/m² d1, 3, 5	n = 195 H = Nichtseminom	87	8 (4)	n. a.	88
Loehrer et al. 1993	**PEB ×3** DDP 20 mg/m² d1–5 ETP 100 mg/m² d1–5 BLM 30 U d2, 9, 16	n = 86 H = Seminom: 12 Nichtseminom: 74	94	8 (9)	95	36
	vs.		*n. s.*		*p = 0,01*	
	PE ×3 DDP 20 mg/m² d1–5 ETP 100 mg/m² d1–5	n = 85 H = Seminom: 11 Nichtseminom: 74	88	17 (20)	86	36
Bajorin et al. 1993	**PE ×4** DDP 20 mg/m² d1–5 ETP 100 mg/m² d1–5	n = 134 H = Seminom: 34 Nichtseminom: 100	90	4 (3,3)	91	22,4
	vs.			*p = 0,05*		
	CE ×4 CBP (350)–500 mg/m² d1 ETP 100 mg/m² d1–5	n = 131 H = Seminom: 35 Nichtseminom: 96	88	16 (13,3)	84	22,4

Horwich et al. 1997	**PEB ×4** DDP 20 mg/m² d1–5 oder 50 mg/m² d1+2 ETP 120 mg/m² d1, 3, 5 BLM 30 U d2	n = 268 H = Nichtseminom: 268	94		97	> 36
	vs.		*p = 0,009*		*p = 0,003*	
	CEB CBP nach GF ETP 120 mg/m² d1, 3, 5 BLM 30 U d2	n = 260 H = Nichtseminom: 260	87		90	> 36
Bokemeyer et al. 1996	**PEB ×3** DDP 20 mg/m² d1–5 ETP 100 mg/m² d1–5 BLM 30 mg d1, 8, 15	n = 29 H = Nichtseminom: 29	97	4 (13)	n.a.	> 12
	vs.					
	CEB CBP nach GF ETP 120 mg/m² d1–3 BLM 30 mg d1, 8, 15	n = 25 H = Nichtseminom: 25	96	8 (32)	n.a.	> 12

Tabelle 2. Induktive Chemotherapie bei Hodentumoren im Stadium „advanced disease"

Quelle	Therapieplan	n = aw. Pat. H = Histologie	CR incl. OP (%)	Rezidiv n (%)	Überlebensrate (%)	Nachsorge (Monate)
Williams et al. 1987	**PVB × 4** DDP 20 mg/m² d1–5 VBL 0,15 mg/kg d1 + 2 BLM 30 U d2, 9, 16 vs.	n = 37 H = n.a.	38	n.a.	48	21
				p = 0,06	*p = 0,017*	
	PEB × 4 DDP 20 mg/m² d1–5 ETP 100 mg/m² d1–5 BLM 30 U d2, 9, 16	n = 35 H = n.a.	63	n.a.	75	21
Ozols et al. 1988	**PVB × 4** DDP 20 mg/m² d1–5 VBL 0,3 mg/kg d1 BLM 30 U d1, 8, 15 vs.	n = 18 H = Nichtseminom	67	5 (42)	48	17
					p = 0,06	
	PEBV × 4 DDP 40 mg/m² d1–5 VBL 0,2 mg/kg d1 BLM 30 U d1, 8, 15 ETP 100 mg/m² d1–5	n = 34 H = Nichtseminom	88	5 (17)	78	17
Nichols et al. 1991	**PEB × 4** DDP 20 mg/m² d1–5 ETP 100 mg/m² d1–5 BLM 30 U d2, 9, 16 vs.	n = 78 H = Seminom: 13 Nichtseminom: 65	72	9 (13) *n.s.*	66	24

Studie	Schema	n / H	68	4 (6)	67	24
	PPEB × 4 DDP 40 mg/m² d1–5 ETP 100 mg/m² d1–5 BLM 30 U d2, 9, 16	n = 76 H = Seminom: 8 Nichtseminom: 68	68	4 (6)	67	24
Loehrer et al. 1993	**PEB × 4** DDP 20 mg/m² d1–5 ETP 100 mg/m² d1–5 BLM 30 U d2, 9, 16	n = 125 H = n.a.	49	6 (18)	n.a.	16
	vs.		*n.s.*			
	PEI × 4 DDP 20 mg/m² d1–5 ETP 75 mg/m² d1–5 IFO 1,2 g/m² d1–5	n = 128 H = n.a.	54	7 (10)	n.a.	16
Chevreau et al. 1993	**PEBV × 4** DDP 40 mg/m² d1–5 ETP 100 mg/m² d1–5 VBL 0,2 mg/kg d1 BLM 30 U d2, 9, 16	n = 57 H = Nichtseminom	58	6 (18)	80	na
	vs.		*n.s.*	*n.s.*		*n.s.*
	PEBV × 2/HD-PEC × 1 DDP 40 mg/m² d1–5 ETP 100 mg/m² d1–5 VBL 0,2 mg/kg d1 BLM 20 mg c.i. d1–5 BLM 15 mg d8, 15, 22 DDP 40 mg/m² d1–5 ETP 350 mg/m² d1–5 CPM 1600 mg/m² d2–5 + ABMT	n = 57 H = Nichtseminom	42	12 (50)	60	n.a.

8 Rezidivtherapie

Patienten mit Rezidiv eines Hodentumors nach einer adäquaten, cisplatin-haltigen Chemotherapie haben eine schlechte Prognose; mit konventionell dosierter Rezidivtherapie liegt die Überlebenswahrscheinlichkeit nach drei Jahren bei ca. 20%. Daher sollten entsprechende Patienten in erfahrenen Therapiezentren zur Durchführung einer primären Hochdosischemothe-rapie vorgestellt werden [72–81].

9 ZNS-Metastasen

ZNS-Metastasen sind bei Patienten mit Hodentumoren relativ selten. Für die Therapieplanung ist zu unterscheiden, ob die ZNS-Filiae bei Erst-diagnose (v.a. weit fortgeschrittene Tumoren mit deutlicher Erhöhung von β-HCG) vorliegen oder ob sich die Metastasierung im Laufe der Erkran-kung, als Rezidivmanifestation entwickelt.

Die Behandlung von bei der Erstdiagnose vorliegenden ZNS-Metasta-sen besteht in einer simultan zur Chemotherapie durchgeführten Bestrah-lung mit 46–50 Gy (1,8–2,0 Gy-Fraktionen; 5 × pro Woche). Lediglich bei singulären Metastasen und operationstechnisch günstiger Lokalisation kommt eine neurochirurgische Resektion in Betracht. Manifestieren sich ZNS-Filiae als Rezidiv, sollten Einzelherde operiert werden; operations-technisch ungünstige Herde oder multiple Filiae sind zu bestrahlen. Auch wenn zum Zeitpunkt der ZNS-Beteiligung kein Hinweis auf systemische Metastasen vorliegt, besteht die Indikation zur adjuvanten Chemotherapie, da sich in aller Regel eine systemische Metastasierung kurze Zeit später manifestiert [82].

Literatur

1. Pottern LM, Goedert JJ (1986) Epidemiology of Testicular Cancer. In: Javadpour N (ed) Principles and Management of Testicular Cancer. Thieme, New York, pp 108–119
2. Senturia YD (1987) The Epidemiology of Testicular Cancer. Br J Urol 60:285–291
3. Osterlind A (1986) Diverging trends in incidence and mortality of testicular cancer in Denmark, 1943–1982. Br J Cancer 53:501

4. Heimdal K, Fossa SD, Johansen A (1990) Increasing incidence and changing stage distribution of testicular carcinoma in Norway 1970–1987. Br J Cancer 62: 277–278

5. Levi F, Te VC, La Vecchia C (1990) Testicular cancer trends in the Canton of Vaud, Switzerland, 1974–1987. Br J Cancer 62:871–873

6. Sommerhoff CH (1982) Altersverteilung. In: Weißbach L, Hildenbrand G (Hrsg) (1991) Register und Verbund-Studie für Hodentumoren – Bonn. Ergebnisse einer prospektiven Untersuchung. Zuckschwert, München, S 209–214

7. Forman D, Gallagher R, Moller H et al. (1990) Aetiology and epidemiology of testicular cancer: report of consensus group. In: Newling DWW and Jones WG (Hrsg) Prostate cancer and testicular cancer. Wiley-Liss Inc, New York, S 245–253

8. Mostofi FK, Sobin LH (1977) Histological typing of testis tumours. International Histologial Classification of Tumours, No 16. WHO Genf

9. Freedman LS, Parkinson MC, Jones WG et al. (1987) Histopathology in the prediction of relapse of patients with stage I teratoma treated by orchiectom alone. Lancet II:294–298

10. Sesterhenn IA, Weiss RB, Mostofi FK et al. (1992) Prognosis and other clinical correlates of pathologic review in stage I and II testicular carcinoma: A report from the testicular intergroup study. J Clin Oncol 10:69–78

11. UICC (1993) TNM Klassifikation maligner Tumoren. Hermanek P, Scheibe O, Spiessl B, Wagner G (Eds) Springer-Verlag Heidelberg

12. UICC (1997) TNM Classification of malignant tumours 5th ed. Sobin LH, Wittekind C (Eds) John Willey & Sons, New York

13. Cavalli F, Monfardini S, Pizzocaro G (1980) Report on the international workshop on staging and treatment of testicular cancer. Eur J Cancer 16:1367–1372

14. Droz JP, Kramar A, Ghosn M et al. (1988) Prognostic factors in advanced non-seminomatous testicular cancer. Cancer 62:564–568

15. Medical Research Council Working Party on Testicular Tumours (1985) Prognostic factors in advanced non-seminomatous germ-cell testicular tumours. Lancet ii: 8–11

16. Birch R, Williams S, Cone A et al. (1986) Prognostic factors for favorable outcome in disseminated germ cell tumors. J Clin Oncol 4:400–407

17. International Germ Cell Cancer Collaborative Group (1997) International germ cell consensus classification: A prognostic factor based staging systems for metastaic germ cell cancers. J Clin Oncol 15:594–603

18. Weißbach L, Hildenbrand G (1984) Register und Verbundstudie für Hodentumoren. Ein Ergebnisbericht nach sieben Jahren. Z allg Med 60:156–163

19. Von der Maase H (1991) Diagnosis and management of carcinoma in situ of the testis. In: Horwich A (ed) Testicular cancer. Investigation and management. Chapman & Hall Medical, London-New York, pp 319–330

20. Dieckmann KP, Loy V, Huland H (1989) Das Carcinoma in situ des Hodens: Klinische Bedeutung, Diagnostik und Therapie. Urologe A 28:271–280

21. Heidenreich A, Stark L, Derschum W, Vietsch H von (1993) Die organerhaltende Therapie des bilateralen Hodentumors. Urologe A 32:43

22. Weißbach L (1995) Organ preserving surgery of malignant germ cell tumors. J Urol 153:90–93

23. Dieckmann KP, Loy V (1994) Management of contralateral testicular intraepithelial neoplasia in patients with testicular germ cell tumors. World J Urol 12: 131–135

24. Giwercman A, von der Maase H, Berthelsen JG, Rorth M, Bertelsen A, Skakkebaek NE (1991) Localized irradiation of testes with carcinoma in situ: Effects on leydig cell function and eradication of malignant germ cells in 20 patients. J Clin Endocrinol Metab 73:596

25. Schmidberger H, Bamberg M (1995) Therapieoptionen bei testikulären Seminomen in den frühen Stadien. Strahlenther Onkol 171:1223–1231

26. Horwich B, Dearnaley DP, Duchesne GM et al. (1989) Simple Nontoxic Treatment of Advanced Metastatic Seminoma With Carboplatin. J Clin Oncol 7:1150–1156

27. Schmoll HJ, Harstrick A, Bokemeyer C et al. (1993) Single agent Carboplatin for advanced seminoma. Cancer 72:237–243

28. Clemm C, Hartenstein R, Willich N, Heim M, Wagner M, Williams W (1988) VIP-Chemotherapie beim Seminom mit großer Tumormasse. In: Schmoll HJ, Weißbach L (Hrsg) Diagnostik und Therapie von Hodentumoren. Springer, Berlin, S 461–467

29. Fossa SD, Borge L, Aass N et al. (1987) The treatment of advanced metastatic seminoma: Experience in 55 cases. J Clin Oncol 5:1071–1077

30. Hoskin P, Dilly S, Easton D et al. (1986) Prognostic factors in stage I nonseminomatous germ cell testicular tumours managed by orchiectomy and surveillance: implications for adjuvant chemotherapy. J Clin Oncol 7:1031–1036

31. Gelderman WAH, Schrafford Koops HS, Sleijfer DT et al. (1987) Ochiectomy alone in stage I nonseminomatous germ cell tumor. Cancer 59:578–580

32. Thompson PI, Nixon J, Harvey VJ (1988) Disease relapse in patients with stage I nonseminomatous germ cell tumor of the testis on active surveillance. J Clin Oncol 6:1597–1603

33. Donohue JP, Foster RS, Rowland RG, Bihrle R, Jones J, Geier G (1990) Nerve sparing retroperitoneal lymphadenectomy with preservation of ejaculation. J Urol 144:287–292

34. Huland H, Dieckmann KP, Sauerwein D (1992) Nerverhaltende retroperitoneale Lymphadenektomie mit intraoperativer Elektrostimulation bei Patienten mit nichtseminomatösen Hodentumoren. Urologe A 31:1–7

35. Studer UE, Fey MF, Calderoni A, Kraft R, Mazzucchelli L, Sonntag RW (1993) Adjuvant Chemotherapy after Orchiectomy in High-Risk Patients with Clinical Stage I Non-Seminomatous Testicular Cancer. Eur Urol 23:444–449

36. Cullen MH (1994) Short course adjuvant chemotherapy in high risk stage I nonseminomatous germ cell tumours of the testis: An MRC Study Report. In: Germ Cell Tumours III (ed by Jones WG, Harden P, Appleyard I), Elsevier Science Ltd Oxford New York Tokyo, p 201–202

37. Oliver RTD, Raja MA, Ong J, Gallagher CJ (1992) Pilot Study to Evaluate Impact of a Policy of Adjuvant Chemotherapy for High Risk Stage 1 Malignant Teratoma on Overall Relapse Rate of Stage 1 Cancer Patients. J Urol 148:1453–1456

38. Pont J, Albrecht W, Höltl W (1994) NSGCT Stage 1 – Adjuvant chemotherapy for patients with vascular invasion and surveillance for patients without vascular invasion: Update of a prospective Trial after 8 years. In: Germ Cell Tumours III (ed by Jones WG, Harden P, Appleyard I), Elsevier Science Ltd Oxford New York Tokyo, pp 207–208

39. Sandeman TF, Yang C (1988) Results of Adjuvant Chemotherapy for Low-Stage Nonseminomatous Germ Cell Tumors of the Testis With Vascular Invasion. Cancer 62:1417–1475

40. Madej G, Pawinski A (1991) Risk-related adjuvant chemotherapy for stage I non-seminoma of the testis. Clin Oncol 3:270–272

41. Punt J, Albrecht W, Postner G, Sellner F, Angel K, Höltl W (1996) Adjuvant chemotherapy for high risk clinical stage I nonseminomatous testicular germ cell cancer: Long term results of a prospective trial. J Clin Oncol 14:441–448

42. Cullen MH, Stenning SP, Parkinson MC et al. (1995) Short course adjuvant chemotherapy in high risk stage I nonseminomatous germ cell tumours of the testis. Proc Am Soc Clin Oncol 14:abs 650

43. Droz JP, van Oosterom AT (1993) Treatment Options in Clinical Stage I Non-seminomatous Germ Cell Tumours of the Testis: A Wager on the Future? Eur J Cancer 26A:1038–1044

44. Weißbach L, Boedefeld EA for the Testicular Tumor Study Group (1987) Localization of Solitary and Multiple Metastases in Stage II Nonseminomatous Testis Tumor as Basis for a Modified Staging Lymph Node Dissection in Stage I. J Urol 138:77–82

45. Herr HW, Toner GC, Geller NL, Bosl GJ (1991) Patient Selection for Retroperitoneal Lymph Node Dissection after Chemotherapy for Nonseminomatous Germ Cell Tumors. Eur Urol 19:1–5

46. Weißbach L, Hartlapp HJ (1991) Adjuvant chemotherapy of metastatic stage II non-seminomatous testis tumor. J Urol 146:1295–1298

47. Williams SD, Stablein DM, Einhorn LH et al. (1987) Immediate adjuvant chemotherapy versus observation with treatment at relapse in pathological stage II testicular cancer. N Engl J Med 317:1433–1488

48. Williams SD, Birch R, Einhorn LH et al. (1987) Treatment of disseminated germ cell tumors with cisplatin, bleomycin, and either vinblastine or etoposide. N Engl J Med 316:1435–1440

49. de Wit R, Stoter G, Kaye SB, Sleijfer DT, Jones WG, ten Bokkel Huinink WW, Rea LA, Collette L, Sylvester R (1997) Importance of Bleomycin in Combination Chemotherapy for Good-Prognosis Testicular Nonseminoma: A Randomized Study of the European Organization for Research and Treatment of Cancer Genitourinary Tract Cancer Cooperative Group. J Clin Oncol 15:1837–1843

50. Einhorn LH, Williams SD, Loehrer PJ et al. (1989) Evaluation of optimal duration of chemotherapy in favorable-prognosis disseminated germ cell tumors: a southeastern cancer study group protocol. J Clin Oncol 7:387–391

51. Loehrer PJ, Elson P, Johnson DH et al. (1991) A randomized trial of cisplatin plus etoposide with or without bleomycin in favorable prognosis disseminated germ cell tumors: an ECOG study. Proc Am Soc Clin Oncol 10: Abstract No 540

52. Bajorin DF, Sarosdy MF, Pfister DG et al. (1993) Randomized trial of etoposide and carboplatin in patients with good risk germ cell tumours. A multiinstitutional study. J Clin Oncol 11:598–606

53. Bokemeyer C, Köhrmann O, Tischler J et al. (1996) A randomized trial of cisplatin, etoposide and bleomycin versus carboplatin, etoposide and bleomycin for patients with good risk metastatic nonseminomatous germ cell tumors. Ann Oncol 7:1015–1021

54. Loehrer PJ, Johnson D, Elson P, Einhorn LH, Trump D (1995) Importance of Bleomycin in Favorable-Prognosis Disseminated Germ Cell Tumors: An Eastern Cooperative Oncology Group Trial. J Clin Oncol 13:470–476

55. Horwich A, Sleijfer DT, Fossa SD, Kaye SB, Oliver RTD, Cullen MH, Mead GM, de Wit R, de Mulder PHM, Dearnaley DP, Cook PA, Sylvester RJ, Stenning SP (1997) Randomized Trial of Bleomycin, Etoposide, and Cisplatin Compared with Bleomycin, Etoposide, and Carboplatin in Good-Prognosis Metastatic Nonseminomatous Germ Cell Cancer: A Multiinstitutional Medical Research Council/European Organization for Research and Treatment of Cancer Trial. J Clin Oncol 15:1844–1852

56. Ozols RF, Ihde DC, Linehan WM et al. (1988) A randomized trial of standard chemotherapy vs a high-dose chemotherapy regimen in the treatment of poor prognosis nonseminomatous germ cell tumors. J Clin Oncol 6:1031–1040

57. Nichols CR, Williams SD, Loehrer PJ et al. (1991) Randomized study of cisplatin dose intensity in advanced germ cell tumors. A Southeastern and Southwest Oncology Group Protocol. J Clin Oncol 9:1163–1172

58. Loehrer PJ, Einhorn LH, Elson P, Williams SD, Havlin K, Vogelzang NJ, Crawford ED, Trump DL (1993) Phase III study of cisplatin plus etoposide with either bleomycin of ifosfamide in advanced stage germ cell tumors: an intergroup trial. Proc Am Soc Clin Oncol 12:261 – Abstract No 831

59. Chevreau C, Droz JP, Pico JL, Biron P, Kerbrat P, Cure H, Heron JF, Chevallier B, Fargeot P, Kramar A, Bouzy J (1993) Early Intensified chemotherapy with autologous bone marrow transplantation in first line treatment of poor risk nonseminomatous germ cell tumours. Preliminary results of a french randomized trial-Eur Urol 23:213–218

60. Bokemeyer C, Harstrick A, Metzner B et al. (1996) Sequential high dose VIP-chemotherapy plus peripheral stem cell support for advanced germ cell cancer. Ann Oncol 7(Suppl 5) abs. 260

61. Steyerberg EW, Keizer HJ, Fossa SD et al. (1995) Prediction of residual retroperitoneal mass histology after chemotherapy for metastatic nonseminomatous germ cell tumor. J Clin Oncol 13:1177–1187

62. Fossa SD, Aass N, Ous S, Hole J, Stenwig AE, Lien HH, Paus E, Kaalhus O (1989) Histology of Tumor Residuals Following Chemotherapy in Patients with Advanced Nonseminomatous Testicular Cancer. J Urol 142:1239–1242

63. Levitt MD, Reynolds PM, Sheiner HJ, Byrne MJ (1985) Non-seminomatous germ cell testicular tumours: residual masses after chemotherapy. Br J Surg 72:19–22

64. Hartmann JT, Candelaria M, Kuczyk MA, Schmoll HJ, Bokemeyer C (1997) Comparison of Histological Results from the Resection of Residual Masses at Different Sites After Chemotherapy for Metastatic Nonseminomatous Germ Cell Tumours. Eur J Cancer 33:843–847

65. Donohue JP, Rowland RG, Kopecky K, Steidle ChP, Geier G, Ney KG, Einhorn L, Williams S, Loehrer P (1987) Correlation of Computerized Tomographic Changes and Histological Findings in 80 Patients Having Radical Retroperitoneal Lymph Node Dissection after Chemotherapy for Testis Cancer. J Urol 137:1176–1179

66. Toner GC, Herr HW, Panicek DM, Heelan RT, Geller NL, Lin SY, Whitmore WF, Fair WR, Morse MJ, Sogani PC, Bosl GJ (1990) Patients Selection For Retroperitoneal Lymph Node Dissection After Chemotherapy For Nonseminomatous Germ Cell Tumors. J Urol AUA, Abstract No 828

67. Jaeger N, Weißbach L (1990) Indikation und Ausmaß der Salvage-Lymphadenektomie beim germinalen Hodentumor. Akt Urol 21:57–63

68. Motzer RJ, Bosl G, Heelan R (1987) Residual mass: an indication for further therapy in patients with advanced seminoma following systemic chemotherapy. J Clin Oncol 5:1064–1070

69. Murphy BR, Roth BJ, Foster RS, Bihrle R, Rowland RG, Messemer J, SC. B, Wahle G, Einhorn LH, Donohue JP (1993) Surgical salvage of chemorefractory germ cell tumors. J Urol 149: 454A – AUA Abstract No 967

70. Fox EP, Einhorn LH, Weathers T et al. (1992) Outcome analysis for patients with persistent germ cell carcinoma in postchemotherapy retroperitoneal lymph node dissections. Proc Am Soc Clin Oncol 11: Abstract No 608

71. Bajorin DF, Herr H, Motzer RJ, Bosl GJ (1992) Current perspectives on the role of adjunctive surgery in combined modality treatment for patients with germ cell tumors. Sem Oncol 19:148–158

72. Loehrer PJ, Einhorn LH, Williams SD et al. (1986) VP-16 plus ifosfamide plus cisplatin as salvage therapy in refractory germ cell cancer. J Clin Oncol 4:528–536

73. Harstrick A, Schmoll HJ, Wilke H et al. (1991) Cisplatin, etoposide and ifosfamide salvage therapy for refractory or relapsing germ cell carcinoma. J Clin Oncol 9:1549–1555

74. Ghosn M, Droz JP, Theodore C et al. (1988) Salvage chemotherapy in refractory germ cell tumors with etoposide plus ifosfamide plus high-dose cisplatin. Cancer 62:24–27

75. Munshi NC, Loehrer PJ, Roth BJ et al. (1990) Vinblastine, ifosfamide and cisplatin as second line chemotherapy in metastatic germ cell tumors. Proc Am Soc Clin Oncol 9: Abstract No 520

76. Beyer J, Kramar A, Mandanas R et al. (1996) High dose chemotherapy as salvage treatment in germ cell tumors: A multivariate analysis of prognostics variables. J Clin Oncol 14:2638–2645

77. Nichols CR, Tricot G, Williams SD et al. (1989) Dose intensive chemotherapy in refractory germ cell cancer – A phase I/II trial of high dose carboplatin and etoposide with autologous bone marrow transplantation. J Clin Oncol 7:932–939

78. Nichols CR, Andersen J, Lazarus HM et al. (1992) High-dose carboplatin and etoposide with autologus bone marrow transplantation in refractory germ cell cancer. An Eastern Cooperative Oncology Group protocol. J Clin Oncol 72:237–243

79. Linkesch W, Krainer M, Wagner A (1992) Phase I/II trial of ultrahigh carboplatin, etoposide, cyclophosphamide with ABMT in refractory or relapsed non-seminomatous germ cell tumors. Proc Am Soc Clin Oncol 11: Abstract No 600

80. Broun ER, Nichols CR, Turns M, Einhorn LH (1993) First line salvage therapy with conventional dose induction therapy and high dose chemotherapy with autologous bone marrow rescue for germ cell cancer. Proc Am Soc Clin Oncol 12: Abstract No 702

81. Siegert W, Beyer J, Strohscheer I et al. (1994) High dose treatment with carboplatin, etoposide and ifosfamide followed by autologous stem cell transplantation in relapsed or refractory germ cell cancers. A phase I/II study. J Clin Oncol 12:1223–1231

82. Droz JP, Culine S, Biron P, Kramar A (1996) High dose chemotherapy in germ cell tumors. Ann Oncol 7:997–1003

83. Clemm Ch, Gerl A, Wendt TG, Pollinger B, Winkler PA, Wilmanns W (1993) Derzeitiger Stand der Therapie von ZNS-Metastasen bei Keimzelltumoren. Urologe A 32:217–224

Peniskarzinom

T. Otto, A. Bex und H. Rübben

I. Epidemiologie

Häufigkeit: < 1 % aller Malignome bei Männern.

Inzidenz: Europa und USA: 1/100 000 Männer pro Jahr.
Jüdische Bevölkerung in Israel: 0/100 000 Männer pro Jahr.
Südostasien: bis zu 22/100 000 Männer pro Jahr.

Durchschnittliches Erkrankungsalter: In Europa und den USA zwischen dem 50. und 70. Lebensjahr.

Ätiologie: Chronische Entzündung im Rahmen einer Balanoposthitis, Phimose mit Smegmaretention, humane Papilloma-Virus-Infektion mit HPV 16/18, obligate Präkanzerosen sind Leukoplakie, Morbus Bowen und die Erythroplasie.

II. Pathologie und Stadieneinteilung

1 Pathologie

95 % der malignen Penistumoren sind epithelialen Ursprungs und entsprechen histologisch Plattenepithelkarzinomen. 50 % der Peniskarzinome sind an der Glans penis lokalisiert, 20 % an der Präputialhaut und 30 % der Karzinome entwickeln sich im Bereich des Corpus cavernosum, distal des Sulcus coronarius.

Weniger als 5% sind seltene Tumoren wie Basalzell-Karzinome, Melanome, Sarkome, hier speziell maligne Haemangiosarkome und Lymphome. Ebenfalls möglich ist eine Infiltration des Penis durch ein organüberschreitendes Wachstum von Prostata, Rektum- oder Harnblasenkarzinomen. Der Anteil an seltenen Peniskarzinomen hat durch das Auftreten von Kaposi-Sarkomen (HIV-Infektion) zugenommen.

2 Stadieneinteilung

Klassifikation nach dem TNM-System (UICC 1997)

T – Primärtumor

Tx	Primärtumor kann nicht beurteilt worden
T0	kein Anhalt für Primärtumor
Tis	Carcinoma in situ
Ta	nichtinvasives verruköses Karzinom
T1	Tumor infiltriert subepitheliales Bindesgewebe
T2	Tumor infiltriert Corpus spongiosum oder Corpus cavernosum
T3	Tumor infiltriert Urethra oder Prostata
T4	Tumor infiltriert andere Nachbarstrukturen

N – Regionäre Lymphknoten

Nx	regionäre Lymphknoten können nicht beurteilt werden
N0	keine regionären Lymphknotenmetastasen
N1	Metastase in solitärem oberflächlichem Leistenlymphknoten
N2	Metastasen in multiplen oder bilateralen oberflächlichen Leistenlymphknoten
N3	Metastase(n) in tiefen Leisten- oder Beckenlymphknoten (uni- oder bilateral)

M – Fernmetastasen

Mx	Das Vorliegen von Fernmetastasen kann nicht beurteilt werden
M0	Keine Fernmetastasen
M1	Fernmetastasen

Stadiengruppierung nach UICC (1997)

Stadium 0	Tis	N0	M0
	Ta	N0	M0
Stadium I	T1	N0	M0
Stadium II	T1	N1	M0
	T2	N0, N1	M0
Stadium III	T1	N2	M0
	T2	N2	M0
	T3	N0, N1, N2	M0
Stadium IV	T4	jedes N	M0
	jedes T	N3	M0
	jedes T	jedes N	M1

3 Prognose

Die 5-Jahres-Überlebensrate (JÜR) ist stadienabhängig. Bei Beschränkung des Karzinoms auf den Penis beträgt sie 90–65% (T1–T3, N0, M0). Beim Vorliegen von inguinalen Lymphknotenmetastasen (Tx, N1, M0) beträgt sie 50–30%, bei iliacalen Lymphknotenbefall (Tx, N2, M0) 20%. Von prognostischem Einfluß ist das Wachstumsmuster der Peniskarzinome. Hier haben Rubio-Briones et al. 1977 ermittelt, daß Patienten mit Tumoren, die ein vertikal gerichtetes Wachstumsmuster aufweisen, eine ungünstige Prognose im Vergleich zu verrukös und oberflächlich wachsenden Tumoren haben. Ohne pathologischen Einfluß ist der Nachweis einer Aberration des Retinoblastomgens oder von p 53 (Seigen et al. 1977).

III. Diagnostik

1 Primärtumor und systemische Tumorausbreitung

Das lokale Tumorstadium wird im Rahmen des operativen Eingriffes, ggf. durch Schnellschnittuntersuchung gestützt, erfaßt. Der Lymphknotenstatus wird bildgebend in der inguinalen und pelvinen Sonographie beurteilt.

Fakultative Untersuchungsmethode ist die Computertomographie. Fernmetastasen werden nachgewiesen durch die Röntgen-Thoraxuntersuchung in 2 Ebenen, die Abdomen-Sonographie; fakultative Untersuchungen sind Knochenszintigraphie und Computertomographie von Thorax und Abdomen.

2 Tumormarker

Tumormarker haben beim Peniskarzinom keine Bedeutung.

IV. Behandlungsstrategie

Ta/1, N0, M0	Versuch der organerhaltenden Penisteilamputation alternative Verfahren mit höherer lokaler Progressionsrate sind: – Laserapplikation – Kryotherapie – Strahlentherapie – Brachytherapie
T2–3, Nx, M0	Penisamputation zweizeitige inguinale Lymphadenektomie; bei positiven Lymphknoten pelvine Lymphadenektomie
T4, Nx, M0	Penisamputation bei Exulzeration der Haut en bloc Excision und Schwenklappenplastik Inguinale und pelvine Lymphadenektomie
M1	Induktive Chemotherapie

1 Chirurgische Therapiemaßnahmen

1.1 Primärtumor

Therapeutisches Ziel und Standardbehandlung ist die komplette Excision des Tumors im Gesunden mit einem Sicherheitsabstand von 2 cm. Dies

Tabelle 1. Ergebnisse der Therapie in frühen Tumorstadien des Peniskarzinoms (Ta/1) (Hendricks et al., 1997; Pizzocaro et al., 1997; Crook et al., 1997)

Therapie	n	lokaler Progreß
(Teil-) Amputation	26	0
	21	0
Radiotherapie	30	7
	17	9
Brachytherapie	12	1
Lasertherapie	36	7

erfolgt als Penisteilamputation oder totale Penektomie. Die operative Maßnahme bildet zudem die Basis der exakten Festlegung des lokalen Tumorstadiums (T-Klassifikation). Eine organerhaltende Tumorexzision ist in den lokalen Tumorstadien Tis, Ta und T1 möglich.

Die Tumorstadien T3 und T4 erfordern die totale Penektomie. Die retrospektive Untersuchung an 78 Patienten mit Peniskarzinom zeigt, daß 21 Patienten mit T1-Tumoren, unabhängig ob eine Penisteilamputation oder totale Penektomie durchgeführt worden ist, allesamt rezidivfrei bleiben (Tabelle 1). Signifikant ungünstiger sind die Ergebnisse der organerhaltenden Tumortherapie bei höheren Tumorstadien ($\geq$ T2) wo alle Patienten einen lokalen Tumorprogreß erlitten haben (Hendricks et al., 1997). Die Entscheidung zur Penisteilamputation setzt eine funktionelle Restlänge des Penisstumpfes von mehr als 3 cm voraus. Ist diese Restlänge nicht gewährleistet, ist auch hier die totale Penektomie mit Bildung eines perinealen Neomeatus erforderlich. Alternativ zu operativen Maßnahmen kommen Behandlungen wie die Laserapplikation, Kryotherapie oder topisch Anwendung von 5-Fluorouracil-Salbe zur Anwendung.

1.2 Lymphknotenmetastasen

Da Peniskarzinome bakteriell infiziert sind, sind die regionären Leistenlymphknoten zum Zeitpunkt der Erstdiagnose in der Regel vergrößert tastbar, so daß keine sichere klinische Beurteilung des Lymphknotenstatus möglich ist. Bei Tumoren, die auf die Glans penis oder die Vorhaut beschränkt sind, finden sich in nur 5–12 % inguinale Lymphknotenmetastasen (N1), (Mukamel und DeKernion, 1987).

Die Notwendigkeit einer bds. inguinalen Lymphadenektomie wird in diesen frühen Tumorstadien kritisch beurteilt (Eberle 1997). Bei im Schnellschnitt vorliegenden positiven inguinalen Lymphknoten erfolgt die Ausdehnung der Lymphadenektomie auf die pelvinen Lymphknoten. Im Falle exulzierter Lymphknotenmetastasen erfolgt die en bloc-Entfernung von Haut, Subkutangewebe und Faszie mit Schwenklappenplastik zur Deckung des Defektes. Als mögliche Schwenklappen kommen zur Anwendung ein Faszia-Tensor-Latalappen oder eine Rektuslappenplastik. Obligat vor inguinaler und/oder pelviner Lymphadenektomie ist eine 2–4 wöchige antibiotische Vorbehandlung. Die Morbidität des Eingriffes ist bei möglichen Komplikationen wie Lymphfistel, Wundheilungsstörung und Lymphoedem bei bis zu 40 % der so behandelten Patienten beträchtlich (Eberle 1997).

2 Strahlentherapie

Obschon mit der Radiotherapie Erfolge beschrieben werden, ist zu beachten, daß Plattenepithelkarzinome in niedriger Dosis strahlenresistent sind. Wird die Dosis erhöht, so können Harnröhrenfisteln, Strikturen und Stenosen bis hin zur Nekrose die Folge sein. Desweiteren wird die mögliche Indikation zur operativen Therapie durch Strahlenfolgen erschwert.

Eine alternative Behandlungsmethode stellt die interstitielle Brachytherapie des Peniskarzinoms dar, die in frühen Tumorstadien eine günstige lokale Tumorkontrolle erzielt (Crook et al., 1997). Häufiger beobachtet werden lokale Tumorprogressionen nach Strahlentherapie (16/47). Randomisierte Untersuchungen fehlen.

3 Chemotherapie (Tabellen 2 und 3)

Metastasen treten auf als nicht-regionäre Lymphknotenmetastasen und sehr selten als Lungenmetastasen, Knochenmetastasen oder Lebermetastasen. Möglich ist der Versuch einer Chemotherapie mit den Substanzen Cisplatin, Methotrexat und Bleomycin (Tabelle 2), mit der wir bei Vorhandensein von Lymphknotenmetastasen oder Fernmetastasen bei 2/10

Tabelle 2. Polychemotherapie mit den Substanzen Cisplatin, Methotrexat und Bleomycin beim metastasierten Peniskarzinom

Substanz	Dosierung	Tag
DDP	70 mg/m²	1–5
MTX	40 mg/m²	8, 15
BLEO	30 mg	8, 15

Wdh. nach 21 Tagen.

Tabelle 3. Chemotherapie mit den Substanzen Paclitaxel und Carboplatin beim metastasierten Peniskarzinom

Substanz	mg/m²	Tag
Paclitaxel	135	1
Carboplatin	400	1

Wdh. nach 21 Tagen.

Patienten eine objektive Remission erzielen konnten (Lümmen et al., 1997). Ein ebenfalls experimentelles Therapiekonzept stellt die Chemotherapie mit Paclitaxel und Carboplatin dar. In ersten Untersuchungen haben wir hier bei 3/6 Patienten Remissionen erzielt (1 komplette Remission, 2 partielle Remissionen; Tabelle 3).

Literatur

Crook M, Esche A, Grimard L, Futter G, Genest J (1977) Interstitial brachytherapy for penile carcinoma: an alternative to amputation J. Urol. 157(4):172

Eberle J (1997) Peniskarzinome. In: Rübben H (Hrsg) Uro Onkologie. Springer Verlag, 2. Auflage, S 396–408

Hendricks D, Kälble T, Brkovic D, Riedmiller H (1977) Penile Carcinoma – On the way to establish standardized therapeutic strategies. J Urol 157(4):173

Mukamel E, De Kernion J (1987) Early versus delayed lymph node dissection versus no lymph node dissection in carcinoma of the penis. Urol Clin North Am 14:707

Seigen D, Ornellas A, Faria P, Benedict F (1977) Altered expression of the retinoblastoma (Rb) and p 53 tumor suppressor genes in squamous cell carcinoma of the penis. J Urol 157(4):171

Pizzocaro G, Stagni S, Di Palo A, Piva L (1977) Conservative treatment possibilities in category T1 N0 squamous cell carcinoma (SCC) of the penis. J Urol 157(4): 175

Rubio-Briones J, Regalado I, Algaba F, Lee J, Chéchile E, Palou J, Villavicencio H (1977) Growth pattern as a new prognostic factor for survival in penile carcinoma. J Urol 157(5):174

Lümmen G, Sperling H, Pietsch M, Otto T, Rübben H (1997) Behandlung und Verlauf von Patienten mit Plattenepithelkarzinomen des Penis. Urol [A] 36:157– 161

Harnblasenkarzinom

T. Otto, A. Bex und H. Rübben

I. Epidemiologie

Häufigkeit: Zweithäufigster urologischer Tumor mit einer alters-unabhängigen Inzidenz von 25 pro 100 000 pro Jahr.

Lokalisation: Urothelkarzinome treten in den gesamten ableitenden Harnwegen gleichmäßig verteilt auf. Das Verteilungs-muster entspricht der urothelialen Oberfläche. So fin-den sich 4 % der Urothelkarzinome im Nierenbecken, 3 % im Harnleiter und 93 % in der Harnblase, was dem Anteil an der urothelialen Oberfläche des entsprechen-den Organsystems entspricht. Eine bevorzugte Lokali-sation von Urothelkarzinomen in der Harnblase besteht nicht.

Geschlechts- und Altersverteilung: Männer erkranken 3mal so häufig wie Frauen, Durch-schnittsalter 65 Jahre, weniger als 1 % unter 40 Jahren.

Ätiologie: Für den Menschen heute gesicherte Blasenkarzinogene aus der Gruppe der aromatischen Amine sind: Naph-thylamin, Benzidin, 4-Aminobiphenyl, Dichlorobenzi-din, Orthodianisidin, Orthotolidin, Phenacetin, Chlor-naphazin, Cyclophosphamid.
Weitere ätiologisch bedeutsame Faktoren sind der Zu-sammenhang zwischen Zigarettenkonsum und erhöh-ter Blasentumorinzidenz. Das relative Risiko beträgt im Verhältnis Raucher zu Nichtraucher 2:1 bis 6:1. Chronische Infekte spielen ebenfalls hier insbesondere in der Entstehung von Plattenepithelkarzinomen eine bedeutsame Rolle. Als ätiologische Faktoren sind

hervorzuheben unspezifische chronische Harnwegs-infekte in Verbindung mit Steinleiden und Fremd-körpern, Bilharziose mit Organmanifestation in der Harnblase, die Balkannephropathie sowie die chro-nische interstitielle Nephritis. Gefährdete Berufsgrup-pen: Arbeiter in der Farbindustrie, gummiverarbei-tende Industrie, Glasproduktion in der Kohleindu-strie, Kammerjäger, Aluminiumindustrie, Textilfär-bung, Textilindustrie, Druckindustrie, Kimonomaler, Friseure.

II. Pathologie und Stadieneinteilung

1 Pathologie

95% aller Harnblasenkarzinome sind urothelialen Ursprungs und ent-sprechen histologisch Urothelkarzinomen. 5% der Harnblasentumoren entsprechen Adeno- und Plattenepithelkarzinomen.

2 Stadieneinteilung

Die Klassifikation von Tumorausbreitung (TNM) und Differenzierungs-grad (G) der Harnblasentumoren geschieht gemäß den UICC-Richt-linien sowie der in Europa weniger gebräuchlichen Stadieneinteilung nach Marshall (1952).

Einteilung des histopathologischen Differenzierungsgrades (UICC)

Gx:	Differenzierungsgrad kann nicht beurteilt werden
G1:	Gut differenziert
G2:	Mäßig differenziert
G3:	Schlecht differenziert
G4:	Undifferenziert, anaplastisch

TNM-Klassifikation (UICC 1997)

T – Primärtumor

1997

Ta Nichtinvasives papilläres Karzinom
Tis Carcinoma in situ („flat tumour")
T1 Tumor infiltriert subepitheliales Bindegewebe
T2 Tumor infiltriert Muskulatur
    T2a Tumor infiltriert oberflächliche Muskulatur (innere Hälfte)
    T2b Tumor infiltriert tiefe Muskulatur (äußere Hälfte)
T3 Tumor infiltriert perivesikales Fettgewebe
    T3a Mikroskopisch
    T3b Makroskopisch (extravesikaler Tumor)
T4 Tumor infiltriert Prostata oder Uterus oder Vagina oder Becken- oder Bauchwand
    T4a Tumor infiltriert Prostata oder Uterus oder Vagina
    T4b Tumor infiltriert Becken- oder Bauchwand

N – Regionäre Lymphknoten

NX Regionäre Lymphknoten können nicht beurteilt werden
N0 Keine regionären Lymphknotenmetastasen
N1 Metastase in solitärem Lymphknoten, 2 cm oder weniger in größter Ausdehnung
N2 Metastase(n) in solitären Lymphknoten, mehr als 2 cm, aber nicht mehr als 5 cm in größter Ausdehnung, oder in multiplen Lymphknoten, keine mehr als 5 cm in größter Ausdehnung
N3 Metastase(n) in Lymphknoten, mehr als 5 cm in größter Ausdehnung

Anmerkung:
Regionäre Lymphknoten sind die Lymphknoten des kleinen Beckens, die im wesentlichen den Beckenlymphknoten unter der Bifurkation der Aa. iliacae communes entsprechen. Die Seitenlokalisation beeinflußt die N-Klassifikation nicht.

M – Fernmetastasen

MX Fernmetastasen können nicht beurteilt werden
M0 Keine Fernmetastasen
M1 Fernmetastasen

Stadieneinteilung (UICC 1997)

Stadium 0a	Ta	N0	M0
Stadium 0is	Tis	N0	M0
Stadium I	T1	N0	M0
Stadium II	T2a	N0	M0
	T2b	N0	M0
Stadium III	T3a	N0	M0
	T3b	N0	M0
Stadium IV	T4a	N0	M0
	T4b	N0	M0
	jedes T	N1, N2, N3	M0
	jedes T	jedes N	M1

Stadieneinteilung nach Marshall (1952)

Stadium 0:	Tumor ist auf die Mukosa beschränkt. Papilläre Tumoren (Ta) sowie Carcinoma in situ (Tis)
Stadium A:	Tumor infiltriert Lamina propria, jedoch nicht Muskularis (T1)
Stadium B_1:	Tumor infiltriert weniger als die Hälfte der Muskularis (T2)
Stadium B_2:	Tumor infiltriert mehr als die Hälfte der Muskularis, ist jedoch auf die Muskularis beschränkt (T3a)
Stadium C:	Tumor infiltriert das perivesikale Fettgewebe (T3b)
Stadium D_1:	Tumor ist nicht mehr auf die Blase oder das perivesikale Fettgewebe beschränkt, jedoch auf das Becken entweder bis auf Höhe oder unterhalb des Promontoriums (T4a), infiltriert die Beckenwand oder den Rektusmuskel (T4b) oder Lymphknotenmetastasen unterhalb der Bifurkation
Stadium D_2:	Fernmetastasen

3 Prognose

Die Prognose ist stadienabhängig. Bei oberflächlichen Tumoren Ta–T1, G1–G2 beträgt die 5-Jahres-Überlebensrate (JÜR) 95–84%, bei T1 G3 Tumoren 64%. Bei muskelinvasivem Tumor (T2–T3, N0, M0, Gx) werden 5-Jahres-Überlebensraten von 60–40% berichtet. Liegen Lymphknotenmetastasen vor (Tx, N1–N2, M0) sinkt die 5-Jahres-Überlebensrate auf 15–0%.

III. *Diagnostik* (Tabelle 1)

Die Basisdiagnostik bei Verdacht auf eine Harnblasenkarzinom gestaltet sich wie folgt:

- (Spül-)Zytologie mit dem Nachweis von mäßiggradig oder schlecht differenzierten Urothelkarzinomzellen (Sensitivität > 80%).
- Sonographie mit dem Nachweis einer Hydronephrose, Lymphknotenvergrößerung oder Organmetastasen (z.B. in der Leber).
- Urogramm zum Nachweis eines multilokulären Tumors mit Organmanifestation im oberen Harntrakt (Nierenbecken oder Harnleiter).
- Röntgen-Thorax zum Nachweis von Lungenmetastasen.
- Alkalische Phosphatase bei Verdacht auf ossäre Metastasen.
- Urethrozystoskopie und transurethrale Tumorresektion (TUR) mit gesonderten Biopsien aus dem Tumorgrund und Tumorrand. Diese Untersuchung dient der lokalen Stadieneinteilung und dem Nachweis von begleitenden Dysplasien.
- Bimanuelle Untersuchung in Narkose mit Feststellung der Beweglichkeit der Harnblase und Ausschluß einer Fixation der Harnblase an der Beckenwand.

Nicht erforderlich für die Basisdiagnostik sind die Durchführung eines Computertomogramms, eines Kernspin-Tomogramms und einer Skelett-Szintigraphie.

Tabelle 1. Basisdiagnostik Harnblasenkarzinom

Diagnostische Maßnahme	Diagnostische Aussage/Feststellung
Zytologie	Differenzierungsgrad (G2–G4)
Sonographie	Hydronephrose Lymphknotenvergrößerung Organmetastasen (z.B. Leberfiliae)
Urogramm	Multilokulärer Tumor im oberen Harntrakt
Röntgen-Thoraxaufnahme	Lungenmetastasen
TUR	T-Stadium, Histologie, begleitende Dysplasie, Lokalisation
Bimanuelle Untersuchung in Narkose	Beweglichkeit der Harnblase Fixation an der Beckenwand T4-Stadium
Alkalische Phosphatase	Vermehrter ossärer Umbau als Hinweis auf eine Knochenmetastasierung

TUR transurethrale Tumorresektion.

IV. Behandlungsstrategie (Tabelle 2)

Mittels der Basisdiagnostik erfolgt eine Stratifikation von Harnblasenkarzinomen in

- oberflächliche Harnblasenkarzinome (Ta, T1, Tis)
- muskelinvasive Harnblasenkarzinome (T2–T3b/N0/M0)
- lymphogen metastasierte Harnblasenkarzinome (pTx, N+, M0)
- fortgeschrittene oder metastasierte Harnblasenkarzinome (T4/M1)

1 Therapie oberflächlicher Harnblasenkarzinome

Die alleinige transurethrale Tumorresektion oberflächlicher Harnblasenkarzinome läßt 3 unterschiedliche Tumorentitäten mit verschiedenem Risikopotential einer Tumorprogression erkennen.

- Ta G1, d.h. Patienten mit einer nur niedrigen Tumorprogression (Progression 4%, Metastasierung 0,7%, 5-Jahres-Überlebensrate 95%). Bei dieser Tumorentität ist die alleinige transurethrale Tumorresektion die Behandlung der Wahl.

Tabelle 2. Behandlungsstrategie beim Harnblasenkarzinom

	Behandlungsstrategie	Experimentelle Verfahren
Oberflächliches Harnblasenkarzinom *Ta/T1/Tis*		
Geringes Risiko (Ta, G1/G2)	TUR	Unkonventionelle Therapie-verfahren, z. B. Mistellektine oder KLH oder Vitamine
Mittleres Risiko Ta, G3/T1, G1/G2	TUR + adj. Chemotherapie od. adj. Immuntherapie	Lasertherapie
Hohes Risiko T1 G3/Tis	Radikale Zystektomie; alternativ TUR +adj. Therapie mit BCG	Photodynamische Therapie Lasertherapie
Muskelinvasives Harnblasenkarzinom		
T2–T3b, N0, M0	Bilaterale Lymphadenektomie + radikale Zystektomie	Definitive Strahlentherapie nach kompletter (R0) Resektion; adjuvante Chemotherapie
Fortgeschrittenes oder lymphogen metastasiertes Harnblasenkarzinom		
T4/N+	Induktive Chemotherapie, ggf. palliative Zystektomie	Rad. Zystektomie + adjuvante Chemotherapie
Metastasiertes Harnblasenkarzinom		
M1	Induktive Chemotherapie, ggf. palliative Zystektomie	Chemotherapie; Metastasenresektion bei partieller Remission

- Patienten mit einem Urothelkarzinom Ta G2/G3 oder T1 G1/G2. Die Patienten weisen ein mittleres Risiko mit einer Progressionsrate von 19%, einer Metastasierungsrate von 14% und einer 5-Jahres-Überlebensrate von 81% auf. Hier sind neben einer kompletten transurethralen Tumorresektion adjuvante Behandlungsmaßnahmen wie eine topische Chemotherapie oder topische Immuntherapie indiziert (Tabelle 3). Tritt unter adjuvanter Therapie ein Tumorrezidiv oder eine Tumorprogression auf, besteht die Indikation zur radikalen Zystektomie.

Tabelle 3. Ergebnisse randomisierter Studien zur topischen Chemotherapie oder Immuntherapie beim oberflächlichen Harnblasenkarzinom

Schema	n	Rezidive (%)	Nachsorge (Monate)	Autoren
TUR, allein	90	37	12	Niijima et al. 1983 [25]
Mitomycin, adjuvant	92	19		
TUR, allein	139	45	12	Niijima et al. 1983 [25]
Adriamycin, adjuvant	149	30		
TUR, allein	196	37	26	van der Meijden et al. 1992 [23]
Epirubicin, adjuvant	190	20		
Mitomycin, adjuvant	160	28[a]	12	Debruyne et al. 1987 [7]
BCG, adjuvant	148	32[a]		
TUR	122	1,0[1)]	36	Krege et al. 1996 [12]
+ Mitomycin	113	0,5[1)a]		
+ BCG	102	0,6[1)a]		
TUR +			36	Lundholm et al. 1996 [18]
Mitomycin, adjuvant	130	57		
BCG, adjuvant	131	39		
TUR +			60	Rübben et al. 1988 [30]
ADM × 1	89	61[a]		
ADM × 12	91	55[a]		
ADM × 27	88	57[a]		
TUR +			90	Lamm et al. 1997 [14]
BCG, kurz	193	50		
BCG, lang	192	75		

[1)] Rezidivrate.
[a] Unterschied nicht signifikant.

- Patienten mit einem Hochrisikotumor (T1 G3, Carcinoma in situ). Das Progressionspotential für diese Patienten beträgt 31%, die Metastasierungsrate 22% und die 5-Jahres-Überlebensrate 64%. Bei fehlendem Einfluß einer adjuvanten Behandlungsmaßnahme (topische Chemo-/ Immuntherapie) besteht hier die Indikation zur primären Zystektomie; spätestens nach erfolgloser adjuvanter Therapie.

2 Therapie muskelinvasiver Harnblasenkarzinome (T2 – T3 b, N0, M0)

Bei dieser Tumorentität besteht die Indikation zur primären radikalen Zystektomie (Tabelle 4). Die Ergebnisse einer alleinigen transurethralen Tumorresektion oder einer definitiven Strahlentherapie oder einer induktiven Chemotherapie zeigen schlechtere Ergebnisse als die alleinige radikale Zystektomie (Tabelle 5).

Kontrollierte Untersuchungen zum Einfluß einer neoadjuvanten Chemotherapie oder präoperativen Strahlentherapie haben keinen Vorzug gegenüber der alleinigen radikalen Zystektomie erbracht.

Tabelle 4. Ergebnisse der radikalen Zystektomie beim muskelinvasiven Harnblasenkarzinom

Pat. n	5-Jahres-Überlebensrate (%)			Lokales Rezidiv (%)	Autor
	T2	T3	T4		
227	64	36	24	16	Roehrborn et al. 1991 [28]
37	76	–	–	0	Malkowicz et al. 1990 [20]
76	72	38	–	4	Brendler et al. 1990 [4]
114	–	30	25	–	Bredael et al. 1980 [3]
312	60	25	15	–	Rutt 1985 [31]
697	–	52	–	–	Vieweg et al. 1997 [36]

Tabelle 5. Ergebnisse der Strahlentherapie oder Radiochemotherapie beim muskelinvasiven Harnblasenkarzinom

Schema	n	5-Jahres-Überlebensrate (%)	Autoren
Definitive Strahlentherapie	34	22	Miller et al. 1977 [24]
Präoperative Strahlentherapie + radikale Zystektomie	35	46	
Definitive Strahlentherapie	91	25[a]	Bloom et al. 1991[b] [1]
Präoperative Strahlentherapie + radikale Zystektomie	98	34[a]	
Definitive Strahlentherapie	54	33[a]	Eberle et al. 1993[b] [8]
Radiochemotherapie mit Cisplatin	36	31[a]	
Radiochemotherapie mit Cisplatin + Adriamycin	44	38[a]	
Radiochemotherapie mit Adriamycin	38	31[a]	
Definitive Strahlentherapie	25	33[c]	Coppin et al. 1996 [6]
präoperative Strahlentherapie + radikale Zystektomie	23		
Radiochemotherapie mit Cisplatin	27	47[c]	
Radiochemotherapie mit Cisplatin + radikale Zystektomie	24		

[a] Unterschied ist statistisch nicht signifikant.
[b] Ergebnis einer *nicht* randomisierten Studie.
[c] 3-Jahres-Überlebensrate.

3 Therapie des lymphogen metastasierten Harnblasenkarzinoms

Die 5-Jahres-Überlebensrate ist nach alleiniger radikaler Zystektomie und Lymphadenektomie bei lymphogen metastasiertem Harnblasenkarzinom ungünstig (0–15%). Ein Einfluß einer adjuvanten systemischen Chemotherapie nach radikaler Zystektomie und pelviner Lymphadenektomie ist nicht gesichert und wird z.Z. randomisiert geprüft.

4 Therapie des metastasierten Harnblasenkarzinoms

Die Behandlung des metastasierten oder fortgeschrittenen Harnblasenkarzinoms ist die primäre induktive Chemotherapie. Hinsichtlich der Langzeit-Überlebensrate profitieren ausschließlich die Patienten, bei denen eine komplette Remission erzielt wird. Dies kann nach Durchführung einer Cisplatin- oder Methotrexathaltigen Polychemotherapie bei ca. 20% der so behandelten Patienten erzielt werden (Tabelle 6). Die Remissionen sind zeitlich begrenzt und belaufen sich auf weniger als 1 Jahr [9]. Weitere Maß-

Tabelle 6. Ergebnisse der systemischen Chemotherapie beim fortgeschrittenen metastasierten Harnblasenkarzinom

Schema	n	CR (%)	PR (%)	p-Wert	Autor
DDP	61	10	17	<0,05	Khandekar et al. 1985 [11]
CISCA	67	10	33		
DDP	114	3	6	<0,05	Loehrer et al. 1990 [15]
MVAC	110	13	20		
		CR + PR (%)			
CISCA	43	46		<0,05	Logothetis et al. 1990 [16]
MVAC	43	65			

DDP Cisplatin; *CISCA* Cisplatin, Cyclophosphamid, Adriamycin; *MVAC* Methotrexat, Vinblastin, Adriamycin, Cisplatin.

nahmen orientieren sich ausschließlich an der Symptomatik des Patienten. So kann im Einzelfall auch bei metastasiertem Harnblasenkarzinom eine Zystektomie und Harnableitung erforderlich werden, falls rezidivierende Blutungen aus der Harnblase, eine verminderte Blasenkapazität oder Schmerzen, ausgehend vom Primärtumor, im Vordergrund stehen.

Geprüft wird z.Z. der Effekt und die Verträglichkeit neuer Zytostatika wie Paclitaxel oder Gemcitabin im Rahmen von Phase-II-Studien (Tabellen 7 und 8).

Tabelle 7. Übersicht über Phase-II-Studien mit Paclitaxel und Gemcitabin

Kombination		Patienten n	Anzahl Zyklen n	CR	PR	Autor
Paclitaxel Vinblastin DDP	175 mg/m² 3 mg/m² 70 mg/m²	15	5	2	5	McLaren 1997 [22]
Paclitaxel DDP	135 mg/m² 70 mg/m²	13 (11)	6	4	5	Burch 1997 [5]
Paclitaxel Carboplatin (5 AUC)	200 mg/m²	22 (14)	5	4	6	Redman 1997 [27]
Paclitaxel Carboplatin (5 AUC)	175 mg/m²	15	n.a.	5	5	Schnack 1997 [32]
Paclitaxel Carboplatin	135 mg/m² 400 mg/m²	18	2,5	2	2	Otto 1997 [26]
Paclitaxel Ifosfamid DDP	200 mg/m² 1,5 g/m² 70 mg/m²	28 (24)	n.a.	4	16	McCaffrey 1997 [21]
Paclitaxel Ifosfamid	170 mg/m² 10 g/m²	25 (22)	4	2	2	Roth 1997 [29]
Gemcitabin DDP	1000 mg/m² 35 mg/m²	44 (37)	n.a.	4	11	von der Maase 1997 [19]
Gemcitabin DDP	1000 mg/m² 100 mg/m²	16	n.a.	5	7	Stadler 1997 [33]

( ) auswertbare Patienten.

Tabelle 8. Mittlere Überlebenszeit nach systemischer Chemotherapie bei Patienten mit metastasiertem Harnblasenkarzinom

Schema	n	Mittlere Überlebenszeit (Monate)	Autor
DDP, MTX	43	12	Stoter et al. 1985 [35]
CISCA	43	9	Logothetis et al. 1990 [16]
MVAC	43	15	
MVAC	83	11	Sternberg et al. 1986 [34]
MVAC[a]	11	18	Igawa et al. 1994 [10]

DDP Cisplatin; *MTX* Methotrexat; *CISCA* Cisplatin, Cyclophosphamid, Adriamycin; *MVAC* Methotrexat, Vinblastin, Adriamycin, Cisplatin.
[a] Patienten mit kompletter Remission.

V. Behandlungsmaßnahmen

1 Chirurgische Therapiemaßnahmen

1.1 Transurethrale Tumorresektion

Bei der TUR wird der meist exophytische Tumor zunächst reseziert; aus der Tumorbasis mit der daruntergelegenen Muskulatur werden gesondert Proben entnommen, ebenso wie aus den Tumorrändern. Dieses Vorgehen in Verbindung mit einer getrennten histopathologischen Beurteilung der Resektate ermöglicht eine Beurteilung des Tumors sowie der benachbarten Areale im Hinblick auf eine Infiltration sowie begleitende Urotheldysplasien.

1.2 Bilaterale pelvine Lymphadenektomie und radikale Zystektomie

Der radikalen Zystektomie voraus geht die bilaterale pelvine Lymphadenektomie mit einer Schnellschnittuntersuchung der regionären Lymphknoten zum Ausschluß einer Metastasierung. Bei nachgewiesener fehlender Lymphknotenmetastasierung werden beim Mann Harnblase, Prostata und

Samenblasen entfernt; bei der Frau wird die radikale Zystektomie und Uretherektomie mit der Hysterektomie unter Mitnahme der vorderen Vaginalwand kombiniert.

1.3 Blasenwandteilresektion

Selten wird die Indikation zu dieser Therapiemaßnahme gestellt. Eine Möglichkeit ist ein solitärer T1/T2-Harnblasentumor oder ein Adeno-karzinom der Harnblase. Bei der Blasenwandteilresektion wird der Blasentumor mit einer umgebenden Blasenmanschette, die die gesamte Blasenwand miterfaßt, durch Schnitt-Operation entfernt.

1.4 Lasertherapie

Im Rahmen einer Laserbehandlung wird der Tumor über thermische Pro-zesse zerstört. Zur Anwendung kommen dabei Neodym-YAG-Laser. In der Regel geschieht die Laserapplikation endoskopisch, transurethral.

Eine Sonderform der Lasertherapie stellt die photodynamische Behandlung dar. Hier wird nach präoperativer Verabreichung eines Pho-tosensitizers, der sich vermehrt im Tumor anreichert, eine Lasertherapie angeschlossen. Sowohl die Lasertherapie als auch die photodynamische Therapie sind bislang ausschließlich experimentelle Therapieverfahren, die im Rahmen klinischer Studien geprüft werden.

2 *Strahlentherapie* (s. Tabelle 5)

Im Rahmen randomisierter Untersuchungen hat sich kein Vorzug einer präoperativen Strahlentherapie muskelinvasiver Harnblasenkarzinome gezeigt. Ungeprüft ist bislang der Einfluß einer adjuvanten Strahlentherapie nach kompletter transurethraler Resektion muskelinvasiver Harnblasen-karzinome (R0-Resektion). Hier könnte im Rahmen einer retrospektiven Analyse eine der radikalen Zystektomie vergleichbare Überlebensrate bei erhaltener Blasenfunktion erzielt werden. Ein Vorteil einer Kombination aus systemischer Chemotherapie mit Cisplatin und/oder Methotrexat sowie einer definitiven Strahlentherapie (Radio-Chemotherapie) konnte nicht erbracht werden.

3 Chemotherapie

3.1 Topische Chemotherapie (s. Tabelle 3)

Im Rahmen der topischen, d. h. intravesikalen Chemotherapie erfolgt die Applikation von Substanzen wie Mitomycin C, Adriamycin (oder Epirubicin; nicht zugelassen). Im Rahmen zahlreicher randomisierter Untersuchungen beim oberflächlichen Harnblasenkarzinom lassen sich folgende Feststellungen bezüglich der topischen Chemotherapie treffen.

- Im Vergleich zur alleinigen transurethralen Tumorresektion kann die Rezidivhäufigkeit um ca. 20 % gesenkt werden.
- Gut differenzierte Urothelkarzinome haben eine günstigere Ansprechrate als schlecht differenzierte (G3) Urothelkarzinome.
- Ein Einfluß auf die Tumorprogression ist durch topische Chemotherapie nicht feststellbar.
- Ein Chemotherapeutikum der 1. Wahl existiert nicht; die verwandten Substanzen sind äquieffektiv.
- Die direkte Instillation von Chemotherapeutika im Anschluß an die transurethrale Tumorresektion hat keinen Vorteil gegenüber der verzögerten und damit nebenwirkungsärmeren intravesikalen Chemotherapie.
- Die langdauernde (mehr als 12 Monate) topische Chemotherapie bietet keinen Vorteil gegenüber der intravesikalen Behandlung von 6–12 Monaten (Tabelle 9).

Tabelle 9. Dosierungs- und Applikationsschema von intravesikal angewandten Chemotherapeutika

Substanz	Dosierung
Mitomycin C	20–40 mg/20 ml NaCl
Epirubicin	40–60 mg/50 ml NaCl
Doxorubicin	40–80 mg/50 ml NaCl
	Anwendungsschema
Start:	2–4 Wochen nach TUR
Intervall:	4- bis 6mal/wöchentlich → monatlich
Gesamtdauer:	6–12 Monate

3.2 Systemische Chemotherapie (Tabelle 6 und 7)

Die Indikation zur induktiven, systemischen Chemotherapie besteht bei fortgeschrittenen oder metastasierten Harnblasenkarzinomen. Im Rahmen randomisierter Untersuchungen hat sich die Polychemotherapie gegenüber der Monochemotherapie sowie die Polychemotherapie mit Cisplatin- und methotrexathaltigen Substanzkombinationen als vorteilhaft erwiesen (Tabelle 10).

Nach Durchführung von insgesamt 2 Kursen der gewählten Substanzkombination erfolgt eine Überprüfung des Ansprechens. Zeigt sich eine komplette Remission oder ein subjektives Ansprechen, so werden zwei weitere Kurse angeschlossen. Bei fehlendem Ansprechen der Therapie erfolgt ein Abbruch der Behandlung zugunsten supportiver Maßnahmen (Schmerztherapie, symptomatische Behandlung).

Die Durchführung einer adjuvanten Chemotherapie, d.h. Chemotherapie nach Erzielung einer kompletten chirurgischen Remission stellt kein Standard-Therapieverfahren dar und sollte ausschließlich im Rahmen kontrollierter Studien geprüft werden.

Tabelle 10. Polychemotherapie nach dem M-VAC-Schema

Substanz	Dosierung	Applikation
Methotrexat	30 mg/m^2	Tag 1, 15, 22
Vinblastin	3 mg/m^2	Tag 2, 15, 22
Doxorubicin	30 mg/m^2	Tag 2
Cisplatin	70 mg/m^2	Tag 2
Wiederholung nach 28 Tagen		

4 Immuntherapie

Die Immuntherapie mit dem Tuberkuloseimpfstoff BCG stellt in der Behandlung des oberflächlichen Harnblasenkarzinoms ein etabliertes Therapieverfahren dar. Im Vergleich zur alleinigen transurethralen Tumorresektion findet sich eine signifikante Verringerung der Rezidivhäufigkeit. BCG (Stamm Connaught) wird in einer Dosierung von 120 mg/50 ml NaCl intravesikal, in der Regel 6 × in wöchentlichen Intervallen instilliert. Vorteilhaft ist eine nach 3 respektive 6, 12, 18, 24 Monaten wiederholte BCG-Applikation (maintenance-Therapie). Eine vergleichbare Rezidivrate findet sich nach intravesikaler Behandlung mit BCG im Vergleich zur intravesikalen Chemotherapie mit Mitomycin C. Gegenstand von Phase I- und Phase II-Studien ist z.Z. die Therapie oberflächlicher Harnblasenkarzinome mit Interferon-α oder Interleukin-2. Ähnlich wie bei der topischen Chemotherapie werden auch hier die Substanzen intravesikal verabreicht. Im Vergleich zur topischen Chemotherapie hat sich bislang kein gesicherter Vorteil der Zytokintherapie gezeigt [2], so daß die Zytokintherapie oberflächlicher Harnblasenkarzinome bislang ausschließlich im Rahmen klinischer Studien durchgeführt werden sollte.

Bislang liegen nur sehr wenige experimentelle Daten zur Zytokintherapie fortgeschrittener Harnblasenkarzinome vor [8, 16]. Ein Einsatz außerhalb klinischer Studien ist bislang nicht erkennbar. Eine Dosisintensivierung von Zytostatika unter der Zugabe von koloniestimulierenden Faktoren in der Polychemotherapie metastasierter Harnblasenkarzinome konnte nicht erzielt werden. Somit ist die Immuntherapie begrenzt auf das oberflächliche Harnblasenkarzinom.

5 Klinische Studien

Das Harnwegstumorregister (RUTT) führt allein oder in Kooperation mit der „Arbeitsgemeinschaft Urologische Onkologie (AUO)" der Deutschen Krebsgesellschaft qualitativ hochstehende Studien auf dem Gebiet der urologischen Onkologie durch. Zur Zeit werden u.a. folgende Protokolle auf dem Gebiet des Harnblasenkarzinoms durchgeführt:

- Oberflächliches Harnblasenkarzinom, Ta G1: Einfluß einer unkonventionell, adjuvanten Immuntherapie mit dem Mistellektin Eurixor im Vergleich zur alleinigen transurethralen Tumorresektion.
- Therapie des lokal fortgeschrittenen oder lymphogen metastasierten Harnblasenkarzinoms (pT3b/N1-N2): Vergleich einer alleinigen radikalen Zystektomie mit der adjuvanten systemischen Polychemotherapie mit den Substanzen Methotrexat, Vinblastin, Epirubicin und Cisplatin in Kombination mit der Gabe von Granulozyten-koloniestimulierenden Faktoren.
- Therapie des metastasierten Harnblasenkarzinoms (pTx, Nx, M1): Randomisierter Vergleich M-VAC versus Taxol/Carboplatin.

Literatur

1. Bloom HJG, Hendry WF, Wallace DM (1982) Treatment of T3 bladder cancer: controlled trial of preoperative radiotherapy and radical cystectomy versus radical radiotherapy. Second report and review. Brit J Urol 54:136
2. Boccardo F, Giuliani L et al. (1992) Prophylaxis of superficial bladder carcinoma with MMC or rh-Interferon alpha 2b. Preliminary results of a multicentric Italian study. European Urology (Abstract) 282:162
3. Bredael JJ, Croker BP, Glenn DF (1980) The curability of invasive bladder cancer treated by radical cystectomy. Eur Urol 6:206
4. Brendler CB, Schlegel PN, Walsh PC (1987) Urethrectomy with preservation of potency. J Urol 144:270
5. Burch PA, Richardson RL, Cha SS, Camoriano JK (1997) Combination paclitaxel and cisplatin is active in advanced urothelial carcinoma (UC). Proc Am Soc Clin Oncol Vol 16, A 329:1175
6. Coppin CML, Gospodarowicz MK, James K, Tannock IF, Zee B, Carson J, Pater J, Sullivan LD for the National Cancer Institute of Canada Clinical Trials Group (1996) Improved Local Control of Invasive Bladder Cancer by Concurrent Cisplatin and Preoperative or Definitive Radiation. J Clin Oncol 14(11):2901–2907
7. Debruyne FJG, van der Meijden PM (1987) BCG versus mitomycin C intravesical therapy in patients with superficial bladder cancer: First results of a randomized prospective trial. J Urol 137:179 A
8. Eberle J, Wohlgemut M, Bartsch G (1993) Results of combined radio- and chemo-therapy for invasive bladder cancer. (in press)
9. Huland E, Huland H (1989) Local continuous hig dose interleukin 2: A new therapeutic model for the treatment of advanced bladder carcinoma. Cancer Res 49:5469
10. Igawa M (1994) Limitations of M-VAC chemotherapy for the treatment of advanced bladder carcinoma. J Urol 144:662
11. Khandekar JD, Elson PJ, de Wys WD, Slayton RE, Harris DT (1985) Comparative activity and toxicity of cis-diamminedichloroplatinum (DDP) and a combination of doxorubicin, cyclophosphamide, and DDP in disseminated cell carcinoma of the urinary tract. J Clin Oncol 3:539
12. Krege S, Giani G, Meyer R, Otto T, Rübben H (1996) A randomized multi-center trial of adjuvant therapy in superficial bladder cancer. J Urol 156:962–966
13. Lamm DL (1993) Vitamins in superficial bladder cancer. J Urol 149:279
14. Lamm DL, Blumenstein B, Sarosdy M, Grossman B (1997) Significant long term patient benefit with BCG maintenance therapy. J Urol 157:213
15. Loehrer PJ, Elson P, Kuebler JP, Crawford ED, Tannock I, Raghavan D, Stuart-Harris R, Trump D, Einhorn LH (1990) Advanced bladder cancer. A prospectiv intergroup trial comparing single agent cisplatin (CDDP) vs M-VAC combination therapy (INT 0078) (Meeting abstract). Proc Am Soc Clin Oncol 9:A 511
16. Logothetis CJ, Dexeus FH, Fin L, Sella A, Amato RJ, Ayala AG, Kilboum RG (1990) A prospective randomized trial comparing MVAC and CISCA chemotherapy for patients with metastatic urothelial tumors. J Clin Oncol 8:1050

17. Logothetis CJ, Hossan B, Sella A, Dexeus FH, Amato RJ (1991) Fluorouracil and recombinant human interferon alpha-2a in the treatment of metastatic chemotherapy-refractory urothelial tumors. J Natl Cancer Inst 33:285

18. Lundholm C, Norlen BS, Ekman P, Sahnson S, Lagerkuist M, Lindeborg F, Olsson SL, Tueter K, Wiskstrom H, Westberg R, Malström PU (1996) A randomized prospective study comparing long-term intravesical instillations of mitomycin C and bacillus calmette-guerin in patients with superficial bladder carcinoma. J Urol 156 (1):372–376

19. van der Maase H, Andersen L, Crino L, Weißbach L, Dogliotti L (1997) A phase II study of gemcitabine and cisplatin in patients with transitional cell carcinoma (TCC) of the urothelium. Proc Asco Vol 16, A 324:1155

20. Malkowicz SB, Nichols P, Lieskovsky G, Boyd STD, Huffmann J, Skinner DG (1990) The role of radical cystectomy in the management of high grade superficial bladder cancer (PA, P1, PIS and P2). J Urol 144:641

21. McCaffrey JA, Hilton S, Mazumdar M, Spicer J, Meegan G, Kelly WK, Herr H, Sheinfeld J, Scher HI, Bajorin DF (1997) A phase II trial of ifosfamide, paclitaxel and cisplatin (ITP) in patients (pts) with transitional cell carcinoma (TCC). Proc Asco Vol 16, A324:1154

22. McLaren B, Callagher CJ, Maseon M, Melesi G, Oliver RTD (1997) Paclitaxel, vinblastine, cisplatin (PCV) in patients with advanced transitional cell cancer (TCC). Proc Asco Vol. 16, A337:1205

23. van der Meijden APM, Kurth K-H, Oosterlinck W, Debruyne FMJ, and Members of the EORTC Genito-Urinary Group (1992) Intravesical therapy with Adriamycin and 4-epirubicin for superficial bladder cancer: the experience of the EORTC GU Group. Cancer Chemother Pharmacol 30 (Suppl):95–98

24. Miller LS (1977) Bladder cancer: superiority of preoperative irradiation and cystectomy in clinical stages B2 and C. Cancer 39:973

25. Niijima T, Koiso K, Akaqza H (1983) Randomized clinical trial on chemoprophylaxis of recurrences in cases of superficial bladder cancer. Cancer Chemother Pharmacol 11:79

26. Otto T, Bex A, Krege S, Walz P, Rübben H (1994) Paclitaxel-based second line therapy for patients with advanced chemotherapy-resistant bladder carcinoma (M1): A clinical phase II study Cancer. (in press)

27. Redman B, Hussain M, Smith D, Mertens W, Flaherty L (1997) Phase II evaluation of paclitaxel and carboplatin in advanced urothelial cancer. Proc Asco Vol 16, A325:1157

28. Roehrborn CG, Sagalowsky AJ, Peters PC (1991) Long-term patient survival after cystectomy for regional metastatic transitional cell carcinoma of the bladder. J Urol 146:36

29. Roth BJ, Finch DE, Birhle R, Rowland RG, Foster RF, Collins M, Fox S, Williams SD (1997) Proc Asco Vol 16, A324:1156

30. Rübben H, Lutzeyer W, Fischer N, Deutz F-J, Giani G (1988) Natural history and treatment of low and high risk superficial bladder tumors. J Urol 139:283

31. RUTT (Registry for Urinary Tract Tumors: Harnwegstumorregister) (1985) Jahresbericht. Verh Dtsch Ges Urol 37:665

32. Schnack B, Grbovic M, Brodowicz T, Wittschke C, Marberger M, Zielinski CC (1997) High effectivity of a combination of Taxol® with Carboplatin in the treatment of metastatic urothelial cancer. Proc Asco Vol 16, A325:1159

33. Stadler WM, Murphy B, Kaufman D, Raghavan D, Voi M (1997) Phase II trial of gemcitabine (GEM) plus cisplatin (CDDP) in metastatic urothelial cancer (UC). Proc Asco Vol 16, A324:1152

34. Sternberg CN, Yagoda A, Scher HJ, Whitmore WF Jr, Watson RC, Hollander PS, Morse MJ, Herr HW, Sogant PC, Fair WR (1986) Surgical staging and long term survival in patients with advanced transitional cell carcinoma (TCC) of the urothelium treated with M-VAC. Proc Am Soc Clin Oncol 5:390

35. Stoter G (1985) Chemotherapy of metastatic bladder carcinoma. J Urol 3:110

36. Vieweg J, Gschwend J, Fair WR (1997) Recurrent bladder cancer following radical cystectomy – patterns of failure, prognosis and implications for treatment. J Urol 157(4)(Suppl):384

Mammakarzinom*

U. Klaassen und S. Seeber

I. Epidemiologie

Häufigkeit: ca. ein Drittel aller maligner Tumoren bei Frauen.

Inzidenz: ca. 90–100/100000 pro Jahr in USA.
50–70/100000 pro Jahr in Europa.
15–30/100000 in Japan.
Die Inzidenz ist in allen westlichen Industrieländern und in Japan steigend. Die jährlichen Zuwachsraten liegen bei etwa 3% [1].

Lokalisation: Am häufigsten betroffen ist der laterale obere Quadrant. Der zentrale und retroareale Teil der Brust sowie die übrigen drei Quadranten sind in abnehmender Häufigkeit befallen.

Risikofaktoren: Prädisposition: Alter, Tumorsuppressorgene: BRCA1, BRCA2, p53.
Expositionsfaktoren: Alkoholkonsum, Adipositas, exogene Hormone, Strahlenbelastung, fettreiche Nahrung.

Genetische Prädisposition: Bislang wurden drei Tumorsuppressorgene [2] identifiziert, die eng mit dem Risiko verknüpft sind, an einem Mammakarzinom zu erkranken. Zwei Gene sind auf Chromosom 17 lokalisiert. BRCA 1 (Lokalisation auf Chromosom 17, Banden q12–21) ist mit einem fast

* Dieses Manuskript ist unserem verstorbenen Kollegen Herrn Professor Dr. med. Reinhard Becher gewidmet.

90fachen Lebenszeitrisiko assoziiert, an einem Mammakarzinom zu erkranken. BRCA2 ist ein Tumorsuppressorgen, das auf Chromosom 13 q12–13 lokalisiert ist. Beim Li-Fraumeni-Syndrom liegt eine Mutation im Tumorsuppressorgen p53 vor [47] und führt zu einem erhöhten Risiko, an unterschiedlichen Malignomen (Mamma-Karzinom, Weichteilsarkome, Gehirntumoren, Osteosarkome, Leukosen, Prostata-Karzinom, Pankreas-Karzinom, Melanome) zu erkranken.

II. Pathologie und Stadieneinteilung

1 Pathologie

Histopathologische Klassifikation des Mammakarzinoms nach WHO (1981) [3]

Nichtinvasive Karzinome	Invasive Karzinome
• Intraduktales Karzinom in situ, • Lobuläres Karzinom in situ.	• Invasives duktales Karzinom, • Invasives duktales Karzinom mit prädominanter intraduktaler Komponente, • Invasives lobuläres Karzinom, • Muzinöses, medulläres, papilläres, tubuläres, adenoidzystisches, sekretorisches, apokrines Karzinom, • Karzinome mit Metaplasie, • Morbus Paget.

2 Stadieneinteilung

TNM-Klassifikation nach UICC (1997)

T – Primärtumor[1-3]		
Tis		In situ
T1		≤ 2 cm
	T1mic	≤ 0,1 cm[1]
	T1a	> 0,1 – 0,5 cm
	T1b	> 0,5 cm – 1 cm
	T1c	> 1 – 2 cm
T2		> 2 – 5 cm
T3		> 5 cm
T4		Brustwand/Haut[2]
	T4a	Brustwand[2]
	T4b	Hautödem/Ulzeration, Satellitenknoten der Haut
	T4c	4a und 4b
	T4d	Entzündliches Karzinom[3]

N – Regionäre Lymphknoten[4]				
N1	Beweglich axillär			
		pN1a[a]		Nur Mikrometastase(n) ≤ 0,2 cm
		pN1b		Makrometastase(n) (> 0,2 cm)
			i	1 – 3 Lymphknoten, > 0,2 – < 2 cm
			ii	≥ 4 Lymphknoten, > 0,2 – < 2 cm
			iii	Kapseldurchbruch, < 2 cm
			iv	≥ 2 cm
N2	Fixiert axillär	pN2		
N3	A. mammaria interna	pN3		

M – Fernmetastasen
M0 keine Fernmetastasen nachweisbar
M1 Fernmetastasen vorhanden

[a] pN: pathologische Klassifikation post operationem.

Anmerkungen:

[1] Unter Mikroinvasion wird ein Eindringen von Karzinomzellen über die Basalmembran hinaus in das angrenzende Gewebe verstanden. Kein Invasionsherd darf mehr als 0,1 cm in größter Ausdehnung messen. Wenn multiple Mikroinvasionsherde vorliegen, wird nur die Ausdehnung des größten Herdes für die Klassifikation verwendet. (Eine Summe aus der Größe aller Mikroinvasionsherde darf nicht gebildet werden.) Das Vorhandensein multipler Mikroinvasionsherde sollte ebenso wie bei multiplen größeren Karzinomen festgehalten werden.

[2] Die Brustwand schließt die Rippen, die Interkostalmuskeln und den vorderen Serratusmuskel mit ein, nicht aber die Pektoralismuskulatur.

[3] Das entzündliche (inflammatorische) Karzinom der Brust ist durch eine diffuse braune Induration der Haut mit erysipelähnlichem Rand gekennzeichnet, gewöhnlich ohne eine darunter befindliche palpable Tumormasse. Wenn die Hautbiopsie negativ ist und sich kein lokalisierter meßbarer Primärtumor findet, entspricht dem klinischen entzündlichen (inflammatorischen) Karzinom (T4d) bei der pathologischen Klassifikation pTX.

Einziehungen der Haut oder der Mamille oder andere Hautveränderungen außer denjenigen, die unter T4b und 4d aufgeführt sind, können in T1, T2 oder T3 vorkommen, ohne die T-Klassifikation zu beeinflussen.

[4] Regionäre Lymphknoten sind:

1. *Axilläre (ipsilaterale):* interpektorale (Rotter-)Lymphknoten und Lymphknoten entlang der V. axillaris und ihrer Äste. Sie können in folgende Level unterteilt werden:

   Level I (untere Axilla): Lymphknoten lateral des lateralen Randes des M. pectoralis minor.
   Level II (mittlere Axilla): Lymphknoten zwischen dem medialen und lateralen Rand des M. pectoralis minor und interpektorale (Rotter-)Lymphknoten.
   Level III (apikale Axilla): Lymphknoten medial des medialen Randes des M. pectoralis minor einschließlich der als subklavikulär, infraklavikulär oder apikal bezeichneten Lymphknoten.

   Anmerkung:
   Die intramammären Lymphknoten werden als axilläre Lymphknoten klassifiziert.

2. *Ipsilaterale Lymphknoten an der A. mammaria interna:* Lymphknoten, die entlang dem Rand des Brustbeins in der endothorakalen Faszie der ipsilateralen Interkostalräume lokalisiert sind.

   Jede andere Lymphknotenmetastase wird als Fernmetastase (M1) klassifiziert, einschließlich supraklavikulärer, zervikaler oder kontralateraler Lymphknotenmetastasen an der A. mammaria interna.

pN – Regionäre Lymphknoten

Die pathologische Klassifikation erfordert die Resektion und Untersuchung zumindest der unteren axillären Lymphknoten (Level I). Hierbei werden üblicherweise 6 oder mehr Lymphknoten histologisch untersucht.

Stadieneinteilung (UICC 1997)

UICC-Stadium	TNM-Stadium		
0	Tis	N0	M0
I	T1[a]	N0	M0
IIA	T0	N1	M0
	T1[a]	N1[b]	M0
	T2	N0	M0
IIB	T2	N1	M0
	T3	N0	M0
IIIA	T0	N2	M0
	T1[a]	N2	M0
	T2	N2	M0
	T3	N1	M0
	T3	N2	M0
IIIB	T4	jedes N	M0
	jedes T	N3	M0
IV	jedes T	jedes N	M1

[a] T1 schließt T1mic ein.
[b] Prognose von Patienten mit pN1a ist ähnlich jener von Patienten mit pN0.

Histopathologischer Malignitätsgrad (UICC 1997) (Nach [4])

G1	Gut
G2	Mäßig
G3	Schlecht
G4	Undifferenziert

3 Prognose

Die Prognose der Patientinnen nach Ablatio mammae korreliert eng mit dem Lymphknotenstatus und der Größe des Primärtumors, wie in Tabel-

Tabelle 1. Fünfjahresüberlebensrate (%) nach Tumorgröße und axillärer Metastasierung

Tumorgröße (cm)	Axilläre LK		
	Negativ	1–3	> 3
≤ 0,5	99,2	95,3	59,0
0,5–0,9	98,3	94,0	54,2
1,0–1,9	95,8	86,6	67,2
2,0–2,9	92,3	83,4	63,5
3,0–3,9	86,2	69,8	52,6
4,0–4,9	82,2	73,0	45,5
> 5,0	82,2	73,0	45,5

le 1 dargestellt. Zu beachten ist, daß auch nach Ablauf der Fünfjahresüberlebenszeit in einem Zeitraum von bis zu 20 Jahren ohne erneuten Primärherd noch lokale Rezidive und/oder Fernmetastasen auftreten können.

3.1 Prognosefaktoren (Tabellen 1 und 2)

Etwa 40–50% aller Patientinnen, die mit kurativer Intention operativ behandelt wurden, erleiden im langjährigen Verlauf Rezidive, an denen die Mehrzahl der Patientinnen verstirbt. Die Prognose, wie sie sich von der Größe des Primärtumors und vom Lymphknotenstatus ableiten läßt, ist aus Tabelle 1 zu entnehmen. Auf der anderen Seite kann gesagt werden, daß bei axillär negativem Status nur bis 20% der Patientinnen rezidivieren. Innerhalb dieser heterogenen Gruppe lassen sich jedoch auch Patientinnen mit höherem von solchen mit niedrigerem Risiko unterscheiden. Bei axillärem Lymphknotenbefall ist mit einer Rezidivrate von 60–80% zu rechnen. Der axilläre Lymphknotenstatus ist der bedeutendste prognostische Faktor beim Mammakarzinom (Tabelle 1).

Tabelle 2. Etablierte Prognosefaktoren für Rezidiv, Metastasierung und Mortalität bei Patientinnen mit Mammakarzinom und geringem Tumorstadium

---

1. **Patientinnenabhängige Prognosefaktoren**
   Alter
   Menopausenstatus
   Immunkompetenz

2. **Histopathologie**
   Ploidiestatus
   histologische Differenzierung
   histologischer Typ
   Lymphknotenbeteiligung
   Tumorausdehnung
   Gefäßinvasion
   Lymphgefäßinvasion
   Nekrose

3. **Hormonrezeptoren**
   Östrogen
   Progesteron

3.1.1 Neuere Prognosefaktoren

Aufgrund des kurativen Potentials einer adjuvanten postoperativen Chemotherapie werden große Anstrengungen unternommen, auch bei der Gruppe prognostisch günstiger Patientinnen ohne axilläre Metastasierung möglichst diejenigen Patientinnen (20%) zu identifizieren, die später rezidivieren. Ziel dieser Bemühungen ist es, eine adjuvante postoperative Chemotherapie in optimierter Form möglichst nur den Risikopatientinnen mit nodal negativem Status zu verabreichen und die prognostisch günstigen Fälle auszusparen.

Bei N0-Patientinnen mit negativem Hormonrezeptorstatus und rascher Progression (G3–4 Histologie) muß beispielsweise in ca. 60% mit Rezidiven gerechnet werden, so daß die Entscheidung zur adjuvanten Chemotherapie leichter gefällt werden kann [14]. In Tabelle 3 sind neuere Prognosefaktoren aufgeführt, die eine zusätzliche Risikoabschätzung ermöglichen. Außerhalb klinischer Studien ist deren routinemäßige Bestimmung nicht angezeigt, da sich viele der neueren Prognosefaktoren mit den konventionellen Faktoren in ihrer Aussage überlappen und keine unabhängige, zusätzliche Information liefern.

Tabelle 3. Neuere Prognosefaktoren (Nach [6])

Proliferationsmarker	Wachstumsfaktoren/-rezeptoren
Thymidinmarkierung	EGF-R
S-Phase-Fraktion	Insulinähnliche Wachstumsfaktoren
Ki-67-Antigen	Insulinrezeptor
PCNA/Cyclin	HER-2/neu
Topoisomerase II	
Histon (H2, H3)	Gewebeinfiltration
	Cathepsin D
Onkogene/Tumorsuppressorgene	uPA/PAI
HER-2/neu	Lamininrezeptor
c-myc	Angiogenesefaktoren
p 53	
Rb 1	
nm 23	
Resistenzfaktoren	
MDR	
atMDR	
Glutathion	
DNA-„repair"	

III. Diagnostik

Lokale Erkrankung: klinische Untersuchung, Mammographie, Sonographie, Biopsie, Kernspintomographie (optional), Routinelabor, LDH, alk. Phosphatase, Hormonrezeptorbestimmung, Tumormarker CEA und CA 15-3, Hormonstatus (LH, FSH, Östradiol und Progesteron im Serum).

Metastasierende Erkrankung: klinische Untersuchung, Routinelabor, LDH, Transaminasen, alk. Phosphatase, Tumormarker CEA und CA 15-3, Hormonstatus (LH, FSH, Östradiol und Progesteron im Serum), Rö.-Thorax, Skelettszintigraphie und Röntgen der suspekten ossären Areale, Kernspintomographie (optional), Sonographie und/oder CT des Abdomens.

IV. Behandlungsstrategie

Ein sequentielles therapeutisches Vorgehen (Abb. 1) gilt als optimale Therapie. Die kombinierte Chemohormontherapie hat in randomisierten Studien bei Gabe von zumeist CMF + Tamoxifen zwar z. T. erhöhte An-

Diagnose / Biopsie / Stadieneinteilung

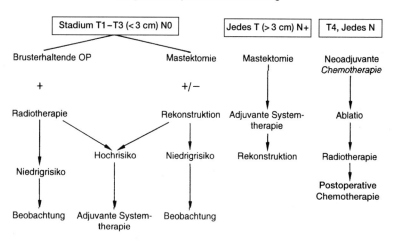

Abb. 1. Primäre Behandlungsstrategie des nicht metastasierten Mammakarzinoms

Tabelle 4. Kombinierte Chemohormontherapie mit CMF/CAF/CFP ± Tamoxifen

Therapie-schema	Referenz	Patien-tinnen (n)	Remissions-rate	Überlebens-dauer (Monate)
CMF + Tamoxifen	[7]	133	51 74	27,8 19,5
CAF + Tamoxifen	[8]	246	51 56	n.a. n.a.
CFP + Tamoxifen	[9]	125	71 64	18 13
CMF [a] + Tamoxifen	[10]	71	n.a. n.a.	79,7 41,5

[a] Neoadjuvante Therapie.

sprechraten ergeben, in einzelnen Studien (s. Tabelle 4) allerdings eine
Verkürzung der Überlebenszeit erbracht und sollte außerhalb kontrollierter Untersuchungen nicht erfolgen. Ebenso hat die alternierende
Chemotherapie, die mit der Rationale der Vermeidung einer Resistenzentwicklung durchgeführt wurde, keine Behandlungsverbesserung ergeben

[29]. Die derzeit optimale Strategie der Primärbehandlung des metastasierten Mammakarzinoms besteht in einer sequentiellen Anwendung
der Therapieoptionen und ist in den Flußdiagrammen (Abb. 2 und 3) zu
finden.

1 Chirurgische Therapiemaßnahmen

a) *Primärtumor* (s. Abb. 1):

- Totale Mastektomie mit ipsilateraler axillärer Lymphknotendissektion
  (modifizierte radikale Mastektomie nach Patey) bei invasiven Tumoren
  mit > 3 cm Durchmesser und beim intraduktalen In-situ-Karzinom.
- Im Einzelfall spielt die Tumorgröße im Vergleich zur Größe der Brust
  eine entscheidende Rolle. In einer kleinen Mamma ist wegen der Notwendigkeit ausreichend großer tumorfreier Resektionsränder eine Brust-
  erhaltung oft nicht zu empfehlen.
- Ansonsten brusterhaltende Operation (Quadrantenresektion, Tumor-
  ektomie) mit ipsilateraler axillärer Lymphknotendissektion gefolgt
  von obligater Radiotherapie der Brust und ggf. adjuvanter Chemotherapie.

b) *Fortgeschrittene Erkrankung (Metastasierung):*

- Osteosynthese bei Frakturen oder drohenden Frakturen im Bereich der
  tragenden Skelettanteile, (z.B. Tumorendoprothese bei Schenkelhals-
  frakturen).
- Operative Entfernung von umschriebenen Lokalrezidiven,
- Laminektomie bei epiduralem Befall und Querschnittsymptomatik,
- Resektion von solitären Hirnmetastasen.

2 Strahlentherapie

a) *Primärtumor:*

- Postoperative Radiotherapie bei brusterhaltender Resektion (s. Abb. 1).
- Thoraxwandbestrahlung bei T3- und T4-Tumoren nach Ablatio
  (s. Abb. 1).

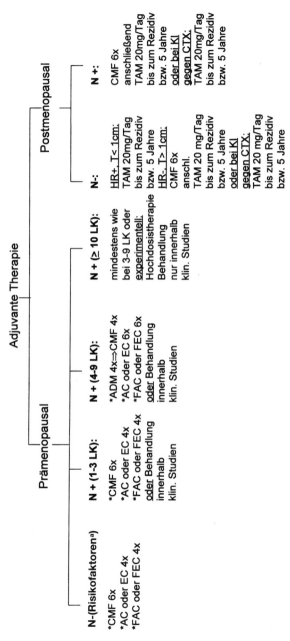

Abb. 2. Entscheidungsbaum zur adjuvanten Systemtherapie des Mammakarzinoms (nach [14, 57])

Adjuvante Therapie

Prämenopausal

N-(Risikofaktoren[a]):
*CMF 6x
*AC oder EC 4x
*FAC oder FEC 4x

N + (1-3 LK):
*CMF 6x
*AC oder EC 4x
*FAC oder FEC 4x
oder Behandlung
innerhalb
klin. Studien

N + (4-9 LK):
*ADM 4x⇒CMF 4x
*AC oder EC 6x
*FAC oder FEC 6x
oder Behandlung
innerhalb
klin. Studien

N + (≥ 10 LK):
mindestens wie
bei 3-9 LK oder
experimentell:
Hochdosistherapie
Behandlung
nur innerhalb
klin. Studien

Postmenopausal

N-:
HR+, T< 1cm:
TAM 20mg/Tag
bis zum Rezidiv
bzw. 5 Jahre
HR-, T> 1cm:
CMF 6x
anschl.
TAM 20 mg/Tag
bis zum Rezidiv
bzw. 5 Jahre
oder bei KI
gegen CTX:
TAM 20 mg/Tag
bis zum Rezidiv
bzw. 5 Jahre

N +:
CMF 6x
anschließend
TAM 20mg/Tag
bis zum Rezidiv
bzw. 5 Jahre
oder bei KI
gegen CTX:
TAM 20mg/Tag
bis zum Rezidiv
bzw. 5 Jahre

[a] Risikofaktoren: T ≥1 cm, HR –, G2-3
* Alternativoptionen

HR: Hormonrezeptor, N-: nodal negativ, N+: nodal positiv, KI: Kontraindikation

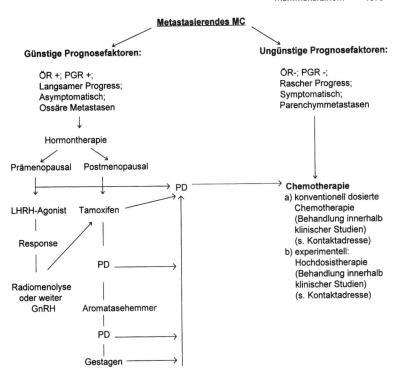

Abb. 3. Flußdiagramm zur Therapie des metastasierten Mammakarzinoms

Tabelle 5. Einteilung in Risikogruppen beim Mammakarzinom. St. Gallen – Empfehlungen [62]

Progosefaktoren	niedriges Risiko*	mittleres Risiko*	hohes Risiko**	
Nodalstatus	negativ	negativ	negativ und	positiv
Tumorgröße	T ≤ 1 cm	T1–2 cm	T ≥ 2 cm oder	
Grading	1	1–2	G2–3 oder	
Hormonrezeptoren	ER+ und/ oder PR+	ER+ und/ oder PR+	ER– und PR–	
Alter	≥ 35 Jahre	≥ 35 Jahre	oder ≤ 35 Jahre	

*   Alle Kriterien müssen erfüllt sein.
** Ein Kriterium muß erfüllt sein.
ER = Östrogenrezeptor, *PR* = Progesteronrezeptor.

b) *Metastasierende Erkrankung:*

- Lokalrezidiv.
- Schmerzbestrahlung bei ossären Herden.
- Vorbeugung einer drohenden Frakturgefahr.
  (!) Bei bestehender Frakturgefahr ist eine umgehende osteosynthe-
  tische Versorgung vorzuziehen, da eine Resklerosierung und damit
  Stabilisierung erst mehrere Wochen nach Strahlentherapie eintritt.
- Bei multiplen ZNS-Läsionen.
- Radiomenolyse bei prämenopausalen Frauen.

3 Systemtherapie

3.1 Chemotherapie

Die objektiven Ansprechraten der wichtigsten Zytostatika in der Monochemotherapie des metastasierten Mammakarzinoms sind in Tabelle 6
aufgelistet.

3.1.1 Neoadjuvante, multimodale Behandlung des inflammatorischen Karzinoms

Die Prognose des inflammatorischen Mammakarzinoms ist ungünstig.
Bei alleiniger Mastektomie oder Radiotherapie überleben nur 2–3% der
Patientinnen über 5 Jahre. Erst die Kombination von primärer Chemotherapie, Radiotherapie und Operation hat zu einer signifikanten Verbesserung der 5-Jahres-Überlebensrate geführt. Dieses Konzept ist auch bei
inoperablen T4-Tumoren indiziert (Tabelle 7).

*Außerhalb klinischer Studien wird in Anlehnung an Fields folgendes Vor-
gehen empfohlen* [21]:

1. Präoperative Chemotherapie mit 2–3 Kursen anthrazyklinhaltiger
   Chemotherapie in voller Dosierung (z.B. AC, FAC).
2. Bei Therapieansprechen Ablatio und axilläre Lymphonodektomie.
3. Radiotherapie der Thoraxwand.
4. Abschließende adjuvante Chemotherapie, 2–3 Kurse der ursprünglichen und nachgewiesen wirksamen Kombination.

Tabelle 6. Therapieansprechen der gebräuchlichsten Zytostatika in der Monotherapie. (Modifiziert nach [5])

Medikament	Ansprechraten in % (Bereich)		
	Alle Patienten	vorherige Chemotherapie	
		Nein	Ja
Alkylanzien:			
Chlorambucil	17 (0−19)	NA	NA
Cyclophosphamid	33 (11−59	36	22
Estracyt	20 (5−39)	20	NA
Hexamethymelamin	11 (0−32)	NA	NA
Ifosfamid	27 (15−40)	20	32
L-Phenylalanin Mustard	20 (0−23)	25	4
Mitolactol	17 (0−44)	NA	17
Mitrogen Mustard	18 (8−25)	8	22
Peptichemio	18 (14−25)	NA	18
Prednimustin	26 (22−40)	46	21
Thiotepa	29 (8−37)	25	NA
TIC-Mustard	10	10	NA
Antibiotika:			
Doxorubicin	32 (0−87)	43	29
4'-Epidoxorubicin	34 (16−73)	62	27
Idarubicin	26 (11-50)	37	17
Pirarubicin	32 (15−43)	43	25
Mitomycin-C	22 (5-35)	NA	22
Mitoxantron	20 (3-35)	27	18
Bisantren	18 (18-22)	NA	18
Anthrapyrazol	63 (NA)	67	61
Nitrosoharnstoffe und Platinanaloga:			
Carmustin	16 (7-29)	NA	16
Lomustin	9 (0-14)	10	9
Cisplatin	12 (0-54)	51	8
Carboplatin	17 (0-33)	35	0
Iproplatin	11 (0-13)	NA	11
Pflanzenalkaloide:			
Vincristin	19 (0-14)	8	19
Vinblastin	21 (0-45)	NA	21
Vindesin	23 (4-31)	39	21
Vinorelbin	30 (29-53)	43	20
Elliptinium	27 (0-33)	37	22
Taxol	45 (20-62)	62	20
Taxotere	56 (45-72)	72	45
Antimetabolite:			
Methotrexat	28 (4-54)	34	17
5-Fluorouracil	27 (0-68)	29	18

Tabelle 7. Ergebnisse multimodaler Therapie beim inflammatorischen Karzinom

Referenz	Patien-tinnen (n)	Behandlungssequenz	Lokalrezidiv (%)	Fünfjahres-überlebens-rate (%)
[48]	26	CHT-RT-OP-CHT	20	36
[49]	8	CHT-OP-CHT-RT	13	12
[50]	61	CHT-OP-RT-CHT	33	27
[51]	19	CHT-RT-OP-CHT	10	65 (3 J.)
[52]	18	CHT-RT-OP-CHT	29	n. a.
[11]	37	CHT-OP-RT-CHT	37	35

CHT Chemotherapie, *RT* Radiotherapie, *OP* Operation.

3.1.2 Adjuvante Chemotherapie (Abb. 2, Tabellen 8 und 9)

3.1.2.1 Nodal-negativer Status (Tabelle 8)

Bei prämenopausalen nodal positiven Patientinnen hat sich eine Chemotherapie als sichere Maßnahme zur Verminderung der Rückfallquote und zur Verlängerung der medianen Überlebenszeit erwiesen [28]. Bei den nodal-negativen Patientinnen mit ungünstiger Risikokonstellation (Hormon-

Tabelle 8. Adjuvante systemische Therapie bei nodalnegativen Patientinnen mit Mammakarzinom [62]

Menopause-Status	Hormon-rezeptoren	niedriges Risiko	mittleres Risiko	hohes Risiko
Prämenopausal	ER+ und/ oder PR+	Nil oder TAM	TAM ± CHT	CHT + TAM, Ovarektomie
	ER– und PR–	–*	–*	CHT
Postmenopausal	ER+ und/ oder PR+	Nil oder TAM	TAM ± CHT	TAM ± CHT
	ER– und PR–	–*	–*	CHT
Ältere Patienten (≥65 bzw. 70 Jahre)	ER+ und/ oder PR+	Nil oder TAM	TAM ± CHT	TAM ± CHT
	ER– und PR–	–*	–*	CHT

* ER/PR-Negativität = hohes Risiko.
CHT = Chemotherapie, *TAM* = Tamoxifen, *Nil* = keine Therapie.

rezeptor-Negativität, G2–3) ist die Durchführung einer adjuvanten Chemotherapie entsprechend den Daten nach einer Analyse der „Early Breast Cancer Trialists Collaborative Group" [14] ebenfalls indiziert (Abb. 2). Entsprechend den Empfehlungen der St. Gallen-Konferenz (1998) zur Behandlung des Mammakarzinoms ist eine adjuvante Chemotherapie nicht indiziert bei: Patientinnen ≥ 35 Jahre, G1-Tumor, T ≤ 1 cm und N0 bei ≥ 10 untersuchten Lymphknoten (Tabellen 5 und 8) [62].

3.1.2.2 Nodal-positiver Status (Tabelle 9)

1–3 Lymphknoten

Als adjuvante Standardtherapie bei axillär limitierter Metastasierung (1–3 befallene LK) gilt CMF (6 Kurse) mit einer Senkung der Rezidivrate um 20–40% und einer Verbesserung der rezidivfreien Überlebensrate von 10–15% nach 10–15 Jahren (Tabelle 10). Eine erhöhte Rate von sekundären Leukämien und/oder soliden Tumoren wurde nicht beobachtet.

Die Langzeitergebnisse dieser Studie (Tabelle 10) zeigen einen anhaltend positiven Effekt der adjuvanten Chemotherapie in der Gesamtgruppe sowie insbesondere für prämenopausale Patientinnen mit limitierter axillärer Metastasierung. Der Nutzen bei ausgedehntem axillären Befall (> 3 LK positiv) ist geringer.

Außerhalb klinischer Studien sollten die Originalversion A (Tabelle 11) oder die Variante D wegen der höheren Dosisintensität bei zumeist guter Verträglichkeit bevorzugt werden. Die Version B hat eine vergleichsweise niedrige Dosisintensität.

Tabelle 9. Adjuvante systemische Therapie bei nodalpositiven Patientinnen mit Mammakarzinom [62]

Menopause-Status	Hormonrezeptoren	Therapie
Prämenopausal	ER+ und PR+	CHT + TAM Ovarektomie ± TAM
	ER– und PR–	CHT
Postmenopausal	ER+ oder PR+ ER– und PR–	TAM + CHT CHT
Ältere Patienten (≥ 65 bzw. 70 Jahre)	ER+ oder PR+ ER– und PR–	TAM ± CHT CHT

CHT = Chemotherapie, *TAM* = Tamoxifen.

Tabelle 10. 15-Jahres-Ergebnisse des ersten CMF-Programmes in der adjuvanten Therapie [29]

Patientinnengruppe	Kontrolle (%)	CMF (%)	p
Rezidivfreies Überleben			
Alle Patientinnen	26	36	0,002
Prämenopausal	28	42	0,002
Postmenopausal	25	31	0,22
1–3 LK positiv	31	42	0,009
> 3 LK positiv	15	24	0,05
Gesamtüberleben			
Alle Patientinnen	33	42	0,08
Prämenopausal	35	51	0,02
Postmenopausal	32	35	0,85
1–3 LK positiv	37	48	0,08
> 3 LK positiv	24	31	0,31

Tabelle 11. Variationen des CMF-Protokolls nach Bonadonna [8]

	Dosis (mg/m²)		Tag	Wiederholung	Dosisintensität [a] für Cyclophosphamid (%)
A	C 100	p.o.	1–14	Tag 29	100
	M 40	i.v.	1		
	F 600	i.v.	1		
B	C 600	i.v.	1	Tag 22	57
	M 40	i.v.	1		
	F 600	i.v.	1		
C	C 600	i.v.	1 und 8	Tag 29	86 [a]
	M 40	i.v.	1 und 8		
	F 600	i.v.	1 und 8		
D	C 600	i.v.	1 und 8		
	M 40	i.v.	1 und 8	Tag 22	114
	F 600	i.v.	1 und 8		

C Cyclophosphamid, *M* Methotrexat, *F* 5-Fluorouracil.
[a] Gerechnet als Gesamtdosis pro Woche.

Tabelle 12. Rezidivfreies Überleben (RFÜ) und Gesamtüberleben (OS) nach adjuvanter Chemotherapie mit Adriamycin und CMF in unterschiedlicher Sequenz bei ≥ 4 befallenen axillären Lymphknoten [29]

Adria ⇒ CMF	RFÜ	OS
	Median (Monate)	
Gesamt	42	58
4–10 LK+	47	64
> 10 LK+	29	41
CMF ⇒ Adria		
Gesamt	28	44
4–10 LK+	32	47
> 10 LK+	21	38

Nach intravenöser Applikation von Cyclophosphamid ist grundsätzlich ein Verlust an Dosisintensität durch Nierenausscheidung zu bedenken, wohingegen nach oraler Gabe (sog. „first pass effect") resorbiertes Cyclophosphamid (Resportionsrate ca. 100%) vollständig und direkt in der Leber aktiviert werden kann. In einer randomisierten Studie beim metastasierten Mammakarzinom fand sich tatsächlich eine signifikante Überlegenheit der oralen Variante mit einer Ansprechrate von 48% vs. 29% und einem medianen Überleben von 17 Monaten vs. 12 Monaten (p = 0,016) [13].

Eine Intensivierung der adjuvanten Chemotherapie durch Gabe von höherdosiertem Adriamycin (75 mg/m^2 alle 3 Wochen) konnte das rezidivfreie Überleben (s. Tabelle 12) signifikant verbessern, wenn die Anthrazyklintherapie vor CMF gegeben wird [29].

>3–9 Lymphknoten

Wie in Abb. 2 gezeigt, sollte bei ≥ 4 befallenen Lymphknoten eine anthrazyklinhaltige Chemotherapie erfolgen. Aufgrund des höheren Rezidivrisikos dieser Patientinnen sind europaweit Studien initiiert worden, die auch die Integration neuerer Zytostatika (Taxane: Docetaxel, Paclitaxel) in Kombination mit Adriamycin oder Epirubicin untersuchen. Der Stellenwert der hoch wirksamen Taxane in der adjuvanten Situation und deren Integration in adjuvante Therapieregime ist derzeit Gegenstand klinischer Studien (s. Anhang Kontaktadresse 2). Bezüglich einer generellen Anwendung anthrazyklinhaltiger adjuvanter Chemotherapie ist zum jetzigen Zeitpunkt noch Zurückhaltung angemessen, da in einer randomisierten Studie CMF vs. CAF kein signifikanter Vorteil für CAF nachweisbar war [6].

≥ 10 Lymphknoten

Die immer noch unbefriedigenden Ergebnisse bei Patientinnen mit mehr als 9 befallenen Lymphknoten lassen sich möglicherweise durch Hochdosistherapie mit peripherer Blutstammzelltransplantation verbessern. Weltweit sind aus diesem Grunde randomisierte klinische Studien initiiert worden, die den möglichen Vorteil der Hochdosis-Chemotherapie mit peripherer Blutstammzelltransplantation jeweils im Vergleich mit der besten konventionellen Chemotherapie im Hinblick auf rezidivfreies Überleben und Gesamtüberleben der Patientinnen untersuchen. In Deutschland wurden aus diesem Grunde im Rahmen der interdisziplinären Mamma-Karzinomarbeitsgruppe der Deutschen Krebsgesellschaft (IMA) Studienkonzepte für Patientinnen mit ≥ 10 befallenen axillären Lymphknoten bei der Erstdiagnose entwickelt. Das Einbringen von Hochrisikopatientinnen in diese Studie ist ausdrücklich erwünscht (s. Anhang Kontaktadressen 1). Der Einsatz einer adjuvanten Hochdosis-Chemotherapie mit peripherer Blutstammzelltransplantation ist trotz ermutigender Pilotergebnisse außerhalb klinischer Studien bisher jedoch nicht indiziert.

Adjuvante Chemotherapie – Kontaktadressen zur Behandlung innerhalb multizentrischer klinischer Studien:

Multizentrische Studien zur adjuvanten HD CTX vs dosisoptimierte konventionelle CTX (IMA-Studien)

Stadium II, ≥ 10 + LK	Professor Dr. Kanz, Dr. Manz Hämatologie, Onkologie, Immunologie u. Rheumatologie Eberhard-Karls-Universität Tübingen Medizinische Klinik u. Poliklinik Ottfried-Müller-Str. 10, 72076 Tübingen Tel.: 07071/29-2726 Fax: 07071/29-3966
Stadium III, ≥ 10 + LK	Prof. Dr. Seeber, Dr. Klaassen Universitätsklinikum Essen Innere Klinik Poliklinik/Tumorforschung Hufelandstr. 55 45122 Essen Tel.: 0201/723-2012 Fax: 0201/723-5736

Europäische Multicenterstudie zur adjuvanten Therapie des nodal positiven Mammakarzinoms

Studienleitung: Breast European Adjuvant
                               Studies Team (BREAST)
                               Dr. Martine Piccart
                               Jules Bordet Institute
                               Rue Heger-Bordet 1
                               1000 Brussels-Belgium
                               Tel.: 0032-2-535-3571
                               Fax: 0032-2-538-0858

3.1.3 Chemotherapie im Stadium der Metastasierung

Ziel der Therapie im Stadium der Metastasierung ist es, einerseits eine Reduktion oder vollständige Behebung von Symptomen bzw. bei asymptomatischen Patientinnen das Auftreten von Symptomen hinauszuschieben und die Symptomfreiheit zu erhalten. Diese Forderungen implizieren, daß eine Heilung im Stadium der Metastasierung nicht möglich ist. Hohe Remissionsraten bedeuten in aller Regel einen besseren palliativen Effekt, bislang aber ohne Nachweis einer Kuration. Deshalb muß es das Hauptziel bleiben, der individuellen Patientin eine lebenswerte Verlängerung der Überlebenszeit zu verschaffen (s. Flußdiagramm, Abb. 3). Experimentell und innerhalb klinischen Studien wird derzeit der Stellenwert einer Hochdosischemotherapie mit peripherer Blutstammzelltransplantation im Vergleich mit dosisintensivierter konventioneller Chemotherapie untersucht. Aufgrund der bisher vorliegenden Ergebnisse der Hochdosis-Chemotherapie beim metastasierten Mammakarzinom geht man von einer höheren Rate von kompletten und partiellen Remissionen aus, die möglicherweise zu einer verlängerten Zeit bis zur erneuten Progression und für die Patientin mit einer längeren therapiefreien Zeit einhergehen. Ein Vorteil hinsichtlich des Gesamtüberlebens der Patientinnen bei Einsatz von hochdosierter Chemotherapie mit peripherer Blutstammzelltransplantation konnte bislang nicht nachgewiesen werden und das Therapieverfahren ist daher Gegenstand laufender klinischer Studien. Der Einsatz einer Hochdosis-Chemotherapie mit peripherer Blutstammzelltransplantation im Stadium der metastasierten Erkrankung ist außerhalb klinischer Studien daher nicht indiziert (s. Kontaktadresse).

Tabelle 13. Disseminiertes Mammakarzinom: Randomisierte Studien zur Chemotherapie mit und ohne Anthrazykline

Kombination	Autor	Patientinnen-zahl	Remissionsrate		Remissionsdauer		Überlebensdauer	
			CR + PR (%)	p-Wert	(Monate)	p-Wert	(Monate)	p-Wert
CMF CAF	[17]	40 38	62 82	0,01	8 10	n.s.	17 27	0,13
CMFVP CAF	[18]	54 59	37 64	0,007	5 7	0,02	– 	–
CMFVP CAFVP	[19]	72 76	57 58	0,47	13 15	n.s.	20 33	0,07
CMFVP CAFVP	[20]	109 107	50 71	0,003	7 14	<0,01	13 19	0,01
CMF CAF CAFVP	[22]	99 82 97	37 55 58	<0,01	6 9 7	0,01	14 24 16	0,04
CMFT CAFT	[23]	154 153	45 58	0,01	13 20	0,03	– –	n.s.
CMFVP CMFAP	[24]	36 38	55 65	n.s.	7	n.s.	– –	– –

3.1.3.1 Chemotherapeutische Erstbehandlung des metastasierten Mammakarzinoms (Tabellen 13 und 14)

Im Rahmen der konventionellen Chemotherapie gelang es durch Kombination von wirksamen Zytostatika ohne wesentliche überlappende Toxizität, objektive Remissionsraten über 60% zu erreichen. Dabei beträgt der Anteil kompletter Remissionen selten mehr als 10%. In Tabelle 13 sind randomisierte Studien für die Erstlinientherapie beim metastasiertem Mammakarzinom mit und ohne Adriamycin aufgeführt. Antrhrazyklinhaltige Protokolle ermöglichen in der Ersttherapie hohe Ansprechraten und zum Teil lange Ansprechdauern sowie in einzelnen Studien auch signifikant verlängerte mediane Überlebenszeiten. Die höchsten Ansprechquoten in

Tabelle 14. Anthrazyklinhaltige Chemotherapieprotokolle zur chemotherapeutischen Erstbehandlung des metastasierten Mammakarzinoms (Behandlung z.T. innerhalb klinischer Studien)

Therapieprotokoll	Dosis	Applikation
AC [53]		
Doxorubicin	40 (−60) mg/m² i.v.	Tag 1
Cyclophosphamid	600 mg/m² i.v.	Tage 1, q Tag 21 (−28)
FAC [54]		
5-Fluorouracil	500 mg/m² i.v.	Tage 1 + 8
Doxorubicin	(40−) 50 mg/m² i.v.	Tag 8
Cyclophosphamid	500 mg/m² i.v.	Tag 1, q Tag 21 (−28)
EC [55]		
Epirubicin	60 (−90) mg/m² i.v.	Tag 1
Cyclophosphamid	600 mg/m² i.v.	Tag 1, q Tag 21
EID [56]		
Epirubicin	40 mg/m² i.v.	Tag 1 + 2
Ifosfamid	2 g/m² i.v.	Tag 1 + 2
Dexamethason	8 mg i.v.	Tag 1 + 2, q Tag 21
EV [56]		
Epirubicin	40 mg/m² i.v.	Tag 1 + 2
Vinorelbin	25mg/m² i.v.	Tag 1 + 8, q Tag 21
ET [55]		
Epirubicin	60mg/m² i.v.	Tag 1
Paclitaxel	175mg/m² i.v.	Tag 1, q Tag 21
AT [58]		
Doxorubicin	50 mg/m² i.v.	Tag 1
Docotaxel	75mg/m² i.v.	Tag 1, q Tag 21

der Erstbehandlung werden derzeit nach vorläufigen Studien mit Taxanen in verschiedenen Kombinationen berichtete [16].

Insbesondere prämenopausale Patientinnen mit viszeraler Metastasierung profitieren von einer intensiveren primären Chemotherapie. Bei diesen Patientinnen kann eine hormonelle Maßnahme als Erhaltungstherapie erwogen werden. Eine hormonelle Therapie ist prinzipiell auch nach einer Chemotherapie noch wirksam.

3.1.3.2 Palliative Chemotherapie nach chemotherapeutischer Vorbehandlung beim metastasierten Mammakarzinom

Vor Einführung der neueren Zytostatika (z.B. Docetaxel, Paclitacel, Vinorelbin) in die Therapie des Mammakarzinoms war die Vorbehandlung

Tabelle 15. Metastasiertes Mammakarzinom: Studien zur palliativen Chemotherapie nach chemotherapeutischer Vorbehandlung

	Regime	n =	RR (%)	medianes Überleben (Monate)
Wilke et al. [25]	Leukovorin 500 mg/m^2 2 h i.v. Tag 1, 8, 15, 22, 29, 36 5-FU 2 g/m^2 24 h-DI i.v. Tag 1, 8, 15, 22, 29, 36, q Tag 50	32	41	19
Klaassen et al. [26]	Paclitaxel 175 mg/m^2 3 h i.v. Tag 1, 22 Leukovorin 500 mg/m^2 2 h i.v. Tag 1, 8, 15, 22, 29, 36 5-FU 2 g/m^2 24 h-DI i.v. Tag 1, 8, 15, 22, 29, 36, q Tag 50	54	59	15
Nicholson et al. [27]	Paclitaxel 175 mg/m^2 3 h i.v. Tag 1 Leukovorin 300 mg/m^2 1 h i.v. Tag 1–3 5-FU 350 mg/m^2 i.v. Tag 1–3, q Tag 28	34	62	15
Valero et al. [60]	Docetaxel 100 mg/m^2 1 h i.v. Tag 1, q Tag 21	55	46	9
Nabholtz et al. [61]	Paclitaxel 175 mg/m^2 3 h i.v. Tag 1, q Tag 21	235	29	11

mit Chemotherapie, insbesondere einer anthrazyklinhaltigen Kombination, ein überaus schlechter prognostischer Parameter für das Ansprechen auf jede weitere Chemotherapie. Bei den Taxanen und 5-Fluorouracil in Kombination mit Leukovorin konnte man eine Wirksamkeit auch bei Anthrazyklin-Vorbehandlung, sogar bei Anthrazyklinresistenz erzielen. Eine Zusammenstellung über mögliche Therapieprotokolle in der „Second line"-Therapie des metastasiertem Mammakarzinoms nach Anthrazyklin-Vorbehandlung (Tabelle 14) zeigt Tabelle 15 [25–27]. Die Therapieentscheidung muß individuell erfolgen.

Chemotherapie des metastasierten Mammakarzinoms – Kontaktadressen zur Behandlung innerhalb klinischer Studien

Prüfung des Stellenwertes der Hochdosis-Chemotherapie mit peripherer Blutstammzelltransplantation beim metastasierten Mammakarzinom (GEBDIS):

Studienleitung der multizentrischen Therapiestudie:
Prof. Dr. Kanz
Hämatologie, Onkologie, Immunologie und Rheumatologie
Eberhard-Karls-Universität Tübingen
Ottfried-Müller-Straße 10
72076 Tübingen
Tel.: 07071/29-2726
Fax: 07071/29-3966

Multizentrische randomisierte Studie zur konventionellen chemotherapeutischen Erstbehandlung des metastasierten Mammakarzinoms:

(Epi/Ifos vs. Epi/Vinorelbine/+ Erhaltungstherapie mit MPA)
Studienleitung der multizentrischen Therapiestudie:
Dr. U. Klaassen
Universitätsklinikum Essen
Innere Klinik Poliklinik/Tumorforschung
Hufelandstraße 55
45122 Essen
Tel.: 0201/723-2012
Fax: 0201/723-5736

3.2 Hormontherapie (Tabellen 16–18)

Die Expression von Hormonrezeptoren im Tumor ermöglicht eine hormonelle Therapie durch Entzug des Wachstumshormons Östrogen. Die Wahrscheinlichkeit einer Remission korreliert direkt mit dem Rezeptor-

Tabelle 16. Medikamentöse Hormontherapie

Substanzen	Applikation und Dosis	Wirkungsmechanismus
Goserelin	alle 4 Wo s.c.	GnRH-Rezeptorblockade
Tamoxifen	20 mg/Tag [a] p.o.	Östrogenrezeptorblockade
Aminoglutethimid	2mal 250 mg/Tag p.o.	Unspezifische Aromatase-hemmung
Formestan	250 mg q 2 Wo i.m.	Spezifische Aromatase-hemmung
Anastrozol	1 mg/Tag p.o.	Spezifische Aromatase-hemmung
Letrozol	2,5 mg/Tag p.o.	Spezifische Aromatase-hemmung
Megestrolacetat	160 mg/Tag p.o.	HVL-Blockade[b]
Medroxyprogesteronacetat	500 mg/Tag p.o.	HVL-Blockade[b]

[a] Schnellsättigung durch 3mal 20 mg, Tage 1–3, danach 20 mg/Tag als Dauertherapie.
[b] Hypophysenvorderlappen.

gehalt des Tumors. In einem unselektionierten Krankengut sind unabhängig von der eingesetzten Methode um 30% Remissionen und 40% Progressionsstillstand (NC) erreichbar. Die operativen Verfahren des Hormonentzugs (Ovarektomie, Adnektomie, Hypophysektomie) sind heute durch medikamentöse Verfahren ersetzt worden.

3.2.1 Adjuvante Hormontherapie

Eine adjuvante Hormontherapie mit Tamoxifen ist bei postmenopausalen Patientinnen mit und ohne axilläre Metastasierung indiziert (s. Tabelle 8 und 9). Es profitieren auch Hormonrezeptor-negative Patientinnen.

Bezüglich der Dauer der Hormontherapie wurden 6 vs. 12 Monate, 12 vs. 24 Monate und 1 vs. 5 Jahre geprüft. Hierbei war jeweils die längere Therapiedauer überlegen. Zu empfehlen ist daher eine mehrjährige Behandlung bis zum Auftreten eines Rezidives oder von mindestens 2 besser 5 (10) Jahren. Als Dosierung genügt 20 mg Tamoxifen pro Tag. Bei einer Langzeittherapie mit Tamoxifen ist eine Osteoporose-Prophylaxe durchzuführen. Es besteht der Verdacht auf ein erhöhtes Risiko für die Entstehung von Corpuskarzinomen. Es sind daher regelmäßige, zumindest jährliche gynäkologische Untersuchungen bei laufender Tamoxifentherapie erforderlich (in den ersten 2 Jahren halbjährig).

In Tabelle 17 ist der Effekt einer adjuvanten Hormontherapie mit Tamoxifen bei postmenopausalen Patientinnen (> 50 Jahre) aufgeführt. Die großen Patientenzahlen ergeben sich aus einer sog. „Metaanalyse", die alle publizierten Daten einschließt (Early Breast Cancer Trialists Collaborative Group 1992) [4].

Bei prämenopausalen Patientinnen führt eine Ovarektomie (Tabelle 17) zu einer signifikanten Verbesserung der Überlebenszeit [14a]. Wegen

Tabelle 17. Ergebnisse der Metaanalyse der „Early Breast Cancer Trialists Collaborative Group" zur adjuvanten Therapie des Mammakarzinoms [14]

	Reduktion des jährlichen Risikos (%) von	
	Rezidiv	Mortalität
Alter < 50 Jahre		
TAM	12 ± 4	6 ± 5
TAM allein vs. keine adj. Therapie	27 ± 7	17 ± 10[a]
TAM + CTX vs. CTX allein	7 ± 4	3 ± 5
ER- (< 10 fmol/mg)	3 ± 8	−5 ± 9[a]
ER+ (≥ 10 fmol/mg)	19 ± 6	13 ± 8
CTX	36 ± 5	25 ± 5
CTX allein vs. keine adj. Therapie	37 ± 5	27 ± 6
CTX + TAM vs. TAM allein	32 ± 16[a]	−6 ± 23[a]
Ovarielle Ablation[b]	26 ± 6	25 ± 7
Ablation allein vs. keine adj. Therapie	30 ± 9[a]	28 ± 9[a]
Ablation + CTX vs. CTX	21 ± 9[a]	19 ± 11[a]
Alter > 50 Jahre		
TAM	29 ± 2	20 ± 2
TAM allein vs. keine adj. Therapie	30 ± 2	19 ± 3
TAM + CTX vs. CTX allein	28 ± 3	20 ± 4
ER- (< 10 fmol/mg)	16 ± 5	16 ± 6
ER+ (≥ 10 fmol/mg)	36 ± 3	23 ± 4
CTX	24 ± 3	13 ± 4
CTX allein vs. keine adj. Therapie	22 ± 4	14 ± 5
CTX + TAM vs. TAM allein	26 ± 5	10 ± 7

[a] Ergebnisse mit einer Standardabweichung ≥ 9 sind als statistisch instabil anzunehmen.
[b] siehe auch Referenz 14a.

der Nebenwirkungen einer permanenten Östrogendepletion (Osteoporose, Depression, Hitzewallungen, Libidoverlust u.a.) ist bei prämenopausalen Frauen allerdings eine zeitlich limitierte adjuvante Chemotherapie vorzuziehen.

3.2.2 Hormontherapie im Stadium der Metastasierung

Der wesentliche Vorteil einer Hormontherapie im Stadium der Metastasierung besteht in ihrer zumeist guten Verträglichkeit. Sie erfüllt damit eine wichtige Forderung an eine gute Palliation. Andererseits ist das objektive Therapieansprechen von der Anwesenheit von Hormonrezeptoren und deren Konzentration abhängig und liegt in einem unselektionierten Krankengut unabhängig von der Art der hormonellen Therapiemodalität bei ca. 30%. Die Ansprechwahrscheinlichkeit korreliert dabei eng mit dem Rezeptorgehalt. Hormonrezeptor-positive Tumoren treten in der Prä- als auch in der Postmenopause auf. In der Postmenopause ist der Anteil Hormonrezeptor-positiver Patientinnen deutlich größer und auch die durchschnittliche Hormonrezeptor-Konzentration größer. Daher ist bei diesen Patientinnen häufiger und mit qualitativ besseren Remissionen zu rechnen. Nachteil hormoneller Maßnahmen, im Vergleich zur Chemotherapie, ist die geringere Ansprechrate. Ferner erfordert die Dauer bis zum Therapieansprechen häufig einen Zeitraum von 4–6 Wochen.

3.2.3 Wirkungsmechanismus und Dosierung

Der Östrogenentzug in der Prämenopause kann heute reversibel medikamentös erfolgen, so daß den Patientinnen eine Ovarektomie erspart bleiben kann. Hierzu stehen *GnRH-Agonisten* mit Depotwirkung zur Verfügung. Es handelt sich hier um sog. Super-Agonisten, die mit erhöhter Affinität am Rezeptor binden und zu einer „down"-Regulation mit schließlicher Depletion der GnRH-Rezeptoren führen. Dies bewirkt eine hypogonadotrope Ovarialinsuffizienz. Im Gegensatz dazu handelt es sich bei der natürlichen Menopause um eine hypergonadotrope Ovarialinsuffizienz. Läßt sich eine Remission mit Hilfe eines GnRH-Agonisten erzielen, kann überlegt werden, die Ovarialinsuffizienz durch eine anschließende Radiomenolyse permanent zu machen. Dieses Vorgehen erspart Therapiekosten und dem Patienten regelmäßigen Depot-Implantationen.

Das Antiöstrogen *Tamoxifen* wurde bei metastasierter Erkrankung in Dosen von 20 mg vs. 40 mg [4, 51] bzw. 30 mg vs. 90 mg [30] in randomisierten Studien geprüft. Dabei war die niedrigere Dosierung von 20 mg/Tag vergleichbar wirksam. Da das „steady state" des Plasmaspiegels bei Tamoxifen erst nach 4–5 Wochen erreicht ist, empfiehlt es sich, mit einer Schnellsättigung in Form von 3mal 20 mg Tamoxifen an den Tagen 1–3 zu beginnen [3].

Aus der Gruppe der *Aromatasehemmer*, welche die Umwandlung der von der Nebennierenrinde gebildeten Androgene zu Östrogen blockieren, stand bislang nur das Aminoglutethimid als unspezifischer Aromatasehemmer zur Verfügung, das bei höherer Dosierung eine Blockade aller p450 katalysier-ten Hydroxylierungsschritte der Steroidsynthese der Nebenniere bewirkt. Entsprechende Nebenwirkungen können durch eine Steroidbegleittherapie (Prednisolon 20 mg/Tag) kompensiert werden. Bei einer Dosierung von 2mal 250 mg wird die Aromatase bereits ausreichend gehemmt, ohne daß mit wesentlichen Nebenwirkungen gerechnet werden muß. Bei älteren Patientinnen empfiehlt sich eine einschleichende Dosierung von 250 mg/Tag in der 1. Woche und Erhöhung auf 2mal 250 mg danach. Bei diesem Vorgehen kann auf eine Cortisonsubstitution verzichtet werden.

Formestan, Anastrozol und Letrozol gehören der neuen Generation spezifischer Aromatasehemmer an, denen die die vorgenannten Nebenwirkungen fehlen.

Bei den *hochdosierten Gestagenen* (Medroxyprogesteronacetat, MPA) liegt ein komplexer Wirkungsmechanismus vor. Die Hauptwirkung besteht in einer Blockade des Hypophysenvorderlappens mit Abfall der Gonadotropine (FSH, LH) sowie des adrenocorticotropen Hormons (ACTH). Für diesen Mechanismus wird ein Plasmaspiegel von 100 ng/ml MPA gefordert. MPA wirkt daher in Prä- und Postmenopause.

In drei randomisierten Studien wurden 500 mg/Tag p.o. vs. 1000 mg/Tag p.o., 500 mg/Tag i.m. vs. 1500 mg/Tag i.m. und 500 mg i.m./Tag vs. 1000 mg i.m./Tag [32] geprüft, ohne daß sich signifikante Unterschiede ergaben. Außerhalb klinischer Studien kann daher eine Dosis von 500 mg MPA/Tag empfohlen werden. Ein über mehrere Monate gesicherter, ausreichend hoher Plasmaspiegel läßt sich durch eine Kombination oraler mit i.m.-Applikation (Tage 1–10 je 1 g MPA i.m., ab Tag 11 je 500 mg p.o.) erreichen [33].

Für die klinische Praxis ist es wesentlich zu bedenken, daß auch etwa 10% der hormonrezeptornegativen Patientinnen auf hormonelle Therapie ansprechen. Ein Therapieversuch ist immer dann gerechtfertigt, wenn eine a- oder oligosymptomatische Erkrankung vorliegt und von einer eher langsamen Progression ausgegangen werden kann.

Andererseits sollte bei symptomatischen Erkrankungen eher an eine Chemotherapie gedacht werden, da sie zumeist rascher und mit höherer Wahrscheinlichkeit zur Tumorrückbildung führt.

Ein wesentliches Prinzip bei Hormontherapie im Stadium der Metastasierung besteht in ihrer sequentiellen Anwendung (siehe auch Abb. 3). Bei prämenopausalen Patientinnen wird hormontherapeutisch mit einem GnRH-Analogon begonnen. Zunächst kann dann bei Progression eine Kombination mit Tamoxifen und in der Folge mit einem Aromatasehemmer erfolgen, falls zwischenzeitlich keine Indikation zur Chemotherapie entsteht. Bei der Möglichkeit weiterer Hormontherapie (langsame Progression, asymptomatische Erkrankung) ist auch zu erwägen, die medikamentös induzierte Postmenopause durch eine Radiomenolyse zu ersetzen. Daraus resultiert eine permanente artifizielle Postmenopause, die den Patientinnen die regelmäßigen GnRH-Implantationen erspart.

Somit können im optimalen Fall auch bei prämenopausalen Patientinnen alle in Tabelle 16 aufgeführten hormonellen Wirkprinzipien sequentiell eingesetzt werden. Das Ansprechen auf hormonelle Maßnahmen ist prinzipiell ein günstiger Parameter für eine erfolgreiche hormonelle Folgetherapie (s. Tabelle 18).

Der Sequenz der hormonellen Therapie kommt große Bedeutung zu. Die günstigste Sequenz scheint Antiöstrogen, Aromatasehemmer, danach hochdosiertes Gestagen zu sein. Diese Reihenfolge trägt auch dem Gesichtspunkt der Nebenwirkungsrate Rechnung.

Tabelle 18. Sequentielles Therapieansprechen in Abhängigkeit vom Erfolg der Vortherapie am Beispiel des Tamoxifen und Aminoglutethimid in der Postmenopause sowie des Tamoxifen und nachfolgender Ovarektomie in der Prämenopause. (Nach [34])

Primärtherapie	Response	Folgetherapie	Response (%)
TAM[a]	Ja	AG	63
	Nein	AG	22
TAM[b]	ja	Ovarektomie	59
	Nein	Ovarektomie	29

[a] Postmenopause.
[b] Prämenopause.

4 Sonderfälle

4.1 Carcinoma in situ

Es handelt sich um zumeist zufällige histologische Befunde oder um Fälle, bei denen ein mammographischer Verdacht vorlag (Mikroverkalkung). Obwohl eindeutig Tumorzellen nachweisbar sind, fehlt das infiltrative Wachstum.

4.1.1 Duktales in-situ-Karzinom (DISC)

Es handelt sich um eine präinvasive Veränderung ohne Beteiligung der axillären Lymphknoten, bei der bei ca. 30% der Patientinnen im Verlauf mit einer malignen Transformation des Karzinoms zu rechnen ist. Diagnosestellung durch Mammographie und Histologie.

Therapie: Die alleinige Exzision ist mit einer hohen Rezidivrate (10–63%) verbunden [35], wobei die Rezidive zumeist im Exzisionsbereich auftreten [36] (Tabelle 19). Als Therapie der Wahl gilt die Ablatio mit Heilungsraten über 95% (1–9% Rezidive). Brusterhaltende Operationen mit anschließender Radiotherapie sind mit Rezidivraten von 5–21% belastet.

4.1.2 Lobuläres In-situ-Karzinom

Im Gegensatz zum DISC handelt es sich eher um eine heterogene Gruppe [37] mit zahlreichen Sonderformen. Häufig multizentrisches und im Verlauf kontralaterales Auftreten. Als Behandlungsoptionen werden die einseitige Mastektomie und wegen häufiger kontraleraler Rezidive auch die beidseitige Mastekomie diskutiert. Die Radiotherapie hat bisher keinen gesicherten Platz in der Behandlungsstrategie.

Tabelle 19. Langzeitergebnisse beim duktalen in-situ-Karzinom [35, 36]

Rezidive nach	Studie (n)	Patientinnen (n)	Rezidive (%)
Biopsie	7	107	35,5
Weiter Exzision	11	750	18,4
W.E. + Radiotherapie	12	1024	9
Mastektomie	14	1061	0,75

4.2 Lokalrezidiv

Definition: Rezidiv im Bereich der primär operativ und/oder radiologisch behandelten Erkrankung, d.h. ipsilaterale Brustwand oder Axilla und/oder ipsilaterale, supra- oder infraclaviculäre Lymphknoten [38].

4.2.1 Lokalrezidiv nach Mastektomie

Die Häufigkeit von Lokalrezidiven korreliert eng mit dem axillären Lymphknotenstatus. Während bei N0-Stadien nur in 3–8% mit Lokalrezidiven zu rechnen ist, werden sie bei N+ Stadien in 19–27% beobachtet.

Ca. 50–70% der Lokalrezidive treten isoliert auf, ansonsten synchron mit Fernmetastasen. Der „cancer en cuirasse" ist eine Sonderform des Lokalrezidivs mit lymphatischer sowie subkutaner, derber Infiltration der Haut und/oder des Unterhautfettgewebes jenseits der Grenzen des lokoregionalen Operationsbereiches um den ganzen Thorax und wird als Spätfolge eines nicht kontrollierten cutanen Lokalrezidives betrachtet.

Zur Therapie des isolierten Lokalrezidives stehen Operation, Radiotherapie und/oder Systemtherapie zur Verfügung. Nach alleiniger Radiotherapie kann zwar eine hohe initiale CR-Rate erreicht werden, die langfristige Kontrolle ergibt jedoch eine hohe lokale Rezidivrate (Tabelle 20).

Die erforderliche Strahlendosis wird mit 50–60 Gy angegeben [39]. Eine Unterdosierung führt zu einer deutlichen Verschlechterung der Lokalrezidivprophylaxe.

Als Alternativen gelten die Exzision mit Rezeptorbestimmung und eine anschließende Radiotherapie, aber auch die radikale Exzision mit plastischer Deckung, für die allerdings nur ein Teil der Patientinnen in Frage kommen kann. Im übrigen können nach Versagen oder bei Kontraindikation o.g. Maßnahmen lokal applizierbare Therapeutika erwogen werden.

Tabelle 20. Häufigkeit von Rezidiven nach alleiniger Radiotherapie eines Lokalrezidivs

Referenz	Patientinnen (n)	Initial CR (%)	Erneutes Lokalrezidiv (%)
[41]	90	97	45
[42]	107	79	44
[43]	72	71	54
[44]	162	73	54

Eine zusätzliche adjuvante Hormon- oder Chemotherapie zur Lokaltherapie konnte in der bislang einzigen randomisierten Studie (SAKK) keine signifikante Verbesserung von rezidivfreier und Gesamtüberlebenszeit bewirken [21]. Die Beobachtungszeit in der Studie war mit 19 Monaten allerdings kurz.

4.2.2 Lokalrezidiv nach brusterhaltender Operation

Es werden ca. $1/_3$ durch laufende Mammographiekontrolle, ca. $1/_3$ durch Palpation und ca. $1/_3$ durch beides diagnostiziert [40].

Nach anschließender Mastektomie bleiben 63 % der Patientinnen langfristig (10 Jahre) lokal und systemisch tumorfrei [38]. Bei kleinen Primärtumoren kann individuell konservativ vorgegangen werden. Die Ergebnisse einer erneuten Radiotherapie in Verbindung mit adjuvanter Chemotherapie waren enttäuschend [38].

4.3 Viriles Mammakarzinom

Es sind weniger als 1 % aller Fälle mit Mammakarzinom betroffen. Das mittlere Alter bei Erstdiagnose liegt bei Männern mit 60–70 Jahren um etwa ein Jahrzehnt höher als bei Frauen.

Der Anteil Östrogenrezeptor-positiver Fälle ist mit 80 % höher als beim weiblichen Mammakarzinom (ca. 60 %). Histologisch finden sich überwiegend infiltrierend wachsende duktale Karzinome. Wie bei Frauen ist die Prognose bei axillärem Befall schlechter. Bei Patienten mit nodal-negativem Tumor berichteten Heller et al. [45] über eine 5 Jahres-Überlebensrate von 90 % und von 59 % bei axillärer Metastasierung.

4.3.1 Therapie

Die Standardtherapie besteht in der Mastektomie mit axillärer Ausräumung. Bei geringem tumorfreien Randsaum ist eine postoperative Radiotherapie indiziert.

Adjuvante Therapie

Von kleinen Patientengruppen mit positivem axillärem Lymphknotenstatus liegen auch Daten über eine adjuvante Chemotherapie vor. Die

Ergebnisse nach CMF (12 Kurse) mit einer Überlebenszeit von 46 Monaten und nach CAF (6 Kurse) mit 52 Monaten liegen günstiger als bei historischen Kontrollen und empfehlen ein Vorgehen analog zum Mammakarzinom der Frau [46].

Metastasierung

Bei Metastasierung bestehen gute Therapiemöglichkeiten in Form einer antihormonellen Therapie mit GnRH-Agonisten, Antiöstrogen und danach einem Aromatasehemmer. Weiterhin kann eine Therapie mit hochdosiertem Gestagen aber auch einem Antiandrogen (Flutamid) erfolgen. Die Ansprechraten auf Hormontherapie liegen mit 50–60 % höher als bei Frauen.

Das Ansprechen auf Chemotherapie ist kasuistisch berichtet und ebenfalls vergleichbar mit den Ergebnissen beim weiblichen Mammakarzinom.

4.4 Experimentelle Ansätze bei Hormontherapie

Innerhalb klinischer Studien werden derzeit u. a. neue Antiöstrogene, spezifische Aromatasehemmer und Antigestagene getestet.

5 „Biological response modifiers"/Zytokine

Therapieversuche mit Interferon, Interleukinen und Tumornekrosefaktor haben bisher enttäuscht. Für keine dieser Substanzen ergibt sich eine Indikation im Rahmen einer Standardtherapie. Innerhalb klinischer Studien wird der therapeutische Einsatz des monoklonalen Antikörpers gegen HER-2/neu in Kombination mit Chemotherapie untersucht. Hämatopoetische Wachstumsfaktoren (G-CSF/GM-CSF) und Erythropoetin werden im Rahmen von Hochdosischemotherapieprotokollen eingesetzt.

Literatur

1. Miller A (1991) Incidence and demographics: radiation risk. In: Harris JR (eds) Breast diseases. 229–232
2. Nowak R (1994) Breast Cancer gene offers surprises. Science 265:1796–1799
3. WHO (1981) Histological typing of breast tumors, 2nd (ed) International histological classification of tumors. Geneva
4. Schnürch HG, Lange C, Bender HG (1987) Vier histopathologische Differenzierungsgrade beim Mammakarzinom? Daten zur Empfehlung der UICC von 1987. Pathologe 10:39–42
5. Honig SF (1996) Chemotherapy for metastatic disease. In: Harris JR et al. (eds) Diseases of the Breast. 22:669–1344
6. Clark GM (1996) The role of prognostic indicators in node-negative breast cancer Henderson IC. Chemotherapy for metastatic disease. In: Harris JR (eds) Diseasis of the Breast. 461–486
7. Cocconi G et al. (1983) Chemotherapy versus combination of chemotherapy and endocrine therapy in advanced breast cancer. Cancer 51:581–588
8. Kardinal CG et al. (1983) Chemoendocrine therapy vs. chemotherapy alone for advanced breast cancer in postmenopausal women: Preliminary report of a randomized study. Breast Cancer Res Treat 3:365–372
9. Krook JE et al. (1985) Randomized clinical trial of cyclophosphamide, 5-FU, and prednisone with or without tamoxifen in postmenopausal women with advanced breast. Cancer Treat Rep 69:355–361
10. Cocconi G et al. (1985) Neoadjuvant chemotherapy or chemotherapy and endocrine therapy in locally advanced breast carcinoma: A prospective, randomized study. Am J Clin Oncol 13:226–232
11. Fields JN, Kuske RR, Perez CA et al. (1989) Inflammatory carcinoma of the breast: Treatment results on 107 patients. Int J Radiat Oncol Biol Phys 17:249–255
12. Bonadonna G et al. (1990) In Adjuvant Therapy of Cancer VI. Proceedings of the Sixth International Conference on the Adjuvant Therapy of Cancer, Tucson, Arizona, Mar. 7–10, eds. Salmon SE, Saunders, Philadelphia, 169–173
13. Engelsmann E et al. (1987) Comparison of „classic CMF" with a three-weekly intravenous CMF schedule in postmenopausal patients with advanced breast cancer: An EORTC study (trial 10808). Proc 4th EORTC breast cancer working conference
14. Early Breast Cancer Trialists Collaborative Group (1992) Systemic treatment of Early Breast Cancer by hormonal, cytotoxic, or immune therapy. The Lancet 339:1–15, 71–85
14a. Early Breast Cancer Trialists Collaborative Group (1996) Ovarian ablation in early breast cancer: overview of the randomised trials. The Lancet 348:1189–1196
15. Carpenter JT et al. (1994) Five-Year Results of a Randomdized Comparison of Cyclophasphamide, Doxorubicin (Adriamycin) and Fluorouracil (CAF) vs. Cyclophasphamide, Methotrexate an Fluorouracil (CMF) for node positive Breast Cancer. Proc Am Soc Clin Oncol 13:66
16. Gianni L, Munzone E, Capri G et al. (1995) Paclitaxel by 3-hour infusion in combination with bolus Doxorubicin in women with untreated metastatic breast cancer. High antitumor efficacy and cardiac effects in a dose-finding and sequence-finding study. J Clin Oncol Vol 13:2688–2699

17. Bull JM et al. (1978) A randomized comparative trial of adriamycin versus methotretate in combination drug therapy. Cancer 41:1649–1657

18. Smalley R, Carpenter J, Bartolucci A, Vogel C, Krauss S (1977) A comparison of cyclophosphamide, Adriamycin, 5-fluorouracil (CAF) an cyclophosphamide, methotrexate, 5-fluorouracil, vincristine, prednisone (CMFVP) in patients with metastatic breast cancer. Cancer 40:625–632

19. Muss HB et al. (1978) Adriamycin versus methotretate in five-drug combination chemotherapy for advanced breast cancer. J Clin Oncol 7:231–239

20. Brunner KW, Harder F, Greiner R et al. (1988) Loco-regional recurence following operation for breast cancer: Prognostic factors and the consequences of therapie. Schweiz Med Wochensch 118:1976–1981, (in German)

21. Tormey DC et al. (1982) Dibromodulcitol and Adriamycin plus or minus tamoxifen in advanced breast cancer. Am J Clin Oncol 5:33–39

22. Aisner J et al. (1987) Chemotherapy versus chemoimmunotherapy (CAF v. CAF-VP v. CMF each ± MER) for metastatic carcinoma of the breast: A CALGB study. J Clin Oncol 5:1523–1533

23. Brincker H et al. (1984) A randomized study of CAF + TAM versus CMF + TAM in metastatic brast cancer. Proc Am Soc Clin Oncol 3:113

24. Kolaric K et al. (1984) CAP (Cyclophosphamide, Adriamycin, Platinum) vs. CMFVP (Cyclophosphamide, Methotrexate, 5-Fluorouracin, Vincristine, Prednisolone) combination chemotherapy in untreated metastatic breast cancer. A preliminary report of a controlled clinical study. Cander Chemother Pharmacol 13:142, 144, 184

25. Wilke H, Klaassen U, Achterrath W et al. (1996) Phase I/II study with a weekly 24 hour infusion of 5-Fluorouracil plus high-dose folinic acid (HD-FU/FA) in intensively pretreated patients with metastatic breast cancer. Ann Oncol 7:55–58

26. Klaassen U, Wilke H et al. (1995) Phase I/II Study with Paclitaxel in combination with weekly high-dose 5-Fluorouracil/Folinic acid (Hb-FU/FA) in the treatment of metastatic breast cancer. Semin Oncol Vol 22 (Suppl 14):7–11

27. Nicholson D, Paul D et al. (1996) A phase II treal of Paclitaxel, 5-Fluorouracil % Leucovorin in metastatic breast cancer. Proc Am Soc Clin Oncol 15:102

28. Carter CL et al. (1989) Relation of tumor size, lymph node status and survival in 24740 patients. Cancer 63:181–187

29. Bonadonna G (1996) Current and future trends in the multidisciplinary approach for high risk breast cancer. The experience of the Milan Cancer Institute. Eur J Cancer 32A:209–214

30. Rose C, Theilade K, Boesen E et al. (1982) Treatment of advanced breast cancer with tamoxifen. Breast Cancer Treat 2:395

31. Miller AA (1986) Pharmakokinetik hormoneller Substanzen 40–47, in: Aktuelle Aspekte der Hormontherapie, (ed) Hoeffken K

32. Robustelli Della Cuna G, Calciati A, Strada MRB et al. (1978) High dose medroxyprogesterone acetate (MPA) treatment of metastatic carcinoma of the breast: A dose-response evaluation Tumori 64:143–149

33. Becher R, Miller AA, Hoeffken K (1989) High dose medroxyprogesterone acetate treatment in advanced breast cancer. Cancer 63:138–1943

34. Henderson IC (1991) Endocrine therapy of metastatic breast cancer. In Breast diseases, (eds): Harris JR, 559–603

35. Freyberg ER, Bland KI (1994) Overview of the biological and management of ductal carcinoma in situ of the breast. Cancer 74:350–361

36. Morrow M, Schmitt SJ, Harris JR (1996) Ductal Carcinoma in situ. In: Harris JR et al. (eds) Diseases of the Breast. JB Lippincott Company, 355–365

37. Morrow M, Schmitt SJ (1996) Lobulär Carzinoma in situ. In: Harris JR et al. (eds) Breast diseases. JB Lippincott Company, 369–574

38. Recht A, Hayes DF (1991) Local recurrence following mastectomy. In Harris JR et al. (eds) Diseases of the Breast. JB Lippincott Company, 649–668

39. Bedwinek JM, Fineberg B, Lee J et al. (1981) Analysis of failures following local treatment of isolated local-regional recurence of breast cancer. Int J Radiat Oncol Biol Phys 7:581–585

40. Stomper PC, Recht A, Berenberg AL et al. (1987) Mammographic detection of recurrent cancer in the irradiated breast. Am J Radiol 148:39–43

41. Aberizk W et al. (1986) The use of radiotherapy for treatment of isolated loco-regional recurrence of breast carcinoma after mastectomy. Cancer 58:1214–1218

42. Deutsch M et al. (1986) Radiation therapy for local-regional recurrent breast cancer. Int J Radiat Oncol Biol Phys 12:2061–2065

43. Danoff B et al. (1983) Locally recurrent breast carcinoma: The effect of adjuvant chemotherapy on prognosis. Radiology 147:849–852

44. Magno L et al. (1987) Analysis of prognostic factors in patients with isolated chest wall recurrence of breast cancer. Cancer 60:240–244

45. Heller K, Rosen P, Schottenfeld D (1978) Male breast cancer: A clinicopathologic study of 97 cases. Ann Surg 188:60–65

46. Bagley C et al. (1989) Aduvant chemotherapy in males with cancer of the breast. Am J Clin Oncol 10:55–60

47. Malkin D et al. (1990) Germ line p53 mutations in a familial syndrome breast cancer, sarcomas and other neoplasms. Science 250:1233–1338

48. Brun B et al. (1988) Treatment of inflammatory breast cancer with combination chemotherapy and mastectomy versus breast conservation. Cancer 61:1096–1103

49. Schaefer P, Alberto P, Forni M et al. (1987) Surgery as part of a combined modality approach for inflammatory breast carcinoma. Cancer 59:1063–1067
5-Fluorouracil plus highdose acid CJDFU (FA) in intensively pretreated patients with metastatic breast cancer. Ann Oncol 7:55–58, 1996

50. Thoms WW, McNeese MD, Fletcher GH et al. (1989) Multimodal treatment for inflammatory breast cancer. Biol Phys 17:739–745

51. Fowble BF (1989) Combined modality treatment of inflammatory breast cancer. Int J Radiat Oncol Biol Phys 17:739–745

52. Knight CD et al. (1986) Surgical considerations after chemotherapy and radiation therapy for inflammatory breast cancer. Surgery 99:385–390 (1986)

53. Osborne KC, Clark GM, Ravdin PM (1996) Adjuvant Systemic Therapy of Primary Breast Cancer. In: Harris JR et al. (eds) Diseases of the Breast. JB Lippincott Company, 548–578

54. Buzdar AU, Kau SW, Hortobagyi GN et al. (1992) Clinical course of patients with breast cancer with ten or more positive nodes who were treated with doxorobicin – containing adjuvant therapy. Cancer 69:448

55. Lück HJ, Dubois A et al. (1996) Epirubicin/paclitaxel versus epirubicin/cyclo-phosphamide in metastatic breast cancer. A phase III trial for first line treatment of MBC. Study protocol AGO

56. Klaassen U, Borquez D, Seeber S et al. (1997) A multicenter randomized study for the first line treatment of advanced breast cancer: Epirubicine/Ifosfamide versus Epirubicine/Vinorelbine Study protocol

57. Goldhirsch A, Wood WC, Senn HJ, Glick HJ, Gelber RD (1996) IX. Consensus Conference on Primary Treatment of Breast Cancer. In: Senn HJ et al. (eds) Recent Results in Cancer Research. Adjuvant Therapy of Breast cancer V. Springer Verlag, 326–335

58. Bozec I, Nabholtz JM, Dieras V et al. (1997) Docetaxel in combination with Doxorubicin and with cyclophosphamide as first line chemotherapy in metastatic breast cancer: high activity and absence of cardiotoxicity. Proc Am Soc Clin Oncol, Vol 16 (abstr. # 566)

59. Fisher B, Dignam I, Delillis A et al. (1997) The worth of chemotherapy and tamoxifen over tamoxifen alone in node-negative patients with ER + invasive breast Cancer: First results from NSABP B 20. Proc Am Soc Clin Oncol, Vol 16 (abstr # 1)

60. Valero V, Holmes FA, Walters RS et al. (1995) Phase II trial of docotaxel, a new, highly effective antinioplastic agent in the management of patients with anthracycline resistant metastatic breast cancer. J Clin Oncol 13:2886–2894

61. Nabholz JM, Felmon K, Bontenbach M, Spielmann M, Catimel G, Conte P, Klaassen U, Narner M, Bormeterre J, Fummlean P, Winograd B (1996) A multicenter randomized comparative study of two doses of paclitaxel in patients with metastatic breast cancer. J Clin Oncol 14:1858–1867

62. Costa SD, von Minckwitz G (1998) Empfehlungen zur adjuvanten Therapie des Mammakarzinoms – Bericht von der sechsten internationalen Konferenz zur adjuvanten Therapie des primären Mammakarzinoms, St. Gallen, 1998. Tumordiagnostik u Ther 19:1–4

Maligne Tumoren des Ovars

G. Bastert und S. D. Costa

I. Epidemiologie [69, 71]

Häufigkeit: 4% aller weiblichen Neoplasien, sechsthäufigste Krebserkrankung der Frau.

Inzidenz: in Deutschland 12,8/100000, ca. 1–2% aller Frauen erkranken im Laufe ihre Lebens. Maligne Tumoren der Ovarien treten auch in der Kindheit und während der Adoleszenz auf (Keimzelltumoren), ab 40 Jahren steigt die Inzidenz auf 15/100000 und erreicht zwischen 65–85 Jahren 54/100000. Das Durchschnittsalter beim Ovarialkarzinom beträgt 55 Jahre (Borderlinetumoren = 49 J., benigne Tumoren = 45 Jahre).

Ätiologie: Die Ursache des Ovarialkarzinoms ist unbekannt. Als Risikofaktoren gelten:

1. *familiäre Häufung:* autosomal dominanter Übertragungsmodus mit unterschiedlicher Penetranz angenommen:
   a) „site-specific ovarian cancer syndrome" = Mutter oder eine Schwester mit Ovarialkarzinom.
   b) „breast-ovarian cancer syndrome" = Mutter oder eine Schwester mit Mammakarzinom und/oder Ovarialkarzinom.
   c) „cancer family syndrome" = familiäre Häufung eines Malignoms des Kolons, Magens, Schilddrüse oder eines Sarkoms.

2. *Reproduktionsfaktoren:* die Unterdrückung der Ovulation durch Schwangerschaften, Stillen und orale Kontrazeptiva hat einen *protektiven* Effekt (Hypothese: karzinogene Wirkung oder Vorgänge an der Ovaroberfläche bei der Ovulation = sogen. „vergebliche Ovulation", engl. „incessant ovulation").

a) *Anzahl der Schwangerschaften:* Nulliparae um 40 % erhöhtes Risiko im Vergleich zu einer Frau, die schon 2 Kinder geboren hat. Nonnen haben eine zweifach höhere Inzidenz.

b) *Orale Kontrazeptiva:* protektiver Effekt proportional zur Dauer der Pilleneinnahme [40].

c) Frauen, die nicht *gestillt* haben, und solche mit *später Menopause* haben ein erhöhtes Risiko eines Ovarialkarzinoms.

d) *Infertilität:* Frauen, die über mehrere Jahre erfolglos eine Schwangerschaft anstreben (keine hormonale Kontrazeption, multiple Ovulationen bzw. Stimulation der Ovulationen), haben ein 8fach erhöhtes Risiko [93].

3. *Ernährung:* Das Risiko ist in den industrialisierten Ländern erhöht (Einfluß der Fette und Milchprodukte?). Adipöse Frauen erkranken häufiger.

4. *Bestrahlung, Umweltfaktoren:* erhöhte Inzidenz des Ovarialkarzinoms nach Strahlenexposition bei Bestrahlung des Beckens und bei Überlebenden der Atombombe; Umweltfaktoren wie eine vermehrte Exposition gegenüber Asbest und Talg (Talg in manchen Monatsbinden enthalten [41]).

5. *Zytogenetische Faktoren:* Deletionen/Allel-Verluste an den Chromosomen 3, 6 und 17 (Funktionsverlust von Suppressorgenen p53-, RB1, BRCA1). In bis zu 20 % der Ovarialkarzinome sind die Onkogene HER-2/neu, c-myc, H-ras und K-ras alteriert oder überexprimiert.

II. Pathologie und Stadieneinteilung

1 Pathologie

Alle ovariellen Zelltypen können proliferieren oder entarten und benigne, intermediäre („borderline") oder maligne Neoplasien hervorrufen.

Es gibt unterschiedliche Einteilungen der Ovarialtumoren. In letzter Zeit hat sich die histogenetische Einteilung durchgesetzt.

Histogenetische Einteilung der Ovarialtumoren

1. Epitheliale Tumoren (ca. 65–75%)

Seröse Tumoren (46%)
Muzinöse Tumoren (36%)
Endometrioide Tumoren (8%)
Mesonephroide (klarzellige) Tumoren (3%)
Übergangszelltumoren (2%)
Gemischte epitheliale Tumoren (3%)
Undifferenzierte Karzinome (1%)
Unklassiffizierte epitheliale Tumoren (1%)

2. Tumoren des gonadalen Stromas (ca. 7%)

Granulosa-Stromazell-Tumoren
Androblastome; Sertoli-Leydig-Zelltumoren
Gynandroblastome
Unklassifizierte

3. Lipidzelltumoren (<1%)

4. Keimzelltumoren (ca. 15%)

Dysgerminome
Endodermale Sinustumoren (Yolk sac tumor)
Teratome
Embryonale Karzinome
Polyembryom
Chorionkarzinome

5. Gonadoblastome (<1%)

Reine Gonadoblastome
gemischt mit Dysgerminomen und anderen
Keimzelltumoren

6. Unspezifische Bindegewebstumoren (<1%)

Fibrome
Hämangiome
Leiomyome
Lipome
Lymphome
Sarkome

Histogenetische Einteilung der Ovarialtumoren (Fortsetzung)

7. Unklassifizierte Tumoren (<1%)

8. Ovarialmetastasen anderer Neoplasien (6–10%)
    Gastrointestinale Tumoren (Krukenberg)
    Brust
    Endometrium
    Lymphome

1.1 Epitheliale Borderline-Tumoren ("tumors of low malignant potential")

Borderlinetumoren entsprechen den Präkanzerosen der anderen Genital-neoplasien. Sie weisen eine verstärkte Proliferation, Mitosen, Zell- und Kernatypien auf, ohne jedoch das Stroma zu infiltrieren (keine Invasion). Maligne Tumoren können nach einer Latenzphase von über 20 Jahren in ca. 25% aller Patientinnen aus Borderline-Tumoren entstehen. Die thera-pierelevanten Eigenschaften dieser Gruppe sind in der Tabelle 1 darge-stellt. Die Prognose der Läsionen wird durch die Ploidie und die S-Phase entscheidend bestimmt. Diploide Borderlinetumoren mit einer S-Phase <7,5% bedürfen nur einer regelmäßigen Kontrolle, Tumoren mit

Tabelle 1. Epitheliale Borderline-Tumoren des Ovars – Vorkommen und Prognose. (Aus [68])

Typ	Häufigkeit[a] (%)	Bilateralität (%)	Prognose
Serös	17	33	75% > 12 J
Muzinös	16	6	95% > 10 J
Endometrioid	20	13	100% ?[c]
Mesonephroid (klarzellig)	Selten	0	?[b]
Brenner-Tumoren	Selten	7	?[c]
Gemischtepithelial	Selten	?	?[c]

[a] = Bezogen auf die jeweilige Gruppe (z.B. seröse Borderline-Tumoren bezogen auf die Gruppe aller serösen Ovarialtumoren).

[b] = Unterscheidung zwischen malignen und Borderline-Tumoren sehr schwierig.

[c] = Borderline-Tumoren dieser Typen sehr selten, Aussage zur Prognose nicht möglich.

Aneuploidie und S-Phase >7,5 % sollten nach der Operation mit Chemotherapie (wie invasive, epitheliale Ovarialkarzinome) behandelt werden.

1.2 Epitheliale Ovarialkarzinome

Die epithelialen Ovarialkarzinome sind sowohl in histologischer als auch in prognostischer Hinsicht heterogen.

Die Hälfte aller Ovarialkarzinome sind *maligne seröse Zystadenokarzinome*. Das Grading korreliert gut mit dem Stadium der Erkrankung (fast 90 % der Ovarialkarzinome in den Stadien IIb–IV mit Grading 2–4, 72 % der Frühfälle I–IIa mit G1). Das 5-Jahres-Überleben beträgt 15–30 %.

Die *muzinösen Adenokarzinome* im Stadium I sind oft gut differenziert (G1) und zu 90 % auf einem Ovar beschränkt, die seltenen G2–4 Tumoren zur Hälfte bilateral. Eine Besonderheit dieser Tumoren ist, daß sie manchmal pulmonale Fernmetastasen setzen, bevor ein Lokalrezidiv auftritt. Außerdem sind sie weniger chemosensibel als andere Ovarialmalignome. Prognose: ca. 45 % 5-Jahresüberleben (hoher Anteil gut differenzierter Tumoren).

Die *endometrioiden Karzinome* sind in 25 % der Fälle mit einem Endometriumkarzinom assoziiert. Varianten sind *Stroma-Sarkome* (ausschließlich aus Endometrium-Stroma aufgebaut) und die *mesodermalen (Müller'schen) Mischtumoren* (heterolog mit Anteilen von Fett-, Bindegewebe, Knochen oder homolog aus malignen Stroma- und epithelialen Anteilen aufgebaut). Prognose: im Stadium I 10-Jahres-Heilungsraten bis 100 %.

Mesonephroide (klarzellige) Ovarialkarzinome sind fast immer einseitig lokalisiert und können makroskopisch nicht von den serösen Karzinomen unterschieden werden. Die Prognose ist mit 12 % 5-Jahres-Überleben sehr schlecht, auch im Stadium I werden lediglich 60 % der Patientinnen 5 Jahre überleben.

Maligne Brennertumoren sind äußerst selten, urothelähnlich aufgebaut. Eine Aussage über die Prognose ist nicht möglich.

Übergangszellkarzinome ähneln im histologischen Aufbau den Brenner-Tumoren, sind jedoch oft entdifferenziert und aggressiver, aber gleichzeitig sehr chemosensibel.

Gemischte epitheliale Ovarialkarzinome werden als solche bezeichnet, wenn mehr als 10 % eines Tumors aus histologischen Anteilen eines anderen Tumortyps bestehen. Entscheidend für die Prognose ist der Tumoranteil mit der niedrigeren Differenzierungsstufe.

Undifferenzierte Ovarialkarzinome sind Tumoren, deren ausgeprägter Entdifferenzierungsgrad keine Einteilung zu den anderen o.g. Typen erlaubt. In diese Gruppe gehören die seltenen *kleinzelligen Ovarialkarzinome,* die bei jungen Frauen (Altersdurchschnitt 22 Jahre) auftreten und die unklaren Ursprungs sind. Typisch für diese Tumoren ist eine Hyperkalzämie, die nach Tumorentfernung verschwindet.

Differenzierungsgrad der Ovarialkarzinome nach UICC

Gx	= Differenzierungsgrad nicht bestimmbar
GB	= Borderline-Malignität
G1	= Gut differenziert
G2	= Mäßig differenziert
G3–4	= Schlecht differenziert bis undifferenziert

Der Differenzierungsgrad der Ovarialkarzinome korreliert gut mit der Prognose der Erkrankung und ist unabhängig von den anderen Prognosefaktoren.

1.2.1 Ausbreitung des Ovarialkarzinoms

Lokoregional

Nach Durchbruch der Ovarialkapsel über die Peritonealflüssigkeit zur rechten parakolischen Rinne, Diaphragma, Leberoberfläche, Omentum majus und zu den anderen intraperitonalen Organen. Lymphogene Ausbreitung über das Lig. infundibulo-pelvicum zu den retroperitonealen Lymphknoten entlang der Aorta und V. cava (deshalb hohes Absetzen des Lig. infundibulopelvicum bei der Operation). Ein anderer lymphogener Metastasierungsweg führt durch das Lig. latum und durch die Parametrien zur Beckenwand mit Befall der iliakalen, hypogastrischen und Obturatoria-Lymphknoten.

Fernmetastasen

Am häufigsten treten sie an der Pleura (klinisch Pleuraerguß rechts häufiger als links), im Leberparenchym und in der Lunge auf. Eine Generalisierung der Metastasierung (z.B. Knochen, Hirn) tritt typischerweise nur im Finalstadium auf. Das Fortschreiten der Erkrankung führt zur ausgeprägten Kompression des Darmes mit rezidivierenden Subileus- und Ileuszuständen, die letztlich zum Tode führen.

1.2.2 Prognose

Sie wird durch das Tumorstadium, Menge des Residualtumors bei der Erstoperation, histologischen Typ, Grading, Alter der Patientin, Tumorploidie und S-Phase, HER-2/NEU-Onkogen (Expression und/oder Amplifikation), und Tumormarker CA 125 vor und 1 Monat nach Operation (bei muzinösem Karzinom CA 19-9) bestimmt (s. Tabelle 2).

Tabelle 2. Prognoseparameter beim Ovarialkarzinom

Prognoseparameter	Gute Prognose	Schlechte Prognose
Residualtumormenge	< 2 cm	> 2 cm
Ploidie	Diploid	Aneuploid
S-Phase	< 7,5 %	> 7,5 %
CA 125-Verlauf [a]	Deutlicher Abfall (7fach)	Kein oder nur leicher Abfall
HER 2/NEU Onkogen [b]	Keine Amplifikation	Amplifikation

[a] Wertevergleich präoperativ vs. 1 Monat postoperativ.
[b] Prognostische Relevanz des HER-2-neu-Onkogens umstritten [77, 82].

Wenn man das Tumorstadium allein berücksichtigt, wobei ein exaktes chirurgisches Staging vorausgesetzt wird, setzt sich die 5-Jahres-Überlebensrate des Ovarialkarzinoms wie folgt zusammen:

- Stadium I: 80−90 %
- Stadium II: 40−60 %
- Stadium III: 10−15 %
- Stadium IV: < 5 %

1.3 Maligne Keimzelltumoren

Keimzelltumoren sind Abkömmlinge pluripotenter Keimzellen, die sich sehr unterschiedlich differenzieren und zu klinisch und biologisch völlig verschiedenartigen Neoplasien führen können. Sie treten typischerweise bei jungen Frauen auf und sind um so maligner, je jünger die Patientin ist.

1.3.1 Dysgerminom

Mit 0,9−2 % aller Ovarialmalignome der häufigste maligne Keimzelltumor. Der Altersmedian beträgt 20 Jahre, das häufigste Ovarialmalignom bei Kindern, Adoleszenten und in der Schwangerschaft (17% aller Dysgerminome), häufig mit Gonadoblastomen assoziiert (bei Gonadendysgenesie und bei der testikulären Feminisierung). Bilateralität in 20% der Fälle, die Hälfte davon in makroskopisch unauffälligen Ovarien. Bei reinen Dysgerminomen ist die Histologie identisch mit Seminomen anderer Lokalisation (Testis, Mediastinum, Sakrokokzygeal- und Pinealregion). Die Metastasierung ist vor allem lymphogen und findet nur bei großen Dysgerminomen statt.

Das 5-Jahres-Überleben beträgt insgesamt 70–75%, für das Stadium I 96%.

1.3.2 Endodermale Sinustumoren („yolk sac tumor" oder Dottersacktumoren)

Die zweithäufigsten Keimzelltumoren (1% aller Ovarialmalignome). Das Alter der Patientinnen beträgt 14 Monate (!) – 45 Jahren mit einem Altersmedian von 19 Jahren. Sie treten in 95% der Fälle unilateral auf und werden in 71% der Fälle im Stadium Ia, 6% im Stadium II und 23% im Stadium III diagnostiziert (fast nie im Stadium IV).

Das 5-Jahres-Überleben wird mit 70% angegeben [15].

1.3.3 Teratome

Maligne (unreife) Teratome sind seltene, unilaterale Tumoren, die fast ausschließlich in den ersten 2 Lebensjahrzehnten auftreten. Histologisch können zahlreiche, unreife Gewebsarten (Glia, Retina, Nervenbündel, Bindegewebe, glatte Muskelzellen, respiratorische und enterale Epithelien) nachgewiesen werden, wobei für die Prognose und Therapie der Reifegrad und Menge des Neuroepithels entscheidend sind:

- Grading 0 = reifes Gewebe,
- Grading 1 = hauptsächlich reif, wenig Mitosen, Neuroepithel nur auf einem Feld des Objektträgers sichtbar (40× Vergrößerung),
- Grading 2 = zunehmende Unreife, Neuroepithel auf max. 3 Feldern sichtbar (40× Vergrößerung),
- Grading 3 = unreif, Neuroepithel auf mehr als 4 Feldern gemischt mit sarkomatösem Stroma.

Das 5-Jahres-Überleben beträgt bei G1 82%, G2 63% und bei G3 30% [65].

1.3.4 Embryonales Karzinom, (nongestationales) Chorionkarzinom des Ovars, Polyembryom

Sie treten sehr selten in reiner Form auf und werden meist als Bestandteile *gemischter Keimzelltumoren* neben Dysgerminomen nachgewiesen. Die Tumoren sind schnellwachsend, strahlenresistent aber äußerst chemosensibel (zur Therapie s. u.). Die 5-Jahres-Überlebensraten werden mit 30–50 % angegeben, die allerdings mit älteren Chemotherapie-Schemata erreicht wurden. Neuere Studien stehen noch aus.

1.4 Maligne Tumoren des gonadalen Stromas (= Keimstrang-Stroma-Tumoren)

Die Tumoren des gonadalen Stromas bestehen aus Zellabkömmlingen der primitiven Keimstränge und des sexuell determinierten Mesenchyms, sind semimaligne und produzieren Steroidhormone.

1.4.1 Granulosazelltumoren

70 % aller Tumoren des gonadalen Stromas produzieren meist Östrogen und sind zu 10–30 % maligne. Sie treten in 97 % der Fälle einseitig auf. Histologisch ähneln die Zellen den Granulosazellen des Graaf'schen Follikel (Makro- und/oder Mikrofollikel = Call-Exner-Körperchen). In bis zu 25 % mit Endometriumkarzinomen assoziiert (Stimulation des Endometriums durch die Östrogenproduktion).

Prognose: im Stadium I > 90 % 10-Jahres-Überlebensraten.

1.4.2 Androblastome (Arrhenoblastome)

Diese Keimstrangtumoren entstehen aus Zellen, die eine inkomplette testikuläre Differenzierung aufweisen und Zellen der embryonalen Gonaden ähneln. 0,2–0,5 % der Ovarialneoplasien sind Androblastome. Das Durchschnittsalter beträgt 28 Jahre, 5 % treten bei Mädchen vor der Pubertät auf und nur 10 % bei Frauen über 45 Jahren. Sie treten fast immer unilateral auf (97 %) und sind aus Sertoli-, Leydig- oder aus beiden Zelltypen aufgebaut (*reine Sertoli-Zelltumoren, Sertoli-Leydig-Zelltumoren*). Androblastome sind in bis zu 25 % maligne. Das 5-Jahres-Überleben beträgt zwischen 70–90 %.

1.5 Lipidzelltumoren

Lipidzelltumoren sind Neoplasien, die aus Zellen des ovariellen Stromas (Theka-Luteinzellen), des Hilus (Leydig-Zellen) oder der Nebennierenrinde bestehen, und die meist Androgene, seltener Östrogene produzieren. Der Name der Tumoren stammt von den tpyischen zytoplasmatischen Lipid- und Lipochromeinschlüssen. Die Tumoren sind in der Regel klein und einseitig lokalisiert. Lipidzelltumoren sind in etwa 20 % maligne. Aussagen über Prognose sind wegen der Seltenheit dieser Tumorform nicht möglich.

1.6 Gonadoblastome

Gonadoblastome sind gemischte Keim- und Stromazelltumoren, die fast ausschließlich in dysgenetischen Gonaden auftreten und die mit Intersexualität assoziiert sind. Sie sind sehr selten (bislang 100 Fälle berichtet). Sie bestehen aus primordialen Keimzellen (wie beim Dysgerminom) und Zellen, die den Granulosazellen ähneln. Auch Leydig'sche Zellen oder luteinisierte Stromazellen können vorhanden sein. Anteile von Dysgerminomen sind am häufigsten vorhanden, gefolgt von endodermalen Sinustumoren, embryonalen und Chorionkarzinomen.

1.7 Unspezifische Bindegewebstumoren (mesenchymale Tumoren)

Die mesenchymalen Tumoren des Ovars können als Fibrome, Hämangiome, Leiomyome, Lipome oder Lymphome auftreten. Der häufigste Tumor dieser Gruppe ist das *Ovarialfibrom*, dessen Bedeutung in der Differentialdiagnose des Ovarialkarzinoms liegt: in 25 % der Fälle entwickelt sich ein *Demons-Meigs-Syndrom*, das durch Aszites und ein- oder doppelseitigen Pleuraerguß gekennzeichnet ist. Zytologisch finden sich in den Pleura- bzw. Aszitespunktaten proliferierende Mesothelien, jedoch keine malignen Zellen. Die Heilungsrate ist 100 %, nach Entfernung des Tumors bilden sich Aszites und Pleuraerguß innerhalb einer Woche spontan zurück.

Primäre Sarkome des Ovars als maligne mesenchymale Tumoren sind Raritäten mit infauster Prognose (medianes Überleben 10,6 Monate, [2]).

1.8 Ovarialmetastasen anderer Neoplasien

10–30% aller Ovarialmalignome sind Metastasen anderer Primärtumoren, die zu 3/4 im Gastrointestinaltrakt, in der Brust oder im Uterus lokalisiert sind. Die Metastasen entstehen per continuitatem (Endometrium, Kolon, Tube, Harnblase), über die peritoneale Flüssigkeit (jeder Tumor mit Peritonealmetastasen), über die Tuben (Uterus), lymphogen (Tuben, Uterus, Kolon, Magen, Brust), hämatogen und iatrogen bei Punktionen, Laparoskopien, Paracentese und Laparotomien.

Die histologische Diagnose, v.a. bei unbekanntem Primärtumor, ist oft problematisch. *Krukenberg-Tumoren* sind Neoplasien aus dem Gastrointestinaltrakt (Magen, Darm, Gallenblase), die in die Ovarien metastasieren. Typischerweise sind beide Ovarien symmetrisch befallen, die Kapsel ist leicht brüchig und rupturiert oft. Die Metastasen und auch die Aszitesflüssigkeit enthalten muzinsezernierende Siegelringzellen.

Die Prognose der Ovarialmetastasen ist generell ungünstig: nur 12% 5-Jahres- und 7% 10-Jahres-Überlebensraten.

2 Stadieneinteilung

Für die malignen Ovarialtumoren gilt, daß die Stadieneinteilung chirurgisch erfolgt. Bei der Operation werden eine sorgfältige Inspektion des gesamten Abdomens vorgenommen und systematisch, multiple Biopsien entnommen, um eine mikroskopische Aussaat erfassen zu können.

Stadieneinteilung der malignen Ovarialtumoren nach FIGO bzw. UICC (1997)

TNM-Kategorien	FIGO-Stadien	
TX		Primärtumor kann nicht beurteilt werden
T0		Kein Anhalt für Primärtumor
T1	I	Tumor begrenzt auf Ovarien
T1a	I A	Tumor auf ein Ovar begrenzt. Kapsel intakt, kein Tumor auf der Oberfläche des Ovars; keine malignen Zellen in Aszites oder bei Peritonealspülung
T1b	I B	Tumor auf beide Ovarien begrenzt; Kapsel intakt, kein Tumor auf der Oberfläche der beiden Ovarien; keine malignen Zellen in Aszites oder bei Peritonealspülung
T1c	I C	Tumor begrenzt auf ein oder beide Ovarien mit Kapselruptur, Tumor an Ovaroberfläche oder maligne Zellen in Aszites oder bei Peritonealspülung
T2	II	Tumor befällt eine Ovar oder beide Ovarien und breitet sich im Becken aus
T2a	II A	Ausbreitung auf und/oder Implantate an Uterus und/oder Tube(n); keine malignen Zellen in Aszites oder bei Peritonealspülung
T2b	II B	Ausbreitung auf andere Beckengewebe; keine malignen Zellen in Aszites oder bei Peritonealspülung
T2c	II C	Ausbreitung im Becken (2a oder 2b) und maligne Zellen in Aszites oder bei Peritonealspülung

Stadieneinteilung der malignen Ovarialtumoren nach FIGO bzw. UICC (1997) (Fortsetzung)

TNM-Kategorien	FIGO-Stadien	
T3 und/oder N1	III	Tumor befällt ein oder beide Ovarien, mit mikroskopisch nachgewiesenen Peritonealmetastasen außerhalb des Beckens und/oder regionären Lymphknotenmetastasen
T3a	III A	Mikroskopische Peritonealmetastasen jenseits des Beckens
T3b	III B	Makroskopische Peritonealmetastasen jenseits des Beckens, größte Ausdehung 2 cm oder weniger
T3c und/oder N1	III C	Peritonealmetastasen jenseits des Beckens, größte Ausdehung mehr als 2 cm, und/oder regionäre Lymphknotenmetastasen
M1	IV	Fernmetastasen: (ausschließlich Peritonealmetastasen)

Anmerkung:
Metastasen an der Leberkapsel entsprechen T3/Stadium III, Leberparenchymmetastasen M1/Stadium IV. Um einen Pleuraerguß als M1/Stadium IV zu klassifizieren, muß ein positiver zytologischer Befund vorliegen.

N – Regionäre Lymphknoten

NX   Regionäre Lymphknoten können nicht beurteilt werden
N0   Keine regionären Lymphknotenmetastasen
N1   Regionäre Lymphknotenmetastasen

pN0   Regionäre Lymphadenektomie und histologische Untersuchung üblicherweise von 10 oder mehr Lymphknoten.

Anmerkung:
Regionäre Lymphknoten sind die Lymphknoten an Aa. iliacae internae (hypogastrische, einschließlich Obturatorlymphknoten), communes und externae, sowie die lateralen sakralen, paraaortalen (einschl. parakavaler und intraaortokavaler) und inguinalen Lymphknoten.

M – Fernmetastasen	
MX	Fernmetastasen können nicht beurteilt werden
M0	Keine Fernmetastasen
M1	Fernmetastasen

III. Diagnostik

1 Symptome

Es gibt keine Frühsymptome einer Ovarialneoplasie (Erstdiagnose in 70%
aller Fälle im Stadium III und IV). Selten treten diskrete Abdominal-
schmerzen, Fremdkörpergefühl, Pollakisurie auf, im späteren Stadium
Aszites, Blutungsanomalien (in ca. 25% der Fälle), Gewichtsabnahme,
Ileuserscheinungen und Dyspnoe (Pleuraerguß). Eine Ausnahme stellen
die Dottersack-Tumoren dar, die zumeist ein akutes Erkrankungsbild hervorrufen: plötzlich aufgetretene, heftige abdominale Schmerzen, großer,
abdominaler oder pelviner Tumor. Die Symptome entstehen durch häufige Rupturen, Torsionen und Einblutungen in den Tumor.
Hormonaktive Tumoren können zu Blutungsanomalien durch die Proliferation des Endometriums, zu einer Pseudopubertas praecox (Granulo-
sazelltumoren – Östrogenproduktion) oder zum Hirsutismus und zur
Virilisierung (Androblastome) führen.

2 Lokale Ausbreitungsdiagnostik

Bei der *bimanuellen vaginalen Untersuchung* sind die meisten Ovarialkarzinome nicht druckdolent, schlecht beweglich, mit höckeriger Oberfläche,
wechselnder Konsistenz, doppelseitig.
Ultraschall (vaginal und transabdominal): zystische und solide Anteile,
Ein- und Mehrkammerigkeit, freie Flüssigkeit im Douglas (Aszites). Die
Einschätzung der Dignität eines Adnextumors mittels Ultraschall ist nach
wie vor schwierig. Experimentell werden Vaginalsonden eingesetzt, die
nach der farbkodierten Dopplermethode die Tumorneoangionese nachweisen können. Für ein Malignom sprechen ein hohes Flußvolumen,

höhere systolische Spitzen (peaks) und der Verlust der Variation Systole/Diastole.

Eine *Magen-Darm-Passage* oder besser eine *Endoskopie des Sigma und des Kolons* kann bei Vorliegen von Symptomen eine Darmbeteiligung bzw. ein Kolonkarzinom ausschließen.

Präoperativ sollten immer ein *intravenöses Urogramm* (Ureterverlauf), eine *Zystoskopie* und eine *Rekto(kolo)skopie* durchgeführt werden, um eine Tumorimpression und -invasion in die Harnblase und in den Darm auszuschließen.

3 Systemische Ausbreitungsdiagnostik

CT-bzw. NMR-Untersuchung zur Ausdehnung der Ovarialtumoren und ihrer Beziehung zu den Nachbarorganen, sowie Beurteilung der pelvinen und der paraaortalen Lymphknoten. Die Sensitivität der CT kann durch Gabe von NaCl intraperitoneal (bis zu 3 Litern) deutlich erhöht werden, so daß eine kleinknotige Peritonealkarzinose in 77% der Fälle diagnostiziert werden kann [28]. Erste Ergebnisse mit Positron-Emissions-Tomographie beim Ovarialkarzinom deuten auf eine höhere Sensitivität als beim CT bzw. Ultraschall hin [9]. Die Röntgenuntersuchung des Abdomens (Abdomenübersicht) vermag Kalzifikationen (Myome, Teratome) und knöcherne, zahnartige Strukturen (benigne Teratome) nachzuweisen.

Die Punktion eines zystisch-soliden und gar eines soliden Adnexbefundes bei einer Patientin älter als 40 Jahre ist wegen der Verschleppungsgefahr von Tumorzellen kontraindiziert (bis zu 40% aller Borderline- und malignen zystisch-soliden Tumoren können zytologisch nicht identifiziert werden, auch bei Borderline-Tumoren Gefahr eines Pseudomyxoma peritonei). Mittels Aszitespunktion können nur in etwa 50% der Fälle Tumorzellen nachgewiesen werden.

4 Tumormarker

Bei Ovarialkarzinomen reagieren mehrere Marker „positiv", ohne hinreichend sensitiv und spezifisch zu sein: CEA (ca. 35%), TPA (ca. 60%), CA 15-3 (30%), CA 72-4 (50%) und CA 125 (85%). Der beste Marker für seröse Adenokarzinome und für undifferenzierte Karzinome ist CA 125 mit einer Sensitivität von 80–90 %. Die Spezifität beträgt für postmenopausale Frauen 78 %, ist allerdings in der Prämenopause niedriger, weil eine CA 125-Erhöhung auch bei Endometriose, Uterus myomatosus, benignen Ovarialtumoren, Entzündungen, Lebererkrankungen, Cholezystitis, Pancreatitis, Endometrium-, Mamma-, Magen-, Bronchial-, Colon-, Pancreas-, Lebermalignomen nachweisbar sein kann. CA 125 ist falschnegativ in 40 % der endometrioiden und muzinösen Adenokarzinome.

CA 125 ist als Verlaufsparameter beim Ovarialkarzinom geeignet. Die Abnahme der CA 125-Werte postoperativ korreliert mit der Menge an Residualtumor [7]. Normale CA 125-Werte 3 Monate nach der Primäroperation und nach postoperativer Chemotherapie sind signifikant mit einer Vollremission bei der „second-look"-Operation vergesellschaftet. Annähernd alle Patientinnen mit erhöhtem CA 125 zum Zeitpunkt der Zweitoperation werden Residualtumoren aufweisen. Steigende CA 125-Werte deuten auf eine Progression des Ovarialkarzinomes bzw. auf eine Resistenz gegenüber der Chemotherapie hin. Allerdings sind in ca. 15 % der Fälle abnehmende CA 125-Werte bei Tumorprogression beschrieben worden.

Das α-Fetoprotein reagiert sehr spezifisch nur bei Keimzelltumoren (Dottersacktumoren), während das β-HCG bei embryonalen Karzinomen und beim Chorionkarzinom positiv ist. Beim malignen Dysgerminom können LDH, plazentare AP und CA 125 eingesetzt werden, wobei eine LDH-Erhöhung post-operativ auf ein Rezidiv hinweisen kann. Beim muzinösen Ovarialkarzinom wird oft der Marker CA 19-9 erhöht gefunden.

Bei malignen Teratomen können alle gängigen Tumormarker positiv sein.

IV. Behandlungsstrategie (Abb. 1)

1 Chirurgische Therapiemaßnahmen

1.1 Allgemeines

Bei allen malignen Ovarialtumoren steht die Operation im Vordergrund. Bei Verdacht auf ein Malignom wird primär eine untere mediane Laparo-

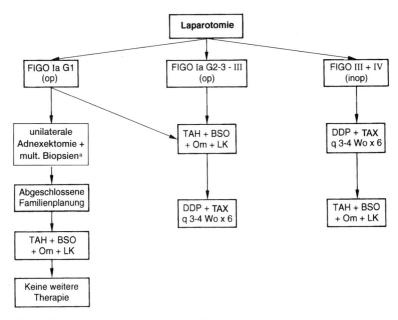

Abb. 1. Behandlungsstrategie beim Ovarialkarzinom – chirurgische und systemische Therapie.
(*TAH + BSO + Om + LK* = totale abdominale Hysterektomie + bilaterale Salpingo-Oophorektomie + Omentektomie + pelvine/ggf. paraaortale Lymphonodektomie.
[a] konservative bzw. fertilitätserhaltende Operation nur bei jungen Frauen, bestehendem Kinderwunsch, Low-risk-Tumoren (FIGO Ia G1, s. auch 1.2 *Fertilitätserhaltende Operationen*); exaktes Staging erforderlich; nach Abschluß der Familienplanung radikale Operation

tomie durchgeführt, wobei eine Entfernung aller bzw. aller erreichbaren Tumoren (debulking) sowie ein exaktes Staging angestrebt werden. Im Rahmen des chirurgischen Stagings wird auf Lokalisation (einseitig/doppelseitig), Ovaroberfläche (Kapseldurchbruch), Tumorbeweglichkeit, Adhäsionen, Übergang auf benachbarte Strukturen, okkulten Befall des Peritoneums bzw. der Abdominalorgane [Biopsien vom Blasen-, Douglas-, Bauchwand(Nabelgegend)-Peritoneum, Lig. sacrouterinum, parakolische Rinnen, Netz, Leber, Diaphragma] geachtet. Ein genaues Protokollieren ist unerläßlich.

Im Falle eines Karzinoms werden eine Totalexstirpation des Uterus unter Mitnahme beider Adnexen, Omentektomie und eine pelvine, ggf. paraaortale Lymphonodektomie durchgeführt.

1.2 Fertilitätserhaltende Operationen

Eine organerhaltende, begrenzte Operation kann bei jungen Frauen mit noch bestehendem Kinderwunsch in Erwägung gezogen werden. Voraussetzungen hierfür sind:

- ausschließlicher Befall eines Ovars (ohne Kapseldurchbruch),
- histologisch „Low-risk-Tumor" (Borderline-Tumor, Karzinom im FIGO Stadium IA G1, Granulosazelltumor, reines Dysgerminom, Androblastom),
- histologisch Dottersacktumor bzw. endodermaler Sinustumor (kann durch Chemotherapie auf Dauer geheilt werden).

Eine exakte Diagnose am Schnellschnitt kann problematisch sein. Die Patientin muß über das potentielle Restrisiko einer eingeschränkten Therapie informiert sein und sich mit ihm einverstanden erklären. Die eingeschränkte Operation (Ausnahme: endodermaler Sinustumor, da hier *nur* histologische Sicherung erforderlich) in diesen Fällen besteht aus folgenden Schritten:

- hohes Absetzen der befallenen Adnexe,
- Keilexzision aus dem anderen Ovar,
- Omentektomie,
- pelvine Lymphonodektomie (unilateral auf der betroffenen Seite, ggfs. auch paraaortal),
- alle Staging-Maßnahmen.

Falls suspekte Befunde am 2. Ovar oder Zweifel am Staging auftreten, muß die Radikalität durch eine Relaparotomie nachgeholt werden.

1.3 Radikale Operationen

Ziel der Operation beim Ovarialkarzinom sollte die Tumorreduktion sein. Der Durchmesser pro Restmetastase sollte 2 cm nicht übersteigen, um eine nachfolgende Chemotherapie besonders effektiv einsetzen zu können. Bei Tumorresten ≤2 cm beträgt das Gesamtüberleben nach 5 Jahren 62% und nach 10 Jahren 37%, bei Residuen >5 cm 13% bzw. 9% [62].

Nach Sicherung der Malignität und Staging sind Ovarialkarzinome im Stadium I und II, seltener Stadium III (im Stadium III nur dann, wenn alle makroskopisch erkennbaren Tumoranteile entfernt werden konnten, d.h. R_0-Situation) als operabel anzusehen. Die pelvine Lymphonodektomie sollte zumindest im Stadium I und II erfolgen, weil in 24% (Stadium I) bzw. 50% (Stadium II) der Fälle Lymphknotenmetastasen vorhanden sind [8, 70]. Die Entfernung der Lymphknoten (LK) über den Vasa iliaca externa et communis hat einen zweifelsfrei diagnostischen und einen möglichen therapeutischen Nutzen. Parazzini et al. [69a] konnten zeigen, daß in 35% der Fälle mit histologisch positiven Lymphknoten zu rechnen ist. Allerdings war die 5-Jahres-Überlebenszeit bei nodalpositiven und -negativen Fällen mit 57% bzw. 55% gleich. Die paraaortale Lymphonodektomie ist dringlich, wenn ein Befall der pelvinen LK nachgewiesen wird.

Im Stadium III sollte auf jeden Fall versucht werden, möglichst viel Tumor zu entfernen, da die Prognose maßgeblich von der Residualmenge abhängt. Eine Meta-Analyse von 58 Studien an über 6962 Patientinnen mit Ovarialkarzinomen in den Stadien III–IV hat ergeben, daß die operative Zytoreduktion das Gesamtüberleben nur im Stadium III beeinflußt: pro 10% Fälle mit erreichter optimaler Zytoreduktion (≤ 2 cm) wird eine Zunahme des medianen Gesamtüberlebens um 16.3% erreicht [42]. Entsprechend führt im Stadium IV eine optimale Zytoreduktion nur zu einer Verbesserung des Gesamtüberlebens um 2,6% (s.a. 1.4).

1.4 Palliative operative Maßnahmen

Eine Radikaloperation führt im Stadium III und IV des Ovarialkarzinomes, wenn die operative Entfernung der Tumormassen eine Mitentfernung großer Anteile des Darmes mit einer eventuellen Anlage eines Stomas erfordert oder wenn andere Abdominalorgane befallen sind, zu einer Komplikationsrate von 43% und einer nur marginalen Verbesserung des Gesamtüberlebens [37, 75].

Bei therapieresistenten, fortgeschrittenen Ovarialkarzinomen mit Subileus- und Ileuszuständen führen Stomaanlagen nur zur vorübergehender Linderung der Symptomatik.

1.5 Second-look-Laparotomie, Interventionslaparotomie

Die *second-look-Laparotomie* stellt eine rein diagnostische Maßnahme bei asymptomatischen Patientinnen ohne Hinweise auf Tumorresiduen dar. Nach erfolgter Primäroperation und abgeschlossener Chemotherapie (nach 4–6 Zyklen) wird eine systematische Re-Exploration vorgenommen. Allerdings ist nach Auswertung großer Studien festzustellen, daß diese Operation keinen Platz mehr in der Routinebehandlung des Ovarialkarzinoms hat. Die Gründe sind [3, 22, 23, 60, 74]:

- Es gibt bislang keine Alternative zur taxan-/platinhaltigen Chemotherapie, die im Falle einer Resistenz eingesetzt werden könnte (also keine echte „Second-line-Therapie");
- prognostisch wichtige mikroskopische Residualtumoren und Leberparenchym- wie auch Pleurametastasen werden durch diesen Eingriff nicht erfaßt;
- auch wenn keine Residuen nachgewiesen werden (Fälle mit kompletter Remission), rezidivieren 50% dieser Patientinnen;
- übliche Morbidität der Laparotomien.

Eine Indikation für eine second look Operation/Laparoskopie ist nur dann gegeben, wenn die Wirksamkeit neuer therapeutischer Mittel (Chemotherapeutika, Immuntherapeutika) im Rahmen kontrollierter Studien erprobt wird [74]. Diese muß den Zentren vorbehalten bleiben, die solche Studien durchführen.

Eine Ausnahme bilden Patientinnen mit gemischten Keimzelltumoren mit Teratomanteilen im Tumor, die primär nicht komplett reseziert werden können. Bei diesen Patientinnen bleiben nach Abschluß der Chemotherapie häufig reife Teratome zurück, die im Rahmen der second look-Laparotomie exzidiert werden können [96].

Als *Interventionslaparotomie* wird ein operativer Eingriff bezeichnet, der nach einer Probelaparotomie ohne mögliche Tumorreduktion und nach einer primären Chemotherapie mit dem Ziel einer definitiven chirurgischen Sanierung durchgeführt wird. Wenn unter Chemotherapie eine Remission erzielt wird, was in der Regel nach 2–4 Zyklen eintritt, und Operabilität gegeben erscheint, sollte die Interventionslaparotomie durchgeführt werden. Nach einer Phase-III-Studie der EORTC scheint eine erfolgreich durchgeführte Tumorreduktion mittels Interventionslaparotomie zu einer Verlängerung der rezidivfreien Zeit und des Gesamtüberlebens zu führen (mediane Beobachtungszeit 30 Monate) [89a]. Folgende Indikationen für ein Debulking nach durchgeführter Chemotherapie werden von Hacker und van der Burg vorgeschlagen [38a].

1. Versuch eines Debulkings bei primär suboptimal operierten Patientinnen, bei denen ein Ansprechen auf 2–4 Chemotherapiezyklen festgestellt worden ist;
2. Debulking bei Second-look-Laparotomie nur, wenn alle makroskopischen Herde entfernt werden können;

3. Bei Rezidiven nach einem krankheitsfreien Intervall: Debulking nur, wenn alle makroskopischen Herde entfernbar sind; wenn eine platinhaltige (Taxol-?) Chemotherapie noch nicht verabreicht worden ist und wenn das rezidivfreie Intervall länger als 12 Monate war.

2 *Strahlentherapie* (Tabelle 3)

Die Wertigkeit der Strahlentherapie beim Ovarialkarzinom wird kontrovers diskutiert. Eine primäre Strahlentherapie birgt den Nachteil eines unzureichenden Stagings und einer unzureichenden Therapie retroperitonealer Metastasen. Die für solide Tumoren benötigten zytotoxischen Dosierungen können bei einer Ganzabdomenbestrahlung nicht ohne Schädigung von Abdominalorganen erreicht werden, so daß die Wirksamkeit nur bei Tumoren < 5 mm gegeben ist [68].

Die meisten großen Studien zur Effektivität der Strahlentherapie wurden zu einer Zeit durchgeführt, als das ausführliche, systematische chirurgische Staging und die taxan/platinhaltige Chemotherapie nicht zum Standardvorgehen gehörten [14]. Obwohl die Wirksamkeit der Bestrahlung unbestritten ist, ist der historische Vergleich mit den gegenwärtigen Therapieformen erschwert.

Eine mögliche Indikation zur Ganzabdomenbestrahlung ist bei mikroskopischen Residuen nach abgeschlossener taxan/platinhaltiger Chemotherapie gegeben. In der prospektiv-randomisierten Studie von Vergote et al. wurde die Ganzabdomenbestrahlung mit Cisplatin-Monotherapie und mit ^{32}P-Instillation intraperitoneal verglichen [91]. Es konnte kein signifikanter Unterschied zwischen den 3 Therapiegruppen festgestellt werden, wobei jedoch die ^{32}P-Instillation mit mehr Nebenwirkungen behaftet war. Die Metaanalyse von Thomas (28 zumeist nichtrandomisierte Studien) zeigt, daß die Konsolidierungs-Bestrahlung nach Chemotherapie von der Residualtumor-Menge abhängt: das 5-Jahres-Überleben beträgt 76 % bei Fehlen von Resttumor, 49 % bei mikroskopischen (< 5 mm), bzw. 17 % bei makroskopischen Tumorresten [89].

Die Therapieergebnisse der Ganzabdomenbestrahlung beim Ovarialkarzinom sind in Tabelle 3 zusammengefaßt.

Die intraperitoneale ^{32}P-Instillation (Beta-Strahler), die in einigen Zentren vor Jahren verwendet wurde, ist zwischenzeitlich verlassen worden. Die Nebenwirkungen am Darm sind massiv (Darmperforationen, Peritonitis, Ileus), die Verteilung im Abdominalraum nicht vorhersehbar und

Tabelle 3. Ovarialkarzinom – Behandlungsergebnisse der Radiotherapie (Ganzabdomenbestrahlung = GA-RT)

Quelle	Therapieplan	n = aw. Pat. S = Stadium H = Histologie v = vorbehandelt (Op, RT, CHT)	Therapieresultate in % (Anzahl Patientinnen) [keine Angabe = (–)]		OAS = Gesamt- überleben DFS = rezidiv- freie Zeit FU = „follow-up" (Monate [Median])
			OAS[a]	DFS[a]	
Dembo et al. 1979 [14]	A. pelvine RT 45 Gy	n = 132 S = IB–III H = epitheliales Ovarial-Ca v = 132 (Op-Residualtumor ≤2 cm)	47 (15)	–	OAS = 60 DFS = 60 FU = 52
	B. pelvine RT 22,5 Gy + GA- RT 22,5 Gy		78 (39)	81 (41)	
	C. pelvine RT 45 Gy + CAB 6 mg p.o./die für 2 Jahre bzw. bis zur Progression		45 (28)	51 (26)	
Klaassen et al. 1988 [46]	A. GA-RT 22,5 Gy	n = 257 S = IA–IIIA H = epitheliales Ovarial-Ca v = 257 (Op)	62 (66)	–	OAS = 60 FU = 96
	B. pelvine RT 49–45 Gy + MLP 8 mg/m², d1–4 q 4 Wo (Max. 70 mg)		61 (65)	–	
	C. pelvine RT 40–45 Gy + ^{32}P 10–20 mCi[b]		66 (29)	–	

Sell et al. 1990 [79]	A. GA-RT 22,5 Gy B. pelvine RT 45 Gy + CPM 200 mg/m² p.o., d1–5 q 4 Wo × 12	n = 118 S = IB–C, IIA–C H = epitheliales Ovarial-Ca v =118 (Op)	63 (38) 55 (32)	60 (36) 53 (28)	OAS = 48 DSF = 48 FU = k. A.
Arian-Schad et al. 1990 [1]	GA-RT 30 Gy + Diaphragma-Boost 42 Gy + pelviner Boost 51,6 Gy	n = 17 S = III H = epitheliales Ovarial-Ca v = 17 (Op + CHT[c])	69 (12)	47 (8)	OAS = 36 DSF = 36 FU = 24
Bolis et al. 1990 [6]	GA-RT 22,5 Gy + pelviner Boost 50 Gy	n = 26 S = II (25) + IV (1) H = epitheliales Ovarial-Ca v = 26 (Op + CHT[d])	34,6 (9)	19 (5)	OAS = 60 FU = 24
Ledermann et al. 1991 [47]	GA-RT 22,5 Gy + pelviner Boost 15–22,5 Gy	n = 44 S = II + III H = epitheliales Ovarial-Ca v = 44 (Op + CHT[e])	54 (24)	42,5 (19)	OAS = 60 DFS = 60 FU = 79
Franchin et al. 1991 [26]	GA-RT 22 Gy + pelviner Boost 18 Gy	n = 28 S = III + IV H = epitheliales Ovarial-Ca v = 28 (Op + CHT[f])	45 (13)	30 (8)	OAS = 60 DFS = 60 FU = 50

Tabelle 3 (Fortsetzung)

Quelle	Therapieplan	n = aw. Pat. S = Stadium H = Histologie v = vorbehandelt (Op, RT, CHT)	Therapieresultate in % (Anzahl Patientinnen) [keine Angabe = (–)] OAS[a]	DFS[b]	OAS = Gesamt- überleben DFS = rezidiv- freie Zeit FU = „follow-up" (Monate [Median])
Vergote et al. 1992 [91]	A. DDP 50 mg/m² i.v. q 3 Wo × 6 B. ³²P 7–10 mCi intraperitoneal C. GA-RT 22 Gy + pelviner Boost 22 Gy	n = 340 S = IA-III H = epitheliales Ovarial-Ca v = 340 (Op)	81 (138) 83 (117) 86 (24)	75 (128) 81 (114) 80 (22)	OAS = 60 DFS = 60 FU = 62

[a] Die Therapieresultate in % (OAS, DFS) beziehen sich auf die in der rechten Spalte für OAS und DFS angegebene Zeitdauer (in Monaten).

[b] Wegen hoher Rate an Spätkomplikationen nach 44 Patientinnen keine Randomisation mehr.

[c] Op: maximale zytoreduktive Operationen, in 40% keine makroskopischen Residualtumoren, in 15% ≤2 cm, in 45% >2 cm; CHT: verschiedene, platinhaltige Polychemotherapien.

[d] = Op: maximale zytoreduktive Operationen, in 46 % Residualtumoren ≤2 cm, in 54% >2 cm; CHT: verschiedene, platinhaltige Polychemotherapien.

[e] = Op: maximale zytoreduktive Operationen; 6 Zyklen DDP + CPM + ADM.

[f] = Op: maximale zytoreduktive Operationen, in 42% keine Residualtumoren, in 21% mikroskopisch, in 36% ≤2 cm; 3 Zyklen intraperitoneale CHT mit 60 mg DDP, dann 3 Zyklen alternierend DDP bzw. CPM + ADM.

der therapeutische Effekt auf pelvine und retroperitoneale Lymphknoten vernachlässigbar [68].

3 Chemotherapie

3.1 Chemotherapie des epithelialen Ovarialkarzinoms, Vorbemerkung

Das epitheliale Ovarialkarzinom gilt als extrem chemosensibel. Zahlreiche zytotoxische Substanzen haben sich als wirksam erwiesen. Einige Fragen zur Indikation, Art und Dauer der Chemotherapie wurden mehrfach in großen, randomisierten Studien untersucht. Folgende Probleme gelten als ungelöst und sind Gegenstand intensiver Untersuchungen: Chemoresistenz gegen taxan-/platinhaltige Chemotherapeutika (primär, sekundär, spät), Stellenwert der Taxoteretherapie, Stellenwert der intraperitonealen Chemotherapie und der Immuntherapie, kombinierte Radiochemotherapie, Second-line-Chemotherapie.

3.2 Adjuvante Chemotherapie im Stadium I–II (Tabelle 4)

Im Frühstadium des Ovarialkarzinoms sollte eine adjuvante Chemotherapie nur bei High-risk-Tumoren (IA–B mit Grading 2–3, alle IC und II) durchgeführt werden. Meistens werden platinhaltige Polychemotherapien angewandt (Cisplatin + Cyclophosphamid, oder Cisplatin + Cyclophosphamid + Adriamycin), wodurch gleiche 5-Jahres-Überlebensraten um 70–80 % wie bei nichtplatinhaltigen Poly- und Monochemotherapien (z. B. Melphalan) erreicht werden [78, 100]. In einer von Piver et al. [72] publizierten, prospektiven Studie wurde bei 32 Patientinnen mit Ovarialkarzinomen im Stadium IA–B/G3 und IC/G1–3 eine Induktionstherapie mit Cisplatin (4 wöchentliche Zyklen) gefolgt von 5 Zyklen Cisplatin + Cyclophosphamid oder Cisplatin + Cyclophosphamid + Adriamycin verabreicht. Bei einer medianen Beobachtungszeit von 5 Jahren wurden eine rezidivfreie Überlebensrate von 90,5 % und eine Gesamtüberlebensrate von 93,3 % erreicht.

Solche platinhaltigen Kombinationstherapien stellen in den meisten Zentren die Therapie der Wahl dar. Obwohl die Melphalan-Monochemotherapie wirksam und von der Applikationsart attraktiv ist (orale Gabe, ambulante Behandlung), sind die Spätkomplikationen so erheblich (in

Tabelle 4. Epitheliales Ovarialkarzinom Stadium I und II – Behandlungsergebnisse nach 5 Jahren (Gesamtüberleben = OAS, rezidivfreie Zeit = DFS) mit adjuvanter Mono- und Polychemotherapie

Quelle	Therapieplan	n = aw. Pat. S = Stadium v = vorbehandelt[a]	Therapieresultate in % (–) keine Angabe			OAS = Gesamtüberleben DFS = rezidivfreie Zeit FU = „follow-up" (Monate)
			OAS	DFS	Rezidive	
Gallion et al. 1989 [31]	MLP 1 mg/kg (Max. 60 mg) p.o. d1–5 q 4 Wo × 6–12	n = 50 S = I v = 50 (Op)	94	98	2	OAS = 60 DFS = 60 FU = 64
Young et al. 1990 [100]	MLP 0.2 mg/kg p.o. d1–5 q 4–6 Wo × 12 vs. Kontrolle	n = 81 S = IA–B/G1–2 v = 81 (Op)	98	98	2	OAS = 60 DFS = 60 FU = 72
			94	91	11	
	MLP 0.2 mg/kg p.o. d1–5 q 4–6 Wo × 12 vs. ^{32}P 15 mCi i.p.	n = 141 S = IA–B/G3, IC-II v = 141 (Op)	81	80	19	
			78	80	19	
Lentz et al. 1991 [48]	MLP 0.2 mg/kg p.o. oder CPM 1000 mg/m² i.v. (n = 30) oder CPM 1000 mg/m² i.v. + DDP 60 mg/m² i.v. (n = 13) oder ^{32}P 15 mCi i.p. (n = 8)	n = 55 S = I v = 55 (Op)	80	–	20	OAS = 94[b] DFS = – FU = 94

Walton et al. 1992 [92]	MLP 0.2 mg/kg p.o. d1–5 q 4 Wo × 12–18 vs. ^{32}P 15 mCi i.p.	n = 93 S = II v = 93 (Op)	78	74	20	OAS = 60 DFS = 60 FU = 96
Piver et al. 1992 [72]	DDP 1 mg/kg i.v. q 1 Wo × 4, gefolgt von DDP 50 mg/m² i.v. + ADM 50 mg/m² i.v. + CPM 750 mg/m² i.v. q 4 Wo × 5	n = 32 S = IC + IA-C/G3 v = 32 (Op)	93	90	9	OAS = 60 DFS = 60 FU = 60,5
Rubin et al. 1993 [78]	DDP 50–100 mg/m² + CPM ± ADM	n = 62 S = IA–B/G 2–3, IC v = 62 (Op)	–	76	24	OAS = – DFS = 60 FU = 40

a Vortherapie: *OP* = Operation, *CHT* = Chemotherapien, *RT* = Radiotherapie.
b Gesamtüberleben nach 7 Jahren.

3–5% der Fälle myelodysplastische Syndrome, aplastische Anämien und Leukämien), daß diese Behandlungsform weitgehend verlassen wurde.

Eine mögliche Alternative beim Ovarialkarzinom im Stadium II ist auch die intraperitoneale ^{32}P-Instillation. In der prospektiv-randomisierten Untersuchung von Walton et al. (Melphalan versus einmalige ^{32}P-Instillation) wurden 5-Jahres-Überlebensraten von 78% erreicht [92]. Zur intraperitonealen Therapie s. 3.6.

Auf eine adjuvante Chemotherapie kann bei „low-risk" Ovarialkarzinomen (FIGO Stadium IA–B mit Grading 1 und ggf. 2) verzichtet werden, wenn eine günstige Konstellation weiterer Prognoseparameter vorliegt (niedrige S-Phase, diploide Tumoren, kein klarzelliges Karzinom).

3.3 Chemotherapie im Stadium III–IV (Tabellen 5–13)

Eine Kurabilität ist in den Stadien III und IV durch eine Operation nicht erreichbar, weil nur in 35–40% der Fälle eine optimale chirurgische Zytoreduktion möglich ist (Resttumor ≤ 1 (2) cm) [68]. In diesen Stadien ist die Chemotherapie von eminenter Bedeutung.

Ende der 70er Jahre wurde die Effektivität von Cisplatin beim Ovarialkarzinom erstmals nachgewiesen und stellte bis zur Entwicklung taxan-/platinhaltiger Kombinationschemotherapien die Behandlung der Wahl dar. In einer prospektiv-randomisierten Studie der Mayo-Klinik wurde bei 42 Patientinnen mit Ovarialkarzinomen im Stadium III + IV die Kombination Cisplatin + Cyclophosphamid mit der Cyclophosphamid-Monotherapie verglichen [13]. Die Cisplatin-haltige Therapie führte zu einer signifikant längeren rezidivfreien (52,4% gegenüber 9,5%) und Gesamtüberlebensrate (61,9% bzw. 19%) nach 2 Jahren. Auch in der prospektiv-randomisierten Studie der Gynecologic Oncology Group (GOG) an 227 Patientinnen konnte gezeigt werden, daß die Kombinationstherapie Cyclophosphamid + Adriamycin + Cisplatin (CAP-Schema) der Therapie ohne Cisplatin (Cyclophosphamid + Adriamycin, CA-Schema) signifikant überlegen ist. Die rezidivfreien Zeiten betrugen 13 Monate (CAP) bzw. 7 Monate (CA) und das mediane Gesamtüberleben entsprechend 20 bzw. 16 Monate [66].

Von der „Advanced Ovarian Cancer Trialists Group" (AOCTG) wurde eine Meta-Analyse von 53 randomisierten Studien zur Chemotherapie beim Ovarialkarzinom im Stadium III–IV publiziert, in der insgesamt 8139 Patientinnen berücksichtigt wurden [83]. Die Ergebnisse dieser Studie sind in der Tabelle 13 dargestellt.

Die Ergebnisse der AOCTG-Analyse zeigen, daß eine Überlegenheit platinhaltiger gegenüber nicht-platinhaltiger Polychemotherapien, und platinhaltiger Poly- gegenüber Monochemotherapien (gleiche Platindosis) besteht. Die Wirksamkeit von Cisplatin und Carboplatin ist äquieffizient, wobei allerdings die Carboplatin-Toxizität deutlich geringer ist (niedrigere Neuro- und Nephrotoxizität, weniger emetogen). Als Bestandteil von Polychemotherapien und in der Gruppe der Patientinnen mit minimalen Tumorresiduen (< 1 cm) könnte Cisplatin jedoch dem Carboplatin möglicherweise überlegen sein (Übersicht bei [91a]). Daher wird von einigen Autoren in diesen Fällen Cisplatin bevorzugt.

In einer weiteren Meta-Analyse verglichen Fanning et al. die Kombination Cisplatin + Cyclophosphamid mit Cisplatin + Cyclophosphamid + Adriamycin beim Ovarialkarzinom Stadium III + IV [21]. 30 Studien mit insgesamt 2060 Patientinnen wurden ausgewertet. Allen Studien war gemeinsam, daß die mediane Beobachtungszeit mindestens 3 Jahre betrug, keine weiteren Chemo- bzw. Radiotherapien durchgeführt worden waren und daß die wichtigsten Prognoseparameter (Alter, Stadium, Grading, Residualtumor) bekannt waren. Durch den Adriamycin-Zusatz erhöhte sich das 3-Jahres-Gesamtüberleben von 36% auf 43% und dieser Unterschied war statistisch signifikant. Die Dosiserhöhung der einzelnen Substanzen führte zu einer Änderung der Überlebensdaten. Die Autoren folgern daraus, daß die Verbesserung der Therapieresultate auf der zusätzlichen Gabe von Adriamycin beruht, die zu einer verzögerten Entwicklung der Chemoresistenz führt.

In zwei prospektiven, randomisierten Studien wurde die Bedeutung der Chemotherapie-Dauer untersucht [5, 39]. Weder die Überlebens- noch die Remissionsraten werden verbessert, wenn anstatt 5 (6) nunmehr 10 (12) Zyklen Cisplatin + Cyclophosphamid + Adriamycin verabreicht werden.

3.4 Chemotherapie beim Rezidiv und bei Resistenz gegenüber platinhaltigen Chemotherapien

Eine Kurabilität kann derzeit weder beim rezidivierenden Ovarialkarzinom noch bei primär chemoresistenten Tumoren erreicht werden. Allerdings ist die Prognose eines Ovarialkarzinom-Rezidivs relativ günstiger, wenn die primäre Chemotherapie wirksam war. Eine erneute platinhaltige Chemotherapie kann in bis zu 30% der Fälle zu Remissionen (6–8 Monate) führen. Wegen der geringen Toxizität bei gleicher Wirksamkeit

Tabelle 5. Epitheliales Ovarialkarzinom Stadium III und IV – Behandlungsergebnisse mit Mono- und Polychemotherapie

Quelle	Therapieplan	n = aw. Pat. / S = Stadium / v = vorbehandelt	CR	PR	CR + PR	NC	PD	RD = Remissionsdauer / ÜZ = Überlebenszeit / Median (Monate)
Greco et al. 1981 [35]	HMM 150 mg/m² p.o., d1–14; CPM 350 mg/m² i.v., d1 + 8; oder; 5-FU 400 mg/m² i.v., d1; ADM 20 mg/m² i.v., d1 + 8; q 4 Wo × 6	n = 58; S = III–IV; v = 58 (Op), 13 (CHT)	67 (39)	28 (16)	95 (55)	–	5 (3)	RD = 11; ÜZ = 13
Decker et al. 1982 [13]	CPM 1 g/m² i.v. vs. CPM 1 g/m² i.v. + DDP 50 mg/m² i.v. q 3 Wo × 12	n = 42; S = III + IV; v = 42 (Op)	–	–	9,5 (2)		4,7 (1)	RD = 7,4; ÜZ = 16,5
			–	–	28,5 (6)		19 (4)	RD = 27,6; ÜZ = 40
Louie et al. 1986 [50]	5-FU 600 mg/m² i.v. d1 + 8; DDP 30 mg/m² i.v. d1 + 8; CPM 150 mg/m² p.o. d1–16; HMM 150 mg/m² p.o. d1–16; q 4 Wo × 6	n = 62; S = III–IV; v = 62 (Op)	47 (29) bzw. 19 (12)[a]	22 (14)	69 (43)	–	31 (19)	RD[b] = 3,8–53,1; ÜZ = 9,5–>53

Conte et al. 1986 [10]	**DDP** 50 mg/m² i.v. **CPM** 600 mg/m²/m² i.v. d1 q 4 Wo × 6 (12c) vs. **DDP** 50 mg/m² i.v. **CPM** 600 mg/m² i.v. **ADM** 45 mg/m² i.v. d1 q 4 Wo × 6 (12c)	n = 125 S = IC, IIB–C, III–IV v = 125 (Op)	20 (7)	34,3 (12)	**54,3** (19)	14,3 (5)	31,4 (11)	RD = 31,6 ÜZ = 56,6
			40,6 (13)	15,6 (5)	**56,2** (18)	12,5 (4)	31,3 (10)	RD = 33,3 ÜZ = 66,6
Omura et al. 1986 [66]	**CPM** 500 mg/m² i.v. **ADM** 50 mg/m² i.v. **DDP** 50 mg/m² i.v. q 3 Wo × 8 vs.	n = 227 S = III–IV v = 107 (Op. keine RT bzw. CHT)	51,4 (55)	24,3 (26)	**75,7** 81	18,7 (20)	5,6 (6)	RD = 13,1 ÜZ = 19,3
	CPM 500 mg/m² i.v. **ADM** 50 mg/m² i.v. q 3 Wo × 8d		25,8 (31)	21,7 (26)	**47,5** (57)	43,3 (52)	9,2 (11)	RD = 7,7 ÜZ = 16,4

a = Bei 29 Patientinnen in klinischer kompletter Remission wurde eine second-look Laparoskopie durchgeführt. Histologisch waren 12 dieser Patientinnen tumorfrei.

b = Überlebensdaten getrennt angegeben: klinische CR: RD = 8,5 Mo, ÜZ = 28,9 Mo; histologische CR: RD = 53,1 Mo, ÜZ > 53 Mo, PR: RD = 3,8 Mo, ÜZ = 15 Monate.

c = 6 zusätzliche Zyklen (insgesamt 12) nur bei Patientinnen, die bei der Second-look-Operation Tumorresiduen hatten.

d = Wenn bei der Second-look-Operation (bei 23 Pat. in der ADM/CPM-Gruppe, 39 in der ADM/CPM/DDP-Gruppe) tumorfrei, Konsolidierungschemotherapie mit CPM 500–1100 mg/m² (Dosiseskalation) bis zum Rezidiv bzw. max. 12 Monate außerhalb der Studienbedingungen.

Tabelle 6. Epitheliales Ovarialkarzinom Stadium III und IV – Behandlungsergebnisse mit Mono- und Polychemotherapie

Quelle	Therapieplan	n = aw. Pat. / S = Stadium / v = vorbehandelt	Therapieresultate in % (Anzahl Patientinnen) (–) = keine Angabe					RD = Remissionsdauer / ÜZ = Überlebenszeit / Median (Monate)
			CR	PR	CR + PR	NC	PD	
Neijt et al. 1987 [63]	ADM 35 mg/m² i.v. d1 / DDP 20 mg/m² i.v. d1–5 / HMM 150 mg/m² p.o. / CPM 100 mg/m² p.o. d 15–29 / q 5 Wo × ≥6ª	n = 182 / S = II–IV / v = 182 (Op)	35ᵇ (31)	45 (39)	**80** (70)	10 (9)	10 (9)	RD = 18 / ÜZ = 31
	vs.							
	CPM 750 mg/m² i.v. / DDP 75 mg/m² / q 3 Wo. × ≥6ª		38 (36)	36 (34)	**74** (70)	12 (11)	14 (13)	RD = 17 / ÜZ = 24
GICOG 1987 [34]	CPM 650 mg/m² i.v. / ADM 50 mg/m² i.v. / DDP 50 mg/m²	n = 516 / S = III–IV / v = 516 (Op)	30,1ᵇ (51)	40,8 (69)	**70,9** (120)		29,1 (49)	RD = 6,5 / ÜZ = 23,8
	vs.							
	CPM 650 mg/m² i.v. / DDP 650 mg/m² i.v.		25,3 (44)	36,2 (63)	**61,5** (107)		38,5 (67)	RD = 6,3 / ÜZ = 21,4
	vs.							
	DDP 50 mg/m² i.v.		21,9 (38)	29,5 (51)	**49,1** (85)		50,9 (84)	RD = 6,0 / ÜZ = 19,4

Mangioni et al. 1989 [54]	CBP 400 mg/m² i.v. vs.	n = 163 S = III–IV v = 163 (Op)	28 (23)	33 (27)	61 (50)	— —	39 (22)	RD/ÜZ = —c
	DDP 100 mg/m² i.v. q 4 Wo × 5		25,9 (21)	46,9 (38)	72,8 (59)		27,2 (32)	RD/ÜZ = —
Sutton et al. 1989 [86]	DDP 20 mg/m² i.v.d d1–5 ADM 50 mg/m² i.v.e d1 CPM 750 mg/m² i.v. d1 q 4 Wo × ? (d,e) vs.	n = 56 S = III–IV v = 56 (Op)	44 (11)	44 (11)	88 (22)	0	12 (3)	RD = 22,7 ÜZ = 23,5
	DDP 50 mg/m² i.v.d ADM 50 mg/m² i.v.e CPM 750 mg/m² i.v. d1 q 4 Wo × ? (d,e)		39 (12)	36 (11)	75 (23)	9 (3)	16 (5)	RD = 27,5 ÜZ = 15,7

a Bei CR-Fällen weitere 3 Zyklen Chemotherapie, bei PR oder mikroskopischen Residuen weitere 6 Zyklen, bei NC bzw. PD keine weitere Therapie.

b Bei klinischen CR-Fällen Remission mittels Second-look-Laparotomie objektiviert.

c „Follow-up" (Median) 15 Monate, beim Vergleich beider Therapien RD bzw. ÜZ als „gleich" angegeben.

d DDP-Gabe bis zur Gesamtdosis 300 mg/m².

e ADM-Gabe bis zur Gesamtdosis 450 mg/m²; nach Erreichen der ADM-Gesamtdosis weitere Therapie mit CPM 1000 mg/m² p.o. monatlich für 12 Monate.

Tabelle 7. Epitheliales Ovarialkarzinom Stadium III und IV – Behandlungsergebnisse mit Mono- und Polychemotherapie

Quelle	Therapieplan	n = aw. Pat. / S = Stadium / v = vorbehandelt	Therapieresultate in % (Anzahl Patientinnen) (–) = keine Angabe					RD = Remissionsdauer / ÜZ = Überlebenszeit / Median (Monate)
			CR	PR	CR + PR	NC	PD	
Lund et al. 1989 [51]	CBP 300 mg/m² i.v. d1 DDP 50 mg/m² i.v. d 2–3 q 4 Wo × 6	n = 37 S = III–IV v = 37 (OP)	22[a] (8)	44 (15)	**62** (13)	11 (4)	27 (10)	–
Masding et al.1990 [58]	TREO 7–9 g/m² i.v. vs.	n = 157 S = IC–IV v = 157 (Op)	64 (44)	7 (5)	71[b] (49)	–	29 (20)	RD = 22 ÜZ = >31
	TREO 7–9 g/m² i.v. + DDP 50 mg/m² i.v. q 3 Wo × 3–16		80 (53)	6 (4)	86[b] (57)	–	14 (9)	RD = 22,8 ÜZ = >31
Tattersall et al. 1992 [87]	CAB 7,5 mg/m² p.o. d1–14 DDP 50 mg/m² i.v. d14 vs.	n = 369 S = III–IV v = 369 (Op)	28[b] (40)	18 (25)	46[b] (65)	22 (32)	32 (46)	RD = – ÜZ = 16
	CAB 7,5 mg/m² p.o. d1–14 DDP 50 mg/m² i.v. d1 q 4 Wo × 8 (CAB 12 Mo)		38[b] (50)	19 (25)	57[b] (75)	22 (29)	21 (27)	RD = – ÜZ = 17,5

Gershenson et al. 1992 [33]	DDP 20 mg/m² i.v. d2–4 MLP 0,2 mg/m² p.o. d1–5	n = 116 S = III–IV v = 116 (Op)	50ᶜ (13)	27 (7)	77ᵇ (20)	12 (3)	12 (3)	RD = 15 ÜZ = 58
	DDP 50 mg/m² i.v. CPM 500–1000 mg/m² i.v. d1		38 (5)	23 (3)	61ᵇ (8)	15 (2)	23 (3)	RD = 23 ÜZ = 29
	DDP 50 mg/m² i.v. CPM 750 mg/m² i.v. d1 q 4 Wo × 12		24 (9)	34 (13)	58ᵇ (21)	32 (12)	11 (4)	RD = 37 ÜZ = 35

[a] Bei allen [Ausnahme: 7 Patientinnen (19%) mit PD] Second-look-Laparotomie.

[b] Unterschiede zwischen den beiden Therapiegruppen statistisch nichtsignifikant.

[c] Bei 39 Patientinnen keine Second-look-Operation (wurden bei der Verlaufsanalyse nicht berücksichtigt).

[d] HMM-Chemotherapie bis zur Progression bzw. Auftreten von Toxizität (abdominelle Krämpfe, Übelkeit und Erbrechen, je 1mal Parästhesien, Herpes zoster, Dermatitis).

[e] Nur bei einigen Patientinnen, Gabe vom Tag 1 – Tag 10 bzw. Tag 14, dosislimitierend war die Myelotoxizität (2 Todesfälle).

Tabelle 8. Epitheliales Ovarialkarzinom Stadium III und IV – Behandlungsergebnisse mit Mono- und Polychemotherapie

Quelle	Therapieplan	n = aw. Pat. S = Stadium v = vorbehandelt	Therapieresultate in % (Anzahl Patientinnen) (–) = keine Angabe					RD = Remissionsdauer ÜZ = Überlebenszeit Median (Monate)
			CR	PR	CR + PR	NC	PD	
Moore et al. 1993 [61]	**HMM** 100–300 mg p.o. d1–14, q 4 Wo [d]	n = 92 (44 mit meßbarem Resttumor) S = Rezidive bzw. Platinresistenz v = 92	14 (6)	7 (3)	**21** (9)		79 (35)	Responder: RD = 55% nach 36 Mo ÜZ = 88% nach 36 Mo Non-Responder: ÜZ = 20% nach 16 Mo
Seymour et al. 1994 [81]	**ETP (VP16)** 50 mg × 2 p.o. d1–7(14 [e]) q 3 Wo	n = 41 S = Rezidive bzw. Platinresistenz v = 41	4 (29)	20 (8)	**24** (10)	22 (9)	54 (22)	RD = 9 ÜZ = 10

[a] Bei allen [Ausnahme: 7 Patientinnen (19%) mit PD] Second-look-Laparotomie.

[b] Unterschiede zwischen den beiden Therapiegruppen statistisch nichtsignifikant.

[c] Bei 39 Patientinnen keine Second-look-Operation (wurden bei der Verlaufsanalyse nicht berücksichtigt).

[d] HMM-Chemotherapie bis zur Progression bzw. Auftreten von Toxizität (abdominelle Krämpfe, Übelkeit und Erbrechen, je 1mal Parästhesien, Herpes zoster, Dermatitis).

[e] Nur bei einigen Patientinnen, Gabe vom Tag 1 – Tag 10 bzw. Tag 14, dosislimitierend war die Myelotoxizität (2 Todesfälle).

Tabelle 9. Epitheliales Ovarialkarzinom Stadium III und IV – Behandlungsergebnisse mit taxolhaltiger Chemotherapie

Quelle	Therapieplan	n = aw. Pat. S = Stadium v = vorbehandelt	Therapieresultate in % (Anzahl Patientinnen) (–) = keine Angabe					RD = Remissions- dauer ÜZ = Überlebens- zeit
			CR	PR	CR + PR	NC	PD	Median (Monate)
McGuire et al. 1996 [59a]	CPM 750 mg/m² i.v. DDP 75 mg/m² i.v. d1 q 3 Wo × 6	n = 202 S = III/IV v = 0	31	29	60		40	RD = 13 ÜZ = 24
	vs. TAX 135 mg/m² i.v. (24 Std) DDP 75 mg/m² i.v. d1 q 3 Wo × 6	n = 184 S = III/IV v = 0	51	22	73		27	RD = 18 ÜZ = 38
Muggia et al 1997 [61a]	DDP 100 mg/m² i.v. q 3 Wo × 6	n = 200 S = III/IV v = 0			74			RD = 16,4[a] ÜZ = 30,2
	vs. TAX 200 mg/m² i.v. (24 Std) q 3 Wo × 6	n = 213 S = III/IV v = 0			46			RD = 11,4[a] ÜZ = 26,0
	vs. DDP 75 mg/m² i.v. TAX 135 mg/m² i.v. (24 Std)	n = 202 S = III/IV v = 0			72			RD = 14,1 ÜZ = 26,6

[a] Pat, die DDP (Mono) oder TAX (Mono) erhalten hatten, erhielten ein Crossover bei Progression.

Tabelle 10. Epitheliales Ovarialkarzinom Stadium III und IV – Behandlungsergebnisse mit Topotecan

Quelle	Therapieplan	n = aw. Pat. S = Stadium v = vorbehandelt	Therapieresultate in % (Anzahl Patientinnen) (–) = keine Angabe					RD = Remissionsdauer ÜZ = Überlebenszeit Median (Monate)
			CR	PR	CR + PR	NC	PD	
Huinink et al. 1997 [41a]	TOP* 1,5 mg/m² i.v. d1–5 q 3 Wo	n = 112 S = Platinresistenz v = Platinhaltige Chemoth.	4,5 (5)	16,1 (18)	20,6 (23)	29,5 (33)	34,8 (39)	RD = 8 ÜZ = 15
	vs.							
	TAX 175 mg/m² i.v. (3 Std.) q 3 Wo	n = 114 S = Platinresistenz v = Platinhaltige Chemoth.	2,6 (3)	10,5 (12)	13,2 (15)	33,3 (38)	49,1 (56)	RD = 4,5 ÜZ = 10,5
Kudelka et al. 1996 [46a]	TOP* 1,5 mg/m² i.v. d1–5 q 3 Wo	n = 28 S = Platinresistenz v = Platinhaltige Chemoth.		14 (4)		61 (17)	25 (7)	RD = 8,9 ÜZ = 10

* TOP: Topotecan.

Tabelle 11. Epitheliales Ovarialkarzinom – Behandlungsergebnisse mit Hochdosischemotherapie

Quelle	Therapieplan	n = aw. Pat. S = Stadium v = vorbehandelt	Therapieresultate in % (Anzahl Patientinnen) (–) = keine Angabe					RD = Remissionsdauer ÜZ = Überlebenszeit Median (Monate)
			CR	PR	CR + PR	NC	PD	
Legros et al. 1997 [47a]	HD-CHT mit ABMT[a] MLP 140 mg/m² i.v. d1	n = 53 (alle Pat.) S = Platinresistenz v = PAC-Schema						5-Jahres OAS[b]: 59,5% ÜZ = 65,8
	oder CBP 400 mg/m² i.v. d1–4 CPM 1600 mg/m² i.v. d1–4	Gruppe A (keine makrosk. Tumorreste) n = 31						5-Jahres OAS: 71,2% ÜZ = 80,3
		Gruppe B (makrosk. Tumorreste) n = 22						5-Jahres OAS: 33,8% ÜZ = 39,0
Horowitz et al. 1997 [41b]	HD-CHT + ABMT (keine Angaben über Art der HD-CHT)	n = 390 S = ? v = 0	37 (144)	35 (137)	72 (281)	9 (35)	19 (74)	2-Jahresüberlebensrate 37% CR: 51% PR: 38% NC: 29% PD: 10%

[a] HC-CHT: Hochdosischemotherapie; ABMT: autologe Blutstammzelltranplantation.

[b] 5-Jahres OAS: 5 Jahresüberlebensrate in %.

Tabelle 12. Epitheliales Ovarialkarzinom Stadium III – Behandlungsergebnisse mit intraperitonealer Cisplatintherapie

Quelle	Therapieplan	n = aw. Pat. S = Stadium v = vorbehandelt	Therapieresultate in % (Anzahl Patientinnen) (–) = keine Angabe						RD = Remissions- dauer ÜZ = Überlebens- zeit Median (Monate)
			CR	PR	**CR + PR**	NC	PD		
Alberts et al. 1996 [0]	DDP 100 mg/m² in 2000 ml NaCL **i.p.** d1 q 3 Wo × 6 vs. DDP 100 mg/m² **i.v.** d1 CPM 600 mg/m² i.v. d1 q 3 Wo × 6	n = 267 S = Stadium III v = 0 n = 279 S = Stadium III v = 0							49,0 *p = 0,02* 41,0

Tabelle 13. Chemotherapie beim fortgeschrittenen Ovarialkarzinom – Ergebnisse der Meta-Analyse der „Advanced Ovarian Cancer Trialists Group" [83]

Therapien	Anzahl Pat.	Anzahl Studien[a]	Behandlungsergebnisse
Nichtplatinhaltige Monochemotherapien vs. nichtplatinhaltige Polychemotherapien	3146	16	Kein Unterschied
Nichtplatinhaltige Monochemotherapien[b] vs. platinhaltige Polychemotherapien	659	11	Nach 2 Jahren platinhaltige Polychemotherapien günstiger, nach 6 Jahren kein Unterschied
Nichtplatinhaltige Mono- bzw. Polychemotherapie vs. zusätzlich Cisplatin	1408	13	Verlängerung des Gesamtüberlebens durch Cisplatin-Zusatz ab dem 6. Jahr (Trend zur Signifikanz)
Platinhaltige[c] Monochemotherapie vs. platinhaltige Polychemotherapie	925	6	Längeres Gesamtüberleben nach Polychemotherapie (Trend zur Signifikanz)
Cisplatin vs. Carboplatin	2061	11	Kein Unterschied

[a] 53 randomisierte Studien, einige zum Zeitpunkt der Veröffentlichung nicht publiziert. An der Auswertung nahmen die meisten Studienleiter teil.
[b] Substanzen: CAB, CPM, PDM, TREO, MLP.
[c] Cisplatin bzw. Carboplatin.

sollte Carboplatin verwendet werden (800 mg/m² Carboplatin i.v. q 3–4 Wochen [67]. Niedrigere Dosierungen (z.B. 400 mg/m²) sind nicht effektiv [76].

In einer Studie führte die erneute Gabe von Cisplatin in Kombination mit Etoposid bzw. Epirubicin in 60% der Fälle zu Remissionen (25% komplette), die 7 Monate anhielten (Gesamtüberleben 13,5 Monate [101]).

Bei Ovarialkarzinom-Rezidiven nach primärer Chemotherapie mit Alkylantien konnten durch eine Kombination von Cisplatin mit Ifosfamid 45% Remissionen (20% komplette) erzielt werden, wobei die rezidivfreie Zeit 9 Monate betrug (4 Patientinnen überlebten 2 Jahre) [36].

Beim Vorliegen einer primären Resistenz gegenüber platinhaltigen Chemotherapien sollten experimentelle Protokolle unter Studienbedingungen angewandt werden. Remissionen können durch Ifosfamid (20%, Remissiondauer 7 Monate – Übersicht bei [84]), Hexamethylmelamin (14–20%, Remissionsdauer 8 Monate, bei Respondern 38,5 Monate) und Etoposid (24%, 22% stable disease, Remissionsdauer 9 Monate) erzielt werden [61, 81, 85, 90]. Eine Therapie mit Hexamethylmelamin oder Etoposid kann oral und ambulant verabreicht und sollte bei der palliativen Therapie bevorzugt werden.

3.5 Taxane: Paclitaxel und Docetaxel beim Ovarialkarzinom (Tabelle 9)

Eine besondere Rolle bei der systemischen Therapie des Ovarialkarzinoms nimmt Paclitaxel ein. In vitro wird eine synergistische Wirkung von Paclitaxel und Cisplatin beschrieben, allerdings nur wenn Cisplatin nach Paclitaxel appliziert wird [45].

Bei cisplatinresistenten Patientinnen konnten durch Paclitaxel noch in rund 35% der Fälle Remissionen (PR = 24%, CR = 12%) erreicht werden [16, 59].

Eigene Erfahrungen an der Universitäts-Frauenklinik Heidelberg zeigen, daß die Wirksamkeit von Paclitaxel bei höherer Dosierung (170 mg/m^2 und mehr) ausgeprägter ist, so daß möglicherweise eine Dosiseskalation mit Stammzell-Support die Resultate weiter zu verbessern vermag. Dabei sollte jedoch berücksichtigt werden, daß die Nebenwirkungen von Paclitaxel (Alopezie, Neutropenie, Thrombosen, Kardiotoxizität, Neurotoxizität) erheblich sind [44, 80].

In einer Phase-III-Studie der GOG wurde die Rolle von Taxol in der adjuvanten Therapie beim primären, fortgeschrittenen Ovarialkarzinom im Stadium III und IV untersucht [59a]. Die Kombination von Taxol und Cisplatin (TAX + DDP) war der Therapie mit Cisplatin und Cyclophosphamid (DDP + CPM) überlegen. Die klinische Ansprechrate war in der TAX + DDP-Gruppe signifikant höher (p = 0,02, s. auch Tabelle 14). Bei den durchgeführten Second-look-Operationen wurden mehr makroskopische Remissionen aber zugleich mehr mikroskopische Residuen durch die Paclitaxel-haltige Therapie festgestellt. 73% der TAX + DDP-

Tabelle 14. Vergleich der Therapie mit Paclitaxel (TAX) und Cisplatin (DDP) mit Cisplatin und Cyclophosphamid (CPM) beim Ovarialkarzinom im Stadium III und IV – Randomisierte Studie der GOG. (Nach W. P. McGuire 1996) [59a]

Ergebnisse	DDP/TAX[a] Anzahl Patienten (%)	DDP/CPM[b] Anzahl Patienten (%)
Klinische Ansprechraten		
CR	51 (51)	36 (31)
PR	22 (22)	34 (29)
Kein Ansprechen	27 (27)	46 (40)
Gesamt	100	116

[a] DDP 75 mg/m² i. v. + TAX 135 mg/m² i. v. (24 h) q 3 Wo × 6.
[b] DDP 75 mg/m² i. v. + CPM 750 mg/m² i. v. q 3 Wo × 6.

Gruppe, aber nur 60% der DDP + CPM-Gruppe sprachen auf die Therapie an. Das progressionsfreie Überleben lag bei 18 bzw. 13 Monaten. Das Gesamtüberleben lag in der TAX + DDP-Gruppe bei 38 Monaten gegenüber 24 Monaten in der DDP + CPM-Gruppe. Aufgrund dieser Daten hat sich die Kombination TAX + DDP weltweit als „Goldstandard" der firstline Chemotherapie des Ovarialkarzinoms durchgesetzt. In wieweit dies wirklich gerechtfertigt ist, bleibt Nachfolgestudien, die zur Zeit laufen, vorbehalten. Dabei wird geprüft, ob Cisplatin durch Carboplatin und Taxol (Paclitaxel) durch Taxotere (Docetaxol) ersetzt werden sollte. Auch die Frage des Stellenwerts der Hochdosischemotherapie mit autologem Blutstammzellersatz (s. Tabelle 11) ist noch beantwortbar.

Erste Untersuchungen wurden mit dem Semisynthetisch hergestellten Docetaxel durchgeführt, das in vitro eine stärkere Hemmung der Depolymerisation der Microtubuli zeigt. Bei Patientinnen mit einer Cisplatinresistenz konnten in 33% partielle Remissionen erzielt werden [27]. Auch Docetaxel zeigt häufige Nebenwirkungen wie Alopezie, fiebrige Neutropenie und eine Flüssigkeitsretention.

Zusammenfassend stellt die Therapie mit Paclitaxel und Docetaxel einen neuen, wirkungsvollen Behandlungsansatz dar. Nach den vorliegenden Studien scheint die Wirksamkeit dieser Substanzen beim Ovarialkarzinom den anderen Zytostatika überlegen zu sein. Eine Therapie mit Paclitaxel und Docetaxel sollte jedoch nur unter kontrollierten Studienbedingungen in Zentren durchgeführt werden, weil die Dosisfindung, die Prophylaxe bzw. Behandlung der auftretenden Nebenwirkungen und der Stellenwert bei der Primärtherapie noch weiter abklärungsbedürftig sind.

3.6 Neoadjuvante Chemotherapie

Als neoadjuvante Chemotherapie gilt beim Ovarialkarzinom die Chemotherapie nach einer Probelaparotomie, bei der lediglich eine histologische Sicherung erfolgte (inoperable Situation, Überraschungsbefund, siehe auch 1.5. Interventionslaparotomie). Im Falle eines Überraschungsbefundes sollte in einer zweiten Sitzung die Radikaloperation nachgeholt werden, damit die Bedingungen für die Chemotherapie optimiert werden.

Eine echte neoadjuvante Chemotherapie, d. h. primäre Chemotherapie unabhängig von der Operabilität wurde als innovativer Therapieansatz erst einmal veröffentlicht. Bei 22 überwiesenen Patientinnen mit gesichertem Ovarialkarzinom (Überraschungsbefund) wurde im M.D. Anderson Cancer Center (USA) zuerst eine platinhaltige Chemotherapie und dann die Interventionslaparotomie durchgeführt [43]. Als Kontrolle diente eine Gruppe mit gleichem FIGO-Stadium, Alter und histologischem Tumortyp, die primär radikal operiert wurde. Durch die primäre Chemotherapie gelang es signifikant häufiger, eine radikale Operation durchzuführen (77 % vs. 39 %), ohne jedoch die Überlebenszeit zu beeinflussen. In der Studiengruppe war die Prognose besser, wenn ein optimales Debulking gelang.

Obwohl die Erfahrung mit der neoadjuvante Chemotherapie gering ist, stellt diese Therapieform sicherlich einen sehr interessanten Ansatz dar.

3.7 Intraperitoneale Chemotherapie (Tabelle 12)

Die intraperitoneale Chemotherapie hat den Vorteil einer hohen, lokalen Dosis bei nur geringen systemischen Auswirkungen, und dementsprechend niedriger Toxizität. Die erreichten Plasmakonzentrationen sind je nach Substanz um 7- bis 1000fach niedriger als die intraperitonealen Konzentrationen [68].

Die adjuvante Therapie mit Carboplatin (4mal 500 mg/m^2 i. p.) und die konsolidierende Therapie (komplette Remission bei der second-look Laparotomie) mit Mitoxantron (6mal 20 mg i.p.) wurde in Phase-II-Studien überprüft [17, 53]. Die Toxizitäten beider Therapien werden als gering eingestuft, Aussagen über den Einfluß auf die rezidivfreie Zeit bzw. auf das Gesamtüberleben sind noch nicht möglich.

Eine intraperitoneale Therapie mit Cisplatin beim rezidivierenden bzw. therapieresistenten Ovarialkarzinom führt in ca. 30 % der Fälle zu objektiven Remissionen [38, 64, 88]. Durch die Kombination Cisplatin + Etoposid konnten in 38% Remissionen (CR = 25%, PR = 13%) ohne Zunahme der Toxizität erreicht werden [56]. Alberts et al., 1996 [0] publizierte eine hochinteressante randomisierte Studie der SWOG mit 546 auswertbaren primären Ovarialkarzinomen im Stadium III (Tabelle 12). Bei Reduktion der Nebenwirkungen (Tinnitus, Hörverlust, neuromuskuläre Toxizität) mit Ausnahme intraperitonealer Schmerzen in der Gruppe der Patientinnen, die Cisplatin intraperitoneal erhalten hatten, stieg die mediane Überlebenszeit um 8 Monate von 41 auf 49 Monate signifikant an. Diese Ergebnisse scheinen überragend gut und sind besser als die von Mc Guire et al. [59a] mit TAX und DDP publizierten Daten, selbst dann, wenn man einschränkend festellen muß, daß die von Alberts et al. [0] gesammelten Fälle maximal postoperative Tumorreste von ≤ 2 cm Durchmesser aufgewiesen hatten.

Als problematisch gilt die intraperitoneale Verteilung der verabreichten Substanz, wobei postoperative/entzündliche Adhäsionen den freien Zugang zur gesamten Peritonealhöhle verhindern können. Die prognostisch wichtigen retroperitonealen Lymphknoten werden nicht erreicht. Im Tierversuch konnte gezeigt werden, daß die Eindringtiefe des Cisplatin in Tumorgewebe nur 1–2 mm beträgt [49]. Aus diesem Grund sollte die intraperitoneale Chemotherapie nur bei Residualtumoren ≤ 5 mm durchgeführt werden [73].

3.8 Hochdosischemotherapie (Tabelle 11)

Bislang liegen nur wenig valide Daten zur Effektivität der Hochdosischemotherapie (HD-CHT) mit autologem Blutstammzellersatz (ABMT) (Tabelle 11) beim Ovarialkarzinom vor. In der Publikation von Legros et al., 1997 [47a] wird über 53 Patientinnen berichtet, die bei primärer oder sekundärer Cisplatinresistenz eine HD-CHT mit ABMT erhalten haben. Die 5-Jahresüberlebensrate lag immerhin bei 60%, wobei die mediane Überlebenszeit 65,8 Monate betrug. In der Untergruppe, die postoperativ keine makroskopischen Tumorreste erkennen ließ, stieg die mediane Überlebenszeit auf 80,3 Monate an, während in der Gruppe mit makroskopischen Tumorresten im Median nur 39 Überlebensmonate erreicht wurden. Die Überlebenszeiten errechnen sich ab Primär-, nicht ab Second-look-Operation, sind trotzdem aber beeindruckend hoch. Nach Meinung der Autoren stellt die HD-CHT mit ABMT zumindest in Untergruppen in Zukunft eine ernsthafte Alternative zur Standardtherapie dar.

Die größte bislang veröffentlichte Studie einer HDCHT mit ABMT beim Ovarialkarzinom stammt von Horowitz et al., 1997 [41b] und umfaßt 390 Fälle. Obwohl die Remissionsquote von 72% mit 37% kompletten Remissionen sehr gut ist, profitieren hinsichtlich der Gesamtüberlebenszeit offenbar nur die Patientinnen, die eine CR erlebten. Nach 2 Jahren überlebten in dieser Gruppe 51%.

3.9 Neue Chemotherapeutika (Tabelle 10)

An neuen Chemotherapeutika werden beim Ovarialkarzinom vor allem die Topoisomerase-I-Hemmer vom Typ des Topotecans sowie Vinorelbin Bedeutung erlangen (Tabelle 10). Kudelka et al., 1996 [46a] zeigten in einer Phase-II-Studie, daß platinresistente Ovarialkarzinome in 25% der Fälle mit einer partiellen Remission und in 50% der Fälle mit einer stable-disease reagierten. Die Remissionsdauer betrug 8,9 Monate, die mediane Überlebenszeit 10 Monate.

Weitere interessante Substanzen werden das Cyclosporin-D-Analogon SDZ PSC 833, ein Modulator des Multi-drug-resistance-Gens, sowie neue Zytostatika, z.B. Gemcitabin werden.

3.10 Chemotherapie nichtepithelialer maligner Ovarialtumoren

3.10.1 Dysgerminome

Auf eine adjuvante systemische Therapie kann im Stadium IA/G1 verzichtet werden. Bei allen anderen Stadien sollte eine adjuvante Strahlen- oder Chemotherapie durchgeführt werden, da Dysgerminome auf beide Therapieformen in hohem Maße ansprechen [12, 98]. Die Radiotherapie birgt jedoch den Nachteil, daß bei ursprünglich fertilitätserhaltenden Operationen eine Radiokastration der zumeist jungen Patientinnen erfolgt. Beim Befall retroperitonealer Lymphknoten empfehlen DePalo et al. auch eine Bestrahlung des Mediastinums und der supraclaviculären Lymphknoten [12]. Das 5-Jahres-Überleben bei primärer Radiotherapie beträgt 89,5%. In einer prospektiven Studie wird gegenwärtig die Wirksamkeit einer Induktionschemotherapie nach dem PEB-Schema (Cisplatin, Etoposid, Bleomycin) gefolgt von VAC (Vinblastin, Adriamycin, Cyclophoshamid) untersucht [98]. Nach 26 Monaten sind in dieser Studie 17 der 18 Patientinnen rezidivfrei.

3.10.2 Andere maligne Keimzelltumoren

Eine adjuvante Therapie bei den anderen malignen Keimzelltumoren (*endodermale Sinustumoren, unreife Teratome, embryonale Karzinome, Polyembryome*) sollte bei allen höheren Stadien außer beim FIGO IA/G1 durchgeführt werden. Mit platinhaltigen Kombinations-Chemotherapien können Dauerheilungen in bis zu 100 % der Fälle (bei fortgeschrittenen Primärfällen in 50–80 %) erreicht werden, wenn nach einer optimalen chirurgischen Entfernung eine Chemotherapie nach dem PVB (Cisplatin, Vinblastin, Bleomycin) oder PEB-Schema (Cisplatin, Etoposid, Bleomycin) angeschlossen wird [94, 95, 97, 98]. Nach Versagen der platinhaltigen Therapie werden mit dem VAC-Schema (Vincristin, Actinomycin D, Cyclophosphamid) und neuerdings mit Carboplatin/Etoposid gute Ergebnisse erzielt (Übersicht bei [25]). Etoposid wird gegenwärtig statt Vinblastin eingesetzt, weil der Therapieeffekt ausgeprägter und die neurologische bzw. gastrointestinale Toxizität geringer ist [99].

3.10.3 Nongestationales primäres Chorionkarzinom des Ovars

Hier sollte primär mit Polychemotherapien (unter Einschluß von Methotrexat, z.B. MAC-Schema oder EMA/CO-Schema, siehe Kapitel „gestationsbedingte Trophoblasterkrankungen") behandelt werden, weil es auf eine Methotrexat-Monotherapie nicht in dem Maße anspricht wie die Chorionkarzinome uterinen Ursprungs (s. gestationsbedingte Trophoblasterkrankungen). Dies wird auf die vorhandenen Anteile von embryonalem bzw. Keimzellgewebe zurückgeführt, ferner auf die Tatsache, daß ein nongestationales im Gegensatz zum gestationalen Chorionkarzinom kein „halber Transplantationstumor" (halber Chromosomensatz vom Vater) ist [15].

3.10.4 Tumoren des gonadalen Stromas
(Granulosazelltumoren, Sertoli-Leydigzelltumoren und Androblastome)

Sie gelten als Borderline-Tumoren. Im Stadium I sollten fertilitätserhaltende Operationen durchgeführt werden, eine adjuvante systemische Therapie ist nicht erforderlich (Ausnahme: niedrig differenzierte Sertoli-Leydigzelltumoren, DM Gershenson pers. Mitteilung). Bei den seltenen fortgeschrittenen Stadien II–III wurden Chemotherapien nach dem PVB-, PEB- und

VAC-Schema angewandt, wobei komplette Remissionen von unterschiedlicher Dauer in ca. 60% der Fälle erzielt wurden [15, 32].

4 Hormontherapie

In Ovarialkarzinomen können Rezeptoren für Östrogen, Progesteron, Androgene, Gonadotropine und Gonadotropin-Releasing-Hormon nachgewiesen werden. Antiöstrogene und Gestagene wurden bislang als Second-line-Therapie nach Versagen der Chemotherapie eingesetzt, wobei Remissionsraten in 10% und no-change Situationen in 30% der Fälle erreicht wurden [20]. Wegen der roborierenden Effekte der Gestagene (z. B. 500 mg MPA p. o. tgl. oder 2× wöchentlich i. m.) können sie bei Patientinnen mit therapierefraktären Karzinomen verabreicht werden. GnRH-Agonisten scheinen einen direkten wachstumshemmenden Effekt beim Ovarialkarzinom zu besitzen und werden gegenwärtig unter Studienbedingungen auf ihre Wirksamkeit hin geprüft [19, 20].

GnRH-Agonisten stellen eine wirksame Therapie beim therapierefraktären oder rezidivierenden Granulosazelltumor dar und bedürfen weiterer Untersuchungen [24].

5 „Biological response modifiers", Zytokine, Immunotoxine

Verschiedene Immuntherapieformen sind beim Ovarialkarzinom angewandt worden. In zwei randomisierten Studien der GOG wurden die unspezifischen Immunodulatoren (biological response modifiers = BRMs) Corynebacterium parvum bzw. BCG als Zusätze zur Monochemotherapie mit Melphalan bzw. zur Kombination Cyclophosphamid + Adriamycin + Cisplatin eingesetzt [11, 30]. Nur bei Ovarialkarzinomen mit kleinvolumigen postoperativen Tumorresiduen konnte eine Wirksamkeit des Corynebacterium parvum objektiviert werden, während das Gesamtüberleben unbeeinflußt blieb.

Da Interferon eine Wachstumshemmung bei Ovarialkarzinomzellen in vitro bewirkt, wurden Interferon-α und -γ in mehreren Studien allein oder als Adjuvans neben Cisplatin intravenös bzw. intraperitoneal angewandt [4, 18, 29, 55, 57]. Bei der systemischen Interferontherapie wurden in 18% der Fälle Remissionen erreicht [18, 29] und durch die intraperitoneale Applikation kann eine Abnahme der Aszitesproduktion in bis zu 75% beobachtet werden [52]. Bei einer symptomatischen, therapieresistenten Aszitesbildung führt auch die intraperitoneale Gabe von TNF-α in bis zu 80% der Fälle zu einem dauerhaften Rückgang des Aszites (H. Schmid et al. in Vorb).

Weitere Immuntherapieformen, die beim Ovarialkarzinom gegenwärtig in Studien erprobt werden, sind die aktiv-spezifische Immuntherapie (ASI), die Gabe von IL-2 aktivierten Killerzellen (LAK) oder Immunotoxinen sowie die Gabe von mAK zur Induktion von antiidiotypischen Antikörpern.

Literatur

0. Alberts DS, Liu PY, Hannigan EV, O'Toole R, Williams SD, Young JA, Franklin EW, Clarke-Pearson DL, Malviya VK, Du Beshter B, Adelson MD, Hoskins WJ (1996) Intraperitoneal cisplatin plus intravenous cyclophosphamid versus intravenous cisplatin plus intravenous cyclophosphamide for stage III ovarian cancer. N Engl J Med 335:1950–1955

1. Arian-Schad KS, Kapp DS, Hackl A, Juettner FM, Leitner H, Porsch G, LahousenM, Pickel H (1990) Radiation therapy in stage III ovarian cancer following surgery and chemotherapy. Prognostic factors, patterns of relapse, and toxicity: A preliminary report Gynecol Oncol 39:47–55

2. Barakat RR, Rubin SC, Wong G, Saigo PE, Markman M, Hoskins WJ (1992) Mixed mesodermal tumor of the ovary: Analsis of prognostic factors in 31 cases. Obstet Gynecol 80:660–664

3. Berek JS (1992) Second-look versus-second-nature. Gynecol Oncol 44:1–2

4. Berek JS, Welander C, Schink JC, Grossberg H, Montz FJ, Ziegelboim J (1991) A phase I–II trial of intraperitoneal cisplatin and alfa-interferon in patients with persistent epithelial ovarian cancer. Gynecol Oncol 40:237–243

5. Bertelsen K, Jakobsen A, Stroyer I, Nielsen K, Sandberg E, Andersen JE, Ahrons S, Nyland M, Hjortkjaer Pedersen P, Larsen G, Rasmussen P, Kiaer H, Bichel P, Jacobsen M, Holund B (1993) A prospective randomized comparison of 6 and 12 cycles of cyclophosphamide, adriamycin, and cisplatin in advanced epithelial ovarian cancer. A danish ovarian study group trial (DACOVA). Gynecol Oncol 49:30–36

6. Bolis G, Zanaboni F, Vanoli P, Russo A, Franchi M, Scarfone G, Pecorelli S (1990) The impact of whole-abdomen radiotherapy on survival ovarian cancer patients with minimal residual disease after chemotherapy. Gynecol Oncol 39:150–154

7. Brand E, Lidor Y (1993) The decline of CA 125 level after surgery reflects the size of residual ovarian cancer. Obstet Gynecol 81:29–32

8. Burghardt E, Girardi F, Lahousen M, Tamussino K, Stettner H (1991) Patterns of pelvic and paraaortic lymph node involvement in ovarian cancer. Gynecol Oncol 40:103–106

9. Casey MJ, Gupta NC, Muths CK (1994) Experience with positron emission tomography (PET) scans in patients with ovarian cancer. Gynecol Oncol 53:331–338

10. Conte PF, Bruzzone M, Chiara S, Sertoli MR, Daga MG, Rubagotti A, Conio A, Ruvolo M, Rosso R, Santi L, Carnino F, Cottini M, Mossetti C, Guercio E, Gatti M, Siliquini PN, Prelato ML, Durando C, Giaccone G, Calciati A, Farinini D, Centonze M, Rugiati S, Parodi G, Messineo M, Storace A, Bernardine G, Misurale F, Alessandri S, Casini M, Ragni N, Foglia G, Bentivoglio G, Pescetto G (1986) A randomized trial comparing cisplatin plus cyclophosphamide versus cisplatin, doxorubicin, and cyclophosphamide in advanced ovarian cancer. J Clin Oncol 4:965–971

11. Creasman ET, Omura GA, Brady MF, Yordan E, DiSaia PJ, Beecham J (1990) A randomized trial of cyclophosphamide, doxorubicin, and cisplatin with or without Bacillus Calmette-Guerin in patients with suboptimal stage III and IV ovarian cancer. A Gynecologic Oncology Group Study. Gynecol Oncol 39:239–243

12. DePalo G, Pilotti S, Kenda R et al. (1982) Natural history of dysgerminoma. Am J Obstet Gynecol 143:799–805

13. Decker DG, Fleming TR, Malkasian GD, Webb MJ, Jefferies JA, Edmonson JH (1982) Cyclophosphamide plus cis-platinum in combination: Treatment program for stage III or IV ovarian carcinoma. Obstet Gynecol 60(4):481–487

14. Dembo AJ, Bush RS, Beale FA, Bean HA, Pringle JF, Sturgeon J, Reid JG (1979) Ovarian carcinoma: Improved survival following abdominopelvic irradiation in patients with a completed pelvic operation. Am J Obstet Gynecol 134(7):793–800

15. DiSaia PJ, Creasman WT (1993) Germ cell, stromal, and other ovarian tumors. In: PJ DiSaia, WT Creasman (eds), Clinical Gynecologic Oncology, pp 426–457, St Louis: Mosby Year Book

16. Donehower RC, Rowinsky EK (1993) Anticancer Drugs Derived From Plants. In: VT DeVita, S Hellman, SA Rosenberg (eds), Cancer – Principles and Practice on Oncology, J.B. Lippincott Co, Philadelphia, pp 409–417

17. Dufour P, Bergerat JP, Barats JC, Giron C, Duclos B, Dellenbach P, Ritter J, Renaud R, Audhuy B, Oberling F (1994) Intraperitoneal mitoxantrone as consolidation treatment for patients with ovarian carcinoma in pathologic complete remission. Cancer 73:1865–1869

18. Einhorn N, Cantell K, Einhorn S, Strander H (1982) Human leukocyte interferon therapy for advanced ovarian carcinoma: J Clin Oncol 5:167–172

19. Emons G, Ortmann O, Becker M, Irmer G, Springer B, Laun R, Hölzel F, Schulz KD, Schally AV (1993) High affinity binding and direct antiproliferative effects of LHRH analogues in human ovarian cancer cell lines. Cancer Res 53:5439–5446

20. Emons G, Ortmann O, Schulz KD (1994) Rolle der endokrinen Therapie beim Ovarialkarzinom Gynaekol Prax 18:63–70

21. Fanning J, Bennett TZ, Hilger RD (1992) Meta-analysis of cisplatin, doxorubicin, and cyclophosphamide versus cisplatin and cyclophosphamide chemotherapy of ovarian carcinoma. Obstet Gynecol 80:954–960

22. Ferrier AJ, De Petrillo AD (1992) Second-look laparotomy in the routine mangement of ovarian cancer. In: Sharp F, Mason WP, Creasman WT (eds), Ovarian Cancer 2 – Biology, diagnosis and management, Chapman & Hall Medical, London, pp 385–394

23. Fiorentino MV, Nicoletto MO, Tumolo S, Puccetti C, Chiesa G, Mainini F, Nascimben O, Vinante O, Michielon E, Cima G, Rosabian A, Prosperi A, Endrizzi L, Brigato G (1994) Uselessness of surgical second look (sl) in epithelial ovarian cancer: A randomized study. Proc Annu Meet Am Soc Clin Oncol 13:259 (Abstract)

24. Fishman A, Kudelka AP, Edwards CL, Freedman RS, Tresukosol D, Kaplan A, Gir-tanner R, Kavanagh JJ (1994) GnRH agonist (Lupron Depot) in the treatment of refractory or persistent ovarian granulosa cell tumor (GCT). Proc Annu Meet Am Soc Clin Oncol 13:236 (Abstract)

25. Fishman DA, Schwartz PE (1994) Current approaches to diagnosis and treatment of ovarian germ cell malignancies. Curr Opinion Obstet Gynecol 6:98–104

26. Franchin G, Tumolo S, Scarabelli C, DePaoli A, Boz G, Crivellair D, Arcicasa M, Bortolus R, Gobitti C, Minatel E, Roncardin M, Trovo MG (1991) Whole ab-domen radiation therapy after a short chemotherapy course and second-lood laparotomy in advanced ovarian cancer. Obstet Gynecol 41:206–211

27. Francis P, Hakes T, Schneider J, Spriggs D, Fennelly D, Hann L, Barakat RR, Curtin J, Jones W, Lewis JL Jr, Phillips M, Hoskins W (1994) Phase II study of docetaxel (Taxotere) in advanced platinum-refractory ovarian cancer. Proc Annu Meet Am Soc Clin Oncol 13:260 (Abstract)

28. Frasci G, Contino A, Iaffaioli RV, Mastrantonio P, Conforti S, Persico G (1994) Computerized tomography of the abdomen and pelvis with peritoneal admini-stration of sluble contrast (IPC-CT) in detection of residual disease for patients with ovarian cancer. Gynecol Oncol 52:154–160

29. Freedman RS, Gutterman JU, Wharton JT, Rutledge FN (1983) Leukocyte inter-feron (IFN alpha) in patients with epithelial ovarian carcinoma. J Biol Response Modif 2:133–138

30. Gall S, Bundy B, Beecham J, Wilson H, Noburu O, Hilgers RD, O'Toole R, Thigpen JT (1986) Therapy of stage III (optimal) epithelial carcinoma of the vary with melphalan or melphalan plus Corynebacterium parvum. Gynecol Oncol 25:26–36

31. Gallion HH, van Nagell JR, Donaldson ES, Higgins RV, Powell DE, Kryscio RJ (1989) Adjuvant oral alkylating chemotherapy in patients with stage I epithelial ovarian cancer. Cancer 63:1070–1073

32. Gershenson DM, Burke TW, Levenback C, Warner D, Matthews C (1994) Treat-ment of poor prognosis sex cord stromal tumors of the ovary with the combina-tion of bleomycin, etoposide, and cisplatin. Proc Annu Meet Am Soc Clin Oncol 13:262 (Abstract)

33. Gershenson DM, Mitchell MF, Atkinson N, Silva EG, Kavanagh JJ, Morris M, Burke TW, Warner D, Wharton JT (1992) The effect of prolonged cisplatin – based chemotherapy on progression-free survival in patients with optimal epi-thelial ovarian cancer: „Maintenance" therapy reconsidered Gynecol Oncol 47: 7–13

34. GICOG (1987) Randomized comparison of cisplatin with cyclophosphamide/cis-platin and with cyclophosphamide /doxorubicin/cisplatin in advanced ovarian cancer. Lancet:353–359

35. Greco FA, Julian CG, Richardson RL, Burnett L, Hande KR, Oldham RK (1981) Advanced ovarian cancer: Brief intensive combination chemotherapy and second-look operation. Obstet Gynecol 58:199–205

36. Green JA, Slater AJ (1989) A study of cis-platinum and ifosfamide in alkylating agentresistant ovarian cancer. Gynecol Oncol 32:233–235

37. Guidozzi F, Ball JHS (1994) Extensive primary cytoreductive surgery for advanced epithelial ovarian cancer. Gynecol Oncol 53:326–330

38. Hacker NF, Berek JS, Preforious G et al. (1987) Intraperitoneal cisplatin as salvage therapy for refractory epithelial ovarian cancer. Obstet Gynecol 70:759–764

38 a. Hacker NF, van der Burg MEL (1993) Debulking and intervention surgery. Ann Oncol 4 (Suppl 4):S 17–S 22

39. Hakes TB, Chalas E, Hoskins WJ, Jones WB, Markman M, Rubin SC, Chapman D, Almadrones L, Lewis JL Jr (1992) Randomized prospective trial of 5 versus 10 cycles of cyclophosphamide, doxorubicin, and cisplatin in advanced ovarian carcinoma. Gynecol Oncol 45:284–289

40. Hankinson SE, Colditz GA, Hunter DJ, Spencer TL, Rosner B, Stampfer MJ (1992) A quantitative assessment of oral contraceptive use and risk of ovarian cancer. Obstet Gynecol 80:708–714

41. Harlow BL, Cramer DW, Bell DA, Welch WR (1992) Perineal exposure to talc and ovarian cancer risk. Obstet Gynecol 80:19–26

41 a. Huinink WB, Gore M, Carmichael J, Gordon A, Malfetano J, Hudson I, Broom C, Scarabelli C, Davidson N, Spanczynski M, Bolis G, Malmström H, Coleman R, Fields SC, Heron J-F (1997) Topotecan versus Paclitaxel for the treatment of recurrent epithelial ovarian cancer. J Clin Oncol 15:2183–2193

41 b. Horowitz MM, Stiff PJ, Veum-Stone J, Rowlings PA (1997) Outcome of auto-transplants for advanced ovarian cancer. Proc Am Soc Clin Oncol 16:353 a

42. Hunter RW, Alexander NDE, Soutter WP (1992) Meta-analysis of surgery in advanced ovarian carcinoma: Is maximum cytoreductive surgery an independent determinant of prognosis? Am J Obstet Gynecol 166(2):504–511

43. Jacob JH, Gershenson DM, Morris M, Copeland LJ, Burke TW, Wharton JT (1991) Neoadjuvant chemotherapy and interval debulking for advanced epithelial ovarian cancer. Gynecol Oncol 42:146–150

44. Jekunen A, Heikkilä P, Maiche A, Pyrhönen S (1994) Paclitaxel-induced myocardial damage detected by electron microscopy. Lancet 343:727–728

45. Jekunen AP, Christen RD, Shalinski DR, Howell SB (1994) Synergistic interaction between cisplatin and taxol in human ovarian carcinoma cells in vitro. Br J Cancer 69:299–306

46. Klaassen D, Shelley W, Starreveld A, Kirk M, Boyes D, Gerulath A, Levitt M, Fraser R, Carmichael J, Methot Y, Willan A (1988) Early stage ovarian cancer: A randomized clinical trial comparing whole abdominal radiotherapy, melphalan, and intraperitoneal chromic phosphate: A National Cancer Institute of Canada Clinical Trials Group report. J Clin Oncol 6:1254–1263

46 a. Kudelka AP, Tresukosol D, Edwards CL, Freedman RS, Levenback C, Chantarawiroj P, Dekon CG, Kim EE, Madden T, Wallin B, Hord M, Verschraegen C, Raber M, Kavanagh JJ (1996) Phase II study of intravenous Topotecan as a 5-day infusion for refractory epithelial ovarian carcinoma. J Clin Oncol 14:1552–1557

47. Ledermann JA, Dembo AJ, Sturgeon JFG, Fine S, Bush RS, Fyles AW, Pringle JF, Rawlings GA, Thomas GM, Simm J (1991) Outcome of patients with unfavorable optimally cytoreduced ovarian cancer treated with chemotherapy and whole abdominal radiation. Gynecol Oncol 41:30–35

47 a. Legros M, Dauplat J, Fleury J, Cure H, Chassagne J, Suzanne F, Bay JO, Sol C, Canis M, Condat P, Choufi B, Taoernier F, Glenat C, Chollet P, Plagne R (1997) High-dose chemotherapy with hematopoetic rescue in patients with stage III to IV ovarian cancer: long-term results. J Clin Oncol 15:1302–1308

48. Lentz SS, Cha SS, Wieand HS, Podratz KC (1991) Stage I ovarian epithelial carcinoma: Survival analysis following definitive treatment. Gynecol Oncol 43:198–202

49. Los G, Mutsaers PHA, Lenglet WJM et al. (1990) Platinum distribution in intraperitoneal tumors after intraperitoneal cisplatin treatment. Cancer Chemother Pharmacol 25:389–394

50. Louie KG, Ozols RF, Myers CE, Ostchega Y, Jenkins J, Howser D, Young RC (1986) Long-term results of a cisplatin-containing combination chemotherapy regimen for the treatment of advanced ovarian carcinoma. J Clin Oncol 4: 1579–1585

51. Lund B, Hansen M, Handen OP, Hansen HH (1989) High-dose platinum consisting of combined carboplatin and cisplatin in previously untreated ovarian cancer patients with residual disease. J Clin Oncol 7:1469–1473

52. Mallmann P, Krebs D (1994) Aktuelle Zytokintherapie in der gynäkologischen Onkologie. Gynaecol Prax 18:323–330

53. Malmström H, Simonsen E, Westberg R (1994) A phase II study of intraperitoneal carboplatin as adjuvant treatment in early-stage ovarian cancer patients. Gynecol Oncol 52:20–25

54. Mangioni C, Bolis G, Pecorelli S, Bragman K, Epis A, Favalli G, Gambino A, Landoni F, Presti M, Torri W, Vassena L, Zanaboni F, Marsoni S, (1989) Randomized trial in advanced ovarian cancer comparing cisplatin and carboplatin. J Natl Cancer Inst, 81:1464–1471

55. Markman M, Berek JS, Blessing JA, McGuire WP, Bell J, Homesley HD (1992) Characteristics of patients with small-volume residual ovarian cancer unresponsive to cisplatin-based ip chemotherapy. Lessons learned from a Gynecologie Oncology Group phase II trial of ip cisplatin and recombinant alfa-interferon. Gynecol Oncol 45:3–8

56. Markman M, Reichman B, Hakes T, Rubin S, Jones W, Lewis JL Jr, Barakat RR, Curtin JP, Almadrones L, Hoskins W (1992) Phase 2 trial of intraperitoneal carboplatin and etoposide as salvage treatment of advanced epithelial ovarian cancer. Gynecol Oncol 47:353–357

57. Marth C, Mull R, Gastl G, Herold M, Steiner E, Daxenbichler G, Hetzel H, Flener R, Huber C, Dapunt O (1989) Die intraperitoneale Instillation von Interferongamma zur Behandlung des refraktären Ovarialkarzinoms. Geburtsh u Frauenheilk 49:987–991

58. Masding J, Sarkar TK, White WF, Barley VL, Chawla SL, Boesen E, Rostom AY, Menday AP (1990) Intravenous treosulfan versus intravenous trosulfan plus ciplatinum in advanced ovarian carcinoma. Br J Obstet Gynecol 97:342–351

59. McGuire WP, Rowinsky EK, Rosenshein NB et al. (1989) Taxol: A unique antineoplastic agent with significant activity in advanced ovarian epithelial neoplasms. Ann Intern Med 111:273–279

59a. McGuire WP, Hoskins WJ, Brady MF, Kucera PR, Partridge EE, Look KY, Clare-Pearson DL, Davidson M (1996) Cyclophosphamide and cisplatin compared with paclitaxel and cisplatin in patients with stage III and stage IV ovarian cancer. N Engl J Med 334:1–6

60. Miller DS, Spirtos NM, Ballon SC, Cox RS, Soriero OM, Teng NNH (1992) Critical reassessment of second-look exploratory laparotomy for epithelial ovarian carcinoma. Cancer 69:502–510

61. Moore DH, Valea F, Crumpler LS, Fowler WC Jr (1993) Hexamethylmelamine/Altretamine as second-line therapy for epithelial ovarian carcinoma. Gynecol Oncol 51:109–112

61a. Muggia FM, Braly PS, Brady MF, Sutton G, Copeland LJ, Lentz SL, Alvarez RD, Kucera PR, Small J (1997) Phase III cisplatin (P) or paclitaxol (T), versus their combination in suboptimal stage III and IV epithelial ovarian cancer (EOC). Proc Am Soc Clin Oncol 16:352a

62. Neijt JP (1991) Ovarian cancer treatment. Time for some hard thinking. Eur J Cancer 27(6):680–681

63. Neijt JP, ten Bokkel Huinink WW, van der Burg MEL, van Oosterom AT, Willemse PHB, Heintz APM, van Lent M, Rimbos JB, Bouma J, Vermorken JB, van Houwelingen JC (1987) Randomized trial comparing two combination chemotherapy regimens (CHAP-5 CP) in advanced ovarian carcinoma. J Clin Oncol 5:1157–1168

64. Nichols CR, Tricot G, Williams SD et al. (1989) Dose-intensive chemotherapy in refractory germ cell cancer: A phase I/II trial of high-dose carboplatin and etoposide with autologous bone marrow transplantation. J Clin Oncol 7:932–937

65. Norris HJ, Zirkin HJ, Benson WL (1976) Immature (malignant) teratoma of the ovary: A clinical and pathologic study of 58 Cases. Cancer 37:2359–2365

66. Omura G, Blessing JA, Ehrlich CE, Miller A, Yordan E, Creasman WT, Homesley HD (1986) A randomized trial of cyclophosphamide and doxorubicin with or without cisplatin in advanced ovarian carcinoma. Cancer 57:1725–1730

67. Ozols RF, Ostchega Y, Curt G, Young RC (1987) High-dose carboplatin in refractory ovarian cancer patients. J Clin Oncol 5:197–201

68. Ozols RF, Rubin SC, Dembo AJ, Robboy S (1992) Epithelial Ovarian Cancer. In: Hoskins WJ, Perez, CA, Young RC (eds) Principles and Practice of Gynecologic Oncology, J.B. Lippincott Co, Philadelphia, pp 731–781

69. Parazzinie F, Franceschi S, La Vecchia C, Fasoli M (1991) The epidemiology of ovarian cancer. Gynecol Oncol 43:9–23

69a. Parazzini F, Guarnerio P, Maggi R, Frigerio L, Tateo S, Melpignano M, Scarabelli C, Franchi M, Giardina G, Bolis G (1997) Role on survival of pelvic/aortic lymphonodal status in advanced ovarian cancer. Proc Am Soc Clin Oncol 16:358a

70. Petru E, Lohousen M, Tamussion K, Pickel H, Stranzl H, Stettner H, Winter R (1994) Lymphadenectomy in stage I ovarian cancer. Am J Obstet Gynecol 170:656–662

71. Pfleiderer A (1989) Malignome des Ovars. In: Wulf KH, Schmidt-Matthiesen H (eds), Klinik der Frauenheilkunde und Geburtshilfe – Spezielle gynäkologische Onkologie II, Urban & Schwarzenberg Verlag, München Wien Baltimore, pp 45–129

71a. Piccart MJ, Bertelsen K, Stuart G, James K, Cassidy J, Kaye S, Hoctin Boes G, Timmers P, Roy JA, Pecorelli S (1997) Is cisplatin-paclitaxel (P-T) the standard in first-line treatment of advanced ovarian cancer (Ov Ca)? Proc Am Soc Clin Oncol 16:352a

72. Piver MS, Malfetano J, Baker TR, Hempling RE (1992) Five-year survival for stage IC or stage I grade 3 epithelial ovarian cancer treated with cisplatin – based chemotherapy. Gynecol Oncol 46:357–360

73. Piver MS, Recio FO, Baker TR, Driscoll D (1994) Evaluation of survival after second-line intraperitoneal cisplatin-based chemotherapy for advanced ovarian cancer. Cancer 73:1693–1698

74. Potter ME, Hatch KD, Soong SJ, Partridge EE, Austin JM, Shingleton HM (1992) Second-look laparotomy and salvage therapy: A research modality only? Gynecol Oncol 44:3–9

75. Potter ME, Partridge EE, Hatch KD, Soong SJ, Austin JM, Shingleton HM (1991) Primary surgical therapy of ovarian cancer: How much and when. Gynecol Oncol 40:195–200

76. Repetto L, Chiara S, Mammoliti S, Guido T, Bruzzone M, Secondo V, Donadio G, Odicino F, Ragni N, Conte PF, Rosso P (1990) Crossover study with cisplatin or carboplatin and advanced ovarian cancer. Gynecol Oncol 39:146–149

77. Rubin SC, Finstad CL, Federici MG, Scheiner L, Lloyd KO, Hoskins WJ (1994) Prevalence and significance of HER-2/neu expression in early epithelial ovarian cancer. Cancer 73:1456–1459

78. Rubin SC, Wong GYC, Curtin JP, Barakat RR, Hakes TB, Hoskins WJ (1993) Platinum-based chemotherapy of high-risk stage I ovarian cancer following comprehensive surgical staging. Obstet Gynecol 82:143–147

79. Sell A, Bertelsen K, Andersen JE, Stroyer I, Panduro J (1990) Randomized study of whole-abdomen irradiation versus pelvic irradiation plus cyclophosphamide in treatment of early ovarian cancer. Gynecol Oncol 37:367–373

80. Sevelda P, Mayerhofer K, Obermair A, Stolzlechner J, Kurz C (1994) Thrombosis with paclitaxel. Lancet 343:727

81. Seymour MT, Mansi JL, Gallagher CJ, Gore ME, Harper PG, Evans TRJ, Edmonds PM, Selvin ML (1994) Protracted oral etoposide in epithelial ovarian cancer: a phase II study in patients with relapsed or platinum-resistant disease. Br J Cancer 69:191–195

82. Singleton TP, Perrone T, Oakley G, Niehans GA, Carson L, Cha SS, Strickler JG (1994) Activation of c-erbB-2 and prognosis in ovarian carcinoma. Cancer 73:1460–1466

83. Stewart LA, AOCTG (1991) Chemotherapy in advanced ovarian cancer: An overview of randomized clinical trials. Br Med J 303:884–893

84. Sutton G (1993) Ifosfamide and mesna in epithelial ovarian carcinoma. Gynecol Oncol 51:104–108

85. Sutton GP, Blessing JA, Homesley HD et al. (1989) Phase II trial of ifosfamide and mesna in advanced ovarian carcinoma: A Gynecologic Oncology Group study. J Clin Oncol 7:1672–1676

86. Sutton GP, Stehman FB, Einhorn LH, Roth LM, Blessing JA, Ehrlich CE (1989) Ten-year follow-up of patients receiving cisplatin, doxorubicin, and cyclophosphamide chemotherapy for advanced epithelial ovarian carcinoma. J Clin Oncol 7:223–229

87. Tattersall MHN, Swanson CE, Solomon HJ (1992) Long-term survival with advanced ovarian cancer: An analysis of 5-year survivors in the Australian Trial comparing combination versus sequential chlorambucil and cisplatin therapy. Gynecol Oncol 47:292–297

88. ten Bokkel Huinink WW, Dubbleman R, Aarsten E et al. (1985) Experimental and clinical results with intraperitoneal cisplatin. Semin Oncol 12(3S):43–55

89. Thomas GM (1993) Is there a role for consolidation or salvage radiotherapy after chemotherapy in advanced epithelial ovarian cancer? Gynecol Oncol 51:97–103

89a. van der Burg MEL, van Lent M, Kobierska A, Colombo N, Favalli G, Lacave AJ, Nardi M, Renard J, Buyse M, Pecorelli S (1993) Proc Annu Meet Am Soc Clin Oncol 12:818 (Abstract)

90. Vergote I, Himmelmann A, Frankendal B, Scheiströen M, Vlachos K, Trope C (1992) Hexamethylmelamine as second-line therapy in platin-resistant ovarian cancer. Gynecol Oncol 47:282–286

91. Vergote IB, Vergote-De Vos L, Abeler VM, Aas M, Lindegaard MW, Kjorstad KE, Trope CG (1992) Randomized trial comparing cisplatin with radioactive phosphorus or whole-abdomen irradiation as adjuvant treatment of ovarian cancer. Cancer 69:741–749

91a. Vermorken JB, ten Bokkel Huinink WW, Eisenhauer EA, Favalli G, Belpomme D, Conte PF, Kaye SB (1993) Carboplatin versus Cisplatin. Ann Oncol 4 (Suppl 4):S41–S48

92. Walton LA, Yadusky A, Rubinstein L, Roth LM, Young RC (1992) Stage II carcinoma of the ovary: An analysis of survival after comprehensive surgical staging and adjuvant therapy. Gynecol Oncol 44:55–60

93. Whittemore AS, Wu ML, Paffenbarger RS Jr, Sarles DL, Kampert JB, Grosser S, Jung DL, Ballon S, Hendrickson M, Mohle-Boetani J (1989) Epithelial ovarian cancer and the ability to conceive. Cancer Res 49(14): 4047–4052

94. Willemse PHB, Aalders JG, Bouma J, Mulder NH, Verschueren RCJ, de Vries EGE, Sleijfer DT (1987) Long-term survival after vinblastine, bleomycin, and cisplatin treatment with germ cell tumors of the ovary: An update. Gynecol Oncol 28:268–177

95. Williams SD, Birch R, Einhorn LH et al. (1987) Disseminated germ cell tumors: Chemotherapy with cisplatin plus bleomycin plus either vinblastine or etoposide. N Engl J Med 316:1435–1440

96. Wiliams SD, Blessing JA, DiSaia PJ, Major FJ, Ball HG III, Liao SY (1994) Second-look laparotomy in ovarian germ cell tumors: The Gynecologic Oncology Group Experience. Gynecol Oncol 52:287–291

97. Williams SD, Blessing JA, Moore DH et al. (1989) Cisplatin, vinblastine, and bleomycin in advanced and recurrent ovarian germ-cell tumors. Ann Intern Med 111:22–27

98. Williams SD, Gershenson DM, Horowith CJ, Scully RE (1992) Ovarian Germ Cell and Stromal Tumors. In: Hoskins WJ, Perez CA, Young RC (eds), Principles and Practice of Gynecologic Oncology, J.B. Lippincott Co, Philadelphia, pp 715–730

99. Wong LC, Collins RJ, Ngan HYS, Ma HK (1990) Etoposide combination chemotherapy in refractory ovarian malignant germ cell tumor. Gynecol Oncol 39:123–126

100. Young RC, Walton LA, Ellenberg SS, Homesley HD, Wilbanks GD, Decker DG, Miller A, Park R, Major F Jr (1990) Adjuvant therapy in stage I and stage II epithelial ovarian cancer. N Engl J Med 322:1021–1027

101. Zanaboni F, Scarfone G, Presti M, Maggi R, Borello C, Bolis G (1991) Salvage chemotherapy for ovarian cancer recurrence: Weekly cisplatin in combination with epirubicin or etoposide. Gynecol Oncol 43:24–28

Endometriumkarzinom*

G. Bastert und S. D. Costa

I. Epidemiologie

Häufigkeit: ca. 6% aller weiblichen Malignome, die vierthäufigste Krebserkrankung der Frau.

Inzidenz: In den Industrienationen 10–25/100000 Frauen jährlich. Die Inzidenz steigt jenseits der Menopause kontinuierlich an. 75% der an Endometriumkarzinom erkrankten Frauen sind in der Postmenopause und nur 5% jünger als 40 Jahre. Die Inzidenz hat in den letzten Jahren zugenommen, was auf den steigenden Altersdurchschnitt der weiblichen Bevölkerung und auf die verbesserte Diagnostik zurückgeführt wird.

Lokalisation/ Ausbreitung: Das Endometriumkarzinom entsteht überwiegend im Fundus und im Tubenwinkel und wächst exophytär in das Cavum uteri vor oder endophytär in das Myometrium infiltrierend. Bei kontinuierlichem Weiterwachsen werden Zervix und Tuben, das Parametrium, die Blase und das Rektum erreicht. Über die Tuben können Metastasen in die freie Peritonealhöhle gesetzt werden. Lymphogene Metastasierung: über die Mesosalpinx und Ligg. infundibulopelvica bis zur Beckenwand und in die paraaortalen Lymphknoten, ferner über das Lig. rotundum in die Leisten. Hämatogene Metastasierung: in Lunge, Leber und Knochen.

---

* Die Autoren möchten Herrn Dr. med. H. Junkermann aus der Abtlg. für Gynäkologische Radiologie der Universitäts-Frauenklinik Heidelberg für die Durchsicht und Korrektur des radiotherapeutischen Teils dieses Kapitels herzlich danken.

Ätiologie: Die Ätiologie des Endometriumkarzinoms ist unbekannt. Als Ko-Karzinogene gelten eine langdauernde Östrogenwirkung ohne Progesteroneinfluß bei exogener Östrogenzufuhr, Östrogenproduzierende Granulosa- bzw. Thekazelltumoren, polyzystische Ovarien, Leberzirrhose (gestörter Abbau des Östrogens in der Leber), Corpus-luteum-Insuffizienz, ferner langandauernde Tamoxifen(Antiöstrogen)Einnahme. Es entsteht zunächst eine Endometriumhyperplasie, die sich dann in ein zumeist gut differenziertes Karzinom umwandelt. Als epidemiologische Risikofaktoren gelten die Trias Adipositas (80% der Fälle), Diabetes mellitus (65%) und arterielle Hypertonie (43%), die allerdings interdependent sind. Andere Risikofaktoren deuten ebenfalls auf eine endokrine Imbalanz hin: Nulliparität (3- bis 5fach erhöhtes Risiko), frühe Menarche und späte Menopause.

In ca. 16% der Fälle findet man eine familiäre Häufung, wobei eine oder mehrere Verwandte 1. Grades erkrankt sind. Endometriumkarzinome treten auch bei Patientinnen mit hereditären nichtpolypösen Kolorektalkarzinomen auf (Lynch-Syndrom Typ II) [29].

Das Erkrankungsrisiko ist bei Frauen erniedrigt, die kombinierte orale Kontraceptiva eingenommen haben, bzw. bei Frauen, die mehrere Kinder geboren haben.

II. Pathologie und Stadieneinteilung

1 Pathologie

Als Präkanzerosen des Endometriumkarzinoms gelten die adenomatösen Hyperplasien, die in bis zu 30% der Fälle in ein invasives Karzinom münden können:

1. einfache Hyperplasie: zystisch, ohne Atypien, kann das ganze Endometrium erfassen oder lokalisiert bleiben (= Endometrium-Polyp); führt in 0–1% zu Karzinomen,
2. komplexe Hyperplasie: adenomatös, ohne Atypien, Entartung in 3%,
3. atypische einfache Hyperplasie: zystisch, wie 1, zusätzlich Atypien, Entartung in 8%.

4. atypische komplexe Hyperplasie: adenomatös, auch Adenocarcinoma in situ – der Begriff „Adenocarcinoma in situ" sollte nicht mehr verwandt werden, da die Diagnose schwer reproduzierbar ist und die Behandlung sich von der komplexen Hyperplasie mit Atypien nicht unterscheidet: wie 2. zusätzlich Atypien, Entartung in 29% der Fälle.

Histopathologische Einteilung des Endometriumkarzinome und deren Häufigkeit

1. Adenokarzinom (60%), Grad I–III,
2. Adenokankroid (Adenoakanthom, 21%),
3. Adenosquamöses Karzinom (7%),
4. Klarzelliges Karzinom (6%),
5. Papilläres Karzinom (1%),
6. Sekretorisches Karzinom (1%).

2 Stadieneinteilung

Stadieneinteilung/TNM-Klassifikation des Endometriumkarzinoms nach FIGO und UICC (1997)

T – Primärtumor

TNM Kategorie	FIGO Stadien	
TX		Primärtumor kann nicht beurteilt werden
T0		Kein Anhalt für Primärtumor
Tis	0	Carcinoma in situ
T1	I	Tumor begrenzt auf Corpus uteri
T1a	IA	Tumor begrenzt auf Endometrium
T1b	IB	Tumor infiltriert maximal in die innere Hälfte des Myometriums
T1c	IC	Tumor infiltriert weiter als in die innere Hälfte des Myometriums
T2	II	Tumor infiltriert Zervix, breitet sich jedoch nicht jenseits des Uterus aus
T2a	IIA	Lediglich endozervikaler Drüsenbefall
T2b	IIB	Invasion des Stromas der Zervix

T – Primärtumor (Fortsetzung)

TNM Kategorie	FIGO Stadien	
T3 und/ oder N1	III	Lokale und/oder regionäre Ausbreitung wie in T3a, b, N1 bzw. FIGP IIIA, B, C beschrieben
T3a	IIIA	Tumor befällt Serosa und/oder Adnexe (direkte Ausbreitung oder Metastasen) und/oder Tumorzellen in Aszites oder Peritonealspülung
T3b	IIIB	Vaginalbefall (direkte Ausbreitung der Metastasen)
N1	IIIC	Metastasen in Becken- und/oder para-aortalen Lymphknoten
T4	IVA	Tumor infiltriert Blasen- und/oder Darm-schleimhaut **Anmerkung:** Das Vorhandensein eines bullösen Ödems genügt nicht, um einen Tumor als T4 zu klassifizieren.
M1	IVB	Fernmetastasen (ausgenommen Metastasen in Vagina, Beckenserose oder Adnexen, ein-schließlich Metastasen in anderen intra-abdominalen Lymphknoten als paraaortalen und/oder Leistenlymphknoten)

N – Regionäre Lymphknoten

NX   Regionäre Lymphknoten können nicht beurteilt werden
N0   Keine regionären Lymphknotenmetastasen
M1   Regionäre Lymphknotenmetastasen

pN0   Regionäre Lymphadenektomie und histologische Untersuchung üblicherweise von 6 oder mehr Lymphknoten.

M – Fernmetastasen

MX   Fernmetastasen können nicht beurteilt werden
M0   Keine Fernmetastasen
M1   Fernmetastasen

FIGO-Stadienunterteilung nach dem Grading

G1:   gut differenziert, < 10 % undifferenzierte Anteile
G2:   mäßig differenziert; zwischen 10–50 % undifferenzierte Anteile
G3/4:   schlecht differenziert/undifferenziert; > 50 % undifferenzierte
        Anteile

3 Prognose

Die Gesamt-5-Jahres-Überlebensrate beträt 65,1 % (FIGO-Annual Report).
Die Aufschlüsselung nach Stadium der Erkrankung ergibt folgende Ergebnisse:

- Stadium I   = 72 %
- Stadium II   = 56 %
- Stadium III   = 31 %
- Stadium IV   = 10 %

Die prognostischen Parameter beim Endometriumkarzinom sind:
Grading, Invasionstiefe des Myometriums, histologischer Typ (Prognose
in abnehmender Reihenfolge: am besten beim Adenoakanthom, dann
Adenokarzinom (papilläres, adenosquamöses) am schlechtesten beim
klarzelligen Karzinom), positive peritoneale Spülzytologie (ca. 15 % der
Fälle, deutet auf eine intraabdominale Streuung hin, die Prognose ist ungünstig), Lymphknotenbefall, Ploidie und S-Phase (Aneuploidie, S-Phase
> 7,5 %: ungünstige Prognose), Befall der Adnexe (okkult in 7 % der Fälle
im Stadium I), Tumorgröße, Steroidhormonrezeptoren (negativer Progesteronrezeptor: ungünstige Prognose).

III. Diagnostik

Jede irreguläre uterine Blutung in der Prämenopause, vor allem, wenn
anamnestische Risikofaktoren (siehe: Epidemiologie, Ätiologie) vorhanden sind. Jede Blutung in der Postmenopause ist verdächtig. Schmerzen,
Dysurie und Stuhlunregelmäßigkeiten stellen Spätsymptome dar. Klinisch
können lediglich fortgeschrittene Stadien des Endometriumkarzinoms
erfaßt werden.

Das entscheidende diagnostische Mittel ist die *fraktionierte Kurettage* (ohne Hysteroskopie) mit einer Sensitivität von 92% (mit Hysteroskopie 100%) und einer Spezifität von 100%. Gezielte Strichkürettagen (sogen. Endometriumbiopsien) unter hysteroskopischer Kontrolle können ambulant in Lokalanästhesie durchgeführt werden, wobei ebenfalls eine 100%ige Sensitivität erreichbar ist.

Die *Ultraschalluntersuchung* (verbreitertes, hochaufgebautes Endometrium > 5 mm Dicke, vom Myometrium nicht abgrenzbar) einschl. der transvaginalen Farbdoppler-Untersuchung ist eine sehr sensitive und spezifische Methode, die sich auch zum Screening des Endometriumkarzinoms eignet.

Die *Computertomographie* vermag ca. 60% der regionären (v. a. paraaortalen) Lymphknotenmetastasen zu erfassen. Das intravenöse Urogramm, Röntgen-Thorax und bei klinisch fortgeschrittenen Stadien die Zystorektoskopie sowie ggf. eine Narkoseuntersuchung gehören zur obligatorischen präoperativen Abklärung.

Der *Tumormarker CA-125* gilt beim Endometriumkarzinom als Verlaufs- bzw. Metastasierungsmarker, wobei die Sensitivität geringer als beim Ovarialkarzinom ist.

IV. Behandlungsstrategie (s. Abb. 1)

1 Chirurgische Therapiemaßnahmen

1.1 Operables Endometriumkarzinom

Das Endometriumkarzinom ist in 87% der Fälle primär operabel [31]. Nach Sicherung der Diagnose mittels fraktionierter Kurettage (evtl. unter hysteroskopischer Kontrolle) wird im Stadium FIGO I eine abdominale Hysterektomie incl. Scheidenmanschette mit beiden Adnexen und ggf. mit pelvinem Lymphknotensampling durchgeführt (s. Abb. 1). Im Gegensatz zum Zervixkarzinom ist die Entfernung der Tuben und v. a. der Ovarien obligatorisch, weil einerseits hier häufig Metastasen auftreten und andererseits die Östrogensynthese unterbunden werden muß [40].

Intraoperativ wird makroskopisch die Ausdehnung des Endometriumkarzinoms erfaßt (Staging) und das weitere operative Vorgehen dem Befund angepaßt.

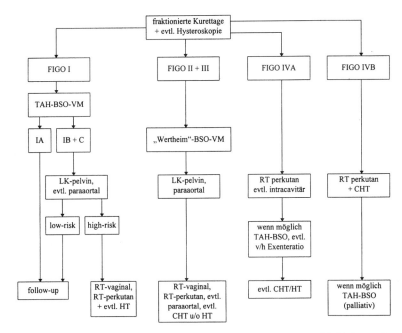

Abb. 1. Behandlungsstrategien beim Endometriumkarzinom. *TAH-BSO-VM* = totale abdominale Hysterektomie mit bilateraler Salpingo-Oophorektomie und Vaginalmanschette, *RT* = Radiotherapie, *CHT* = Chemotherapie, *HT* = Hormontherapie, *v/h* Exenteration = vordere/hintere Exenteration

Beim Stadium FIGO IA und reifem Karzinom (GI und GII) kann auf die pelvine Lymphonodektomie verzichtet werden. In den Stadien IB und IC sollte eine pelvine Lymphonodektomie und bei palpatorisch auffälligen LK zumindest ein paraaortales „LK-sampling" durchgeführt werden. Als neue Methode des chirurgischen Stagings wird die Laparoskopie diskutiert, die eine pelvine und eine paraaortale Lymphonodektomie ermöglicht und dadurch sowohl eine diagnostische als auch eine therapeutische Bedeutung aufweist [6].

Bei den Stadien FIGO II und III wird wie beim Zervixkarzinom verfahren: erweiterte abdominale Hysterektomie mit beiden Adnexen, Scheidenmanschette und pelvine sowie paraaortale Lymphonodektomie. Die Lymphonodektomie führt, wie Trimble et al. [53] mitteilen, nur bei Endometriumkarzinomen mit einem Grading III zu einem signifikanten 5-Jahresüberlebensvorteil, ansonsten nur zu einem Trend hinsichtlich der

5-Jahresüberlebenszeitverbesserung. Dieser Studie lagen immerhin 10066 Fälle mit Lymphonodektomie zugrunde.

Eine intraperitoneale Spülzytologie und eine zytologische Untersuchung etwaiger Aszitesflüssigkeit sollte nach Eröffnung des Peritoneums immer durchgeführt werden.

In fortgeschrittenen Stadien (FIGO III und IV) sollte eine individuelle kombinierte Therapie geplant werden. Am Anfang der therapeutischen Überlegungen sollte immer eine (Debulking-)Operation stehen, weil die Prognose der Erkrankung durch die Zytoreduktion günstig beeinflußt wird [17].

1.2 Chirurgische Therapie beim Rezidiv

Rezidive eines Endometriumkarzinoms treten häufig am Vaginalende auf (30%). Falls das Rezidiv lokal operabel erscheint, kann eine Kolpektomie mit plastischer Deckung (z.B. mesh graft) durchgeführt werden. Das Vorgehen in solchen Fällen muß kombiniert abdominal (Beurteilung der intraabdominellen Ausdehnung) und vaginal sein. Da meistens eine postoperative Strahlentherapie erfolgt ist, kommt hier nur noch eine interstitielle lokale Bestrahlung in Betracht.

2 Strahlentherapie

Die präoperative Bestrahlung bei operablen Endometriumkarzinomen ist verlassen worden, weil sie mit vielen Nachteilen behaftet ist [44]. Beim Stadium IVA kann in einigen Fällen die Radiotherapie zur Operabilität führen, auch wenn die Operation nur palliativen Charakter hat [2].

Die adjuvante postoperative Kontakttherapie der Vagina mit Afterloadingtechnik gehört zur Standardtherapie des Endometriumkarzinoms, weil die Rezidivrate (suburethrale Metastasen; Vaginalstumpfrezidive) signifikant gesenkt werden kann [15] (s. Tabelle 1). Die Kontaktbestrahlung des Scheidenstumpfes kann nur dann unterbleiben, wenn bei der Operation eine Vaginalmanschette von mindestens 2 cm Breite mit entfernt wurde.

Die postoperative Perkutanbestrahlung des Beckens ist vor allem bei ungünstigen Tumorkriterien wie G III-Tumoren, Myometriuminfiltration über ½ der Wanddicke oder mehr als 0,5 cm indiziert [11, 25]. Die oberen Anteile der Vagina können entweder bei der perkutanen Therapie (heruntergezogenes Feld) oder durch eine Kombination zwischen perkutaner (externer) Bestrahlung und intravaginaler Kontaktbestrahlung miterfaßt werden. Indikationen für diese Bestrahlungen sind GIII–IV-Tumoren, GI- und GII-Tumoren mit Tumoraussaat in Gefäße und Lymphbahnen sowie das Stadium FIGO IC [40].

Bei positiven paraaortalen LK wird eine postoperative paraaortale Bestrahlung empfohlen, wodurch noch 5-Jahres-Überlebensraten von 40 % erreicht werden können [35].

Eine primäre kombinierte Strahlentherapie (perkutane Hochvoltbestrahlung mit intrakavitärer Kontakttherapie im Afterloading-Verfahren) wird bei klinisch und lokal nicht operablen Patientinnen durchgeführt (Tabelle 2). Kontrollkurettagen sollten nach der 3. Kontakttherapie und 12 Wochen nach Abschluß der Behandlung durchgeführt werden [40].

3 Chemotherapie

Eine Chemotherapie wird meistens bei fortgeschrittenen Endometriumkarzinomen durchgeführt, entweder nach Versagen von Hormontherapien oder bei entdifferenzierten Tumoren [10]. Bei Rezidiv/Metastasierung kann die Chemotherapie wegen des hohen Alters und einer bestehenden Polymorbidität oftmals nicht angewandt werden.

In den meisten Studien wird die Chemotherapie mit einer Gestagentherapie kombiniert, so daß die Beurteilung des Chemotherapieeffektes schwierig ist.

Die größte Wirksamkeit wurde mit Doxorubicin (Adriamycin) und Cisplatin als Monotherapie erreicht, wobei in bis zu 40 % der Fälle Remissionen erzielt werden [20]. Andere wirksame Substanzen sind Carboplatin, Methotrexat, Cyclophosphamid, Hexamethylmelamin und 5-FU (s. Tabellen 3 und 4).

Die Ansprechdauer ist zeitlich limitiert und beträgt oft < 12 Monate, wobei Fernmetastasen empfindlicher auf die Chemotherapie als Lokalrezidive v.a. nach erfolgter Bestrahlung reagieren [5].

Nach neuesten Berichten über die Phase-II-Studie der EORTC-GCCG scheint eine kombinierte Chemotherapie mit Doxorubicin (60 mg/m^2 i.v.) und Cisplatin (50 mg/m^2 i.v.) gegenüber Doxorubicin allein (60 mg/m^2 i.v.) Vorteile bezüglich des Gesamtüberlebens zu besitzen, wobei die Rate an Nebenwirkungen deutlich erhöht ist [1] (Tabelle 5).

Tabelle 1. Behandlungsergebnisse mit Operation und Radiotherapie beim primären Endometriumkarzinom (histologisch Adenokarzinome, keine Vorbehandlung)

Quelle	Therapieplan	n = aw. Pat. / S = Stadium / H = Histologie (falls nicht Adenokarzinome)	Therapieresultate in % (–) = keine Angabe RFS	OAS	Medianes Follow-up (Monate)
Bruckman et al. 1978 [4]	RT prä- bzw. postop.: intrakavitär 4000 mgh Radium + pelvin 40 Gy + TAH/BSO	n = 40 S = II	83 (5 Jahre)	80 (5 Jahre)	69
Surwitt et al. 1979 [46]	RT prä- bzw. postop.: intrakavitär 700–3500 mgh Radium + pelvin 40–50 Gy + TAH/BSO[a]	n = 83 S = II	–	70 (3 Jahre)	36
Kinsella et al. 1980 [23]	RT prä- (meist) bzw. postop.: intrakavitär 4000 mgh Radium + pelvin 40–50 Gy + TAH/BSO	n = 55 S = II	88 (5 Jahre) 83 (10 Jahre)	75 (5 Jahre) 56 (10 Jahre)	82
de Palo et al. 1982 [8]	TAH/BSO + postop. RT: intrakavitär 3800 mgh Radium + pelvin 45–50 Gy	n = 36 S = II n = 17 S = III	69 (5 Jahre) 69 (5 Jahre)	69 (5 Jahre) 75 (5 Jahre)	48,5
Grigsby et al. 1985 [19]	RT prä- (meist) bzw. postop.: intrakavitär 2000–4500 mgh uterin + 1500–3000 mgh vaginal (Afterloading) + pelvin 20–30 Gy +20–30 Gy parametraner boost + TAH/BSO	n = 90 S = II	78 (5 Jahre) 75 (10 Jahre)	78 (5 Jahre) 61 (10 Jahre)	76,8

Marchetti et al. 1986 [30]	TAH/BSO + postop. vaginale RT mit Radium(Cäsium) 60 Gy (vaginale Mukosa) bzw. 30 Gy (0,5 cm Tiefe)	n = 68 S = I	100 (5 Jahre)	97 (5 Jahre)	57
Greven und Olds 1987 [18]	TAH/BSO + postop. RT: pelvin 50 Gy + intrakavitär (vaginal) 40–50 Gy	n = 29 S = II H = 5 adenosquam., 1 Adenoakanthom	–	86 (5 Jahre)	>36
Vaeth et al. 1988 [54]	präop. pelvine RT 45–55 Gy + TAH/BSO	n = 185 S = I H = adenosquamös (6,4 %), papilläre Adeno-Ca. (1,1 %), klarzelliges u. Müller Karzinom (1,5 %)	88 (5 Jahre) 82 (10 Jahre)	–	84
Sause et al. 1990 [39]	präop. intrakavitär RT (Cäsium) 4500–5500 mgh + TAH/BSO + evtl. postop. pelvine RT 40–45 Gy (Gruppe I)[b] TAH/BSO + pelvine RT 45–50 Gy (Gruppe II)	n = 229 S = I n = 112[b] n = 117	92 (5 Jahre) 94 (Gruppe I) 91 (Gruppe II)	84 (5 Jahre) 88 (Gruppe I) 80 (Gruppe II)	130 (Gruppe I) 60 (Gruppe II)

RT Radiotherapie, TAH/BSO Totale abdominale Hysterektomie mit bilateraler Salpingo-Oophorektomie, RFS Rezidivfreies Überleben, OAS Gesamtüberleben

[a] 10 Patientinnen wurden nur operativ behandelt (keine RT).
[b] Postoperative RT nur bei Patientinnen mit G III- Tumoren u/o > 1/3 Invasion des Myometriums.

Tabelle 2. Behandlungsergebnisse mit Radiotherapie beim inoperablen Endometriumkarzinom

Quelle	Therapieplan	n = aw. Pat. S = Stadium	Therapieresultate in % (auf 5 Jahre bezogen) (−) = keine Angabe		Mediane Beobachtungszeit (Monate)
			DFS	OAS	
Rustowski und Kupsc 1982 [38]	Intrauterine Radium-Einlagen 3300–7500 mgh + intravaginale Radium-Einlagen 3000–4000 mgh + pelvine RT 30–45 Gy	n = 196 S = I	−	61,7	−
		n = 74 S = II	−	53	
		n = 218 S = III	−	42	
Varia et al. 1987 [55]	1. pelvine RT 30–50 Gy + intrakavitäre RT 4000–6000 gmh Radium (n = 49) 2. intrakavitäre RT 7500–10000 mgh Radium (n = 12) 3. pelvine RT 50–60 Gy (n = 12)	n = 41 S = I	57 (5 Jahre)	−	> 48
		n = 32 S = II	26 (5 Jahre)		

RT Radiotherapie.

4 Adjuvante, neoadjuvante und intrarterielle Chemotherapie

Adjuvante Chemotherapien haben bisher enttäuscht. Es liegen keine Erfahrungen mit neoadjuvanter und intrarterieller Chemotherapie vor.

5 Hormontherapie

Die meisten Endometriumkarzinome weisen Östrogen- und/oder Progesteronrezeptoren auf [41], wobei die höchsten Rezeptorkonzentrationen bei differenzierten Tumoren (G I) gemessen werden [13].

Günstige Therapieeffekte konnten mit Gestagenen wie Medroxyprogesteron-Acetat, Megestrol-Acetat bzw. Hydroxyprogesteroncaproat und mit Antiöstrogenen vom Typ des Tamoxifens erzielt werden, wobei die Indikation der Hormontherapie noch kontrovers diskutiert wird (s. Tabelle 6). Der Therapieerfolg korreliert mit der Anwesenheit der Hormonrezeptoren (v.a. des Progesteron-Rezeptors) im Tumor [7, 14, 36]. In den Stadien I und II bei Vorliegen von High-risk-Charakteristika führt die Gabe von Gestagenen zur Verlängerung der rezidivfreien Zeit, wobei jedoch das Gesamtüberleben nicht beeinflußt wird [56]. Bei fortgeschrittenen Endometriumkarzinomen und bei Rezidiven führen Hormontherapien mit Gestagenen und Tamoxifen zu Remissionen in 15–30% der Fälle [34, 51]. In einer Studie wurde von Remissionen (komplett und partiell) in 60% der Fälle mit positiven Progesteronrezeptoren berichtet [14], wobei diese Studie von anderen nicht bestätigt werden konnte.

Einen neuen Therapieansatz stellen GnRH-Analoga dar, die in 35% der Fälle zu Remissionen bei Rezidiven führen [16]. Große Hoffnungen werden auch auf Antigestagene gesetzt, jedoch stehen Therapieergebnisse noch aus.

6 „Biological response modifiers"/Zytokine

Es liegen keine Erfahrungen vor.

Tabelle 3. Behandlungsergebnisse mit Monochemotherapie beim Endometriumkarzinom

Quelle	Therapieplan	n = aw. Pat. S = Stadium v = vorbehandelt	Therapieresultate in % (Anzahl Patientinnen) (–) = keine Angabe					RD = Remissionsdauer ÜZ = Überlebenszeit
			CR	PR	CR + PR	NC	PD	
Horton et al. 1978 [21]	ADM 50 mg/m² i.v. q 3 Wo[a]	n = 21 S = Metast./Rezidive v = 21	4,7 (1)	14 (3)	18,7 (4)	28 (6)	53,3 (11)	RD = 1–7 Mo ÜZ = 3–9 Mo
Thigpen et al. 1979 [49]	ADM 60 mg/m² i.v. q 3 Wo × 1–10	n = 43 S = Metast./Rezidive v = 43	25,6 (11)	11,6 (5)	37,2 (16)	30,2 (13)	32,6 (14)	RD = 7,5 Mo ÜZ = 6,8 Mo
Horton et al. 1978 [21]	CPM 666 mg/m² i.v. q 3 Wo[b]	n = 19 S = Metast./Rezidive v = 19	0	0	0	37 (7)	63 (12)	ÜZ = 3–9 Mo
Deppe et al. 1980 [9]	DDP 3 mg/kg KG DI q 3 Wo[b]	n = 13 S = Metast./Rezidive v = 13	15,3 (2)	15,3 (2)	30,6 (4)	15,3 (2)	54 (7)	ÜZ = – RD = 3–4 Mo (Responders)
Seski et al. 1982 [43]	DDP 50–100 mg/m² i.v. q 4 Wo × 2–11	n = 26 S = Metast./Rezidive v = 26	3,8 (1)	38,4 (10)	42,2 (11)	19,4 (5)	38,4 (10)	ÜZ = – RD = 5 Mo
Thigpen et al. 1984 [50]	DDP 50 mg/m² i.v. q 3 Wo[b]	n = 25 S = Metast./Rezidive v = 25	0	4 (1)	4 (1)	80 (20)	16 (4)	ÜZ = – RD = –

Edmonson et al. 1987 [12][c]	DDP 60 mg/m² i.v. q 3 Wo[b] bei PD:	n = 30 S = III–IV v = 30 n = 14						RD: DDP/CA: 56 Tage CAP: 88 Tage
	CPM 500 mg/m² ADM 40 mg/m² q 3 Wo[b] vs.		7 (1)	14 (2)	21 (3)	0	79 (11)	
	CPM 400 mg/m² i.v. ADM 40 mg/m² i.v. DDP 40 mg/m² i.v. q 4 Wo[b]	n = 16	0	31 (5)	31 (5)	0	69 (11)	ÜZ (2 Jahre): DDP/CA: 7% CAP: 12%

[a] Therapiedauer: bis zur Progression (Maximaldosis: ADM = 550 mg/m²).

[b] Therapiedauer: bis zur Progression bzw. Absetzen wg. Toxizität.

[c] Randomisiert, prospektiv.

Tabelle 4. Behandlungsergebnisse mit Monochemotherapie beim Endometriumkarzinom

Quelle	Therapieplan	n = aw. Pat. S = Stadium v = vorbehandelt	Therapieresultate in % (Anzahl Patientinnen) (–) = keine Angabe					RD = Remissionsdauer ÜZ = Überlebenszeit
			CR	PR	CR + PR	NC	PD	
Thigpen et al. 1989 [53]	**DDP** 50 mg/m^2 i.v. q 3 Wo[a]	n = 49 S = Metast./Rezidive v = 49	4 (2)	16 (8)	**20** (19)	45 (22)	35 (17)	RD = 2,9 Mo ÜZ = 8,2 Mo
Long et al. 1988 [28]	**CBP** 300–400 mg/m^2 i.v. q 4 Wo[a]	n = 26 S = Metast./Rezidive v = 26 (RT, OP, keine CHT)	0	28 (7)	**28** (7)	60 (15)	12 (3)	RD = 4 Mo ÜZ = 7 Mo
Muss et al. 1990 [32]	**MTX** 40 mg/m^2 i.v. q 1 Wo × 12, danach q 2 Wo[a]	n = 33 S = III–IV v = 33 (RT, OP, keine CHT)	3 (1)	3 (1)	**6** (2)	55 (18)	39 (13)	RD = 2,9 Mo ÜZ = 6,7 Mo
Seski et al. 1981 [42]	**HMM** 8 mg/kg p.o. q d für > 2 Monate	n = 20 S = Metast./Rezidive v = 20	0	30 (6)	**30** (6)	20 (4)	50 (10)	RD = 3,5 Mo ÜZ = –

Thigpen et al. 1988 [52]	HMM 280 mg/m² p.o. d1–14 q 4 Wo[a]	n = 34 S = IV+ Rezidive v = 34	6 (2)	3 (1)	9 (3)	47 (16)	44 (15)	RD = (CR: 4 bzw. 10 Mo, PR: 17 Mo) ÜZ = –
Sutton et al. 1994 [47]	IFS 1.2 g/m² i.v. d1–5 q 4 Wo	n = 40 S = Chemoresistenz bei primärer Therapie + Rezidive v = 40 (RT, OP bzw. primäre Chemotherapie)	7,5 (3)	7,5 (3)	15 (6)	n.a.	85 (34)	RD = 3,9 Mo ÜZ = –

[a] Therapiedauer bis zur Progression bzw. Absetzen wg. Toxizität.

Tabelle 5. Vergleich zwischen Monochemotherapie mit Doxorubicin und kombinierter Chemotherapie mit Doxorubicin plus Cisplatin beim fortgeschrittenen Endometriumkarzinom

Quelle	Therapieplan	n = aw. Pat. S = Stadium H = Histologie v = vorbehandelt	Therapieresultate in % (Anzahl Patientinnen) (–) = keine Angabe				RD = Remissionsdauer ÜZ = Überlebenszeit (Monate)
			CR	PR	CR + PR	PD	
Aapro et al. 1994 [1]	**ADM** 60 mg/m² i.v. q 4 Wo vs.	n = 53 S = III–IV bzw. Rezidive(6) H = Adenokarzinome v = z.T. RT (keine CHT)	11 (6)	6 (3)	17 (9)	83 (44)	RD = – ÜZ = 7
	ADM 60 mg/m² i.v.+ **DDP** 50 mg/m² i.v. q 4 Wo	n = 47 S = III–IV bzw. Rezidive H = Adenokarzinome v = z.T. RT (keine CHT)	21 (10)	36 (17)	57 (27)	43 (20)	RD = – ÜZ = 13

Tabelle 6. Endokrine Therapiemaßnahmen beim Endometriumkarzinom

Quelle	Therapieplan	n = aw. Pat. S = Stadium H = Histologie v = vorbehandelt	Therapieresultate in % (Anzahl Patientinnen) (–) = keine Angabe				RD = Remissionsdauer ÜZ = Überlebenszeit (Monate)
			CR	PR	CR + PR	PD	
Reifenstein 1974 [37]	**HPC** 1–7 g i.m. q Wo × >4 (mittlere Therapie-dauer 9,3 Mo)	n = 308 S = III–IV H = Adenokarzinome v = 308 (OP, RT, CHT)	6,8 (21)	30,2 (93)	37 (114)	63 (194)	ÜZ = 27 (Responder: 31,4%, Non-Responder: 1,7% 5-Jahres-Überleben)
Vergote et al. 1989 [56]	**HPC** 1 g i.m. d1–5 (loading dose) + 1 g i.m. q 2×/Wo für 1 J – Randomisiert, prospektiv HPC vs. nil	n = 1148 S = I–II H = Korpuskarzinome[a] v = 1148 (TAH/BSO)	–	–	–	Rezidive: 12% (HPC) vs. 14% (Kon-trolle)	RD = 20 (HPC) vs. 17 (Kontrolle) = n.s.; med. FU = 72
Piver et al. 1980 [33]	**HPC** 1 g i.m. q Wo für 11,5 Jahre (n = 70) vs. **MPA** 1 g im q Wo für 5,5 J (n = 44) (Prospektive Studie)	n = 114 S = III–IV H = Adenokarzinome v = 114	7 (8)	8,8 (19)	**15,8** (18)	58,8 (67)	RD = 10 (MPA) vs. 22 (HPC) = n.s. ÜZ = 28,8 (MPA) vs. 59,8 (HPC) bei Respondern

Tabelle 6 (Fortsetzung)

Quelle	Therapieplan	n = aw. Pat. S = Stadium H = Histologie v = vorbehandelt	Therapieresultate in % (Anzahl Patientinnen) (–) = keine Angabe				RD = Remissionsdauer ÜZ = Überlebenszeit (Monate)
			CR	PR	CR + PR	PD	
Lewis et al. 1974 [27]	MPA 500 mg i. m. q Wo × 14 (adjuvant) – Randomisiert, prospektiv MPA vs. Plazebo	n = 574 S = I–II H = Adenokarzinome, Adenoakanthome v = 574 (intracavitäre Radium-RT + TAH/BSO oder nur TAH/BSO)	–	–	–	Rezidive/ verstorben: 13 % (MPA) vs. 8 % (Pla- zebo)	ÜZ (4 Jahre): 87 % (MPA) vs. 92 % (Placebo) (n. s.)
Kohorn 1976 [24]	MA 40–160 mg p.o./Tag	n = 125 S = III–IV H = – v = 125	40 (50)	14 (18)	**54** (58)	46 (57)	RD/ÜZ = –
Swenerton 1980 [48]	TAM 10 mg p.o. q 12 h	n = 10 S = III–IV H = – v = 10 (mult. Therapien, u.a. MPA)	10 (1)	20 (2)	**30** (3)	70 (7)	RD/ÜZ = –
Bonte et al. 1981 [3]	TAM 20 mg p.o. q 12 h	n = 14 S = I–III H = Adenokarzinome v = 17 (u.a. MPA)	14 (2)	50 (7)	**64** (9)	36 (5)	RD = 3 ÜZ = –

Slavik et al. 1984 [45]	TAM 10 mg p.o. q 12 h	n = 24 S = III–IV H = Adeno-Ca (19), adenosquam.-Ca (5) v = 24	0	54[b] (13)	0	46 (11)	RD = 1–3
Ehrlich et al. 1988 [14]	MPA 100 mg p.o. q 12 h oder 1 g i.m. d1–4 gefolgt von 400 mg (i.m. q Wo) MA 80 mg p.o. q 12 h	n = 42 S = III–IV H = Adenokarzinome v = 42	9,5 (4)	19 (8)	28,5 (12)	71,5 (30)	RD = 27
Lentz et al. 1994 [26]	MA 800 mg p.o./Tag	n = 49 S = III–IV H = Adenokarzinome v = 32	12 (6)	14 (7)	26 (13)	50[c] (24)	RD = 2,4 ÜZ = 7,6

HPC Hydroxyprogesteron-Caproat, *MPA* Medroxyprogesteron-Acetat, *TAM* Tamoxifen, *MA* Megestrol-Acetat, *TAH/BSO* totale abdominale Hysterektomie mit bilateraler Salpingo-Oophorektomie, *RT* Radiotherapie, *CHT* Chemotherapie.

[a] Adenokarzinome und Adenoakanthome (86%), adenosquamöse (5%), klarzellige (4%), seröse, gemischte, undifferenzierte (5%) Karzinome.

[b] Keine Tumorregression sondern lediglich „stable disease" unter Tamoxifen.

[c] 12 Patientinnen (24%) mit „stable disease".

Literatur

1. Aapro M, Bolis G, Chevallier B, van der Burg MEL, Poveda A, de Oliveira C, Pawinski A, Sahmoud T, Pecorelli S (1994) An EORTC-GCCG randomized phase II trail of doxorubicin (DOX) versus DOX-Cisplatin (CDDP) in endometrial carcinoma. Proc Annu Meet AmSoc Clin Oncol 13:275 (Abstract 885)
2. Berman ML, Berek JS (990) Uterine Carcinomas. In: Haskell CM (ed): Cancer Treatment 3rd. ed, WB Saunders Co, Philadelphia, pp 338–348
3. Bonte J, Ide P, Billiet G, Wynants P (1981) Tamoxifen as a possible chemotherapeutic agent in endometrial adenocarcinoma. Gynecol Oncol 11:140–161
4. Bruckman JE, Goodman RL, Murthy A, Marck A (1978) Combined irradiation and surgery in the treatment of stage II carcinoma of the endometrium. Cancer 42:1146–1151
5. Brunner KW (1987) Effects and side effects of chemotherapy in endometrial cancer. In Schulz KD, King RJB, Pollow K, Taylor RW (eds): Endometrial cancer. Zuckschwerdt, München, pp 181–190
6. Childers JM, Brzechffa PR, Hatch KD, Surwit EA (1993) Laparoscopically assisted surgical staging (LASS) of endometrial cancer. Gynecol Oncol 51:33–38
7. Creasman WT, McCarty KS, Barton TK (1980) Clinical correlates of estrogen- and progesterone-binding proteins in human endometrial adenocarcinoma. Obstet Gynecol 55:363–370
8. dePalo G, Kenda R, Andreola S, Bandieramonte G, Luciani L, Stefanon B (1992) A retrospective analysis of 53 patients with pathologic stage II and III endometrial carcinoma. Tumori 68:341–347
9. Deppe G, Cohen CJ, Bruckner HW (1980) Treatment of advanced endometrial adenocarcinoma with cis-Dichlorodiamine Platinum (II) after intensive prior therapy. Gynecol Oncol 10:51–54
10. Deppe G (1984) Chemotherapy of endometrial carcinoma. In. Deppe G (ed) Chemotherapy of gynecologic cancer. Liss, New York, pp 139–150
11. DiSaia P, Creasman WT (1989) Clinical Gynecologic Oncology, 3rd, (ed), CV Mosby Co, St. Louis, pp 161–197
12. Edmonson JH, Krook JE, Hilton JF, Malkasian GD, Everson LK, Jefferies JA, Mailliard JA (1987) Randomized phase II studies of cisplatin and combination of cyclophosphamide-doxorubicin-cisplatin (CAP) in patients with progestin-refractory advanced endometrial carcinoma. Gynecol Oncol 28:20–24
13. Ehrlich CE, Cleary RE, Young PCM (1978) The use of progesterone receptors in the management of recurrent endometrial cancer. In: Brush MG, King RJB, Taylor RW (eds) Endometrial cancer. Bailliere-Tindall, London
14. Ehrlich CE, Young PCM, Stehman FB, Sutton GP, Alford WM (1988) Steroid receptors and clinical outcome in patients with adenocarcinoma of the endometrium. Am J Obstet Gynecol 158:796–805
15. Fournier D v, Junkermann II, Anton IIW (1987) Indikation zur Radiotherapie beim Kollum- und Korpuskarzinom nach Operation. Gynäkologe 20:222–227
16. Gallagher CJ, Oliver RTD, Oram DH, Fowler CG, Blake PR, Mantell BS, Slevin ML, Hope-Stone HF (1991) A new treatment for endometrial cancer with gonadotrophin releasing-hormone analogue. Br J Obstet Gynecol 98:1037–1041
17. Goff BA, Goodman A, Muntz HG, Fuler AF, Nikrui N, Rice LW (1994) Surgical stage IV endometrial carcinoma: A study of 47 cases. Gynecol Oncol 52:237–240

18. Greven K, Olds W (1987) Radiotherapy in the management of endometrial carcinoma with cervical involvement. Cancer 60:1737–1740

19. Grigsby PW, Perez CA, Camel HM, Kao MS, Galakatos AE (1985) Stage II carcinoma of the endometrium: Results of therapy and prognostic factors. Int J Radiat Oncol Biol Phys 11:1915–1923

20. Hacker NF (1989) Uterine cancer. In: Berek JS, Hacker NF (eds) Practical gynecologic oncology. Williams & Wilkins, Baltimore, pp 285–326

21. Horton K, Beeg CB, Arseneault J, Bruckner H, Creech R, Hahn RG (1978) Comparison of adriamycin with cyclophosphamide in patients with advanced endometrial cancer. Cancer Treat Rep 62:159–161

22. Jick SS, Walker AM, Jich H (1993) Oral contraceptives and endometrial cancer. Obstet Gynecol 82:931–935

23. Kinsella TJ, Bloomer WD, Lavin PT, Knapp RC (1980) Stage II endometrial carcinoma: 10-year follow-up of combined radiation and surgical treatment. Gynecol Oncol 10:290–297

24. Kohorn EI (1976) Gestagens and endometrial carcinoma. Gynecol Oncol 4:398–411

25. Kolstad P (1987) The role of radiation in the treatment of endometrial cancer. In: Schulz KD, King RJB, Pollow K, Taylor RW (eds): Endometrial cancer. Zuckschwerdt, München, pp 129–135

26. Lentz S, Brady M, Soper J, Major F, Reid G (1994) High dose megestrol acetate in advanced or recurrent endometrial carcinoma. A Gynecologic Oncology Group (GOG) study. Proc Annu Meet Am Soc Clin Oncol 13:260

27. Lewis GC, Slack NH, Mortel R, Bross IDJ (1974) Adjuvant progestogen therapy in the primary definitive treatment of endometrial cancer. Gynecol Oncol 2:368–376

28. Long HJ, Pfeifle DM, Wieand HS, Krook JE, Edmonson JH, Buckner JC (1988) Phase II evaluation of carboplatin in advaced endometrial carcinoma. J Natl Cancer Inst 80:276–278

29. Lynch HT, Follet KL, Lynch PM, Albano WA, Mailliard JL, Pierson RL (1979) Family history in an oncology clinic. JAMA 242:1268–1272

30. Marchetti DL, Piver MS, Tsukada Y, Reese P (1986) Prevention of vaginal recurrence of stage I endometrial adenocarcinoma with postoperative vaginal radiation. Obstet Gynecol 67:399–402

31. Marziale P, Atlante G, Pozzi M, Diotallevi, Iacovelli A (1989) 426 cases of stage I endometrial carcinoma: A clinicopathological analysis. Gynecol Oncol 32:278–281

32. Muss HB, Blessing JA, Hatch KD, Soper JT, Webster KD, Kemp GM (1990) Methotrexate in advanced endometrial carcinoma. Am J Clin Oncol 13(1):61–63

33. Piver MS, Barlow JJ, Lurain JR, Blumenson LE (1980) Medroxyprogesterone acetate (Depo-Provera) vs. Hydroxyprogesterone caproate (Delalutin) in women with metastatic endometrial adenocarcinoma. Cancer 45:268–272

34. Piver MS, Marchetti DL (1989) Endometrial Carcinoma. In: Piver MS (ed) Manual of gynecology oncology and gynecology. Little, Brown, Boston, pp 87–101

35. Potish RA, Twiggss LB, Adcock LL, Savage JE, Levitt SH, Prem KA (1985) Paraaortic lymph node radiotherapy in cancer of the uterine corpus. Obstet Gynecol 65(2):251–256

36. Quinn MA, Cauchi M, Fortune D (1985) Endometrial carcinoma: Steroid receptors and response to medroxyprogesterone acetate. Gynecol Oncol 21:314–319

37. Reifenstein EC (1974) The treatment of advanced endometrial cancer with hydroxyprogesterone caproate. Gynecol Oncol 2:377–414
38. Rustowski J, Kupsc W (1982) Factors influencing the results of radiotherapy in cases of inoperable endometrial cancer. Gynecol Oncol 14:185–193
39. Sause WT, Fuller DB, Smith WG, Johnson GH, Plenk HP, Menlove RB (1990) Analysis of preoperative intracavitary cesium application versus postoperative external beam radiation in stage I endometrial carcinoma. Int J Radiat Oncol Biol Phys 18:1011–1017
40. Schmidt-Matthiesen H, Bastert G (1993) Endometriumkarzinom. In. Gynäkologische Onkologie, 4 Aufl. Schattauer, Stuttgart New York, pp 33–48
41. Schulz KD, Schmidt-Rhode P, Zippel HH, Sturm G (1987) New concepts of adjuvant drug treatment in endometrial cancer. In: Schulz KD, King RJB, Pollow K, Taylor RW (eds): Endometrial cancer. Zuckschwerdt, München, pp 169–180
42. Seski JC, Edwards CL, Copeland LJ, Gershenson DM (1981) Hexamethylmelamine chemotherapy for disseminated endometrial cancer. Obstet Gynecol 58(3):361–363
43. Seski JC, Edwards CL, Herson J, Rutledge FN (1982) Cisplatin chemotherapy for disseminated endometrial cancer. Obstet Gynecol 59(2):225–228
44. Sevin BU (1986) Primär operative Therapie des Korpuskarzinoms. Gynäkologe 19:88–93
45. Slavik M, Petty WM, Blessing JA, Creasman WT, Homesley HD (1984) Phase II clinical study of tamoxifen in advanced endometrial adenocarcinoma: A Gynecologic Oncology Group Study. Cancer Treat Rep 68:809–811
46. Surwitt EA, Fowler WC Jr, Rogoff EE, Jelovsek F, Parker RT, Creasman WT (1979) Stage II carcinoma of the endometrium. Int J Radiat Oncol Biol Phys 5:323–326
47. Sutton GP, Blessing JA, Homesley HD, McGuire WP, Adcock L (1994) Phase II study of ifosfamide and mesna in refractory adenocarcinoma of the endometrium. Cancer 73:1453–1455
48. Swenerton KD (1980) Treatment of advanced endometrial adenocarcinoma with tamoxifen. Cancer Treat Rep 64:806–811
49. Thigpen JT, Buchsbaum HJ, Mangan C, Blessing JA (1979) Phase II trial of adriamycin in the treatment of advanced or recurrent endometrial carcinoma: A Gynecological Oncology Group Study. Cancer Treat Rep 63:21–27
50. Thigpen JT, DiSaia PJ, Blessing JA, Homesley HD, Lagasse LD (1984) Phase II trial of cisplatin as second-line chemotherapy in patients with advanced or recurrent endometrial carcinoma. Am J Clin Oncol 7:253–256
51. Thigpen JT, Vance R, Lambuth B, Ablducci L, Khansur T, Blessing JA, McGehee R (1987) Chemotherapy for advanced or recurrent gynecologic cancer. Cancer 60:2104–2116
52. Thigpen JT, Blessing JA, Ball H, Hanjani P, Manetta A, Homesley HD (1988) Hexamethylmelamine as first-line chemotherapy in the treatment of advanced or recurrent carcinoma of the endometrium: A phase II trial of the Gynceologic Oncology Group. Gynecol Oncol 31:435–438
53. Thigpen JT, Blessing JA, Homesley HD, Creasman WT, Sutton G (1989) Phase II trial of cisplatin as first-line chemotherapy in patients with advanced or recurrent endometrial carcinoma: A Gynecologic Oncology Group Study. Gynecol Oncol 33:68–70

53a. Trimble EL, Kosary C, Park PC (1997) Lymphnode sampling and survival in endometrial cancer. Proc Am Soc Clin Oncol 16:362a

54. Vaeth JM, Fontanesi J, Tralins AH, Chauser BM (1988) External radiation therapy
of stage I cancer of the endometrium: A need for reappraisal of this adjunctive
modality. Int J Radiat Oncol Biol Phys 15:1291–1297

55. Varia M, Rosenman J, Halle J, Walton L, Currie J, Fowler W (1987) Primary
radiation therapy for medically inoperable patients with endometrial carcinoma –
Stages I–II. Int J Radiat Oncol Biol Phys 13:11–15

56. Vergote I, Korstad K, Abeler V, Kolstad P (1989) A randomized trial of adjuvant
progesteron in early endometrial cancer. Cancer 64:1011–1016

Chorionkarzinom und destruierende Blasenmole (gestationsbedingte Trophoblasterkrankungen)

G. Bastert und S. D. Costa

I. Epidemiologie

Inzidenz: Blasenmole 0,5–2,5/1000, Chorionkarzinome 2,46/100000 Schwangerschaften.

Lokalisationen: Uterus, sehr selten Tuben. Primäre Chorionkarzinome anderer Lokalisation (Ovar, Lunge, Magen, Pankreas, Harnblase, Niere) entstehen durch eine Trophoblastmetaplasie und werden den Teratomen zugeordnet.

Ätiologie: *Blasenmole:* defekte Keimanlage mit Verlust des Zellkernes, Verdoppelung des eingedrungenen väterlichen Chromosomensatzes (90% der Blasenmolen sind XX-homozygot, der XX-Chromosomensatz entsteht durch die Verdoppelung eines väterlichen X-Spermiengenoms) oder Eindringen je eines X- und Y-Spermiengenoms in die Eizelle (10% sind XY-heterozygote Blasenmolen). Der Konzeptus kann als väterliches Transplantat angesehen werden und dementsprechend spielen immunologische Reaktionen des mütterlichen Organismus eine Rolle bei der Tumorentstehung (Einzelheiten noch nicht geklärt).

Chorionkarzinom: häufiger nach Molenschwangerschaften (Blasenmole gilt als Präkanzerose), Aborten, EUG, kann jedoch auch nach normalen Schwangerschaften bzw. Geburten entstehen. Die Blasenmole und das Chorionkarzinom korrelieren mit einem erhöhten mütterlichen Alter (ab 40 J. vermehrt).

II. Pathologie und Stadieneinteilung

Übergänge fließend: Blasenmole (nicht maligne, geringe Trophoblastproliferation), destruierende Mole (zunehmende Trophoblastproliferation, Invasion des Myometriums, hämatogene Aussaat in Vagina), plazentanaher Pseudotumor (überschießende Gewebereaktion an der Implantationsstelle, keine Metastasen), Chorionkarzinom (schnelle Metastasenbildung: kl. Becken, Lunge, Leber, ZNS, etc).

Klinische Einteilung der gestationsbedingten Trophoblasterkrankungen (GTE)

I. Nichtmetastasierende GTE
II. Metastasierende GTE *A. GTE mit guter Prognose („low-risk")* – < 4 Monate seit der letzten Schwangerschaft – Keine vorangegangene ausgetragene Schwangerschaft (am Termin) – β-HCG-Werte i. S. < 40 000 mIE/ml (umstritten) – Keine Hirn- bzw. Lebermetastasen – Keine vorangegangene Chemotherapie *B. GTE mit schlechter Prognose („high risk")* – > 4 Monate seit der letzten Schwangerschaft – β-HCG – Werte i. S. > 40 000 mIE/ml (umstritten) – Hirn- bzw. Lebermetastasen – Vorangegangene ausgetragene Schwangerschaft (am Termin) – Vorangegangene Chemotherapie

Eine andere Einteilung nach Prognosefaktoren wurde von Bagshawe am Charing Cross Hospital in London [3] entwickelt und wird von einigen Autoren verwendet.

Bagshawe – Scoresystem für die Einteilung der invasiven Blasenmolen und der Chorionkarzinome nach Prognosefaktoren

Prognosefaktoren	Score			
	0	1	2	6
Alter (Jahre)	≤ 39	> 39	–	–
Letzte Schwangerschaft	Blasen-mole	Abort	Am Termin	–
Zeitintervall seit der letzten Schwangerschaft (Monate)	4	4–6	7–12	> 12
HCG i. S.	< 1000	1000 –10000	10000– 100000	> 100000
ABO-Blutgruppen (mütterl. × väterl.)	–	0 × A A × 0	B AB	–
Größter Tumor (in cm)	–	3–5	5	–
Metastasen (Lokalisation)	–	Milz, Nieren	GI-Trakt, Leber	Gehirn
Anzahl Metastasen	–	1–4	4–8	8
Vorangegangene Chemotherapie	–	–	Mono-chemo-therapie	Poly-chemo-therapie

Durch Addition der Punkte wird ein prognostischer Score definiert:

≤ 5 = „low-risk"
6–8 = „medium-risk"
≥ 9 = „high-risk"

TM: Klinische Klassifikation (UICC)/Stadieneinteilung nach FIGO

TNM-Kategorien	FIGO Stadien	
TX		Primärtumor kann nicht beurteilt werden
T0		Kein Anhalt für Primärtumor
T1	I	Tumor auf den Uterus beschränkt
T2	II	Tumor breitet sich auf andere Genitalstrukturen aus; Vagina, Ovar, Ligamentum latum, Tuba uterina (Metastasen oder direkte Ausbreitung)
M1a	III	Lungenmetastasen
M1b	IV	Andere Fernmetastasen mit oder ohne Lungenmetastasen

Anmerkung:
Die Stadien I–IV lassen sich nach der Zahl der Risikofaktoren in A bis C unterteilen:

A ohne Risikofaktor
B mit 1 Risikofaktor
C mit 2 Risikofaktoren

M – Fernmetastasen

MX Fernmetastasen können nicht beurteilt werden
M0 Keine Fernmetastasen
M1 Fernmetastasen
    M1a Lungenmetastasen
    M1b Andere Fernmetastasen (z.B. Gehirn) mit oder ohne Lungenmetastasen

Anmerkung:
Metastasen anderer Genitalstrukturen (Vagina, Ovar, Lig. latum, Tuba uterina) werden als T2 klassifiziert.

Stadieneinteilung nach UICC (1997)

	T	M	Risikofaktoren
Stadium I A	T1	M0	ohne
Stadium I B	T1	M0	ein
Stadium I C	T1	M0	zwei
Stadium II A	T2	M0	ohne
Stadium II B	T2	M0	ein
Stadium II C	T2	M0	zwei
Stadium III A	jedes T	M1 a	ohne
Stadium III B	jedes T	M1 a	ein
Stadium III C	jedes T	M1 a	zwei
Stadium IV A	jedes T	M1 b	ohne
Stadium IV B	jedes T	M1 b	ein
Stadium IV C	jedes T	M1 b	zwei

Stadien werden unterteilt in:
A ohne Risikofaktor
B 1 Risikofaktor
C 2 Risikofaktoren

Risikofaktoren:
HCG > 100 000 IU/24 h-Urin
Diagnose > 6 Monate nach Schwangerschaftsende

Prognose: Heilungsrate (Gesamtüberleben): invasive Blasenmole 100 %, Chorionkarzinom 80–90 %. Für die Prognose der Erkrankung hat sich die klinische Einteilung nach Hammond et al., zuletzt modifiziert von Soper [13, 14], als praxisrelevant bewährt.

III. Diagnostik

Klinik: uterine Blutungen, weiche Vergrößerung des Uterus insbesondere nach Ausstoßung einer Mole, Rückbildungsstörungen des Uterus nach einem Abort; je nach Metastasensitz spezifische Symptome (pulmonal, hepatisch, zerebral). Präeklampsiezeichen in der Frühgravidität, Zeichen einer Hyperthyreose, Hyperemesis gravidarum (hohe HCG-Spiegel).

Apparative Diagnostik, Labor:

- Gravidität: ungewöhnlich hohe, persistierende β-HCG-Werte i. S. (bei Werten > 500 000 mIE/ml ist die Diagnose fast sicher), niedrige, absinkende HPL-Werte; Ultraschall: „Schneegestöber".
- außerhalb der Gravidität: bimanuelle Palpation (evtl. in Narkose), Ultraschall (Uterus, Becken, Leber, Abdomen), Curettage nach Prostaglandin-Priming (Cave: Perforation, Blutungsgefahr – daher Oxytocin-Infusion während des Eingriffes, Blutkonserven bereithalten), Hysteroskopie.
- Ausdehnung der Erkrankung: Röntgen-Thorax, Beckenangiographie, Laparoskopie (Becken, Leber), CT- bzw. MRT-Schädel, Knochenszintigraphie; HCG im Liquor falls eine ZNS-Beteiligung angenommen wird (Verhältnis HCG i. S./i. Liquor < 70/1).

Das *β-HCG im Serum* als Tumormarker nimmt eine ganz besondere Stellung ein. Der Verlauf der β-HCG-Werte korreliert derart präzise mit dem Tumorverhalten, daß auch Remissionen bzw. Progression nach Ab- bzw. Zunahme der Werte definiert werden können.

IV. Behandlungsstrategie (Abb. 1)

1 Chirurgische Therapiemaßnahmen

Blasenmole: vollständige Uterusentleerung (Prostaglandin-induzierte Ausstoßung, Nachcurettage); adjuvante Chemotherapie mit MTX umstritten (s. Chemotherapie).

Plazentanaher Pseudotumor: ggfs. Hysterektomie, da schlechtes Ansprechen auf Chemotherapie möglich.

Destruierende Mole und Chorionkarzinom: Operation nur selten indiziert, darf nie am Anfang einer Therapie stehen, bei Vorliegen von Metastasen kontraindiziert. Indikationen für Hysterektomie: nichtmetastasierende, chemotherapieresistente Blasenmolen und Chorionkarzinome, therapierefraktäre uterine Blutungen bei Uterusbefall. Eine operative Entfernung kann bei isolierten, therapieresistenten Leber- oder Hirnmetastasen indiziert sein.

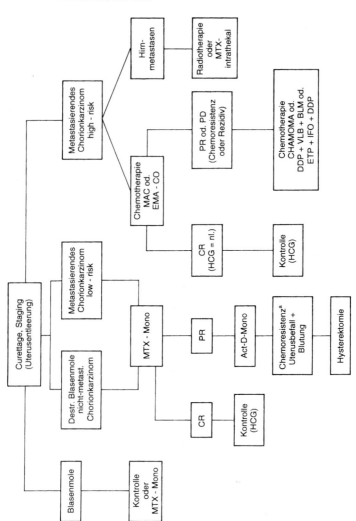

Abb. 1. Behandlungsstrategie gestationsbedingter Trophoblasterkrankungen.
[a] Bei Chemoresistenz bzw. Toxizität Chemotherapie wie beim metastasierten High-risk-Chorionkarzinom

2 Strahlentherapie

Die einzige Indikation für eine Strahlentherapie ist bei zerebralen Metastasen eines Chorionkarzinoms (Ganzhirnbestrahlung mit 30–50 Gy) gegeben.

3 Chemotherapie (Tabelle 1 und 2)

Die adjuvante (prophylaktische) Chemotherapie mit MTX ist bei der Blasenmole umstritten. Fasoli et al. konnten die Rezidive durch MTX bei 104 Patientinnen auf 3 % (n = 3) senken im Vergleich zu 9 % (n = 23) bei 250 Patientinnen aus der Kontrollgruppe [5]. Kashimura et al. erreichten bei 420 Patientinnen eine Verminderung der Rezidivrate von 18 % auf 7 %, aber das Auftreten von metastatischen Trophoblasttumoren (22 %) und Chorionkarzinomen (1 bzw. 2 %) blieb gleich [7].

Die Chemotherapie ist die Behandlung der Wahl der destruierenden Molen und Chorionkarzinome, wobei mit MTX und Act-D spezifische und sehr wirksame Einzelsubstanzen zur Verfügung stehen. Die Chemotherapie richtet sich im Einzelfall nach den in der Tabelle 1 aufgeführten Risikomerkmalen und ist in den Tabellen 1 und 2 aufgeführt. Prinzipiell werden destruierende Blasenmole, nichtmetastasierende und Low-risk-Chorionkarzinome primär mit MTX und Folinsäure behandelt, während metastasierende High-risk-Chorionkarzinome entweder mit High-dose MTX + Leucovorin [11] oder mit Polychemotherapie nach dem MAC- oder EMA-CO-Schema behandelt werden [3a, 4, 6, 9]. Bei Chemoresistenz und/oder bei Unverträglichkeit unter MTX (v.a. Hepatotoxizität) sollte ein Wechsel auf Polychemotherapie wie bei High-risk-Chorionkarzinomen vorgenommen werden.

Die Anzahl der Therapiezyklen richtet sich nach der β-HCG-Konzentration im Serum. Die meisten Autoren führen die Chemotherapie so lange durch, bis die β-HCG-Werte unter der Therapie während 8–12 Wochen negativ bleiben (d.h. bei Negativwerten werden noch etwa 2–3 Zyklen zur Stabilisierung des Therapieeffektes verabreicht).

3.1 Chemotherapie bei fortgeschrittenen Chorionkarzinomen

Bei primär fortgeschrittenen GTE (metastasierte High-risk-GTE) werden die besten Resultate durch eine Polychemotherapie mit Methotrexat,

Tabelle 1. Destruierende Blasenmole und nichtmetastasierendes Chorionkarzinom („low-risk") – Behandlungsergebnisse mit Mono-chemotherapien (Methotrexat und Actinomycin-D)

Quelle	Therapieplan	n = aw. Pat. S = Stadium H = Histologie v = vorbehandelt	Therapieresultate in % (Anzahl Patientinnen) (–) = keine Angabe				RD = Remissionsdauer ÜZ = Überlebenszeit
			CR	PR	CR + PR	PD	
Hammond et al. 1973 [6]	MTX 15–25 mg i.m. d1–5 oder Act-D 10–13 µg/kg KG i.v. d1–5	n = 71 S = metast. „low-risk" H = Blasenmole, destr. Mole, Chorionkarzinom v = 0	91 (65)	7 (5)	**98** (70)	2 (1)	RD = ÜZ ÜZ = 5 J
Smith et al. 1982 [12]	MTX 0,4 mg/kg i.m. d1–5, 7d Pause	n = 39 S = „low-risk" (keine Met) H = destr. Mole + Chorionkarzinom v = 0	92 (36)	8 (3)	**100** (39)	–	RD = 12 Mo ÜZ = k.A.
	MTX 1 mg/kg i.m. d1, 3, 5, 7, 7d Pause CF 0,1 mg/kG i.m. d2, 4, 6, 8, 7d Pause	n = 29 S = „low-risk" (keine Met) H = destr. Mole + Chorionkarzinom v = 0	72,5 (21)	27,5 (8)	**100** (29)	–	RD = 12 Mo ÜZ = k.A.

Wong et al. 1985 [17]	MTX 0,4 mg/kg i.m. d1–5, 7d Pause	n = 33 S = „low-risk" H = destr. Mole + Chorionkarzinom v = 0	75,8 (25)	18,1 (6)	93,9 (31)	–	RD = ÜZ ÜZ = 8–11 J (1†)
	MTX 1 mg/kg i.m. d1, 3, 5, 7 CF 0,1 mg/kg i.m. d2, 4, 6, 8	n = 68 S = „low-risk" H = dest. Mole + Chorionkarzinom v = 0	83,9 (52)	11,8 (8)	95,7 (60)	–	RD = ÜZ ÜZ = 4–9 J
Bagshawe et al. 1989 [2]	MTX 50 mg i.m. d1, 3, 5, 7 CF 6 mg i.m. d2, 4, 6, 8	n = 348 S = „low-risk" H = Chorionkarzinom v = 0	96 (335)	–	96 (335)	4 (13) (Rezidive)	RD = k.A. ÜZ = 16 M. – 15 J.
		n = 13 (Rezidiv n. MTX) S = „medium-risk" H = Chorionkarzinom v = 0	92 (12)	–	92 (12)	8 (1†)	RD = k.A. ÜZ = 16 M. – 15 J.

(†) Verstorben.

Tabelle 2. Metastasierende GTE („medium-" und „high risk") –Behandlungsergebnisse mit Polychemotherapien

Quelle	Therapieplan	n = aw. Pat. S = Stadium H = Histologie v = vorbehandelt	Therapieresultate in % (Anzahl Patientinnen) (–) = keine Angabe				RD = Remissionsdauer ÜZ = Überlebenszeit
			CR	PR	CR + PR	PD	
Hammond et al. 1973 [6]	**MTX** 15 mg i.m. d1–5 **Act-D** 10–13 µg/kg i.v. d1–5 **CAB** 8–10 mg p.o. d1–5 q 2 Wo × 2–3, danach **Act-D** 10–13 µg/kg i.v. d1–5 q 7–14d	n = 17 S = metast. „high-risk" H = Blasenmole, Chorionkarzinom v = 7	47 (8)	–	**47** (8)	53 (9†)	RD = k.A. ÜZ = k.A.
Azab et al. 1989 [1]	**VBL** 0,3 mg/kg i.v. d1 **BLM** 15 mg DI d1–3 **DDP** 100 mg/m² d2	n = 8 S = metast. „high-risk" H = Chorionkarzinom destr. Blasenmole (1) v = 8	50 (4)	37 (3)	**87** (7)	13 (1)	RD = 24 Mo ÜZ = 24 Mo
Theodore et al. 1989 [16]	**Act-D** 300 µg/m² i.v. **ETP** 100 mg/m² i.v. oder 200 mg/m² p.o. d1–3 + 14–16 **DDP** 100 mg/m² q 4 Wo × 4 (1–7)	n = 22 S = metast. „high-risk" H = Chorionkarzinom v = 14	86 (19)	4 (1)	**90** (20)	10 (2)	RD = 24 Mo ÜZ = RD

Newlands et al. 1986 [9]	a
	
	A. ETP 100 mg/m² i.v. d1–5
	B. HU 500 mg p.o. q 12 h d1
	  MTX 50 mg i.m. d2, 4, 6, 8 +
	    CF 6 mg i.m.
	  6-MP 75 mg p.o. d3, 5, 7, 9
	C. Act-D 0,5 mg i.v. d1–5
	D. VCR 0,8 mg/m² i.v. d1+3
	  CPM 400 mg/m² i.v.
		n = 76
		S = „high-risk"
		H = Chorionkarzinom
		v = 0
			96
			(73)
				—	96
					(73)
						4
						(3)
						(Rezi-
						dive)
							RD = ÜZ
							ÜZ = 38 Mo

	b ETP 100 mg/m² i.v. d1+2 MTX 100 mg/m² i.v. (Bolus) + 200 mg/m² i.v. 12-DI, d1 CF 15 mg p.o./i.m. q 12 h d2+3 Act-D 0,5 mg i.v. d1+2 CPM 600 mg/m² i.v. d8 VCR 1 mg/m² i.v. d8	n = 56 S = „high-risk" H = Chorionkarzinom v = 27	84 (47)	—	84 (47)	16 (9†)	RD = ÜZ ÜZ = 24 Mo
Soper et al. 1994 [15]	ETP 100 mg/m² i.v. d1+2 MTX 100 mg/m² i.v. (Bolus) + 200 mg/m² 12 h-DI, d1 Act-D 350 µg/m² i.v. d1+2 CF 15 mg p.o./i.m. q 12 h × 4‹, d2 CPM 600 mg/m² i.v. d7 VCR 1 mg/m² i.v. d7 q 2 Wo	n = 22 S = „high-risk" H = Chorionkarzinom (18) v = 16	77 (17)	14 (3)	91 (20)	9 (2)	RD[d] = 21 Mo

Tabelle 2 (Fortsetzung)

Quelle	Therapieplan	n = aw. Pat. S = Stadium H = Histologie v = vorbehandelt	Therapieresultate in % (Anzahl Patientinnen) (–) = keine Angabe				RD = Remissionsdauer ÜZ = Überlebenszeit
			CR	PR	CR + PR	PD	
Erazo et al. 1994 [4]	ETP 100 mg/m² i.v. d1+2 MTX 100 mg/m² i.v. (Bolus) + 200 mg/m² DI 12h, d1 CF 15 mg p.o./i.m. q 12h d2+3 Act-D 0,5 mg i.v. d1+2 CPM 600 mg/m² i.v. d8 VCR 1 mg/m² i.v. d8	n = 15 S = „high-risk" H = Chorionkarzinom v = 0	87 (13)	–	87 (13)	13 (2)	RD[d] = 35–36 Mo
Bower et al. 1997 [3a]	ETP 100 mg/m² i.v. d1, 2 MTX 300 mg/m² i.v. (12 Std) d1 CF[e] 15 mg p.o./i.m. q 12h d2, 3 Act-D 0,5 mg i.v. d1, 2 CPM 600 mg/m² i.v. d8 VCR 0,8 mg/m² i.v. (max 2 mg) d8	n = 272 S = „high-risk" v = 132	78 (213)			17 (47) + 4 (12) early death Fälle	5-JÜR 86,2% 41,0
	bei Progression: EMA wie oben d1, 2 DDP 75 mg/m² i.v. d8 ggfs. Operation	n = 47 S = Rezidiv	70 (33)			30 (17)	5-JÜR 70%

[a] Zyklenfolge: A-B-C-B-A-C-B alle 7 Tage je nach Myelosuppression, bei Resistenz Ersatz des ineffizienten Zyklus durch D.
[b] Wiederholung in 14tägigen Intervallen bei Fehlen von Toxizität; bei Hirnmetastasen zusätzlich 12 mg MTX intrathekal mit dem Zyklus 2.
[c] Beginn der Folsäuregabe 24 h nach der MTX Bolusgabe.
[d] Remissionsdauer = Dauer des „follow up" bei der Publikation.

Actinomycin-D, und Cyclophosphamid oder Chlorambucil (MAC-Schema, s. Tabelle 2) oder mit einer alternierenden Kombinationstherapie mit Etoposid, Methotrexat, Actinomycin bzw. Cyclophosphamid und Vincristin (EMA-CO Schema, s. Tabelle 2) erreicht. Durch diese Primärtherapie werden Dauerheilungen in 84–91 % der Fälle beschrieben [3a, 4, 6, 9].

Bei Therapieresistenz gegenüber Monotherapien mit Methotrexat oder Actinomycin-D bei Low-risk-GTE können in über 80 % der Fälle Dauerheilungen mit Polychemotherapien nach dem EMA-CO-Schema erzielt werden [3a, 9].

Wenn die Chemoresistenz nach einer primären Polychemotherapie auftritt, verschlechtert sich die Prognose deutlich. Die erneute Behandlung („Salvage therapy", nach dem MAC-, CHAMOMA- und EMA-CO- Schema) muß individualisiert erfolgen und richtet sich nach der Vortherapie. Azab et al. [1] haben in 50% und Bower et al. [3a] in 70% der vorbehandelten Fälle komplette Remissionen mit Cisplatin, Vinblastin und Bleomycin [1] bzw. mit EMA-CO [3a] erzielen können (s. Tabelle 2). In einzelnen Fällen von GTE, bei denen multiple Chemotherapien angewandt worden waren, konnten noch gute Ergebnisse mit Etoposid, Ifosfamid und Cisplatin erzielt werden. Dieses Schema wird erfolgreich bei therapieresistenten Keimzelltumoren der Hoden angewandt [8].

Bower et al. [3a] berichten, daß 56% der Frauen, die nach Therapie mit EMA-CO in Vollremission eintraten, 2–5 Jahre nach der Behandlung schwanger wurden, wobei 112 Lebendgeborene beobachtet wurden. An Fehlbildungen wurde einmal ein Kind mit Morbus Down, ein Kind mit Klumpfüßen und ein Kind mit Nabelhernie gesehen.

4 Immunologische Parameter

Immunologische Faktoren sind bei GTE von besonderer Bedeutung, weil es sich um einen „transplantierten Tumor" handelt: die Antigene stammen von den väterlichen Chromosomen ab. Die meist untersuchten Antigene sind die Blutgruppen-Antigene ABO und die Histokompatibilitätsantigene HLA.

Die ätiologische Bedeutung der ABO- und HLA-Antigene ist nicht gesichert, weil die Auftretenswahrscheinlichkeit einer GTE bei einer nachfolgenden Schwangerschaft mit 1,5 % sehr niedrig ist.

Die Analyse der ABO-Antigene hat ergeben, daß die Prognose der GTE ungünstiger ist, wenn die Mutter die Blutgruppe B oder AB und der Vater 0

oder A hat. Bei den meisten Chorionkarzinomen ist die mütterliche Blutgruppe A oder 0 und die väterliche ist 0 oder A, wobei in diesen Fällen die
Prognose als günstiger angesehen wird (s. a. Bagshawe-Scoresystem).

In der High-risk-Gruppe kommen häufiger Kompatibilitäten zwischen
mütterlichen und väterlichen Antigenen am HLA-B Locus vor. Diese Daten
werden auch dadurch unterstützt, daß eine auffallende Immuntoleranz der
Patientinnen mit GTE gegenüber den väterlichen Antigenen besteht. Tumoren mit rein väterlichem Antigenbesatz (komplette Blasenmolen) persistieren und gehen in ein Chorionkarzinom häufiger über als Tumoren mit
mütterlichen und väterlichen Antigenen (partielle Blasenmole) [14].

Literatur

1. Azab M, Droz JP, Theodore C et al. (1989) Cisplatin, Vinblastine, and Bleomycin
   combination in the Treatment of Resistant High-Risk Gestational Trophoblastic
   Tumors. Cancer 64:1829–1832
2. Bagshawe KD, Dent J, Newlands ES, Begent RHJ, Rustin GJS (1989) The Role of
   Low-Dose Methotrexate and Folinic Acid in Gestational Trophoblastic Tumours
   (GTT). Br J Obstet Gynecol 96:795–802
3. Bagshawe KD (1992) Trophoblastic tumors: Diagnostic Methods, Epidemiology,
   Clinical Features and Management. In: Coppleson M (ed): Gynecologic
   Oncology. Churchill Livingstone, Edinburgh London Melbourne New York
   Tokyo, pp 1027–1043
3a. Bower M, Newlands ES, Holden L, Short D, Rustin GJS, Begent RHJ, Bagshawe KD
   (1997) EMA/CO for high-risk gestational trophoblastic tumors: Results from a
   cohort of 272 patients. J Clin Oncol 15:2636–2643
4. Erazo A, Cervates G, Torrecilas L, Robles J (1994) Management of high risk
   trophoblastic neoplasms: Experience with Etoposide, Methotrexate, A Actinomycin, Cyclophosphamide, Vincristine (EMA-CO). Proc Am Soc Clin Oncol
   13:265 (A 844)
5. Fasoli M, Ratti E, Franceschi S et al. (1982) Management of Gestational Trophoblastic Disease: Results of a Cooperative Study. Obstet Gynecol 60:205–209
6. Hammond CB, Borchert LG, Tyrey L et al. (1973) Treatment of Metastatic
   Trophoblastic Disease: Good and Poor Prognosis. Am J Obstet Gynecol
   115(4):451–457
7. Kashimura Y, Kashimura M, Sugimori H et al. (1986) Prophylactic Chemotherapy
   for Hydatidiform Mole. Cancer 58:624–629
8. Loehrer PJ, Einhorn LH, Williams SD (1986) VP-16 Plus Ifosamide Plus Cisplatin
   as Salvage Therapy in Refractory Germ Cell Cancer. J Clin Oncol 4:528–536
9. Newlands ES, Bagshawe KD, Begent RHJ et al. (1986) Development in Chemotherapy for Medium- and High-Risk Patients with Gestational Trophoblastic
   Tumours (1979–1984) Br J Obstet Gynecol 93:63–69
10. Petrilli ES, Morrow CP (1980) Actinomycin D Toxicity in the Treatment of Tro-
    phoblastic Disease. Gynecol Oncol 9:18–22

11. Schmidt-Matthiesen H, Bastert G (1993) Gynäkologische Onkologie, Schattauer Verl Stuttgart New York, pp 89–93
12. Smith EB, Weed JC, Tyrey L, Hammond CB (1982) Treatment of Nonmetastatic Gestational Trophoblastic Disease: Results of Methotrexate Alone versus Methotrexate-Folinic Acid. Am J Obstet Gynecol 144:88–92
13. Soper JT, Clarke-Pearson D, Hammond CB (1988) Metastatic Gestational Trophoblastic Disease: Prognostic factors in Previously Untreated patients. Obstet Gynecol 71(3):338–343
14. Soper JT, Hammond CB, Lewis JL Jr (1992) Gestational Trophoblastic Disease. In. Hoskins WJ, Perez CA, Young RC (eds): Principles and Practice of Gynecologic Oncology. JB Lippincott Co, Philadelphia, pp 795–825
15. Soper JT, Evans AC, Clarke-Person DL, Berchuck A, Rodriguez G, Hammond CB (1994) Alternating weekly chemotherapy with Etoposide-Methotrexate-Dactinomycin/Cyclophosphamide-Vincristine for high-risk gestational trophoblastic disease. Obstet Gynecol 83(1):113–117
16. Theodore C, Azab M, Droz JP et al. (1989) Treatment of High-Risk Gestational Trophoblastic Disease With Chemotherapy Combinations Containing Cisplatin and Etoposide. Cancer 64:1824–1828
17. Wong LC, Choo YC, Ma HK (1985) Methotrexate with Citrovorum Factor Rescue in Gestational Trophoblastic Disease. Am J Obstet Gynecol 152–162

Zervixkarzinom (Kollumkarzinom) *

G. Bastert und S. D. Costa

I. Epidemiologie [7]

Häufigkeit: 6% aller weiblichen Neoplasien, vierthäufigste Krebserkrankung der Frau (wie das Endometriumkarzinom);

Altersmaximum: Dysplasien: 25–34 Jahre.
Carcinoma in situ: 35–44 Jahre.
Karzinome: 45–54 Jahre.

Inzidenz: variiert weltweit zwischen 48,2 (Kolumbien) und 3,8
(Israel) /100 000 Frauen, in Entwicklungsländer wesentlich höher als in Industrienationen: in Deutschland
20/100 000. Die Mortalität infolge invasiver Zervixkarzinome hat in den letzten 4 Jahrzehnten weltweit um
70% abgenommen, was auf die frühe Diagnostik
zurückgeführt wird (ca. 60% im Stadium I diagnostiziert).

Ätiologie: Die Entstehung des Zervixkarzinoms ist ein komplexer
Prozeß, der in mehreren Schritten abläuft (engl. „multi-
step carcinogenesis") und der nicht in allen Einzelheiten
aufgeklärt ist. Von ätiologischer Relevanz sind epidemiologische (endogene) Faktoren und exogene Noxen,
die im Sinne einer Initiation (Schädigung der zellulären
DNA) und einer Promotion (klonales Wachstum durch

* Die Autoren möchten Herrn Dr. med. H. Junkermann aus der Abtlg. für Gynäkologische Radiologie der Universitäts-Frauenklinik Heidelberg für die Durchsicht und
Korrektur des radiotherapeutischen Teils dieses Kapitels herzlich danken.

die Einwirkung von Tumorpromotoren) zur Malignität führen.

a) Epidemiologische Faktoren:

- frühzeitige erste Kohabitation (vor dem 20. Lebensjahr),
- häufiger Partnerwechsel (mehr als 2 männliche Partner),
- frühzeitige 1. Schwangerschaft,
- Sexualhygiene des Mannes: karzinogene Substanzen im Smegma (protektive Wirkung der Circumzision?),
- Multiparität (5mal häufiger bei Frauen mit 14 Schwangerschaften),
- niedriger sozioökonomischer Status.

b) Initiation:

- Infekte mit humanen Papilloma-Viren (HPV), vor allem den HPV-Typen 16 und 18 (in bis zu 44 % aller schweren Dysplasien, in 77 % der Carcinomata in situ und in 89 % der invasiven Plattenepithelkarzinome nachgewiesen). Untersuchungen am HPV-Typ 16 und 18 haben gezeigt, daß die viralen DNA-Loci E6 und E7 in der Wirtszelle Proteine produzieren, die an die zelluläre DNA binden und die Transkription beeinflussen. Die zelluläre DNA synthetisiert dann die viralen E6- bzw. E7- (genannt Ela-) Proteine, die zur Transformation der Wirtszellen führen [25].

c) Promotion:

- Rauchen: im Zervikalsekret Bestandteile von Tabak assoziiert mit erhöhter Mutationsrate; bei Raucherinnen erhöhte Prädispisition zu HPV-Infektion und vermehrt Condyloma acuminata, die auch als Risikofaktoren gelten.
- Infekte mit Herpes-simplex-Viren Typ 2 (HSV-2): Korrelation zwischen Antikörpern gegen HSV-2 und Inzidenz des Zervixkarzinoms.
- Genitalinfektionen mit Chlamydia trachomatis, AIDS, und orale Kontrazeptiva (umstritten).

II. Pathologie und Stadieneinteilung

1 Pathologie

Der Ausgangspunkt prämaligner und maligner Veränderungen ist am häufigsten die Grenzzone zwischen Zylinder- und Plattenepithel. Als Präkanzerosen der Zervix gelten die Zervixdysplasien und das Carcinoma in situ, als *zervikale intraepitheliale Neoplasien (CIN)* zusammengefaßt:

1. CIN Grad I = leichte Dysplasie mit Aufhebung der Schichtung, Störung der Differenzierung, keine oder nur wenig Mitosen im unteren $1/3$ des Epithels;
2. CIN Grad II = mäßiggradige Dysplasie, gleiche Veränderungen wie CIN I nehmen die unteren 2/3 des Epithels ein;
3. CIN Grad III = schwere Dysplasie und Carcinoma in situ mit Schichtungsverlust, Aneuploidie der Kerne, atypischen Mitosen, entdifferenziertem Epithel.

Etwa 90 % der Zervixkarzinome sind Plattenepithelkarzinome. Von den restlichen 10 % sind die meisten Adenokarzinome, während andere Typen Raritäten darstellen.

2 Lokalisation/Ausbreitung

Die Lokalisation im Portiobereich außen und intrazervikal ist etwa gleich häufig, dabei weisen ältere Frauen häufiger intrazervikale Karzinome auf, entsprechend der altersbedingten Verschiebung der Grenzzone Plattenepithel/Zylinderepithel nach innen. Ausgeprägte Exophyten finden sich nur bei ca. 13 %, Endophyten bei ca. 60 % der Patientinnen. Insbesondere das endophytische Zervixhöhlenkarzinom neigt zu früher lymphogener Streuung (60 %) [72]. Das fortschreitende Wachstum eines Zervixkarzinoms kann die Zervix tonnenförmig auftreiben („Tonnenkarzinom") oder die Zervix völlig durchsetzen und zur Entstehung eines Zerfallskraters führen. Das endophytische Wachstum signalisiert eine erhöhte fibrinolytische Aktivität und damit eine leichtere Invasion der Tumorzellen in das Stromagewebe.

Die Ausbreitungswege des Zervixkarzinoms sind in der Regel kontinuierlich über:

1. das Vaginalepithel,
2. das Myometrium der Zervix und des Corpus (v.a. bei Karzinomen der Endozervix),
3. die Lymphknoten (die Zervix hat eine reiche Lymphgefäßversorgung) parazervical, parametran, entlang der Aa. iliaca externa et interna, präsakral und sakral (*primäre LK*),
4. die Lymphknoten der Aa. iliacae communes, inguinal and paraaortal (*sekundäre LK*).

Der Befall pelviner bzw. paraaortaler Lymphknoten korreliert mit dem FIGO-Stadium und mit der lokalen Invasionstiefe (Tabelle 1).

Tabelle 1. Befall pelviner und paraaortaler Lymphknoten beim Zervixkarzinom in Abhängigkeit vom FIGO-Stadium und Invasionstiefe. (Modifiziert nach [24, 52])

LK[a]-Befall (%)	FIGO-Stadium				Invasionstiefe in cm[b]			
	I	II	III	IV	$\leq 0,5$	0,5–0,9	1–1,9	$\geq 2,0$
Pelvine LK	11–18	27–45	47–66	>70	1	12	30	>36
Paraaortale LK	0– 8	7–33	19–46	18–57				

[a] Lymphknoten.
[b] Korrelation zwischen Invasionstiefe und pelvinen und/oder paraaortalen LK.

Das Zervixkarzinom breitet sich hauptsächlich lokal im kleinen Becken aus und führt zur Ummauerung der Iliakalgefäße und der Ureteren. Folgen sind: Stauung des venösen Abflusses aus den Beinen, Nierenstau, Verlust der Nierenfunktion und Urämie (die häufigste Todesursache beim Zervixkarzinom), Harnblaseneinbruch (Vesikovaginalfistel), Rektumeinbruch (Rektovaginalfistel) ggfs. auch Kloakenbildung (Rekto-vesiko-vaginalfistel) mit Sepsisgefahr. Fernmetastasen in Leber, Lunge und Knochen sind eher selten. Die Stadieneinteilung des Zervixkarzinoms nach UICC und FIGO sind in der Übersicht gegenübergestellt.

3 Stadieneinteilung

TNM-Klassifikation und Stadieneinteilung nach FIGO und IUCC (1997)

T – Primärtumor

TNM-Kategorien	FIGO-Stadien	Charakteristika
Tx		Primärtumor kann nicht beurteilt werden
T0		Kein Anhalt für Primärtumor
Tis	0	Carcinoma in situ
T1	I	Zervixkarzinom begrenzt auf den Uterus (die Ausdehnung auf das Corpus uteri sollte dabei unbeachtet bleiben)
T1a	I A	Invasives Karzinom, ausschließlich mikroskopisch diagnostiziert Alle makroskopisch sichtbaren Läsionen – sogar mit oberflächlicher Invasion – werden als T1b/Stadium I B klassifiziert
T1a1	I A1	Tumor mit einer Stromainvasion[a] von 3,0 mm oder weniger und 7,0 mm oder weniger in größter horizontaler Ausdehnung
T1a2	I A2	Tumor mit einer Stromainvasion[a] von mehr als 3,0 mm, aber nicht mehr als 5,0 mm und 7,0 mm oder weniger in größter horizontaler Ausdehnung
T1b	I B	Klinisch (makroskopisch) sichtbare Läsion, auf die Zervix beschränkt, oder mikroskopische Läsion > T1a2/I A2b
T1b1	IB1	Klinisch (makroskopisch) sichtbare Läsion, 4,0 cm oder weniger in größter Ausdehnung
T1b1	IB2	Klinisch (makroskopisch) sichtbare Läsion, von mehr als 4,0 cm in größter Ausdehnung
T2	II	Zervixkarzinom infiltriert jenseits des Uterus, aber nicht bis zur Beckenwand und nicht bis zum unteren Drittel der Vagina
T2a	II A	Ohne Infiltration des Parametriums
T2b	II B	Mit Infiltration des Parametriums

T – Primärtumor (Fortsetzung)

TNM-Kategorien	FIGO-Stadien	Charakteristika
T3	III	Zervixkarzinom breitet sich bis zur Beckenwand aus und/oder befällt das untere Drittel der Vagina und/oder verursacht Hydronephrose oder stumme Niere
T3a	III A	Tumor befällt unteres Drittel der Vagina, keine Ausbreitung zur Beckenwand
T3b	III B	Tumor breitet sich bis zur Beckenwand aus und/oder verursacht Hydronephrose oder stumme Niere
T4	IVA	Tumor infiltriert *Schleimhaut* von Blase oder Rektum und/oder überschreitet die Grenzen des kleinen Beckens[c]
M1	IV B	Fernmetastasen

Anmerkungen:

[a] Die Stromainvasion des Tumors sollte von der Basis des Epithels aus nicht mehr als 5,0 mm betragen. Die Invasionstiefe ist definiert als Maß der Tumorausdehnung, gemessen von der Epithel-Stroma-Grenze einer nahen oberflächlichen dermalen Papille bis zum tiefsten Punkt der Invasion. Invasion von Gefäßen (Venen oder Lymphgefäßen) beeinflußt die Klassifikation nicht.

[b] Nur mikroskopisch erkennbare Läsionen, die größer als T1a2/IA2 sind (Stromainvasion mehr als 5 mm in der Tiefe oder mehr als 7 mm in horizontaler Ausdehnung) sollen als T1b1/IB1 klassifiziert werden.

[c] Das Vorhandensein eines bullösen Ödems genügt nicht, um einen Tumor als T4 zu klassifizieren.

N – Regionäre Lymphknoten

NX	Regionäre Lymphknoten können nicht beurteilt werden
N0	Keine regionären Lymphknotenmetastasen
M1	Regionäre Lymphknotenmetastasen
pN0	Regionäre Lymphadenektomie und histologische Untersuchung üblicherweise von 6 oder mehr Lymphknoten.

M – Fernmetastasen

MX	Fernmetastasen können nicht beurteilt werden
M0	Keine Fernmetastasen
M1	Fernmetastasen

Stadieneinteilung (UICC 1997)

Stadium 0	Tis	N0	M0
Stadium I A	T1a	N0	M0
Stadium I A1	T1a1	N0	M0
Stadium I A2	T1a2	N0	M0
Stadium I B	T1b	N0	M0
Stadium I B1	T1b1	N0	M0
Stadium I B2	T1b2	N0	M0
Stadium II A	T2a	N0	M0
Stadium II B	T2b	N0	M0
Stadium III A	T3a	N0	M0
Stadium III B	T1	N1	M0
	T2	N1	M0
	T3a	N1	M0
	T3b	jedes N	M0
Stadium IVA	T4	jedes N	M0
Stadium IV B	jedes T	jedes N	M1

Histopathologisches Grading

Gx:	Differenzierungsgrad kann nicht bestimmt werden
G1:	gut differenziert
G2:	mäßig differenziert
G3/4:	schlecht differenziert/undifferenziert

4 Prognose

Die Gesamt-5-Jahres-Überlebensrate beträgt 53,5% (FIGO-Annual Report). Die Aufschlüsselung nach Stadium der Erkrankung ergibt folgende Ergebnisse:

- Stadium I   = 75,7%
- Stadium II   = 54,6%
- Stadium III = 30,6%
- Stadium IV = 7,3%

Der aussagekräftigste Prognoseparameter ist der Lymphknotenbefall (pelvin und paraaortal). Dabei wird die Prognose schlechter, wenn mehr als 5 und wenn paraaortale Lymphknoten ausgedehnt befallen sind. Die Wahrscheinlichkeit eines Lymphknotenbefalls ist höher beim Grading 3/4 und bei Tumoren mit höherer Invasionstiefe (s. Tabelle 1). Adenokarzinome haben wegen der geringen Strahlensensibilität im Stadium IIb−IV eine schlechtere Prognose als Plattenepithelkarzinome.

III. Diagnostik

Eine Besonderheit des Zervixkarzinoms ist die Möglichkeit, eine echte Vorsorgeuntersuchung (Exfoliativzytologie und Färbung nach Papanicolaou = PAP-Abstrich) durchzuführen, durch die 80−90 % der Präkanzerosen erkannt werden können.

Die Präkonzerosen und die invasiven Frühfälle sind meistens symptomlos.

Frühsymptome können sein:

- dünner, wäßriger, blutig tingierter Ausfluß (häufig unbemerkt),
- intermittierende, schmerzlose Metrorrhagie,
- leichte Kontaktblutung (typisch, aber selten),
- sonstige vaginale Blutungen.

Spätsymptome sind:

- übelriechender Fluor mit Gewebeabgang (Tumornekrose),
- Flankenschmerzen (Nierenstau),
- ischialgiforme Schmerzen (Befall der Beckenwand),
- Dysurie, Hämaturie und Defäkationsbeschwerden (Befall der Blase, des Rektums),
- Anschwellung der unteren Extremitäten (venöse und/oder lymphatische Stauung).

Bei jeder inspektorisch auffälligen Veränderung der Zervix sollte ein PAP-Abstrich unter kolposkopischer Kontrolle entnommen werden. Die wichtigste präoperative Untersuchung ist die bimanuelle, rektovaginale Palpation, wobei die Größe und Beweglichkeit des Uterus, die Beschaffenheit der Parametrien und der Beckenwände beurteilt werden. Präoperativ wird in Narkose palpiert (optimale klinische Beurteilung bei der relaxierten Patientin) und eine histologische Sicherung durch Biopsie (Knipsbiopsie, Bröckelentnahme mit dem scharfen Löffel, fraktionierte Kürettage) erzielt. Eine Konisation kann als diagnostischer Eingriff (Gewebe für die Histologie) und, im Falle einer im Gesunden entfernten prämalignen Veränderung, auch als therapeutische Maßnahme durchgeführt werden. Eine Konisation ist beim Vorliegen eines klinischen Karzinoms kontraindiziert.

Als Tumormarker für das Zervixkarzinom gelten SCC (Squamous-cell-carcinoma-Antigen) und CEA, die allerdings nur bei großen Tumoren oder bei Rezidiven nachgewiesen werden können (Verlaufsbeurteilung bzw. Therapiemonitoring).

Lokale und systemische Ausbreitungsdiagnostik: (Chromo-)Zystoskopie, intravenöses Urogramm, Rektoskopie. Zur Beurteilung der pelvinen und paraaortalen Lymphknoten sollte eine Computertomographie des Retroperitonealraumes durchgeführt werden. Die Kernspintomographie eignet sich besonders zur Bestimmung der Tumormetrik und der Ausdehnung im kleinen Becken (Beckenwandbefall). Bei entsprechenden Symptomen sollte eine Koloskopie und/oder transrektale Sonographie durchgeführt werden. Zur Komplettierung des Stagings gehören Röntgen-Thorax und Ultraschalluntersuchung der Leber. Eine Ultraschalluntersuchung der linken Supraclavikulargrube, ggfs. auch eine Skalenusbiopsie kann nützlich sein, wenn mit einem Befall höherer Lymphknotenregionen zu rechnen ist.

IV. Behandlungsstrategie (s. Abb. 1 und 2)

1 Chirurgische Therapiemaßnahmen

1.1 CIN

Die Therapie der präinvasiven Zervixläsionen ist in der Abb. 1 zusammengefaßt. Bei Vorliegen einer bakteriellen/mykotischen oder einer atrophischen Kolpitis (PAP III) sollte nach Behandlung eine zytologische Kontrolle nach 2 Monaten durchgeführt werden. Ebenso beim PAP IIID. Bei Persistenz eines PAP III bzw. IIID ist eine Konisation indiziert, weil

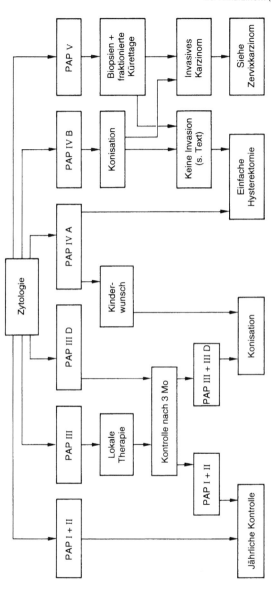

Abb. 1. Prämaligne Veränderungen der Zervix – Behandlungsstrategie in Abhängigkeit von zytologischen Befunden

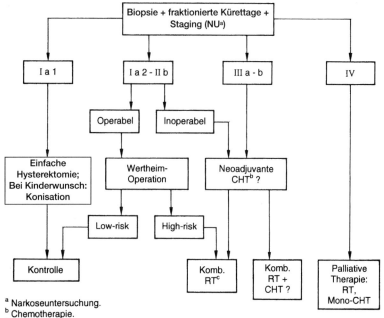

Abb. 2. Zervixkarzinom – Behandlungsstrategie

eine CIN II–III nicht ausgeschlossen ist. Bei PAP IVa kann bei (kinderlosen) jungen Frauen eine Konisation, postmenopausal und beim Vorliegen zusätzlicher Symptome eine Hysterektomie durchgeführt werden. Beim PAP IVb sind konservative Maßnahmen wie Hysterektomie, Laservaporisation kontraindiziert, weil eine frühe Invasion nicht auszuschließen ist. Daher sollte die histologische Diagnostik mittels Konisation und ggf. Hysteroskopie mit Abrasio erfolgen. Beim PAP V sollten multiple Biopsien und eine fraktionierte Kürettage durchgeführt werden, da ein invasives Karzinom wahrscheinlich ist. Falls kein Karzinom nachweisbar ist, wird eine Konisation durchgeführt.

Nach Erhalt der Histologie ist folgendes individualisiertes Vorgehen empfehlenswert:

- CIN II oder III eindeutig im Gesunden entfernt: engmaschige zytologische Kontrolle mit Kolposkopie.

- ausgedehnte oder multizentrische CIN III, nicht sicher im Gesunden entfernte CIN III: Hysterektomie. Nachkonisation nur bei ausgeprägtem Kinderwunsch der Patientin und nach ausgiebiger Beratung.
- invasives Karzinom: s. 1.2.

Die Langzeitprognose ($\geq$10 Jahre Gesamtüberleben) der CIN beträgt 94,6%, wenn alle dysplastischen Areale bei der Primäroperation entfernt worden sind [9]. Rezidive bzw. invasive Karzinome nach CIN-Therapie werden auf unvollständig entfernte präinvasive oder histologisch übersehene invasive Anteile zurückgeführt. Dies wird häufiger nach lokalen Exzisionen mit ausgedehnter Gewebezerstörung (Kryochirurgie, Abtragung mit der Diathermieschlinge, Laserabtragung, Laserkonisation) beobachtet, bei denen die histologische Beurteilung beeinträchtigt ist [8].

Beim Vorliegen eines Carcinoma in situ bei einer aus anderen medizinischen Gründen inoperablen Patientin führt eine intrakavitäre Bestrahlung zu akzeptablen Heilungsergebnissen [18].

1.2 Invasives Zervixkarzinom

Die Therapie des Zervixkarzinoms wird stadiengerecht (bei Vorliegen des klinischen Stagings) durchgeführt. Da sowohl operative als auch radio- und chemotherapeutische Maßnahmen möglich sind, kann eine individualisierte Behandlung nur interdisziplinär von Gynäkologen, Radiotherapeuten und Onkologen geplant und durchgeführt werden.

Operative Eingriffe stellen die Therapie der Wahl dar bei den Stadien Ia1–IIb, sofern die Patientin medizinisch als operabel gilt. Obwohl durch eine primäre (definitive) Radiotherapie (s. 2.1) ähnliche 5-Jahres-Überlebenszeiten erzielt werden können, hat die Operation folgende Vorteile: besseres pelvines und intraabdominelles Staging, kein Verlust der Kohabitationsfähigkeit (Vaginalstenosen nach Bestrahlung möglich), Option einer uneingeschränkten Strahlentherapie bei einem Rezidiv und Erhalt der Ovarialfunktion bei prämenopausalen Patientinnen [59, 71].

Eine einfache Hysterektomie mit kleiner Scheidenmanschette kann nur im Stadium Ia1 („Mikrokarzinom") bei beginnender, früher Stromainvasion, bei plumper Infiltration, ohne Einbrüche in Lymphspalten oder Gefäße empfohlen werden [19]. Ausnahmsweise kann bei starkem Kinderwunsch eine Konisation (im Gesunden!) erfolgen, sofern die Patientin das (geringe) Risiko der Lymphknotenmetastasierung (3%) bewußt mitträgt.

Bei den Stadien Ia2 [17], Ib, IIa und IIb (operabel: Beckenwand frei) sollte eine erweiterte Hysterektomie nach Wertheim-Meigs-Okabayashi mit systematischer pelviner und selektiver paraaortaler Lymphonodektomie durchgeführt werden. Ziel der Operation nach Wertheim-Meigs-Okabayashi ist es, den Uterus, das obere Drittel der Vagina, beide Parametrien, die Ligg. sacrouterina und vesicouterina vollständig bis zur Beckenwand en-bloc zu entfernen. Außerdem müssen die Lymphknoten entlang der Ureteren, aus der Fossa obturatoria und entlang der Iliakalgefäße extirpiert werden. Die Mitnahme der Adnexe ist bei prämenopausalen Patientinnen nicht obligatorisch, da sie nur sehr selten (< 0,5 %) metastatisch befallen sind [65].

Die Ergebnisse der radikalen operativen Therapie und der primären Radiotherapie sind in Tabelle 2 (Stadium I) und Tabelle 3 (Stadium II) gegenübergestellt.

Bei den Stadien II b (inoperabel), III A und III b wird eine primäre kombinierte Radiotherapie durchgeführt (s. 2.1).

Eine Operation kann auch im Stadium IV indiziert sein, wenn das Karzinom noch beweglich (von der Beckenwand abgrenzbar) ist und keine Fernmetastasen bestehen. Bei gleichzeitigem großen Uterus myomatosus kann eine operative Verkleinerung (Debulking) des Uterus die Chancen einer Bestrahlung verbessern, das Gesamtüberleben wird jedoch nicht beeinflußt. Der Wert großer, mutilierender Operationen wie der vorderen Exenteration bei ausschließlichem Blasenbefall oder der hinteren Exenteration bei Rektum- ohne Blasen- und/oder Ureterbefall ist umstritten.

Als innovatives, neues Therapiekonzept wurde in den letzten zwei Jahren die laparoskopische pelvine und paraaortale Lymphadenektomie präsentiert, die als Stagingmaßnahme der definitiven Therapie (radikale Operation bzw. Radiotherapie) vorangestellt wird [10, 20]. Dieses Vorgehen verbindet die Vorteile der Laparoskopie (wesentlich bessere Verträglichkeit im Vergleich zur Laparotomie, weniger Blutverlust, kürzere Liegezeiten) mit einer präzisen Beurteilung der intraabdominalen Verhältnisse (Entzündungen, Adhäsionen) und des metastatischen Lymphknotenbefalls, so daß eine bessere Planung der definitiven Therapie des Zervixkarzinoms ermöglicht wird. Dieses neue Konzept erfordert jedoch eine große Erfahrung mit den laparoskopischen Techniken und bedarf weiterer Studien vor der endgültigen Beurteilung seines Stellenwertes.

Tabelle 2. Zervixkarzinom Stadium I – Behandlungsergebnisse (5-Jahres-Überlebensraten) der radikalen Hysterektomie mit systematischer pelviner Lymphonodektomie nach Wertheim im Vergleich zur primären (definitiven) Radiotherapie

Quelle	n = aw. Pat.	Therapieresultate in %	
		Wertheim	Radiotherapie
Christensen et al. 1964 [11]	168	82,7	–
Masubuchi et al. 1966 [43]	296	90,5	–
	152	–	88,2
Wall et al. 1966 [70]	101	–	86,4
Masterson 1967 [42]	120	87	–
Kline et al. 1968 [32]	198	–	81,4
Muirhead & Green 1968 [44]	194	–	78
Ketcham et al. 1971 [30]	28	86	–
Hsu et al. 1972 [27]	234	88	–
Park et al. 1973 [49]	126 (IB)	91	–
Newton 1975 [46]	58	81 bzw. 75[a]	–
	61	–	74 bzw. 65[a]
Hoskins et al. 1976 [23]	56 (IB)	84	–
Allen & Collins 1977 [1]	116 (IB)		
	88	–	
Underwood et al. 1979 [68]	54	96	–
Perez et al. 1986 [51]	29 (IA)	–	100
	312 (IB)		85
Perez et al. 1986 [53]	318	–	95
Artman et al. 1987 [2]	153(IB)	84	–
Horiot et al. 1988 [22]	229	–	80[b]
	108		
Lee et al. 1989 [39]	237 (IB)	86	–
Fuller et al. 1989 [14]	285 (IB)	86	–

[a] Beobachtungszeit 5 bzw. 10 Jahre.
[b] Beobachtungszeit 9 Jahre.

Tabelle 3. Zervixkarzinom Stadium II – Behandlungsergebnisse (5-Jahres-Überlebensraten) der radikalen Hysterektomie mit systematischer pelviner Lymphonodektomie nach Wertheim im Vergleich zur primären (definitiven) Radiotherapie

Quelle	n = aw. Pat.	Therapieresultate in %	
		Wertheim	Radiotherapie
Christensen et al. 1964 [11]	52	55,8	–
Masubuchi et al. 1966 [43]	266￼ 450	74,4￼ –	–￼ 68,7
Wall et al. 1966 [70]	107	–	62,8
Masterson 1967 [42]	30	63	–
Kline et al. 1968 [32]	105	–	52
Muirhead & Green 1968 [44]	258	–	60
Ketcham et al. 1971 [30]	14 (II A)￼ 26 (II B)	88￼ 78	–
Hsu et al. 1972 [27]	112	72	–
Perez et al. 1986 [51]	98 (II A)￼ 276 (II B)	–	70￼ 68
Perez et al. 1986 [53]	304	–	74
Horiot et al. 1988 [22]	629	–	67
Lee et al. 1989 [39]	106 (II A)￼ 95 (II B)	72￼ 60	–￼ –
Fuller et al. 1989 [14]	133	72	–

2 Radiotherapie

2.1 Primäre Radiotherapie

Die Therapiemethode der Wahl beim inoperablen Zervixkarzinom im Stadium IIb, IIIa und IIIb und bei medizinisch inoperablen Patientinnen in allen Stadien ist die primäre kombinierte Strahlentherapie. Sie besteht aus einer Kontaktbestrahlung (Brachytherapie) und einer perkutanen Bestrahlung des Lymphabflußgebietes mit Beschleunigerphotonen. Die Kontaktbestrahlung wird entweder mit niedriger Dosisrate (LDR = „low dose rate") als klassische Radiumtherapie bzw. im Nachladeverfahren (Afterloading) mit Cäsium durchgeführt, oder mit hoher Dosisrate (HDR = „high dose rate") im Nachladeverfahren mit Iridium oder Kobalt. Bei LDR wird die Bestrahlungsdosis auf 1–3 Fraktionen aufgeteilt. Bei HDR ist eine Aufteilung auf 5–7 Fraktionen erforderlich. Aus Gründen des Strahlenschutzes und wegen der kürzeren Liegezeit hat sich heute das HDR-Nachladeverfahren weitgehend durchgesetzt.

Während bei kleinen Karzinomen das Schwergewicht der Behandlung auf der Kontakttherapie und auf der perkutanen Bestrahlung der Lymphabflußgebiete liegt, wird bei größeren Karzinomen (> 4 cm) meist eine Homogenbestrahlung des ganzen Beckens vorgeschaltet, um günstigere Voraussetzungen für die Kontakttherapie zu erhalten. Die empfohlenen Dosen (Gesamtdosis aus Kontakttherapie und perkutaner Bestrahlung) variieren in Abhängigkeit von Tumorausdehnung und Bestrahlungsmethode (Dosisrate, Applikatorgeometrie, Anteil der Homogenbestrahlung) zwischen 60 und 90 Gy im Beckenzentrum (Referenzpunkt A) und 50–70 Gy an der Beckenwand.

Im Stadium IVb kann durch Strahlentherapie nur eine lokale Tumorkontrolle erreicht werden. Die Ergebnisse der primären Radiotherapie und der chirurgischen Therapie sind in den Tabellen 2 und 3 dargestellt.

2.2 Postoperative Radiotherapie

Die meisten Autoren empfehlen eine postoperative (adjuvante) Bestrahlung bei pelvinen Lymphknotenmetastasen, bei Tumorbefall der chirurgischen Resektionsränder bzw. bei knapper Resektion im Gesunden (< 0,5 cm), bei tiefer Stromainvasion oder bei Tumoreinbruch in Lymph-/Blutgefäßen [52]. Die postoperative Radiotherapie reduziert zwar die lokale Rezidivrate um 20–40% [4, 31], beeinflußt jedoch das 5-Jahres-Überleben nicht eindeutig [3, 31].

Beim Befall der paraaortalen Lymphknoten sollte postoperativ eine adjuvante, pelvine Bestrahlung ergänzt durch paraaortale Felder durchgeführt werden.

2.3 Präoperative Radiotherapie

Die Vorbestrahlung vor radikaler Hysterektomie (Wertheim'scher Operation) hat nicht zu einer Verbesserung der Behandlungsresultate geführt [50]. Sie geht jedoch mit einer erhöhten Rate an Komplikationen einher. Bei der primären Bestrahlung großer Karzinome des Stadiums Ib (< 4 cm) wird eine einfache Hysterektomie nach Abschluß der kombinierten Strahlentherapie empfohlen. Die Häufigkeit von zentralen Rezidiven soll dadurch von 47% auf 16% reduziert werden können [15].

3 Chemotherapie

3.1 Chemotherapie bei fortgeschrittenen Zervixkarzinomen und beim Rezidiv

Chemotherapien wurden bislang vor allem bei Rezidiven und bei metastasiertem Zervixkarzinom angewandt. Da die meisten Patientinnen bereits Operationen und/oder Beckenbestrahlungen hatten, wird der Effekt einer Chemotherapie durch die verringerte Blutversorgung, durch Strahlenfolgen im Gewebe und die verminderte Knochenmarkreserve beeinträchtigt [52]. Eine weitere Dosislimitierung v. a. bei nephrotoxischen Substanzen wie Cisplatin wird durch die im fortgeschrittenen Stadium häufige Niereninsuffizienz (mechanische, tumorbedingte Nierenstauung) herbeigeführt.

Plattenepithelkarzinome der Zervix sind in bis zu 30% der Fälle gegenüber Monochemotherapien mit Cisplatin, Carboplatin, Ifosfamid, Mitolactol und 5-Fluorouracil sensibel, wobei jedoch die Remissionen ≤ 4 Monate anhalten [62] (s. Tabelle 4). Höhere Remissionsraten von ebenfalls nur kurzer Zeitdauer werden durch Kombinationen von Cisplatin mit Cyclophosphamid, Bleomycin, Mitomycin C, Vinblastin, Vincristin und Methotrexat erreicht [52] (s. Tabelle 5).

Tabelle 4. Zervixkarzinom – Behandlungsergebnisse der Monochemotherapie (Therapie des Rezidivs bzw. der Metastasen, Remissionsdauer ≤ 4 Monate). (Modifiziert nach [52])

Substanz	Therapieresultate in % (CR + PR/aw. Pat.)	Substanz	Therapieresultate in % (CR + PR/aw. Pat.)	Substanz	Therapieresultate in % (CR + PR/aw. Pat.)
Aminothiadiazol	5 (1/21)	ETP(VP-16)	0 (0/38)	MTX	18 (17/96)
AMSA	4 (1/25)	Esorubicin	0 (0/28)	Me-CCNU	7 (7/94)
Baker's Antifol	16 (5/32)	5-FU	20 (29/142)	MOX	8 (2/26)
CBP	15 (27/175)	Galactitol	19 (7/36)	N-Methylformamid	0 (0/20)
CCNU	5 (3/63)	HMM	19 (12/64)	PALA	0 (0/36)
CAB	25 (11/44)	HU	0 (0/14)	Piperazindion	13 (5/38)
DDP	23 (182/785)	ICRF-159	18 (5/28)	Profiromycin	22 (17/78)
CPM	15 (38/251)	IFO	29 (25/84)	Spirogermanium	0 (0/18)
Diaziquone	4 (1/26)	Iproplatin	11 (19/177)	TNP(VM 26)	14 (3/22)
Dibromdulcitol	29 (16/55)	Maytansine	3 (1/29)	VBL	10 (2/20)
DichlorMTX	8 (3/37)	MLP	20 (4/20)	VCR	18(10/55)
ADM	16 (33/205)	Menogaril	0 (0/22)	VDS	24 (5/21)
Echinomycin	7 (2/28)	6-.MP	5 (1/18)	Yoshi 864	0 (0/18)

Tabelle 5. Zervixkarzinom – Behandlungsergebnisse der Polychemotherapie (Therapie des Rezidivs bzw. der Metastasen)

Quelle	Therapieplan	n = aw. Pat. S = Stadium H = Histologie v = vorbehandelt (OP, RT, CHT)	Therapieresultate % (Anzahl Patientinnen) keine Angabe = (–)					RD = Remissionsdauer (Monate) ÜZ = Überlebenszeit (Monate)
			CR	PR	CR + PR	NC	PD	
Jobson et al. 1984 [29]	CPM 1000 mg/m² i.v. DDP 100 mg/m² i.v. q 3 Wo	n = 12 S = Rezidive H = Plattenep. v = 12 (Op, RT)	17 (2)	25 (3)	42 (5)	40 (6)	38 (1)	RD = 8
Bonomi et al. 1989 [5]	DDP 50 mg/m² i.v. d 1 5-FU 1000 mg/m² 24 DI d 1–5 q 3 Wo	n = 55 S = Rezidive bzw. metast. H = Plattenep. v = 55 (48 RT, 29 Op)	13 (7)	9 (5)	22 (12)	40 (22)	38 (21)	RD = 2,1 ÜZ = 6,4
Kumar et al. 1991 [34]	DDP 50 mg/m² i.v. d 1 IFS 1 g/m² i.v. d 1–5 BLM 15 mg i.v. d 1	n = 21 S = Rezidive bzw. metast. H = Plattenep. v = 21 (13 RT, 1 Op, 3 Op + RT, 4 RT + CHT)	19 (4)	48 (10)	67 (14)	24 (5)	9 (2)	

Hoffman et al. 1991 [21]	DDP 50 mg/m² i.v. q 4 Wo BLM 15 mg/m² i.v. q 4 Wo MIM 15 mg/m² i.v. q 8 Wo	n = 22 S = Rezidive H = Plattenep. v = 22 (22 RT, 11 Op, 5 CHT)	0	27 (6)	27 (6)	41 (9)	32 (7)	RD = 3,5 ÜZ = 7,5
Kredentser 1991 [33]	ETP 75 mg/m² i.v. IFS 1 g/m² i.v. DDP 25 mg/m² i.v. d 1–3 q 4 Wo. × 6 (max)	n = 14 S = Rezidive H = 11 Plattenep., 1 Adenosquam., 2 Adenokarzinome v = 14 (9 RT, 6 OP, 2 CHT)	57 (8)	0	57 (8)	0	43 (6)	RD = 14 ÜZ = –
Reichman et al. 1991 [55]	DDP 200 mg/m² i.v.	n = 11 S = Rezidive bzw. metast. H = 9 Plattenep. 2 Adenokarzinome v = 11 (11 RT, 1 CHT)	0	27 (3)	27 (3)	0	73 (8)	RD = 4 (max.[a])
Ramm et al. 1992 [54]	BLM 30 mg i.v. DDP 50 mg/m² i.v. IFS 5 g/m² i.v. q 4 Wo × 6 (max)	n = 20 S = Rezidive H = 13 Plattenep. 2 Adenosquam., 3 Adenokarzinome[b] v = 24 (24 RT, 3 Op)	0	15 (3)	15 (3)	49 (8)	45 (9)	RD = 9 ÜZ = 10 (Responders) bzw. 6 (Nonresponders)

Tabelle 5 (Fortsetzung)

Quelle	Therapieplan	n = aw. Pat. S = Stadium H = Histologie v = vorbehandelt (OP, RT, CHT)	Therapieresultate % (Anzahl Patientinnen) keine Angabe = (–)						RD = Remissions- dauer (Monate) ÜZ = Überlebens- zeit (Monate)
			CR	PR	CR + PR	NC	PD		
Trudeau et al. 1994 [67]	**MIM** 6 mg/m² i.v. **DDP** 50 mg/m² i.v. **IFS** 3 g/m² i.v. q 3 Wo × 6 (max)	n = 14 S = Rezidive bzw. primär fortgeschrit-tenes Karzinom H = Plattenep. v = 14 (RT + DDP)	14 (2)	21 (3)	**36** (5)	0	62 (7)		RD/ÜZ = k.A

[a] Maximale Remissionsdauer angeben.

[b] 4 Patientinnen wegen Toxizität nicht auswertbar (Phase-II-Studie).

3.2 Adjuvante Chemotherapie

Die meisten Studien konnten keine Verbesserung der Resultate der Radiotherapie und der radikalen Operationen durch eine adjuvante Chemotherapie aufzeigen [61]. Eine Ausnahme bilden die Studien von Lahousen et al. und von Lai et al. [37, 38]. Lahousen et al. verglichen in einer nichtrandomisierten, prospektiven Studie an 161 Patientinnen die Effekte der adjuvanten, postoperativen Polychemotherapie (Vincristin + Bleomycin + Cisplatin + Mitomycin C, bzw. Carboplatin + Bleomycin) mit der Wertheim-Operation allein bzw. mit Wertheim'scher Operation + Radiotherapie. Alle untersuchten Patientinnen wiesen entweder nodal-positive Karzinome oder einen Gefäßeinbruch auf. Die 37 chemotherapeutisch behandelten Patientinnen zeigten signifikant weniger Rezidive und eine höhere 5-Jahres-Überlebensrate ($p = 0,05$) gegenüber den beiden anderen Gruppen [37]. In einer ähnlichen Studie (gleiche Indikationen zur Chemotherapie, 119 Patientinnen) verglichen Lai et al. die Wertigkeit der adjuvanten Polychemotherapie mit Cisplatin + Vinblastin + Bleomycin mit den Ergebnissen der Operation ohne adjuvante Therapie. Nach 3 Jahren betrug das Gesamtüberleben in der Chemotherapiegruppe 75 % gegenüber 47 % bei den nicht behandelten Patientinnen [38]. Diese Studien bedürfen weiterer Bestätigungen v. a. durch prospektiv-randomisierte Studien mit längerer Beobachtungszeit.

3.3 Neoadjuvante Chemotherapie, Radio-/Chemotherapie

Die neoadjuvante Chemotherapie wird eingesetzt, um bei primärer Inoperabilität ein Down-Staging zu erreichen. Erste Erfahrungen liegen mit Kombinationen von Vinblastin, Bleomycin und Cisplatin vor, wodurch partielle und komplette Remissionen in ca. 80 % der Fälle erreichbar sind (Tabelle 6) [11 a, b, 36]. Es ist z. Z. noch unklar, ob die erzielten Remissionen die Gesamtprognose der Erkrankung beeinflussen.

Der Einsatz einer primären simultanen Radio-/Chemotherapie bei inoperablen Fällen kann sich den radiosensibilisierenden bzw. additiven Effekt von Zytostatika zunutze machen [35, 63]. Die Therapieergebnisse sind in der Tabelle 6 zusammengefaßt.

Tabelle 6. Zervixkarzinom. Primäre (neoadjuvante) Chemotherapie

Quelle	Therapieplan	n = aw. Pat. S = Stadium v = vorbehandelt	Therapieresultate % (Anzahl Patientinnen)					RD = Remissionsdauer (Monate) ÜZ = Überlebenszeit (Monate)
			CR	PR	CR + PR	NC	PD	
Colombo et al. 1997 [11a]	DDP 50 mg/m² i.v. d1 TAX 175 mg/m² i.v. (3 Std) d1 IFS 5000 mg/m² i.v. (24 Std) d1 Mesna 6000 mg/m² i.v. (36 Std) q 3 Wo × 3	n = 22 S = II–IVa v = 0	20 (4)	67 (13)	**87** (17)			n.a.
Costa et al. 1997 [11b]	DDP 60 mg/m² i.v. d1 TAX 175 mg/m² i.v. (3 Std) d1 q 3 Wo × 4	n = 77 S = III/IV		50 (12)	**50** (12)	29 (7)	21 (5)	n.a.

Tabelle 7. Zervixkarzinom – Behandlungsergebnisse der kombinierten Radio-/Chemotherapie

Quelle	Therapieplan	n = aw. Pat. S = Stadium H = Histologie v = vorbehandelt (OP, RT, CHT)	Therapieresultate % (Anzahl Patientinnen) keine Angabe = (−)					RD = Remissionsdauer (Monate) ÜZ = Überlebenszeit (Monate)
			CR	PR	CR + PR	NC	PD	
Hreshchyshyn et al. 1979 [26]	HU 80 mg/kg p.o. q 3 d (Max. 6 g bzw. 12 Wo) vs. Plazebo + RT extern 50 Gy + intrakavitär 30 Gy	n = 104 S = IIIB + IVA H = Plattenep. v = 0	68,1 [a] (32) 48,8 (21)	19,2 (9) 16,3 (7)	87,3 (41) 65,1 (28)	2.1 (1) 16,3 (7)	10.6 (5) 18,6 (8)	ÜZ = 19,5 RD = 13,6 ÜZ = 10,7 RD = 7,6
Thomas et al. 1984 [63]	MIM 6 mg/m² i.v. d1 + 35 5-FU 1,5 g DI d 1–4 + 35–38 RT pelvin 45,6 Gy + paraaortal 36 Gy	n = 35 S = IIIB-IVA + IB–IIB mit LK-Met. (27), Rezidive: n = 8 H = Plattenep. v = 8 (Op)	74 [b] (20) 37,5 (3)	0 0	74 (20) 37,5 (3)	0 0	26 (7) 62,5 (5)	ÜZ = 6 RD = 6 (FU = 4–24) [c] ÜZ = – RD = 19–22
Kuske et al. 1989 [35]	DDP 50 mg/m² i.v. d1 5-FU 750 mg/m² DI d 1–5 q 3–4 Wo × 3 RT pelvin 20 Gy + RT „split-fields" 30–40 Gy + RT intrakavitär 75–80 Gy	n = 19 S = IIB–IV (15) Rezidive (4) H = Plattenep. v = 4 (Op)	58 (11)	11 (2)	69 (13)	0	31 (6)	FU = 12–36

Tabelle 7 (Fortsetzung)

Quelle	Therapieplan	n = aw. Pat. S = Stadium H = Histologie v = vorbehandelt (OP, RT, CHT)	CR	PR	CR + PR	NC	PD	RD = Remissions- dauer (Monate) ÜZ = Überlebens- zeit (Monate)
					Therapieresultate % (Anzahl Patientinnen) keine Angabe = (−)			
Thomas et al. 1990 [64]	**5-FU** 1 g/m² DI d 1−4 + 35−38 **MIM** 6 mg/m² i.v. d1 + 35 d[d] RT extern 40−65 Gy + intrakavitär 40 Gy	n = 200 S = IB−IV (Tumor > 5 cm) v = 0	−	−	**58,5**[e] (117)	−	41.5[f] (83)	FU = 30
Malfetano et al. 1991 [41]	**DDP** 1 mg/kg (max. 60 mg) i.v. q 1 Wo × 5−6 RT extern/pelvin 50 Gy + paraaortal 45 Gy + RT intrakavitär 30 Gy	n = 13 S = IB (2), IIB (3), IIIB (8) mit paraaortalen LK-Metastasen H = Plattenep. (11) Adenokarzinom (2) v = 13 (Op)	62 (8)	7,7 (1)	**69,7** (9)		30,3 (4)	ÜZ = 48,7
Nguyen et al. 1991 [47]	**MIM** 10 mg/m² i.v. d 1 + 30 **5-FU** 1g/m² DI d1−4 + 30−33 RT extern 45−50 Gy + intrakavitär 80−100 Gy	n = 36 S = IB-IVA H = Plattenep. (37) Adenokarzinom (1) v = 0	80 (29)	20 (7)	**100** (36)	−	11[g] (4)	FU = 20

| Drescher et al. 1992 [13] | 5-FU 350 mg/m² DI + simultan RT extern 45–50 Gy + paraaortal 44–50 Gy + intrakavitär 72–88 Gy | n = 10 S = I–IVA mit paraaortalen LK-Metastasen H = Plattenep. v = 1 (Op) | 40 (4) | 50 (5) | 90 (9) | – | 10 (1) | RD = 11,8 (CR) 3,6 (PR) |

[a] Prospektive plazebokontrollierte Studie (doppelblind);

[b] Ergebnisse: oben in der Spalte primär fortgeschrittene Karzinome (IIIB + IVA), unten Rezidive.

[c] FU = „follow-up" in Monaten.

[d] Gabe nur bei den ersten 78 Patientinnen aus der Studie, danach wegen Komplikationen keine MIM-Gabe mehr.

[e] Ergebnisse von den Autoren als „pelvic control" nach 3 Jahren „follow-up" angegeben (CR + PR?).

[f] Rezidive in den ersten 3 Jahren des „follow-up".

[g] Rezidive in den ersten 2 Jahren nach primärer CR bzw. PR.

4 Besondere therapeutische Situationen: Zervixkarzinom in der Schwangerschaft, Zervixstumpfkarzinom, Rezidivtherapie

4.1 Zervixkarzinom in der Schwangerschaft

Das Auftreten eines Zervixkarzinoms oder eines Carcinoma in situ in der Schwangerschaft ist zwar selten (0,07% invasive Karzinome und 0,14% Carcinoma in situ bezogen auf 95000 Schwangerschaften, [6]), stellt jedoch den behandelnden Arzt vor schwierige Entscheidungen. Jeder therapeutischen Entscheidung muß eine ausführliche Besprechung der Risiken mit der Mutter vorausgehen. Prinzipiell kann das folgende Vorgehen befolgt werden:

- CIN III: Konisation mit Cerclage, monatlich zytologische Kontrollen unter kolposkopischer Sicht.
- invasives Zervixkarzinom vor der 20. Schwangerschaftswoche: erweiterte Hysterektomie nach Wertheim-Meigs-Okabayashi mit Lymphonodektomie und nachfolgender Bestrahlung.
- invasives Zervixkarzinom zwischen der 20–34 Schwangerschaftswoche: das Vorgehen individuell abstimmen. In der Literatur gibt es Berichte, in denen gezeigt wurde, daß ein Zuwarten von 7 bis 17 Wochen den Krankheitsverlauf nicht wesentlich beeinflußt [16]. Die Mehrheit der Autoren jedoch empfiehlt eine Beendigung der Schwangerschaft innerhalb von 6 Wochen nach Diagnosestellung [57].
- invasives Zervixkarzinom nach der 34–35 Schwangerschaftswoche (Foet lebensfähig): die Schwangerschaft per sectio caesarea beenden und die kurative Therapie (Wertheim'sche Operation) wie bei Nichtschwangeren anschließen.

Die Prognose des Zervixkarzinoms wird durch die Schwangerschaft nicht beeinflußt.

4.2 Zervixstumpfkarzinom

Die früher durchgeführte subtotale, suprazervicale Hysterektomie führt aus ungeklärten Gründen zu einer signifikant erhöhten Zahl von Zervixstumpfkarzinomen. Sie wird daher nur noch in Ausnahmen vorgenommen. Dementsprechend sind Fälle von Zervixstumpfkarzinomen heute selten. Die Stagingmaßnahmen und die Behandlung entsprechen denen beim Zervixkarzinom, dabei sind jedoch sowohl die Operation als auch die Bestrahlung wegen veränderter Topographie erschwert.

4.3 Behandlung des Rezidivs

Die häufigsten Frührezidive (< 3 Jahre) gehen von Lymphknoten im kleinen Becken aus und sind an der Beckenwand lokalisiert. Spätrezidive nach 3 und mehr Jahren treten am häufigsten zentral in der Umgebung des Scheidenendes auf.

Die Behandlung des Rezidivs hängt von der Art der Primärtherapie ab. *Nach einer primären Strahlentherapie* kann bei einem Rezidiv mit rein palliativer Intention (Schmerzen, Blutungen) eine erneute externe Bestrahlung mit eingeschränktem Volumen mit bis zu 40–45 Gy eingesetzt werden, wobei jedoch die Morbidität der Zweitbehandlung hoch und die Strahlensensibilität des Gewebes niedrig ist. Eine Zweitbestrahlung ist umso sinnvoller, je größer der zeitliche Abstand zur Primärtherapie ist. Zusätzlich können operative Maßnahmen wie Tumorreduktion und Exenterationen und Chemotherapien mit Cisplatin oder 5-FU durchgeführt werden. Das 5-Jahresüberleben nach Rezidivbehandlung durch kombinierte operative Therapie und Strahlentherapie wird mit ca. 30 % angegeben. Höhere 5-Jahresüberlebensraten bis 61 % lassen sich nach einigen Autoren durch Exenterationen erzielen [60]. Allerdings muß betont werden, daß diese Therapiemodalitäten nur bei einem Teil der Patientinnen in Betracht kommen, so daß die angegebenen Überlebenszeiten nur für ein selektioniertes Patientenkollektiv gelten.

Neue Therapieansätze wie die intraoperative Strahlentherapie (IORT) des Rezidivs führen zu Überlebenszeitverlängerungen von 12–18 Monaten.

Bei einem Rezidiv im Becken bei nicht vorbestrahlter Patientin (d. h. *Rezidive nach primärer Operation*) ist eine lokale Kontrolle durch Radiatio in etwa der Hälfte der Fälle zu erreichen. Bei richtiger Auswahl der geeigneten Fälle und je nach Sitz bzw. Größe des Rezidivs können 5-Jahres-Überlebensraten um 40 % erzielt werden.

Eine Exenteration kann bei Vorliegen eines sog. zentralen Rezidivs indiziert sein, wobei das Befinden der Patientin vorübergehend wesentlich verbessert werden kann. Ein operatives Vorgehen (Kolpektomie, partielle oder totale Exenteration) beim Lokalrezidiv ist nur dann zu erwägen, wenn ein zentrales Rezidiv ohne Beckenwandbeteiligung und keine Fernmetastasierung vorliegt.

5 „Biological response modifiers"/Zytokine, Retinoide

Die theoretische Grundlage für die Anwendung von Immuntherapien beim Zervixkarzinom wird von der ätiologischen Bedeutung der HPV-Viren geliefert. Erste Erfahrungen mit dem Immunmodulator OK-432 aus Streptococcus pyogenes, der zytotoxische Zellen aktiviert und die Synthese von mehreren Zytokinen induziert, liegen vor. Noda et al. konnten in einer randomisierten Studie an 382 Patientinnen zeigen, daß eine additive subcutane Gabe von OK-432 die Ergebnisse der Radiotherapie bei Zervixkarzinomen im Stadium II signifikant verbessert: nach Radiotherapie und OK-432 waren 69 % der Patientinnen nach 5 Jahren rezidivfrei gegenüber nur 51 % nach Radiotherapie allein [48].

Erste Erfahrungen über die Anwendung von Interferonen bei CIN liegen vor (Übersicht bei [45]). Beispielsweise kann die lokale Applikation von Interferon-γ bei CIN in einem hohen Prozentsatz (8 von 9 Patientinnen) zu einer Normalisierung der Befunde führen [28].

Die simultane Gabe von Interferon-α2a ($3 \cdot 10^6$ IU/die) und 13-cis-Retinolsäure (0,5 – 1,0 mg/kg KG/die) über 8 Wochen beim Vorliegen von CIN II bzw. III ergab in 53 % der Fälle Remissionen (3 komplette und 6 partielle, n = 17) [66]. In einer plazebokontrollierten Studie an 37 Patientinnen mit CIN II mit nachgewiesener HPV-Infektion führte die systemische (i. m.) Gabe von $2 \cdot 10^6$ IU Interferon-β täglich für 10 Tage zu signifikant besseren Ergebnissen als in der Plazebogruppe (s. Tabelle 8, [12]).

Erste Hinweise auf die tumorizide und radiosensitivierende Wirkung von IFN-α2a in Kombination mit 13-cis-Retinolsäure lieferten Lippman et al. 1993 [40], als sie von 61 Remissionen (56 % komplett) nach Radio-Immuntherapie berichteten. Über die Dauer der Remissionen kann wegen der kurzen Beobachtungszeit keine Aussage gemacht werden. Die simultane Gabe von all-trans oder 13-cis Retinolsäure und Interferon-α bei Patientinnen mit fortgeschrittenem bzw. rezidiviertem Zervixkarzinom (Z. n. multiplen Radio-/Chemotherapien) führte hingegen zu keinen Re-

Tabelle 8. Vergleich zwischen Interferon-β (IFN-β) und Plazebo bei CIN II mit HPV-Infektion (n = 37 Patientinnen). (Nach DeAloysio et al. 1994 [12])

	CR (%)	NC (%)	PD (%)
IFN-β	36,4	54,5	9,1
Plazebo	0	67,7	33,3

missionen [69]. Aufgrund dieser widersprüchlichen Ergebnisse gilt die Kombination von Retinolsäurederivaten und Interferon weiterhin als experimentell.

Literatur

1. Allen HH, Colline JA (1977) Surgical management of carcinoma of the cervix. Am J Obstet Gynecol 127(7):741–744
2. Artman LE, Hoskins WJ, Bibro MC, Heller PB, Weiser EB, Barnhill DR, Park RC (1987) Radical hysterectomy and pelvic lymphadenectomy for stage I B carcinoma of the cervix: 21 years experience. Gynecol Oncol 28:8–13
3. Berman ML, Bergen S, Salazar H (1990) Influence of histologial features and treatment on the prognosis of patients with cervical cancer metastatic of pelvic lymph nodes. Gynecol Oncol 39:127–131
4. Bianchi UA, Sartoir E, Pecorelli S et al. (1988) Treatment of primary invasive cervical cancer: Considerations on 997 consecutive cases. Eur J Gynaecol Oncol 9:47–53
5. Bonomi P, Blessing J, Ball H, Hanjani P, DiSaia PJ (1989) A phase II evaluation of cisplatin and 5-fluorouracil in patients with advanced squamous cell carcinoma of the cervix: A Gynecologic Oncology Group Study. Gynecol Oncol 34:357–359
6. Boutselis JG (1972) Intraepithelial carcinoma of the cervix associated with pregnancy. Obstet Gynecol 40:657–666
7. Brinton LA, Hoover RN (1992) Epidemiology of Gynecologic Cancers. In: Hoskins WJ, Perez CA, Young RC (eds) Principles and Practice of Gynecologic Oncology. J.B. Lippincott Co, Philadelphia, 3–26
8. Burghardt E (1993) Cervical intraepithelial neoplasias – Results after conization and hysterectomy. In: Burghardt E (ed) Surgical Gynecologic Oncology. Georg Thieme Verlag, Stuttgart New York:302–304
9. Burghardt E, Holzer E (1980) Treatment of carcinoma in situ: evaluation of 1609 cases. Obstet Gynecol 55:539–545
10. Childers JM, Hatch K, Surwitt EA (1992) The role of laparoscopic lymphadenectomy in the management of cervical carzinoma. Gynecol Oncol 47:38–43
11. Christensen A, Lange P, Nielsen E (1964) Surgery and radiotherapy for invasive cancer of the cervix. Surgical treatment. Acta Obstet Gynecol Scand 43(S2):59–87
11 a. Colombo N, Landoni F, Pellegrino A, Parma G, Maneo A, Zanetta G, Bocciolone L (1997) Phase II study of cisplatin, ifosfamide and paclitaxel as neoadjuvant chemotherapy in patients with locally advanced cervical carcinoma. Proc Am Soc Clin Oncol 16:367 a
11 b. Costa MA, Roccha JCC, Araujo M, Ladeira S, Viegas C, Cavalcanti ML, Suleiman S, Gil RA (1997) Paclitaxel and cisplatin as primary medical treatment in locally advanced cervical cancer. Proc Am Soc Clin Oncol 16:65
12. DeAloysio D, Miliffi L, Iannicelli T, Penacchioni P, Bottiglioni F (1994) Intramuscular interferon-β treatment of cervical intraepithelial neoplasia II associated with human papillomavirus infection. Acta Obstet Gynecol Scand 73:420–424

13. Drescher CW, Reid GC, Terada K, Roberts JA, Hopkins MP, Perez-Tamayo C, Schoeppel SL (1992) Continuous infusion of low-dose 5-Fluorouracil and radiation therapy for poor-prognosis squamous cell carcinoma of the cervix. Gynecol Oncol 44:227–230

14. Fuller AF, Elliott N, Kosloff C, Koskins WJ, Lewis JL Jr (1989) Determinants of increased risk for recurrence in patients undergoing radical hysterectomy for stage I B and II A carcinoma of the cervix. Gynecol Oncol 33:34–39

15. Gallion HN, van Nagell JR, Donaldson GS et al. (1985) Combined radiation therapy and extrafascial hysterectomy in the treatment of stage I B barrel-shaped cervical cancer. Cancer 56:262–265

16. Greer BE, Easterling TR, McLennan DA et al. (1989) Fetal and maternal considerations in the management of stage I B cervical cancer during pregnancy. Gynecol Oncol 34:61–65

17. Greer BE, Figge DC, Tamimi HK et al. (1990) Stage Ia2 squamous carcinoma of the cervix: Difficult diagnosis and therapeutic dilemma. Am J Obstet Gynecol 162:1406–1411

18. Grigsby PW, Perez CA (1991) Radiotherapy alone for medically inoperable carcinoma in situ of the cervix: Stage I A and carcinoma in situ. Int J Radiat Oncol Biol Phys 21:375–378

19. Hasumi K, Sakamoto A, Sugano H (1980) Microinvasive carcinoma of the uterine cervix. Cancer 45:928–931

20. Herd J, Fowler JM, Shenson D, Lacy S, Montz FJ (1992) Laparoscopic para-aortic lymph node sampling: Development of a technique. Gynecol Oncol 44:271–276

21. Hoffman MS, Kavanagh JJ, Roberts WS, LaPolla JP, Fiorica JV, Hewitt S, Cavanagh D (1991) A phase II evaluation of cisplatin, bleomycin, and mitomycin-C in patients with recurretn squamous cell carcinoma of the cervix. Gynecol Oncol 40:144–146

22. Horiot JC, Pigneux J, Pourquier H, Schraub S, Achille E, Keiling R, Combes P, Rozan R, Vrousos C, Daly N (1988) Radiotherapy alone in carcinoma of the intact uterine cervix according to G.H. Fletcher guidelines: A french cooperative study of 1383 cases. Int J Radiat Oncol Biol Phys 14:605–611

23. Hoskins WJ, Ford JK, Lutz MH, Averette HE (1976) Radical hysterectomy and pelvic lymphadenectomy for the management of early invasive cancer of the cervix. Gynecol Oncol 4:278–290

24. Hoskins WJ, Perez CA, Young RC (1989) Gynecologic Tumors. In: DeVita VT, Hellman S, Rosenberg SA (eds) Cancer: Principles and Practice of Oncology. J.B. Lippincott Co, Philadelphia 1099–1161

25. Howley PM (1991) Role of the human papillomaviruses in human cancer. Cancer Res 51 (18 Suppl):5019s–5022s

26. Hreshchyshyn MM, Aron BS, Boronow RC, Franklin EWIII, Shingleton HM, Blessing JA (1979) Hydroxyurea or placebo combined with radiation to treat stages IIIB and IV cervical cancer confined to the pelvis. Int J Radiat Oncol Biol Phys 5:317–322

27. Hsu CT, Cheng YS, Su SC (1972) Prognosis of uterine cervical cancer with extensive lymph node metastases. Special emphasis on the value of pelvic lymphadenectomy in the surgical treatment of uterine cervical cancer. Am J Obstet Gynecol 114(7):954–962

28. Iwasaka T, Hayashi Y, Yokoyama M (1990) Interferon-gamma treatment for cervical intraepithelial neoplasia. Gynecol Oncol 37:96–102

29. Jobson VW, Muss HB, Thigpen JT, Homesley HD, Bundy B (1984) Chemotherapy of advanced squamous carcinoma of the cervix: A phase I–II study of high-dose cisplatin and cyclophosphamide. Am J Clin Oncol 7:341–345

30. Ketcham AS, Hoye RC, Taylor PT, Deckers PJ, Thomas LB, Chretien PB (1971) Radical hysterectomy and pelvic lymphadenectomy for carcinoma of the uterine cervix. Cancer 28(5):1272–1277

31. Kinney WK, Alvarez RD, Reid GC et al. (1989) Value of adjuvant whole-pelvis irradiation after Wertheim hysterectomy for early stage squamous carcinoma of the cervix with pelvic nodal metastasis: A matched-control study. Gynecol Oncol 34:258–262

32. Kline JC, Schultz AE, Vermund H, Peckham BM (1969) High-dose radiotherapy for carcinoma of the cervix. Method and results. Am J Obstet Gynecol 104(4):479–484

33. Kredentser DC (1991) Etoposide (VP-16), ifosfamide/mesna, and cisplatin chemotherapy for advanced and recurrent carcinoma of the cervix. Gynecol Oncol 43:145–148

34. Kumar L, Bhargava VL (1991) Chemotherapy in recurrent and advanced cervical cancer. Gynecol Oncol 40:107–111

35. Kuske RR, Perez CA, Grigsby PW, Lovett RD, Jacobs AJ, Galakatos AE, Camel HM Kao MA (1989) Phase I/II study of definitive radiotherapy and chemotherapy (Cisplatin and 5-Fluorouracil) for advanced or recurrent gynecologic malignancies. Preliminary report. Am J Clin Oncol 12(6):467–473

36. Lahousen M (1993) Cervical Cancer – Chemotherapy. In: Burghardt E (ed) Surgical Gynecologic Oncology, Thieme Verlag, Stuttgart New York, 299–302

37. Lahousen M, Pickel H, Haas J (1988) Adjuvant chemotherapy after radical hysterectomy for cervical cancer. Bailliere's Clin Obstet Gynecol 4:1049–1057

38. Lai CH, Lin TS, Soong YK, Chen HF (1989) Adjuvant chemotherapy after radical hysterectomy for cervical cancer. Gynecol Oncol 35:193–198

39. Lee YN, Wang KL, Lin MH, Liu CH, Wang KG, Lan CC, Chuang JT, Chen AC, Wu CC (1989) Radical hysterectomy with pelvic lymph node dissection for treatment of cervical cancer: A clinical review of 954 cases. Gynecol Oncol 32:135–142

40. Lippman SM, Kavanagh JJ, Paredez M, Delgadillo F, Hong WK, Figuerda S, Olguin A, Freedman RS, Massimini G, Holdener EE, Krakoff IH (1993) 13-cis-retinoic acid (13cRA), interferong-alfa 2a and radiotherapy for locally advanced cancer of the cervix. Proc Annu Meet Am Soc Clin Oncol 12:257

41. Malfetano JH, Keys H (1991) Aggressive multimodality treatment for cervical cancer with paraaortic lymph node metastases. Gynecol Oncol 42:44–47

42. Masterson JG (1967) The role of surgery in the treatment of early carcinoma of the cervix. Clin Obstet Gynecol 10:922–939

43. Masubuchi K, Tenjin Y, Kubo H, Kimura M (1969) Five-year cure rate for carcinoma of the cervix uteri. With special reference to the comparison of surgical and radiation therapy. Am J Obstet Gynecol 103(4):566–573

44. Muirhead W, Green LS (1968) Carcinoma of the cervix. Five-year results and sequelae of treatment. Am J Obstet Gynecol 101(6):744–749

45. Neis KJ, Bastert G (1989) Möglichkeiten der Therapie mit Interferonen in der Gynäkologie. TW Gynäkologie 2:346–358

46. Newton M (1975) Radical hysterectomy or radiotherapy for stage I cervical cancer. A prospective comparison with 5 and 10 year follow-up. Am J Obstet Gynecol 123:535–542

47. Nguyen PD, John B, Munoz AK, Yazigi R, Graham M, Franklin P (1991) Mitomycin-C/5-FU and radiation therapy for locally advanced uterine cervical cancer. Gynecol Oncol 43:220–225

48. Noda K, Teshima K, Tekeuti K et al. (1989) Imunotherapy using the streptococcal preparation OK-432 for the treatment of uterine cervical cancer. Gynecol Oncol 35:367–372

49. Park RC, Patow WE, Rogers RE, Zimmerman EA (1973) Treatment of stage I carcinoma of the cervix. Obstet Gynecol 41(1):117–122

50. Perez CA, Breaux S, Askin F et al. (1979) Irradiation alone or in combination with surgery in stage IB and IIA carcinoma of the cervix: A non-randomized comparison. Cancer 43:1062–1072

51. Perez CA, Camel HM, Kuske RR, Kao MS, Galakatos A, Hederman MA, Powers WE (1986) Radiation therapy alone in the treatment of carcinoma of the uterine cervix: A 20-year experience. Gynecol Oncol 23:127–140

52. Perez CA, Kurman RJ, Stehman FB, Thigpen JT (1992) Uterine Cervix. In: Hoskins WJ, Perez CA, Young RC (eds) Principles and practice of Gynecologic Oncology. J.B. Lippincott Co, Philadelphia, 591–662

53. Perez CA, Kuske RR, Camel HM, Galakatos AE, Hederman MA, Kao MS, Walz BJ (1986) Impact of pelvic tumor control after definitive irradiation of carcinoma of the uterine cervix. Int J Radiat Oncol Biol Phys 12(S1):96

54. Ramm K, Vergote IB, Kaern J, Trope CG (1992) Bleomycin – Ifosfamide – cis-Platinum (BIP) in pelvic recurrence of previously irradiation cercical carcinoma: A second look. Gynecol Oncol 46:203–207

55. Reichman B, Markman M, Hakes T, Budnick A, Rubin S, Jones W, Almadrones L, Lewis JL, Hoskins W (1991) Phase II trial of high-dose cisplatin with sodium thiosulfate nephroprotection in patients with advanced carcinoma of the uterine cervix previously untreated with chemotherapy. Gynecol Oncol 43:159–163

56. Rotman M, Choi K, Guze C et al. (1990) Prophylactic irradiation of the paraaortic node chain in stage IIB and bulky stage IB carcinoma of the cervix: Initial treatment results of RTOG 7920. Int J Radiat Oncol Biol Phys 19:519–521

57. Schmidt-Matthiesen H, Bastert G, Granitzka S, Schmid H (1993) Gynäkologische Onkologie. Schattauer Verlag, Stuttgart New York

58. Schmidt-Matthiesen H, Kühnle H (1986) Präneoplasien und Karzinome der Cervix uteri. In: Wulf KH, Schmidt-Matthiesen H (eds) Klinik der Frauenheilkunde und Geburtshilfe Band 11 – Spezielle gynäkologische Onkologie I. Urban & Schwarzenberg, München, 153–229

59. Siebel M, Freeman MG, Graves WK (1979) Carcinoma of the cervix and sexual function. Obstet Gynecol 55:484–487

60. Soper JT, Berchuck A, Creasman WT, Clarke-Pearson DL (1989) Pelvic exenteration: Factors associated with major surgical morbidity. Gynecol Oncol 35:93–98

61. Tattersall MHN, Ramirez C, Coppleson M (1992) A randomized trial of adjuvant chemotherapy after radical hysterectomy in stage Ib–IIa cervical cancer patients with pelvic lymph node metastases. Gynecol Oncol 46:176–181

62. Thigpen JT, Vance RB, Balducci L, Blessing J (1981) Chemotherapy in the management of advanced or recurrent cervical and endometrial carcinoma. Cancer 48:658–665

63. Thomas G, Dembo A, Beale F, Bean H, Bush R, Herman J, Pringle J, Rawlings G, Sturgeon J, Fine S, Black B (1984) Concurrent radiation, mitomycin C and 5-fluorouracil in poor prognosis carcinoma of the cervix: Preliminary results of a phase I–II study. In J Radiat Oncol Biol Phys 10:1785–1790

64. Thomas G, Dembo A, Fyles A, Gadalla T, Beale F, Bean H, Pringle J, Rawlings G, Bush R, Black B (1990) Concurrent chemoradiation in advanced cervical cancer. Gynecol Oncol 38:446–451

65. Toki N, Tsukamoto N, Kaku T, Toh N, Saito T, Kamura T, Matsukama K, Nakano H (1991) Microscopic ovarian metastasis of the uterine cervical cancer. Gynecol Oncol 41:46–51

66. Toma S, Palumbo R, Gustavino C, Guido T, Boselli F, Leone M, Ragni N (1994) Efficacy of the association of 13-cis-retinoic acid (13cRA) and interferon-alfa2a (IFNalfa2a) in cervical intraepithelial neoplasia (CIN II–III). A pilot study. Proc Annu Meet Am Soc Clin Oncol 13:258

67. Trudeau M, Souhami L, Seymour R, Arthur L, Stanimir G, Roman T, Tsatoumas A, Thirlwell M, Leyland-Jones B, Reinhold C, Dulude H, Gallant G (1994) A phase II trial of mitomycin, ifosfamide and cisplatin (MIC) in patients (PTS) with recurrent or advanced cervical cancer. Proc Annu Meet Am Soc Clin Oncol 13:264

68. Underwood PB, Wilson WC, Kreutner A, Miller MC III, Murphy E (1979) Radical hysterectomy: A critical review of twenty-two years' experience. Am J Obstet Gynecol 134:889–898

69. Wadler S, Haynes H, Burk RD, Gallagher R, Schwartz EL, Jennings S, Wallach R, Goldberg G, Smith H, Runowicz C (1994) Clinical/pharmacokinetic (PK) trial of all-trans retinoic acid (tRA) + interferon-alfa (IFN) in advanced cervical cancer (CC). Proc Annu Meet Am Soc Clin Oncol 13:258

70. Wall JA, Collins VP, Hudgins PT, Kaplan AL, Adams RM (1966) Carcinoma of the cervix. Review of clinical experience during a 20 year period (1946–1965). Am J Obstet Gynecol 96(1):57–63

71. Webb GA (1975) The role of ovarian conservation in the treatment of carcinoma of the cervix with radical surgery. Am J Obstet Gynecol 122:476–484

72. Zander J, Baltzer J et al. (1981) Carcinoma of the cervix. An attempt to individualize treatment. Am J Obstet Gynecol 139:752

Vaginalkarzinom

G. Bastert und S. D. Costa

I. Epidemiologie

Häufigkeit: 1–2% aller gynäkologischen Malignome.

Inzidenz: 0,7/100000 pro Jahr. Altersverteilung zwischen 25–84 Jahren mit einem Altersgipfel zwischen 60–70 Jahren.

Lokalisation, Ausbreitung: Die meisten Vaginalkarzinome sind im oberen Drittel an der hinteren Vaginalwand lokalisiert. Das Vaginalkarzinom breitet sich lokal zur Harnblase und zum Rektum aus und weist in ca. 20% der Fälle Lymphknotenmetastasen auf (die Lymphdrainage der oberen zwei Drittel der Vagina erfolgt in die Lymphknoten der Fossa obturatoria und entlang der Iliakalgefäße, während das untere Drittel in die inguinalen und femoralen LK drainiert wird). Pulmonale, hepatische und ossäre Fernmetastasen kommen selten vor (v.a. beim Vaginalmelanom bzw. Sarkom). Im fortgeschrittenen Stadium kommt es zur Ausmauerung des Beckens mit Kompression/Infiltration der Ureteren und Urämie (häufigste Todesursache).

Ätiologie: Die Ätiologie des Vaginalkarzinoms ist unbekannt. Als prädisponierend wirken:
- VAIN (vaginale intraepitheliale Neoplasie), Condylomata accuminata, Infektionen mit HPV Typ 16/18, Herpes simplex Viren (HSV).
- Chronische Traumatisierung des Vaginalepithels: bei Fluor, Leukorrhoe, Vaginalpessar, Prolaps der Vaginalwände, Syphilis.
- Strahlenexposition: Vermehrt Vaginalkarzinome nach Bestrahlung des kleinen Beckens.

- Neoplasien der Vulva, Zervix: gleichzeitiges oder späteres Auftreten von Vaginalkarzinomen hat zur Formulierung der „Feldtheorie" geführt; durch die ontogenetisch gemeinsame Herkunft dieser Organe soll ihnen eine erhöhte Anfälligkeit gegenüber Karzinogenen gemeinsam sein.
- Diethylstilbestrol (DES)- Einnahme in der Schwangerschaft: Adenokarzinome der Vagina (Clear-cell-Karzinome) sind gehäuft bei Mädchen und jungen Frauen beobachtet worden, deren Mütter Diethylstilbestrol (DES) in der Frühschwangerschaft eingenommen hatten. DES verhindert die Umwandlung des glandulären (Zylinder-)Epithels der oberen 2/3 der Vagina in Plattenepithel. Die erneute Stimulation dieses Gewebes durch endogene Östrogene in der Pubertät führt zu einer Vaginaladenose (benigne), kann aber im Sinne einer ko-karzinogenen Wirkung zur malignen Transformation führen. Da DES 1971 verboten wurde, wird dieses Karzinom zunehmend seltener.

Die Inzidenz ist bei Völkern niedriger, bei denen eine Circumcision der Männer durchgeführt wird (z. B. Juden, Moslems) und bei denen Peniskarzinome seltener sind.

II. Pathologie und Stadieneinteilung

1 Pathologie

Isolierte primäre Präkanzerosen der Vagina (VAIN) sind sehr selten und sie müssen immer von einer primären Läsion der Vulva bzw. der Cervix uteri abgegrenzt werden, die häufig auf die Vagina übergreifen.

- 90 % Plattenepithelkarzinome, überwiegend nicht verhornend, seltener verhornend oder kleinzellig.
- 10 % Adenokarzinome, maligne Melanome, Rhabdomyosarkome (im Kindesalter).

Die histomorphologische Diagnose eines primären Adenokarzinoms ist schwierig und kann nur nach Ausschluß einer Metastase eines Zervix-, Endometrium-, Ovarial- und eventuell auch eines Rektumkarzinomes gestellt werden.

2 Stadieneinteilung

Die FIGO bzw. UICC-Einteilung gilt (s. u.) nur für primäre Vaginalmalignome.

TNM-Klassifikation und Stadieneinteilung nach FIGO bzw. UICC (1997)

T – Primärtumor

TNM	FIGO	
TX		Primärtumor kann nicht beurteilt werden
T0		Kein Anhalt für Primärtumor
Tis	0	Carcinoma in situ
T1	I	Tumor begrenzt auf die Vagina
T2	II	Tumor infiltriert paravaginales Gewebe, aber dehnt sich nicht bis zur Beckenwand aus
T3	III	Tumor erreicht die Beckenwand
T4	IVA	Tumor infiltriert die *Mukosa* der Blase und/oder des Rektums und/oder überschreitet die Grenzen des kleinen Beckens
		Anmerkung: Das Vorhandensein eines bullösen Ödems genügt nicht, um einen Tumor als T4 zu klassifizieren.
M1	IV B	Fernmetastasen

N – Regionäre Lymphknoten[a]

NX	Regionäre Lymphkonten können nicht beurteilt werden
N0	Keine regionären Lymphknotenmetastasen
N1	Regionäre Lymphknotenmetastasen
pN0	Inguinale Lymphadenektomie und histologische Untersuchung üblicherweise von 6 oder mehr Lymphknoten und/oder pelvine Lymphadenektomie und histologische Untersuchung von 10 oder mehr Lymphknoten.

[a] Regionäre Lymphknoten: Obere zwei Drittel der Vagina: Beckenlymphknoten; Unteres Drittel der Vagina: inguinale Lymphknoten. Die frühere N2-Kategorie (bilateral befallene LK) entfällt.

M – Fernmetastasen

MX	Fernmetastasen können nicht beurteilt werden
M0	Keine Fernmetastasen
M1	Fernmetastasen (einschl. Beckenlymphknotenmetastasen)

Stadieneinteilung (UICC 1997)

Stadium 0	Tis	N0	M0
Stadium I	T1	N0	M0
Stadium II	T2	N0	M0
Stadium III	T1	N1	M0
	T2	N1	M0
	T3	N0, N1	M0
Stadium IVA	T4	jedes N	M0
Stadium IV B	jedes T	jedes N	M1

Es werden 3(4) histopathologische Malignitätsgrade (UICC) unterschieden:

GX:	Differenzierungsgrad nicht bestimmbar,
G1:	gut differenziert,
G2:	mäßig differenziert,
G3/4:	schlecht differenziert/undifferenziert.

Da die Therapie identisch ist, soll ein Vaginalkarzinom, das den äußeren Muttermund erreicht, den Zervixkarzinomen und eines, das die Vulva mitbefällt, den Vulvakarzinomen zugeordnet werden.

3 Prognose

Die Gesamt-5-Jahres-Überlebensrate beträgt 38,6 %.

Prognose nach Stadien (UICC/AJCC 1992)

Stadium	TNM	5-JÜR
I	T1, N0, M0	53 %
II	T2, N0, M0	43 %
III	T1–3, N1, M0	} 28 %
	T3, N0, M0	
IVa	T1–3, N2, M0	} 13 %
	T4, jedes N, M0	
IVb	jedes T, jedes N, M1	

III. Diagnostik

Frühformen der Vaginalkarzinome symptomlos, am häufigsten Fluor und vaginale (Kontakt-) Blutungen. Unterleibschmerzen und Blasen-/Darm-Symptomatik nur in fortgeschrittenen Stadien.

Lokale Ausbreitungsdiagnostik: Klinisch (am besten Narkoseuntersuchung) bimanuelle vaginale und rektovaginale Palpation, Palpation der inguinalen LK, Kolposkopie, Zellabstrich nach Papanicolaou, Biopsie unter kolposkopischer Sicht (Exzision oder Exkochleation mit scharfem Löffel). Ultraschall (transabdominal, perineal, bzw. transvaginal, NMR-Untersuchung des kleinen Beckens, Zystourethroskopie, Rectosigmoidoskopie.

Systemische Ausbreitungsdiagnostik: CT des Retroperitonealraumes (LK-Befall), Ultraschall der Leber, Thoraxröntgen.

IV. Behandlungsstrategie (s. Abb. 1 und 2)

1 Chirurgische Therapiemaßnahmen

Die Therapie der VAIN I und II besteht aus Überwachung; bei Progression sollte eine Laservaporisation mit dem CO_2-Laser durchgeführt oder,

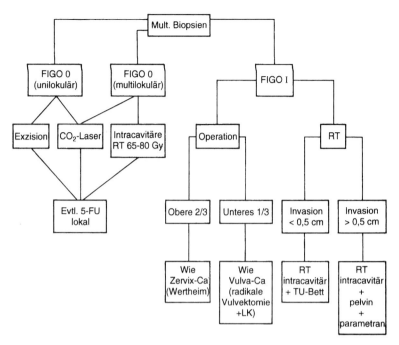

Abb. 1. Behandlungsstrategien beim Vaginalkarzinom Stadium FIGO 0 und I
(*RT* Radiotherapie, *Gy* Gray, *5-FU* 5-Fluorouracil, *TU* Tumor)

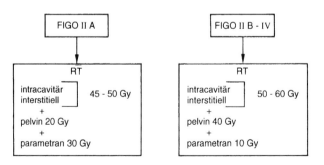

Abb. 2. Behandlungsstrategien beim Vaginalkarzinom Stadium FIGO II–IV
(*RT* Radiotherapie, *Gy* Gray)

bei multizentrischen Läsionen, die Lasertherapie mit lokaler Applikation von 5-Fluoruracil-Creme kombiniert werden [6]. Beim Rezidiv und bei multilokulärem VAIN III sollte eine partielle oder totale Kolpektomie mit operativer Rekonstruktion (falls Kohabitationswunsch besteht) durchgeführt werden [1].

Eine radikale Operation des Vaginalkarzinoms ist technisch nur im Stadium I und II bei zervix- bzw. introitusnahen Karzinomen möglich und sinnvoll (s. Abb. 1): beim Befall der oberen 2/3 der Vagina erfolgt die Operation wie beim Zervixkarzinom (Operation nach Wertheim mit ausreichender Scheidenmanschette), beim unteren Drittel wie beim Vulvakarzinom (Vulvektomie mit inguinaler und ggf. pelviner Lymphonodektomie) [11].

Radikale Eingriffe wie die vordere und/oder hintere Exenteration werden nur selten durchgeführt, weil die Ergebnisse der modernen radiotherapeutischen Techniken sehr gut und weniger belastend sind [12]. Bei lokalisierter, fortgeschrittener Erkrankung bzw. beim Rezidiv nach Bestrahlung mit Knochenbeteiligung kann mittels Knochenresektion (Ramus inferior ossis pubis, Symphysis pubica) eine Tumorresektion im Gesunden durchgeführt werden, wobei hohe Überlebensraten ohne wesentliche Morbidität erreicht werden können [5].

Das Rhabdomyosarkom im Kindesalter wird möglichst konservativ, z. B. durch lokale Exzisionen operiert, weil durch zusätzliche Chemotherapie eine potentielle Kurabilität erreichbar ist [2]. Zur Tumorverkleinerung kann die Laserabtragung eingesetzt werden. Eine Lasertherapie wird auch zur Blutstillung bzw. zur Abtragung von großen, exulzerierenden Tumormassen durchgeführt.

2 Strahlentherapie

Die Strahlentherapie stellt die Behandlung der Wahl bei den meisten Vaginalkarzinomen dar (s. Abb. 1 und 2). Der Nutzen und die Komplikationen der Radiotherapie müssen in Abhängigkeit vom Alter, Allgemeinzustand und sexueller Aktivität der Patientin besonders erwogen werden.

Die Radiotherapie des Vaginalkarzinoms besteht aus intrakavitärer bzw. interstitieller Behandlung und externer Teletherapie (kombinierte Bestrahlung). Die externe Bestrahlung bezieht die pelvinen Lymphknoten und die Parametrien ein, die bei alleiniger Brachytherapie nur unzureichend behandelt wären [4].

Tabelle 1. Vaginalkarzinom – Behandlungsergebnisse mit Radiotherapie (RT)

Quelle	Therapieplan	n = aw. Pat. S = Stadium H = Histologie v = vorbehandelt	Therapieresultate in % (Anzahl Patientinnen)				RD = Remissionsdauer ÜR = Überlebensrate
			CR	PR	CR + PR	Rez.	
Marcus et al. [7]	Stadium I–II pelvine RT 40–50 Gy + intrakavitär 40–70 Gy (Radium)	n = 16 v = 2	93 (15)	7 (1)	**100** (16)	18 (3)	ÜR (5 J) Stadium I: 80% Stadium II: 50%
	Stadium III–IV: pelvine RT 37,5–60 Gy + intrakavitär 15–50 Gy (Radium)	n = 6 v = 2	83 (5)	17 (1)	**100** (6)	17 (1)	ÜR (2–5 J) Stadium III: 100% Stadium IV: 50%
Dancuart et al. [3]	Intrakavitäre RT 50–60 Gy interstitielle RT 60–70 Gy perkutane (externe) RT 20–50 Gy (Dosisreduktion wenn kombiniert mit intrakavitärer bzw. interstitieller RT)	n = 71 S = I v = 0	66[a] (47)	–	**66**[a] (47)	34 (24)	ÜR/RD = k.A.
		n = 42 S = II	77[a] (32)	–	**77**[a] (32)	23 (10)	ÜR/RD = k.A.
		n = 38 S = III	61[a] (23)	–	**61**[a] (23)	39 (15)	ÜR/RD = k.A.
		n = 11 S = IVA	55[a] (6)	–	**55**[a] (6)	45 (5)	ÜR/RD = k.A.

Tabelle 1 (Fortsetzung)

Quelle	Therapieplan	n = aw. Pat. S = Stadium H = Histologie v = vorbehandelt	Therapieresultate in % (Anzahl Patientinnen)				RD = Remissionsdauer ÜR = Überlebensrate
			CR	PR	CR + PR	Rez.	
Perez et al. [9]	Intrakavitäre RT 60–70 Gy	n = 16 S/H = Carcinoma in situ v = 0	93[a] (15)	–	93[a] (15)	7 (1)	ÜR(10J) = 94%
	Intrakavitäre/interstitielle RT 60–70 Gy + pelvine (externe) RT 10–20 Gy + parametrane RT 40–50 Gy	n = 50 S = I v = 0	76[a] (38)	–	76[a] (38)	24 (12)	ÜR(10J) = 75%
	Intrakavitäre/interstitielle RT 60–70 Gy + pelvine (externe) RT 20–40 Gy + parametrane RT 50–60 Gy	n = 49 S = IIA v = 0	49[a] (24)	–	49[a] (24)	51 (25)	ÜR(10J) = 55%
	Pelvine (externe) RT 40 Gy + parametrane RT 55–60 Gy	n = 26 S = IIB v = 0	34[a] (9)	–	34[a] (9)	64 (17)	ÜR(10J) = 43%
		n = 16 S = III	38[a] (6)	–	38[a] (6)	62 (10)	ÜR(10J) = 32%
		n = 8 S = IVA	25 (2)	–	25[a] (2)	75 (6)	ÜR(5J) = 10%

| Nannavati et al. [8] | Pelvine (externe) RT 45 Gy + HDR-Brachytherapie 20–28 Gy | n = 13 S = I–IIB H = 12 Plattenepithel- karzinome, 1 Adenokarzinom v = 0 | 92 (13) | 0 | 92 (13) | 8 (1) | ÜR (2, 6 J) = 85 %[b] |

Rez. = Lokalrezidiv und Metastasen nach primärer Radiotherapie, *RT* = Radiotherapie.

[a] Als CR werden Dauerheilungen ohne Rezidive aufgeführt (die Autoren liefern keine Angaben über die primären Erfolgsraten der Radiotherapie, so daß eine echte Einteilung in CR, PR und PD nicht möglich ist).

[b] Eine Patientin verstorben ohne Rezidiv nach 0,9 J (Myokardinfarkt).

Die Bestrahlung wird vor allem in den Stadien I und II A individualisiert durchgeführt, weil in diesen Fällen Dauerheilungen möglich sind. Je nach Tumorsitz bzw. Infiltrationstiefe des paravaginalen Gewebes wird die gesamte Mukosa mit 65–80 Gy bestrahlt und es wird eine zusätzliche Dosis oder eine interstitielle Bestrahlung des Tumors mit 15–20 Gy appliziert. Die pelvine und parametrane Bestrahlung wird im Stadium I nur bei tiefen, entdifferenzierten Läsionen und im Stadium IIa immer durchgeführt.

Auch in den Stadien IIB–IV kann die Bestrahlung in 10–50% der Fälle zu dauerhaften Remissionen führen [7, 9].

Die Behandlungsergebnisse sind in Tabelle 1 zusammengefaßt.

3 Chemotherapie

Über den Stellenwert einer Chemotherapie im Rahmen der Primärtherapie des Plattenepithelkarzinoms der Vagina gibt es keine hinreichenden Untersuchungen [10, 13]. Die bisher angewandten Zytostatika (Cisplatin, Mitoxantron) zeigten nur eine sehr begrenzte Wirksamkeit.

4 „Biological response modifiers"/Zytokine

Es liegen keine Erfahrungen vor.

Literatur

1. Bender H (1984) Tumoren der Vagina. In: Bender H (Hrsg) Gynäkologische Onkologie für die Praxis. Thieme, Stuttgart, pp 246–256
2. Copeland LJ, Gershenson DM, Saul PB, Sneige N, Stringer CA, Edwards CL (1985) Sarcoma botryoides of the female genital tract. Obstet Gynecol 66:262–266
3. Dancuart F, Delclos L, Wharton JT, Silva EG (1988) Primary squamous cell carcinoma of the vagina treated by radiotherapy: A failures analysis – The M.D. Anderson Hospital experience 1955–1982. Int J Radiat Oncol Biol Phys 14:745–749
4. Fournier D v, Leppien G, Junkermann H (1986) Präneoplasien und Malignome der Vagina. In: Wulf KH, Schmidt-Matthiesen H (Hrsg) Klinik der Frauenheilkunde und Geburtshilfe – Spezielle gynäkologische Onkologie Bd 11, pp 131–152
5. King LA, Downey GO, Savage JE, Twiggs LB, Oakley GJ, Prem KA (1989) Resection of the pubic bone as an adjunct to management of primary, recurrent, and metastatic pelvic malignancies. Obstet Gynecol 73:1022–1026

6. Krebs HB (1989 Treatment of vaginal intraepithelial neoplasia with laser and topical 5-Fluorouracil. Obstet Gynecol 73:657–660
7. Marcus RB, Million RR, Daly JW (1978) Carcinoma of the vagina. Cancer 42:2507–2512
8. Nanavati PJ, Fanning J, Hilgers RD, Hallstrom J, Crawford D (1993) High-dose-rate brachytherapy in primary stage I and II vaginal cancer. Gynecol Oncol 51:67–71
9. Perez CA, Camel HM, Galakatos AE, Grigsby PW, Kuske RR, Buchsbaum G, Hederman MA (1988) Definitive irradiation in carcinoma of the vagina: Long-term evaluation of results. Int J Radiat Oncol Biol Phys 15:1283–1290
10. Peters WA III, Kumar NB, Morley GW (1985) Carcinoma of the vagina – Factors influencing treatment outcome. Cancer 55:892–897
11. Schmidt-Matthiesen H, Bastert G (1993) Vaginalkarzinom. In: Gynäkologische Onkologie, 4. Aufl, Schattauer, Stuttgart New York, pp 87–88
12. Soper JT, Berchuk A, Creasman WT, Clarke-Pearson DL (1989) Pelvic exenteration: Factors associated with major surgical morbidity. Gynecol Oncol 35:93–98
13. Thigpen JT, Blessing JA, Homesley HD, Berek JS, Creasman WT (1986) Phase II trial of cisplatin in advanced recurrent cancer of the vagina: A Gynecologic Oncology Group Study. Gynecol Oncol 23:101–104

Vulvakarzinom

G. Bastert und S. D. Costa

I. Epidemiologie

Häufigkeit: 4–5 % aller Genitalmalignome.

Inzidenz: 1,5/100 000 pro Jahr.

Lokalisationen: 60 % Labia majora, seltener Labia minora, Klitorisregion (auch „Klitoriskarzinom" genannt) und die hintere Kommissur. Meist einseitig, jedoch kontralaterale Abklatschtumoren müssen ausgeschlossen werden.

Ätiologie: weitgehend unbekannt. Risikofaktoren: HPV 16/18-Infektion, Chronische Reize (Pruritus vulvae, Kratzen), Lichen sclerosus, hyperplastische und gemischte Dystrophien, Condylomata acuminata, atypische Condylome, Vulvadysplasien (VIN).

II. Pathologie und Stadieneinteilung

1 Pathologie

Als Präkanzerosen gelten Lichen sclerosus (assoziiert mit 70 % der gut differenzierten Vulvakarzinome) und die vulväre intraepitheliale Neoplasie (= VIN, assoziiert mit 19 % der mäßig differenzierten Vulvakarzinome) [12].

90 % Plattenepithelkarzinome 4,8 % Melanome, 3,9 % undifferenzierte, Karzinome, 2,2 % Sarkome, 1,4 % Basalzellkarzinome, 1 % Karzinome der Bartholini'schen Drüsen, 0,6 % Adenokarzinome.

Das histopathologische Grading korreliert gut mit der Prognose:

G1: hochdifferenziert verhornend,
G2: mäßig differenziert oder gemischtzellig, unvollständig verhornend,
G3: gering differenziert, nicht verhornend.

2 Stadieneinteilung

Zwischen der klinisch erhobenen (präoperativen) FIGO- und der histopathologischen (postoperativen) UICC-Stadieneinteilung bestehen deutliche Diskrepanzen (s. u.): 15 % der klinisch auffälligen inguinalen Lymphknoten sind histologisch frei, 30 % der klinisch unauffälligen Lymphknotenen sind befallen.

TNM: klinische Klassifikation (UICC 1997)

T – Primärtumor

TX   Primärtumor kann nicht beurteilt werden
T0   Kein Anhalt für Primärtumor
Tis Carcinoma in situ (präinvasives Karzinom)

T1   Tumor begrenzt auf Vulva oder Vulva und Perineum, 2 cm oder weniger in größter Ausdehnung
    T1a Tumor begrenzt auf Vulva oder Vulva und Perineum, 2 cm oder weniger in größter Ausdehnung und mit einer Stromainvasion nicht größer als 1,0 mm
    T1b Tumor begrenzt auf Vulva oder Vulva und Perineum, 2 cm oder weniger in größter Ausdehnung, mit einer Stromainvasion von mehr als 1,0 mm
T2   Tumor begrenzt auf Vulva oder Vulva und Perineum, mehr als 2 cm in größter Ausdehnung
T3   Tumor infiltriert untere Urethra, Vagina und/oder Anus
T4   Tumor infiltriert Schleimhaut der Harnblase oder des Rektums oder der oberen Teile des Urethra, oder Tumor ist an Knochen fixiert

Anmerkung:
Die Invasionstiefe ist definiert als Maß der Tumorausdehnung, gemessen von der Epithel-Stroma-Grenze einer nahen oberflächlichen dermalen Papille bis zum tiefsten Punkt der Invasion.

N – Regionäre Lymphknoten[a]

NX   Regionäre Lymphknoten können nicht beurteilt werden
N0   Keine regionären Lymphknotenmetastasen
N1   Unilaterale regionäre Lymphknotenmetastasen
N2   Bilaterale regionäre Lymphknotenmetastasen

pN0 Regionäre Lymphadenektomie und histologische Untersuchung üblicherweise von 6 oder mehr Lymphknoten.

[a] Regionäre Lymphknoten sind die femoralen und inguinalen Lymphknoten.

M – Fernmetastasen

MX   Fernmetastasen können nicht beurteilt werden
M0   Keine Fernmetastasen
M1   Fernmetastasen (einschl.) Beckenlymphknotenmetastasen

Stadieneinteilung (FIGO/UICC 1997)

Stadium 0	Tis	N0	M0
Stadium I	T1	N0	M0
Stadium I A	T1a	N0	M0
Stadium I B	T1b	N0	M0
Stadium II	T2	N0	M0
Stadium III	T1	N1	M0
	T2	N1	M0
	T3	N0, N1	M0
Stadium IVA	T1	N2	M0
	T2	N2	M0
	T3	N2	M0
	T4	jedes N	M0
Stadium IV B	jedes T	jedes N	M1

3 Prognose

Die Fünfjahresüberlebensraten entsprechend dem FIGO-Stadium betragen:

- FIGO I   = 90 %
- FIGO II   = 77 %
- FIGO III = 51 %
- FIGO IV = 18 %

III. Diagnostik

Klinische Untersuchung mit Kolposkopie und Anwendung von 3 % Essigsäure und/oder 1 % Toluidinblau (Collins-Test) zur besseren Darstellung suspekter Areale, Biopsie (auch in LA). Zum Staging Zystorektoskopie, CT-Retroperitoneum (pelvine und paraaortale Lymphknoten).

IV. Behandlungsstrategie (Abb. 1)

1 Chirurgische Therapiemaßnahmen

Radikale operative Verfahren stellen die Therapie der Wahl dar: radikale Vulvektomie mit En-bloc-Ausräumung der inguinalen und femoralen Lymphknoten, bei Befall der inguinalen Lymphknoten auch pelvine Lymphonodektomie. Von besonderer Bedeutung ist die tumorfreie Umgebung des Primärtumors, die mindestens 1, besser 2 cm breit sein sollte, weil ansonsten die Lokalrezidivrate sehr hoch ist [7]. Zur Auswahl des operativen Vorgehens bei klinisch als T1–T2 N0 eingestuften Karzinomen sollte zunächst eine Biopsie (Schnellschnittdiagnostik oder zweizeitiges Vorgehen, vgl. Abb. 1) durchgeführt werden. Konservative Operationen (z. B. Exzision mind. 2 cm im Gesunden oder partielle Vulvektomie) sind problematisch, weil auch oberflächliche Karzinome mit einer Invasionstiefe ≤ 5 mm in inguinale Lymphknoten metastasieren können [5]. Konservative Operationen dürfen nur in Ausnahmefällen bei pTis und pT1 Karzinomen < 1 cm Durchmesser und < 1,5 mm Invasionstiefe erfolgen.

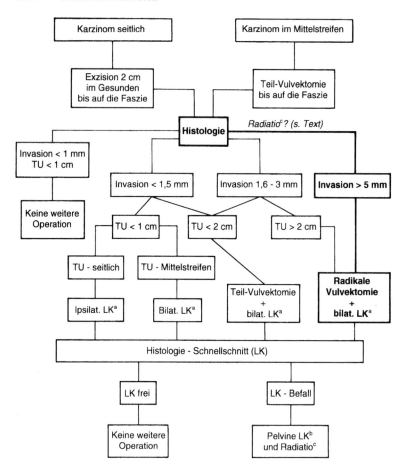

Abb. 1. Behandlungsstrategien Vulvakarzinom (graphisch hervorgerufen ist die häufigste Vorgehensweise)

[a] Ipsilaterale LK bzw. bilaterale LK = ipsilaterale bzw. bilaterale inguinale Lymphonodektomie.

[b] pelvine LK = bilaterale (extraperitoneale) pelvine Lymphonodektomie.

[c] Radiatio = Bestrahlung des kleinen Beckens

Die chirurgische Behandlung des malignen Melanoms besteht aus einer radikalen Hemivulvektomie oder totalen Vulvektomie. Es ist umstritten, ob eine inguinale Lymphadenektomie indiziert ist, weil sie die Prognose nicht ändert [9].

2 Strahlentherapie

Die Strahlensensibilität des Vulvakarzinoms ist gering. Eine primäre Bestrahlung kann nur bei inoperablen Fällen indiziert sein. Oberflächliche Befunde werden mit schnellen Elektronen (bis zu 60 Gy) und die Leisten mit Telekobalt (40–60 Gy) bestrahlt. Die 5-Jahres-Überlebensraten werden mit 50 % angegeben [4].

Es gibt nur wenige Berichte über die präoperative Radiotherapie beim lokal fortgeschrittenen Vulvakarzinom, die im Sinne eines Debulkings mit 30–55 Gy durchgeführt wurde. In bis zu 50 % der Fälle wurden im Operationspräparat keine Tumoren mehr nachgewiesen [1] und das 5-Jahres-Überleben wird mit 75,6 % angegeben [2]. Die Anzahl der untersuchten Patientinnen ist jedoch gering (14 bzw. 48), so daß eine abschließende Beurteilung dieses therapeutischen Ansatzes nicht möglich ist.

Die postoperative Radiotherapie wird bei großen Tumoren > 4 cm, bei Resektionen nicht oder nur knapp im Gesunden und bei ausgedehnter Hämangiosis/Lymphangiosis carcinomatosa angewandt. Bei nachgewiesenem regionalen Lymphknotenbefall (inguinal und v. a. pelvin, N2) führt die postoperative Bestrahlung der Inguina und des Beckens mit Telekobalt zu besseren Ergebnissen als die inguino-pelvine Lymphonodektomie alleine: 2-Jahres-Überleben von 59 % gegenüber 31 % (8). Bei den N0- und N1-Fällen wird die Prognose durch die Bestrahlung des Beckens nicht beeinflußt.

3 Chemotherapie

Eine effektive Chemotherapie kann wegen des fortgeschrittenen Alters und des reduzierten Allgemeinzustandes der meisten Patientinnen nicht angewandt werden.

3.1 Chemotherapie bei fortgeschrittenen Vulvakarzinomen

Unter den Monochemotherapien besitzen lediglich Adriamycin und Bleomycin eine gewisse Wirksamkeit und in einigen Fällen konnten partielle Remissionen erzielt werden [3, 10] (s. Tabelle 1). Bei fortgeschrittenen, primär inoperablen Vulvakarzinomen sind in wenigen Fällen Remissionen erzielt worden und einige der Patientinnen konnten sekundär operiert werden.

In der Untersuchung von Thomas et al. [10] wurden erste Ergebnisse einer kombinierten Radio-Chemotherapie (5-FU und in einigen Fällen Mitomycin C) präsentiert (neoadjuvant, kurativ und als Rezidivbehandlung), durch die Langzeitremissionen erzielt werden konnten. 7 von 9 neoadjuvant Behandelten und 6 von 9 in kurativer Absicht adjuvant behandelten Patientinnen hatten komplette Remissionen für 5–45 bzw. 43 Monate. In der Gruppe der Patientinnen mit Rezidiven waren 7 von 15 für die Dauer von 5–45 Monaten tumorfrei. Die Autoren nehmen einen radiosensibilisierenden Effekt der Chemotherapie an.

In der Studie von Whitaker et al. [13] wurden in 5 (von 12) Fällen komplette und in den anderen 7 Fällen partielle Remissionen durch die kombinierte Radio-/Chemotherapie erzielt. Die Remissionen waren jedoch von kurzer Dauer (rezidivfreie Zeit: Median = 5 Monate, Gesamtüberleben = 7 Monate).

Die kombinierte Therapie bedarf noch weiterer Untersuchungen, bevor sie abschließend beurteilt werden kann.

3.2 Adjuvante und intraarterielle Chemotherapie

Es liegen keine Erfahrungen vor.

4 „Biological response modifiers"/Zytokine

Es liegen keine Erfahrungen mit BRMs und Zytokinen bei Vulvakarzinomen vor.

Tabelle 1. Vulvakarzinom – Behandlungsergebnisse mit Radio- und Chemotherapie

Quelle	Therapieplan	n = aw. Pat. S = Stadium H = Histologie v = vorbehandelt	Therapieresultate in % (Anzahl Patientinnen) (–) = keine Angabe				RD = Remissionsdauer ÜZ = Überlebenszeit
			CR	PR	CR + PR	PD	
Deppe et al. [3]	**ADM** 50–60 mg/m² i.v. q3 Wo × 3–10	n = 4 S = IV H = – v = 4	0	75 (3)	75 (3)	25 (1)	RD = 7–8 Mo
Trope et al. [11]	**BLM** 15 mg i.m. q 3 d (Max. Dosis ≤300 mg) oder **BLM** 5 mg i.v. d 1–7 **MIM** 10 mg i.v. d 8 q 4 Wo × 4	n = 20[a] S = I–IV H = invasives Ca. v = 18	15 (3)	35 (7)	50 (10)	35 (7)	RD = 2–24 Mo ÜZ = 1–24 Mo
Aosta et al. [1]	**Präoperative RT** mit 36–55 Gy (Cobalt-60)	n = 14 S = I–III H = invasives Ca. v = –	35 (5)	65 (9)	100 (14)	–	ÜZ = 2 Mo–8 Jahre
Hacker et al. [6]	**Präoperative RT** mit 44–54 Gy (Cobalt-60, Hochvolt)	n = 8 S = III–IV H = invasives Ca. v = –	50 (4)	37,5 (3)	87,5 (7)	12,5 (1)	ÜZ = 10 Mo–10 Jahre

Tabelle 1 (Fortsetzung)

Quelle	Therapieplan	n = aw. Pat. S = Stadium H = Histologie v = vorbehandelt	Therapieresultate in % (Anzahl Patientinnen) (–) = keine Angabe				RD = Remissionsdauer ÜZ = Überlebenszeit
			CR	PR	**CR + PR**	PD	
Homesley et al. [8]	**Postoperative pelvine RT** (Operation: Vulvektomie ohne pelvine Lymphonodektomie) mit 45–50 Gy, 180–200 rad tgl. (Cobalt-60)	n = 59 S = I–IV H = invasives Ca. v = –	67,8 (40)		**67,8 (40)**	32,2 (19)	RD = ÜZ = 36 Mo
Boronow et al. [2]	**RT prä-u/o postoperativ** 1. percutane + intra-kavitäre RT mit 63,5–146 Gy (n = 26) 2. intrakavitäre RT mit 45–100 Gy (n = 13) 3. perkutane RT mit 45–52,2 Gy (n = 9)	n = 48 S = III–IV H = invasives Ca. (n = 43), Vulva- + Vagina- + Zervixkarzinome ("field cancers", n = 5) v = 11	72 (34) 42,5[b] (17)		**72 (34)** **42,5[b] (17)**	28 (14)	ÜZ = 60 Mo

[a] Insgesamt untersuchte Patientinnen: BLM: n = 11; BLM + MIM: n = 9; kein Unterschied in der Ansprechrate beider Gruppen.
[b] Komplette Remission nach präoperativer RT (Vulvektomie in 40 Fällen durchgeführt).
RT Radiotherapie.

Literatur

1. Acosta AA, Given FT, Frazier AB, Cordoba RB, Luminari A (1978) Preoperative radiaton therapy in the management squamous cell carcinoma of the vulva: Preliminary report. Am J Obstet Gynecol 132:198–206
2. Boronow RC, Hickman BT, Reagan MT, Smith RA, Steadham RE (1987) Combined therapy as an alternative to exenteration for locally advanced vulvovaginal cancer. Am J Clin Oncol 10(2):171–181
3. Deppe G, Bruckner HW, Cohen CJ (1977) Adriamycin treatment of advanced vulvar carcinoma. Obstet Gynecol 50(1s):13s–14s
4. Fairey RN, MacKay PA, Benedet JL, Boyes DA, Turko M (1985) Radiation treatment of carcinoma of the vulva, 1950–1980. Am J Obstet Gynecol 151:591–597
5. Hacker NF, Nieberg RK, Berek JS, Leuchter RS, Lucas WE, Tamimi HK, Nolan JF, Moore JG, Lagasse LD (1983) Superficially invasive vulvar cancer with nodal metastases. Gynecol Oncol 15:65–77
6. Hacker NF, Berek JS, Juillard GJF, Lagasse LD (1984) Preoperative radiation therapy for locally advanced vulvar cancer. Cancer 54:2056–2061
7. Heaps JM, Fu YS, Montz FJ, Hacker NF, Berek JS (1990) Surgical-pathologic variables predictive of local recurrence in squamous cell carcinoma of the vulva. Gynecol Oncol 38:309–314
8. Homesley HD, Bundy BN, Sedlis A, Adcock L (1986) Radiation therapy versus pelvic node for carcinoma of the vulva with positive groin nodes. Obstet Gynecol 68(6):733–740
9. Phillips GL, Bundy BN, Okagaki T, Kucera PR, Stehman FB (1994) Malignant melanoma of the vulva treated by radical hemivulvectomy. Cancer 73:2626–2632
10. Thomas G, Dembo A, DePetrillo A, Pringle J, Ackerman I, Bryson P, Balogh J, Osborne R, Rosen B, Fyles A (1989) Concurrent radiation and chemotherapy in vulvar carcinoma. Gynecol Oncol 34:263–267
11. Trope C, Johnssson JE, Larsson G, Simonsen E (1980) Bleomycin alone or combined with mitomycin C in treatment of advanced of recurrent squamous cell carcinoma of the vulva. Cancer Treat Rep 64:639–642
12. Vilmer C, Cavellier-Balloy B, Nogues C, Trassard M, Le Doussal V (1994) The clinical, histopathological and prognostic influence of histologic alterations adjacent to invasive vulvar carcinoma. Proc Am Soc Clin Oncol 13:257
13. Whitakter SJ, Kirkbride P, Arnott SJ, Hudson CN, Shepherd JH (1993) A pilot study of chemo-radiotherapy in advanced carcinoma of the vulva. Br J Obstet Gynecol 97:436–442

Supportivmaßnahmen

Antiemetische Therapie
A. Therapie nichtchemotherapieinduzierter Nausea und Emesis

M. Kloke

I. Epidemiologie

Häufigkeit: Bei der Aufnahme auf die Station für palliative Therapie der Universitätsklinik Köln litten 45,3 % der Patienten unter Übelkeit und Erbrechen [1]. Diese dürften überwiegend nichtchemotherapieinduziert gewesen sein, da diese Kranken sich ausnahmslos im Terminalstadium befanden. Über eine annähernd gleich hohe Inzidenz berichten auch andere Autoren [2]. Somit kommt der Behandlung dieser Beschwerden eine ähnlich große Bedeutung wie der Schmerzpalliation zu.

Ätiologie: Zur Abklärung der Ätiologie von Nausea und Emesis sind neben einer sorgfältigen Anamnese und klinischen Untersuchung oft auch Zusatzuntersuchungen notwendig, da diese Symptome letztlich Ausdruck einer Stimulation des Brechzentrums der Formatio reticularis der Medulla sind. Diese ist wiederum der Endpunkt von Afferenzen aus dem Gastrointestinaltrakt, der Chemotriggerzone am Boden des IV. Ventrikels, dem Vestibularorgan und der Hirnrinde. Da die so bedingte Multikausalität und -faktorialität von Übelkeit und Erbrechen auch eine differenzierte symptomatische Behandlung erfordert, kommt der exakten Diagnosestellung höchste Priorität zu.

Diagnosekriterien bei Nausea und Emesis

Klinisch:	Inspektion des Erbrochenen (Blut, Galle, Nahrungsreste, Stuhl), Erbrechen mit/ohne Prodromie, (un)stillbar, im Schwall Triggerung durch Nahrung, Gerüche, Streß, Bewegung Begleitend Fötor, Ikterus, Stenosegeräusche, palpabler Tumor, (Kopf-)schmerzen, Schwindel, neurologische Ausfälle
Labor:	Kalium, Kalzium, Kreatinin, Bilirubin
Zusatz:	Sonographie, Magen-Darm-Passage, Endoskopie, CT des Schädels

Ätiologie von Nausea und Emesis

Zentral:	Pharmaka, besonders Zytostatika, Opioide, Antibiotika, Digitalis, Metastasen und Infekte des Zerebrums, Metabolisch: Kalzium, Kreatinin, Bilirubin
Vestibulär:	Affektionen des Vestibulärorgans, Carbamazepin
Lokal:	Gastritis, Tumor, Stenosen, Syndrom der zuführenden Schlinge
Systemisch:	Paraneoplastisch, periphere und zentrale neuronale Dysfunktion
Mechanisch:	Obstipation, (Sub-)ileus, Peritonealkarzinose
Begleitend:	Migräne
Psychisch:	Schwere Depression, antizipatorisch und übertragen bei Chemotherapie

II. Behandlungsstrategie

1 Kausale Therapie

Es ist müßig zu betonen, daß die Therapie der ersten Wahl immer auf eine Beseitigung der auslösenden Faktoren zielt. Hierzu zählen sowohl die (palliativen) spezifischen antineoplastischen Behandlungen wie Radiatio, Chemotherapie, resezierende und nichtresezierende Operationen bei tumorinduzierter oder -assoziierter Nausea und Emesis als auch die Behebung von Stoffwechselentgleisungen und – falls möglich – Absetzen von auslösenden Pharmaka. Oft ist dieses aber gerade bei fortgeschrittenen Tumorerkrankungen nicht möglich und die Behandlung muß ausschließlich symptomatisch erfolgen.

2 Symptomatische Therapie

Zur symptomatischen antiemetischen Therapie stehen zahlreiche Substanzen mit unterschiedlichen Wirkmechanismen zur Verfügung. Je nach Symptom-Ätiologie ist auch eine Kombinationstherapie indiziert.

Metoclopramid wirkt sowohl supprimierend auf die Chemotriggerzone als auch prokinetisch auf den oberen Gastrointestinaltrakt. Im Vergleich zu dem im psychiatrisch subtherapeutischen Dosisbereich mit gleicher Indikation eingesetztem und von der Wirkweise ähnlichem *Haloperidol* ist die Sedierung hier stärker ausgeprägt; gleiches gilt auch für die typischen Nebenwirkungen bei Langzeitbehandlung mit Neuroleptikaderivaten. Bei opiatinduzierter Nausea ist Haloperidol Mittel der ersten Wahl. Beide Substanzen stehen sowohl für die orale (buccale) als auch i.v./s.c. Applikation zur Verfügung. Haloperidol ist mit Morphin mischbar.

Ein Antimetikum mit ausschließlicher Wirkung auf die Chemotriggerzone stellt das *Dimenhydrinat* dar. Seine sedierende Wirkkomponente kann besonders bei bewegungsabhängiger und mit großer Unruhe einhergehender Übelkeit therapeutisch genutzt werden. Es gibt Zubereitungen zur oralen, parenteralen als auch rektalen Anwendung. Die Kombination mit Neuroleptika ist möglich und sinnvoll [3].

Dexamethason hat vermutlich keine eigen-antiemetische Potenz sondern wirkt über eine Membranstabilisierung und Ödemreduktion. Ungeklärt ist der Mechanismus einer Wirkverstärkung der selektiven *5HT3-Blocker* wie z.B. Ondansetron oder Tropisetron. Die Wirkung der letztgenannten Substanzgruppe scheint sich auf chemotherapieinduzierte Nausea zu beschränken, wenn auch noch keine größeren Studien hierzu vorliegen [4].

Dominiert bei zentral verursachter Übelkeit das Erbrechen, so kann dieses durch *Scopolamin* beherrscht werden. Limitiert wird sein Einsatz (auch als transdermales System möglich) durch die individuell sehr unter-

Tabelle 1. Pharmakologie wichtiger Antiemetika/Prokinetika

Substanz	ED (mg)	WD (h)	Applikationsart
Metoclopramid	7–10	6–8	p.o., s.c.
Haloperidol	0,5–1	6–8	p.o., bukkal, s.c., i.v.
Dimenhydrinat	50	4–8	p.o., rektal, i.v.
Cinnarizin	75	8	p.o.
Cisaprid	5–10	4–8	p.o.
Domperidon	10–20	4–8	p.o.
Trifluorpromazin	10	6–8	p.o., rektal, i.v.
Scopolamin	0,1–0,5	4–8	TTS, p.o., i.v.
Butylscopolamin	10–20	4–8	p.o., s.c., rektal, i.v.

ED, Einzeldosis; *WD*, Wirkdauer.

schiedlich ausgeprägten Nebenwirkungen wie Mundtrockenheit und Akkommodationsstörungen. Mit gleicher Indikation kann *Trifluorpromazin* immer dann appliziert werden, wenn gleichzeitig Sedierung und psychische Distanzierung angestrebt werden.

Die vestibulär induzierte Emesis ist schwer zu beherrschen. Hier sind nach Versagen von Metoclopramid, Dimenhydrinat, Trifluorpromazin auch Versuche mit Kortikosteroiden und *Cinnarizin* gerechtfertigt. Der positive Effekt von Koffein und Vitaminen ist nicht belegt [5].

Erbricht der Patient aufgrund einer herabgesetzten Magen-Darmmotilität, ohne daß ein Passagehindernis vorliegt, sind Prokinetica Mittel der ersten Wahl. Weitgehend ohne systemische Nebenwirkungen sind die vor den Mahlzeiten einzunehmenden Substanzen *Domperidon* und *Cisaprid*. Während ersteres nur auf den oberen GI-Trakt und hier besonders durch Beschleunigung der Magenentleerung wirkt, steigert Cisaprid die Propulsion auch im Kolon. Die Gabe von Erythromycin bei neuronaler Dysfunktion des Magenausgangs und des Duodenums ist derzeit noch experimentell [6]. Gleiches gilt für die Gabe von oralem Naloxonsaft.

Zur Pharmakokinetik der genannten Substanzen s. Tabelle 1.

3 Inoperable intestinale Obstruktion im Terminalstadium

Einen Sonderfall der Emesis stellt das Erbrechen bei der intestinalen Obstruktion im Terminalstadium dar. Nach Ausschluß der Operationsindikation kann ein Patient selbst einen Ileus u. u. Wochen überleben, wenn entsprechend des vorherrschenden Beschwerdebildes therapiert wird. Gelegentlich ist es für den Kranken angenehmer, täglich zwei bis dreimal zu erbrechen als ständig eine gastrale Nasensonde zu erdulden [7, 8].

Behandlungsstrategie bei enteraler Obstruktion im Terminalstadium

Dumpf bohrende Dauerschmerzen:	Opioide ad libitum, Metamizol, Dexamethason
Kolikartige spitze Schmerzen:	Absetzen aller Prokinetika, Absetzen aller Laxanzien, (spinal kein Lokalanästhetikum), 6- bis 8stündlich Butylscopolamin 20 mg oder Scopolamin 0,2–0,5 mg, Opioide ad libitum, Metamizol, bis zu 32 mg Dexamethason/Tag
Absenken der Darmsekretion:	50–200 µg Octreotid s.c. 6- bis 8stündlich, 20–40 mg Omepsarol

Literatur

1. Jonen-Thielemann I (1991) Symptomkontrolle. In Palliative Krebstherapie (Hrsg) Pichlmaier H, Müller JM, Jonen-Thielemann I, Springer Verlag, Berlin Heidelberg, 2:215
2. Baines M (1988) Nausea and vomiting in the patient with advanced cancer. J Pain Symptom Manage 3:81–85
3. Storey P (1991) Medical management of nonchemotherapy-induced nausea and vomiting in advanced cancer patients. The Cancer Bulletin 43.5:433–436
4. Milne RJ, Heel RC (1991) Ondansetron: therapeutic use as an antiemetic. Drugs 41:574–595

5. Lichter J (1996) Nausea and vomiting in patients with cancer. In: Cherry NJ, Foley KM (eds) Hem Oncol Clin North Am. Vol 10.1:207–220
6. Ventafridda V, Ripamonti C, Caraceni A (1990) The management of inoperable gastrointestinal obstruction in terminal cancer patients. Tumori 76:389–393
7. Baines M, Oliver DJ, Carter RL (1985) Medical management of intestinal obstruction in patients with advanced malignant disease. Lancet ii:990–993
8. Mercadante S, Spoldi E, Caraceni A, Maddaloni S, Simonetti MT (1993) Octreotide in relieving gastrointestinal symptoms due to bowel obstruction. Palliat Med 7:295–299

B. Prophylaxe und Therapie zytostatikainduzierten Erbrechens

J. Schröder und J. Schütte

I. Einleitung

Übelkeit und Erbrechen werden von vielen Patienten als die subjektiv unangenehmsten Nebenwirkungen einer zytostatischen Chemotherapie empfunden und können ihre Lebensqualität und Compliance im Rahmen einer onkologischen Behandlung erheblich beeinträchtigen. Grundkenntnisse der Pathophysiologie und Pharmakotherapie dieser Nebenwirkungen sind daher für den Onkologen wünschenswert. Zwar ist die antiemetische Therapie seit Einführung der 5-HT$_3$-Rezeptorantagonisten (5-HT$_3$-RA) mit ihrer breiten Wirksamkeit bei unterschiedlichen Zytostatika-(kombinationen) einfacher und vielfach auch entscheidend effizienter geworden; knappe Budgets und hohe Kosten für supportive Behandlungsmaßnahmen lassen jedoch die Kenntnis äquieffektiver Alternativregime im Rahmen einer risikoadaptierten antiemetischen Therapie wünschenswert erscheinen.

Für die Wahl der anzuwendenden Antiemetika sind therapieassoziierte Risikofaktoren wie beispielsweise die emetogene Aktivität der Zytostatika (Tabelle 1), deren Dosierung und Applikationsweise sowie individuelle Risikofaktoren zu berücksichtigen (Tabelle 2) [1–3]. Sie orientiert sich ferner daran, ob eine Behandlung antizipatorischen Erbrechens, akuttoxischer (innerhalb der ersten 24 Stunden nach Zytostatikaapplikation) oder verzögert auftretender (24 Stunden nach Therapiegabe und später) Nausea/Emesis erfolgen soll. Darüber hinaus können Kostenaspekte und Fragen der Praktikabilität von Zubereitung und Applikation die Auswahl der Antiemetika entscheidend mitbestimmen. In der nachfolgenden Übersicht können daher nur allgemeine Therapieprinzipien dargestellt werden.

Tabelle 1. Emetogene Aktivität von Zytostatika

Bleiberg et al. [1] [Dosis: mg/m²]	Hesketh et al. [43] [Dosis: mg/m²]
Grad 5	*Grad 5 (> 90 %)*
Cisplatin >100	Carmustin > 250 Cisplatin ≥ 50
Grad 4	Cyclophosphamide > 1500 Darcabazin
Cisplatin > 50 – ≤ 100	Chlormethin Streptozocin
Grad 3	*Grad 4 (60 – 90 %)*
Actinomycin > 0,3 Carboplatin > 150	Carboplatin Carmustin ≤ 250
Carmustin > 75 Chlormethin > 6	Cisplatin < 50 Cyclophosphamid > 750, ≤ 1500
Cyclophosphamid > 50 (p. o.) Cytarabin > 1000	Cytarabin > 1000 Doxorubicin > 60
Dacarbazin > 100 Daunorubicin > 45	Methotrexat > 1000 Procarbazin (oral)
Doxorubicin > 45 Epirubicin > 75 Ifosfamid > 1000	*Grad 3 (30 – 60 %)*
Grad 2	Cyclophosphamid ≤ 750 Cyclophosphamid (oral)
Actinomycin < 0,3 Carboplatin ≤ 150	Doxorubicin 20 – 60 Epirubicin ≤ 90
Carmustin ≤ 75 Chlormethin ≤ 6	Hexamethylmelamin (oral) Idarubicin
Cisplatin ≤ 50 Cyclophosphamid ≤ 50 (p. o.)	Ifosfamid Methotrexat 250 – 1000
Cytarabin ≤ 1000 Dacarbazin ≤ 100	Mitoxantron < 15
Daunorubicin ≤ 45 Doxorubicin ≤ 45	*Grad 2 (10 – 30 %)*
Epirubicin ≤ 75 Ifosfamid ≤ 1000	Docetaxel Etoposid
Grad 1	5-Fluorouracil < 1000 Gemcitabin
Amsacrin Asparaginase	Methotrexat > 50, < 250 Mitomycin
Bleomycin Etoposid 5-Fluorouracil	Paxlitaxel

Tabelle 1 (Fortsetzung)

Bleiberg et al. [1] [Dosis: mg/m²]	Hesketh et al. [43] [Dosis: mg/m²]
Mercaptopurin Methotrexat Mitomycin Mitoxantron Procarbazin Teniposid Thioguanin Vinblastin Vincristin Vindesin	*Grad 1 (< 10%)* Bleomycin Busulfan Chlorambucil (p.o.) 2-Chlorodeoxyadenosin Fludarabin Hydroxyurea Methotrexat ≤ 50 Thioguanin Vinblastin Vincristin Vinorelbin

Tabelle 2. Individuelle Risikofaktoren für das Auftreten von Übelkeit und Erbrechen bei Zytostatikatherapie (modifiziert nach Ettinger 1995 [3])

Faktor		Wirkung auf Übelkeit und Erbrechen
Alter	< 50 Jahre	Emesesteigerung
Geschlecht	Weiblich	Emesesteigerung
Alkoholabusus		Emeseverringerung
Unzureichende Kontrolle der Emesis unter vorheriger Chemotherapie		Emesesteigerung
Persönlichkeitsstruktur	Ängstliche Patienten	Emesesteigerung
Prädisposition	Kinetose, Hyperemesis gravidarum	Emesesteigerung (v.a. für antizipatorisches und verzögertes Erbrechen)

II. Pathophysiologie

Die (patho)physiologischen Mechanismen des zytostatikainduzierten Erbrechens sind nur unvollständig geklärt. Bisherige Kenntnisse basieren überwiegend auf Ergebnissen tierexperimenteller Untersuchungen, wobei vor allem die Analysen zur Pathophysiologie des cisplatininduzierten Erbrechens und dessen therapeutischer Beeinflußbarkeit durch 5-HT$_3$-Rezeptorantagonisten zu einem besseren Verständnis beigetragen haben. Zahlreiche quantitative und qualitative Unterschiede der bei verschiedenen Tierspezies nachgewiesenen biochemischen Mechanismen der Induktion und Kontrolle zytostatikainduzierten Erbrechens gestatten jedoch keine unmittelbare Übertragbarkeit dieser Studienergebnisse auf den Menschen.

Unumstritten scheint, daß periphere und zentrale Mechanismen an der Genese zytostatikainduzierten Erbrechens beteiligt sein können. Für die zentrale Regulation des Erbrechens sind vor allem zwei Zentren im Bereich des Hirnstamms verantwortlich: das Brechzentrum in der Formatio reticularis und die Chemorezeptortriggerzone (CTZ) in der Area postrema am Boden des IV. Ventrikels. Das Brechzentrum ist für die motorische Koordination des Erbrechens verantwortlich. Es wird durch afferente Impulse u. a. von der CTZ, zerebralem Kortex, Pharynx und Gastrointestinaltrakt (via viszeraler afferenter Nervenfasern) gesteuert. Erbrechen wird ausgelöst, wenn vom Brechzentrum Impulse zum Speichelzentrum, zur abdominellen Muskulatur, zum Atemzentrum und zu den Hirnnerven geleitet werden (Abb. 1) [4–6]. Eine direkte Stimulation des Brechzentrums durch chemische Reize scheint nicht zu erfolgen. Im Gegensatz hierzu ist die CTZ chemosensibel, da sie außerhalb der Barriere der Blut-Hirn-Schranke liegt. Sie kann sowohl von chemischen Stimuli im Blut als auch von Stimuli in der Zerebrospinalflüssigkeit erreicht werden. Darüber hinaus erhält sie vagale Afferenzen und steht in Verbindung mit dem Nucleus tractus solitarii, der eine zentrale Schaltstelle für periphere vagale und sympathische Afferenzen darstellt.

Die neurobiochemischen Mechanismen, die zur Stimulation des Brechzentrums und zum Erbrechen führen, sind nur teilweise geklärt. Bis Mitte/Ende der 80er Jahre war vorwiegend nur die Beteiligung von Dopamin-(D$_2$)-Rezeptoren an der Pathogenese zytostatikainduzierten Erbrechens bekannt. Klinische Studien zeigten, daß D$_2$-Rezeptorantagonisten (D$_2$-RA) im Vergleich zu den früher verwendeten Antihistaminika zwar einen deutlich besseren, jedoch weiterhin unbefriedigenden Schutz gegen zytostatikainduziertes Erbrechen aufweisen. Parallel hierzu wurde beobachtet, daß potente D$_2$-RA z. B. aus der Gruppe der Butyrophenone keine signifikant bessere antiemetische Aktivität als D$_2$-RA der Gruppe der Benzamidderivate (z. B. Metoclopramid) zeigen und hochdosiertes Metoclopramid, das den besten Schutz gegen cisplatininduziertes Erbrechen bot, nicht nur zu einer D$_2$-Rezeptor-, sondern auch zu einer signifikanten 5-HT$_3$-Serotoninrezeptorblockade führt. Diese Befunde haben zur Erken-

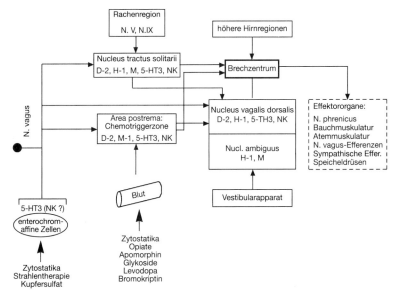

Abb. 1. Schematische, vereinfachte Darstellung der peripheren und zentralen Regulationsmechanismen bei der Induktion und Kontrolle von Übelkeit und Erbrechen (Mod. nach [5]). Afferente Neurorezeptoren: D-2, Dopamin D-2-Rezeptor; H-1, Histamin H-1-Rezeptor; M, Muscarin-(1)-Rezeptor; 5-HT3, 5-Hydroxytryptamin-3-Rezeptor; NK(-1), Neurokinin-(1)-Rezeptor

nung der Bedeutung von 5-HT$_3$-Rezeptoren für die Pathogenese zytostatikainduzierten Erbrechens beigetragen.

5-HT$_3$-Rezeptoren finden sich peripher und zentral. Peripher an enteralen Neuronen sowie vorwiegend an abdominellen Vagusafferenzen, die die sensorischen Reize zu zentralen Arealen, vor allem dem Nucleus tractus solitarii, weiterleiten, Zentral sind 5-HT$_3$-Rezeptoren überwiegend im Nucleus tractus solitarii, in der Area postrema und präsynaptisch auf afferenten Vagusenden in der Medulla oblongata nachweisbar [7–9]. Die Frage, auf welche Weise Serotonin an der Genese zytostatikainduzierten Erbrechens beteiligt ist, konnte bislang nicht eindeutig geklärt werden. Tierexperimentelle Untersuchungen zeigen, daß verschiedene Zytostatika eine Serotoninfreisetzung (5-Hydroxytryptamin, 5-HT) aus enterochromaffinen Zellen der Dünndarmmukosa bewirken und daß diese zu einer Stimulation vagaler Afferenzen führen kann. Die Bedeutung vagaler Afferenzen für die Genese zytostatika- und strahleninduzierten Erbrechens wurde durch umfangreiche tierexperimentelle Untersuchungen mittels Vagotomie belegt. Dabei fand sich eine enge Korrelation des Ansprechens auf Vagotomie und 5-HT_3-RA. Zytostatika (z.B. Cisplatin oder Cyclophosphamid), deren emetogene Aktivität durch Vagotomie (± Splanchnektomie) reduziert oder aufgehoben wird, zeigen ebenfalls ein Ansprechen auf die Gaben von 5-HT_3-RA, und vice versa. Unklar ist, ob die enterale Serotoninfreisetzung auch auf humoralem Wege eine zentrale Emesisinduktion hervorrufen kann. Untersuchungen am Menschen zeigen zwar erhöhte Serotoninkonzentration im Plasma bzw. erhöhte 5-HIAA-Ausscheidung im Urin nach Zytostatikaapplikation; andererseits existiert z.B. beim Karzinoidsyndrom keine Korrelation von 5-HT oder 5-HIAA-Spiegeln mit Übelkeit oder Erbrechen. Die intraventrikuläre Injektion von 5-HT kann bei verschiedenen Tierspezies kein Erbrechen induzieren. Gleichwohl können verschiedene 5-HT_3-RA bei intraventrikulärer Applikation oder Injektion in die Area postrema ein durch intraventrikuläre oder intravenöse Cisplatingabe induzierbares Erbrechen supprimieren.

Im Bereich der CTZ und des Nucleus tractus solitarius lassen sich neben den 5-HT_3-Rezeptoren u.a. auch Rezeptoren für Histamin (H_1), Dopamin (D_2), Acetylcholin (vom Muscarintyp) und Opioide nachweisen. Histaminerge und muscarinerge Rezeptoren scheinen für die Genese zytostatikainduzierten Erbrechens allerdings keine nennenswerte Rolle zu spielen. Periphere und/oder zentrale Dopamin D_2-Rezeptoren sind jedoch – wie bereits erwähnt – an der Genese strahleninduzierten, postoperativen und zytostatikainduzierten Erbrechens beteiligt. Es wird u.a. diskutiert, daß eine Dopaminrezeptoraktivierung in der CTZ durch periphere 5-HT_3-Rezeptor-Stimulation infolge abdomineller Serotoninfreisetzung erfolgen und zu einer nachgeschalteten 5-HT_3-Rezeptoraktivierung auf dem Weg zum Brechzentrum führen kann.

Ungeklärt ist bislang die antiemetische Wirkungsweise von Kortikosteroiden. Diskutiert wird u.a. eine Prostaglandinsynthesehemmung und eine Modifikation des Tryptophanstoffwechsels mit nachfolgender Reduktion der Serotoninsynthese. Auch die pathophysiologischen Mechanismen des verzögerten Erbrechens sind weitgehend ungeklärt. Im Gegensatz zum akuten zytostatikainduzierten Erbrechen scheinen 5-HT_3-Rezeptoren hier nur eine untergeordnete Bedeutung zu haben.

Als ein weiterer Neurotransmitter, der Bedeutung für die Pathogenese des zytostatikainduzierten Erbrechens haben dürfte, wurde das Neuropeptid „Substance P" identifiziert, das zur Gruppe der Neurokinine zählt. In den vergangenen Jahren wurden verschiedene Neurokinin-1 (NK_1-)Rezeptorantagonisten in Tiermodellen geprüft. Bemerkenswert sind ihre breite Wirksamkeit gegen verschiedene emetogene Reize einschließlich Zytostatika sowie ihre im Tiermodell länger anhaltende Wirksamkeit im Vergleich zu 5-HT$_3$-RA z.B. nach Cisplatingabe. NK$_1$-RA weisen einen peripheren und einen zentralen Wirkmechanismus auf [5].

III. Antiemetika

1 Histamin-(H$_1$)-Rezeptorantagonisten

Aufgrund ihrer marginalen antiemetischen Wirksamkeit bei zytostatischer Chemotherapie werden Histamin-(H$_1$)-Rezeptorantagonisten (z.B. Dimenhydrinat, Diphenhydramin) heute nur noch selten verwendet. Gelegentlich lassen sich ihre leicht sedierenden und anticholinergen „Nebenwirkungen" therapeutisch nutzen [6, 10].

2 Benzamide (Metoclopramid, Alizaprid)

Bei konventioneller Dosierung beruht die antiemetische Wirksamkeit auf einem Dopaminrezeptor-(D$_2$)-Antagonismus. Für Metoclopramid wurde bei hoher Dosierung ein zusätzlicher Serotoninrezeptor-(5-HT$_3$)-Antagonismus nachgewiesen [6, 10]. Benzamidderivate weisen bei der Therapie des akuten cisplatininduzierten Erbrechens eine deutlich geringere Wirksamkeit auf als die 5-HT$_3$-RA und werden daher für diese Indikation nur noch ausnahmsweise angewendet. Ihre antiemetische Aktivität bei akutem und verzögertem Erbrechen wird durch Kortikosteroide signifikant verstärkt. Ihre hauptsächlichen Nebenwirkungen sind extrapyramidale Symptome (bei hoher Metoclopramiddosierung: Frühdyskinesien ~ 2–5 % bei Erwachsenen und bis zu ~ 20–30 % bei Kindern und Jugendlichen) und eine (geringe) Sedierung [11]. In Tierversuchen und einigen klinischen Studien wies Alizaprid eine geringere Rate extrapyramidaler Nebenwirkungen auf [12]. Ergebnisse größerer, systematischer Untersuchungen zum Vergleich der antiemetischen Wirksamkeit von Metoclopramid und Alizaprid liegen nicht vor. Bei hochdosierter Cisplatintherapie zeigt Metoclopramid in einigen kleineren Studien eine bessere antiemetische Wirksamkeit als Alizaprid [13, 14].

Metoclopramid: Eliminationshalbwertszeit: ca. 3–4 h; Bioverfügbarkeit bei oraler Gabe ca. 70–80%; max. Plasmaspiegel ca. 30–60 min nach oraler Gabe.

Alizaprid: Eliminationshalbwertszeit: ca. 2,5–3 h; Bioverfügbarkeit bei oraler Gabe ca. 70–80%; max. Plasmaspiegel ca. 30–60 min nach oraler Gabe.

3 Kortikosteroide (Predniso(lo)n, Dexamethason)

Kortikosteroide können eine eigenständige, häufig jedoch inkomplette antiemetische Aktivität aufweisen. Sowohl in Kombination mit Benzamid-Derivaten und 5-HT$_3$-RA führen sie zu einer signifikanten Erhöhung der antiemetischen Aktivität letztgenannter Substanzen sowohl bei der Therapie des akuten als auch des verzögerten Erbrechens nach Gabe von Cisplatin und anderen, weniger emetogenen Zytostatika. Diese Wirkungs-verstärkung ist besonders bei Patienten mit erhöhtem Emeserisiko nach-weisbar, z.B. Alter ≤ 45–50 Jahre oder weibliches Geschlecht. Die Dosis-wirkungsbeziehung für Kortikosteroide ist weitgehend ungeklärt. Dreimal 40 mg Methylprednisolon täglich scheinen einer Applikation von dreimal 125 mg pro Tag etwa gleichwertig zu sein. Die Erfahrungen bei Cisplatin-gabe deuten darauf hin, daß die einmalige Gabe von 20 mg Dexamethason einer dreimaligen Applikation von ca. 8 mg pro Tag zur Prophylaxe des akuten Erbrechens gleichwertig zu sein scheint.

Dexamethason: Eliminationshalbwertszeit: ca. 3–6 h; Bioverfügbarkeit bei oraler Gabe > 70–80%; max. Plasmaspiegel ca. 1–2 h nach oraler Gabe.

Prednison: Eliminationshalbwertszeit: ca. 2–2,5 h; Bioverfügbarkeit bei oraler Gabe > 70–80%; max. Plasmaspiegel ca. 2 h nach oraler Gabe.

4 5-HT$_3$-Rezeptorantagonisten

Mit den derzeit zugelassenen 5-HT$_3$-RA (Dolasetron (Anemet®), Granise-tron (Kevatril®), Ondansetron (Zofran®) und Tropisetron (Navoban®)) kann eine effektivere Kontrolle von Übelkeit und Erbrechen nach hoch-

und mittelgradig emetogenen Chemotherapien als mit D_2-RA erreicht werden [6, 10, 15–17]. Die antiemetische Aktivität der 5-HT_3-RA kann durch Kortikosteroide (s.o.) meist signifikant verbessert werden [18–20]. Außerhalb klinischer Studien sind 5-HT_3-RA derzeit vorrangig zur Prophylaxe/Therapie des *akuten* zytostatikainduzierten Erbrechens indiziert. Zur Prophylaxe des verzögerten Erbrechens nach Cisplatin oder mäßiggradig emetogener Chemotherapie (z.B. Anthrazykline und/oder Cyclophosphamid) sind 5-HT_3-RA allein oder in Kombination mit Kortikosteroiden entsprechend der Mehrzahl bisheriger Studienergebnisse den mit D_2-RA (z.B. Benzamide) und/oder Kortikosteroiden erzielten Behandlungsresultaten nicht oder selten nur marginal überlegen [21–24]. Vorteilhaft sind ihre geringe Sedierung und das Fehlen extrapyramidaler Nebenwirkungen (kasuistisch wurden einige wenige, fragliche extrapyramidale NW für Tropisetron beschrieben) im Vergleich zu D_2-RA. Ob die für einzelne 5-HT_3-RA beschriebene zusätzliche Bindung an andere 5-HT-Rezeptorklassen oder auch an Opioidrezeptoren klinische Relevanz hat, ist nicht geklärt [25].

Die Dosis-Wirkungs-Beziehung für Ondansetron bei zahlreichen Zytostatikakombinationen wurde lange Zeit nur unzureichend untersucht. Die Mehrzahl der Studien wurde mit Ondansetrondosierungen von 3×8 mg/Tag durchgeführt. Erst in neuerer Zeit wurde berichtet, daß Dosierungen von $1-2 \times 8$ mg täglich bei einigen Indikationen eine äquieffektive antiemetische Protektion bieten könnten. Für Tropisetron ist die Frage der Dosis-Wirkungs-Beziehung insofern geklärt, als daß Dosierungen von mehr als 5 mg täglich nicht mit einer Wirkungssteigerung einherzugehen scheinen. Für Granisetron wurde in mehreren Studien eine Äquieffektivität einer einmaligen Tagesdosis von 10 µg/kg (~ 1 mg) und 40 µg/kg (~ 3 mg) nachgewiesen; dennoch sind derzeit nur Ampullen zu 3 mg Granisetron auf dem Markt erhältlich. Für Dolasetron konnte in randomisierten Studien gezeigt werden, daß eine Dosierung von 1,8 mg/kg einer Dosierung von 1,2 mg/kg überlegen und einer Dosierung von 2,4 mg/kg gleichwertig erscheint [26–29].

Dolasetron:	Dolasetronmesilat wird durch das Enzym Carbonylreduktase zum aktiven Hauptmetaboliten Hydrodolasetron reduziert ($t_\alpha <10$ min). Eliminations-Halbwertszeit von Hydrodolasetron beträgt ca. 7–9 h; Bioverfügbarkeit nach oraler Gabe ca. 75%; max. Plasmaspiegel von Hydrodolasetron ca. 30 min nach i.v. Gabe und ca. 45 min nach oraler Gabe.
	Nebenwirkungen: vergleichbar mit Ondansetron.

Granisetron: Eliminationshalbwertszeit ca. 9–12 h. Zur Zeit in Deutschland nur als i.v. Applikation zugelassen. Nebenwirkungen: vergleichbar mit Ondansetron.

Ondansetron: Eliminationshalbwertszeit: ca. 3–4 h; Bioverfügbarkeit bei oraler Gabe ca. 60%; max. Plasmaspiegel ca. 1–2 h nach oraler Gabe.
Nebenwirkungen: Kopfschmerzen: ~ 10–25%; abdominelle Beschwerden: 2–3%; Obstipation: 5%, Diarrhoe: 2%; Müdigkeit: 1–4%, geringer Tranaminasenanstieg: ≤5%.

Tropisetron: Eliminationshalbwertszeit: ca. 8–15 h; Bioverfügbarkeit nach oraler Gabe ≥60%; max. Plasmaspiegel ca. 2 h nach oraler Gabe.
Nebenwirkungen: vergleichbar mit Ondansetron.

5 Phenothiazine, Butyrophenone

Die antiemetische Aktivität der Phenothiazine und Butyrophenone basiert hauptsächlich auf einem Dopaminrezeptor-(D_2)-Antagonismus. Aufgrund ihres Nebenwirkungsprofils (Sedierung, vegetative NW, extrapyramidale Symptome) werden diese Substanzen heute nur noch sporadisch angewendet [6, 10].

Phenothiazine (mit aliphatischer Seitenkette)
z.B. Chlorpromazin, Levomepromazin, Promethazin, Triflupromazin:

Stärkere sedierende Wirkung bei geringerer extrapyramidaler Nebenwirkungsrate als Phenothiazine anderer Gruppen und Butyrophenone. Mögliche Nebenwirkungen: Sedierung, vegetative Symptomatik (anticholinerge Symptome, Hypotonie, Tachykardie), extrapyramidale Symptomatik.

Butyrophenone
z.B. Haloperidol, Droperidol:

Geringere vegetative Nebenwirkungsrate und Sedierung als Phenothiazine, dagegen höhere Rate extrapyramidaler Symptome.

Therapie der Frühdyskinesien
Biperiden (Akineton®, 1 Amp (5 mg) i.v.) oder Diphenhydramin.

6 Benzodiazepine

Benzodiazepine haben keine oder nur fraglich eine geringe eigenständige antiemetische Wirksamkeit. In Kombination mit hochdosiertem Metoclopramid wurde durch Gabe von Lorazepam eine signifikante Reduktion der Akathisiehäufigkeit beobachtet. Eine gelegentliche Indikation für Benzodiazepine, z. B. Lorazepam, ergibt sich bei antizipatorischem Erbrechen. Vorteilhaft sind dabei die Sedierung, Anxiolyse und evtl. retrograde Amnesie [6, 10].

Lorazepam: Halbwertszeit ca. 12–15 h. Mögliche NW: Kopfschmerzen, Schwindel (Sedierung, retrograde Amnesie). Übliche Dosierung: 1–1,5 mg/m^2 1(–2) mal täglich.

IV. Chemotherapie

1 Akute(s) Erbrechen/Übelkeit

1.1 Cisplatin (Tabelle 3)

Mit der Kombination eines hochdosierten Benzamidderivats mit einem Kortikosteriod ist akutes Erbrechen (innerhalb der ersten 24 Stunden) nach Cisplatingabe ≥ 50 mg/m^2 bei etwa 40–60 % der Patienten vermeidbar. Durch zusätzliche Gabe von Diphenhydramin scheint eine Reduktion der Frühdyskinesien, durch zusätzliche Gabe von Lorazepam eine Reduktion der Akathisiehäufigkeit bei einer Metoclopramid-haltigen Therapie erreichbar zu sein. Eine etwa gleich gute Wirksamkeit wie die Kombination von Metoclopramid (Alizaprid) plus Kortikosteroid ($\pm$ Diphenhydramin oder Lorazepam) weist die Monotherapie mit einem 5-HT$_3$-RA auf. Die derzeit bei Cisplatingabe (jeglicher Dosierung) beste antiemetische Therapie besteht aus der Kombinationstherapie mit 5-HT$_3$-RA plus Kortikosteroid. Hiermit kann akutes Erbrechen bei ca. 60–85 % der Patienten (abhängig von Risikofaktoren wie Patientenalter, Geschlecht, zytostatische Begleittherapie, Cisplatindosis, etc.) verhindert werden.

In mehreren randomisierten Studien wurde die antiemetische Wirksamkeit der 5-HT$_3$-RA Dolasetron, Granisetron, Ondansetron und Tropi-

Tabelle 3. Antiemetische Aktivität von 5-HT$_3$-Rezeptorantagonisten oder Benzamidderivaten allein oder in Kombination während der ersten 24 Stunden nach Cisplatintherapie

Referenz	Antiemese[a]	Chemotherapie [DDP (mg/m^2)]	Patienten n = Anzahl Pat. V: vorbehandelt	Kein Erbrechen (%)	Keine Übelkeit (%)
Roila (1991) [44]	MCP (4 mg/kg i.v. × 1) DEX (20 mg i.v.) + DPH (50 mg i.v.) vs. MCP (3 mg/kg i.v. × 2) DEX (20 mg i.v.) + DPH (50 mg i.v.)	≥50	n = 34	70**	91**
			n = 31	69**	87**
Lebeau (1991) [45]	OND (8 mg i.v. × 3) vs. ALZ (4 mg/kg i.v. × 3) + MP (500 mg i.v.)	≥70	n = 100	66 (88)[b]*	70**
			n = 109	37 (63)[b]*	63**
Seynaeve (1992) [46]	OND (8 mg i.v. + 1 mg/h) vs. OND (32 mg i.v.) vs. OND (8 mg i.v.)	≥50	n = 182	52**	~55
			n = 180	53**	~53
			n = 173	51**	~51
Beck (1992) [31]	OND (8 mg i.v.) vs. OND (0,15 mg/kg i.v. × 3) vs. OND (32 mg i.v.)	50–70/≥100	n = 107/115	50*/35*	n.a.*/n.a.
			n = 101/100	61/41	n.a./n.a.*
			n = 93/102	73*/48*	n.a.*/n.a.*

Studie	Regime		n		
Pectasides (1997) [47]	OND (8 mg i.v. × 1) DEX (20 mg i.v. × 1) vs OND (24 mg i.v. × 1) DEX (20 mg i.v. × 1)	≥ 80	n = 38 n = 37	68** 70**	61** 65**
Navari (1995) [30, 48]	GRA (10 µg/kg i.v. × 1) vs GRA (40 µg/kg i.v. × 1) vs OND (0,15 mg/kg i.v. × 3)	≥ 60	n = 328 n = 328 n = 331	47** 48** 51**	39** 42** 40**
Martoni (1996) [49]	GRA (3 mg i.v. × 1) vs OND (8 mg i.v. × 3)	≥ 50	n = 124 n = 124	71** 68**	60** 53**
Hesketh (1996) [26]	DOL (1,8 mg/kg i.v.) vs DOL (2,4 mg/kg i.v.) vs OND (32 mg i.v.)	≥ 70–90/> 90	n = 122/76 n = 125/80 n = 121/85	49**/37** 46**/31** 50**/32**	n.a./n.a. n.a./n.a. n.a./n.a.
Marty (1995) [50]	TRO (5 mg i.v. × 1) vs OND (8 mg i.v. × 4)	≥ 50	n = 117 n = 114	54** 65**	66** 62**

Tabelle 3 (Fortsetzung)

Referenz	Antiemese[a]	Chemotherapie [DDP (mg/m²)]	Patienten n = Anzahl Pat. V: vorbehandelt	Kein Erbrechen (%)	Keine Übelkeit (%)
Roila (1995) [51]	GRA (3 mg i.v. × 1) + DEX (20 mg i.v. × 1) vs OND (8 mg i.v. × 1) + DEX (20 mg i.v. × 1)	≥50	n = 483 n = 483	80** 79**	72** 72**
Audhuy (1996) [27]	DOL (1,8 mg/kg i.v.) vs DOL (2,4 mg/kg i.v.) vs GRA (3 mg i.v.)	≥80	n = 163 n = 161 n = 150	54 (62)[b]** 47 (62)[b]** 48 (63)[b]**	43** 44** 42**
Schmidt (1993) [52]	TRO (5 mg i.v.) + PLA vs. TRO (s.o.) + DEX (20 mg i.v.)	50–100	n = 62 V: 1 Zyklus (TRO) V: s.o.	40* 75*	37* 75*
Verveij (1993) [53]	OND (8 mg i.v. + 8 mg p.o. × 2) + DEX (20 mg i.v. + 4 mg p.o. × 2) vs MCP (3 mg/kg i.v. × 2 + 40 mg p.o. × 3) + DEX (20 mg i.v.) + LOR (1,5 mg/m²)	50–100	n = 116 n = 120	72* 56*	n. a. n. a.

| Chevallier (1997) [28] | DOL (1,2 mg/kg i.v.) vs DOL (1,8 mg/kg i.v.) vs MCP (7 mg/kg i.v.) | > 80 | n = 84 n = 72 n = 69 | 48*[zu MCP] 57*[zu MCP] 35* | 37**[zu MCP] 51*[zu MCP] 33 |

[a] *TRO* Tropisetron, *OND* Ondansetron, *GRA* Granisetron, *DOL* Dolasetron, *MCP* Metoclopramid, *DEX* Dexamethason, *LOR* Lorazepam, *DPH* Diphenhydramin, *ALZ* Alizaprid, *MP* Methylprednisolon, *PLA* Placebo.

[b] = 0–2 × Erbrechen.

* p < 0,05.

** p > 0,05.

setron bei Cisplatintherapie verglichen. Reproduzierbare klinisch relevante Unterschiede wurden in der Mehrzahl dieser Untersuchungen nicht beobachtet.

Dolasetron, Granisetron und Tropisetron werden aufgrund ihrer längeren Eliminationshalbwertszeit nur einmal täglich appliziert. Die für Dolasetron geltende „Standarddosis" beträgt ca. 1,8 mg/kg/Tag, für Tropisetron 5 mg/Tag und für Granisetron (1–)3 mg/Tag. Höhere Tagesdosierungen dieser Substanzen führen nicht zu einer besseren antimetischen Wirksamkeit bei der Prophylaxe/Therapie von akuter Übelkeit und Erbrechen. Interessant erscheint, daß eine Granisetrondosierung von ca. 1 mg (~ 10 µg/kg) äquieffektiv zu sein scheint wie 40 µg/kg (~ 3 mg) bzw. 32 mg Ondansetron [30, 48, 64]. Die in früheren Studien übliche Ondansetrondosierung von dreimal täglich 8 mg basiert u.a. auf Daten von Beck et al., der eine signifikante Überlegenheit von 32 mg gegenüber 8 mg bei Cisplatintherapie beobachtet hat [31]. Andererseits fanden Sylvester et al. [32] keinen signifikanten Unterschied zwischen Dosierungen von 16 mg und 32 mg Ondansetron. Aufgrund der Studienergebnisse von Seynaeve et al. [33] ist eine einmalige intravenöse Gabe von 8 mg Ondansetron möglicherweise ausreichend; auch eine vergleichende Studie von 8 mg Ondansetron i.v. und 3 mg Granisetron i.v. (jeweils auch in Kombination mit 20 mg Dexamethason i.v.) zeigte eine vergleichbare antimetische Wirksamkeit [34]. Eigene Erfahrungen zeigen, daß die Ondansetrondosierung den individuellen Risikofaktoren (s. Tabelle 2) anzupassen ist. So ist bei älteren Patienten (z.B. bei Cisplatin-haltiger Therapie eines Bronchialkarzinom) oft eine Ondansetrondosierung von 1×8 mg oder 2×4 mg in Kombination mit einem Kortikosteroid ausreichend. Äquieffektiv bei diesem Patientenkollektiv erscheint auch die Gabe von 1 mg Granisetron i.v. plus $3 \times 4(-8)$ mg Dexamethason. Bei Anwendung von Ondansetron wird bei jüngeren Patientinnen (z.B. bei Cisplatintherapie eines Ovarialkarzinoms) oft eine höhere Ondansetrondosis von $2(-3) \times 8$ mg benötigt. Die Wahl des zu applizierenden 5-HT_3-RA sollte sich dabei an den lokal gültigen Kosten der verfügbaren Präparate orientieren.

Mögliche Therapiekombinationen:

Dexamethason (20 mg i.v. vor Cisplatin oder 3×8 mg/Tag)
plus
Dolasetron 1,8 mg/kg (i.v.) *oder*
Granisetron 1–3 mg i.v. (1 mg Amp. derzeit noch nicht verfügbar) *oder*
Ondansetron 1–2×8 mg (i.v.) (oder $1 \times$ i.v., danach p.o.) *oder*
Tropisetron 5 mg i.v.

1.2 Mittelgradige emetogene Chemotherapie

Im Vergleich zur antiemetischen Therapie bei Cisplatingabe liegen nur relativ wenige Studien zur Prophylaxe von Übelkeit und Erbrechen bei mittelgradig emetogener Chemotherapie vor. Die Aussagekraft der meisten dieser Studien ist erheblich kompromittiert, daß sie nur kleine Patientenkollektive umfassen, häufig unterschiedliche Chemotherapieregime beinhalten und 5-HT$_3$-RA oft mit nicht optimalen Alternativregimen (z. B. Benzamide allein) verglichen wurden.

1.2.1 CMF (Tabelle 4)

Eine Chemotherapie mit CMF induziert Erbrechen bei $\geq 70-80\%$ der Patienten. Die mit Kortikoiden – evtl. in Kombination mit D$_2$-RA – erzielten Ergebnisse zeigen eine beträchtliche Streubreite. Mit der alleinigen Gabe von Kortikosteroiden kann Erbrechen bei ca. $40-80\%$ der mit CMF i. v. behandelten Patienten verhindert werden. Bei „oralem" CMF liegt die Erfolgsrate mit alleiniger Kortikoidgabe bei $\geq 80\%$. Die mit D$_2$-RA erzielten Ergebnisse sind widersprüchlich; in einigen Studien wurde eine vollständige antiemetische Protektion bei $60-80\%$ der Patienten mit „intravenösem" CMF beschrieben. Ob die mit Kortikoiden allein beobachteten Ergebnisse durch zusätzliche Gabe eines D$_2$-RA, z. B. eines Benzamidderivats, noch verbessert werden können, ist unklar. Nach eigenen Erfahrungen führt die Kombination eines Benzamids mit einem Kortikoid bei ca. $60-70\%$ der Patientinnen mit „intravenösem" CMF zu einer vollständigen Emesis-/Nauseaprotektion. Hinsichtlich der Aktivität von 5-HT$_3$-RA bei intravenösem CMF liegen nur spärliche Daten vor. Die Ergebnisse einer Studie von Soukop et al. [35] deuten darauf hin, daß 5-HT$_3$-RA einer Benzamidgabe (jeweils in Kombination mit Dexamethason) überlegen sein könnten. Zusammenfassend bleibt festzuhalten, daß Kortikoide ± Benzamidderivate bei oraler und meist auch intravenöser CMF-Therapie eine ausreichenden antiemetischen Schutz gewährleisten können. Bei intravenösem CMF werden mit einem Kortikoid in Kombination mit einem niedrig dosierten 5-HT$_3$-RA hohe Protektionsraten erreicht. Dabei ist die einmalige Applikation von 8 mg Ondansetron, 1,8 mg/kg Dolasetron, $1 (-3)$ mg Granisetron oder 5 mg Tropisetron in der Regel ausreichend. Eine generelle Überlegenheit dieser Kombination gegenüber einer Kortikoid/Benzamid-Kombination ist nicht hinreichend belegt.

Tabelle 4. Antiemetische Aktivität von 5-HT$_3$-Rezeptorantagonisten, Benzamidderivaten und Kortikosteroiden allein oder in Kombination innerhalb von 24 Stunden nach nicht-Cisplatin-haltiger Chemotherapie

Referenz	Antiemese[a]	Chemotherapie[b]	Patienten n = Anzahl Pat. V: vorbehandelt	Kein Erbrechen (%)	Keine Übelkeit (%)
Roila (1988) [54]	MCP (20 mg i.v. × 5) vs. MP (125 mg i.v. × 3)	CMF i.v.	n = 33 n = 34	67** 77**	82** 82**
Chiara (1987) [55]	MP (125 mg i.v. + 2 × i.m.) vs. MP (40 mg i.v. + 2 × i.m.)	CMF i.v.	n = 35 n = 33	71** 66**	43** 55**
Pollera (1989) [56]	DEX (8 mg i.v. + 4 mg i.m. × 2) vs. MCP (1 mg/kg i.v. × 1) vs. DEX (s.o.) + MCP (s.o.) vs. PLA	CMF i.v.	n = 24 n = 24 n = 24 n = 24	50*/**c 21*c 46*/**c 13*c	– – – –
Levitt (1992) [57]	OND (8 mg p.o. × 3) vs. DEX (10 mg i.v.) + MCP (10 mg p.o. × 3)	CMF p.o.	n = 84 n = 80	83* 87*	61*d 71*d
Molino (1991) [58]	ALZ (1,5 mg/kg i.m. × 3) vs. MCP (0,5 mg/kg i.m. × 3)	CMF i.v./ACO/andere	n = 23 n = 20	65** 55**	n.a. n.a.

Gisselbrecht (1992) [59]	OND (8 mg i.v. × 3) vs. ALZ (4 mg/kg i.v. × 3)	ABVD/ACBV/CEEB	n = 61 n = 61	72 (86)**ᵉ 22 (32)**ᵉ	71 (95)*ᵉ 40 (63)*ᵉ
Jones (1991) [60]	OND (8 mg LD + 4 mg p.o. × 4) vs. DEX (12 mg LD + 4 mg p.o. × 4)	ADM +/– CPM +/– ETP	n = 55 n = 57	73** 66**	53** 56**
Bonneterre (1990) [61]	OND (8 mg LD + 8 mg p.o. × 3) vs. MCP (80 mg LD + 20 mg p.o. × 3)	FAC	n = 35 n = 33	66* 27*	42* 17*
Fauser (1996) [62]	DOL (1,2 mg/kg i.v.) vs. DOL (1,8 mg/kg i.v.) vs. MCP (2 mg/kg LD + 3 mg/kg 8 h i.v.)	verschiedene (nicht Cisplatin)	n = 104 n = 101 n = 104	56 (74)**ᵉ 64 (77)**ᵉ 53 (63)**ᵉ	n.a. n.a. n.a.
Marschner (1990) [63]	OND (8 mg p.o. × 3) vs. MCP (60 mg i.v. + 20 mg p.o. × 3)	EC	n = 50 n = 60	60** 47**	49 (69)*ᵉ 28 (61)***ᵉ
Jantunen (1993) [31]	OND (8 mg i.v.) vs. TRO (5 mg i.v.) vs. GRA (3 mg i.v.)	AC/ADM + andere/ CPM + andere	n = 166 V: 117	69** 75** 80**	n.a. n.a. n.a.

Tabelle 4 (Fortsetzung)

Referenz	Antiemese[a]	Chemotherapie[b]	Patienten n = Anzahl Pat. V: vorbehandelt	Kein Erbrechen (%)	Keine Übelkeit (%)
Perez (1996) [64]	OND (32 mg i.v. × 1) vs. GRA (10 µg/kg i.v.)	AC/FAC	n = 312 n = 311	62** 58**	48* 39*
Fauser (1996) [29]	DOL (25 mg p.o.) vs. DOL (50 mg p.o.) vs. DOL (100 mg p.o.) vs. DOL (200 mg p.o.) vs. OND (3–4 × 8 mg p.o.)	Verschiedene (nicht Cisplatin)	n = 80 n = 79 n = 76 n = 80 n = 83	45 (58)[c] 49 (60)[c] 61 (72)*[c] zu 25 mg DOL 76 (85)*[c] zu 25+50+100 mg DOL 72 (78)*[c] zu 25+50 mg DOL	n.a. n.a. n.a. n.a. n.a.
Campora (1992) [65]	OND (8 mg p.o. × 3) + DEX (20 mg i.v.) vs. MCP (3 mg/kg i.v. × 2, 40 mg p.o. × 4) + DEX (20 mg i.v.)	FAC/FEC	n = 64	74 (94)*[c] 43 (67)*[c]	33** 38**
Jantunen (1992) [66]	OND (8 mg i.v. + 8 mg p.o. × 2) + DEX (10 mg i.v.) vs. TRO (5 mg i.v.) + DEX (10 mg i.v.)	Verschiedene (nicht Cisplatin)	n = 47 V: 25	97* 82*	n.a. n.a.

| Italian Group for Antiemetic Research (1995) [67] | DEX (8 mg i.v. + 5 × 4 mg p.o.) vs. GRA (3 mg i.v.) vs. DEX + GRA s.o. | Verschiedene (nicht Cisplatin) | n = 136 / n = 137 / n = 135 | 71 / 72 / 93** | 55* / 48* / 72* |

a   TRO Tropisetron, OND Ondansetron, GRA Granisetron, DOL Dolasetron, MCP Metoclopramid, DEX Dexamethason, LOR Lorazepam, DPH Diphenhydramin, ALZ Alizaprid, MP Methylprednisolon, PLA Placebo.

b   CMF: CPM/MTX/5-FU; (F)AC (EC): (5-FU)/ADM (Epi-ADM)/CPM; ABVD: ADM/BLM/VBL/DTIC; ACBV: ADM/CPM/BLM/VDS; CEEB: CPM/Epi-ADM/VDS/BLM; ACO; ADM/CPM/VCR.

c   Patienten ohne Erbrechen und ohne Übelkeit.

d   p < 0,05 während der ersten 2 Therapietage.

e   () = 0–2mal Erbrechen, () = keine oder geringe Übelkeit.

*   p < 0,05;

** p > 0,05.

1.2.2 Anthrazykline/Cyclophosphamid (Tabelle 4)

5-HT$_3$-RA zeigen bei Kombinationstherapie mit Cyclophosphamid (bzw. Ifosfamid) plus Anthrazyklin in mehreren Studien eine höhere antiemetische Wirksamkeit als Dopamin D$_2$-RA, z.B. konventionell dosierte Benzamidderivate. Allein oder in Kombination mit Kortikosteroiden sind sie vermutlich auch einer Kombination von D$_2$-RA plus Kortikosteroid überlegen [36, 37]. Ebenso wie bei Cisplatin (s.o.) ist auch bei dieser Therapie die Dosis-Wirkungs-Beziehung von Ondansetron nicht eindeutig geklärt. In der Mehrzahl der Studien wurden Dosierungen von 3 × 8 mg verwendet. Neuere Studien zeigen, daß auch 2 × 8 mg Ondansetron p.o. ausreichend erscheinen und bei ca. 60 % der Patienten ein Erbrechen verhindern können [38, 39]. In einer anderen Studie wurde eine 55–65%ige vollständige Emesiskontrolle allerdings auch mit peroraler Gabe von nur 3 × 1 mg bzw. 3 × 4 mg Ondansetron beobachtet, wenngleich dieses Ergebnis einer 85%igen Kontrollrate mit 3 × 8 mg unterlegen war [40]. Eine Untersuchung von Jantunen et al. [41] deutet darauf hin, daß einmalige Applikationen von 5 mg Tropisetron, 3 mg Granisetron oder auch 8 mg Ondansetron eine vergleichbare Wirksamkeit aufweisen können. Eine Dosis von 1 mg Granisetron ist vermutlich äquieffektiv wie Dosierungen von 3 mg [64]. In Kombination mit Kortikoiden können niedrig dosierte, auch peroral applizierte 5-HT$_3$-RA bei AC-haltiger Chemotherapie Erbrechen bei durchschnittlich ≥70–75% der Patienten verhindern und stellen die meist zu favorisierende antiemetische Kombinationstherapie dar.

1.3 Andere Therapien

Patienten, die eine Dacarbazin- oder Carboplatin-haltige Therapie erhalten, werden möglichst mit einer Kombination von 5-HT$_3$-RA plus Kortikoid, z.B. bestehend aus 1,8 mg/kg Dolasetron, 5 mg Tropisetron oder 1–3 mg Granisetron und 3mal 8 mg Dexamethason i.v. oder p.o. behandelt. Die einmalige Gabe von 8 mg Ondansetron ist meist ebenfalls ausreichend wirksam. Patienten, die Zytostatika der Gruppe 1 (n. Bleiberg [1], s. Tabelle 1) erhalten, sind mit einem Benzamid ± Kortikoid fast immer ausreichend behandelt.

2 Verzögerte(s) Erbrechen/Übelkeit

2.1 Cisplatin (Tabelle 5)

Verzögertes Erbrechen oder Übelkeit an den Tagen 2–5 nach hochdosierter Cisplatingabe treten bei ≥70% der Patienten auf. Mit Gabe eines 5-HT$_3$-RA (± Kortikosteroid) vor Chemotherapiestart wird der Zeitpunkt der ersten Erbrechens – bei unvollständiger Protektion – um ca. 10–16 Stunden verzögert und findet sich meist ca. 18–24 Stunden nach Chemotherapiebeginn. Zahlreiche Studien zeigten, daß Häufigkeit und Ausprägung des verzögerten Erbrechens von der Qualität der antiemetische Therapie während der ersten 24 Stunden abhängig sind [42]. Therapie der Wahl zur Behandung des verzögerten Erbrechens ist bislang die Kombination eines Benzamidderivats mit einem Kortikosteroid. Wenngleich in einzelnen Studien eine geringe Überlegenheit von 5-HT$_3$-RA gegenüber Placebo nachgewiesen wurde, konnte eine über die Gesamtdauer der Tage 2–5 nach Platingabe zu beobachtende Überlegenheit von 5-HT$_3$-RA gegenüber Benzamiden oder Kortikoiden allein oder in Kombination nicht eindeutig gezeigt werden. Auch für die Kombination eines 5-HT$_3$-RA mit Kortikoiden wurde ein Vorteil gegenüber Kortikoiden allein oder einem Benzamidderivat plus Korikoid in adäquat durchgeführten randomisierten Studien bislang nicht gesichert. Eine Ausnahme könnten diejenigen Patienten darstellen, bei denen es während der ersten 24 Stunden nach Cisplatingabe zum Erbrechen kommt. Diese Patientengruppe scheint möglicherweise von einer 5-HT$_3$-RA/Kortikoid-Kombination zu profitieren [42]. Unter Kostengesichtspunkten folgt hieraus, daß die routinemäßge Gabe eines 5-HT$_3$-RA ± Kortikoids zur Prophylaxe/Therapie des verzögerten Erbrechens nach Cisplatin außerhalb von Studien derzeit nicht gerechtfertigt erscheint. Basierend auf den umfangreichen Daten von Roila et al. ist folgende „Standardtherapie" für die Tage 2 bis 5 nach Cisplatintherapie denkbar: 4 × 20–40 mg Metoclopramid p.o. oder 3 × 50–100 mg Alizaprid p.o., Tag 2–5, plus Dexamethason 3 × 8 mg p.o. oder 3 × 50 mg Predniso(lo)n p.o., Tag 2–3, bzw. 3 × 4 mg Dexamethason oder 3 × 20 mg Predinso(lo)n, Tag 4–5. Um eine adäquate antiemetische Therapie nach Cisplatintherapie zu ermöglichen, hat es sich als hilfreich erwiesen, den Patienten einen Aufklärungsbogen über die o.g. möglichen Behandlungsformen des verzögerten Erbrechens zu ihrer eigenen Information und zur Weiterleitung an den betreuenden Hausarzt auszuhändigen.

Tabelle 5. Antiemetische Therapie zur Prophylaxe/Therapie des verzögerten Erbrechens nach cisplatinhaltiger Therapie

Referenz	Antiemese[a]	Chemotherapie [Cisplatin (mg/m²)]	Patienten (n)	Kein Erbrechen (%)	Keine Übelkeit (%)
Schmidt (1993) [52]	TRO (5 mg p.o. T2–6)	≥50	n = 160	28[b]	15[b]
Sorbe (1990) [68]	TRO (5 mg p.o. T2–6) vs. MCP (10 mg p.o. ×3, T2–6)	≥50	n = 110 / n = 106	61-72-87-91-93**[c] / 84-76-83-90-89**[c]	n.a. / n.a.
Smith (1991) [69]	OND (8 mg p.o. ×3) + DEX (8 mg p.o. ×3) T1–2 vs. OND (8 mg p.o. ×3) + PLA (p.o. ×3), T1–2	120	n = 27 / n = 27	59* / 11*	22* (74)[d] / 7* (22)[d]
Chevallier (1994) [70]	OND (8 mg p.o. ×2 T2–3/5) MP (16 mg p.o. ×2 T2–3/5) vs. OND (8 mg p.o. ×2 T2–3/5) PLA	≥50	n = 101	56** / 43**	n.a.
De Mulder (1990) [71]	OND (8 mg p.o. ×3, T2–6) vs. MCP (20 mg p.o. ×3, T2–6)	≥50	n = 41 / n = 38	56***[c] / 63***[c]	~40*[c] / ~70*[c]

Studie	Therapie		n		
Kris (1989) [72]	PLA vs. DEX (8 mg p.o. × 2, T2–3, 4 mg p.o. × 2, T4–5) vs. MCP (0,5 mg/kg p.o. × 4, T2–5) + DEX (8 mg p.o. × 2, T2–3, 4 mg p.o. × 3, T4–5)	100	n = 26 n = 34 n = 31	11* (32)[f] 35* (57)[f] 52* (71)[f]	n.a.[f] n.a.**[f] n.a.**[f]
Roila (1992) [73]	MCP (20 mg p.o. × 4, T2–4)+ DEX (8 mg i.m. × 2 T2–3, 4 mg p.o. × 2 T4)	≥50	n = 249	68–86[g]	60–79[g]
Lebeau (1991) [45]	OND (8 mg p.o. × 3, T2–6) vs. ALZ (50 mg p.o. × 3, T2–6)	≥70	n = 100 n = 109	76-80-88-89-88-***[h] 71-76-78-82-78-***[h]	n.a. n.a.
Kris (1992) [74]	OND (16 mg p.o. × 3, T2–5)	≥100	n = 20	15 (45-16-47-43)[h]	n.a.
Marty (1995) [50]	TRO (5 mg p.o. T2–6) vs. OND (8 mg p.o. × 3 T2–6)	≥50	n = 117 n = 114	44** 46**	56** 47**
Johnston (1995) [21]	GRAN (1 mg p.o. × 2, T2–6) DEX (8 mg p.o. × 2, T2–6) vs. DEX (s.o.)	≥50	n = 218 n = 216	38** 35**	n.a. n.a.
Roila (1995) [51]	MCP (20 mg p.o. × 4, T2–4) DEX (8 mg i.m. × 2, T2+3, 4 mg T4)	≥50	n = 966	75	54
Rittenberg (1995) [75]	OND (8 mg p.o. ×3, T2+3) DEX (8 mg p.o. × 2, T2+3, 4 mg × 2, T4+5)	≥60	n = 91	67	n.a.

Tabelle 5 (Fortsetzung)

Referenz	Antiemese[a]	Chemotherapie [Cisplatin (mg/m²)]	Anzahl Patienten	Kein Erbrechen (%)	Keine Übelkeit (%)
Italian Group Antiemetic Research (1997) [22]	OND (8 mg p.o. × 2, T2–4) DEX (8 mg p.o. × 2, T2+3, 4 mg × 2, T4) vs. MCP (20 mg p.o. × 4, T2–4) DEX (s.o.)	≥50	n = 318	62**[k] 60**[k]	43** 54**
Olver (1996) [76]	PLA (T2–6) vs. OND (8 mg p.o. × 2, T2–3) PLA (T4–6) vs. OND (8 mg p.o. × 2, T2–6) vs. OND (8 mg p.o. × 2, T2–6) DEX (4 mg p.o. × 2, T2–6)	≥70	n = 125 n = 199 n = 214 n = 66	49**[l] 54**[l] 54**[l] 61**[l]	27[c] 27*[c] 45*[c]

[a] siehe Tab. 3
[b] Gesamtergebnis der Tage 1–6, d.h. inkl. Therapietag.
[c] Ergebnisse an den jeweiligen Tagen 2–6.
[d] () = 0–2mal Erbrechen, () = keine oder geringe Übelkeit.
[e] Tage 2–6 (nach Cisplatin); Erbrechen: 0–2mal Erbrechen; Übelkeit: keine oder gering.
[f] () = 0–2mal Erbrechen; Tag 2: CR: 68% MCP + DEX, 62% PLA; Tag 3: CR: 64% MCP + DEX, 44% DEX, 31% PLA; Übelkeit: Tag 2–4: MCP + DEX und DEX gleichwertig und besser als PLA.
[g] Abhängig von Tag nach Therapie sowie Therapieform des akuten Erbrechens.
[h] 0–2mal Erbrechen/Tag an den Tagen 2–6.
[i] () = Prozent ohne Erbrechen an den Tagen 1, 2, 3 und 4.
[k] OND/DEX signifikant besser als MCP/DEX bei Patienten mit Erbrechen innerhalb der ersten 24 h.
[l] Ergebnisse an den jeweiligen Tagen 2–3.
* $p < 0{,}05$; ** $p > 0{,}05$.

2.2 Mäßgigradig emetogene Chemotherapie (Tabelle 6)

Verzögerte Nausea/Emesis nach mäßiggradig emetogener Chemotherapie (z.B. Anthrazyklin und/oder Cyclophosphamid) tritt in geringerer Häufigkeit und Ausprägung als nach Cisplatintherapie auf. Dennoch empfiehlt sich meist auch bei diesen Patienten eine prophylaktische Behandlung für die Dauer von 1–3 Tagen nach Chemotherapie. Sowohl Benzamidderivate als auch Kortikosteroide weisen oft eine zufriedenstellende antiemetische Protektion auf. 5-HT$_3$-RA zeigten in mehreren Studien zwar tendenziell, selten aber statistisch signifikant bessere Ergebnisse als Benzamide oder Kortikosteroide. Nur ausnahmsweise wurden 5-HT$_3$-RA mit einer kostengünstigeren Kortikoid-Benzamid-Kombination verglichen. Nach eigenen Erfahrungen ist letztgenannte Kombination bei der Mehrzahl der Patienten mit mäßiggradig emetogener Chemotherapie ausreichend und für die Dauer von 1–3 Tagen zu empfehlen (z.B. 1–3 × 50 mg Predniso(lo)n oder 2–3 × 4 mg Dexamethason plus 3 × 50–100 mg Alizaprid oder 3 × 20–40 mg Metoclopramid). Bei inkompletter Protektion durch diese Prophylaxe oder unerwünschten Nebenwirkungen bzw. Kontraindikationen können später 5-HT$_3$-RA ± Kortikoide probatorisch eingesetzt werden.

Tabelle 6. Antiemetische Therapie zur Prophylaxe/Therapie des verzögerten Erbrechens nach nicht-Cisplatinhaltiger Chemotherapie

Referenz	Antiemese[a]	Chemotherapie[b]	Patienten (n)	Kein Erbrechen (%)	Keine Übelkeit (%)
Kaasa (1990) [77]	OND (8 mg p.o. × 3, T2–3) vs MCP (20 mg p.o. × 3, T2–3)	AC	n = 38 n = 37	76**c 68**c	74**c 65**c
Jones (1991) [60]	OND (4 mg p.o. × 4, T2–5) vs. DEX (4-2-2-1 mg p.o. × 4, T2–5)	ADM +/–CPM +/– ETP (andere)	n = 86 n = 86	52** 62**	72*d 87*d
Bonneterre (1990) [61]	OND (8 mg p.o. × 3, T2–5) vs. MCP (20 mg p.o. × 3, T2–5)	FAC/FEC	n = 57/62 n = 57/62	58 (81)**e 49 (65)**e	32**(56)e 32**(58)e
Campora (1992) [65]	OND (8 mg p.o. × 3) vs. MCP (0,5 mg/kg p.o. × 4, T2–3) + DEX (8 mg i.m. × 2, T2–3)	FAC/FEC	n = 64	65** 43**	27** 24**
Marschner (1991) [63]	OND (8 mg p.o. × 3, T2–3) vs. MCP (20 mg p.o. × 3, T2–3)	EC	n = 48 n = 58	56(79)**e 44(66)**e	38(67)**e 26 (54)**e

		ABCD/ACBV/CEEB			
Gisselbrecht (1992) [59]	OND (8 mg p.o. × 3, T2–6) vs. ALZ (50 mg p.o. × 3, T2–6)		n =59 n = 58	93*-93-93-97-98[f] 81*-96-95-96-100[f]	n. a. n. a.
Koo (1995) [78]	DEX (4 mg p.o. × 2, T2–5) vs. nil	C ± andere	n = 92	56* 33*	n. a. n. a.

[a]   siehe Tab. 3.
[b]   siehe Tab. 4.
[c]   Tage 2–3 (nach AC); Erbrechen: 0–2mal; Übelkeit: keine oder gering.
[d]   Keine oder geringe Übelkeit.
[e]   () = 0–2mal Erbrechen; () = keine oder geringe Übelkeit.
[f]   0–2 × Erbrechen/Tag an den Tagen 2–6.
* $p < 0,05$.
** $p > 0,05$.

Literatur

1. Bleiberg H, Van Belle S, Pariedaens R et al. (1992) Compassionate use of a 5-HT$_3$-receptor antagonist, tropisetron, in patients refractory to standard antiemetic treatment. Drugs 43 (Suppl 3):27–32
2. Lindley C, Bernard S, Fields S (1989) Incidence and duration of chemotherapy-induced nausea and vomiting in the outpatient oncology population. J Clin Oncol 7:1142–1149
3. Ettinger DS (1995) Preventing chemotherapy-induced nausea and vomiting: An update and a review of emesis. Sem Oncol 22 (Suppl 10):6–18
4. Craig JB, Powell BL (1987) The management of nausea and vomiting in clinical oncology. Am J Med Sci 293:34–44
5. Bountra C, Gale JD, Gardner CJ et al. (1996) Towards understanding the aetiology and pathophysiology of the emetic reflex: novel approaches to antiemetic drugs. Oncology 53 (Suppl 1):102–109
6. Mitchelson F (1992) Pharmacological agents affecting emesis. A Review. Drugs 43:295–315 und 443–463
7. Miner WD, Sanger GJ (1986) Inhibition of cisplatin-induced vomiting by selective 5-hydroxytryptamine M-receptor antagonism. Br J Pharmacol 88:497–499
8. Sanger GJ, Nelson DR (1989) Selective and functional 5-hydroxytryptamine$_3$ receptor antagonism by BRL 43694 (granisetron). Eur J Pharmacol 159:113–124
9. Waeber C, Hoyer D, Palacios JM (1983) 5-hydroxytryptamine receptors in the human brain: Autoradiographic visualization using [^{3}H] ICS 205–930. Neuroscience 31:393–400
10. Costall B, Naylor R (1992) Neuropharmacology of emesis in relation to clinical response. Br J Cancer 66 (Suppl XIX): 52–58
11. Kris M, Gralla R, Tyson L et al. (1985) Improved control of cisplatin-induced emesis with high-dose metoclopramide and with combinations of metoclopramide, dexamethasone, and diphenhydramine. Cancer 55:527–534
12. Perrot J, Nahas G, Laville C et al. (1981) Substituted benzamides as antiemetics. In: Treatment of cancer chemotherapy-induced nausea and vomiting (Ed.: Poster D et al). Masson Publishing Inc. USA, S 195–208
13. Joss R, Galeazzi R, Bischoff A et al. (1986) The antiemetic activity of high-dose alizapride and high-dose metoclopramide in patients receiving cancer chemotherapy: a prospective, randomized, double-blind trial. Clin Pharmacol Ther 39:619–624
14. Saller R, Hellenbrecht D (1985) Comparison of the antiemetic efficacy of two high-dose benzamides, metoclopramide and alizapride, against cisplatin-induced emesis. Cancer Treat Rep 69:1301–1303
15. Milne R, Heel R (1991) Ondansetron: Therapeutic use as an antiemetic. Drugs 41:574–595
16. de Bruijn K (1992) Tropisetron. A review of the clinical experience. Drugs 43 (Suppl 3):11–22
17. Lee C (1993) Tropisetron. A review of its pharmacodynamic and pharmakokinetic properties and therapeutic potential as an antiemetic. Drugs 46:925–943
18. Sorbe BG, Högberg T, Glimelius B et al. (1995) Navoban® (tropisetron) alone and in combination with dexamethasone in the prevention of chemotherapy induced nausea and vomiting: the Nordic experience. Anticancer Drugs 6 (Suppl 1):31–36

19. Kris MG, Baltzer L, Pisters KM et al. (1993) Enhancing the effectiveness of the specific serotonin antagonists. Combination antiemetic therapy with dexamethasone. Cancer 72 (Suppl 11): 3436–3442

20. Roila F, Tonato M, Basurto C et al. (1993) Ondansetron. Eur J Cancer 29 A (Suppl 1): 16–21

21. Johnston D, Latreille J, Laberge F et al. (1995) Preventing nausea and vomiting during days 2–7 following high dose cisplatin chemotherapy (HDCP). A study by the national cancer clinical trials group (NCICCTG). Proc Am Soc Clin Oncol 14:529

22. Italian Group for Antiemetic Research (1997) Ondansetron versus metoclopramide, both combined with dexamethasone, in the prevention of cisplatin-induced delayed emesis. J Clin Oncol 15:124–130

23. Kris M, Tyson L, Clark R et al. (1992) Oral ondansetron for the control of delayed emesis after cisplatin. Cancer 70 (Suppl 4): 1012–1016

24. Ohmatsu H, Eguchi K, Shinkai T et al. (1994) A randomized cross-over study of high-dose metoclopramide plus dexamethasone versus granisetron plus dexamethasone in patients receiving chemotherapy with high-dose cisplatin. Jpn J Cancer Res 85:1151–1158

25. Van Wjingaarden I, Tulp MTM, Soudijn W (1990) The concept of selectivity in 5-HAT research. Eur J Pharmacol 188:301–312

26. Hesketh P, Navari R, Grote T et al. (1996) Double-blind, randomized comparison of the antiemetic efficacy of intravenous dolasetron mesylate and intravenous ondansetron in the prevention of acute cisplatin-induced emesis in patients with cancer. J Clin Oncol 14:2242–2249

27. Audhuy B, Cappelaere P, Martin M et al. (1996) A double-blind, randomised comparison of the anti-emetic efficacy of two doses of dolasetron mesilate and granisetron in patients receiving high dose cisplatin chemotherapy. Eur J Cancer 32 A:807–813

28. Chevallier B, Cappelaere P, Splinter T et al. (1997) A double-blind, multicentre comparison of intravenous dolasetron mesilate and metoclopramide in the prevention of nausea and vomiting in cancer patients receiving high-dose cisplatin chemotherapy. Support Care Cancer 5:22–30

29. Fauser AA, Duclos B, Chemaissani A et al. (1996) Therapeutic equivalence of single oral doses of dolasetron mesilate and multiple doses of ondansetron for the prevention of emesis after moderately emetogenic chemotherapy. Eur J Cancer 32 A:1523–1529

30. Ritter H, Hall S, Mailliard J et al. (1995) A comparative clinical trial of granisetron and ondansetron in the prophylaxis of cisplatin-induced emesis. Proc Am Soc Clin Oncol 14:528

31. Beck T, Madajewicz S, Navari R et al. (1992) A double blind, stratified, randomized comparison of intravenous ondansetron administered as a multiple dose regimen versus two single dose regimens in the prevention of cisplatin-induced nausea and vomiting. Proc Am Soc Clin Oncol 11:378

32. Sylvester RK, Etzell P, Levitt R et al. (1996) Comparison of 16 mg vs 32 mg ondansetron and dexamethasone in patients receiving cisplatin. Proc Am Soc Clin Oncol 15:547

33. Seynaeve C, Schuller J, Buser K et al. (1992) Comparison of the anti-emetic efficacy of different doses of ondansetron, given as either a continuous infusion or a single intravenous dose, in acute cisplatin-induced emesis. A multicentre, double-blind, randomized, parallel group study. Br J Cancer 66:192–197

34. Gebbia V, Cannata G, Testa A et al. (1994) Ondansetron versus granisetron in the prevention of chemotherapy-induced nausea and vomiting. Results of a prospective randomized trial. Cancer 74:1945–1952

35. Soukop M, McQuade B, Hunter E et al. (1992) Ondansetron compared with metoclopramide in the control of emesis and quality of life during repeated chemotherapy for breast cancer. Oncology 49:295–304

36. Warr D, Willian A, Fine S et al. (1991) Superiority of granisetron to dexamethason plus prochlorperazine in the prevention of chemotherapy-induced emesis. J Nat Cancer Inst 83:1169–1173

37. Basurto C, Roila F, Bracarda S et al. (1988) A double-blind trial comparing antiemetic efficacy and toxicity of metoclopramide versus methylprednisolone versus domperidone in patients receiving doxorubicin chemotherapy alone or in combination with other antiblastic agents. Am J Clin Oncol 11:594–596

38. DiBenedetto J, Cubeddu L, Ryan T et al. (1995) Twice daily oral ondansetron effectively prevents nausea and vomiting associated with cyclophosphamide-doxorubicin-based chemotherapy. Proc Am Soc Clin Oncol 14:538

39. Beck T, York M, Chang A et al. (1995) Oral ondansetron 8 mg bid is as effective as 8 mg tid in the preventing of nausea and vomiting associated with cyclophosphamide-based chemotherapy. Proc Am Soc Clin Oncol 14:538

40. Fraschini G, Ciociola A, Esparza L et al. (1991) Evaluation of three oral dosages of ondansetron in the prevention of nausea and emesis associated with cyclophoshamide-doxorubicin chemotherapy. J Clin Oncol 9:1268–1274

41. Jantunen I, Muhonen T, Kataja V et al. (1993) 5-HT_3 receptor antagonists in the prophylaxis of acute vomiting induced by moderately emetogenic chemotherapy – a randomized study. Eur J Cancer 29A:1669–1672

42. Kris MG, Pisters KM, Hinkley L (1994) Delayed emesis following anticancer chemotherapy. Support Care Cancer 2:297–300

43. Hesketh PJ, Kris MG, Grunberg SM et al. (1997) Proposal for classifying the acute emetogenicity of cancer chemotherapy. J Clin Oncol 15:103–109

44. Roila F, Basurto C, Bracarda S et al. (1991) Double-blind crossover trial of single vs. divided dose of metoclopramide in a combined regimen for treatment of cisplatin-induced emesis. Eur J Cancer 27:119–121

45. Lebeau B, Depierre A, d'Allens H (1991) Efficacite antiemetique de l'ondansetron: comparison randomisee avec l'association alizapride-methylprednisolone dans les cancers bronchiques traites par cisplatine. Sem Hop Paris 67:1350–1357

46. Seynaeve C, Schuller J, Buser K et al. (1992) Comparison of the anti-emetic efficacy of different doses of ondansetron, given as either a continuous infusion or a single intravenous dose, in acute cisplatin-induced emesis. A multicentre, double-blind, randomized, parallel group study. Br J Cancer 66:192–197

47. Pectasides D, Mylonakis A, Varthalitis et al. (1997) Comparison of two different doses of ondansetron plus dexamethasone in the prophylaxis of cisplatin-induced emesis. Oncology 54:1–6

48. Navari R, Gandara D, Hesketh P et al. (1995) Comparative clinical trial of granisetron and ondansetron in the prophylaxis of cisplatin-induced emesis. J Clin Oncol 13:1242–1248

49. Martoni A, Angelelli B, Guaraldi M et al. (1996) An open randomised crossover study on granisetron versus ondansetron in the prevention of acute emesis induced by moderate dose cisplatin-containing regimes. Eur J Cancer 32A:82–85

50. Marty M, Kleisbauer JP, Fournel P et al. (1995) Is Navoban® (tropisetron) as effective as Zofran® (ondansetron) in cisplatin-induced emesis? Anti Cancer Drugs 6 (Suppl 1):15–21

51. Roila F, De Angelis V, Cognetti F et al. (1995) Ondansetron vs granisetron, both combined with dexamethasone in the prevention of cisplatin-induced emesis. Proc Am Soc Clin Oncol 14:523

52. Schmidt M, Sorbe B, Högberg T et al. (1993) Efficacy and tolerability of tropisetron and dexamethasone in the control of nausea and vomiting induced by cisplatin. Ann Oncol 4 (Suppl 3):31–34

53. Verweij J et al. (1993) Optimal anti-emetic therapy for cisplatin induced emesis over repeat courses. In: Progress in the management of emesis. Proc 7th Eur Conf Clin Oncol and Cancer Nursing 37–40

54. Roila F, Basurto C, Minotti V et al. (1988) Methylprednisolone versus metoclopramide for prevention of nausea and vomiting in breast cancer patients treated with intravenous cyclophosphamide methotrexate 5-fluorouracil: a double-blind randomized study. Oncology 45:346–349

55. Chiara S, Campora E, Lionetto R et al. (1987) Methylprednisolone for the control of CMF-induced emisis. Am J Clin Oncol 10:264–267

56. Pollera C, Nardi M, Marolla P et al. (1989) Effective control of CMF-related emesis with high-dose dexamethasone: Results of double-blind crossover trial with metoclopramide and placebo. Am J Clin Oncol 12:524–529

57. Levitt M, Warr D, Yelle L et al. (1993) Ondansetron compared with dexamethasone and metoclopramide as antiemetics in the chemotherapy of breast cancer with cyclophosphamide, methotrexate, and fluorouracil. N Engl J Med 328:1081–1084

58. Molino A, Guglielmo L, Azzolini M et al. (1991) The antiemetic activity of high-dose metoclopramide and high-dose alizapride in combination with lorazepam in patients receiving cancer chemotherapy. A prospective, randomized, double-blind study. Oncology 48:111–115

59. Gisselbrecht C, Harousseau J, Paillarse J (1992) Prevention des nausees et vomissements induits par les chimiotherapies des lymphomes: comparison de l'ondansetron et d'alizapride. Sem Hop Paris 68:758–765

60. Jones A, Hill A, Soukop M et al. (1991) Comparison of deamethasone and ondansetron in the prophylaxis of emesis induced by moderately emetogenic chemotherapy. Lancet 338:483–487

61. Bonneteree J, Chevallier B, Metz R et al. (1990) A randomized double-blind comparison of ondansetron and metoclopramide in the prophylaxis of emesis induced by cyclophosphamide, fluorouracil, and doxorubicin or epirubicin chemotherapy. J Clin Oncol 8:1063–1069

62. Fauser AA, Bleiberg H, Chevallier B et al. (1996) A double-blind, randomized, parallel study of iv dolasetron mesilate versus iv metoclopramide in patients receiving moderately emetogenic chemotherapy. Cancer Journal 9:196–201

63. Marschner N, Adler M, Nagel G et al. (1991) Double-blind randomized trial of the antiemetic efficacy and safety of ondansetron and metoclopramide in advanced breast cancer patients treated with epirubicin and cyclophosphamide. Eur J Cancer 27:1137–1140

64. Perez EA, Lembersky B, Kaywin P et al. (1996) Intravenous (iv) granisetron vs ondansetron in the prevention of cyclophosphamide-doxorubicin-induced emesis in breast cancer patients: A double-blind crossover study. Proc Am Soc Clin Oncol 15:543

65. Campora E, Giudici S, Merlini L et al. (1992) Control of acute, delayed FEC/FAC-induced emesis and GI toxicity at subsequent cycles: a randomized trial of meto-clopramide, dexamethasone (DX) and orphenadrine versus ondansetron and DX. Proc Am Soc Clin Oncol 11:390

66. Jantunen I, Kataja V, Johansson R (1992) Ondansetron and tropisetron with dexamethasone in the prophylaxis of acute vomiting induced by non-cisplatin-containing chemotherapy. Acta Oncologica 31:573–575

67. The Italian Group for Antiemetic Research (1995) Dexamethasone, granisetron, or both for the prevention of nausea and vomiting during chemotherapy for cancer. N Engl J Med 332:1–5

68. Sorbe B, Frankendal B (1990) A multicentre, randomized study comparing the anti-emetic effects of the 5-HT$_3$ antagonist ICS 205–930 with metoclopramide-containing anti-emetic cocktail patients receiving cisplatin chemotherapy. Ann Oncol 1 (Suppl):113

69. Smith D, Newlands E, Rustin G et al. (1991) Comparison of ondansetron and ondansetron plus dexamethasone as antiemetic prophylaxis during cisplatin-containing chemotherapy. Lancet 338:487–490

70. Chevallier B, Marty M, Paillarse JM (1994) Methylprednisolone enhances the efficacy of ondansetron in acute and delayed cisplatin-induced emesis over at least three cycles. Ondansetron Study Group. Br J Cancer 70:1171–1175

71. DeMulder PH, Seynaeve C, Vermorken J et al. (1990) Ondansetron compared with high-dose metoclopramide in prophylaxis of acute and delayed cisplatin-induced nausea and vomiting. A multicenter, randomized, double-blind, crossover study. Ann Intern Med 113:834–840

72. Kris M, Gralla R, Tyson L et al. (1989) Controlling delayed vomiting: double-blind, randomized trial comparing placebo, dexamethasone alone, and metoclopramide plus dexamethasone in patients receiving cisplatin. J Clin Oncol 7:108–114

73. Roila F et al. (1992) Ondansetron + dexamethasone vs. metoclopramide + dexa-methasone + diphenhydramine in prevention of cisplatin-induced emesis. Lancet 340:96–99

74. Kris M, Tyson L, Clark R et al. (1992) Oral ondansetron for the control of delayed emesis after cisplatin. Cancer 70:1012–1016

75. Rittenberg CN, Gralla RJ, Lettow LA et al. (1995) New approaches in preventing delayed emesis: altering the time of regimen initiation and use of combination therapy in a 109 patient trial. Proc Am Soc Clin Oncol 14:526

76. Olver I, Depierre A, Seitz JF et al. (1996) A multicentre, double-blind study comparing placebo, ondansetron and ondansetron plus dexamethason for the control of cisplatin-induced delayed emesis. Ondansetron delayed emesis study group. Ann Oncol 7:945–952

77. Kaasa S, Kvaloy S, Dicato M et al. (1990) A comparison of ondansetron with metoclopramide in the prophylaxis of chemotherapy-induced nausea and vomiting: a randomized, double-blind study. Eur J Cancer 26:311–314

78. Koo WH, Ang PT (1995) Randomized controlled study to evaluate the role of oral dexamethasone in preventing of chemotherapy-induced delayed emesis. Proc Am Soc Clin Oncol 14:531

Therapie chronischer Tumorschmerzen

M. Kloke

I. Häufigkeit und Ätiologie

Bei Diagnosestellung leiden bereits ein Drittel, im fortgeschrittenen Stadium aber mindestens zwei Drittel aller Tumorpatienten unter Dauerschmerzen [1]. Hiervon sind ca. 60% unmittelbar (z.B. Tumorkompression, Knochenmetastasen) und 5–19% mittelbar durch den Tumor (z.B. Aszites, Thrombose) verursacht. 3–10% aller chronischen Schmerzen bei onkologischen Patienten sind Folge einer antiproliferativen Therapie (z.B. Polyneuropathie). Lediglich bei 3–10% der Kranken stehen die Schmerzen in keinem Zusammenhang mit dem Krebsleiden (z.B. Migräne, Postnukleotomiesyndrome) [2]. Hierbei kann ein Patient gleichzeitig mehrere Schmerzursachen aufweisen.

II. Pathophysiologie und Klinik

Hinsichtlich ihrer Pathophysiologie muß zwischen vier Hauptschmerztypen unterschieden werden, wobei Mischformen gerade bei fortgeschrittenen Erkrankungen sehr häufig sind [3]. Diese Differenzierung setzt eine exakte Schmerzanalyse, die sich an standardisierten Schmerzfragebögen orientierten sollte, voraus.

Minimalfragen zur Schmerzanalyse

- Schmerzlokalisation (z.B. segmental, nichtsegmental, übertragen),
- Schmerzattribution (z.B. hell, heiß, dumpf, bohrend, klopfend),
- Schmerzintensität (z.B. verbale oder visuelle Analog- oder numerische Ratingskala),

- Schmerzverstärker (z. B. Bewegung, Haltung, Nahrung, Temperatur),
- Schmerzentwicklung (z.B. Dauer, Zunahme, zirkadiane Rhythmik, Frequenz),
- Begleitsymptome (z.B. Herzrasen, Schwitzen, Übelkeit, Diarrhoe).

Die eingehende körperliche einschließlich einer orientierend neurologischen Untersuchung ist vor Beginn jeder Schmerzbehandlung Pflicht und macht Zusatzuntersuchungen insgesamt selten notwendig. Besondere Berücksichtigung muß hierbei die Tatsache finden, daß neben dem Schmerz im Rahmen von onkologischen Erkrankungen oft zahlreiche andere Symptome bestehen [4]. Diese können sowohl negativ (z. B. Verstärkung vorbestehender Nausea durch Opioide) als auch positiv (z. B. Besserung von Diarrhoe durch Opioide) durch die Schmerzbehandlung beeinflußt werden.

Klassifikation von Schmerztypen

- *Nozizeptiver Schmerz:* Knochen-, Weichteilschmerz: dumpf, bohrend, gut lokalisierbar,
- *vizeraler Schmerz:* drückend, tief liegend, schlecht lokalisierbar, Dolor translatus, Headsche-Zonen,
  – Bei Verlegung von Hohlorganen: kolik- oder krampfartig.
- *Neuropathischer Schmerz:* hell, heiß, brennend, einschießend, oft mit Dys- und Parästhesien verbunden, Wahrnehmungs- und Entstehungsort selten identisch.
  Sonderformen: Phantom-, zentraler und Deafferentierungsschmerz.
- *Sympathisch unterhalten:* brennend, heiß, hell, ohne segmentale Zuordnung, oft mit Plexuszuordnung
  – früh: mit livider Verfärbung und Ödem,
  – spät: mit trophischen Störungen.
- *Somatoformer Schmerz:* im Rahmen der Krankheitsverarbeitung bei Krebskranken möglich, bildreiche Schmerzdarstellung, wechselnde Lokalisation und Art, Diskrepanz zwischen Schmerzschilderung und Erscheinungsbild.

Merke: Schmerz ist ein ausschließlich durch die Wahrnehmung des Individuums meßbares Symptom und von daher stets mehrdimensional!

III. Behandlungsstrategie

Nur die interdisziplinäre Therapie des chronischen Tumorschmerzes hat die Chance, alle Möglichkeiten zur Symptomkontrolle auszuschöpfen, und in der Diskussion die den Patienten letztlich am wenigsten belastende Behandlung oder eine abgestimmte Kombination mehrerer Verfahren zu finden. So wird sie neben den pharmakologischen stets auch die spezifisch antiproliferativen und die nicht-pharmakologischen Methoden einbeziehen [5]. Es muß immer wieder auf die Möglichkeiten einer Symptomkontrolle durch Bestrahlung, Chemotherapie oder auch gezielte operative Eingriffe hingewiesen werden, da diese heute vielfach nebenwirkungsarm sind und i. d. R. auch eher auf Beschwerdekomplexe zielen. Gleiches gilt für palliative endoskopische Verfahren (z. B. Stent-Einlagen in Trachea, Ösophagus; Ureterschienung).

1 Prinzipien pharmakologischer Schmerztherapie

1997 wurde von der WHO die zweite Auflage der Richtlinien zur pharmakologischen Tumorschmerztherapie veröffentlicht [6]. Bei Anwendung dieser Empfehlungen kann eine zumindest subjektiv suffiziente Analgesie allein durch eine nicht-invasive Pharmakotherapie bei 80–85 %, durch die Methoden der parenteralen oder lokalen Peridural- oder Intrathekalanalgesie bei weiteren 10 % der Schmerzpatienten erreicht werden [7–9]. Die medikamentöse Schmerztherapie richtet sich nach festen Prinzipien:

- Die orale Therapie hat absolute Priorität. Jede andere Therapieform bedarf der besonderen Indikation.
- Bei Kenntnis der jeweiligen Bioverfügbarkeit sind die Substanzen unabhängig vom Applikationsweg gleich wirksam.
- Die Gabe der Medikamente erfolgt zu festen Zeitpunkten, wobei das Applikationsintervall der Wirkdauer der Einzelsubstanz entsprechen muß. Ausnahmen: Bedarfsmedikation in der Phase der Dosisfindung; im Verlauf als Zusatzmedikation bei Schmerzspitzen.
- Die Schmerztherapie wird stufenweise aufgebaut (Abb. 1).
- Nicht nur Analgetika, sondern auch entsprechend dem Schmerztyp Koanalgetika einsetzen. Sie können jede Stufe ergänzen.
- Prophylaktische Therapie wichtiger, häufiger Nebenwirkungen.

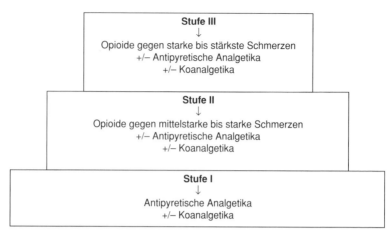

Abb. 1. Stufenschema der medikamentösen Schmerztherapie

2 Analgetikatherapie

2.1 Antipyretische Analgetika

Antipyretische Analgetika sind bei Beachtung der Kontraindikationen (s. hierzu einschlägige Fachliteratur) und ihres spezifischen Wirkprofils effektive und sichere Analgetika. Die Kombination zweier Analgetika dieser Gruppe bringt keinen zusätzlichen Vorteil. Ihre antipyretische Potenz darf vor allem bei neutropenischen Patienten nicht außer acht gelassen werden (Tabelle 1).

Paracetamol ist relativ schwach analgetisch wirksam und kann auch auf Grund seiner pharmakochemischen Eigenschaften als Ausweichsubstanz eingestuft werden.Vorsicht ist auch geboten bei vorbestehender Leberschädigung.

Die nichtsteroidalen Antirheumatika verfügen über ausgezeichnete antiphlogistische Eigenschaften, weshalb sie besonders bei Knochen- und Periost-, aber auch bei allen durch entzündliche Begleitreaktionen verursachten Schmerzen effektiv sind. Über die mögliche Gastrotoxizität hinaus ist Vorsicht geboten bei Thrombopenien (herabgesetzte Koagulationsfähigkeit), eingeschränkter Nierenfunktion und Volumenmangel (Nephrotoxizität bis zum ANV) sowie gleichzeitiger Gabe von ACE-Hemmern, Cumarinen, Methotrexat und oralen Antidiabetica [10].

Tabelle 1. Pharmakokinetik wichtiger Nicht-Opioide-Analgetika

Substanz	ED (mg)	WD (h)	Besonderheit
Paracetamol	500–1000	4	In hohen Dosen hepatoxisch
Metamizol	500–1000	4	Spasmolytisch
Ibuprofen	400– 600	6	Relativ geringe Gastrotoxizität
– retard	600– 800	8–12	
Diclofenac	50– 100	8–12	Gut antiphlogistisch
Indometacin	50– 100	8–12	Nicht mit H_2-Blockern
Meloxicam	7,5– 14	24	Selektiver COX2-Hemmer

ED Einzeldosis, *WD* Wirkdauer (in Stunden).

Metamizol zeichnet sich nicht nur durch hohe analgetische Potenz, sondern auch durch spasmolytische Wirkung auf die glatte Muskulatur aus. Somit ist es bei Kapselspannungs- und Knochenschmerzen sowie bei Koliken und Spasmen von Hohlorganen Mittel der ersten Wahl. Wichtig ist die Beachtung von Frühzeichen einer allergisch-toxischen Reaktion wie Schwindel, Übelkeit, Erbrechen oder Herzrasen kurz nach Einnahme sowie das Auftreten von Exanthemen oder asthmatoiden Beschwerden.

2.2 Opioide

2.2.1 Wirkungen/Nebenwirkungen

Opioide sind hochwirksame und sichere Medikamente ohne eine spezifische Organtoxizität. Ihre rezeptorvermittelten (Neben-)Wirkungen sind jeweils phasenspezifisch und erfordern entsprechende prophylaktische Maßnahmen, können aber teilweise auch gezielt therapeutisch genutzt werden.

2.2.1.1 Analgesie

Ihre Ausprägung wird von intrinsischer Aktivität (IA) und Affinität (AF) der Substanz zum μ-Opioidrezeptor bestimmt. Sie entscheiden auch über die Zugehörigkeit zur Klasse der Morphin-Agonisten (hohe IA), – Partialagonisten (geringere IA u. hohe AF) oder – Antagonisten (fehlende IA). Bei einer lege-artis Therapie spielt eine Tachyphylaxie keine Rolle [11].

2.2.1.2 Übelkeit/Erbrechen

Mit einer Inzidenz von nahezu 70% sind Übelkeit und Erbrechen typische unerwünschte Wirkungen der ersten 10–14 Tage einer Opioidtherapie. Da sie sowohl durch die zentrale Reizung der Chemotriggerzone der Area postrema als auch durch Herabsetzung der propulsiven Magendarmaktivität bedingt sind, eignen sich gleichzeitig zentral und peripher wirkende Antiemetika für diesen Zeitraum zur prophylaktischen(!) Antiemese besonders (Tabelle 2).

Tabelle 2. Substanzen zur Prophylaxe der opioidinduzierten Nausea

Substanz	TD (mg)	Besonderheit
Haloperidol	1,5–2	Wenig sedierend, dosisabhängig nur antiemetisch
Metoclopramid	50–100	2. Wahl, da stärkere Sedierung und EPMS-Inzidenz
Dimenhydrinat	100–200	Ergänzend bei Insuffizienz und/oder bei Unverträglichkeit von Neuroleptderivaten
5-HT$_3$-Blocker		Wenig geeignet
Kortikosteroide		Wenig geeignet

TD Tagesdosis.

2.2.1.3 Sedierung/Verwirrtheit

Sedierung ist eine häufige und besonders bei älteren und kachektischen Patienten ausgeprägte (un-)erwünschte Opioidwirkung, die durch gleichzeitige Verordnung von auf die Formatio reticularis wirkenden Medikamenten verstärkt wird (z.B. Benzodiazepine). Über ihre i.d.R. spontane Rückbildung binnen 1–2 Wochen müssen Patient und Angehörige bereits im Vorfeld aufgeklärt werden. Wichtig ist, daß Zunahme oder Erstmanifestation bei konstanter Dosis und Schmerzintensität stets der weiteren sorgfältigen Abklärung bedürfen und nur selten (z.B. der von einigen Autoren berichtete ungeklärte Rückgang des Opioidbedarfes in der Terminalphase) auf diese Droge zurückgeführt werden können [12]. Eine Ausnahme stellt hier eine neu entstandene Niereninsuffizienz dar, die zur Akkumulation wirksamer Glucuronide führen kann. Therapeutische Optionen bei persistierender opiatinduzierten Sedierung stellen ein Opioidwechsel sowie gelegentlich auch die Gabe von Weckaminen dar [13].

Tabelle 3. Tachyphylaxie und therapeutische Nutzung von Opioidwirkungen

NW	Tachyphylaxie	therap. Nutzung	Dosierung in Relation zur analgetisch wirksamen Dosis
Atemdepression	schnell	Atemnot	Deutlich größer
Emesis	schnell	keine	
Sedierung	schnell	Unruhe, Angst	Größer
Harnverhalt	langsam	keine	
Juckreiz	langsam	keine	
Obstipation	keine	Diarrhoe	Geringer

2.2.1.4 Atemdepression

Obwohl die Atemdepression die gefürchtetste aller Opioidwirkungen ist, wird sie vor allem bei oralen Therapien so gut wie nie beobachtet. Ursachen hierfür sind zum einen die rasche Tachyphylaxie (s. Tabelle 3) der atemdepressorischen Potenz, zum anderen umschreibt das Stichwort des Schmerzes als dem natürlichen Gegenspieler des Morphins die Tatsache, daß eine klinisch relevante Atemdepression erst bei dem Fünffachen der analgetisch wirksamen Dosierung möglich wird. Ausnahme: bei erheblich eingeschränkter Nierenfunktion kann eine Retention des atemdepressorisch hoch aktiven Morphin-6-Glucuronids eine schwerwiegende Atemdepression verursachen [14]. Ausweichsubstanzen sind hier Buprenorphin (bis zu 60% fäkale Elimination) oder L-Methadon (bei terminaler Niereninsuffizienz 100% fäkale Elimination) und mit Einschränkung auch das Fentanyl (keine aktiven Metaboliten).

2.2.1.5 Antitussiver Effekt

Die Unterdrückung des Hustenreflexes durch Opioide erfolgt bereits unterhalb der analgetisch notwendigen Dosis. Dieser Effekt ist bei den schwachen Opioiden in Relation zur analgetischen Potenz stärker ausgeprägt und kann therapeutisch genutzt werden [15]. Bei laufender Opioidtherapie läßt sich durch Gabe von Hydrocodon kein zusätzlicher Effekt erzielen.

2.2.1.6 Harnverhalt

Miktionsstörungen sind bei Patienten mit Prostatahypertrophie oder vorbestehenden (neurogenen) Blasenentleerungsstörungen nicht seltene Komplikationen, die gelegentlich sogar eine passagere Katheterisierung notwendig machen können. Ein Therapieversuch mit Carbachol (10−40 mg p.o.) oder Phenoxybenzamin (10−40 mg p.o.) ist gerechtfertigt.

2.2.1.7 Juckreiz

Diese durch Histaminfreisetzung vermittelte, individuell auch in Abhängigkeit vom Applikationsmodus (häufig bei periduraler Therapie) sehr unterschiedlich ausgeprägte NW kann durch Gabe von Antihistaminica gut beherrscht werden und bildet sich meist spontan zurück. Sie kann nur das Gesicht aber auch das gesamte Integument betreffen und ist nicht mit urtikariellen Effloreszenzen verbunden.

2.2.1.8 Obstipation

Obstipation ist eine regelhafte und persistierende, zentral und peripher (Rezeptoren im Plexus myentericus) vermittelte Opioidwirkung. Sie resultiert aus einer Steigerung des Tonus der glatten Darmwandmuskeln und dem des Analsphinkters sowie einer Minderung der propulsiven Aktivität. Da sie im Laufe der Therapie eher zunimmt, ist hier die ständige prophylaktische Gabe eines Laxans erforderlich, wobei mehrere Wirkprinzipien unter Titrierung der jeweils individuell suffizienten Dosis miteinander kombiniert werden können [16]. Besonders geeignete Substanzen sind Osmotica (Lactulose) und Irritanitien (Senna, Bisacodyl), wenig oder kontraindiziert sind Quellmittel und salinische Präparate. Eine sinnvolle Ergänzung stellt das nicht resorbierbare Cisaprid dar, das auf den gesamten GI-Trakt prokinetisch wirkt.

2.2.1.9 Physische Abhängigkeit

Patienten, die regelhaft Opioide erhalten, müssen über die Möglichkeiten eines akuten Entzugssyndromes bei abruptem Absetzen der Medikamente aufgeklärt werden. Wird z. B. durch Ansprechen auf antineoplastische Therapien das Schmerzniveau gesenkt, kann eine Reduktion der Opioiddosis um jeweils 20 % jeden zweiten Tag problemlos vorgenommen werden.

2.2.1.10 Sucht (psychische und physische Abhängigkeit)

Die Entwicklung einer Sucht im Sinne der WHO-Definition ist bei einer lege artis durchgeführten Therapie mit Opioiden so gut wie ausgeschlossen. Als eine mögliche Ursache hierfür wird die eher dysphorische Wirkung von Opioiden in der Langzeitbehandlung angesehen [17]. Hingegen stellt eine (vor-)bestehende Suchterkrankung ein ausgesprochen ungünstiges Prognosticum für die Effektivität einer Schmerztherapie dar [18].

2.2.1.11 Toleranz und Resistenz

Toleranz und Resistenz sind insgesamt sehr seltene Probleme in der Schmerztherapie. Sie treten sowohl primär als auch sekundär auf, wobei eher eine Kopplung an das spezifische Schmerzsyndrom als an das Individuum vorzuliegen scheint. Hier muß dann die Umstellung entsprechend den Äquivalenzdosierungen auf ein anderes Opioid (Tabelle 7) erfolgen [19].

2.2.2 Stufe II: Schwach wirksame Opioide (Tabelle 4)

Schwach und stark wirkende Opioide haben grundsätzlich das gleiche Nebenwirkungsprofil. Die analgetische Potenz hochdosierter, schwach wirkender Opioide ist gleich derjenigen niedrigdosierter starker Opioide, wobei das NW-Spektrum letzterer oft günstiger ist. Ihre analgetische Potenz beträgt bezogen auf die perorale Gabe $1/_5$ bis $1/_{10}$ derer von peroralem Morphin. Obwohl es keine größeren Studien zur Effektivität und Notwendigkeit der Stufe II gibt, ist die Anwendung von Codein, Dihydrocodein und Tramadol bei mittelstarken bis starken Schmerzen sinnvoll [20]. Die Retardierung dieser Substanzen hat zu einem günstigeren NW-Profil geführt.

Tabelle 4. Pharmakokinetik und Besonderheiten schwacher Opioide

Substanz	ED (mg)	Wd (h)	TD_{max}	Besonderheiten
Codein	30–40	4	240	Gut antitussiv, stark obstipierend in vielen Kombinationen
Dihydrocodein	30	4	360	s. Codein
– retard	60–120	8	360	
Tramadol	50–100	4–6	600	Analgesie auch serotoninerg und noradrenerg vermittelt
– retard	50–200	8–12	600	Weniger NW als nicht retardierte Form
Tilidin/Naloxon	50–100	4	600	In hohen Dosen Überwiegen des Antagonisten
– retard	100	8–12	600	

ED Einzeldosis, *WD (h)* Wirkdauer (in Stunden), TD_{max} maximale Tagesdosis.

Nicht empfehlenswerte schwache Opioide [21]:

- Dextropropoxyphen retard: Kumulation halluzinogener und konvulsivogener Metaboliten, umstrittene Wirksamkeit,
- Pentazocin: ausgeprägt psychomimetisch und halluzinogen,
- Pethidin: Hyperexzitabilität des Nervensystems bis zu Krämpfen.

2.2.3 Stufe III: Stark wirksame Opioide

In dieser Gruppe muß zwischen Morphinagonisten (Morphin, Hydromorphon, Oxycodon, L-Methadon, Fentanyl) und Partialagonisten (Buprenorphin) unterschieden werden. Eine Kombination oder wechselnde Gabe verschiedener Opioidtypen kann zu einer Abschwächung der Analgesie und zu Entzugssymptomen führen [22].

Morphin: Als wichtigste Substanz steht Morphin in allen Applikationsformen zur Verfügung. Für die orale/rektale Gabe muß zwischen langsam und schnell freisetzenden galenischen Zubereitungen unterschieden werden (Tabellen 5–7).

Retardformen mit der Indikation Basismedikation sind als Tbl., eröffenbare Kps. und Granulat erhältlich: ED ab 10 mg, WD 8–12 h (MST Continus® 12–24 h) WEi 60 min, TDmax keine;

Nicht retardierte Zubereitungen gibt es in Form von Supp., Tbl. oder wäßrigen Lösungen mit der Indikation zur Dosisfindung und als zusätzliche Bedarfsmedikation bei durchbrechenden Schmerzen: ED ab 5 mg, WD 4 h, WEi 15–30 min, TDmax keine.

Die s. c. Verträglichkeit ist ausgezeichnet. Bei Umstellen von i. v./s. c. auf p. o. gilt der Umrechnungsfaktor 2(−3). Während die Morphingabe bei eingeschränkter Leberfunktion aufgrund der großen Reservekapazität der Glucuronidierung selten zu einer Verstärkung von Opioid-NW führen kann, ist die Morphingabe bei Niereninsuffizienz kritisch zu bewerten (siehe Abschnitt Atemdepression).

Für die *Dosierung der Bedarfsmedikation* gilt folgende Regel: Tagesdosis ret. Morphin : 6 (8) = ED Bedarfsmedikation.

Als Mittel der zweiten Wahl stehen bei besonderen Indikationen als stark wirkende Opioide zur Verfügung:

Buprenorphin (s. l. Tbl., TDS*, i. v.): ED ab 0,2 mg s. l. und ab 0.15 mg i. v., WD 6–8 h; WEi 30–60 min; TDmax 3–4 mg. TDS 72 stdl. Pflasterwechsel.

---

* Mit einer Zulassung muß in Deutschland in Kürze gerechnet werden.

Tabelle 5. Pharmakokinetik und Indikationen verschiedener Zubereitungsformen von Morphin

Zubereitungsform	ED (mg)	WD (h)	WEi (min)	Indikation
Wäßrige Lsg.	ab 5	3–4	20	Dosisfindung Bedarfsmedikation
nicht retard Tbl.	ab 5	3–4	20	Dosisfindung Bedarfsmedikation
Supp.	ab 5	3–4	15	Dosisfindung Bedarfsmedikation Emesis
Retardtbl.	ab 10	8–12	30–90	Basismedikation
Retardgranulat	ab 10	8–12	30–90	Basismedikation besonders bei Schluckstörung
Ultraretardtbl.	ab 30	12–24	60	Basismedikation
Retardkps.	ab 10	8–12	30–90	Basismedikation nach Kapsel-eröffnung PEG-gängig

ED Einzeldosis, *WD* Wirkdauer (in Stunden), *WEi* Wirkbeginn (in Minuten).

Tabelle 6. Umrechnungsfaktor für die verschiedenen Morphinapplikationen[a]

Ausgang	Ziel	Faktor
i.v.	s.c.	1
i.v.	p.o.	2 (3)
p.o.	i.v.	1/2 (1/3)
i.v.	Rektal	1,5
i.v.	Peridural	1/3
p.o.	Peridural	1/9
Peridural	Intrathekal	1/10
i.v.	Intrathekal	1/30

[a] Nur Näherungswerte; individuelle Titrierung der Dosis erforderlich!

Tabelle 7. Äquivalenzdosierungen stark wirksamer Opioide[a]

Substanz	Dosisbereiche (Tagesdosen in mg)			Applikationsweg
	Unterer	Mittlerer	Oberer[b]	
Morphin	30	300	900	p.o./rektal
	10–15	100–150	300–450	s.c./i.v.
L-Methadon	10	individuelle rasche		p.o.
	5	Titration erforderlich		i.v.
Hydromorphon	4	40	120	p.o.
	2	20	60	s.c./i.v.
Oxycodon	20	200	(600)	p.o.
Buprenorphin	0.4	4	„ceiling effect"	s.l.
	0.3	3	„ceiling effect"	i.v.
Fentanyl		0.24	0.72	transdermal
		0.06	0.18	i.v.
Piritamid	15	150	–	i.v.

[a] Nur Näherungswerte, individuelle Titrierung der Dosis erforderlich! (gilt besonders für L-Methadon).
[b] Die genannten Werte sind keine Höchstdosen!

Besondere Vorteile dieser Substanz sind geringe Spasminogenität einschließlich einer niedrigeren emetogenen und obstipierenden Potenz sowie bei Schluckstörung der sublinguale und neuerdings auch transdermale Applikationsweg. Bei Niereninsuffizienz können bis zu 60% über die Fäzes ausgeschieden werden. Nachteilig erweist sich seine durch den Partialantagonismus bedingte Höchstdosis, so daß nur Schmerzen, die nicht mehr als eine mittelhohe Morphindosis erfordern, damit ausreichend palliiert werden können. Bei Umstellen von i.v. nach s.l. gilt der Faktor 1,5, für die transdermale Form müssen die Anwendungshinweise beachtet werden.

L-Methadon (p.o. Lsg., i.v., nicht s.c.): ED ab 5 mg p.o. und 2,5 mg i.v., WEi 15–30 min, WD 4–8 h, TDmax keine.
Wegen der langsamen Aufsättigung muß das Dosisintervall nach Erreichen des steady-state auf acht bis zwölf Stunden verlängert werden. Auch ist eine engmaschige Therapiekontrolle aufgrund der individuellen

Metabolisierung und Verteilung indiziert. Bei Leberinsuffizienz muß mit einer Verlängerung der HWZ und Veränderung des Metabolismus gerechnet werden. Bei Nebenwirkungen sollte die Umstellung auf ein anderes Opioid erwogen werden. Diese Substanz ist eine Alternative bei Niereninsuffizienz (bei terminaler NI bis zu 100 % fäkale Ausscheidung) und/oder nicht beherrschbaren Morphinnebenwirkungen sowie bei v.a. Morphinresistenz [23]. Patienten mit opioidpflichtigen Schmerzen unter laufender Methadonsubstitution können Methadon in analgetisch suffizienter Dosierung auf zwei bis drei ED verteilt erhalten. Methadon hat mit zahlreichen anderen Substanzen Wechselwirkungen, so ist bei gleichzeitiger Gabe von Phenothiazinen und MAO-Hemmern kontraindiziert, problematisch ist eine Kombination mit Rifampicin, Phenytoin und Carbamazepin. Ansäuern des Urins beschleunigt die Ausscheidung. Bei Umstellen von p.o. auf i.v. gilt der Faktor 0,5 im unteren Dosisbereich, im mittleren bis hohen Dosisbereich ist eine individuelle Titration empfehlenswert [57]. Aufgrund der trägen Kinetik ist Methadon kaum zur PCA geeignet.

Hydromorphon (Tbl.*, Supp.*, Lsg.*, retard. Kps.**, i.v., s.c.): ED ab 2 mg p.o., ab 1 mg i.v./s.c., WEi 15 min i.v. und 30 min, WD 4 h i.v. und 8–12 h p.o., TDmax keine.

Dieses stark wirksame Opioid hat nur eine partielle Kreuzresistenz mit Morphin, weshalb es bei vermuteter Morphintoleranz appliziert werden kann. Es zeichnet sich durch ausgezeichnete subcutane Verträglichkeit aus. Die klinische Bedeutung der renal eliminierten aktiven Metaboliten ist unbekannt [24].

Piritamid (i.v.): nicht p.o., ED ab 4 mg i.v., WEi 15 min, WD 4–5 h, TDmax 150 mg.

Morphinagonist mit überwiegendem Gebrauch in der postoperativen Phase. Zur Tumorschmerztherapie wenig geeignet, da ausgeprägt sedativ-hypnotische Wirkungen.

Oxycodon (Tbl.*, Supp.*, retard. Tbl.*): ED ab 10 mg p.o., WEi 60 min, WD 12 h, (Angaben beziehen sich auf die Retardform).

In der Nicht-Retardform gut steuerbares Opioid, in den Retardformen Alternative zu Morphin jedoch mit aktivem Metabolit unklarer klinischer Bedeutung [25].

Fentanyl (i.v., TDS, transmucosal*): nicht p.o., ED TDS ab 25 µg/h, WEi TDS nach 12 bis 16 h, Indikation TDS: stabiler Tumorschmerz; Neben-

---

* mit einer Zulassung muß in Deutschland in Kürze gerechnet werden.

indikationen: schlecht beherrschbare opioidinduzierte Obstipation sowie Schluckstörungen. Eine Titration der Pflastergröße mittels i. v. Fenatylgabe ist möglich aber nicht notwendig. Ein Pflaster mit einer Freigabe von 25 µg/h entspricht einer TD von 60 bis 90 mg oralem Morphin. Als zusätzliche Bedarfsmedikation kann schnell freisetzendes Morphin angeboten werden. Wichtig ist die genaue Beachtung der Anwendungsvorschriften [26].

2.2.4 Wechseln des Opioids

Nicht beherrschbare NW oder inadäquate Analgesie trotz Ausschöpfung des NW-tolerierten Dosisbereiches sowie Kontraindikationen gegen ein spezifisches Opioid stellen Indikationen zum Wechseln des Opioides dar [27]. Hierzu wird zunächst die Hälfte der rechnerisch ermittelten Tagesäquivalenzdosis (s. Tabelle 7) aufgeteilt in den WD der Substanz entsprechenden ED appliziert und mittels Zusatzmedikation gegen den Schmerz titriert (Ausnahme L-Methadon).

2.2.5 Wechseln des Applikationsweges

2.2.5.1 Parenterale Schmerztherapie

Diese Therapieform bedarf der besonderen Indikation. Zur Tachyphylaxieprophylaxe sowie zur Minimierung der NW ist die kontinuierliche Infusion über Perfusoren oder externe Pumpensysteme der Bolusgabe vorzuziehen. Die Pumpen sollten nach Möglichkeit mit einer durch den Patienten auslösbaren refraktärzeitgesteuerten Bolusfunktion versehen sein. Bei Wechsel von der p. o. zur parenteralen Therapie stellen die Äuivalenzdosierungen (Tabelle 7) Richtwerte dar. Da diese Applikationsform oft im Finalstadium notwendig wird, ist die Mischbarkeit von Morphin mit anderen häufigen Substanzen dieser Phase wichtig (s. Tabelle 8) [28, 29].

- **Subkutane Infusion**
  Die Entwicklung von zuverlässigen externen Pumpen zur kontinuierlichen Gabe sowie die ausgezeichnete Verträglichkeit aller Opioide (Ausnahme L-Methadon) und vieler Adjuvantien (s. o.) im Subkutanbereich hat zu einer Renaissance dieses Applikationsweges geführt. Die Resorptionsfähigkeit nimmt von kranial nach distal ab und ist im

Tabelle 8. Mischbarkeit von Morphin mit anderen Substanzen [20]

Morphin mit	Haltbarkeit	Indikation (außer Schmerz)
Haloperidol[a]	14 d	Antiemese, Sedierung, Halluzination
Levomepromazin[a]	24 h	Sedierung, Antiemese
Chlorpromazin[a]	> 15 min	Sedierung, Antimese, Juckreiz
Buscopan	24 h	Spasmen glatter Muskeln, Koliken
Metamizol	24 h	Fieber, Spasmen der Hohlorgane
Midazolam[a]	4 h	Sedierung, terminale Unruhe/Angst
Hydrokortison[a]	> 4 h	Ödeme, Entzündung
Aminosäurelsg	24 h	Ernährung
Zuckerlösung (pH < 7)[a]	24 h	Hypoglykämien, Ernährung

[a] Mischungen sind für die s.c.-Gabe gut geeignet.

Thorakalbereich am höchsten. Ob hierzu Venenverweil- oder kleine dünnkalibrige Schmetterlingskanülen oder Spezialnadeln mit einem Pflasterstreifen auf der Haut fixiert günstiger sind, hängt nicht zuletzt auch von der Konstitution und den Lebensgewohnheiten des Patienten ab. Die Liegedauer dieser Nadeln beträgt 1–10 Tage je nach individueller Gewebereaktion. Die subkutane Therapie ist bei schwerwiegenden Gerinnungsstörungen sowie Pyodermien kontraindiziert.

- **Intravenöse Infusion**
  Die i.v.-Gabe von Analgetika kann (z.B. beim parenteral ernährten Patienten) parallel zur Infusionsbehandlung über den gleichen Zugang erfolgen. Hierbei ist durchaus eine i.v.-Gabe von Opioiden auch im ambulanten Bereich möglich, wobei implantierte Portsysteme oder zentralvenöse Zugänge zu bevorzugen sind.

- **Transdermale Systeme**
  TDS gibt es für Buprenorphin und Fentanyl. Sie erlauben den Aufbau stabiler Serumspiegel. Nachteilig sind die langen An- und Abflutzeiten, was sie nur für den stabilen Schmerz zuläßt. Die äußerst träge Kinetik des TDS macht eine sorgfältige Beobachtung des Patienten bei Änderung der Erkrankungs-/Schmerzsituation notwendig und erfordert i.d.R. die Verordnung eines schnell freisetzenden Opioids zu Beherrschung von Durchbruchschmerzen.

2.3 Koanalgetika bei definierten Schmerzsyndromen (Tabelle 9)

Auch wenn die Opioidsensitivität bei nozizeptiven Schmerzen in der Regel höher als bei neuropathischen oder solchen mit einer sympathischen Begleitreaktion ist, sollte der Grad des Ansprechens auf Opioide im Einzelfall getestet werden. Die Vorteile einer Opioidanalgesie (gesicherte analgetische Potenz, bekanntes NW-Spektrum, keine zusätzliche Organtoxizität) müssen gerade beim Tumorpatienten gegen mögliche Nachteile von Ko-Analgetika (eigene Toxizität, Interaktionen mit anderen Medikamenten, zusätzliche NW, wenig gesicherte Studien bei Tumorpatienten) abgewogen werden.

Tabelle 9. Koanalgetika bei neuropathischen Schmerzen

Schmerzattribut	Substanz	TD (mg)	Besonderheit
Hell, heiß, Brennend	Clomipramin	30–100	Eher aufhellend, nicht nocte
	Amitryptilin	30–100	Eher sedierend, nocte mehr
	Doxepin	30–100	Sediernd, Maximum nocte
	Paroxetin	10–40	Auch bei Herzrhythmusstörung, vermutlich schwächer analgetisch als TCAD
Einschließend, Bohrend, anfallsartig	Carbamazepin	400–800	Einschleichend dosieren
	Phenytoin	100–300	Mittel der 2. Wahl
	Clonazepam	2–4	Auch muskelrelaxierend und sedierend, Tachyphylaxie
	Gabapentin	2400	Auch bei eingeschränkter Leberfunktion, schnelle Aufdosierung möglich
Lanzinierend	Dexamethason	4–16	Antiödematös, antiphlogistisch
	Baclofen	15–90	Bei Spastizität der Muskulatur
Dysästhetisch	Mexilitin	150	Cave NW, enge Indikation

TCAD, trizyklische Antidepressiva.

2.3.1 Infiltration von Nerven und Nervenplexus

Diese bei onkologischen Patienten sehr häufigen Schmerzsyndrome entziehen sich oft viele Monate einem Ursachennachweis durch bildgebende Verfahren, oft sind erst hinzukommende neurologische Ausfälle wegweisend. Hierbei kann phänomenologisch nicht zwischen einem Tumorbefall und einer Therapiefolge (z.B. Strahlenfibrose) unterschieden werden

[30]. Pharmakologisch sind sie nur bedingt opiod-sensibel und eine Domäne der Ko-Analgetika vom Typ der trizyklischen Antidepressiva und Antikonvulsiva sowie der Steroide [31, 32]. Es gibt Hinweise, daß die Serotonin-Reuptake-Hemmer wie z.B. das Paroxetin und die neueren Antikonvulsiva wie das Gabapentin ebenfalls effektiv sind [33]. Bei gleichzeitig bestehenden Myokloni oder Muskelkrämpfen sollte auch der Einsatz von Muskelrelaxantien (zeitlich begrenzt) oder Myotonolytica (z.B. Baclofen) erwogen werden.

2.3.2 Stumpf- und Phantomschmerz

Sie bilden sich besonders häufig bei lange vor der Amputation bestehenden, unzureichend behandelten Schmerzen aus. Somit stellen eine prä- sowie peri- und postablative suffiziente Analgesie eine wichtige Prophylaxe dar [34]. Hoch effektiv hierbei sind Spinal- und/oder Plexusanalgesien, bei denen die (zusätzliche) Gabe von Lokalanästhetika eine alpha-Sympatholyse bedingt (s.u.) [35]. Bei bereits bestehendem Phantomschmerz können trizyklische Antidepressiva und/oder Antikonvulsiva versucht werden (s.o.). Gesicherten Effekt hat das s.c. oder nasal anwendbare Calcitonin, während die Ergebnisse bzgl. der Bisphosphonate widersprüchlich sind [36, 37]. Bei Versagen dieser Maßnahmen sind Opioide besonders bei erst kurzer Anamnese und Stumpfschmerz indiziert [32].

2.3.3 Knochen- und Periostschmerzen

Knochen- und Periostschmerzen erfordern oft hohe Opioiddosen, besonders wenn die hier hochwirksamen NSAR kontraindiziert sind. Gesicherte analgetische Potenz besitzen hier die Bisphosphonate sowie Calcitonin [38]. Da dieser Schmerztyp stark bewegungsabhängig ist, muß der Einsatz von Orthesen zur Vorbeugung von Bewegungsschmerz erwogen werden.

2.3.4 Reaktive und reflexive Muskelschmerzen

Ossäre Metastasen mit und ohne konsekutive Deformation des betroffenen Skelettabschnittes führen nahezu regelhaft zu reaktiven und reflexiven Muskelverspannungen. Hier kann die physikalische Therapie durch die kurzfristige Gabe von Muskelrelaxantien wie Chlormezanon (200 mg achtstdl.) oder Tetrazepam (ED 50 mg einschleichend bis TD 200 mg) unterstützt werden.

HWS- sowie Schulter-Arm-Syndrome sind oft Ausdruck von Angst und psychischer Anspannung. Neben der supportiven kurzfristigen Analgesie mit Muskelrelaxanzien, u. U. ergänzt durch Anxiolytika, sind hier ursachenklärende Gespräche und psychologische Interventionen analgetisch wirksam und unbedingt geboten [39].

2.3.5 Schmerzhafte Muskelspastik

Schädigungen myelärer oder zentralnervöser Strukturen verursachen oft eine schmerzhaften Spastik sowie einschließende Myoklonien. Diese wird durch die gleichzeitig angewandten Opioide noch verstärkt. Ko-Analgetika für diesen Schmerztyp sind Baclofen (TD 15–30 mg, einschleichend dosieren) oder Dantrolen (TD 100–200 mg, einschleichend dosieren).

2.3.6 Koliken der Hohlorgane

Koliken, bedingt durch Verlegung von Hohlorganen, sind sehr häufige Schmerzen eines Tumorpatienten. Neben dem auch spasmolytisch wirksamen Metamizol stellt das Butyl-Scopolamin (20 mg 6- bis 8stündlich) eine Therapiemöglichkeit dar.

Eine Behandlung des Begleitödems mit Kortikosteroiden trägt ebenfalls zur Analgesie bei. In diesem Zusammenhang muß die unterschiedliche spasminogene Potenz von Opioiden berücksichtigt werden.

2.4 Rückenmarknahe Analgesie

Die rückenmarknahen Analgesieverfahren haben beim onkologischen Patienten einen Anteil von 5–10 % [40]. Sie bedürfen aufgrund des höheren technischen Aufwandes sowie des einer invasiven Methode immanenten Risikos der besonderen Indikationsstellung.

Indikationen für eine rückenmarknahe Analgesie

- Unwirksamkeit einer systemischen oralen oder systemisch parenteralen Therapie bei Erreichen der NW-Toleranzgrenze trotz Ausschöpfen aller konservativen Maßnahmen (Opioidwechsel, Antiemese, laxative Therapie etc.).
- Einbeziehung der besonderen pharmakologischen Möglichkeiten von Clonidin und/oder Lokalanästhetika und/oder NMDA-Rezeptorblockern.

2.4.1 Technisches Vorgehen

In LA wird ein weicher Katheter in den Epi- bzw. Intrathekalraum eingebracht. Wenn möglich, sollte die Katheterlage röntgenologisch, mindestens aber durch Liquorabtropfung und probatorische Lokalanästhetikagabe überprüft werden. Die simple transkutane Ausleitung an der Punktionsstelle ist zu Gunsten einer langstreckigen subkutanen Untertunnelung mit Ausleitung des Katheters aus der seitlichen Bauchhaut verlassen worden. Sie reduziert zum einen das Risiko akzidenteller Katheterdislokationen, zum anderen bildet das Subkutangewebe aber auch eine Barriere gegenüber bakteriellen (epi-)duralen Infekten. Über einen Bakterienfilter wird dann eine externe Pumpe angehängt (s. o.). Die von der Industrie propagierte Verwendung von subkutanen Ports und voll implanierten Pumpsystemen ist mit einer technischen Komplikationsrate von bis zu 4% verbunden, was eine ambulante Betreuung des Patienten sehr erschweren kann [42]. Darüber hinaus müssen für letzteres u. a. auch sehr kostenintensives Verfahren (pro Pumpe ca. 10 000 DM) eine mindestens sechsmonatige Überlebenswahrscheinlichkeit sowie bei fehlender Bolusfunktion und limitiertem Volumen (30–50 ml) ein konstantes Schmerzniveau mit relativ niedrigem Opioidbedarf gefordert werden.

2.4.2 Applizierbare Medikamente und Analgesiemuster (Tabelle 10)

Die rückenmarknahe Analgesie mit Opioiden wird dominant über spinale Opiatrezeptoren vermittelt, so daß das Maximum der Wirkung auf Applikationshöhe gegeben ist. Nach Aufnahme in den epiduralen Venenplexus sowie durch Liquordiffusion werden sowohl systemisch als auch intraventrikulär effektive Substanzspiegel erreicht, so daß im Extremfall sogar Gesichtsschmerzen mit einer lumbalen epiduralen Opioidanalgesie behandelt werden können [43]. Dieses Verteilungsmuster bedingt aber auch alle opioidtypischen NW einschließlich der u. U. erst mit einer Latenz von 6–8 h auftretenden Atemdepression [44]. Urinretention und Hautjucken sind etwas häufiger, Obstipation seltener als bei der systemischen Gabe. Während traditionell verwendete Opioide Morphin und Buprenorphin sind, gibt es auch Berichte über die Verwendung von Fentanyl, Hydromorphon und anderen Substanzen.

Der größte Vorteil spinaler Analgesiemethoden liegt in der Senkung benötigter Opioiddosierungen und konsekutiv einer Minderung (überwiegend peripherer) problematischer NW. Aber auch die Erweiterung des

Tabelle 10. Rückenmarknah applizierbare Substanzen

Substanz	Dosierung (mg/h)	Wirkung
Morphin	ab 0,5 epidural ab 0,05 intrath.	Standardopioid Analgesie p.m. Applikationsstelle
Buprenorphin	ab 0,05 epidural ab 0,01 intrath.	Wie Morphin aber größere Lipophilie, nicht mit Naloxon antagonisierbar! „ceiling-effect" (s.o.) „ceiling effect", eingeschränkt tauglich
Bupivacain	bis 0,5 epidural[a] bis 0,03 intrath.[a]	Besonders bei sympath. unterhalt. Schmerzen, bei phantomdeahherent. Schmerzen, bei Ischämieschmerz, Darmtätigkeitsanregend, aber erhebliche Tachyphylaxie der Analgesie Analgesie 1–2 Seg. prox, 3–5 distal, Analgesie distal des Applikationssegments
Clonidin	0,02–0,04 epidural 0,01–0,02 intrath.	Verlangsamung einer spinalen Tachyphylaxie bei neuropathischen/schwer einstellbaren Schmerzen Analgesieverstärkung und Modulation Analgesieverstärkung und Modulation
Baclofen	individuell	Schmerzhafte Spastik

[a] Individuelle Titration erforderlich.

Wirkspektrums durch die Zugabe weiterer Substanzen ist therapeutisch wertvoll. Hierzu zählen der Alpha-2-Rezeptoren-Blocker Clonidin, der sowohl einer Opioidtachyphylaxie entgegenwirkt als auch eigenanalgetische Wirkung besitzt. Seine Wirkung ist im Gegensatz zu denen der ebenfalls applizierbaren Lokalanästhetika nicht segmental. Hinsichtlich der Umrechnungsfaktoren bei Wechsel des Applikationsmodus siehe Tabelle 6 [45].

2.4.3 Intraventrikuläre Opioidanalgesie

Die intraventrikuläre Opioidanalgesie ist Extremfällen vorbehalten und kommt sehr selten vor. Hierbei wird mittels eines Omaya-Reservoirs oder speziell hierfür entwickelter Pumpen Morphin direkt in den Ventrikel appliziert. Die unmittelbare Besetzung der Morphinrezeptoren bedingt eine erheblich intensivere Ausprägung der Analgesie, leider aber auch der NW [46].

3 Nichtmedikamentöse Schmerztherapieverfahren

3.1 Stimulationsverfahren

Die *transkutane Nervenstimulation* (TENS) ist NW-frei und erlaubt eine psychologisch oft wichtige aktive Mitarbeit des Patienten. Sie kann sowohl bei neuropathischen und Deafferentierungs- als auch bei Muskelspannungsschmerzen unter Ausnutzung der verschiedenen Stimulationsmöglichkeiten eingesetzt werden [47].

Die *epidurale Stimulation des Hinterhorns* des Rückenmarks (DCSS) ist bei onkologischen Patienten sehr selten indiziert [48].

3.2 Physikalische Therapie

Hier ist an erster Stelle die Lymphdrainage mit und ohne anschließende Kompressionsbehandlung zu nennen. Sie trägt entgegen einer weit verbreiteten Meinung nicht zu rascher Tumorausbreitung bei. Kälte- und Wärmeapplikationen sind besonders bei Deafferentierungsschmerzen indiziert. Bei reaktiven Muskelverspannungen und Fehlhaltungen ergänzen physikalische Behandlungen (Massage, Wärme) alleine oder in Kombination mit Krankengymnastik die Schmerzbehandlung [49].

3.3 Orthesen und Prothesen

Während sich eine Schmerzfreiheit in Ruhe speziell bei Knochenmetastasen oft schnell durch Analgetika erreichen läßt, ist dieses bei Bewegung erheblich schwieriger. Hier kann der kunstgerechte Einsatz von Orthesen, wie z. B. einem Rahmenstützkorsett oder einer Halskrawatte, entscheidend sein.

3.4 Pflege und dermatologische Lokaltherapie

Decubital- und infizierte metastatische Ulcera sind sehr schmerzhaft. Hier sind Optimierung der Lagerung, Verwendung von geeigneten Verbandsmaterialien, lokale (Metronidazol/Clindamycin) oder systemische (Clindamycin) Antibiotikagabe sowie Vermeidung der Bildung feuchter Kammern (u. U. können ein Blasen-DK oder eine AP-Anlage notwendig werden) Vorbedingung und Bestandteil jeder Schmerzbehandlung. Die lokale Applikation von 0,2 bis 0,5 % wäßrigen Morphinlösungen mittels Kompressen hat einen guten schmerzlindernden Effekt bei Decubital- und metastatischen Ulcera. Systemische und lokale Antibiotika sollten frühzeitig auch zur Vermeidung von Geruchsbildung eingesetzt werden (z. B. Clindamycin). Mit dieser Indikation wird auch lokal Carbo medicinalis eingesetzt.

3.5 Psychosoziale und spirituelle Interventionen

Wie kaum ein anderes Symptom beeinflußt der Schmerz die gesamte Befindlichkeit des Individuums. Umgekehrt ist die Wahrnehmung und der mitgeteilte Schmerz das Produkt einer komplizierten und vielfach auch durch äußere Bedingungen modifizierten Verarbeitung. So ist erklärlich, daß gerade die extreme Lebens-(Sterbens-)situation von Tumorpatienten einen nicht unerheblichen Einfluß auf das Schmerzgeschehen hat. Hier gilt es, mit Empathie Probleme und Konfliktsituationen zu erkennen und zu ihrer Lösung auch durch Einbeziehung entsprechender Fachkräfte (Seelsorger, Psychologe) soweit als möglich beizutragen [50].

4 Blockadeverfahren

Aus der Vielzahl von Blockadeverfahren sind nur wenige für den onkologischen Patienten geeignet. Jede Blockade sollte in Reanimationsbereitschaft und bei Vorliegen eines kompletten Gerinngungsstatus erfolgen. Im folgenden sollen exemplarisch die wichtigsten Methoden genannt werden.

4.1 Coeliacusblockade

Schmerzen aus dem Innervationsgebiet des Truncus coeliacus (z. B. Pankreas-NPL, Lebermetastasierung, Magenwandinfiltrationen) lassen sich oft über mehrere Monate effektiv durch eine permanente Alkoholblockade des Nervengeflechtes, die im Bedarfsfall wiederholbar ist, beherrschen. Hierbei wird dieses Verfahren US- oder CT-gesteuert von ventral (1 Punktion) oder von dorsal (2 Punktionen) durchgeführt [51, 52].

4.2 Sympathikusblockaden

Bei sympathisch unterhaltenen Schmerzzuständen (z. B. Kausalgien, Subtypen einer Plexusinfiltration), durch Endstrombahnverengung bedingten Ischämie- sowie bei Phantomschmerzen können Blockaden des Ganglion stellatum, des lumbalen und, mit Einschränkungen, auch des thorakalen Grenzstranges zur Analgesie beitragen [53].

4.3 Blockaden von sensiblen Nerven und Nervenflechten

Serielle (6–12 Sitzungen) oder permanente Interkostalblockaden bei umschriebenen Schmerzen in definierten Ausbreitungsgebieten (z. B. postherpetische Neuralgie, isolierte Rippenmetastasierung ohne Pleurabeteiligung) sind vor allen bei raschem Handlungsbedarf gute Optionen. Die ganglionäre Opioidblockade (GLOA) stellt eine therapeutische Weiterentwicklung dar. Hier wird ein Opioid in ein sensibles Ganglion injiziert, was zu einer prolongierten analgetischen Wirkung führt.

Der bei loko-regional metastasierten Rektum- und gynäkologischen Karzinomen zu beobachtende perineale Mittellinienschmerz ist gegenüber einer medikamentösen Behandlung oft refräktär. Bei einer vermuteten Lebenserwartung von weniger als drei Monaten stellt der Sattelblock mit Phenol/Alkohol eine ultima ratio dar [54].

5 Neurochirurgische Verfahren

Die Weiterentwicklung der pharmakologischen und anästhesiologischen Methoden zur Schmerzbehandlung hat die neurochirurgisch destruktiven

Verfahren in den Hintergrund gedrängt [55]. Aufgrund der Möglichkeit des Auftretens von Deafferentierungsschmerzen bleiben sie Patienten mit einer kurzen Lebenserwartung und anderweitig nicht beherrschbaren Schmerzen vorbehalten und sollten auch dann von darin geübten Neurochirurgen durchgeführt werden. Ihre Effektivität ist bei nozizeptiven Schmerzsyndromen gut, bei neuropathischen hingegen limitiert. Neurodestruktive Verfahren am Hinterhorn (z.B. intrathekale Neurolyse) stellen aufgrund des anderweitig zu hohen Risikos bei fehlender Selektivität nur in den Arealen TH 3–12 und S 4–5 eine Therapiemöglichkeit dar [56].

IV. Schlußfolgerung

Zur Therapie chronischer Tumorschmerzen steht heute eine große Vielfalt von nichtmedikamentösen, pharmakologischen, anästhesiologischen und neurochirurgischen Verfahren zur Verfügung. Bedingung und Grundlage jeder erfolgreichen Behandlung sind jedoch die exakte Schmerzanalyse und die Einbeziehung weiterer wichtiger Beschwerden des Patienten in das Gesamttherapiekonzept sowie die rasche Anpassung an das jeweilige Krankheitsbild. Auf dem Hintergrund pathophysiologischen Verständnisses und im Wissen um Möglichkeiten und Risiken der verschiedenen Methoden läßt sich für den einzelnen Kranken das Optimum an Schmerzpalliation erzielen. Trotz aller validisierten Behandlungsrichtlinien bleibt die Schmerztherapie eine Individualtherapie, die ärztliches Wissen und Handeln erfordert und die von der Sorge um den ganzen Menschen getragen werden muß.

V. Anhang

1 Schmerztherapieplan

MEDIKAMENTEN-EINNAHMEPLAN

Hrsg: Interdisziplinäre Einrichtung zur Schmerztherapie am Universitätsklinikum Essen

Tel.: 02 01 / 7 23 -

Patient:

Datum:

Medikament	Uhrzeit																												gegen
	6	7	8	9	10	11	12	13	14	15	16	17	18	19	20	21	22	23	24	1	2	3	4	5				

zusätzlich bei/gegen

Schmerzen	darf alle _____ Stunden wiederholt werden
Übelkeit	höchstens _____ mal möglich
Verstopfung	
Schlafstörungen	

verordnet von: _____

2 Kurzfassung der BtMVV für Opioide

1. Die Verordnung von Betäubungsmitteln muß auf dem dreiteiligen *amtlichen Formblatt* erfolgen. In Notfällen können BtM unter Beschränkung auf die zur Behebung des Notfalls notwendige Menge auch auf einem normalen Rezept verordnet werden. Dieses ist mit dem Vermerk „Notfall" zu kennzeichnen und nur einen Tag gültig. Ein entsprechendes BtM-Rezept muß nach Information des Arztes durch die abgebende Apotheke nachgeliefert und mit „N" gekennzeichnet werden.

   Die Formblätter können von der Bundesopiumstelle (Genthinerstr. 38, 10785 Berlin) angefordert werden. Sie tragen die BtM-Nummer des anfordernden Arztes und sind nur im auf dem Rezept zu vermerkenden Vertretungsfall durch einen anderen Arzt benutzbar. Für die Anforderung von BtM für den Stationsbedarf eines Krankenhauses sind amtliche BtM-Anforderungsscheine zu benutzen, die von dem die Teileinheit leitenden oder beaufsichtigenden Arzt unterschrieben werden müssen.

   Für den Praxisbedarf darf der Arzt auf dem BtM-Rezept den durchschnittlichen BtM-Bedarf für zwei Wochen verordnen.

2. Unter Beachtung der *Höchstmengen* (s. Tabelle 11) darf der Arzt innerhalb von 30 Tagen für einen Patienten zwei der BtMVV unterstellten Opioide verordnen, wobei verschiedene Zubereitungen der gleichen Substanz als eine Verordnung gelten.

   Wird in begründeten Einzelfällen eine Überschreitung der Höchstdosen und/oder des maximalen Verordnungszeitraumes und/oder von mehr als zwei Substanzen notwendig, so darf der Arzt dieses für einen in seiner Dauerbehandlung stehenden Patienten tun. Er muß dieses auf dem Rezept durch Anbringen des Buchstabens „A" kennzeichnen.

Tabelle 11. BtM-Höchstmengen für den Bedarf bis zu 30 Tagen

Buprenorphin	150 mg	Morphin	20000 mg
Fentanyl	1000 mg	Oxycodon	15000 mg
Hydromorphon	5000 mg	Pentazocin*	15000 mg
Hydrocodon	1200 mg	Pethidin*	10000 mg
L-Methadon	1500 mg	Piritramid	6000 mg
Methadon	3000 mg		

* Für die Therapie chronischer Tumorschmerzen nicht empfehlenswerte Substanzen.

3. Angaben auf dem BtM-Formular:

Maschinell dürfen ausgefüllt werden:
- Patientenname und -anschrift
- Ausstellungsdatum
- Arzneimittelbezeichnung (falls nicht aus der Bezeichnung erkennbar auch die Substanz und Gewichtsmenge)
- Stückzahl oder die Menge des verschriebenen Arzneimittels
- bei Mitgabe einer schriftlichen Gebrauchsanweisung der Verweis auf diese (gemäß schriftlicher Anweisung); sonst Angabe der Gebrauchsanweisungen auf dem Rezept
- ggf. „A", „N", oder Praxisbedarf
- Name des verschreibenden Arztes, Berufsbezeichnung, Anschrift und Telefonnummer.

Handschriftlich müssen angebracht werden:
- Unterschrift sowie im Vertretungsfall „i. V."

Wichtig: Der Apotheker darf nach Rücksprache mit dem verordnenden Arzt falsch ausgestellte Rezepte korrigieren. Bei Nichterreichbarkeit des Arztes darf er auch in diesem Fall den Patienten beliefern.
Nur noch der nachgewiesene „leichtfertig begangene Fehler" im Umgang mit Betäubungsmitteln ist strafbar.

5. Der Verbleib und Bestand von Praxis- und Stationsbedarf ist auf amtlichen Formblättern nachzuweisen.

Literatur

1. Daut RL, Cleeland CS (1982) The prevalence and severity of pain in cancer. Cancer 50:1913–1918
2. Bonica JJ (1990) Cancer pain. In: Bonica JJ (ed) The Management of Pain. Lea & Filbinger Philadelphia London: 400
3. Ahles TH, Blanchard EB, Ruckdeschel JC (1983) The muldidimensional nature of cancer-related pain. Pain 17:277–288
4. Vainio A, Auvinen A et al. (1996) Prevalence of symptoms among patients with advanced cancer: an international collaborative study. Pain Symp Manag 12,1:3–10
5. Jonen-Thielemann I (1991) Symptomkontrolle. In: Pichlmaier H, Müller JM, Jonen-Thielemann J (Hrsg) Palliative Krebstherapie. Springer Verlag:213–223
6. World Health Organisation (1997) Cancer pain relief. Second edition. Geneve
7. Schug SA, Zech D, Dörr U (1990) Cancer pain management according to WHO guideliness. J Pain Sympt Manag 5,1:27–32
8. Jadad AR (1995) The WHO analgesic ladder for cancer pain management. J Amer Med Assoc 274:1870–1873

9. Walker VA, Hoskin PJ, Hanks GW, White ID (1988) Evalutation of WHO analgesic guideliness for cancer pain in a hospital-based palliative care unit. J Pain Sympt Manag 3.3:145–149

10. Illiger HJ, Herdrich K (1987) Arzneimittelinteraktionen bei der Therapie maligner Erkrankungen: Zuckschwerdt Verlag, München

11. Portenoy RK (1995) Pharmacologic management of cancer pain. Sem Onc 22.2.3:112–120

12. Clemons M, Regnard C, Appleton T (1996) Alertness, cognition, and morphine in patients with advanced cancer. Canc Treat Rev 22:451–468

13. Bruera E, Brenneis C, Patterson AH (1989) Use of methylphenidate as an adjuvant to narcotic analgesics in patients with advanced cancer. Pain Sympt Manag 4:3–6

14. Osborne R, Joel S, Trew D, Slevin M (1990) Morphine and metabolite behaviour after different routes of morphine administration: demonstration of the importance of the active metabolite morphine-6-glucuronide. Clin Pharmacol Ther 47:12–19

15. Jage J, Jurna J (1993) Opioidanalgetica. In: Zenz M, Jurna J (eds) Lehrbuch der Schmerztherapie. Wissenschaftliche Verlagsgesellschaft, Stuttgart: 137–153

16. Zenz M, Strumpf M, Tryba M, Röhrs E, Steffmann B (1989) Retardiertes Morphin zur Langzeittherapie schwerer Tumorschmerzen. Dtsch Med Wochenschr 114:43–47

17. Kanner RM, Foley KM (1981) Patterns of narcotic drug use in a cancer pain clinic. Ann of the New York Acedemy of Sciences 362:161–172

18. Bruera E, Schoeller T et al. (1995) A prospective multicenter assessment of the Edmonton staging system for cancer pain. Pain Symp Manag 10.5:348–355

19. Marshall KA (1996) Managing cancer pain: basic principles and invasive treatments. Mayo Clin Proc 71:472–477

20. Freynhagen R, Zenz M, Strumpf M (1994) Stufe II WHO – klinische Realität oder didaktisches Instrument. Der Schmerz:8:210–215

21. Jage J (1991) Medikamente gegen Krebsschmerzen. Edition Medizin VHC Verlagsgesellschaft:22–64

22. Waldvogel HH (1996) Analgetika Antinozizeptiva Adjuvanzien. Handbuch für die Schmerztherapie. Springer Verlag, Berlin Heidelberg New York

23. Ripamonti C, Zecca E, Bruera E (1997) An update on the clinical use of methadone for cancer pain. Pain 70:109–115

24. Manfredi PL, Borsook D, Chandler SW, Payne R (1997) Intravenous methadone for cancer pain unrelieved by morphine and hydromorphone: clinical observations. Pain 70:99–101

25. Benzinger DP, Miotto J, Grandy RP et al. (1997) A pharmacocinetic/pharmacodynamic study of controlled-release oxycodone. Pain Symp Manag 13.2:75–82

26. Ahmedzai S, Brooks D et al. (1997) Transdermal fentanyl versus sustained-release oral morphine in cancer pain: preference, efficacy and quality of life. Pain Symp Manag 13.5:254–262

27. De Stoutz ND, Bruera E, Suarez-Almazor M (1995) Opioid rotation for toxicity reduction in terminal cancer patients. Pain Symp Manag 10.5:378–383

28. Nelson KA, Glare PA, Walsh D, Groh ES (1997) A prospective within patient, crossover study of continous intravenous and subcutaneous morphine for chronic cancer pain. Pain Symp Manag 13.5:262–268

29. Chandler SW, Trissel LA, Weinstein SHM (1996) Combined administration of opioids with selected drugs to manage pain and other cancer symptoms: intitial safety screening for compatibility. Pain Symp Manag 12.3:168–171

30. Vecht CJ (1990) Arm pain in the patient with breast cancer. J Pain Sympt Manag 5:109–117

31. Kloke M, Höffken K, Olbrich H, Schmidt CG (1991) Antidepressants and anti-convulsants for the treatment of neuropathic pain-syndromes in cancer patients. Oncology 14:40–43

32. Feuerstein TJ (1997) Antidepressiva zur Therapie chronischer Schmerzen. Meta-analyse. Der Schmerz 11:213–226

33. Rosner H, Rubin L, Kestenbaum A (1996) Gabapentin adjunctive therapy in neuropathic pain states. Clin J of Pain 12:56–58

34. Frederiks JAM (1985) Phantom limb and phantom limb pain. In: Frederiks JAM (ed) Handbook of Clinical Neurology. Vol I Clinical Neuropsychology. Elsevier Science Publisher: 395–404

35. Foley K (1993) Pain assessment and cancer pain syndroms. In: Doyle D, Hanks GWS, Macdonald N (eds) Oxford Textbook of Palliative Medicine. Oxford Medical Publication Oxford:148–165

36. Jaeger H, Maier Ch (1992) Calcitonin in phantom limb pain: a double blind study. Pain 48:21–27

37. Urban BJ, France RD, Steinberger EK, Scott DL, Maltbie AA (1986) Long-term use of narcotic/antidepressant medication in the management of Phantom-limb. Pain 24:191–196

38. Maier C (1990) Das Medikament Calcitonin. Schmerz 4:47–53

39. Kloke M, de Stoutz N (1995) Symptomorientierte onkologische Therapie. Springer Verlag

40. Zenz M (1985) Epidural opiates: longterm experiences in cancer pain. Klin Wschr 63:225–229

41. Plummer JL, Cherry DA, Cousins MJ, Gourlay GK, Onleey MM, Evans HKA (1991) Long term spinal administration of morphine in cancer and non-cancer pain: a retrospective study. Pain 44:215–220

42. Van Dongen RTM, Crul BJP Crul, De Bock M (1993) Long-term intrathecal in-fusion of morphine and morphine/bupivacine mixtures in the treatment of cancer pain: a retrospective analysis of 51 cases. Pain 55:119–123

43. Stammer U, Maier Ch (1992) Ambulante Epiduralanalgesie – ein überholtes Ver-fahren? Anäest 41:288–296

44. Expert Working Group of the EAPC (1996) Morphine in cancer pain: modes of application. BMJ 312:823–826

45. Eisenach JC, Rauch RL (1989) Spinal opiate administration in cancer pain management. In: Foley KM, Payne RM (ed) Current Therapy of Pain. Decker Toronto:400–408

46. Dennis GC, de Witty RL (1990) Longterm intraventricular infusion of morphine for intractable pain in cancer of the head and neck. Neurosurgery 26.3:404–4079

47. Thompson JW (1986) The role of transcutaneous electrical nerve stimulation (TENS) for the control of pain. In: Doyle D (ed) International Symposium on Pain Control Royal Society of Medicine Services. Internatinal Congress and Symposium Series 123. Royal Society of Medicine Services. Limited London: 27–47

48. Gybels JM, Sweet WH (1989) Neurosurgical treatment of persistant pain – Physiological and pathophysiologial mechanisms of human pain. Pain and Headache 11:17–47

49. Chatterton P (1988) Physiotherapy for the terminal ill. Physiotherapy 74.1:42–46

50. Aulbert E, Hankemeier U (1989) Psychische Grundlagen von Schmerzempfindung, Schmerzäußerung und Schmerzbehandlung. In: Hankemeier U, Bowdler I, Zech D (Hrsg) Tumorschmerztherapie. Springer Verlag, Berlin Heidelberg

51. Schild H, Günther R, Hoffmann J, Goedecke R (1983) CT-gesteuerte Blockaden des Plexus coelicus mit ventralem Zugang. Fortschr Röntenstr 139.2:202–205

52. Mercadante S (1993) Celiac plexus block versus analgesics in pancreatic cancer pain. Pain 52:187–192

53. Bonica JJ (1990) Causalgia and other reflex sympathic dystrophis. In: Bonical JJ, Lea and Filbinger (Hrsg) The Management of Pain 2nd Edition. Philadelphia/London: 220–243

54. Rhode J, Hankemeier U (1987) Neurolytic caudal blocks for the relief of perianal cancer pain. 5th World Congress of Pain Hamburg, Abstractband

55. Siegfried J (1988) Electrostimulation and neurosurgical measures in cancer pain. Recent Results in Cancer Research 108:28–32

56. Arbit E (1990) Neurosurgical management of cancer pain. Advances Pain Research and Therapy 16:298–300

57. Ripamonti C, De Conno F, Groff L et al. (1998) Equianalgesic dose/ratio between methadone and other opioid agonists in cancer pain: Comparison of two clinical experiences. Ann Oncol 9:79–83

Supportive Therapie mit Zytokinen

M. R. Nowrousian und O. Kloke

I. Einleitung

Zytokine sind Polypeptide, die von aktivierten Zellen verschiedenen Typs produziert werden und als intra- und interzelluläre Mediatoren wirken. Sie werden von spezifischen Rezeptoren an der Oberfläche ihrer Zielzellen gebunden und können die Selbsterneuerung, Proliferation, Differenzierung und den Aktivitätszustand dieser Zellen beeinflussen. Sie wirken oft pleotrop und überlappend und häufig auch synergistisch oder additiv. Sie sind außerdem in der Lage, die Produktion und Freisetzung anderer Zytokine zu bewirken. Zu den Zytokinen zählen auch diejenigen Faktoren, die die Hämatopoese regulieren. Dabei handelt es sich um eine Gruppe von Glykopeptiden, die mit unterschiedlichen Schwerpunkten auf die verschiedenen hämatopoetischen Vorläuferzellen und reifen Zellen wirken (Abb. 1). Der Stammzellfaktor stimuliert sowohl die Proliferation der lymphatischen als auch die der myeloischen Vorläuferzellen. Er kann allerdings nur im Synergismus mit einem zusätzlichen Wachstumsfaktor wirken und zu einer starken Proliferation der jeweiligen Zellreihe führen. Das IL-3 (Interleukin-3) stimuliert die Proliferation und Differenzierung der myeloischen Stammzellen und determinierten Vorläuferzellen der Eosinophilen, Basophilen, Megakaryozyten, Granulozyten/Makrophagen und Erythrozyten. Der GM-CSF (Granulocyte/Macrophage Colony-Stimulating Factor) hat ebenfalls eine wachstumsstimulierende Wirkung auf die verschiedenen myeloischen Vorläuferzellen, insbesondere jedoch auf die der Granulozyten und Monozyten. Er ist außerdem in der Lage, Neutrophile und Makrophagen in ihren Funktionen und in der Produktion von anderen Zytokinen, wie z.B. Interleukin-1 und Tumornekrosefaktor-α, zu stimulieren. Im Vergleich zu GM-CSF haben G-CSF (Granulocyte Colony-Stimulating Factor) und M-CSF (Macrophage Colony-

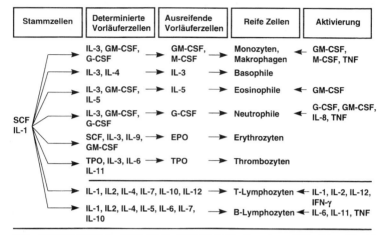

SCF = Stem Cell Factor, IL = Interleukin, G = Granulocyte, M = Macrophage, CSF = Colony Stimulating Factor, TNF = Tumornekrosefaktor, EPO = Erythropoetin, TPO = Thrombopoetin

Abb. 1. Hämatopoetische Wachstumsfaktoren und ihre Zielzellen

Stimulating Factor) eine beinahe linienspezifische Wirkung. Der G-CSF stimuliert das Wachstum der granulozytären Vorstufen und die Funktionen der Neutrophilen und der M-CSF das Wachstum der monozytären Vorstufen und die Funktionen der Monozyten und Makrophagen. Das Erythropoetin (EPO) fördert die Proliferation und Ausreifung der erythrozytären Vorstufen. Es wird hauptsächlich in der Niere und zu einem kleinen Teil in der Leber gebildet. Das in jüngster Zeit identifizierte und klonierte Thrombopoetin (TPO) – auch als Megakaryocyte Growth and Development Factor (MGDF) bezeichnet – stimuliert die Proliferation der megakaryozytären Vorstufen und die Ausreifung der Megakaryozyten. TPO weist strukturelle Übereinstimmungen mit EPO auf [1–5].

Die bislang bekannten hämatopoetischen Wachstumsfaktoren sind in ihrer chemischen Struktur und der Struktur ihrer Rezeptoren und der Lokalisation der für sie kodierenden Gene weitgehend aufgeklärt. Sie können mit Hilfe von gentechnologischen Verfahren in größeren Mengen hergestellt und klinisch verfügbar gemacht werden. Ihre klinischen Eigenschaften und Indikationen jedoch sind weitgehend unbekannt und müssen erst in kontrollierten Studien überprüft werden. Bisher sind lediglich drei Faktoren für die klinische Anwendung zugelassen, rekombinanter humaner (rh) G-CSF und rhGM-CSF zur Verkürzung der Neutropeniedauer und Verminderung des neutropenischen Fiebers bei myelosuppresiver Therapie von nichtmyeloischen, malignen Erkrankungen und rhEPO zur Therapie von renaler Anämie im Prädialyse- oder Dialyse-Stadium und cisplatininduzierter Anämie. Der vorliegende Bericht beschäftigt sich mit der klinischen Anwendung dieser drei Faktoren in der supportiven Therapie von Patienten mit malignen Erkrankungen und mit dem sich in klinischer Prüfung befindenden rhTPO.

II. Therapieindikationen

1 Neutropenie

Neutropenie ist der häufigste prädisponierende Faktor für bakterielle Infektionen und auch ein Risikofaktor für Pilzinfektionen. Sie kann Folge einer Knochenmarkerkrankung oder einer Infiltration des Knochenmarkes durch eine maligne Erkrankung oder einer Chemo- und/oder Radiotherapie sein. Besonders häufig ist sie bei Patienten mit hämatologischen Malignomen, insbesondere Patienten mit akuter Leukämie zu finden. Intensivierte Chemotherapien können ebenfalls zu schweren und lang anhaltenden Neutropenien führen. Neutropenie ist der häufigste dosislimitierende Faktor der zytostatischen Chemotherapie. Je nach ihrer Schwere und Dauer kann sie die Durchführung einer Chemotherapie erschweren oder sogar unmöglich machen. Es besteht eine umgekehrte Beziehung zwischen der Neutrophilenzahl im peripheren Blut und der Häufigkeit von Infektionen. Die Infektionshäufigkeit nimmt mit dem Abfall der Neutrophilenzahl unter 1000/µl deutlich zu und steigt stark an, wenn sie unter 500/µl oder sogar 100/µl fällt. Mit der Dauer der Neutropenie nimmt auch die Häufigkeit von Superinfektionen, insbesondere Pilzinfektionen, zu. Der Erfolg einer antibiotischen Therapie hängt nicht selten davon ab, ob die Neutrophilenzahl ansteigt oder nicht [6].

1.1 Physiologische Funktion von G-CSF und GM-CSF

G-CSF und GM-CSF haben unterschiedliche physiologische Funktionen. G-CSF stimuliert vorzugsweise die Proliferation und Ausreifung der granulozytären Vorläuferzellen, beschleunigt den Übertritt der Neutrophilen aus dem Knochenmark in das periphere Blut und steigert die chemotaktischen und phagozytären Eigenschaften dieser Zellen. GM-CSF stimuliert mehrere myeloische Zellinien, fördert die Produktion von Neutrophilen, Monozyten und Eosinophilen, verlängert die Überlebenszeit der Neutrophilen und reduziert die Motilität dieser Zellen. Er stimuliert außerdem die Produktion anderer, z. T. toxischer Zytokine. Im Serum ist er meist nicht oder nur in geringen Konzentrationen nachweisbar. Dies ist auch dann der Fall, wenn die Notwendigkeit für eine gesteigerte Produktion von Neutrophilen besteht, wie z. B. nach Chemotherapie oder bei neutropenischen oder nichtneutropenischen Infektionen. G-CSF hingegen ist gewöhnlich im Serum nachweisbar und zeigt ansteigende Konzentrationen, wenn Neutrophile benötigt werden. Er wird auch in hohen pharmakologischen Dosen gut vertragen, während GM-CSF zu schweren systemischen Reaktionen führen kann. Werden vergleichbare Dosen der beiden Substanzen gegeben, führt G-CSF zu einem stärkeren Anstieg der Neutrophilenzahl als GM-CSF [24]. Diese Unterschiede weisen auf G-CSF als den humoralen Faktor für die Produktion von Neutrophilen hin, während GM-CSF auf lokaler Ebene zu wirken und die Granulozytopoese und die Funktionen der Neutrophilen im Sinne einer gesteigerten und zielgerichteten Chemotaxie und einer größeren Ortsgebundenheit zu beeinflussen scheint [2, 3, 7–10]. G-CSF und GM-CSF sind in ihrer natürlichen Form glykosyliert. Ihre rekombinanten Formen weisen z. T. keine Glykosylierung auf. Die Glykosylierung scheint für die biologische Aktivität der Substanzen keine entscheidende Bedeutung zu haben. Die physiologische und klinische Bedeutung der Glykosylierung ist nicht genau geklärt [7, 9, 10].

1.2 Chemotherapieinduzierte Neutropenie

1.2.1 Konventionelle Chemotherapie

Indikationen für rhG-CSF oder rhGM-CSF

G-CSF und GM-CSF können chemotherapieinduzierte Neutropenien beeinflussen. Es gibt eine große Zahl von Studien, u. a. auch randomisierte Studien, die dies belegen [11–22]. Beide Faktoren sind in der Lage, die Schwere und Dauer von chemotherapieinduzierten Neutropenien zu reduzieren, die Zahl der Fieber-, Antibiotika- und Krankenhaustage zu senken und eine begrenzte Steigerung der Dosisintensität der Chemotherapie zu ermöglichen. Ein sicherer Vorteil für das Überleben der Patienten hat sich bislang nicht herausgestellt [7, 11–23]. Dies mag z. T. daran liegen, daß das Ausmaß der erreichten Steigerung der Dosisintensität für eine signifikante Verbesserung der Chemotherapieergebnisse nicht ausreicht. Unter Berücksichtigung der bisherigen Daten und der entstehenden Kosten ist ein genereller Einsatz von rhG-CSF oder rhGM-CSF bei der konventionellen zytostatischen Chemotherapie nicht gerechtfertigt. Indikationen sind intensivierte Chemotherapien, die regelmäßig mit schweren und/oder lang anhaltenden Neutropenien einhergehen (Tabelle 1) [24]. Nach einer Empfehlung der „American Society of Clinical Oncology (ASCO)" handelt es sich dabei um Chemotherapien, bei denen in mehr als 40 % der Fälle neutropenische Infektionen zu erwarten sind [25, 26]. Hier kann eine primäre Prophylaxe mit rhG-CSF oder rhGM-CSF eine ca. 50%ige Reduktion der

Tabelle 1. Indikationen für die Anwendung von rhG-CSF oder rhGM-CSF bei Patienten mit malignen Erkrankungen

Prophylaxe (primär):	– Chemotherapien, bei denen in > 40 % der Fälle mit der Entwicklung einer neutropenischen Infektion zu rechnen ist – Patienten mit Risikofaktoren (s. Text) für die Entwicklung neutropenischer Infektionen, auch bei weniger myelosuppressiver Therapie
Prophylaxe (sekundär):	– Febrile Neutropenie während vorausgegangener Chemotherapiezyklen – Prolongierte und zur Dosisreduktion oder Intervallverlängerung zwingende Neutropenie während vorausgegangener Chemotherapiezyklen
Therapie:	– Patienten mit neutropenischem Fieber und Risikofaktoren (s. Text) für eine Verschlechterung bei anhaltender Neutropenie
Allogene oder autologe Stammzelltransplantation:	– Zur Mobilisierung peripherer Stammzellen – Zur rascheren Rekonstitution der myeloischen Zellreihe – Bei verzögerter oder inadäquater Rekonstitution der myeloischen Zellen
Myelodysplasie:	– Intermittierende Applikation bei Patienten mit schwerer Neutropenie und rezidivierenden Infektionen
Akute myeloische Leukämie:	– Bei älteren Patienten (> 55 Jahre) zur Verkürzung der Neutropeniedauer nach Remissionsinduktion oder Konsolidierung

In Anlehnung an [25, 26].

Infektionshäufigkeit bewirken [25, 26]. Bei weniger intensiven Chemo-therapien ist eine primäre Prophylaxe mit rhG-CSF oder rhGM-CSF nur dann gerechtfertigt, wenn zusätzliche Risikofaktoren für die Entwicklung von neutropenischen Infektionen bestehen wie z.B.:

- Präexistierende Neutropenie, z.B. durch die maligne Grunderkrankung.
- Extensive Vorchemotherapien.
- Vorbestrahlung von Skelettanteilen mit größeren Knochenmarkvolumina (z.B. Becken).
- Wiederholtes neutropenisches Fieber während Chemotherapie in der Vorgeschichte.
- Fortgeschrittenes Tumorstadium, schlechter Allgemeinzustand, reduzierte immunologische Abwehrsituation, aktive Infektion oder offene Wunden.

Weitere Indikationen für rhG-CSF oder rhGM-CSF sind neutropenische Komplikationen (Infektion, Notwendigkeit einer Dosisreduktion von Zytostatika oder Verlängerung der Therapieintervalle), die bei einer konventionellen Chemotherapie aufgetreten sind und eine adäquate und für den Patienten verträgliche Fortsetzung der Behandlung erschweren (Tabelle 1). Hier ist bei den darauffolgenden Chemotherapiezyklen eine sekundäre Prophylaxe mit rhG-CSF oder rhGM-CSF angebracht, wenn die Alternative, d.h. eine Dosisreduktion der Zytostatika eine Verschlechterung der Therapieergebnisse erwarten läßt [24–26].

Dosierung und Nebenwirkungen von rhG-CSF und rhGM-CSF

Die Effekte von rhG-CSF oder rhGM-CSF sind dosisabhängig. Für den supportiven Einsatz von rhG-CSF bei einer konventionellen Chemotherapie wird eine Dosierung von 5 µg/kg/d s.c. empfohlen [25, 26]. Niedrigere Dosierungen (1–4 µg/kg/d s.c.) sind in einzelnen Studien überprüft worden und könnten evtl. ausreichen [27, 28]. Eine kosteneffektive Dosierung von rhGM-CSF ist ebensowenig definiert. Die empfohlene Dosierung ist hier 250 µg/m^2/d s.c. [25, 26]. Die Tagesdosen von rhG-CSF oder rhGM-CSF können als Einzelgabe oder aufgeteilt in zwei Gaben verabfolgt werden. Bei der individuellen Berechnung der Dosis sollte diese zu dem nächst verfügbaren Ampulleninhalt abgerundet werden, um die Kosten der Therapie in Grenzen zu halten. Ein klinisch relevanter Verlust an Therapieeffizienz ist hierbei nicht zu erwarten [25, 26]. Mit rhG-CSF oder rhGM-CSF wird im allgemeinen 1–3 Tage nach der letzten Chemo-therapiedosis eines jeden Zyklus begonnen. Dieser Zeitpunkt kann jedoch variieren und je nach Chemotherapieprotokoll bis zu 2–3 Tagen vor dem zu erwartenden Tiefpunkt der Neutrophilenzahl reichen. Neuere Untersuchungen zeigen, daß mit der Gabe von rhG-CSF ab Tag 6–8 nach Chemotherapiebeginn begonnen werden kann [29, 30]. G-CSF oder GM-CSF werden in jedem Zyklus abgesetzt, wenn die Neutrophilenzahl zur Norm zurückgekehrt ist. Bei einem raschen und starken Anstieg der Neutrophilenzahl besteht die Gefahr einer pulmonalen Sequestration der Neutrophilen und der Entwicklung eines sog. „adult respiratory distress syndrome" (ARDS). Ein Anstieg der Neutrophilenzahl über 5000–7000/µl sollte deshalb vermieden werden. Für den Fall einer mit rhG-CSF assozierten Pneumonitis wird eine rasche Therapie mit einem Corticosteroid empfohlen [31]. rhG-CSF oder rhGM-CSF sind bei den hier besprochenen Dosierungen gut verträglich. In 10–20% der Fälle können Skelettschmerzen auftreten, die sich durch Zweiteilung der Tagesdosis oder Gabe von Analgetika beinflussen lassen. rhG-CSF kann einen reversiblen Anstieg der alkalischen Phosphatase, Laktatdehyrogenase und Harnsäure im Serum verursachen. rhGM-CSF kann in 10–25% der Fälle einen Hautausschlag, eine Lethargie oder eine Myalgie verursachen und in 10–45% der Fälle zu schmerzhaften Rötungen der Injektionsstellen führen [7, 12]. Bei höheren Dosierungen von rhGM-CSF (> 10 µg/kg/d) können Pleura- oder Perikardergüsse auftreten. rhGM-CSF sollte bei Patienten mit Autoimmunerkrankungen oder chronischen, inflammatorischen Prozessen mit Vorsicht angewandt werden, da Reaktivierungen dieser Prozesse beschrieben worden sind [7, 10]. In einer jüngst publizierten Studie wird von einer Assoziation zwischen einer schweren atypischen Neuropathie und der Behandlung mit rhG-CSF oder rhGM-CSF und Vincristin berichtet [32]. Dabei sollen die kumulative Dosis von Vincristin, die Höhe der individuellen Dosierung des Medikamentes und die Zahl der Dosen im ersten Zyklus eine besondere Rolle spielen. Eine Anwendung von rhG-CSF oder rhGM-CSF während der Bestrahlung des Mediastinums kann mit einer gesteigerten pulmonalen Toxizität einhergehen. Eine Anwendung von rhG-CSF oder rhGM-CSF bei einer simultan durchgeführten Chemo-/Radiotherapie sollte vermieden werden, da sie eine schwere Thrombozytopenie verursachen kann [25, 26].

1.2.2 Hochdosistherapie und Stammzelltransplantation

Eine der besonderen Eigenschaften der hämatopoetischen Wachstumsfaktoren ist ihre Fähigkeit, hämatopoetische Stammzellen aus dem Knochenmark in das periphere Blut zu mobilisieren. Diese sog. peripheren Stammzellen (PSZ) können dann gesammelt, kryokonserviert und nach Hochdosistherapie zurückgegeben werden. Vorteile der PSZ gegenüber den Stammzellen aus dem Knochenmark sind eine einfachere Gewinnung, eine raschere Rekonstitution aller drei hämatopoetischen Zellinien und günstigere Kosten des Verfahrens. Die Mobilisierung der PSZ kann zwar mit rhG-CSF, rhGM-CSF oder Chemotherapie allein erfolgen, am effektivsten ist jedoch eine Kombination aus Chemotherapie gefolgt von rhG-CSF oder rhGM-CSF, die eine bis zu 100fache Steigerung der zirkulierenden Stammzellzahl bewirken kann [25, 26, 33]. Die Kombination mit rhG-CSF scheint sowohl in bezug auf die Zahl der mobilisierten PSZ als auch in bezug auf eine raschere Rekonstitution der Hämatopoese durch diese Zellen Vorteile zu bieten [34]. Für beide Wachstumsfaktoren besteht eine Dosis-Wirkungsbeziehung, was die Mobilisierung der PSZ anbetrifft; in den meisten Fällen jedoch reicht eine Dosierung von 5 µg/kg/d s.c. Die Identifizierung und Quantifizierung der hämatopoetischen Stammzellen erfolgt durch den immunologischen Nachweis des sog. CD34-Antigens an der Membranoberfläche dieser Zellen. Für eine rasche Rekonstitution der Hämatopoese nach einer myeloablativen Hochdosistherapie werden $2-5 \times 10^6$/kg CD34-positive Zellen benötigt. In der Phase nach der Transplantation führt der Einsatz von rhG-CSF oder rhGM-CSF zu einer Verkürzung der Neutropeniedauer und Reduzierung der Infektionshäufigkeit. Beide Wachstumsfaktoren werden heute routinemäßig zur Mobilisierung der PSZ und rascheren Rekonstitution der Hämatopoese nach der Transplantation dieser Zellen eingesetzt. Dies gilt sowohl für die autologe als auch für die allogene Stammzelltransplantation [25, 26, 33]. In Anbetracht der Risiken der Hochdosistherapie und der noch offenen Fragen ihrer Indikation und optimalen Gestaltung sollte dieses Verfahren jedoch nur in geeigneten Zentren und im Rahmen von klinischen Studien durchgeführt werden.

1.3 Andere Neutropenien

1.3.1 Myelodysplastisches Syndrom

Myelodysplastische Syndrome (MDS) sind charakterisiert durch eine progrediente und refraktäre Zytopenie, die mit zellulären Dysfunktionen einhergeht und auf einer Reifungsstörung der myeloischen Zellen beruht und mindestens zwei, im allgemeinen jedoch alle drei Zellinien betrifft. Über die Effekte von rhG-CSF oder rhGM-CSF bei Myelodysplasien gibt es eine Anzahl von nichtkontrollierten Studien, die zeigen, daß beide Faktoren in der Lage sind, die Granulozytopoese zu stimulieren [35, 36]. Die Ansprechrate für rhG-CSF oder rhGM-CSF liegt im Mittel bei 77 % bzw. 63 % und die Rate der sich entwickelnden akuten myeloischen Leukämien bei 14 % bzw. 16 % [36]. Letztere ist vergleichbar mit der Rate der akuten Leukämien, die bei MDS auch ohne eine Behandlung mit einem Wachstumsfaktor vorkommen. Bei etwa 10 % der Patienten, die mit rhGM-CSF behandelt worden sind, ist auch ein Anstieg der Thrombozytenzahl beobachtet worden. Andererseits sind auch fallende Thrombozytenzahlen beschrieben worden, so daß der Effekt auf die Thrombozytopoese sehr unsicher ist. Bei einer Therapie mit rhG-CSF oder rhGM-CSF scheinen z. T. niedrige Dosen ($< = 1$ µg/kg/d) der Faktoren für ein Ansprechen der Granulozytopoese auszureichen. Eine solche Therapie sollte deshalb mit einer derartigen Dosierung begonnen werden [36]. Bei einem Nichtansprechen käme dann eine Dosissteigerung in Frage. Bislang fehlen kontrollierte Studien, die Vorteile einer Therapie mit rhG-CSF oder rhGM-CSF für das Überleben der Patienten zeigen [35, 36]. Eine Reduzierung der Infektionshäufigkeit scheint jedoch erreicht zu werden [33]. Eine Therapie mit rhG-CSF oder rhGM-CSF sollte deshalb nur für Patienten erwogen werden, die unter schwerer Neutropenie mit rezidivierenden Infektionen leiden (Tabelle 1) [25, 26]. Hier ist eine intermittierende Therapie mit rhG-CSF oder rhGM-CSF angebracht; eine kontinuierliche Applikation wird jedoch nicht empfohlen [25, 26]. Insgesamt ist zu erwähnen, daß Therapien von myelodysplastischen Syndromen mit hämatologischen Wachstumsfaktoren immer noch als experimentell gelten und im Rahmen von kontrollierten klinischen Studien erfolgen sollten [35, 36].

1.3.2 Akute Leukämien

Akute myeloische Leukämie (AML)

Bei der AML läßt die Mehrzahl der meist bei älteren Patienten durchgeführten Studien mit rhG-CSF oder rhGM-CSF eine schnellere Erholung der Granulozytopoese nach Remissionsinduktion oder Konsolidierung erkennen. Eine signifikante Verringerung der Infektionshäufigkeit ist jedoch in wenigen Studien beobachtet worden. Außerdem ist die Frage nach einem Vorteil für das Überleben der Patienten offen [37, 38]. Bei älteren Patienten (> 55 Jahre) jedoch wird eine Anwendung von rhG-CSF oder rhGM-CSF im Anschluß an die remissionsinduzierende Chemotherapie empfohlen (Tabelle 1) [25, 26], da bei diesen Patienten Infektionen eine häufige Todesursache sind. In einer Studie, die bei älteren (> 65 Jahre) Patienten mit rhG-CSF durchgeführt worden ist, hat sich ein signifikanter Vorteil in bezug auf die Rate der kompletten Remissionen gezeigt [39].

Die klinische Relevanz des sog. „Priming-Effektes", der durch die Anwendung von rhG-CSF oder rhGM-CSF vor oder gleichzeitig mit der Chemotherapie erzielt werden soll, ist bis heute nicht geklärt. Deshalb dürfte eine solche Anwendung nur im Rahmen von klinischen Studien erfolgen. Unter unkontrollierten Bedingungen kann sie sogar eine Verminderung des Chemotherapieeffektes und eine Steigerung der Toxizität bewirken [25, 26].

Akute lymphatische Leukämie (ALL)

Über die prophylaktische Anwendung von rhG-CSF bei der ALL liegen drei randomisierte Studien vor, zwei bei Kindern und eine bei Erwachsenen [40–42]. Diese Studien lassen Vorteile in bezug auf eine Reduzierung der Neutropeniedauer und der Häufigkeit von Infektionen, insbesondere dokumentierter Infektionen, erkennen. Die Frage nach Vorteilen für das Überleben der Patienten bleibt in zwei Studien offen [40, 41] und wird in einer Studie nach einer dreijährigen Beobachtung verneint [42].

1.3.3 Chronische schwere Neutropenien

rhG-CSF hat sich bei der Behandlung der kongenitalen, idiopathischen oder zyklischen Neutropenie bewährt. Hier kann die Lebensqualität der Patienten mit rezidivierenden Infektionen durch eine Anhebung der Neutrophilenzahl erheblich verbessert werden [7–10, 43–48].

1.4 Neutropenische Infektionen

1.4.1 Anwendung von rhG-CSF oder rhGM-CSF

Der therapeutische Einsatz von rhG-CSF oder rhGM-CSF bei neutropenischen Infektionen ist wenig untersucht. In den bisher vorliegenden, randomisierten Studien hat die zusätzliche Applikation von G-CSF oder

GM-CSF zu der antibiotischen Therapie zu einer signifikanten Verkürzung der Neutropeniedauer und in einigen Studien auch zu einer Reduktion der Tage im Krankenhaus geführt. In einer dieser Studien wird auch von einer signifikanten Reduzierung der Tage mit Antibiotika berichtet und in einer weiteren Studie von einer deutlichen Senkung der Behandlungskosten. In keiner dieser Studien wurde eine signifikante Reduktion der Tage mit Fieber erreicht [49–53]. Diese Studien lassen zwar gewisse Vorteile von einer zusätzlichen Gabe von rhG-CSF oder rhGM-CSF zu der antibiotischen Therapie erkennen; für eine Empfehlung zu einer regulären Anwendung dieser Faktoren reichen ihre Ergebnisse jedoch nicht aus. Es gibt allerdings bestimmte lebensbedrohliche Situationen, in denen die therapeutische Applikation von rhG-CSF oder rhGM-CSF, zusätzlich zu der antibiotischen Therapie, gerechtfertigt ist. Dabei handelt es sich um Infektionen, die mit Risiken einer Verschlechterung einhergehen, wenn die Neutropenie länger dauert. Zu diesen Infektionen gehören Pneumonien, Infektionen mit Hypotonie oder multipler Organdysfunktion (Sepsis) und systemische Pilzinfektionen (Tabelle 1) [25, 26, 54].

1.4.2 Granulozytentransfusion

Neutropenische Infektionen können heute durch eine adäquate antibiotische Therapie in ca. 90 % der Fälle beherrscht werden [55]. In den restlichen Fällen bleiben die Antibiotika ineffektiv und das Überleben der Patienten hängt von einem baldigen Anstieg der Neutrophilenzahl ab. In solchen Situationen stellt sich die Frage nach einer Granulozytentransfusion, die sich im Tierexperiment und in einigen klinischen Studien als effektiv erwiesen hat. Die breite Anwendung der Granulozytentransfusion scheiterte bislang daran, daß für eine effektive Therapie tägliche Transfusionen von mindestens $2-3 \times 10^{10}$ Zellen nötig sind, die möglichst von histokompatiblen Spendern stammen sollen. Diese Zellzahlen scheinen jetzt durch Behandlung des Spenders mit rhG-CSF erreichbar. Entsprechend deutet sich eine erneute Evaluation dieses Therapieprinzips an, z.B. bei Patienten mit einer schweren und persistierenden Neutropenie und einer bakteriellen Septikämie oder einer Systemmykose, die auf eine antibiotische Therapie nicht angesprochen haben. Granulozytentransfusionen sind allerdings mit der Gefahr einer Übertragung von Zytomegalievirus behaftet und können bei immunsupprimierten Patienten zu einer Transplantat-gegen-Wirt-Reaktion führen. Bei Patienten mit Pneumonie sollten Granulozyten mit Vorsicht gegeben werden, da sie rasch in die Lungen abwandern und eine Hypoxämie verursachen können [56].

2 Anämie

Anämie ist eine häufige Begleiterscheinung von malignen Erkrankungen, insbesondere in fortgeschrittenen Stadien. Sie kann auch Folge von therapeutischen Maßnahmen sein oder durch solche verstärkt werden. Der Anteil von Patienten, die einen soliden Tumor haben und während einer zytostatischen Chemotherapie eine transfusionsbedürftige Anämie entwickeln, liegt bei 18%. Bei Patienten mit Bronchialkarzinom liegt dieser Anteil bei 34% [57]. Bei einem langsamen Abfall des Hämoglobin(Hb)-Wertes treten transfusionsbedürftige klinische Symptome im allgemeinen erst bei Werten unter 8 g/dl auf [58]. Bei älteren Patienten und Patienten mit kardialen oder pulmonalen Problemen kann diese Grenze bei 10 g/dl oder höher liegen. Patienten mit malignen Erkrankungen sind überwiegend ältere Patienten, bei denen häufig abhängig oder unabhängig von der malignen Grunderkrankung kardiopulmonale Probleme bestehen. Die von einer Anämie verursachten Beschwerden sind vielfältig (Appetitlosigkeit, Schwäche, Ermüdung, Schläfrigkeit, Lethargie, Depression, Konzentrationsschwäche, Kopfschmerzen, Schwindel, Tachykardie, Dyspnoe) und können das Allgemeinbefinden des Patienten erheblich beeinträchtigen und zu einer großen psychischen Belastung werden. Sie können ein entscheidender Faktor in der Minderung der Lebensqualität des Patienten sein [59, 60].

2.1 Diagnose und Pathophysiologie der tumorbedingten Anämie

Bei Tumorpatienten muß eine Anämie differentialdiagnostisch genauso abgeklärt werden wie bei Patienten ohne Tumorerkrankung. Bei Tumorpatienten besteht jedoch häufig ein Zusammenhang zwischen der Tumorerkrankung und der Anämie (Tabelle 2). Oft findet man keine weitere Erklärung für die Entwicklung der Anämie außer der Existenz der Tumorerkrankung selbst. Eine solche *„tumorbedingte Anämie"* gehört zu der Kategorie von Anämien, die bei chronischen Erkrankungen verschiedener Genese (maligne, infektiös, inflammatorisch) vorkommen [61–65]. Die tumorbedingte Anämie ist meist normozytär und normochrom. Serumeisen und Transferrinsättigung sind zwar erniedrigt, Serumferritin jedoch normal bis gesteigert. Die Retikulozytenzahl und der Spiegel von Erythropoetin (EPO) im Serum sind im Verhältnis zu dem Grad der Anämie zu niedrig [66]. Nach neueren Untersuchungen könnte die tumorbedingte

Tabelle 2. Anämie bei malignen Erkrankungen

Blutung:	Exogen
	Intratumoral
Hämolyse:	Warmantikörper
	Kälteagglutinine
	Mikroangiopathie
Knochenmarkbefall	
Andere Mechanismen:	Amyloidose
	Hämophagozytose
	Aplastische Anämie
Tumorerkrankung	
Tumortherapie	

Anämie das Ergebnis eines multifaktoriellen Prozesses sein, der durch eine von dem Tumor ausgehende Aktivierung des immunologischen und inflammatorischen Systems in Gang gesetzt und durch Zytokine wie Tumornekrosefaktor, Interleukin-1, und Interferon-γ, vermittelt wird. Einer der pathogenetischen Mechanismen der tumorbedingten Anämie ist eine Verkürzung der Überlebenszeit der Erythrozyten. Der wichtigere Faktor scheint jedoch ein relatives Versagen der Erythropoese zu sein, die verkürzte Überlebenszeit der Erythrozyten durch eine Mehrproduktion dieser Zellen zu kompensieren. Für dieses Versagen werden drei Mechanismen verantwortlich gemacht: 1) Suppression der erythropoetischen Vorstufen, 2) Störung des Eisenstoffwechsels und 3) inadäquate Produktion von EPO (Abb. 2). Pharmakologische Dosen von EPO scheinen in der Lage zu sein, alle drei Mechanismen positiv zu beeinflussen [66].

2.2 Erythrozytensubstitution und Therapie mit rhEPO

Tumorbedingte oder chemotherapieinduzierte Anämien werden gewöhnlich durch Erythrozytentransfusionen behandelt. Wiederholte Transfusionen sind jedoch mit dem Risiko einer Alloimmunisierung gegen Erythrozytenantigene und Übertragung von bakteriellen, protozoalen (Toxoplasma gondii, Plasmodien) und insbesondere viralen (human immunodeficiency virus, Hepatitisviren B, C oder D, Epstein-Barr-Virus, Zytomegalievirus) Erregern behaftet. Hinzu kommt die Gefahr einer Eisenüberladung [67]. Weiter besteht das Risiko einer Immunsuppression, wie sie für Bluttrans-

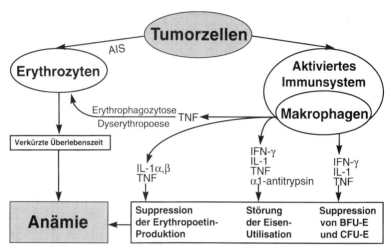

AIS = Anemia Inducing Substance, TNF = Tumornekrosefaktor, IFN = Interferon, IL = Interleukin, BFU = Burst Forming Unit, CFU = Colony Forming Unit, E = Erythroid

Abb. 2. Mögliche pathophysiologische Mechanismen der tumorbedingten Anämie

fusionen bei Tumorpatienten diskutiert wird [68]. Darüber hinaus fällt der Hämoglobinwert in den Intervallen zwischen den Erythrozytentranfusionen regelmäßig ab, so daß die Patienten selten durchgehend beschwerdefrei bleiben. Eine therapeutische Alternative ist die Gabe von rekombinantem, humanem (rh) EPO, das sich bei renalen Anämien im Prädialyse- oder Dialysestadium bewährt hat [69].

Die Effizienz des rhEpo bei der tumorbedingten Anämie ist in einer Anzahl von Studien, u.a. auch randomisierten Studien, gezeigt worden [60, 70–77]. Das gleiche gilt auch für die Effizienz von rhEPO zur Behandlung oder Prophylaxe von chemotherapieinduzierter Anämie, und zwar Chemotherapien mit oder ohne Cis- oder Carboplatin [76–81]. Die Ansprechrate der tumorbedingten Anämien schwankt zwischen 40–80% und die der chemotherapieinduzierten Anämien zwischen 50–85%. Die Ansprechrate der tumorbedingten Anämien hängt von der zugrundeliegenden Tumorerkrankung ab und ist größer bei Anämien, die mit multiplem Myelom (58–78%), malignen Lymphomen (73%) oder soliden Tumoren (38–80%) assoziiert sind als bei Anämien, die durch Myelodysplasien oder Myelofibrose mit myeloischer Metaplasie (< 30%) verursacht werden [60, 71–77, 82]. Bei Myelodysplasien hängt die Ansprechrate von dem Subtyp der Erkrankung ab [83, 84]. Eine Kombination von rhEPO mit rhG-CSF oder rhGM-CSF scheint die Ansprechrate der Anämien bei Myelodyspla-sien zu verbessern (35–48%) [36, 85, 86]. Das Ansprechen der tumorbe-dingten Anämie bei multiplem Myelom oder malignen Lymphomen wird nicht von der Nierenfunktion oder Tumorzellinfiltration des Knochen-markes beeinflußt [60, 71, 77].

Es gibt eine Anzahl von Studien, die zeigen, daß eine mit Hilfe von rhEPO erreichte Korrektur der Anämie nicht nur zu einer Reduzierung oder Behebung der Transfusionsbedürftigkeit führt, sondern auch die physische und psychische Befindlichkeit des Patienten und seine Lebens-qualität erheblich verbessert [59, 60, 76, 81]. Dies ist in Anbetracht der schweren Last, die die Tumorpatienten im Zusammenhang mit ihrer Er-krankung und der damit verbundenen Therapie zu tragen haben, von be-sonderer Bedeutung.

2.3 Prädiktive Faktoren für das Ansprechen auf rhEPO

Um die Therapie mit rhEPO kosteneffektiv gestalten zu können, müssen zuverlässige prädiktive Parameter für ein Ansprechen der Anämie zur Ver-fügung stehen (Abb. 3). Einige klinische Studien haben sich mit dieser Frage beschäftigt und entsprechende Algorithmen herausgearbeitet [33, 81, 87–89]. Die herausgefundenen Faktoren können in prätherapeutische und frühe therapeutische unterteilt werden.

Der prätherapeutische EPO-Spiegel im Serum scheint einen gewissen prädiktiven Wert für das Ansprechen der tumorbedingten Anämie auf rhEPO zu haben. Dies gilt vor allem für Patienten, die keine Chemotherapie erhalten. Während ein EPO-Spiegel unter 50–100 mU/ml eine hohe Wahr-scheinlichkeit des Ansprechens bedeutet, sind Werte über 200 mU/ml oder gar 500 mU/ml ein Zeichen dafür, daß hier deutlich weniger häufig bzw. kaum mit einem Ansprechen zu rechnen ist [60, 77, 88, 89]. Von prädiktiver Bedeutung scheint auch das Verhältnis des vorhandenen („observed") EPO-Spiegels zu dem EPO-Spiegel zu sein, der an Hand des jeweiligen Hb- oder Hämatokritwertes zu erwarten („expected") wäre, wenn der Patient keine Tumoranämie, sondern eine Eisenmangel- oder Blutungsanämie hätte. Bei einem O/E-Verhältnis von unter 0,9 ist in etwa 70–75% der Fälle mit einem Ansprechen der Anämie auf rhEPO zu rechnen [33, 88].

Frühe Zeichen eines Ansprechens der Anämie auf rhEPO sind ein Anstieg des Hb-Wertes und der Retikulozytenzahl sowie ein Abfall des EPO- oder Ferritinspiegels im Serum innerhalb der ersten 2–4 Wochen. Bei einem Anstieg des Hb-Wertes um mehr als 0,5 g/dl innerhalb der

Tumorpatient mit Anämie

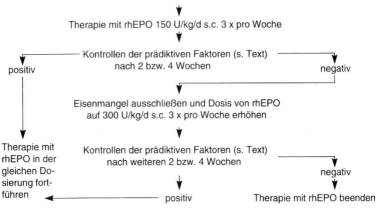

Abb. 3. Praktisches Vorgehen bei der Therapie der tumorbedingten oder chemotherapie-induzierten Anämie mit rhEPO

ersten 2 Wochen, kombiniert mit einem Abfall des EPO-Spiegels unter 100 mU/ml, liegt die Wahrscheinlichkeit des Ansprechens nach Ludwig et al. über 95% (Abb. 3) [87]. Eine Alternative soll ein Abfall des Ferritin-wertes unter 400 ng/ml sein, der ein Ansprechen in 72% der Fälle erwarten läßt. Ein Anstieg des Hb-Wertes um mehr als 0,5 g/dl innerhalb der ersten 2 Wochen, kombiniert mit einem Anstieg der Retikulozytenzahl um mehr als 40000/μl weist nach Henry et al. [89] bei Patienten ohne Chemothera-pie auf eine Wahrscheinlichkeit des Ansprechens von 91%. Bei Patienten mit Chemotherapie ist ein Anstieg des Hb-Wertes um mehr als 1 g/dl innerhalb der ersten 4 Wochen, zusammen mit einem Anstieg der Retiku-lozytenzahl um mehr als 40000/μl, hinweisend auf eine Ansprechwahr-scheinlichkeit von 85%. Glaspy et al. [81] berichten von einem Ansprechen in 75% der Patienten mit Chemotherapie, wenn der Hb-Wert innerhalb der ersten 4 Wochen um 1 g/dl oder mehr ansteigt.

2.4 Dosierung und Applikation von rhEPO

Die häufig applizierte Dosis von rhEPO liegt bei 150 U/kg KG s.c. dreimal pro Woche. Die s.c. Applikation hat den Vorteil, daß sie vom Patienten selbst vorgenommen werden kann und im Vergleich zur i.v. Applikation eine Dosisersparung von 25–50% ermöglicht. Die durchschnittliche Dauer bis zum Ansprechen der Anämie beträgt 4–6 Wochen. In Einzelfällen kann eine höhere Dosierung und/oder eine längere Applikationsdauer nötig sein, um ein Ansprechen zu ermöglichen. Wenn nach 4 Wochen keine Zeichen eines Ansprechens da sind (s. prädiktive Parameter), sollte nach Ausschluß eines Eisenmangels die o. g. Dosierung verdoppelt und für weitere 4 Wochen verabfolgt werden (Abb. 3). rhEPO ist gut verträglich und verursacht selten Nebenwirkungen (lokale Reizung an der Injektionsstelle, Skelettschmerzen, Hypertonie bei starkem Anstieg des Hämoglobinwertes) [60, 76, 77, 90]. Hämoglobinwerte über 14 g/dl sollten durch Unterbrechung der Behandlung und anschließende Dosisanpassung (50–75% der vorherigen Dosis) vermieden werden. Bei einem Ansprechen der Anämie ist auf Eisenmangel und erforderlichenfalls Eisensubstitution zu achten [91, 92]. Der therapeutische Effekt von rhEPO kann lange anhalten und geht im allgemeinen erst dann verloren, wenn die zugrundeliegende Tumorerkrankung deutlich progredient wird. Bei belastenden Ereignissen wie z. B. Infektion oder Operation kann vorübergehend ein Nachlassen des Effektes eintreten [60].

3 Thrombozytopenie

Eine verminderte Thrombozytenproduktion ist ein häufiger Teilbefund einer hämatopoetischen Insuffizienz infolge einer Erkrankung des blutbildenden Systems oder einer myelotoxischen Therapie. Circa 30% der Patienten mit akuter Leukämie weisen bei Diagnosestellung eine Thrombozytopenie von weniger als 25000/µl auf. Diese ausgeprägte Thrombozytopenie (Grad IV der WHO-Toxizitätsskala) findet sich außerdem regelmäßig nach Induktions- und Konsolidierungstherapie einer akuten Leukämie sowie in dem Intervall zwischen Hochdosis-Chemotherapie und der Restitution der Blutbildung durch hämatopoetische Vorläuferzellen, die zuvor aus dem Knochenmark oder dem peripheren Blut entnommen wurden.

Eine effektive Substitution von Thrombozyten ist bei der Mehrzahl der Patienten möglich. Bei Patienten ohne Fieber, plasmatische Gerinnungsstörungen bzw. andere Risikofaktoren wird eine prophylaktische Thrombozytentransfusion bei einem Abfall der Thrombozyten auf weniger als 10000/µl empfohlen, da erst bei Unterschreiten dieses Grenzwerts das

Risiko lebensbedrohlicher Blutungen ansteigt [93, 94]. Auch Thrombozytentransfusionen sind mit dem Risiko einer Infektionsübertragung und der Alloimmunisierung mit konsekutiver Thrombozyten-Refrakterität behaftet. Diese Komplikationsmöglichkeiten sowie die Kosten und Knappheit von Blutprodukten begründen die Suche nach alternativen Therapieverfahren. Hierfür bieten sich diejenigen Zytokine an, die einen stimulierenden Effekt auf den komplexen Prozeß der Thrombozytopoese ausüben [95, 96].

Es liegen klinische Daten vor zum Einsatz von IL-1, IL-3, IL-6 und IL-11 bei Patienten mit chemotherapiebedingter Thrombozytopenie [97–101]. Diese Phase-I/II-Studien zeigen, daß die untersuchten Zytokine eine Verkürzung der Thrombozytopeniedauer und/oder eine Abschwächung des Thrombozytennadirs bewirken können. Beachtenswert sind die dosisabhängigen Nebenwirkungen dieser Substanzen, insbesondere Fieber und Übelkeit. Demgegenüber wird in der ersten bisher veröffentlichten Phase-I-Studie zum TPO/MGDF keine nennenswerte Toxizität dieses Zytokins beschrieben; die Substanz induziert eine deutliche, dosisabhängige Zunahme der peripheren Thrombozytenzahlen [102]. Von den derzeit laufenden Phase-I/II-Studien wird eine Auskunft über den Stellenwert von TPO/MGDF in der Behandlung der schweren Thrombozytopenie zu erwarten sein.

Literatur

1. Metcalf D (1993) Hematopoietic regulators: redundancy or subtlety? Blood 82:3515–3523
2. Mertelsmann R (1993) Hematopoietic cytokines: from biology and pathophysiology to clinical application. Leukemia 7(Suppl 2):168–177
3. Tobler A (1993) Die Bedeutung der Zytokine in der normalen und leukämischen Hämatopoese. Schweiz Med Wochenschr 123:44–52
4. de Sauvage FJ, Hass PE, Spencer SD et al. (1994) Stimulation of megakaryocytopoiesis and thrombopoiesis by the c-Mpl ligand. Nature 369:533–538
5. Bartley TD, Bogenberger J, Hunt P et al. (1994) Identification and cloning of a megakaryocyte growth and development factor that is a ligand for the cytokine receptor Mpl. Cell 77:1117–1124
6. Bodey GP, Buckley M, Sathe YS et al. (1966) Quantitative relationships between circulating leukocytes and infection in patients with acute leukemia. Ann Intern Med 64:328–340
7. Harmenberg J, Höglund M, Hellström-Lindberg E (1994) G- and GM-CSF in oncology and oncological haematology. Eur J Haematol 52(Suppl 55):1–28

8. Lieschke GJ, Burgess AW (1992) Granulocyte colony-stimulating factor and granulocyte-macrophage colony-stimulating factor. N Engl J Med 327:28–35
9. Fleischmann RA (1993) Southwestern internal medicine conference: Clincial use of hematopoietic growth factors. Am J Med Sci 305:248–273
10. Lieschke GJ, Burgess AW (1992) Granulocyte colony-stimulating factor and granulocyte-macrophage colony-stimulating factor. N Engl J Med 327:99–106
11. Gerhartz HH, Engelhard M, Meusers P et al. (1993) Randomized, double-blind, placebo-controlled, phase III study of recombinant human granulocyte-macrophage colony-stimulating factor as adjunct to induction tratment of high-grade malignant non-Hodgkin's lymphomas. Blood 82:2329–2339
12. Kotake T, Miki R, Akaza H et al. (1991) Effect of recombinant granulocyte colony stimulating factor (rG-CSF) on chemotherapy-induced neutropenia in patients with urogenital cancer. Cancer Chemother Pharmacol 27:253–257
13. de Vries EGE, Biesma B, Willemse PHB et al. (1991) A double-blind placebo-controlled study with granulocyte-macrophage colony-stimulating factor during chemotherapy for ovarian carcinoma. Cancer Res 51:116–122
14. Crawford J, Ozer H, Stoller R et al. (1991) Reduction by granulocyte colony-stimulating factor of fever and neutropenia induced by chemotherapy in patients with small-cell lung cancer. N Engl J Med 325:164–170
15. Pettengell R, Gurnes H, Radford JA et al. (1992) Granulocyte colony-stimulating factor to prevent doselimiting neutropenia in non-Hodgkin's lymphoma: A randomized controlled trial. Blood 80:1430–1436
16. Trillet-Lenoir V, Green J, Manegold C et al. (1993) Recombinant granulocyte colony stimulating factor reduces the infectious complications of cytotoxic chemotherapy. Eur J Cancer 29A:319–324
17. Ogawa M, Masaoka R, Mizoguchi H et al. (1990) A phase III study of KRN 8601 (rhG-CSF) on neutropenia induced by chemotherapy for malignant lymphoma – a multiinstutional placebo controlled double-blind comparative study. Gan To Kagaku Ryoho 17:365–373
18. Ohno R, Tomonaga M, Kobayashi T et al. (1990) Effect of granulocyte colony stimulating factor after intensive induction therapy in relapsed or refractory acute leukemia. N Engl J Med 232:871–877
19. Chung YS, Sowa M, Kato et al. (1991) A clinical study on the effect of recombinant human G-CSF in gastric cancer patients with neutropenia induced by chemotherapy (EAP). J Jpn Soc Cancer Ther 26:802–807
20. Oyama A, Ota K, Asano S et al. (1990) A double-blind, crossover clinical trial of recombinant human G-CSF on neutropenia induced by chemotherapy of non-Hodgkin's lymphoma. Nippon Gan Chiryo Gakkai Shi 25:2533–2548
21. Kaplan LD, Kahn JO, Crow S et al. (1991) Clinical and virologic effects of recombinant human granulocyte-macrophage colony-stimulating factor in patients receiving chemotherapy for human immunodeficiency virus-associated non-Hodgkin's lymphoma: results of a randomized trial. J Clin Oncol 9:929–940
22. Fukuoka M, Takada M, Masuda N et al. (1992) Dose intensive weekly chemotherapy with or without recombinant human granulocyte colony-stimulating factor (G-CSF in extensive-stage small-cell lung cancer. Proc Am Soc Clin Oncol 11:967
23. Diaz-Rubio E, Adrover E (1994) Use of granulocyte growth factors in solid tumours. Eur J Cancer 30A:120–122

24. Nowrousian MR, Mengelkoch B, Kleine-Herzbruch R et al. (1993) Intensified sequential combination chemotherapy (CEBOPP/VIML), G-CSF and radiotherapy in patients with high-grade malignant non-Hodgkin's lymphoma (NHL). Ann Hematol 67 (Suppl): 88

25. Anderson JR, Anderson PN, Armitage JO et al. (1994) American Society of Clinical Oncology: recommendations for the use of hematopoietic colony stimulating factors. Evidence-based, clinical practice guidelines. J Clin Oncol 12: 2471–2508

26. The American Society of Clinical Oncology (1996) Update of recommendations for the use of hematopoietic colony-stimulating factors: Evidence-based clinical practice guidelines. J Clin Oncol 14: 1957–1960

27. Toner G, Woollett A, Laidlaw C et al. (1994) Low versus standard dose G-CSF prophylaxis after chemotherapy: A randomized, crossover comparison. Proc Am Soc Clin Oncol 13: 429

28. Maugard-Louboutin C, Chastang C, Chevallier B et al. (1993) Dose-effect relationship of granulocyte colony-stimulating factor (G-CSF): PE 2601 in patients with advanced breast carcinoma treated by intensive chemotherapy. Proc Am Soc Clin Oncol 12: 90

29. Soda H, Oka M, Fukuda M et al. (1996) Optimal schedule for administering colony-stimulating factor in chemotherapy-induced neutropenia in non-small-cell lung cancer. Cancer Chemother Pharmacol 38: 9–12

30. Crawford J, Kreisman H, Garewal H et al. (1997) The impact of filgrastim schedule variation on hematopoietic recovery post-chemotherapy. Ann Oncol 8: 1117–1124

31 Niitsu N, Ski S, Muroi K et al. (1997) Interstitial pneumonia in patients receiving granulocyte colony-stimulating factor during chemotherapy: survey in Japan 1991–96. Br J Cancer 76: 1661–1666

32. Weintraub M, Adde MA, Venzon DJ et al. (1996) Severe atypical neuropathy associated with administration of hematopoietic colony-stimulating factors and vincristine. J Clin Oncol 14: 935–940

33. Croockewit AJ, Bronchud MH, Aapro MS et al. (1997) A European perspective on hematopoietic growth factors in haemato-oncology: Report of an expert meeting of the EORTC. Eur J Cancer 33: 1732–1746

34. Chao N, Schriber J, Grimes K et al. (1993) Granulocyte colony-stimulating factor mobilised peripheral blood progenitor cells accelerate granulocyte and platelet recovery after high-dose chemotherapy. Blood 81: 2031–2035

35. Ganser A, Seipelt G, Eder M et al. (1992) Treatment of myelodysplastic syndromes with cytokines and cytotoxic drugs. Semin Oncol 19 (Suppl 4): 95–101

36. Stein RS (1994) Clinical use of growth factors in the myelodysplastic syndromes. Am J Med Sci 307: 360–367

37. Estey EH (1994) Use of colony-stimulating factors in the treatment of acute myeloid leukemia. Blood 83: 2015–2019

38. Moore JO, Dodge RK, Amrein PC et al. (1997) Granulocyte colony- stimulating factor (filgrastim) accelerates granulocyte recovery after intensive postremission chemotherapy for acute myeloid leukemia with aziridinyl benzoqinone and mitoxantrone: Cancer and Leukemia Group B Study 9022. Blood 89: 780–788

39. Dombert H, Chastang C, Fenaux P (1995) A controlled study of recombinant human colony-stimulating factor in elderly patients after treatment for acute myelogenous leukemia. N Engl J Med 332: 1678–1683

40. Ottmann O, Hoelzer D, Gracien E et al. (1995) Concomitant granulocyte colony-stimulating factor and induction chemoradiotherapy in adult acute lymphoblastic leukemia: A randomized phase III trial. Blood 86:444–450
41. Welte K, Reiter A, Mempel K et al. (1996) A randomized phase III study of the efficacy of granulocyte colony-stimulating factor in children with high-risk acute lymphoblastic leukemia. Blood 87:3143–3150
42. Pui CH, Boyett JM, Hughes WT et al. (1997) Human granulocyte-stimulating factor after induction chemotherapy in children with acute lymphoblastic leukemia. N Engl J Med 336:1781–1787
43. Costello RT (1993) Therapeutic use of granulocyte-macrophage colony-stimulating factor (GM-CSF). Acta Oncol 32:403–408
44. Hammond WP, Proce TII, Souza LM et al. (1989) Treatment of cyclic neutropenia with granulocyte colony-stimulating factor. N Engl J Med 320:1306–1311
45. Welte K, Zeidler C, Reiter A et al. (1990) Differential effects of granulocyte-macrophage colony-stimulating factor and granulocyte colony-stimulating factor in children with severe congenital neutropenia. Blood 75:1056–1063
46. Jakubowski AA, Souza L, Kelly F et al. (1989) Effects of human granulocyte colony stimulating factor in a patient with idiopathic neutropenia. N Engl J Med 320:38–42
47. Bonilla MA, Gillio AP, Ruggeiro M et al. (1989) Effects of recombinant human granulocyte colony-stimulating factor on neutropenia in patients with congenital agranulocytosis. N Engl J Med 320:1574–1580
48. Fine KD, Byrd TD, Stone MJ (1997) Successful treatment of chronic severe neutropenia with weekly recombinant granulocyte colony-stimulating factor. Br J Haematol 97:175–178
49. Biesma B, de Vries EGE, Willemse PHB et al. (1990) Efficacy and tolerability of recombinant human granulocyte-macrophage colony-stimulating factor in patients with chemotherapy-related leukopenia and fever. Eur J Cancer 26:932–936
50. Riikonen P, Saarinen UM, Mäkipernaa A et al. (1993) rh GM-CSF in the treatment of fever and neutropenia: A double-blind placebo controlled study in children with malignancy. Proc Am Soc Clin Oncol 12:443
51. Masher DW, Lieschke GF, Green M, Bishop J et al. (1994) Filgrastim in patients with chemotherapy induced febrile neutropenia. Ann Intern Med 121:492–501
52. Mayordomo JI, Rivera F, Diaz-Puente MR et al. (1993) Re.: Decision analysis of hematopoietic growth factor use in patients receiving cancer chemotherapy. J Natl Cancer Inst 85:1251–1252
53. Boogaerts MA (1994) Growth factors in haematology: Prophylactic versus interventional use. Eur J Cancer 30A:238–243
54. Schimpff SC (1994) Growth factors and empiric therapy with antibiotics: should they be used concurrently? Ann Intern Med 121:538–539
55. Klaassen U, Nowrousian MR, Werk S et al. (1993) Sequential antimicrobial therapy for the treatment of infections in neutropenic cancer patients. Ann Hematol 67 (Suppl):63
56. Strauss RG (1993) Therapeutic granulocyte transfusions in 1993. Blood 81:1675–1678
57. Skillings JR, Sridhar FG, Wong C et al. (1993) The frequency of red cell transfusion for anemia in patients receiving chemotherapy. Am J Clin Oncol 16:22–25
58. Fernandez Montoya A (1991) Chronic transfusion support. Schweiz Med Wochenschr 121 (Suppl 43):106–110

59. Leitgeb C, Pecherstorfer M, Fritz E et al. (1994) Quality of life in chronic anemia of cancer during treatment with recombinant human erythropoietin. Cancer 73: 2535–2542

60. Ludwig H, Leitgeb C, Fritz E et al. (1993) Erythropoietin treatment of chronic anaemia of cancer. Eur J Cancer 29 A (Suppl 2): 8–12

61. Miller CB, Jones RJ, Piantadosi S et al. (1990) Decreased erythropoietin reponse in patients with the anemia of cancer. N Engl J Med 322: 1689–1692

62. Means RT, Krantz SB (1992) Progress in understanding the pathogenesis of the anemia of chronic disease. Blood 80: 1639–1647

63. Spivak JL (1994) Cancer-related anemia: its causes and characteristics. Semin Oncol 21 (Supl 3): 3–8

64. Barosi G (1994) Inadequate erythropoietin response to anemia: definition and clinical relevance. Ann Hematol 68: 215–223

65. Krantz SB (1994) Pathogenesis and treatment of the anemia of chronic disease. Am J Med Sci 307: 353–359

66. Nowrousian MR, Kasper C, Oberhoff C et al. (1996) Pathophysiology of Cancer-Related Anemia. In: Smyth JF, Boogaerts MA, Ehmer BRM (eds) rhErythropoietin in Cancer Supportive Treatment. Marcel Dekker, New York Basel Hong Kong, pp 13–34

67. Walker RH (1987) Award lectures and special reports: Transfusion risks. Am J Clin Pathol 88: 374–378

68. Klein HG (1994) Immunologic aspects of blood transfusion. Semin Oncol 21 (Suppl 3): 16–20

69. Bergström J (1993) New aspects of erythropoietin treatment. J Intern Med 233: 445–462

70. Ludwig H, Fritz E, Kotzmann H et al. (1990) Erythropoietin treatment of anemia associated with multiple myeloma. N Engl J Med 322: 1693–1699

71. Oster W, Herrmann F, Gamm H et al. (1990) Erythropoietin for the treatment of anemia of malignancy associated with neoplastic marrow infiltration. J Clin Oncol 8: 956–962

72. Yoshida Y, Anzai N, Kawabara H et al. (1993) Serial changes in endogenous erythropoietin levels in patients with myelodysplastic syndromes and aplastic anemia undergoing erythropoietin treatment. Ann Hematol 66: 175–180

73. Stenke L, Wallvik J, Celsind F et al. (1993) Prediction of response to treatment with human recombinant erythropoietin in myelodysplastic syndromes. Leukemia 7: 1324–1327

74. Abels RI (1992) Use of recombinant human erythropoietin in the treatment of anemia in patients who have cancer. Semin Oncol 19 (Supp 8): 29–35

75. Abels R (1993) Erythropoietin for anaemia in cancer patients. Eur J Cancer 29 A (Suppl 2): 2–8

76. Henry DH, Abels RT (1994) Recombinant human erythropoietin in the treatment of cancer and chemotherapy induced anemia: Results of double-blind and openlabel follow-up studies. Semin Oncol 21 (Suppl 3): 21–28

77. Kasper C, Terhaar A, Fossa A et al. (1997) Recombinant human erythropoietin in the treatment of cancer-related anaemia. Eur J Haematol 58: 251–256

78. Case DC, Bukowski RM, Carey RW et al. (1993) Recombinant human erythropoietin therapy for anemic cancer patients on combination chemotherapy. J Natl Cancer Inst 85: 801–806

79. Gamucci T, Thorel MF, Frasca AM et al. (1993) Erythropoietin for the prevention of anaemia in neoplastic patients treated with cisplatin. Eur J Cancer 29 A (Suppl 2): 13–14

80. Cascinu S, Fedeli A, Del Ferro E et al. (1994) Recombinant human erythropoietin treatment in cisplatin-associated anemia: A randomized, double-blind trial with placebo. J Clin Oncol 12:1058–1062

81. Glaspy J, Bukowski R, Steinberg D et al. (1997) Impact of therapy with epoetin alfa on clinical outcomes in patients with nonmyeloid malignancies during cancer chemotherapy in community oncology practice. J Clin Oncol 15:1218–1234

82. Tefferi A, Silverstein MN (1994) Recombinant human erythropoietin therapy in patients with myelofibrosis with myeloid metaplasia. Br J Haematol 86:893–896

83. Hellström-Lindberg E (1995) Efficacy of erythropoietin in the myelodysplastic syndromes: a meta-analysis of 205 patients from 17 studies. Br J Haematol 89: 67–71

84. Rose EH, Abels RI, Nelson RA et al. (1995) The use of r-HuEpo in the treatment of anaemia related to myelodysplasia (MDS). Br J Haematol 89:831–837

85. Bernell P, Stenke L, Wallvik J et al. (1996) A sequential erythropoietin and GM-CSF schedule offers clinical benefits in the treatment of anaemia in myelodysplastic syndromes. Leuk Res 8:693–699

86. Negrin RS, Stein R, Doherty K et al. (1996) Maintenance treatment of the anemia of myelodysplastic syndromes with recombinant human granulocyte colony-stimulating factor and erythropoietin: Evidence for in vivo synergy. Blood 87: 4076–4081

87. Ludwig H, Fritz E, Leitgeb C et al. (1994) Prediction of response to erythropoietin treatment in chronic anemia of cancer. Blood 84:1056–1063

88. Cazzola M, Messinger D, Battistel W et al. (1995) Recombinant human erythropoietin in the anemia associated with multiple myeloma or non- Hodgkin's lymphoma: Dose finding and identification of predictors of response. Blood 86: 4446–4453

89. Henry D, Thatcher N (1996) Patient selection and predicting response to recombinant human erythropoietin in anemic cancer patients. Semin Hematol 33 (Suppl 1):2–5

90. Singlbartl G (1994) Adverse events of erythropoietin in long-term and in acute/short-term treatment. Clin Investig 72:36–43

91. Sunder-Plassmann G, Hörl WH (1994) Iron metabolism and iron substitution during erythropoietin therapy. Clin Investig 72:11–15

92. Adamson JW (1994) The relationship of erythropoietin and iron metabolism to red blood cell production in humans. Semin Oncol 21 (Suppl 3):9–15

93. Aderka D, Praff G, Santo M et al. (1986) Bleeding due to thrombocytopenia in acute leukemias and reevaluation of the prophylactic transfusion policy. Am J Med Sci 291:147–151

94. Gmür H, Burger J, Schanz U et al. (1991) Safety of stringent prophylactic platelet transfusion policy for patients with acute leukaemia. Lancet 338:1223–1226

95. Gordon MS, Hoffmann R (1992) Growth factors affecting human thrombocytopoiesis: Potential agents for the treatment of thrombocytopenia. Blood 80: 302–307

96. Kaushansky K (1995) Thrombopoietin: The primary regulator of platelet production. Blood 86:419–431

97. Smith JW, Longo DL, Alvord WG et al. (1993) The effects of treatment with inter-
     leukin-1 alpha on platelet recovery after high-dose carboplatin. N Engl J Med
     328:756–761
98. D'Hondt V, Weynants P, Humblet Y et al. (1993) Dose-dependent interleukin-3
     stimulation of thrombopoiesis and neutropoiesis in patients with small-cell lung
     carcinoma before and following chemotherapy: A placebo-controlled rando-
     mized phase Ib study. J Clin Oncol 11:2063–2071
99. Veldhuis GJ, Willemse PHB, Sleijfer DT et al. (1995) Toxicity and efficacy of
     escalating dosages of recombinant interleukin-6 after chemotherapy in patients
     with breast cancer and non-small-cell lung cancer. J Clin Oncol 13:2585–2593
100. D'Hondt V, Humblet Y, Guillaume Th et al. (1995) Thrombopoietic effects and
     toxicity of interleukin-6 in patients with ovarian cancer before and after chemo-
     therapy: A multicentric placebo-controlled, randomized phase Ib study. Blood
     85:2347–2353
101. Gordon MS, McCaskill-Stevens WJ, Battiato LA et al. (1996) A phase I trial of
     recombinant human interleukin-11 (Neumega rhIL-11 growth factor) in women
     with breast cancer receiving chemotherapy. Blood 87:3615–3624
102. Basser RL, Rasko JEJ, Clarke K et al. (1996) Thrombopoietic effects of peg-
     ylated recombinant human megakaryocyte growth and development factor
     (PEG-rHuMGDF) in patients with advanced cancer. Lancet 348:1279–1281

Therapie maligner Pleuraergüsse

M. Schmidt

I. Häufigkeit

Bei allen malignen Erkrankungen können Pleuraergüsse auftreten, wenn auch in unterschiedlicher Häufigkeit: Der Primärtumor ist häufig ein Mammakarzinom, ein Bronchialkarzinom, ein Ovarialkarzinom oder ein malignes Lymphom.

Häufigkeit maligner Pleuraergüsse [8, 10, 23]

Mammakarzinom:	bis 49%
Bronchialkarzinom:	bis 35%
Ovarialkarzinom:	um 6%
maligne Lymphome:	bis 15%
Pleuramesotheliom:	um 11%

II. Pathophysiologie

Die pathophysiologischen Ursachen für maligne Pleuraergüsse sind:

1. Tumorinfiltration oder Metastasierung in die Pleura parietalis oder visceralis mit Steigerung der Permeabilität für Wasser und Eiweiß;
2. Verlegung des Lymphabflusses der Pleura parietalis ins Mediastinum mit Anstieg des kolloidosmotischen Druckes im Pleuraraum.

Der typische maligne Erguß ist ein steriles Exsudat (Pleura-Serum-Eiweißquotient $> 0,5$ oder LDH-Quotient $> 0,6$ [11]). Wie meist bei Exsudaten, ist eine diuretische Therapie wenig erfolgreich.

III. Diagnostik

Bei Husten, Atemnot oder Thoraxschmerz muß an einen Pleuraerguß gedacht werden. Man kann bei größeren Ergüssen die Diagnose durch Perkussion, Auskultation und Stimmfremitus stellen, heute ist am Krankenbett die Sonographie die sicherste diagnostische Methode. So wird auch die optimale Punktionsstelle am einfachsten festgelegt. Auf eine Röntgenthoraxübersicht in 2 Ebenen soll man aus differentialdiagnostischen Gründen nicht verzichten. Dann wird man eine Probepunktion (10 ml) durchführen und die Ergußflüssigkeit laborchemisch, mikrobiologisch und zytologisch untersuchen. In Zweifelsfällen wird eine Pleu-

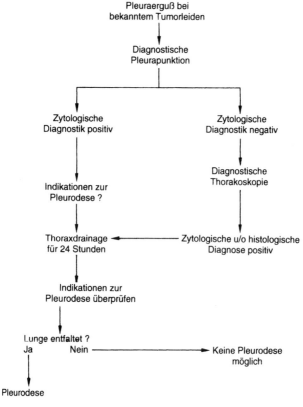

Abb. 1. Behandlungsstrategie bei malignem Pleuraerguß (s. Text)

rabiopsie entnommen, die heute am sichersten durch Thorakoskopie erfolgt (diagnostische Trefferquote fast 100 % [12, 20]) (s. Abb. 1). Bei malignen Ergüssen, die nicht durch ein Pleuramesotheliom verursacht sind und deren Primärtumor unbekannt ist, wird man zunächst den Primärtumor suchen müssen.

IV. Behandlungsstrategie

Die Pleurodese beim malignen Erguß ist eine wichtige palliative Therapieform. Man sollte bei Erstellung des Therapiekonzeptes frühzeitig über die Indikation zur Pleurodese nachdenken und diese zu einem Zeitpunkt durchführen, an welchem der Patient noch einen Nutzen davon hat.

1 Pleurodesemethoden

Man geht heute davon aus, daß eine kontinuierliche Thoraxdrainage über etwa 24 Stunden mit völliger Entleerung des Pleuraraums Vorbedingung für eine erfolgreiche lokal sklerosierende Therapie ist [2]. Dabei sind Drainagevolumina unter 200 ml/Tag eine günstige Ausgangssituation [8]. Man kann sklerosierende (z.B. Tetrazyklin, Bleomycin, Talcum) von nicht-sklerosierenden (z.B. Thiotepa, 5-Fluorouracil, Cisplatin, Corynebacterium parvum, Radionuklide) Pleurodesesubstanzen unterscheiden. Sklerosierende Substanzen sind offensichtlich effektiver; der zytostatische Effekt einer Substanz scheint eine eher untergeordnete Rolle zu spielen. Leider sind die wenigsten Therapiestudien nach den anerkannten Minimalkriterien [8, 16] vergleichbar:

1. Eine Studie muß vergleichend und kontrolliert sein und genügend Patienten umfassen;
2. Ein Ansprechen auf die Pleurodese wird nach 1 Woche, nach 30 Tagen, nach 3 (und 6 Monaten) gewertet;
3. Die Zeit bis zum Rezidiv muß angegeben sein.

Eine Auswahl der wichtigsten Studien, die nach diesen Kriterien beurteilbar sind, gibt Tabelle 1:

Eine sehr erfolgreiche Substanz war *Quinacrin*. Quinacrin ist wegen seiner Nebenwirkungen derzeit nicht erhältlich und führt zu Schmerzen,

Tabelle 1. Auswahl kontrollierter Studien zur Pleurodese (Kriterien nach Hausheer [8]) mit Tetrazyklin (TCN), Bleomycin (BLM), Corynebacterium parvum (C. p.), Fibrinkleber (FIB), Mitoxantron (MOX) und Talcum (TAL)

Autor	Fallzahl (n)	Substanzen	Remissionen insgesamt (%)	30-Tage Erfolg (%)	90 Tage Erfolg (%)	Zeitdauer zum Rezidiv (Tage)
Bayly [1]	9	TCN	89	–	–	–
	11	QIN	90	–	–	–
Gupta [6]	12	TCN		56	41	–
	13	BLM		87	72	–
Zaloznik [22]	13	TCN		68	37	–
	9	Placebo		11	–	–
Fentiman [3]	12	TAL	92	–	–	–
	21	TCN	48	–	–	–
Kessinger [9]	?	BLM		62	–	–
	?	TCN		65	–	–
Ostrowski [16]	25	BLM	72	–	–	–
	19	C. p.	47	–	–	–
Gust [7]	20	TCN	80	70	–	–
	20	FIB		90	90	–
Ruckdeschel [17]	41	TCN		33	47	32
	44	BLM		64	70	46
Groth [5]	54	MOX		92	63	–
	49	Placebo		87	80	–
Maiche [12]	15	MOX		73	–	–
	14	BLM		64	–	–
Schmidt [18]	47	MOX		73	61	–
	49	BLM		91	83	–

Fieber, Übelkeit und zentralnervösen Nebenwirkungen [8]. *Talcumpuder* kann über eine Thorakotomie oder Thorakoskopie auf die Pleura aufgebracht werden. Die wesentliche unerwünschte Wirkung ist der oft mehrtägige Pleuraschmerz. Die *Talk-Poudrage* über das Thorakoskop [4, 21] scheint nach wie vor das effektivste Verfahren zu sein (Remissionsquoten bis 98 %). Die *Pleurektomie* wird wahrscheinlich vorwiegend beim lokal begrenzten Pleuramesotheliom oder bei einigen selektierten Fällen mit guter Prognose in Frage kommen. Die Erfolgsquote liegt um 100 %.

Weniger toxisch und einfacher zu handhaben sind Tetrazyklin, Bleomycin, Mitoxantron und Fibrinkleber, vielleicht auch Talcumsuspension:

Tetrazyklinhydrochlorid (1 g Supramycin® evtl. an mehreren aufeinander folgenden Tagen) ist eine lange bekannte sklerosierende Substanz. Es verursacht bei pleuraler Instillation häufig Schmerzen für einen bis mehrere Tage und selten Fieber. Andere Nebenwirkungen sind bei pleuraler Gabe extrem selten. *Bleomycin* (einmal 60 mg Bleomycinum®) wirkt wahrscheinlich als sklerosierende Substanz. Es ist als Zytostatikum nicht myelotoxisch. Schmerzen sind nach der Instillation deutlich seltener als bei Tetrazyklin, Fieber kann häufiger auftreten. Hautrötungen, Übelkeit und Erbrechen sind selten [9]. Bei Patienten mit eingeschränkter Kreatininclearance können schon einmalige pleurale Gaben von 50 mg schwere systemische Nebenwirkungen (Alopezie, Mukositis, Nierenversagen) auslösen [19]. Die wenigen auswertbaren Studien zeigen, daß mit Bleomycin effektive Pleurodesen erreicht werden. In einer Studie mit 85 Patienten erzielte man mit 1×60 mg Bleomycin in 70 % der Fälle einen 90-Tage-Erfolg, mit 1×1 g Tetrazyklin in 47 % [17]. Wir konnten kürzlich bei insgesamt 96 Patienten zeigen, daß 1×60 mg Bleomycin in 91 % bzw. 83 % der Fälle eine 30- bzw. 90-Tages-Erfolg brachte, Mitoxantron in 71 % bzw. 61 % aller Fälle [18].

Mitoxantron (30 mg Novantron® evtl. an zwei aufeinanderfolgenden Tagen) wird sehr langsam in die Blutbahn absorbiert, wirkt nach pleuraler Gabe dennoch myelotoxisch [14]. Ob der sklerosierende oder ein zytostatischer Effekt für die Wirkung verantwortlich ist, ist unklar. Es ist mit Appetitverlust (55 %) und Fieber (40 %) zu rechnen [5]. Mitoxantron [15] wurde bisher nicht ausreichend nach den o.g. Kriterien untersucht. Eine einzige vergleichende Untersuchung fand bei zu kleiner Fallzahl (nur 29 Patienten) einen Vorteil für Mitoxantron. Der 30-Tage-Erfolg lag für Mitoxantron (1×30 mg) bei 73 %, für Bleomycin (1×60 mg) bei 64 % aller Behandelten [12].

Fibrinkleber [10] wirkt nicht toxisch und nicht sklerosierend, Schmerzen oder Fieber kommen kaum vor. Ein Problem ist die flächige Aufbringung auf die große Pleuraoberfläche und der hohe Preis. Fibrinkleber ist wohl effektiver als Tetrazyklin [7]. *Talcumsuspension* [21] (einmal 3–5 g Talcum in 50–100 ml 0,9%iger Kochsalzlösung) muß steril und asbestfrei sein. Nach der Instillation treten oft Schmerzen und leichte Fieberanstiege auf. Es liegen keine vergleichenden Untersuchungen vor.

2 Therapieindikation

Das Ziel einer Pleurodese ist die Obliteration der Pleurablätter, was ein Ergußrezidiv verhindert. Die Pleurodese bei malignem Erguß ist wohl meist eine palliative Therapieform im Rahmen des Therapiekonzeptes der jeweiligen Erkrankung. Es lassen sich folgende allgemeine Regeln für die Pleurodesetherapie festhalten [2]:

- Es sollen Symptome bestehen;
- die Lunge muß sich nach Ergußdrainage entfalten können;
- der körperliche Zustand des Patienten muß den Eingriff erlauben, und seine Prognose soll wenigstens 1–2 Monate betragen;
- wenn eine systemische Chemotherapie des Primärtumors möglich ist, wird man sich auf Entlastungspunktionen beschränken und den Effekt der Chemotherapie abwarten.

Nach mehrfachen Pleurapunktionen können sich Verwachsungen bilden, die das Plazieren des Thoraxdrains erheblich erschweren; die Indikation zur Pleurodese muß also frühzeitig erfolgen.

3 Praktisches Vorgehen

Nach diagnostischer Thorakoskopie verbleibt der Thoraxdrain (z. B. Ch 16–20, 35–45 cm) bis zum Vorliegen eines histologischen Ergebnisses. Andernfalls legt man in Lokalanästhesie eine Thoraxdrainage (z. B. Sherwood Nr. 24) in den dorsalen Recessus costophrenicus. Oft genügt die Drainage über ein einfaches Wasserschloß, falls nötig wird eine Absaugung (−10 cm H_2O) angeschlossen. Bei Schmerzen sind peripher wirksame Analgetika meist ausreichend wirksam. Nach etwa 24 Stunden wird kontrolliert, ob sich die durch Erguß komprimierte Lunge entfaltet hat (Thoraxsonographie und Röntgen-Thorax in 2 Ebenen).

Auf mögliche Komplikationen ist schon jetzt zu achten: Zu schnelles Ablassen der Ergußflüssigkeit kann zum Lungenödem führen; falls sich die Lunge nicht komplett entfalten kann, wird bei Anlegen einer Absaugung das Mediastinum zur kranken Seite hin verzogen. Es kann zu allen Komplikationen einer Einflußstauung kommen. Außerdem wird die Pleurodese wegen der nicht anliegenden Pleurablätter ineffektiv sein. Auch ein kleiner Seropneumothorax verhindert so die Pleurodese. Ein bronchialer Tumorverschluß soll ausgeschlossen sein (evtl. Bronchoskopie); je kleiner das Lumen des Thoraxdrains ist, desto wahrscheinlicher werden Fibringerinnsel das Lumen obturieren (regelmäßig spülen). Damit und mit der Dauer der Drainage steigt die Infektionsgefahr.

Die sklerosierende Substanz wird über den liegenden Drain instilliert, dazu sind Volumina von 50–100 ml notwendig (s. Abb. 2). Es kann mit Kochsalzlösung nachgespült werden. Eine Lokalanästhetika-Instillation kann bei einigen Pleurodesesubstanzen (Tetrazyklin, Talcumsuspension) notwendig sein (etwa 50–100 mg Lidocain in 50 ml Kochsalzlösung). Der Drain wird abgeklemmt, und der Patient soll in den nächsten 4–6 Stunden möglichst viele verschiedene Körperpositionen einnehmen („Roll-

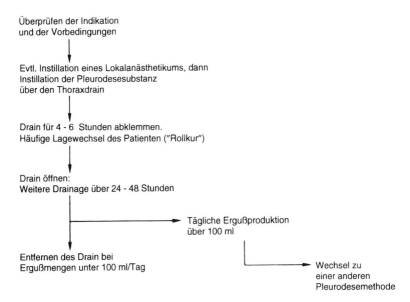

Abb. 2. Durchführung der Pleurodese (s. Text)

kur"), um eine gute Verteilung der sklerosierenden Substanz im Pleuraraum zu erreichen. Danach wird für weitere 24–48 Stunden drainiert, um einen engen Kontakt der beiden Pleurablätter aufrecht zu halten. Wenn die tägliche Ergußmenge unter 100 ml bleibt, wird der Drain entfernt und der Hemithorax in der folgenden Woche mehrfach sonographisch auf wieder auftretende Ergußflüssigkeit kontrolliert. Diese muß umgehend abpunktiert werden, um die Pleurablätter wieder zum Anliegen zu bringen. Weitere Kontrollen sind in monatlichen Abständen sinnvoll. Falls der Erguß primär nicht auf die Pleurodese anspricht, sollte man sich rechtzeitig zu einer anderen Methode entschließen, d.h. entweder die Pleurodeseflüssigkeit wechseln oder doch eine thorakoskopische Talk-Poudrage durchzuführen.

4 Therapie der Rezidive

Ein Problem sind spätere Rezidive in einer sklerosierten Pleurahöhle. Man findet meist ausgedehnte Pleuraverwachsungen durch den ersten Eingriff mit mehreren Ergußkammern. Man kann größere Kammern einzeln anpunktieren und Substanzen instillieren, ein für Patient und Arzt mühsames Verfahren mit geringer Erfolgsquote. Ein Drain ist nur sehr schwierig (evtl. operativ) zu plazieren. Eine radikale Möglichkeit ist die Pleurektomie, die jedoch nur selten in Frage kommen dürfte.

Literatur

1. Bayley TC, Kisner DL, Sybert A, MacDonald JJ, Tsou E, Schein PS (1978) Tetracycline and quinacrine in the control of malignant pleural effusions. A randomized trial. Cancer 41:1188–1192
2. Drings P (1988) Die Therapie von Pleuraergüssen. Beitr. Onkol Vol. 33, Karger, Basel, 43–51
3. Fentiman IS, Rubens RD, Hayward JL (1986) A comparison of intracavitary talc and tetracyclin for the control of pleural effusions secondary to breast cancer. Eur J Cancer Clin Oncol 22:1079–1081
4. Furrer M, Inderbitzi R (1992) Pleurodeseverfahren beim malignen Pleuraerguß. Schweiz Med Wschr 122:181–188
5. Groth G, Gatzemeier V, Häussinger K, Heckmayr M, Magnussen H, Neuhaus R, Pavel T (1991) Intrapleural palliative treatment of malignant pleural effusions with mitoxantrone versus placebo (pleural tube alone). Ann Oncol 23:213–215

6. Gupta N, Opfell RW, Padova J (1980) Intrapleural bleomycin vs. tetracycline for control of malignant pleural effusions. ASCO Abstr C-189–366

7. Gust P, Kleine P, Fabel H (1990) Fibrinkleber- und Tetracyclinpleurodese bei rezidivierenden malignen Pleuraergüssen. Med Klin 85:18–23

8. Hausheer FH, Yarbro JW (1985) Diagnosis and treatment of malignant pleural effusion. Seminars in Oncology 12:54–75

9. Kessinger A, Wigton RS (1987) Intracavitary bleomycin and tetracycline in the management of malignant pleural effusions. J Surg Oncol 36:81–83

10. Kreuser ED (1985) Maligne Pleuraergüsse. Dt Med Wschr 110:1381–1386

11. Light RW, McGregor IM, Luchsinger PC, Ball WC (1972) Pleural effusions: The diagnostic separation of transudates and exsudates. Ann Intern Med 77:507–513

12. Maiche AG, Virkkunen P, Kontkanen T, May R, Rynen R, Porkka K (1993) Bleomycin and mitoxantrone in the treatment of malignant pleural effusions. Am J Clin Oncol 16:50–53

13. Moores DWO (1991) Malignant pleural effusion. Seminars in Oncology 18:59–61

14. Musch EA, Chemaissani A, Eberhardt K, Pandjscheri V, Werner A, Wandt H, Rieger J (1993) Intrapleurale Mitoxantron-Therapie zur Behandlung maligner Pleuraergüsse. Dtsch Zschr Onkol 25:1–11

15. Musch E, Loos U, Mackes KG, Seitzer D, Werner A, Preiss J, Bode U (1988) Intrapleural mitoxantrone in the treatment of malignant pleural effusion. In: Kreidler J, Link KH, Aigner KR (Hrsg): Advances in regional cancer therapy. Karger, Basel, 184–189

16. Ostrowski MJ (1989) Intracavitary therapy with bleomycin for the treatment of malignant pleural effusions. J Surg Oncol Suppl 1:7–13

17. Ruckdeschel JC, Moores D, Mandelbaum JY, Koeller J, Weiss GR, Losada M, Keller JH (1991) Intrapleural therapy for malignant pleural effusions. Chest 100:1528–1535

18. Schmidt M, Schaarschmidt G, Chemaissani A (1997) Pleurodese bei malignem Pleuraerguß: Bleomycin vs. Mitoxantron. Pneumologie 51:367–372

19. Siegel RD, Schiffman FJ (1990) Systemic toxicity following intracavitary administration of bleomycin. Chest 98:507

20. Tattersall M (1992) Pleural effusions. Current Opinion in Oncology 4:642

21. Weissberg D, Ben-Zeev I (1993) Talc pleurodesis: experience with 360 patients. J Thorac Cardiovasc Surg 106:689–895

22. Zaloznik AJ, Oswald SG, Langin M (1983) Intrapleural tetracycline in malignant pleural effusions: a randomized study. Cancer 51:752–755

23. Ziesche R, Matthys H (1990) Diagnostik von Pleuraergüssen. Internist 31:272–276

Therapie maligner Perikardergüsse

H. Riess

I. Epidemiologie [1 – 4]

In autoptischen Untersuchungen finden sich bei 5–20 % der Verstorbenen mit manifesten malignen Erkrankungen Perikardbeteiligungen. Im klinischen Verlauf werden bei bis zu 10 % der Patienten mit Malignomen symptomatische maligne Perikardergüsse gefunden, von denen etwa die Hälfte maligner Genese ist.

II. Pathologie und Ätiologie [3 – 8]

Bevorzugt bei fortgeschrittenen, soliden Tumoren der Brust, Lunge und des Ovars sowie bei Hodgkin- und Non-Hodgkin-Lymphomen tritt eine Perikardbeteiligung auf, daneben können grundsätzlich auch andere Malignome eine Perikardbeteiligung bzw. einen Perikarderguß verursachen. Selten sind primäre Tumoren des Herzens und Perikards wie Weichteilsarkome und maligne Mesotheliome.

Die Bildung eines Perikardergusses kann dabei durch indirekte Ausdehnung des Tumors von umliegenden Strukturen, durch retrograde lymphatische Ausbreitung von tracheobronchialen Lymphknoten, durch hämatogene oder lymphogene Perikardmetastasierung bzw. Blockade des Lymphabflusses entstehen. Dem Auftreten eines malignen Perikardergusses wird negative prognostische Bedeutung zugeordnet. Es werden mediane Überlebenszeiten zwischen wenigen Monaten und zwei Jahren nach Diagnosestellung eines malignen Perikardergusses berichtet.

III. Diagnostik [4, 9 – 11]

1 Klinische Präsentation

Das Spektrum der Symptome ist breit gefächert: Meist entwickeln sich Belastungsdyspnoe, Husten und/oder Thoraxschmerz allmählich, bevor die Reduktion des Herzminutenvolumens zu Orthopnoe, peripherer Ödembildung und Synkopen führt.

Klinisch finden sich Tachykardie, Jugularvenenstauung und paradoxer Puls, gelegentlich ein protodiastolischer Extraton oder ein Perikardreiben bei Auskultation. Zeichen der sich entwickelnden Herztamponade sind Hypotonie und Zyanose.

Abhängig von der Dynamik der Ergußbildung und Anpassungsfähigkeit des Perikards kann das Ergußvolumen beim Auftreten erster Symptome zwischen 100 ml und mehr als 1 Liter liegen.

2 Apparative Diagnostik

Röntgen-Thorax in 2 Ebenen, EKG und Echokardiographie. Aufwendigere Untersuchungen sind zur Diagnostik und Verlaufsbeurteilung unnötig, doch führen mitunter Computertomographie, Magnetresonanztomographie sowie die fehlende Traceraufnahme des Perikardergusses bei szintigraphischen Untersuchungen zur Erkennung asymptomatischer Perikardergüsse.

3 Histopathologische Diagnose

Die bei ultraschallkontrollierter Perikardpunktion gewonnene Ergußflüssigkeit sollte biochemisch (u.a. Glukose, Gesamteiweiß, LDH, Triglyceride, Cholesterin) hämatologisch (Leukozyten, Hämoglobingehalt), mikrobiologisch (Gram- und Ziehl-Nilsonfärbung, Kulturansätze etc.) und zytologisch untersucht werden. Beweisend für die Malignität ist ausschließlich der Nachweis von Tumorzellen in der Zytologie, wobei immunzytologische und molekularbiologische Methoden zunehmend

Anwendung zum Nachweis von Pathogenen und zur Zellcharakterisierung finden. Biochemische Parameter erlauben in Abhängigkeit vom Primärtumor die mehr oder weniger wahrscheinliche Unterscheidung zwischen reaktivem und malignem Erguß. Die ungezielte oder perikardioskopisch gezielt entnommene Perikardbiopsie kann die Malignität auch bei nicht beweisender Zytologie mitunter sichern.

Differentialdiagnostisch können Perikardergüße insbesondere im Rahmen von Virusinfekten, Urämie, Kollagenosen, Tuberkulose und Sepsis sowie nach Radiatio auftreten.

IV. Behandlungsstrategie [6, 7, 9, 11 – 20]

Die Prognose der Patienten mit malignem Perikarderguß ist durch die Grundkrankheit und die Möglichkeiten einer kausalen tumorspezifischen Therapie bestimmt, sofern es initial gelingt, die Perikardtamponade zu verhindern.

Bei asymptomatischem Perikarderguß sind zunächst kurzfristige Verlaufskontrollen parallel zur Umgebungsdiagnostik zu rechtfertigen. Die konservative Perikardiocentese mit Katheterdrainage ist die effektive Primärbehandlung bei symptomatischem Perikarderguß. Die gewonnene Ergußflüssigkeit kann ausführlich untersucht werden und Aufschluß zur Ätiologie des Perikardergusses liefern. Die einmalige Perikardergußentlastung – mit maximal 100 ml/h – ohne Instillationstherapie kann zu längerfristigen Ergußkontrollen führen.

Nach therapeutischer oder diagnostischer Perikardiocenthese mit Katheterdrainage kann nach gesichertem (oder hochwahrscheinlichem) Nachweis der Malignität und vollständiger Ergußentleerung eine intraperikardiale Zytostatikatherapie eingeleitet und bei persistierender Ergußbildung (> 25 ml/12 h) täglich wiederholt werden. In der Regel wird man nach wenigen Tagen bei Sistieren der Ergußproduktion den Katheter entfernen können. Die intraperikardiale Gabe von Tetracyclin ist ebenfalls wirksam. Die Instillationstherapie mit z.T. konsekutiver Verabreichung verschiedener Substanzen führt bei mehr als vier Fünfteln der Patienten zur dauerhaften Beseitigung hämodynamisch relevanter Ergüsse. Die radiologischen Therapieformen sind ebenfalls hochwirksam. Operative Verfahren werden seltener angewendet.

1 Chirurgische Therapiemaßnahmen

Die pleuroperikardiale Fensterung und die verschiedenen Formen der Perikardiotomie kommen aufgrund ihrer höheren Komplikationsraten meist erst bei therapierefraktären Ergußrezidiven zur Anwendung.

2 Strahlentherapie

Abhängig von der Strahlensensibilität des Primärmalignoms führt die perkutane Strahlentherapie der Herzregion – insbesondere bei malignen Lymphomen – in einer Dosis von 20–30 Gy innerhalb von 2–3 Wochen – bei etwa der Hälfte der Patienten zum Verschwinden des Perikardergusses.

Auch die intrakavitäre Instillation von Radioisotopen (Gold, Phosphor, Yttrium) oder antikörpergekoppelten Radioisotopen zeigt in kleinen Serien eine gute Wirksamkeit, das bedeutet kein erneutes Auftreten symptomatischer Perikardergüsse in mehr als Dreiviertel der Patienten.

3 Chemotherapie

Zur intraperikardialen Therapie eignen sich insbesondere Zytostatika mit geringer systemischer Toxizität bei intrakavitärer Applikation, akzeptabler lokaler Verträglichkeit und zytotoxischer Wirksamkeit des nicht-metabolisierten Medikamentes. Insbesondere Bleomycin, Carboplatin, Cisplatin, 5-FU, Mitoxantron und Thiotepa wurden erfolgreich (Tabelle 1) eingesetzt. Die relative Effizienz der verschiedenen Zytostatika ist unklar, u. a. wird die unterschiedliche Chemosensibilität verschiedener Primärtumoren die Wahl des Medikamentes mitbestimmen.

4 Weitere Therapieansätze

Die intrakavitäre Therapie mit Tetracyclin ist gut belegt wirksam, sollte allerdings aufgrund der häufigen lokalen Schmerzsensation mit intraperikardialer Lidocain- und systemischer Analgetikagabe durchgeführt werden.

Tabelle 1. Bewährte intraperikardiale Instillationstherapie

Substanz	Dosierung	Begleittherapie
BLM	initial: 30 mg/20 ml ggf. tgl. bis zu 3mal mit 15 mg/20 ml/Tag wiederholt	antipyretisch: 50 mg Indometacin oder 500 mg Paracetamol p.o.
CBP	initial: 150 mg/15 ml ggf. tgl. bis zu 4mal wiederholt	keine
DDP	initial: 10 mg/20 ml ggf. tgl. bis zu 4mal wiederholt	prophylaktische Antiemese
MMC	initial: 8 mg/20 mg ggf. tgl. bis zu 2mal wiederholt	keine
MOX	initial: 5 mg/20 ml ggf. tgl. bis zu 2mal wiederholt	keine
5-FU	initial: 500 mg/20 ml ggf. tgl. bis zu 3mal wiederholt	keine
TTP	initial: 15 mg/20 ml ggf. tgl. bis zu 2mal wiederholt	prophylaktische Antiemese
Doxycyclin	initial: 300 mg/20 ml ggf. 2mal wiederholt	analgetisch: 50–100 mg Dolantin p.o., 20–30 mg Lidocain voraus intraperikardial

Die Instillation von Zytokinen, insbesondere Interleukin-2 oder Interferon-α, kann in Einzelfällen erfolgreich sein.

Literatur

1. Mukai K, Shinkai T, Tominaga K et al. (1988) The incidence of secondary tumors of the heart and pericardium: a 10-year study. Jpn J Clin Oncol 18:195–201
2. Theoligides A (1978) Neoplastic cardiac tamponade. Sem Oncol 5:181–192
3. Hancock EW (1990) Neoplastic pericardial disease. Cardiol Clin 8:673–682
4. Wilkes JD, Fidias P, Vaickus L, Perez RP (1995) Malignancy-related pericardial effusion. Cancer 76:1377–1387
5. Flannery FP, Gregoratos G, Corder MP (1975) Pericardial effusions in patients with malignant diseases. Arch Intern Med 135:976–977

6. Okamoto H, Shinkai T, Yamakido M et al. (1993) Cardiac tamponade causes by primary lung cancer and the management of pericardial effusion. Cancer 71:93–98
7. Penella JW, Knight RK, Rubens RD (1987) Pericardial effusion complicating breast cancer. J Royal Soc Med 80:490–491
8. Quarishi MA, Costanzi JJ, Hokanson J (1983) The natural history of lung cancer with pericardial metastases. Cancer 51:750–752
9. Wall TC, Campell PT, O'Connor CM et al. (1992) Diagnosis and management (by subxiphoid pericardiotomy) of large pericardial effusions causing cardiac tamponade. Am J Cardiol 69:1075–1078
10. Sears D, Hajdu SI (1977) The cytologic diagnosis of malignant neoplasm in pleural and peritoneal effusions. Acta Cytol:31–85
11. Millaire A, Wurtz A, de Groote R et al. (1992) Malignant pericardial effusions: Usefulness of percardioscopy. Am Heart J 124:1030–1034
12. Vaitkus PT, Herrmann H, LeWinter M (1994) Treatment of malignant pericardial effusion. JAMA 272(1):59–64
13. Wang N, Reikes R, Mogensen T, Vyhmeister EE, Bailey LL (1994) Pericardioperitoneal shunt: an alternative treatment for malignant pericardial effusion. Ann Thorac Surg 57:289–292
14. Hawkins JW, Vacek JL (1989) What constitutes definite therapy of malignant pericardial effusion? „Medial" versus surgical treatment. Am Heart J 116(2):428–432
15. Musch E, Pandjscheri V, Rieger J et al. (1992) Intrapleural instillation of mitoxantrone for therapy of malignant effusions. J Cancer Res Clin Oncol 118:R 169
16. Smith FE, Lane M, Hudgins PT (1974) Conservative management of malignant pericardial effusions. Cancer 33:47–57
17. Lee LN, Yang PC, Chang DB, Yu CJ, Ko JC, Liaw YS, Wu RG, Luh KT (1994) Ultrasound guided pericardial drainage and intrapericardial instillation of mitomycin C for malignant pericardial effusion. Thorax 49:594–595
18. Van der Gaast A, Kok TC, Hoggerbrugge von der Linden N et al. (1989) Intrapericardial instillation of bleomycin in the management of malignant pericardial effusion. Eur J Cancer Clin Oncol 25:1505–1506
19. Liu A, Crump M, Goss PE, Dancey J, Shepherd FA (1996) Prospective comparison of the sclerosing agents doxycycline and bleomycin for the primary management of malignant pericardial effusion and cardiac tamponade. J Clin Oncol 14(12):3141–3147
20. Lissoni P, Barni S, Ardizzoia A et al. (1992) Intracavitary administration of interleukin-2 as palliative therapy for neoplastic effusions. Tumori 78:118–120

Therapie des malignen Aszites

H. Riess

I. Epidemiologie [1–3]

Bevorzugt bei Patienten mit fortgeschrittenen Stadien primär im abdominellen Raum lokalisierter Tumoren tritt im Verlauf bei bis zu 20% – nahezu regelhaft bei Ovarialkarzinomen – maligner Aszites auf. Nur bei etwa der Hälfte dieser Patienten wird er klinisch manifest.

II. Pathologie und Ätiologie [1–3]

Der maligne Aszites kann durch Abflußstörung der Peritonealflüssigkeit durch tumorbedingte Lymphgefäßdestruktion, vermehrte Flüssigkeitsbildung und durch tumorzellassoziierte Mediatoren mit sekundärem Kapillar-Leakage versucht werden.

An Primärtumoren führen Ovarial-, Magen-, Leber- und Pankreaskarzinome, seltener Endometriumkarzinome sowie kolorektale Tumoren und maligne Lymphome. Seltenere Ursachen sind andere abdominelle Primärtumoren, z.B. Sarkome, das abdominelle Mesotheliom oder metastasierte Tumoren, wie z.B. das Mammakarzinom.

III. Diagnostik [1–3]

1 Klinische Präsentation

Häufigste Symptome des malignen Aszites sind Zunahme von Bauchumfang und Körpergewicht, im weiteren Zwerchfellhochstand mit Dyspnoe. Klinische Symptome treten in der Regel erst bei Aszitesmengen über 2 Litern auf und bestehen in lageabhängiger Flankendämpfung bei Perkussion sowie Undulationen und Fluktationen bei Palpation.

2 Apparative Diagnostik

Die Ultraschalluntersuchung des Abdomen erlaubt nicht nur Nachweis und Quantifizierung des Aszites sondern ist gleichzeitig Teil einer ggf. notwendigen Primärtumorsuche, die insbesondere die o. a. Tumorentitäten berücksichtigen soll. Gynäkologische Untersuchung, Computertomographie und endoskopische Abklärung des Gastrointestinaltraktes führen in der Regel zur Diagnose.

3 Histopathologische Diagnose

Die abdominelle Paracenthese dient der ätiologischen Klärung der Aszitesgenese und ermöglicht die laboranalytische Aufarbeitung der Ergußflüssigkeit. Im Gegensatz zum Exsudat ist das Transudat meist nicht malignombedingt.

Bei bekanntem Primärtumor sind neben der beweisenden Tumorzytologie charakteristische Tumormarker in Serum und Aszites hilfreich. Biochemische Parameter sind in der Regel nicht beweisend, doch deuten ein erhöhter Aszites/Serum-Quotient an Gesamteiweiß ($>0,4$) oder LDH ($>1,0$) sowie erhöhte Fibronectinkonzentrationen (>10 mg/dl) auf eine maligne Genese des Aszites hin. Parallel sollten nicht-neoplastische Ursachen wie z. B. Herzversagen, Leberzirrhose und nephrotisches Syndrom ausgeschlossen werden.

Die zytologische Beurteilung der Asziteszellen führt in erfahrenen Händen, ggf. mit Hilfe immunzytologischer und molekularbiologischer

Methoden, in mehr als der Hälfte der Fälle zum Nachweis der Malignität – auch bei unbekanntem Primärtumor. Gelegentlich kann die Durchführung einer Laparaskopie mit Peritonealbiopsie hilfreich sein.

IV. Behandlungsstrategie [1, 3 – 18]

Die im Rahmen der Primärdiagnostik durchgeführte Paracentese hat in der Regel nur einen vorübergehenden palliativen Effekt und führt zu Flüssigkeits-, Eiweiß- und Elektrolytverlusten. Bei Kenntnis des Primärtumors sollte in erster Linie immer eine effektive systemisch-medikamentöse Therapie, in Einzelfällen auch eine Abdomenbestrahlung, durchgeführt werden. Die zur Verfügung stehenden symptomatischen Maßnahmen sind vielfältig und müssen neben dem Primärtumor und den sich daraus ergebenden Therapiemöglichkeiten die individuelle Situation des Patienten berücksichtigen.

Die mittlere Lebenserwartung für Patienten mit neu diagnostiziertem malignen Aszites beträgt nur wenige Monate; insbesondere bei Patientinnen mit Ovarialkarzinomen, Mesotheliomen und seltener bei gastrointestinalen Tumoren lassen sich aber langfristige palliative Therapieerfolge mit deutlicher Steigerung der Lebensqualität erreichen.

1 Chirurgische Therapiemaßnahmen [5 – 7]

Die wiederholte Paracentese mit Eiweißverlust, Kreislaufproblemen und Elektrolytstörungen wird durch die chirurgische Anlage eines peritoneovenösen Shunt vermieden und wird in den Vereinigten Staaten in größerem Umfang angewendet. Insbesondere die Le Veen- und Denver-Shunts werden dabei verwendet. Trotz der palliativen Wirksamkeit ist der peritoneovenöse Shunt nicht unproblematisch. Neben postoperativer Verbrauchskoagulopathie durch Mediatorcinschwemmung mit dem Aszites und der nicht seltenen Shuntdysfunktion bei nahezu der Hälfte der Patienten im Verlauf, können Tumorzelldisseminationen mit bevorzugtem Auftreten pulmonaler Metastasen vorkommen. Daher werden diese Shuntoperationen meist erst nach erfolglosen anderen Therapieversuchen empfohlen.

Die zur wiederholten Paracenthese oder intrakavitären Therapie notwendigen Punktionen können durch die chirurgische Plazierung eines subkutanen getunnelten Katheters (Tenckhoff-Katheter) oder die intraperitoneale Portimplantation erleichtert werden.

2 Strahlentherapie [8 – 9]

In seltenen Fällen, z.B. beim chemotherapeutisch ausbehandelten Ovarialkarzinom, kommt die perkutane Abdomengesamtbestrahlung – meist mit etwa 20 Gy innerhalb von 3 Wochen – oder die Bestrahlung der Leberpforte – mit bis zu 30 Gy in 4 Wochen – in Betracht.

Häufiger wird die intraperitoneale Radioisotopentherapie, insbesondere mit Phosphor (10–15 mCi), Gold (100–200 mCi) oder Yttrium (50–75 mCi), durchgeführt, wobei in etwa der Hälfte der Patienten Remissionen der Aszitesproduktion erreicht werden. Trotz geringer Eindringtiefe der Betastrahlen können verzögerte Knochenmarkdepressionen und fibröse Darmobstruktionen sowie Perforationen auftreten.

3 Chemotherapie [10 – 17]

Neben der systemisch wirksamen Chemotherapie in Abhängigkeit vom Primärtumor hat die intrakavitäre Zytostatikabehandlung mit Bleomycin, Thiotepa, 5-Fluorouracil, Carboplatin, Cisplatin, Mitoxantron, Taxol und Etoposid u. a. weite Verbreitung gefunden. Aufgrund der hohen intraperitonealen Konzentration bei konsekutiv geringen Blutspiegeln, sind die Zeichen der systemischen Wirkung, verglichen mit der entsprechenden i. v.-Applikation, deutlich geringer. In der Regel werden wiederholte Applikationen, in Abhängigkeit von der Aszitesbildung und Zeichen einer systemischen Toxizität alle (2–)3–4 Wochen durchgeführt. Wurde die intraperitoneale Chemotherapie lange kontrovers beurteilt, so zeigen erste randomisierte Studien beim Ovarialkarzinom die Überlegenheit diese Therapieansatzes gegenüber der systemischen Medikamentenapplikation [16]. Auch bei Unwirksamkeit desselben Medikamentes bei systemischer Applikation lassen sich durch intraperitoneale Gaben häufig noch tumorreduzierende Effekte dokumentieren.

Die technische Durchführung ist für die meisten Substanzen einfach und erfolgt durch intraperitoneale Gabe in 500 bis 2000 ml körperwarmer

Tabelle 1. Intraperitoneale Chemotherapie (Auswahl)

Substanz	Dosierung	Intervall
BLM	30–90 U in 500–1000 ml isotoner NaCl	3–4 Wochen
CBP	250–350 mg/m^2 in 500–1000 ml isotoner NaCl	3–4 Wochen
DDP	60–100 mg/m^2 in 500–1000 ml isotoner NaCl	3 Wochen
5-FU	2–3 g in 250–500 ml isotoner NaCl	3 Wochen
MMC	8–10 mg/m^2 in 500 bis 1000 ml isotoner NaCl	3–4 Wochen
MOX	15–30 mg/m^2 in 500–1000 ml isotoner NaCl	3–4 Wochen
TAX	60 mg/m^2 in 1000 ml isotoner NaCl	1 Woche
Interferon-α	5–30 Mio. I.E. in 250–500 ml isotoner NaCl	1 bis 3mal/Woche

Lösung im Anschluß an eine entlastende Paracentese, wobei die gleichmäßige Verteilung im Peritonealraum sonographisch, im Ausnahmefall nuklearmedizinisch überprüft werden sollte. Für Mitoxantron wird auch eine vorausgehende mehrfache Spülung des Peritonealraumes mit körperwarmer physiologischer Kochsalzlösung zur Minimierung unspezifischer Eiweißbindung des Zytostatikums empfohlen. Das applizierte Zytostatikum wird in der Regel intraperitoneal belassen (Tabelle 1), im Einzelfall kann auch bei liegendem intraperitonealen Katheter eine Entfernung nach wenigen bis 24 Stunden zur Minimierung systemischer Effekte durchgeführt werden. Adaptiert an die klinische Situation und systemische Nebenwirkungen (z.B. Zytopenie) werden diese Behandlungen bei kurzfristiger intraperitonealer Verweildauer wöchentlich sonst drei- bis vierwöchentlich wiederholt.

4 Biological response modifiers, Zytokine [18]

Auch die intrakavitäre Therapie mit α-Interferon oder Interleukin-2 mit oder ohne LAK-Zellen wurden – insbesondere bei Patienten mit Tumoren des Gastrointestinaltraktes oder Ovarialkarzinomen – erfolgreich durchgeführt.

5 Weitere Therapieansätze [19]

Die systemische diuretische Therapie ist in ihrer relativen Bedeutung im Behandlungskonzept des malignen Aszites umstritten. Insbesondere bei

Zeichen der Leberinsuffizienz bzw. des portalen Hypertonus – z. B. wegen diffuser hepatischer Filiarisierung – kommt ihr unterstützende Bedeutung zu. Meist wird eine Kombination aus Furosemid und Aldactone zur Anwendung kommen.

Die Induktion einer chemischen Peritonitis z. B. mittels Tetrazyklinen wird aufgrund der Schmerzhaftigkeit und der Gefahr von konsekutiv auftretenden Perforationen und Obstruktionen sehr zurückhaltend beurteilt.

Ob die Anwendung von Hyperthermie zusätzlich zu Chemotherapeutika im Sinne der intraperitonealen hyperthermen Chemoperfusion zusätzlichen Nutzen ergibt, läßt sich gegenwärtig nicht sicher beurteilen.

Literatur

1. Garrison RN, Kaelin LD, Heusser LS et al. (1986) Malignant ascites. Ann Surg 203:644–651
2. Myers CE (1985) The use of intraperitoneal chemotherapy. In: De Vitam VT, Hellman S, Rosenberg SA; Important Advances in Oncology, J.B. Lippincott Co: 218–225
3. Lifshitz S (1982) Ascites, pathophysiology and control measures. Int J Radiat Oncol Biol Phys 8:1423–1426
4. Parsons SL, Watson SA, Steele RJC (1996) Malignant aszites. Br J Surg 83:6–14
5. Cheung DK, Raaf JH (1982) Selection of patients with malignant ascites for a peritoneovenous shunt. Cancer 50:1204–1209
6. Campioni N, Pasquali, Lasagni RP et al. (1986) Peritoneovenous shunt and neoplastic ascites: A 5 year experience report. J Surg Oncol 33:31–35
7. Smith DAP, Weaver DW, Bouman DL (1989) Peritoneovenous shunts (PVS) for malignant ascites: An analysis of outcome. Am Surg 55:445–449
8. Jackson GL, Blosser NM (1981) Intracavitary chromic phosphate (32-P) colloidal suspension therapy. Cancer 48:2596–2598
9. Rose RG (1962) Intracavitary radioactive colloidal gold: Result in 257 cancer patients. J Nucl Med 3:323–331
10. Markmann M (1991) Intraperitoneal chemotherapy. Semin Oncol 18:248–254
11. Piccart MJ, Speyer JL, Markman M et al. (1985) Intraperitoneal chemotherapy: Technical expirience at five institutions. Semin Oncol 12:90–96
12. Myers C (1985) The use of intraperitoneal chemotherapy in the treatment of ovarian cancer. Sem Oncol 12:275–284
13. Ostrowski MJ, Halsall GM (1982) Intracavitary bleomycin in the management of malignant effusions. Cancer Treat Rep 66:1903–1907
14. Reichmann B, Markman M, Hake T et al. (1989) Intraperitoneal cisplatin and etoposide in the treatment of refractory recurrent ovarian carcinoma. J Clin Oncol 7:1327–1332

15. Markman M, Cleary S, Lucas WE, Howell SB (1985) Intraperitoneal chemo-therapy with high dose cisplatin and cytosine arabinoside for refractory ovarian carcinoma and other malignancies principally involving the peritoneal cavity. J Clin Oncol 3:925–931
16. Alberts DS, Liu PY, Hannigan V et al. (1996) Intraperitoneal Cisplatin plus intra-venous cyclophosphamide versus intravenous cisplatin plus intravenous cyclo-phosphamide for stage III ovarian cancer. N Engl J Med 26:1950–1955
17. Schwella N, Riess H, Lübbe AS, Salama ZB, Huhn D (1993) Intraperitoneal carbo-platin in the treatment of bulky disease ovarian cancer: experience in two cases. Onkologie 16:360–363
18. Steis RG, Urba WJ, Vander Molan LA et al. (1990) Intraperitoneal lymphokine-activated killer cell and interleukin-2 therapy for malignancies limites to the peri-toneal cavity. J Clin Oncol 8:1618–1629
19. Kober F, Heiss A, Roka R (1996) Diffuse and gross peritoneal carcinomatosis treated by intraperitoneal hyperthermic chemoperfusion. Cancer 82:211–219

Therapie der tumorinduzierten Hyperkalzämie und der tumorinduzierten Osteolyse

J. J. Body

I. Häufigkeit, Ätiologie und Prognose

Die tumorinduzierte Hyperkalzämie (TIH) stellt eines der häufigsten paraneoplastischen Syndrome dar [1]. In der Mehrzahl der Fälle ist die TIH mit einer fortgeschrittenen Tumorerkrankung assoziiert. Die mediane Überlebenszeit hyperkalzämischer Tumorpatienten beträgt (bei hoher Variabilität) ca. 1–2 Monate, kann nach Korrektur der TIH und anschließender antineoplastischer Therapie jedoch auch deutlich länger sein [1, 2]. Die Prävalenz der TIH wird in der Literatur mit ca. 8–40% angegeben. Eine Hyperkalzämie kann mit jeder Tumorentität assoziiert sein; am häufigsten tritt sie bei Mamma- und Bronchialkarzinomen sowie dem Plasmozytom auf (mehr als 50% aller TIH). Die Inzidenz der TIH ist deutlich geringer. Bei Erstuntersuchung von 7667 Tumorpatienten fand sich eine Hyperkalzämie bei 1,15%, eine „ausgeprägte" (> 12 mg/dl) Hyperkalzämie bei 45% dieser Patienten. Die höchste Inzidenz wurde bei Patienten mit Nierenzellkarzinom, gefolgt von Patienten mit Plasmozytom, beobachtet [3]. Bei kindlichen Tumorerkrankungen stellt die TIH eine seltene Komplikation dar. In einer retrospektiven Analyse des St. Jude Children's Research Hospital von mehr als 6000 tumorerkrankten Kindern wurde eine TIH bei nur 0,4% der Patienten diagnostiziert und während des gesamten Tumorverlaufs behandelt. Am häufigsten fand sich eine TIH bei akuter lymphatischer Leukämie und bei Rhabdomyosarkomen in der terminalen Krankheitsphase [4].

Ossäre Metastasen finden sich bei 30–90% der Patienten mit fortgeschrittener Tumorerkrankung und sind in ca. 80% der Fälle durch Mamma-, Bronchial- und Prostatakarzinome verursacht. Mehr als 50% der Patienten mit diesen Tumorerkrankungen entwickeln im Krankheitsverlauf eine ossäre Metastasierung [5]. Das Skelett stellt die häufigste Metastasenlokalisation bei Mamma- und Prostatakarzinom und bei ca. 50% der Patientinnen mit Mammakarzinom die Erstlokalisation des hämatogenen Rezidivs dar. In einer retrospektiven Analyse von 587 Patientinnen, die an einem Mammakarzinom verstarben, waren Knochenmetastasen bei 69% radiologisch nachweisbar gewesen [6]. Das Prävalenz/Inzidenz-Verhältnis für ossäre Metastasen beträgt ca. 4 für Mamma- und ca. 2 für Prostatakarzinome. Das Plasmozytom ist fast immer durch das Auftreten multipler Osteolysen charakterisiert; seltener findet eine diffuse Osteoporose [5].

II. Pathophysiologie

Eine erhöhte ossäre Kalziumfreisetzung stellt den wichtigsten, wenngleich nicht den einzigen pathogenetischen Faktor dar, der zur Hyperkalzämie bei Tumorpatienten führt. Die von Tumorzellen sezernierten Substanzen führen zu einer Proliferation und Stimulation der Osteoklastenaktivität und häufig auch zur Hemmung der Osteoblastenaktivität. Parameter der Knochensubstanzresorption sind bei Patienten mit TIH meist deutlich erhöht [7]; diejenigen der Knochenneubildung weisen stark variable Werte auf [8]. Diese Befunde deuten auf die Entkopplung von Knochenresorption und -neubildung mit der Folge eines raschen Anstiegs des Serum-Kalziums hin (im Gegensatz zum primären Hyperparathyreoidismus).

Die TIH wird üblicherweise in drei Formen unterteilt:

- Die humorale Hyperkalzämie (*„humoral hypercalcemia of malignancy"*) *(HHM)* ist definiert als eine Hyperkalzämie, die ohne Anhalt für eine ossäre Metastasierung auftritt. Ihre Häufigkeit wurde früher auf weniger als 25% geschätzt, ist aber wesentlich höher bei Berücksichtigung biochemischer Parameter.
- Die *Hyperkalzämie infolge ossärer Metastasierung* stellt die größte Gruppe dar und findet sich typischerweise bei metastasiertem Mammakarzinom.
- Die *Hyperkalzämie bei hämatologischen Erkrankungen* stellt eine dritte, heterogene Gruppe dar.

Die Einteilung in diese drei Formen wird zunehmend fraglich in Anbetracht neuerer Studien, die auf die Bedeutung des „Parathyroid-hormone-like-Protein" (PTHrP) bei allen drei Formen der TIH hinweisen. Erhöhte

PTHrP-Blutspiegel sind bei 50–100% aller Patienten mit TIH nachweisbar [9]. Die Schlüsselrolle des PTHrP für die Pathogenese der HHM ist besonders gut dokumentiert; nahezu alle hyperkalzämischen Patienten ohne Knochenmetastasen weisen erhöhte PTHrP-Spiegel auf. Dieselbe Beobachtung findet sich mittels sensitiver Assayverfahren auch bei der Mehrzahl der Patienten mit Hyperkalzämie und ossärer Metastasierung [10].

Die ektope Sekretion von PTHrP bei Patienten mit TIH kann jedoch nicht die typische Entkopplung des Knochenstoffwechsels und das häufige Fehlen erhöhter 1,25(OH)$_2$Vit.D3-Spiegel erklären. Tumorzellen sezernieren vermutlich mehrere hyperkalzämieinduzierende Faktoren, unter denen PTHrP sicherlich eine bedeutsame Rolle spielt; aber auch die „transforming growth factors" (TGFs) und Zytokine, z.B. Interleukin-1 und -6, können durch Hemmung der Knochenneubildung an der Pathogenese der TIH beteiligt sein und den hyperkalzämischen Effekt von PTHrP potenzieren.

Die Nieren tragen zur Pathogenese und Erhaltung der TIH durch einen Abfall der glomerulären Filtrationsrate und durch einen Anstieg der tubulären Reabsorption von Kalzium bei. Der Anstieg der renalen Kalziumreabsorption, der zu einer relativen Hypokalziurie – entsprechend der Hyperkalzämie – führt, ist die Folge eines erniedrigten Zirkulationsvolumens sowie spezifischer tubulärer Effekte sekretorischer Tumorzellprodukte, vornehmlich PTHrP.

Tumorzellinduzierte Osteolysen (TIO) entstehen vorrangig durch eine Osteoklastenaktivierung und nicht durch unmittelbare osteolytische Effekte der Tumorzellen. Tumorzellspezifische Sekretionsprodukte können auch auf Osteoblasten und immunkompetente Zellen einwirken [1]. Neuere Daten deuten daraufhin, daß PTHrP auch für die Pathogenese der TIO eine bedeutsame Rolle spielt. PTHrP-ähnliche Substanzen werden von ca. 60% der Mammakarzinome sezerniert; ferner führen PTHrP-produzierende Mammakarznome häufiger zu ossären Metastasen als zu einer Metastasierung in andere Organsysteme [11]. Die lokale Produktion von PTHrP und anderen Faktoren, wie beispielsweise von TGFs, führt zur Stimulation der osteoklasteninduzierten Knochenresorption, teilweise über Osteoblasten, deren Proliferation gleichzeitig gehemmt wird [12]. Solche Faktoren können entweder präexistente Osteoklasten oder eine Osteoklastendifferenzierung aus hämatopoietischen Stammzellen aktivieren [13].

III. Differentialdiagnostik

Die seltenen Fälle einer falsch-positiven Hyperkalzämie infolge Kalzium-bindung an monoklonale Proteine bei Patienten mit Plasmozytom sind durch Bestimmung des ionisierten Kalziumwerts leicht auszuschließen. Es gibt mehr als 10 verschiedene spezifische Ursachen für eine Hyperkalz-ämie; eine Tumorerkrankung ist die häufigste Ursache bei hospitalisierten Patienten, ein primärer Hyperparathyreoidismus die häufigste Ursache bei ambulanten Patienten. Die Differentialdiagnostik zwischen einer TIH und einem primären Hyperparathyreoidismus ist seit Verfügbarkeit spezi-fischer Assays zur Bestimmung des intakten PTHs relativ einfach. Diese Assays erlauben eine nahezu vollständige Differenzierung der PTH-Spie-gel für beide o.g. Ursachen. Die Serum-PTH-Spiegel sind erhöht – oder zumindest im oberen Normbereich – bei Patienten mit Hyperpara-thyreoidismus, während sie bei Patienten mit TIH supprimiert sind [14]. Dennoch können auch beide Ursachen gemeinsam vorliegen. Ein erhöh-ter Spiegel intakten PTHs bei einem hyperkalzämischen Tumorpatienten ist ein deutlicher Hinweis für das Vorliegen eines Hyperparathyreoidismus und nicht für eine Tumorzellsekretion von PTH.

Es sind mittlerweile kommerzielle Assays zur Bestimmung von PTHrP verfügbar. Die Bestimmung von PTH und PTHrP mag für eine korrekte Differentialdiagnose einer Hyperkalzämie erforderlich sein. Die zirkulie-renden PTHrP-Konzentrationen weisen nach erfolgreicher TIH-Therapie mit Bisphosphonaten keine Änderung auf. Diese Beobachtung legt nahe, daß die PTHrP-Sekretion nicht durch Kalzium reguliert wird, zumindest nicht bei hyperkalzämischen Patienten [15]. Im Gegensatz hierzu liegt die PTH-Sekretionsschwelle im oberen Bereich normaler Kalziumkonzentra-tionen; die zirkulierenden PTH-Spiegel weisen eine Normalisierung auf, sobald das Kalzium in den Normbereich fällt [14]; dies bedeutet, daß Blutabnahmen möglichst vor Beginn der Bisphosphonat-Therapie erfol-gen sollten.

IV. Behandlungsstrategie

1 Therapie der tumorinduzierten Hyperkalzämie (TIH) (Abb. 1)

1.1 Klassische Behandlungsformen der TIH

Eine effektive Tumortherapie ist die wirksamste Maßnahme zur Langzeit-therapie und -kontrolle der Hyperkalzämie. Eine forcierte Diurese mit ≥ 6 l/24 Stunden, kombiniert mit hohen Dosen von Furosemid, ist ein risikoreiches und veraltetes Behandlungsverfahren. Die *Rehydratation* mit intravenösen Kochsalzinfusionen sollte jedoch in der initialen Behandlungsstrategie hyperkalzämischer Tumorpatienten enthalten sein. Die

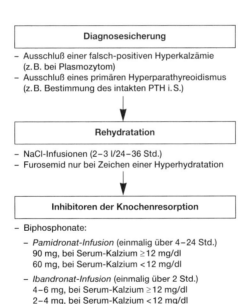

Abb. 1. Behandlungsstrategie bei tumorinduzierter Hyperkalzämie

Rehydratation hat üblicherweise nur einen geringen Effekt auf die Kalziumwerte (medianer Abfall des Serum-Kalziums um ca. 1 mg/dl) [16]; sie unterbricht jedoch den Circulus viciosus der TIH durch Inhibition der erhöhten renal-tubulären Kalziumreabsorption. Darüber hinaus kann die Rehydratation die klinische Symptomatik infolge der Reduktion des Zirkulationsvolumens verbessern. Die Gabe von *Diuretika* kann zu einer Volumendepletion beitragen und ist daher in der Regel – außer bei Hyperhydratation – nicht indiziert.

Kortikosteroide werden weiterhin zu häufig bei der TIH appliziert. Ihre Aktivität ist begrenzt auf hämatologische Erkrankungen [1]. Die empfohlene Dosis beträgt ca. 40–100 mg Prednison/Tag. Die intravenöse Gabe von *Phosphat* hat aufgrund des Risikos einer extraskelettalen Kalziumpräzipitation und einer Niereninsuffizienz keine Bedeutung mehr. Die orale Phosphatgabe (1–3 g elementaren Phosphors/Tag, in mehreren Fraktionen) mag sinnvoll sein; ihre Effektivität ist jedoch begrenzt auf hypophosphatämische Patienten mit geringer Hyperkalzämie.

Eine wirksame Behandlung der TIH sollte Substanzen beinhalten, die die Knochenresorption inhibieren. Eine spezifische antiosteolystische Therapie kann simultan mit der Rehydratation begonnen werden [17]. *Calcitonin* ist ein natürliches antiosteoklastisches Hormon; seine wesentlichen Vorzüge sind ein rascher Wirkungseintritt und eine geringe Toxizität. Calcitonin weist darüber hinaus einen kalziuretischen Effekt auf, der zu seiner hypokalzämischen Aktivität beiträgt [18]. Die empfohlene Dosis beträgt ca. 2–8 U/kg/Tag (in 2–4 Fraktionen/Tag). Der Effekt von Calcitonin bei der Behandlung der TIH ist jedoch sehr variabel, meist nur unvollständig und vorübergehend; die Serum-Kalziumwerte steigen nach wenigen Tagen bereits wieder an; ein weiteres Ansprechen nach Erhöhung der Dosis kann nicht erreicht werden. *Plicamycin (Mithramycin)* ist eine weitere antiosteoklastische Substanz. Seine Verwendung wird jedoch durch mögliche Toxizitäten begrenzt, insbesondere bei wiederholter Anwendung und auch bei einer empfohlenen Anfangsdosierung von nur 25 µg/kg i.v. In einer randomisierten Studie, in der das Bisphosphonat Pamidronat mit Mithramycin verglichen wurde, wurden eine geringere Toleranz und eine geringere Effizienz von Mithramycin gegenüber Pamidronat beobachtet; Pamidronat führte zu einer Normalisierung des Serum-Kalziums bei 88% der Patienten, verglichen mit 45% für Mithramycin [19]. Für *Galliumnitrat* wurde eine höhere Wirksamkeit gegenüber Calcitonin (Ansprechrate 75% vs. 31%) [20] und Etidronat (82% vs. 43%) [21] bei der Therapie der TIH beschrieben. Gallium weist jedoch eine erhebliche Nephrotoxizität auf und muß daher als 5-tägige Dauerinfusion appliziert werden, was seine Anwendung bei der Therapie der TIH unattraktiv erscheinen läßt.

1.2 Bisphosphonate

Bisphosphonate sind potente Inhibitoren der Knochenresorption und haben zu einer entscheidenden Veränderung der Therapie der TIH geführt. Die Absorption enteral verabreichter Bisphosphonate ist meist nur gering und erratisch. In den meisten Studien bei Patienten mit TIH wurde daher eine intravenöse Applikationsweise gewählt.

1.2.1 Etidronat

Etidronat ist die am wenigsten wirksame Substanz der klinisch verfügbaren Bisphosphonate. Eine Langzeitbehandlung kann zur Hemmung der Knochenmineralisation und letztlich zur Osteomalazie führen, wenngleich dieser Gesichtspunkt für die Akutbehandlung der TIH meist irrelevant ist. Etidronat wird üblicherweise in einer Dosis von 7,5 mg/kg/Tag über 3 Tage appliziert. In einer multizentrischen Doppelblindstudie, in der 202 Patienten über eine 3tägige Dauer behandelt wurden, wurde bei 63 % der mit Etidronat behandelten Patienten eine Normokalzämie erzielt, verglichen mit nur 33 % der Patienten der Kontrollgruppe, die ausschließlich Kochsalzinfusionen erhielten. Nach Korrektur des Serum-Kalziums für die Albuminwerte ergaben sich jedoch nur Ansprechraten von 24 bzw. 7 % [16]. Ein alternativer Applikationsmodus besteht in einer einmaligen Dauerinfusion über 24 Stunden in einer Dosierung von 25–30 mg/kg KG, mit der eine Normokalzämie bei 52 % der Patienten beobachtet wurde [22].

1.2.2 Clodronat

Clodronat wurde in Dosierungen von 300–1500 mg/Tag für 1–10 Tage angewendet. Seine Überlegenheit gegenüber Placeboapplikationen ist gesichert. Die wiederholte tägliche Infusion von 300 mg Clodronat wird üblicherweise gut toleriert und kann zu eine Erfolgsrate von etwa 80 % führen [23, 24]. Eine eintägige Infusion in einer Dosierung von 1500 mg scheint einer 5-tägigen Therapie gleichwertig zu sein [25]. Clodronat ist meist wenig effizient bei Patienten mit HHM, bei denen eine deutliche

Erhöhung der tubulären Reabsorptionsrate von Kalzium vorliegt. In einer randomisierten Studie erwies sich Clodronat in der Therapie der TIH als weniger effizient als Pamidronat, sowohl hinsichtlich der Rate des Ansprechens als auch hinsichtlich der Dauer der erreichten Normokalzämie. Die mediane Wirksamkeitsdauer betrug 14 Tage für Clodronat versus 28 Tage für Pamidronat [26]. Eine perorale Clodronat-Behandlung wird gelegentlich nach erfolgreicher intravenöser TIH-Therapie verordnet; ein Vorteil dieser Behandlungsform gegenüber wiederholten intravenösen Behandlungen bei Wiederauftreten der Hyperkalzämie wurde bislang jedoch nicht nachgewiesen.

1.2.3 Pamidronat

Pamidronat ist die am häufigsten geprüfte Substanz unter den derzeit kommerziell verfügbaren Bisphosphonaten. Es wurde zunächst in Form täglicher Infusionen (für bis zu 10 Tagen) in einer Dosierung von 15 mg über 2 Stunden angewendet. In einer multizentrischen Studie wurde beobachtet, daß 90% der in dieser Weise behandelten 132 Patienten mit TIH nach durchschnittlich 3–4 Tagen normokalzämisch wurden [27]. Wenngleich dies Therapieregime somit eine hohe Wirksamkeit aufweist, ist es häufig impraktikabel [28]. Pamidronat kann aber auch als Einzelinfusion über 4–24 Stunden appliziert werden; die Effektivität einer einzelnen 24-Stunden-Infusion – ist bei gleicher Gesamtdosis – derjenigen einer 3tägigen Applikation vergleichbar [29]. Auf der Basis einer Untersuchung zur Dosis-Wirkungs-Beziehung von Pamidronat [30] werden seitens der Herstellerfirma Pamidronatdosierungen auf der Grundlage der vor der Therapie ermittelten Kalziumwerte empfohlen: von 30 mg für Kalziumwerte unter 12 mg/dl bis zu 90 mg für Kalziumwerte über 16 mg/dl. Die Existenz einer tatsächlichen Dosiswirkungsbeziehung ist bislang jedoch noch unzureichend untersucht. Bei retrospektiver Analyse des Therapieansprechens nach erstmaliger Pamidronat-Infusion bei 160 Patienten mit TIH betrug die Erfolgsrate – gemessen an den Kalziumwerten nach Korrektur für die Proteinkonzentrationen – 80% für die Patientengruppe, die eine mediane Dosis von 0,5–1,0 mg/kg KG erhalten hatte, verglichen mit 94% für die Patientengruppe, die 1,5 mg/kg KG erhielt (p < 0,05). Dabei zeigte das Ansprechen hinsichtlich des Serumkalziums und der Kalziurie keine Korrelation mit der Art der Tumorerkrankung oder dem Vorhandensein einer ossären Metastasierung [31]. Eine Dosis-Wirkungsbeziehung fand sich ausschließlich bei Patienten mit Kalziumwerten über 12 mg/dl und bei Patienten mit erhöhter tubulärer Kalziumreabsorption. Nach relativ niedrigen Pamidronat-Dosen ist das Ansprechen bei Patienten mit HHM geringer als bei Patienten mit ossärer Metastasierung. Aufgrund unserer Untersuchungen empfehlen wir für die Therapie der TIH eine Dosierung von 90 mg Pamidronat; eine Ausnahme mögen Patienten mit milder Hyperkalzämie darstellen, für die eine Dosis von 1 mg/kg Pamidronat, d.h. ca. 60 mg, ausreichend erscheint. Einen Einfluß auf den Erfolg der Bisphosphonat-Behandlung kann die Höhe der zirkulierenden PTHrP-Spiegel haben; bei den insgesamt wenigen resistenten Patienten wurden oft signifikant erhöhte PTHrP-Spiegel beobachtet.

Pamidronat ist nebenwirkungsarm. Die wichtigsten klinisch erkennbaren Nebenwirkungen stellen vorübergehendes Fieber und eine grippeähnliche Symptomatik bei etwa $1/4$ der Patienten dar. Eine asymptomatische Hypokalzämie und Hypophosphatämie wird häufig nach Pamidronat-Behandlung beobachtet; ihre Inzidenz und klinische Relevanz ist dosisabhängig. Mit Ausnahme des Mammakarzinoms ist bei Wiederauftreten der Hyperkalzämie oft eine nachlassende Effizienz wiederholter Pamidronat-Infusionen zu beobachten. Die Ursache hierfür ist vermutlich in einer Tumorprogression und der erhöhten Freisetzung osteolytischer Faktoren zu sehen. Wenige verfügbare Daten deuten daraufhin, daß höhere Bisphosphonatdosierungen in diesen Fällen noch erfolgreich sein können.

Die Überlegenheit von Pamidronat gegenüber Etidronat [32], Clodronat [26], Mithramycin [19] und Calcitonin ist in vergleichenden, prospektiven Studien nachgewiesen worden. Mit Ausnahme der Rehydratation zur Wiederauffüllung des Zirkulationsvolumens ergibt sich keine Notwendigkeit zur Kombination von Pamidronat mit anderen hypokalzämisch wirksamen Substanzen; eine Ausnahme mögen Patienten mit schwerwiegender, lebensbedrohlicher Hyperkalzämie darstellen, bei denen eine Kombination von Pamidronat mit Calcitonin aufgrund des raschen Serum-Kalziumabfalls infolge von Calcitonin zu erwägen ist.

1.2.4 Ibandronat

In einer großen randomisierten Phase-II-Studie wurde Ibandronat bei hyperkalzämischen (korrigiertes Kalzium > 10,8 mg/dl) Patienten geprüft. Dabei führten Ibandronat-Dosierungen in Höhe von 0,6, 1,1 und 2,0 mg bei 44 %, 52 % bzw. 67 % der Patienten zu einer Normokalzämie [33]. Wie zuvor für Pamidronat beobachtet, war die Rate des Ansprechens nur von der Höhe des initialen Kalziumwerts und der Ibandronat-Dosis abhängig, nicht jedoch von der Tumorhistologie und der Präsenz von Knochenmetastasen. Bei guter Verträglichkeit der Substanz aber einer Gesamterfolgsrate von nur 67% wurde eine Dosiseskalationsstudie bei Patienten mit Kalziumwerten ≥12 mg/ml nach Rehydratation durchgeführt. Dabei betrugen die Erfolgsraten 50% für die 2 mg-Dosisgruppe und 76% bzw. 77% für die 4 mg bzw. 6 mg Dosierungen [34]. Die Ansprechrate korrelierte in dieser Studie neben der Ibandronatdosis und dem initialen Kalziumwert auch mit der Tumorhistologie, wobei Patienten/-innen mit Mammakarzinom und hämatologischen Neoplasien die höchsten Ansprechraten aufwiesen. Bei letztgenannten Patientengruppen betrugen die Ansprechraten bei Kalziumwerten von 3–3,5 mM bzw. >3,5 mM 71% bzw. 43% in der 2 mg Dosisgruppe, 88% bzw. 82% in der 4 mg Dosisgruppe und 100% bzw. 71% in der 6 mg Dosisgruppe. Bei anderen Tumorformen betrugen die korrespondierenden Ansprechraten 66% bzw. 9% (2 mg), 80% bzw. 43% (4 mg) und 67% bzw. 67% (6 mg). Aufgrund der Daten dieser Studie wurde eine an der Ansprechwahrscheinlichkeit orientierte Ibandronatdosierung kalkuliert: Bei Patienten/-innen mit Mammakarzinom und hämatologischen Neoplasien mit Kalziumwerten ≤3 mM beinhaltete eine Dosis von 2 mg eine gleich hohe Ansprechwahrscheinlichkeit wie 4 mg oder 6 mg; bei Kalziumwerten bis 3,5 mM erscheint eine Dosis von 4 mg und bei Kalziumwerten >3,5 mM eine Dosis von 6 mg indiziert. Bei Patienten mit HHM infolge anderer Tumorerkrankungen erschienen Dosierungen von 6 mg bei Kalziumwerten >3,0 mM für ein optimales Therapieansprechen erforderlich zu sein [34].

Aus klinischer Sicht könnte zunächst vor allem die Möglichkeit der kürzeren Infusionsdauer von Ibandronat im Vergleich zu Pamidronat von praktischer Relevanz sein.

1.2.5 Zoledronat

Zoledronat ist ebenso wie Ibandronat ein weiteres hochpotentes Bisphosphonat, das sich derzeit in Prüfung befindet und eine höhere Wirksamkeit im Vergleich zu Pamidronat und Clodronat aufweist. Seine klinische Wirksamkeit im Vergleich zu Pamidronat und Ibandronat ist in zukünftigen randomisierten Studien zu prüfen. Vorteilhaft könnten nicht nur die ebenfalls kürzere Infusionsdauer sondern auch ein rascherer Wirkungseintritt und eine längere Wirkdauer sein.

Zusammenfassend ist festzustellen, daß die Bisphosphonate zu einer erheblichen Verbesserung und Vereinfachung der Therapie der TIH geführt haben. Eine Einzelinfusion von 90 mg Pamidronat, kombiniert mit Kochsalzinfusionen, normalisiert das Serum-Kalzium bei über 90 % hyperkalzämischer Tumorpatienten. Neuere Bisphosphonate, wie beispielsweise Ibandronat oder Zoledronat, werden die Ansprechrate vermutlich nicht wesentlich steigern können, sind jedoch einfacher einfacher zu handhaben und daher möglicherweise vor allem für die ambulante Therapie normokalzämischer Patienten attraktiv.

2 Therapie der tumorinduzierten Osteolyse (TIO)

Ein Effekt der derzeit verfügbaren *oralen Bisphosphonate* auf metastaseninduzierte *Knochenschmerzen* wurde bislang nicht eindeutig nachgewiesen. Diese Einschätzung wird durch Daten einer kürzlichen publizierten, plazebokontrollierten Studie mit oralem Clodronat bei Patienten mit progressiver Knochenmetastasierung, vorrangig infolge von Mammakarzinomen, gestützt [35]. Andererseits zeigen die gesammelten Daten aus mehreren Phase-II-Studien, daß wiederholte Pamidronat-Infusionen bei ca. 50 % der Patienten/-innen zu einer Schmerzreduktion führen können [1]. Diese Studien waren allerdings nicht plazebokontrolliert und beinhalteten teilweise wenig stringente Beurteilungskriterien.

Mittels plazebokontrollierter Untersuchungen konnte jedoch nachgewiesen werden, daß sowohl Clodronat als auch Pamidronat bei *intravenöser Applikation* einen signifikanten und rasch einsetzenden analgetischen Effekt aufweisen können [36, 47]. Vorläufige Daten deuten daraufhin, daß moderne Marker der Knochenresorption, wie beispielsweise Ntx, mit dem analgetischen Effekt von Pamidronat korrelieren und einen ähnlichen Zeitverlauf aufweisen. Patienten mit mehr als zweifach erhöhtem NTx und weiter erhöhten Werten nach Therapie sprechen nur selten auf übliche Pamidronat-Dosierungen an [37]. Ein optimales Dosierungsschema kann bislang noch nicht definiert werden und ist vermutlich von Tumortyp und Stadium abhängig. Bislang sind 3–4wöchentliche Pamidronat-Infusionen in einer Dosis von 60–90 mg für die Therapie von Knochenschmerzen zu empfehlen. Die ebenfalls analgetisch wirksamen Clodronat-Infusionen erfordern aufgrund der kürzeren Wirkdauer ein häufig ungünstigeres Therapieregime mit 10–14tägigen Applikationen. Insgesamt sind die zeitliche Abfolge und Indikation der Bisphosphonat-Applikationen bei Patienten mit schmerzhaften Knochenmetastasen als alleinige Therapiemaßnahme oder bei zusätzlicher Strahlentherapie bislang unzureichend geklärt.

Die geringe und variable enterale Absorption der derzeit verfügbaren Substanzen, die Notwendigkeit der Einnahme in großem zeitlichem Abstand zur Nahrungsaufnahme, die gelegentliche Intoleranz kombiniert mit häufigen gastrointestinalen Beschwerden und dem Appetitmangel onkologisch behandelter Patienten sowie die Notwendigkeit einer sehr hohen peroralen Dosierung lassen die intravenöse Applikation von Bisphosphonaten gegenüber einer peroralen Therapie bei Patienten mit ossärer Metastasierung meist sinnvoller erscheinen. Im Einzelfall ist die Entscheidung hinsichtlich der Applikationsart jedoch von individuellen Faktoren abhängig; so mag die perorale Verabreichungsform gelegtl. bei Patienten/-innen mit langsamer Tumorprogression während einer antihormonellen Therapie favorisiert werden. Eine Kosten/Nutzen-Analyse hierfür liegt jedoch nicht vor.

Für die Bewertung der tumorspezifischen Therapie ist zu beachten, daß regelmäßige Pamidronat-Infusionen eine Rekalzifikation oder Sklerosierung osteolytischer Knochenläsionen induzieren können. Die klinische Relevanz dieser Befunde ist allerdings fraglich, u. a. da sie bei osteolytisch/osteoplastischer Metastasierung lediglich eine Beseitigung der osteolytischen Komponente repräsentieren. Bei ca. 20 % der Patienten/-innen sind diese Befunde jedoch einer partiellen Remission gemäß UICC-Kriterien vergleichbar (1) und ähneln den Befunden, wie sie durch konventionelle Hormon- oder Chemotherapie erreichbar sind.

Mammakarzinome

In einer randomisierten Doppelblindstudie [38] mit *oralem Clodronat* (1600 mg/Tag für 18 Monate) versus Plazebo bei 173 Patientinnen mit ossär metastasiertem Mammakarzinom fand sich eine signifikante Reduktion der Häufigkeit hyperkalzämischer Episoden (28 vs. 52; $p < 0,01$), Wirbelkörperfrakturen (33%ige Reduktion; $p < 0,025$) und Wirbelkörperdeformierungen (34%ige Reduktion; $p < 0,001$) in der mit Clodronat behandelten Patientengruppe. Die Häufigkeit anderer Frakturen als Wirbelkörperfrakturen war nicht signifikant unterschiedlich. Auch fand sich kein Unterschied in der Zeitdauer bis zum Auftreten von Frakturen. Die Gesamthäufigkeit ossärer Komplikationen (Hyperkalzämie, Radiotherapie, Frakturen) war in der Clodronatgruppe um 27 % geringer ($p < 0,001$) als in der Plazebogruppe. Die Verträglichkeit von Clodronat war gut; die Überlebenszeiten beider Behandlungsgruppen waren vergleichbar.

Orales Pamidronat wurde vorrangig von van Holten et al. [39] bei 161 Patientinnen mit ossär metastasiertem Mammakarzinom geprüft. Nach einer medianen Beobachtungsdauer von ca. 2 Jahren fand sich eine Reduktion der Inzidenz von Hyperkalzämie, Knochenschmerzen und drohenden Frakturen in der Pamidronat- gegenüber der Placebo-Gruppe um 65%, 30% bzw. 50%. Ferner zeigte sich eine signifikante Abnahme der Notwendigkeit einer Änderung der Systemtherapie und der Notwendigkeit einer Strahlentherapie um 35% bzw. 33%. Insgesamt fand sich eine Reduktion der Häufigkeit ossärer Komplikation in der Pamidronatgruppe um 38% (p = 0,003). Hingegen wurden keine signifikanten Effekte hinsichtlich der Freiheit ossärer Komplikationen sowie der Zeitdauer bis zur Erstmanifestation ossärer Komplikationen sowie der radiologischen Aspekte osteolytischer Läsionen beobachtet. Da einige der günstigen Ergebnisse dieser Untersuchung allein durch das offene Studiendesign verursacht sein könnten, bleibt der Stellenwert der oralen Pamidronattherapie derzeit unklar.

Die Wirksamkeit regelmäßiger *Pamidronat-Infusionen* bei Patientinnen mit Mammakarzinom wurde in 3 randomisierten Studien geprüft [40–42].

Conte et al. [40] randomisierten 295 Patientinnen mit osteolytischer Metastasierung in einer offenen multizentrischen Studie für alleinige Chemotherapie oder für Chemotherapie plus Pamidronat-Infusionen in 3(–4)wöchentlichen Intervallen in einer Dosis von 45 mg (Infusionsdauer 1 Stunde). Die Studienmedikation wurde bei Nachweis einer ossären Progression beendet. Die mediane Zeitdauer bis zum Nachweis einer ossären Progression betrug 249 Tage in der Pamidronat-Gruppe und 168 Tage in der Kontrollgruppe, entsprechend einem Anstieg um 48% (p = 0,02). Darüber hinaus wurde über eine deutlichere Schmerzreduktion in der Pamidronat-Gruppe berichtet (44% vs. 30%; p = 0,025). Signifikante Reduktionen in der Häufigkeit (anderer) ossärer Komplikationen wurden nicht nachgewiesen, was evtl. auch auf die Beendigung der Pamidronattherapie bei ossärer Progression und die vergleichsweise geringe Dosis zurückgeführt werden könnte.

Hortobagyi et al. [41] berichteten über eine Doppelblindstudie, in der 382 Patientinnen mit Mammakarzinom und mindestens einer osteolytischen Metastase randomisiert wurden für Chemotherapie plus Plazebo oder Pamidronat. Pamidronat wurde in einer Dosis von 90 mg (als 2-Std.-Infusion) und monatlichen Intervallen für 12 Zyklen appliziert. Die mediane Zeitdauer bis zum Auftreten der ersten ossären Komplikation (pathologische Frakturen, Spinalkanalkompression, Wirbelkörperkom-

pression, Notwendigkeit einer Operation oder Strahlentherapie, Hyperkalzämie) betrug 7,0 Monate in der Plazebogruppe und 13,1 Monate
in der Pamidronat-Gruppe (p = 0,005), entsprechend einem Anstieg
um 47%. Ferner wies die Pamidronat-Gruppe eine signifikant geringere
Häufigkeit ossärer Komplikationen auf (43% vs. 56%; p = 0,008). Mit
Ausnahme von Wirbelkörperfrakturen (und bei geringer Fallzahl der
Spinalkanalkompressionen) waren die Häufigkeiten für alle o.g. ossären
Komplikationen signifikant reduziert; für Hyperkalzämien nach 3 Zyklen,
für die Notwendigkeit einer Strahlentherapie nach 6 Zyklen, für die Notwendigkeit einer Operation nach 9 Zyklen und für pathologische Frakturen nach 12 Zyklen. Ferner wurde in der Pamidronat-Gruppe eine
signifikante Schmerzreduktion gegenüber der Plazebogruppe beobachtet.
Aufgrund der Beobachtungsdauer in dieser Studie läßt sich errechnen,
daß die mediane skeletale Morbiditätsrate (Anzahl ossärer Komplikationen pro Jahr) in der Pamidronat-Gruppe 2,1 und in der Plazebogruppe
3,3 betrug (p < 0,005). Patienten/-innen, die mit Chemotherapie plus
Pamidronat behandelt wurden, zeigten eine höhere ossäre Remissionsrate
als Patientinnen der Plazebogruppe (33% vs. 18%).

Lipton et al. [42] publizierten vorläufige Daten einer plazebokontrollierten Studie mit Pamidronat (90 mg als 2-Std.-Infusion, monatlich für
12 Zyklen) bei Mammakarzinompatientinnen mit ossärer Metastasierung, die eine antihormonelle Therapie erhielten. Die mediane skeletale
Morbiditätsrate betrug 2,4 in der Pamidronatgruppe und 3,6 in der Plazebogruppe (p < 0,01). Die mediane Zeitdauer bis zum Auftreten der ersten
ossären Komplikation betrug 10,4 Monate in der Pamidronatgruppe und
6,9 Monate in der Plazebogruppe (p = 0,049). Ferner wurde eine signifikante Schmerzreduktion in der Pamidronatgruppe beobachtet.

Plasmozytom

In einer randomisierten, plazebokontrollierten Studie mit 2,4 g *Clodronat*
peroral täglich über einen Zeitraum von 2 Jahren bei 350 Patienten mit
neu diagnostiziertem Plasmozytom wurde beobachtet, daß Clodronat zu
einer signifikanten Reduktion des Anteils von Patienten mit Progression
ostcolytischer Knochenläsionen führte (12% vs. 24%; p = 0,026); die Rate
der Progression zu Wirbelkörperfrakturen war geringfügig, aber nicht
signifikant unterschiedlich (30% vs. 40%), diejeniger andere Frakturen
vergleichbar (24% vs. 23%) [43].

Die Wirksamkeit regelmäßiger *Pamidronat*-Infusionen (90 mg als
4-Std.-Infusion alle 4 Wochen über 9 Zyklen) wurde in einer plazebo-

kontrollierten Doppelblindstudie an 392 Patienten mit Plasmozytom im Stadium III und mindestens einer Osteolyse geprüft [44]. Es erfolgte eine Stratifikation hinsichtlich des Status der zytostatischen Vorbehandlung (I: Initialtherapie; II: „Second-line"-und Folgetherapien). Die Zeitdauer bis zur Erstmanifestation ossärer Komplikationen (pathol. Frakturen, Indikation zu Operation oder Strahlentherapie, Spinalkanalkompression) war in der Plazebogruppe signifikant geringer als in der Pamidronatgruppe (p = 0,001). Die Häufigkeit jeglicher ossären Komplikation war in der Pamidronatgruppe signifikant nach 3, 6 und 9 Zyklen reduziert (24 vs. 41% nach 9 Zyklen; p < 0,001). Die mediane ossäre Morbiditätsrate betrug 2,1 in der Plazebogruppe und 1,1 in der Pamidronatgruppe (p < 0,02). Die Häufigkeit pathologischer Frakturen war bei Pamidronat-Patienten im Stratum I signifikant nach 9 Therapiezyklen reduziert (14% vs. 31%; p = 0,01); die Häufigkeit der Indikation zu einer Strahlentherapie war bei Pamidronatpatienten im Stratum II signifikant geringer (18% vs. 34%; p = 0,03). Die Hyperkalzämie-Häufigkeit war in der Pamidronatgruppe bereits nach 3 Therapiezyklen signifikant geringer. Auch hinsichtlich der Bewertung ossärer Schmerzen und des Allgemeinzustands der Patienten wurden signifikante Vorteile zugunsten von Pamidronat verzeichnet.

Zusammenfassend zeigen die Ergebnisse der Studie mit Clodronat, vor allem aber die derjenigen mit Pamidronat, daß eine zusätzliche Bisphosphonattherapie bei Patienten mit Plasmozytom und mindestens einer Osteolyse erwogen werden sollte.

Die optimale Applikationsweise für Pamidronat bei der Therapie der TIO ist derzeit nicht bekannt. Bisherige Studienergebnisse zeigen, daß monatliche Infusionen wirksam sind. Kriterien zur Festlegung des Therapiebeginns und des Therapieendes mit Pamidronat existieren bislang nicht; entgegen der Vorgehensweise bei der zytostatischen Chemotherapie kann die antiosteolytische Therapie ggfs. auch bei ossärer Progression fortgesetzt werden. Kriterien für die Beendigung der antiosteolytischen Therapie sind derzeit individuell festzulegen. Möglicherweise können neuere Parameter der Knochenresorption zukünftig zu dieser Entscheidungsfindung beitragen. Eine Kosten-Nutzen-Analyse für längerfristige Bisphosphonattherapien liegt derzeit noch nicht vor. Gemessen an einer Berechnung, derzufolge ossäre Komplikationen bei Patientinnen mit metastasiertem Mammakarzinom den größten Anteil an Krankenhaustherapiekosten und nahezu zwei Drittel der Therapiekosten insgesamt ausmachen sollen, könnten Bisphophonate möglicherweise zu einer Kostenreduktion beitragen [45].

Literatur

1. Body JJ, Coleman RE, Piccart M (1996) Use of bisphosphonates in cancer patients. Cancer Treat Rev 22:265–287
2. Ralston SH, Gallacher SJ, Patel U, Campbell J, Boyle IT (1990) Cancer-associated hypercalcemia: morbidity and mortality. Clinical experience in 126 treated patients. Ann Intern Med 112:499–504
3. Vassilopoulou-Sellin R, Newman BM, Taylor SH, Guinee VF (1993) Incidence of hypercalcemia in patients with malignancy referred to a comprehensive cancer center. Cancer 71:1309–1312
4. McKay C, Furman WL (1993) Hypercalcemia complicating childhood malignancies. Cancer 72:256–260
5. Body JJ, Thürlimann B (1994) Bone metastases. In: Klastersky J, Schimpff SC, Senn HJ (eds) „Handbook of Supportive Care in Cancer". Marcel Dekker Inc, New York Basel Hong Kong 365–401
6. Coleman RE, Rubens RD (1987) The clinical course of bone metastases from breast cancer. Br J Cancer 55:61–66
7. Body JJ, Delmas PD (1992) Urinary pyridinium cross-links as markers of bone resorption in tumor-associated hypercalcemia. J Clin Endocrinol Metab 74:471–475
8. Dumon JC, Wantier H, Mathieu F, Mantia M, Body JJ (1996) Technical and clinical validation of a new immunoradiometric assay for human osteocalcin. Eur J Endocrinol 135:231–237
9. Body JJ, Dumon JC, Thirion M, Cleeren A (1993) Circulating PTHrP concentrations in tumor-induced hypercalcemia: influence on the response to bisphosphonate and changes after therapy. J Bone Miner Res 8:701–706
10. Grill V, Ho P, Body JJ, Johanson N, Lee SC, Kukreja SC, Moseley JM, Martin TJ (1991) Parathyroid hormone-related protein: elevated levels in both humoral hypercalcemia of malignancy and hypercalcemia complicating metastatic breast cancer. J Clin Endocrinol Metab 73:1309–1315
11. Powell GJ, Southby J, Danks JA, Stillwell RG, Hayman JA, Henderson MA, Bennett RC, Martin TJ (1991) Localization of parathyroid hormone-related protein in breast cancer metastases: increased incidence in bone compared with other sites. Cancer Res 51:3059–3061
12. Siwek B, Lacroix M, de Pollak C, Marie P, Body JJ (1997) Secretory products of breast cancer cells affect human osteoblastic cells: partial characterization of active factors. J Bone Miner Res 12:552–560
13. Guise TA, Mundy GR (1995) Breast cancer and bone. Curr Opin Endo 2:548–555
14. Body JJ, Dumon JC, Seraj F, Cleeren A (1992) Recovery of parathyroid hormone secretion during correction of tumor-associated hypercalcemia. J Clin Endocrinol Metab 74:1385–1388
15. Body JJ, Dumon JC, Thirion M, Cleeren A (1993) Circulating PTHrP concentrations in tumor-induced hypercalcemia: influence on the response to bisphosphonate and changes after therapy. J Bone Miner Res 8:701–706
16. Singer FR, Ritch PS, Lad TE, Ringerberg QS, Schiller JH, Recker RR, Ryzen E. The Hypercalcemia Study Group (1991) Treatment of hypercalcemia of malignancy with intravenous etidronate. A controlled, multicenter study. Arch Intern Med 151:471–476

17. Body JJ, Pot M, Borkowski A, Sculier JP, Klastersky J (1987) Dose/Response study of aminohydroxypropylidene bisphosphonate in tumor-associated hypercalcemia. Am J Med 82:957–963

18. Hosking DJ, Gilson D (1984) Comparison of the renal and skeletal actions of calcitonin in the treatment of severe hypercalcaemia of malignancy. Q J Med 211:359–368

19. Thürlimann B, Waldburger R, Senn HJ, Thiébaud D (1992) Plicamycin and pamidronate in symptomatic tumor-related hypercalcemia: A prospective randomized crossover trial. Ann Oncol 3:619–623

20. Warrell Jr RP, Israel R, Frisone M, Snyder T, Gaynor JJ, Bockman RS (1988) Gallium nitrate for acute treatment of cancer-related hypercalcemia. A randomized, double-blind comparison to calcitonin. Ann Intern Med 108:669–674

21. Warrell Jr RP, Murphy WK, Schulman P, O'Dwyer PJ, Heller G (1991) A randomized double-blind study of gallium nitrate compared with etidronate for acute control of cancer-related hypercalcemia. J Clin Oncol 9:1467–1475

22. Flores JF, Rude RK, Chapman RA, Belani C, Chan AYC, Pritchard JD, Hoff JV (1994) Evaluation of a 24-hour infusion of etidronate disodium for the treatment of hypercalcemia of malignancy. Cancer 73:2527–2534

23. Bonjour JP, Philippe J, Guelpa G, Bisetti A, Rizzoli R, Jung A, Rosini S, Kanis JA (1988) Bone and renal components in hypercalcemia of malignancy and responses to a single infusion of clodronate. Bone 9:123–130

24. Urwin GH, Yates AJP, Gray RES, Hamdy NAT, McCloskey EV, Preston FE, Greaves M, Neil FE, Kanis JA (1987) Treatment of the hypercalcaemia of malignancy with intravenous clodronate. Bone 8:S43–S51

25. O'Rourke NP, McCloskey EV, Vasikaran S, Eyres K, Fern D, Kanis JA (1993) Effective treatment of malignant hypercalcaemia with a single intravenous infusion of clodronate. Br J Cancer 67:560–563

26. Purohit OP, Radstone CR, Anthony C, Kanis JA, Coleman RE (1995) A randomised double-blind comparison of intravenous pamidronate and clodronate in the hypercalcaemia of malignancy. Br J Cancer 72:1289–1293

27. Harinck HIJ, Bijvoet OLM, Plantingh AST, Body JJ, Elte JWF, Sleeboom HP, Wildiers J, Neijt JP (1987) Role of bone and kidney in tumor-induced hypercalcaemia and its treatment with bisphosphonate and sodium chloride. Am J Med 82:1133–1142

28. Body JJ, Borkowski A, Cleeren A, Bijvoet OLM (1986) Treatment of malignancy-associated hypercalcemia with intravenous aminohydroxypropylidene diphosphonate (APD). J Clin Oncol 4:1177–1183

29. Body JJ, Magritte A, Seraj F, Sculier JP, Borkowski A (1989) Aminohydroxy-prolidene bisphosphonate (APD) treatment for tumor-associated hypercalcemia: a randomized comparison between a 3-day treatment and single 24-hour infusions. J Bone Miner Res 4:923–928

30. Thiebaud D, Jaeger J, Jacquet AF, Burckhardt P (1988) Dose-response in the treatment of hypercalcemia of malignancy by a single infusion of the bisphosphonate AHPrBP. J Clin Oncol 6:762–768

31. Body JJ, Dumon JC (1994) Treatment of tumor-induced hypercalcaemia with the bisphosphonate pamidronate: Dose-response relationship and influence of the tumour type. Ann Oncol 5:359–363

32. Gucalp R, Ritch P, Wiernik PH, Sarma PR, Keller A, Richman SP, Tauer K, Neidhart J, Mallette LE, Siegel R, VandePol CJ (1992) Comparative study of pamidronate disodium and etidronate disodium in the treatment of cancer-related hypercalcemia. J Clin Oncol 10:134–142

33. Pecherstorfer M, Herrmann Z, Body JJ, Manegold C, Degardin M, Clemens MR, Thürlimann B, Tubiana-Hulin M, Steinhauer EU, van Eijkeren M, Huss HJ, Thiébaud D (1996) Randomized phase II trial comparing different doses of the bisphosphonate ibandronate in the treatment of hypercalcemia of malignancy. J Clin Oncol 14:268–276

34. Ralston SH, Thiébaud D, Herrmann Z, Steinhauer EU, Thürlimann B, Walls J, Lichinitser MR, Rizzoli R, Hagberg H, Huss HJ, Tubiana-Hulin M, Body JJ (1997) Dose-response study of ibandronate in treatment of cancer-associated hypercalcaemia. Br J Cancer 75:295–300

35. Robertson AG, Reed NS, Ralston SH (1995) Effect of oral clodronate on metastatic bone pain: A double-blind, placebo-controlled study. J Clin Oncol 13:2427–2430

36. Ernst DS, Mac Donald RN, Paterson AHG, Jensen J, Bruera E (1992) A double-blind cross-over trial of IV clodronate in metastatic bone pain. J Pain Sympt Mngmt 7:4–11

37. Vinholes J, Purohit OP, Eastell R, Abbey M, Coleman RE. Double-blind randomised trial of pamidronate for the palliative treatment of metastatic bone disease. Submitted for publication

38. Paterson AHG, Powles TJ, Kanis JA, Mc Closkey E, Hanson J, Ashley S (1993) Double-blind controlled trial of oral clodronate in patients with bone metastases from breast cancer. J Clin Oncol 11:59–65

39. Van Holten-Verzantvoort ATM, Kroon HM, Bijvoet OLM, Cleton FJ, Beex LVAM, Blijham G, Hermans J, Neijt JP, Papapoulos SE, Sleeboom HP, Vermey P, Zwinderman AH (1993) Palliative pamidronate treatment in patients with bone metastases from breast cancer. J Clin Oncol 11:491–498

40. Conte PF, Latreille J, Mauriac L et al. (1996) Delay in progression of bone metastases in breast cancer patients teated with intravenous pamidronate: Results from a multinational randomised controlled trial. J Clin Oncol 14:2552–2559

41. Hortobagyi GN, Theriault RL, Porter L et al. (1996) Efficacy of pamidronate in reducing skeletal complications in patients with breast cancer and lytic bone metastases. N Engl J Med 335:1785–1791

42. Lipton A, Theriault R, Leff R et al. (1997) Long-term reduction of skeletal complications in breast cancer patients with osteolytic bone metastases receiving hormone therapy, by monthly 90 mg pamidronate (Aredia®) infusions. Proceedings of ASCO 16:152 (Abstr. 531)

43. Lahtinen R, Laakso M, Palva I, Virkkunen P, Elomaa I. For the Finnish Leukaemia Group (1992) Randomized placebo-controlled multicentre trial of clodronate in multiple myeloma. Lancet 340:1049–1052

44. Berenson JR, Lichtenstein A, Porter L et al. (1996) Efficacy of pamidronate in reducing skeletal events in patients with advanced multiple myeloma. N Engl J Med 334:488–493

45. Richards MA, Braysher S, Gregory WM, Rubens RD (1993) Advanced breast cancer: use of resources and cost implications. Br J Cancer 67:856–860

Paravasation bei Zytostatikagabe

M. Kloke

I. Häufigkeit und Prophylaxe

Bei einer intravenösen Chemotherapie kommen Paravasate bei 0,1–6 %
aller Patienten in Abhängigkeit von speziellen Risikofaktoren wie z. B. auf
einen Arm beschränkte Punktionsmöglichkeit bei Z. n. Ablatio mammae
und schlechten Venenverhältnissen bei Adipositas vor. Da nahezu alle
Zytostatika bei Extravasation zu Ulcerationen führen können, gilt grundsätzlich, daß sie nur bei gesicherter intraluminärer Lage und möglichst
laufender Infusion appliziert werden dürfen. Nach einer Fehlpunktion
sollte keine Injektion distal der frustranen Punktion erfolgen.

Bei Paravasation gewebetoxische Substanzen

Doxorubicin	Daunorubicin	Epirubicin	Mitoxantron
Vinblastin	Vincristin	Vindesin	
Mithramycin	Actinomycin	Bleomycin	
Etoposid	Cisplatin	Mitomycin	

II. Pathophysiologie und klinischer Verlauf

Der zeitliche Ablauf einer paravasatinduzierten Gewebeschädigung sowie
mögliche Therapiemaßnahmen sind in Tabelle 1 dargestellt, wobei jedoch
ein Stillstand auf jeder Stufe der Reaktion möglich ist und längst nicht alle
Paravasationen zu Ulcerationen führen müssen. Die prolongierte nekro-
tisierende Wirkung von paravasal gelangten Zytostatika beruht auf der
Bildung von freien Radikalen, die unmittelbar zur Denaturierung von
DNA führen. Bei Zelluntergang werden die DNA-Chemotherapiekom-

Tabelle 1. Klinik und Therapie von Paravasaten im zeitlichen Ablauf

Zeit	Symptom	Maßnahme
Tage 0–7	Erythem, Ödem, (Schmerz)	Kühlen[a], Ruhigstellen, ggf. Antidot
Tage 8–10	Überwärmung, Schmerz	Kühlen[a], Ruhigstellen, ggf. Antidot
ab Tag 7	beginnende Ulcerationen, Schmerz	frühzeitige chirurgische Intervention mit sicherer Excision im Gesunden; ggf. Fortsetzen der DMSO-Applikation
Monat 2–4	Zunahme der Ulcera, roter Randwall, gelblicher Grund, Schmerzen	Nekrosektomie unter Schonung neurovaskulärer Strukturen
Elektiv	reizfreier Gewebedefekt	plastische Deckung

[a] Es gibt Hinweise, daß bei Paravasation von Vincaalkaloiden eine Kühlung häufiger zu Ulcerationen führen kann.

plexe von den untergegangenen Zellen freigesetzt und von benachbarten Zellen durch Endozytose aufgenommen. Dies setzt einen Kreislauf in Gang, der sukzessive immer weitere Zellen in Mitleidenschaft zieht. Am Rande des nekrotischen Bezirkes findet sich nur eine geringe entzündliche Reaktion. Somit läßt sich dieser „Circulus vitiosus" nur durch radikale chirurgische Entfernung geschädigter Gewebeteile unterbrechen.

III. Sofortmaßnahmen und spezifische Antidote

Berichtet der Patient während der Applikation eines Zytostatikums über Schmerzen, Rötung oder Schwellung im Bereich der Punktionsstelle, ist die Infusion sofort zu stoppen (Tabelle 2).

Tabelle 2. Sofortmaßnahmen bei Paravasation

- Sofortiges Stoppen der Infusion,
- bei liegender Nadel Aspiration von Paravasat aus dem Gewebe,
- Spülen mit Kochsalzlösung bei hochkonzentrierten Substanzen,
- Kälteapplikation zur Diffusionsverlangsamung,
- Ruhigstellung der Extremität.

Tabelle 3. Spezifische Antidote bei Paravasaten

Substanz	Antidot	Untersuchung
Anthrazyklin	topisch 99% DMSO	prospektiv
Platin	topisch 99% DMSO	prospektiv
Ifosfamid	topisch 99% DMSO	prospektiv
Fluoruracil	topisch 99% DMSO	prospektiv
Mitomycin	Pyridoxin lokal s.c.	Kasuistik
Vincaalkaloide	Hyaluronidase lokal s.c.	kleinere Serien
Etoposid	Hyaluronidase lokal s.c.	Kasuistik
Mustargen	verdünntes Thiosulfat lokal s.c.	kleinere Serien

Kortikosteroidgaben sind aufgrund der nur geringen entzündlichen Begleit-reaktion relativ ineffektiv. Hinsichtlich der Gabe spezifischer Antidote gibt es größtenteils nur tierexperimentelle Untersuchungen, Kasuistiken und kleinere Serien mit zum Teil widersprüchlichen Ergebnissen. Dies hat zum Teil zu einem völligen Verzicht auf ihre Gabe geführt. Auch wenn die Ergebnisse einer prospektiven Untersuchung an 144 Patienten mit Parava-saten von Doxorubicin, Epirubicin, Mitomycin, Mitoxantron, Cisplatin, Carboplatin, Ifosfamid und Fluoruracil aufgrund der großzügigen Ein-schlußkriterien sicherlich die therapeutische Wirksamkeit von DMSO zu hoch bewerten, kann die topische Applikation von 99% DMSO-Lösung in sechs- bis achtstündlichen Intervallen über bis zu acht Wochen aufgrund der geringen Toxizität heute empfohlen werden. Mit Einschränkungen gilt Ähnliches für die Anwendung von Hyaluronidase bei Paravasation von Eto-posid und Vincaalkaloiden und von Thiosulfat bei der von Dacarbazin und Mustargen. Dennoch kann die Gabe definierter Substanzen bei Para-vasaten nicht als Standardtherapie bezeichnet werden. Sie ersetzt in keinem Fall die möglichst großzügige chirurgische Intervention bei Nekrosen-bildungen (s. Tabelle 3).

IV. Zusammenfassung

Paravasate sind schwerwiegende Komplikationen einer Chemotherapie, die im Extremfall auch zum Verlust einer Extremität führen können. Somit bedürfen sie einer engmaschigen klinischen Kontrolle und frühzei-tigen, zumindest unspezifischen symptomatischen Therapie, wobei der

Stellenwert spezifischer Antidote noch nicht geklär ist. In ihrem Verlauf sollte schon bei den ersten Anzeichen einer beginnenden Nekrose eine chirurgische Intervention erwogen werden. Eine u. U. notwendige plastische Deckung kann als Elektiveingriff zu einem späteren Zeitpunkt erfolgen.

Literatur

1. Bertelli G, Gozza GB et al. (1995) Topical Dimethylsulfoxide for the prevention of soft tissue injury after extravasation of vesicant cytotoxic drugs: a prospective clinical study. J Clin Oncol 13.11:2851–2855
2. Cox K, Stuart-Harris R, Abdini G et al. (1988) The management of cytotoxic-drug extravasation: guidelines drawn up by a working party for the Clinical Oncological Society of Australia. Med J Sust 148:185–189
3. Dorr RT (1990) Antidotes to vesicant chemotherapy extravasations. Blood Rev 4:41–60
4. Harwood K, Gonin R (1994) Short term versus long term cooling after doxorubicin extravasation: An Eastern Cooperative Oncology Group (ECOG) study. Proc Am Soc Clin Oncol 3:447
5. Larson DL (1982) Treatment of tissue extravasation by antitumor agent. Cancer 49:1796–1799
6. Rudolph R, Larson DL (1987) Etiology and treatment of chemotherapeutic agent extravasation injuries: a review. J Clin Oncol 5:1116–1126
7. Reilly JJ, Neifeld JP, Rosenberg SA (1977) Clinical course and management of accidental adriamycin extravasation. Cancer 40:2053–2056
8. Okano T, Ohnuma R, Efremidis A et al. (1983) Doxorubicin-induced skin ulcer in the piglet. Cancer Treat Rep 67:1075–1078
9. Loth TS, Eversmann WW (1986) Treatment methods for extravasation of chemotherapeutic agents: a comparative study. J Hand Surg 11A:338–396
10. Olver IN, Aisner J, Hament A et al. (1988) A prospective study of topical dimethyl sulfoxide for treating anthracycline extravasation. J Clin Oncol 6:1732–1735
11. Nobbs P, Barr RD (1983) Soft-tissue injury caused by antineoplastic drugs is inhibited by topical dimethyl sulphoxide and alpha tocopherol. Br J Cancer 48:873–876
12. Loth RS (1986) Minimal surgical debridement for the treatment of chemotherapeutic agent-induced skin extravasation. Cancer Treat Rep 70:401–404
13. Duray PH, Cuono CB, Madri K (1986) Demonstation of cutaneous doxorubicin extravasation by rhodamine filtered fluorescence microscopy. J Surg Oncol 31:21–25
14. Argenta LC, Manders EK (1983) Mitomycin C extravasation injuries. Cancer 51:1080–1082

Tumorlysesyndrom

M.R. Nowrousian

I. Einleitung

Das Tumorlysesyndrom ist eine lebensbedrohliche metabolische Störung, die durch einen rapiden Tumorzellzerfall und Freisetzung von intrazellulärem Inhalt in den Kreislauf verursacht wird. Das Syndrom ist gekennzeichnet durch die Entwicklung von Hyperphosphatämie, Hypokalzämie, Hyperkaliämie, Hyperurikämie und Nierenversagen. Lebensbedrohlich sind vor allem die Entgleisungen des Kalium- und Kalziumhaushaltes, die mit ventrikulärer Herzrhythmusstörung und Tod einhergehen können. Die metabolischen Störungen treten innerhalb von Stunden bis Tagen nach Therapiebeginn auf [1, 2].

Das Syndrom kann grundsätzlich bei der Therapie eines jeden Patienten mit einer größeren Tumormasse und rasch wachsenden Tumorzellen auftreten. Besonders prädisponiert sind Patienten mit Burkitt-Lymphom, lymphoblastischem Lymphom, akuten Leukämien mit hoher Leukozytenzahl und hochgradig malignem Non-Hodgkin-Lymphom [1–19]. Die Häufigkeit des Tumorlysesyndroms bei Burkitt- und lymphoblastischen Lymphomen wird mit 13–25% angegeben [2, 9, 14, 17]. Das Syndrom kann aber auch bei Patienten mit niedrig malignem Non-Hodgkin-Lymphom [20–27] oder weniger intensiven Therapien wie Interferon oder intrathekalem Methotrexat [28, 29] auftreten. In jüngster Zeit ist wiederholt von Tumorlysesyndrom bei der Therapie von chronischer lymphatischer Leukämie (CLL) mit Purinanaloga, insbesondere Fludarabin, berichtet worden [22–27]. Diese Berichte deuten darauf hin, daß ein Tumorlysesyndrom auch bei Tumoren mit weniger stark proliferierenden Zellen vorkommen kann, wenn die verabfolgte zytoreduktive Therapie wirksam genug ist, um eine rasche und massive Zelldestruktion zu bewirken. Tumorlysesyndrom ist auch bei Patienten mit soliden Tumoren

wie z. B. Patienten mit kleinzelligem Bronchialkarzinom oder Mammakarzinom beobachtet worden [30–35].

II. Pathophysiologie

Phosphat ist ein wesentliches intrazelluläres Anion einer jeden Zelle.
Bestimmte Zellen enthalten eine besonders hohe Phosphatkonzentration
wie z. b. Lymphoblasten, deren intrazellulärer Phosphatgehalt viermal so
hoch ist wie der der reifen Lymphozyten [12]. Bei einem raschen und massiven Tumorzellzerfall tritt eine größere Menge Phosphat in den Kreislauf.
Die Folge ist eine akute Hyperphosphatämie, deren Schwere auch von
dem jeweiligen Kreatininwert mitbeeinflußt wird. Durch die Bindung von
Kalzium an Phosphat entsteht eine Hypokalziämie und, wenn die Löslich-
keitsgrenze des aus dieser Reaktion hervorgehenden Kalziumphosphats
(4,6 mmol/l) überschritten ist [36], kommt es zu einer Präzipitation dieses
Produktes in Weichteilen und Organen u. a. auch in den Nieren. Die daraus resultierende Nephrokalzinose führt wiederum zu einer Verschlechterung der Nierenfunktion und einer damit verbundenen Reduzierung der
Phosphatausscheidung. Es wird postuliert, daß die bei Tumorlysesyndrom
beobachtete und häufig prolongierte Hypokalziämie nicht nur mit der
Bindung des Kalziums an das Phosphat zusammenhängt, sondern auch
mit einer beeinträchtigten Hydroxylierung von Vitamin D in den Zellen
der proximalen Tubuli der Nieren. Dies mag die Rückbildung der Hypokalzämie bei einem Patienten mit Tumorlysesyndrom erklären, der mit
Calcitriol behandelt wurde [37].

Eine weitere Folge des massiven Tumorzellzerfalls ist die Freisetzung des
intrazellulären Kaliums in den Kreislauf, die rasch zu einer Hyperkaliämie
führt, wenn eine Nierenfunktionsstörung besteht. Die Hyperkaliämie
und Hypokalzämie können zu ventrikulären Herzrhythmusstörungen und
akutem Herztod führen, insbesondere, wenn sie gleichzeitig bestehen. Viele
Patienten, die ein Tumorlysesyndrom entwickeln, weisen zuvor eine Erhöhung des Harnsäurespiegels im Serum und/oder eine Kreatininer-
höhung auf. Eine Hyperurikämie, die sich durch den raschen und massiven
Tumorzellzerfall entwickelt oder vergrößert, ist ein weiterer pathophy-
siologischer Mechanismus des Tumorlysesyndroms. Sie kann eine Nierenfunktionsstörung bis hin zum Nierenversagen verursachen und dadurch
das Risiko einer Hyperphosphatämie und Hyperkaliämie vergrößern.

III. Klinische Symptome

Die anfänglichen Symptome des Tumorlysesyndroms sind allgemeine Schwäche, Appetitlosigkeit und Übelkeit. Mit der Zeit entwickeln sich muskuläre Schwäche und Krämpfe, zerebrale Symptome wie Apathie, Verwirrtheit und Bewußtlosigkeit sowie Rhythmusstörungen des Herzens, die bis zu Kammerflimmern und plötzlichem Tod gehen können. Häufig besteht ein Nierenversagen mit Oligurie oder Anurie und rasch ansteigenden Serumwerten für Harnsäure und Kreatinin. Laborchemisch finden sich außerdem Hyperphosphatämie, Hypokalzämie, Hyperkaliämie und erhöhte Werte für Laktatdehydrogenase (LDH) im Serum. Ein entscheidender diagnostischer Hinweis ist neben den genannten laborchemischen Auffälligkeiten der zeitliche Zusammenhang zu der vorausgegangenen zytoreduktiven Therapie [1, 2]. Beim Tumorlysesyndrom können auch komplizierend eine Hämolyse, eine Verbrauchskoagulopathie oder eine Hyperfibrinolyse auftreten.

IV. Prävention und Therapie (Tabelle 1)

Es gibt prädiktive Faktoren, die auf die Entwicklung eines Tumorlysesyndroms hinweisen, wenn keine Prävention betrieben wird. Dazu gehören rasch wachsender Tumor, große Tumormassen oder hohe Leukozytenzahl bei Leukämien, erhöhter LDH-Wert im Serum, Hyperurikämie und erhöhter Kreatininwert im Serum (Tabelle 1). Die Prävention besteht aus Flüssigkeitszufuhr und Gabe von Allopurinol. Die Notwendigkeit der Alkalisierung des Harnes ist umstritten [15, 17, 18]. Die Zufuhr von Flüssigkeit (physiologisches Kochsalz) soll intravenös erfolgen und im Volumen 3–5 Liter/24 h betragen, wenn die renale und kardiale Funktion dies erlauben. Eine Flüssigkeitsbilanzierung und tägliche Kontrollen des Gewichtes sind erforderlich. Mit Allopurinol, in einer Dosierung von 300–600 mg/d p.o., soll 2–3 Tage vor dem Start der zytoreduktiven Therapie begonnen werden, und die Gabe dieses Medikamentes ist solange fortzuführen, bis die Gefahr einer hyperurikämischen Nephropathie vorbei ist. Wenn die zytoreduktive Therapie rasch erfolgen muß, kann Allopurinol in den ersten 2 Tagen in einer Dosierung von 1000 mg/d als Dauerinfusion verabfolgt werden, wenn ein entsprechendes, zugelassenes Präparat zur Verfügung steht. Allopurinol muß in der Dosierung reduziert werden, wenn eine

Tabelle 1. Tumorlysesyndrom: Prädiktive Faktoren, Prävention und Therapie

---

Prädiktive Faktoren

- Rasch wachsender Tumor und/oder rasch wirkende zytoreduktive Therapie,
- Große Tumormasse; bei Leukämien hohe Leukozytenzahl,
- Erhöhter LDH-Wert, Hyperurikämie, erhöhter Kreatininwert.

Prävention

- Bilanzierte Flüssigkeitszufuhr (3–5 Liter/24 h),
- Allopurinol (300–600 mg/d, 2–3 Tage vor Beginn der zytoreduktiven Therapie, Cave: Dosisanpassung bei Niereninsuffizienz),
- Engmaschige laborchemische Kontrollen (Elektrolyte, Phosphat, Kalzium, Magnesium, Harnsäure und Kreatinin im Serum mindestens täglich 1 ×, Urin-pH nach jeder Miktion),
- EKG-Kontrollen bei abfallenden Werten von Kalzium oder ansteigenden Werten von Kalium im Serum,
- Vorsichtiger Beginn der zytoreduktiven Therapie im Sinne einer Vorphase,
- Vermeidung von nephrotoxischen Substanzen.

Therapie

- Bilanzierte Flüssigkeitszufuhr, Allopurinol,
- Gegebenenfalls Korrektur der Hypokalzämie (i.v. Kalziumglukonat) und Hyperkaliämie (> 6,5 mval/l) (i.v. Kalziumglukonat, Natriumbikarbonat und Altinsulin kombiniert mit Glukose; prophylaktisch p.o. Resine) unter Überwachung der Herz- und Kreislauffunktion (Notfallsituation, Herzstillstand!),
- Frühzeitige Einleitung einer Hämodialyse bei persistierender Hyperkaliämie oder rascher Verschlechterung der Nierenfunktion.

Niereninsuffizienz besteht [38]. Die Alkalisierung des Urins kann durch Zusatz von Natriumbikarbonat zu den Infusionen erfolgen. Der Urin-pH soll zwar oberhalb von 7 gehalten werden; eine zu starke Alkalisierung ist jedoch wegen der Begünstigung von Hypokalzämiesymptomen und des Risikos einer gesteigerten Phosphatpräzipitation zu vermeiden. Der Patient muß in den ersten 4–5 Tagen nach dem Start der zytoreduktiven Therapie sorgfältig beobachtet und die relevanten Laborparameter (Elektrolyte, Phosphat, Kalzium, Magnesium, Harnsäure und Kreatinin im Serum mindestens 1 × täglich, Urin-pH bei jeder Miktion) müssen regelmäßig kontrolliert werden. Bei abfallenden Werten von Kalzium oder ansteigenden Werten von Kalium sind elektrokardiographische Kontrollen notwendig. Ein wichtiger Schritt zur Vermeidung eines Tumorlysesyndroms ist ein vorsichtiger Beginn der zytoreduktiven Therapie im Sinne einer sog. Vorphase mit nur wenigen Medikamenten, damit der Zellzerfall weniger massiv einsetzt [18, 39]. Die Applikation von nephrotoxischen

Substanzen sollte in der Anfangsphase der Behandlung möglichst vermieden werden.

Wenn sich ein Tumorlysesyndrom entwickelt hat, besteht die Therapie wiederum aus bilanzierter Flüssigkeitzufuhr und Gabe von Allopurinol. Wichtig ist vor allem die Korrektur einer bestehenden Hypokalzämie (i. v. Gabe von Kalziumglukonat) oder Hyperkaliämie ($> 6,5$ mval/l) (i. v. Gabe von Kalziumglukonat, Natriumbikarbonat und Altinsulin kombiniert mit Glukose, außerdem prophylaktische p. o. Gabe von Resinen als Ionenaustauscher) unter Überwachung der Herz- und Kreislauffunktion (Cave: Notfallsituation, Gefahr eines Herzstillstandes!). Im Falle einer trotz dieser Maßnahmen persistierenden Hyperkaliämie oder einer sich rasch verschlechternden Nierenfunktion soll früh mit einer Hämodialyse begonnen werden, um weiteren Entgleisungen der Phosphat-, Kalzium- und Kaliumkonzentration im Serum und sonstigen mit einer Urämie verbundenen Komplikationen vorzubeugen.

Literatur

1. Arramide K, Toto RD (1993) Tumor lysis syndrome. Semin Nephrol 13:273–280
2. Cohen LF, Balow JE, Magrath IT et al. (1980) Acute tumor lysis syndrome: review of 37 patients with Burkitt's lymphoma. Am J Med 68:486–491
3. Jaffe N, Kim BS, Vawther GF (1972) Hypocalcemia – a complication of childhood leukemia. Cancer 29:392–398
4. Arseneau JC, Bagley CXM, Anderson T et al. (1973) Hyperkalemia, a sequel to chemotherapy of Burkitt's lymphoma. Lancet i:10–14
5. Fenneley JJ, Smyth H, Muldowney FP (1974) Extreme hyperkalemia due to rapid lysis of leukemic cells. Lancet i:27
6. Meyers AM, Jowesy J (1974) Hyperphosphatemia and hypocalcemia in neoplastic disorders. N Engl J Med 299:858–859
7. Muggia FM, Chia GA, Mickley DW (1974) Hyperphosphatemia and hypocalcemia in neoplastic disorders. N Engl J Med 299:857–858
8. Cadman EC, Lundberg WB, Bertino JR (1977) Hyperphosphatemia and hypocalcemia accompanying rapid cell lysis in a patient with Burkitt's lymphoma and Burkitt cell leukemia. Am J Med 62:283–290
9. Tsokos GC, Balow JE, Speigel RJ et al. (1981) Renal and metabolic complications of undifferentiated and lymphoblastic lymphomas. Medicine 60:218–229
10. Cervantes F, Ribera JM, Granena A (1982) Tumour lysis syndrome with hypocalcaemia in accelerated chronic granulocytic leukaemia. Acta Haematol 68:157–159
11. Vogler WR, Morris JG, Winton EF (1985) Acute tumor lysis in T-cell acute leukemia induced by amsacrine. Arch Intern Med 143:165–166
12. Zusman J, Brown DM, Nesbit ME (1973) Hyperphosphatemia, hyperphosphaturia, and hypocalcemia in acute lymphoblastic leukemia. N Engl J Med 289:1335–1340

13. Ettinger DS, Harker WG, Gerry HW et al. (1978) Hyperphosphatemia, hypocalcemia, and transient renal failure: Results of cytotoxic treatment of acute lymphoblastic leukemia. JAMA 239:2472–2474

14. Stapleton FB, Strother DR, Roy S et al. (1988) Acute renal failure at onset of therapy for advanced stage Burkitt's lymphoma and B-cell acute lymphoblastic lymphoma. Pediatrics 82:863–869

15. Hande KR, Garrow GC (1993) Acute tumor lysis syndrome in patients with high-grade non-Hodgkin's lymphoma. Am J Med 94:133–139

16. Razis E, Arlin ZA, Ahmed T et al. (1994) Incidence and treatment of tumor lysis syndrome in patients with acute leukemia. Acta Haematol 91:171–174

17. Koduri PR (1995) Acute tumor lysis syndrome and alkali therapy. Am J Med 98:417

18. Aviles A (1995) Acute tumor lysis syndrome and alkali therapy. Am J Med 98:417–418

19. Keuzenkamp-Jansen CW, Bökkering JPM, Abreu RAD et al. (1995) High-dose 6-mercaptopurine infusions and tumor lysis syndrome. Leuk Res 19:489–490

20. Boccia RV, Longo DL, Lieher ML et al. (1985) Multiple recurrences of acute tumor lysis syndrome in an indolent non-Hodgkin's lymphoma. Cancer 56:2295–2297

21. Gomez GA, Han T (1987) Acute tumor lysis syndrome in prolymphocytic leukemia. Arch Intern Med 147:375–376

22. McCroskey RD, Mosher DF, Spencer CD et al. (1990) Acute tumor lysis syndrome and treatment response in patients treated for refractory chronic lymphocytic leukemia with short-course, high-dose cytosine arabinoside, cisplatin, and etoposide. Cancer 66:246–250

23. List AF, Kummet TD, Adams JD et al. (1990) Tumor lysis syndrome complicating treatment of chronic lymphocytic leukemia with fludarabine phosphate. Am J Med 89:388–390

24. Frame NJ, Dahut WL, Crowley S (1992) Fludarabine and acute tumor lysis syndrome in chronic lymphocytic leukemia. N Engl J Med 327:1396–1397

25. Dann EJ, Gillis S, Polliack A (1993) Tumor lysis syndrome following treatment with 2-chlorodeoxyadenosine for refractory chronic lymphocytic leukemia. N Engl J Med 329:1547–1548

26. Nomdedeu J, Martino, Sureda A et al. (1994) Acute tumor lysis syndrome complicating conditioning therapy for bone marrow transplantation in a patient with chronic lymphocytic leukemia. Bone Marrow Transplant 13:659–660

27. Nakhoul F, Green J, Abassi A (1996) Tumor lysis syndrome induced by fludarabine monophosphate: a case report. Eur J Haematol 56:254–255

28. Fer MF, Bottino GC, Sherwin SA et al. (1984) Atypical tumor lysis syndrome in patients with T-cell lymphoma treated with recombinant leukocyte interferon. Am J Med 77:953–956

29. Simmons ED, Somberg KA (1991) Acute tumor lysis syndrome after intrathecal methtrexate administration. Cancer 67:2062–2065

30. Vogelzang NJ, Nelimark LA, Nath KA (1983) Tumor lysis syndrome after induction chemotherapy of small cell bronchogenic carcinoma. JAMA 249:513–514

31. Cech P, Block JB, Cone LA et al. (1986) Tumor lysis syndrome after tamoxifen flare. N Engl J Med 315:263–264

32. Stark ME, Dyer MCD, Coonley CF (1987) Fatal acute tumor lysis syndrome with metastatic breast carcinoma. Cancer 60:762–764

33. Dirix LY, Prove A, Becquart D (1991) Tumor lysis syndrome in a patient with metastatic Merkel cell carcinoma. Cancer 67:2201–2210
34. Drakos P, Bar-Ziv J, Catane R (1994) Tumor lysis syndrome in nonhematologic malignancies. Am J Clin Oncol 17:502–505
35. Boisseau M, Bugat R, Mahjoubi M (1995) Rapid tumor lysis syndrome in a metastatic colorectal cancer increased by treatment with irinotecan (CPT-11). Eur J Cancer 32A:737–738
36. Herbert LA, Leman J, Petersen JR et al. (1966) Studies of the mechanism by which phosphate infusion lowers serum calcium concentration. J Clin Invest 45:1886–1894
37. Dunlay RW, Camp MA, Allon M et al. (1989) Calcitriol in prolonged hypocalcemia due to tumor lysis syndrome. Ann Intern Med 110:162–164
38. Handle KR, Noone RM, Stone WJ (1984) Severe allopurinol toxicity: description and guidelines for prevention in patients with renal insufficiency. Am J Med 76:47–56
39. Hoelzer D, Ludwig WD, Thiel E et al. (1996) Improved outcome in adult B-cell lymphoblastic leukemia. Blood 87:495–508

Konzepte onkologischer Rehabilitation

A. S. Lübbe

I. Einleitung

Trotz jahrzehntelanger Forschung und Studien zur Etablierung neuer Krebstherapieformen bleibt die Krebserkrankung Ursache erheblicher Morbidität und Mortalität [1]. Daher ist die Rehabilitation von Krebspatienten eine wichtige Aufgabe, um den Folgeerscheinungen von Krankheit und Therapie angemessen zu begegnen. Insofern hat die Rehabilitation Kranker und Behinderter nichts mit der zur Steigerung des persönlichen Wohlbefindens auch von Gesunden beanspruchten urlaubsähnlichen sogenannten „Vorsorge"-Kur zu tun und darf mit dieser keineswegs gleichgesetzt werden.

II. Rolle und Aufgaben der Rehabilitation

Rehabilitation ist Behandlung Kranker, Genesender oder Behinderter mit speziellen Mitteln und Maßnahmen, um vorhandene oder absehbare gesundheitliche Schädigungen auszuheilen und, wenn dies nicht möglich ist, Restfunktionen zu aktivieren. Ziel ist eine optimale Wiederherstellung der Gesundheit, um eine möglichst dauerhafte (Re-)Integration des Patienten in Familie und Gesellschaft, Arbeit und Beruf zu sichern.

Um den Rehabilitationsprozeß erfolgreich zu gestalten, müssen medizinische Behandlung, körperliche und psychische Rehabilitation, berufliche Eingliederung und soziale Integration als *ganzheitliches Geschehen* verstanden werden und wirksam ineinandergreifen. Oberstes Ziel muß es sein, dem Kranken oder Behinderten Bedingungen zu schaffen, die es ihm gestatten, so autonom und aktiv wie möglich am sozialen Leben teilzunehmen. Dazu bedarf es sowohl der Zusammenarbeit von Ärztinnen und Ärzten verschiedener Fachgebiete, als auch der Zusammenarbeit mit den Angehörigen anderer Berufsgruppen wie Pflegekräften, Krankengymnasten, Physiotherapeuten, Sozialarbeitern sowie des Einsatzes engagierter Laien. Ärztinnen und Ärzten fällt in diesem Prozeß eine Schlüsselrolle zu, weil sie bereits zu Beginn einer Erkrankung oder Arbeitsunfähigkeit prüfen müssen, ob und wann Maßnahmen der Rehabilitation erforderlich sind und eingeleitet werden sollen. Rehabilitationskliniken werden in Deutschland durch die Rentenversicherer im Rahmen der Bettengesamtplanung in drei Leistungsstufen unterteilt: Sanatorium, Fachklinik oder Kurklinik und Schwerpunktklinik.

Krebserkrankungen standen mit 80 000 (von 1,5 Mio.) stationären Rehabilitationsmaßnahmen 1995 in Bezug auf Häufigkeit lediglich an fünfter Stelle [2]. Ihre Notwendigkeit ergibt sich aus den mit der Krebserkrankung und -behandlung einhergehenden Funktionseinschränkungen. Hinzu kommen starke psychosoziale Belastungen. Aufgrund der rechtlichen Sonderstellung von Tumorpatienten (§ 31 SGB VI) werden sogenannte „Nach- und Festigungskuren" in der Regel durch die Rentenversicherungsträger finanziert; das gilt für Versicherte, Rentner und Familienangehörige in gleicher Weise. Daneben kommen die Krankenkassen als „Reha-Träger" in Frage. Die neuen gesetzlichen Bestimmungen der Krankenversicherung und das Beschäftigungsförderungsgesetz haben bei Antragstellern (Patienten und Ärzte) zu großen Verunsicherungen geführt.

Bei einem durchschnittlichen Tagessatz für eine stationäre Reha-Maßnahme von 200 DM und einer durchschnittlichen Aufenthaltsdauer in einer Rehabilitationsklinik von drei Wochen belaufen sich die direkten Kosten auf 4200 DM. Wird diesen Kosten eine durchschnittliche monatliche BU-Rente von 1200 DM entgegengesetzt, so zahlt sich eine Reha-Maßnahme für die Rentenversicherung bereits dann aus, wenn ein Versicherter nur dreieinhalb Monate später aufgrund einer Berufsunfähigkeit Rentenansprüche geltend machen kann.

Formale Voraussetzungen für die Bewilligung einer stationären Rehabilitation durch den Rentenversicherungsträger sind der persönliche Antrag des Patienten und ein Befundbericht des behandelnden Arztes. Der Versicherungsträger prüft die rechtlichen (Pflichtbeitragszeiten) und persönlichen Voraussetzungen. Sie sind bei Tumorpatienten gegeben, wenn *durch die stationäre Maßnahme eine Gefährdung der Gesundheit beseitigt oder eine beeinträchtigte Gesundheit wesentlich gebessert bzw. wiederhergestellt werden kann.* Der Versicherungsträger entscheidet nach dem Wirtschaftlichkeitsgebot über Dauer, Beginn, Ort und Art der Einrichtung. Die

Zuzahlung des Patienten pro Tag ist nach dem Nettoeinkommen des Versicherten gestaffelt und beträgt höchstens DM 25,–. Stationäre medizinische Rehabilitationsmaßnahmen über die gesetzliche *Krankenversicherung* kommen in Frage, *wenn sie erforderlich sind, um die Krebserkrankung zu heilen, zu bessern oder eine Verschlimmerung zu verhüten.* Sie können auch nach Einführung der 4-Jahres-Frist vor Ablauf dieses Zeitraumes beantragt werden, wenn durch eine akute Verschlechterung die medizinische Notwendigkeit besteht. Klar erkennbar ist eine Tendenz seitens der Kostenträger, nach einer Anschlußrehabilitation unmittelbar nach stationärer Entlassung höchstens eine weitere Rehabilitation zu genehmigen, die idealerweise in das erste Jahr nach Diagnosestellung fallen soll.

III. Besonderheiten onkologischer Rehabilitation

Die onkologische Rehabilitation unterscheidet sich von der Rehabilitation anderer Erkrankungen durch folgende krankheitsbezogene und organisatorische Besonderheiten:

- Krebs tritt häufig abrupt auf, hat aber eine langandauernde Beeinträchtigung zur Folge;
- Die Ursachen sind weitgehend unbekannt;
- Der Verlauf bleibt dauerhaft ungewiß;
- Nicht selten sind die Therapiefolgen belastender als die Krankheit selbst;
- Die unsichere Prognose eines Tumorleidens macht eine kontinuierliche Überwachung erforderlich;
- Die gesellschaftliche Mythenbildung beinhaltet die Gefahr der sozialen Isolation;
- Die psychische Beanspruchung des Patienten und seiner Angehörigen ist hoch und langanhaltend;
- Ein großer Teil der Patienten ist nicht mehr erwerbstätig. Aus diesem Grund kann eine isolierte Förderung der beruflichen Leistungsfähigkeit in den Hintergrund treten. Auch eine Wiederherstellung der körperlichen und psychischen Unversehrtheit muß nicht ausschließliches Ziel sein. Häufig geht es um die Förderung der allgemeinen Lebensqualität des Patienten und seiner Integration in Familie und Gesellschaft mit dem Ziel eines akzeptablen Verlaufes der verbleibenden Lebenszeitspanne.

- Kosten-Nutzenberechnungen verlaufen im Bereich der Onkologie häufig „ungünstig". Kosten-Nutzen-Analysen beziehen sich auf den Nutzen einer Intervention im Verhältnis zu den eingesetzten Kosten. Therapien, die das Leben verlängern, aber nicht die Arbeitsfähigkeit erhalten (z. B. bei Krebserkrankungen), schneiden in solchen Analysen ebenso schlecht ab, wie alle Therapien bei älteren Menschen [3, 4]. Hier gilt es vor Ermittlung eines monetären Nutzens, die ethischen Aspekte bei der Berechnung solcher Kategorien zu bedenken.

IV. Anforderungen an eine moderne onkologische Rehabilitation

Die Kunst der optimalen onkologischen Rehabilitation in Deutschland muß darin bestehen, unter den gegebenen Rahmenbedingungen das medizinisch Sinnvolle und Notwendige mit dem Finanzierbaren zu koppeln. Hierbei muß auch bedacht werden, daß im fortgeschrittenen Lebensalter eine adäquate und sinnvolle Rehabilitation wichtige Folgeerkrankungen und damit Kosten vermeiden, wenn nicht reduzieren kann. Durch eine *Spezialisierung* der Rehabilitationskliniken auf bestimmte Indikationen, wie z. B. die Etablierung von onkologischen Schwerpunktkliniken, in denen eine überschaubare Anzahl von hämatologisch-onkologischen Spezifitäten vorzugsweise betreut werden können, wird versucht, eine fachgerechte und intensive Rehabilitation bestimmter hämatologisch-onkologischer Indikationen zu erreichen (Beispiel: logopädisch-phoniatrisch ausgerichtete und HNO-ärztlich begleitete Rehabilitation laryngektomierter Patienten bei Larynxkarzinom).

Weitere Anforderungen an eine moderne onkologische Rehabilitation sind das Ermitteln sogenannter *Prädiktoren*, um Therapieversager (Patienten, die von einer medizinischen Rehabilitation nicht profitieren) von Nichttherapieversagern zu separieren. Aktuelle Untersuchungen bemühen sich um die Entwicklung von Parametern zur Identifikation derartiger medizinischer und psycho-sozialer Prädiktoren. Vor diesem Hintergrund ist auch eine *Flexibilisierung* der Aufenthaltsdauer erforderlich, um sich von der starren 3 oder 4-Wochen-Regelung der Rehabilitation zu trennen. Hierbei spielen eine Reihe von Faktoren eine Rolle, wie das Alter des Patienten, die voraussichtliche kurative Behandlungsmöglichkeit in Abhängigkeit des jeweiligen klinischen Stadiums sowie die wahrscheinliche Möglichkeit der Wiedereingliederung in den Erwerbsprozess.

Um durch die Rehabilitationsmediziner eine optimale Einschätzung vornehmen zu können, wer wahrscheinlich von einer Rehabilitation profitiert und auch um die Patienten zu einer solchen zu motivieren, ist eine bereits *prästationäre Evaluation* von medizinisch-funktionellen und Lebensqualitätsparametern unerläßlich. Aus diesem Grund muß die Forderung gestellt werden, bereits während des akut-medizinischen Aufenthaltes im Rahmen einer Operation, Bestrahlung oder Chemotherapie, den Patienten aufzuklären in Bezug auf das, was in der jeweiligen Rehabilitationsklinik geleistet werden kann, inklusive die Darstellung des voraussichtlichen Funktionsdefizits am Ende der jeweiligen Behandlung. Dann können den Patienten die Maßnahmen und Möglichkeiten der Rehabilitationseinrichtungen besser erläutert und ihnen damit der voraussichtliche Nutzen möglichst frühzeitig dargelegt werden. Diese prästationäre Tätigkeit der Rehabilitationsmediziner in der primärversorgenden Klinik erhöht damit nicht nur die Motivation der infrage kommenden Patienten, sondern auch den Aufgeklärtheitsgrad der Akutmediziner in Bezug auf das, was die onkologische Rehabilitation leisten kann.

Die Erfassung von Lebensqualitätsparametern (SF36, EORTC-QLQ) neben medizinisch-funktionellen Daten ist wichtig, um den Theapieplan in der Kürze der zur Verfügung stehenden Zeit (Regelaufenthaltsdauer 21 Tage) frühzeitig optimieren zu können. Außerdem sollten die prästationär erhobenen Daten mit den wiederholten Untersuchungsergebnissen am Tag der Aufnahme in der Rehabilitationsklinik, am Ende des Rehabilitationsaufenthaltes und 6 bzw. 12 Monate danach verglichen werden, mit dem Ziel, *mittel- und langfristig* den Sinn von Rehabilitationsmaßnahmen in der Hämatologie/Onkologie bei bestimmten Indikationen besser überprüfen und ihren langanhaltenden Effekt auswerten zu können. Erste Ergebnisse derartiger Untersuchungen liegen vor und belegen zweifelsfrei den Nutzen medizinischer Rehabilitation in der Onkologie.

V. Therapiezielkatalog

Im Rahmen des Qualitätssicherungsprogrammes der gesetzlichen Rentenversicherung wurde im Oktober 1997 für den Bereich der Onkologie ein Therapiezielkatalog erstellt. Er hat das Ziel, allgemeine Rehabilitationsziele für den jeweiligen Einzelfall zu konkretisieren und in einzelne Schritte, die auf die spezifischen Defizite und Möglichkeiten der betreffenden Patienten zugeschnitten sind, zu übersetzen. Diese Therapieziele stellen das Bindeglied zwischen diagnostischen Befunden und therapeutischen Maßnahmen dar, liefern einen gemeinsamen Bezugspunkt für die verschiedenen therapeutischen Professionen, sichern die Kontinuität des Rehabilitationsprozesses bei langfristigen Verläufen und Übergängen zwischen verschiedenen Einrichtungen (stationär versus ambulant) und formen schließlich Kriterien, an denen sich die Wirksamkeit der Behandlungsmaßnahmen ablesen läßt. Der Erstellung der Therapieziele durch den Verband Deutscher Rentenversicherungsträger (VdR) ging ein mehrjähriger Prozeß voraus, indem etwa 30 000 Therapieziele analysiert wurden, die von beteiligten Kliniken freitextlich angegeben worden waren. Aus diesen „items" ist eine spezifische mehrdimensionale Perspektive herausgearbeitet worden, die sich auf 6 Indikationsbereiche, darunter die Onkologie, erstreckten. Expertengruppen aus Rehaklinikern und Ärzten der Rentenversicherungsträger haben hierbei auf ein Theoriemodel zurückgegriffen, das auf der „Internationalen Klassifikation der Schädigungen, Funktionsstörungen und Beeinträchtigungen (ICIDH)" aufbaut. Dieses Modell berücksichtigt vor allem, daß Gesundheitsschäden (*Impairments*) nicht linear und unvermittelt zu bestimmten Funktionsstörungen (*Disabilities*) und Beeinträchtigungen (*Handicaps*) führen, sondern daß der gleiche Gesundheitsschaden bei verschiedenen Personen ganz unterschiedliche Folgen für die Leistungsfähigkeit im Beruf und Alltagsleben haben kann. Mit der abschließenden Bestimmung von 4 Zieldimensionen sind schließlich für die Onkologie bestimmte Listen relevanter Therapieziele zusammengestellt worden, die um eingeführte Meßinstrumente für bestimmte Zielparameter ergänzt werden. In den Fällen, in denen dies nicht möglich ist, wird als Meßinstrument eine „numerische Ratingskala (NRS)" empfohlen, die aus praktischen Gründen von 1 bis 6 (1 = sehr gut, 6 = ungenügend) graduiert wird. Entscheidend für die Anwendung des Therapiezielkataloges ist eine eingehende Reha-Eingangsdiagnostik, die idealerweise neben der Erfassung von Lebensqualitätsparametern auch medizinisch-funktionelle Aspekte berücksichtigt. Der anschließenden Therapiedefinition schließt sich die unmittelbare Aufstellung exemplarischer Therapiepläne an, deren Einhaltung in einer kontinuierlichen Verlaufs- und Ergebnisdokumentation überprüft wird.

1 Therapieziele im Indikationsbereich Onkologie
(Tabellen 1–4)

Tabelle 1. Somatische Therapieziele

Problembereich	Therapieziel	Parameter/Methoden
Bauchmuskulatur	Kräftigung	NRS
Gelenkbeweglichkeit	Verbesserung	Neutral-0-Methode
Hormonausfall-erscheinungen	Verminderung	Hitzewallungen/Tag Hitzewallungen/Monat
Inkontinenz	Verminderung	NRS
Intestinale Funktions-störungen	Verminderung	Stuhlkonsistenz und -frequenz, NRS
Körperliche Leistungs-fähigkeit	Verbesserung	Ergometrie
Lungenfunktion	Verbesserung	Spirometrie
Prothetik	Optimierung	NRS
Schmerzen	Schmerzreduktion	VAS, NRS, Schmerz-tagebuch
Sphinktertonus	Verbesserung	Manometrie
Unerwünschte Effekte/ Spätfolgen onkologischer Therapie	Verminderung • Verminderung der Blasen-funktionsstörungen • Verminderung der Lymphödeme • Besserung der Mund-trockenheit • Besserung der Narben-/ Adhäsionsbeschwerden • Verminderung der Schluckstörungen, Sensibilitätsstörungen, Sprachstörungen	evt. WHO-Toxizitäts-skalen, Labor, Miktions-frequenz/Tag, Urodynamik Schwergefühl (subj.), Umfang/Volumen NRS Schmerzintensität Sensibilitätsausfälle

Tabelle 2. Funktionsbezogene Therapieziele

Basale Fähigkeiten		
Problembereich	*Therapieziel*	*Parameter/Methoden*
Gehstrecke	Verlängerung	m
Kognitive Leistungsfähigkeit	Verbesserung	NRS, ggf. Testverfahren
Kontinenz	Verbesserung	NRS
Selbstversorgung	Verbesserung	NRS
Treppensteigen	Verbesserung	Stufenanzahl, NRS
Erweiterte Fähigkeiten		
Problembereich	*Therapieziel*	*Parameter/Methoden*
Haushaltsführung	Verbesserung	NRS
Hobbys	Verbesserung	NRS
Reisefähigkeit	Verbesserung	NRS
Sportliche Aktivitäten	Verbesserung	NRS

Tabelle 3. Psychosoziale Theapieziele

Psychische Ebene		
Problembereich	*Therapieziel*	*Parameter/Methoden*
Angehörige	Verbesserung	NRS
Ängstlichkeit	Verminderung	NRS, ggf. Fragebogen
Befindlichkeit	Verbesserung	NRS, ggf. Fragebogen
Depressivität	Verminderung	NRS, ggf. Fragebogen
Fertibilität/Sexualität	Verminderung	NRS
Körperbild	Akzeptanz	NRS
Krankheitsbewältigung	Optimierung	NRS, ggf. Fragebogen
Schlafstörungen	Verminderung	NRS
Selbstwertgefühl	Verbesserung	NRS, ggf. Fragebogen
Soziale Ebene		
Problembereich	*Therapieziel*	*Parameter/Methoden*
Berufliche Integration	Verbesserung	NRS, ggf. Fragebogen
Soziale Integration	Verbesserung	NRS, ggf. Fragebogen
Soziale Kompetenz	Verbesserung	NRS, ggf. Fragebogen

Tabelle 4. Edukative Therapieziele

Problembereich	Therapieziel	Parameter/Methoden
Ernährung	Erwerb von Kenntnissen	NRS
Hilfsmittelverwendung	Erwerb von Kenntnissen	NRS
Information	Verbesserung	NRS, ggf. Fragebogen
Krankheitsgerechtes Verhalten	Krankheitsgerechtes Verhalten	NRS
Lymphödeme	Erwerb von Kenntnissen	NRS
Risikoverhalten	Beherrschen von Techniken und Strategien	Anzahl (z.B. Zigaretten), NRS
Streßbewältigung	Beherrschen von Techniken und Strategien	NRS

Im folgenden soll anhand von 6 speziellen onkologischen Krankheitsbildern veranschaulicht werden, inwiefern eine Rehabilitation im Bereich der Hämatologie und Onkologie konkret sinnvoll ist.

1.1 Karzinome im Kopf-Hals-Bereich

Typische Rehabilitationsziele

- *die Verbesserung der Schulter-Arm-Beweglichkeit* durch spezielle Physio-Therapie bei *Akzessoriusparese nach „neck dissection"* durch fachübergreifende Berufsgruppen, wie Physiotherapeuten, Ergotherapeuten, Krankenpflegekräfte und Masseure.
- die *Wiederherstellung* der *Sprachfähigkeit* bei Laryngektomierten, die durch das logopädisch-phoniatrische Erlernen der Ösophagusersatzsprache, das Benutzen einer implantierten Sprechkanüle, das Ausweichen auf die Flüstersprache, oder den Gebrauch einer elektronischen Sprachhilfe ermöglicht wird. Die Erfolgskontrolle erfolgt durch die logopädisch-phoniatrische Begleit- und Abschlußuntersuchung.

- die *Verbesserung* der *Schluckfähigkeit*, die ebenfalls interdisziplinär zwischen Ärzten, Logopäden, Diätassistenten und Psychologen erfolgt.

Begleitende und unspezifische Rehabilitationsziele

- die *Verbesserung* der *Appetitlosigkeit.*
- die *Verbesserung* der *Geschmack- und Riechbeeinträchtigungen,* die nach eingehender quantitativer Diagnostik durch spezielle Trainingsprogramme der Geruchs- und Geschmackrezeptoren mittels ausgewählter, in der Dosierung steigender Düfte und Essenzen erreicht werden kann.
- die *Gewichtszunahme* bei *Gewichtsverlust,*
- die *Linderung* von *Hautproblemen nach Bestrahlung* durch spezielle Hautpflege,
- die *Verbesserung* von *Hyposalivation, Karies* durch spezielle Mundhygiene,
- die *Reduktion mangelnder Krankheitseinsicht, Chemoprävention* durch Aufklärung,
- die *Linderung* der *Schmerzen,*
- *bei Stomatitis, Mukositis* gerade nach kürzlich erfolgter Radio-Chemotherapie *die Schleimhautpflege und die Abheilung.*

1.2 Bronchialkarzinome

Typisches Rehabilitationsziel

- die *Verbesserung der körperlichen Leistungsfähigkeit* bei *Reduktion der Atemfläche (Restriktion).* Als Möglichkeiten bestehen ein gezieltes Ausdauertraining durch herzfrequenzadaptierte submaximale Ausbelastung mehrmals die Woche. Die Durchführung und Erfolgskontrolle erfolgt interdisziplinär durch Sporttherapeuten, Ärzte, Physiotherapeuten und Pflegekräfte mit dem Ziel der Verlängerung der Gehstrecke, Erhöhung der Sauerstoffaufnahmekapazität und Reduktion der Herz- und Atemfrequenz bei definierter Leistung.

Begleitendes und unspezifisches Rehabilitationsziel

- bei hohem Rezidivrisiko, die *Unterstützung* bei der *Krankheitsverarbeitung und die Hilfe bei der Krankheitseinsicht.* Dies erfolgt einerseits durch die Aufklärung und Vermittlung von Krankheitseinsicht auf individueller Basis; die Ermutigung zur Wahrnehmung der regelmäßigen Nachuntersuchungen und andererseits durch „Coping" bei schlechter Prognose mit psycho-onkologischer Betreuung.

1.3 Gastrointestinale Tumoren

Typische Rehabilitationsziele

- die *Umgehung normaler Passagewege durch alternative Nahrungszufuhr-möglichkeiten* bei *Problemen der Nahrungsaufnahme,*
- das Training im *Umgang mit Stomata und Materialien zur Stomapflege* nach *Anlage eines Anus praeter.*

Begleitendes und unspezifisches Rehabilitationsziel

- *symptomorientierte und kausale Behandlung* bei *Übelkeit und Erbrechen.*

1.4 Urogenitalkarzinome

Typische Rehabilitationsziele

- die *Beseitigung erektiler Dysfunktion.* Die SCAT-Injektionsmethode, Erektionsringe, Vakuumpumpen oder Implantate werden als Möglichkeiten eingesetzt.
- die *Wiedererlangung der Kontinenz* bei *Inkontinenz.* Möglichkeiten sind kontinenzerhaltende Maßnahmen, Beckenbodengymnastik mit individueller Erlernung des Gebrauchs anatomischer Strukturen, Elektrostimulation und die Ausstattung mit Verbrauchsmaterialien.
- das *Erlernen des Umganges mit Stoma und Materialien zur Stomapflege* bei Problemen *der Urinableitung.*

Begleitendes und unspezifisches Rehabilitationsziel

- die *Behandlung* von *Schmerzen und Angst,* die durch medizinische Prozeduren oder Angstattacken auftreten können. Hierzu gehören neben klassischen psychoonkologischen Therapieformen [5] auch hypnotherapeutische Anwendungen [6] sowie verhaltensmedizinische Methoden [7].

1.5 Mammakarzinome

Typische Rehabilitationsziele

- die *Schaffung eines neuen Körperbewußtseins* und die *Erlernung von Techniken* zur *Krankheitsverarbeitung* durch Einzel- und Gruppengespräche mit klinischen Psychologen.

- *die Verbesserung der Fertilität und der sexuellen Funktion* bei *gonadalen und sexuellen Funktionsstörungen.* Unter den endokrinologischen Späteffekten nach Chemotherapie sind die Veränderungen der gonadalen Funktion unter den jungen Patientinnen die häufigsten und diejenigen, die die Lebensqualität erheblich beeinträchtigen können. Die Behandlung von Brustkrebspatientinnen ist sehr häufig durch eine ovarielle Schädigung und prämature Menopause gekennzeichnet.
- *die Beseitigung oder Linderung* eines *Lymphödems* durch *Lymphdrainage,* allgemeine physiotherapeutische Maßnahmen und Entstauungshilfen.
- *Fortführung oder Einleitung* von *adjuvanten Chemotherapien* (z. B. CMF oder EC).

1.6 Maligne Lymphome

Typische Rehabilitationsziele

- *Linderung oder Beseitigung* von *Folgen einer Chemotherapie,* z. B. Sensibilitätsstörungen und Störungen der Feinmotorik, den Folgen von Anämie und Thrombozytopenie, wie allgemeine Schwäche, Fieber und Pneumonie und Neutropenie. Möglichkeiten sind Ergo- und spezielle Physiotherapie, die Gabe von EK und TK nach Bedarf, Sport- und Physiotherapie, Diagnostik, Antibiotika- und Antimykotikatherapie, z. B. parallel zur allgemeinen körperlichen Mobilisation.
- *die psychoonkologische Betreuung* bei *Angst vor Wiederauftreten der Erkrankung.* Psychiatrische Veränderungen lassen sich bei 47 % aller Krebspatienten nachweisen, von denen Angst und Depression mehr als 80 % der Fälle betreffen [8]. Trotz dieser hohen Prävalenz wird die krankheitsassoziierte Depression wahrscheinlich zu häufig übersehen, was auf die Gemeinsamkeiten von somatischen Symptomen, die durch die Krebserkrankung und Depression gemeinsam ausgelöst werden können, bedingt sein kann wie z. B. Anorexie, Gewichtsverlust, Asthenie und kognitive Dysfunktionen.
- *die psychoonkologische Beeinflussung Chemotherapie-assoziierter unerwünschter Wirkungen.* Zu den Anwendungsbereichen klassisch verhaltensmedizinischer Interventionen zählen zum einen umschriebene, krankheits- oder therapiebedingte Symptome (z. B. antizipatorische Übelkeit und Erbrechen, Angst vor medizinischen Maßnahmen und Schmerzzustände), zum anderen zielen spezifische Maßnahmen darauf ab, nachteilige Folgen funktioneller körperlicher Beeinträchtigung (z. B.

Sprachverlust nach Kehlkopfoperation) auf soziale Interaktion und Kommunikation zu verhindern oder zumindest zu verringern.

- *die Hilfe bei der Wiedereingliederung in das Berufsleben* durch individuelle Beratung des Sozialdienstes.
- *die Aufklärung* bei *Infertilität/Kinderwunsch* durch interdisziplinäres Arbeiten der Ärzte, Psychologen und Sozialarbeitern i. B. a. Adoption.

VI. Breitbandprogramme in der Rehabilitation

Schon vor 20 Jahren wurden in den USA breit angelegte niedrigschwellige Interventionsprogramme entwickelt, die prinzipiell für alle Tumorpatienten verfügbar sein sollten. Auf der Annahme basierend, daß eine Krebserkrankung per se in ausgeprägter psychosozialer Belastung resultiert und jeder Patient von dieser Intervention profitiert, bieten die Programme konkrete Unterstützung zur Krankheitsbewältigung an. Angestrebt wird eine möglichst vollständige soziale Reintegration. Daneben sollen soziale Beziehungen gefördert, das psychische Befinden gestützt, die Lebensqualität der Tumorpatienten insgesamt verbessert und die Patienten zu einer aktiven, eigenverantwortlichen Einstellung und Kooperation gegenüber dem Medizinsystem motiviert werden.

Typischerweise wird die Intervention als Gruppenprogramm für sechs bis zehn Teilnehmer angeboten. Zielgruppe sind meist Patienten mit abgeschlossener Primärbehandlung, die körperlich nur geringfügig beeinträchtigt sind. Die Programme umfassen meist vier bis zwölf Sitzungen, die ein bis zwei Mal pro Woche stattfinden und meist zwei Stunden dauern. Einige Gruppen stehen für Patienten mit unterschiedlichen Diagnosen offen, diagnosenspezifische Gruppen werden meist für Frauen mit einer Brustkrebserkrankung angeboten. In einigen Gruppen werden auch Partner und Angehörige einbezogen.

Die Inhalte der Interventionen orientieren sich an häufigen Problemen und Belastungen infolge Krankheit und Behandlung. Sie sind aus verschiedenen Elementen, nach Art eines „Pakets" zusammengesetzt, mit edukativen, kognitiv-„behavioralen" und in unterschiedlichem Ausmaß supportiven Komponenten:

- Die *edukative Komponente* oder *Patientenschulung* vermittelt relevante medizinische Informationen und Kenntnisse zur Tumorerkrankung, zu Auswirkungen der verschiedenen Behandlungsformen und rehabilitative

Möglichkeiten, einschließlich alternativer Therapien. In Brustkrebsgruppen beispielsweise werden prothetische und Rekonstruktionsmöglichkeiten erörtert. Wissen und Kenntnis sollen Angst verringern, die kognitive Bewältigung und die Compliance mit der medizinischen Behandlung fördern.

- *Gesundheitserziehung* zielt – im Sinne sekundärer Prävention – auf Veränderung schädlicher Gewohnheiten wie unangemessene Ernährung, Rauchen, Alkohol, Sonnenexposition und insgesamt auf gesundheitsbewußte Lebensführung ab. Körperliches Training und Gymnastik sollen helfen, das Wohlbefinden zu steigern und das Körperselbstbild wiederherzustellen.

- Methoden der *Streßbewältigung* fördern das Erkennen belastender Situationen, die Wahrnehmung individueller Streßsymptome und ihre Bewältigung durch geeignete Problemlösestrategien und das Erlernen von Entspannungsverfahren, meistens ergänzt durch geleitete Imagination. Unter den Entspannungsmethoden wird die progressive Muskelrelaxation favorisiert. Selten werden autosuggestive oder Hypnosetechniken beschrieben. Die Imagination dient ausdrücklich nicht der kämpferischen Auseinandersetzung mit dem Tumor, wie von Simonton propagiert, sondern der *Aufmerksamkeitsablenkung* und Förderung kreativer Phantasietätigkeit.

- die Vermittlung hilfreicher *Bewältigungsstrategien* soll dazu beitragen, daß Patienten sich aktiv mit der Krankheit auseinandersetzen, eine realistisch-optimistische Einstellung entwickeln, weniger zu Verleugnung oder Vermeidung tendieren und nach angemessener sozialer Unterstützung suchen. Rollenspiele sind geeignet, ungünstige Strategien zu reflektieren und die Bewältigung schwieriger Situationen zu üben.

- Supportive Elemente werden in unterschiedlichem Ausmaß beschrieben, betont und gefördert. Ohne Zweifel stellen der gegenseitige *Austausch von Erfahrungen und Gefühlen*, die gemeinsame Gruppenerfahrung, die Bedeutung von Beziehungen und das Modellernen wichtige Komponenten jeder Gruppenintervention dar.

VII. Ausblick

Neue Konzepte, wie die Integration *teilstationärer Rehabilitation* in die Rehabilitationsmöglichkeiten, mit der zur Verfügungstellung von speziell dafür konzipierten therapeutischen Einrichtungen ergänzen das gesamte

Angebot, das derartige Kliniken onkologisch erkrankten Patienten zu vermitteln suchen. Letzteres Konzept setzt einen An- und Abfahrtsweg von 30–45 Minuten voraus, der 4–5mal pro Woche durch Patienten zurückgelegt werden muß und die gebündelte Verabreichung der Therapien über den Tag und Verbringen der Nacht zu Hause. Das Konzept der *Frührehabilitation* von hochdosischemotherapierten und knochenmark- bzw. stammzelltransplantierten Patienten setzt eine aufwendige apparative und personelle Ausstattung voraus und unterscheidet sich kaum von einer typischen hämatologisch-onkologisch ausgerichteten akut-medizinischen Station einer entsprechend ausgerüsteten Institution. Gerade aus letzterem Konzept ist erkennbar, daß bei richtig durchgeführter Rehabilitation die Übergänge zwischen der Akutmedizin und der Rehabilitationsmedizin fließend sein können und einander ergänzen.

Insofern sollte die onkologische Rehabilitation in den Gesamtbehandlungsplan des Patienten integriert und die Indikation zur Rehabilitation kritisch im Einzelfall überprüft werden. Die *zeitliche Flexibilisierung* und Anpassung auf das tatsächliche Krankheitsgeschehen und die tatsächlich vorhandenen Funktionsbedürfnisse sind ein weiterer Weg hin zu einer suffizienten und sinnvollen Rehabilitation von Tumorpatienten. Der Therapieprogreß muß fortlaufend während der Rehabilitation überprüft werden, um zu einem sinnvollen Zeitpunkt die Beendigung oder Überführung in ambulante Bereiche zu determinieren.

Aus diesem Grund haben die Bundesversicherungsanstalt für Angestellte sowie die Landesversicherungsanstalt im Verband der Deutschen Rentenversicherungsträger mit der Ausgabe 1997 eine *Klassifikation therapeutischer Leistungen* in der stationären medizinischen Rehabilitation herausgegeben, die zum ersten Mal die Onkologie berücksichtigt. Im Zusammenhang mit der vom Gesetzgeber geforderten Verbesserung der Qualitätssicherung im Gesundheitswesen, wurde im Abschlußbericht der Rehakommission (VdR 1992) unter anderem vorgeschlagen, als mittelfristig realisierbares Projekt eine Klassifikation therapeutischer Leistungen (KTL) zu erarbeiten, mit dem Ziel der Definition therapeutischer Einheiten und Standards für die medizinische Dokumentation. Die mit der KTL erreichte Transparenz über das Leistungsgeschehen im Einzelfall ist eine entscheidende Voraussetzung für die interne Qualitätssicherung, weil sie es ermöglicht, den Rehabilitationsaufenthalt systematisch mit der Behandlungsplanung und dem Rehabilitationsergebnis in Beziehung zu setzen.

Eine strikte Trennung oder Abgrenzung von kurativer Medizin und medizinischer Rehabilitation ist nicht möglich, zumal die medizinisch-wissenschaftlichen Grundlagen beider Behandlungsebenen weitgehend die gleichen sind und Methoden und Verfahren der kurativen Medizin als ein integraler Bestandteil der Rehabilitation gewertet werden müssen. Entscheidend ist vielmehr, was in der jeweiligen Phase des Krankheitsgeschehens das dominante Behandlungsziel darstellt. Es gibt Maßnahmen, die sich sowohl als Aufgabe der Rehabilitation als auch als Aufgabe der kurativen Medizin verstehen lassen. In vielfacher Hinsicht gibt es fließende Übergänge. Da die medizinische Rehabilitation auch die Therapie von Gesundheitsschäden und ihre Folgen, die gezielte Verbesserung beeinträchtiger Funktionen umfaßt, ist der kurativ-medizinische Aspekt Bestandteil des rehabilitativen Gesamtkonzepts.

Für den Bereich der Krebsrehabilitation ist die Fortführung der begonnenen Forschung unverzichtbar. Diese sollte praxisbegleitend innerhalb der Reha-Kliniken stattfinden und von zentralen universitätsnahen Instituten wissenschaftlich unterstützt und ggf. koordiniert werden. Die zentralen Themen sind hier Bedarfs- und Indikationsfragen außerhalb und innerhalb der Einrichtung, „Schnittstellenverbesserung" in der Kommunikation zwischen Reha- und Akutkliniken sowie den niedergelassenen Kollegen, die Zuordnung therapeutischer Maßnahmen zu individuell festgelegten Therapiezielen sowie die Dokumentation und Evaluation der medizinischen und psychosozialen Interventionen. Voraussetzung und damit vordringliches Ziel ist die Entwicklung einer allgemeinen Rehabilitations-Basisdokumentation.

Literatur

1. Bailar III, JC, HL (1997) Cancer Undefeated. N Engl J Med 336:1569−1574
2. Statistisches Bundesamt (1994) S 508
3. Rittenhouse BE (1995) Potential inconsisitencies between cost-effectiveness and cost-utility analysis. International Journal of Technology Assessment in Health Care II:365−376
4. Weinstein MC, Fineberg HV, Elstein AS (1980) Clinical decision analysis. Philadelphia: Saunders
5. Seeman H (1989) Aktuelle Trends bei der Schmerzbekämpfung in der Onkologie. In: Verres R, Hasenbring M (Hrsg) Psychosoziale Onkologie, 193−211
6. Margolis CG (1983) Hypnotic interventions with cancer patients. American Journal of Clinical Hypnosis 25:128−134
7. Seemann H (1989) Aktulle Trends bei der Schmerzbekämpfung in der Onkologie. In: Verres R, Hasenbring M (Hrsg) Psychosoziale Onkologie, 193−211
8. Derogatis LR, Morrow GR, Fettin J, Penman D, Piasetsky S, Schmale AM, Henrichs M, Carnicke CLM (1983) The prevalence of psychiatric disorders among cancer patients. JAMA

Sachverzeichnis